PATHOLOGIE GENERALE

Le NOUVEAU TRAITÉ DE PATHOLOGIE GÉNÉRALE sera publié en quatre volumes.

Chaque volume est vendu séparément et le prix en est fixé selon l'étendue des matières.

Le Tome I est vendu **22** *fr.*

Le Tome II est vendu **28** *fr.*

Le prix de souscription est porté à 105 fr. Ce prix ne sera pas augmenté jusqu'à la publication du tome III.

Il n'est demandé aux souscripteurs aucun versement d'avance. Ils paieront chaque volume au prix marqué et le dernier leur sera facturé de telle sorte que le prix de la souscription ne soit en aucun cas dépassé.

Avril 1914

NOUVEAU TRAITÉ

DE

PATHOLOGIE GÉNÉRALE

II

NOUVEAU TRAITÉ

DE

PATHOLOGIE GÉNÉRALE

II

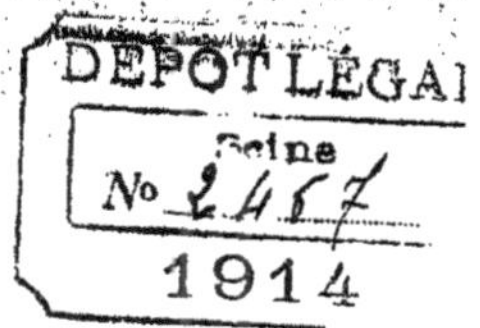

NOUVEAU TRAITÉ

DE

PATHOLOGIE GÉNÉRALE

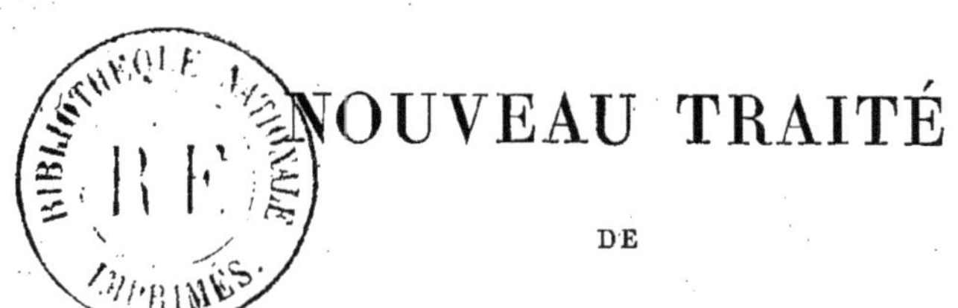

PUBLIÉ PAR

CH. BOUCHARD
Professeur honoraire de pathologie générale
à la Faculté de Médecine,
Membre de l'Académie des Sciences
et de l'Académie de Médecine.

G.-H. ROGER
Professeur de pathologie expérimentale
à la Faculté de Médecine,
Membre de l'Académie de Médecine,
Médecin de l'Hôtel-Dieu.

TOME II

RÉDIGÉ PAR MM.

F. BEZANÇON, E. BODIN, J. COURMONT ET A. ROCHAIX,
J. GUIART, H. ROGER, P. TEISSIER

PARIS

MASSON ET Cⁱᵉ, ÉDITEURS
LIBRAIRES DE L'ACADÉMIE DE MÉDECINE
120, BOULEVARD SAINT-GERMAIN (VIᵉ)

1914

NOUVEAU TRAITÉ

DE

PATHOLOGIE GÉNÉRALE

TOME II

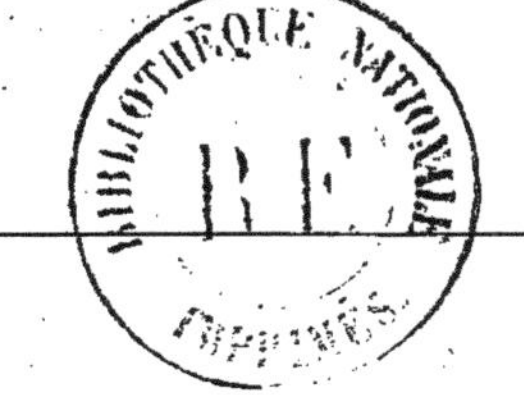

LES

INTOXICATIONS ET LES AUTO-INTOXICATIONS

Par H. ROGER

PREMIÈRE PARTIE

CONSIDÉRATIONS GÉNÉRALES
SUR LES INTOXICATIONS

CHAPITRE PREMIER
IMPORTANCE DES PROCESSUS TOXIQUES

Définition des mots : *intoxication, substances toxiques, poisons.* — Définitions juridiques et définitions scientifiques. — Des sources d'intoxication de l'organisme vivant. — Poisons exogènes et poisons endogènes. — Moyens de défense de l'organisme. — Importance des processus toxiques et auto-toxiques.

Il est aussi difficile de définir qu'il est aisé de comprendre le sens des mots *intoxication, substances toxiques, poisons.*

Le Code pénal français (art. 301) définit l'empoisonnement « tout attentat à la vie d'une personne par l'effet de substances qui peuvent donner la mort plus ou moins promptement, de quelque manière que ces substances aient été employées ou administrées et quelles qu'en aient été les suites ». Il est certain qu'une pareille conception est dénuée de toute valeur scientifique ; entre autres inconvénients, elle a celui de s'appliquer aux substances agissant mécaniquement, au verre pilé, par exemple.

Nous ne rappellerons pas les définitions juridiques adoptées à l'étranger : elles ont toutes le défaut de considérer l'empoisonnement d'un point de vue restreint et exclusif; elles sont dénuées d'intérêt pour le physiologiste ou le médecin.

Si l'on parcourt les œuvres des principaux toxicologues, on voit que la plupart d'entre eux n'ont pas su se détacher suffisamment des conceptions médico-légales et se sont contentés de reproduire plus ou moins intégralement l'ancienne définition de Plenck [1] : « On appelle poison ou toxique toute substance qui, introduite à petite dose dans le corps humain ou appliquée à sa surface, cause, par une force particulière, une maladie grave ou la mort ». Au commencement du xixe siècle, Mahon, Fodéré, Gmelin, Orfila, admirent également que les poisons sont des substances agissant à petites doses, pour troubler la santé ou anéantir complètement la vie. Devergie voulut mieux préciser le sens du mot et ajouta à la formule précédente le correctif suivant : « sans agir mécaniquement et sans se reproduire ». C'était un progrès, car, par une sorte d'intuition, l'auteur se trouvait éliminer la classe des agents figurés.

Parmi les définitions les plus récentes, trois surtout méritent d'être reproduites; elles tirent une grande importance du nom des auteurs qui les ont proposées. Pour Vulpian, « les poisons sont des substances qui, introduites par absorption dans l'organisme, déterminent des altérations structurales ou des troubles fonctionnels plus ou moins graves et peuvent même, lorsque leur action atteint un haut degré d'intensité, déterminer la mort ou tout au moins mettre la vie en danger [2] ». Voulant séparer davantage les poisons des virus, Husemann arrive à cette définition : « Les poisons sont des substances non organisées, organiques ou inorganiques, formées artificiellement ou existant dans la nature, qui peuvent, dans des conditions déterminées, porter préjudice aux êtres vivants de façon à détruire ou à troubler leur santé ou leur bien-être relatif [3] ». Cette formule a été reprise et modifiée plus tard par Kobert de la façon suivante : « Les poisons sont des substances non organisées, inorganiques ou organiques, existant dans l'organisme ou introduites de l'extérieur, formées artificiellement ou se trouvant dans la nature, qui, grâce à leur constitution chimique, peuvent, dans des conditions déterminées, porter préjudice aux êtres vivants de façon à détruire ou à troubler leur santé ou leur bien-être relatif [4] ». Le même auteur ajoute qu'en pratique on peut définir plus simplement les poisons : « des agents pharmaceutiques (φάρμακον, poison) qui agissent, dans un cas donné, non plus utilement, mais d'une façon défavorable ».

[1] PLENCK, Toxicológia seu Doctrina de venenis et antidotis. Viennæ, 1785.
[2] VULPIAN, Substances toxiques et médicamenteuses, p. 1. Paris 1882.
[3] HUSEMANN, Handbuch der Toxicologie, p. 2. Berlin, 1882.
[4] KOBERT, Lehrbuch der Intoxikationen, p. 9. Stuttgart, 1893.

Parmi ces définitions, celle de Kobert est la seule qui envisage les poisons formés dans l'organisme; les autres ne considèrent que les substances venant de l'extérieur et laissent de côté le chapitre si important des auto-intoxications. Toutes ont le très grave défaut de chercher la caractéristique des poisons dans leur action sur l'ensemble de l'économie. C'est là certainement le moyen le plus simple et le plus sûr de juger des effets d'une substance; mais c'est une appréciation incomplète et il nous semble qu'il faut regarder comme toxique toute substance chimique capable de troubler ou d'arrêter la vie, non de l'être, mais des organites ou, si l'on veut, des éléments anatomiques qui le constituent.

Cette remarque est d'autant plus importante que, dans certains cas, l'intoxication ne se traduit par aucun trouble immédiat. C'est ce qui a lieu dans les empoisonnements chroniques. L'introduction, dans l'économie, du plomb ou de l'alcool, à petites doses, ne produit absolument rien et pourtant elle provoque une série d'altérations anatomiques qui aboutissent progressivement et insidieusement au développement d'une névrite, d'une néphrite ou d'une cirrhose.

Nous sommes ainsi conduit à chercher la définition de l'intoxication dans le mécanisme mis en œuvre par la substance nocive.

Nous savons, et Cl. Bernard est souvent revenu sur cette idée, que les cellules ne manifestent leurs propriétés vitales qu'à la condition d'être plongées dans un milieu liquide dont la constitution doit rester invariable. « La vie, a dit l'illustre physiologiste, n'est qu'un rapport entre l'organisme et le milieu ». Toute modification chimique dans la constitution du milieu retentira sur la vie des cellules, ce sera une intoxication et les troubles morbides seront d'autant plus graves et plus rapides que les modifications du milieu seront plus profondes.

Si l'on injecte dans les veines d'un lapin une solution de sulfate de strychnine, la mort survient quand l'animal a reçu $0^{gr},00018$ par kilogramme de son poids. Voilà une substance étrangère à la constitution du milieu organique, et douée d'un pouvoir toxique considérable. Prenons maintenant des corps qui se rencontrent dans l'organisme et qui sont indispensables à la vie, le chlorure de potassium ou le chlorure de sodium, par exemple : introduisons ces substances dans les veines d'un lapin; nous amènerons la mort en injectant $0^{gr},18$ de la première, $5^{gr},17$ de la seconde. Le chlorure de potassium est donc 2000 fois moins toxique que la strychnine, le chlorure de sodium l'est 30 000 fois moins. Allant plus loin dans cette étude, injectons de l'eau distillée; l'animal ne succombera que lorsqu'il aura reçu 120 grammes par kilogramme, c'est-à-dire une quantité plus de 600 000 fois supérieure à la dose mortelle de strychnine.

Peut-on, dans ce dernier cas, parler d'intoxication? Ne peut-on attribuer la mort à une cause mécanique, à la distension énorme du système circulatoire? Une telle hypothèse n'est par soutenable : car, avec une solution saline isotonique, on aurait pu injecter des quantités de liquide bien supérieures, sans amener aucun trouble notable. L'eau distillée agit en soustrayant aux éléments anatomiques certaines substances indispensables à leur fonctionnement régulier. Quelques faits confirment cette manière de voir. Si, au lieu de 120 grammes, nous n'en avions introduit que 90, la mort ne serait survenue que huit ou dix heures après l'injection. Avec 60 grammes, l'animal aurait survécu de vingt-quatre à trente-six heures ; au-dessous de cette dose, il se serait rétabli. Pour expliquer la mort tardive, on doit invoquer une *auto-intoxication secondaire* par les substances que l'eau a dissoutes. Nous verrons en effet que les macérations aqueuses des tissus, des organes, des globules rouges provoquent toutes, quand on les injecte dans les veines, des manifestations graves aboutissant plus ou moins rapidement à la mort.

La mort semble reconnaître un mécanisme analogue dans l'intoxication phosphorée : le poison s'empare de l'oxygène contenu dans le sang et, pour quelques auteurs, l'anoxhémie qui se produit suffirait à expliquer la terminaison fatale : si cela était, la mort résulterait encore d'une modification du milieu organique, c'est-à-dire de la diminution d'une substance constituante. C'est ce qu'on réalise expérimentalement, en introduisant dans les veines d'un lapin une émulsion d'huile phosphorée ; l'animal succombe quand il a reçu par kilogramme $0^{gr},02$ de phosphore, c'est-à-dire une quantité un peu supérieure à celle qui eût été nécessaire pour s'emparer de tout l'oxygène contenu dans son sang. Mais lorsqu'on introduit la substance sous la peau, ou lorsqu'on en injecte dans les veines une dose moins considérable, $0^{gr},0008$ par exemple, la mort survient tardivement, au bout de deux ou trois jours ; dans ce cas, on ne peut invoquer l'anoxhémie ; pour saturer $0^{mg},8$ de phosphore, il eût suffi de $1^{mg},04$ d'oxygène, c'est-à-dire de la quantité contenue dans 4 ou 5 centimètres cubes de sang. Le phosphore agit en produisant dans l'organisme une série de modifications chimiques et notamment un dédoublement de certaines matières grasses. Les produits nocifs, mis en liberté, s'accumulent et l'animal succombe à une auto-intoxication secondaire, alors même que le poison est déjà éliminé.

Ces quelques exemples, dont on pourrait facilement multiplier le nombre, nous semblent suffisants pour conclure qu'il y a intoxication toutes les fois que surviennent des troubles cellulaires dépendant d'une modification du milieu organique, soit par suite de l'introduction d'une substance étrangère, soit par suite de l'augmentation, de la diminution ou de la transformation anormale d'une ou de plusieurs substances constituantes.

Nous arrivons donc à considérer comme toxique *toute substance capable de troubler la vie des éléments anatomiques en modifiant, directement ou indirectement, le milieu qui les contient.* L'intoxication peut être définie *l'ensemble des troubles et secondairement des lésions résultant d'une modification dans la constitution chimique du milieu intérieur.*

Cette définition que nous avons proposée il y a plus de vingt ans est loin d'être parfaite. On peut la modifier en tenant compte du *milieu intra-*

cellulaire. Sous ce nom on doit comprendre la masse liquide, qu'emprisonne la membrane semi-perméable de la cellule et dans laquelle nagent les éléments véritablement actifs, les grains colloïdaux ou micelles. Pour que des troubles éclatent, il faut que la substance toxique ait pénétré dans le liquide péri-micellaire, ce qui conduit à considérer l'intoxication comme une *modification chimique du milieu intra-cellulaire.*

Cette définition a l'avantage de s'appliquer à tous les êtres vivants, aux plus complexes comme aux plus simples, aux animaux comme aux végétaux. Il est possible cependant que les êtres minuscules, qu'on désigne aujourd'hui sous le nom caractéristique d'ultra-microscopiques, n'aient pas du tout une structure cellulaire. Étant données leurs dimensions, comparables à celles des grains colloïdaux, on peut se demander s'ils ne sont pas simplement formés par des micelles libres. Dès lors le milieu intra-cellulaire n'existerait plus pour eux; ils vivraient dans le milieu ambiant et en subiraient directement l'influence.

Ainsi, chez les êtres supérieurs, on doit envisager trois milieux : le milieu cosmique ou péri-organique, le milieu organique ou péri-cellulaire, le milieu intra-cellulaire ou péri-micellaire. Chez les êtres inférieurs uni ou pauci-cellulaires, le milieu organique disparaît et le milieu cosmique devient péri-cellulaire. Chez les ultra-microscopiques, le milieu cosmique est peut-être le seul qu'il faille considérer. A mesure qu'on descend l'échelle des êtres, on voit diminuer les couches liquides qui, à la manière de fossés pleins d'eau enserrant une place forte, isolent de l'ambiance l'élément vivant.

Si donc nous voulons donner une définition générale des intoxications, il nous faudra modifier la formule que nous avons proposée, mais sans en changer le sens. Il suffira de dire que, dans tous les cas, l'*intoxication est due à une modification chimique du milieu péri-micellaire.*

Il n'est peut-être pas inutile de faire remarquer que, contrairement au mot « intoxication », le mot « poison » ne peut être exactement défini. C'est qu'en réalité, il n'a pas de sens scientifique. Sans doute, en pratique, il peut et doit être conservé, mais pour qui considère la question d'un point de vue un peu élevé, il appert que toute substance soluble est capable, dans certaines conditions, d'exercer une action toxique, c'est une affaire de dose. Les matières les plus utiles, les aliments par exemple, n'échappent pas à cette règle. On a décrit les accidents de la rétention chlorurée et on connaît les manifestations toxiques qui suivent un repas trop copieux. On peut même dire que toute ingestion d'aliments, modifiant momentanément la constitution du milieu intérieur, rompt l'équilibre normal et tend à produire une intoxication, fort atténuée sans doute, mais incontestable. Ainsi l'organisme est soumis sans cesse à des processus toxiques, car sa constitution chimique ne reste jamais constante et invariable. On conçoit ainsi quelle importance considérable présente l'histoire des intoxications et des auto-intoxications et quel intérêt s'attache à leur étude.

Toxiques et caustiques. — Pour nous conformer à l'usage et pour donner plus de clarté aux descriptions, nous avons divisé les agents chimiques en deux groupes : les caustiques qui ont déjà été décrits (t. I., p. 895-903) et les toxiques.

Cette division est arbitraire, car les caustiques agissent en modifiant la constitution chimique du milieu intra-cellulaire, ce sont de véritables substances toxiques ayant seulement pour caractère particulier d'altérer et de détruire rapidement les éléments anatomiques avec lesquels ils viennent en contact. Ils constituent une simple variété de substances toxiques, mais une variété assez importante pour mériter une description spéciale.

Des sources d'intoxication de l'organisme vivant. — Si l'on accepte la conception que nous avons exposée, on voit que l'organisme est constamment en imminence d'intoxication.

Les modifications du milieu organique sont continuelles, les cellules laissant constamment échapper les déchets des substances qui ont servi à leur nutrition ou à leurs manifestations énergétiques. Nous avons déjà rappelé que toute dépense d'énergie nécessite la destruction d'une certaine quantité des matières organiques que l'être a puisées au dehors et qu'il a accumulées dans certains organes. En passant d'un état complexe et instable à un état simple et stable ces substances abandonnent l'énergie qu'elles avaient accumulée. Il se produit ainsi des corps nouveaux, incapables de céder de la force, et devenus dès lors inutiles ; ces corps sont rejetés par les cellules dans le milieu où elles baignent, et, s'ils ne sont pas rapidement éliminés, ils vicient ce milieu et deviennent une cause d'intoxication.

Chez les êtres supérieurs, plusieurs organes sont chargés de transformer les substances nocives : celles qui échappent à leur action protectrice sont rejetées par diverses glandes, et notamment par les reins. Mais toutes les sécrétions ne sont pas excrémentitielles ; il en est qui contiennent des substances rentrant constamment dans l'organisme : c'est le cas des sécrétions gastro-intestinales.

Outre les liquides qui s'y déversent, le tube digestif reçoit une grande quantité de matières toxiques. Les aliments qui y sont introduits en contiennent : tels sont les sels minéraux et notamment les sels potassiques. Certaines substances alimentaires deviennent toxiques par suite des modifications qu'elles subissent : c'est ainsi que, sous l'influence des sucs gastro-intestinaux, les albumines se transforment en corps facilement absorbables et l'expérience démontre que les peptones ainsi produites détermineraient des accidents, si elles ne subissaient de nouvelles modifications avant de venir en contact avec les cellules. Mais en même temps le tube digestif est peuplé de nombreux microbes qui s'attaquent aux aliments et donnent naissance à une grande quantité de poisons putrides.

Nous n'avons parlé jusqu'ici que des toxiques qui se produisent dans l'organisme lui-même, ou qui y sont introduits par les besoins de l'alimentation. Il va sans dire qu'il faut faire une large place aux poisons accidentels, à ceux qu'on absorbe journellement, soit par suite des conditions sociales dans lesquelles on vit, soit par suite des professions qu'on exerce. Enfin, il faut citer encore les produits de sécrétion des micro-organismes pathogènes ; l'importance de ce dernier groupe tend chaque jour à s'accroître, les travaux modernes ayant démontré définitivement que l'infection se résout en une intoxication.

On est ainsi conduit à admettre quatre grandes sources d'intoxication :

I. Vie cellulaire . . . . . { Sécrétion. Désassimilation. Manifestations énergétiques.

II. Phénomènes normaux de la digestion.

III. Poisons formés dans l'organisme par les agents parasitaires.

IV. Poisons introduits dans l'organisme.

Les deux premiers groupes représentent des phénomènes physiologiques, nécessaires, continus ; les deux derniers, des phénomènes pathologiques, contingents, intermittents. Certes la division est loin d'être absolue. Dans le tube digestif, par exemple, nous trouvons des produits toxiques, versés par les sécrétions ; d'autres formés par les réactions de ces sécrétions sur les aliments ; d'autres attribuables aux micro-organismes qui peuplent la cavité intestinale, et il est difficile d'établir une ligne de démarcation nette entre les fermentations microbiennes normales et les putréfactions anormales qui confinent à l'état pathologique. Les phénomènes naturels se prêtent mal à nos groupements artificiels. Nous pensons néanmoins que notre classification est assez simple et peut servir de base à une étude générale des intoxications.

Sans vouloir faire une critique des classifications proposées par les divers auteurs, nous croyons intéressant de rapporter celle qu'ont adoptée V. Jaksch ([1]) et Kobert ([2]).

I. *Intoxications exogènes,* c'est-à-dire poisons introduits par . . . .
- le tube digestif { aliments, boissons, etc. / empoisonnements proprement dits.
- l'appareil respiratoire (gaz méphitiques).
- la peau et les muqueuses.
- l'hypoderme, les tissus profonds, les organes.

II. *Intoxications endogènes* (toxikoses de V. Jaksch).
- Toxikoses par rétention { au niveau de la peau. / — de l'intestin. / — de l'appareil respiratoire. / — de l'appareil urinaire.
- Nosotoxikoses { sans contage vivant (auto-intoxications). / par contage vivant.

([1]) V. Jaksch, Ueber den gegenwärtigen klinischen Standpunkt der Lehre von dem Vergiftungen. *Wiener klinische Wochenschrift,* p. 1011, 1890. — *Nothnagel's specielle Pathologie und Therapie,* I, p. 3. Wien, 1894.

([2]) Kobert, Lehrbuch der Intoxikationen, p. 39. Stuttgart, 1893.

Les intoxications exogènes rentrent dans nos groupes II et III. Les toxikoses par rétention représentent une variété pathogénique et non étiologique ; les nosotoxikoses comprennent les auto-intoxications qui, relevant de la vie cellulaire, ne doivent pas, selon nous, en être séparées, et les empoisonnements par contage vivant, qui corespondent exactement à notre dernier groupe.

Malgré ces réserves, il faut reconnaître que cette classification a le grand mérite de mettre en vedette la division des intoxications en exogènes et endogènes.

Il nous semble seulement qu'on peut la simplifier de la façon suivante :

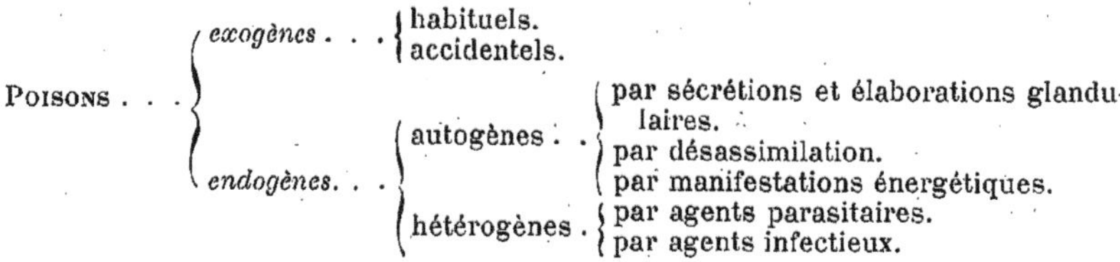

Poisons exogènes. — L'alimentation introduit chaque jour dans le tube digestif une certaine quantité de substances qui sont toxiques ou qui le deviennent par suite des modifications que leur font subir les sucs ou les microbes des cavités gastro-intestinales. Ces modifications nécessaires et continues rentrent évidemment dans l'histoire des auto-intoxications. Mais en pratique il est souvent difficile de dire si le poison digestif préexistait dans l'aliment ou s'il s'est formé dans le tube digestif. Aussi devrons-nous réunir dans un même chapitre l'histoire entière des intoxications alimentaires.

L'appareil respiratoire sert de porte d'entrée à des gaz délétères : nous vivons dans l'air confiné et nous respirons les émanations malsaines de nos semblables. Enfin, comme si les intoxications auxquelles on ne peut échapper n'étaient pas assez nombreuses, bien des hommes s'empoisonnent journellement au moyen de la fumée de tabac, ou même de l'opium, de la morphine, du haschich, de la cocaïne, de l'éther, etc. Ce n'est pas tout, nous nous servons d'objets métalliques dont certaines parcelles pénètrent dans l'organisme ; c'est ainsi que le cuivre, le plomb nous contaminent constamment, soit par contact, soit par suite de leur présence dans nos aliments ou nos boissons.

Voilà donc toute une série d'intoxications dont quelques-unes, imposées par nos conditions sociales ou par nos habitudes malsaines, seraient, par conséquent, faciles à éviter.

C'est à l'état sociologique actuel qu'il faut rattacher les intoxications professionnelles : nous avons à peine besoin de rappeler leur fréquence : le plomb, le cuivre, le phosphore, les gaz délétères sont des causes dont tout le monde connaît l'importance.

Puis viennent les poisons médicaux, c'est-à-dire les substances pharmaceutiques, qui, par suite d'erreurs ou par suite de susceptibilités individuelles, peuvent produire des accidents graves ou entraîner la mort. Il faut remarquer, d'ailleurs, qu'alors même que les médicaments ont un effet favorable, ils agissent le plus souvent par le mécanisme de l'intoxication puisqu'ils agissent en modifiant le milieu intérieur.

Restent enfin les intoxications accidentelles, c'est-à-dire celles qui résultent d'un crime ou d'un suicide aussi bien que d'un accident.

La classe des poisons exogènes peut donc être divisée, d'après les données étiologiques, en quatre groupes secondaires :

Les poisons alimentaires (habituels ou accidentels) ;

Les poisons professionnels ;

Les poisons médicaux ;

Les poisons accidentels (accidents, crimes, suicides).

Poisons endogènes. — Les poisons qui prennent naissance dans l'organisme se divisent tout naturellement en deux grands groupes. Les uns résultent de la vie même des cellules, ce sont ceux qui se produisent pendant la désassimilation et qui continuent à se former, par le processus aujourd'hui bien connu de l'autolyse, dans les organes et les tissus retirés du corps. Les autres résultent du travail de certaines cellules élaborant des substances qui sont utiles et même indispensables, mais qui, lorsqu'elles s'accumulent dans l'organisme, entraînent des accidents souvent mortels : c'est le cas des sécrétions qui, toutes, lorsqu'on les introduit dans le sang après les avoir recueillies par une fistule, déterminent des troubles plus ou moins graves. Enfin, lorsque la cellule détruit pour ses manifestations énergétiques des substances organiques, elle donne naissance, aux dépens de celles-ci, à des produits qui doivent être éliminés sous peine de provoquer des phénomènes d'intoxication.

Les poisons rentrant dans ces trois classes sont endogènes et autogènes. Ils sont formés dans l'intérieur de l'organisme et par l'organisme même.

Le deuxième groupe comprend les poisons endogènes, c'est-à-dire produits dans l'organisme, mais hétérogènes, c'est-à-dire élaborés par des parasites et des microbes, par les hôtes habituels ou accidentels du tube digestif ou par des agents pathogènes, notamment par des agents infectieux.

Les poisons autogènes se produisent constamment, même dans les conditions normales, ils sont seulement plus abondants, ou plus actifs dans les états morbides. Il en est de même pour certains poisons hétérogènes, ceux par exemple qui résultent de la vie des nombreuses bactéries pullulant dans l'intestin. Les autres sont dus à des agents nocifs accidentels : ils ne prennent naissance que dans des conditions pathologiques.

Pour lutter contre ces multiples causes d'intoxication, l'organisme dispose de plusieurs moyens : certaines glandes éliminent les substances inutiles, d'autres les transforment. Aussi les lésions des organes et des viscères constituent-elles une des causes les plus importantes des auto-intoxications.

Si l'étude des intoxications et des auto-intoxications a considérablement progressé depuis une vingtaine d'années, c'est qu'on est arrivé à préciser avec une exactitude scrupuleuse les méthodes qui doivent être utilisées, et à réglementer la technique expérimentale. Nous devons donc rechercher tout d'abord comment les poisons pénètrent dans l'organisme et par quels procédés on peut en déterminer la toxicité.

CHAPITRE II

PORTES D'ENTRÉE DES SUBSTANCES TOXIQUES

Portes d'entrée des substances toxiques. — De l'absorption des poisons. — Absorption par le tube digestif, par l'appareil respiratoire, par l'appareil urinaire et l'appareil génital, par la peau, par la voie sous-cutanée, par les tissus pathologiques. — Des conditions qui favorisent ou entravent l'absorption. — Les diverses voies d'absorption. — Les injections intra-vasculaires.

Portes d'entrée des substances toxiques. — Pour qu'une substance manifeste ses propriétés toxiques, il faut qu'elle modifie la constitution chimique du milieu où vivent les cellules. S'il s'agit d'auto-intoxication, le poison, aussitôt formé, se trouve déposé dans ce milieu. Mais dans les cas d'intoxication exogène, il faut que la substance étrangère puisse parvenir jusqu'aux éléments anatomiques. Pour les êtres uni-cellulaires, le problème est simple ; il suffit que le poison soit introduit dans le milieu cosmique où ils vivent. Chez les êtres supérieurs, la question se complique puisqu'on doit considérer deux milieux : celui où vit l'invidu, c'est le milieu extérieur, gazeux ou liquide ; celui où vivent les cellules, c'est le milieu intérieur, sang et plasma interstitiel.

Le plasma interstitiel étant une exhalation ou plutôt une sécrétion, dont le sang fournit les matériaux, c'est dans le système circulatoire que les poisons doivent pénétrer. Cette éventualité est réalisée chaque jour dans les laboratoires par les injections intra-veineuses. Mais, en dehors des conditions expérimentales et de quelques applications thérapeutiques, il est rare qu'un poison soit déposé directement dans le sang ; le plus souvent, il arrive par une autre voie et notamment par le tube digestif.

Entrée des poisons par le tube digestif. — C'est par là que pénètrent la plupart des poisons, qu'on les ingère volontairement ou accidentellement; c'est par là qu'on administre les médicaments; c'est par là que nous introduisons chaque jour les poisons alimentaires.

Si l'on suit la marche des substances toxiques ingérées, on voit d'abord qu'elles peuvent être arrêtées dès les premières parties du tube digestif. Un grand nombre de substances possèdent un goût désagréable : elles ont une saveur âcre, amère, styptique, parfois brûlante, qui les fait immédiatement rejeter. Buccheim et Engel ont recherché quelle est notre sensibilité de perception pour certaines substances amères. Ils ont trouvé qu'on reconnaît encore le goût particulier des dilutions suivantes :

Tartrate de strychnine	1/48000
— quinine	1/10000
— cinchonine	1/4000
— morphine	1/2000
Salicine	1/1500
Phloridzine	1/500

En même temps les substances amères excitent la sécrétion salivaire, ce qui facilite leur expulsion et nettoie en quelque sorte la cavité buccale. Mais il n'en est pas toujours ainsi : certaines substances vénéneuses sont insipides : quelques-unes possèdent même une saveur sucrée et un goût agréable.

Arrivé dans l'estomac, le poison suscite fréquemment des vomissements qui peuvent en faire rejeter une grande partie. Enfin, si, continuant sa route, il parvient dans l'intestin, il en est chassé par d'abondantes évacuations alvines. Mais il est rare que cette dernière éventualité se réalise; le plus souvent le poison a déjà été absorbé et, si la diarrhée se produit et en rejette une certaine quantité, c'est que l'intestin sert de voie de sortie à bien des matières toxiques.

Pendant son séjour dans le tube gastro-intestinal, le poison est souvent neutralisé par les sucs digestifs ou par les aliments. Les alcaloïdes peuvent se trouver en présence d'une certaine quantité de tanin qui les précipite; certaines albumines toxiques sont transformées et rendues inactives; divers sels métalliques deviennent insolubles : les sels de cuivre rencontrent du sucre, et, la réduction s'opérant à la température de l'estomac, le métal se dépose à l'état pulvérulent. Réciproquement, certains poisons, particulièrement les alcaloïdes, se dissolvent plus complètement dans le milieu acide de l'estomac et, par suite, agissent avec plus d'énergie; d'autres, comme le phosphore, peuvent trouver un excipient dans les matières grasses du tube digestif et pénétrer ainsi dans l'organisme. L'acide chlorhydrique de l'estomac transforme les carbonates insolubles en chlorures, le calomel en sublimé; il dissout les oxydes de magnésium et de calcium et, par ces divers procédés, favorise ou permet l'absorption; enfin il décompose le cyanure de potassium et donne naissance à du chlorure de potassium et à de l'acide cyanhydrique; cette réaction se produisant quand le suc gastrique se déverse abondamment dans l'estomac, on conçoit que le cyanure de potassium tue plus vite un animal en digestion qu'un animal à jeun.

Les liquides alcalins de l'intestin rendent possible le passage d'autres substances toxiques : les résines, les huiles, le soufre y sont dissous, le salol s'y décompose; le salicylate de bismuth forme avec l'hydrogène sulfuré du sulfure noir insoluble, tandis que l'acide salicylique pénètre dans l'organisme. Enfin, les chlorures alcalins dissolvent les sels de plomb et de mercure.

Qu'ils aient été partiellement éliminés par le vomissement, qu'ils aient ou non subi des transformations, les poisons sont absorbés par les différentes parties du tube digestif.

L'absorption commence déjà dans la cavité buccale; bien que peu marquée, elle s'exerce néanmoins sur certaines substances, comme l'alcool, le bicarbonate de sodium, le chlorate de potassium, le glycose, le cyanure de potassium.

On a longtemps discuté sur ce qui se passe dans l'estomac. Aujourd'hui la réponse n'est pas douteuse; les solutions alcooliques et l'alcool dilué s'absorbent facilement; mais il n'en est pas de même des solutions aqueuses (Tappeiner). C'est ce que démontre une observation, rapportée par Morel-Lavallée : un malade ingère à deux heures du matin 60 grammes de laudanum, à huit heures on pratique un lavage stomacal et l'on retire encore 45 grammes de poison.

Dans bien des cas, les liquides ne font que traverser la cavité gastrique et parviennent presque aussitôt dans l'intestin. On conçoit que l'atonie de la musculeuse stomacale, ou qu'une dilatation de l'estomac amène une stagnation des liquides et entraîne un retard d'autant plus considérable qu'à l'état pathologique l'estomac semble moins bien absorber qu'à l'état normal; c'est ce qui expliquerait, d'après Magendie, la résistance de certains moutons malades à l'ingestion de l'arsenic.

Du reste, l'absorption stomacale est très variable suivant les animaux. Bouley a reconnu qu'une dose mortelle de strychnine ne détermine aucun phénomène chez un cheval dont on a lié le pylore; les accidents apparaissent quand on rétablit le cours des matières. Mais si l'on attend longtemps, le poison s'absorbe peu à peu et s'élimine à mesure qu'il pénètre, de telle sorte qu'aucun effet toxique ne se produit quand on lève la ligature (Schiff). Les résultats sont exactement les mêmes avec le curare; ce poison peut être ingéré sans danger parce qu'il est rejeté au fur et à mesure de son introduction, mais l'empoisonnement a lieu si l'on empêche l'élimination au moyen d'une néphrectomie double (Cl. Bernard).

Le cyanure de potassium s'absorbe très facilement dans l'estomac du cheval (Peronne et Berruti), du chien, du lapin, du porc (Colin). Le ferrocyanure de potassium introduit dans l'estomac du lapin passe dans l'urine au bout de 2 minutes si l'animal est à jeun depuis 4 heures, de 6 à 7 minutes s'il est à jeun depuis 1 heure 1/2, de 25 minutes s'il a cessé de manger depuis 16 minutes, au bout de 30 à 40 minutes s'il vient de terminer son repas (Erschen).

L'absorption est beaucoup plus énergique dans l'intestin que dans l'estomac; elle varie, du reste, suivant le point qu'on envisage. D'après Edkins, elle est, pour l'eau salée, de 2 centimètres cubes par centimètre carré et par heure dans le gros intestin; à la fin de l'intestin grêle, elle est de $1^{cc},31$, elle tombe à 0,727 dans le duodénum, et elle est presque nulle dans l'estomac.

Il est certaines substances qui ne pénètrent que très difficilement par le tube digestif. C'est ce que Cloetta, Doyon et Morel ont bien mis en évidence en utilisant l'acide arsénieux. Un chien peut avaler sans inconvénient 10 grammes de ce poison, une trace injectée sous la peau entraîne la mort en quelques jours.

Dans le rectum, les résultats varient d'une substance à l'autre. D'après Savory, la strychnine agit bien plus vite par la voie rectale que par la voie stomacale; pour le cyanure de potassium et l'acide cyanhydrique, les différences sont peu marquées; la nicotine est plus active si elle est administrée par l'estomac. Les recherches thérapeutiques ont établi que le rectum absorbe très rapidement l'opium, la belladone, le chloral, qu'on administre souvent en lavements. Cl. Bernard a reconnu que le curare, sans action quand il est ingéré, empoisonne très vite quand on l'injecte dans le rectum. En étudiant la rapidité de l'élimination, par l'urine, on est arrivé à des résultats analogues. Le salicylate de sodium se retrouve dans cette sécrétion au bout de 35 minutes quand il est ingéré, au bout de 25 quand il est pris en lavement; avec l'antipyrine, les différences sont peu marquées : 40 minutes dans le premier cas et 30 dans le second. Au contraire, le bleu de méthylène donne à l'urine la coloration caractéristique en 40 minutes quand on le fait ingérer; quand on l'introduit par le rectum, il faut attendre 1 h. 15. Enfin, l'ingestion de térébenthine confère à l'urine une odeur de violette, déjà appréciable après 45 minutes. Quand la substance est injectée dans le rectum, aucune odeur n'apparaît.

En étudiant le venin de cobra, Calmette a constaté que ce poison détermine la mort quand on l'injecte dans le rectum de cobayes très jeunes. Les cobayes adultes se montrent fort résistants. Tandis que $0^{mg},1$ représente la dose mortelle, quand l'injection est faite sous la peau ou dans le péritoine, on peut introduire sans amener de trouble 1 et 2 milligrammes dans le rectum. Il faut injecter de 3 à 5 milligrammes pour voir l'animal succomber en 20 ou 25 minutes.

Enfin, d'après Petit et Minet, plusieurs albumines s'absorbent en nature dans le rectum et provoquent dans l'organisme la formation d'anticorps.

Certaines substances sont soumises, dans le rectum, à l'activité de nombreuses bactéries qui peuvent leur faire perdre la plus grande partie de leur pouvoir toxique. C'est ce qui a lieu pour la toxine tétanique. Au contraire, l'antitoxine passe assez facilement (Breton et Petit).

Les gaz s'absorbent le long de la muqueuse gastro-intestinale et surtout dans le rectum. Lauder-Brunton divise les gaz en deux groupes : ceux qui sont peu solubles et peu absorbables, H et CH^4; ceux qui sont solubles et absorbables, CO_2 et H_2S. Dans les conditions physiologiques, des gaz se formant constamment dans le tube digestif, il en pénètre toujours dans l'organisme ; si les fermentations s'exagèrent, la quantité de gaz produite et absorbée augmente encore ; ces gaz s'éliminent constamment par le poumon et la peau, communiquant à l'haleine et à la sueur une odeur fétide particulière.

Nous aurons l'occasion d'étudier longuement la résorption des produits toxiques prenant naissance dans le tube digestif. C'est un des chapitres les plus intéressants dans l'histoire des auto-intoxications.

La rapidité d'absorption des poisons varie notablement suivant l'état de vacuité ou de plénitude du tube digestif. Il est certain qu'elle est beaucoup plus grande chez l'animal à jeun. On peut assigner trois causes à ce phénomène : pendant la digestion, les aliments diluent le toxique ; les sécrétions établissent un contre-courant ; enfin le foie semble plus apte à arrêter les matières nocives et à retarder leur arrivée dans l'organisme.

Cette action du foie qui intervient constamment rend assez suspects tous les résultats obtenus. Que fait-on en effet dans la plupart des expériences? On introduit la substance par différentes voies et l'on juge de la rapidité de son passage dans l'organisme par le temps écoulé jusqu'au moment où elle manifeste sa présence par quelque effet toxique ou par son apparition dans l'urine. Mais la comparaison n'est pas exacte, car les poisons introduits sous la peau ou dans une séreuse pénètrent directement dans la circulation générale, ceux qui proviennent de l'intestin sont arrêtés par le foie et, par conséquent, leur effet est retardé ou atténué.

Il faudrait donc reprendre toute l'étude comparative de l'absorption sur des animaux dont l'action du foie serait supprimée.

L'expérimentation pourrait être faite sur des Mammifères auxquels on aurait pratiqué la fistule d'Eck, c'est-à-dire l'abouchement de la veine porte dans la veine cave ; mais l'opération est difficile. On peut s'adresser aux Batraciens, chez lesquels l'extirpation du foie est une opération simple, qui permet une survie fort longue. Or, en injectant de la strychnine à des grenouilles ainsi préparées, on constate que l'action est plus rapide quand le poison est introduit dans l'intestin que lorsqu'il est injecté sous la peau.

Absorption par l'appareil respiratoire. — L'appareil respiratoire est une voie largement ouverte à l'introduction des poisons gazeux. Mais, de même que le tube digestif, il possède divers moyens de protection automatique.

Certains gaz délétères exercent une action irritante sur la muqueuse nasale ou sur la conjonctive et provoquent des sensations douloureuses, de l'éternuement, du larmoiement ; d'autres possèdent une odeur fétide ou produisent la suffocation, la dyspnée, les accès de toux ; il en résulte que l'on est averti du danger et qu'on peut s'éloigner du milieu conlaminé. Mais il n'en est pas toujours ainsi, et plusieurs gaz toxiques sont dénués de toute propriété organoleptique spéciale.

Le nombre des poisons volatils qui pénètrent par l'appareil respiratoire est très considérable. En première ligne se place l'oxyde de carbone, auquel tout le monde est constamment soumis dans les conditions actuelles de la vie. Parfois c'est de l'hydrogène sulfuré; ou bien, ce sont des substances médicamenteuses comme l'éther, le chloroforme, le protoxyde d'azote, la créosote, l'eucalyptol, etc. On sait que l'inhalation de l'alcool peut déterminer l'ivresse et entraîner à la longue tous les phénomènes de l'intoxication chronique. Cette voie d'absorption est également ouverte à certains poisons putrides, à l'acide cyanhydrique, aux alcaloïdes volatils; quelques gouttes de nicotine évaporées sous le bec d'un moineau amènent rapidement la mort; une dose de $0^{gr},003$ produit chez l'homme des nausées et du vertige.

Les conditions qui règlent l'absorption des anesthésiques sont d'ordre physique et ont été formulées nettement par Paul Bert. L'action des gaz et des vapeurs sur l'être vivant dépend de leur tension partielle. Le sang absorbe le gaz qui pénètre dans le poumon jusqu'à ce que la tension de ces vapeurs soit égale à celle du mélange gazeux avec lequel il se trouve en contact. Si la tension de vapeurs dans l'air inspiré augmente, la quantité qui va se dissoudre dans le sang augmentera jusqu'à ce que l'équilibre soit établi : il se produira un état stable dans lequel l'absorption compensera exactement l'exhalation : c'est ce qu'on appelle l'*état d'entretien*.

Ces résultats ont une importance considérable et expliquent en partie le mode d'action des anesthésiques.

Les émanations de certaines substances métalliques sont capables de provoquer des accidents graves, parfois mortels. C'est surtout le mercure, qui, émettant des vapeurs à la température ambiante, peut empoisonner par inhalation; Gaspard a démontré la réalité de ce fait par des expériences sur les animaux. Une des observations les plus curieuses est celle qui a été relatée par Burnett ([1]). Le vaisseau de guerre le *Triomphe* avait servi à transporter de grandes quantités de mercure; le métal, répandu dans le navire, intoxiqua les hommes au nombre de deux cents et les animaux qui se trouvaient à bord; moutons, porcs, chèvres, chiens, oiseaux, succombèrent au mal; deux hommes moururent de gangrène buccale. Un fait bien plus extraordinaire est rapporté par Colson ([2]): ce médecin aurait été affecté de salivation mercurielle, ainsi que plusieurs étudiants, pour avoir séjourné longtemps dans un service de vénériens.

Si l'on ne peut nier l'influence des émanations mercurielles, on discute encore sur le mode d'action. Furbringer pensait que le métal se dépose

---

([1]) BURNETT, Note sur les effets produits par la vapeur de mercure sur l'équipage du vaisseau le *Triomphe* dans l'année 1810 (traduit et résumé par Vavasseu). *Arch. gén. de méd.*, t. IV, p. 282, 1824.

([2]) COLSON, Recherches sur l'action du mercure. *Arch. gén. de méd.*, t. XII, p. 70, 1826.

d'abord sous forme de globules sur la muqueuse aérienne où il s'oxyde avant de pénétrer dans le sang [1]. Mais, en s'appuyant sur la vitesse de translation des vapeurs mercurielles, Merget [2] a démontré que la pénétration se fait d'emblée, sans dépôt ni transformation préalable.

Les autres substances métalliques n'émettent de vapeurs qu'à une température plus ou moins élevée; aussi n'agissent-elles que sur les individus qui les manient dans un but industriel. Il faut excepter cependant le plomb et l'arsenic. Certains composés arsenicaux sont volatils; tel est l'hydrogène arsénié; le chimiste Gehlen mourut en 1815 pour en avoir respiré quelques bulles. Les composés fixes se volatilisent facilement; cette propriété a même servi à commettre certains crimes célèbres « le pape Clément (Clément VII) oncle de la Royne mère du Roy, fut empoisonné de la vapeur d'une torche envenimée » [3].

L'arsenic et le plomb, entrant souvent dans la constitution des couleurs qui servent à décorer les tentures et les appartements, ont produit des intoxications par le même mécanisme. Mais il s'agit le plus souvent de l'absorption de particules solides par les voies respiratoires.

On sait en effet que les substances gazeuses ne sont pas les seules qui puissent passer par les poumons. L'eau, les liquides, les poussières toxiques pénètrent très facilement par cette voie.

Goodwyn [4] montra qu'on peut impunément injecter 60 grammes d'eau dans la trachée d'un chat. Segalas introduisit 200 grammes chez le chien; Mayer, 125 chez le lapin. Gohier [5] fit voir qu'il ne faut pas moins de 52 litres pour asphyxier un cheval. Les expériences de Bouchard [6] établissent qu'en injectant dans le poumon d'un lapin 10 centimètres cubes d'eau par kilogramme et par heure, on ne provoque aucun trouble.

En même temps que l'eau, les substances dissoutes pénètrent dans le sang. Mayer, Fodera ont signalé le passage du cuivre, du ferrocyanure, de la strychnine; Piollet a montré que le prussiate de potasse introduit dans la trachée se retrouve au bout de quatre minutes dans l'artère crurale. Les expériences de Peiper [7] confirment ces données : elles établissent que le poumon absorbe très rapidement la strychnine, le curare, l'atropine, le salicylate de soude, qui se retrouve dans l'urine au bout d'une minute; le lait passe également en une minute dans le sang; la bile n'y pénètre qu'au bout de trois quarts d'heure.

L'application de ces données expérimentales a été faite à l'homme. Dans un cas d'urgence, on a pu injecter de la quinine par la trachée

[1] Fürbringer, Resorption und Wirkung der reg. Quecksilbers der grauen Salbe. *Virchow's Archiv,* Bd. LXXXII, p. 491.

[2] Merget, Mercure, p. 144. Bordeaux, 1894.

[3] A. Paré, Œuvres, 2e éd. Paris, 1579. Vingtième livre, VII. C. XVII.

[4] Goodwyn, The connection of life with respiration. London, 1788.

[5] Gohier, Mémoires et observations sur la chirurgie et la médecine vétérinaires, t. II, 418, 1816.

[6] Bouchard, Thérapeutique des maladies infectieuses, p. 264. Paris, 1889.

[7] Peiper, Ueber die Resorption durch die Lungen. *Zeitschr. für klin. Medicin,* t. VIII, p. 293, 1885.

(Jousset de Belleyme), et plusieurs fois on a introduit par cette voie des médicaments qui devaient exercer une action locale.

Absorption par l'appareil urinaire et l'appareil génital. — La vessie est-elle capable d'absorber? La question est discutée depuis longtemps et, malgré sa simplicité apparente, elle donne toujours lieu à des controverses. Ségalas, Magendie, Demarquay, Paul Bert, Brown-Séquard, admirent que les substances injectées dans la vessie passent dans le sang. Mais Kuss, Susini, Alling, Cazeneuve et Livon n'ont obtenu que des résultats négatifs, sauf lorsque la vessie était altérée, ou du moins partiellement dépouillée de son épithélium protecteur. Ce qui aurait pu tromper les auteurs, c'est que l'urètre, surtout l'urètre profond, absorbe la strychnine, l'atropine, le sulfate d'ammoniaque, bien qu'avec une certaine lenteur, environ 40 fois moins vite que le tissu cellulaire sous-cutané (¹). Quant aux uretères, il n'y a pas à craindre que les substances y refluent : l'absorption y est presque nulle, au moins à leur partie inférieure, car elle est très active dans les calices (Bazy).

Toutes ces questions ont été reprises par Fleischer et Brinckmann, qui observèrent une absorption assez lente de l'iodure de potassium. Les expériences d'Ashdown (²), qui ont porté sur des lapins, montrent que la strychnine, l'ésérine, la morphine, le curare, l'acide cyanhydrique tuent les animaux en un temps qui varie de 4 à 78 minutes. Du chloroforme et de l'éther émulsionnés dans l'huile d'amandes douces donnent la narcose quand on les introduit dans le réservoir vésical. L'iodure de potassium, le salicylate de sodium, ne tardent pas à se retrouver dans la sécrétion rénale, recueillie par l'uretère préalablement coupé.

Bazy a obtenu des résultats semblables qui ont été exposés dans la thèse de son élève Sabatier (³). D'après ces auteurs, la vessie laisse passer les substances suivantes : eau oxygénée, sulfindigotate de soude, iodure de potassium, caféine, cocaïne, strychnine, aconitine, brucine, apomorphine, acide cyanhydrique; mais l'absorption se fait lentement : ainsi la strychnine tue en 10 minutes quand on l'introduit par le rectum, en 45 minutes par la bouche, en 50 minutes par la vessie. Sur plusieurs animaux, Sabatier a eu le soin de lier l'urètre; les effets ont été les mêmes.

Ces expériences semblent démonstratives au premier abord; mais elles sont susceptibles de quelques critiques. Boyer et Guinard (⁴) ont fait observer très justement que pour déterminer le pouvoir d'absorption de

(¹) Phelip, Note expérimentale sur le pouvoir absorbant de l'urètre normal. *Lyon méd.*, 2 sept. 1888.

(²) Ashdown, On absorption from the mucous membrane of the urinary bladder. *The Journal of Anat. and Physiol.*, t. XXI, p. 298, 1887.

(³) Sabatier, Étude expérimentale et comparative de l'absorption vésicale. *Thèse de Paris*, 1894.

(⁴) Boyer et Guinard, Imperméabilité physiologique de l'épithélium vésical sain *Arch. de méd. expér.*, p. 883, 1894.

la vessie, il ne faut pas employer une solution trop concentrée ; on s'expose ainsi à tomber dans l'erreur, car quelques gouttes peuvent atteindre l'urètre et pénétrer par cette voie ; même quand on évite cet accident, on doit tenir compte des altérations que les toxiques concentrés produisent sur l'épithélium vésical ; ils déterminent une desquamation qui permet le passage du poison. L'absorption a encore lieu lorsque le sujet, quoique ayant une vessie saine, éprouve le besoin d'uriner ; l'urine baignant alors la portion prostatique de l'urètre (Pousson et Ségalas). Enfin, d'après Lewin, les substances introduites dans la vessie, même quand le réservoir n'est pas distendu, refluent avec la plus grande facilité jusqu'aux bassinets, dont la muqueuse, de l'avis unanime, laisse facilement passer les toxiques. On peut donc conclure, semble-t-il, que la muqueuse vésicale absorbe peu ou n'absorbe pas. Cependant les recherches récentes de Nicloux et Nowicka, de Voltz, Baudrexel, Dietrich, semblent bien démontrer que la vessie est perméable pour l'alcool ; elle sert de voie d'élimination, quand cette substance est introduite par une autre partie de l'organisme, de porte d'entrée quand elle est injectée dans la vessie.

On s'accorde pour admettre que la vessie, quand elle est altérée laisse passer les substances toxiques. Il serait intéressant de reprendre la question et de rechercher si les toxines produites par les nombreux microbes qu'on trouve dans les cystites, ne sont pas capables d'envahir l'organisme et si on ne doit pas leur attribuer quelques accidents, notamment certaines manifestations de la fièvre urineuse.

L'absorption par la voie vaginale est connue depuis longtemps et a été mise à profit par des criminels célèbres. C'est, paraît-il, au moyen d'acide arsénieux introduit dans le vagin que le fameux Calpurneus tuait ses femmes. Nous possédons aujourd'hui plusieurs observations où des accidents ont été provoqués par des topiques vaginaux : c'est surtout l'iodoforme qui a amené ainsi des intoxications.

De même que le vagin, l'utérus est capable d'absorption ; des lavages au sublimé ou au cyanure de mercure ont parfois provoqué des manifestations toxiques.

Chez l'homme, la peau du gland est pourvue, semble-t-il, d'un pouvoir absorbant. Ladislas, roi de Naples, fut, dit-on, empoisonné par l'acide arsénieux déposé sur cet organe.

Absorption par la peau. — L'absorption par le tégument externe est indiscutable chez les Invertébrés et chez les Vertébrés inférieurs. Il suffit de déposer certaines substances toxiques sur la peau d'une grenouille pour voir survenir les symptômes de l'empoisonnement ; c'est du moins ce qui a lieu pour les substances cristalloïdes et notamment pour les alcaloïdes. Il en est de même, d'après Longet, chez le lézard, l'orvet, la couleuvre, et chez les oiseaux, à la condition de faire pénétrer la substance au-dessous des plumes.

Les expériences sur les Mammifères ont conduit à des résultats tellement contradictoires qu'il est difficile actuellement de se faire une opinion sur cet important sujet.

Plusieurs médecins ont étudié l'absorption chez des malades plongés dans des bains. Les résultats positifs n'auraient pas suffi à démontrer l'absorption cutanée, car les substances auraient pu pénétrer par les muqueuses génitale et anale et, si elles étaient volatiles, par l'appareil respiratoire. Cependant, même dans ces conditions, les faits n'ont pas été constants. Parisot, Deschamps, Debove, Oré, n'ont pas observé d'absorption dans les bains, et la soif dont se plaignent les malades qui y sont plongés tend à prouver que l'eau ne pénètre en tout cas qu'en très petite quantité.

Nous avons constaté que, pendant un bain tiède de 30 minutes, la sécrétion urinaire augmente de 20 à 35 centimètres cubes et reprend aussitôt après son taux normal. Ce résultat ne prouve nullement une absorption de liquide : il peut s'expliquer simplement par le défaut de sécrétion cutanée et d'exhalation pulmonaire dans un milieu humide (¹).

Pour mieux apprécier le phénomène, on a étudié l urine d'individus ayant séjourné dans des bains contenant des iodures ou des sels de mercure. Kopff a retrouvé facilement ces substances; Keller ne les a décelées que d'une façon exceptionnelle. Il résulterait de ces faits que la kératinisation de la peau, la présence d'un enduit sébacé, la sécrétion sudorale qui crée un contre-courant, empêchent le passage des substances dissoutes.

Même inconstance dans les résultats quand on étudie l'absorption au moyen d'applications cutanées. Les premiers auteurs qui abordèrent la question admirent que le tégument se laisse traverser; ce fut l'opinion de Séguin, de Bonfils, de Westrumb. Ce dernier fit de nombreuses expériences (²) et reconnut que le musc, le camphre, appliqués sur la peau, donnent une odeur caractéristique à l'haleine; le cyanure de mercure, la rhubarbe, se retrouvent dans l'urine, aussi bien chez l'homme que chez le chien. Plus récemment on a vu, dans des conditions semblables, des poisons violents, comme la strychnine ou le curare, amener la mort. Dechambre, opérant sur lui-même et évitant soigneusement toute pénétration par les voies respiratoires, a constaté que l'iode, appliqué sur la peau, passe dans l'organisme.

Aubert admet également que l'absorption se produit par les téguments sains et qu'elle est favorisée par le tiraillement des poils. Enfin, on connaît l'expérience de Colin qui fait tomber du ferrocyanure de potassium sur la peau d'un cheval et retrouve ce sel dans l'urine.

Mais tous ces travaux ont été attaqués : Ritter prétend que les résultats positifs sont dus à l'introduction des vapeurs par le poumon, ou par des érosions, des lésions œdémateuses ou inflammatoires de la peau; il pense

(¹) Rogei, Note sur les variations quotidiennes de l'urine et de l'urée. *Archives de physiologie*, juillet 1895.

(²) Westrumb, Physiologische Untersuchungen über die Einsangungskraft der Venen. Hanover, 1825.

que Dechambre, comme Colin, avait lésé l'épiderme. Enfin, si l'on a vu un empoisonnement à la suite de l'application d'un cataplasme laudanisé, c'est que l'humidité du remède avait ramolli le tégument et supprimé son imperméabilité.

Pour résoudre la question, on a eu recours encore à des pulvérisations, pratiquées au moyen d'un appareil Richardson. Lewin, V. Wittich, n'obtinrent que des résultats négatifs; Röhrig vit les substances s'absorber; mais d'après Günther le salicylate ne passe que si l'on prolonge longtemps les pulvérisations, pendant huit, dix et douze jours. Enfin, dans des expériences qui semblent très précises, Juhl opéra sur des hommes qui étaient enfermés dans une pièce et dont les jambes seules passaient à travers une ouverture; en pulvérisant diverses substances sur la peau des jambes, il retrouva dans l'urine le ferrocyanure de potassium, le salicylate de sodium, l'iodure de potassium.

Il semble démontré par de nombreuses recherches que l'absorption cutanée est surtout marquée pour les substances volatiles : le mercure métallique, l'iode, les essences. Il en est de même pour le salicylate de méthyle. Comme l'ont établi Linossier et Lannois, cette substance se volatilise au contact de la peau, et pénètre facilement, ce qui explique son action thérapeutique.

Des substances non volatiles traversent la peau quand elles sont en solution dans certains excipients; la strychnine dissoute dans le chloroforme empoisonne un lapin sur la peau duquel on l'applique, tandis qu'elle reste sans action si elle est dissoute dans l'éther ou l'alcool (Winternitz). Les graisses favorisent la pénétration, tandis que la vaseline l'entrave; les pommades à l'axonge contenant de l'iodure de potassium, des sels de plomb ou de mercure, du collargol, étalées par friction, produisent des effets thérapeutiques très nets. Cependant, Monnereau, contrairement à Manouvrier, Drouet, Lebkuchner, prétend que les onctions avec les pommades à base de plomb ne produisent aucun accident chez les animaux. Merget soutient même que le mercure ne s'absorbe pas par ce procédé et que les effets ou les accidents sont dus à la pénétration de vapeurs par les voies respiratoires. Guinard et Bouret n'ont également obtenu que des résultats négatifs en se servant de pommades contenant de l'iodure de potassium, de la strychnine, de l'atropine, etc.

Bien que la question soit encore discutée, il semble que les gaz s'absorbent assez facilement. Déjà Chaussier avait réussi à tuer les animaux, y compris les oiseaux, en plongeant leur corps dans de l'hydrogène sulfuré, bien que la tête fût maintenue au dehors. Lebkuchner obtint des résultats analogues. Collard de Martigny a vu succomber des animaux placés de la même façon dans de l'anhydride carbonique.

Plusieurs conditions semblent favoriser le passage des toxiques. C'est ce qui a lieu quand on les dépose en certaines régions, comme l'aisselle ou l'aine, quand on opère sur des personnes à peau fine, femmes ou enfants, quand on emploie des solutions diluées et qu'on en élève la température (Wolkenstein).

Si des doutes ont été émis sur l'absorption par la peau saine, personne ne nie le résultat quand le tégument est altéré ou dépouillé de son épiderme : c'est sur ce fait qu'est basée la méthode endermique si souvent employée en thérapeutique.

Voie sous-cutanée. — Dans les conditions habituelles de la vie, les poisons, sauf les venins, pénètrent rarement par la voie sous-cutanée. Il est exceptionnel de se piquer avec des instruments contenant assez de substances toxiques pour amener des accidents ; cette éventualité ne s'observe qu'avec les flèches empoisonnées, chargées soit de venin, soit de produits végétaux et particulièrement du suc de diverses strychnées (curare).

Un intérêt considérable s'attache à l'étude de l'absorption sous-cutanée depuis que l'usage des injections hypodermiques s'est répandu et généralisé. Introduire un médicament, c'est en somme introduire une substance toxique, à dose insuffisante pour nuire, à dose suffisante pour déterminer des modifications fonctionnelles, favorables ou salutaires.

L'absorption se fait avec une vitesse variable suivant le sujet sur lequel on opère, la région où l'on fait l'injection, le liquide qu'on injecte. Plus le panicule adipeux est épais, plus l'absorption est lente. L'ignorance de cette loi a pu conduire à quelques opinions erronées ; ainsi l'abondance de la graisse chez le hérisson, met cet animal à l'abri des injections sous-cutanées d'acide cyanhydrique et a fait croire qu'il n'est pas sensible à ce toxique : il suffit de pratiquer une injection intra-veineuse pour amener la mort.

Chez un même sujet l'absorption n'est pas également active sur toutes les régions du corps ; d'une manière générale elle est d'autant plus rapide et plus complète que la région est plus riche en vaisseaux sanguins et en lacunes lymphatiques. Lambert, dès 1810, et plus récemment Denis et Eulenburg ont essayé de donner une classification qui rendît compte de ces variations ; ils ont vu que l'absorption est surtout rapide aux tempes et aux joues ; puis viennent l'épigastre, la région antérieure du thorax, la face interne des bras et des cuisses, la nuque, la partie externe des bras et des cuisses, l'avant-bras, la jambe, le pied et le dos.

Toutes les substances ne pénètrent pas avec la même facilité ; celles qui possèdent des propriétés caustiques amènent la mortification des tissus avec lesquels elles sont en contact, et, dès lors, ne passent que difficilement ou ne passent pas du tout dans la circulation. L'action des médicaments est plus rapide quand on les injecte par l'hypoderme que lorsqu'on les introduit par la voie gastro-intestinale ; mais la comparaison n'est pas aussi simple qu'on pourrait le croire au premier abord ; il faut toujours tenir compte, en effet, du foie arrêtant les substances qui pénètrent par la veine porte. Nous conclurons donc que l'action des toxiques est généralement plus précoce par la voie sous-cutanée, sans nous prononcer sur la rapidité de l'absorption.

Autres portes d'entrée. — Il est une muqueuse découverte dont la puissance d'absorption est très considérable, c'est la conjonctive : l'action mydriatique d'un collyre d'atropine est presque immédiate; l'instillation d'une goutte d'acide prussique peut provoquer une mort foudroyante. Les recherches de Bellarminoff conduisent aux conclusions suivantes : la fluorescine passe plus vite dans la chambre antérieure sur un animal vivant que sur un animal qu'on vient de sacrifier; la section du sympathique ralentit le phénomène; la section du trijumeau l'entrave d'abord, puis le favorise; les inflammations de la cornée le rendent plus rapide.

L'absorption par les séreuses est extrêmement prompte. Magendie pratiquait presque toujours des injections intra-pleurales pour l'étude des poisons. Si l'on utilise le péritoine, qui absorbe beaucoup plus vite que l'intestin ou l'hypoderme, il faut tenir compte des modifications que certaines substances peuvent y subir. Des expériences que nous avons faites avec M. Garnier [1] établissent que dans les cavités abdominales du lapin, le saccharose est partiellement interverti. Ce résultat nous a conduits à rechercher ce qui se produit quand on introduit de l'amygdaline, c'est-à-dire un glycoside inoffensif qui, sous l'influence d'un ferment contenu dans les cellules de l'intestin grêle, abandonne de l'acide cyanhydrique et devient ainsi un violent poison. Nous avons injecté dans les veines de 4 lapins, à 4 reprises différentes, 1 gramme d'amygdaline, aucun trouble n'est survenu; vingt-sept lapins ont reçu de 0,25 à 1 gramme d'amygdaline dans le péritoine; 25 ont succombé. Quelques-uns, qui avaient résisté à une première injection, mouraient à la seconde expérience ou à une expérience ultérieure. Dans tous ces cas la mort était due à un empoisonnement cyanhydrique.

Ces résultats, également intéressants pour la théorie et la pratique, démontrent que certaines substances attirent les ferments qui leur sont adaptés : cette attraction s'exerce à travers les parois épaisses de l'intestin et provoque une diffusion qui se fait contrairement à la marche normale de la sécrétion. Ce fait ne doit pas être perdu de vue quand on étudie l'action des substances introduites dans le péritoine.

Les diverses séreuses, tunique vaginale, arachnoïde, bourses séreuses, synoviales absorbent facilement les substances qu'on y introduit. La résorption est favorisée par les causes qui augment la pression; elle se ait surtout pendant l'inspiration pour la plèvre, pendant l'expiration pour le péritoine.

Enfin, dans ces derniers temps, on a opéré sur l'arachnoïde rachidienne. Les effets ont été parfois foudroyants. Gley a montré qu'introduit dans le canal rachidien, le sérum d'anguille est dix fois plus toxique qu'introduit dans les veines. Les animaux immunisés ne résistent presque pas à ces injections.

---

[1] Roger et Garnier, Sur le passage de quelques ferments intestinaux dans le péritoine. *Journal de physiologie et de pathologie générale*, septembre 1909.

On a moins étudié ce qui se passe dans les glandes. Cl. Bernard a reconnu que les substances injectées dans leurs conduits excréteurs entrent dans l'économie, surtout quand les organes sont au repos. On sait avec quelle facilité la muqueuse des voies biliaires peut résorber les éléments de la bile, quand le cours de ce liquide est entravé; le passage du pigment semble se faire par les voies lymphatiques; au contraire, les expériences de Frédéricq et de Tobias établissent que c'est par les veines que pénètrent les poisons introduits dans le cholédoque, strychnine, atropine, ferrocyanure et iodure de sodium.

Pisenti a porté son attention sur les organes abdominaux; il attire la rate et la plonge dans des solutions de strychnine, de ferrocyanure ou de sulfocyanure de potassium, d'amygdaline ou d'émulsine, et voit ces diverses substances pénétrer dans l'économie.

Absorption par les tissus pathologiques. — D'après les faits que nous avons résumés, il semble établi que l'absorption peut se faire par toutes les parties de l'organisme, mais à des degrés variables. Elle est facilitée par les lésions pathologiques qui dépouillent la peau et les muqueuses de leur épithélium ; elle est entravée par certaines inflammations, comme celles que déterminent les substances caustiques. On est ainsi conduit à se demander comment se comportent les tissus pathologiques, par exemple une plaie bourgeonnante. Max Wolff et Maas ont démontré, contrairement à Billroth, que l'absorption par les plaies est réelle et qu'elle n'est arrêtée que par les eschares.

Parmi les productions pathologiques, on n'a étudié que les kystes hydatiques. Chauffard et Widal ont établi que leur membrane se laisse traverser par un grand nombre de substances solubles, telles que fuchsine, violet de méthyle, sulfate de cuivre, iodure de potassium, sublimé, produits microbiens et même par des matières colloïdes, comme la sérine.

Des conditions qui favorisent ou entravent l'absorption. — Quelle que soit la partie du corps où elle s'exerce, l'absorption est favorisée ou entravée dans un grand nombre de circonstances. Mais il faut remarquer qu'elle n'obéit pas seulement à des conditions physiques; si l'on doit tenir grand compte des lois de l'osmose et de la diffusion, il ne faut pas oublier que chez l'être vivant les phénomènes sont toujours complexes : l'absorption est due à des affinités chimiques et biologiques, elle est liée à la vie des cellules, qui se modifient et s'usent dans cette fonction.

D'une façon générale, on peut dire que l'absorption est favorisée par la diminution de la pression sanguine qu'on peut obtenir, par exemple au moyen de la saignée, et par l'accélération de la circulation qui en est la conséquence. Elle est entravée par la diminution de la pression externe ou l'augmentation de la pression interne. La première condition est réalisée quand on applique une ventouse sur la peau au point qui vient d'être contaminé; la seconde, quand on injecte de l'eau dans les veines. Magendie a fait à ce sujet des expériences fort remarquables; il introduit un poison dans la plèvre après avoir pratiqué une saignée préalable : les accidents éclatent au bout de 50 secondes, tandis que, chez un animal intact, ils n'apparaissent qu'au bout de 2 minutes. Réciproquement, il injecte 1 litre d'eau dans les veines, et l'empoisonnement est plus tardif; souvent, aucun trouble ne se produit, quand on a introduit 2 litres. Mais vient-on à pratiquer une saignée chez cet animal hydrémique, les accidents apparaissent à mesure que le sang s'écoule.

Ces expériences fondamentales ont été complétées par Fodera, qui a établi que la saignée accélère l'absorption par la peau, par les muqueuses, et par l'hypoderme, ce qui explique pourquoi elle est plus rapide pendant le jeûne ou à la suite de diarrhée, de vomissements, de sueurs abondantes; dans tous ces cas, la pression sanguine est abaissée, la circulation plus rapide, le sang plus concentré, plus riche en albumine et, par conséquent, plus avide d'eau, Pour quelques auteurs, le rôle de l'albumine serait fort important et expliquerait pourquoi les injections intra-veineuses d'eau, qui diluent le sang et diminuent la quantité relative de l'albumine, retardent l'absorption.

Il semble au premier abord que l'augmentation de la pression extérieure doive favoriser l'absorption. Le phénomène est, en réalité, très complexe et les résultats sont différents pour les matières cristalloïdes et les colloïdes. Les expériences de Runeberg, d'accord avec les données de la physique, démontrent qu'en augmentant la pression dans une anse intestinale, on retarde le passage des matières protéiques; de même en dehors de l'organisme, l'élévation de la pression favorise la filtration de l'eau et des sels, mais entrave celle des matières colloïdes.

Quand le sang s'est chargé d'une substance toxique, il arrive un moment où il atteint son coefficient de saturation; il en résulte que l'absorption est d'autant plus facile que les tissus sont plus aptes à s'emparer du toxique et que les émonctoires sont plus rapides à le rejeter au dehors.

Pendant que l'absorption se produit, il se fait un courant osmotique en sens inverse. Les injections sous-cutanées de substances irritantes, les piqûres venimeuses déterminent ainsi des œdèmes quelquefois considérables et rapides; ce phénomène peut entraver la résorption et diluer, parfois même neutraliser en partie la substance toxique. Cette action est surtout marquée sur la muqueuse intestinale, où elle se traduit par des flux séreux, souvent très abondants.

Parmi les autres causes dont on a encore recherché l'influence, il convient de signaler l'élévation de la température, l'électrisation (Fodera), qui favorisent l'introduction des substances dans l'organisme. Mais c'est surtout le rôle du système nerveux qui mériterait d'être étudié, car les documents que nous possédons ne semblent guère suffisants.

Longet prétend que la section des nerfs exerce une légère action retardante, surtout s'il s'est écoulé deux ou trois jours depuis l'opération. Peiper, étudiant le poumon, n'observa aucune modification après avoir sectionné le phrénique, le sympathique ou le pneumogastrique. Au contraire, Baculo soutient que la vagotomie favorise l'absorption par le poumon et l'estomac; il en serait de même de la section de la moelle; celle des nerfs splanchniques rendrait la résorption intestinale plus rapide.

Enfin, en produisant chez l'animal des troubles respiratoires, en provoquant de la dyspnée, en déterminant une fièvre putride, on ne modifie pas l'absorption pulmonaire (Peiper); celle-ci paraît activée dans les cas de broncho-pneumonie, c'est-à-dire que les manifestations toxiques apparaissent plus vite, ce qui tient peut-être à l'affaiblissement de l'animal (Peiper).

Sans avoir la prétention d'être complet, nous avons résumé un grand nombre de travaux se rapportant à l'absorption. Malgré le talent des auteurs, on voit que la question est loin d'être épuisée. Étant donnée son importance pour la pathologie et la thérapeutique, il serait utile d'en reprendre l'étude et de rechercher en particulier quelles sont les modifications déterminées par les maladies infectieuses.

Voies d'absorption. — Il semble démontré actuellement que l'absorption se fait surtout par la voie veineuse. Tiedemann et Gmelin, Magendie et Segalas, Chatin, en recherchant ce qui se passe dans l'intestin, ont reconnu que le sulfate de potassium, l'acétate de plomb, l'acide arsénieux, l'émétique, pénètrent par la veine porte. L'alcool, le musc donnent une odeur caractéristique au sang, mais non au chyle; les matières colorantes, comme la rhubarbe, la cochenille, la garance, l'indigo, ne passent pas non plus dans les chylifères, ou n'y passent qu'à l'état de traces, comme l'avait reconnu Martin Lister dès 1682.

Pour bien mettre en évidence le rôle du système veineux, Magendie réalisa une expérience qui est devenue classique : il opéra sur un membre qu'il avait sectionné et dans lequel la circulation sanguine était assurée par de petits tubes reliant les vaisseaux sanguins à ceux de l'animal. Il injecta le poison dans la patte ainsi préparée, et observa les phénomènes habituels de l'empoisonnement : on ne pouvait évidemment invoquer le rôle des lymphatiques. Magendie a publié d'autres expériences non moins concluantes : il injecte du ferrocyanure de potassium dans le poumon et le retrouve dans le cœur gauche avant de le déceler dans le cœur droit, ce qui démontre bien que le poison a passé par la veine pulmonaire.

Pourtant il ne faudrait pas nier complètement l'absorption par les voies lymphatiques; l'iodure et le ferrocyanure de potassium, s'engagent dans les deux systèmes, mais la quantité qui pénètre par les lymphatiques est minime et n'est appréciable que lorsqu'on injecte des doses considérables.

Les veines représentent aussi la véritable porte d'entrée pour les alcaloïdes. Magendie et Ségalas introduisent un sel de strychnine dans une anse intestinale dont ils ont lié les vaisseaux sanguins : aucun phénomène toxique ne se produit; ils lèvent la ligature et, au bout de dix minutes, l'animal est pris de convulsions. Cependant une petite quantité d'alcaloïde peut suivre les lymphatiques. Si on lie l'aorte abdominale et l'épigastrique, certains poisons injectés dans les parties privées de circulation pénètrent dans l'organisme; mais il leur faut un temps plus long, 2 à 7 heures au lieu de quelques minutes. Parfois, en employant une substance active, comme la fausse angusture (Emmert), on retrouve le poison dans l'urine sans qu'il ait manifesté ses effets. Weber pensait que la substance se transforme dans les ganglions lymphatiques : il est plus probable qu'elle pénètre trop lentement et s'élimine trop vite pour produire des accidents.

Les poisons peuvent cheminer encore de proche en proche, par imbibition. C'est surtout chez les Batraciens qu'on a étudié ce phénomène ; il explique pourquoi l'on peut empoisonner une grenouille sous la peau de laquelle on injecte de la strychnine après avoir arrêté toute circulation par la ligature de la base du cœur.

Enfin, on a pensé que quelques poisons microbiens suivent les troncs nerveux. Cernovodeanu et Victor Henri soutiennent qu'il n'en est rien. La toxine tétanique ne passe pas ou passe à peine par les nerfs périphériques; elle pénètre par les lymphatiques et les veines.

Quelle qu'ait été la porte d'entrée, le poison arrive finalement dans le sang, qui le transporte dans l'organisme entier. En 23 secondes, il fait le tour de l'économie et se trouve mis en contact avec les différents tissus, qui s'en emparent suivant leur coefficient d'affinité. Il se localise ainsi dans certains organes qui peuvent le retenir sans grand inconvénient ou le transformer; il s'élimine à travers diverses glandes; enfin il atteint les parties sur lesquelles il porte son action nocive et où il manifeste sa présence par les symptômes de l'empoisonnement.

Des injections intra-vasculaires. — Les poisons n'agissant que lorsqu'ils ont pénétré dans les capillaires, le physiologiste a tout intérêt à les injecter directement dans le sang. L'idéal serait de les introduire dans le cœur gauche à l'origine de l'aorte : ils se distribueraient d'emblée aux réseaux capillaires. Mais l'expérience, ainsi disposée, est peu pratique; bien qu'on puisse la réaliser en poussant une canule par le bout central de la carotide droite jusqu'à l'origine de l'aorte, on se contente généralement de pratiquer une injection intra-veineuse. Ce procédé, très expéditif, n'a qu'un inconvénient, c'est qu'il force le poison à traverser le poumon, où il peut s'éliminer en partie ou même se transformer.

L'injection par le bout périphérique d'une artère, produisant souvent des manifestations spéciales, l'expérimentateur peut avoir intérêt à utiliser les vaisseaux les plus divers, mais en général il se borne à la voie veineuse.

Quelques auteurs ont insisté sur les dangers auxquels expose ce procédé expérimental, et prétendent avoir souvent observé une syncope par excitation de l'endocarde; c'est en réalité un phénomène exceptionnel qui ne survient jamais quand l'injection est poussée avec une lenteur suffisante. En prenant les précautions que nous indiquerons au chapitre suivant, on peut facilement se convaincre que la méthode des injections intra-veineuses fournit des résultats d'une précision et d'une constance remarquables. C'est la méthode de choix pour les études de toxicologie générale. Il faut ajouter cependant qu'elle ne peut s'appliquer aux substances qui précipitent les éléments constitutifs du sang et notamment les albumines. Enfin un grand nombre de poisons, quand on les injecte directement dans le sang, provoquent des coagulations intra-vasculaires assez étendues pour entraîner mécaniquement la mort. Il est facile de reconnaître cette cause d'erreur qu'on peut supprimer, au moins dans certains cas, en rendant le sang incoagulable par une injection préalable d'extrait de têtes de sangsue.

CHAPITRE III

DOSES TOXIQUES ET DOSES MORTELLES

Les équivalents toxiques. — Des conditions qui font varier le pouvoir toxique des substances : influence de l'espèce, du sexe, de l'âge, du poids, du jeûne, des maladies ; influence des conditions ambiantes ; influence du mode expérimental. — Tableau de quelques équivalents toxiques. — Association et antagonisme. — Action des poisons sur les êtres inférieurs. — Action des poisons sur les végétaux. — Action des poisons sur les ferments.

Les équivalents toxiques. — En introduisant dans les veines des solutions toxiques, on peut se proposer deux choses : ou bien rechercher simplement quelle est la dose mortelle, ou bien étudier les troubles qui se produisent dans les diverses parties de l'organisme.

Bouchard a proposé de désigner, sous le nom d'*équivalent toxique*, la quantité qui, injectée dans les veines d'un animal, d'une façon régulière et ininterrompue jusqu'au moment de la mort, est capable d'empoisonner 1 kilogramme de cet animal.

Toute étude de toxicologie doit commencer par la détermination de l'équivalent toxique ; mais, après les expériences préliminaires qui font connaître les doses immédiatement mortelles, il faut rechercher quelle quantité de poison entraîne la mort après un laps de temps plus ou moins long ; ce deuxième équivalent est souvent le plus important à connaître. Bien des substances, même quand elles pénètrent par la voie sanguine, ne produisent que des accidents tardifs. Orfila, Gaspard, ont montré qu'une dose de 0gr,3 d'acétate de plomb injectée dans les veines d'un chien le tue en 24 heures ; une dose de 0gr,2 à 0,1 n'amène la mort qu'après 8 jours. Si, opérant sur un chien, on lui introduit dans les veines 10 grammes d'azotate de soude, on n'observe d'abord aucun trouble ; mais, vers le troisième jour, la marche devient difficile, les battements cardiaques s'affaiblissent, l'animal se refroidit et succombe dans le collapsus vers le quatrième ou le cinquième jour. Le résultat est analogue avec beaucoup d'autres substances, notamment avec l'arsenic, le phosphore, les sels de cuivre, de mercure, avec quelques alcaloïdes et avec la plupart des poisons microbiens.

La détermination des équivalents toxiques immédiats est donc insuffisante ; elle donne des indications qui doivent être complétées par l'étude des phénomènes ultérieurs.

Dans tous les cas, les résultats obtenus ne sont applicables qu'à l'espèce sur laquelle on opère. Voici quelques chiffres qui le démontrent. La toxicité est rapportée au kilogramme d'animal :

	Strychnine (Falck) en mg.	Cytisine (Radziwillowicz) en mg.	Nicotine (Roger) en mg.	Nickel (A. Stuart) en mg.
Grenouille	2,1	17	35	51
Poule.	2,0	7	»	38 (Pigeon).
Cobaye	»	25	12	19
Lapin	0,6	»	7	5,7
Chat.	0,75	2	»	6,4
Chien.	0,75	3	5	4,5

Variabilité des doses mortelles. — Même en se bornant à l'étude des poisons sur une seule espèce animale, on ne peut obtenir des résultats fixes et constants. Les êtres appartenant à une même espèce, tout en présentant une série de caractères communs, possèdent chacun certains attributs personnels. Aussi la résistance varie-t-elle suivant plusieurs conditions qu'il nous faut envisager. En première ligne se place l'influence de la *race*. Darwin [1] rapporte à ce sujet de curieux exemples d'immunité ; ainsi il affirme, d'après Heusinger, que les moutons et les porcs blancs sont sensibles à certains poisons végétaux à l'action desquels les individus de couleur foncée sont réfractaires. En Floride, les fermiers n'ont que des porcs noirs, parce que ces animaux mangent impunément les racines de *Lachnanthes tinctoria*; chez les autres porcs, l'ingestion de cette plante produit une coloration des os ou la chute des sabots.

Ces faits si curieux n'intéressent pas seulement le naturaliste, l'expérimentateur observe des variations analogues : la caféine, par exemple, agit différemment chez *Rana temporaria* et *Rana esculenta*; elle frappe la moelle chez les deux espèces, mais exerce une action très marquée sur le système musculaire de la première.

L'influence du *sexe* peut se traduire aussi par quelques symptômes spéciaux : chez la grenouille, la strychnine provoque dans les membres antérieurs un état tétanique qui les maintient croisés sous le thorax chez

(1) DARWIN, L'origine des espèces. (Trad. Moulinié.) Paris, 1873, p. 12.

le mâle, allongés le long du corps chez la femelle. Même lorsqu'on expérimente sur les Mammifères, il faut tenir compte de cette influence: Preyer a montré qu'un cobaye mâle est empoisonné par 8 milligrammes de curare; pour tuer la femelle, qui est cependant moins grosse, il faut 13 milligrammes, et la dose mortelle s'élève à 17 milligrammes pendant la gestation.

Une des influences qui intéressent le plus l'expérimentateur est celle qui résulte du développement inégal des animaux, c'est-à-dire de leur *poids*.

La question mérite d'être étudiée de près; elle se pose de la façon suivante : une substance qui tue un animal de 1 kilogramme à la dose de 1 milligramme, tuera-t-elle un autre animal de même espèce pesant 2 kilogrammes à la dose de 2 milligrammes, un animal de 5 kilogrammes à la dose de 5 milligrammes? C'est ce qu'il faut admettre pour accepter dans toute sa rigueur la notion des équivalents toxiques. Malheureusement, nous sommes loin de cette simplicité mathématique; la résistance et le poids d'un animal ne sont pas liés par une progression arithmétique; le poids augmente plus vite que la résistance, de telle sorte qu'un animal résiste d'autant mieux, par rapport à son poids, que celui-ci est plus faible. Les résultats sont tout à fait analogues si l'on envisage la consommation d'oxygène : un gros lapin en consomme moins par kilogramme et par heure qu'un petit lapin; la vie est en effet d'autant plus active que la taille est moindre. Comme le dit Cl. Bernard[1], le kilogramme d'un petit lapin exige plus de poison pour mourir comme il exige plus d'oxygène pour vivre.

Il faut, si l'on veut faire des études comparatives, opérer sur des animaux ayant un poids sensiblement égal. Même dans ces conditions, les résultats sont encore variables. Ch. Richet[2], fait justement remarquer que le poids d'un animal oscille constamment, suivant l'état de plénitude ou de vacuité de l'estomac, de la vessie, du rectum. Ces variations sont encore plus sensibles chez les grenouilles, qui absorbent et perdent de l'eau avec la plus grande facilité.

On voit quelles précautions il faut prendre pour se placer dans des conditions bien déterminées. Aussi, dans les recherches toxicologiques, devra-t-on toujours opérer sur des animaux qui sont au laboratoire depuis quelque temps, et dont le poids, déterminé tous les jours, ne subit aucune modification notable. Il ne faut jamais se servir d'animaux arrivant de la fourrière ou du marché, car ceux-ci peuvent être fatigués, malades ou à jeun, toutes conditions qui modifient la toxicité. Ces réflexions ne s'appliquent pas seulement aux Mammifères : Cl. Bernard a montré que les grenouilles résistent d'autant plus aux poisons, d'autant moins aux parasites, qu'elles sont depuis plus longtemps en captivité.

[1] CLAUDE BERNARD, Leçons sur les effets des substances toxiques et médicamenteuses. Paris, 1857, p. 335.

[2] RICHET, De l'action physiologique des sels alcalins. *Archives de physiologie*, 1882, II, p. 101.

Quand un animal a reçu une dose de poison, les accidents éclatent plus ou moins vite suivant qu'il est laissé au repos ou en liberté, suivant qu'il subit ou non des excitations nerveuses, qu'il est en butte à des traumatismes. Pour les grenouilles, l'absorption des alcaloïdes injectés sous la peau se fait plus vite quand l'animal est libre que lorsqu'il est attaché. Dans l'étude des poisons convulsivants, il est une cause d'erreur très importante qui n'a pas encore été signalée et peut fausser complètement les résultats. Supposons qu'on injecte dans les veines d'un animal une solution de sulfate de strychnine. Si on provoque une légère excitation avant d'avoir atteint la dose mortelle, on verra survenir une violente crise convulsive; à la suite de cette manifestation réactionnelle, la moelle est épuisée et l'animal pourra recevoir des doses très élevées de strychnine sans présenter de troubles. Il succombera à une nouvelle crise convulsive, mais celle-ci se produira alors qu'on aura dépassé la dose habituellement mortelle. Si, au contraire l'animal est maintenu au repos, la grande crise convulsive éclatera plus tard, mais d'emblée elle entraînera la mort; dans ce second cas, la dose mortelle peut être deux fois moins forte que dans le premier.

D'autres causes modifient encore les résultats; leur connaissance a un grand intérêt pour l'expérimentateur. Ce sont celles qui, au contraire des précédentes, n'interviennent pas à son insu, mais qu'il peut faire agir pour déterminer des effets différents.

Le *jeûne* par exemple diminue la résistance aux poisons et notamment à la cocaïne, à la strychnine, au phénol (Aducci); parfois, cependant, les équivalents toxiques immédiats sont peu modifiés, et, dans quelques cas, il faut, pour tuer 1 kilogramme, des quantités un peu supérieures à celles qui tuent les animaux en digestion.

L'influence du *sommeil hibernal* a été étudiée par divers expérimentateurs. En opérant sur des chauves-souris, Hausmann a reconnu que pendant la période du sommeil, la colchicine, à dose léthale, ne produit aucun trouble, mais les accidents se déroulent jusqu'à la mort, quand l'animal est placé dans un endroit chaud. La phytotoxine, l'abrine sont également bien supportées; elles ne suscitent ni accidents, ni manifestations réactionnelles: l'organisme ne fabrique pas d'anticorps.

Il est assez curieux de constater que l'on n'a guère recherché l'influence exercée par les *maladies* sur la résistance aux intoxications. Nous savons seulement, par les expériences de Charrin, Carnot, Meyer, que diverses altérations peuvent servir de point d'appel pour les poisons comme elles servent de point d'appel pour les microbes; aussi suivant l'importance du tissu frappé, les lésions antérieures exercent-elles une influence heureuse ou défavorable. Si, par exemple, on irrite le tissu cellulaire sous-cutané, si on y provoque le développement d'un abcès par une injection de térébenthine, le poison viendra se déposer dans la région lésée : on aura créé ainsi une voie de dérivation fort avantageuse.

Les expériences de Carles[1] démontrent que chez les animaux intoxiqués par le mercure, l'arsenic, le cuivre, le plomb, le bismuth, et traités par des abcès de fixation, le pus renferme deux ou trois fois plus de poison que les divers viscères. On a pu observer une fixation analogue, en clinique, chez des saturnins et chez un malade intoxiqué par le sublimé (Arnozan et Carles). Il y a là une voie intéressante ouverte à la thérapeutique des intoxications.

On devrait encore expérimenter sur des animaux dont certains organes seraient lésés et sur des animaux infectés. En injectant du sulfate de strychnine comparativement à des cobayes neufs et à des cobayes inoculés au préalable avec du charbon, nous avons constaté que pendant les premières heures qui suivent l'inoculation, la résistance des animaux n'est nullement modifiée, puis elle s'accroît d'une façon manifeste, pour diminuer à la fin de la maladie. Si on injecte le même alcaloïde à des cobayes tétaniques, on verra, à la condition que la dose soit faible, les convulsions se localiser dans la région déjà contracturée. Mais, contrairement à ce qu'on aurait pu supposer, les doses non mortelles, malgré les accidents convulsifs qu'elles provoquent, ne précipitent pas l'évolution morbide. En injectant de l'hydrate de chloral aux animaux tétaniques, nous avons observé des manifestations identiques à celles qui se produisent chez les témoins. Cette substance est donc bien supportée, mais jamais elle n'a produit une rétrocession des accidents ou n'a retardé la terminaison fatale.

Il y aurait des recherches intéressantes à poursuivre dans la voie que nous venons d'indiquer. Il serait important de déterminer l'action des médicaments et des poisons sur le fonctionnement des organes et sur les sécrétions des animaux malades. Il serait intéressant aussi de rechercher l'influence de la fièvre. Nous savons déjà que l'élévation de la *température organique* augmente la sensibilité des animaux, c'est ce que Richet et Langlois[2] ont nettement établi avec la cocaïne; or, les convulsions déterminées par cet alcaloïde ont pour effet de produire l'hyperthermie et, par conséquent, de favoriser encore l'action nocive de la substance. Les résultats sont analogues avec beaucoup d'autres poisons, comme le démontrent les recherches que Saint-Hilaire[3] a poursuivies avec le bromure de potassium, le chlorure de lithium, le lactate de quinine, l'alcool, le chloroforme.

Il ne suffit pas d'étudier l'influence de la température organique sur le mode d'action des poisons, il faut envisager aussi le rôle de la *température ambiante.* Celle-ci ne retentit pas seulement sur les êtres inférieurs ou les animaux à sang froid; elle agit également sur les Mammifères et les Oiseaux; les pigeons, d'après Richet, sont plus résistants en été qu'en

---

[1] J. CARLES, Les abcès de fixation dans les maladies infectieuses. *Le Progrès médical,* 20 mai 1911.

[2] RICHET et LANGLOIS, Influence de la température organique sur les convulsions de la cocaïne. *Comptes rendus,* juin 1888.

[3] SAINT-HILAIRE, De l'influence de la température organique sur l'action de quelques substances toxiques. *Thèse de Paris,* 1888.

hiver. L'influence de la chaleur ambiante est très marquée pour les substances qui tendent à abaisser la température organique et déterminent la mort par hypothermie: Richardson et Brunton injectent une même dose de chloral à trois cobayes : l'un d'eux est laissé à l'air libre et succombe en 4 heures; le second est entouré d'ouate, il survit après avoir dormi 24 heures; le troisième, placé dans une étuve, est déjà remis au bout de 7 heures.

Chez les Batraciens, l'influence de la température ambiante est encore plus marquée, et se produit souvent en sens inverse. Comme l'a montré Kulenkamp, certains poisons, tels que la morphine et le curare, agissent moins énergiquement chez la grenouille chauffée; d'autres, comme le cyanure de mercure, la muscarine, la vératrine, la nicotine, ont une action plus violente.

Luchsinger a obtenu des variations semblables en recherchant les effets de la vératrine sur les muscles de la grenouille. J. Courmont a montré l'influence exercée par l'élévation de la température sur la grenouille qui a reçu de la toxine tétanique. Insensible au poison dans les conditions habituelles, cet animal succombe quand on le place à l'étuve. Il en est de même, d'après Lesné et Dreyfus, quand on opère avec de l'abrine. La chaleur n'aggrave pas toujours les effets des substances toxiques, comme l'ont reconnu Ch. Richet et Langlois pour la strychnine et la picrotoxine. Mais ces faits sont exceptionnels, et l'on peut dire qu'en général, chez les animaux, aussi bien d'ailleurs que chez les bactéries, la sensibilité aux poisons augmente avec la température.

Variabilité des manifestations toxiques. — Ce n'est pas seulement la dose mortelle qui est fréquemment modifiée; dans bien des circonstances les manifestations symptomatiques deviennent différentes.

Ainsi, d'après Gaglio, la digitale, qui arrête le cœur en systole chez une grenouille ordinaire, l'arrête en diastole chez une grenouille chauffée. Des variations analogues s'observent suivant qu'on opère en été ou en hiver. S. Ringer a montré que l'atropine ralentit seulement le cœur en hiver, tandis qu'en été elle l'affaiblit en même temps. Cette substance qui rend le cœur insensible à quelques alcaloïdes, comme la pilocarpine, l'aconitine, la quinine et la muscarine, ne possède cette action que pendant l'été ou sur des grenouilles qui, pendant l'hiver, ont été maintenues dans une pièce chauffée. Si les animaux sont engourdis par le froid, l'atropine agit synergiquement avec les alcaloïdes qu'elle doit combattre et hâte l'arrêt définitif du cœur.

Ces exemples prouvent combien le déterminisme expérimental est difficile, même dans les questions en apparence les plus simples; ils expliquent aussi certaines contradictions survenues entre des observateurs également attentifs; ils suffisent, en tout cas, à montrer qu'il est beaucoup moins aisé qu'on ne le croit d'établir exactement la dose mortelle ou l'action d'une substance.

On ne doit pas envisager seulement l'influence du poids, de la température, des modifications du cœur et de la circulation : l'état du système nerveux et de l'appareil respiratoire mérite aussi de fixer l'attention. Un animal placé en état de choc est, par cela même, peu sensible à l'action des poisons. Les cliniciens avaient déjà remarqué que, pendant le choc, les malades supportent de hautes doses de substances toxiques sans en ressentir aucun effet; il n'y a que dans les cas légers, dit Jordan, que l'alcool grise ou que l'opium fait dormir. En opérant sur des grenouilles dont le système nerveux est sidéré, soit au moyen d'un coup porté sur la tête, soit, ce qui est préférable, au moyen de la décharge d'une bouteille de Leyde, nous avons constaté que la strychnine et la vératrine ne produisent aucun phénomène apparent; l'action de ces alcaloïdes ne commence à se faire sentir que lorsque les animaux sortent de leur torpeur.

Les troubles de la respiration interviennent également pour modifier l'action de certains toxiques, de ceux qui tuent par arrêt des mouvements respiratoires, et même de quelques-uns qui arrêtent primitivement le cœur. En pratiquant l'insufflation artificielle, on prolonge la vie de l'animal et l'on peut dépasser impunément les doses qui d'habitude sont mortelles. C'est ce qu'on observe très nettement en opérant sur les animaux intoxiqués par un sel de strychnine. La respiration artificielle empêche les manifestations convulsives. Rosenthal expliquait le résultat par une suroxygénation du sang; Brown-Séquard invoquait une inhibition des centres médullaires ayant pour point de départ une excitation des terminaisons nerveuses dans le poumon. Les expériences de Gies et Meltzer tendent à ruiner l'une et l'autre hypothèse, car la section des pneumogastriques n'empêche pas les effets de la respiration artificielle et l'insufflation d'hydrogène agit aussi bien que l'insufflation d'air.

Influence des conditions expérimentales sur l'action des poisons. — Parmi les causes qui modifient l'équivalent toxique des poisons, il en est qui dépendent de l'expérimentateur et dont on peut facilement préciser l'influence.

La dose mortelle varie suivant la *voie d'introduction* du poison; même en se bornant aux *injections intra-vasculaires*, elle diffère suivant le vaisseau employé.

On recommande généralement de pousser l'injection dans une veine éloignée du cœur; cette précaution, qui est d'ailleurs excellente, a été inspirée par la crainte un peu exagérée d'une action sur l'endocarde. Vulpian a insisté sur ce fait; d'après lui, bien des fois l'injection intraveineuse a tué par suite d'une syncope ayant pour point de départ une excitation endocardiaque. On satisfait facilement à cette indication en se servant de la veine auriculaire chez le lapin, de la saphène ou de la veine du jarret chez le chien.

L'usage d'une même veine a encore l'avantage d'éviter les variations de toxicité qu'on observe quand on emploie des vaisseaux différents. Chouppe et Pinet ont montré que l'injection de la strychnine dans le bout périphérique d'une artère ne provoque d'accident qu'au bout de dix minutes; c'est du moins ce qui a lieu chez le chien. Un fait encore plus curieux a été établi par Maximowitch [1] : lorsqu'on introduit l'hydrate de chloral par le bout périphérique de la carotide, on détermine, chez l'animal en expérience, une hémi-anesthésie portant sur le territoire innervé par le trijumeau du côté injecté ; les jours suivants, on observe des troubles trophiques de l'œil tout à fait semblables à ceux qui suivent la section intracranienne de la cinquième paire.

Les poisons circulant dans le sang peuvent donc se fixer d'une façon élective sur certains tissus avec lesquels ils sont tout d'abord en contact. Aussi, en pratiquant les injections par des vaisseaux différents, a-t-on mis en évidence l'action protectrice dévolue à divers organes.

La toxicité d'une substance varie suivant le *titre* de la solution, le *liquide* qui sert d'excipient, la *vitesse* de l'injection.

Quand une substance est dissoute dans l'*eau distillée*, on doit tenir compte, non seulement du poison, mais de l'osmo-nocivité. Aussi faut-il donner la préférence à un liquide inoffensif, par exemple à une solution de chlorure de sodium à 8 pour 1000, ou, ce qui est préférable, il faut déterminer le point cryoscopique et ajouter plus ou moins de sel marin pour avoir une solution isotonique avec le sérum sanguin de l'espèce animale sur laquelle on se propose d'opérer.

Le *titre de la solution* et la *vitesse de l'injection* constituent deux facteurs non moins importants. Feltz et Ritter, injectant brusquement une solution de chlorure de potassium à 10 pour 100, tuent constamment les chiens avec des doses de $0^{gr},03$ à $0^{gr},04$ par kilogramme. En employant une solution étendue et poussée lentement, ils voient la dose mortelle monter à $0^{gr},20$. Ils pensaient que, dans la seconde expérience, une partie du poison avait le temps de s'éliminer par la salive et surtout par les reins. Or, cette explication ne semble pas exacte, au moins dans ce cas particulier, car avec une solution de KCl à 10 pour 100, nous avons pu élever la dose mortelle à $0^{gr},20$; il nous a suffi de faire pénétrer le poison lentement ; et sur des chiens ayant subi la néphrectomie double, nous avons constaté que la dose mortelle ne varie pas, ce qui prouve qu'il ne s'agit pas d'une élimination. Introduites brusquement dans l'organisme, les substances toxiques semblent en quelque sorte le prendre au dépourvu, et provoquent une série d'accidents dus probablement à des réactions nerveuses. Il faut donc injecter les poisons avec une vitesse déterminée, et il faut opérer d'autant plus lentement que la solution employée est plus concentrée. Certaines substances peuvent même être toxiques ou inoffensives, suivant la rapidité de l'injection ; c'est ce qui a lieu pour les solutions isotoniques de chlorure de sodium. Dans ce cas, comme le fait remarquer Dastre, on ne doit envisager qu'une *vitesse toxique*.

Les recherches que nous avons faites sur la toxicité du chlorure de

---

[1] Maximowitch, Action de l'hydrate de chloral injecté dans l'artère carotide. *Bull. de la Soc. de Biol.*, 1888, p. 561.

sodium [1] mettent en évidence un fait assez inattendu : en injectant des solutions hypertoniques, on provoque une abondante diurèse et, pour peu que l'injection soit poussée avec lenteur, l'animal élimine une quantité d'eau supérieure à celle qu'il reçoit et rejette une assez forte proportion du sel introduit. Abandonné à lui-même il se remettra ou succombera plus ou moins vite. Or les doses inoffensives ou mortelles sont souvent les mêmes. C'est qu'il faut tenir compte des quantités retenues bien plus que des quantités introduites : voici par exemple le relevé de quelques expériences faites, pour la plupart avec des solutions à 10 pour 100, c'est-à-dire avec des liquides semblables à ceux qui ont été utilisés autrefois pour la détermination de l'équivalent toxique.

SOLUTION EMPLOYÉE	POIDS DE L'ANIMAL	QUANTITÉ INJECTÉE			QUANTITÉ de NaCl retenue.	RÉSULTAT
		de liquide.	de NaCl.	de NaCl.		
				par kg.	par kg.	
4 p. 100	1620	190	7,6	4,69	3,108	m. immédiate.
10 p. 100	2040	60	6	2,94	1.578	m. en 1 h. 5.
—	2600	60	6	2,3	0,854	m. en 9 h. 40
—	2520	50	5	1,98	0,781	mort en 53 h.
—	2130	50	5	2,34	0,525	survie.
3,2 p. 100	1910	200	6,4	3,350	0,145	survie.

De ces résultats on peut conclure que les animaux survivent quand la rétention chlorurée est égale ou inférieure à 0,525 par kilo, ils succombent quand elle est égale ou supérieure à 0,781.

Avec certaines substances, la nicotine notamment, on peut en variant la vitesse de l'injection, faire varier le toxicité du simple au septuple. Voici, par exemple, une série de trois expériences où nous avons injecté à des lapins, par la voie intra-veineuse, une solution de nicotine à $29^{mg},1$ pour 100.

		LAPINS		
		1860 gr.	1780 gr.	1510 gr.
	1re minute	7 cm³	2 cm³	1 cm³
Quantité de solution introduite à la fin de la	2e —	14	5	2
	3e —	21	10	5
	4e —	23	15	8
	5e —	25	22	14
	6e —	27	29	20
Quantité injectée par chaque minute ultérieure		»	7	6
Quantité mortelle pour l'animal		27	75	150
Dose de nicotine mortelle par kg.		$4^{mg},2$	$12^{mg},3$	29 mg

Cette remarque est encore plus importante quand on étudie les effets produits par les extraits d'organes. Si, par exemple, on introduit dans

[1] ROGER, Les solutions hypertoniques de chlorure de sodium en injection intra-veineuse. *Archives de médecine exp.*, nov. 1913.

les veines quelques gouttes d'un extrait pulmonaire suffisamment concentré, on foudroie l'animal en expérience. Si l'on injecte un extrait dilué, on n'observe aucun trouble et, quelques minutes après en avoir reçu une quantité suffisante, l'animal a acquis, presque instantanément, une résistance telle qu'on peut, sans le tuer, lui injecter l'extrait primitif : des doses huit ou dix fois supérieures à celles qui seraient mortelles pour un animal neuf, ne produisant aucun accident.

Nous aurons l'occasion de revenir longuement sur ces faits que nous avons mis en évidence en étudiant la toxicité des extraits intestinaux et surtout des extraits pulmonaires. Champy et Gley qui ont obtenu des résultats analogues en opérant avec des extraits de corps jaune, proposent de désigner cette accoutumance rapide sous le nom de *tachyphylaxie* (ταχυς, rapide ; φυλαξις, protection). Pour ne rien préjuger de la nature du phénomène, nous avons préféré([1]) l'expression nouvelle de *tachysynéthie* (ταχυς, rapide ; συνηθειν, accoutumance), expression également adoptée par Paul Courmont. (Voir l'article *Anaphylaxie* de cet ouvrage, t. I, p. 560 et 649).

Ainsi, pour qu'une expérience de toxicologie soit valable, il faut qu'elle contienne des renseignements sur le poids et l'état de l'animal, sur la veine employée, sur la nature du dissolvant, sur le titre de la solution et surtout sur la vitesse de l'injection.

Enfin, il est toujours bon d'introduire les liquides à la *température* du corps; cette précaution, qu'on peut négliger quand on veut simplement déterminer le pouvoir toxique d'un poison, est évidemment indispensable quand on veut en faire une étude complète et en rechercher l'influence sur la thermogenèse. Dans ce dernier cas, on ne devra jamais attacher les animaux, la contention ayant pour effet d'abaisser la température dans des proportions qu'on ne peut évaluer exactement.

Principaux équivalents toxiques. — En tenant compte des diverses causes d'erreur que nous avons signalées, on arrive à déterminer les équivalents toxiques, non d'une façon mathématique, mais avec une fixité suffisante.

C'est ce qui nous engage à publier quelques-uns des résultats obtenus par Bouchard. Nous y ajouterons les chiffres donnés par Féré([2]) et par Bouveret et Devic([3]). Les expériences de ces auteurs ont été faites dans des conditions analogues et avec une précision remarquable. Dans tous les cas, les injections ont été pratiquées sur des lapins avec une vitesse constante ; les poisons étaient dissous dans de l'eau distillée. Le tableau ci-contre indique le titre des solutions et la dose mortelle par kilogramme d'animal. Les expériences de Bouveret et Devic sont mar-

---

([1]) ROGER, L'accoutumance rapide de l'économie à l'action de quelques poisons et notamment à l'action toxique des extraits organiques, *La Presse Médicale*, 6 Septembre 1911.

([2]) FÉRÉ, Note sur la toxicité comparée des bromures en injection intra-veineuse. *Bull. de la Soc. de biol.*, 1891, p. 771.

([3]) BOUVERET et DEVIC, Recherches cliniques et expérimentales sur la tétanie d'origine gastrique. *Revue de médecine*, 1892.

SUBSTANCE INJECTÉE.	TITRE CENTÉSIMAL DE LA SOLUTION.	DOSE MORTELLE PAR KILOGRAMME.
		en cm³
Eau distillée	»	120
	»	124 (B)
Potassium :	en gr.	en gr.
Chlorure	0,55	0,18
	0,5	0,2 (B)
	2,0	0,122 (B)
Bromure	10,0	0,14
	1,0	0,25
	1,0	0,33 (F)
Oxyde	0,55	0,18 (B)
	2,0	0,125
Carbonate	0,5	0,19
Bi-carbonate	1,0	0,08
	2,0	0,257 (B)
Nitrate	0,5	0,17
Phosphate	2,0	0,083 (B)
Chlorate	1,0	0,163
Bi-chromate	0,5	0,09
Tartrate	0,5	0,24
Sodium :		
Chlorure	7 à 10	4,41 (B)
	10,0	5,17
Bromure	10,0	5,5
	10,0	5,16 (F)
Fluorure	4,0	0,11
Oxyde	0,5	0,59
	0,5	0,51 (B)
Carbonate	4,0	3,0
Bi-carbonate	4,0	1,75
	9,0	2,04 (B)
Nitrate	4,0	1,3
Nitrite	2.0	0,89
Phosphate	6,66	3,03
Pyro-phosphate	8,33	2,25
Hypophosphite	5,0	2,0
Sulfite	16,0	2,05
Hyposulfite	15,0	3,9
Chlorate	5,0	0,4
Arséniate	0,5	0,225
Tartrate	5,0	0,95
Citrate	5,0	0,7
Lactate	16,0	3,0
Salicylate	4,0	0,9
Oxalate	0,5	0,1
Sulfovinate	16,0	4,2
Cholate	2,0	0,54
Choléate	2,0	0,46
Ammonium :		
Chlorure	1,0	0,58
Bromure	1,0	0,71 (F)
	2,0	0,85
Carbonate	1,0	0,24
Sulfate	2,0	0,58
Acétate	1,0	0,28
Valérianate	1,0	0,67
Lithium :		
Bromure	2,0	3,09 (F)
Citrate	1,0	0,254
Rubidium :		
Bromure	1,0	0,695 (F)
Baryum :		
Chlorure	1,0	0,046 (B)
Bromure	1,0	0,126
Strontium :		
Bromure	1,0	1,655 (F)
Calcium :		
Bromure	1,0	0,83 (F)
Chlorure	1,0	1,0
	1,0	1,5 (B)
Magnésium :		
Chlorure	4,0	0,72 (B)
	2,0	0,46
Bromure	1,0	0,66 (F)
Fer :		
Perchlorure	0,8	0,57
Proto-bromure	1,0	0,53 (F)
Iodure	1,25	0,88
Sulfate	1,0	0,29
Citrate	2,0	1,51
Lactate	2,0	1,60
Zinc :		
Bromure	1,0	0,177 (F)
Cadmium :		
Bromure	1,0	0,096 (F)
Nickel :		
Bromure	1,0	0,373 (F)
Manganèse :		
Bromure	1,0	0,165 (F)
Cuivre :		
Bromure	1,0	0,128 (F)
Albuminate	1,81	0,4
Mercure :		
Bi-chlorure	1,0	0,0025
Bi-bromure	1,0	0,065 (F)
Or :		
Bromure	1,0	0,065 (F)
Sels doubles :		
Chlorure de fer et d'ammonium	2,0	0,5
Tartrate de potassium et de sodium	3,33	0,64
Tartrate de fer et de potassium	3,35	0,58
Tartrate de fer et d'ammonium	3,33	0,49
Pyro-phosphate de fer citro-ammoniacal	1,0	0,36
Alcools :		
Alcool méthylique	20,0	9,7
Alcool éthylique	20,0	4,7
Alcool propylique	20,0	1,2
Alcool iso-propylique	20,0	3,49
Aldéhydes :		
Aldéhyde éthylique	4,0	0,2
Aldéhyde propylique	4,0	0,06
Aldéhyde butylique	8,0	0,22
Acétone	20,0	6,94
Glycérine	25,0	10,0
Alcaloïdes :		
Sulfate de strychnine	0,001	0,00018
Sulfate neutre d'atropine	0,41	0,041
Sulfovinate de quinine	0,25	0,06
Chlorhydrate de morphine	1,0	0,35
Nicotine	0,5	0,005
	0,05	0,007
Curare	0,025	0,002
Glycoside :		
Digitaline	0,02	0,0031
Composés organiques divers :		
Phénol	1,0	0,07
Créosote	1,0	0,17
Napthol α	1,0	0,13
Napthol β	1,0	0,08
Bilirubine	1,0	0,06
Urée	10,0	6,31

quées par un (B), celles de Féré par un (F). Les autres appartiennent à Bouchard et Tapret, sauf celles qui ont trait au fluorure de sodium à l'albuminate de cuivre, à l'acétone, aux alcaloïdes et à la digitaline, qui nous sont personnelles.

Aux équivalents toxiques que nous venons de rapporter, nous ajouterons celui de l'anhydride carbonique. D'après P. Bert, la toxicité de ce gaz est constante, en ce sens que le produit de la pression par la quantité de CO^2 contenu dans l'air possède une valeur invariable, qui est de 24 pour les Oiseaux et de 40 pour les Mammifères. Ainsi, pour ces derniers, il faut 40 pour 100 de CO^2 à une pression de 1 atmosphère, 4 pour 100 à 10 atmosphères, 2 pour 100 à 20 atmosphères, et ainsi de suite. D'après ces chiffres, et d'après la quantité de CO^2 qui est fixée par le sang (130 centimètres cubes pour 100 centimètres cubes de sang) et par les muscles (50 centimètres cubes pour 100 centimètres cubes de muscles), on arrive à calculer qu'il faut 82 grammes pour tuer un homme de 60 kilogrammes.

Il est bien certain que les doses mortelles varient considérablement suivant l'animal sur lequel on opère et la voie d'introduction qu'on utilise. Maurel a poursuivi sur cette question des recherches très intéressantes et très précises. Il a injecté comparativement un grand nombre de substances toxiques à des grenouilles, des pigeons et des lapins, substances qu'il a introduites par la voie gastrique, la voie sous-cutanée ou intra-musculaire, la voie intra-veineuse. Par de nombreuses expériences, il est arrivé à déterminer exactement la dose mortelle minima. Le tableau ci-dessous indique quelques-uns des résultats ainsi obtenus. La toxicité est rapportée au kilogramme. Aux chiffres donnés par Maurel, nous avons ajouté ceux qu'a trouvés Etienne en étudiant la digitaline sur le chien et ceux auxquels est arrivé L. Camus dans ses recherches sur le sulfate d'hordénine.

SUBSTANCE INJECTÉE	ANIMAL EN EXPÉRIENCE	DOSE MORTELLE PAR KG. PAR		
		voie gastrique	voie hypodermique ou intra-musculaire	voie intra-veineuse
		gr.	gr.	gr.
Arséniate de soude	Lapin	0,15	0,04	0,06
Bichlorure de mercure	Grenouille	0,08	0,07	
	Pigeon	0,06	0,03	
	Lapin	0,04	0,03	0,005
Sulfocyanure de potassium	Grenouille	0,03	0,4	
	Lapin	1	0,55	0,15
Bromhydrate de caféine	Grenouille	1,5	0,5	
	Lapin	0,8	0,5	0,2
Convallamarine	Grenouille	0,2	0,015	
	Pigeon	0,06	0,003	
	Lapin	> 0,32	0,61	0,004
Digitaline	Grenouille	0,1	0,02	
	Pigeon	0,007	0,0005	
	Lapin	0,02	0,015	0,005
	Chien	0,002	0,0012	0,005

SUBSTANCE INJECTÉE	ANIMAL EN EXPÉRIENCE	DOSE MORTELLE PAR KG. PAR		
		voie gastrique.	voie hypodermique ou intra-musculaire.	voie intra-veineuse.
		gr.	gr.	gr.
Sulfate d'hordénine	Cobaye	»	2	0,5
	Lapin	»	»	0,25
	Chien	2	»	0,5
Ouabaïne	Grenouille	0,03	0,0025	
	Lapin	0,02	0.0005	0,0003
Bromhydr. de quinine	Grenouille	1	0.6	
	Pigeon	> 3	0,5	
	Lapin	1,5	0,5	0,07
Sulfate de spartéine	Grenouille	5	0,1	
	Lapin	0,5	0,1	0,03
Strophantine	Grenouille	0,02	0,001	
	Pigeon	0 02	0,003	
	Lapin	0,04	0,0005	0,0003
Sulf. de strychnine	Grenouille	0.02	0,02	
	Pigeon	0 006	0.003	
	Lapin	0,003	0,001	0,0005

Il est encore une voie d'introduction qui est fréquemment utilisée par les expérimentateurs, surtout quand il s'agit de déterminer la dose mortelle des liquides organiques, c'est la voie intra-cérébrale. Elle avait déjà été employée par différents physiologistes. Il y a plus de 40 ans, Briquet, dans ses importantes recherches sur les sels de quinine, avait introduit directement dans l'encéphale, 1 et même 2 grammes de sulfate. Il avait observé une excitation de courte durée, à laquelle succédait une sédation prolongée, tandis que l'arrivée de ce sel au cerveau par voie sanguine et par doses fractionnées, ne causait pas d'agitation et produisait immédiatement l'abattement et la torpeur. La méthode a été remise en honneur par les travaux de Roux, Widal, Lesné.

Roux et Borrel ont étudié par ce procédé l'action des toxines tétanique et diphtérique, et du chlorhydrate de morphine. Tandis qu'il faut 0^{gr},35 de cet alcaloïde par kilo pour amener la mort d'un lapin quand la solution est poussée dans les veines, il suffit, quand l'injection est faite dans le cerveau, d'introduire 1 milligramme. L'animal est pris de tremblement et tombe dans un état de stupeur; puis, après une amélioration passagère, il succombe au bout de 4 ou 5 jours. Calmette a constaté de même, que le lapin succombe en 3 ou 4 heures quand on injecte dans son cerveau 2 milligrammes de sulfate d'atropine : si cet alcaloïde est bien supporté quand on l'introduit par une autre voie, c'est, dit l'auteur, qu'il est pris et transformé par les leucocytes. Enfin Comte et Rist ont montré qu'en injectant de la cocaïne en certaines régions de l'encéphale, on détermine des paralysies localisées.

Cependant, d'après Bruno, l'action des alcaloïdes déposés dans le cerveau ne porterait pas sur la zone corticale. En introduisant du ferrocyanure de potassium et en recherchant ensuite la localisation de cette substance au moyen du perchlorure de fer, on constate qu'elle a pénétré dans la cavité ventriculaire et qu'elle agit ainsi sur les centres sous-corticaux.

Dans une série de recherches fort intéressantes, Widal, Sicard et Lesné ont injecté dans le cerveau du cobaye divers produits organiques. Ils ont vu que le sérum d'homme normal, à la dose minima de 1/10 ou de 1/12 de c. c. provoque des convulsions; 1/4 de c. c. entraîne la mort. La toxicité varie peu au cours des maladies. Cependant elle est notablement augmentée dans l'épilepsie; c'est ainsi que le sérum provenant d'un malade en état de mal tuait à la dose de 1/40 de c. c.

Nous reviendrons sur ces faits à propos des diverses auto-intoxications. Nous étudierons en même temps les indications fournies par les injections intra-cérébrales d'urine.

Ce ne sont pas seulement les substances organiques qui agissent énergiquement quand on les introduit dans le cerveau. Il en est de même des poisons minéraux.

Nous croyons intéressant de rapporter les résultats obtenus par Massol et Breton [1], qui injectaient à des cobayes, dans la masse cérébrale, $0^{cc},2$ d'une solution salée isotonique, chargée de différents sels. Les expériences sont divisées en deux séries; dans l'une les animaux ont reçu $0^{mg},1$, de la substance étudiée, dans l'autre $0^{mg},05$.

	$0^{mg},1$	$0^{mg},05$
Sulfate de cuivre	Mort en 3 minutes.	Mort en 10 minutes.
Sulfate de nickel	Mort en 5 minutes.	Mort en 10 minutes.
Sulfate de zinc	Mort en 2 heures.	Survie.
Sulfate de mercure	Mort en 2 heures.	Mort en 6 heures.
Sulfate de fer		
Sulfate de cobalt	Survie.	Survie.
Chlorure de strontium		
Chlorure de baryum	Mort en 2 heures.	Survie.
Chlorure d'or	Mort en 10 minutes.	Mort en 6 heures.
Azotate d'argent	Mort en 10 minutes.	Mort en 11 minutes.
Azotate de plomb	Survie.	Survie.

On peut encore rechercher la toxicité, en pratiquant des injections, non plus dans la masse cérébrale, mais dans les espaces sous-arachnoïdiens. La méthode mérite d'autant plus de fixer l'attention des expérimentateurs qu'elle a été appliquée, en clinique, pour obtenir au moyen de la cocaïne l'anesthésie du malade (rachi-cocaïnisation). Or, injectées dans le liquide céphalo-rachidien par la région lombaire, les substances toxiques agissent énergiquement. Sicard, qui a bien étudié la question, donne par exemple les chiffres suivants: tandis que, chez le chien, le chlorhydrate de morphine injecté dans les veines tue à la dose de 20 ou 50 milligrammes, introduit dans le cerveau à la dose de 1 à 4 milligrammes il amène la mort en 6 ou 8 heures ; injecté sous l'arachnoïde lombaire à la dose de 3 à 6 milligrammes il tue en 6 heures. Les équivalents toxiques

[1] Massol et Breton, Toxicité intra-cérébrale de quelques sels métalliques chez le cobaye. *Société de Biologie*, 1909, I, p. 818.

de l'iodure de potassium sont $0^{gr},40$ par les veines, $0^{gr},02$ à $0^{gr},03$ dans le cerveau, $0^{gr},5$ à 1 grammé dans l'arachnoïde; ceux du bromure de potassium sont $0^{gr},1$ ou $0^{gr},2$ dans le cerveau et de $0^{gr},5$ à $0^{gr},5$ dans l'arachnoïde.

Tous ces résultats ont une importance indéniable; mais ce que nous avons dit des différences de résistance chez les divers animaux, démontre qu'on ne peut les appliquer, sans discussion, à la médecine humaine. Pour tuer 1 kilogramme de chien, il faut $0^{gr},158$ de sulfate d'atropine : on serait donc conduit à conclure qu'il serait nécessaire de donner $10^{gr},27$ pour empoisonner un homme de 65 kilogrammes. De même pour la morphine, l'équivalent toxique étant de $0^{gr},35$ chez le lapin, pour un homme il faudrait $22^{gr},75$ de cet alcaloïde. De tels résultats se passent de commentaires.

On n'est pas parvenu à établir une relation entre les quantités de poison qui tuent les animaux et celles qui peuvent tuer les hommes. D'ailleurs, si les doses mortelles oscillent chez les animaux, dans des limites assez étendues, les variations chez l'homme sont encore plus considérables. Pour le sulfate d'atropine, on admet que la dose de $0^{gr},01$ est dangereuse, mais on a vu guérir des individus qui en avaient absorbé $0^{gr},25$ et $0^{gr},50$. Les différences sont encore plus grandes pour la cocaïne : Abadie relate l'observation d'un malade qui succomba pour avoir reçu $0^{gr},04$ de cocaïne dans la paupière, et Sims signale un cas de mort en vingt minutes, après injection de $0^{gr},8$ dans l'urètre; mais Ricci a vu guérir un homme à qui l'on avait introduit sous la peau $1^{gr},25$ de cet alcaloïde.

A mesure que les fonctions nerveuses se perfectionnent et se compliquent, les résultats deviennent de moins en moins fixes, en même temps que la sensibilité aux agents toxiques devient de plus en plus grande. Si la détermination des équivalents toxiques a une importance considérable, elle ne peut suffire à établir la dose mortelle, ni même la dose dangereuse pour l'homme. Ce sont les faits observés en clinique qui seuls nous renseignent à ce sujet.

Association et antagonisme toxiques. — Lorsqu'on introduit simultanément ou successivement dans l'organisme deux ou plusieurs substances toxiques, on obtient des effets qui varient suivant les corps mis en présence. Tantôt chaque substance agit comme si elle était seule; et l'animal succombe quand il a reçu la dose mortelle de l'un des produits. Tantôt les toxicités des deux substances s'additionnent. Tantôt, enfin, elles se neutralisent plus ou moins complètement.

Cette neutralisation d'un poison par un autre poison, sur laquelle les anciens auteurs ont longuement insisté, sert de base à la conception des antidotes.

On a souvent considéré l'antagonisme des poisons sous deux aspects différents et l'on a pu admettre un antagonisme physiologique et un antagonisme toxique.

L'antagonisme physiologique se rapporte à la propriété que possèdent certaines substances d'empêcher l'action d'une autre substance sur un appareil. Ainsi l'atropine s'oppose à l'action diaphorétique ou sialagogue de la pilocarpine, à l'action myotique de l'ésérine. Sur ce point tout le monde est d'accord. Où le désaccord commence, c'est quand il s'agit d'étudier la réciproque. Quelques auteurs, Luchsinger entre autres, supposent qu'il existe un antagonisme absolu entre les substances, comme il en existe entre certains agents chimiques ou physiques, le froid et le chaud, par exemple; mais Luchsinger reconnaît lui-même que cet antagonisme n'est plus appréciable pour les doses élevées; de même le froid et le chaud trop intenses ont une action paralysante identique. Cette opinion a été combattue, notamment par Rossbach. Pour cet auteur le prétendu antagonisme se réduit à une simple action paralytique : l'atropine paralyse les organes sécréteurs ou plutôt les terminaisons nerveuses qui s'y distribuent et par conséquent empêche l'action excito-sécrétoire des poisons comme la pilocarpine. La même explication s'applique aux effets différents sur l'iris; l'atropine empêche l'action myotique de l'ésérine si elle a été donnée à assez haute dose pour paralyser le sphincter irien, mais la réciproque n'est pas vraie : la fonction paralysée par un alcaloïde ne peut être rétablie par un autre.

Quelle que soit l'explication qu'on adopte, voici les principaux cas d'antagonisme physiologique. Pour les glandes, l'antagonisme se ramène à l'action de l'atropine, qui empêche les effets de l'ésérine ou de la pilocarpine; les phénomènes sont semblables pour l'iris, mais beaucoup plus curieux en ce qui concerne le cœur. La muscarine possède le pouvoir d'arrêter cet organe en diastole; or il suffit d'injecter à une grenouille une dose minime d'atropine, $0^{mgr},002$ à $0^{mgr},005$ par exemple, avant ou après l'introduction de la muscarine, pour empêcher ou supprimer l'action de cet alcaloïde. Les résultats sont semblables quand on injecte de l'atropine après avoir introduit de l'aconitine (S. Ringer) ou de la quinine (Pantelezeff); le cœur se met à battre de nouveau, mais cet effet ne s'observe qu'en été; en hiver l'atropine, au lieu de ramener les battements, achève de les arrêter s'ils persistaient encore.

L'influence favorable de l'atropine s'explique par l'action paralysante que cet alcaloïde exerce sur les ganglions d'arrêt du cœur. On comprend donc que les alcaloïdes qui excitent ces ganglions, restent sans influence.

On peut amoindrir les effets des substances tétanisant le cœur, au moyen des poisons qui diminuent son excitabilité : ainsi le chloral et la cocaïne s'opposent à l'action nocive de la digitaline. Réciproquement, quand le cœur est sous l'influence d'une substance paralysante, comme le chloroforme, l'ammoniaque fait reparaître les battements, tandis que l'atropine favorise l'arrêt final.

Des effets antagonistes du même ordre s'observent en employant des substances qui ont une action différente sur la moelle. La mort par la strychnine est retardée et même empêchée par l'administration du chloroforme (Husemann). Mais la réciproque n'est pas vraie, quoi qu'en ait dit Liebreich. De même le chloral permet la survie des lapins qui reçoivent une dose de picrotoxine de deux à huit fois supérieure à la dose mortelle; cet antagonisme ne s'observe pas chez le chat où les deux substances agissent sur le cœur (C. Browne). En étudiant l'action simultanée de l'ésérine et de l'hyoscyamine, Amagat a reconnu que l'hyoscyamine retarde la mort provoquée par l'ésérine, mais ne l'empêche pas. Rothberger a montré que le physostigmine et la nicotine sont les antagonistes du curare. Elles font disparaître la paralysie musculaire, raniment la respiration, mais n'arrivent pas à neutraliser complètement les effets toxiques.

Dubois a recherché le rôle de l'alcool dans différents empoisonnements. Cette substance précipite la mort par la digitale, en favorisant l'hypothermie; elle n'influence pas les effets de l'atropine et retarde, sans les empêcher, ceux de la strychnine et de l'acide cyanhydrique; réciproquement, son action n'est pas neutralisée par une injection sous-cutanée d'ammoniaque.

Un des antagonismes dont on a le plus souvent parlé est celui qui existerait entre la belladone et l'opium ou mieux entre l'atropine et la morphine; admis déjà par Prosper Alpin en 1570, cet antagonisme a été nié par Frœser et Bennet, rapporteurs d'une commission nommée par l'*Ass ciation médicale britannique* : d'après eux, les effets des deux alcaloïdes, loin de se combattre, s'ajoutent.

Pour savoir s'il existe véritablement un antagonisme toxique, nous avons fait autrefois quelques expériences dont voici les résultats (¹) : après avoir déterminé la dose mortelle des quatre substances suivantes, chlorure de potassium, chlorhydrate de morphine, sulfate neutre d'atropine, sulfovinate de quinine, nous les avons associées deux à deux, de telle façon que 20 centimètres cubes d'eau salée à 7 pour 1000 contenaient toujours l'équivalent toxique de chacun des deux corps; l'injection étant poussée avec une vitesse constante, nous avons obtenu les résultats suivants :

Si dans 20 centimètres cubes de liquide on dissout la dose mortelle de chlorhydrate de morphine $0^{gr},35$ et la dose mortelle de KCl $0^{gr},18$, l'animal succombe comme s'il avait reçu de la morphine pure, présentant seulement des convulsions terminales intenses : les deux poisons agissent donc isolément.

En injectant de même la morphine et l'atropine, ou l'atropine et la quinine, on amène la mort quand on a introduit la moitié de la dose toxique de chaque substance; elles agissent donc toutes deux synergiquement; leur action s'additionne, d'une façon exacte. Au contraire, avec la quinine et le chlorure de potassium on obtient un liquide plus toxique que ne l'indique la somme des composants; l'animal succombe quand il a reçu une quantité de chaque poison qui, prise isolément, ne tuerait que

---

(¹) Roger, Sur le prétendu antagonisme toxique de quelques poisons. *Bull. de la Soc. de biol.*, 12 mai 1888.

290 grammes; les deux substances, même en agissant synergiquement, ne devraient faire périr que 580 grammes et non 1 kilo.

De ces résultats on peut rapprocher ceux qui ont été obtenus par Arrous. Cet auteur a constaté que le sucre interverti, injecté dans les veines, amène la mort quand on en a introduit de 8 à 10 grammes et parfois 6 grammes. Or le lévulose ne tue qu'à la dose de 14 à 15 grammes et le glycose, injecté à la dose de 15 grammes, ne produit pas d'accident. Le mélange des deux sucres est donc plus actif que ne l'indique l'addition des toxicités. Il en est de même quand on utilise les mélanges lactose-glycose, lactose-urée, Na Cl — SO⁴ Mg.

En s'appuyant sur des faits analogues, Dujardin-Beaumetz était arrivé à mettre en doute l'antagonisme des poisons. Il faisait justement remarquer que l'antagonisme est l'opposition des effets de façon que la résultante n'ait aucune action. Or, en mécanique, pour que deux forces se neutralisent, il faut qu'elles agissent en sens inverse sur le même point; en toxicologie, il faut que les deux poisons exercent une action diamétralement opposée sur le même appareil, ou plutôt, car les effets sont toujours complexes, sur tous les appareils, les tissus, les cellules. On conçoit qu'une telle éventualité ne soit guère réalisable. Ce qu'on observe le plus souvent ce sont des antagonismes partiels, ne s'exerçant que sur un appareil; si cet appareil est peu important pour la vie, l'antagonisme ne peut retarder la mort; s'il est indispensable, comme le cœur, une des substances pourra combattre les effets de l'autre : c'est ce qui a lieu, par exemple, pour l'atropine neutralisant l'action cardiaque de la muscarine; mais l'atropine et la morphine, si elles ont quelques effets différents, amènent des troubles analogues dans les appareils véritablement importants; voilà pourquoi, loin de se combattre, elles agissent synergiquement pour entraîner la mort.

La question de l'antagonisme des substances toxiques est entrée dans une voie toute nouvelle, grâce aux travaux de J. Loeb. Des animaux marins introduits dans une solution isotonique à l'eau de mer meurent aussi vite et même plus vite que si on les plonge dans de l'eau distillée. La mort ne peut évidemment pas être attribuée à des variations ou à des changements de la pression osmotique. En opérant avec des *Gammarus*, Loeb a constaté que les solutions de Na Cl isotoniques à l'eau de mer sont aussi toxiques que l'eau distillée. Si l'on prépare un liquide contenant tous les sels de l'eau de mer, moins le sel marin, en ayant bien soin de respecter l'isotonie, la toxicité dépassera celle de l'eau distillée. Ces résultats s'expliquent très simplement par les effets antagonistes des différents ions. La toxicité de Na est annihilée par les sels de K et de Ca. Ces sels plus toxiques que les sels de sodium, abolissent néanmoins leurs propriétés nocives. Pour obtenir un liquide compatible avec l'existence, il faut que les différents ions se trouvent mélangés suivant les mêmes proportions que dans l'eau de mer. Ainsi le milieu marin doit être considéré comme une solution équilibrée de telle façon que les effets toxiques se neutralisent.

Si l'on fait varier dans les proportions convenables les différentes substances salines qui entrent dans la constitution du milieu, on le verra acquérir des propriétés nouvelles. Il excitera certaines fonctions et, suivant les cas, provoquera des secousses musculaires, augmentera l'excitabilité des muscles et enfin pourra mettre en train le développement parthénogénétique des œufs. Réciproquement plusieurs sels sont capables d'arrêter le développement des œufs, mais leurs effets nocifs sont annihilés par d'autres sels.

En plongeant des œufs de poisson (*Fundulus*) dans une solution de NaCl $\frac{5}{8}$ N, on n'observe pas de développement. Si l'on ajoute des quantités progressivement croissantes d'une solution de Ca SO^4 $\frac{N}{64}$, le développement se fera dans la proportion de 5 pour 100 si la dose est de 1/2 pour 100; de 20 si elle atteint 2; de 70 si elle s'élève à 8. Le sulfate de zinc, quoique toxique, peut cependant annihiler l'action nocive du chlorure de sodium.

Les résultats sont analogues quand on emploie d'autres sels monovalents, sels de K, Li, NH^4. Leurs effets nocifs sont supprimés par les sels à cations bivalents, trivalents et même tétravalents comme Cr et Al. Réciproquement les cations monovalents désintoxiquent les cations bi ou polyvalents. Les anions sont sans influence.

Ces différents résultats ont conduit Linder et Picton à formuler les deux lois suivantes :

Quand on mélange deux sels à cation monovalent ou bivalent, leurs effets s'ajoutent;

Quand on mélange deux sels, l'un à cation monovalent, l'autre à cation polyvalent, leurs effets se neutralisent.

Dans ces derniers temps, Loeb a complété très heureusement ces divers résultats par l'étude du pouvoir dévolu aux anions. C'est ainsi que les solutions même diluées de Na Br sont très toxiques pour le Fundulus. Mais les chlorures diminuent et suppriment la toxicité des bromures. C'est ce qu'on obtient avec Na Cl, KCl ou Ca Cl^2. Comme on pouvait le prévoir d'après sa constitution, c'est Ca Cl^2 qui se montre le plus actif.

Ces actions antagonistes expliquent certains résultats notés par les physiologistes. Ainsi Schiff a montré que si l'on établit dans le cœur d'une grenouille une circulation artificielle avec une solution de Na Cl à 7 pour 1000, l'action d'arrêt du pneumogastrique ne tarde pas à être supprimée. Schiff invoqua une influence spéciale du sel sodique. Busquet et Pachon ont reconnu que le phénomène est dû à une rupture dans la constitution saline. Le lavage entraîne les sels de Ca accumulés dans le myocarde. Si on recommence l'expérience en cycle fermé, de manière que le même liquide repasse constamment dans le cœur, l'action du vague persiste.

Nous pourrions rapporter de nombreuses expériences tendant toutes à démontrer que les effets de certains sels sont neutralisés par d'autres. C'est ainsi que le citrate trisodique cesse d'être toxique quand à trois molécules de sel on ajoute un atome de Ca. (Sabbatani.)

Le pouvoir antitoxique des sels de Ca sur les sels de Na peut être aboli par l'adjonction d'un autre sel, notamment d'un sel de magnésium, de zinc ou de cobalt. Il y a un antagonisme remarquable entre les sels de Ca et de Mg. Si l'on injecte sous la peau d'un lapin, par kilogramme de son poids, $1^{cc}7$ d'une solution de $SO^4 Mg$ à 25 pour 100, des manifestations paralytiques se développent et deviennent très manifestes au bout d'une demi-heure. Vient-on alors à injecter dans les veines 8 cc. d'une solution de $Ca Cl^2$ à 3 pour 100, les phénomènes morbides disparaissent presque instantanément (Meltzer et Auer).

Le sulfate de sodium, d'après Dauwe, est l'antidote des sels de plomb; il peut neutraliser de 2 à 6 doses mortelles. D'après Sabbatani le thiosulfate sodique combat les empoisonnements par les solutions d'argent, de cuivre ou de mercure. Ces corps agiraient en formant avec les albumines de l'organisme des combinaisons insolubles. Le thiosulfate sodique soustrait les ions de ces métaux et en débarrasse les albumines. Enfin Lesné et Ch. Richet fils ont fait varier le pouvoir toxique d'une substance en injectant simultanément des substances par elles-mêmes inoffensives. Ainsi quand on utilise l'iodure de potassium, on constate que l'adjonction d'urée ou de sucre diminue la toxicité. Il en est de même pour le chlorure de sodium. Une solution de KI tuant le lapin à la dose de 0,33 par kilo, si l'on emploie une solution contenant en plus 14 pour 1000 de Na Cl, il faut, pour amener la mort, introduire $1^{gr},15$. Au contraire Na Cl augmente de moitié la toxicité du séléniate de sodium.

Ces différents résultats pourront conduire à d'intéressantes applications pratiques. On a essayé de mettre à profit les propriétés des sels de calcium. Iscovesco, Netter les ont employés comme antidotes du sodium dans le traitement de l'albuminurie. Wright en avait déjà montré les bons effets qu'il attribuait à une augmentation de la coagulabilité sanguine; on invoque aujourd'hui, avec Ceconi, un équilibre des électrolytes.

Enfin les sels de calcium semblent capables de calmer l'irritabilité du système nerveux. Loeb a montré qu'ils empêchent, diminuent et même suppriment le tétanos strychnique. On a pensé que leur emploi pourrait rendre service dans le traitement des divers accidents convulsifs. Silvestri explique par une modification dans le métabolisme du calcium, certains faits curieux qu'il a étudiés avec soin. Ainsi chez les lapins, mâles ou femelles, auxquels on pratique la castration, les sels de calcium s'accumulent dans l'organisme. Or les animaux ainsi opérés résistent mieux que les témoins à la strychnine ainsi qu'au poison tétanique. On pourrait expliquer de la même façon la diminution ou la suppression des crises épileptiques à la suite de la castration.

Il existe enfin un antagonisme toxique, qui est lié à des modifications chimiques. Nous trouverons beaucoup de faits analogues en étudiant les procédés mis en œuvre par l'organisme pour combattre l'action des poisons. Pour ne citer qu'un exemple, nous rappellerons que le phénol perd sa toxicité en se sulfoconjuguant, transformation qui s'opère dans le foie et accessoirement dans le rein.

On sait depuis longtemps que l'oxydation abolit la toxicité du phosphore. Certains corps oxydants représentent de véritables antidotes. C'est dans ce but qu'on a employé avec succès l'essence de térébenthine non rectifiée, c'est-à-dire ozonisée. D'après Sieher, le sulfate de magnésie serait l'antidote de l'arsenic ; une dose de 0,25 à 0,50 de ce sel injectée sous la peau sauverait les animaux qui ont reçu le poison par le tube digestif ou par la voie sous-cutanée ; elle serait inefficace quand l'introduction est faite directement dans le sang. L'antidotisme s'expliquerait par la formation d'un composé peu soluble.

Un des exemples les plus intéressants nous est fourni par les recherches de Heymans et Masöin qui ont étudié l'antidotisme des composés soufrés et des nitriles. Ils ont montré que l'acide cyanhydrique est rendu inoffensif, si l'on a introduit dans l'organisme par voie sous-cutanée, intra-veineuse ou gastrique, de l'hyposulfite de sodium. Il se forme ainsi de l'acide sulfocyanique qui n'est pas toxique. Mais ce qui est intéressant c'est que cette réaction ne se produit pas en dehors de l'organisme.

Action des poisons sur les êtres inférieurs et sur les végétaux. — Chez les êtres élevés, il est souvent difficile de déterminer le mode d'action des poisons : il faut faire une étude analytique et, parfois, le système nerveux est sidéré et l'animal succombe avant que la substance ait eu le temps de porter ses effets sur les autres appareils. Aussi a-t-on un grand intérêt à considérer ce qui se passe quand on fait agir les toxiques sur des êtres inférieurs et même sur des êtres unicellulaires. Les Amibes, les Infusoires, les Bactéries se prêtent très bien à ce genre de recherches. Leur vie se passe dans des milieux liquides où l'expérimentateur peut facilement introduire la substance qu'il veut étudier. On peut opérer également, comme nous l'indiquions à propos des antagonismes toxiques, sur des œufs d'animaux aquatiques. Nous ne pouvons évidemment rapporter en détail les expériences poursuivies dans ce sens ; il nous suffira de rappeler certains faits généraux, en commençant par les êtres unicellulaires et d'abord par les bactéries.

Quand on ajoute des antiseptiques à un bouillon de culture, on obtient, suivant les doses, la mort des cellules vivantes, l'arrêt de la végétation, c'est-à-dire le passage de la vie à l'état latent, ou mieux à l'état statique. Mais, si la quantité de poison est minime, le développement a lieu ; seulement, en tenant compte des lois de la biologie générale, on peut affirmer que les individus qui naissent dans ces conditions, diffèrent de ceux qui se développent dans un milieu ordinaire. Pour pouvoir vivre, l'être doit contre-balancer l'action de la cause nocive qui agit sur lui. Or l'expérience, d'accord avec la théorie, démontre qu'il se produit des modifications fonctionnelles et morphologiques.

Les modifications fonctionnelles sont facilement appréciables en employant des Microbes chromogènes ([1]). Ceux-ci cultivés dans des milieux additionnés de faibles doses d'antiseptiques, cessent de fabriquer leur pigment : le résultat s'observe même avec des sels qui passent pour insolubles comme le sulfure noir de mercure, nouvelle preuve de la sensibilité si grande que possèdent certains réactifs vivants. Si l'on étudie les microbes pathogènes, on observe des variations semblables et l'on arrive à diminuer ou même à supprimer complètement leur virulence. Les antiseptiques produisent encore d'autres troubles : ils empêchent la formation des spores ou modifient les caractères morphologiques des bactéries (Charrin et Guignard) et, si leur action se prolonge, ils finissent par faire apparaître de nouvelles races, asporogènes ou achromogènes.

En poursuivant l'étude des poisons sur les Bactéries, nous avons constaté que des doses minimes d'antiseptiques, loin d'atténuer les fonctions chromogènes, les exaltent; le résultat doit être rapproché de ce qui se passe chez les animaux où un même poison détermine des effets différents, suivant la quantité injectée : la strychnine, par exemple, convulsivante à petite dose, est paralysante à dose élevée.

Des phénomènes semblables s'observent chez les Levures. Hugo Schulz ([2]), expérimentant avec le sublimé, l'iode, le brome, l'arsenic, les acides chromique et salicylique, a parfaitement démontré que, suivant la dose, ces substances activent ou entravent le fonctionnement du végétal.

La sensibilité des êtres inférieurs à l'action de certains poisons est souvent très considérable. *Aspergillus niger* ne peut se développer dans un vase d'argent et cependant l'analyse la plus minutieuse ne révèle pas trace de ce métal dans le liquide de culture : mais les réactifs chimiques sont loin d'avoir la sensibilité des cellules vivantes; ils ne décèlent l'argent que dans les solutions à 1/50 000. Or en étudiant l'action des sels minéraux sur l'Aspergillus, Raulin ([3]) a reconnu que, pour arrêter la végétation, il faut 1/1 600 000 de nitrate d'argent, 1/512 000 de bichlorure de mercure, 1/8 000 de chlorure de platine, 1/500 d'acide sulfurique, 1/240 de sulfate de cuivre.

L'Aspergillus n'est pas le seul végétal qui soit doué d'une aussi grande sensibilité à l'action des substances minérales. Il en est de même de la *Spirogyra*. Nægeli ([4]) a montré que cette plante ne peut vivre dans de l'eau contenant 1 pour 1 000 000 000 d'un sel de cuivre; il suffit de jeter

---

([1]) Charrin et Roger, *Des modifications qu'on peut provoquer dans les fonctions d'un microbe chromogène*. Bull. de la Soc. de Biol., 29 oct. 1887. — Roger, *Les maladies infectieuses*, p. 39-42, Paris, Masson, 1902.

([2]) Hugo Schulz, *Ueber Hefegifte*. Arch. für die gesammte Physiologie, Bd. XLII, S. 517, 1888.

([3]) Raulin, *Études chimiques sur la végétation*. Annales des sciences naturelles, 5e série, t. II, p. 203. Paris, 1870.

([4]) Nægeli, *Ueber oligodynamische Erscheinungen in lebenden Zellen*. Denkschriften der schweizerischen naturforschenden Gesellschaft. (Anal. par de Varigny. Revue scientifique, 1893, p. 299.)

quelques pièces d'or, 1 à 8, dans 500 centimètres cubes d'eau pour faire périr le végétal; l'eau est également toxique, quand on la puise à un robinet de cuivre, surtout si celui-ci n'a pas été ouvert depuis quelque temps.

Les Mucédinées, d'après Lœw, sont très sensibles à l'action des métaux, mais c'est le zinc qui agit le plus énergiquement sur elles, tandis que le cuivre et le plomb restent sans action; *Mucor imperceptibilis* pousse très bien dans les solutions arsenicales. Les recherches de Bouilhac établissent que les arséniates favorisent le développement de diverses algues et peuvent même remplacer les phosphates.

Les végétaux supérieurs résistent assez bien à l'influence nocive des métaux. Si l'on fait vivre des plantes aquatiques dans de l'eau contenant divers sels minéraux, on constate simplement qu'une partie du sel pénètre dans le végétal; c'est ce qui a lieu notamment pour le plomb. Parfois cependant surviennent des troubles assez curieux; ainsi en mettant 1 milligramme d'acide arsénieux dans 1 litre d'eau, on diminue la quantité d'eau qui s'absorbe et celle qui s'exhale; nous avons constaté au contraire qu'on favorise l'absorption de l'eau en y ajoutant un peu de carbonate d'ammoniaque.

Étudiant l'action des poisons minéraux sur les plantes, Darwin[1] a reconnu que l'argent, le mercure, l'or, l'étain, l'arsenic, le cuivre, le phosphore sont toxiques pour les Drosera. Au contraire, le plomb et la baryte sont sans action, aussi peuvent-ils s'accumuler dans les plantes et l'ingestion des végétaux ainsi contaminés a produit parfois des accidents. On peut trouver en effet jusqu'à 2 pour 100 de plomb dans les cendres. Mais le métal qui est absorbé en plus grande quantité est le manganèse : Schrœder en a décelé 33 pour 100 dans les cendres des végétaux.

Aux substances signalées par Darwin nous pouvons ajouter le vanadium et l'acide molybdique qui seraient extrêmement toxiques pour les végétaux; les sels de cadmium et de thallium n'agissent qu'à doses élevées; si la quantité en est minime, la plante s'en empare et devient vénéneuse pour les êtres qui la consomment.

Les effets de l'arsenic varient suivant les plantes qu'on étudie et les préparations qu'on emploie. Les végétaux inférieurs résistent assez bien à son action; les végétaux supérieurs, facilement tués par les composés acides de l'arsenic, supportent leurs sels. Boudin avait du reste signalé l'influence nocive de l'acide arsénieux sur la végétation et avait reconnu que cette substance abolissait la sensibilité de *Mimosa pudica*.

Les recherches déjà anciennes de Spallanzani et celles de de Saussure ont montré l'action délétère des vapeurs mercurielles. Boussingault, qui a repris la question, a fait voir qu'elles font perdre aux plantes la propriété de réduire l'anhydride carbonique et provoquent leur étiolement et leur mort : tous ces effets sont évités si l'on place, près du

[1] DARWIN, Les plantes insectivores. Trad. Barbier, p. 149-266. Paris, 1877.

végétal, de la fleur de soufre qui s'empare du mercure pour former du sulfure insoluble.

Coupin ayant étudié l'action d'un grand nombre de substances minérales sur la germination du blé arrive aux deux conclusions suivantes : les composés minéraux possédant un pouvoir antiseptique élevé sont, à de rares exceptions près (l'alun par exemple), de violents poisons pour les végétaux supérieurs. Les composés minéraux à pouvoir antiseptique peu élevé ne sont pas forcément toxiques pour les végétaux supérieurs.

On dit généralement que les plantes ne sont pas sensibles à l'action des alcaloïdes et des glycosides. Réveil soutint même que l'atropine constitue pour quelques-unes un véritable engrais; P. Bert a pu faire croître des radis dans une solution de strychnine; les animaux auxquels on les fit manger moururent empoisonnés par l'alcaloïde qui avait pénétré dans la plante.

Il ne faudrait pas généraliser ces résultats. Binz a montré que la quinine est un violent poison pour les végétaux inférieurs. Darwin a fait voir que la strychnine, la digitaline, la nicotine sont toxiques pour le drosera, tandis que la morphine, la jusquiame, l'atropine, la vératrine, la colchicine, le curare sont sans effet sur cette plante. Des recherches plus récentes de Marcacci[1] établissent nettement que les graines et les racines ressentent l'action des alcaloïdes; et de Varigny[2] a constaté, contrairement à Réveil, le rôle défavorable de l'atropine sur la végétation. Il n'y a donc pas de différence radicale entre le protoplasma des végétaux et celui des animaux; mais l'action des alcaloïdes varie notablement dans les deux règnes : la quinine, par exemple, est peu toxique pour les animaux supérieurs et très active pour les végétaux; c'est l'inverse pour la morphine.

Il est bien évident que tous les résultats obtenus ne s'appliquent qu'à l'espèce sur laquelle on a opéré. Mais, en se bornant même à l'étude d'un seul végétal, on observe des variations notables suivant qu'on recherche l'action des alcaloïdes sur les plantes adultes ou sur les graines. Nous avons entrepris sur ce sujet quelques expériences avec le cresson alénois (*Lepidium sativum*). Cette plante se développe avec la plus grande facilité dans de l'eau ordinaire; or, si l'on ajoute à cette eau un des alcaloïdes suivants, nicotine, sulfate de vératrine, chlorhydrate de morphine, chlorhydrate de strychnine, voici ce qu'on observe :

La nicotine à 2 pour 1000 arrête le développement; à 1,2 elle le retarde; tandis que les témoins, vers le sixième ou le septième jour, atteignent 3 ou 4 centimètres de haut, les feuilles des plantes placées dans la solution nicotinique s'élèvent à peine à 1/2 centimètre et sont presque complètement incolores, d'un jaune clair. En diminuant la dose et en

---

[1] MARCACCI, L'azione degli alcaloidi nel regno vegetale e animale. *Ann. di chim. e di farmacol.*, vol. V, p. 3, 1887.

[2] DE VARIGNY, L'atropine est-elle un engrais végétal? *Revue générale de botanique*, t. IV, p. 407.

employant 0,8 pour 1000, on observe seulement un retard de quelques jours.

Le sulfate de vératrine est moins toxique; avec une dose de 10 pour 1000, les feuilles apparaissent, prennent une belle coloration verte, mais elles ne peuvent se lever; ce phénomène se produit même avec une solution à 2 pour 1000; les feuilles, quoique fort belles, ne quittent pas le sol.

L'effet est analogue avec le chlorhydrate de morphine; des doses de 2 à 10 pour 1000 n'empêchent pas le développement, mais suppriment la possibilité de s'élever dans l'air.

Si l'on emploie le chlorhydrate de strychnine à la dose de 1 pour 1000, on ne trouble en rien la végétation; si la proportion est plus forte, le liquide est fréquemment envahi par de nombreuses moisissures qui n'apparaissent jamais dans les autres cultures et qui empêchent la végétation du cresson; voilà un nouvel exemple de concurrence vitale.

Dans des recherches fort précises qui malheureusement sont restées inédites, de Varigny a reconnu également que les alcaloïdes entravent

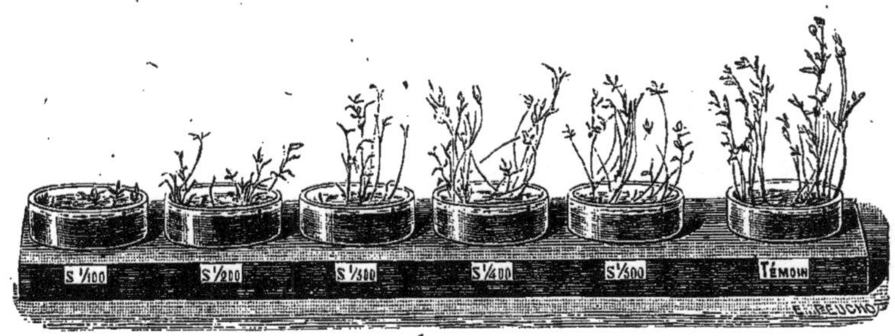

Fig. 1. — Action du sulfate de strychnine sur la végétation (cresson alénois).

la végétation; il a pris une série de photographies qui font saisir nettement le résultat. Nous en reproduisons une (fig. 1) qui met en évidence l'action nocive de la strychnine; on voit que les effets sont d'autant plus intenses que les doses sont plus élevées : à 1 pour 100 le développement est presque complètement arrêté. Il est inutile d'ajouter que, dans ce cas, il ne s'était pas développé de moisissures.

La plante adulte est beaucoup moins sensible aux alcaloïdes. Quand elle est âgée d'une quinzaine de jours, elle continue à vivre dans des solutions de chlorhydrate de strychnine à 10 pour 1000; elle meurt en deux jours si la dose atteint 20 pour 1000.

Nous avons reconnu enfin que la plante elle-même contient des principes nuisibles, il suffit d'écraser dans de l'eau une petite quantité de cresson alénois pour que des graines ne puissent plus se développer.

Certaines plantes, comme les Drosera, sont très sensibles à des substances peu toxiques pour les animaux : les acides benzoïque, propionique, acétique, même dilués, sont pour elles de violents poisons; au contraire, des substances voisines comme l'acide formique sont sans action. L'acide cyanhydrique produit des effets qui varient suivant les doses ; de petites quantités accélèrent la germination, des quantités plus considérables l'entravent et l'arrêtent ; ce même poison possède la propriété de supprimer l'irritabilité de la sensitive ; il fait perdre au protoplasma végétal, comme au protoplasma animal, le pouvoir de décomposer l'eau oxygénée.

Les huiles essentielles exercent une action délétère aussi bien sur les phanérogames que sur les bactéries ; de nombreuses recherches ont démontré l'utilité des essences qui sont fort antiseptiques et fort peu toxiques pour les animaux.

Le chloroforme et l'éther exercent sur tous les êtres une action analogue ; leurs vapeurs anesthésient également le protoplasma des animaux et celui des plantes(¹) ; elles suppriment la sensibilité de *Mimosa pudica* qui perd la propriété de se contracter quand on la touche ; elles agissent aussi sur les graines, empêchent leur développement, qui reprend lorsqu'on les soustrait à leur influence.

La plupart des auteurs admettent que les végétaux sont peu sensibles à l'action des poisons d'origine animale ; le venin du cobra ne produit rien sur le drosera : l'urine, la salive n'ont que peu d'action sur cette plante (Darwin). Pourtant Chouppe a reconnu que la salive entrave la végétation et Florian attribue ce résultat au sulfocyanate qu'elle contient.

Nous avons poursuivi, avec le cresson alénois, quelques recherches sur ce sujet, et nous avons étudié successivement l'action de diverses substances animales sur les graines et sur les plantes adultes.

Les graines ne peuvent pousser dans les humeurs des animaux ; le sérum du lapin, la sérosité de l'ascite, le blanc d'œuf, l'urine, la salive, la bile, tous liquides qui représentent d'excellents milieux de culture pour les bactéries et pour quelques autres végétaux inférieurs, ne permettent pas le développement du cresson. En diluant le sérum, le blanc d'œuf et le liquide de l'ascite, nous avons vu qu'il faut arriver au titre de 20 pour 100 pour que la vie soit possible. Pour la salive, la végétation se fait dans une dilution à parties égales, mais avec un retard de quelques jours. L'urine est plus nocive que la salive. C'est la bile qui, de toutes les humeurs naturelles, s'est montrée le plus toxique ; des dilutions à 4 pour 100 ne permettent pas le développement ; à 5 pour 1000 elles le retardent encore.

Poursuivant l'analyse de ces faits, nous avons constaté que la toxicité de l'urine dépend en grande partie de l'urée : des solutions d'urée à 2 pour 100 rendent le milieu stérile ; à 1 pour 100 elles permettent l'apparition des feuilles, mais empêchent les plantes de s'élever ; à 0,5 et même 0,25 pour 100, la végétation se fait presque régulièrement, mais la plante se fane vite. Pour la bile, ce n'est pas la matière colorante qui

______

(¹) CLAUDE BERNARD, Leçons sur les phénomènes de la vie. Paris, 1878, t. I, p. 267.

est le plus toxique; celle-ci à 4 pour 1000 ne produit aucun trouble; à 5 ou 6 pour 1000, elle retarde la végétation et entrave la formation de la chlorophylle; les sels biliaires sont plus actifs, le glycocholate et le taurocholate à 5 pour 1000 empêchent tout développement; à 2,5 ils le retardent encore et gênent l'ascension des tiges.

Ces diverses substances ont moins d'action sur la plante adulte : si l'urine pure la fait périr en quarante-huit heures, diluée de moitié d'eau, elle permet souvent la survie; d'un autre côté, l'urée est toxique à 2 pour 100, mais n'a guère d'action à 1 pour 100; les deux résultats concordent donc. La bile est beaucoup plus nocive; des dilutions à 3 pour 100 tuent les végétaux en quarante-huit heures. Quant à la salive, son action est peu marquée.

Ces résultats n'acquièrent de l'intérêt que si on les compare à ce qui se passe chez les divers êtres. Or les animaux supérieurs, les végétaux phanérogames et les végétaux inférieurs supportent d'une façon tout à fait différente l'action des poisons, surtout des poisons organiques.

Les alcaloïdes, sauf la quinine, sont peu toxiques pour les cryptogames, assez nocifs pour les phanérogames et produisent leur maximum d'effet chez les animaux. Au contraire, les produits animaux relativement peu toxiques pour les animaux agissent énergiquement sur les phanérogames, tandis qu'ils représentent d'excellents milieux de culture pour les cryptogames inférieurs. C'est le cas pour la bile et l'urine; mais tandis que chez les animaux l'urée n'explique qu'une faible part de la toxicité urinaire, chez les végétaux ce corps peut, à lui seul, rendre compte des propriétés du liquide total.

Toutes ces données doivent être complétées par celles que fournit l'étude des poisons chez les animaux inférieurs.

Contrairement aux Protophytes, les Protozoaires sont très sensibles à l'action des alcaloïdes. Binz avait déjà noté la puissance toxique de la quinine. Rossbach[1] a étudié avec beaucoup de soin l'action qu'exercent sur les Infusoires les alcaloïdes et les glycosides. Il a vu qu'à forte dose il y avait une destruction foudroyante de leurs molécules; les êtres ne formaient plus que des détritus informes. Si les solutions étaient moins concentrées, on observait des mouvements giratoires, du gonflement du corps, une dilatation de la vésicule contractile, puis la liquéfaction du protoplasma. Ces effets s'obtenaient en portant sous le champ du microscope une goutte des solutions suivantes : strychnine à 1/15 000, soit, pour une goutte, $0^{mg},00006$; vératrine à 1/8000, soit 0,00022; quinine 1/5000, soit 0,0002; atropine, 1/1000, soit 0,001. Les acides et les alcalis n'agissaient qu'à des dilutions au 1/400 et au 1/600.

Ces résultats extrêmement intéressants n'ont de comparable que l'action du cuivre ou de l'argent sur certains végétaux. Il est bien curieux de voir que chez les représentants inférieurs des deux règnes,

(1) ROSSBACH, Ueber die feinsten Giftproben. *Berl. klin. Wochenschrift*, p. 506, 1880.

la sensibilité aux poisons est si grande, mais si différente d'un règne à l'autre.

En opérant sur *Paramæcium caudatum* et *Vorticella microstoma*, Kosentchewsky arrive à des résultats analogues : les doses foudroyantes sont les suivantes : sublimé 1/50 000; HCl 1/3200; nitrate de strychnine 1/1700; acide salicylique 1/1300; acide benzoïque 1/1200; soude caustique 1/1000; chlorhydrate de morphine 1/40; salicylate de soude 1/35; benzoate de soude 1/20; NaCl, KCl, sulfate d'atropine 1/20; caféine 1/19.

C'est encore en opérant sur des Infusoires que Raab[1] a pu mettre en évidence la toxicité des liquides fluorescents, c'est-à-dire des solutions d'acridine, éosine, méthylphosphine. Des Paramécies placées dans une solution d'acridine à 1/20 000 survivent à l'obscurité, elles meurent à la lumière diffuse. D'après Raab l'action de la lumière serait indispensable, car une solution ensoleillée, reportée à l'ombre, devient inoffensive. Ledoux-Lebard[2] soutient que, si l'insolation a été suffisamment prolongée, le liquide reste toxique, du moins pendant une dizaine de jours.

Nous ne pouvons citer les nombreux travaux qui nous ont fait connaître l'action des poisons sur les divers Invertébrés. Cette étude présente cependant un certain intérêt pour le médecin, puisque c'est sur les effets différents des toxiques que sont basées les méthodes parasiticides. Les essences, le styrax, le baume du Pérou sont des sarcopticides énergiques; la santonine, les extraits de racine de grenadier, de kousso, de fougère mâle, l'acide picrique sont des antihelminthiques; ces substances peuvent être employées en thérapeutique, justement parce que les êtres inférieurs y sont beaucoup plus sensibles que les supérieurs. Mais tous les vers ne sont pas également tués par la même substance; la santonine, par exemple, est très vénéneuse pour les ascarides, mais elle empoisonnerait l'homme avant d'agir sur le tænia ou les oxyures.

L'étude des poisons chez les Invertébrés permet de suivre pas à pas les modifications qu'impose aux réactions vitales la complexité croissante des êtres. Mais, dès qu'apparaît le système nerveux, on découvre une concordance remarquable avec ce qui se passe chez les Vertébrés. C'est ce qu'a établi Romanes en faisant agir sur les Méduses des poisons tels que le chloroforme, la caféine et la strychnine; cependant, lorsque le poison a éteint toute manifestation nerveuse, la vie peut encore reprendre; il suffit de remettre l'animal dans un milieu normal. Cette différence d'action s'explique facilement : chez les Vertébrés le système nerveux a acquis une telle importance que sa destruction entraîne la mort de l'organisme; chez les Méduses, au contraire, le poison peut exercer librement son action sur tous les tissus, sans que ses effets soient arrêtés par la mort prématurée.

Il ne faut pas trop s'étonner non plus de la résistance qu'opposent les

<hr>

[1] RAAB, Ueber die Wirkung fluorescirender Stoffe auf Infusorien. *Zeitschr. f. Biologie*, Bd. XXXIX, 1900.
[2] LEDOUX-LEBARD, Action de la lumière sur la toxicité de l'éosine pour les paramécines. *Annales de l'Institut Pasteur*, 1902, p. 587.

Invertébrés à l'action du curare. Si l'escargot supporte des doses de 0^{gr},1, si les polypes d'eau douce vivent longtemps dans une dissolution de ce poison (Vulpian), c'est simplement parce que ces animaux, n'ont que des muscles lisses; ceux-ci sont, comme on sait, peu sensibles à l'action du curare, même chez les Mammifères; les résultats sont donc analogues dans les deux groupes.

On s'explique moins bien les variations que subit l'action des sels alcalins. Richet, qui a étudié cette question avec grand soin, a reconnu que l'écrevisse est très sensible aux sels de lithium et de potassium, tandis que les limaçons résistent aux sels de potassium et de rubidium, tout en étant facilement empoisonnés par ceux de lithium. D'après le même expérimentateur, les végétaux ne seraient pas incommodés par les sels de potassium, seulement toxiques pour les cellules nerveuses.

Ainsi, les recherches poursuivies sur les êtres inférieurs permettent de pousser très loin l'analyse expérimentale et de déterminer l'action des poisons sur les simples cellules, sur les pseudopodes, sur les cils vibratiles. Enfin la transparence de quelques petits animaux fournit un moyen d'étudier les modifications de certains systèmes; sur divers Annélides, sur de petits Crustacés, comme les daphnies, et même sur des Poissons, comme les jeunes raies, on peut suivre sans vivisection préalable les troubles que provoquent les toxiques.

Action des poisons sur les ferments. — Nous savons aujourd'hui que la plupart des manifestations vitales sont dues à des substances désignées sous le nom de ferments, ou plutôt, pour ne rien préjuger de leur nature, sont liées à des actions zymotiques.

Pendant longtemps on a cru que les ferments sont insensibles à l'action des poisons et l'on opposait ainsi les ferments figurés ou vivants aux ferments solubles ou chimiques. Une telle opinion n'est plus soutenable. Si quelques substances entravent les phénomènes de fermentation en précipitant des éléments utiles, d'autres opèrent à des doses tellement minimes qu'une explication de ce genre n'est plus valable. C'est ainsi que les sels de mercure, et notamment le sublimé, exercent une influence qui semble analogue aux actions antiseptiques. Une dose de 0,00005 pour 100 de sublimé suffit à annihiler la catalase; pour l'amylase la dose est de 0,001; pour la ptyaline et la trypsine elle monte à 0,005.

L'acide arsénieux est également un poison pour l'amylase et pour la zymase de la levure. Mais pour ce dernier ferment l'albumine et le sucre peuvent servir d'antidotes.

Parmi les autres substances bien étudiées, nous signalerons l'hydrogène sulfuré qui est très toxique pour la catalase, mais ne fait rien sur la pepsine, la trypsine, l'amylase, l'émulsine.

Tandis que l'ozone détruit la plupart des ferments, l'eau oxygénée exerce souvent une action favorable, notamment sur la digestion chlor-hydro-peptique.

Il est certaines substances qui semblent posséder une action presque spécifique. C'est le cas du permanganate de potasse qui annihile la lipase. Mais c'est la catalase qui semble le ferment le plus sensible. L'iode, dissous au moyen d'iodure de potassium, arrête l'action de la catalase à la dose de 1/50 000 de molécule-gramme par litre; le nitrate et le chlorate de potasse à la dose de 1/40 000.

Sautesson a étudié l'action des divers sels sur la catalase contenue dans le plasma musculaire de la grenouille. A 1/10 N, tous les sels, sauf SO^4Na^2, affaiblissent ou suppriment l'action du ferment. A 1/100 et à 1/1000 N, Co^3K^2 et KBr augmentent le dégagement gazeux, tandis que les autres sels le diminuent. Par ordre décroissant de toxicité, il faut mettre en première ligne KCN et NO^3K; en seconde ligne $KBrO^2$, KBr, NaCl, NH^4Cl; en troisième ligne CO^3K^2, KCl, PO^4HNa^2.

Comme les cellules vivantes, les ferments, au moins quelques-uns d'entre eux, sont sensibles à l'action des hypnotiques. On disait autrefois que le chloroforme agit sur les microbes et laisse intacte l'action des ferments. Aussi, dans beaucoup d'expériences, pour éviter l'intervention des germes extérieurs, ajoutait-on du chloroforme aux liquides fermentescibles. On sait aujourd'hui que le chloroforme entrave l'action de certains ferments, notamment de l'amylase, de la pepsine et du lab; il n'exerce qu'une très légère influence nocive sur la trypsine, l'érepsine et l'invertine.

Parmi les antiseptiques, plusieurs sont défavorables aux ferments solubles. C'est ainsi que le phénol exerce une influence mauvaise sur la pepsine, l'amylase, la catalase; le thymol sur les oxydases et sur la pepsine; l'acide salicylique sur la pepsine et la trypsine. Le toluène est sans effet sur les ferments, sauf sur l'uréase. Enfin l'amylase et la zymase sont sensibles à l'action de la formaldéhyde, tandis que l'érepsine n'est pas altérée par une dose de 0,1 pour 100.

L'acide cyanhydrique est un poison presque spécifique pour la catalase. Il n'agit que fort peu sur les autres enzymes : la pepsine est complètement indifférente à son action.

Les alcaloïdes ont peu d'influence. Le tannin n'agit que parce qu'il coagule les protéines accompagnant les ferments. Quant à l'alcool, il précipite les ferments, ou du moins les matières protéiques qui leur servent de support; si son action n'est pas trop longtemps prolongée, ceux-ci se redissolvent dans l'eau et retrouvent leur activité.

Ces divers résultats sont importants; importants pour le physiologiste qui devra, avant d'utiliser un antiseptique, établir son influence sur la fermentation qu'il étudie; importants pour le thérapeute qui devra connaître l'action sur les ferments digestifs des antiseptiques qu'il pourra être amené à prescrire; importants aussi pour le biologiste qui pourra, dans l'étude de l'action exercée sur les ferments, trouver des résultats capables d'expliquer certaines manifestations dites vitales.

Ce qui achève de donner un intérêt tout spécial à ce nouveau chapitre de toxicologie, c'est que les ferments dits métalliques peuvent également être empoisonnés. L'oxyde de carbone paralyse le platine colloïdal.

L'acide prussique exerce une action extrêmement délétère. D'après Bredig et Ikeda, il suffit de 1 molécule-gramme, soit 27 grammes d'acide cyanhydrique, dans 40 millions de litres d'eau pour ralentir l'action du platine sur le peroxyde d'hydrogène.

L'iode agit au taux de 127 grammes dans 10 millions de litres. Si l'on emploie le cyanure d'iode, on constate que 1/13 de millionième de ce corps diminue de moitié l'action du platine : après avoir été soumise à une dose de 1/20 de millionième, la solution de platine colloïdal peut guérir. Mais une dose de 1 millionième la tue sûrement.

CHAPITRE IV

CONSTITUTION CHIMIQUE ET TOXICITÉ

Rapport entre la constitution chimique et l'action toxique des poisons.
Lois de toxicité des corps simples. — Lois de toxicité des substances composées.

L'espoir de découvrir une relation entre la constitution chimique et l'action toxique des substances a suscité une quantité considérable de recherches et fait éclore bien des hypothèses.

Il semble au premier abord que le problème le plus aisé consiste à rechercher la loi de toxicité des corps simples, métaux et métalloïdes. Les auteurs qui ont abordé la question ont eu le tort de ne pas comprendre que la loi, si tant est qu'elle existe, applicable à une espèce vivante, ne serait probablement pas applicable à une autre. Nous avons suffisamment insisté sur ce point dans le chapitre précédent; les poisons ont des actions bien différentes sur les divers êtres; et même, en se bornant au règne animal, il faut avouer que nous ne soupçonnons pas encore la loi qui relie la toxicité des corps aux classifications zoologiques.

Si l'on envisage seulement les Mammifères et parmi eux une seule espèce animale, peut-on trouver une relation entre un corps chimique et son action toxique? Bien des auteurs l'ont pensé et ont proposé des conceptions sur lesquelles nous n'insisterons pas longuement, car les travaux ultérieurs ont démontré qu'elles étaient dénuées de toute portée générale.

En 1867, Rabuteau crut avoir trouvé une loi applicable à tous les métaux, loi qu'il formula de la façon suivante : « Les métaux sont d'autant plus actifs que leur poids atomique est plus élevé et leur chaleur spécifique plus faible[1] ». On sait, en effet, que les poids atomiques des

[1] RABUTEAU, Éléments de toxicologie, 2ᵉ éd. Paris, 1887, p. 11.

corps simples sont, d'après la loi de Dulong et Petit, en raison inverse de leur chaleur spécifique.

La conception pouvait plaire par sa simplicité, mais on est étonné qu'un observateur aussi judicieux n'ait pas voulu tenir compte des nombreuses exceptions qui ôtaient, à cette prétendue loi, tout caractère de généralité.

Prenons, par exemple, les métaux alcalins : leurs poids atomiques sont représentés par les chiffres suivants :

Lithium.	7
Sodium.	23
Potassium	59
Rubidium.	85,2
Césium.	133

Le lithium devrait être le moins actif de la série, et c'est justement un des plus toxiques, tandis que le rubidium ne l'est presque pas. Pour juger la loi de Rabuteau, Ch. Richet a eu recours à un procédé fort ingénieux ; il a placé des poissons dans des solutions de divers sels métalliques et a pu déterminer ainsi, d'une façon très précise, le pouvoir toxique ; or il a constaté que le cuivre, qui a pour poids atomique 63,5 est 600 fois plus toxique que le strontium dont le poids atteint 87,5 ; le lithium 7 est 3 fois plus toxique que le baryum 157. Voici, du reste, quelques chiffres obtenus par Richet [1] en étudiant la toxicité de divers sels sur les poissons et sur les microbes.

	Poids atomique.	Toxicité pour	
		les poissons en mg.	les microbes en mg.
Lithium.	7	300	6 900
Potassium	39,1	100	58 000
Fer.	56	14	240
Cuivre	63,5	3,3	62
Zinc.	65,2	8,4	26
Cadmium.	112	17	40
Mercure.	200	0,29	5

Ainsi, pour les poissons, les métaux ci-dessus expérimentés se classent de la façon suivante : mercure, cuivre, zinc, fer, cadmiun, potassium, lithium ; pour les microbes, il faut les ranger tout autrement : mercure, zinc, cadmiun, cuivre, fer, lithium, potassium.

Qu'on envisage les Mammifères, les Poissons, les Bactéries, on voit qu'il est impossible de trouver une relation entre le poids atomique des métaux et leur pouvoir toxique.

Aussi Richet s'est-il attaché à rechercher une autre formule. En étudiant les métaux alcalins [2], il a constaté que le lithium tue à la dose

[1] Ch. Richet, Toxicité des sels minéraux. *Bull. de la Soc. de biol.*, 1891, p. 774.
[2] Ch. Richet, De l'action physiologique des sels alcalins. *Archives de physiologie*, 1886, I, p. 101.

de 0,091 de métal, le rubidium à la dose de 0,782, et le potassium à la dose de 0,447. L'action toxique n'est en aucune façon proportionnelle au poids absolu. Elle est, au contraire, proportionnelle au poids moléculaire du sel utilisé.

On est ainsi conduit aux conclusions suivantes :

Les substances chimiques similaires agissent sur l'organisme proportionnellement, non à leur poids absolu, mais à leur poids moléculaire.

Pour empoisonner un même poids d'animal, il faut un même poids moléculaire d'un sel alcalin. La moyenne peut être fixée à 0,0115.

Mais en comparant les divers résultats expérimentaux, on arrive à une autre conclusion non moins importante.

Pour des substances chimiques similaires, les doses toxiques sont à peu près proportionnelles au poids moléculaire, non au poids absolu.

Pour des poids moléculaires égaux, les métaux alcalins sont d'autant plus toxiques que leur poids atomique est plus élevé.

Ainsi la moyenne de toxicité, en tenant compte du poids moléculaire, est de 0.0143 pour le lithium, 0,0111 pour le potassium, 0,0093 pour le rubidium.

La loi de Rabuteau doit donc être modifiée de la façon suivante : à molécule égale, les métaux sont plus toxiques quand leur poids atomique est plus élevé.

Un seul corps fait exception, c'est le sodium. Richet propose deux explications : le sodium peut être considéré comme inoffensif parce qu'il fait partie intégrante de l'organisme; mais on pourrait en dire autant du potassium; aussi, tenant compte de la classification de Mendeleeff, vaut-il mieux considérer le sodium comme occupant une place à part et ne rentrant pas dans la série périodique représentée par le lithium, le potassium, le rubidium et le césium.

Les mêmes lois s'appliquent aux trois métalloïdes étudiés qui appartiennent à la même série chimique. La toxicité du chlore, du brome, de l'iode, est en moyenne de 0,47 — 0,97 — 1,22, c'est-à-dire qu'elle augmente proportionnellement aux poids atomiques 35,5 — 80 et 127.

De tous ces résultats, Richet arrive à conclure que les actions toxiques sont des actions chimiques obéissant aux mêmes lois.

Il serait évidemment intéressant de continuer cette étude avec les autres séries métalliques; seulement, au lieu e comparer indistinctement tous les métaux, il faudrait probablement les grouper suivant leurs familles chimiques et envisager séparément chacune d'elles.

Si la plupart des expérimentateurs s'accordent à considérer les actions toxiques comme étant de nature chimique, un savant ingénieux, James Blake(¹), a voulu les rattacher à des propriétés physiques. Cet auteur, qui a eu le mérite incontestable d'émettre cette idée dès 1846, considère les actions toxiques comme des actions physiques moléculaires, déterminées

---

(¹) BLAKE, Sur le rapport entre l'atomicité des éléments et leur action biologique. *Arch. de physiol.*, 1888, I, p. 445. — Rapport entre les spectres des éléments et leurs actions biologiques. *Mémoires de la Soc. de biol.*, 1890, p. 55.

par le nombre et le caractère des vibrations harmoniques dont le réactif est le siège. Comme exemple, il cite les sels thalleux et thalliques; les premiers, bien qu'ils aient des affinités chimiques plus énergiques, sont bien moins toxiques que les seconds, parce qu'ils ont un système de vibrations moléculaires moins compliqué.

Sans doute, ces considérations sont intéressantes et c'est pour cela que nous les avons citées; comme le fait remarquer Blake, il ne faut pas perdre de vue l'exemple des chimistes qui ont obtenu des résultats si importants en recherchant les rapports qui existent entre les propriétés physiques et la constitution chimique des corps; mais on peut regretter que les faits expérimentaux rapportés par l'auteur ne présentent pas un caractère de précision suffisant; les chiffres qu'il déduit de ses expériences diffèrent tellement des résultats obtenus par les autres physiologistes qu'il est impossible de les admettre et d'appuyer sur eux une conception théorique. On ne peut donc voir dans ces travaux qu'une série d'hypothèses ingénieuses dont les recherches ultérieures démontreront la valeur.

Si de l'étude toxicologique des corps simples nous passons à l'étude des sels métalliques, nous trouvons d'abord une première loi qui a été formulée par Husemann ([1]); tous les sels métalliques, à égalité de solubilité et de puissance de diffusion, agissent proportionnellement à la quantité de métal qu'ils contiennent et en proportion inverse du poids atomique de leurs acides.

L'expérimentation a montré que tous les sels, qu'un même acide peut former avec une même base, n'ont pas la même toxicité. Schulz ([2]) a cherché la loi de ce phénomène. Le phosphore, par exemple, constitue les acides suivants; hypophosphoreux H^3PhO^2, phosphoreux H^3PhO^3, phosphorique H^3PhO^4. Or, combinés à la soude, tandis que l'acide phosphoreux est toxique, les acides hypophosphoreux et phosphorique ne le sont pas. L'auteur admet que l'innocuité de l'acide phosphorique tient à ce qu'il est saturé d'oxygène; au contraire, l'acide phosphoreux, tendant à passer à l'état phosphorique, s'empare de l'oxygène organique, mais est forcé de dédoubler une molécule d'oxygène O^2, comme le montre la formule suivante : $H^3PhO^3 + O^2 = H^3PhO^4 + O$; au contraire, l'acide hypophosphoreux s'unit à la molécule entière $H^3PhO^2 + O^2 = H^3PhO^4$, ce qui explique son innocuité. Les acides arsénieux et azoteux agissent de même : ils désorganisent la molécule vivante pour s'emparer de l'oxygène et passer à un état plus élevé d'oxydation.

Si les azotates sont souvent toxiques, c'est parce qu'ils sont facilement transformés en azotites; l'acide arsénique est toujours ramené à l'état arsénieux, ce qui explique son haut pouvoir pathogène.

([1]) Husemann, Ueber das Rabuteau'sche Gesetz der toxischen Wirkung. *Göttinger Nachrichten*, 1875, n° 5.

([2]) Schulz, Ueber die Giftigkeit der Phosphor-Sauerstoffverbindungen und über den Chemismus der Wirkung unorganischer Gifte. *Archiv. für exper. Pathologie und Pharmakologie*, Bd. XVIII, p. 174.

Les mêmes considérations s'appliquent aux sels de fer, manganèse, nickel, cobalt, chrome, plomb; tous ces corps ne sont toxiques qu'en faisant des échanges d'oxygène avec les cellules, et subissant des alternatives de réduction et d'oxygénation.

La série représentée par le mercure, l'or et le platine, offre des transformations analogues qui se passent avec le chlore; ainsi le sublimé donne du calomel, puis reforme du sublimé; le chlore, mis en liberté dans le premier cas, décompose une molécule d'eau; il se produit de l'acide chlorhydrique et l'oxygène agit à l'état naissant pour entrer dans de nouvelles combinaisons.

Si nous insistons sur ces considérations théoriques, c'est parce qu'un grand intérêt s'attache à la détermination des lois qui régissent la toxicité des corps. Bien qu'on ne puisse admettre complètement la conception de Rabuteau, il faut avouer que cet auteur a entrevu une partie de la vérité; Richet a essayé de concilier les faits expérimentaux avec les données chimiques en invoquant les résultats obtenus par Mendeleeff. Un auteur russe, Poluta[5], a poursuivi l'étude de la même question et est arrivé à des conclusions qui, si elles ne sont pas toutes acceptables, méritent néanmoins d'être étudiées.

Poluta fait remarquer qu'il n'existe dans la nature que six corps simples solubles dans l'eau : l'oxygène, l'hydrogène, l'azote, le chlore, le brome et l'iode. Ces corps sont les seuls qui puissent se dissoudre dans la molécule d'albumine et les seuls qui possèdent une action toxique ou médicamenteuse; les autres corps simples ne leur servent que d'auxiliaires; donc, dans toute combinaison, il faut envisager l'élément actif et l'élément accessoire qui lui est uni; la qualité d'action dépend du premier, la quantité, c'est-à-dire la force et la durée de l'action, relève du second.

L'oxygène à l'état libre a une affinité pour les tissus, mais n'entre que dans des combinaisons instables; condensé, soit sous forme d'ozone, soit sous forme d'un sel dont l'acide est constitué par plusieurs atomes d'oxygène, il constitue des combinaisons stables et détermine une suroxygénation; l'animal succombe avec du sang rouge, parce que le départ de l'oxygène est devenu impossible. Ainsi agissent l'oxyde de carbone, les sulfates, les nitrates, l'acide oxalique, l'acide lactique et les substances qui provoquent l'ozonisation; dans ce dernier cas, l'action est donc indirecte : c'est ce qui a lieu pour l'essence de térébenthine, le camphre, le menthol, la benzine. D'après cette conception, l'anhydride carbonique contenant 2 atomes d'oxygène devrait être plus nocif que l'oxyde de carbone et devrait produire une forte suroxygénisation; voilà une première objection que l'auteur n'a pas oubliée, mais qu'il n'explique pas.

L'hydrogène, à l'inverse de l'oxygène, tue en empêchant l'oxydation et en rendant le sang noir. L'acide sulfhydrique, l'ammoniaque, la nicotine n'agissent que par cet élément.

[5] **Poluta**, Théorie chimique de l'action physiologique des médicaments résolvants minéraux. *Revue de médecine*, 1891, p. 214. — Théorie chimique de l'action physiologique générale des médicaments végétaux. *Ibid.*, 1894, p. 267.

Le chlore, le brome, l'iode peuvent aussi entrer en combinaison avec l'albumine et se comportent, au moins le chlore, de la même façon que l'oxygène, mais beaucoup plus énergiquement.

Reste enfin l'azote qui rend le sang rutilant. Le type des composés azotés est le cyanogène; l'acide cyanhydrique, qui renferme l'azote et l'hydrogène, agit par le premier de ces deux corps, puisque, sous son influence, le sang devient rouge.

Il existe des substances qui, dans l'organisme, subissent des transformations et s'unissent, d'une part à de l'oxygène, d'autre part à de l'hydrogène ou à des composés organiques : les produits oxygénés sont peu actifs, les produits hydrogénés ou organo-métalliques sont les seuls agissant : ainsi, dans l'empoisonnement par le phosphore ou l'arsenic, il se forme de l'acide phosphorique ou de l'acide arsénique, corps presque inoffensifs, de l'hydrogène phosphoré ou arsénié qui amène la mort.

Ces considérations toxicologiques s'appuient surtout sur les conceptions chimiques de Mendeleeff. D'après les lois établies par ce savant, les corps simples se divisent en éléments pairs et impairs; les premiers s'unissent à l'oxygène ou au chlore, mais ne s'unissent ni à l'hydrogène, ni aux substances organiques; les éléments impairs se combinent à l'oxygène, au chlore, à l'hydrogène, aux composés organiques. Les combinaisons qui se passent en dehors de l'organisme peuvent avoir lieu dans l'organisme lui-même, ce qui en rend l'étude si difficile : on est donc conduit à admettre que les corps impairs peuvent produire, dans l'organisme, des composés oxygénés et hydrogénés; c'est ce qui a lieu pour le phosphore et l'arsenic.

Un corps est d'autant plus nocif qu'il condense une plus grande quantité de corps actif; ainsi, l'acide bromhydrique HBr est moins toxique que l'acide sulfhydrique H^2S, lequel est moins toxique que les hydrogènes arsénié et phosphoré H^3As et H^3Ph, et surtout que l'hydrogène silicié H^4Si. Dans tous ces cas, la condensation est de plus en plus grande, puisque l'hydrogène et le corps auquel il est uni forment toujours deux volumes.

Enfin, et par ce point Poluta revient aux idées de Rabuteau, quand plusieurs corps ont la même valeur atomique, c'est-à-dire condensent également la substance active, le plus toxique est celui dont le poids atomique est le plus élevé. Ainsi, pour les corps triatomiques, la toxicité irait en augmentant du phosphore 31, à l'arsenic 75, à l'antimoine 120 et au bismuth 208. Ces résultats demanderaient déjà à être vérifiés; mais où la loi de l'auteur semble en défaut, c'est quand il s'agit de la série paire des corps monoatomiques qui comprend le lithium, le potassium, le rubidium et le césium; le lithium est justement un des plus toxiques, c'est un point sur lequel nous avons suffisamment insisté déjà.

Ainsi, même sans faire la critique détaillée de la théorie de Poluta, on voit que, à côté de conceptions vraiment remarquables, elle présente bien des conclusions qui ne concordent pas avec les faits expérimentaux.

Il y a néanmoins dans toutes ces tentatives une idée qui mérite d'être poursuivie, et il semble qu'on se soit engagé dans une bonne voie en essayant de mettre à profit le système de Mendeleeff, c'est-à-dire le système périodique, établi sur le poids anatomique des éléments et leur analogie chimique. En s'appuyant sur cette base, on a pu déjà éloigner le sodium qui rentre bien dans le même groupe que le lithium et le potassium, mais occupe un rang impair.

Le rapport entre la toxicité et le groupement des corps d'après le système périodique ressort très nettement des recherches publiées par Slavu[1]. Cet auteur a déterminé le pouvoir toxique des substances en recherchant la survie de parties isolées, cœur, muscles, nerfs, prélevées sur des grenouilles. Toutes les solutions, qui étaient introduites par circulation artificielle, étaient isotoniques au plasma sanguin de l'animal $(\Delta = -0^{\circ},57)$.

GROUPEMENT d'après le système périodique.	GROUPEMENT d'après la toxicité.	DURÉE DE LA SURVIE.			CONDUCTIBILITÉ électrique des solutions $K_{25^{\circ}} \times 10^{-5}$
		Nerf.	Muscles.	Cœur.	
		h. m.	h. m.	h. m.	
Premier groupe principal.	Na Cl	50	53	52	17,010
	Li Cl	9	40	44	14,058
	Cs Cl	1,55	6	27	19,178
	K Cl	0,10	2	25	20,109
	Rb Cl	0,10	1,4	22	20,176
Second groupe principal.	Mg Cl²	2	33	14	16,412
	Sr Cl²	1,25	50	9,30	20,388
	Ca Cl²	0,40	21	7,30	20,615
	Ba Cl²	0,20	16	5	21,812
Second groupe secondaire.	Zn Cl²	0,14	0,57	1,40	19,577
	Cel Cl²	0,12	0,40	1,15	21,918

L'auteur conclut à une certaine relation entre la toxicité des métaux et leur classification d'après le système périodique. Dans le même groupe existe une relation entre les éléments qui en font partie et le degré de dissociation moléculaire de leurs sels, jugée par leur conductibilité électrique.

Ch. Richet, qui avait essayé de corriger la loi de Rabuteau par le système de Mendeleeff, vient d'émettre une conception nouvelle.

Il opère avec le ferment lactique qu'il fait croître dans du lait additionné de différents sels et détermine le trouble produit en dosant la quantité d'acide lactique qui prend naissance. Il arrive à cette conclusion : pour des corps simples homologues quant à leurs propriétés physico-chimiques, la toxicité est d'autant plus forte que les corps

______

[1] Slavu, Sur la toxicité des métaux alcalins, alcalino-terreux et de quelques autres appartenant aux familles voisines. *Soc. de biologie* (Réunion biologique de Bucarest), 1910, I. p. 377.

simples sont plus rares dans la nature[1]. C'est une application des lois d'adaptation.

Il est bien évident que l'on ne peut guère parler de toxicité sans tenir compte des divers éléments entrant dans la constitution d'un sel. Le sodium, par exemple, possède des propriétés différentes suivant qu'il est combiné au chlore, à l'iode, au brome, à l'acide carbonique, à l'acide sulfurique, à l'acide oxalique ou à l'oxhydrile. L'état moléculaire des corps simples intervient également : le phosphore rouge n'a pas les mêmes propriétés physiques, chimiques et toxicologiques que le phosphore blanc. L'oxygène atomique O possède une activité dont est dépourvu l'oxygène moléculaire O^2. La même remarque s'applique d'ailleurs aux corps composés qui se présentent sous plusieurs états isomériques.

Il ne faut pas oublier non plus que les corps à l'état naissant possèdent une plus grande affinité chimique et sont doués d'un pouvoir toxique plus marqué. Lewin a montré, par exemple, que les sulfo-carbonates alcalins se décomposent dans le sang sous l'influence de l'acide carbonique; l'hydrogène sulfuré qui s'en dégage agit sur les globules rouges avec beaucoup plus d'énergie que lorsque le gaz est directement absorbé.

Un autre facteur non moins important est l'affinité des sels pour les substances constitutives du protoplasma. Ostwald [2] a étudié avec soin ce côté de la question. Il opère sur des Gammarus et ajoute à l'eau dans laquelle ils vivent différents sels. Il constate ainsi que la toxicité dépend des combinaisons que ces sels ou leurs ions peuvent contracter avec les albumines de l'organisme et arrive à la formule suivante : $tc^m = K$, dans laquelle t indique la survie de l'animal, c la concentration du liquide; m et K sont des constantes. Il a reconnu d'autre part que $1/t$ est proportionnel à la quantité de sel absorbé.

Enfin, en opérant sur des œufs de Fundulus, Mathews [3] arrive à conclure que les ions possédant une tension de dissolution faible Hg, Ag, Au, sont très toxiques; ceux à haute tension, K, Na, Ca, le sont peu.

La toxicité des anions est en raison inverse de la tension de dissolution; l'oxygène, le cyanogène, les oxalates sont plus toxiques que les chlorures.

L'action toxique d'un sel est en fonction de ses deux ions.

Toxicité des composés organiques. — La complexité des composés organiques semble, au premier abord, devoir rendre particulièrement difficile la détermination de leur loi de toxicité; il n'en est

---

[1] Ch. Richet, Les lois biologiques qui gouvernent la toxicité des corps simples. *Soc. de biologie*, 1910, II, p. 433.

[2] Ostwald, Ueber die Beziehungen zwischen Adsorption und Geftigkeit von Salzlösungen fur Susswassertiere. *Archiv. f. die gesammente Physiologie*, 1907, t. CXX, p. 10.

[3] Mathews, The relation between solution tension, atomic volume and the physiological action of the elements. *American Journal of Physiologie*, 1904, t. X, p. 290.

rien cependant, et c'est justement dans l'étude des composés organiques qu'on est arrivé aux conclusions les plus importantes; les résultats obtenus peuvent déjà faire prévoir le jour où l'on saura d'avance que la substitution d'un radical à un autre modifiera, dans un sens déterminé, l'action physiologique d'un corps.

En étudiant la toxicité des alcools, Rabuteau, Dujardin-Beaumetz et Audigé arrivent à conclure que le pouvoir toxique augmente parallèlement au poids atomique et au point d'ébullition. Cette dernière influence est parfaitement justifiée; la durée des effets d'une substance est évidemment en rapport inverse de sa volatilité; mais, si cette loi se vérifie pour certains composés, elle comporte un grand nombre d'exceptions qui lui ôtent tout caractère de généralité. Ch. Richet [1] en propose une autre, déduite de ses expériences sur les poissons. D'après ce savant, les alcools et les éthers sont d'autant plus toxiques qu'ils sont moins solubles. Il a reconnu en effet que des ablettes et des tanches succombent en une heure dans les mélanges suivants :

Alcool éthylique	40	pour 1000.
Éther	5,5	—
Uréthane	5	—
Paraldéhyde	5,2	—
Alcool amylique	1	—
Acétophénone	0,25	—
Essence d'absinthe	0,005	—

En comparant l'action des divers alcools et de leurs dérivés, Richet [2] a établi que les corps peu solubles, volatils, sont surtout anesthésiques (oxyde d'éthyle); les corps moins volatils, comme l'alcool, surtout ébriogènes; les corps, dont le point d'ébullition est plus élevé que l'eau, convulsivants.

Dès 1872, Starkow [3] avait montré que dans les carbures d'hydrogène, la substitution du groupe nitreux NO^2 a un atome H, augmentait considérablement la toxicité, à la condition que le nouveau produit fût suffisamment soluble; en même temps, la substance acquiert la propriété de produire des altérations du sang, facilement appréciables au spectroscope : c'est ce qui a lieu pour la nitro-benzine, la nitro-aniline, la nitro-naphtaline, tous composés dans lesquels NO^2 remplace un H.

L'introduction du groupement nitreux dans un composé lui confère une propriété pharmacodynamique fort importante : elle le transforme en un vaso-dilatateur.

Tous les nitrites dilatent les vaisseaux et cette propriété a été mise à profit en thérapeutique. Elle appartient aussi bien aux nitrites minéraux qu'aux dérivés organiques, éthers nitreux organiques, depuis le

[1] Ch. Richet, Art. Alcools. *Dict. de Physiologie*, t. I, p. 267. Paris, 1895.
[2] Ch. Richet, Rapport entre la toxicité et les propriétés physiques des corps. *Bull. de la Soc. de biol.*, 1893, p. 775.
[3] Starkow, Contribution à la toxicologie du groupe benzinique. *Journ. de méd. de Belgique*, 1872, p. 329.

nitrite d'éthyle jusqu'au nitrite d'amyle. Le pouvoir vaso-dilatateur, bien que les nitrates en soient dépourvus, se retrouve dans les éthers nitriques des alcools polyatomiques, ce qui conduit à supposer que ces éthers nitriques subissent dans l'organisme une réduction qui les amène à l'état de dérivé nitreux. Le type du genre est la trinitro-glycérine ou trinitrine.

A l'inverse du groupement oxygéné nitreux, le groupement hydrogéné amine NH^2 quand il est fixé sur une chaîne ouverte d'atomes de carbone jouit de propriétés vaso-constrictives. Barger et Dale qui ont fait une étude approfondie de la question, ont montré que toutes les amines de la série aliphatique possèdent ce pouvoir. Mais l'action est surtout marquée pour les termes en C^5 et C^6 c'est-à-dire pour l'amylamine et l'hexylamine. L'introduction dans ces corps d'oxhydriles alcooliques ou phénoliques augmente leur action vaso-constrictive. Tel est le cas de l'oxyphényléthylamine isolé du seigle ergoté et surtout de l'adrélanine, le plus énergique des vaso-constricteurs, qui possède deux oxhydriles phénoliques et un oxhydrile alcoolique. C'est de l'orthodioxyphénylé-thanolméthylamine.

$$C^6 H^3 (OH)^2 \cdot CHOH - CH^2 \cdot NH \cdot CH^3.$$

Si, au lieu d'être fixé à une chaîne ouverte, le radical aminé est fixé directement à un noyau aromatique ou fait partie de ce noyau, une nouvelle propriété apparaît : la substance agit sur le système nerveux dont elle diminue l'excitabilité réflexe. Tous ces produits sont des analgésiques et des antithermiques[1].

L'étude des anesthésiques généraux et des hypnotiques conduit à des considérations non moins importantes. L'action de ces substances est en rapport d'une part avec leurs propriétés physiques, d'autre part avec leur constitution chimique.

Les travaux de Meyer et Overton, et les recherches de Nicloux ont montré que pour agir sur le système nerveux ces substances doivent avoir une certaine affinité pour les lipoïdes qui se trouvent en si grande abondance dans la cellule nerveuse. Plus le coefficient de partage entre l'eau des humeurs et les lipoïdes de ces cellules sera élevé, plus l'action anesthésique sera énergique. Il suffit, pour citer un exemple, de rappeler l'affinité du chloroforme et de l'éther pour les graisses.

Envisageons justement la série des corps à laquelle appartient le chloroforme. C'est comme on sait un dérivé trichloré du méthane. Nous avons la série suivante :

CH^4	$CH^3 Cl$	$CH^2 Cl^2$	$CH Cl^3$	CCl^4
Méthane.	Chlorure de méthyle.	Chlorure de méthylène.	Chloroforme.	Tétrachlorure de carbone.

---

[1] Tiffeneau, Des groupements atomiques actifs au point de vue pharmaco-dynamique. *Bulletin général de thérapeutique*, janvier 1911.

Le méthane ne jouit d'aucune propriété anesthésique. Des quatre dérivés halogénés, deux sont anesthésiques et peu toxiques : ce sont le chlorure de méthyle et le chloroforme, les deux autres sont fort toxiques et peu anesthésiques. On peut exprimer le résultat en disant que si le nombre des atomes de Cl est pair, le corps est surtout un poison et d'autant plus nocif qu'il contient plus de Cl. Si le nombre des atomes est impair, le corps est un anesthésique qui peut servir de médicament et est d'autant plus actif qu'il contient plus de Cl.

Ainsi l'action spécifique dépend de l'arrangement moléculaire, ce qui peut encore s'exprimer par la formule suivante : les composés symétriques sont toxiques, les composés dyssymétriques sont anesthésiques.

Cette loi, fort remarquable, a une portée générale. Elle s'applique également aux dérivés de l'éthane, du propane, etc.

Avec l'éthane C^2H^6 ou mieux $CH^3 - CH^5$ nous avons les deux dérivés dyssymétriques, le chlorure d'éthyle $CH^3 - CH^2Cl$ et le méthyl-chloroforme $CH^3 - CCl^3$ qui sont deux bases anesthésiques; tandis que les dérivés symétriques, chlorure d'éthylène $CH^2Cl - CH^2Cl$ et hexachloroéthane $CCl^3 - CCl^3$, sont toxiques. Le premier, connu sous le nom d'huile des Hollandais, provoque des convulsions, des syncopes et détermine des opacités cornéennes.

A côté du groupement éther halogéné, nous pouvons ranger le groupement éther oxyde, dont l'oxyde d'éthyle ou éther ordinaire est le meilleur type.

L'histoire des anesthésiques généraux nous conduit tout naturellement aux hypnotiques. Leur étude a été entreprise d'une façon méthodique par Baumann qui s'est adressé à la série des sulfonals. Or nous savons actuellement que sulfonals, véronals, acétals, paraldéhyde, alcools tertiaires, pinacones sont tous caractérisés par un carbone central sur lequel sont dyssymétriquement greffés deux groupes de substitutions différentes, c'est-à-dire d'une part un ou deux groupes carbonés et d'autre part un ou deux radicaux oxygénés ou sulfurés.

Tels sont, par exemple, le sulfonal et le véronal.

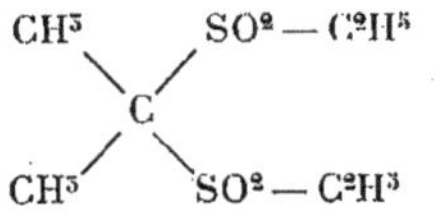

$$\begin{array}{ccc}
CH^3 & & SO^2 - C^2H^5 \\
 & \diagdown\,C\,\diagup & \\
CH^3 & & SO^2 - C^2H^3 \\
 & \text{Sulfonal.} &
\end{array}
\qquad
\begin{array}{ccc}
C^2H^5 & & CO - NH \\
 & \diagdown\,C\,\diagup & \Big\rangle\, CO \\
C^2H^5 & & CO - NH \\
 & \text{Véronal.} &
\end{array}$$

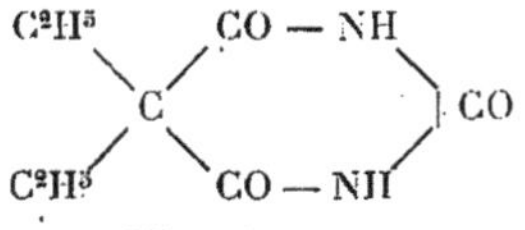

La nécessité d'assembler deux composés présentant chacun un arrangement spécial apparaît nettement quand on étudie les anesthésiques locaux.

Le point de départ de nos connaissances sur ce sujet a été l'étude d'un alcaloïde naturel, la cocaïne. Celle-ci dérive de l'ecgonine qui est, comme on sait, l'acide tropine-carbonique et se rattache ainsi à la base tropine dont dérive d'autre part l'atropine.

Or ni la base tropine, ni l'ecgonine ne sont douées de propriétés anesthésiques. Pour que celles-ci apparaissent, il faut éthérifier la fonction alcool de l'ecgonine par de l'acide benzoïque ou un acide voisin et salifier la fonction acide par de l'alcool méthylique ou éthylique. Cette dernière condition pouvait être prévue. Les acides ont un coefficient de partage trop faible pour se fixer sur les lipoïdes des cellules nerveuses. C'est pour cette raison d'ordre physique qu'il faut introduire un alcool. Nous aurons ainsi les deux formules :

$$H^2C - CH - CH^2$$
$$CH^3N \quad CHOH$$
$$H^2C - CH - CH^2$$

Tropine
(amino-alcool
pipéridique et pyrolidique).

$$H^2C - CH - CH - CO^2H$$
$$CH^3N \quad CHOH$$
$$H^2C - CH - CH^2$$

Ecgonine
(acide tropine carbonique).

et

$$H^2C - CH - CH - CO^2 - CH^3$$
$$CH^3N \quad CHO - (CO - C^6H^5)$$
$$H^2C - CH - CH^2$$

Cocaïne (éther benzoïque de tropine carbonate de méthyle).

Comme on est capable de faire artificiellement l'ecgonine, on est arrivé a créer par synthèse des anesthésiques locaux, dont l'eucaïne A et l'eucaïne B.

On pensait tout d'abord que le support pipéridinique jouait un rôle indispensable. Fourneau eut le mérite de montrer qu'aucun support n'est nécessaire et qu'il suffit de fixer la fonction alcoolique et aminée sur une chaîne linéaire.

C'est ainsi qu'il a préparé un amino-alcool ayant pour formule :

$$CH^3 - CH^2 - C(OH) CH^4 - N \begin{cases} CH^3 \\ CH^3 \end{cases}$$
$$CH^3$$

L'éther benzoïque de cet alcool est un anesthésique local utilisé sous le nom de stovaïne. On connaît même maintenant un corps construit sur un type plus simple, la novocaïne.

La partie active semble être la fonction éther-benzoïque; le groupement aminé serait un véritable haptophore servant à fixer la substance sur la cellule nerveuse.

Quoi qu'il en soit, nous pouvons définir l'anesthésique local : l'éther benzoïque d'un amino-alcool.

Si nous éthérifions l'amino-alcool non plus par un acide aromatique saturé mais par un acide aromatique à fonction alcool : phénylglycolique, phénylhydracrylique, tropique, etc., nous obtiendrons des corps doués de propriétés mydriatiques. Telle est, par exemple, l'atropine résultant de la combinaison de la base tropine avec l'acide tropique ou acide phényléthylénolactique $CH^2 OH - CH - C^6 H^5 - CO\,OH$. Nous aurons donc la formule :

$$H^2C - CH - CH^2$$
$$\quad | \qquad \qquad |$$
$$\quad CH^2N \qquad CH \cdot O \cdot CO \cdot CH \cdot CH^2OH$$
$$\quad | \qquad \qquad | \qquad \qquad |$$
$$H^2C - CH - CH^2 \qquad C^6H^5$$

L'étude des purgatifs poursuivie par Tschirsch, Viette, Brissemoret, établit que dans un grand nombre de substances naturelles capables d'augmenter les mouvements péristaltiques de l'intestin, on trouve le groupement oxyméthylanthraquinonique. Les travaux de Brissemoret ont montré que la fonction active est la fonction quinonique, soit sous sa forme habituelle, soit sous forme de quinoïde ou d'imine quinonique. Tous ces corps constituent le groupe des eccoprotiques.

Enfin l'étude des antiseptiques a fait voir que la fonction phénol constitue un groupement agissant sur les organismes inférieurs. Mais cette action ne s'exerce guère que dans les cultures artificielles ou sur les surfaces cutanées et muqueuses. Depuis les travaux d'Ehrlich, la thérapeutique s'est efforcée de découvrir des antiseptiques capables d'agir dans l'organisme vivant. Les premiers essais entrepris avec les matières colorantes ont abouti à la découverte du trypanroth qui porte son action sur certains trypanosomes. Les recherches plus récentes ont montré l'intérêt qui s'attache à l'étude des dérivés arsénicaux aromatiques et permettent d'espérer qu'on arrivera à réaliser un jour la stérilisation de l'organisme infecté.

Il existe une loi qui a d'importantes applications en thérapeutique et explique certains phénomènes des auto-intoxications : c'est que les substances aromatiques perdent leur toxicité quand elles se sulfo-conjuguent ; le phénol, par exemple, est toxique ; les phényl-sulfates ne le sont pas. On sait que ces transformations sont opérées dans l'organisme lui-même, par le foie et le rein. Or, s'il est vrai, comme l'admet Stolnikow[1], que la toxicité des composés aromatiques dépend du groupe hydroxyle, on conçoit comment la sulfo-conjugaison diminue la toxicité.

Si nous passons à l'étude des substances azotées, nous allons observer des changements analogues.

L'ammoniaque possède un pouvoir convulsivant, qu'on augmente encore en remplaçant un H par un radical phénylique, qu'on fait disparaître en introduisant un radical gras (Lazarro). Or, des modifications analogues se passent dans les dérivés ammoniacaux et dans les alcaloïdes : l'introduction d'un radical alcoolique supprime le pouvoir convulsivant et confère à la substance une action curarisante ; parfois pourtant le nouveau composé conserve une partie de ses propriétés

[1] Stolnikow, Ueber die Bedeutung der Hydroxylgruppe in einigen Giften. *Zeitschrift für physiol. Chemie*, Bd. VIII, p. 235, 1884.

primitives; ainsi, d'après Brown et Fraser, les dérivés alcooliques de la morphine font encore dormir. Il en est de même pour la strychnine; mais l'action diminue si l'on augmente le nombre des radicaux alcooliques; l'éthylstrychnium est convulsivant, le diéthylstrychnium l'est beaucoup moins, le triéthylstrychnium ne l'est plus.

Des changements analogues se produisent quand un hydroxyle est remplacé par un groupe SO^4H; la morphine perd ainsi son action hypnotique; la transformation est d'autant plus intéressante qu'elle semble se produire dans l'organisme; c'est à l'état sulfo-conjugué que l'alcaloïde se trouve dans l'urine, ce qui a conduit quelques auteurs à nier son élimination par la voie rénale.

Nous avons vu que l'introduction d'un radical alcoolique donne aux alcaloïdes une action sur les muscles; il en est exactement de même pour beaucoup d'autres bases.

Prenons la xanthine, $C^5H^4Az^4O^2$; l'adjonction successive du groupe méthyl diminue l'action de cette substance sur la moelle et la transforme en un corps paralysant les réflexes et agissant sur les muscles (Filehne) : nous aurons ainsi la diméthylxanthine et surtout la triméthylxanthine $C^5H(CH^3)^3Az^4O^2$ ou caféine, qui est un véritable poison musculaire.

Dans d'autres cas, un radical alcoolique transforme une substance inoffensive en un corps très actif : telles sont la méthylguanidine provenant de la guanidine (Klebs) et la propylglycyamine qui dérive de la créatine par substitution du radical propyl à un atome d'hydrogène (Griffiths).

Enfin, d'après Fraser, l'addition d'un radical alcoolique fait perdre à l'atropine la plupart de ses effets physiologiques, ne laissant subsister que son action sur la pupille et sur le pneumogastrique.

Sans avoir épuisé, dans les quelques pages qui précèdent, toutes les questions que soulève l'étude si intéressante de la constitution des poisons, nous avons résumé les principales hypothèses. Divers détails, qui n'ont pu trouver place dans ce chapitre seront exposés à propos de l'action réciproque des poisons et des cellules.

La conclusion qui se dégage des faits que nous avons relatés, c'est qu'il est possible, à l'heure actuelle, de saisir une relation entre la constitution de certains corps et leur pouvoir toxique. On est arrivé à établir des lois qui semblent avoir une portée générale et on est parvenu à préciser les effets de certaines substances d'après les groupements moléculaires que l'analyse y révèle ou que la synthèse y introduit. Il est inutile d'insister sur l'importance de ces résultats dont les applications à la thérapeutique sont déjà fort nombreuses.

CHAPITRE V

ACTION DE L'ORGANISME SUR LES POISONS

Action de l'organisme sur les poisons. — Action du sang. — Rôle protecteur du foie. — Action du poumon sur les poisons. — Action des centres nerveux. — Action des glandes vasculaires sanguines. — Élimination des poisons par l'urine, la sueur et les autres sécrétions. — Élimination des substances volatiles par la voie pulmonaire. — Accumulation des poisons dans l'organisme.

Action de l'organisme sur les poisons. — Avant de pénétrer dans le sang, les poisons subissent souvent de profondes modifications. C'est ainsi que dans l'estomac, les sels d'argent et de plomb donnent des chlorures insolubles. Un grand nombre d'autres sels métalliques changent d'espèce ou se déposent à l'état de métal réduit. Ces transformations sont tantôt favorables à l'organisme, tantôt défavorables; si quelques poisons sont précipités et restent insolubles, d'autres, au contraire, se dissolvent soit au contact des acides de l'estomac, comme le calomel et les alcaloïdes, soit au contact des matières grasses, comme le phosphore.

Les sécrétions qui se déversent dans le tube digestif sont capables de neutraliser, en leur faisant subir une véritable digestion, un grand nombre de substances organiques. C'est de cette façon qu'on explique l'innocuité des toxines microbiennes quand on les introduit par la voie gastrique. Vincent a poursuivi sur ce sujet, avec la toxine tétanique, une série de recherches fort intéressantes. Ce poison est rapidement détruit par le suc gastrique; c'est surtout l'acide chlorhydrique qui semble intervenir. Le suc pancréatique activé exerce une action neutralisante, parallèle à son action digestive. Enfin la bile se montre capable d'annihiler le poison et cette action qui n'est pas abolie par la chaleur semble due aux divers éléments entrant dans la constitution de ce liquide, sels biliaires, lécithine et surtout cholestérine.

Les sucs digestifs agissent énergiquement dans le gros intestin au point de neutraliser 300 doses mortelles. Les microbes qui pullulent dans cette partie du tube digestif exercent une action atténuante réelle, mais légère.

L'innocuité bien connue du curare administré par la voie digestive, dépend d'une part, de l'action de la bile; d'autre part, d'une influence exercée par l'épithélium intestinal et, comme nous le verrons bientôt, d'une influence attribuable au foie. Ce qui prouve que le poison est détruit, c'est que la ligature des uretères ne fait pas éclater les accidents caractéristiques de l'empoisonnement [1].

(1) CARRIÈRE, Le sort du curare introduit dans le tube digestif. *Soc. de biologie,* 1899, p. 351.

Quand on injecte un poison sous la peau, sa toxicité est moins marquée que lorsqu'on l'introduit dans les veines. C'est là un fait d'observation journalière, qu'on explique par une lenteur d'absorption; l'élimination permettant l'issue de la substance à mesure qu'elle arrive, empêche l'accumulation.

Une autre explication a été proposée. On introduit de la strychnine sous la peau de la patte d'un cobaye après avoir ligaturé la veine du membre; si l'on enlève la ligature au bout de quelques heures, aucun accident ne se produit. Ce fait qui est exact et peut avoir une réelle importance pratique, s'expliquerait d'après Czyhlarz et Donath par une neutralisation du poison. Kleine pense que dans un membre qui a été ligaturé l'absorption est plus lente, ce qui permet une élimination protectrice.

Qu'ils aient ou non été modifiés, les poisons pénètrent par les lymphatiques et les veines et, transportés par le sang, arrivent dans les capillaires; c'est là que se passent les actes véritablement importants de l'intoxication. Ces actes sont de deux ordres : une action des poisons sur l'organisme, sorte d'attaque portée contre ses fonctions et ultérieurement contre sa structure; en même temps une défense de l'organisme qui s'efforce de neutraliser, de transformer et d'éliminer la substance nocive.

Action du sang. — Déjà, dans le sang, certains poisons peuvent être annihilés; le plasma et les globules blancs jouent un rôle protecteur fort important.

L'alcalinité du sang et des liquides interstitiels neutralise certains corps; les acides organiques, par exemple, se transforment en sels neutres presque pas toxiques. Dans d'autres circonstances, il se produit des oxydations, bien qu'on ne puisse dire si elles ont lieu dans le sang lui-même ou dans les tissus.

Depuis quelque temps, on étudie le rôle du sérum sanguin dans la destruction des poisons. L'idée n'est pas nouvelle. Rabuteau avait supposé que la résistance du cobaye à l'action de l'atropine tenait à la haute alcalinité de son sang qui dédoublerait l'alcaloïde en deux corps inactifs, l'acide tropique et la tropine. Hæckel admit également que l'atropine se transforme dans le sang des Herbivores. Les expériences de Fleischmann et celles de Metzner ont en effet démontré que le sang du lapin exerce une action neutralisante sur l'atropine, mais l'intensité de ce pouvoir toxicolytique varie considérablement d'un animal à l'autre. D'après Danielopolu, il suffit de 0^{cc},005 à 0,01 de sérum de lapin pour neutraliser 2 milligrammes d'atropine, à l'état d'alcaloïde pur, à la condition de prolonger le contact à 37° pendant 3 jours. Si l'on emploie le sulfate d'atropine, il faut ajouter de 0,02 à 0,15 de sérum.

Ce rôle protecteur du sang est peut-être plus important qu'on ne l'a cru jusqu'ici, et il serait intéressant d'en poursuivre l'étude avec le sérum des animaux naturellement doués d'une immunité. Actuellement nous ne trouvons à citer que les expériences de Phisalix et Contejean, expériences qui démontrent que le sang de la salamandre terrestre, animal réfractaire au curare, abolit l'action de ce poison.

Des recherches récentes ont mis en évidence, en l'éclairant d'un jour nouveau, l'action antitoxique du sang.

En injectant à des lapins, par la voie intra-veineuse, des extraits préparés avec les poumons d'animaux de même espèce, j'avais constaté que des doses minimes suffisaient à entraîner la mort. Si on dilue ces extraits avec de l'eau salée, on ne modifie guère la toxicité ; si on les dilue avec du sang défibriné, ou du sérum normal, et si on laisse ces mélanges en contact pendant une heure, on pourra, sans provoquer le moindre trouble, introduire cinq ou six doses auparavant mortelles. C'est ce qu'établissent les chiffres suivants :

LIQUIDE INTRODUIT	QUANTITÉ INJECTÉE		RÉSULTAT	DOSES MORTELLES INTRODUITES
	par animal.	par kilo.		
Ext. pulm. 1 p. + eau salée 1 p.	1cc,1	0cc64,	Mort.	1
— 1 p. + sang déf. 1 p.	6cc,78	3cc,7	Survie.	5,78
— 1 p. + eau salée.2 p.	1cc,16	0cc,82	Mort.	1
— 1 p. + sérum 2 p.	9cc,55	5cc,12	Survie.	6,24

Ces faits ne sont pas isolés. Dold[2] est arrivé à des conclusions analogues ; il a constaté que les extraits d'organes perdent leur toxicité quand on les laisse en contact à 37 degrés pendant une ou deux heures avec du sérum homologue, c'est-à-dire avec du sérum provenant d'un animal de même espèce. Blaizot[3] voit également la toxicité des extraits intestinaux diminuer quand on les maintient à 37 degrés pendant une heure après les avoir mélangés à du sérum ou du plasma. Enfin, en opérant avec des testicules de porc et des thyroïdes de bœuf, Gley[4] a reconnu que le sérum sanguin, à la condition qu'on le laisse en contact pendant une heure à la température de 40 degrés avec les extraits, en supprime les effets nocifs.

Les recherches de H. de Waele[5] conduisent à admettre que l'action du sang est liée au complément qu'il renferme. La toxicité des extraits organiques serait en rapport avec leur pouvoir thromboplastique ; une

[1] Roger, L'accoutumance rapide de l'économie à l'action de quelques poisons, *La Presse méd.*, 6 sept. 1911. — Influence du sérum sanguin sur la toxicité des extraits pulmonaires. *Soc. de Biologie*, 20 juillet 1912.

[2] Dold, Weitere Untersuchungen uber die Wasserigen organextraktgifle und die entgiftende Wirkung frische Serum. *Deutsche med. Wochenschrift*, 7 sept. 1911, p. 1644.

[3] Blaizot, Toxicité des extraits d'organes. Leur neutralisation. *Soc. de Biologie*, 2 décembre 1911.

[4] Gley. Action *in vitro* du sérum sanguin sur la toxicité des extraits d'organes. *Ibid.*, 9 décembre 1911.

[5] H. de Waele, Intoxication immédiate et intoxication différée avec les extraits d'organes et avec les toxines. *Zeitschrift für Immunitätsforschung und exp. Therapie*, 2 nov. 1912, p. 200.

petite quantité de complément favoriserait cette action : une forte dose la neutraliserait.

Nous aurons l'occasion de revenir à plusieurs reprises sur toutes ces expériences, qui tendent à démontrer que le sang empêche l'action toxique de certaines substances provenant des organes et des tissus. Il agit même sur des corps chimiquement définis. Gübden et Fürth laissent $0^{gr},01$ d'adrénaline en contact pendant deux heures avec 20 centimètres cubes de sang défibriné et constatent qu'au bout de ce temps, le pouvoir hypertenseur a disparu.

Ces quelques recherches suffisent à prouver qu'à l'état normal le sang possède un pouvoir protecteur. Dans bien des conditions, ce liquide renferme des substances nouvelles ou, pour mieux dire, acquiert des propriétés nouvelles dont l'importance a été établie tout d'abord par les travaux des bactériologistes. Tout le monde se rappelle les expériences par lesquelles Behring et Kitasato démontrèrent que l'immunisation contre la toxine diphtérique ou contre la toxine tétanique suscite l'apparition dans le sang d'un véritable antidote capable de neutraliser le poison microbien. Cette découverte fondamentale, qui est la base de toute la sérothérapie, conduisit Ehrlich à donner une démonstration analogue pour l'abrine et la ricine ; ces deux substances deviennent inoffensives quand on les met en contact avec le sérum d'animaux rendus réfractaires à leur action.

Ces faits ont été complétés par la découverte des anticorps qui se produisent quand des substances de constitution complexe sont introduites dans l'organisme. Les substances cristallisées, notamment les alcaloïdes, ne semblent pas en susciter le développement. Ce sont surtout les matières protéiques qui possèdent cette propriété. Elle se traduit par l'apparition de précipitines, dont l'influence explique à la fois certains phénomènes d'immunité et d'anaphylaxie.

Les recherches récentes d'Abderhalden établissent que l'introduction dans l'organisme par une voie parentérale des substances organiques les plus diverses provoque l'apparition dans le sang de ferments capables de dédoubler le produit étranger, d'exercer une véritable digestion aboutissant à la formation de corps diffusibles, dont l'élimination se fait plus ou moins facilement. C'est ce qu'on observe, par exemple, en injectant soit des hydrates de carbone étrangers à l'organisme, comme l'amidon ou le saccharose, soit un sucre qui ne se trouve pas dans le sang comme le lactose.

Les résultats les plus importants sont ceux qui ont été obtenus avec les matières protéiques. En injectant dans les veines d'un chien de l'albumine d'œuf, du sérum de cheval ou des peptones, on trouve dans le plasma et dans le sérum, un ferment qui dédouble la substance introduite. L'action n'est pas tout à fait spécifique ; la gélatine, par exemple, provoque l'apparition d'un ferment qui attaque non seulement la gélatine, mais aussi la peptone de gélatine et la peptone de soie. Ces *ferments protecteurs*, dont la découverte apppartient à Abderhalden(¹) semblent prendre naissance dans un grand nombre de circonstances pathologiques. On sait que leur recherche peut servir au diagnostic de la grossesse et du cancer.

Le rôle des leucocytes dans la défense de l'organisme contre les poisons semble bien moins important que le rôle du sérum. Les travaux de Besredka démontrent cependant leur intervention dans la protection contre le sulfure d'arsenic. Enfin, d'après Rehns, les globules rouges dépouilleraient de leur toxicité les solutions d'abrine, de ricine, de cicutine.

Action du foie sur les poisons. — C'est dans l'intimité des organes que se produisent les principales modifications des poisons. Mais, une action protectrice ne peut se manifester que si l'empoisonnement a été assez lent pour que la diffusion des substances nocives ait été possible. Comme le rappelle Héger, dans l'intoxication rapide par l'oxyde de carbone, le sang n'est pas oxycarboné dans toute l'économie, il ne l'est pas dans la rate et la moelle des os ; ces organes n'ont pas eu le temps d'exercer leur rôle. La même remarque s'applique aux alcaloïdes : les organes protecteurs n'agissent que si le poison arrive assez lentement et dans un état suffisant de dilution.

De tous les organes qui luttent contre l'intoxication, c'est le foie qui semble le plus actif.

Les travaux modernes, en montrant la fréquence des auto-intoxications et en établissant que l'organisme fabrique ou absorbe constamment des poisons, a mis au premier rang l'importance du rôle protecteur dévolu à la glande hépatique et a démontré qu'il s'exerce chaque jour.

Pour mettre en évidence l'action du foie sur les poisons on peut employer sept procédés différents :

1° Empoisonner un animal et doser la quantité de poison qui s'est accumulée dans les tissus et les organes ;

2° Étudier l'élimination des poisons par l'urine et les variations qui se produisent quand le foie est lésé ;

3° Déterminer comparativement la dose mortelle d'une substance, suivant qu'on l'introduit par une veine périphérique ou par un rameau de la veine porte ;

4° Étudier comparativement la toxicité d'une substance chez un animal intact et chez un animal dont la veine porte a été liée ou qui a subi une fistule porto-cave ;

5° Étudier la toxicité d'une substance chez un animal dont le foie est lésé ou supprimé, l'extirpation du foie étant compatible avec une survie assez longue chez la grenouille ;

6° Rechercher ce que devient la toxicité d'un corps qu'on laisse en contact avec les cellules hépatiques ;

(¹) ABDERHALDEN, Schutzfermente des thierischen Organismus. Berlin, 1912.

7° Rechercher ce que devient la toxicité d'une solution quand on la fait passer à travers un foie préparé pour la circulation artificielle.

Ces différentes méthodes se complètent les unes les autres et conduisent à des résultats concordants.

Il ne faut pas croire cependant que le foie arrête indistinctement toutes les substances que lui amène la veine porte. Il en est quelques-unes qu'il laisse passer; il en est d'autres qu'il emmagasine et qu'il transforme; d'autres qu'il élimine par la bile.

Le rôle de la sécrétion biliaire a été mis en évidence par les expériences d'Orfila, Cl. Bernard, Chrzonszczewsky, Heidenhain, Peiper, Mosler, etc. Le tableau suivant indique les résultats obtenus.

Substances.	Présence dans la bile.	Absence dans la bile.
Sulfate de cuivre	Cl. Bernard : *Plus que dans l'urine.* Mosler : *Moins que dans l'urine.*	
Albuminate de cuivre	Feltz et Ritter : *Plus que dans l'urine.*	
Sucre de plomb	Annuschat : 1/8 à 1/5 *est arrêté par le foie; dans la bile quantités très variables.*	
Citrate de fer	Paganuzzi : *Quand l'injection est faite par une veine mésaraïque.*	
Lactate de fer	Bouchard : *Id.*	
Calomel		Cl. Bernard.
Mercure	Autenrieth et Zeller : *Plus que dans le sang, lors de frictions avec un onguent.*	
Sels de fer, de manganèse, d'antimoine, d'étain, d'argent et de zinc	Lussana.	
Sels de cadmium	Marmé.	
Arsenic		Mosler : *Mais accumulation dans le foie.*
Bismuth	Brick.	
Iode		Melsens : *Id.*
Iodure de potassium	Cl. Bernard, Mosler, Lussana, Peiper : 6 *à 8 heures après l'administration.*	
Nitrate de potassium		Mosler.
Chlorate de potassium	Isambert.	
Ferrocyanure de potassium	Bouley et Colin	Peiper.
Sulfocyanure de potassium	Peiper : *Traces.*	
Salicylate de soude	Peiper : 1/2 *heure après l'injection, au dessus de* 0ᵍʳ,5.	
Sulfindigotate de soude	Diakanow, Heidenhain, Chrzonszczewsky.	
Fuchsine	Husson, Feltz et Ritter, Chrzonszczewsky.	
Indigo-carmin, rouge d'aniline	Chrzonszczewsky.	
Carminate d'ammoniaque, bleu de Berlin, bleu d'aniline		Chrzonszczewsky.
Mat.-colorantes de la rhubarbe	Heidenhain.	
Acide benzoïque		Cl. Bernard, Mosler.
Acide phénique	Peiper : *Traces.*	
Térébenthine	Cl. Bernard.	
Sucre	Cl. Bernard, Mosler.	
Albumine	Mosler.	
Quinine	Albertoni et Ciotto	Cl. Bernard, Mosler. Jacques.
Nicotine		Jacques.
Strychnine	Jacques : *Traces.*	
Curarine	Lussana.	
Caféine	Strauch.	
Chlorophylle	Wertheimer.	

Un grand nombre de poisons minéraux, qu'ils s'éliminent ou non par la bile, s'accumulent dans le foie, d'autres traversent librement la glande : c'est ainsi que le foie, est sans action sur le chlorure de potassium, le chlorure et le lactate de sodium. Au contraire, il fixe les iodures et les bromures et en rejette une partie par la bile.

L'action du foie s'exerce surtout sur les métaux lourds. Le lactate de fer est trois fois moins toxique quand on l'injecte par un rameau de la veine porte que lorsqu'on l'introduit par une veine périphérique. Dans les mêmes conditions, l'albuminate de cuivre perd la moitié de sa toxicité. D'autre part, le foie emmagasine et conserve pendant longtemps les sels de mercure, de plomb et d'arsenic. Philippeaux a trouvé du cuivre dans le foie d'un lapin, un mois après qu'on eut cessé de lui faire ingérer ce métal. Orfila avait observé déjà des faits analogues.

On admet aujourd'hui que l'accumulation des métaux lourds est due à des combinaisons qu'ils contractent avec les nucléines. C'est du moins ce qui semble démontré pour l'arsenic et le cuivre : le mercure, d'après Slovzor, se fixerait sur les globulines et formerait un composé moins stable.

L'action du foie sur les alcaloïdes signalée par Héger[1], par Schiff[2] et par quelques autres expérimentateurs[3], n'avait guère fixé l'attention. A partir de 1886, nous avons publié sur la question une série de travaux[4] dont les premiers résultats ne furent accueillis qu'avec une certaine réserve. Mais les recherches ultérieures[5] parmi lesquelles il convient de citer spécialement celles qui ont été exécutées au laboratoire

[1] Héger, Expériences sur la circulation du sang. *Thèse d'agrég. de Bruxelles*, 1873. — Notice sur l'absorption des alcaloïdes dans le foie, les poumons et les muscles. Bruxelles, 1877, 2ᵉ éd., 1894. — Sur le pouvoir fixateur de certains organes pour les alcaloïdes. *Comptes rendus de l'Acad. des sciences*, 24 mai 1880. — Analyse du livre de M. Roger. *Bull. de la Soc. royale des sc. médicales et naturelles de Bruxelles*, 1ᵉʳ juin 1887.

[2] Schiff, Sur une nouvelle fonction du foie. *Arch. des sciences physiques et naturelles de Genève*, 15 mars 1877.

[3] Lautenbach, On a new function of the liver. *Philadelphia medical Times*, 26 mai 1877.

V. Jacques, Essai sur la localisation des alcaloïdes dans le foie. *Thèse d'agrégat. de Bruxelles*, 1880.

[4] Roger, Rôle du foie dans les intoxications. *Bull. de la Soc. de biol.*, 13 février et 31 juillet 1886. — Action du foie sur les poisons. *Thèse de Paris*, 24 mars 1887. — Note sur les propriétés toxiques des sels de cuivre. *Revue de médecine*, 1887. — Toxicité de la digitale et de la digitaline. *Bull. de la Soc. de biol.*, 26 janvier 1889. — Un rôle protecteur du foie. *Congrès de physiol. de Bâle*, 1889. — Action du foie sur la strychnine. *Arch. de physiol.*, janvier 1892. — Physiologie normale et pathologie du foie, 1 vol. de l'*Encyclopédie Léauté*. Paris, 1893. — La fonction protectrice du foie. *La Presse médicale*, 26 juin 1897. — Sur un procédé permettant de déterminer l'état fonctionnel du foie (en collab. avec M. Garnier). *Soc. de biologie*, 2 juillet 1898. — Influences du jeûne et de l'alimentation (*id.*). *Ibid.*, 18 mars 1899. — Art. Foie (action sur les poisons). *Dict. de physiologie* du professeur Richet, t. VI, p. 733-746, 13 février 1904. — Les fonctions du foie. *La Presse méd.*, 10 nov. 1909.

[5] Gley et Capitan, Toxicité de l'antipyrine. *Bull. de la Soc. de biol.*, 10 nov. 1887. Gley, Action du foie sur la cocaïne. *Ibid.*, 1891.

Éon du Val, Action antitoxique du foie sur la cocaïne. *Thèse de Paris*, 1891.

Verhoogen, Recherches sur la diffusion dans l'organisme de certaines substances toxiques. Bruxelles, 1893.

Kotliar, Contribution à l'étude du rôle du foie comme organe défensif contre les substances toxiques. *Archives des Sc. biologiques*. Saint-Pétersbourg, 1893, p. 587.

Héger, Sur la diffusion inégale des poisons dans les organes. *Assoc. britannique pour l'avanc. des sc.*, Oxford, 10 août 1894.

de Colosanti([1]) ont été si concordantes qu'elles ont fini de convaincre les incrédules. Il est facile en effet de démontrer l'action du foie sur les alcaloïdes par les différentes méthodes que nous avons indiquées.

Le procédé le plus usuel consiste à faire une injection comparative par une veine périphérique et par un rameau de la veine porte. Il faut seulement avoir soin de diluer la substance en tenant compte de son équivalent toxique ; autrement dit, la dose reconnue mortelle, quand on l'injecte dans une veine périphérique, devra être contenue dans 10 ou 20 centimètres cubes de liquide, et celui-ci devra être introduit peu à peu et très lentement ; c'est pour avoir négligé ces précautions que plusieurs expérimentateurs n'ont pas réussi à mettre en évidence l'action protectrice du foie : cette glande laisse passer les solutions concentrées, qu'il s'agisse des poisons ou qu'il s'agisse du sucre. Nous avons montré, par exemple, que le foie ne modifie pas la toxicité d'une solution de nicotine à 0,5 pour 100 ; que l'injection soit faite par une veine périphérique ou par la veine porte, la dose mortelle est la même dans les deux cas ; elle oscille autour de $0^{gr},005$. Mais si l'on emploie une dilution à 0,05 pour 100, les résultats sont bien différents : pour tuer 1 kilogramme d'animal, il faut introduire $0^{gr},007$ par une veine périphérique et 0,014 par un rameau de la veine porte.

En opérant dans des conditions bien déterminées, nous avons reconnu que la plupart des alcaloïdes (nicotine, morphine, atropine, quinine, strychnine, cicutine) perdent la moitié de leur toxicité en traversant le foie.

Par la méthode des circulations artificielles, Woronzow a établi que le foie fixe la nicotine, l'aconitine, la digitaline, l'atropine, la physostigmine, la picrotoxine, la strychnine, l'adrénaline ; son action sur la muscarine et la ricine est particulièrement énergique.

Les résultats sont analogues quand on opère, comme l'a fait Kotliar, sur des chiens munis d'une fistule d'Eck. Mêmes résultats aussi quand on se sert de grenouilles privées de foie : aux alcaloïdes que nous avons étudiés, on peut ajouter, d'après Schupfer, l'apomorphine et la pilocarpine.

Nous avons encore constaté que si l'on extirpe le foie d'une grenouille, les sels de strychnine sont également toxiques qu'on les introduise sous la peau ou dans l'intestin. Si les animaux normaux résistent mieux quand le poison est donné par le tube digestif, ce n'est pas, comme on le

---

([1]) Ricerche eseguite nell'instituto di farmacologia sperimentale e di chimia fisiologica. Roma, 1896. Vol. III : La funzione protettiva del fegato. — Ce volume contient les articles suivants :
Colosanti, La funzione protettiva del fegato, p. XXI.
Schupfer, L'aziona protettiva del fegato contro gli alcaloïdi, p. 1.
Villetti, La metamorphosi regressiva nelle malattie del fegato in rapporto alla tossicità dell' orina, p. 75.
Bellati, La tossicità dell' orina nelle malattie del fegato, p. 111.
Bisso, La tossicità dell' orina prima et dopo la legatura della vena porta, p. 151.
Polimanti, La tossicità della bile del bue e del vitello, p. 193.
Lugli, La tossicità della bile avanti e dopo la legatura delle vena porta, p. 229.

croyait, parce que l'absorption est plus lente, c'est parce que le foie peut intervenir. Les résultats sont identiques quand on fait les mêmes expériences comparatives avec du curare (Albanese).

Si l'on pratique la ligature des vaisseaux afférents du rein chez une grenouille, les anastomoses qui relient chez cet animal le système porte rénal au système porte hépatique ont pour résultat de déterminer une congestion du foie et d'augmenter son action sur les poisons.

Des alcaloïdes arrêtés par le foie, quelques-uns s'éliminent par la bile (strychnine, curarine); d'autres (nicotine, quinine) ne passent pas dans cette sécrétion. En tout cas ils ne s'y trouvent jamais qu'à l'état de traces.

L'action du foie ne s'étend pas indistinctement à tous les alcaloïdes et n'est pas identique chez toutes les espèces animales; ainsi, d'après Heger, le foie de la grenouille agit énergiquement sur l'hyoscyamine; le foie du lapin n'a que peu d'influence, celui du cobaye n'en a pas du tout.

Les expériences de Clark sont fort intéressantes parce que l'auteur a opéré comparativement avec le sang, le foie et les divers tissus de plusieurs espèces animales. Il a constaté que le foie de la grenouille, par une action analogue à celle des ferments, détruit l'atropine; le cœur et le rein agissent également, mais à un degré bien moindre. Les autres tissus sont sans effet. Le foie du lapin est doué d'un pouvoir neutralisant très énergique; le sang possède une certaine influence; les autres tissus ne font rien. Les divers organes du chien, du chat, du rat, ne modifient pas la toxicité de l'atropine.

Cette action du foie, déjà si marquée, est encore plus énergique, quand les animaux ont été préparés par des injections préalables de la substance toxique. C'est ce que démontrent les expériences d'Albanese avec la morphine et celles de Dixon et Lee avec la nicotine. On conçoit que ces résultats puissent servir à expliquer l'accoutumance aux poisons. Nous y reviendrons longuement dans un chapitre ultérieur.

Le pouvoir protecteur du foie s'exerce contre les poisons organiques les plus divers, et notamment contre les albumines des sangs hétérogènes. C'est ce que Guissani [1] a établi en injectant à des lapins, comparativement par les veines périphériques et par les veines intestinales, du sérum sanguin provenant d'animaux différents.

En opérant avec le suc obtenu par autolyse du foie de porc, Billard a pu neutraliser complètement une dose mortelle de venin de cobra.

L'action d'arrêt sur l'alcool soupçonnée depuis longtemps a été bien mise en évidence par Gioffredi [2] : cet auteur a montré qu'on augmente un peu la sensibilité de la grenouille à l'alcool en lui extirpant le cerveau, beaucoup en lui enlevant le foie. Si l'on retire ces deux organes,

---

[1] GUISSANI, Sul potere antitossico del fegato rispetto alla tossicità del siero di sangue normale eterogeneo. *La Riforma med.*, 1899, III, p. 452.

[2] GIOFFREDI, Sul potere coibente del fegate e del cervello negli avvelenamenti alcoolici. *Giorn. dell' Assoc. napoletana di med. e natur.*, 1893.

des doses qui ne produisent aucun accident chez une grenouille saine amènent une mort rapide.

L'étude de l'action exercée par le foie sur les poisons putrides et intestinaux est à peine ébauchée.

Dans des expériences déjà anciennes, nous avions reconnu que le foie arrêtait les poisons putrides solubles dans l'alcool; pour amener la mort il fallait en injecter deux fois plus par la veine porte que par les veines périphériques. Les résultats avaient été semblables en employant l'extrait alcoolique de matières typhiques, débarrassé de potasse. Mais de tels extraits ne renferment qu'une partie des poisons putrides et ceux-ci ne représentent qu'une partie des poisons intestinaux. On sait en effet que le contenu de l'intestin grêle est extrêmement toxique, bien que dans cette région du tube digestif il n'y ait pas de fermentations microbiennes. Les expériences que nous avons faites avec M. Garnier ont mis en évidence l'action du foie sur ces poisons. La dose mortelle d'un extrait, préparé avec les matières prélevées dans l'intestin grêle d'un chien, était de 0,78 quand l'injection était poussée par les veines périphériques et de 2,17 quand elle était pratiquée par la veine porte.

Dans le gros intestin se trouvent les poisons putrides. Parmi ceux-ci nous signalerons l'indol, le phénol, le crésol qui dans le foie se sulfoconjuguent et se transforment ainsi en substances inoffensives. Le soufre nécessaire semble fourni non par les sulfates de l'organisme, mais par un acide aminé, la cystine.

Il se produit aussi des combinaisons avec l'acide glycuronique. L'acide indoxyl-glycuronique notamment est un corps peu stable qui s'élimine par l'urine et, se décomposant quand ce liquide se putréfie, lui communique une teinte bleue.

Il est probable que le foie contribue à former aux dépens du phénol de l'acide hippurique. Cet acide est surtout abondant dans l'urine des herbivores qui est beaucoup plus riche en phénol que l'urine des carnassiers.

L'hydrogène sulfuré, qui prend naissance dans le tube digestif par suite des putréfactions que subit l'albumine, est nettement retenu par le foie. En introduisant une solution de ce gaz comparativement sous la peau et dans le rectum d'un lapin et en plaçant devant les narines de l'animal un papier imbibé d'une solution d'acétate de plomb, on peut très bien suivre par la coloration que prend le papier l'élimination du gaz et déterminer ainsi l'activité fonctionnelle du foie.

Cette méthode, qui ne peut pas être utilisée chez l'homme, rend de grands services en pathologie expérimentale. Dans les recherches que nous avons poursuivies avec M. Garnier, nous avons pu ainsi mettre en évidence les variations de l'activité hépatique, montrer que le foie retient mieux les poisons chez les animaux jeunes que chez les animaux âgés, et suivre la diminution de la fonction chez les animaux en inanition et chez ceux qu'on soumettait à l'intoxication phosphorée.

Parmi les substances résorbées dans l'intestin se trouvent les résidus des nombreuses sécrétions qui s'y déversent. Or, les recherches de Schiff tendent à faire supposer que le foie arrête certains principes, ceux par exemple qui proviennent de la bile et qu'il les utilise pour sa sécrétion. Il faudrait ainsi admettre une circulation entéro-hépatique. Les expériences de Doyon et Gautier ne cadrent pas avec cette conception. D'après ces auteurs, la bile injectée à la dose de 2 c.c. par kilogramme d'animal ne produit aucun trouble quand on l'introduit par une veine périphérique. Injectée par la veine porte, elle rend le sang incoagulable, détermine une congestion du foie, provoque des hémorragies intestinales et entraîne la mort en 3 ou 4 heures.

L'action du foie sur les produits de la désassimilation n'est pas moins évidente; elle se traduit par une formation d'urée aux dépens de corps azotés toxiques et de certains sels ammoniacaux. Si, par exemple, on injecte des sels ammoniacaux, comparativement par une veine périphérique et par un rameau de la veine porte, on constate que, dans le deuxième cas, il faut, pour tuer l'animal, introduire une dose double : c'est du moins ce qui a lieu avec le carbonate et le lactate, car le foie ne modifie pas le chlorhydrate. L'expérience suivante confirme cette conclusion : du carbonate d'ammonium, injecté dans une veine périphérique, passe dans l'urine ; introduit dans une branche de la veine porte, il ne se retrouve plus dans ce liquide.

On peut démontrer encore le rôle uropoiétique du foie au moyen de circulations artificielles (Schrœder), ou par l'extirpation de cette glande chez les Oiseaux (Minkowski) et les Batraciens (Nebelthau). Si l'on étudie l'urine des grenouilles dont le foie a été enlevé, on constate que l'urée disparaît et se trouve remplacée par de l'acide lactique et de l'ammoniaque. En transformant le carbonate ou plutôt le carbamate d'ammonium en urée, le foie joue un rôle protecteur important; car, pour un même poids d'azote, l'urée est 40 fois moins toxique que le sel ammoniacal ; elle exerce, de plus, une fonction utile, car elle sert de diurétique physiologique ; le foie devient ainsi le collaborateur de la sécrétion urinaire. C'est à l'accumulation du carbamate d'ammonium que Pawlow et Nencki attribuent la plupart des accidents qu'on observe chez les chiens munis d'une fistule porto-cave. Ces accidents sont surtout marqués en cas d'alimentation carnée, et consistent en un changement de caractère ; l'animal devient indocile et méchant; il est souvent atteint de crises comateuses, à la suite desquelles il peut conserver une cécité passagère.

Il était donc intéressant de rechercher si l'injection du sang de la veine porte dans les veines périphériques ne provoquerait pas certains troubles. Dans des expériences déjà anciennes, nous avions étudié comparativement la toxicité du sang défibriné du chien, recueilli dans la veine crurale ou dans la veine sus-hépatique et la toxicité du sang recueilli dans la veine porte. La dose mortelle pour le lapin était par kilogramme de 25 c.c., quand on injectait le sang périphérique, et de 23 c.c., chiffre à peu près identique, quand on injectait le sang sus-hépatique. La toxicité du sang porte a été très variable : tantôt elle ne dépassait pas la normale, tantôt elle était tellement élevée qu'il suffisait d'introduire 10 et même 8 c.c. pour amener la mort.

Répétant ces expériences, Jappeli[1] est arrivé à des résultats analogues. Il a recherché ensuite les effets produits par la transfusion directe du sang portal d'un chien dans les veines périphériques d'un autre chien. Quand l'animal qui fournissait le sang était nourri avec du pain, la transfusion n'était suivie d'aucun trouble ; quand il était nourri avec de la viande, on constatait chez le transfusé des accidents légers, mais indéniables. L'injection de 500 à 550 c.c. provoquait de la somnolence, de la mydriase, et deux fois amena une salivation intense. Si les manifestations sont peu marquées, c'est que la quantité de substances toxiques absorbées dans l'intestin ne doit pas être considérable, au moins dans les conditions normales.

Mieux que par la transfusion, la réalité du processus a été démontrée par une méthode indirecte. Lorsqu'on pratique la ligature lente de la veine porte, le sang provenant de l'intestin est détourné du foie et, par les anastomoses, passe dans la circulation générale. Les poisons arrivant directement au rein sont éliminés en grande abondance. En étudiant la toxicité urinaire, avant et après la ligature, Bisso a constaté une augmentation considérable du coefficient urotoxique. Voici les chiffres qu'il donne :

RÉGIME ALIMENTAIRE	COEFFICIENTS UROTOXIQUES		RAPPORT
	Avant	Après	
	ligature lente de la veine porte.		
Viande	0,43	0,05	2,2
Graisse	0.34	0,87	2,55
Pain	0,32	0,92	2,87
Régime mixte	0,29	0,91	3,13
— lacté	0,27	0,85	3,07

En revanche, la toxicité de la bile diminue. Ce résultat fort curieux a été mis en évidence par Lugli. Après la ligature lente de la veine porte, la quantité de bile recueillie par une fistule, baisse légèrement. La densité tombe de 1018 à 1012 ; les matières solides passent de 7,93 à 4,85 pour 1000. Avant la ligature, il suffisait pour tuer un lapin de lui injecter dans les veines 21 c.c. par kilo. Après la ligature il faut 34 c.c. Au bout de quelque temps, la densité, l'excrétion des matières solides et la toxicité se relèvent : c'est qu'une circulation vicariante s'est développée qui assure, quoique d'une façon encore imparfaite, le fonctionnement du foie.

Signalons enfin quelques expériences établissant que le foie agit sur certains poisons microbiens, notamment sur les poisons colibacillaires.

---

[1] Jappeli, La tossicità del sangue nella vena porta. *Giornale internaz. delle Sc. med.*, 1895, p. 521.

D'après Teissier et Guinard, la toxine diphtérique s'exalterait dans le foie; au contraire, d'après Lauder Brunton et Bokenham, elle serait annihilée et transformée en antitoxine.

Pour qu'on puisse se rendre compte de l'action du foie sur les poisons, nous avons réuni dans un tableau les principaux résultats qu'on a obtenus en injectant comparativement les diverses substances toxiques par une veine périphérique et par un rameau de la veine porte. Sauf indication contraire, toutes ces expériences nous sont personnelles.

SUBSTANCES INJECTÉES.	TITRE CENTÉSIMAL DES SOLUTIONS.	DOSE MORTELLE PAR KILOGRAMME. INJECTION PAR		RAPPORT ENTRE LES TOXICITÉS SUIVANT LA VOIE D'INJECTION.
		VEINE PÉRIPHÉRIQUE.	VEINE PORTE.	
Chlorure de potassium	0,55	0gr,18	0gr,18	»
Chlorure de sodium.	10,0	5,17	5,88	»
Lactate de soude	10,0	2,49	2,90	»
Salicylate de soude.	4,0	0,9	1,45	1,6
Lactate de protoxyde de fer (1) . .	1,0	0,4	1,19	2,9
Albuminate de cuivre.	1,81	0,4	0.81	2,0
Nicotine (2)	0,5	0,0051	0,0048	»
	0,05	0,007	0,014	2,0
Sulfate neutre d'atropine	0,41	0,041	0,192	4,6
Curare	0,025	0,0024	0,0066	2,75
Sulfovinate de quinine	0,25	0,06	0,16	2,66
Sulfate de strychnine.	0,025	0,00028	0,0015	2,6 (3)
	0,001	0,00018	0,0003	1,6 (4)
Cocaine (5)	1,0	0,019	0,042	2,14
Chlorhydrate de morphine	1,0	0,55	0,68	1,93
Antipyrine (6)	5,0	0,68	0,95	1,4
Macération de digitale	4,15	1,4	1,6	»
Digitaline.	0,02	0,0051	0,0032	»
Naphtol α (7)	1,0	0,15	0,13	»
Naphtol β (8)	1,0	0,08	0,12 -	1,5
Chlorhydrate d'ammoniaque . . .	2,0	0,39	0,34	»
Carbonate d'ammoniaque.	1,0	0,24	0,4	1,61
Lactate d'ammoniaque	1,5	0,63	1,13	1,79
Matières pourries (extrait alcoolique) (9)	400,0	22cc,83 ou 91gr	54cc,2 ou 216gr	2,36
Matières typhiques (extrait alcoolique) (10).	4689,0	9cc,83 ou 461gr	21cc,14 ou 911gr	2,15
Contenu de l'intestin grêle	»	0,78	2,27	2,79

(1) Passage du sel de fer dans la bile.
(2) Expériences montrant l'importance de la dilution.
(3) D'après Jacques chez le chien.
(4) La dose, qui traversa le foie, ne produisit aucun trouble.
(5) D'après Gley et Éon du Val.
(6) D'après Gley et Capitan.
(7) D'après Maximovitch.
(8) D'après Bouchard.
(9) L'extrait alcoolique (débarrassé de potasse) de 400 grammes de viande pourrie avait été repris dans 100 centimètres cubes d'eau.
(10) Extrait alcoolique (sans potasse) de 4689 grammes de matières fécales de typhiques, repris dans 100 centimètres cubes d'eau.

Arrêtés par le foie, les alcaloïdes, en séjournant dans la glande, perdent peu à peu leur toxicité. Abelous reprenant le foie d'un lapin qui a reçu de la strychnine, pratique un extrait et détermine la dose convulsivante et la dose mortelle. Vingt-quatre jours plus tard, il constate que pour produire les mêmes accidents, il faut introduire des quantités deux fois plus considérables. S'agit-il d'une transformation? Abelous ne le pense pas, car si on soumet le foie au procédé préconisé par Dragendorf pour l'extraction des alcaloïdes, on retrouve dans les deux cas la même quantité de substance toxique. Il y aurait donc simplement une fixation plus énergique.

Cependant la possibilité d'une véritable transformation, que nous avons essayé d'établir par des faits expérimentaux, a été également admise par différents physiologistes et semble avoir été démontrée par Verhoogen et par Kotliar. Les expériences de Verhoogen sont tout à fait remarquables; cet auteur triture le foie d'une grenouille avec de l'hyoscyamine et voit que cet alcaloïde perd son pouvoir mydriatique : poursuivant l'étude du phénomène, il démontre que la modification ne relève pas d'une action cellulaire; elle est produite par le suc du foie qui exerce une véritable digestion analogue à celle que produit un ferment; cette action disparaît quand on chauffe le suc hépatique à 70 degrés.

Kotliar a employé un autre procédé : il s'est servi de chiens auxquels on avait pratiqué la fistule d'Eck, c'est-à-dire l'abouchement de la veine porte dans la veine cave. Ses expériences, qui ont démontré que le foie arrête et transforme l'atropine, confirment donc, par une nouvelle méthode, les résultats que nous avions obtenus antérieurement.

Recherchant la corrélation qui existe entre les diverses fonctions du foie, nous avons été conduit à poser la loi suivante : un foie qui ne contient pas encore ou ne contient plus de glycogène, est incapable d'agir sur les substances toxiques qu'il doit arrêter ou transformer.

C'est ainsi que le foie du fœtus ne commence à modifier les poisons que lorsque la fonction glycogénique est développée.

Chez les jeunes sujets dont le foie est particulièrement riche en glycogène, la fonction est extrêmement énergique. Petrone opère comparativement sur des chiens très jeunes et sur des chiens adultes. En employant la strychnine, il voit que le rapport de toxicité, suivant que l'injection est poussée par une veine périphérique ou par une veine de l'intestin, est, chez les jeunes, de 1,9 en moyenne et peut s'élever à 3,1. Chez les adultes le rapport est en moyenne de 1,67 et n'a pas dépassé 1,9. Avec la morphine, les différences sont analogues, mais moins marquées [1].

Chez les animaux soumis à l'inanition, chez ceux dont le glycogène a disparu par suite de la ligature du canal cholédoque, de la section des pneumogastriques à la région cervicale, de l'empoisonnement par le phosphore, le foie laisse passer la presque totalité des alcaloïdes qui lui arrivent. Viola a reconnu que pendant la grossesse l'action du foie sur la nicotine, la strychnine et l'atropine, diminue parallèlement à la diminution du glycogène et à l'augmentation de la graisse. Réciproquement, si

---

[1] Petrone, La funzione prottetrice del fegato. *La Pediatria*, N° 10-11, Napoli, 1900.

l'on stimule le foie, par exemple, en injectant de l'éther dans une branche de la veine porte, on voit s'exalter son rôle protecteur.

Les travaux de Billard[1] tendent à établir un rapport étroit entre l'action protectrice du foie ou plutôt entre l'action protectrice des différents organes et leur richesse en catalase. On sait que ce ferment est surtout abondant dans le tissu hépatique ; c'est même, d'après quelques auteurs, la seule partie de l'organisme qui en renferme d'une façon appréciable. Mais on en trouve aussi dans les végétaux. Or, le suc des plantes qui en contiennent neutralise certains alcaloïdes toxiques, la strychnine par exemple. Si on prépare la catalase par le procédé de Battelli, l'effet antitoxique ne se produit plus, il faut l'intervention d'un complément, albumose ou peptone.

Tous les faits que nous avons rapportés et qui seront complétés par l'étude que nous ferons de la toxicité urinaire au cours des affections hépatiques mettent bien en évidence l'action du foie sur les poisons.

Il ne faut pas conclure cependant que le foie soit le seul organe qui intervienne. Tous les tissus, sinon toutes les cellules ont le pouvoir de modifier certaines substances toxiques. Le foie n'en joue pas moins un rôle prépondérant que lui assurent sa richesse vasculaire, son activité fonctionnelle, sa situation spéciale. Placé comme une barrière sur le sang qui provient du tube digestif, il semble destiné à arrêter les nombreux poisons qu'absorbe la veine porte.

Le foie peut encore agir indirectement sur les substances toxiques par l'intermédiaire de la bile. Les intéressantes recherches de Vincent[2] ont établi que ce liquide est capable de neutraliser certains poisons microbiens, et notamment la toxine tétanique. Les différents composants de la bile, glycocholate, taurocholate, palmitate de soude, cholestérine, lécithine participent à ce résultat.

C'est surtout sur les produits microbiens prenant naissance dans l'intestin que la bile exerce une influence protectrice. Il suffit de semer comparativement des microbes d'origine intestinale dans deux ballons, renfermant l'un du bouillon peptoné, l'autre du bouillon peptoné additionné de 25 pour 100 de bile. Après trois ou quatre jours de culture, on reprend les liquides, on les filtre et on les injecte à des lapins par la voie intra-veineuse. Les accidents produits par les deux liquides sont semblables : ce sont des secousses spasmodiques, puis de violentes convulsions. Mais les doses mortelles sont bien différentes. Les cultures additionnées de bile, alors même que les injections sont poussées plus rapidement, sont relativement peu toxiques, elles le sont de trois à sept fois moins que les cultures développées en bouillon pur. Voici, par exemple, le relevé de quelques-unes de nos expériences [3].

---

[1] BILLARD, Sur le rôle antitoxique des catalases. *Soc. de Biologie*, 3 juin 1911, 6 janvier et 2 mars 1912.

[2] Voir notamment : *Soc. de Biologie*, 7 déc. et 14 déc. 1907 ; 1er févr., 2 mai et 9 mai 1908.

[3] ROGER, Influence de la bile sur la production des poisons putrides dans l'intestin. *Soc. de Biologie*, 4 déc. 1909.

NATURE DE LA CULTURE.	POIDS DE L'ANIMAL.	VITESSE MOYENNE DE L'INJECTION.		DOSES MORTELLES PAR KILO.	RAPPORT DES DOSES MORTELLES.
		Par m.	Par m et par k.		
	gr.	cc.	cc.	cc.	
Cultures { Bouillon pur.....	1750	1,75	1	4	1
aérobies. { — avec bile.	1800	2	1,11	12,22	5,05
Cultures { Bouillon pur.....	1830	2	1,09	6,55	1
aérobies. { — avec bile.	1870	3,93	2,1	33,6	5,13
Cultures { Bouillon pur.....	2050	3,33	1,55	4,65	1
anaérobies.{ — avec bile.	1950	5,07	2,48	32,3	6,94

En opérant différemmment, Vincent[1] est arrivé à des résultats analogues. Il se sert de matières diarrhéiques fétides, de matières fécales, de macérations de viande putréfiée; il filtre sur bougie de porcelaine et constate que la toxicité de ces divers liquides, quand on les a laissés pendant deux heures en contact avec de la bile, diminue dans des proportions considérables.

Action du poumon sur les poisons. — Ce sont surtout les substances entrant par le tube digestif qui subissent l'action du foie. Au contraire, toutes celles qui à un moment pénètrent dans le sang, doivent avant d'arriver aux tissus les plus sensibles, notamment au système nerveux, traverser le poumon. Le sang veineux dans sa totalité parcourt cette glande. Il est donc intéressant de rechercher son action sur les substances toxiques.

On sait depuis longtemps que le poumon sert d'émonctoire aux produits volatils : mais ce que les recherches modernes ont démontré c'est qu'il agit encore sur les substances qu'il ne peut éliminer.

Pour mettre en évidence l'action du poumon sur les poisons, la méthode est fort simple [2]. Il suffit d'injecter comparativement la solution toxique par une veine périphérique et par le bout central de l'artère carotide primitive droite. Dans cette deuxième expérience, le poison est ramené par les remous sanguins à l'origine de l'aorte et, intimement mélangé au sang, il va se déverser dans tout l'organisme; il arrive aux centres nerveux sans avoir subi l'action du poumon.

Malgré sa simplicité, le procédé exige des précautions minutieuses. Il faut dissoudre le poison dans de l'eau salée à 8 pour 1000, employer une dilution suffisante et surtout pousser l'injection sous une vitesse exactement déterminée.

Grâce à cette méthode rigoureuse, nous avons pu mettre en évidence

[1] VINCENT, Action antitoxique de la bile sur les toxines microbiennes de l'intestin. *Soc. de Biologie*, 11 décembre 1909.

[2] ROGER, Action des organes sur la strychnine. *La Presse médicale*, 15 avril 1898. — Action du poumon sur quelques substances toxiques. *Ibid.*, 7 juin 1899. — Les maladies infectieuses, p. 960-978. Paris; Masson et Cie, éd., 1910.

l'action du poumon sur le sulfate de strychnine. Une dilution à 1 pour 100.000 est injectée à raison de 2 centimètres cubes par minute et par kilogramme du poids de l'animal. La dose mortelle est $0^{mgr},15$ par kilo quand le liquide est poussé par le bout central de la carotide, 0,6 quand il est introduit par une veine périphérique. Si l'injection intra-carotidienne est plus lente, si elle ne dépasse pas $1^{cc},5$ par kilogramme et par minute, l'équivalent toxique devient $0^{mg},25$. Réciproquement, quand on accélère l'injection intra-veineuse, de façon à introduire $3^{cc},5$ par kilo et par minute, la mort survient quand l'animal a reçu $0^{mg},5$ par kilogramme. Ainsi donc, même si le liquide est poussé deux fois plus vite dans la veine que dans l'artère, l'action protectrice du poumon apparaît encore avec la plus grande netteté.

Les résultats que nous avons obtenus avec la nicotine sont analogues. La dose mortelle par kilo est $10^{mg},6$ quand l'injection est faite par le bout central de la carotide et 27 milligrammes quand elle est pratiquée par une veine périphérique. La toxicité varie donc de 1 à 2,54. Nous avons reconnu encore que la toxicité du carbonate d'ammoniaque et du sulfhydrate d'ammoniaque diminue de moitié.

L'action du poumon qui est déjà si manifeste doit être encore plus marquée que ne l'indiquent ces chiffres. Alors même que l'injection est poussée par le bout central de la carotide, une partie du liquide revient au poumon, il suffit pour s'en convaincre, d'injecter dans l'artère une solution d'hydrogène sulfuré. Un papier réactif à l'acétate de plomb, placé devant les narines de l'animal, ne tarde pas à noircir. Le poison n'est pas complètement fixé par les tissus et les organes avec lesquels il vient d'abord en contact : une portion s'arrête ; une autre, la plus importante, continue à circuler et se trouve ramenée à l'artère pulmonaire.

Les mêmes remarques s'appliquent aux expériences portant sur le foie. Quand on pratique une injection dans les veines périphériques, pour en comparer les résultats avec ceux que produit l'injection par la veine porte, une partie du poison revient à la glande, mais une partie seulement puisque le tronc porte ne laisse passer que le douzième environ de la masse totale. Au contraire, la totalité du sang veineux revient au poumon ; il en résulte que la fonction de cet organe est plus importante ou du moins est plus souvent appelée à s'exercer.

Il était intéressant de savoir si le rôle protecteur du poumon s'étendait à un grand nombre de substances ; c'est ce qu'ont recherché Boeri et Giuranna [1] Cafiero [2] Kansky [3]. Les expériences de ces savants ont été conduites avec tout le soin et toute la précision nécessaires. Douze poisons différents ont été injectés à des chiens, comparativement par une veine périphérique et par le bout central de la carotide. Dans tous

<hr>

[1] G. BOERI et G. GIURANNA, L'azzione protettiva del polmone. *La Riforma medica*, 2 et 3 déc. 1898.

[2] CAFIERO, Ricerche exp. sull. azione protettiva del polmone. *Gazetta degli orpedali e delle cliniche*, 1899, n° 97.

[3] KANSKY, Contribution à l'étude du rôle défensif des poumons. *Thèse de Saint-Pétersbourg*, 9 nov. 1902.

les cas l'action du poumon a été indéniable ; mais, suivant la substance, elle a été plus ou moins marquée. Elle ne se manifeste qu'assez légèrement sur l'acide propionique et la morphine ; elle est au contraire très intense avec les acides oxalique, formique, lactique, avec le bicarbonate d'ammonium, la nicotine, le sulfate d'atropine, le sulfate de strychnine, le nitrate de pilocarpine, l'arsénite de potassium, l'hydrogène sulfuré, l'acide acétylacétique. Cette dernière substance est trois fois plus toxique quand on l'injecte par la carotide que lorsqu'on l'introduit par une veine.

Pour compléter l'étude de l'action exercée par le poumon sur les substances toxiques, il convient de rechercher ce qui se produit dans les diverses conditions physiologiques et pathologiques.

Nous avons d'abord expérimenté sur des animaux respirant de l'oxygène pur. Dans ces conditions la toxicité du carbonate d'ammonium a été la même que lorsque l'animal respire à l'air libre, mais avec la nicotine les résultats ont été plus intéressants. Par la voie intra-veineuse la dose mortelle ne variait presque pas : elle passait de 27 milligrammes à 23 milligrammes par kilo. Au contraire, la résistance des animaux injectés par l'artère carotide était considérablement augmentée : pour amener la mort, il fallait introduire, non plus 10 ou 11 milligrammes, mais bien 22. Nous pouvons donc conclure que la suroxygénation du sang ne favorise pas l'action du poumon, mais augmente la résistance des tissus.

Nous aurions voulu faire des expériences analogues avec la strychnine. Mais l'inhalation d'oxygène provoque une telle hyperexcitabilité de la moelle que la moindre dose de poison détermine aussitôt des convulsions fort graves. La détermination rigoureuse de l'équivalent toxique devient impossible.

C'est alors que nous avons pensé à utiliser la méthode des circulations artificielles.

Le dispositif adopté est très simple :

Un animal étant tué par hémorragie, les poumons sont rapidement extraits et enfermés dans un cylindre de verre qu'on peut obturer hermétiquement (fig. 2). On a eu le soin, au préalable, de fixer dans l'artère pulmonaire une large canule, communiquant par un tube de verre, avec un entonnoir B placé en dehors de l'appareil. Une deuxième canule est fixée dans le cœur gauche, elle servira à l'écoulement des liquides qui viendront tomber dans un entonnoir K, placé sur le plancher de l'appareil et s'ouvrant au dehors ; cet entonnoir doit être muni d'un robinet. La trachée est fixée sur un tube de verre C s'ouvrant à l'extérieur et pouvant au besoin être mis en communication par une soupape de Muller E, F, avec un réservoir en caoutchouc G contenant le gaz qu'on veut faire circuler. Enfin, sur le couvercle supérieur de l'appareil se trouve un orifice donnant passage à un tube D qui aboutit à un soufflet sans soupape H. On conçoit facilement que les mouvements de va-et-vient imprimés à ce soufflet, feront varier la pression de l'air contenu dans l'appareil. Quand on ouvre le soufflet, un vide relatif se produit et les poumons se dilatent en inspiration ; quand on le ferme les poumons reviennent sur eux-mêmes en chassant l'air qu'ils contiennent.

Pendant le fonctionnement de l'appareil, il faut que le robinet de l'entonnoir inférieur soit maintenu fermé. On l'ouvre de temps en temps

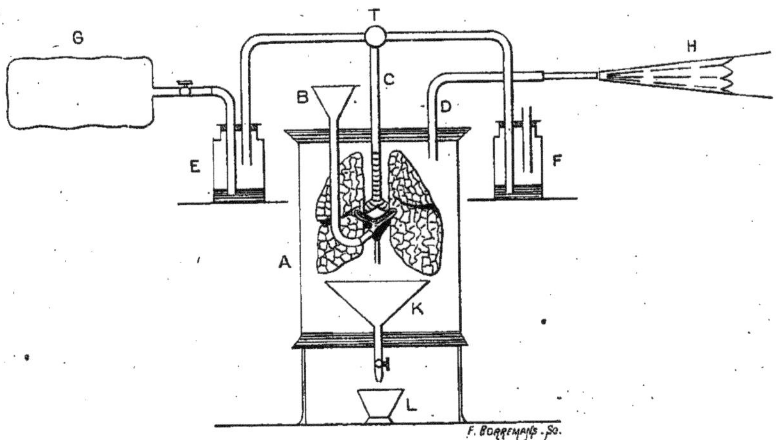

Fig. 2. — Appareil permettant d'étudier, en dehors de l'organisme,
l'action du poumon sur les poisons.

pour permettre l'issue du liquide qui a traversé le poumon et qu'on reverse ensuite dans l'entonnoir supérieur ; on peut ainsi faire repasser le même liquide aussi longtemps qu'on le désire.

Nous avons constaté, dans ces conditions, que la nicotine perd une grande partie de sa toxicité ; il faut en injecter une dose trois fois supérieure à celle qui tue avant le passage dans le poumon. Avec la strychnine, la toxicité diminue de moitié. Mais pour que le poumon agisse, il faut qu'il reçoive de l'air ou de l'oxygène. Si l'on fait circuler dans les voies aériennes un gaz inerte, comme l'hydrogène, le liquide conserve sa toxicité. Ce dernier résultat justifie la méthode que nous avons utilisée et démontre qu'il ne s'agit pas d'une simple diffusion de l'alcaloïde dans le parenchyme pulmonaire ; il se produit une transformation, probablement une oxydation.

Les remarquables recherches de Cafiero et les expériences de Kansky conduisent à une conclusion analogue.

Sur un chien vivant, Cafiero injecte un poison par la veine jugulaire et recueille le sang par la carotide : puis il détermine la toxicité du sérum par des injections intra-veineuses faites à des lapins. Il recommence ensuite l'expérience sur un autre chien dont la fonction respiratoire est entravée par un pneumothorax ou une ligature incomplète de la trachée. Dans le deuxième cas, le sérum sanguin est beaucoup plus toxique. Après s'être assuré que la différence ne tient pas à des modifications du sang pendant l'asphyxie, l'auteur conclut avec juste raison, que le poumon, quand la fonction respiratoire est entravée, laisse passer les poisons qu'il devrait retenir. Le résultat est particulièrement remarquable quand on emploie l'arsénite de potassium. Si le chien respire librement, il faut pour tuer un lapin, injecter par kilogramme, 15 c.c. de sérum : mais si le chien est asphyxié, il suffit de 2 c.c. et demi.

D'après les recherches que nous venons de résumer, le poumon nous apparaît comme un organe protecteur contre les intoxications et nous pouvons nous demander si les troubles observés au cours des affections respiratoires reconnaissent bien pour cause une simple asphyxie; s'il ne convient pas d'ouvrir un chapitre à l'étude des intoxications morbides d'origine pulmonaire. Il faudrait ainsi étendre au poumon ce qui est admis pour le foie. Cependant on ne peut assimiler complètement l'action des deux glandes. Tandis que les extraits du tissu hépatique conservent la propriété de neutraliser les poisons, les extraits du tissu pulmonaire, comme l'a montré Cafiero, restent absolument sans effet : ils augmentent même la toxicité de la substance avec laquelle on les mélange, car leur toxicité propre s'ajoute à celle du poison. Cette dernière expérience cadre d'ailleurs avec les faits rapportés plus haut : le résultat pouvait, jusqu'à un certain point, être prévu, puisque le poumon n'agit que lorsque l'air circule dans son parenchyme.

L'action protectrice du poumon s'étend-elle aux toxines microbiennes? Jusqu'ici les recherches ont été négatives. La toxine diphtérique exerce la même action, qu'on l'injecte par le bout central de l'artère carotide ou par une veine périphérique. Elle n'est pas modifiée par son passage à travers un poumon préparé pour la circulation artificielle.

Cependant il ne faut pas conclure de ce résultat négatif que le poumon n'exerce aucune action protectrice dans les infections. Il peut agir sur d'autres poisons microbiens et dans bien des cas il doit lutter contre les différentes substances toxiques qui, au cours des maladies, prennent naissance dans l'organisme. Ainsi se trouve justifiée l'étude détaillée que nous venons de faire.

Action des centres nerveux sur les poisons. — Si les centres nerveux sont les parties les plus sensibles à l'action des substances toxiques, ils sont néanmoins capables d'en détruire quelques-unes. L'attention a été appelée sur ce fait par les expériences de Wassermann et Takaki. Un morceau de cerveau broyé avec la toxine tétanique fait perdre à celle-ci son action pathogène; le mélange, introduit sous la peau d'un animal sensible, ne produit plus son effet. Il suffit d'employer 1 gramme de cerveau de cobaye pour neutraliser 125 doses mortelles de toxine tétanique. Cette toxine se fixe par adsorption sur les parties constituantes du tissu, les albumines, d'après Marie et Tiffeneau, les lipoïdes et particulièrement l'acide cérébronique, d'après Takaki.

Les intéressantes recherches de Guillain, Laroche, Grigault, établissent que le pouvoir adsorbant des centres nerveux s'étend aux autres toxines[1]; mais toutes ne s'y atténuent pas. Le complexe formé par le cerveau avec la toxine diphtérique, qui se fixe sur les lipoïdes phosphorés, avec la toxine tuberculeuse et avec la malléine est plus actif que le poison pur.

Les alcaloïdes sont également fixés par les centres nerveux et peuvent y perdre une partie de leur activité, c'est ce qu'ont nettement démontré Widal et Nobecourt avec la strychnine, Gy avec la nicotine. D'après Torata Sano, la strychnine et la cocaïne deviennent moins toxiques quand elles sont mises en contact avec la moelle épinière broyée. La strychnine est surtout neutralisée par la substance blanche ; la substance grise exerce une influence moindre, la moitié antérieure étant plus active que la moitié postérieure. Pour la cocaïne, c'est aussi la substance blanche qui intervient le plus énergiquement ; mais des deux portions de la substance grise, c'est la postérieure qui agit le mieux. La substance neutralisante est insoluble dans l'éther et résiste à la température de 100 et même de 120°. Enfin, les recherches de Mouracheff établissent que les cellules cérébrales fixent et transforment la morphine : ce sont encore les lipoïdes qui interviennent.

Action de la rate, de la thyroïde et des surrénales sur les poisons. — Il nous faudrait étudier maintenant le rôle des autres glandes de l'organisme et notamment de la rate, de la thyroïde et des surrénales. Mais nos connaissances sur ce sujet seront exposées quand nous traiterons des auto-intoxications. C'est surtout, en effet, contre les poisons nés dans l'organisme que ces glandes excercent leur influence. Cependant elles agissent aussi sur les alcaloïdes.

Les expériences de J. Nicolas et Beau établissent que les cobayes qui ont subi, de 13 à 28 jours auparavant, l'extirpation de la rate résistent comme les témoins aux alcaloïdes. Passé ces délais, ils deviennent plus sensibles que les témoins à l'action de divers alcaloïdes tels que strychnine, strophantine, atropine, morphine ; leur résistance contre la curarine et la spartéine n'est pas modifiée; contre l'ésérine elle est augmentée.

L'action de la thyroïde a été mise en évidence par les recherches d'Abelous, Jeandelize, Perrin ; celle des surrénales par Abelous et Langlois avec l'atropine, par Abelous avec la strychnine, par Charrin et Langlois qui ont utilisé la nicotine. J. Camus et R. Porak ont établi que les lapins décapsulés résistent moins bien que les lapins normaux à l'action de la strychnine et du curare. Enfin, Oppenheim a montré que l'extrait des surrénales combat les effets de l'intoxication phosphorée.

C'est surtout en neutralisant les poisons qui prennent naissance dans les muscles fatigués, que les capsules jouent un rôle protecteur important.

[1] Guy Laroche, Fixation des poisons sur les centres nerveux. *Thèse de Paris.* 1911.

Élimination des poisons par l'urine. — Les substances qui circulent dans le sang et qui n'ont pas été fixées par les tissus, tendent à être éliminées par les divers émonctoires.

Nous avons déjà parlé du passage de certains poisons dans la bile. Mais, dans ce cas, le rôle du foie est peu important; car la bile est un liquide partiellement récrémentitiel et une partie des substances qu'elle élimine peut rentrer dans l'organisme.

Tout autre est la sécrétion urinaire, qui entraîne au dehors les poisons de l'alimentation et de la désassimilation ainsi que la plupart des toxiques accidentels, notamment les alcaloïdes.

Les substances peuvent être rejetées par la voie rénale sans avoir été modifiées, ou après avoir subi, dans l'organisme, des transformations plus ou moins profondes. Malheureusement, il est souvent difficile de d'éterminer en quel endroit se font les métamorphoses, et pourtant, la question a un grand intérêt, puisque son étude nous fait pénétrer dans le processus intime de la nutrition.

Les sels neutres alcalins ne font que traverser l'organisme. On retrouve dans les urines 82 pour 100 de l'iodure ingéré (Ehlers); on y retrouve les bromures, les chlorates en totalité (Rabuteau, Stokvis) ou en partie (Binz, Mering), les nitrates, les carbonates alcalins. Pourtant on admet que certains de ces sels se transforment partiellement : les bromures et les iodures de potassium se décomposeraient et donneraient des bromures et des iodures de sodium, tandis qu'il se produirait en même temps du chlorure de potassium. Quelques thérapeutes pensent que ces faits expliquent la différence d'action des iodures et des bromures, suivant que l'iode ou le brome est uni au sodium ou au potassium ; dans ce dernier cas, les métalloïdes se trouveraient, à un moment, à l'état naissant et exerceraient alors une action spécifique.

Parmi les substances minérales qui passent dans l'urine, il convient de citer le lithium, le magnésium, l'arsenic, le cadmium, le molybdène, le tungstène, le cobalt, le nickel, le bismuth, le cuivre, le plomb, le mercure, le fer. Le mercure n'apparaît qu'après un temps assez long : Kronfeld a montré que, en injectant de l'huile grise sous la peau, on ne retrouve le métal qu'au bout d'un temps variant d'une à quatre heures ; le passage se fait plus rapidement quand la même dose est introduite par plusieurs points différents. Mais il faut un délai considérable pour que tout le métal soit chassé de l'organisme ; on en trouve encore 190 jours après son administration. L'élimination présente de grandes variations quotidiennes ; elle subit des augmentations et des diminutions passagères, parfois des pauses complètes pendant un ou plusieurs jours, sans qu'on puisse saisir la cause de ces changements (Oberländer). Le plomb passe aussi en petite quantité dans l'urine : dans les cas d'intoxication expérimentale, on en trouve bien plus dans la bile (Prévost et Binet). On peut du reste hâter son élimination en donnant au malade de l'iodure de potassium, comme l'ont bien montré les recherches de Pouchet.

Parmi les poisons organiques nous signalerons l'acide cyanhydrique, qui s'élimine tel qu'il a été introduit; le cyanure de potassium se décompose dans l'estomac sous l'influence de l'acide chlorhydrique et donne du chlorure de potassium et de l'acide cyanhydrique. Au contraire, les ferrocyanures ne se modifient pas; on en retrouve 1/5 dans l'urine, le reste passant dans les matières fécales ([1]). Dans les ferro et les ferricyanures, le radical cyanique est si bien rivé au fer, que ces corps ne sont pas toxiques. Les cyanates ne sont pas plus dangereux; ils se transforment en carbonates dans l'organisme.

On a longuement discuté sur l'élimination de l'alcool. D'après Subbotine et Voit, on ne retrouve en vingt-quatre heures que 16 pour 100 de l'alcool ingéré : l'excrétion se fait surtout par les poumons, qui en rejettent 5 pour 100 en cinq heures, puis par les reins, qui n'en rejettent que 2 pour 100; on en pourrait encore déceler des traces dans la peau. Les résultats sont du reste assez variables; car l'alcool s'échappe plus ou moins vite, suivant les circonstances : par exemple, il est éliminé bien plus rapidement sur les montagnes et à une haute température.

Les alcaloïdes sortent surtout par la voie rénale, le plus souvent sans avoir subi de changement, parfois après s'être oxydés. C'est la quinine qui a servi à la plupart des recherches expérimentales : mais les chimistes n'ont pu s'entendre; les uns prétendent qu'elle s'élimine telle quelle, les autres admettent qu'elle s'échappe à l'état de quinidine ou d'une substance physiologiquement inactive, l'hydroxylquinine (Kerner). Ce qui est certain, c'est qu'une partie seulement se retrouve dans les excrétions, une autre reste dans l'organisme, se transformant peut-être en leucomaïne, car on voit augmenter la quinoïdine animale (Bence-Jones et Dupré). Quoi qu'il en soit, l'urine contient de la quinine dix minutes après son introduction; la quantité va en augmentant jusqu'à la sixième heure; au bout de douze heures, la moitié est éliminée, mais l'excrétion continue encore pendant trois, quatre ou cinq jours, de sorte que 70 à 80 pour 100 de l'alcaloïde sont ainsi rejetés (Byasson).

On est moins bien renseigné sur la morphine. Aussitôt après son introduction dans l'organisme, même par injection intra-veineuse, la morphine disparaît du sang et se dépose dans les centres nerveux et le foie; son élimination se fait vite, en un temps qui varie de douze à quarante-huit heures. Pour Lamal, Gérard et Ricquiet, elle se transformerait en oxymorphine et s'éliminerait sous cette forme; Stolnikow pense qu'elle est rendue inactive par sulfo-conjugaison; le corps ainsi produit passe dans l'urine, où il serait difficile de l'isoler. On comprend donc que certains auteurs aient nié son rejet par le rein; Voit, par exemple, examinant l'urine d'un homme qui prenait tous les jours 1 ou 2 grammes de morphine, ne put y déceler cet alcaloïde; il en retrouva de grandes quantités dans les matières fécales, où tous les auteurs qui l'ont recherché en ont signalé la présence.

([1]) Bruneau, Du passage de quelques médicaments dans les urines. *Thèse de Paris*, 1880.

L'urine sert de voie de sortie à un grand nombre d'autres alcaloïdes, vératrine, atropine, strychnine, curarine, ainsi qu'à la caféine. En même temps elle renferme souvent des substances nouvelles, sur l'étude desquelles nous reviendrons; car leur présence fait connaître quelques-unes des modifications que les poisons imposent à la nutrition de l'organisme.

Enfin le rein rejette encore, sans qu'elles aient subi de transformation, les matières colorantes (alizarine, hématoxyline, carmin, chlorophylle) et les matières odorantes (valériane, ail, safran, castoréum). Parfois cependant la substance qui est éliminée diffère de celle qui a été introduite : c'est ce qui a lieu pour la térébenthine. La santonine donne naissance à un corps mal défini, la xanthopsine, qui confère aux urines une coloration jaune verdâtre, devenant rouge pourpre par l'adjonction d'un alcali.

Toutes les substances dont nous avons parlé jusqu'ici ne font que traverser l'organisme ou n'y subissent que de légers changements. Nous devons dire quelques mots des corps qui éprouvent des transformations importantes.

Parmi les substances minérales, les acides se salifient, certains sels s'oxydent, d'autres se réduisent. Souvent des corps appartenant à des familles voisines se comportent tout différemment : le soufre, les sulfures, les hyposulfites, s'oxydent et s'éliminent sous forme de sulfates (Wöhler, Kletzinski); les sels de sélénium et de tellure se réduisent et se dégagent à l'état d'hydrogène sélénié ou telluré donnant à l'haleine une odeur insupportable (Rabuteau). Les iodates et les bromates forment des iodures et des bromures, tandis que les chlorates ne se modifient pas; mais les hypochlorites se transforment en chlorures (Kletzinski) et le perchlorure de fer en protochlorure (Rabuteau). Enfin, les hypophosphites et les phosphites forment des phosphates.

Les sels alcalins à acide organique suivent presque tous la même loi : une petite partie s'élimine à l'état de sels ammoniacaux neutres (Salkowski), le reste se transforme en carbonates (Wöhler, Rabuteau); ainsi se comportent les cyanates, acétates, tartrates, citrates, formiates, valérianates, quinates, méconates, aconitates, succinates. Les acides gras volatils se dédoublent, au moins partiellement, en acide carbonique et en eau; il en est de même, semble-t-il, de la glycérine.

Les sels ammoniacaux se transforment en partie ou en totalité en urée; nous avons déjà montré le mécanisme de cette transformation en parlant de l'action du foie, et nous avons fait voir qu'elle ne s'effectue qu'avec les carbonates ou les sels à acide organique. Cependant quand on fait ingérer du chlorure d'ammonium, une petite partie seulement s'élimine sous cet état, le reste se transforme en urée; la contradiction n'est qu'apparente; dans le cas d'ingestion le sel ammoniacal trouve dans l'intestin des sels alcalins qui déplacent l'ammoniaque. Les acides aminés et les ammoniaques composées se comportent de même et s'éliminent à l'état d'urée; les cyanamides à l'état d'uramides. La créatine donne de la créatinine; les ferricyanures se changeant en ferro-cyanures (Wöhler).

L'acide cinnamique s'élimine sous forme d'acide benzoïque; l'acide benzoïque, sous forme d'acide hippurique; l'acide tanique à l'état d'acide gallique; l'acide gallique et l'acide pyrogallique s'échappent en partie sans transformation, en partie à l'état de pyrogallol et de pyrocatéchine.

Le phénol se sulfoconjugue, particulièrement dans le foie et le rein, et donne des phényl-sulfates et des phényl-glycuronates; en même temps, il se forme de l'hydrochinone brunissant à l'air. Le benzol se tranformant en phénol, fournit les mêmes produits d'élimination. Quant au salol, il se dédouble dans le duodénum en phénol, dont nous connaissons les modifications, et en acide salicylique; celui-ci, sous quelque forme qu'il ait été ingéré, passe dans l'urine, en même temps qu'une petite quantité de pyrocatéchine qui confère à ce liquide une couleur foncée (Méhu).

On n'est pas encore fixé sur les transformations du chloroforme; la plupart des auteurs, contrairement à Maréchal et à Baudrimont, n'admettent pas qu'il s'élimine en nature; il se comporterait comme le chloral et donnerait dans l'urine une substance réduisant la liqueur de Fehling, l'acide urochloralique. Quant au chloral, arrivé dans le sang, il se transforme partiellement en chloroforme et s'élimine aussi à l'état d'acide urochloralique.

Il existe un grand nombre de substances toxiques ou médicamenteuses qui confèrent à l'urine la propriété de réduire le réactif cupro-potassique : cette action est due tantôt à l'acide glycuronique, comme après l'introduction du camphre; tantôt à une substance non définie, comme cela se voit après l'administration de glycérine, ou de térébenthine.

La fréquence des accidents consécutifs aux applications d'iodoforme donne un certain intérêt à l'étude des modifications que subit ce corps; d'après Harnack, de l'iode serait mis en liberté et agirait combiné à l'état d'iodure organique.

Les quelques exemples que nous venons de rapporter suffisent à montrer quelles difficultés on rencontre quand on veut étudier l'élimination des substances toxiques; les transformations nombreuses que subissent les poisons, les réductions et les oxydations qu'ils produisent, les dédoublements et les combinaisons nouvelles qu'ils subissent, rendent les recherches très pénibles et les interprétations très délicates.

Il n'en reste pas moins établi que la plupart des poisons s'éliminent par la voie rénale. Aussi a-t-on espéré favoriser leur sortie en lavant l'organisme, c'est-à-dire en injectant de grandes quantités d'eau salée dans les veines. Dastre et Loye ont expérimenté cette méthode sur les animaux; quelques auteurs ont obtenu chez l'homme des résultats assez encourageants.

La réalité du lavage exercé par l'eau salée est facilement mise en évidence par l'injection aux animaux des substances qu'il est facile de retrouver dans les urines, le ferrocyanure de potassium par exemple, ou des matières colorantes comme le sulfindigotate de soude.

Injecté dans les veines du lapin, le ferrocyanure apparaît dans les urines au bout de 15 minutes et disparaît au bout de 4 h. 1/2 ; chez les animaux recevant de l'eau salée, il apparaît au bout de 7 minutes et a disparu au bout de 3 h. 3/4. Le sulfindigotate de soude passe très rapidement dans l'urine, en 3 ou 4 minutes. La durée de l'élimination est plus intéressante. Chez les animaux les muqueuses qui sont devenues bleues reprennent leur teinte normale au bout de 2 h. 1/2 ; l'urine au bout de 4 h. 1/2 ; et, parmi les organes internes, le foie au bout de 7 heures. Chez les animaux injectés avec l'eau salée le temps de décoloration est de 1 h. 1/2 pour les muqueuses, 3 h. 3/4 pour l'urine, 5 heures seulement pour le foie (¹).

Il faut remarquer cependant que dans bien des cas, les phénomènes sont beaucoup plus complexes. L'injection d'eau salée, par exemple, détermine une hyperexcitabilité de la moelle épinière. Aussi, les animaux qui ont reçu au préalable une certaine quantité de solution chlorurée réagissent-ils avec la plus grande facilité à la strychnine et succombent après avoir reçu des doses bien inférieures à celles qui tuent les témoins. C'est du moins ce qui a lieu quand on injecte le poison dans les veines. Si au contraire, on l'introduit sous la peau, l'animal meurt plus tardivement que le témoin, l'absorption, comme l'avait déjà constaté Magendie, étant considérablement entravée(²).

On peut donc conclure que les injections d'eau salée produisent des effets complexes et qu'il serait intéressant d'en poursuivre systématiquement l'étude au cours des diverses intoxications, y compris les intoxications microbiennes. Elles semblent avoir donné de bons résultats dans un cas de tétanos traité par Tuffier. Par contre elles ont complètement échoué dans les tentatives expérimentales faites par Enriquès et Hallion avec la toxine diphtérique (³).

Élimination des poisons par la sécrétion sudorale. — L'urine et la bile ne sont pas les seules voies d'élimination des poisons. La sécrétion sudorale joue aussi un rôle très important. Bergeron et Lemattre ont publié sur ce sujet un remarquable mémoire, dont nous reproduisons les conclusions : « Les arsénites et arséniates de potasse ou de soude s'éliminent en nature ; l'arséniate de fer se dédouble, le fer s'élimine par le rein et l'arsenic est décelé dans la sueur à l'état d'arséniate alcalin. Le proto-iodure de mercure s'élimine à l'état de bi-iodure ; on retrouve dans la sueur des traces de mercure et l'iode est décelé

<hr>

(¹) Roger, Influence des injections intra-veineuses d'eau salée sur l'élimination des poisons. *Société de Biologie*, 28 novembre 1896.

(²) Roger, Des injections intra-veineuses d'eau salée dans l'empoisonnement strychnique. *Société de Biologie*, 14 novembre 1896.

(³) Cf. Chassevant, Action des injections de sérum artificiel dans l'empoisonnement strychnique. *Soc de Biologie*, 16 mai 1896. — Chassevant et Got, *Id., Ibid.*, 28 novembre 1896. — Tuffier, Le lavage du sang dans les infections chirurgicales. *Ibid.*, 16 mai 1896. — Delbet, Recherches exp. sur l'hématocatharsise. *Ibid.*, 6 juin 1896. — Enriquès et Hallion, Injection intra-veineuse d'eau salée dans l'intoxication diphtéritique exp. *Ibid.*, 11 juillet et 26 décembre 1896.

dans la salive et l'urine à l'état d'iodure alcalin. Le bichlorure de mercure se retrouve sous le même état dans la sueur et dans l'urine : l'iodure
de potassium ne se retrouve jamais dans la sueur (¹). » Cette dernière
assertion n'est pas toujours exacte : parfois on a trouvé, dans la sueur,
de l'iodure et même de l'iode. On y a décelé encore de l'antimoine
(Spring), du phosphore qui ferait une atmosphère lumineuse autour du
malade. Enfin certains métaux peuvent se déposer dans la peau : tels
sont le fer et le plomb (Lavrand), ce dernier s'élimine ensuite par la
sueur (Dumoulin).

Bien des substances de nature organique ont été retrouvées dans la
sueur : en voici une liste dont les éléments sont empruntés aux ouvrages
classiques de Spring (²) et de Beaunis (³) et à l'article de F.-Franck (⁴) :

Ipéca, serpentaire, angélique, salsepareille, gaïac, camphre, éthers,
quelques huiles essentielles, opium, acide benzoïque (en partie, à l'état
d'acide hippurique), acide succinique, acide lactique, quinine. On y rencontre encore de petites quantités d'alcool (0,14 pour 100 d'après Binz),
mais, contrairement à ce qu'on aurait pu penser, la pilocarpine ne s'élimine pas par cette voie.

En parlant des auto-intoxications nous reviendrons sur le rôle de la
peau, comme émonctoire des poisons constamment formés dans l'organisme ; c'est à la suppression de cette fonction protectrice qu'on attribue
la plupart des accidents causés par les lésions étendues du tégument
cutané, par les brûlures et le vernissage.

Élimination des poisons par les diverses sécrétions. —
La sueur se rapproche de l'urine, parce que les substances qui y passent ne peuvent guère rentrer dans l'organisme ; il en est de même
pour les larmes et le lait.

Quelques poisons, comme la quinine, se retrouvent dans la sécrétion
lacrymale ; Dubois et Vignon (⁵) ont constaté ce fait curieux que les
phénylènes-diamines s'accumulent dans les glandes lacrymales et y sont
détruites en partie ; il y a là un rôle protecteur que les auteurs comparent à celui du foie.

Il suffit de signaler l'évacuation possible par le mucus bronchique de
certains poisons comme la quinine. Nous ferons une étude spéciale de
la sécrétion lactée.

**Passage des poisons dans les sécrétions gastro-intesti-
nales.** — Parmi les sécrétions, qui se déversent le long du tube digestif,

---

(¹) Bergeron et Lemattre, De l'élimination des médicaments par la sueur. *Arch.
génér. de méd.*, 1864, t. II, p. 173-184.
(²) Spring, Traité de sémiologie, t. II, p. 171.
(³) Beaunis, Traité de physiologie. Paris, 2ᵉ éd., 1881, p. 825.
(⁴) F.-Franck, Art. Sueur. *Dictionnaire encycl. des sc. méd.*, 3ᵉ série, t. XIII, p. 78.
Paris, 1884.
(⁵) Dubois et Vignon. Étude préliminaire de l'action physiologique de la para- et
de la métaphénylène-diamine. *Arch. de physiol.*, 1888, II, p. 255.

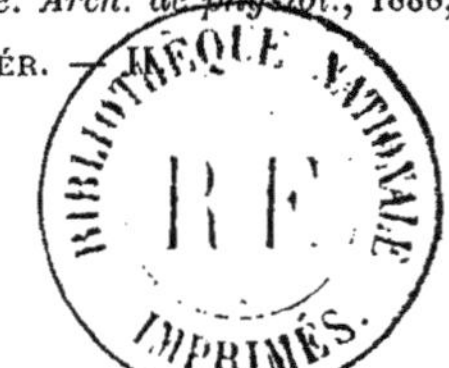

nous trouvons d'abord la salive, qui peut contenir un grand nombre de substances toxiques : l'iodure de potassium y apparaît quelques minutes après l'ingestion ; l'iodure de fer, contrairement aux autres préparations martiales, s'y retrouve également ; on y décèle aussi les chlorates, la quinine, la strychnine, l'aconitine et peut-être des traces de morphine. Byasson, qui a étudié avec soin l'élimination du mercure, en a constaté la présence dans l'urine deux heures après l'ingestion de $0^{gr},02$ de sublimé, et dans la salive, deux heures plus tard ; la sueur en contient un peu ; les matières fécales en renferment une grande quantité, 72 pour 100 de la dose introduite, d'après Hayem.

Un intérêt considérable s'attache à l'étude des substances qui passent dans l'estomac, puisqu'au moyen d'un lavage on peut les entraîner au dehors. Plusieurs composés métalliques s'éliminent de cette façon ; l'iode, le brome, le fluor se retrouvent dans la sécrétion gastrique à l'état d'acides iodhydrique, bromhydrique, fluorhydrique ; le mercure et le manganèse sous forme de composés albumineux. D'après Binet, on peut y déceler la quinine, la strychnine, la lithine, les chlorates. Les acides salicylique et gallique, le chloral, l'atropine n'y passent pas ou y passent à l'état de traces.

L'acide arsénieux, injecté sous la peau du lapin, se retrouve également dans l'estomac où il provoque des altérations de la muqueuse qui aboutissent parfois à l'ulcération ; on évite ce dernier accident en neutralisant le suc gastrique par des alcalins (Filehne).

C'est surtout l'élimination de la morphine qui présente de l'intérêt : en une heure, l'estomac rejette de 30 à 50 pour 100 de la quantité injectée sous la peau (Alt). On conçoit donc que le lavage de cet organe donne de bons résultats, même quand le poison a été introduit par une autre voie que le tube digestif.

La morphine passe aussi en grande quantité dans l'intestin ; en injectant sous la peau d'un chien $1^{gr},6$ de morphine, en deux jours, Tauber a extrait des matières fécales $0^{gr},51$ de cet alcaloïde, soit 41,3 pour 100 de la quantité introduite. Mais ce sont surtout les métaux qui se retrouvent dans les sécrétions intestinales ; l'or, le nickel, le cobalt, le fer, l'uranium, le manganèse, le platine, le mercure, le baryum, le strontium s'éliminent par cette voie et peuvent, par leur passage, produire des altérations de la muqueuse : telles sont les lésions du gros intestin dans l'empoisonnement par le sublimé.

Les purgatifs favorisent l'élimination intestinale. Langes a mis ce résultat à profit dans ses expériences : il injecte une solution de sulfate de soude dans une anse intestinale et introduit divers poisons par les veines ; il a retrouvé dans le contenu de l'intestin, l'antipyrine, la cocaïne, l'ovoalbumine, la toxine diphtérique. Les résultats ont été négatifs avec le phénol, le ferrocyanure, l'argent colloïdal, la toxine tétanique.

Les sécrétions pathologiques, comme les sécrétions normales, peuvent contenir diverses substances toxiques ; on a décelé de la quinine dans

la sérosité des hydropisies, du mercure dans le pus, de l'arsenic dans
le liquide des vésicatoires.

Élimination des poisons volatils. — Les poisons volatils trouvent une voie ouverte dans le poumon. Un grand nombre d'essences,
les acides gras et les alcaloïdes volatils, les alcools, les aldéhydes, les
éthers, l'acétone s'éliminent par cet organe. Il en est de même pour les
hydrogènes sélénié, telluré et sulfuré : ce dernier gaz est fort toxique
quand on le respire; mais sa prompte élimination par les poumons le
rend inoffensif quand on l'ingère ou quand on l'introduit par la voie
rectale. Le phosphore imprègne également l'air expiré et lui donne
la propriété de luire dans les ténèbres.

Variations dans l'élimination des poisons. — Il existe quelques
conditions qui favorisent ou entravent l'élimination des poisons. Celle-ci
est d'autant plus rapide que la nutrition est plus active. L'enfant, chez
qui l'émonction rénale se fait avec une rapidité étonnante, supporte des
doses de salicylate égales à celles qu'on donne à l'adulte. Mais cette
action du rein ne commence qu'un certain temps après la naissance.
C'est ce que démontrent les recherches de Porak ; pendant la vie intra-
utérine, l'iodure de potassium administré à la mère arrive au fœtus par
le placenta et ressort par la porte d'entrée; après la naissance, le rein
rejette l'iodure, mais il agit lentement; si l'on donne 0,5 ou 1 gramme à
la mère, l'élimination est achevée chez celle-ci en trente-six heures;
chez le nouveau-né elle dure de quatre à six jours.

Dans la vieillesse, l'élimination des poisons est extrêmement lente;
aussi doit-on être très circonspect et très prudent dans l'administration des médicaments chez les gens âgés.

Sous l'influence des maladies, il se produit des changements dans
l'absorption, la transformation et l'élimination des poisons. Les troubles
de la glycogénie hépatique entravent l'action protectrice du foie, les
troubles de la sécrétion urinaire rendent plus difficile l'élimination
rénale; les altérations de la nutrition modifient les transformations de
certaines substances, notamment de celles qui subissent des oxydations, comme l'établissent les analyses de Nencki et de Sieber. Sans
avoir recours à des recherches chimiques, toujours délicates, Bouchard[1] a montré que la naphtaline subit, chez certains malades, des
modifications tout à fait différentes de celles qui se produisent chez
l'homme sain; elle donne à l'urine une coloration pourpre, analogue à la
teinte du permanganate de potasse. Cette coloration s'observe dans le
choléra, dans l'ictère grave et parfois dans la fièvre typhoïde; elle semble
due à un défaut d'action de la glande hépatique et pourrait peut-être
servir en clinique à déterminer l'état fonctionnel du foie.

[1] Bouchard, Leçons sur les auto-intoxications dans les maladies. Paris, 1887,
p. 240.

Bachrach[1] a abordé la question, en étudiant l'élimination de l'iodure de potassium, qu'il administrait à des hommes apyrétiques ou fébricitants. Or, il ne trouva pas de différence quand la substance était introduite par l'estomac; injectée sous la peau, elle passait dans l'urine, en trois ou cinq minutes chez l'apyrétique, en trente ou quarante minutes chez le fébricitant; mêmes résultats en appliquant sur la peau du bras ou de la cuisse des compresses imbibées d'iodure; l'iode se retrouvait dans l'urine au bout de quinze minutes chez les gens normaux, tandis que, chez les malades, le passage n'avait lieu qu'en une heure. En opérant sur des individus atteints de fièvre intermittente, les effets ont été les mêmes, que l'injection fût faite pendant l'accès ou une heure auparavant.

L'élimination peut être activée par certains états morbides; d'après Féré, l'iodure de potassium et le salicylate s'échappent plus rapidement après qu'avant l'accès d'épilepsie. Mais c'est généralement l'inverse qui a lieu. Bouchard, un des premiers, a insisté sur la lenteur de l'élimination des médicaments dans les affections rénales; cette étude, reprise par son élève Chauvet[2], a donné lieu dans ces derniers temps à toute une série de travaux. Nous y reviendrons en étudiant les altérations du rein et l'urémie. Signalons seulement la possibilité d'une excrétion vicariante, notamment par l'intestin. Celle-ci peut être augmentée alors même que la lésion du rein n'en diminue pas la perméabilité. Ainsi Mellière et Pettit ont opéré comparativement sur des chats normaux et sur des chats chez lesquels par des injections de toluylène diamine, ils avaient provoqué des lésions rénales. En introduisant la même dose de nitrate de plomb, c'est-à-dire $0^{gr},05$, ils en retrouvent chez les normaux 1 milligramme dans l'urine et 2 milligrammes dans les matières fécales; chez les malades 2 milligrammes dans les urines et 8 milligrammes dans les matières.

Accumulation des poisons dans l'organisme. — Nous avons vu que les poisons ne sont pas tous rejetés de l'organisme avec la même rapidité. Quelques-uns, comme les sels minéraux, y séjournent longtemps. Des expériences inachevées d'Orfila, il résulte que l'élimination est complète pour l'arsenic et le sublimé en trente jours; pour l'émétique en quatre mois, pour le nitrate d'argent en cinq mois, pour l'acétate de plomb et le sulfate de cuivre en huit mois.

Ce sont surtout les sels de mercure qui ont servi aux recherches. Orfila, en donnant $0^{gr},69$ de sublimé à un chien, trouvait encore du mercure au bout de dix-huit jours; avec une dose de $0^{gr},3$, il n'y en avait plus au bout de ce temps; on ne pourrait jamais en déceler passé un mois; mais Kussmaul en a retrouvé après quatre mois et même après

---

[1] BACHRACH, Ueber Ausscheidung von Iodkali und ähnlichen Salzen durch den Harn. *Dissert. Berlin*, 1878.

[2] CHAUVET, Du danger des médicaments actifs dans les cas de lésions rénales. *Thèse de Paris*, 1877.

douze et Colson après plusieurs années. Le mercure semble se déposer dans quelques viscères et particulièrement dans le foie et les os, où il persisterait à l'état métallique ; on s'explique ainsi les faits de mercurialisme tardif rapportés par quelques auteurs, notamment par Kussmaul ; plusieurs mois ou même plusieurs années après la cessation du traitement hydrargyrique, on a vu survenir de la salivation à l'occasion d'un refroidissement ou d'une cure sulfureuse.

Le plomb reste longtemps dans l'intestin, à l'état de sulfure ; dans la peau, à l'état de sulfate (Dumoulin) ; dans les os, le foie, les reins. D'après Prévost et Binet, le foie en contient beaucoup dans les intoxications aiguës ; tandis que, dans les intoxications chroniques, l'accumulation se fait surtout dans les reins et les os ; il semble même que le plomb puisse entrer, à l'état de phosphate, dans la charpente osseuse.

Les recherches très précises de Mellière donnent pour 1 kilogramme de tissu, les quantités suivantes de plomb exprimées en milligrammes : poils, 500 à 5500 ; cheveux, 200 à 2700 ; dents, 600 à 1800 ; foie, 15 à 90 ; cerveau (substance grise), 15 à 60 ; reins, 6 à 35 ; peau, 2 à 44 ; poumon, 5 à 12 ; cœur, 3 à 6 ; muscles, 2 à 4 ; cerveau (substance blanche), 1 à 4.

C'est aussi dans le foie, où il se combine avec les nucléines, et dans les os que d'après Brouardel et Pouchet s'accumule l'arsenic ; il se fixe surtout dans le tissu spongieux des os et peut y être décelé au bout de huit et dix semaines, après qu'on en a cessé l'administration, tandis qu'il disparaît en trois semaines des autres viscères. Blarez et Deniges, ayant eu l'occasion d'étudier 3 cas d'intoxication arsenicale, trouvèrent les quantités suivantes, exprimées en milligrammes pour 100 grammes de tissus : foie, de 217 à 330 ; rein, de 160 à 365 ; ongles, de 14 à 61 ; poils, de 8 à 40 ; cœur, de 4 à 42,5 ; muscles, de 4 à 8,5 ; os, de 2 à 12 ; cerveau, de 2 à 4 ; peau, de 2 à 3. Deniges, ayant fait ensuite quelques expériences sur des chiens et des lapins, constata que la portion droite du foie contient beaucoup plus d'arsenic que la portion gauche, résultat qu'on peut invoquer en faveur d'une certaine indépendance circulatoire entre les deux lobes. Voici les chiffres qu'il donne pour le lapin : foie (portion droite) 43, (portion gauche) 56 ; rein, 10 ; cœur, 3 ; muscles, 2 ; cerveau, 1 ; moelle épinière, 0,8 ; pour le chien : foie (portion droite) 46, (portion gauche), 16 ; rein, 10 ; cœur, 8 ; muscles, 5 ; moelle épinière, 0,8 ; cerveau, 0,6.

Certaines matières organiques séjournent dans l'économie pendant un temps assez long. On connaît les expériences de Flourens, qui a étudié l'accumulation de la garance dans les os et sa disparition. La plupart des cliniciens prétendent qu'il est dangereux de poursuivre longtemps l'administration de la digitaline ; ce glycoside produirait des accidents, soit parce qu'il s'accumule dans l'organisme, soit parce que tout en s'éliminant assez vite, il déterminerait des actions cumulatives. D'autres substances s'éliminent au contraire très rapidement, telles sont la morphine et surtout l'atropine. Quant à la strychnine, les faits rapportés sont trop contradictoires pour qu'on puisse se faire une opinion.

Résumé. — L'étude des moyens de résistance que l'organisme oppose aux intoxications montre qu'on se ferait une idée bien fausse de la complexité des phénomènes vitaux, en supposant que tout se borne à des accumulations et à des éliminations. L'être vivant fait subir aux substances toxiques, même à celles qui semblent les plus stables, des modifications qui, par leur rapidité et leur complexité, laissent bien loin derrière elles les réactions qui s'opèrent dans le laboratoire. Ainsi l'histoire des intoxications devient de plus en plus complexe; car ce n'est pas toujours la substance introduite qui agit.

DEUXIÈME PARTIE

LES SOURCES D'INTOXICATION

CHAPITRE I

LES POISONS ALIMENTAIRES

Poisons alimentaires habituels. — Poisons alimentaires accidentels.

Tous les aliments contiennent des substances toxiques. Il nous suffit de citer les sels de potassium, si abondamment répandus dans la viande et surtout dans les végétaux.

Les transformations que subissent les matières organiques, dans le tube digestif, sous l'influence des sécrétions qui s'y déversent et des microbes qui y pullulent, donnent naissance à de nouveaux poisons.

En face de ces sources d'intoxication, en quelque sorte nécessaires et en tout cas continuelles, nous devons en placer d'autres qui, pour être contingentes, n'en sont pas moins d'une importance considérable.

Les aliments et les boissons peuvent contenir des substances nocives, par suite des préparations culinaires qu'on leur a fait subir : ce sont surtout des sels métalliques provenant des récipients ou des ustensiles servant à la cuisson, sels de cuivre, de nickel, de plomb; ou bien, ce sont des substances chimiques, ajoutées dans le but de conserver les aliments et les boissons, ou de leur conférer un goût agréable : l'acide salicylique, les bouquets, les essences représentent les falsifications les plus importantes.

Les aliments avariés entrent fréquemment en ligne de compte : on connaît aujourd'hui un nombre considérable d'observations où des accidents, souvent graves, parfois mortels, ont suivi l'ingestion de diverses substances fraîches ou conservées. Les phénomènes dépendent de différentes causes : parfois les aliments étaient peu altérés ou paraissaient excellents; leur ingestion n'a produit d'accidents que chez un petit nombre des personnes qui les ont consommés : il faut invoquer alors des susceptibilités particulières. Le plus souvent, les aliments ont été nocifs pour tous ceux ou presque tous ceux qui y ont goûté. Or, en parcourant les nombreuses observations publiées, on voit que les accidents surviennent toujours dans une des trois conditions suivantes : tantôt il s'agit de viandes fournies par des animaux surmenés; tantôt les aliments provenaient d'animaux ou de végétaux empoisonnés ou malades; tantôt enfin, les matières alimentaires avaient subi un commencement de putréfaction : c'est ce qui s'observe si souvent avec les conserves.

Ajoutons enfin une classe importante d'empoisonnements, dus à l'usage d'animaux ou de végétaux vénéneux, et par conséquent non comestibles, comme certains poissons et divers champignons.

Telles sont les variétés qu'on peut admettre et qu'on peut grouper de la façon suivante :

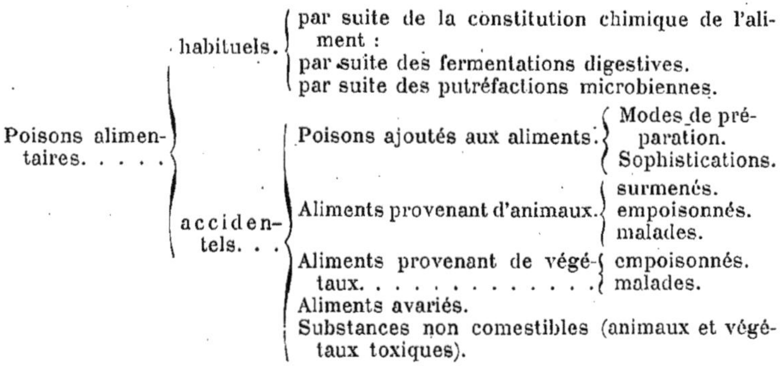

Poisons alimentaires habituels.

Poisons contenus dans les boissons. — Les boissons fermentées. — L'alcoolisme. — Poisons contenus dans les aliments. — Importance des sels minéraux. — Dédoublement de la molécule d'albumine. — Les fermentations digestives. — Les peptones et les acides aminés : leur toxicité ; leur transformation dans les parois intestinales. — Les putréfactions normales du tube digestif.

Les boissons. — La plupart de nos boissons contiennent des substances toxiques. L'eau elle-même n'échappe pas à cette règle. Tantôt elle est trop chargée de matières minérales, trop riche en sels de calcium, de magnésium, en silice ; tantôt elle renferme des substances organiques en voie de putréfaction. On a beaucoup insisté, dans ces derniers temps, sur la contamination des eaux par les agents figurés et l'on s'est efforcé de combattre leurs effets par différents procédés de filtration ou de stérilisation. La mesure est excellente, mais peut-être est-elle encore insuffisante. S'il est indispensable de se débarrasser des germes vivants, il est utile de neutraliser les produits toxiques auxquels ils ont donné naissance. Une eau, chargée de matières organiques en voie de décomposition, ne peut être potable, même après avoir été stérilisée par le filtre ou la chaleur sous pression. Il y aurait un grand intérêt à rechercher expérimentalement la toxicité des eaux provenant de rivières souillées, de l'eau de Seine en aval de Paris, par exemple. Il faudrait savoir aussi si les eaux ne peuvent agir comme certains produits microbiens et déterminer tantôt des troubles qui permettent le développement de microbes atténués, tantôt des lésions à marche chronique pouvant aboutir à la cirrhose. Ces expériences auraient le mérite de compléter les recherches chimiques de Wohlflügel, qui a trouvé des ptomaïnes en dissolution dans les eaux putrides.

Aujourd'hui on boit rarement de l'eau pure; parfois on fait usage d'infusions aromatiques comme le thé et le café dont l'abus entraîne différents troubles nerveux. Plus souvent encore on utilise des boissons fermentées, dites alcooliques.

Alcoolisme. — Les expériences d'Atwater ont démontré que l'alcool est un aliment, c'est-à-dire qu'il est capable d'abandonner dans l'organisme une certaine quantité d'énergie. Mais de ces recherches très précises et très exactes, il ne faut pas conclure que l'alcool soit un bon aliment ; son usage, même modéré, ne semble pas recommandable. Les recherches poursuivies en Angleterre, tant dans l'armée que dans la marine, établissent que les hommes supportent bien mieux la fatigue quand on leur supprime complètement l'alcool, et les statistiques des compagnies d'assurances prouvent que les abstinents vivent plus vieux que les buveurs modérés. C'est qu'en effet les boissons alcooliques déterminent, même à faible dose, des troubles et des lésions dans l'organisme; à dose élevée, elles peuvent entraîner rapidement la mort. Taylor cite le cas d'un enfant de sept ans qui succomba pour avoir absorbé 100 grammes de brandy. Un litre de rhum suffit parfois à tuer un adulte.

Les empoisonnements aigus sont rares. Il est exceptionnel qu'on ait donné les boissons alcooliques dans un but criminel, exceptionnel aussi qu'on les ait utilisées pour le suicide. L'ingestion excessive de l'alcool est souvent le résultat d'un goût immodéré, plus souvent encore elle est la suite d'un pari. Des accidents éclatent qui peuvent se terminer par la mort. La terminaison fatale est favorisée par diverses conditions ambiantes, notamment par le froid. Au sortir d'un cabaret, où il a fait de larges libations, l'individu tombe foudroyé. Cette apoplexie alcoolique n'est pas rare en Russie. Elle cause chaque hiver de 500 à 600 décès.

.L'intoxication alcoolique est presque toujours une intoxication chronique dont les progrès vont en s'accentuant d'une façon inquiétante, surtout en France. La Suède est le seul pays où l'on ait enrayé le fléau. La consommation de l'alcool atteignait 11 lit. 1/2 en 1849. A ce moment Magnus Huss fit une étude admirable de l'alcoolisme ; il signala le péril et commença une lutte qui devait donner de superbes résultats. En 1895 la Suède passait du premier au dernier rang ; la consommation de l'alcool était tombée à 3 lit. 25. Ces chiffres s'entendent de la quantité d'alcool, compté en alcool absolu, consommé par année et par habitant. Pendant le même laps de temps, les progrès de l'alcoolisme en France, sont véritablement terrifiants. Les cabarets sont devenus de plus en plus nombreux. Tandis qu'en Suède on en compte un pour 25 307 habitants, en France il y en a un pour 82. Le nombre des débitants, qui était de 354 852 en 1879, s'est élevé à 477 899 en 1910 et à 478 843 en 1911.

Les tableaux suivants indiquent les quantités d'alcool, comptées en alcool absolu, consommées par les principaux pays d'Europe et d'Amérique et les quantités des diverses boissons alcoolisées consommées en Europe.

Quantité d'alcool (absolu) consommée par année et par individu.

	BIÈRE	VIN	ALCOOLS	TOTAL
	litres.	litres.	litres.	litres.
France	0,69	7,9 (vin) / 0,9 (cidre)	4,32	13,81
Suisse	2,01	6	3	11,01
Belgique	5,49	0,34	4,76	10,59
Italie	0,04	9,5	0,68	10,22
Autriche-Hongrie	1,3	2,2	6,7	10,2
Danemark	3,1	0,1	7	10,2
Allemagne	4,34	0,6	4,4	9,34
Angleterre	6,83	0,17	2,23	9,23
Hollande	1,72	0,2	4,45	6,37
États-Unis	3,04	0,17	2,86	6,07
Suède	1,1	0,04	3,25	4,39
Norvège	1,47	0,1	1,84	3,41
Canada	0,67	0,04	1,32	2,03

Quantité de vin consommée par année et par individu.

	Litres.
Espagne	115
Italie	95,2
France	94,4
Autriche-Hongrie	22,1
Allemagne	5,7
Russie	3,3
Belgique	3,2
Angleterre	1,7
Danemark	1,2
Norvège	0,9
Suède	0,5

Quantité de bière consommée par année et par individu.

	Litres.
Bavière (Munich)	566
Belgique	165
Angleterre	122
Allemagne	90
France	21

Quantité d'eau-de-vie consommée par année et par individu.

	Litres.
Belgique	13
Danemark	12,8
Russie	9,3
Allemagne	9,1
Suède	8,7
France	8,4
Angleterre	6
Norvège	3,8
Italie	2

La consommation de l'alcool qui à un moment avait subi, en France, une légère diminution augmente de nouveau. De 1880 à 1889 la moyenne de la consommation taxée était de 3 lit. 84 par habitant, elle s'est élevée à 4 lit. 34 pendant la période décennale de 1890 à 1899 et est tombée à 3 lit. 62, pendant la période suivante de 1900 à 1909. Mais, ce n'est qu'une moyenne. Car, depuis 1907, une progression se produit. Voici, en effet, les chiffres officiels de ces cinq dernières années :

	Litres.
1907	3,31
1908	3,44
1909	3,46
1910	3,59
1911	4,06

Ces chiffres sont encore au-dessous de la réalité, il faut y ajouter l'alcool des bouilleurs de cru, dont le nombre, d'après les évaluations administratives aurait été, en 1911, de 994171. Il y aurait donc près d'un million de producteurs non contrôlés. On a évalué que la quantité d'alcool provenant de cette origine équivaut à 0 lit. 13 pour la période 1880-1889; 0 lit. 27 pour 1890-1899 et 0 lit. 48 pour 1900-1909. Il va sans dire que ces chiffres sont tout à fait hypothétiques, car on ne peut connaître l'étendue de la production clandestine ; elle est aujourd'hui bien plus forte, l'élévation progressive des droits la favorisant.

Si l'on considère la totalité de l'alcool, compté en alcool absolu, qui a été soumise au fisc depuis 1907, date à laquelle fut rétabli le privilège des bouilleurs de cru, on trouve les chiffres suivants :

	Hectolitres.
1907	1 289 408
1908	1 339 578
1909	1 342 006
1910	1 399 034
1911	1 574 018

Mais ce qui doit préoccuper surtout l'hygiéniste, c'est la consommation de l'absinthe et des produits similaires. Elle n'était que de 6713 hectolitres (en alcool pur) en 1873 ; elle s'est élevée à 18000 en 1880, a atteint 105258 en 1890 et 238467 en 1900. En 1910, elle a été de 172116 et en 1911 de 220000.

Les différentes boissons alcooliques n'ont pas la même nocivité. Le mot « alcoolisme », généralement employé ne répond pas à la complexité des faits. Il faut envisager séparément les troubles produits par le vin, par la bière, par les eaux-de-vie, par les essences.

Dans toutes ces boissons, l'alcool éthylique entre pour une très forte proportion ; mais à côté de cette substance on en trouve d'autres dont la toxicité n'est pas négligeable. Voici, pour fixer les idées, la composition chimique d'un litre de vin et d'un litre de cognac.

Composition d'un litre de vin à 12⁰,5

Eau	876,4
Alcool éthylique	100
Autres alcools	0,92
Aldéhydes	0,51
Éther	0,55
Acide succinique	1,50
— tartrique	2,40
Acides organiques divers	0,03
— minéraux	0,28
Bases minérales	0,9
Matières colorantes	»
Matières sucrées	
Graisses	10
Albumine	
Tanin	
Glycérine	6
Huiles essentielles	Traces.

Composition d'un litre de cognac pesant 910 grammes.

Eau	595,92
Alcool éthylique	400
Alcool propylique	0,4
— butylique	2,186
— amylique	0,838
— hexylique	0,006
— heptylique et alcools supérieurs	0,015
Aldéhyde acétique	0,09
Éther acétique	0,35
Éther propionique	
— butyrique	0,154
— caproïque	
Acide œnanthique	0,04

Pour déterminer la toxicité des alcools, Dujardin-Beaumetz et Audigé opéraient sur des chiens par la voie hypodermique. Joffroy et Serveaux pratiquèrent sur des lapins des injections intra-veineuses. Les résultats auxquels ils aboutirent furent assez inconstants, en ce sens que les doses mortelles variaient considérablement d'une expérience à l'autre. C'est que l'alcool même dilué détermine la coagulation du sang ; il amène la mort par les thromboses dont il provoque le développement. Pour obvier à cet inconvénient, Joffroy et Serveaux eurent la très ingénieuse idée de rendre le sang des animaux incoagulable en leur injectant dans les veines de l'extrait de sangsue. Dès lors la dose mortelle acquit une fixité remarquable. Lesieur qui a employé la même méthode arrive à des résultats superposables. C'est ce qu'on saisira dans le tableau suivant qui renferme les chiffres fournis par ces différents expérimentateurs. Nous ajoutons la toxicité moléculaire obtenue en divisant l'équivalent toxique, tel que l'a établi Lesieur, par le poids moléculaire de la substance employée.

	FORMULE chimique.	POIDS moléculaire.	POIDS d'ébullition.	TOXICITÉ			TOXICITÉ moléculaire.
				Dujardin-B. et Audigé.	Joffroy et Serveaux	Lesieur.	
Alcool méthylique. . .	CH^3OH	32	66°	7	25	15	0,468
— éthylique. . . .	C^2H^5OH	46	78°	7,75	11,7	10	0,217
— propylique . . .	C^3H^7OH	60	98°	3.80	3,10	2	0,033
— butylique. . . .	C^4H^9OH	74	116°	1,80	1,45	1	0,013
— amylique. . . .	$C^5H^{11}OH$	88	137°	1,50	0.65	0,5	0,0057

Il est facile de constater qu'il existe un rapport étroit entre le poids moléculaire des alcools et leur toxicité.

La même loi peut être vérifiée très simplement en opérant sur des poissons. Houdaille, au laboratoire de Richet, Linossier, Lesieur, ont eu recours à cette méthode. Tsukamato a employé des têtards de crapaud.

D'après Linossier, des ablettes plongées dans de l'eau contenant 0,5 pour 100 d'alcool éthylique, vivent fort longtemps ; quand la teneur en alcool atteint 1 pour 100, la survie est de 10 jours ; une proportion de 2 pour 100 tue en 2 heures, et une proportion de 3 pour 100 tue en 40 minutes.

En employant les autres alcools dans la proportion de 0,5 pour 100, on voit que les animaux périssent au bout de 4 à 7 heures dans l'alcool propylique, en 10 ou 12 minutes dans l'alcool butylique, en 75 secondes dans l'alcool amylique.

Lesieur fait couler les divers alcools et augmente progressivement la dose jusqu'à ce que s'arrêtent les mouvements des opercules branchiaux. Il trouve, dans ces conditions, que la dose toxique est de 5 pour 100 avec l'alcool méthylique, 4 avec l'éthylique, 2,5 avec le propylique, 2 avec le butylique, 1 avec l'amylique.

En opérant sur des alevins de truite, Billard et Dieulafé [1] ont reconnu que la toxicité des alcools est d'autant plus grande que leur tension superficielle est plus faible. D'un autre côté, Richet a établi que la durée des accidents est en raison inverse de la volatilité. Or, la volatilité est en rapport étroit avec la viscosité. On peut ainsi déduire d'avance de leurs propriétés physiques le pouvoir toxique des alcools. Ajoutons que les essences modifient la tension superficielle et la viscosité des solutions dans un sens favorable à une augmentation de toxicité.

Malgré sa saveur peu agréable l'alcool méthylique est encore assez souvent utilisé comme boisson spiritueuse et son ingestion a donné lieu à un assez grand nombre d'empoisonnements. Les premières observations ont été publiées en 1877, par Viger et Mengen, de Caen. Deux prisonniers burent de l'alcool méthylique destiné à faire du vernis ; l'un

---

[1] BILLARD et DIEULAFÉ, La toxicité des alcools, fonction de leur tension superficielle. *Soc. de biologie*, 1904, I, p. 452 et 493.

succomba, l'autre resta aveugle. Plusieurs cas analogues ont été signalés en Amérique, en Russie, en Hongrie, en Allemagne. Mais l'attention a surtout été appelée sur cette intoxication par la récente épidémie de Berlin : 163 pensionnaires d'un asile de nuit furent empoisonnés pour avoir bu, dans un cabaret, une eau-de-vie qui contenait, pour les deux tiers, de l'alcool méthylique; 72 individus succombèrent; plusieurs restèrent aveugles[1].

Les recherches de Nicloux et de Placet[2] établissent que l'alcool méthylique s'élimine très lentement de l'organisme, en 5 ou 6 jours chez le chien, en 48 heures chez le lapin. L'alcool éthylique a disparu chez le chien en 23 heures, chez le lapin, en 17. La dose massive promptement mortelle d'alcool méthylique est de $12^{cc},8$ par kilogramme. La dose massive mortelle d'alcool éthylique est de 7,3, ce qui est bien en rapport avec la loi des toxicités moléculaires. Mais en répétant plusieurs jours de suite l'injection d'une dose non mortelle, 6 c.c. par exemple, d'alcool méthylique, on voit l'animal succomber rapidement, alors que dans les mêmes conditions l'alcool éthylique est bien toléré; c'est à la différence d'élimination qu'il faut rapporter ce résultat.

Quoiqu'il soit relativement peu toxique, l'alcool éthylique, étant de beaucoup le plus abondant, explique la plupart des troubles produits par l'ingestion des boissons fermentées, au moins du vin et des eaux-de-vie. Aussi s'est-on attaché à déterminer son action pathogène. Arrivé dans le sang, il va se fixer dans les différents organes, et surtout dans le cerveau et le foie. La proportion varie suivant la voie d'introduction. Quand on injecte la solution alcoolique sous la peau, on trouve dans le cerveau et le foie deux fois plus d'alcool que dans le sang. Quand l'alcool pénètre par ingestion, l'action protectrice du foie est beaucoup plus manifeste. Cette glande contient deux fois plus d'alcool que le cerveau, c'est-à-dire quatre fois plus que le sang.

Les expériences fort précises de Gréhant ont établi une relation très nette entre les manifestations présentées par les alcooliques et la teneur du sang en alcool. Opérant sur un chien qui avait reçu par l'estomac 505 c. c. d'une solution d'alcool à 10 pour 100, Gréhant constata que l'ivresse commence quand le sang renferme 0,5 pour 100 d'alcool; elle devient de plus en plus profonde à mesure que la proportion s'élève, puis commence à se dissiper quand la teneur en alcool tombe au-dessous de 0,5.

A côté des alcools, les boissons fermentées renferment des aldéhydes, dont la principale est l'aldéhyde pyromicique ou furfurol, surtout abondante dans les alcools de grains. Laborde, qui en a étudié les propriétés, a montré qu'elle amène la mort à des doses variant de $0^{gr},12$ à $0^{gr},25$ par kilogramme.

Dujardin-Beaumetz et Audigé ont trouvé pour l'aldéhyde éthylique

[1] Gouget, L'intoxication par l'alcool méthylique. *La Presse méd.*, 20 août 1912.
[2] Placet, Toxicité, élimination et combustion dans l'organisme de l'alcool méthylique. *Thèse de Paris*, 1912,

une toxicité faible, 1 gramme à $1^{gr},25$. Les recherches de Bouchard, qui ont porté sur cinq aldéhydes, conduisent aux résultats suivants; les injections ont été faites dans les veines, quand les aldéhydes étaient solubles, le titre des solutions était de 4 pour 1000 :

Noms.	Formules.	Point d'ébullition.	INJECTIONS intra-veineuses.	INJECTIONS sous-cutanées.
		degrés.	cm³.	cm³.
Aldéhyde éthylique.	C^2H^4O	21	0,2	0,6
— propylique. . . .	C^3H^6O	48,7	0,06	»
— isobutylique. . .	C^4H^8O	61	»	0,3
— butylique	C^4H^8O	75	0,22	»
— œnanthylique . .	$C^7H^{14}O$	154	»	3,8

Signalons encore la présence d'acétone dont la dose mortelle est de 5,27 par kilo, de divers éthers surtout abondants dans les vins blancs. Un litre peut renfermer jusqu'à 4 et 5 grammes d'éther acétique dont la dose mortelle est de $0^{gr},04$. Enfin, les boissons contiennent encore un certain nombre de bases volatiles extrêmement toxiques, notamment la pyrodine et une collidine. Dans la bière, Tjaddem-Moddernam, Dannemberg ont trouvé une substance analogue à la colchicine et probablement d'origine fermentative. Morin a isolé des eaux-de-vie de marc trois bases d'origine fermentative, dont la plus importante a pour formule $C^2H^{10}N^2$.

Cette complexité des boissons alcooliques porte à supposer que leur toxicité doit être plus élevée que ne l'indique leur richesse en alcool; c'est ce qui a lieu en effet.

Daremberg injecte à des lapins par la voie intra-veineuse du vin ou des liqueurs. La quantité mortelle est de beaucoup inférieure à celle qu'il faut employer pour tuer avec une dilution d'alcool éthylique au même degré.

Voici, par exemple, quelques-uns des résultats qu'il donne et qui se rapportent à un kilogramme d'animal.

	DOSES mortelle.	DOSES non mortelle.
	cm³.	cm³.
Eau-de-vie de vin à 38°.	5	4
Rhum à 38°.	5	»
Alcool éthylique à 38°.	»	5
Vin rouge à 10°.	8 à 10	»
Vin blanc à 10°.	12 à 13	10 à 12
Alcool éthylique à 10°.	»	15
Bière à 5°.	27 à 28	25
Alcool éthylique à 5°.	27,5	»

Il résulte de ce tableau que la bière est la boisson la moins nocive, la seule dont la toxicité soit superposable à sa teneur en alcool. Il est encore intéressant de remarquer que le vin blanc est moins toxique que le vin rouge et l'observation clinique semble confirmer cette conclusion.

La plupart des expérimentateurs qui ont étudié les boissons alcooliques se sont contentés de déterminer des intoxications aiguës. C'est cependant l'étude des intoxications chroniques, évidemment plus longue, plus complexe et plus délicate, qui doit surtout fixer l'attention. Ce fut justement le mérite de Dujardin-Beaumetz et Audigé d'avoir prolongé l'expérience : ils ont soumis 18 porcs à l'intoxication alcoolique pendant 2 ans et demi leur faisant ingérer les alcools les plus divers. Les animaux engraissèrent, ce qui tient peut-être à l'immobilité qu'on leur imposait ou à leur alimentation abondante. Les lésions constatées furent minimes : il y avait seulement de la congestion des viscères, mais sans sclérose et de l'athérome aortique. Les intéressantes expériences de Mairet et Combemale, de Joffroy et Serveaux ont montré que l'ingestion prolongée de l'alcool éthylique amène chez les chiens des troubles psychiques, des dégénérescences graisseuses et parfois une légère sclérose hépatique. L'intoxication chronique par l'alcool méthylique donne des résultats analogues, mais, ce qui est fort intéressant, c'est que l'ingestion prolongée de produits dont la toxicité immédiate est plus élevée, l'alcool amylique et le furfurol, est relativement mieux supportée que l'ingestion des alcools éthylique et méthylique. L'aldéhyde éthylique détermine des lésions du tube digestif ainsi que des modifications profondes et rapidement mortelles de la fonction urinaire.

Les liqueurs sont particulièrement riches en aldéhydes et en essences. Elles renferment encore des éthers et de l'acide cyanhydrique.

C'est surtout aux aldéhydes qu'est due la saveur spéciale des bouquets. Laborde a montré que le vermouth et le bitter sont des boissons convulsivantes, dont l'effet dépend des aldéhydes qu'ils renferment, principalement de l'aldéhyde salicylique, mortelle à la dose de 0^{gr},05 par kilogramme. A côté de cette aldéhyde, ils contiennent d'autres corps convulsivants, par exemple, du salicylate de méthyle. Enfin l'essence de noyau est également convulsivante; on y trouve, par litre, 5 grammes de bouquet, représentés surtout par du benzonitrile et de l'aldéhyde benzoïque.

Comme le fait remarquer Laborde, ces aldéhydes sont volatiles et leur inhalation, très facile, peut déterminer des accidents souvent assez graves.

Les essences sont des corps complexes renfermant des hydrocarbures, des alcools, des éthers, des aldéhydes et des phénols.

On peut, comme le proposent Cadéac et Meunier, les diviser en trois groupes, suivant qu'elles sont épileptisantes, excito-stupéfiantes ou simplement stupéfiantes.

Le type des essences épileptisantes est l'essence d'absinthe. Son injection provoque de l'hyperesthésie, des hallucinations, une augmentation des contractions cardiaques, enfin une crise convulsive épileptiforme.

Pendant cette crise, la pression sanguine s'élève, le cœur est tétanisé en systole, puis survient une deuxième période, caractérisée par l'abaissement de la pression et l'affaiblissement des contractions cardiaques.

Pour produire cette série d'accidents il faut faire ingérer à un chien $0^{cc},1$ à $0,3$ d'essence de Paris rectifiée; $0,3$ à $0,5$ d'essence du Midi ou d'essence de petite absinthe. Injectée dans les veines, l'essence d'absinthe amène des convulsions à la dose de $0^{cc},015$ par kilo et tue sûrement à la dose de $0,05$ [1].

Les recherches de Magnan et celles de Lalou ont démontré encore que l'essence d'absinthe pénètre facilement par les voies respiratoires et provoque les mêmes accidents que lorsqu'on la fait ingérer.

Les chiens soumis à un empoisonnement chronique perdent l'appétit, maigrissent; des troubles trophiques surviennent qui permettent des infections secondaires de la peau et des muqueuses. A la fin, l'animal hébété, taciturne, craintif et hargneux, est pris de tremblement quand il veut se mouvoir, ne peut que difficilement se tenir debout et succombe dans le marasme.

Le vulnéraire renferme dix-neuf essences. La liqueur vendue sous le nom d'absinthe en contient neuf : ce sont, outre l'essence d'absinthe, les essences d'anis, de badiane, de coriandre, de fenouil, de menthe, d'hysope, d'angélique, de mélisse.

Parmi ces essences, plusieurs sont aussi convulsivantes et aussi toxiques que l'essence d'absinthe, telles sont les essences d'hysope et de fenouil. Dans ce même groupe rentrent encore l'essence de sauge et l'essence de tanaisie qui, comme l'a établi Peyraud [2], possède la propriété curieuse de provoquer des symptômes analogues à ceux de la rage.

Les essences excito-stupéfiantes, essences de marjolaine, origan, angélique, mélisse, coriandre, produisent d'abord une légère excitation caractérisée par des tremblements et des crampes, puis une longue période de dépression et de somnolence.

Enfin les essences stupéfiantes, essences de badiane, anis, rue, lavande, amènent une excitation légère et fugace suivie de torpeur, d'hébétude, avec somnolence et anesthésie.

L'essence de badiane est la plus importante du groupe : elle sert de base à l'anisette de Bordeaux et entre en grande quantité dans la composition de l'absinthe.

De ces diverses boissons on peut rapprocher certains produits dont, sous le couvert d'une action thérapeutique, on abuse étrangement. Telle est l'eau de mélisse qui provoque fréquemment des intoxications chroniques, surtout fréquentes chez la femme et caractérisées le plus souvent par des polynévrites. C'est aussi chez la femme qu'on a observé

[1] Lalou, *Contribution à l'étude de l'essence d'absinthe et de quelques autres essences. Thèse de Paris*, 1908.

[2] Peyraud, *Recherches sur les effets biologiques de l'essence de tanaisie; de la rage tanacétique ou simili-rage. C. R. Ac. Sciences*, 1887, t. II, p. 525.

des intoxications par l'ingestion répétée d'eaux de toilette et notamment d'eau de Cologne.

L'analyse expérimentale a permis de compléter les observations cliniques. Elle confirme les distinctions qu'on a essayé d'établir, d'après leurs effets, entre les différentes boissons alcooliques. Le vin produit surtout l'ébriété, l'insomnie, les cauchemars; les eaux-de-vie provoquent des troubles nerveux plus marqués, mais de nature dépressive. Les essences et notamment l'absinthe amènent des excitations qui se traduisent dans la sphère sensitive par l'hyperesthésie, dans la sphère motrice par les convulsions épileptiformes, dans la sphère psychique par les impulsions morbides, violentes et dangereuses.

Nous reviendrons sur toutes ces manifestations quand nous traiterons de l'action exercée par les poisons sur les divers systèmes. Nous étudierons alors les troubles, et les lésions de l'alcoolisme chronique, et leur retentissement sur la race.

L'influence de l'alcoolisme chronique sur la morbidité et la mortalité est tellement connue qu'il est inutile d'y insister. Mais il n'est pas sans intérêt de rapporter quelques chiffres donnés par Jacquet, qui mettent en évidence la mortalité des débitants(¹). A Paris, sur 1000 adultes ayant de 30 à 49 ans, la mortalité annuelle est de 36,1; sur 1000 cabaretiers elle s'élève, dans les mêmes conditions, à 46,9.

La prédisposition à contracter la tuberculose ressort nettement de la statistique anglaise. Pendant que la phtisie tue seulement 67 clergymen et 105 médecins, gens exposés pourtant à la contagion, elle tue, toutes choses égales d'ailleurs, 607 garçons de cabaret. « Et puis, ajoute Jacquet, songez à ce que deviendrait l'écart, si tous les clergymen et tous les médecins étaient sobres, ce que je n'ose garantir. »

Caféisme et théisme. — Introduit en Europe au xviiie siècle, le café sert à préparer une boisson dont l'usage est aujourd'hui fort répandu. La quantité consommée par tête et par année peut être évaluée à 9 kilos pour la Hollande, 6 pour la Belgique, 5 à 6 pour les États-Unis, 3 1/3 pour l'Allemagne et 2 seulement pour la France.

Une tasse d'infusion préparée avec 15 grammes de café renferme 0,20 de caféine et une certaine quantité de bases puriques. La caféine a la propriété, en stimulant le système nerveux, d'élever la pression, d'augmenter l'activité respiratoire, et, en agissant sur l'épithélium rénal, d'accroître la diurèse. Si l'on force la dose, une dépression se produit : le cœur s'accélère et la pression s'abaisse. La nutrition n'est pas moins modifiée; à petite dose, la caféine diminue la déperdition en azote et en phosphore; à haute dose elle l'augmente.

Les accidents d'intoxication aiguë se traduisent par une exaltation des fonctions respiratoire et circulatoire. Les mouvements intestinaux sont plus intenses au point qu'on a préconisé l'emploi du café contre l'étranglement interne; l'utérus devient le siège de contractions vives qui, en

____

(¹) L. Jacquet, La mortalité des débitants. *La Presse méd.*, 20 mars 1912.

cas de grossesse, peuvent amener l'avortement. C'est surtout le cerveau qui est atteint. Les fonctions intellectuelles sont exaltées. L'insomnie est de règle, une insomnie tranquille, sans agitation ni ennui.

Si la dose est plus forte, le malade se plaint de tachycardie, d'angoisse, de palpitations; à un degré de plus, sera réalisé le tableau de l'ivresse caféique, avec vertiges, titubations, nausées et vomissements, hallucinations et délire.

La mort est tout à fait exceptionnelle. Des femmes qui ont pris 250 grammes de café, le plus souvent dans un but abortif, se sont rétablies rapidement.

L'intoxication caféique chronique est bien connue, depuis les recherches de Guelliot, à Reims, et de Mendel à Essen [1]. On l'observe surtout dans la classe ouvrière et plus spécialement chez les femmes qui arrivent à consommer par jour jusqu'à une livre de café de Ceylan, contenant 4^{gr},35 de caféine.

Les malades sont maigres ; leur face est pâle. Elles ont un air inquiet, se plaignent de céphalée, de névralgies et de vertige; le sommeil est agité. Elles ont des rêves pénibles, des cauchemars, des réveils en sursaut. Les troubles nerveux sont complétés par des tremblements et de l'hyperesthésie cutanée. Le caractère est triste et mobile. L'hystérie est fréquente.

Les malades se plaignent encore de palpitations et de troubles digestifs. Chez l'homme, les fonctions génitales sont affaiblies et les testicules sont souvent atrophiés. Enfin le café exerce une action congestive sur les dermatoses et provoque parfois du prurit, notamment à la vulve et à l'anus.

A la longue, les personnes qui abusent du café, s'amaigrissent, se cachectisent et sont atteintes d'une asthénie progressive, physique et psychique.

Théisme. — Comme le café, le thé fut importé en Europe au xviiie siècle. Actuellement, c'est l'Angleterre qui en consomme la plus forte quantité, environ 125 millions de kilogrammes. La Russie en consomme 10 millions de kilos et la France seulement 150 000.

Le thé est un excitant comparable au café. Il renferme un isomère de la caféine, la théine, dont la proportion est de 1 à 2 pour 100 dans le thé noir et de 5 pour 100 dans le thé vert. Une tasse de thé qui est préparée avec 5 grammes de feuilles, contient donc de 0,05 à 0,25 de théine.

Par le tanin qu'il renferme, le thé trouble la digestion gastrique ; plus l'infusion a été prolongée, plus la proportion de tanin est élevée et plus l'action défavorable sur la peptonisation est intense.

Les accidents du théisme ressemblent à ceux du caféisme : dans les formes aiguës, dominent l'exaltation cérébrale, l'insomnie, l'ivresse. Les troubles utérins sont souvent très marqués et peuvent aboutir à l'avortement.

[1] MENDEL, Die schädlichen Folgen des chronischen Kaffeemissbrauchs. *Berliner klinische Wochenschrift*, 1889, p. 877.

Dans la forme chronique, on retrouve l'agitation, le vertige, les insomnies, les cauchemars, les troubles cérébraux, les palpitations, la dyspnée, qui est plus fréquente que dans le caféisme, l'angine de poitrine. La constipation est de règle. A la longue, surviennent des manifestations de cachexie progressive.

Tandis que le caféisme s'observe le plus souvent dans la classe ouvrière, le théisme frappe surtout les femmes des classes supérieures (¹).

Les aliments solides. — Tous les aliments solides contiennent des substances qui sont toxiques ou qui le deviennent par suite des transformations qu'elles subissent dans le tube digestif.

Signalons d'abord les sels minéraux, dont les plus importants pour notre sujet sont les sels potassiques.

En 24 heures, un homme absorbe environ 5 grammes de sels de potassium, comptés en oxyde. Les sels de potassium sont fort toxiques. En utilisant une solution de KCl à 5 pour 1000 et en l'injectant lentement dans les veines d'un animal, on voit la mort survenir au milieu de convulsions très violentes. La dose mortelle est de 0,18 par kilogramme pour le lapin, 0,20 pour le chien.

Les 5 grammes de K^2O que contient l'alimentation moyenne d'un adulte, représentent 8 grammes de KCl. Si la résistance de l'homme est la même que celle du chien, on arrive à conclure que les sels potassiques ingérés dans une journée, pourraient, s'ils étaient brusquement introduits dans l'organisme, intoxiquer 40 kilogrammes.

Cependant, les sels de potassium sont utiles et même indispensables. Si l'on nourrit des chiens avec des extraits de viande débarrassés de ces sels, la mort survient au bout d'une dizaine de jours, c'est-à-dire beaucoup plus rapidement que si l'on avait privé les animaux de toute nourriture. Mais les expériences de Panum et de Foster démontrent que, si les sels potassiques ne peuvent être supprimés, il suffit, pour assurer le fonctionnement régulier de l'organisme, d'en administrer des quantités très faibles; en forçant la dose, on observe divers accidents dus à un mécanisme assez compliqué. Il ne faut pas croire, en effet, que ces sels agissent seulement comme des toxiques. A ce premier procédé nocif s'en ajoute un autre : les sels de potassium, au contact du chlorure de sodium des tissus, subissent une transformation partielle ; il en résulte la production de chlorure de potassium qui est éliminé par l'urine; en même temps le sodium, devenu libre, s'unit à l'acide du sel potassique introduit; ce sel sodique modifiant, par sa nature ou par sa quantité, la constitution normale du sang, est éliminé également par l'urine; il se produit donc une double perte en chlore et en sodium. Bunge a reconnu qu'un homme qui absorbe par jour 18 grammes de potasse, perd

<hr>

(¹) Pour l'étude plus complète de la question, on consultera les savantes leçons de Gouget. Le caféisme et le théisme. *Gazette des hôpitaux*, 28 novembre 1907.

6 grammes de chlorure de sodium, plus 2 grammes de sodium. On peut remédier à ces inconvénients en ingérant une plus grande quantité de sel marin. Or l'histoire des peuples nous montre que le sel est consommé abondamment par les hommes qui ont une alimentation riche en potasse, par les paysans qui mangent beaucoup de végétaux; il est peu employé par les hommes qui se nourrissent de chair animale ou de poisson. Il en est de même en physiologie comparée; les herbivores, qui ingèrent avec les plantes des quantités considérables de sels potassiques, lèchent avec avidité le sel marin qui est indispensable à la reconstitution de leur organisme.

Le lait des herbivores contient plus de sels potassiques que le lait de la femme ou des carnivores; la différence s'explique facilement par la différence de régime. Mais il en renferme beaucoup plus que le sang; il convient donc très bien pour les petits de l'animal; mais il n'est plus aussi parfaitement adapté à la nutrition des êtres d'espèce différente. Voilà donc un inconvénient assez sérieux à nourrir un enfant avec du lait de vache.

Les autres sels qui entrent dans l'alimentation sont moins importants.

On peut évaluer la quantité ingérée par jour à 10 ou 12 grammes de Na^2O, à $1^{gr},274$ de CaO, et à 0,97 de MgO.

La proportion des sels sodiques contenus dans les aliments est deux fois plus élevée que celle des sels potassiques, mais les composés du sodium sont si peu toxiques, qu'ils ne peuvent produire d'accidents, au moins chez les sujets normaux.

La dose mortelle du chlorure de calcium dilué au 1/100 est de 1 gramme. L'alimentation introduit $1^{gr},274$ de CaO, ce qui fait $2^{gr},5$ de chlorure représentant de quoi intoxiquer 2 kilog. 1/2.

Enfin, les 0,97 de MgO représentent 2,3 de chlorure de magnésium. L'équivalent toxique de ce sel en solution à 2 pour 100 étant de 0,46, on voit qu'il faut encore ajouter 5 kilogrammes. L'ensemble des sels minéraux peut donc intoxiquer de 47 à 48 kilogrammes.

Quant aux sels de fer il est inutile d'en tenir compte. On en ingère au maximum 0,183 et la dose mortelle est de 0,6 avec le perchlorure et de 1,6 avec le lactate. Quel que soit le chiffre adopté, on peut conclure que la quantité renfermée dans l'alimentation ne peut produire d'accidents.

Ces résultats expérimentaux ne seraient applicables à l'homme que si les sels minéraux étaient brusquement introduits dans le sang, mais l'absorption est lente et, l'élimination se faisant simultanément, tout danger d'empoisonnement est écarté. Il n'en est plus de même quand les émonctoires sont altérés. Dans certaines maladies retentissant sur la sécrétion rénale et surtout dans les néphrites, une rétention se produit. A la suite des travaux de Feltz et Ritter, on fit jouer un rôle considérable à l'accumulation des sels potassiques au cours des affections rénales. Aujourd'hui on incrimine les sels de sodium, et surtout le chlorure, dont la rétention expliquerait certains accidents du brightisme, notamment les œdèmes.

Le pouvoir toxique des sels minéraux contenus dans les aliments ressort nettement des expériences de Bouveret et Devic. D'après ces auteurs les cendres de 22^{gr},5 de viande de bœuf renferment assez de matières nocives pour produire les convulsions et la mort apparente.

Les extraits de viande et les bouillons sont presque entièrement dépourvus de substances alimentaires, ils ne contiennent que des matières extractives unies à des quantités considérables de sels minéraux. Quand on fait du bouillon, on enlève à 1 kilogramme de viande, 21 grammes de matières solides, comprenant 11^{gr},5 de sels. D'après Chevreul, 1 litre de bouillon pèse 1013^{gr},6, et renferme : eau 985^{gr},6, substances organiques solubles 16^{gr},917, sels de sodium et de potassium 11^{gr},083. Une pareille préparation ne peut être considérée comme alimentaire et c'est avec raison qu'on ne l'utilise plus que comme stimu- -lant de l'appétit. Quant aux extraits de viandes, ils tuent plus vite les animaux que l'inanition.

Les matières protéïques qui entrent dans la constitution des aliments sont douées de propriétés toxiques incontestables ; on fait périr un animal si on lui injecte dans les veines les extraits préparés en faisant macérer dans de l'eau froide les divers tissus ou les divers organes. Ces recherches n'ont qu'un intérêt théorique, puisque les albumines, avant d'être absorbées subissent dans le tube digestif une série de transformations qui les font passer à l'état de peptones et de produits abiurétiques, notamment d'acides aminés.

Mais ces substances elles-mêmes ne sont pas inoffensives. Injectées dans les veines, les peptones provoquent de graves accidents ; les acides aminés, quoique mieux supportés, ne sont pas non plus dépourvus de toute action nuisible. On peut donc dire que l'alimentation crée un véritable état d'intoxication : si l'on admet que l'intoxication est caractérisée par une modification dans la constitution chimique du sang et des humeurs, cette conclusion est évidente. Elle s'appuie d'ailleurs sur l'observation journalière : pendant la période digestive ou plus exactement pendant la période d'absorption, on éprouve de la fatigue, parfois de la somnolence, un état de malaise. Un examen plus attentif révèle certains troubles objectifs, une petite élévation de température et une légère leucocytose, suivie d'une leucocytolyse intense ([1]).

Ces manifestations toxiques sont surtout marquées, quand on a ingéré certains aliments et spécialement les aliments riches en azote. Mais on ne peut établir de règles fixes. Il faut tenir compte des susceptibilités individuelles : il y a des personnes qui sont véritablement empoisonnées par des substances que d'autres ingèrent impunément. Ce sont des faits trop connus pour qu'il soit nécessaire d'y insister ou de multiplier les exemples. Rappelons seulement que certains sujets ne peuvent manger des œufs, d'autres du poisson, d'autres des fruits et notamment des fraises, sans éprouver des troubles souvent sérieux, ou sans

---

([1]) Krolunitsky, Leucocytolyse digestive. *Soc. de Biologie*, 5 juillet 1913.

être atteints de manifestations cutanées, dont l'urticaire est la plus fréquente.

Nous reviendrons sur ces questions dans le chapitre consacré aux auto-intoxications. Nous y exposerons les recherches poursuivies sur la toxicité des extraits organiques et des produits auxquels donnent naissance les sécrétions digestives et les nombreux microbes qui pullulent dans la cavité gastro-intestinale.

Poisons alimentaires accidentels.

I. Poisons ajoutés aux aliments : contact avec des substances toxiques ; sophistications ; usage des antiseptiques ; substances nocives des conserves. — II. Végétaux et animaux toxiques. — III. Les viandes des animaux surmenés. — IV. Aliments provenant d'animaux empoisonnés. — V. Aliments provenant d'animaux malades. — VI. Aliments provenant de végétaux malades.

I. **Substances toxiques ajoutées aux aliments**. — Les aliments peuvent contenir des substances toxiques provenant des vases ou des ustensiles métalliques avec lesquels ils ont été en contact. Dans d'autres cas, la matière nocive a été ajoutée volontairement, dans le but de conserver les matières alimentaires, d'en modifier le goût ou l'aspect.

Il est un poison qu'on trouve fréquemment dans les boissons et dans quelques aliments, particulièrement dans les conserves : c'est le *plomb*.

Les eaux en contiennent souvent; celles qui sont distribuées dans les villes sont amenées par des canaux de plomb, et, comme l'a montré A. Gautier (¹), elles dissolvent une petite quantité de ce métal; c'est du moins ce qui a lieu quand les eaux séjournent dans les conduites; car elles peuvent traverser des tuyaux de plomb de 26 mètres sans se contaminer (Gautier).

Les eaux distillées non aérées n'attaquent pas le plomb; aérées, elles produisent de l'oxyde dont elles s'emparent dans la proportion de 1/7000 environ; la présence de sulfate de soude ou de potasse, de matières organiques favorise également la dissolution. L'eau de pluie, à cause de sa pureté et de son aération, dissout facilement le plomb; aussi l'usage des eaux de citerne détermine-t-il souvent des accidents graves. Les eaux calcaires, au contraire, en contiennent peu ou n'en renferment pas du tout, les sels de chaux se déposant dans les conduites et formant une sorte d'enduit protecteur. L'eau peut encore être contaminée dans les réservoirs peints avec des couleurs de minium, dans les ustensiles de ménage et dans les poteries recouvertes d'un vernis plombifère. En mer, on est souvent forcé de boire de l'eau distillée dans des appareils en plomb.

Les eaux gazeuses sont également dangereuses; dans l'eau de Seltz, on a décelé de 0ᵍʳ,0009 à 0ᵍʳ,0028 de plomb par litre (Moissan). On trouve

____

(¹) Gautier, Le cuivre et le plomb dans l'alimentation et l'industrie. Paris, 1885.

encore ce métal dans le vin, le cidre, la bière, le vinaigre, l'eau-de-vie, le rhum, l'eau de fleurs d'oranger; la contamination s'explique par la présence de pièces en plomb dans les appareils à distillation ou dans les pressoirs. Enfin on a cité plusieurs cas d'empoisonnements, surtout en Angleterre (Hewett) et en Belgique (Stobbaerts), par le plomb provenant des pompes à bière.

On emploie aussi la litharge pour modérer l'acidité de ces diverses boissons, l'acétate de plomb pour les clarifier; il faut tenir compte encore des récipients où on les conserve; ceux en zinc et surtout ceux en étain contiennent des quantités souvent considérables de plomb; des traces de ce métal peuvent être dissoutes par le vin quand il s'écoule sur les comptoirs en zinc ou quand, quelques grains de plomb employés pour le nettoyage, sont restés dans des bouteilles. Aussi conçoit-on que des accidents aient parfois frappé toute une population, constituant de petites épidémies causées soit par le vin (coliques du Poitou), soit par le cidre (coliques du Devonshire, de Normandie).

D'autres boissons contiennent encore du plomb; on trouve parfois du chromate dans le thé et dans le café.

Les aliments ne sont pas moins contaminés. Le pain renferme du plomb, quand la farine a été préparée avec des meules usées dont les trous avaient été bouchés avec ce métal (Maunoury et Salmon, Lemaistre), ou quand elle a été transportée de la meule au bluttoir dans des godets de tôle plombifère, ou quand le four destiné à la cuisson a été chauffé avec du bois peint à la céruse. Cette dernière cause entre également en jeu pour les préparations culinaires; dans ce cas, il faut aussi tenir compte de la braise chimique, à base d'azotate de plomb. On constate encore la présence de ce métal dans le gibier mariné, tué au plomb de chasse, dans le beurre coloré au chromate de plomb (Poggiale) ou falsifié avec la litharge ou la céruse (Gaubius), dans divers aliments et notamment dans les bonbons colorés par des sels de plomb.

Ce sont les conserves, particulièrement celles qui sont faites à l'huile (Gautier) avec des matières riches en graisses, comme le poisson, qui renferment le plus de plomb. Les conserves de légumes sont celles qui en contiennent le moins; on en trouve 2 milligrammes par kilogramme, dans les petits pois, tandis qu'il y en a 50 milligrammes dans le thon, 40 à 45 milligrammes dans les sardines à l'huile. En prenant près des parois, on obtient des proportions encore plus considérables (Schutzenberger). Dans les conserves de viandes de bœuf, destinées à la marine, Schutzenberger et Boutmy ont décelé, en 1880, jusqu'à 1ᵍʳ,48 de plomb par kilogramme; on s'explique ainsi la fréquence des accidents qui éclatent dans les équipages de la flotte et qui se trouvent décrits sous le nom de *coliques sèches des pays chauds*; leur nature a été définitivement établie par les beaux travaux d'Amédée Lefèvre (¹).

Enfin, il faut encore tenir compte de plusieurs autres agents d'intoxi-

---

Lefèvre, Recherches sur les causes de la colique sèche. Paris, 1879.

cation : les machines à hacher, dont la partie centrale est en plomb; les formes peintes à la céruse, servant à la fabrication des gâteaux ou à l'industrie du sucre; le papier dit d'étain, qui enveloppe le thé, le chocolat, les bonbons; les toiles peintes au chromate entourant des substances alimentaires, comme certains fromages ou comme les jambons de Cincinnati (Bouchardat). Mais c'est surtout l'étamage qui joue un rôle important : l'étain contient de 10 à 55 et parfois 50 pour 100 de plomb; sur 124 échantillons examinés au laboratoire municipal, 28 seulement ne renfermaient pas ce métal. On en trouve encore dans les saloirs des charcutiers, dans les vaisselles d'étain et, tout récemment, Apért, Meillère et Rouillard ont rapporté l'histoire d'une intoxication familiale causée par des couverts de métal qui en contenaient 9,86 pour 100. Le plomb sert de base aux vernis qui recouvrent les vases, les poteries, les toiles cirées, le linoléum; pour les poteries, on emploie du sulfure de plomb, dont une partie s'oxyde et se dissout dans les acides faibles.

Si l'on réfléchit qu'on absorbe encore du plomb par le contact avec les objets qui en renferment, on comprendra que tout homme, dans les conditions sociales où nous vivons, est soumis à une intoxication lente et continuelle par ce métal. Cette intoxication commence parfois dans les premiers temps de l'existence : les biberons sont pourvus de bouts en plomb ou en caoutchouc vulcanisé, fortement plombifère (13,5 pour 100 de carbonate de plomb, d'après Eulenberg). Chez l'adulte, il faut rattacher à l'empoisonnement par ce métal un grand nombre d'accidents gastro-intestinaux dont la cause échappe; bien des indigestions, bien des troubles attribués à l'usage de mets altérés, ne reconnaissent pas d'autre cause. Son influence est encore plus marquée dans le développement des lésions chroniques : nombre d'individus atteints de néphrite interstitielle ont eu à subir, en réalité, les effets sans cesse accumulés de ce poison; il doit certainement expliquer, pour une part, la fréquence de l'artériosclérose à partir d'un certain âge. Voilà un exemple bien remarquable d'une intoxication lente, à peu près inévitable et passant facilement inaperçue. On conçoit maintenant qu'on trouve des traces de plomb dans la plupart des cadavres; on en a même décelé pendant la vie; Putnam examinant les urines de 68 étudiants en médecine, tous bien portants, trouva ce métal dans une proportion de 17 pour 100; chez les malades, il en décela dans la moitié des cas.

Le *cuivre* est peut-être aussi répandu, mais il est bien moins toxique; quelques auteurs le considèrent même comme inoffensif. Galippe s'est efforcé d'innocenter complètement ce métal, et son opinion a rallié un grand nombre de savants parmi lesquels on peut citer Gautier, Dumoulin, Huguet. Cependant les aliments qui en contiennent ne sont pas toujours bien supportés : l'acétate et le sulfate de cuivre sont des vomitifs souvent dangereux.

Les intéressantes expériences de Nœgeli ont fait voir que l'eau dissout des traces de cuivre et dès lors ne peut plus servir au développement de certaines plantes. Mais tous les végétaux ne sont pas également sensibles à son action et quelques-uns semblent avoir pour lui une grande affinité; la plupart des plantes comestibles l'extraient des terrains où elles poussent : le cuivre s'accumule surtout dans l'enveloppe des graines alimentaires. Les animaux qui s'en nourrissent en absorbent donc une certaine quantité; aussi en trouve-t-on dans toutes les analyses. Chez quelques êtres, ce métal remplace le fer et entre comme partie intégrante dans la constitution de certains composés organiques : l'hémocyanine des Invertébrés semble jouer le même rôle que l'hémoglobine des Vertébrés (Fredericq).

Le chaulage des blés, l'emploi de la bouillie bordelaise pour combattre le mildew, introduisent encore du cuivre dans le pain et le vin. L'usage de vases, d'ustensiles en cuivre non étamés, en laiton, en maillechort ajoute une nouvelle source d'intoxication par cette substance. Le cuivre se dissout facilement dans les liquides salés ou acides; le vin, le cidre, la bière l'attaquent même à froid; aussi en trouve-t-on de notables quantités dans ces diverses boissons, dans les préparations vinaigrées, dans les fruits ou les herbes acides, dans les cornichons au vinaigre, etc.

Les chiffres suivants, empruntés à A. Gautier, démontrent l'abondance de ce métal dans les divers aliments : le blé en renferme de 0,7 à 8 milligrammes par kilo; le froment de 5 à 10; le pain de 4 à 8; le son 14; les haricots secs 11; le cacao de 9 à 40; le chocolat de 5 à 125; le café de 6 à 14; le vin de 2,7 à 4,5; la chair de bœuf 1.

Les conserves en contiennent encore plus. On emploie en effet le sulfate ou même l'acétate de cuivre pour pratiquer le reverdissage des conserves végétales. Wurtz, Brouardel s'opposent à cette pratique; Gautier tolère 18 à 20 milligrammes; mais cette dose, qui serait bien suffisante, est souvent dépassée; et, si quelques conserves reverdies ne contiennent que 3 ou 5 milligrammes de cuivre, la plupart d'entre elles en renferment de 20 à 50, 82 et même 125 milligrammes; dans les haricots flageolets et les petits pois on peut trouver 210 milligrammes. Les sels de cuivre servent encore à colorer d'autres aliments : les cornichons au vinaigre, les pickles, le fromage de Roquefort, les huîtres, etc.

Cette étiologie complexe nous explique la grande quantité de cuivre qu'on absorbe. D'après A. Gautier, un adulte en ingérerait par jour de 0,95 à 7 milligrammes; mais dans bien des cas, la dose serait de 4 à 5 fois plus considérable.

On peut se demander si l'absorption continuelle du cuivre ne finit pas, à la longue, par provoquer certains désordres. Galippe ne le pense pas : pendant un an, il a ingéré sans inconvénient des quantités considérables de ce métal; des chiens auxquels il en a fait prendre de 0gr,5 à 1 gramme par jour, pendant plusieurs mois, ont survécu et ont même engraissé.

Si le cuivre semble peu dangereux, il n'en est pas de même de l'*arsenic*, dont la présence a été souvent constatée dans les aliments. On en trouve d'assez grandes quantités dans les couleurs d'aniline trop souvent employées pour teinter diverses boissons.

L'arsenic peut adultérer certains produits chimiques qui servent aux préparations alimentaires; l'acide sulfurique, l'acide chlorhydrique, la glycérine en contiennent fréquemment. Des sels arsenicaux ont été employés pour empêcher la fermentation des liquides et des conserves. On cite, en Russie, de nombreux cas de choléra arsenical, produits par l'usage de conserves de poissons; dans l'Amérique du Nord, des accidents semblables ont été provoqués par des conserves de pommes de provenance anglaise ou allemande.

Parmi les boissons, ce sont surtout le vinaigre et le vin qui en renferment; en 1881, à Hyères et au Havre, 400 personnes furent intoxiquées pour avoir consommé des vins arsenicaux, 11 d'entre elles succombèrent. En 1901, il y eut 4000 personnes, dont 900 périrent, qui furent empoisonnées par de la bière; de l'acide sulfurique préparé avec des pyrites arsenicales avait été utilisé pour le maltage des moûts. De ces épidémies on peut rapprocher celle qui, en 1880, atteignit à Saint-Denis 268 personnes. Les accidents étaient dus à l'ingestion du pain fabriqué avec une farine chargée d'arsenic. On a cité encore des cas d'empoisonnement par des pickles, préparés avec des vinaigres artificiels, contenant de l'acide oxalique et de l'arsenic (Lassing).

L'eau elle-même peut être contaminée par l'arsenic; on en a décelé jusqu'à $0^{gr},02$ par litre, dans l'eau d'un puits voisin d'une fabrique d'aniline. Tayler rapporte que 340 enfants d'une école de Londres furent empoisonnés par du lait coupé avec de l'eau arsenicale.

Les intoxications arsenicales semblent plus fréquentes qu'on ne l'avait cru autrefois. On admet que l'affection qui sévit en France en 1828, atteignit la Belgique, la Perse, le Mexique et la Turquie et fut considérée sous le nom d'*acrodynie* comme une maladie spéciale, n'était qu'une série d'empoisonnements chroniques par l'arsenic. Il est donc important de connaître les principaux symtômes de l'intoxication arsenicale.

Dans les formes suraiguës, la maladie est caractérisée par des vomissements et une diarrhée tenace abondante : elle mérite alors le nom de choléra arsenical et se termine constamment par la mort.

Les formes aiguës évoluent en 8 ou 10 jours : après des troubles gastro-intestinaux apparaissent du coryza, de la dyspnée, puis de la mélanodermie et fréquemment des paralysies, frappant surtout les muscles extenseurs des membres inférieurs. Si l'individu ne succombe pas aux manifestations aiguës, il guérira des troubles paralytiques au bout d'un temps variant de 1 mois à 4 ans.

Les autres substances minérales sont moins importantes. L'*étain* se trouve fréquemment dans les conserves; opérant sur 200 grammes de pain d'épice, Riche a décelé 1 gramme de protochlorure d'étain. D'après Huner, les sels stanniques sont inoffensifs, les sels stanneux sont dangereux; cependant les recherches de Ungar et de Bollinger semblent établir que les sels d'étain, même peu abondants, peuvent, si l'usage en est longtemps prolongé, amener une intoxication chronique.

Du *zinc* a été trouvé dans des conserves, dans du lait et du vin, mais c'est exceptionnel.

L'usage du *nickel* qui s'est répandu dans ces dernières années a engagé les expérimentateurs à étudier la toxicité de ce métal, d'autant plus qu'il se dissout facilement dans les acides organiques. Heureusement que les expériences de Laborde et Riche ([1]) ont montré que les sels solubles de nickel ne sont pas bien toxiques, sauf quand on les injecte dans les veines ou sous la peau; mais on peut faire ingérer à un chien $0^{gr},5$ de sulfate de nickel pendant cinquante-deux jours, sans produire d'accidents; il faut arriver aux doses de 1 gramme et $1^{gr},5$ pour déterminer de la diarrhée et des vomissements.

Si l'arsenic est parfois utilisé pour conserver les aliments, le plus souvent on a recours à l'acide borique ou au borax, à l'acide salicylique, à la saccharine.

Sous le nom de « sel de conserve », on vend du borax contenant 1 pour 400 de sel marin. Ce mélange est projeté au moyen d'un petit soufflet sur les aliments, viandes ou poissons, qu'on veut protéger contre la putréfaction. Le borax, qui est surtout dangereux par le plomb qu'il contient trop souvent, n'est pas inoffensif. Harrington donne à six chats une dose quotidienne de $0^{gr},45$ à $0^{gr},84$ de borax avec les aliments. Au bout de 19 semaines il sacrifie les animaux et chez cinq d'entre eux, il trouve des lésions de néphrite subaiguë ou chronique. Chez six animaux conservés comme témoins, les reins étaient absolument indemnes. Les doses employées peuvent paraître considérables, mais Harrington a montré que la ration quotidienne de l'homme renferme parfois jusqu'à 14 grammes d'acide borique ou de borax.

Parmi les sophistications alimentaires, dont la nomenclature complète serait beaucoup trop longue, nous citerons encore les suivantes : pour le *vin*, la coloration par la fuchsine qui, si elle n'est pas toxique par elle même (Cazeneuve), contient trop souvent de l'arsenic ; le plâtrage qui laisse dans le vin de l'acide sulfurique et du sulfate acide de potassium ; le déplâtrage avec les sels de strontium, qui malheureusement ne sont pas exempts de baryte ; l'alunage, c'est-à-dire le collage avec de l'alun dont une assez notable proportion reste en dissolution ; le phosphatage au moyen du phosphate d'ammonium ; l'adjonction d'antiseptiques, tels que acide salicylique, acide borique et borates, abrastol (sel de calcium de l'acide β naphtol-sulfonique), d'acide oxalique, trois fois moins cher que l'acide tartrique et servant comme lui à aviver la couleur; le soufrage des vins blancs laissant de l'acide sulfureux ; — pour le *cidre*, le salicylage, la coloration avec des matières provenant de la houille, l'adjonction de litharge ou de céruse pour combattre l'acidité ; — pour la *bière*, l'emploi d'antiseptiques, acides salicylique, borique, picrique ; de

---

([1]) Laborde et Riche, Action du sulfate de nickel sur l'organisme. *Bulletin de la Société de biologie*, p. 681, 6 octobre 1888.

sels de calcium et, en Angleterre, de sels de magnésium; de matières colorantes comme le méthylorange; de buis, de gentiane, de coloquinte, de quassia, de pavot, de strychnine, de picrotoxine. On trouve encore : dans le *sirop d'orgeat*, l'essence de mirbane; — dans les *sirops de fruits*, diverses couleurs d'aniline; — dans les confitures en gelée, de la gélose aromatisée avec des éthers formique, benzoïque, amylovalérique; — dans le *lait*, des antiseptiques comme l'acide salicylique, l'acide borique; des alcalins comme l'ammoniaque, le borax, le bicarbonate de soude, qui forme avec l'acide lactique, du lactate de sodium, purgatif pour les enfants; — dans le *beurre*, l'amidon, la craie, le borax, l'alun, l'argile, le chromate de plomb, la margarine; — dans le *café*, la racine de chicorée et même de jusquiame, ce qui a pu amener des empoisonnements (Clouet); — dans les *gâteaux*, la vaseline, etc., etc. Sans doute, ces corps ne sont pas tous toxiques; mais plusieurs le sont et les autres modifient profondément les substances alimentaires et en diminuent le pouvoir nutritif.

En résumé, les substances toxiques ajoutées aux aliments proviennent soit de la préparation des mets et notamment des conserves, soit d'une sophistication ayant pour but de suppléer à l'absence de certains principes ou de s'opposer aux fermentations; dans ce dernier cas, ce sont l'arsenic et l'acide salicylique qu'on rencontre le plus souvent; c'est au contraire le plomb qui rentre dans le premier groupe. L'acide salicylique qui se trouve dans les boissons, vin, cidre, bière, limonade au citron, est toujours dangereux; mais il est surtout redoutable chez les personnes dont l'épuration rénale se fait mal : c'est là une cause d'accidents d'autant plus sérieuse qu'elle est moins soupçonnée.

II. Végétaux et animaux toxiques. — Un grand nombre de végétaux et d'animaux possèdent des propriétés vénéneuses; quelques-uns renferment toujours des substances toxiques; d'autres n'en contiennent qu'à certaines époques; d'autres enfin n'exercent leur action que sur quelques individus, doués d'une susceptibilité spéciale. Il s'agit, dans ce dernier cas, d'idiosyncrasies qu'on tend à expliquer par l'anaphylaxie et qui se manifestent de préférence après l'ingestion de poissons, de crustacés, de mollusques; rarement on les observe quand on fait usage de la chair des mammifères.

En tête des végétaux toxiques, il convient de placer les champignons vénéneux, notamment les Amanites, *Amanita bulbosa*, *Amanita muscaria* ou fausse oronge, *Amanita phalloïdes* ou oronge ciguë, de toutes la plus redoutable. Ces champignons renferment plusieurs poisons : un alcaloïde, la muscarine et quelques bases moins importantes, choline, névrine, bétaines; un poison hémolysant, la phalline de Kobert, qui précipite par l'alcool et semble rentrer dans le groupe des matières protéiques; des résinoïdes bien étudiés par Pouchet. Les poisons se trouvent dans la cuticule, dans le chapeau et le bulbe. Le pied en renferme peu ou n'en renferme pas.

Injectée dans les veines d'un lapin à la dose de un milligramme, la muscarine provoque une sécrétion lacrymale très marquée, un écoulement spumeux très abondant par le nez et la bouche ; les bronches sont remplies de liquide, les poumons sont le siège d'un œdème aigu. En même temps l'animal est agité de petites secousses convulsives. Malgré la gravité des accidents, à la dose que nous avons indiquée, la guérison est de règle. L'animal se rétablit en une vingtaine de minutes.

Si l'on a recours à la méthode graphique, on constate d'abord un abais-

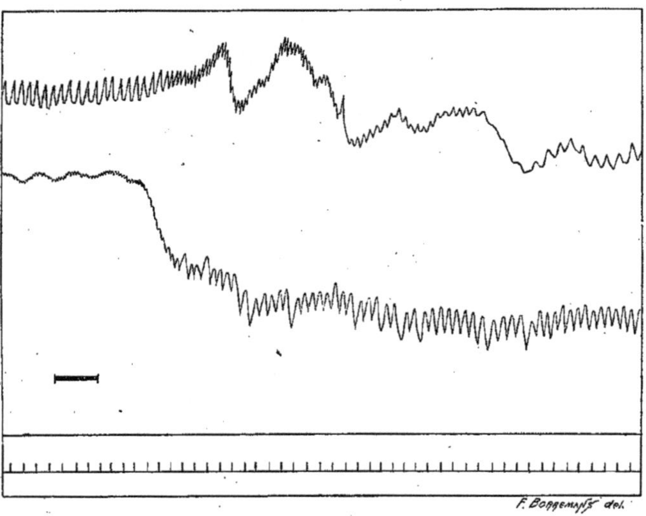

Fig. 3. — Injection intra-veineuse de 1 mg. de muscarine. Le temps de l'injection est indiqué par la large ligne horizontale. Le tracé supérieur est fourni par le pneumographe ; le tracé sous-jacent par un manomètre à mercure, relié à la carotide primitive ; la ligne droite horizontale correspond au zéro du manomètre. Le temps est inscrit en secondes.

sement considérable de la pression (fig. 3). En même temps les battements cardiaques se ralentissent et les systoles deviennent extrêmement fortes et énergiques, tandis que la respiration devient superficielle et irrégulière. Au bout de 4 ou 5 minutes, de petites convulsions éclatent. A partir de ce moment (fig. 4), la pression commence à se relever. Les battements cardiaques sont encore très énergiques. Mais peu à peu, au bout de 10 ou 12 minutes, tout rentre dans l'ordre. Les convulsions s'espacent. Les respirations sont encore irrégulières et spasmodiques, mais elles deviennent plus amples et plus lentes. Les battements cardiaques reprennent leurs caractères normaux. La pression remonte tout en se maintenant pendant une ou deux heures un peu au-dessous du chiffre initial.

La phalline est un poison hémolytique redoutable. Elle est surtout abondante dans certains amanites (*Amanita phalloïdes*) où elle se trouve associée à un poison nervin. L'hémolysine précipite par l'alcool et est détruite quand on la chauffe à 100° pendant 10 minutes. Le poison nervin est soluble dans l'alcool à 65⁰ et résiste à l'ébullition. Alors même qu'elle est diluée à 1/125000, l'hémolysine reste capable de dissoudre les globules rouges. Si on en injecte $0^{mg},5$ par kilogramme à des chiens, des chats ou des lapins, le sérum puis les urines sont teintées par l'hémoglobine. A une deuxième période, la sécrétion rénale est suspendue et

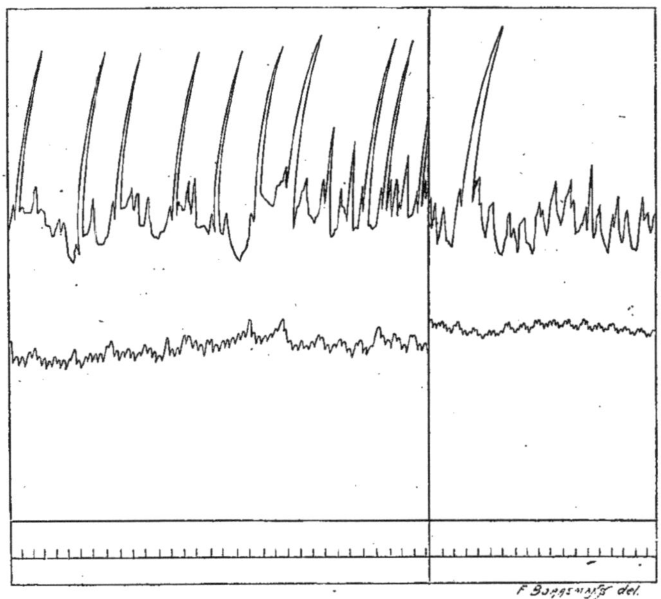

Fig. 4. — Suite du tracé précédent. A gauche, période des respirations spasmodiques.
A droite, retour vers la normale.

l'urémie finit par entraîner la mort. Si l'on injecte l'extrait obtenu en épuisant les champignons avec de l'eau chaude, les animaux succombent sans qu'il se produise d'hémolyse ni d'hémorragie.

Ainsi, contrairement à ce qu'on répète souvent, l'ébullition ne suffit pas à rendre inoffensifs les champignons vénéneux. Radais et Sartory ont constaté que la toxicité ne disparaît pas non plus par la dessiccation, ni par le vieillissement. Au bout de 10 ans, le poison n'est pas encore détruit.

Quant aux substances résinoïdes elles agissent sur le tube digestif et provoquent la congestion et l'inflammation de l'estomac et de l'intestin. C'est dans ce groupe que l'on range l'acide cambogique, que contiennent les russoles et qui provoque des vomissements et de la diarrhée et l'acide agaricique, principe actif du polypore du mélèze.

On a pu, suivant que prédomine l'action d'un de ces poisons, admettre, schématiquement, deux types cliniques : le type muscarinien, caractérisé par des troubles gastro-intestinaux, nerveux et sécrétoires dont l'évolution est rapide et généralement favorable ; le type phallinien, dont les accidents plus tardifs consistent en hémorragies et ictère et se terminent généralement par la mort.

Radais et Sartory[1] ont injecté à des lapins des quantités progressivement croissantes du suc obtenu en soumettant des amanites à la presse. Les animaux sont arrivés à supporter des doses supérieures à celles qui sont habituellement mortelles. A chaque injection le poids s'abaisse pour remonter ensuite. Si l'on veut éviter des accidents, il faut opérer avec lenteur. Au bout de quatre mois, l'immunisation est obtenue, mais elle n'est guère durable et, si on cesse les inoculations, elle disparaît en un mois. On peut espérer obtenir par cette méthode un sérum antitoxique. Une première tentative a été faite par Calmette, mais il y a lieu d'établir une distinction importante entre les divers poisons. Il résulte en effet des recherches poursuivies par Ford sur les Amanites (*Amanita phalloïdes*) que le poison soluble dans l'alcool ne suscite pas chez l'animal la production d'anticorps; la partie insoluble qui exerce l'action hémolytique est neutralisée par le sérum des animaux immunisés.

Certains animaux, bien que très sensibles aux injections intra-veineuses ou sous-cutanées d'extraits, consomment sans inconvénient des champignons toxiques. Ford a fait ingérer à des lapins, sans provoquer d'accidents, des quantités 20 fois supérieures à celles qui tuent quand l'introduction est faite par la voie sous-cutanée.

Plusieurs champignons comestibles possèdent un léger pouvoir hémolysant (*Hydnum repandum, Tricholoma nudum, Laccaria laccata*); leur ingestion, surtout si la cuisson a été insuffisante, est parfois suivie d'un léger ictère [2]. Les morilles renferment un poison volatil, l'acide helvellique (Böhm et Külz) qui altère rapidement le sang, produisant l'ictère et l'hémoglobinurie ; ce poison, bien étudié par Bostrœm et Ponfick, disparaît par le lavage, la cuisson et la dessiccation, ce qui explique l'innocuité des préparations culinaires où entre ce végétal.

Les accidents consécutifs à l'usage des phanérogames, assez rares chez l'homme, sont fréquents chez les animaux herbivores après ingestion de mercuriales, de narcisses, d'aloès, de colchique, de diverses crucifères (mal de forêt, pissement de sang), de ciguë, de pavot, et surtout de lupin. La lupinose, qui s'observe chez le mouton et parfois chez le cheval, revêt la forme d'un ictère grave, ou se caractérise par une cachexie chronique, avec écoulement nasal, altérations cutanées, etc. Elle est produite par un poison, la lupinotoxine, qui est abondant dans le fruit, et pour quelques auteurs relèverait d'une fermentation microbienne. Certaines variétés d'*Equisetum* déterminent des accidents fort curieux, particulièrement chez le bœuf : après une période d'excitation (mal

---

[1] Radais et Sartory, Sur l'immunisation du lapin contre le poison des amanites et phallinés. *C. R. Acad. des sciences*, 11 juin 1910. — Toxicité comparée de quelques champignons vénéneux. *Ibid.*, 8 juillet 1912.

[2] Parisot et Vernier, Recherches sur la toxicité des champignons. *C. R. Acad. des Sciences*, 30 septembre 1912.

d'ébriété), l'animal se paralyse et parfois est atteint de diabète. Ajoutons
que l'action pathogène du lupin et des prêles est surtout marquée dans
certaines régions de l'Allemagne.

Le climat joue, en effet, un très grand rôle dans la toxicité des différentes plantes : pour ne citer qu'un exemple, nous rappellerons que
Aconitum lycoctonum, qui contient un violent poison dans les pays
tempérés, sert d'aliment en Laponie.

Dans les pays chauds, on a recueilli de nombreuses observations de
soldats et de marins intoxiqués pour avoir consommé des fruits d'excellente apparence, mais provenant en réalité d'arbres toxiques : les principaux empoisonnements ont été produits par les fruits du mancenillier
(*Mancenilla venenata*), du sablier élastique (*Hura crepitans*) de l'Amérique intertropicale, par un grand nombre d'aroïdées (*Arum seguinum,
A. herbaceum*, etc.), par certaines cucurbitacées (*Momordica balsamia*),
par *Solanum mammusum, Lobelia longiflora*, espèce également nocive
pour l'homme, les solipèdes, les ruminants, etc.

Sous le nom de lathyrisme, on a décrit un syndrome curieux qui
rappelle le tabes spasmodique; il est dû à l'usage d'une variété de vesce
(*Lathyrus cicera*), et a été étudié avec soin par Bourlier, Proust, Bouchard, Marie. L'empoisonnement s'observe également chez le cheval
(Bouley); il se traduit par des paralysies, notamment des paralysies du
larynx, qui nécessitent la trachéotomie. Le principe actif de la vesce a
été recherché par plusieurs expérimentateurs : Teilleux a isolé un acide,
toxique pour le lapin : Bourlier a constaté que les extraits éthérés
empoisonnent les oiseaux; enfin L. Astier attribue les accidents à un
alcaloïde.

De cette légumineuse toxique on peut rapprocher une légumineuse
alimentaire, la fève, dont l'usage produit, chez certains individus prédisposés, une maladie chronique, caractérisée par une coloration jaune de la
peau, de l'asthénie nerveuse, de l'hémoglobinurie, et pouvant à la longue
entraîner la mort. Le favisme, bien étudié par Montano, serait dû, d'après
cet auteur, à une substance nuisible contenue dans les fleurs et les fruits
de la fève.

Guignard a appelé l'attention sur la toxicité d'une espèce spéciale
de haricots originaires de l'Amérique du Sud, *Phaseolus lunatus*. Les
graines, même quand elles proviennent de races améliorées par une
longue culture, renferment un glycoside, la phaséolunatine, qui, dédoublée
par un ferment analogue à l'émulsine, abandonne une certaine quantité
d'acide prussique. Cette quantité varie suivant les échantillons; on trouve
souvent dans 100 grammes une dose plus que suffisante pour tuer un
homme. Après cuisson le ferment est détruit, mais tout danger n'est pas
supprimé, car le dédoublement peut se produire dans le tube digestif.

On a parfois observé des accidents consécutifs à l'usage des rejetons de
pommes de terre vendus comme pommes de terre nouvelles; au-dessous
de la pellicule se trouve, en effet, un poison violent, insoluble dans l'eau,
la solanine. On prétend que les pommes de terre gelées deviennent

toxiques : leur ingestion aurait déterminé des accidents chez les vaches.

Enfin, certains végétaux pouvant emmagasiner les substances minérales deviennent ainsi une source de danger. Le zinc, le manganèse, la baryte, le plomb sont facilement absorbés par les plantes ; Hattensauer rapporte que des animaux furent intoxiqués pour avoir mangé du *Molinia cœrulea*, dont les cendres contenaient 2,04 pour 100 de plomb. Des radis, que Paul Bert fit croître dans de l'eau additionnée de strychnine, accumulèrent une quantité de cet alcaloïde qui suffit à tuer les animaux auxquels on les fit ingérer.

Parmi les animaux comestibles, ce sont les poissons, les mollusques (moules, huîtres, escargots), et les crustacés dont l'usage détermine le plus souvent des intoxications. Les Grecs du temps d'Homère savaient que certains poissons sont toxiques ; Hippocrate et Galien émirent la même assertion et l'on rapporte qu'Alexandre le Grand défendait à ses soldats de manger du poisson.

On peut diviser les poissons, au point de vue toxicologique, en trois groupes : ceux qui possèdent des glandes venimeuses, parfois analogues à celles des Ophidiens, mais dont la chair n'est pas toxique ; nous en parlerons dans un autre chapitre ; ceux dont les tissus renferment un poison analogue au curare ; ceux enfin dont quelques parties seulement sont dangereuses.

C'est surtout dans les pays chauds qu'on observe des empoisonnements par les poissons ; mais il n'est pas toujours facile de déterminer si les accidents dépendent de la viande saine ou de mets altérés : la chaleur torride du climat rend la putréfaction très facile, et c'est probablement de cette façon qu'on doit interpréter un grand nombre d'observations, celles notamment où les accidents ont été produits par l'usage du thon.

Parmi les poissons vénéneux, nous signalerons surtout diverses espèces de serran (*Serranus ouatalibi* de la Martinique, *Serranus creolus* de Cuba), les sardines des Antilles, la melette vénéneuse, le tétrodon du Cap ; citons encore *Gobius criniger*, dont les effets ont été étudiés expérimentalement par Collas, et *Lethrinus nambo*, de la Nouvelle-Calédonie, qui ne devient dangereux que lorsque son développement atteint 70 centimètres.

Les poissons vénéneux sont assez répandus au Japon ; Rémy[1] en signale douze espèces. Ils appartiennent aux genres *Tetrodon* et *Orthagoviscus*. L'ingestion du tetrodon cause chez l'homme des accidents graves caractérisés par la pâleur des lèvres, la dyspnée, le ralentissement du pouls, les syncopes. Le poison, bien étudié par Takahashi et Inoko, est soluble dans l'alcool ; il semble constitué par deux substances, la tétroïdine et l'acide tétroïdique (Tahava). Il se trouve dans les organes génitaux ; ce seraient, d'après Rémy, les seules parties du

---

[1] Rémy, Les poissons toxiques du Japon. *Bulletin de la Société de biologie*, 1883, p. 263.

poisson qui en contiendraient. Il est surtout abondant dans les ovaires, ce qui explique la prédominance des accidents pendant la saison du frai, en avril et en mai. James Silvado, confirmant par des expériences une opinion répandue parmi les pêcheurs du Brésil, prétend que la bile est également dangereuse. Après avoir enlevé le foie et les organes génitaux, on peut manger le poisson.

La lamproie (*Petromyzon fluviatilis*) a souvent produit des accidents; ce poisson est toxique cru, rôti ou bouilli; mais quand on le soumet à la salaison, il rend une grande quantité de mucus et devient inoffensif.

D'après Scolozouboff, la belouga (?), qui figure pour une bonne part dans l'alimentation du peuple russe, pendant le carême, déterminerait fréquemment des paralysies analogues à celles que produit l'arsenic, et pourrait entraîner la mort par paralysie du diaphragme.

On a encore observé en Russie des accidents consécutifs à l'usage de l'esturgeon. Liewenthal a retiré de la viande fraîche de ce poisson deux bases odorantes dont la toxicité n'a pas été déterminée.

En France, les empoisonnements sont rares et se bornent le plus souvent à quelques troubles peu graves, provoqués par l'ingestion du hareng, du congre, du maquereau, et surtout des œufs de brochet ou de barbeau. Les œufs de barbeau ont déterminé, en Allemagne, des manifestations cholériformes parfois inquiétantes (*Barben-cholera*); le plus souvent, tout se borne à des vomissements, de la diarrhée, de l'anéantissement, et surtout à des éruptions cutanées, urticaire ou érythème scarlatiniforme.

Il est, dans nos pays, des poissons dont le sang est extrêmement toxique : ce sont les anguilles, les congres, les murènes (Mosso); il suffit d'injecter dans les veines $0^{cc},05$ du sérum d'une anguille pour tuer un lapin de 1 kilogramme. L'effet est dû à une albumine toxique qui n'exerce pas d'action locale et est détruite par les sucs gastro-intestinaux. Ces résultats ont surtout un intérêt théorique; cependant on rapporte qu'un homme, ayant bu dans 200 grammes de vin le sang d'une anguille, fut atteint de cyanose, de sialorrhée et d'une respiration stertoreuse; il finit cependant par guérir.

La toxicité des poissons dépend en grande partie de leur genre de vie et varie suivant les parages qu'ils fréquentent. Les poissons de mer deviennent vénéneux quand ils habitent près des bancs de corail : ils ingèrent alors des matières putréfiées qui se fixent dans les muscles et surtout dans le foie.

L'histoire des accidents produits par les moules a bien mis en évidence l'influence des milieux où vivent les animaux sur leur toxicité.

L'épidémie de Wilhemshaven, relatée par Virchow, a appelé de nouveau l'attention sur les troubles que peut produire l'usage de ce mollusque; 19 personnes furent malades pour avoir consommé des moules recueillies sur les flancs de deux navires; quatre moururent. On a souvent répété que les accidents de ce genre sont dus au cuivre qui double l'extérieur des vaisseaux; mais, ce métal, dont l'action nocive devient deplus en plus problématique, ne recouvrait pas les parois des bâtiments incriminés. Or, les recherches de Salkowski montrèrent que la toxicité des moules devait être attribuée à une substance organique, soluble dans l'alcool ; 5 milligrammes de l'extrait alcoolique tuaient un lapin de 1 kilogramme à la manière du curare. Brieger obtint la toxine qui produit ces accidents et la désigna sous le nom de *mytilotoxine*. A côté de ce corps, qui a pour formule probable $C^6H^{16}NO$, on en trouve deux autres : l'un, isolable par le chlorure de platine, produit, chez le cobaye, de la salivation et de la diarrhée ; l'autre est une matière huileuse provoquant des frissons, de la fièvre, et entraînant la mort par arrêt de la respiration.

Les substances toxiques, d'après Wolff, ne sont pas répandues dans tout le corps de la moule ; elles sont localisées dans le foie. Or, les expériences de Schmidtmann ont établi que des moules inoffensives deviennent vénéneuses, quand on les transporte dans la rade de Willemshaven ; elles perdent cette propriété si on les ramène ailleurs ; d'un autre côté, les recherches de Wolff démontrent que les étoiles de mer deviennent toxiques dans l'eau stagnante. On peut donc conclure, en s'appuyant sur ces faits, que c'est au genre de vie des animaux dans des eaux malsaines qu'il faut attribuer leurs effets nocifs, soit que ces eaux contiennent des substances vénéneuses, soit plutôt qu'elles déterminent une maladie de la nutrition aboutissant à la formation de ptomaïnes ; il se produit une auto-intoxication de l'animal et le foie attire et fixe les poisons circulant dans l'économie. C'est un cas particulier d'une loi générale. En ce qui concerne les moules, Thesen a reconnu que le foie accumule les poisons, tels que la strychnine et le curare qu'on ajoute à l'eau dans laquelle elles vivent.

Les intoxications par les moules ne sont pas rares. La première épidémie a été signalée en 1795 dans l'Amérique du Nord. Netter et Ribadeau-Dumas ont relaté en 1907 une épidémie qui sévit à Calais, frappa un certain nombre de personnes ; sept furent gravement atteintes et deux moururent. Ces auteurs ont réuni 12 relations d'empoisonnement par les moules donnant au total 89 malades dont 25 succombèrent.

Les symptômes cliniques permettent de décrire trois formes : une forme exanthématique, caractérisée par de l'urticaire et des œdèmes ; une forme gastro-intestinale, avec vomissements, diarrhée, sueurs et parfois convulsions ; une forme paralytique plus grave se traduisant par de la constriction du pharynx, des vertiges, de l'engourdissement, une paralysie progressive et se terminant par la mort en 4 ou 5 heures.

Mêmes saines, les moules ne constituent pas un bon aliment, leur usage prolongé semble capable de produire des intoxications chroniques ; Segers rapporte que les habitants de la Terre de Feu consomment par jour de 5 à 15 kilogrammes de moules : on voit survenir chez eux une cirrhose du foie caractérisée par l'hypertrophie de l'organe, puis par son atrophie et par l'apparition d'hémorragies terminales multiples.

L'ingestion des huîtres peut produire des accidents semblables à ceux que provoquent les moules. Les huîtres deviennent nocives dans des conditions analogues, quand elles sont parquées à la bouche d'un égout (Cameron) ou dans des réservoirs vaseux (Hahn). Même fraîches, elles renferment une substance qui provoque la congestion de la peau, c'est l'ostréo-congestine étudiée par Lassablière et analogue à la mytilo-congestine et à la ruberto-congestine que Richet a découvertes dans les extraits de moules et d'actinies.

Baylac fait remarquer que le liquide renfermé entre les valves n'est pas de l'eau de mer, que c'est un véritable liquide organique qui devient de plus en plus toxique à mesure que se prolonge la vie de l'animal. Injectant ce liquide à des lapins à raison de 6 centimètres cubes à la minute, il trouve les toxicités suivantes : au moment où l'huître est sortie de l'eau, 45 à 48 centimètres cubes; quand on l'achète au marché 12 à 16. Si on la conserve pendant cinq jours à une température qui ne dépasse pas 10°, la dose mortelle n'est que de 29. Si on la porte à 18°, elle est de 14 après 48 heures; à 25°, elle est de 18 après 24 heures; 12 après 48 heures et 6 au bout de 5 jours.

On trouve dans les pays chauds certains mollusques toxiques; tel est en Nouvelle-Calédonie, *Turbo nicobaricus*, dont l'ingestion a produit en 1868 des empoisonnements à bord du *Coëtlogon* (Kermorgant).

Parmi les Crustacés, nous signalerons le crabe de terre ou tourlourou, (*Cancer ruricola*), vivant dans les bois humides, les cimetières, et se rencontrant surtout aux Antilles, et la crevette de Bornéo qui donne des diarrhées cholériformes.

III. **Les viandes des animaux surmenés**. — La fatigue suffit souvent à faire apparaître des substances nocives. Kuhnert relate l'histoire d'un cheval qui succomba à la suite de violences exercées pour le maîtriser : l'ingestion de sa chair produisit, chez des porcs, des accidents mortels. Röser rapporte que plusieurs personnes furent intoxiquées pour avoir mangé d'un chevreuil pris au piège et mort en se débattant. On pourrait multiplier les faits de ce genre; ils soulèvent une question doctrinale intéressante : s'il est certain que les viandes des animaux surmenés sont dangereuses, on ne sait guère à quelle cause doit être attribuée leur nocivité. Sans doute, il faut faire une part aux poisons résultant d'une suractivité organique; ces poisons se retrouvent dans le sang et les sécrétions; l'expérimentation les a décelés dans l'urine; l'observation a établi leur passage dans le lait; Parkard a vu le lait d'une mère surmenée déterminer des accidents chez son nourrisson; l'enfant se rétablit, quand on eut changé sa nourrice. Mais, en même temps qu'elle donne naissance à des substances toxiques, la fatigue prédispose à l'infection; la viande des animaux surmenés se corrompt avec une grande rapidité; même pendant la vie, les microbes pénètrent dans l'organisme, de sorte qu'il est difficile de faire le départ de ce qui appartient au surmenage lui-même et de ce qui est attribuable aux infections qui en sont la conséquence.

Quel qu'en soit le mécanisme, le résultat est certain; la viande des animaux surmenés n'est pas comestible; c'est avec raison qu'aux abattoirs lès animaux ne sont jamais sacrifiés qu'après une journée, au moins, de repos.

IV. Les viandes des animaux ayant consommé des substances toxiques. — On a beaucoup discuté sur le danger des viandes provenant d'animaux qui avaient consommé des substances toxiques. Quelques expériences tendent à prouver qu'on peut sans inconvénient utiliser pour l'alimentation des animaux, qui ont pris de l'arsenic (Spallanzani), du tartre stibié (Harms), de la strychnine ou de l'ésérine (Feser), de la noix vomique, de la pilocarpine et de la vératrine (Frœhner et Knudren); on sait du reste que, dans certaines contrées d'Amérique, les indigènes faisaient un usage courant des animaux tués au moyen de flèches empoisonnées. Il est certain en effet que les muscles ne contiennent généralement que de faibles doses de poison : c'est du moins ce qui ressort de nos recherches sur la strychnine; mais les substances nocives s'accumulent dans différents organes et notamment dans le foie. Le danger est donc réel et quelques faits le démontrent : un renard est tué par la strychnine; des corbeaux mangent son cadavre et succombent; un chien mange un des corbeaux et meurt à son tour. Bollinger rapporte que seize personnes furent gravement malades pour avoir consommé un saucisson préparé avec un porc traité au moyen de l'arsenic. C'est en effet l'arsenic, en grand usage dans la médecine vétérinaire, qui produit le plus souvent les accidents. Il faut donc éliminer de la consommation les viandes de tout animal suspect d'intoxication.

La même remarque s'applique aux poissons; ils deviennent dangereux quand on s'est servi de la coque du Levant pour la pêche; si on n'a pas la précaution de les vider, aussitôt pris, leur chair amène des accidents mortels, comme Goupil l'a observé chez plusieurs personnes ayant mangé des barbeaux capturés au moyen de cette substance. Les poissons qui vivent près des fabriques avalent les matières toxiques contenues dans les eaux industrielles et deviennent impropres à la consommation.

On sait que les grenouilles possèdent la singulière propriété de pouvoir ingérer sans inconvénient des Coléoptères vésicants. Dans ces conditions leur chair devient toxique et son ingestion a pu déterminer des accidents analogues à ceux que produit l'empoisonnement par les Cantharides. Plusieurs cas de ce genre ont été observés par des médecins français en Afrique (Vezien, Meynier).

Les Invertébrés sont également contaminés par les poisons qu'ils ingèrent : tel est le cas des mollusques. Aussi a-t-on pris l'habitude de laisser jeûner les escargots avant de les faire servir aux préparations culinaires; les animaux éliminent ainsi les substances toxiques qu'ils ont pu ingérer en vivant sur les euphorbes ou sur les solanées vireuses.

Enfin, en Abyssinie, des abeilles ont produit du miel vénéneux, pour s'être nourries d'une variété d'acacia (Rey).

Passage des substances toxiques dans le lait. — Chevalier et O. Henry furent les premiers à montrer que différentes substances, toxiques ou médicamenteuses, passent dans le lait. La question a été reprise par un grand nombre d'auteurs, parmi lesquels on peut citer Hamerhswald, Morier, Hertwig, Peligot, Richelot, Frœhner, Dolan et Wood, Stumpf, Brouardel et Pouchet, etc.

La présence de certains corps sapides ou odorants peut être facilement reconnue : les tourteaux rances, les pommes de terre et les betteraves pourries, les mauvais fourrages, donnent au lait de vache un goût fort désagréable; l'ingestion de plantes ou de substances aromatiques comme l'ail, la civette, l'asa, le camphre, la térébenthine, l'éther ou le chloroforme lui confère une saveur ou une odeur spéciale. Certaines substances lui communiquent une couleur rouge ou jaune (safran, rhubarbe, garance) ou même bleue (buglosse, mercuriale, plantes à indigo, etc.). Tous ces corps ne sont pas indifférents et quelques-uns sont capables de provoquer des troubles gastro-intestinaux : c'est ce qu'on observe surtout quand les vaches ont consommé des drèches ou des betteraves pourries.

La plupart des substances qui adultèrent le lait ne sont décelées que par l'analyse chimique ou par les effets physiologiques consécutifs à l'ingestion; mais les résultats obtenus par les divers observateurs n'ont pas toujours été concordants.

Parmi les substances minérales, la principale est l'arsenic. Si Ewald n'en a pas trouvé dans le lait d'une femme qui avait avalé 6 milligrammes d'acide arsénieux, Dolan et Wood en ont constaté la présence après une ingestion de 12 milligrammes. Hertwig, Spinola, Gerlach s'accordent à dire que l'arsenic passe dans la sécrétion mammaire; Van Hertsen a vu des personnes intoxiquées pour avoir consommé du lait provenant d'une vache empoisonnée avec cette substance. Enfin, Brouardel et Pouchet ont trouvé 5 milligrammes d'arsenic dans le cadavre d'un enfant de deux mois; sa mère avait été victime d'une tentative d'empoisonnement à laquelle elle résista, mais le lait contint assez de poison pour amener la mort du nourrisson. Les mêmes auteurs, en faisant prendre à une nourrice pendant six jours 12 gouttes de liqueur de Fowler, trouvèrent 1 milligramme d'arsenic dans 100 centimètres cubes de lait.

Le mercure s'élimine également par la glande mammaire, mais d'une façon inconstante et variable; aussi ne peut-on tirer une application thérapeutique de cette propriété.

Les préparations iodurées passent aussi dans le lait; on y trouve, soit de l'iodure de potassium, soit plutôt une combinaison de l'iode avec la caséine. Il en est de même après absorption d'iodoforme. L'iode s'élimine par l'urine du nourrisson en soixante-douze heures, c'est-à-dire plus lentement que chez la mère dont l'urine n'en renferme plus au bout de quarante-quatre heures.

Le lait peut encore contenir des traces de plomb (Gerlach, Balland), de cuivre (Grognier, Gerlach), de bismuth (Lewald), de fer, de zinc, d'émétique (Gunther, Harms); certains sels de sodium et de magnésium y passent également; en donnant à une femme de 1 à 5 grammes de salicylate de sodium, on obtient avec l'urine du nourrisson la réaction caractéristique de cette substance; mais il n'en est pas de même avec le ferrocyanure de potassium, administré à la dose de 1 à 6 grammes.

Nombre de substances d'origine végétale se retrouvent dans le lait. Nous citerons spécialement les principes actifs de l'ellébore, de la jusquiame, de l'aloès, de la stramoine, du sené, de la noix vomique, etc. On a parfois observé des accidents consécutifs à l'usage du lait provenant de chèvres ayant mangé des euphorbes ou du colchique. L'huile de ricin donné à la nourrice produit de la diarrhée chez l'enfant. Le lait peut encore contenir du copahu, de la valériane, des huiles volatiles, de la cinarine, principe actif de l'artichaut, qui donne aux enfants des vomissements et de la diarrhée (Leblanc); mais il ne laisse pas passer la digitaline ni l'aconitine (Dolan et Wood). La quinine s'y retrouve, mais en très petite quantité.

L'accord n'est pas fait en ce qui concerne la ciguë et l'atropine. Fröhner admet leur élimination par les glandes mammaires; Dolan et Wood la mettent en doute. Pourtant Fehling a observé de la mydriase chez un nourrisson après avoir donné de 1 à 5 milligrammes d'atropine à sa mère.

La recherche de la morphine a conduit aussi à des conclusions contradictoires. Scherer, Gorup-Besanez, Fubini, Dolan et Wood ont obtenu des résultats positifs que Fröhner n'a pas confirmés.

L'usage des boissons alcooliques donne au lait des propriétés toxiques. Le nourrisson est atteint de convulsions qui cessent quand on modifie le régime. Les intéressantes recherches de Nicloux permettent de préciser les résultats. Chez des femmes qui ont pris une potion de Todd contenant 60 centimètres cubes de rhum à 45 pour 100, on trouve dans le lait de 0,05 à 0,08 pour 100 d'alcool. Le lait de chiennes ayant ingéré par kilogramme 5 centimètres cubes d'alcool contient environ 0,25 de cette substance, c'est-à-dire une proportion analogue à celle qu'on trouve dans le sang. L'alcool apparaît un quart d'heure après l'ingestion, et la quantité va en augmentant jusqu'à la fin de la première heure. Nicloux a encore reconnu que l'éther passe dans le lait et s'y retrouve dans une proportion assez notable.

Les poisons microbiens s'éliminent aussi par la sécrétion lactée; c'est du moins ce qui semble démontré pour la tuberculine. Opérant sur des cobayes tuberculeux qui servent de réactifs, Rappin et Fortineau constatent que le lait des femmes tuberculeuses élève la température de 1 à 2° 1/2; le lait des femmes saines ne produit pas d'effet semblable.

V. **Viandes et lait des animaux malades**. — Les *viandes des animaux malades* se reconnaissent à des caractères particuliers que nous n'avons pas à décrire; elles sont justement rejetées de la consommation. Leur usage détermine en effet de nombreux accidents; tantôt ceux-ci résultent de ce que l'animal est rempli de microbes pathogènes; c'est une infection d'origine alimentaire, dont l'histoire ne rentre pas dans notre étude; tantôt ceux-ci relèvent d'une intoxication. Les viandes des animaux apoplectiques, particulièrement du porc, les viandes dites météoriques, c'est-à-dire prises sur des Ruminants morts d'indigestion, les viandes urineuses, celles qui proviennent d'animaux atteints de cachexie aqueuse, d'hydroémie, d'hématurie, contiennent toutes des substances nocives. Il en est de même quand les animaux ont succombé à la suite de maladies infectieuses; leurs tissus renferment des toxines microbiennes qui résistent à la cuisson et peuvent produire chez ceux qui les ingèrent, hommes ou animaux, des accidents rappelant le choléra ou la fièvre typhoïde. Comme exemple, nous pouvons citer une observation de Nielsen [1] : 115 personnes mangèrent de la viande d'une vache abattue pour fièvre puerpérale; chez la moitié d'entre elles, on observa des troubles très graves.

Les autres maladies infectieuses ne sont pas moins dangereuses : on peut citer toutes les affections génitales, toutes les formes de septicémie et de pyohémie, notamment la polyarthrite pyohémique des veaux ; dans ce dernier cas, les accidents rappellent ceux qu'on a décrits sous le nom de botulisme ; Bollinger [2] rapporte une observation où 27 personnes furent atteintes ; une d'elles mourut. Parmi les autres infections pouvant rendre les viandes toxiques, nous signalerons les néphrites et hépatites suppurées, les péritonites, les entérites, les infections pulmonaires, etc.

Le *lait* provenant des animaux malades n'est pas comestible non plus. Dans les cas de péripneumonie, il est épais, se décompose vite et amène des vomissements chez l'homme (Hankold). Dans la fièvre aphteuse, il est visqueux, d'odeur et de goût désagréables (Herberger) ; dans la peste bovine, il est sécrété en très petite quantité et ne contient plus de sucre (Monin).

On admet généralement que les femmes malades ou plutôt fébricitantes doivent cesser l'allaitement; la règle a été formulée peut-être d'une façon trop absolue. Les femmes atteintes d'infections aiguës peuvent le plus souvent continuer à nourrir. Il n'en est plus de même dans les maladies chroniques : les intéressantes expériences de Pasq. de Michele démontrent que le lait des animaux tuberculeux, alors même qu'il ne contient pas de bacilles, doit être absolument rejeté ; si on le donne comme aliment à de jeunes lapins, ou si on l'injecte sous la peau de cobayes, on ne tarde pas à voir ces animaux succomber dans la cachexie et le marasme ; le lait semble donc contenir des substances toxiques analogues à celles qu'on trouve dans les cultures du bacille, et qui résistent à la digestion et à l'ébullition.

Signalons enfin les accidents consécutifs à l'ingestion d'*Invertébrés*

(1) Nielsen, Massenvergiftung durch ungesundes Fleisch. *Hygienische Rundschau*, t. I, p. 196, 1891.

(2) Bollinger, Zur Ætiologie der Kalberlähme. *Deutsch. Zeitsch. f Thiermedicin*, 1875, n° 1.

malades. Nous avons déjà parlé des mollusques. Simon ([1]) a observé des intoxications dues à l'usage de homards atteints d'une inflammation infectieuse aiguë du tube intestinal. On a relaté, dans ces derniers temps, un assez grand nombre d'accidents consécutifs à l'ingestion de homards ou d'écrevisses ; il est possible que le séjour de ces animaux dans des parcs à eaux stagnantes, dans lesquels on ne leur donne que des aliments mauvais et souvent corrompus, joue un rôle dans le développement des propriétés toxiques.

VI. **Aliments provenant des végétaux malades ou altérés.** — Les aliments d'origine végétale produisent des accidents, quand ils proviennent de plantes malades ou envahies par divers parasites. Des Bovidés ont été intoxiqués pour avoir été nourris avec des betteraves altérées (Frauenholz), ou des drèches moisies; des chevaux pour avoir consommé des pommes de terre avariées (Schleg, Rey).

Dans d'autres cas, les accidents ont éclaté parce qu'on avait donné des produits végétaux contenant diverses moisissures, appartenant aux genres *Mucor*, *Aspergillus*, *Penicillium*. Il semble que ces parasites, non pathogènes par eux-mêmes, produisent des principes toxiques par les fermentations qu'ils font subir au pain ou à la farine.

Pour plusieurs espèces, le fait est démontré : c'est ainsi que les Urédinées, qu'on rencontre sur les graminées comestibles, donnent naissance à des substances convulsivantes pour le lapin (Frank). Les Ustilaginées, qui infectent surtout le maïs (*Tilletia caries*, *Ustilago carbo*, *Ustilago maydis*), semblent également produire dans la plante où ils vivent des ptomaïnes qui déterminent chez les animaux de la fièvre et des paralysies. Ainsi s'expliquent les manifestations toxiques qu'on observe souvent chez les herbivores, particulièrement chez les chevaux auxquels on a donné de l'avoine mal séchée, de la paille altérée ou du foin moisi.

Ces enseignements de la pathologie comparée vont trouver leur application en médecine humaine.

On connaît les épidémies qui, à certaines époques, ont frappé les populations faisant usage de seigle. L'altération la plus fréquente de cette céréale est due à l'ergot de seigle (*Claviceps purpurea*) : l'aliment avarié produit divers symptômes qu'on a réunis sous deux types cliniques différents : l'un, *l'ergotisme gangréneux*; l'autre, *l'ergotisme convulsif* souvent désigné sous les noms de *feu saint Antoine*, *fièvre maligne*, *Kriebelkrankheit* (maladie des fourmillements), *convulsions de Sologne*, *raphanie.*

La première épidémie remonte à la fin du xvi° siècle (Hanovre, 1581) et, depuis cette époque, la maladie a sévi surtout en Allemagne et en Russie, plus rarement en France (1749-1750), en Belgique (1845-1846) et en Suède (1754). Parmi les épidémies récentes, il convient de citer celles de Novgorod en 1879, de Poltava en 1881, de la Hesse en 1879 et pendant les années suivantes.

([1]) Simon, Eine Massenerkrankung infolge Genusse kranker Hummern. *Hygiénische Rundschau*, t. II, p. 205, 1892.

L'épidémie de Novgorod, décrite par Swiatlowsky (¹) a frappé les paysans pauvres et sales ; l'auteur a observé 19 cas dont 4 se terminèrent d'une façon fatale, dans un état comateux entrecoupé de convulsions. Dans le gouvernement de Poltava, l'ergotisme sévit de juillet à octobre 1881, atteignant 101 personnes et causant 12 décès ; les cas de gangrène furent particulièrement nombreux. La quantité d'ergot trouvée dans le seigle ne dépassait pas 1 pour 100, tandis que dans l'épidémie de Novgorod elle était 7 fois plus élevée.

L'épidémie hessoise a servi aux beaux travaux de Siemens et Tuczek qui en ont étudié les manifestations psychiques, et de Menche (²) qui en a donné une description générale : les symptômes principaux consistaient en spasmes et contractures douloureuses, plus rarement en convulsions épileptiformes ; en même temps se produisaient des troubles cérébraux, une démarche ébrieuse avec abolition des réflexes plantaires. Les accidents nerveux ont pu se prolonger un an et plus.

On a longtemps discuté sur la cause de l'ergotisme. Linné qui étudia l'épidémie suédoise attribua la maladie aux semences du raifort sauvage (*Raphanus raphanistrum*), ce qui le conduisit à la désigner sous le nom de *raphanie*.

Aujourd'hui on innocente complètement le raifort, mais on tend à admettre que les phénomènes relèvent souvent d'une intoxication complexe due soit à l'ergot, soit à la présence de végétaux toxiques tels que l'ivraie et la nielle.

L'ergot joue le rôle principal : sous son influence, et en présence de l'acide lactique, les matières albuminoïdes sont transformées en peptones, à côté desquelles on trouve de la peptotoxine (Pœhl), une matière colorante rouge (Dragendorff, Podwyssotzki), de la triméthylamine, et trois substances qui paraissent fort actives, l'acide sphacélique, la cornutine et l'ergotinine. L'acide sphacélique (Kobert) détermine chez les animaux toutes les manifestations de l'ergotisme gangréneux et amène chez le chien, le chat, le poulet, le sphacèle et la perte des extrémités. La cornutine n'a pas d'action locale : c'est un convulsivant dont l'action explique parfaitement les troubles nerveux de la raphanie. L'ergotinine est un puissant vaso-constricteur, faisant contracter les muscles lisses.

Le pain contenant du seigle ergoté se reconnaît à une coloration violette et à un goût de moisi. Le pain ou la farine agité avec de l'alcool aiguisé d'une petite quantité d'acide sulfurique confère à ce liquide une coloration rouge. L'examen spectroscopique décèle deux raies d'absorption entre le vert et le bleu.

Nous citerons encore, dans le même ordre de faits, le *mal del monte* d'Espagne qui semble dû à la carie des céréales (*Tilletia caries, Ustilago caries*) et le *seigle enivrant* dont le premier cas a été publié en Russie

(¹) SWIATLOWSKY, Eine Ergotismusepidemie, *Saint-Petersburg med. Wochenschrift*, 19 juillet 1880.
(²) MENCHE, Die Ergotismusepidemie in Oberhessen seit Herbst 1879. *Deutsches Archiv für klin. Medicin*, Bd XXXIII, p. 240, 1885.

par Woronin ; cet auteur a trouvé dans les épis quatre champignons ; *Fusarium roseum, Gibberelle Sanbinetti, Helminthosporium sp., Cladosporium herbarum.* En France, on a recueilli en 1890 des observations de seigle enivrant, particulièrement en Dordogne ; les accidents consécutifs à l'usage du pain de seigle se produisaient aussi bien chez les animaux domestiques (chien, porc, oiseaux) que chez l'homme. Prilleux et Delacroix isolèrent un champignon constituant une espèce particulière qu'ils décrivirent sous le nom de *Endoconidium temulentum.*

La *nielle* du blé est une caryophyllacée, *Agrostemma githago*, renfermant une saponine toxique, la *githagine*, qui se localise dans l'embryon et les cotylédons. L'ingestion de pain de seigle contenant 6 pour 100 de nielle détermina chez 48 porcs des manifestations graves ; 6 d'entre eux succombèrent; 10 grammes suffisent à tuer un chien ; 5 à 4 grammes déterminent chez l'homme des accidents sérieux : douleur à la gorge, dyspnée, troubles cardiaques. On reconnaît la nielle du blé, en chauffant le pain ou la farine avec une solution de lessive de soude diluée. La liqueur surnageant prend une couleur jaune qui devient bientôt rouge cerise. Examinée au spectroscope, elle donne une légère bande d'absorption entre les lignes D et E.

La farine de bonne qualité devient facilement-toxique, quand elle est conservée à l'humidité ; il se produit des ptomaïnes, solubles dans l'éther, qui déterminent des accidents mortels chez les animaux (Balland). Elle peut posséder encore une toxicité d'emprunt, due à son mélange avec l'*ivraie (Lolium temulentum)*. Si l'on en croit Targioni et Tozzeti, l'ivraie ne serait toxique que lorsqu'elle n'est pas mûre et la plupart des troubles qu'on lui attribue devraient être mis sur le compte de l'ergot. Mais les recherches d'Antze (1891) ont établi que l'ivraie renferme deux alcaloïdes : la *loliine* et la *témulentine* et un acide, l'*acide témulentique* : l'acide et la témulentine exercent une action paralysante sur le cerveau, la moelle et les nerfs cardiaques. Hofmeister a préparé une témuline ayant pour formule $C^7H^{12}N^2O$ et possédant un pouvoir narcotique et mydriatique très marqué. Observés autrefois à l'état épidémique les empoisonnements par l'ivraie sont fort rares. Ils se caractérisent essentiellement par du vertige, de la titubation et du tremblement. Les accidents sont parfois mortels ; généralement ils rétrocèdent rapidement en 24 heures.

Enfin le pain peut être envahi par diverses moisissures ; les unes, de couleur verte, sont simplement laxatives : *Aspergillus glaucus, Penicillium glaucum, Mucor mucedo* ; les autres, noires ou orangées, *Ascophora nitricans, Oïdium aurantiacum*, produisent des coliques, des vertiges, des sueurs, du coma : d'après Bonfield, leur action rappelle celle de la muscarine ; Mégnin a observé des accidents chez le cheval et en a reproduit chez le chien : Cornevin a obtenu des résultats analogues chez le porc. Dans tous ces cas, qu'il s'agisse d'un élément vivant ou d'une ptomaïne volatile, il suffit de faire passer au four le pain moisi pour détruire son pouvoir nocif.

De toutes les maladies produites par une intoxication alimentaire, celle qui a été le plus étudiée est incontestablement la *pellagre*.

C'est Balardini qui, le premier, en 1844, soutint que la pellagre est due à l'usage du maïs malade. Il faut remarquer d'ailleurs que le maïs normal ne semble pas un bon aliment. Des cobayes auxquels on en fait ingérer ont des troubles intestinaux, perdent leurs poils et succombent avec des lésions rénales. Les extraits aqueux du maïs renferment un poison auquel les cobayes qui consomment cet aliment sont particulièrement sensibles (Cesa Bianchi et Vallardi).

L'altération de la plante qui engendre la pellagre a été attribuée à des moisissures, qu'on désigna sous le nom de verdet et qui sont en réalité *Aspergillus glaucus* et *Penicillium glaucum*. Ce dernier parasite paraît très fréquent : Carraroli, en examinant attentivement 1 kilogramme de maïs, n'a trouvé que 290 grammes d'épis indemnes ; encore est-il que la plupart d'entre eux contenaient le végétal sous leur pellicule.

A côté de ces parasites relativement élevés, on décèle des microbes, parmi lesquels *Bacillus maïdis* de Cuboui et *Bacillus mesentericus fuscus*.

Ces divers agents secrètent dans la plante des substances toxiques, dont les effets ont été établis par un grand nombre d'expériences.

Lombroso, en collaboration avec Dupré et Erba, a isolé une huile rouge, une oléorésine, des sublances résineuses et des bases, qu'il désigna sous les noms de *maïsine* ou *pellagrozéine*. La maïsine et l'huile sont toxiques pour les animaux : la première agit comme la strychnine, la seconde exerce une action narcotique et paralysante. Des travaux ultérieurs ont confirmé et complété ces résultats : Selmi, Brugnatelli, Zenoni, Paltauf, Heider, Husemann et Cortez ont retrouvé les substances convulsivantes ou paralysantes. Pelizzi et Tirelli ([1]) ont cultivé les microbes du maïs gâté et ont constaté que l'injection intra-veineuse ou sous-cutanée des cultures stérilisées détermine, chez le lapin, des paralysies spastiques, des secousses musculaires, une exagération des réflexes, du tétanos ; les accidents persistent pendant une quinzaine de jours après l'injection.

Tandis que ces différents travaux tendent à faire attribuer l'intoxication pellagreuse à des bactéries, les recherches de Ceni et Besta, de Sion et Alexandrescu conduisent à une conclusion bien différente. Les spores des *Aspergillus fumigatus* et *flavescens* contiennent des substances toxiques, qui amènent chez le chien une exagération des réflexes, du tremblement, des accès de contractures et, si la dose est suffisante, entraînent la mort dans le coma en 4 ou 5 heures. Une dose plus faible, même unique provoque l'amaigrissement, la dépilation et, si on répète les injections, une cachexie mortelle. D'après Bodin et Lenormand, le poison, peu soluble dans l'eau, est très soluble dans l'alcool, l'éther, le sulfure de carbone, le chloroforme et la benzine.

D'autres champignons peuvent intervenir. D'après Ceni les cultures de

---

([1]) Pélizzi et Tirelli, Etiologie della pellagra in rapporto alle tossine del mais guasto. *Archivio di psichiatria*, vol. XV, 1894.

Penicillium glaucum renferment des substances toxiques, surtout abondantes au printemps et à l'automne, c'est-à-dire aux époques où débutent les manifestations pellagreuses. Il en serait d'ailleurs de même pour les *Aspergillus*, mais ce dernier résultat n'a pas été confirmé par Bodin et Lenormand.

L'étude des poisons contenus dans le maïs conduit à des résultats fort intéressants, comparables à ceux qu'on a observés dans les infections. Volpino [1] a constaté que l'injection intra-musculaire d'extrait aqueux de maïs gâté amène chez les pellagreux quelques troubles généraux et une élévation thermique. L'injection d'extraits pratiqués avec le maïs sain ne produit rien. La substance active du maïs gâté, la *pellagrogénine*, est obtenue en précipitant l'extrait aqueux par l'alcool. Pour produire la réaction, il suffit d'injecter à un pellagreux 1 centimètre cube d'une solution à 0,50 pour 100. Cette réaction n'est pas absolument spécifique. Elle s'observe chez 90 pour 100 des sujets atteints de pellagre et chez 20 à 50 pour 100 des sujets indemnes de cette maladie.

La pellagrogénine est toxique quand on l'injecte à des cobayes recevant du maïs dans leur alimentation. Les animaux ainsi préparés sont très sensibles au sérum des malades atteints de pellagre; une injection de 0,50 à 1 centimètre cube suffit à déterminer la mort.

CHAPITRE II

LES POISONS PUTRIDES

Étude chimique et toxicologique des poisons putrides. — Pluralité de ces poisons. — Les ptomaïnes. — Les aliments putréfiés. — Les intoxications alimentaires.

Étude chimique et toxicologique de la putréfaction. — La toxicité des matières putrides a été étudiée par de nombreux observateurs. Haller, le premier, aborda ce sujet et rapprocha la digestion de la putréfaction ; son opinion admise par Bœrhaave, Gardane, Maquer, fut combattue par Spallanzani qui s'efforça d'établir une séparation entre les transformations qu'exercent les sucs digestifs et celles que produisent les putréfactions, mais conclut que la viande pourrie n'est pas toxique.

A la fin du xviiie siècle, Seybert [2] démontra que la putréfaction du pus, du sérum, des macérations de viande confère à ces liquides un haut

---

[1] VOLPINO, Ricerche sulla pellagra. *Pathologica*, 15 mars 1913.
[2] SEYBERT, Ueber die Fäulniss in Blute an lebenden thierischen Körper. Berlin, 1758.

pouvoir pathogène : il reconnut, par exemple, que l'injection intra-veineuse de 20 centimètres cubes de sérum putréfié produit chez le chien des vomissements, des convulsions et entraîne la mort en quelques heures.

La question fut reprise par Gaspard [1], médecin à Saint-Étienne, qui poursuivit sur ce sujet une série de recherches fort remarquables, dont les résultats furent confirmés et complétés par Magendie, Virchow, Stich et surtout par Panum qui, en 1856, isola un poison dont il compara les effets à ceux des venins.

Mais il ne suffit pas de constater la toxicité des matières pourries ; il faut rechercher à quelles substances elles doivent leur action nocive. Or les corps qui prennent naissance pendant la putréfaction sont excessivement nombreux et varient d'ailleurs suivant qu'on a opéré à l'air libre ou en vase clos ; ils varient encore avec la durée du processus, avec la nature des matières utilisées, avec les germes qui interviennent, etc. Le tableau suivant indique les principales substances qui ont été décelées.

Gaz. . . . .
- Hydrogène, hydrogènes carbonés, hydrogène phosphoré.
- Ammoniaque, sulfhydrate d'ammoniaque.
- Anhydride carbonique.
- Gaz phosphorés de nature mal connue (phosphines).

Acides. . . . .
- gras . . . .
  - formique (traces).
  - acétique.
  - butyrique (très abondant).
  - valérianique.
  - palmitique.
  - stéarique.
- gras non saturés. . .
  - acrylique.
  - crotonique.
- de la série oléique.
  - oléique.
- alcools. . . . . . .
  - glycolique.
  - lactique.
- bibasiques saturés.
  - oxalique.
  - succinique.

Substances aromatiques.
- Indol.
- Scatol.
- Phénol.
- Paracrésol, orthocrésol.
- Acides.
  - phénylacétique, paroxyphénylacétique.
  - phénylpropionique, paroxyphénylpropionique.

Substances protéiques . .
- Albuminates.
- Peptones.

Acides aminés. . . . . .
- Leucine, leucéine.
- Tyrosine.

Bases organiques . . . .
- Xanthine, hypoxanthine.
- Méthylamine, triméthylamine, etc.
- Éthylènediamine, amylamine, etc.
- Alcaloïdes ou ptomaïnes (cadavérine, putrescine).

[1] Gaspard, Mémoire physiologique sur les maladies purulentes et putrides. *Journal de la physiologie*, 1822 et 1824.

Enfin les résidus de la putréfaction sont riches en sels terreux et ammoniacaux, en graisses et en nitrates.

Pour les gaz, tout le monde est d'accord et, depuis Gaspard, Panum, Weber, Billroth, on sait qu'ils n'entrent guère en ligne de compte dans la toxicité des matières pourries ; seul l'hydrogène sulfuré exerce une action énergique. On met aussi hors de cause les acides gras, les substances aromatiques et les corps amidés. Restent les matières protéiques et les bases. C'est au premier groupe que se rattacherait la substance toxique, d'après Panum ; cet auteur stérilisait les liquides putréfiés par un chauffage à 100 degrés, prolongé pendant onze heures ; puis il pratiquait des extraits et constatait que les substances solubles dans l'alcool n'amenaient qu'une narcose passagère, tandis que les matières insolubles dans l'alcool conservaient toutes les propriétés du liquide primitif. Panum ne s'expliqua pas beaucoup sur la constitution chimique de ce poison et n'osa dire s'il fallait incriminer une ou plusieurs substances. Mais ce qu'il affirmait, c'est qu'il ne s'agissait pas d'un alcaloïde [1].

C'était pourtant l'opinion inverse qui gagnait chaque jour du terrain. Dès 1860, Dupré et Bence Jones avaient extrait de différents organes putréfiés une substance dont le sulfate était fluorescent comme le sulfate de quinine ; pour cette raison, et bien qu'ils ne fussent pas parvenus à le faire cristalliser, ils désignèrent ce corps sous le nom de quinoïdine animale. En 1868, Bergmann et Schmiedelberg [2] retiraient du pus septique un produit cristallisé, la sepsine ; les cristaux, semblables par leurs caractères morphologiques, différaient par leurs propriétés physiologiques : les uns étaient inactifs, les autres toxiques. Ces derniers, injectés à la dose de $0^{gr},01$ dans les veines du chien, produisaient des vomissements, de la diarrhée sanguinolente et finissaient par entraîner la mort. L'année suivante, Zuelzer et Sonnenschein [3] trouvaient dans les liquides des macérations anatomiques, une substance cristallisable dont les effets rappelaient ceux de l'atropine : dilatation pupillaire, accélération des battements cardiaques, arrêt des mouvements intestinaux ; nous aurons plusieurs fois l'occasion de revenir sur ce corps important, la ptomatatropine, comme on l'appelle aujourd'hui. Rörsch et Fassbender, Schwanert retirèrent différentes bases des cadavres putréfiés. Mais ce sont surtout les travaux de Gautier et de Selmi qui ont fait entrer la question dans une voie scientifique. Bientôt les recherches allaient se multiplier. Liebermann trouva dans un estomac pourri une matière analogue à la conicine : Spica isola du liquide abdominal d'une grossesse extra-utérine une base mydriatique ; Gianetti et Corona découvrirent

[1] Panum, Das putride Gift der Bacterien, die putride Infection oder Intoxication und die Septicämie, *Virchow's Archiv.*, Bd. XL, 1874.

[2] Bergmann und Schmiedelberg, Ueber das schwefelsaure Sepsin. *Centralbl. f. med. Wissensch.*, 1868.

[3] Zuelzer und Sonnenschein, Ueber das Vorkommen eines Alkaloïdes in putriden Flüssigkeiten. *Berliner klin. Wochenschrift*, 1869.

des alcaloïdes dans les viscères d'un jeune homme ; Brouardel et Boutmy démontrèrent la présence d'une base analogue à la vératrine dans un cadavre ayant séjourné dix-huit mois sous l'eau. Puis vint une série de travaux fort remarquables dus à Bouchard, Nencki, Maas, Salkowsky, Guareschi et Mosso et surtout à Brieger [1] qui a étudié d'une façon complète les bases de la putréfaction.

Selmi leur imposa le nom de *ptomaïnes* [2] pour rappeler leur origine. Il reconnut que ces ptomaïnes sont fort nombreuses ; que les unes sont inoffensives, les autres toxiques ; qu'elles se rapprochent des alcaloïdes végétaux, qu'elles produisent des troubles pupillaires, des irrégularités cardiaques. de la narcose ou des convulsions et amènent la mort des animaux par arrêt du cœur en systole.

Fornario [3] a fait une étude intéressante du pouvoir pathogène que peuvent acquérir les diverses substances alimentaires, animales ou végétales. abandonnées à la putréfaction spontanée. Il a constaté que les extraits de foie sont les plus nocifs, puis viennent les extraits de rate et de reins. Le cerveau, les ganglions lymphatiques et le pancréas sont les organes qui donnent le minimum de poison, tandis que les mollusques et les crustacés, spécialement la langouste, deviennent très toxiques.

Parmi les végétaux, ce sont les fèves et les pois secs qui fournissent le plus de matières nocives ; contrairement à ce qu'on aurait pu croire, on en obtient fort peu avec les champignons.

Fornario a encore montré que l'empoisonnement chronique par ces divers poisons aboutit à la production de lésions dans le foie, les reins, la moelle épinière. Cependant on peut arriver à immuniser les animaux, mais il s'agit d'une simple accoutumance, car on ne trouve pas d'antitoxine dans le sang.

Si l'on étudie la marche du processus putride, on constate qu'au début, les bactéries s'attaquent surtout aux hydrates de carbone et donnent naissance à des acides, particulièrement à de l'acide lactique.

Les matières protéiques subissent d'abord des transformations analogues à celles qui se passent dans le tube digestif, elles sont hydrolysées et transformées en albumoses, peptones, acide aminés. Mais la dislocation continue. Les acides aminés abandonnent à leur tour leur groupement amide qui donne de l'ammoniaque. Cette ammoniaque neutralise les divers acides qui proviennent des albumines et impose au milieu une réaction alcaline, réaction qu'on peut constater vers le troisième ou le quatrième jour. Si on laisse le processus continuer, on voit diminuer les protéines ; au bout de trois mois on en trouve 0,48 pour 100 ; au bout de quatre mois, il reste une masse noire, vis-

---

[1] Brieger, Untersuchungen über Ptomaïne (3 brochures). Berlin, 1885-1886.

[2] Selmi, Ptomaïne od alcaloïde cadaverici. Bologna, 1881 (comme le fait remarquer Kobert, il serait plus juste de dire *ptomatine* : πτῶμα, πτόματος, cadavre).

[3] Fornario, Sull'azione tossica dei podotti della putrefazione di alcune sostanze alimentari. *Ann. d'Igiene sper.*, 1906, t. XVI, 215-249.

queuse, sans odeur, ne contenant plus de peptones, renfermant encore, mais en de faibles proportions, des matières extractives et de l'ammoniaque ([1]).

On sait que 18 acides aminés principaux entrent dans la constitution des albumines. En se décomposant ils abandonnent des acides appartenant à la série grasse, à la série aromatique ou à la série hétérocyclique.

Les transformations des acides aminés appartenant à la série grasse sont extrêmement simples. Ces corps perdent leur groupement amidé et abandonnent leur acide gras. C'est ainsi que le glycocolle, ou acide amino-acétique, donne de l'acide acétique; l'alanine, ou acide amino-propionique, donne de l'acide propionique; la valine, ou acide amino-iso-valérianique, donne de l'acide iso-valérianique; il en est de même pour la leucine qui donne de l'acide caproïque.

Les acides aminés ressortissant à la série aromatique sont au nombre de deux : la phénylalanine ou acide phénylaminopropionique et la tyrosine ou acide p-oxyphénylaminopropionique.

Les acides de la série hétéroyclique sont au nombre de quatre. Mais un seul est important : c'est le tryptophane ou acide indolaminopropionique.

La phénylalanine en se décomposant donne des acides phénylpropionique et phénylacétique. La tyrosine donne de même des acides p-oxyphénylpropionique et p-oxyphénylacétique et finalement abandonne du paracrésol et du phénol. Le tryptophane, par une série de transformations parallèles à celles que subit la tyrosine, aboutit au scatol et à l'indol.

Des formules très simples rendent compte de ces transformations. Nous indiquons, en les mettant en regard, les dégradations de la tyrosine et du tryptophane :

<table>
<tr><td align="center">$C^6H^4 \cdot OH — CH^2 — CH \cdot NH^2 — COOH$
acide p. oxyphénylaminopropionique
(tyrosine).</td><td align="center">$NH \cdot C^8H^5 — CH^2 — CH \cdot NH^2 — COOH$
acide indolaminopropionique
(tryptophane).</td></tr>
<tr><td align="center">$C^6H^4 \cdot OH — CH^2 — CH^2 — COOH$
acide p. oxyphénylpropionique.</td><td align="center">$NH \cdot C^8H^5 — CH^2 — CH^2 — COOH$
acide indolpropionique.</td></tr>
<tr><td align="center">$C^6H^4 \cdot OH — CH^2 — COOH$
acide p. oxyphénylacétique.</td><td align="center">$NH \cdot C^8H^5 — CH^2 — COOH$
acide indolacétique.</td></tr>
<tr><td align="center">$C^6H^4 \cdot OH — CH^3$
p- crésol.</td><td align="center">$NH \cdot C^8H^5 — CH^3$
scatol.</td></tr>
<tr><td align="center">$C^6H^5 \cdot OH$
phénol.</td><td align="center">$NH \cdot C^8H^6$
indol.</td></tr>
</table>

En même temps se produisent des bases fort nombreuses désignées sous le nom général de ptomaïnes.

Il faut mettre en tête de ces corps, deux diamines, la cadavérine et la.

([1]) Tissier et Martelly, Recherches sur la putréfaction de la viande de boucherie. *Annales de l'Institut Pasteur*, décembre 1902, p. 865-905.

putrescine, qui dérivent de deux acides aminés, la lysine et l'ornithine.

$$C^6H^{14}N^2O^2 \quad = \quad C^5H^{14}N^2 \quad + \quad CO^2$$

lysine. — cadavérine (pentaméthylendiamine).

et

$$C^5H^{12}N^2O^2 \quad = \quad C^4H^{12}N^2 \quad + \quad CO^2$$

ornithine. — putrescine (tétraméthylendiamine)

Brieger fait jouer un rôle très important dans la production des ptomaïnes, au dédoublement de la lécithine. Ce corps assez instable, abandonne dès le début de la putréfaction la base oxyéthylique qu'il renferme, la choline, $C^5H^{15}NO^2$. Celle-ci peu toxique donne naissance, par simple soustraction d'une molécule d'eau, à la base vinylique, la neurine $C^5H^{13}NO$ ou hydroxyde de triméthyl-vinyl-ammonium $N(CH^3)^3-C^2H^3.OH$.

D'après Brieger, la neurine est une base toxique à laquelle le chat est particulièrement sensible. Cet animal succombe après en avoir reçu quelques milligrammes, tandis qu'il faut en injecter jusqu'à 0^{gr},04 par kilogramme pour tuer un lapin. Les symptômes sont les mêmes chez tous les mammifères : hypersécrétion nasale et buccale, salivation intense, respiration fréquente, dyspnée, accélération puis ralentissement et affaiblissement des battements cardiaques ; en même temps les pupilles sont contractées ; les membres se paralysent et la mort survient par arrêt respiratoire, après quelques convulsions terminales ; le cœur reste en diastole. Notons encore un abaissement de la pression sanguine, phénomène que Riemschneider avait déjà observé à la suite des injections de matières pourries.

Les troubles que nous venons d'indiquer rappellent ceux que produit la muscarine et, comme eux, sont neutralisés par le sulfate d'atropine (Cervello).

L'analogie toxicologique s'explique facilement par des analogies chimiques. Tandis que la neurine se produit par déshydratation de la choline, la muscarine prend naissance quand on soumet ce même corps à une oxydation prudente. Les formules suivantes mettent en évidence ces relations :

$$N \Big\langle {}^{CH^2 \cdot CH^2 \cdot OH}_{\ (CH^3)^3}_{\ OH} \qquad N \Big\langle {}^{CH \cdot CH}_{\ (CH^3)^3}_{\ OH} \qquad N \Big\langle {}^{CH^2 \cdot CH(OH)^2}_{\ (CH^3)^3}_{\ OH}$$

choline. — neurine. — muscarine.

A côté de la neurine existent deux autres bases : l'une qui n'est pas toxique, la neuridine, $C^5H^{12}N^2$; l'autre, la méthylguanidine (Brieger), qui est tétanisante à dose assez élevée et arrête le cœur en diastole.

Faust a retiré de la viande putréfiée un alcaloïde, la sepsine $C^3H^{14}N^2O^2$ dont il a obtenu un sulfate cristallisé. Ce corps contribue puissamment à donner à la masse putride sa haute toxicité. Chauffé dans la vapeur il se transforme facilement en cadavérine.

Signalons encore la parvoline, $C^9H^{13}N$, que Gautier et Étard ont trouvée dans la viande de cheval putréfiée ; la collidine ; l'hydrocollidine ; deux bases très toxiques isolées par Pouchet et ayant pour formules, l'une $C^7H^{18}N^2O^6$, l'autre $C^5H^{12}N^2O^4$.

A ces bases toxiques il faut ajouter quelques bases inoffensives : la corindine $C^6H^{15}N$ (Guareschi et Mosso) et deux substances découvertes, l'une par Guareschi $C^{14}H^{20}N^2O^4$, et l'autre par les frères Salkowski $C^5H^{11}NO^2$.

Il existe enfin des corps qui ne sont connus que par leurs effets sur les animaux. Maas a obtenu au moyen de l'éther une base tétanisante et, au moyen de l'alcool amylique, deux corps différents, l'un qui, par ses propriétés stupéfiantes, se rapproche de la morphine, l'autre qui provoque des convulsions et de la dyspnée et tue par arrêt de la respiration ; enfin, avec le chloroforme, il a pu extraire un poison tétanisant.

Dans les cadavres humains, on retrouve un certain nombre de corps déjà étudiés à propos de la putréfaction de la viande. Brieger a établi que les alcaloïdes qui y prennent naissance varient suivant le temps qui s'est écoulé depuis le moment de la mort. On rencontre d'abord la choline qui apparaît le premier ou le second jour et disparaît vers le septième ; au troisième jour se produit la neuridine qui disparaît vers le quatorzième jour ; en même temps on peut isoler la cadavérine qui augmente avec les progrès de la putréfaction, la putrescine qui devient très abondante vers le quinzième jour, enfin la saprine.

Toutes ces bases ne sont pas ou sont peu toxiques. Vers le septième jour se montrent les substances véritablement actives. A ce moment, à côté de la triméthylamine, qui est encore peu toxique, se produisent deux bases vénéneuses, dont on peut recueillir de grosses quantités vers le quinzième jour. L'une, la moins active, provoque seulement des évacuations alvines ; l'autre est extrêmement remarquable, c'est la mydaléine, dont la formule chimique n'est pas encore déterminée.

Injectée à des cobayes ou à des lapins, la mydaléine amène la salivation et le larmoiement ; les pupilles se dilatent, les oreilles se congestionnent ; la température rectale s'élève de 1 ou 2 degrés. Avec une dose de $0^{gr},005$ on observe, chez le cobaye, un flux intestinal abondant, de l'exophtalmie, puis de la paralysie ; la respiration devient difficile, la température s'abaisse et la mort arrive dans un anéantissement progressif ; le cœur s'arrête en diastole.

Brieger a encore signalé deux autres bases qui ne semblent pas toxiques et qu'il a désignées sous les noms de mydatoxine et mydine.

A côté de ces substances plus ou moins bien définies, on peut en citer d'autres qui n'ont été caractérisées que par leurs effets sur les animaux. Les unes ont une action analogue à celle de l'atropine, comme l'établirent Zuelzer et Sonnenschein dès 1869 ; d'autres ressemblent au curare, d'autres à la conicine (Otto, Liebermann), à la vératrine (Brouardel et Boutmy), à la muscarine (Gianetti et Corona). On en trouve dans les muscles putréfiés, qui élèvent la pression artérielle et dont on a pu obtenir un chlorhydrate cristallisé (Abelous). Une dose de $0^{mgr},6$ par

kilogramme fait monter la pression chez le chien de 18-19 à 50-51 centimètres. Ces alcaloïdes cadavériques sont souvent désignés sous les
noms de ptomatatropine, ptomatoconicine, ptomatovératrine, ptomatomuscarine, pour rappeler à la fois leur origine et leur mode
d'action.

Les produits qui prennent naissance quand on fait putréfier le poisson
ont été étudiés par un grand nombre d'auteurs.

Gautier et Étard, en opérant sur le scombre, ont isolé une hydrocollidine, produisant chez les animaux du tremblement et des convulsions
tétaniques et amenant la mort par arrêt du cœur en diastole. En même
temps que l'hydrocollidine, se forment deux bases, la scombrine et la
parvoline. Cette dernière, dont nous avons déjà parlé à propos de la
putréfaction de la viande, est extrêmement toxique.

Brieger a retrouvé la neuridine dans les produits de putréfaction de la
morue; il a isolé, en outre, des bases nouvelles, l'éthylènediamine, la
muscarine, la gadinine, qui n'est pas toxique, la méthylgadinine et la
triéthylamine.

L'éthylènediamine détermine de la salivation, de la mydriase, une
dyspnée intense, qui, chez les petits mammifères, persiste jusqu'à la
mort ; la terminaison fatale survient généralement au bout de vingt-quatre
heures.

La muscarine animale est analogue à la muscarine végétale et par sa
constitution chimique, et par son action sur les animaux ; c'est assez dire
qu'elle est très toxique; chez la grenouille, elle produit une paralysie
progressive et arrête le cœur en diastole; chez le lapin, on voit survenir
de la salivation, du larmoiement, de la diarrhée et du myosis; les animaux succombent après de courtes convulsions; l'atropine combat et
neutralise quelques-uns de ces effets.

Les recherches de Brieger ont été confirmées par Bocklisch qui a retrouvé, soit dans les produits de putréfaction de la perche, soit dans la
saumure des harengs, plusieurs des bases que Brieger avait retirées des
poissons pourris ou des cadavres : la gadinine, la cadavérine, la putrescine et la méthylamine. Ehrenberg a décelé dans les poissons gâtés la
choline, la neuridine, la méthylamine et la diméthylamine. Mais le corps
le plus important est la ptomatatropine trouvée par Anrep dans l'esturgeon, et dont 2 milligrammes déterminent chez un lapin de la mydriase,
des convulsions, et amènent la mort par arrêt du cœur. Enfin, dans les
sardines putréfiées, Griffiths a découvert une base nouvelle, la sardinine
$C^{11}H^{11}NO^2$, dont l'injection provoque des vomissements et de la diarrhée
et, si la dose est suffisante, entraîne la mort.

OEchsner de Coninck a étudié les substances qui prennent naissance
quand on laisse putréfier des poulpes marins. Parmi les produits trouvés,
nous signalerons la collidine; injectée sous la peau d'un lapin, à la dose de
$0^{gr},087$ par kilogramme, elle provoque un violent trismus, puis des convulsions, et finit par entraîner la mort. Cette collidine exerce une action
antiputride et antifermentescible très marquée. A côté de ce corps nous

signalerons la corindine, qui semble identique à un alcaloïde trouvé par Guareschi et Mosso dans la fibrine putréfiée.

L'huile de foie de morue contient des substances analogues à celles que nous avons déjà décrites. Gautier et Mourgues y ont trouvé les bases suivantes : la triméthylamine, la butylamine qui est convulsivante ; l'amylamine, également convulsivante ; l'hexylamine ; l'hydrolutidine, représentant la neuvième partie de ces alcaloïdes et déterminant du tremblement, puis des paralysies et la mort dans le collapsus : la morrhuine formant le tiers des alcaloïdes, et qui est simplement diurétique : l'aselline, produisant de la dyspnée, des convulsions, puis la mort : enfin l'acide morrhuique, remarquable par sa double fonction acide et basique.

Parmi les autres substances dont on a étudié la putréfaction, nous pouvons citer la gélatine ; Brieger y a trouvé de la neuridine et de la diméthylamine.

C'est encore de la neuridine et de la triméthylamine qu'on rencontre dans le lait et les fromages putréfiés, qui renferment de plus une base découverte par Vaughan et désignée sous le nom de *tyrotoxikon* ou mieux *tyrotoxine*.

On a moins étudié la putréfaction des substances végétales ; l'attention ne s'est guère portée que sur quelques champignons et sur les levures. Les champignons se pourrissent très facilement et contiennent alors des bases fort toxiques, appelées cryptomaïnes (Houdé) ; les morilles altérées renferment un poison très violent pour le chien (Pœhl). Dans les levures putréfiées, Brieger signale la diméthylamine ; on y trouve encore une base, mal définie chimiquement, mais que ses propriétés toxiques permettent de rapprocher du curare (Harkawy, Ch. Grau), et à laquelle on a donné le nom de ptomatocurarine.

Les travaux que nous avons résumés établissent que les expérimentateurs qui ont étudié la putréfaction ont surtout porté leur attention sur les substances alcaloïdiques. Celles-ci jouent, en effet, un rôle considérable ; les expériences de Metchnikoff et celles que nous avons faites avec M. Garnier démontrent que les toxines formées par un des principaux agents de la putréfaction, *B. perfringens*, sont comme les alcaloïdes solubles dans l'alcool et comme eux résistent à la chaleur. Mais il faut faire aussi une place aux substances mal définies, qu'on désigne provisoirement sous les noms de toxalbumines et de peptotoxines. C'est ainsi que dans les produits de fermentation du lait ou de ses dérivés, Vaughan a trouvé à côté de la tyrotoxine, une toxalbumine qui empoisonne le chat et le rat. C'est probablement à une peptotoxine qu'il faut rattacher le poison de Panum, puisque cette substance précipite par l'alcool et résiste à une température assez élevée. Les premiers travaux, qui avaient servi à établir l'existence des alcaloïdes animaux ont eu un si grand retentissement dans le monde scientifique que de tous les côtés on en a poursuivi l'étude. Maintenant qu'on reprend l'histoire des autres toxines, il est probable qu'on découvrira beaucoup d'autres substances contribuant à la toxicité totale des produits de la putréfaction.

Nous avons déjà dit que les ptomaïnes diffèrent notablement suivant la durée du processus putride ; on en voit apparaître qui disparaissent à une période ultérieure et sont remplacées par d'autres. Les recherches chimiques qui nous ont fait connaître ces résultats, pour intéressantes qu'elles fussent, auraient dû être complétées par des recherches bactériologiques. On peut se demander, en effet, si ces différentes ptomaïnes se produisent aux diverses phases de la vie des mêmes microbes, ou si leur apparition et leur disparition successives ne dépendent pas de microbes différents, venant détruire ou transformer les substances déjà produites par leurs prédécesseurs.

Si nous ne connaissons pas exactement le rôle des ferments dans la genèse des ptomaïnes, nous connaissons mieux le rôle du terrain. Nous savons, par exemple, que certaines bases se rencontrent dans toutes les putréfactions, la neuridine par exemple ; la névrine, au contraire, ne se montre que dans la putréfaction de la viande des mammifères et la muscarine dans la putréfaction des poissons ; c'est également aux dépens des poissons que se forment la gadinine, l'éthylènediamine, la triméthylamine ; enfin la diméthylamine n'a été trouvée jusqu'ici que dans la putréfaction de la gélatine ou de la levure.

Kostiurine et Krainsky font remarquer très justement que la toxicité des produits de putréfaction est en raison directe de la complexité chimique des matières mises à pourrir ; on obtient plus de poisons avec la viande qu'avec le bouillon, plus avec le bouillon qu'avec les solutions salines ; c'est du cinquième au trentième jour que les toxines sont les plus abondantes ; enfin, les matières insolubles dans l'alcool sont souvent plus actives que les matières solubles dans ce liquide ; ce dernier résultat met bien en évidence l'importance des poisons non alcaloïdiques.

Il serait intéressant d'établir un rapport entre la constitution chimique des divers poisons putrides et leur action sur l'organisme. Beloy a envisagé ce côté de la question en étudiant la toxicité des méthylamines qui, comme nous l'avons vu, se forment en abondance dans la putréfaction et spécialement dans la putréfaction des poissons. D'après leur toxicité croissante, il a classé ces corps de la façon suivante : diéthylamine, diméthylamine, triéthylamine, triméthylamine, éthylamine, méthylamine, tétraméthylamine. Il semble donc que NH^3 neutralise, dans ces corps, le groupe éthyl et à un degré moindre, le groupe méthyl.

En tête des causes qui entravent ou favorisent la production des poisons putrides, il faut placer toutes celles qui entravent ou favorisent le développement des microbes. Nous citerons simplement l'influence de la chaleur et de l'humidité. Sur ce point, il n'y a pas de discussion possible ; mais l'accord n'est pas fait sur le rôle de l'oxygène. Longtemps on a admis que les ptomaïnes sont surtout abondantes quand on met les matières à putréfier à l'abri de l'air ; dans ce cas, disait-on, les agents figurés remplissent plus facilement leur rôle d'agents réducteurs. Brieger a soutenu une opinion différente : il a reconnu, en effet, que la production des bases est bien plus abondante quand les matières mises à pourrir sont largement aérées et agitées de temps en temps. Peut-être ces contradictions disparaîtront-elles quand on étudiera séparément l'action de chaque bactérie putréfactive, au lieu de se contenter de rechercher ce qui se passe dans une masse abandonnée à elle-même. Peut-être enfin n'a-t-on pas tenu assez grand compte d'un fait mis en évidence par Kijanizin : d'après cet auteur, au contact de l'air, il se produit une plus grande quantité de ptomaïnes, mais celles-ci, peu toxiques et peu stables, disparaissent rapidement.

Parmi les causes qui influencent la putréfaction, il faut citer tout d'abord la réaction des matières envahies par les microbes. Les anaérobies, qui sont les véritables agents de ce processus se développent surtout dans les milieux alcalins. On a donc essayé de les combattre par les acides. C'est dans ce but que l'on donne aux malades des solutions d'acide lactique, ou du lait fermenté, ou des sucres fermentescibles, en ajoutant même des cultures de bactéries destinées à favoriser les transformations. Cependant Tissier a reconnu que *B. perfringens* n'agit bien qu'en présence des hydrates de carbone. A. Berthelot et Bertrand [1] ont semé *Bacillus aminophilus intestinalis* dans des milieux contenant du glycose et de l'histidine; ils n'ont obtenu que de l'acide lactique. Dans un milieu chargé d'histidine, mais dépourvu de glycose, on trouve de l'imidazoléthylamine qui est fort toxique. Or, cette transformation qui doit avoir lieu dans l'intestin, n'est pas entravée par une assez forte proportion d'acide lactique, jusqu'à 5 pour 1000.

Pour qu'on puisse se rendre compte des principales ptomaïnes actuellement connues, nous les avons réunies dans le tableau ci-contre, en indiquant leur formule chimique, le nom du savant qui les a découvertes, leur origine et leur action. Il faut ajouter à cette liste les bases dont la constitution n'a pas été déterminée, mais dont l'action toxicologique rappelle celle des alcaloïdes végétaux : telles sont, parmi les principales, la mydaléine, la tyrotoxine, les ptomato-curanine, -atropine, -muscarine, -conicine, -vératrine, etc.

Les aliments putréfiés. — L'étude des poisons putrides explique le mécanisme des accidents que provoque l'ingestion des aliments putréfiés. Cependant une distinction importante doit être faite. Dans quelques cas, les phénomènes morbides relèvent d'une véritable intoxication exogène : l'aliment renfermait toute formée la substance toxique et les troubles se sont développés rapidement. Mais souvent l'incubation est plus longue : il s'écoule plusieurs heures, parfois une journée ou une nuit avant que les manifestations éclatent. Il s'agit alors d'une infection. Les aliments contenaient des microbes qui ont pullulé dans le tube digestif et ont provoqué une rapide putréfaction des matières ingérées. Les produits formés sont identiques ou analogues dans les deux cas;

[1] A. BERTHELOT et J.-M. BERTRAND, Recherches sur la flore intestinale. Sur la production possible de ptomaïnes en milieu acide. *C. R. Acad. des Sciences*, 51 mars 1913, t. CLVI. p. 1027.

Nom	Formule	Auteur	Source	Effet
Méthylamine	CH^5N	Bocklisch	Poissons pourris	Non toxique.
Diméthylamine	C^2H^7N	Brieger	Levure putréfiée	Non toxique.
Triméthylamine	C^3H^9N	Id.	Poissons pourris	Convulsions.
Triéthylamine	$C^6H^{15}N$	Id.	Poissons pourris	
Propylamine	C^3H^9N	Id.	Gélatine pourrie	
Butylamine	$C^4H^{11}N$	Gautier et Mourgues	Huile de foie de morue	Poison stupéfiant et convulsivant.
Isoamylamine	$C^5H^{13}N$	Muller et Hesse	Levure pourrie	
Amylamine	$C^5H^{13}N$	Gautier et Mourgues	Huile de foie de morue	Polyurie: convulsions.
Hexylamine	$C^6H^{15}N$	Id. Hesse	Huile de foie de morue Levure pourrie	
Neuridine	$C^5H^{14}N^2$	Brieger	Cerveau frais Toutes les putréfactions	Non toxique.
Saprine	$C^5H^{14}N^2$	Id.	Nombreuses putréfactions	Non toxique.
Cadavérine	$C^5H^{14}N^2$	Id.	Nombreuses putréfactions	Non toxique.
Putrescine	$C^4H^{12}N^2$	Id.	Nombreuses putréfactions	Action locale : inflammation, nécrose.
Éthylènediamine	$C^2H^8N^2$	Brieger	Morue putréfiée	Flux nasal; mydriase; dyspnée: mort.
Méthylguanidine	$C^2H^7N^3$	Id.	Poissons pourris	Excitation puis paralysie du système nerveux.
Marcitine	$C^5H^{10}N^3H$	Ackermann	Viandes pourries	
Névrine	$C^5H^{13}NO$	Brieger	Viandes pourries	Myosis; salivation: paralysie; mort.
Choline	$C^5H^{15}NO^2$	Id.	Viandes pourries	Comme muscarine, mais action plus légère.
Muscarine	$C^5H^{15}NO^3$	Id.	Morue pourrie	Larmoiement, salivation: convulsions.
Mydotoxine	$C^5H^{13}NO^2$	Id.	Cadavres	
Mydine	$C^8H^{11}NO^2$	Id.	Cadavres	Non toxique.
Gadinine	$C^7H^{17}NO^2$	Id.	Morue pourrie	
Méthylgadinine	$C^8H^{19}NO^2$	Id.	Viande pourrie	Poison tétanisant.
Putrine	$C^{11}H^{26}N^2O^5$	Ackermann	Viande pourrie	
Viridinine	$C^5H^{12}N^2O^3$	Id.	Viande pourrie	
Sepsine	$C^5H^{14}N^2O^2$	Faust	Viande pourrie	Toxicité élevée.
Collidine	$C^8H^{11}N$	Nencki OE. de Coninck	Digestion pancréatique Poulpe putréfié	
Hydrocollidine	$C^8H^{15}N$	Gautier et Etard	Scombre pourri	Tremblements; convulsions; arrêt du cœur en diastole.
Parvoline	$C^9H^{15}N$	Id.	Scombre pourri	Très toxique.
Coridine	$C^{10}H^{15}N$	Guareschi et Mosso OE. de Coninck	Fibrine putréfiée Poulpe putréfié	
Hydrolutidine	$C^7H^{11}N$	Gautier et Mourgues	Huile de foie de morue	Tremblement; paralysie.
Scombrine	$C^{13}H^{30}N^4$	Gautier et Etard	Scombre pourri	
Morrhuine	$C^{10}H^{17}N^3$	Gautier et Mourgues	Huile de foie de morue	Diurétique : non toxique.
Aselline	$C^{25}H^{38}N^4$	Id.	Huile de foie de morue	Convulsions; mort.
Acide morrhuique	$C^7H^{15}NO^3$	Id.	Huile de foie de morue	
	$C^7H^{18}N^2O^6$	Pouchet	Viandes putréfiées	
	$C^5H^{12}N^2O^4$	Id.	Viandes putréfiées	
	$C^{11}H^{20}N^2O^4$	Guareschi	Viandes putréfiées	Non toxique.
	$C^5H^{11}NO^2$	Salkowski	Viandes putréfiées	Non toxique.

mais ils se produisent dans des conditions différentes. Néanmoins la distinction étant souvent malaisée, nous réunirons en un même groupe ces deux variétés d'intoxication alimentaire.

Les faits les plus intéressants sont représentés par les accidents souvent graves, parfois mortels, qui suivent l'ingestion de certaines saucisses, fort en usage en Allemagne. La partie centrale n'est pas atteinte par la cuisson ou le fumage et par conséquent se décompose avec la plus grande facilité. Les manifestations morbides, décrites sous le nom de *botulisme* (*botulus*, boudin) ou *allantiasis* (αλλᾶς, ἄντος, andouille), sont connues depuis longtemps. Signalé dès 1735, le botulisme peut sévir à l'état sporadique ou frapper un nombre considérable de personnes, 400 dans un empoisonnement observé à Middelbourg.

Quand l'aliment avarié contient toutes formées des substances toxiques, les accidents sont immédiats. Ainsi, dans une observation de Kraatzer, les symptômes d'empoisonnement apparurent une demi-heure après le repas. Mais, dans la plupart des cas, l'incubation est plus longue. Muller, qui a réuni 265 observations, constate que les accidents débutent généralement au bout de dix-huit heures; il survient de la fatigue, de l'anéantissement; puis apparaissent les nausées, les vomissements, la diarrhée; la gorge est sèche et brûlante. Au bout de deux ou trois jours, les phénomènes s'aggravent encore, le malade se plaint de vertige et de diplopie; la démarche est incertaine et la respiration laborieuse. Du quatrième au sixième jour, on constate de la dysphagie, de la raucité de la voix, les membres sont parésiés, la peau est froide et le patient finit par succomber dans le collapsus. La terminaison fatale, qui s'observe dans un tiers des cas, survient dans les dix premiers jours; la guérison est précédée d'une longue convalescence.

Nauwerck a relaté une épidémie survenue à la suite d'une ingestion de saucisses gâtées : dix personnes furent atteintes et deux succombèrent : les premiers symptômes apparurent après une incubation qui variait de vingt à soixante-douze heures. Ehrenberg trouva dans les saucisses des bases analogues aux ptomaïnes des viandes pourries; mais, comme le fait remarquer Nauwerck, ces bases étaient en petite quantité et aucune d'elles n'était vraiment toxique. Devant l'insuffisance des résultats chimiques et la longue durée de l'incubation, l'auteur pensa qu'il s'agissait d'une infection microbienne; il fit quelques recherches dans ce sens, et découvrit dans ces saucisses un bacille qui faisait putréfier l'albumine et se montrait pathogène pour le lapin : ce même organisme se rencontrant dans l'intestin des porcs bien portants, on est conduit à supposer que, pendant la préparation de l'aliment, le microbe se trouve enfermé dans son intérieur et n'est pas détruit par la faible chaleur à laquelle le mets est soumis. Serafini([1]) a constaté également dans les saucisses la présence de bacilles provenant de l'intestin des porcs; ils ne pullulent pas dans l'aliment à cause du manque d'eau, mais se développent abon-

---

([1]) Serafini, *Chemische bacteriolog. Analyse einiger Wurstwaaren. Archiv. f. Hygiene,* Bd. XIII, 1892.

damment et suscitent de nombreuses putréfactions dès qu'ils ont été ingérés. On a encore incriminé *Bacillus coli*, *Bacillus mesentericus vulgatus*, enfin un bacille anaérobie, *Bacillus botulinus* (Van Ermengen), qui fabrique une toxine très active.

Les accidents consécutifs à l'usage des viandes altérées doivent être divisés en deux groupes : tantôt il s'agit d'une infection plus ou moins bien déterminée relevant souvent de *Bacillus enteritidis* (Gärtner), c'est-à-dire d'un bacille paratyphique, tantôt il s'agit d'une véritable intoxication ou tout au moins d'une putréfaction rapide des aliments ingérés. Dans l'un comme dans l'autre cas, les prédispositions individuelles jouent un rôle considérable. Sur 72 familles ayant mangé de la viande gâtée, des empoisonnements ne sont survenus que chez 22 d'entre elles et de 120 personnes qui prenaient leur repas dans les maisons où ont éclaté les empoisonnements, 40 seulement furent atteintes (Niericker).

Il faut d'ailleurs remarquer qu'on peut s'accoutumer à l'ingestion des viandes gâtées. Les Groenlandais mangent avec plaisir des têtes de phoque pourries, les Indiens de l'Ile du Prince Rupert se nourrissent de viande putréfiée, et les habitants des îles Marquises ne consomment que la raie et le squale ayant subi une légère décomposition.

Les accidents consistent généralement en vomissements, diarrhée, sécheresse de la bouche et de la gorge, prostration rapide et adynamie générale. Des crampes, un refroidissement des extrémités, de l'albuminurie et assez souvent du délire complètent le tableau. Parfois se développent des exanthèmes, érythèmes, purpura, et même vésicules et furoncles.

Cet état peut amener la mort par épuisement en deux ou trois semaines. Quand le malade guérit, il conserve pendant longtemps de la céphalée et de la lassitude.

Les empoisonnements alimentaires ne revêtent pas toujours le caractère de gravité qu'on observe dans les cas typiques. Il est très fréquent de constater simplement quelques troubles gastro-intestinaux après l'ingestion de viandes légèrement altérées ou simplement de gibier faisandé. Tout se borne à des vomissements, d'ailleurs inconstants, et surtout à une diarrhée profuse et extrêmement fétide. En France, on voit souvent des accidents survenir à la suite de l'ingestion de pâtés ou de galantines, préparés avec de la volaille ou du gibier. Parfois ces aliments ont été consommés sans inconvénient pendant un jour ou deux; au bout de ce temps, malgré leur bonne apparence, ils ont pu déterminer des manifestations cholériformes.

Si les viandes cuites s'altèrent rapidement quand on les laisse au contact de l'air, il est bien évident qu'elles doivent se conserver indéfiniment quand on les met à l'abri des germes extérieurs. C'est ce qui devrait avoir lieu pour les *conserves alimentaires* qui, d'après Fernbach, ne renferment pas de microbes. Comment expliquer dès lors les nombreux accidents consécutifs à leur usage? Ehrenberg, Tidy, Gärtner, Brouardel, Lescœur, y ont trouvé des alcaloïdes dont on ne peut saisir l'origine, si l'opinion de Fernbach est exacte. Il fallait donc reprendre la question. C'est ce qu'ont fait Poincaré et Macé : ces auteurs ont montré que Fernbach avait eu le tort de n'examiner que les parties périphériques des boîtes de conserves, c'est-à-dire les points soumis directement à l'action de la chaleur; en étudiant les parties centrales de 35 échantillons d'apparence parfaite, Poincaré et Macé ont constaté 15 fois la présence de germes parfois fort nombreux. Or les microbes trouvent les meilleures conditions de résistance, quand ils sont dans un liquide organique, en vase clos, et au contact d'une faible quantité d'oxygène. De même que les cadavres enfouis deviennent plus toxiques après avoir été exposés quelques jours à l'air, de même les accidents sont plus fréquents et plus redoutables quand on se sert de boîtes entamées depuis quelque temps. Cassedebat (¹) y a trouvé de nombreux alcaloïdes toxiques dont plusieurs résistent à l'ébullition. Quelques-uns dégagent, sous l'influence des bicarbonates alcalins, une odeur pénétrante et tenace que possède également l'air expiré par les animaux qui ont ingéré ces bases vénéneuses.

Voilà donc une source importante d'intoxication alimentaire; si, dans quelques cas, on peut être prévenu du danger par l'aspect des conserves ou par la présence de gaz qui soulèvent le couvercle, le plus souvent aucun indice ne révèle la présence des micro-organismes ou de leurs toxines.

Pour éviter la putréfaction, certains fabricants ajoutent aux conserves du sulfite de sodium. Cette substance n'est pas inoffensive, Kionke a observé des intoxications chroniques chez des chiens qui pendant 2 ou 3 mois ingérèrent de la viande additionnée de 1 pour 1000 de ce sel.

Les *poissons gâtés* ou *conservés* constituent une autre source d'accidents. Les saumures ont souvent produit des intoxications, surtout chez les animaux et particulièrement chez le porc. Les recherches de Brieger, Gautier et Étard, Bocklisch, Ehrenberg, Arnstamoff, nous ont fait connaître les nombreuses ptomaïnes qui prennent naissance dans les poissons pourris. La ptomatomuscarine de Brieger et la ptomatatropine de V. Anrep semblent jouer le rôle le plus important dans la pathogénie des accidents consécutifs à l'ingestion des poissons avariés. En février et mars 1885, cinq individus périrent pour avoir consommé de l'esturgeon salé; Anrep retrouva la ptomatatropine dans diverses parties des cadavres, notamment dans l'estomac, l'intestin, le foie, le cerveau, la rate, l'urine.

Examinant des conserves de poissons et de crustacés, provenant de cinq maisons différentes, Desgrez et Caius en ont constamment retiré des ptomaïnes dont la quantité atteignait 0gr,2 et même 0gr,6 pour 1000 et augmentait encore dans les jours qui suivaient l'ouverture de la boîte. Il faut reconnaître d'ailleurs que ces bases n'étaient pas toxiques.

(¹) CASSEDEBAT, Bactéries et ptomaïnes des viandes de conserve. *Revue d'hygiène*, p. 659, 1890.

Mais il n'en est pas toujours ainsi, et l'usage des poissons conservés produit souvent des accidents. On en a observé fréquemment en Russie, à la fin du carême, chez les personnes qui se nourrissent d'esturgeon. Nous avons déjà dit que ce poisson, même à l'état frais, renferme divers alcaloïdes; dans l'esturgeon gâté, Nic. Schmidt a trouvé la ptomatatropine : 100 grammes de viande en renferment jusqu'à 5 milligrammes.

Des faits analogues ont été observés en France à la suite de l'ingestion de sardines, de saumon, et surtout de morue. Souvent la morue présentait un aspect particulier, qui lui a valu le nom de morue rouge. La coloration spéciale semble due à un microbe inoffensif appartenant probablement à la famille des Beggiatoa (*Beggiatoa roseoperniciosa*). A côté de lui végètent diverses bactéries dont quelques-unes produisent des substances toxiques. Le mécanisme des accidents est le même que pour la viande : il faut tenir compte et des microbes qui s'y trouvent et des ptomaïnes qu'ils y sécrètent, et dont Duvillier a démontré la présence.

Les crustacés et les mollusques se corrompent encore plus facilement que les poissons : on a signalé depuis longtemps les manifestations morbides que produisent les crevettes et les écrevisses avariées. Une des observations les plus remarquables est celle qu'a rapportée Rapin (de Lausanne), en 1877. Des écrevisses furent consommées un jour sans aucun inconvénient ; le lendemain, neuf personnes en mangèrent : après une incubation de seize à cinquante-cinq heures, elles furent prises de vomissements, de diarrhée sanguinolente, et présentèrent des éruptions scarlatiniformes; l'une d'elles succomba au vingt-troisième jour au milieu de phénomènes typhoïdes; un chien qui mangea de ces écrevisses n'éprouva aucun trouble.

Le plus souvent, les accidents sont dus à des conserves de homards qui, toujours malsaines, sont surtout dangereuses quand la boîte est ouverte depuis un jour ou deux.

On a signalé encore des empoisonnements par des *fromages* dont la caséine et la lactalbumine ont été décomposées par des champignons ou des bactéries. Le poison est assez mal connu. Vaughan a décrit une ptomaïne qu'il dénomme tyrotoxine; Lapierre a isolé une base cristalline $C^{18}H^{24}N^2O^4$ toxique pour le cobaye, et Dokkum a trouvé une autre base qui, à la dose d'un demi-milligramme, paralyse la grenouille.

Les accidents consistent en une gastro-entérite grave, parfois mortelle. Les troubles visuels sont fréquents : diminution de l'acuité, mydriase, diplopie et ptosis.

Les altérations du *lait* jouent un rôle peu important, du moins chez l'adulte. C'est surtout chez l'enfant que le lait gâté provoque des accidents et produit, dans quelques cas, l'état morbide qu'on désigne sous le nom de choléra infantile. Comme le fait remarquer Baginski, qui a étudié la physiologie pathologique de ces troubles, le lait et la farine lactée sont bien supportés l'hiver et ne deviennent dangereux que pendant les chaleurs de l'été.

Quant au lait concentré, il s'altère assez souvent; il s'en échappe des gaz qui font bomber le couvercle des boîtes. Cassedebat, qui a fait l'étude des conserves de lait, n'y a décelé que des aspergillus et quelques mucédinés; il n'y a pas trouvé de bactéries. La préparation n'est plus comestible, mais elle est inoffensive.

Les intoxications par les *gâteaux à la crème* (¹) sont assez fréquentes, mais ne s'observent guère que pendant les chaleurs de l'été. Elles débutent de 6 à 56 heures après l'ingestion de l'aliment et, trop souvent, se traduisent par des manifestations graves pouvant entraîner une terminaison fatale. On a parfois rattaché les accidents à une altération du lait employé à la préparation des crèmes. On tend aujourd'hui à incriminer le blanc d'œuf, qui, légèrement altéré et même d'apparence normale, renfermerait des microbes capables de pulluler dans le tube digestif et de susciter un empoisonnement plus ou moins grave.

Nous aurons terminé cette longue énumération quand nous aurons ajouté qu'un grand nombre de *boissons* sont susceptibles de se putréfier; c'est ainsi que la bière stagnant dans les conduites des pompes à pression peut être envahie par les bactéries et devenir toxique.

CHAPITRE III

LES POISONS NON ALIMENTAIRES

Les poisons atmosphériques. — L'air confiné. — L'oxyde de carbone. — La respiration des malades. — Les poisons du pollen et l'asthme des foins. — Le contact avec les objets toxiques. — Les poisons nervins. — Le tabac. — L'opium et la morphine. — La cocaïne. — L'éther. — Les intoxications professionnelles. — Les intoxications médicamenteuses. — Accidents, suicides et crimes. — Les poisons judiciaires. — L'intoxication pendant la vie fœtale.

Les poisons atmosphériques. — Il est incontestable que les progrès de la civilisation ont considérablement augmenté les sources d'intoxication. La vie dans des espaces clos et dans des maisons trop bien calfeutrées, les réunions trop nombreuses dans des salles insuffisamment ventilées ont pour conséquence de modifier l'air respirable; pendant l'hiver, certains modes de chauffage diminuent l'oxygène et jettent dans l'atmosphère des produits de combustion, souvent fort dangereux. A ces causes d'empoisonnements, qui sont continuelles, s'ajoutent parfois des émanations nocives provenant de tentures et d'objets

---

(¹) Lecoq, Contribution à l'étude des empoisonnements par les gâteaux à la crème. *Thèse de Paris*, 1906. — Blaize, Étude clinique sur les empoisonnements par les gâteaux à la crème. *Thèse de Paris*, 1906.

recouverts de couleurs vénéneuses. Il faut encore tenir compte du méphitisme des égouts, des fosses d'aisance et de la contamination de l'air par le gaz d'éclairage ou même par la fumée des usines. Pour toutes ces raisons, l'atmosphère est devenue toxique dans les villes, où elle renferme des quantités considérables d'acide carbonique, d'ammoniaque, et souvent des traces d'oxyde de carbone.

Les analyses chimiques de *l'air expiré* ou de *l'air confiné* ne suffisent pas à éclairer le problème toxicologique. On s'est surtout occupé de doser l'oxygène et l'anhydride carbonique; on a vu que l'oxygène tombe de 21 à 19 ou 18 pour 100 et que l'anhydride carbonique atteint et dépasse 1 pour 1000. Mais en même temps, l'air confiné exhale une odeur fétide, déjà appréciable quand il existe 0,07 pour 1000 de CO^2, très marquée quand la proportion atteint 1 pour 1000. Il renferme, en effet, des matières organiques, qui noircissent l'acide sulfurique, décolorent le permanganate de potassium, et qui, dissoutes dans l'eau, communiquent à ce liquide une odeur fétide et une réaction alcaline.

Parmi les produits que contient l'air confiné, nous citerons d'abord l'ammoniaque : Grouven a constaté que 100 kilogrammes de matière vivante dégagent en vingt-quatre heures les quantités suivantes de ce gaz :

Homme	0,057	Porc	0,184
Jeune garçon	0,091	Bœuf gras	0,115
Chien	0,135	Bœuf maigre	0,020

On trouve encore de l'hydrogène sulfuré, du gaz des marais, des vapeurs d'indol, de scatol, des acides gras volatils; mais il est bien certain qu'une partie de ces substances provient plutôt de l'exhalation cutanée ou du tube digestif que de la surface pulmonaire.

L'action nocive de l'air confiné est incontestable : tout le monde connaît le malaise qu'on éprouve quand on est enfermé en trop grand nombre dans une chambre peu spacieuse; on a vu parfois des individus succomber, par exemple des prisonniers entassés dans des caves; il est probable que les accidents reconnaissent une autre cause que l'insuffisance de l'oxygène ou l'excès d'anhydride carbonique. Aussi un grand nombre de médecins, d'abord en Angleterre, puis en Amérique, et aujourd'hui en Allemagne et en France, conseillent-ils de laisser largement ouvertes les fenêtres des dortoirs, des casernes, des chambres à coucher. Les bons effets de la ventilation ressortent surtout des recherches de pathologie comparée : Rossignol fait remarquer qu'avant 1836, la mortalité des chevaux de l'armée atteignait 180 à 197 pour 1000; à partir de cette époque, on agrandit les écuries, on les ventila mieux et la mortalité tomba à 68 pour 1000.

L'air confiné semble agir en altérant l'organisme et en diminuant sa résistance aux agents infectieux; les cliniciens avaient remarqué depuis longtemps la fréquence de la tuberculose chez les individus n'ayant pas à leur disposition une quantité suffisante d'oxygène. Ils ont vu récemment combien on pouvait diminuer le nombre des accidents post-opératoires, simplement en soustrayant le malade à l'action de l'air impur. Aussi a-t-on modifié la disposition des salles d'opération; et, d'autre part, on a conseillé aux malades de vivre en plein air, ou de placer, au-dessus de la tête des lits, des appareils entraînant au dehors les produits de la respiration (appareil de d'Arsonval).

Ces faits cliniques portent à penser que l'air expiré renferme des substances toxiques. Nous exposerons à propos des auto-intoxications les expériences qui ont été poursuivies sur ce sujet et nous chercherons si les toxines augmentent au cours des maladies.

Parmi les substances qui adultèrent le plus souvent l'air atmosphérique se place en première ligne l'*oxyde de carbone*, dont l'action nocive, connue depuis longtemps, a été étudiée avec soin par Gréhant. Ce gaz possède une affinité très grande pour l'hémoglobine, dont il chasse l'oxygène : il suffit de faire respirer un chien dans une atmosphère qui en contient 1/1000e, pour qu'au bout de quelque temps son sang renferme autant d'oxyde de carbone que d'oxygène.

L'intoxication oxycarbonée revêt deux formes : tantôt c'est une intoxication aiguë, entraînant rapidement la mort, tantôt c'est une intoxication chronique, se caractérisant surtout par de l'anémie et des troubles de la mémoire. Ces accidents étaient fréquemment observés, à l'époque où s'était généralisé l'usage des poêles à combustion lente; avec ces appareils, où le tirage est presque nul, le moindre coup d'air suffit à faire refluer dans l'appartement les gaz délétères, qui contiennent jusqu'à 16 pour 100 d'oxyde de carbone (Moissan). Aussi est-ce avec juste raison que l'Académie de médecine a insisté sur les dangers que fait courir ce mode de chauffage; les accidents sont d'autant plus redoutables qu'ils s'établissent d'une façon insidieuse; et, ce qu'il y a de plus terrible, c'est que l'oxyde de carbone pouvant passer d'un appartement à l'autre, des personnes ont été parfois victimes de l'imprudence de leurs voisins.

On connaît depuis longtemps l'anémie des femmes travaillant près des fourneaux, lingères, repasseuses, cuisinières. Plus récemment l'attention a été appelée sur l'intoxication par les briquettes servant au chauffage des voitures.

La combustion des lumières constitue une source d'intoxication importante; le gaz à éclairage donne, en brûlant, de l'anhydride carbonique, de l'oxyde de carbone, de l'acide sulfureux et de l'ammoniaque; aussi peut-il provoquer quelques troubles, occasionner de la céphalalgie et du vertige. Les lampes à huile, ne produisant guère que de l'anhydride carbonique sont, par conséquent, bien préférables. En analysant les gaz d'une atmosphère dans laquelle avaient brûlé des becs Auer, Gréhant a trouvé 5gr,7 CO_2 pour 100 et de 1 pour 19600 à 1 pour 17000 CO; le rapport de CO_2 à CO était de 1/665. La combustion des lampes à pétrole ne fournit que de 1/36000 à 1/29000 CO et le rapport est de 1/1025. Enfin, la combustion des bougies ne donne que 1/137500 CO et le rapport de CO_2 à CO devient 1/1610.

L'oxyde de carbone est versé à flots dans l'air des grandes villes, qui peut en contenir jusqu'à 1 pour 10 000 (Gautier). Les cheminées des habitations et surtout les usines en rejettent par jour des millions de mètres cubes.

Le *gaz à éclairage* représente une source non moins importante d'intoxication; il renferme de 7 à 20 pour 100 d'oxyde de carbone d'après Moissan. Or, on produit à Paris 150 millions de mètres cubes de gaz à éclairage : il s'en perd environ 10 pour 100, soit 15 millions qui se répartissent sur une superficie de 7500 hectares; il y a donc par hectare une infiltration de 2000 mètres cubes, représentant au minimum 100 mètres cubes d'oxyde de carbone. Ce gaz pénètre facilement dans les appartements, qui, par suite de leur température plus élevée, constituent de véritables cheminées d'appel. Sans parler des cas où des fuites ont amené la mort rapide, il faut donc tenir compte de la possibilité d'une intoxication chronique par le gaz à éclairage, c'est-à-dire par l'oxyde de carbone, qui en représente le seul produit toxique d'après Joly et Layet, tandis que, d'après Vahlen il ne devrait compter que pour moitié dans la toxicité totale. L'oxyde de carbone se fixe sur les globules rouges; Gréhant a montré que le sang des animaux vivant dans les grandes villes en contient toujours des traces.

L'*anhydride carbonique*, beaucoup moins dangereux que l'oxyde de carbone, prend naissance partout où se produisent des fermentations; il s'en dégage des cuves de vendange en proportion parfois suffisante pour provoquer l'asphyxie. Près des cimetières, l'air en contient de 0,7 à 0,9 pour 1000. Ce gaz rend irrespirable l'atmosphère de quelques grottes; mais sa grande densité le fait tomber vers le sol, de telle sorte qu'un homme peut pénétrer dans des excavations naturelles où un animal succombe, telle est la *grotte du chien*, près de Naples.

Enfin, l'extension qu'a prise l'industrie des moteurs à pétrole est une cause importante d'intoxication par les vapeurs des hydrocarbures.

Le poison du pollen et l'asthme des foins. — C'est par l'air atmosphérique qu'est charrié le pollen des graminées, dont l'inhalation détermine, chez les sujets prédisposés, le syndrome bien connu de l'*asthme des foins*[1]. Les pollens les plus actifs sont ceux du seigle, de l'avoine, de l'orge et du froment. Mais beaucoup d'autres produisent les mêmes accidents, nous citerons spécialement ceux d'absinthe, d'armoise, de chèvrefeuille, de muguet, de chardon, de tilleul, ceux de la vigne et, en Amérique, ceux des solidages.

D'après Dunbar la substance active est une albumine qu'on extrait en faisant macérer le pollen dans de l'eau et qu'on précipite ensuite par de l'alcool. Une dilution de ce poison, même légère, à 1/200 000 par exemple, introduite dans les fosses nasales, provoque les accidents caractéristiques de la maladie. L'injection sous-cutanée produit les mêmes

---

[1] On trouvera un bon exposé de la question dans le travail de Krieger. Contribution à l'étude de la fièvre des foins. *Thèse de Paris*, 1912.

effets et détermine, en même temps, un œdème considérable au point d'introduction et de l'urticaire.

Ces réactions ne s'observent que chez les sujets prédisposés. Or, le sérum de ces malades donne la réaction de la déviation du complément; avec le sérum des individus normaux, bien que ceux-ci respirent aussi des pollens, le résultat est négatif.

D'après Kammann, la toxine est accompagnée d'une hémolysine qu'on sépare par fixation sur les hématies.

Dunbar a utilisé le poison qu'il a découvert et si bien étudié pour préparer un sérum curateur. Noon et Freeman sont parvenus à immuniser les malades en les traitant par des injections sous-cutanées à doses croissantes, mais toujours minimes, d'extraits préparés avec le pollen de *Phleum pratense.*

Ces tentatives thérapeutiques, bien que récentes, n'ont plus d'intérêt pratique, car on sait aujourd'hui que l'asthme des foins guérit rapidement par les applications locales d'hectine ou de salvarsan. Devant ces résultats, on s'est demandé si la maladie est véritablement causée par le poison des graminées ou si elle ne serait pas due à des protozoaires transportés par le pollen. Voilà un problème nouveau qui se pose et qui mérite d'être étudié expérimentalement.

Le voisinage et le contact des objets toxiques. — Un grand nombre de substances toxiques d'un usage journalier pénètrent dans notre organisme par l'appareil respiratoire et même par la peau. Ce sont surtout des poisons métalliques que nous trouvons dans ce groupe.

Les papiers et les tentures contiennent souvent de l'*arsenic*, qui entre dans la composition des couleurs, spécialement des couleurs vertes (vert de Scheele, vert de Schweinfurth). Les auteurs anglais insistent sur la quantité prodigieuse qu'on en peut déceler dans certaines matières colorantes; Macadan a calculé que des papiers verts tapissant une chambre de 500 pieds carrés en renferment 645 grammes; une robe d'étoffe verte bon marché en contient 129 grammes. On trouve encore cette substance dans les cartonnages, les étiquettes, et même dans les papiers qui enveloppent les comestibles.

Le *plomb* est encore plus répandu que l'arsenic. Le séjour dans des appartements fraîchement décorés a suffi pour produire des coliques saturnines. Variot a observé les mêmes accidents chez des enfants qui avaient simplement joué sur une terrasse recouverte de feuilles de zinc fortement plombifère.

Parmi les préparations ou les objets qui peuvent engendrer le saturnisme, nous signalerons les couleurs jaunes (jaune de chrome, au chromate de plomb) employées pour peindre les voitures et les meubles; les toiles cirées recouvertes de céruse et d'oléate de plomb; les objets de bureau : pains à cacheter, cartes de visite glacées, cire à cacheter, bougies roses; les divers cosmétiques, la poudre de riz, qui contient jusqu'à 50 et 90 pour 100 de céruse, les fards, les teintures, l'eau de Cologne;

les jouets d'enfants qui sont peints à la céruse, au minium ou au chromate, etc.

Les *teintures* à base de paraphénylène diamine, si souvent employées pour rendre aux cheveux blanchissant leur coloration noire, sont loin d'être inoffensives. Elles ont souvent provoqué des gonflements considérables de la face, lui donnant un aspect qui rappelle celui des érysipélateux ; en même temps se développent de nombreuses vésicules remplies de liquide citrin. On a observé parfois une intoxication générale, caractérisée par de la céphalée, des vomissements, et une coloration acajou des urines. Les expériences de Laborde et Meillère démontrent que les teintures du commerce à la dose de 0.1 à 1 gramme, provoquent chez des chiens de 10 à 12 kilogrammes de la salivation, de la diarrhée, des inflammations conjonctivales, du gonflement des paupières, des congestions pulmonaires apoplectiformes.

Enfin, nous signalerons les accidents observés par Landouzy et G. Brouardel, Perréol et Martin, Creyx chez des personnes dont les bottines jaunes avaient été teintes au noir d'aniline. Les vapeurs qui se dégageaient ont provoqué des manifestations cyanotiques qui se sont rapidement dissipées, mais qui n'ont pas laissé de paraître inquiétantes.

Les poisons nervins: tabac, opium, haschich. — Comme si les poisons que nous ne pouvons éviter n'étaient pas suffisants, nous avons eu l'idée de nous intoxiquer journellement avec des fumées plus ou moins aromatiques. C'est ainsi que l'usage du *tabac* a envahi toutes les nations civilisées ; chaque année on en use plus de deux milliards de kilogrammes ; en France seulement la consommation annuelle dépasse 50 millions de kilogrammes.

La fumée du tabac contient de l'oxygène, de l'azote, de l'anhydride carbonique, de l'oxyde de carbone, de l'hydrogène sulfuré, de la méthylamine, de l'aldéhyde formique, de la collidine, de l'acide cyanhydrique et des bases pyridiques.

La quantité d'acide prussique est en moyenne de $9^{mg},8$ pour 100 grammes de tabac. La teneur en oxyde de carbone est très variable. D'après Toth 10 grammes de tabac en donnent par combustion lente $1^{cc},3$. Fleig déclare que ce gaz n'entre pas en ligne de compte dans la toxicité générale. Mêmes divergences en ce qui concerne la nicotine. La quantité qui passe dans la fumée est très faible. Vohl et Eulenberg soutiennent même, contrairement à Heubel, que la fumée de tabac ne renferme pas trace de cet alcaloïde et, d'après Gy, les accidents sont identiques que l'on emploie du tabac ordinaire ou du tabac dénicotinisé[1]. La collidine se produit surtout dans les cas de combustion complète ; ce corps est assez toxique : il suffit de 1/20 de goutte pour tuer une grenouille. La combustion lente donne naissance à des bases pyridiques qui représentent les véritables poisons de la fumée de tabac.

[1] Gy, Le tabagisme. Étude expérimentale et clinique. *Thèse de Paris*, 1909.

Tout le monde connaît les accidents qui surviennent chez les débutants ; généralement les troubles sont passagers, mais on cite l'histoire d'un jeune homme qui mourut après avoir fumé ses deux premières pipes. Dans la plupart des cas, l'accoutumance se produit rapidement, et, si l'on ne fait pas d'excès, la santé n'en éprouve que peu de troubles. Le tabac devient même indispensable à la vie et la cessation brusque, comme la cessation brusque de tout poison habituel, détermine quelques accidents, particulièrement des troubles cérébraux. Mais l'abus du tabac, ou, chez quelques individus prédisposés, l'usage modéré, entraîne souvent un certain nombre de manifestations morbides qui caractérisent le tabagisme chronique, affaiblissement génésique, troubles intellectuels et particulièrement perte de la mémoire, dyspepsie, angine de poitrine, etc.

Le tabac prisé produit des effets différents ; il introduit non plus des produits de combustion, mais de la nicotine. Le tabac chiqué fait ingérer une grande quantité de substances toxiques, et on a vu des individus non accoutumés être empoisonnés pour avoir mâché la moitié d'un cigare.

L'expérimentation a permis de reproduire chez les animaux un certain nombre des troubles ou des lésions constatés chez l'homme. Qu'on emploie la macération, l'insufflation, l'inhalation de fumée, on observe une prédisposition aux avortements, fréquemment de la diarrhée, des lésions du foie caractérisées par des hémorragies, des dégénérescences cellulaires et, si le processus se prolonge, une véritable cirrhose. Les lésions rénales sont plus rares et plus discrètes. Mais c'est surtout sur l'état des artères et particulièrement de l'aorte que s'est portée l'attention des observateurs. Adler et Hensel ont insisté sur l'athérome consécutif aux injections répétées de nicotine. Gebrowski a trouvé des lésions aortiques très marquées chez des lapins qui respiraient par jour la fumée de 20 à 25 grammes de tabac. Si tout le monde est à peu près d'accord sur le rôle du tabac dans le développement de l'athérome, la fréquence des lésions est diversement appréciée. Gouget en note dans 31 pour 100 des cas. Gy n'en trouve que trois fois sur 48 expériences. Les lésions sont probablement sous la dépendance d'altérations surrénales ; chez les animaux atteints d'aortite, Gy relève l'existence d'une hyperépinéphrie.

Enfin des accidents nerveux surviennent également chez les animaux en expérience. Ballet et Faure ont observé des crises épileptiformes chez des chiens auxquels ils injectaient des macérations de tabac à chiquer.

Vas et Pauli et surtout Vladytchko ont mis en évidence des lésions des cellules cérébrales et médullaires. Ces lésions se produisent également, d'après Gy, quand on emploie le tabac dénicotinisé, tandis que dans ces conditions, Lesieur n'a observé aucun trouble.

Dans les pays orientaux, c'est la *fumée de l'opium* qui remplace la fumée du tabac. Les Anglais, qui ont le monopole de cette substance, introduisaient en Chine, en 1874, jusqu'à 4100 tonnes représentant une valeur de 242 millions de francs. Aujourd'hui l'importation a diminué, car les Chinois cultivent le pavot et le préparent eux-mêmes.

En 1858, il n'y avait pas plus de deux millions de fumeurs en Chine ; en 1878, on évaluait le nombre à 100 ou 120 millions, et, depuis cette époque, le chiffre ne fait qu'augmenter.

L'habitude de fumer de l'opium s'est répandue, comme on sait, dans beaucoup de pays, elle a envahi le Pérou, la Californie, l'Asie Mineure, l'Indo-Chine, l'Algérie, certains ports de France, d'Angleterre et d'Amérique, et compte même des adeptes à Paris. Les Chinois ne commencent guère à fumer avant l'âge de dix-huit ans ; rarement ils se livrent à cette occupation dans leurs demeures ; ils se rendent dans des fumeries, plus ou moins luxueuses, y restent isolés ou s'y réunissent en société : c'est le pendant de nos cabarets et de nos cafés. On s'accoutume rapidement au poison et on cite des fumeurs qui consomment jusqu'à 5 et 6 grammes d'extrait par jour. Cette habitude entraîne plus ou moins vite une déchéance de l'individu.

Les accidents sont plus rapides et plus marqués chez les mangeurs d'opium, *thériakis* (θηριαχή) ou *affiondji* (*affium*, opium), surtout nombreux au Pérou et dans la Turquie d'Europe ; ils commencent par ingérer 0,05 à 0,10 d'opium, puis arrivent à prendre par jour jusqu'à 5 et 10 grammes. Ils ont des troubles digestifs, une constipation opiniâtre, perdent graduellement leurs facultés intellectuelles et finissent par tomber dans le gâtisme.

L'opium tend à faire de plus en plus de ravages dans nos pays, depuis que s'est répandu l'usage des *injections sous-cutanées de morphine.*

On se fait une piqûre de morphine parce qu'on souffre, parce qu'on a des insomnies ; parfois dans le but, moins excusable, de satisfaire une curiosité ou de se procurer des sensations voluptueuses. Puis l'habitude s'établit et le poison devient indispensable. La morphinomanie s'observe dans tous les rangs de la société ; on en voit d'assez nombreux exemples dans les hôpitaux ; mais le plus souvent elle frappe les classes élevées ; c'est la maladie des artistes, des hommes de lettres, des femmes hystériques, des dégénérés ; elle sévit avec une fréquence étonnante sur les médecins et les pharmaciens ; peut-être à cause de la facilité qu'ils ont à se procurer de la morphine. Dans une statistique, dressée par Pichon, nous voyons que, sur 66 hommes morphinomanes, il y avait 17 médecins et 7 étudiants en médecine, 5 pharmaciens et 3 étudiants en pharmacie ; sur 56 femmes, il y avait 12 femmes de médecins ; mais c'est surtout chez les demi-mondaines qu'on observe la morphinomanie ; il y en a 13 dans la statistique que nous citons.

On arrive progressivement à prendre des doses de plus en plus considérables de morphine, à s'injecter par jour de $0^{gr},5$ à 1 gramme et même 4 et 9 grammes (Pichon).

D'autres toxiques sont encore employés d'une façon journalière et sont recherchés pour les sensations agréables qu'ils procurent : tels sont l'*éther* dont l'usage est surtout répandu en Irlande, la *cocaïne* dont on arrive à prendre jusqu'à $2^{gr},5$ par jour (Magnan), parfois le chloral, l'antipyrine ou le sulfonal. Tout récemment, Briand et Vinchor ont appelé l'attention sur la fréquence de la cocaïnomanie chez les demi-mondaines. On prise le poison et très rapidement apparaît l'état de besoin. On arrive ainsi à user de doses considérables et cette intoxication se traduit par des troubles de la sensibilité générale, des hallucinations et des lésions locales aboutissant à l'ulcération et à la perforation de la cloison nasale.

Un besoin naturel à l'homme l'a poussé de tout temps à avoir recours à des excitants nervins. Homère vantait le *népenthès* qui dissipait la tristesse et la mélancolie. Au xiiie siècle, on commença à faire usage, en Asie, d'une nouvelle drogue, le *haschisch*, qui est préparé avec le chanvre indien, et est employé aujourd'hui par 200 à 300 millions d'hommes, répartis en Afrique, du Maroc au cap de Bonne-Espérance, en Perse, dans l'Inde et la Turquie. Le haschisch renferme une huile éthérée désignée sous le nom de cannabène; un glycoside, la cannabine; un alcaloïde, la tétano-cannabine dont l'action est analogue à celle de la strychnine. On fait plusieurs préparations avec le chanvre indien. Les unes sont destinées à être fumées, les autres sont mâchées, ou ingérées, quelquefois mélangées à de l'opium ou à des substances excitantes. Le haschisch produit des hallucinations gaies, dont Th. Gautier et Baudelaire ont donné des descriptions saisissantes(¹); au réveil, l'esprit est sain et dispos; mais à la longue on voit survenir une décadence des facultés mentales.

Le Kawa est une boisson enivrante préparée avec la racine de *Piper methysticum*, et utilisée sans trop d'inconvénient, quand on ne force pas la dose, en Polynésie.

Plusieurs peuplades d'Asie orientale préparent avec la fausse oronge (*Amanita muscaria*) une boisson fermentée qui produit l'ivresse et la gaieté. Les effets sont dus à la muscarine qui s'élimine par la sécrétion rénale; aussi les gens pauvres ne reculent-ils pas, paraît-il, à boire l'urine des riches pour se procurer les mêmes jouissances.

Citons enfin les intoxications chroniques par l'arsenic : les *arsenicophages*, en Styrie et dans le Tyrol, arrivent à consommer jusqu'à 15 et 20 centigrammes d'acide arsénieux par jour.

Intoxications professionnelles. — L'étude des intoxications professionnelles nous fournit un exemple saisissant de cette double tendance que nous avons vue caractériser l'évolution sociale. La civilisation crée des sources nouvelles d'intoxication, l'hygiène, par ses progrès, s'efforce d'en combattre les effets funestes. Les accidents par le plomb, le mercure, le phosphore, étaient inconnus avant que l'industrie eût trouvé moyen de tirer parti de ces substances; aussitôt on vit éclater une série de troubles souvent fort graves. Mais bientôt l'assainissement des locaux, des ateliers, les précautions et les soins recommandés aux ouvriers, vinrent enrayer le mal et diminuer la fréquence des manifestations morbides.

(¹) Th. Gautier, *Le club des hachichins.* Romans et Contes, p. 429 ; Paris, édit. de 1887. — Baudelaire, Les paradis artificiels; Paris, 1861.

La plupart des intoxications professionnelles sont dues à des substances minérales. En tête se place le *plomb*; c'est le toxique le plus répandu et, à maintes reprises, à propos des boissons, des aliments, des cosmétiques, nous avons signalé son influence nocive; son action est d'autant plus importante que la pénétration peut se faire par toutes les voies, aussi bien par l'appareil respiratoire que par le tube digestif et même par le tégument intact.

Le saturnisme s'observe chez les individus employés à l'extraction des minerais plombifères. Cette cause ne fait que peu de victimes en France; il n'en est pas de même à l'étranger. En Saxe, par exemple, 87 pour 100 des ouvriers travaillant aux mines sont atteints d'accidents; l'âge moyen de leur vie ne dépasse pas quarante-deux ans et leur mortalité s'élève chaque année à 18 pour 100.

Les manifestations toxiques sont bien plus fréquentes chez les hommes qui préparent les couleurs à base de plomb, minium, litharge et surtout céruse. Autrefois, chaque ouvrier de l'usine de Clichy entrait en moyenne 4 fois par an à l'hôpital; on comptait en effet 451 entrées pour 100 ouvriers. Aujourd'hui, la morbidité est bien moins élevée; l'hygiène, mieux entendue, l'a fait tomber, dans les diverses fabriques, à 25, 20 et même 10 pour 100. Les animaux qui se trouvent employés dans les usines, ceux qui vivent aux alentours, ne sont pas épargnés; les bœufs et les poules sont très sensibles à l'action du plomb; le chien et le cheval résistent davantage; chez ce dernier on observe surtout des paralysies du larynx. Tanquerel des Planches rapporte qu'on voit souvent les rats courir, dans les usines, en se servant de leurs pattes de devant et traînant leur train de derrière paralysé.

On connaît actuellement cent onze professions qui exposent aux dangers de l'intoxication saturnine, mais les accidents sont de plus en plus rares et, dans les hôpitaux de Paris, on n'en observe guère que chez les peintres en bâtiments.

Le *cuivre* est, comme on sait, presque inoffensif. Il ne produit que bien peu de troubles chez les hommes qui le manient, bijoutiers, ouvriers préparant le verdet; nous n'excepterons que les fondeurs qui sont soumis aux émanations du métal en fusion, et encore, dans la plupart des usines, les troubles qu'on lui attribue, coliques, vomissements, liséré cuprique, sont-ils exceptionnels. Sur 10000 ouvriers parisiens travaillant le cuivre, on ne compte par an que 6 cas de coliques, qu'il semble plus juste d'attribuer à des causes purement accidentelles.

Le *zinc* n'est pas plus dangereux et les quelques accidents auxquels sont exposés les fondeurs doivent être attribués à la volatilisation du sel ammoniac qu'on verse dans le creuset. On a décrit cependant une cachexie chronique par le zinc qui serait analogue à celle que produit le plomb, mais qui semble relever en réalité d'une intoxication arsenicale.

A une époque encore peu éloignée, on observait fréquemment l'*hydrargyrisme professionnel*. Aujourd'hui que la dorure au mercure n'est plus d'un usage courant, les accidents sont plus rares; on en rencontre encore chez les chapeliers, les étameurs de glaces, les fleuristes, plus rarement chez les bijoutiers, les ouvriers maniant le fulminate de mercure, ceux qui préparent les fils pour les lampes à incandescence. Mais l'intoxication chronique fait toujours des ravages chez les mineurs, et les émanations mercurielles, s'étendant dans un certain rayon, infectent les villages voisins et frappent les hommes et les animaux qui les habitent. C'est ainsi qu'à Idria, 122 mineurs sur 516 sont atteints de manifestations toxiques; à Almaden, sur une population de 4000 ouvriers, on compte 50 calambristes, dont la moitié environ périt dans l'année.

Le *phosphore* n'est pas moins redoutable, mais les précautions que l'on prend aujourd'hui ont notablement diminué le nombre des accidents. Les nécroses du maxillaire supérieur, si fréquentes autrefois chez les ouvriers préparant les allumettes, sont devenues exceptionnelles depuis qu'on soumet les hommes à des visites dentaires. Enfin l'usage du phosphore rouge, complètement inoffensif, a contribué encore à ces heureux résultats.

On peut observer des intoxications parfois aiguës, généralement chroniques, par l'*arsenic*. L'extraction et surtout le broyage et le grillage du minerai y exposent. L'usage des verts arsenicaux (vert de Scheele, vert de Schweinfurth) et des nombreuses couleurs contenant de l'arsenic (couleurs d'aniline, bleu de Prusse, bleu de cobalt, rouge de cochenille, rouge de Vienne, etc.), produit encore des accidents, notamment chez les ouvriers en papiers peints ou en fleurs artificielles. Les empailleurs, les peaussiers se servent aussi de préparations arsenicales; enfin, il ne faut pas oublier que la houille contient souvent de l'arsenic, ce qui explique, en partie, les accidents consécutifs au nettoyage des hauts fourneaux. L'acide arsénieux, provenant de la combustion de la houille, se dépose sur les végétaux avoisinant les usines : l'ingestion de ces plantes détermine chez les ruminants une intoxication arsenicale chronique, désignée sous le nom de maladie des hauts fourneaux. L'inhalation des poussières provenant de ces mêmes centres industriels amène encore des altérations pulmonaires, chroniques ou subaiguës, et favorise le développement de la tuberculose.

Parmi les autres produits de la combustion, il faut citer l'*oxyde de carbone*, qui explique une partie des accidents consécutifs au nettoyage des hauts fournaux; dans ce cas, il agit concurremment avec l'hydrogène arsénié, l'hydrogène sulfuré, le sulfure de carbone. S'infiltrant facilement par les crevasses des foyers de combustion, il a pu amener la mort des gens qui couchent autour des fours à plâtre et à tuiles. C'est lui aussi qui agit dans les mines, à la suite des explosions de grisou, comme l'ont démontré les travaux de Rambault et de Haldane. C'est encore à ce gaz qu'il faut rapporter l'anémie des personnes travaillant près des fourneaux, cuisiniers, pâtissiers, chauffeurs.

L'*anhydride carbonique* provenant des liquides en fermentation a pu asphyxier les brasseurs, les vendangeurs, les ouvriers employés à la fabrication du papier.

Parmi les autres *gaz toxiques*, il faut citer les vapeurs nitreuses, se dégageant pendant le décapage des métaux et diminuant la résistance aux affections thoraciques. Les vapeurs de brome, d'iode, d'acide osmique, n'agissent guère que chez les chimistes ou les fabricants de produits chimiques. Quant aux composés qui dégagent du chlore, ils produisent des intoxications dans les usines de produits chimiques ou d'eau de Javel, et pendant le blanchiment de la pâte du papier.

L'*aniline* et ses dérivés, la benzine, la nitro-benzine, causent des accidents dont la fréquence s'accroît avec l'usage de plus en plus répandu de ces divers produits. J. Bergeron a mis en évidence la multiplicité des substances qui entrent en cause; il a fait voir qu'à côté des vapeurs d'aniline il faut faire une large part aux acides hypo-azotique et arsénique.

Le *sulfure de carbone*, employé spécialement dans la vulcanisation du caoutchouc, produit divers accidents, surtout chez les ouvriers travaillant en chambre ou dans des ateliers bas et mal aérés.

Les préparations qu'on fait subir à différentes *substances végétales* peuvent être la cause de troubles, généralement bénins, et consistant soit en éruptions cutanées, soit en manifestations nerveuses. C'est ce qu'on observe surtout dans le midi de la France, chez les ouvriers qui travaillent les roseaux moisis, chez ceux qui préparent les oranges amères qu'on fait confire et qu'on désigne sous le nom de chinois; chez les hommes qui sont employés à la fabrication des extraits végétaux (extraits de douce-amère, de différentes Euphorbiacées) et surtout à la fabrication des sulfates de quinine et de cinchonine.

Le travail dans les manufactures de tabac n'expose qu'à des accidents assez légers; mais chez les femmes l'avortement est fréquent; si l'enfant vient à terme, il est maigre et chétif; enfin le lait de la mère est mauvais et provoque chez le nourrisson de la diarrhée et des troubles nerveux.

Les vapeurs qui se dégagent des liquides alcooliques produisent tantôt des intoxications aiguës, tantôt et plus souvent des intoxications chroniques. On explique ainsi un grand nombre des accidents qui frappent les sommeliers, les apprêteurs d'étoffes de soie ou les fabricants de chapeaux de paille; mais il faut avouer qu'il est souvent difficile de savoir s'il s'agit véritablement d'une intoxication professionnelle ou simplement d'habitudes alcooliques.

Les matières d'*origine animale* ne produisent que rarement des intoxications. On ne peut guère citer que les accidents du méphitisme chez les vidangeurs, les égoutiers, les ouvriers employés dans les tanneries ou dans les fabriques de cordes de boyau. Encore est-il que les égouts sont si bien ventilés aujourd'hui que leur air est devenu presque pur. Il n'en est pas de même des fosses d'aisances. Les recherches de Barker ont établi la toxicité de leurs émanations : trois chiens qui respirèrent au-dessus d'une fosse, eurent de la fièvre, des vomissements et de la diarrhée; des souris, soumises aux mêmes émanations, succombèrent en cinq jours.

D'une fosse d'aisances, 1 mètre cube dégage en vingt-quatre heures : $0^{m3},315$ à $0,619$ d'anhydride carbonique; $0,113$ à $0,149$ d'ammoniaque;

0,001 à 0,002 d'hydrogène sulfuré, 0,415 à 0,579 de produits organiques; parmi lesquels nous citerons surtout le gaz des marais.

Le plus souvent les accidents sont dus à l'hydrogène sulfuré ou plutôt au sulfhydrate d'ammoniaque; ce sont des manifestations d'intoxication aiguë, qui ne se montrent plus guère aujourd'hui que lorsqu'on descend dans les fosses pour les réparer et qu'on détache les croûtes qui en recouvrent les parois. Quant aux sels ammoniacaux volatils, ils déterminent chez les vidangeurs et, plus rarement, chez les égoutiers, une ophtalmie spéciale.

Intoxications par substances médicamenteuses. — Les empoisonnements d'ordre médical peuvent tenir à l'une des trois causes suivantes : une susceptibilité particulière de l'individu; une erreur du médecin qui prescrit une trop forte dose ou continue trop longtemps une dose thérapeutique; une falsification ou une impureté du produit.

Des prédispositions particulières, souvent impossibles à prévoir, rendent dangereuses des doses minimes de divers médicaments. C'est ainsi, par exemple, qu'on a observé des empoisonnements avec des quantités d'aconitine qui ne dépassaient pas 1/2 milligramme. Il est des malades qui ont une sensibilité vraiment extraordinaire pour certaines substances, comme la morphine ou le mercure : si, le plus souvent, tout se borne à quelques troubles passagers, et notamment à la production d'érythèmes cutanés, parfois les manifestations ont été graves ou même mortelles. On a cité plusieurs cas de mort à la suite d'une injection sous-cutanée d'huile grise à dose thérapeutique.

La cocaïne peut amener des accidents mortels, surtout quand on l'emploie en injection sous-cutanée dans la région de la face (Wölfler), et spécialement quand on s'en sert pour permettre l'avulsion d'une dent. Dans la plupart des cas, la dose était excessive; elle atteignait ou dépassait 5 ou 6 centigrammes; mais parfois des troubles graves se sont manifestés après l'injection de quantités minimes n'excédant pas $0^{gr},02$; Hallopeau rapporte une observation où des accidents furent consécutifs à l'administration de 8 milligrammes seulement.

Les variations de la susceptibilité individuelle expliquent également les effets différents produits par les préparations d'opium ou de belladone. Ainsi, tandis que $0^{gr},3$ d'extrait d'opium ont amené la mort, Olivier a vu guérir un homme qui en avait pris $1^{gr},5$; $0^{gr},3$ de morphine ont tué dans un cas (Lewin) et $2^{gr},4$ n'ont pas tué dans un autre. Enfin, bien que 1 centigramme de sulfate d'atropine soit fort dangereux, on a vu parfois 25 et 30 centigrammes ne produire que des troubles passagers.

Ce n'est pas seulement l'ingestion des préparations médicamenteuses qui a causé des accidents; c'est parfois une simple application sur la peau. Sans parler des éruptions mercurielles, que les frictions cutanées produisent plus souvent que l'ingestion, nous citerons les cas où des manifestations saturnines se sont développées sous l'influence d'un emplâtre plombique ou de compresses imbibées d'eau blanche. Des hommes ont été empoisonnés par des bains de tabac administrés contre certaines dermatoses ou par des lavements préparés avec 15 grammes et même 2 grammes de tabac. C'est encore à une susceptibilité spéciale qu'il faut rattacher les intoxications produites par les pansements au phénol, à l'iodoforme ou au sublimé. Enfin, on ne doit jamais oublier la possibilité d'une intoxication cantharidienne, quand on emploie, sans ménagement, les vésicatoires. Nous avons observé un malade envoyé dans notre service avec le diagnostic de fièvre typhoïde; les accidents, très inquiétants, étaient dus, en réalité, à l'application successive de cinq vésicatoires qui avaient déterminé une néphrite hémorragique et de l'apoplexie pulmonaire.

On a signalé encore des intoxications à la suite d'applications d'acide picrique sur des téguments brûlés. Un cas se termina par la mort (Obs. de J.-A. Mitchell, 1912). Le plus souvent on observe simplement des érythèmes et une coloration jaune des téguments et même des muqueuses. Ce qui est assez curieux, c'est que ce fait a été souvent mis à profit par les soldats russes, désireux d'obtenir un congé de convalescence. L'ingestion de $0^{gr},30$ à $0^{gr},40$ d'acide picrique est suivie d'une coloration jaune de la peau et des conjonctives qui, si on répète la dose deux fois par semaine, devient très intense et simule un ictère. Mais l'état général reste bon et les urines, qui prennent une teinte rouge rubis, ne contiennent ni pigment, ni sels biliaires (Pievnitzhy, Korzarenko).

Dans quelques cas, la susceptibilité individuelle dépend d'une altération des organes chargés de transformer ou d'éliminer les substances nocives : c'est par suite d'une altération souvent méconnue du foie ou du rein que l'ingestion de divers médicaments amène des accidents graves ou même mortels. Ceux-ci auraient parfois été évités, si on avait mieux examiné le malade, et si on avait pratiqué l'analyse des urines.

D'autres accidents, également imputables au médecin, proviennent de l'usage trop prolongé d'un médicament. Les exemples abondaient autrefois, quand on pensait que le mercure devait, pour agir, provoquer la salivation : alors l'intoxication était voulue. Aujourd'hui elle est due à l'inadvertance : on donne de la digitale, et surtout du mercure, sans s'occuper assez de suivre chaque jour les effets produits. Aussi ne saurait-on être trop prudent, notamment quand on emploie le sublimé, dont l'usage, si répandu à un moment chez les femmes en couches, a souvent amené des accidents mortels. Il faut se rappeler enfin que l'opothérapie n'est pas toujours inoffensive; on doit en surveiller les effets, surtout quand on emploie des extraits très actifs, comme les extraits thyroïdiens ou capsulaires.

Les préparations saturnines provoquent aussi des phénomènes toxiques. Ball rapporte qu'il a vu de nombreux cas d'encéphalopathie chez les tuberculeux que Beau traitait avec des sels de plomb.

Certains médicaments empoisonnent parce qu'ils sont impurs : les sels de strontium sont souvent adultérés par de la baryte; la glycérine, le sous-nitrate de bismuth peuvent contenir de l'arsenic; le cachou de Bologne renferme du plomb.

Il est inutile d'insister longuement sur ces diverses causes dont l'étude est faite d'une façon complète dans les traités de pathologie interne et de thérapeutique.

Enfin, dans bien des cas, les accidents sont dus à l'infidélité de la drogue prescrite. Rien n'est variable comme l'activité des extraits : leur composition dépend non seulement du mode de préparation, mais encore de la richesse de la plante en principes actifs, ou des parties qui ont été employées. L'alcoolature de racine d'aconit, par exemple, amène des accidents quand on en donne 1 gramme, tandis que l'alcoolature, préparée avec les feuilles et les fleurs, administrée aux doses de 20 et même de 45 grammes ne produit aucun effet (Oulmont).

Nous n'avons pas besoin de dresser la nombreuse liste des empoisonnements dus à des erreurs de doses, que l'erreur soit le fait du médecin ou du pharmacien. En Angleterre on observe, par an, une moyenne de 140 intoxications médicamenteuses; elles sont surtout fréquentes chez les enfants.

Il convient de placer à part les troubles que peuvent provoquer les inhalations d'anesthésiques, protoxyde d'azote, éther, chloroforme.

Le protoxyde d'azote a déterminé des accidents quand il a été employé sans ménagement ou inhalé pendant longtemps; mais il n'est guère redoutable si l'on s'en sert pour une opération rapide; en Amérique on n'a noté aucun phénomène fâcheux sur 30 000 observations.

L'éther paraît moins dangereux que le chloroforme : Morgan relève 4 cas de mort sur 92 815 éthérisations et 53 cas sur 152 260 chloroformisations : la mortalité serait donc de 4,5 pour 100 000 avec l'éther, 34 pour 100 000 avec le chloroforme.

Les accidents produits par le chloroforme tiennent parfois à une altération de ce liquide, qui donne de l'acide chlorhydrique et de l'oxychlorure de carbone. Le plus souvent, ils dépendent d'un trouble réflexe que nous étudierons dans un chapitre ultérieur, d'une absorption trop rapide ou trop abondante, d'une action sur un viscère déjà altéré, notamment sur le foie.

Intoxications par accidents, suicides, crimes. — Ce serait sortir de notre sujet que d'étudier, d'une façon complète, les intoxications par accidents, suicides ou crimes. Nous nous contenterons de quelques indications sommaires.

Autrefois, c'était de l'arsenic que se servaient la plupart des criminels; cette substance formait la base du poison des Borgia, ainsi que de la célèbre *Aqua Toffana*; la marquise de Brinvilliers donnait de l'acide arsénieux et du sublimé.

Dans la première moitié de ce siècle, les composés arsénicaux étaient souvent employés; de 1825 à 1840, il y eut 195 empoisonnements par l'arsenic. A partir de cette époque, on commença à utiliser le phosphore :

le premier crime commis au moyen de ce corps date de 1840 ; en 1860, il y en eut 94. Comme il est facile de s'en procurer on utilise fréquemment le phosphore ; on se sert soit des pâtes destinées à détruire les animaux nuisibles, soit d'allumettes ; il a souvent suffi de 50 allumettes pour empoisonner un homme. Mais les progrès de la chimie, en rendant très simple la recherche de l'arsenic et du phosphore, firent abandonner ces substances. Le phosphore ne sert plus qu'aux suicides ; il produit parfois des intoxications accidentelles, surtout chez les enfants.

Ce sont aussi des intoxications accidentelles qui sont imputables au mercure : le sublimé a été parfois ingéré par erreur. Les crimes sont très rares : Hugounenq n'en a relevé que 8 en l'espace de cinquante ans.

Le plomb, qui constitue l'un des principaux toxiques journaliers ou professionnels, sert rarement à perpétrer des crimes (9 cas seulement en France), et ne cause qu'exceptionnellement des empoisonnements accidentels.

Le zinc produit assez souvent des accidents, au moins en Angleterre, où le chlorure est employé comme désinfectant sous les noms de *Burnett's desinfecting fluid* et de *Crew's desinfecting fluid*. Plusieurs fois le sulfate de zinc a été pris, par erreur, comme purgatif, à la place du sulfate de magnésie. Or, il suffit d'ingérer 1 gramme de sulfate de zinc pour produire des vomissements et des phénomènes assez graves.

Les acides minéraux, les alcalis caustiques sont rarement employés dans le but criminel ou pour le suicide ; ils ne produisent guère que des accidents. Parmi les acides organiques, l'acide oxalique ou les oxalates (sel d'oseille) ont assez souvent servi au suicide.

L'oxyde de carbone a causé un grand nombre d'intoxications accidentelles (poêles mobiles, gaz à éclairage, briquettes des voitures, incendies, etc.), et de morts volontaires, au moins en France, où les suicides sont si souvent accomplis au moyen du réchaud de charbon.

Parmi les poisons d'origine végétale, il faut placer en première ligne l'opium, qui sert rarement aux criminels (21 cas en France), mais qui, sous forme de laudanum ou de chlorhydrate de morphine, est fréquemment employé pour les suicides. En Angleterre la strychnine, qu'on se procure facilement, parce qu'elle entre dans la composition des produits destinés à détruire les animaux nuisibles (*Battl's vermin killed*), a souvent servi aux personnes qui voulaient se tuer ; ce sont surtout les femmes qui l'utilisent : 45 pour 100 des suicides accomplis par des Anglaises sont dus à cet alcaloïde.

Les autres substances végétales sont moins importantes ; le tabac a produit quelques intoxications accidentelles : témoin l'histoire de cet homme qui fut empoisonné pour s'être couvert le corps avec des feuilles de tabac qu'il voulait introduire en contrebande. Rarement on s'en est servi dans un but criminel ; nous n'avons guère à citer que la célèbre affaire Bocarmé, en Belgique. On ne compte, en France, que 3 crimes commis avec la digitale : le plus connu est l'affaire La Pommerais.

Enfin, il n'y a guère que des empoisonnements accidentels qui aient été produits par les champignons, par le colchique, mangé en salade, la grande ciguë prise pour du persil, les fruits de la morelle ou de la belladone. Gauthier de Claubry rapporte que 160 soldats du 12e régiment d'infanterie, pressés par la soif, mangèrent des baies de belladone; 10 à 15 baies suffirent à rendre les hommes malades et même à entraîner la mort.

Les composés organiques servent bien plus souvent aux suicides qu'aux crimes.

L'acide prussique est le poison qu'emploient, pour se tuer, les médecins, les pharmaciens, les étudiants : de 1860 à 1880, on trouve seulement 4 empoisonnements criminels. Le cyanure de potassium sert aussi aux suicides, surtout en Allemagne; car en France, on ne compte de 1823 à 1880 que 4 cas d'intoxication par ce corps.

Quant aux substances d'origine animale, elles n'entrent guère en ligne de compte. Nous ne pouvons citer que la cantharide; en quarante ans, on relève 59 empoisonnements par les préparations obtenues avec cet insecte, la plupart chez des hommes qui en voulaient utiliser les propriétés aphrodisiaques.

Sans rechercher les causes qui expliquent le nombre toujours croissant des morts volontaires, nous rapporterons quelques chiffres empruntés à l'excellent article de Legoyt[1] qui établissent la fréquence relative des suicides par empoisonnement et par asphyxie.

| | POUR 1000 SUICIDES | | | |
| | EMPOISONNEMENT. | | ASPHYXIE. | |
	Hommes.	Femmes.	Hommes.	Femmes.
Angleterre.	70	155	»	»
Belgique.	15	70	3	7
France.	15	37	52	133
Italie	53	79	20	24
Prusse.	20	70	1	10
Suisse.	25	91	13	15

Poisons des flèches. — **Poisons judiciaires.** — Les poisons ont été utilisés par les sauvages, pour la chasse et la guerre. Les flèches vénéneuses étaient préparées parfois avec des extraits animaux ; certains crapauds donnent un suc qui a servi à cet usage. Le plus souvent, on avait recours aux toxiques végétaux. Au Gabon, les Pahouins se servaient du strophantus ; en Malaisie, les indigènes employaient l'upas antiar; les naturels de l'Amérique du Sud préparaient le curare, mélange complexe dont la principale substance était fournie par le suc de certaines strychnées.

L'idée de faire servir le poison aux exécutions judiciaires remonte à la

(1) LEGOYT, art. SUICIDE. *Dict. encycl. des sciences médicales*, 3e série, t. XIII.

plus haute antiquité ; les anciens Grecs faisaient boire la ciguë à leurs condamnés, et ce genre de supplice avait au moins l'avantage d'éviter le répugnant tableau de la décapitation.

Chez les peuples sauvages, les poisons servaient bien plus souvent à faire reconnaître qu'à punir les coupables.

La fève du Calabar était employée dans ce but ; les accusés mangeaient de 25 à 30 fèves ; s'ils survivaient, ce qui arrivait souvent avec des doses élevées qui provoquaient des vomissements, ils étaient déclarés innocents. Au Gabon, c'est le mboundou qui servait au même usage ; ce poison, qui semble être constitué surtout par de la strychnine, n'était pas donné à dose mortelle : il fallait que l'inculpé, en proie à ses effets, pût encore sauter par-dessus un bâton maintenu à 2 pieds au-dessus du sol ; s'il accomplissait cet acte, il était sauvé ; sinon on le faisait périr plus tard. Mais c'est surtout à Madagascar que les poisons d'épreuves ont fait des victimes ; on employait un breuvage préparé avec *Tanghinia venenifera* et, dans certaines séances, on a fait boire le poison à 600 personnes.

Enfin les poisons judiciaires étaient encore utilisés pour trancher un débat ; au Gabon, à Madagascar, les duellistes prenaient chacun une même quantité de substance toxique. Plus tard, on modifia la procédure ; les deux adversaires étaient représentés par deux chiens auxquels on administrait le poison ; le maître de celui qui mourait était condamné à payer une amende.

Ces mœurs, bien curieuses, ne sont évidemment ni plus bizarres, ni plus barbares que notre ancien jugement de Dieu, et peut-être ne paraîtront-elles pas plus étonnantes que certaines coutumes du moyen âge, qui ont persisté jusqu'à nos jours.

L'intoxication pendant la vie fœtale. — Le fœtus des Mammifères n'étant rattaché au monde extérieur que par les vaisseaux placentaires, les toxiques lui arrivent directement par la circulation, après avoir traversé l'organisme maternel. Chez la plupart des autres êtres, l'œuf est plongé dans le milieu cosmique, liquide ou gazeux ; aussi peut-il être atteint plus facilement par les poisons, et cette disposition a été mise à profit par les nombreux expérimentateurs qui ont opéré sur des œufs de poule ou de grenouille, et se sont proposé, soit de comparer la résistance de l'embryon à celle de l'adulte, soit de modifier le développement et de créer ainsi des êtres anormaux. Nous reviendrons sur ce dernier point dans le chapitre consacré aux modifications héréditaires, consécutives aux intoxications ; il suffit actuellement de considérer le mode de pénétration des toxiques pendant la vie fœtale.

De nombreuses expériences ont été faites dans le but de déterminer le passage des substances toxiques ou médicamenteuses à travers le placenta. Dès 1817, Mayer, administrant du prussiate de potassium à des femmes sur le point d'accoucher, retrouva la substance dans l'urine du nouveauné ; en 1859, Albers donna une démonstration analogue chez les animaux. Depuis cette époque, la question a été reprise par un grand nombre d'observateurs : il est établi aujourd'hui que beaucoup de substances traversent le placenta et que quelques-unes passent dans l'eau de l'amnios ; c'est ce qui a lieu pour l'iodure de potassium et le sulfindigotate de soude. On s'est même demandé si le fœtus n'ingérait pas les substances toxiques en avalant le liquide amniotique ; cette théorie n'est guère soutenable, car le plus souvent ce liquide ne contient pas de poisons ; ceux-ci s'accumulent dans le placenta, qui représente en même temps la voie d'entrée et la voie de sortie.

Voyons donc quels sont les résultats obtenus dans cette question, en nous appuyant sur les travaux des divers expérimentateurs et surtout sur les recherches si précises de Porak.

Un grand nombre de substances métalliques, l'arsenic, le plomb, le phosphore, l'iodure, le bromure et le chlorate de potassium traversent le placenta ; on admet qu'il en est de même pour les sels de cuivre, mais la quantité en est bien minime. Philippeaux fit ingérer chaque jour 2 grammes d'acétate de cuivre à une lapine pleine ; celle-ci mit bas au trente-deuxième jour 10 petits pesant ensemble 500 grammes ; les cendres provenant de leur incinération ne renfermaient que $0^{gr},005$ de cuivre métallique. Parmi les métaux qui ne passent pas de la mère au fœtus, Porak signale le fer et le mercure, mais ce dernier s'accumule en abondance dans le placenta.

Les altérations que le phosphore détermine dans les vaisseaux se traduisent par des hémorragies placentaires qui permettent l'intoxication du fœtus : dans une observation de Seydel, une femme ayant pris du phosphore pour avorter, on trouva chez le fœtus de nombreuses hémorragies viscérales et une stéatose hépatique ; le foie, qui reçoit le premier le sang placentaire, était l'organe le plus altéré, ainsi que l'avait déjà remarqué Miura dans des expériences sur les animaux.

Flourens ayant fait ingérer de la garance pendant quarante-cinq jours à une truie pleine constata que les petits, au moment de leur naissance, avaient les dents et les os colorés en rouge. Cependant la plupart des matières colorantes ne traversent pas le placenta ; les résultats sont négatifs avec l'alizarine et l'acide chrysophanique (Porak) ou avec le carmin d'indigo.

On s'accorde à penser que les alcaloïdes donnés à la mère atteignent le fœtus : il en serait ainsi de l'opium, de l'atropine, de la quinine. Il semble même que le fœtus puisse acquérir une certaine accoutumance à l'action de ces poisons : les enfants des opiphages sont doués, dit-on, d'une grande résistance à l'opium.

Il faut encore signaler le passage au fœtus des matières odorantes, comme l'essence de térébenthine ; des sels à acide organique, comme les salicylates ou le prussiate jaune de potassium. Au contraire, d'après Wertheimer et Delezenne, l'injection intra-veineuse de peptones, chez une chienne pleine, ne rend pas le sang des petits incoagulable.

Les intoxications chroniques de la mère retentissent fréquemment sur le produit. Les femmes qui s'adonnent à la boisson, celles que leur profession oblige à manier des substances toxiques et notamment du plomb, du phosphore, du tabac, sont particulièrement exposées aux fausses couches ; ou bien elles mettent au monde des mort-nés ou des enfants chétifs, malingres, qui se développent mal et ne tardent pas à périr.

Recherchant l'influence du saturnisme, qui est surtout fréquent chez les femmes typographes, Balland[1] a dressé une statistique portant sur 138 grossesses. Il y a eu 36 avortements, 57 accouchements prématurés, et 45 accouchements à terme. Cinquante-six enfants seulement survécurent ; encore étaient-ils pour la plupart d'un poids inférieur à la normale. Presque tous les prématurés n'étaient pas viables. Les expériences effectuées sur les animaux concordent avec les faits cliniques et permettent de reproduire les accidents et les troubles que l'observation révèle.

Le passage de l'alcool a été bien mis en évidence par les recherches très précises de Nicloux. Une femme ayant pris une potion de Todd au moment de l'accouchement, l'auteur trouve dans dans le sang du cordon 0,01 à 0,03 d'alcool pour 100. En opérant sur le cobaye, Nicloux arrive aux chiffres suivants : 5 minutes après l'ingestion, le sang de la mère renferme 0,13 pour 100 d'alcool ; le sang du fœtus 0,04 ; l'eau de l'amnios 0,03. Au bout de dix minutes, on trouve 0,3 dans le sang de la mère, 0,12 dans le sang du fœtus, 0,07 dans l'eau de l'amnios.

L'éther, le chloroforme traversent également le placenta et se retrouvent dans le foie du fœtus en plus forte proportion que dans celui de la mère (Nicloux).

Un seul gaz mérite d'être étudié, c'est l'oxyde de carbone. Hogyes avait admis qu'il n'agissait pas sur le fœtus ; mais ce résultat négatif tient à la trop courte durée de l'expérience. Gréhant et Quinquaud, ayant fait inhaler ce gaz pendant 30 minutes à une chienne pleine, constatèrent que le sang du fœtus en contenait, mais en renfermait 6 fois moins environ que le sang de la mère. Nicloux en a décelé 0,11 pour 100 dans le sang des nouveau-nés parisiens.

La quantité de poison qui pénètre dans le corps du fœtus est très variable, mais en général elle est assez faible ; en donnant 4 grammes de nitrate de potassium à la mère, Porak n'a trouvé que 0^{gr},05 chez le fœtus.

Les substances toxiques peuvent s'échapper par deux voies : par l'urine ou par le placenta. C'est, semble-t-il, par le placenta que se fait l'élimination : car l'eau de l'amnios ne contient pas la substance introduite. Porak, qui a étudié cette question, conclut que l'urine n'élimine pas de poison pendant la vie intra-utérine ; si l'on recueille ce liquide au moment même de la naissance, on ne peut y déceler la substance étrangère ; l'élimination par la voie rénale ne commence qu'après la naissance, et se produit plus lentement que chez la mère ; elle ne devient active que quelques jours plus tard.

[1] BALLAND, Influence du saturnisme sur la marche de la grossesse, le produit de la conception et l'allaitement. *Thèse de Paris*, 1896.

Les substances pénétrant dans le fœtus par la veine ombilicale se trouvent tout d'abord amenées dans le foie, et doivent traverser cette glande avant de passer dans la circulation générale, déduction faite de la petite quantité qui peut suivre le canal d'Arantius. Or le foie est déjà capable d'agir sur les alcaloïdes et de les modifier ; cette action apparaît en même temps que sa fonction glycogénique, c'est-à-dire vers le milieu de la vie intra-utérine. Pourtant les poisons diffusent bien plus chez le fœtus que chez l'adulte ; ils envahissent le foie, les centres nerveux, la peau, tandis que chez la mère, ils se localisent dans la glande hépatique (Porak).

Malgré la diffusion si notable des poisons, le fœtus est beaucoup plus résistant que l'adulte. L'acide cyanhydrique, la strychnine, la curarine, ont été donnés à des doses élevées, soit à des fœtus renfermés encore dans l'utérus, soit à des nouveau-nés, sans produire d'accidents. Gusserow a injecté de $0^{gr},025$ à $0^{gr},15$ de sulfate de strychnine à 47 fœtus à terme appartenant à différentes espèces (lapin, chat, chien) ; une seule fois il observa des convulsions, chez un fœtus très vigoureux ; la plupart des animaux succombèrent cependant, mais ce ne fut qu'au bout de cinq à quinze minutes, c'est-à-dire après un temps fort long, eu égard aux doses massives employées ; des chiens et des chats nouveau-nés qui avaient reçu de $0^{gr},1$ à $0^{gr},15$ de strychnine résistèrent à ces quantités énormes.

Le fœtus est peu sensible au chloroforme et au chloral : si l'on tue une femelle pleine avec un de ces narcotiques, bien souvent, quatre et cinq minutes après l'arrêt des battements cardiaques chez la mère, on retire les petits encore vivants. Les résultats sont semblables pour l'anhydride carbonique : il faut une asphyxie plus prolongée pour tuer un fœtus que pour tuer sa mère.

Tous ces phénomènes tiennent évidemment au peu de développement des centres nerveux. Et si, dans quelques expériences, les fœtus ont succombé rapidement, il ne s'est pas agi, semble-t-il, d'une intoxication, mais d'accidents en quelque sorte mécaniques : nous voulons parler de l'abaissement de la pression sanguine chez la mère ; c'est ce qui survient, par exemple, sous l'influence de l'anhydride carbonique, du chloroforme ou du chloral (Runge). C'est aussi en modifiant la circulation placentaire que certaines intoxications entraînent l'avortement.

Si les poisons passent de la mère au fœtus, réciproquement ils passent du fœtus à la mère, comme l'ont établi les expériences de Savory. Cet auteur retirait le fœtus après incision de l'abdomen et de l'utérus, lui injectait de la strychnine et le remettait dans la matrice ; au bout de quelques instants, la mère était prise de convulsions tétaniques et généralement succombait avant son petit ; celui-ci pouvait même survivre après avoir reçu une dose qui tuait la mère. Cette expérience, qui prouve encore la différence de résistance du fœtus et de l'adulte, démontre le passage des poisons par les artères ombilicales, car Savory allant au-devant des objections qu'on aurait pu lui faire, établit que l'empoisonnement de la mère ne se produit plus, si on lie le cordon.

Gusserow, qui a confirmé ces résultats, a reconnu que les substances traversent d'autant plus facilement le placenta que le fœtus auquel on les injecte est plus développé. Mais tous les poisons n'ont pas le même pouvoir de diffusion. D'après Preyer, la nicotine ne passe que difficilement, tandis que l'acide cyanhydrique et la curarine se transmettent aisément ; la mère peut succomber alors que le fœtus qui a reçu la curarine n'est atteint d'aucun trouble.

Les substances qu'on introduit dans l'eau de l'amnios envahissent assez facilement l'organisme maternel. Gusserow injecte de la strychnine dans la poche amniotique : les petits survivent, mais la mère succombe. En employant l'iodure de potassium, Tœmgran retrouve cette substance dans l'urine de la mère au bout de 45 minutes ; mais si le fœtus est mort, le passage ne se produit pas (Baron et Castaigne). En opérant avec la rosaniline trisulfonate de soude, Guinard a constaté que la pénétration se fait lentement et difficilement à la fin de la grossesse : elle est d'autant plus rapide que le fœtus est plus jeune.

L'étude des poisons chez les fœtus de Mammifères se heurtant à de très grosses difficultés, il est bien plus simple d'expérimenter sur les êtres inférieurs. C'est ce qu'ont fait de nombreux physiologistes, notamment Rauber, Giacosa, de Varigny.

Il suffit de placer des œufs de Batraciens ou de Poissons dans de l'eau chargée de diverses substances toxiques et de noter les modifications qui surviennent dans le développement.

En se servant d'acide sulfurique, Rauber a constaté que les dilutions à 0,06 pour 1000 qui ne rougissent plus la teinture de tournesol sont encore capables de tuer les embryons de grenouilles. L'acide chromique à 0,33 pour 1000 amène la mort à un stade peu avancé ; dilué à 0,16, il permet l'éclosion, mais l'être meurt aussitôt après la naissance ; dans des dilutions à 0,08 les larves naissent, mais dépérissent rapidement et finissent par succomber, même si on les transporte dans de l'eau pure. Au contraire, l'acide acétique concentré permet le développement, la mucine suffisant à protéger l'embryon ; mais celui-ci tombe foudroyé dès qu'il sort de l'œuf (Giacosa).

Les alcalis ne sont pas moins actifs. Rauber a constaté que les larves ne tardent pas à périr dans des solutions d'ammoniaque à 0,03 pour 1000, de carbonate de soude à 0,5 et 0,25, de chlorure de sodium à 10 pour 1000 ; la vie est possible dans les solutions à 3 et 5 pour 1000 de sel marin. Le chlorure de potassium semble beaucoup plus toxique, d'après les expériences de de Varigny.

Le développement des œufs de grenouille est impossible dans les dilutions d'alcool à 1 pour 100, ou dans les solutions de saccharose à 5 pour 100 ; il peut se produire dans les solutions de sucre à 1 et 2 pour 100.

Tels sont les quelques faits qu'on a observés avec les œufs des Batraciens. Sur ces êtres inférieurs, l'expérimentation relativement facile a déjà conduit à des résultats intéressants. Il serait utile de reprendre la question et d'étudier comparativement l'action des poisons sur l'œuf des Batraciens et des Poissons, sur le nouveau-né et sur l'animal adulte. On

arriverait encore à des résultats fort curieux; de Varigny a reconnu,
par exemple, que les têtards de grenouille ont une sensibilité extraordinaire pour les sels de cuivre; le sulfate est toxique à la dose de 1 pour
12 000 000.

CHAPITRE IV

LES VENINS

Les venins. — Les Serpents venimeux. — Caractères chimiques et action toxique
du venin des serpents. — Immunisation et sérothérapie. — Les Sauriens et les
Batraciens (crapauds, tritons, salamandres). — Les Poissons venimeux. — Les
poisons sécrétés par les Invertébrés (insectes, arachnides, myriapodes, crustacés,
mollusques, echinodermes, etc.).

Un être vivant, végétal ou animal, est dit *vénéneux* quand son organisme renferme des substances toxiques; un animal est dit *venimeux*
quand il peut excréter des subtances toxiques par un appareil glandulaire.

La classification qui consisterait à diviser les êtres en inoffensifs,
vénéneux et venimeux, pourrait paraître assez simple; elle serait suffisante en pratique; mais elle irait à l'encontre des données fournies par
les travaux modernes. C'est une loi générale que tout être vivant produit, contient et excrète des substances toxiques : la nocivité de quelques-uns n'est que l'exagération d'une propriété dévolue à tous. Des
recherches récentes tendent encore à établir que les animaux venimeux
sont en même temps vénéneux, le poison qui est excrété par les glandes
se trouve déjà dans le sang.

Ce qui prouve que la production du venin n'est que l'exagération d'une
propriété commune, c'est qu'elle n'est pas liée à la présence d'organes
nouveaux : ce sont les glandes cutanées, salivaires, buccales, ou anales,
qui se sont adaptées à cette fonction particulière. Chez les serpents, par
exemple, la glande du venin est une glande salivaire, dont le produit de
sécrétion possède des propriétés digestives. Les recherches de Gautier
montrant que la salive humaine est capable de tuer un petit oiseau,
établissent un lien nouveau entre la sécrétion venimeuse des ophidiens
et la sécrétion, en apparence inoffensive, des mammifères : c'est une
affaire de degré. Les sécrétions étant toutes toxiques, aussi bien la salive
que l'urine ou la bile, on voit combien la définition des animaux venimeux perd de la rigueur qu'elle semblait avoir. Nous sommes en face de
la difficulté qu'on éprouve toujours quand on veut préciser une division

consacrée par l'usage; on trouve une série de faits qui établissent des transitions insensibles et rendent impossible une séparation absolue. Si tous les produits glandulaires sont toxiques, on est forcé de faire intervenir dans la définition la notion de quantité : un venin sera un poison agissant sous un petit volume; un animal venimeux devra être défini un animal qui possède des glandes sécrétant un liquide dont l'inoculation, à petites doses, peut produire des accidents graves ou entraîner la mort. Nous nous conformons ainsi à la tradition; mais nous sommes loin de présenter une conception scientifique [1].

Il n'existe pas de mammifères ni d'oiseaux venimeux. Cependant l'Ornithorhynque d'Australie (*Ornithorhyncus paradoxus*) sécrète un venin analogue à celui des serpents. Chez le mâle les pattes postérieures sont pourvues d'un ergot où aboutit le canal d'une glande volumineuse, située à la face externe du fémur; les piqûres pratiquées par cet organe provoquent un état général plus ou moins grave et localement, un certain œdème. Injectée dans les veines du lapin, cette sécrétion, à la dose de $0^{gr},02$, amène la mort par coagulation du sang. Mais la toxicité est 500 fois plus faible que celle du venin des serpents australiens [2]. D'après Noc [3], cette sécrétion est dépourvue de propriétés hémolytiques et protéolytiques *in vitro*. Enfin la toxicité de l'extrait est à peu près nulle : 10 centigrammes ne déterminent chez le cobaye qu'un peu d'œdème.

Les serpents venimeux. — Les Ophidiens tiennent la première place parmi les vertébrés venimeux : la fréquence et le danger de leurs morsures, au moins dans les pays tropicaux, la marche si curieuse et parfois si terrible des accidents, justifient amplement l'intérêt que leur histoire soulève et expliquent les nombreux travaux qu'elle a suscités.

Entreprise par F. Redi au XVIIe siècle, continuée par Richard Mead au commencement du XVIIIe siècle, l'étude du venin des serpents a été poursuivie d'une façon admirable par Fontana [4]; dans son livre sur le *venin de la vipère* cet auteur rapporte plus de 6000 expériences, et arrive à des résultats dont la plupart ont été confirmés par les recherches modernes. Dans la première moitié du XIXe siècle, L. Bonaparte, Cloëz et Gratiolet s'efforcèrent d'isoler la substance active; puis les expériences de Cl. Bernard, de Vulpian, les recherches de Blyth, de Weir Mitchell et Reichert [5],

---

[1] Linné a proposé la définition suivante : *Venenum est quod perexigua dosi corpori humano ingestum aut extus admotum, vi quadam peculiari, effectus producit violentissimos, qui in perniciem sanitatis et vitæ tendunt.*

[2] MARTIN and TIDSWELL, Observations on the femoral gland of ornithorhynchus and its secretion. *Linnean Soc. of New South Wales.* July, 1894, vol. IX.

[3] Noc, Note sur la sécrétion venimeuse de l'*Ornithorynchus paradoxus. Soc. de biologie,* 12 mars 1904, p. 451.

[4] FONTANA, Traité sur le venin de la vipère. Florence, 1781.

[5] W. MITCHELL and REICHERT, Preliminary report on the venom of serpent. *The medical News,* 1883. — A partial study of the poison of Heloderma suspectum. *Ibid.,* 1883.

de Fayrer [1], de Lacerda [2], de Wolfenden [3], de Kaufmann [4], de Phisalix et Bertrand [5], de Calmette [6], vinrent compléter nos connaissances sur la constitution chimique du venin et firent connaître les troubles et les lésions que son inoculation détermine.

Les anciens naturalistes divisaient les Serpents en venimeux, suspects et inoffensifs. Aujourd'hui on adopte généralement la classification proposée par Duméril et Bibron : ces auteurs ont pris pour critérium la disposition des dents, tenant compte à la fois de leur situation et de l'existence ou de l'absence d'une rainure ou d'un canal permettant l'écoulement du venin.

Ils admettent ainsi cinq sous-ordres :

Les *Opotérodontes*, qui ne possèdent des dents qu'à une des mâchoires et semblent dépourvus de glandes à venin.

Les *Aglyphodontes*, dont les dents ne présentent pas de rainure (γλυφή rainure); quelques-uns peuvent être dangereux par leur puissance musculaire, le boa par exemple, d'autres, comme les couleuvres, sont inoffensifs.

Les *Opistoglyphes*, réunis quelquefois aux précédents sous le nom de colubriformes, s'en distinguent par la présence de dents cannelées, à la partie postérieure de la mâchoire inférieure. Ces animaux ne peuvent déverser le venin que lorsque leur proie a pénétré dans le fond de la bouche. Il existe en Europe une seule variété de Serpents opistoglyphes : c'est *Cœlopeltis insignitus*, assez abondamment répandu dans l'Hérault et qu'on désigne souvent sous le nom de couleuvre de Montpellier : ce reptile n'a jamais causé d'accidents chez l'homme; mais si, maintenant les mâchoires écartées, on fait mordre la cuisse d'un moineau par les dents postérieures, on verra la mort survenir rapidement. Voilà donc un premier groupe de serpents qui sont venimeux, mais que la disposition de leurs dents rend peu dangereux, au moins pour l'homme et les mammifères.

Les véritables serpents venimeux sont représentés par les *Protéroglyphes* et les *Solénoglyphes* (σωλήν, gaine). Les premiers ont les dents antérieures cannelées; les seconds sont plus redoutables, car leurs dents, au lieu de posséder une simple rainure, sont pourvues d'un canal complet : aussi le venin se répand-il plus facilement dans la blessure.

Le nombre des Serpents venimeux est très considérable. Les protéroglyphes comprennent les Clapides et les Hydrophides ou Serpents de mer; ces derniers habitent l'océan Indien. Quant aux Clapides, ils renferment

[1] FAYRER, On the nature of snake-poison. *The Lancet*, 1884.
[2] DE LACERDA, Leçons sur le venin des serpents. Rio de Janeiro, 1884.
[3] WOLFENDEN, On the nature and action of the venom of poisonous snakes. *The Journal of physiologie*, vol. VII, p. 327.
[4] KAUFMANN, Les vipères de France. Paris, 1893.
[5] PHISALIX et BERTRAND, Nombreuses notes dans les *Comptes rendus de la Société de biologie*, de *l'Académie des sciences*, et dans les *Archives de physiologie*, 1893-1894.
[6] CALMETTE, Les venins, les animaux venimeux et la sérothérapie antivenimeuse. Paris, 1907.

des espèces très importantes : nous citerons spécialement *Naja haje*, Aspic ou Serpent de Cléopâtre (Égypte), *Naja tripudians*, Cobra ou Serpent à lunettes (Bengale), *Elaps corallinus*, Serpent corail (Amérique du Sud), *Bungarus lineatus*, *B. cœruleus*, *B. fasciatus* de l'Inde, *Acanthophis antarctica* d'Australie, etc.

Le sous-ordre des Solénoglyphes se divise en deux familles, les Vipérides et les Crotalides. Parmi les Vipérides, nous trouvons les genres *Vipera* et *Pelias* qui habitent l'Europe, les *Cerastes*, et spécialement *Cerastes ægyptiacus*, vipère cornue d'Égypte, et *Cerastes logophorus*, vipère à panache (Afrique), les *Echis*, les *Daboïa* (Égypte), *Clotho arietans* ou Serpent cracheur du Cap.

Les Crotalides renferment les nombreuses espèces de Crotales : *Crotalus durissus*, Serpent à sonnettes, *C. horridus* ou Boiquira, *C. adamanteus*, *C. miliaris*, *Lachesis mutus* ou Crotale muet, qui tous habitent l'Amérique; les *Trigonocephales* (Japon, Ceylan, mer Caspienne), les *Athrops*, les *Bothrops* dont le plus connu est *Bothrops lanceolatus*, fer de lance ou Vipère jaune de la Martinique.

Il n'existe en France que trois espèces venimeuses, qu'on peut facilement distinguer aux caractères suivants (G. Moquin-Tandon) :

Vertex garni { d'écailles. — Museau { tronqué. . . . . *Vipera aspis.*
{ prolongé en corne molle. *Vipera ammodytes.*
{ de trois plaques adjacentes (1 ant., 2 post.) . . *Pelias berus.*

Vipera aspis, qu'il ne faut pas confondre avec l'Aspic d'Égypte, est extrêmement répandue dans toute l'Europe; en France, on la rencontre dans les forêts de Sénart, de Fontainebleau, de Rambouillet. *Vipera ammodytes* habite le sud de l'Europe; on la trouve en Grèce, en Illyrie, en Italie; en France, elle vit dans le Dauphiné. *Pelias berus* s'observe dans les Cévennes, les Corbières, les Pyrénées; c'est une espèce qui peut habiter les pays septentrionaux, comme l'Angleterre, la Belgique, la Hollande, la Scandinavie.

Les accidents produits par les vipères européennes sont encore assez fréquents : Viaud-Grand-Marais ([1]), en 1875, a recueilli des renseignements sur 370 personnes mordues dans l'ouest de la France; il y avait eu 58 morts. Les morsures sont beaucoup plus graves sur la rive gauche de la Loire, où prédomine *Vipera aspis*, que sur la rive droite où l'on ne rencontre guère que *Pelias berus*.

Pour l'Allemagne, nous trouvons des statistiques assez différentes : Lenz relève 15 morts sur 60 cas, ce qui fait une proportion de 25 pour 100; Bollinger rapporte qu'il y eut 59 décès sur 610 morsures, soit 9 à 10 pour 100. Enfin Blum, qui a réuni 600 cas de 1878 à 1888, n'a enregistré que 17 morts, ce qui réduit la proportion à 2,8 pour 100.

([1]) Viaud-Grand-Marais, Études médicales sur les serpents de la Vendée et de la Loire-Inférieure. Nantes, 1867-1869. — Art. Serpents. *Dict. encyclop. des sciences méd.*, 3e série, t. IX, p. 587. Paris, 1881.

Pour la Suisse, Kaufmann ([1]), a relevé de 1824 à 1891, 59 morsures par l'Aspic et par la Péliade ; il y eut 8 décès, tous consécutifs à la piqûre de l'aspic ; dans 4 cas, il s'agissait d'enfants ayant moins de dix ans.

Ces statistiques démontrent que les Vipères de nos pays sont capables de produire chez l'homme des accidents mortels ; le plus souvent, pourtant, la guérison a été obtenue, au moins chez l'adulte, la gravité des morsures étant évidemment en proportion inverse du développement corporel. L'espèce d'Europe la plus redoutable est la Vipère rouge, *Vipera chersœa*, qu'on rencontre surtout en Suède, en Danemark, en Pologne.

L'influence de la taille sur la résistance au venin ressort nettement de ce qui survient chez les animaux : le cheval survit presque toujours, le mouton souvent, le chat quelquefois ; le pigeon succombe en huit ou dix minutes, le moineau en cinq.

Le danger varie encore suivant l'état de l'animal qui fait la piqûre ; il est plus grand pendant la saison chaude que pendant l'hiver, au printemps qu'à l'automne ; c'est l'hibernation et non le jeûne qui affaiblit le venin, car l'inanition en augmente la toxicité (Calmette). Malades ou vieilles, les vipères produisent une secrétion peu active.

C'est dans les pays tropicaux que les Serpents sont redoutables et exercent de véritables ravages. Aux Indes où l'on en compte 14 espèces (Jerdon), on voit périr, chaque année, de 20 000 à 25 000 personnes et de 2000 à 4000 pièces de bétail. La mortalité a été de 22 478 hommes en 1910 et de 24 264 en 1911. Cependant on avait tué 91 100 serpents en 1910 et l'année suivante 172 000.

D'après Fayrer, *Naja tripudians* (cobra), *Daboia Russellii*, *Echis carinata* sont les 3 espèces les plus dangereuses. Un chien mordu par un cobra meurt en cinquante minutes, une poule en dix minutes. Même transportés dans nos climats, ces animaux restent fort venimeux ; un gardien de la ménagerie de Londres, piqué par l'un d'eux, succomba en une heure et demie. Les Échis ne sont pas moins redoutables ; le père Desaint a vu mourir en une demi-heure un enfant mordu par un de ces reptiles ; Nicholson rapporte qu'un homme périt en vingt-quatre heures, malgré l'amputation du doigt piqué.

Parmi les Serpents de l'Amérique, ce sont les Crotales qui tiennent la première place, puis les *Bothrops* et surtout *B. lanceolatus*, bien connu sous le nom de fer de lance ou Vipère jaune de la Martinique ; il vit dans les plantations de canne à sucre et tue, par an, 50 personnes environ, sur une population de 150 000 (Rufz). Dans l'intérieur du Para, les Bothrops et les Crotales font périr chaque année 1 nègre par habitation composée de 100 à 200 personnes (Lemos).

Lachesis mutus est le plus long des serpents venimeux ; il atteint jusqu'à 3 mètres, sa morsure fait périr les bovidés en deux heures.

([1]) Kaufmann, 59 Fälle von Giftschlangenbissen. *Correspondenz-Blatt für schweizer Aerzte*, p. 680, 1892.

Tous les êtres vivants ne ressentent pas également les effets du venin ; les végétaux n'en subissent aucune atteinte. La résistance des Mammifères est, avons-nous dit, proportionnelle à la taille. Certains animaux jouissent d'une immunité assez marquée ; c'est le cas du hérisson, et, d'après Billard, du blaireau, du lérot et du chat qui supportent assez bien la piqûre de la Vipère. Un petit carnassier des pays chauds, le mangouste, fait la chasse aux ophidiens sans avoir à redouter leurs morsures ; à la Guadeloupe, où les mangoustes pullulent, il n'existe pas de serpents venimeux. Il va sans dire que ces immunités ne sont que relatives ; en forçant les doses, on peut en triompher. Pour le mangouste, il faut une quantité neuf fois supérieure à celle qui tue un lapin (Calmette) ; pour le hérisson, une quantité 40 fois supérieure à celle qui tue un cobaye. La prétendue immunité du porc tient simplement à l'épaisseur de son panicule adipeux.

Parmi les oiseaux, les uns comme le moineau et le pigeon sont très sensibles, d'autres résistent bien, ce qui leur permet de faire la chasse aux serpents, au moins aux vipères. Les expériences de Fontana avaient démontré l'immunité du corbeau. Celles de Billard et Maublant ont établi que la buse et la chouette résistent à la piqûre de la vipère. Le canard supporte le venin à l'automne, mais il meurt au moment où la sécrétion est très active, c'est-à-dire au printemps[1].

Les animaux à température variable sont souvent fort résistants. Les grenouilles, les crapauds, les tortues, les poissons, les orvets et, parmi les invertébrés, les limaces, les escargots et les sangsues, ne sont que difficilement empoisonnés. Il existe quelques exceptions à cette règle ; ainsi les lézards sont tués par les piqûres des Ophidiens. Enfin si la grenouille y est réfractaire, il suffit d'élever sa température pour abolir son immunité.

Si les serpents terrestres sont sans action sur les poissons, il n'en est plus de même des serpents marins ; les *Hydrophides*, qui vivent dans les mers tropicales, particulièrement dans l'océan Indien et près de l'archipel de la Sonde, produisent un venin qui tue les poissons en dix minutes et les tortues en moins d'une demi-heure ; ce résultat ne doit pas nous surprendre ; c'est un nouvel exemple d'adaptation chez ces reptiles aquatiques. L'homme n'est pas à l'abri de leurs morsures ; un marin, piqué par un platura, succomba en quatre heures.

Une des immunités les plus intéressantes est celle que possèdent les Ophidiens eux-mêmes. Fontana avait déjà remarqué que « le venin de la Vipère n'en était pas un pour son espèce », et il ajoutait très judicieusement : « peut-être n'y a-t-il sur la terre aucun animal dont le venin puisse nuire à ceux de son espèce. »

Les travaux modernes ont confirmé jusqu'à un certain point cette assertion : Weir-Mitchell a reconnu que 10 gouttes du venin d'un crotale

[1] MAUBLANT, Immunité naturelle de certains animaux contre les morsures des serpents venimeux. *Thèse de Paris*, 1911.

ne produisent aucun effet sur un autre sujet de même espèce ; Kaufmann a pu injecter à une vipère une dose de venin capable de tuer 4 cobayes, sans amener aucune manifestation morbide.

Les serpents inoffensifs sont également à l'abri des piqûres venimeuses ; Phisalix et Bertrand ont constaté en effet que la couleuvre est insensible au poison de la vipère. Cependant comme il était facile de le prévoir, l'immunité n'est pas absolue, on observe des accidents en forçant les doses. Il existe au Brésil un serpent inoffensif, sorte de grande couleuvre ayant un mètre de long, qu'on désigne vulgairement sous le nom de Mussurana (*Rachidelus Brasili*) qui attaque et détruit les serpents venimeux sans être intoxiqué par leurs morsures.

La toxicité du venin varie suivant le point par lequel on l'introduit : les piqûres pratiquées dans les régions très vasculaires, surtout dans celles qui sont riches en vaisseaux lymphatiques, sont particulièrement dangereuses : celles qui sont produites sur les oreilles, le péricrâne ou la cornée, sont généralement moins graves. Kaufmann a montré qu'un cobaye succombe si on le fait piquer sur le nez ou la face interne des cuisses ; il résiste souvent si la blessure a été pratiquée sur les parties latérales du thorax.

Le tissu cellulaire, les séreuses, la muqueuse des bronches représentent d'excellentes voies d'absorption ; il n'en est pas de même de la surface cutanée et de la muqueuse digestive. On admet généralement que l'on peut impunément pratiquer la succion d'une plaie envenimée et avaler du venin. Viaud-Grand-Marais l'a fait sans inconvénient, même en étant atteint de gingivite. Nous ne conseillons pas de répéter l'expérience ; on a vu des oiseaux granivores empoisonnés à la suite de l'ingestion du venin, ce qui tient aux érosions gastriques produites par les cailloux qu'ils avalent en mangeant. Remarquons encore que si la succion d'une plaie est sans danger dans nos pays, il n'en est pas de même dans les contrées tropicales : aux Indes, cette manœuvre a déterminé des accidents (Fayrer), surtout quand elle a été pratiquée à jeun ; car pendant la digestion le poison est détruit par le suc gastrique (Weir Mitchell).

Ces réserves faites, il faut reconnaître que la muqueuse digestive n'absorbe que difficilement le venin des Serpents, ce qui justifie l'ancien adage de Celse : *Venenum serpentis non gustu, sed vulnere nocet.* On comprend ainsi comment certains animaux peuvent manger des vipères : c'est le cas du sanglier et du héron. Galien rapporte qu'un homme guérit après avoir bu du venin de vipère que sa servante avait mélangé à du vin.

Caractères chimiques et action toxique du venin des serpents. — Le venin des serpents est un liquide épais, huileux, jaunâtre, ressemblant à une solution de gomme arabique ; il est inodore et d'une saveur amère ou un peu âcre ; desséché, il offre l'aspect de petites écailles, comme lorsqu'on a étalé une mince couche de vernis.

Sous cet état, il se conserve pendant des années sans perdre son activité. Sa densité varie de 1030 à 1058 (venin de cobra); sa réaction est légèrement acide.

La quantité de venin que sécrète une des glandes est assez variable; les vipères d'Europe émettent de $0^{gr},05$ (Fontana) à $0^{gr},07$ et $0^{gr},10$. Le crotale produit $1^{gr},5$ (Weir Mitchell) et le naja $1^{gr},20$ (Nicholson). D'après Richards, un cobra, par une seule morsure, verse de quoi tuer 2 ou 3 vaches, de 3 à 5 hommes, de 8 à 12 chiens, de 180 à 200 poules; ces chiffres paraissent admissibles quand on songe que, pour tuer 1 kilogramme de lapin, il suffit de $0^{mg},08$ (Gautier) à $0^{mg},23$ de venin de cobra (Calmette). D'après Calmette, le venin de *Hyplocephalus curtis* (Australie) tuerait à la dose de $0^{mg},29$, celui de *Pseudechis porphyriacus* à la dose de $1^{mg},25$, celui de *Pelias berus* à la dose de 4 milligrammes; enfin Gautier donne pour équivalent toxique du venin de la vipère commune $2^{mg},1$.

Le venin des serpents contient de 65 à 85 pour 100 d'eau. La partie solide est constituée par des débris épithéliaux, du mucus, des matières grasses, une substance soluble dans l'alcool et rentrant dans le groupe des alcaloïdes; une matière colorante; des sels et notamment des chlorhydro-phosphates de calcium, d'ammonium, de magnésium; des matières protéiques dont quelques-unes ont été comparées à des ferments.

Gautier a étudié spécialement les alcaloïdes du venin de *Naja tripudians*, il en a isolé deux ; l'un qui agit sur la sécrétion urinaire et produit de la dyspnée; l'autre qui possède un pouvoir narcotique. Malgré leur intérêt, ces corps n'ont qu'une importance secondaire. Il en est de même des carbylamines que Calmels a obtenues et qu'il considère comme plus toxiques que l'acide cyanhydrique. Les résultats de Calmels, contredits d'ailleurs par Coppola, ne s'appliquent pas non plus au véritable principe du venin; celui-ci, en effet, est de nature protéique, comme l'avait déjà indiqué L. Bonaparte, qui l'avait étudié sous le nom de *vipérine* ou *échidnine*; il précipite par l'alcool et se redissout dans l'eau.

Les matières protéiques qui sont contenues dans le venin des serpents et qui d'ailleurs diffèrent d'une espèce à l'autre, semblent multiples. Weir Mitchell et Reichert distinguent : une albumine, analogue à la sérine, qui est inoffensive; une paraglobuline, déterminant des manifestations locales, des infiltrations et des œdèmes parfois énormes; enfin une peptone ou plutôt une albumose qui aurait le double pouvoir de produire des lésions locales et d'engendrer des phénomènes généraux rapidement mortels.

D'après Wolfenden le venin du cobra (*Naja tripudians*) renfermerait une globuline produisant la paralysie de l'appareil respiratoire; une acidalbumine, dialysant partiellement, qui agirait sur la respiration; une sérine, très toxique, amenant une paralysie ascendante; enfin des traces d'hémialbumose et des peptones. Les résultats ont été analogues avec la vipère indienne (*Daboia Russellii*).

Kanthack[1] soutient que la substance active du venin est une matière protéique, analogue à celle que sécrètent diverses bactéries : elle précipite par l'alcool et se redissout dans l'eau ; on peut la préparer au moyen du sulfate d'ammoniaque et de la dialyse ; une ébullition prolongée diminue son action et finit par l'annihiler.

L'ébullition agit différemment, suivant l'origine du venin : celui des colubrides et des hydrophides supporte 100° et n'est détruit qu'à 120. Celui de la vipère est affaibli par un chauffage à 70° et perd son action à 80 ou 85°. Quand on a chauffé à 72° le venin de la vipère, on obtient un coagulum et le liquide clair qui s'écoule est inoffensif.

Quand on chauffe le venin des Colubrides, on observe également une coagulation, mais le liquide qui s'écoule renferme le poison qu'on peut précipiter par l'alcool et redissoudre dans l'eau.

Différentes substances chimiques sont capables d'annihiler l'action du venin ou d'en empêcher les effets locaux ; ce dernier résultat est obtenu par l'adjonction du tannin ou de l'iode (W. Mitchell). Au contraire, l'action nocive est complètement supprimée par le permanganate de potassium (de Lacerda, Calmette), par la soude ou la potasse (Gautier). D'après Calmette l'acide chromique, le chlorure d'or, l'hypochlorite de calcium et les hypochlorites alcalins détruisent la toxicité du venin ; les acides, le bichlorure de mercure, le nitrate d'argent, l'eau iodée, le chlorure de platine, le trichlorure d'iode sont sans action.

Le venin des serpents produit des manifestations locales et des troubles généraux.

Les manifestations locales sont très variables : les vipérides déterminent des œdèmes parfois fort étendus, qui peuvent, par leur siège, compromettre la vie ; Rainard rapporte qu'un cheval, mordu à l'encolure par une vipère, fut atteint d'un œdème énorme qui entraîna la mort par asphyxie. La piqûre du crotale amène aussi des altérations au point atteint ; il survient de la douleur, puis de la tuméfaction et de la gangrène humide ; ces effets semblent dus à la globuline, l'albumose produisant les phénomènes généraux.

Les lésions locales, qui semblent se développer surtout quand le venin n'est pas très actif, jouent parfois un rôle protecteur : de Lacerda a montré que la piqûre du Bothrops détermine une violente inflammation qui s'oppose à la pénétration du poison et empêche souvent l'intoxication générale ; celle-ci se produit au contraire avec une grande intensité quand le liquide est introduit directement dans les vaisseaux. Ce qui confirme encore cette manière de voir, c'est que le cobra, le plus venimeux de tous, n'amène aucune altération au point atteint : les phénomènes généraux éclatent d'emblée.

Ces résultats intéressent vivement la pathologie générale ; en démontrant le rôle favorable de la lésion locale, ils permettent d'étendre aux venins les résultats obtenus par Bouchard avec les virus.

(1) KANTHACK, The nature of cobra poison. *The Journal of physiologie*, 1892, p. 172.

W. Mitchell a étudié le pouvoir phlogogène du venin en le répandant sur le péritoine; il a vu se produire une énorme hémorragie; le sang, rendu incoagulable, s'échappait en masse sans qu'il y eût congestion ou rupture préalable des vaisseaux.

Les manifestations qui traduisent l'intoxication générale de l'économie sont assez variables : d'une façon générale, on peut dire que la morsure des Protéroglyphes, du Cobra notamment, amène la mort par asphyxie progressive (*venin pneumotoxiphore* de Phisalix) : les membres, la langue, les lèvres, le larynx sont atteints successivement; puis la respiration s'arrête et la mort arrive, précédée de quelques convulsions asphyxiques, qui cessent quand on pratique la respiration artificielle. Dans les cas où le blessé guérit, le rétablissement est rapide; il ne se produit aucun accident ultérieur.

Avec les Solénoglyphes et notamment avec le Daboïa (Fayrer), les manifestations sont différentes : des convulsions se montrent d'abord, puis des paralysies; l'appareil respiratoire n'est atteint que tardivement.

Les Vipères d'Europe produisent chez le chien, d'après Alt, des vomissements, de la somnolence et une paralysie des membres postérieurs. Chez les mammifères le venin des Vipères a la propriété d'abaisser la température de 3 ou 4 degrés (Phisalix et Bertrand).

Enfin, quand la dose du venin des Solénoglyphes n'est pas mortelle, le malade est exposé à des accidents consécutifs souvent fort longs : albuminurie, inflammations locales, phénomènes septicémiques. Ces manifestations se voient souvent après les piqûres des vipères de nos pays; elles sont seulement atténuées; mais des douleurs locales peuvent persister qui parfois reviennent sous forme d'accès périodiques.

Quand les accidents se sont terminés par la mort, on constate à l'autopsie tantôt que le sang est coagulé en masse dans les vaisseaux, ce qui a lieu surtout après les morsures de vipères, tantôt qu'il est liquide, incoagulable, rouge ou noir. Les hématies sont devenues sphériques, molles; elles tendent à se fusionner en masse; un grand nombre de globules ont été dissous. Le sang et l'urine contiennent souvent des gouttelettes graisseuses.

D'après la prédominance des manifestations locales ou des troubles généraux, on a pu diviser les venins en deux groupes, suivant qu'ils provoquent des altérations sanguines ou des troubles nerveux.

Les poisons sanguins sont multiples. En soumettant les venins à des températures plus ou moins élevées, Noguschi a dissocié une *hémolysine* qui résiste jusqu'à 135°; une *précipitine* qui est détruite entre 95 et 100°; une *hémoagglutinine* qui disparaît entre 75 et 80°; une *hémorragine* et une *thrombokinase* qui sont annihilées à 75°. Le venin du cobra est riche en hémolysine; celui du crotale en hémorragine; celui du daboïa en thrombokinase.

Le venin des colubrides et des vipérides qui renferme divers poisons sanguins, provoque au point mordu un œdème plus ou moins intense et des suffusions sanguines; il produit en même temps des altérations globulaires, des hémorragies viscérales et des thromboses. Quand la principale substance active l'*échidnase* (Phisalix), a été détruite par un chauffage à 70 ou 75 degrés prolongé pendant quinze minutes, la toxicité n'est pas abolie : elle est seulement modifiée. Les accidents rappellent ceux que produit le poison des aglyphes, des protéroglyphes et des opistoglyphes, accidents qu'on rattache à l'action d'une *neurotoxine* qui résiste jusqu'à 90 degrés.

Pour agir, l'*hémolysine* doit trouver une substance favorisante, un complément. Les globules de certaines espèces animales en renferment. Ceux qui en sont dépourvus, c'est-à-dire les globules du bœuf, du mouton et de la chèvre ne sont pas hémolysés, mais si on ajoute une petite quantité de globules, empruntés à un animal sensible, au cobaye par exemple, l'hémolyse se produit et les globules du bœuf sont dissous. Cet endo-complément n'est autre que la lécithine, qui fait perdre aux globules du bœuf leur résistance (Kyes).

Les intéressants travaux de Delezenne et Mlle Ledebt[1] permettent d'étendre à la *neurotoxine*, les résultats obtenus dans l'étude de l'hémorragine. Mis en contact avec du jaune d'œuf, le venin du cobra donne naissance à une substance extrêmement toxique. La toxicité appartient aux produits de réaction et non au venin lui-même, car la quantité de venin contenue dans la dose mortelle est de 100 à 20 000 fois inférieure à celle qui est nécessaire pour tuer. Soumis à l'ébullition, les mélanges toxiques conservent leur propriété : ils ne sont pas neutralisés par le sérum antivenimeux, mais celui-ci introduit dans le mélange à l'origine, empêche l'action du venin sur le vitellus de l'œuf.

Le venin de Daboïa libère aux dépens du vitellus des substances toxiques, dont les unes tuent comme le venin lui-même par coagulation intravasculaire et sont comme lui neutralisées par le sérum antivenimeux, dont les autres, apparaissant plus tardivement, tuent sans amener de thrombose et ne sont pas influencées par le sérum.

Les altérations du sang expliquent les ecchymoses et les extravasats sanguins qu'on trouve dans les poumons, le cœur, le cerveau, les divers viscères; les liquides intestinaux et les urines sont parfois mélangés de sang; la sérosité des ventricules cérébraux en contient également. Ces lésions rappellent, à s'y méprendre, celles qu'on observe au cours des infections graves; l'analogie est complétée par la putréfaction rapide des cadavres.

Une analyse plus minutieuse des effets produits par les venins a permis de découvrir des faits intéressants.

Tous les auteurs sont d'accord pour reconnaître que ces poisons déterminent un abaissement très notable de la pression artérielle : les systoles cardiaques restent régulières, mais elles sont faibles et rapides. Souvent, au moment de la mort, qui survient en général par arrêt de la

---

[1] Delezenne et Mlle Ledebt, Les poisons libérés par les venins aux dépens du vitellus de l'œuf. *Soc. de biologie*, 8 juillet 1911, p. 121.

respiration, on constate que le cœur continue à battre, mais ses contractions ne sont pas suffisantes pour chasser le sang qu'il contient. L'arrêt du cœur se produit en diastole, quand le poison a été injecté sous la peau, en systole quand il a été introduit directement dans une veine (Ragotzi). D'après W. Mitchell et Reichert, deux forces antagonistes agiraient sur l'appareil circulatoire : il y aurait une suractivité des accélérateurs et, en même temps, une action directe sur le cœur qui tendrait à ralentir ses mouvements : Feoktistow[1] a constaté de même une paralysie du myocarde et des ganglions qu'il renferme. L'abaissement de la pression artérielle dépend de la faiblesse cardiaque et d'une paralysie des centres vaso-constricteurs; mais les oblitérations des capillaires, en opposant un obstacle au cours du sang peuvent déterminer une augmentation passagère de la pression.

Le même antagonisme se produit sur l'appareil respiratoire : au début la respiration est augmentée de fréquence par suite d'une excitation des vagues; plus tard elle se ralentit, à cause de la paralysie des centres.

Si les centres vaso-moteurs et respiratoires sont profondément atteints, si les cellules motrices de la moelle sont plus ou moins influencées, les parties sensitives de l'axe cérébro-spinal restent complètement indemnes. Mais le venin des serpents, au moins celui du cobra, détermine des troubles curieux sur certains nerfs : il paralyse les terminaisons des splanchniques (Feoktistow) et du phrénique (Ragotzi), agissant, dans ce dernier cas, à la manière du curare[2].

En résumé, le poison porte ses effets sur l'ensemble de l'organisme, sur les centres vaso-moteurs bulbaires, sur quelques terminaisons nerveuses, sur le myocarde, sur les pneumogastriques; il détermine en même temps des altérations globulaires, des hémorragies, des thromboses capillaires; la mort résulte donc de causes multiples et relève d'un mécanisme fort complexe.

Dans les cas qui ne sont pas mortels, le poison s'élimine par l'urine (Ragotzi) et par l'estomac. Les intéressantes recherches d'Alt[3] démontrent en effet que le lavage stomacal pratiqué pendant une heure peut sauver des chiens qui ont reçu une dose mortelle de venin de vipère; l'eau de lavage contient le poison; il est inutile d'insister sur l'intérêt pratique de cette découverte.

Le poison passe également dans la sécrétion mammaire (Francis et J. Fayrer).

De nombreuses expériences ont établi que le sang des ophidiens, injecté aux mammifères, détermine des accidents toxiques.

D'après Calmette, 2 centimètres cubes du sang d'un Cobra tuent un lapin de 1500 grammes en six heures; injectée dans les veines, la même

[1] Feoktistow, Exp. Untersuchungen über Schlangengift. *Inaug. Dissert.*, Dorpat, 1888.

[2] Ragotzi, Ueber die Wirkung des Giftes des Naja tripudians. *Arch. für path. Anat. und Physiol.*, Bd. CXXIII, H. 2.

[3] Alt, Untersuchungen über die Ausscheidung des Schlangengiftes durch den Magen. *Munch. med. Wochenschrift*, 1892.

dose amène la mort en trois minutes; le sérum est moins actif que le sang; la bile et l'extrait du foie ne sont pas toxiques.

Phisalix et Bertrand ont pensé que l'insensibilité de la Couleuvre au venin de la Vipère tient à la présence d'un poison dans le sang de cet ophidien inoffensif; ce fait est en rapport avec l'existence chez la Couleuvre d'une glande venimeuse comparable à la glande des Vipères, mais dépourvue de conduit excréteur; l'extrait de deux glandes empoisonne un cobaye.

Ces intéressantes recherches semblaient compléter un fait important signalé autrefois par Brown-Séquard; d'après ce savant, un Crotale auquel on enlève ses glandes venimeuses perd son immunité et succombe quand on lui injecte le venin d'un autre Crotale.

Mais les travaux de Calmette([1]) semblent démontrer que l'explication est moins simple. Car le sang de tous les serpents possède la même toxicité et cette toxicité dépend de substances différentes de celles qu'on trouve dans le venin; ce qui le prouve, c'est qu'en injectant à des serpents du sérum d'animaux vaccinés, on fait disparaître la toxicité du sang, mais on ne modifie pas celle du venin. Ces faits semblent bien établir que les glandes sécrètent la substance active et ne se contentent pas de la séparer du sang.

Nous avons montré, à différentes reprises, que le venin des Serpents, par plusieurs de ses effets, se rapproche des toxines microbiennes. Les travaux modernes ont révélé une nouvelle analogie. On savait, depuis longtemps, qu'un individu qui a subi une première piqûre est atteint d'accidents plus légers s'il vient à être piqué de nouveau; les expériences de Kaufmann et Kanthack ont confirmé le fait et ont démontré qu'on peut créer une immunité incomplète, mais indéniable, en injectant des doses progressivement croissantes de venin.

Certains produits organiques possèdent la propriété curieuse de prémunir contre le venin de Vipère. Phisalix, qui s'est attaché à l'étude de cette question, est parvenu à vacciner le cobaye en lui injectant de 10 à 20 milligrammes de tyrosine; l'immunité apparaît en 24 heures et persiste une vingtaine de jours. Il s'agit bien d'une vaccination et non d'un antidotisme, car le mélange venin-tyrosine est aussi toxique que le venin pur. Il en est de même pour la bile, les sels biliaires, la cholestérine, toutes substances qui possèdent également le pouvoir immunisant.

Ces résultats ont conduit les expérimentateurs a chercher si en immunisant des animaux on n'obtiendrait pas des sérums comparables à ceux qui sont utilisés dans le traitement de certaines infections. Ce fut l'œuvre de Phisalix et Bertrand et de Calmette.

En opérant lentement, on arrive à faire supporter à des chevaux 2 grammes de venin desséché de Cobra. Il faut 16 mois pour obtenir ce résultat. L'animal fournit alors un sérum dont l'efficacité a été démontrée

---

([1]) CALMETTE, Contribution à l'étude des venins. *Annales de l'Institut Pasteur*, 25 avril 1895.

par de nombreuses expériences poursuivies sur les animaux et de nombreuses observations recueillies chez l'homme. Il faut savoir seulement que le sérum préparé avec le poison des vipérides d'Amérique est inefficace contre les morsures des grands colubrides de l'Inde. Mais le sérum préparé avec le venin des colubrides est très actif et protège contre les morsures de toutes les espèces, sauf contre les morsures des serpents australiens.

D'après leur action, Calmette admet trois espèces de venins, dont les prototypes sont ceux du Cobra, du Doboïa, du Crotale. En immunisant les animaux avec les trois espèces de venins, on obtient un sérum polyvalent efficace contre tous. La dose utilisée varie suivant les cas, de 10 à 50 centimètres cubes. Si les accidents ont déjà éclaté, il faut introduire le sérum par une injection intraveineuse.

Il est intéressant de remarquer que le sang de quelques animaux doués d'une immunité naturelle possède un certain pouvoir préventif. Phisalix et Bertrand prennent le sérum d'un hérisson; pour en détruire les propriétés toxiques, ils le chauffent à 58 degrés, puis l'injectent dans le péritoine d'un cobaye : l'animal supporte deux doses mortelles de venin. Le sérum du mangouste, injecté dans les mêmes conditions, ne fait que retarder la mort (Calmette); celui du chat est sans action (Billard).

Roux avait déjà constaté que les animaux vaccinés contre le tétanos supportaient une dose mortelle de venin. Billard s'est servi de toxine tétanique rendue inoffensive par un mélange avec du suc de foie de porc autolysé : le cobaye qui a reçu un tel liquide est immunisé pendant une dizaine de jours contre une dose mortelle de venin de cobra. Il est, pendant trois mois au moins, à l'abri du venin de la vipère, ou, plus exactement, il ne succombe pas à la morsure, mais il a des accidents locaux de plus en plus marqués, et finalement des suffusions hémorragiques, parfois assez abondantes pour entraîner la mort.

Sauriens et Batraciens venimeux. — Le groupe des *Sauriens* renferme un grand nombre d'espèces dont plusieurs ont passé pour venimeuses; mais les auteurs modernes s'accordent à rejeter cette assertion. Si quelques-uns sont terribles, les Crocodiliens par exemple, ils n'agissent que mécaniquement. La plupart sont inoffensifs, témoins les Caméléons et les Orvets; ces derniers sont abondamment répandus en Europe, où on les confond souvent avec les serpents. Les Lézards sont aussi dépourvus de venin, sauf le Lézard de l'Arizona ou *Heloderma suspectum*; cet animal qui habite le versant occidental des Indes et dépasse souvent 1 mètre de longueur, possède des dents cannelées communiquant avec des glandes volumineuses situées en dedans du maxillaire inférieur; le liquide qui s'en écoule, injecté à la dose de 4 gouttes dans les muscles thoraciques d'un pigeon, amène la mort en sept minutes au milieu de convulsions et avec une dyspnée intense. Le poison agit sur la moelle épinière; il laisse intacte l'excitabilité des muscles et des nerfs moteurs, produit l'arrêt du cœur en diastole, et supprime l'excitabilité du myocarde.

La plupart des *Batraciens* sont pourvus de glandes venimeuses ([1]), qui occupent généralement le tégument cutané; dès qu'on excite l'animal, sa peau se couvre d'une sécrétion visqueuse, à odeur forte, et assez âcre pour produire une sensation de brûlure, surtout sur les muqueuses; c'est un moyen de défense fort utile, car la plupart des mammifères refusent de toucher à ces animaux. Mais tous les êtres n'éprouvent pas le même dégoût : les couleuvres et les canards mangent les crapauds; les rats se nourrissent de tritons.

Le venin du Crapaud, de la Salamandre et du Triton, est sécrété par les glandes cutanées qui occupent la partie dorsale du corps et par des amas glandulaires formant, à la partie postérieure de la tête, des bourrelets désignés sous le nom de parotide.

Ce qui est capital pour la toxicologie, c'est que les Batraciens produisent deux sortes de venins; les venins granuleux, les plus importants et les plus actifs et les venins muqueux. La plupart des espèces possèdent les deux sécrétions. L'axolotl n'est pourvu que de glandes muqueuses.

Venin du Crapaud et de la Grenouille. — Tous les Batraciens anoures semblent capables de sécréter du venin([1]); nous citerons particulièrement les diverses espèces de Crapauds (*Bufo cinereus, calamita, viridis, variabilis*), et les genres voisins (*Pelabates fuscus, Bombinator igneus, Alytes obstetricans*).

Le venin du Crapaud est une humeur épaisse, visqueuse, lactescente, d'une coloration légèrement jaunâtre, d'une odeur vireuse fort désagréable. Sa saveur est amère, nauséeuse et caustique. Sa réaction est acide. Le principe actif se dissout dans l'alcool; Gratiolet et Cloez l'ont rangé parmi les alcaloïdes; Capparelli, en opérant par la méthode de Stas-Otto, a trouvé une base, la *phrynine*, qui possède les mêmes propriétés que le venin et agit sur le cœur comme la digitaline. Enfin Calmels([2]) y a décelé de l'acide méthylcarbylamine-carbonique ou isocyanacétique qui serait extrêmement toxique et tuerait par arrêt du cœur en systole.

D'après Phisalix et Bertrand les deux phénomènes les plus caractéristiques de l'envenimation, la paralysie et l'arrêt du cœur en systole sont dus à deux substances distinctes. En soumettant le venin parotidien à la dialyse, on obtient une substance qui traverse la membrane, et qui paralyse l'animal sans agir sur le cœur: ce poison, soluble dans l'eau et dans l'alcool, a été dénommé la *bufoténine*. L'autre, la *bufotaline*, qui semble avoir pour formule $C^{110}H^{117}O^{25}$, est un corps résinoïde, presque incolore, très amer, qui arrête le cœur en systole. La *bufotaline* préparée par Faust semble identique au produit isolé par Phisalix et Bertrand, elle aurait pour formule $C^{17}H^{23}O^{5}$. Quant à la *bufonine* de Faust $C^{34}H^{51}O^{2}$, ce serait, d'après Phisalix et Bertrand, de la cholestérine mêlée d'impuretés et notamment d'une petite quantité de bufotaline.

([1]) Dehaut, Les venins des Batraciens et les Batraciens venimeux. Paris, 1910.
([2]) Calmels, Glandes à venin du crapaud. *Arch. de physiol.*, 1883, I, p. 321.

En opérant sur les glandes parotidiennes de *Bufo agna*, Abel et Macht ont trouvé deux corps cristallisables : l'un est identique à l'adrénaline ; l'autre la *bufagine* qui aurait pour formule $C^{18}H^{24}O^5$ est un excitant des contractions cardiaques.

Le venin du Crapaud exerce une action locale et une action générale ; localement il irrite la peau, les muqueuses, notamment la conjonctive ; il est doué d'une saveur caustique et brûlante. Instillé dans le cul-de-sac palpébro-oculaire, il produit un myosis très marqué et de l'anesthésie cornéenne. Enfin s'il irrite la peau, il est capable aussi d'amener l'anesthésie. Une grenouille dont la patte a été badigeonnée avec du venin de crapaud supporte une amputation sans manifester de douleur. L'action générale a été bien mise en évidence par Gratiolet et Cloez : les oiseaux succombent en cinq ou six minutes, avec des manifestations ébrieuses. Les Mammifères sont d'abord excités, puis ils s'affaissent ; le Chien est pris de vomissements et meurt en 1 heure dans un état d'ivresse ; le Cobaye succombe en 1 heure et demie au milieu de convulsions. Les Grenouilles sont sensibles au venin des Crapauds et périssent en une heure ; les Crapauds y sont réfractaires.

Chez les animaux empoisonnés, Gratiolet et Cloez ont trouvé un épanchement sanguin dans les canaux semi-circulaires. Tous les auteurs ont reconnu que l'action principale porte sur le cœur, il y a d'abord élévation de la pression sanguine avec augmentation d'amplitude des systoles ; puis arrêt du cœur, en systole, comme dans l'empoisonnement par la digitaline. Il est curieux de remarquer, à ce propos, que le crapaud supporte, sans inconvénient, de hautes doses de ce glycoside.

Étant dépourvus d'appareils inoculateurs, les crapauds sont incapables de nuire à l'homme ou aux mammifères. Cependant leur contact produit de l'érythème. C'est ce qui explique le dégoût qu'ils inspirent à certains animaux, notamment au chien. Toute l'antiquité a considéré les crapauds comme des êtres redoutables. Dans le curieux chapitre qu'il a consacré aux venins, A. Paré soutient que les crapauds « jettent leur venin par leur urine, bave et vomissement sur les herbes et principalement sur les fraises dont ils sont fort friands. Et ne se faut esmerveiller, si après avoir pris de tel venin, les personnes meurent de mort subite ». Et il conclut « qu'on ne doit manger aucunes herbes, ny des fraises que premièrement elles n'ayent été bien lavées. Pareillement, il se faut bien garder de dormir aux champs, ayant la bouche près de quelque trou, de peur d'attirer leur venin en respirant, qui pourrait être cause de la mort du dormant »[1].

Discoglossus pictus, très répandu dans certaines régions du Midi de l'Europe et dans le Nord de l'Afrique, produit une sécrétion qui est dépourvue de propriétés irritantes. Introduite dans l'organisme elle arrête le cœur en diastole.

Alytes obstetricans, improprement appelé crapaud accoucheur, élabore

---

[1] A. PARÉ, OEuvres. 2ᵉ Ed. Paris. 1579. Vingtième livre, p. VII. c. XXXV.

un liquide irritant et toxique. Il en est de même des sonneurs (*Bombinator igneus, B. pachypus*) qu'aucun vertébré n'ose attaquer. Tous ces venins sont des poisons diastoliques. Celui des Pélobates semble peu actif, au moins celui des Pélobates habitant la France. Dehaut a montré que la sécrétion de *Pelobates culliprex* tue rapidement les insectes, les crustacés, et les petits mammifères comme la souris. Mais pour amener la mort d'un lapin, il faut en injecter de fortes doses. Le cœur s'arrête aussi en diastole.

Le venin de *Dendrobactes tinctorius* a été employé pour empoisonner les flèches; les Indiens transpercent l'animal avec un bâton et le placent devant le feu; l'excitation produite par la chaleur amène une sécrétion cutanée intense qui sert à enduire les armes. Ce poison est tellement énergique qu'à la suite de la piqûre un cerf succombe au bout de deux à quatre minutes, un jaguar au bout de quatre à huit. Les phénomènes rappellent ceux que détermine le curare.

Les *Grenouilles* elles-mêmes sécrètent un venin cutané comparable à celui des Crapauds, mais bien moins énergique; il exerce une action irritante sur la conjonctive et la muqueuse linguale.

Le venin granuleux de la Grenouille verte (*Rana esculenta*) arrête le cœur en systole: le venin muqueux, quand il est pur, amène au contraire l'arrêt en diastole (Gidon).

La Grenouille rousse (*R. temporaria*) produit un mucus qui semble dépourvu de toxicité.

Lorsqu'elle est irritée ou blessée, la Rainette verte (*Hyla arborea*) se couvre d'un venin muqueux caustique, dont l'injection produit, d'après Gidon (¹), les vomissements, la stupeur, la suppression des mouvements respiratoires et l'arrêt du cœur en diastole.

Venin de la salamandre. — Parmi les Batraciens de nos pays, c'est la Salamandre terrestre (*Salamandra maculosa*) qui sécrète le venin le plus actif.

On avait admis dans l'antiquité que la morsure de la Salamandre était toxique. Maupertuis démontra qu'elle est inoffensive et rejeta la Salamandre du groupe des animaux venimeux. Mais, dès 1786, Laurentius fit voir que si la morsure ne produit aucun accident, la peau sécrète un poison qui agit énergiquement sur les Lézards et les Moineaux.

Le liquide de la Salamandre a été considéré comme acide par Gratiolet et Cloez, comme alcalin par Zalesky. Cette divergence d'opinion vient, d'après Phisalix, de ce que la peau de ce Batracien renferme deux ordres de glandes : les unes sont des glandes à mucus dont la sécrétion est alcaline et contient un poison stupéfiant, insoluble dans l'alcool et arrêtant le cœur en diastole; elles entrent en action sous l'influence de la pilocarpine, des excitations nerveuses, de la volonté; les autres donnent un liquide acide, à odeur musquée (Dutartre) renfermant un poison convul-

---

(¹) Gidon, Venins multiples et toxicité humorale chez les Batraciens indigènes, *Thèse de Paris*, 1897.

sivant, découvert par Zalesky en 1866, et ayant pour formule $C^{08}H^{60}N^2O^{10}$, c'est une substance alcaloïdique, qu'on désigne sous le nom de *sala-mandrine* ou *samandarine*. Cette sécrétion spécifique qui n'est pas influencée par l'excitation des nerfs sensitifs est placée sous la dépendance des nerfs moteurs.

A côté de cet alcaloïde, on peut en admettre deux autres, bien étudiés par Edwin Faust : la *Samandarine* ayant pour formule $C^{26}H^{40}N^2O$ et la *Samandaridine* $C^{20}H^{31}NO$. Cette dernière existerait dans le venin en quantité prépondérante.

Les Oiseaux sont particulièrement sensibles au venin de la Salamandre; d'après Gratiolet et Cloez, une dose suffisante pour faire périr une tourterelle ne produirait chez la souris que quelques convulsions, légères ou passagères. Pourtant, ce petit rongeur ne résiste pas à une dose minime de chlorhydrate de salamandrine, $0^{gr},0001$ d'après Phisalix; le même expérimentateur a établi que, pour tuer un chien, il faut injecter, par kilogramme de son poids, $1^{mg},8$ sous la peau, 1 milligramme dans les veines, de 8 à 10 milligrammes dans l'estomac.

Les manifestations toxiques sont à peu près semblables chez tous les animaux. Roth, Dutartre, Phisalix et Langlois admettent deux périodes successives : dans la première, se produisent des convulsions violentes et du tétanos; chez les mammifères, la température s'élève et peut même atteindre 43° (Phisalix et Langlois); puis survient une deuxième période, où les muscles tombent en résolution et se paralysent; la mort arrive par arrêt respiratoire, de telle sorte que la respiration artificielle permet de prolonger la vie. Pendant que se déroulent ces accidents, le cœur est peu influencé; on note généralement une diminution, puis une accélération du pouls; les mouvements cardiaques persistent après l'arrêt de la respiration; dans quelques cas pourtant, le cœur s'arrête rapidement en diastole; cet effet est dû à la sécrétion des glandes muqueuses.

Les grenouilles intoxiquées ne succombent pas toujours immédiatement, mais l'amélioration est passagère, et les animaux meurent un peu plus tard.

L'analyse expérimentale a permis de reconnaître que le venin de la Salamandre agit d'abord sur le cerveau, puis sur le bulbe, la moelle et les nerfs périphériques; ceux-ci sont inexcitables au moment de la mort, tandis que les muscles ont conservé leur contractilité (Roth, Dutartre). Comme phénomène accessoire, nous signalerons une dissolution des globules sanguins (Dutartre).

Venin du triton. — La Salamandre aquatique ou Triton (*Triton cris-tatus*) peut, comme la Grenouille, être maniée sans grand inconvénient; pourtant ce Batracien produit un liquide irritant qui brûle la langue et amène des conjonctivites.

Ce liquide est fourni par deux ordres de glandes. Les unes produisent une sécrétion muqueuse qui a servi à la plupart des expériences. Les autres donnent naissance à un liquide acide qu'on obtient assez difficilement. Capparelli, qui en a fait l'étude, a montré qu'il arrête le cœur en systole, coagule le sang dans les vaisseaux et dissout les globules rouges.

Le venin d'une espèce est toxique pour les tritons d'espèce différente. Il peut même traverser les téguments intacts. Martin et Rollinat ont observé plusieurs cas d'envenimation mortelle de tritons palmés par des tritons marbrés placés dans le même aquarium.

Injecté sous la peau, le venin du triton détermine un empoisonnement auquel Fornara[1] distingue deux périodes : dans la première, la sensibilité générale est surexcitée, la respiration est fréquente et les battements cardiaques sont accélérés; puis la sensibilité diminue et disparaît d'arrière en avant; le cœur et la respiration se ralentissent et s'arrêtent. La contractilité musculaire s'éteint rapidement après la mort (Vulpian). D'après Vulpian, trois ou quatre tritons sécrètent assez de poison pour tuer un chien en trois ou quatre heures.

Venin des autres batraciens urodèles. — Les Euproctes (*Euproctus montanus*) produisent un mucus cutané inodore, toxique pour le lézard. Injecté dans les veines d'un lapin, il agit comme un poison stupéfiant à petite dose, comme un poison convulsivant à dose élevée. Dans les deux cas la salivation est très abondante. Le cœur s'arrête en diastole (Dehaut).

Le venin de *Spelerpes fuscus*, de réaction acide, est un poison systolique qui possède encore la propriété de dissoudre les globules rouges (Benedicente et Polledro). Celui de la grande salamandre du Japon (*Tritomegas Sieboldi*) produit de l'œdème, amène une paralysie motrice et l'arrêt des mouvements respiratoires et cardiaques, le cœur cessant de battre en diastole (Phisalix). Ce poison semble de nature protéique comme celui des serpents. Phisalix est parvenu à l'atténuer en le chauffant à 60 degrés pendant 20 minutes. Il peut alors conférer l'immunité contre son action et parfois contre l'action du venin de vipère.

Parmi les Urodèles, le protée (*Proteus anginus*) est une des rares espèces dont la peau ne produise pas de venin.

Signalons enfin dans la sécrétion cutanée de l'axolotl l'existence de deux venins étudiés par Mme Phisalix, l'un muqueux diastolique ; l'autre granuleux, systolique.

Propriétés générales des venins des Batraciens. — Nous venons de voir que les venins du Triton et du Crapaud paralysent le système nerveux et amènent l'arrêt du cœur en systole, comme la digitaline ; le venin de la Salamandre excite, puis paralyse successivement le cerveau, le bulbe, la moelle, les nerfs périphériques ; il ne modifie pas les contractions cardiaques ou les arrête en diastole ; mais ce dernier effet est dû au mucus qui lui est mélangé.

Vulpian[2] a étudié l'action réciproque des venins sécrétés par ces trois

---

[1] Fornara, Nurvo ricirchi sperimentali sopra il veneno del rospo. *Rivista clinica di Bologna*, 1874.

[2] Vulpian, Sur le venin du crapaud commun. *Bull. de la Société de biol.*, 1854, p. 133. — Substances toxiques et médicamenteuses. Paris, 1882, p. 651.

espèces : il a reconnu que le venin du Crapaud empoisonne la Grenouille et le Triton ; celui de la Salamandre n'a pas d'action sur la Grenouille, mais empoisonne le Triton et le Crapaud ; celui du Triton empoisonne le Crapaud. Ces divers venins, comme ceux des serpents, sont sans action sur les animaux qui les ont sécrétés. Cette loi, établie par Fontana et admise par Vulpian, n'a pas une valeur absolue ; Cl. Bernard, Fornara ont reconnu qu'on parvient à empoisonner le Crapaud avec son propre venin, si on en injecte une forte quantité ; Phisalix a fourni une démonstration analogue pour la Salamandre, la dose mortelle est de 5 à 10 milligrammes sous la peau, 1 milligramme dans les veines.

Pour donner une idée de la résistance que possèdent les batraciens, Dehaut fait remarquer que la salamandre terrestre résiste au chlorhydrate de salamandrine 12 fois plus que la grenouille, 160 fois plus que la souris, 200 fois plus que le chien. Le crapaud est 50 fois plus résistant que la grenouille à la bufotaline.

Comme pour les Ophidiens, la résistance des Batraciens à leur propre venin a été attribuée à la présence de la matière active dans le sang ; c'est du moins ce qui a lieu chez le Crapaud, d'après Phisalix et Bertrand (¹).

Au moment du frai, les poisons fabriqués par les glandes cutanées et transportés par le sang dans l'ovaire se fixent sur les cellules germinatives. L'extrait des œufs de crapaud est extrêmement toxique. Mais les extraits de têtards sont dépourvus de toxicité (²).

De même qu'on peut vacciner les mammifères contre le venin des serpents, on peut créer chez le chien une immunité artificielle contre le venin du crapaud (Fornara).

Phisalix a obtenu des résultats analogues avec le venin granuleux de la salamandre terrestre et avec le venin muqueux de la grande salamandre du Japon. Proscher a immunisé des lapins contre la phrynolysine de *Bombinator igneus* : le sérum de ces animaux est devenu antihémolytique.

Les poissons venimeux. — Il existe un grand nombre de poissons venimeux qui, pour la plupart, habitent les mers tropicales et appartiennent au groupe des poissons osseux.

Parmi les Poissons cartilagineux, les Rajides semblent seuls capables de produire des accidents toxiques. Les piqûres d'*Ætobatis narinari* déterminent de violentes douleurs, parfois une tendance à la syncope ; la région blessée gonfle rapidement et devient le siège d'une inflammation violente et parfois de gangrène. On a signalé des accidents analogues après les piqûres de la Raie pastenaque (*Trygon pastenaca*) qui habite les mers du Japon. Sur les bords de l'Orénoque, Crevaux a vu des raies

---

(¹) Phisalix et Bertrand, Recherches sur la toxicité du sang du crapaud commun. *Arch. de physiol.*, 1893, p. 511.

(²) Phisalix, Corrélation fonctionnelle entre les glandes à venin et l'ovaire chez le crapaud commun. *C. R. Ac. Sciences*, t. CXXXVII, 1903.

dont les aiguillons canalisés renferment des réservoirs à venin; un homme piqué au pied succomba en quarante-huit heures.

Les Poissons osseux, appartenant au sous-ordre des Physostomes (Malacoptérygiens abdominaux de Cuvier), comptent quelques espèces venimeuses. Les Murènes possèdent des glandes palatines qui sécrètent, comme celles des serpents, des liquides à la fois digestifs et toxiques; le rapprochement avec les Ophidiens est d'autant plus intéressant que le sang des murénides non venimeuses, comme l'anguille, renferme un principe extrêmement toxique (Mosso). On se rappelle que la couleuvre produit également un poison qu'elle ne peut déverser au dehors.

Les Silurides possèdent à la nageoire pectorale une épine dentelée, à la base de laquelle se voit une ouverture donnant issue à un liquide toxique.

Chez les Plotoses (et surtout *Plotosus lineatus*), qui sont très répandus dans la mer des Indes, autour des îles de la Sonde, de la Nouvelle-Calédonie, dans les lacs saumâtres des archipels océaniens, les glandes toxiques sont placées à la base des nageoires pectorales et dorsales et sont en rapport avec des aiguillons très puissants; leur piqûre produit des douleurs atroces et provoque du trismus, parfois même un tétanos généralisé (Van Leent).

Les Acanthoptérygiens renferment les principales espèces venimeuses. Les plus dangereuses sont représentées par les Synancées (*Synancea brachio*, vulgairemant le Hideux) qui habitent les régions chaudes du Pacifique et de l'océan Indien. A la Réunion, Bottard[1] a eu connaissance de sept cas mortels. Ces poissons, qui appartiennent à la famille des Scorpénides, s'enfoncent dans le sable du rivage; les épines dorsales sont cannelées et servent à déverser le venin que sécrètent des glandes entourant l'aiguillon. La piqûre est suivie de vives douleurs, et provoque des vomissements, des lipothymies et des syncopes. Les Scorpénides de nos régions, et notamment la Rascasse de la Méditerranée, peuvent produire quelques accidents, généralement peu graves.

A la même famille appartient le *Scorpion de mer* (*Cottus*) dont on connaît une quarantaine d'espèces venimeuses habitant l'hémisphère septentrional. Les genres *Scorpæna* et *Pterois* renferment de nombreuses espèces à aiguilles venimeuses, répandues dans les eaux tropicales.

Parmi les poissons venimeux, les Trachinides (*Uranoscopus* et surtout *Trachinus*) paraissent les plus intéressants. Les trachines ou vives comptent plusieurs espèces indigènes : tels sont *Trachinus vipera* fort redouté sur les côtes de l'Ouest, par les baigneurs et les pêcheurs de crevettes, *Trachinus draco* (vive commune), *Trachinus radiatus* ou *araneus*, de la Méditerranée.

Bottard a montré que les vives possèdent deux appareils venimeux : l'un est situé sous la première nageoire dorsale; l'autre, le plus important et même le seul véritablement actif d'après Briot, s'ouvre par deux canaux au niveau de l'épine operculaire, qui renferme un aiguillon acéré.

[1] BOTTARD, Les poissons venimeux. *Thèse de Paris*, 1889.

Les Vives se tiennent dans le sable, et, dès qu'on marche sur elles, redressent leur aiguillon. Les piqûres produites généralement sur les pieds et les mains sont extrêmement douloureuses; la partie atteinte ne tarde pas à se tuméfier, et il n'est pas rare de voir survenir un phlegmon ou de la gangrène; en même temps on observe de la fièvre, du délire, parfois des convulsions.

Ces accidents, constatés chez l'homme, on peut les reproduire chez le cobaye en lui injectant sous la peau une goutte du liquide extrait de l'appareil operculaire. Deux ou trois gouttes introduites dans la veine auriculaire du lapin produisent en quelques minutes la mort par asphyxie. Briot, qui a bien étudié ce poison, est arrivé à immuniser des lapins contre son action.

Sur les Grenouilles, le venin de la ｜Vive provoque une paralysie de la motricité et de la sensibilité, précédée parfois de convulsions tétaniques. Ce dernier phénomène est inconstant; Gressin[1] l'a noté en se servant de Vives prises au Havre pendant le mois de mai; Pohl[2], étudiant à Trieste, pendant le mois de septembre, n'observa pas de phénomènes d'excitation. Dans tous les cas, le poison porte son action sur le bulbe, la moelle et le myocarde amenant le ralentissement et l'arrêt du cœur; il s'élimine par le foie, les reins et l'intestin (Gressin).

Enfin, nous signalerons encore le Thalassophryne réticulé de Panama. Günther[3] a montré que l'épine operculaire est pourvue d'une cannelure comme les dents des serpents, et qu'à la base des épines operculaire et dorsale s'ouvre un sac membraneux qui ne présente pas d'aspect glandulaire, mais sécrète un venin.

En résumé, sauf les Murènes, les Poissons venimeux sont pourvus d'un appareil de défense, s'ouvrant à la peau et nullement analogue aux glandes des Ophidiens. Le poison est identique chez tous, par ses effets; l'intensité seule diffère d'une espèce à l'autre.

Les insectes venimeux. — Un grand nombre d'Insectes sécrètent des liquides toxiques ou irritants. Dans la plupart des cas, les troubles restent localisés au point piqué; les phénomènes généraux qu'on observe parfois relèvent plutôt d'une action réflexe que d'un empoisonnement. Mais il n'en est pas toujours ainsi, et certaines espèces produisent des venins extrêmement actifs. Tantôt il existe des glandes spéciales pourvues d'un aiguillon; tantôt il semble que ce soit la salive qui détermine les accidents consécutifs à la piqûre.

Les animaux ne sont pas les seuls êtres exposés à l'action des insectes; les végétaux le sont également, et les travaux les plus récents tendent à faire admettre que les galles sont sous la dépendance d'un véritable poison.

[1] GRESSIN, Contribution à l'étude de l'appareil à venin chez les poissons du genre vive. *Thèse de Paris*, 1885.

[2] POHL, Beitrag zur Lehre von den Fischgiften. *Prager med. Wochenschrift*, 1893.

[3] GÜNTHER, An Introduction to the study of Fisches, 1880.

Les *Hyménoptères* renferment des espèces dont l'étude intéresse vivement la toxicologie. Tout le monde connaît les piqûres des Abeilles (*Apis mellifica*) et des espèces voisines, bourdon (*Bombus hortorum, Bombus lapidarius*), abeille perce-bois (*Xylocopa violacea*), guêpe (*Vespa vulgaris, Vespa germanica*), frelon (*Vespa crabro*), etc. Ces insectes sécrètent des liquides toxiques qui semblent assez analogues; la différence des accidents dépend surtout de la profondeur de la piqûre et de la quantité de substance nocive introduite.

Carlet à montré que, chez ceux qui possèdent un aiguillon velu (abeilles, guêpes), le venin est constitué par le mélange d'un acide et d'un alcali; chez ceux dont l'aiguillon est lisse, les glandes alcalines manquent ou sont rudimentaires, et la sécrétion ne détermine plus qu'une légère anesthésie.

Le principe actif du venin est représenté par de l'acide formique, dont une partie semble unie à de l'*undecane*, hydrure undécylique, $C^{11}H^{24}$ et probablement à une toxalbumine. D'après Phisalix[1] le venin des abeilles renferme trois principes distincts : une substance phlogogène détruite à 100°, un poison stupéfiant détruit à 150° et un poison convulsivant qui résiste à l'ébullition. Les deux premières substances sont produites par des glandes à réaction acide, la troisième par des glandes dont la sécrétion est alcaline. On peut ajouter à ces divers produits une toxolécithine hémolytique qui est détruite quand on la chauffe à 100° pendant 10 minutes.

P. Bert[2] avait déjà démontré que le xylocope violet ou abeille perce-bois (*Xylocopa violacea*) sécrétait un poison du sang. Au contraire le venin des Abeilles semble agir sur l'appareil respiratoire par paralysie bulbaire; un moineau piqué par deux abeilles succombe en trois heures, asphyxié, avec un sang noir. Mais, par des doses progressivement croissantes, on peut arriver à accoutumer les animaux et à créer une immunité relative (P. Bert, Lortet).

La piqûre des hyménoptères détermine chez l'homme une douleur très vive qui n'est pas due, comme on le croit fréquemment, à ce que l'aiguillon reste dans la plaie; il est facile de se convaincre qu'il s'agit d'une action toxique, comme le prouve l'injection sous-cutanée d'une gouttelette de venin; la partie enfle rapidement et, dans certaines régions, l'œdème peut devenir une cause de grand danger ou même de mort. C'est ce qui a lieu quand une guêpe a piqué le voile du palais ou la langue. En dehors de ces cas particuliers, les accidents sont généralement peu graves; chez les personnes prédisposées, on observe parfois des troubles nerveux ou une poussée d'urticaire. Cette dernière manifestation peut être produite par tous les insectes, depuis la puce ou la punaise jusqu'à la chenille processionnaire.

Dans quelques cas, les piqûres ont été suivies de complications infec-

(1) PHISALIX, Recherches sur le venin d'abeilles, *Soc. de biologie*, 23 juillet 1904. p. 198.

(2) P. BERT, Contribution à l'étude des venins. *Bull. de la Soc. de biol.*, 1865.

tieuses, érysipèle ou gangrène, ou même de thrombose mortelle quand une veine a été intéressée.

De tels accidents sont évidemment exceptionnels et le pronostic est généralement fort bénin. Il n'en est plus de même quand un sujet a été piqué plusieurs fois.

Si le même animal pratique plusieurs piqûres, la deuxième est très légère et la troisième presque nulle : c'est ce que Réaumur a démontré et ce que nous avons constaté nous-même. Mais il peut arriver que l'on soit attaqué par plusieurs individus ou par un essaim d'Abeilles; dans ce cas les manifestations sont fort graves et la mort n'est pas exceptionnelle. Clichy, Lies, Fünfstuck, Bramstedt comparent les accidents à ceux que détermine le venin de la Vipère; 5 ou 6 Frelons pourraient tuer un cheval, 3 ou 4 auraient parfois suffi à faire périr un homme.

Les Vertébrés ne sont pas les seuls êtres sensibles au venin des Hyménoptères : divers Insectes peuvent également en être victimes. Rien de curieux comme les mœurs des fouisseurs qui piquent des chenilles, ou des insectes de façon à introduire le venin près des ganglions nerveux; il en résulte un état paralytique dont l'animal profite pour emporter sa proie et la conserver vivante comme nourriture pour ses larves.

L'acide formique que l'on trouve dans les venins que nous avons étudiés, caractérise, comme on sait, la sécrétion toxique des *Fourmis*; c'est chez ces animaux que Fischer l'a découvert en 1760. Cet acide est uni à l'undécane et à un ferment. Les piqûres des fourmis ne sont pas graves, au moins dans nos contrées; elles ne déterminent qu'un peu de douleur, parfois des érythèmes et, si le liquide arrive dans les yeux, de la conjonctivite. Il n'en est plus de même dans les pays chauds. Dans l'Afrique occidentale se trouvent les Fourmis de visite qui sont capables de faire périr de gros animaux, poules, porcs, singes, lézards, serpents, et qui, arrivant par légions dans les huttes des nègres, les forcent souvent à les abandonner momentanément. Les Flammants (Cayenne), les Fourmis de feu (Surinam) déterminent des rougeurs érysipélateuses et de la fièvre; au Sénégal, certaines Fourmis rouges, cachées dans les arbres, se jettent sur le visage des personnes qui s'en approchent et produisent des éruptions bulleuses (Adanson),

Stanley rapporte que plusieurs tribus d'Afrique mettent sur leurs flèches un mélange d'huile de palme et de poudre de fourmis rouges; les animaux blessés avec ces armes succomberaient rapidement.

Le groupe des *Coléoptères* n'est pas moins important que celui des Hyménoptères : il renferme en effet des insectes fort intéressants pour le médecin, la Cantharide, par exemple, mais il s'agit d'animaux plutôt toxiques que venimeux.

La Cantharide (*Lytta vesicatoria*) renferme un principe actif bien connu, la cantharidine, $C^{10}H^{13}O^4$, surtout abondant au moment de la reproduction([1]). C'est l'anhydride de l'acide cantharidique dont le sel

([1]) BEAUREGARD, Les insectes vésicants. Paris, 1890.

de potasse a été recommandé par Liebreich dans le traitement de la tuberculose. On y trouve encore une huile volatile qui exerce une action locale irritante sur la peau et sur les muqueuses.

Le poison de la cantharide, appliqué sur la peau, détermine une phlyctène, contenant un liquide séreux, pauvre en leucocytes; introduit dans la chambre antérieure de l'œil (Leber), il ne provoque pas de diapédèse, ce qui fait supposer qu'il paralyse les globules blancs. Son action se porte, comme on sait, sur l'appareil génito-urinaire où il suscite de violentes inflammations, se traduisant par de la cystite et de la néphrite; l'urine renferme le poison qui s'élimine sous forme de cantharidate.

La cantharidine est extrêmement active; 10 milligrammes peuvent amener une intoxication grave se traduisant par du priapisme, de l'albuminurie, ou des hématuries, des hémorragies pulmonaires, de la gastro-entérite; dans les cas funestes, la mort survient par paralysie progressive.

D'autres insectes possèdent des propriétés vésicantes analogues : tels sont les Mylabres et les Méloés. Quand on les excite, les Méloés excrètent, au niveau des genoux, une humeur visqueuse qui peut exercer une action rubéfiante ou produire des pustules.

Les *Carabus* sont pourvus de glandes anales sécrétant une liqueur brûlante et fétide; les Chrysoméles et surtout leurs larves possèdent une sécrétion caustique. Enfin il faut faire une place à part aux Bombardiers (*Brachinus crepitans, Brachinus explodens*); ces petits Coléoptères vivent sous les pierres; quand on vient à les découvrir, ils lancent tous un liquide volatil, acide, qui a la double propriété de les cacher, ce qui leur permet de fuir et d'exercer une action irritante.

Les *larves des Lépidoptères* ont été souvent considérées comme produisant des substances nocives: il est certain qu'il ne faut les manier qu'avec prudence sous peine d'être atteint de lésions cutanées, notamment d'urticaire : c'est ce que déterminent les Chenilles processionnaires (*Cnethocampa pinnivora, Cnethocampa processionea, Liparis auriflua, Lithosia caniola*). On a longtemps cru que les effets étaient dus aux poils qui, restant dans les téguments, exerceraient une action mécanique; Réaumur reconnut qu'il faut incriminer certains poils, à peine visibles, imprégnés d'acide formique, probablement mélangé à un enzyme ; ils se détachent au moment où l'animal se transforme en chrysalide et emportés par le vent, peuvent produire leurs effets à des distances assez grandes. Les symptômes consistent en démangeaisons, apparition d'érythèmes, d'urticaire, de vésicules et même de pustules. Si l'œil est atteint on observe des conjonctivites, parfois sérieuses.

D'autres larves de lépidoptères (*Arctia, Cossus ligniperda*) exercent une action analogue. Celles de *Pieris brassicæ* provoquent des ophtalmies et chez les animaux qui les avalent (veaux, chevaux) des stomatites, des coliques, des paralysies. A l'autopsie, on trouve une gastro-entérite hémorragique et une inflammation du rein (Fröhner).

Les *Diptères*, souvent fort incommodes, n'exercent en général qu'une action mécanique; les piqûres des Taons, malgré les douleurs qu'elles déterminent, ne semblent pas venimeuses. Il n'en est pas de même de certaines *Simulies* qui provoquent de l'eczéma chez les chevaux et surtout de la mouche tachetée ou simulie de Kolumbacz (*Simulia maculata*) qui habite la Hongrie, la Serbie, la Moravie et certaines contrées de l'Allemagne. On dit qu'en 1873 elle fit périr en Serbie 52 chevaux, 131 bœufs, 516 moutons et 100 porcs; la piqûre détermine une tuméfaction qui dure de huit à dix jours et s'accompagne de fièvre et parfois de convulsions.

Parmi les autres mouches, nous citerons : la *Mouche à tête rouge* d'Abyssinie, qui, lorsqu'on l'écrase sur la peau, suscite le développement d'ampoules et de furoncles (Rey); la *Mouche des sables* qui produit de l'urticaire; la *Mouche de Pondichéry* qui serait une cause de conjonctivite purulente.

Les Cousins (*Culex pipiens*) possèdent une salive toxique qui semble produire d'abord un certain degré d'anesthésie, ce qui permet à l'animal de sucer le sang de sa victime. Il en est de même probablement de la puce.

Dans l'ordre des *Hémiptères*, nous devons signaler d'abord *Huechis sanguinea*, dont le poison, étudié par plusieurs chimistes, notamment par Moss et par Arnaud, exerce une action irritante sur la vessie; cette propriété le rapproche de la cantharidine dont il diffère d'ailleurs par sa constitution.

Les pucerons (*Aphis, Lachnus, Chermes*) ont une sécrétion caustique qui amène des inflammations cutanées chez l'homme, le cheval et le porc.

Les Punaises terrestres sécrètent un liquide fétide qui est produit par des glandes piriformes placées au centre du métathorax et aboutissant entre les pattes postérieures ; on sait que les punaises des lits (*Cimex lectularius* ou *Acanthia lectularia*) s'attaquent à l'homme et aux animaux domestiques, pendant l'obscurité, et, après s'être gorgées de sang, déposent dans la plaie une salive irritante. Quelques espèces font des piqûres très douloureuses : telles sont les punaises de Kazan (*Cimex ciliatus*) et de la Réunion (*Cimex rotondatus*).

Les piqûres des Reduves (*Reduvius personnatus*) sont suivies de douleurs et d'engourdissement ; il en est de même des piqûres des punaises d'eau (*Notonectes*). Tous ces animaux agissent par leur salive qui est capable de paralyser complètement les petits insectes auxquels ils s'attaquent.

Enfin, on range aujourd'hui, dans les hémiptères, le sous-ordre des Aptères qui comprend la famille des Pédiculidés. Les diverses espèces de Poux agissent par les produits toxiques qu'elles sécrètent et par les infections qu'elles favorisent. Le Pou du pubis (*Phtirius inguinalis*) détermine des lésions cutanées et notamment des taches ardoisées (Falot et Moursou) grâce à sa sécrétion salivaire (Duguet).

Parmi les insectes non classés, nous en signalerons un qui, au Sénégal, produirait une éruption boutonneuse appelée gale d'éléphant; un autre, à Saint-Domingue, déterminerait des ulcères.

Les arachnides venimeuses. — La classe des Arachnides est une de celles qui présentent le plus d'intérêt. Tous les individus qui la composent ou presque tous possèdent des propriétés toxiques. Parmi les types les plus dégradés, nous trouvons les *Lingatulides*, longtemps classés parmi les vers, et qui, en effet, établissent avec eux une sorte de transition et s'en rapprochent par leur vie parasitaire. A l'autre extrémité de cette classe sont placés les *Solifuges*, et particulièrement les *Galéodes*, qui ne possèdent pas de glandes venimeuses, mais dont la salive est irritante comme celle des *Insectes avec lesquels ils ont plus d'une analogie; la morsure de *Galeodes araneoides* ou de *Galeodes vorax* produit des inflammations assez vives.

Les Araignées vraies ou *Aranéides* possèdent une glande venimeuse située dans la région céphalique : son canal excréteur débouche près de la griffe qui termine les chélicères ou antennes pinces ; quand l'animal vient à mordre, le poison se déverse dans la plaie et peut causer la mort chez quelques petits animaux ; la sécrétion est constituée par un liquide clair, huileux, acide et amer. Les Araignées semblent renfermer dans leur corps une toxalbumine. Les macérations aqueuses des araignées permettent d'obtenir ce poison dont l'injection dans les veines, à la dose de quelques milligrammes, est capable de tuer un chat.

Si toutes les Araignées sont venimeuses, il s'en faut que toutes produisent un venin également actif. Latreille a reconnu que la morsure d'une araignée de taille moyenne suffit à tuer une mouche ; dans les pays chauds les Mygales font périr des oiseaux, colibris, fauvettes et même pigeons. Mais leur action sur l'homme est généralement peu grave. Les Araignées de nos pays ne déterminent qu'un point rouge ; celles du Midi peuvent amener une légère tuméfaction et parfois de petites bulles. Les Mygales elles-mêmes ne produisent sur notre espèce que de la rougeur et des phlyctènes ; il est exceptionnel de voir survenir des phénomènes généraux sérieux ou de la fièvre.

On sait la terreur qu'a longtemps inspirée la piqûre de la *Tarentule* : une espèce habite le midi de la France (*Lycosa melanogastra*), une autre le midi de l'Italie (*Lycosa tarentula*) ; cette dernière a été accusée de produire des accidents bizarres qui étaient décrits sous le nom de tarentisme et qui n'étaient guéris que par la musique. Les observations sérieuses démontrent que la Tarentule ne détermine qu'une lésion locale douloureuse, rappelant celle que produisent les abeilles ; si parfois il survient des phénomènes généraux, soif, sueurs froides, vomissements, il faut les rattacher simplement à une action réflexe.

Les seules Araignées véritablement redoutables sont représentées par les Malmignates (*Latrodectus malmignatus*) et d'autres espèces de Latrodectes (*Latrodectus tredecimguttatus, Latrodectus lugubris*).

Les Malmignates possèdent des glandes venimeuses très développées, dont la sécrétion se mélange à la toxalbumine des téguments ; très redoutées en Corse, dans l'île d'Elbe, où on les craint autant que les scorpions, et, en Russie, elles sont capables de tuer les petits animaux et produisent chez l'homme des phénomènes parfois très graves. On prétend même que certaines espèces, comme *Latrodectus lugubris*, peuvent tuer les chevaux, les moutons et l'homme : la mort surviendrait dans le collapsus, sans qu'il se produise de lésions locales ; d'autres fois le malade guérit, mais conserve, pendant plusieurs mois, des paralysies des extrémités. Ces accidents s'observent surtout dans les pays tropicaux, au Venezuela, à Madagascar. Les Lathrodectes de Curaçao produisent par an de 100 à 200 piqûres, qui, chez l'homme, se terminent généralement par la guérison ; le venin, inoculé au chien et au bouc, amène de la dyspnée, de la congestion céphalique et pulmonaire (Steenberger et Moorres).

Citons encore *Micrommata sparassus* de la Nouvelle-Calédonie, et *Epeira diadema*, qui produisent des lésions locales assez graves.

Du *Lathrodectus* et de l'*Epeira*, Kobert a isolé un poison dont quelques milligrammes injectés dans les veines d'un chien ou d'un chat produisent des convulsions, de la dyspnée, un affaiblissement progressif du cœur, et ne tardent pas à entraîner la mort. Le poison possède un pouvoir hémolytique, mais on peut immuniser contre son action le cobaye et le lapin, et obtenir ainsi un sérum antitoxique qui empêche la dissolution des globules rouges. D'après Robert Lévy, une hémolysine prend naissance dans les organes génitaux des épeirides et s'élimine dans la ponte.

L'ordre des *Acariens* comprend quelques espèces qui déterminent des piqûres très douloureuses et de la fièvre ; elles appartiennent à la famille des *Ixolides* : *Ixodes nigra*, *Argas persicus*, argas de Colombie. Une espèce qui habite les bords de la mer Caspienne, la punaise de Tabris, peut produire chez l'homme des accidents mortels.

La plupart des Acariens vivent en parasites chez les mammifères : tels sont les Demodex, les Sarcoptides, etc. ; les manifestations qu'ils déterminent doivent être en partie d'ordre toxique. C'est le cas également d'un petit parasite, très répandu aux environs de Paris et qui pénètre sous la peau de l'homme ; vulgairement désigné sous le nom de *rouget* ou d'*aoutin*, il est considéré comme la larve de *Trombidium holosericum*.

Les scorpions. — Les scorpions sont, par leur organisation, bien supérieurs aux arachnides. On en trouve 13 espèces dans l'Europe méridionale ; les deux principales sont *Buthus occitanus* et *Scorpio europeus*. La première, surtout, possède un venin actif. Dans les pays tropicaux on rencontre des espèces très dangereuses, parmi lesquelles nous citerons *Buthus afer* et *Androctonus funestus* ; ce dernier, qui atteint 15 centimètres de long et se trouve déjà en Algérie, peut produire la mort, au moins chez les enfants et les jeunes gens.

Quant aux Scorpions de France, ils sont peu redoutables ; le plus souvent le dard n'est pas assez fort pour piquer la peau de l'homme et, comme les accidents qu'ils causent chez les animaux sont généralement peu graves, on peut reléguer au rang des fables les dangers de leur morsure.

Ceux des tropiques déterminent des pseudo-érysipèles qui s'accompagnent de douleurs lancinantes; puis, surviennent des phlyctènes, des lymphangites, du sphacèle. En même temps, les blessés ont des vomissements, de la diarrhée, de la fièvre et, après un laps de temps qui varie de quelques heures à quelques jours, ils sont pris d'accidents tétaniformes et succombent dans le coma.

Le Scorpion de Colombie produit, dit-on, de l'angoisse, des étourdissements et un engourdissement de la langue, qui s'accompagne de bégayement.

Le venin des Scorpions, sécrété par deux glandes situées dans le dernier segment caudiforme de l'abdomen, est constitué par un liquide incolore, acide, soluble dans l'eau, insoluble dans l'alcool absolu et l'éther. Son action a été étudiée par Redi, par Maupertuis et surtout par Blanchard, P. Bert, Jousset, Joyeux-Laffuie (¹).

Blanchard a montré que le venin de *Scorpio occitanus* tue les insectes, les pierrots, les serins; chez la grenouille, il détermine un tétanos souvent mortel; chez le chien et le lapin il provoque seulement de violentes douleurs. D'après Phisalix et de Varigny, le venin de *Buthus australis* tue à la dose de $0^{mg},1$ un cobaye de 500 à 600 grammes en 12 heures, et à la dose de 0,001 à $0^{gr},0015$ en injection intraveineuse un chien de 15 à 20 kilogrammes. La mort est précédée d'une sécrétion exagérée des glandes et de convulsions asphyxiques.

Contrairement à ce qui a lieu pour les autres venins, la piqûre du Scorpion est mortelle pour les animaux de son espèce. Ce résultat justifierait la légende qui montre le scorpion se tuant lui-même quand on le place au centre d'un cercle de feu. Pourtant Bourne prétend que la piqûre du scorpion ne produit chez les animaux de même espèce qu'un engourdissement léger.

P. Bert, étudiant le venin du Scorpion d'Égypte, a observé, chez la grenouille, des convulsions tétaniques, douloureuses, arrachant des cris à l'animal; puis survient une deuxième période, qui apparaît d'emblée si la dose injectée est considérable; c'est une paralysie progressive, marchant d'arrière en avant et atteignant en dernier lieu les muscles palpébraux. Le cœur est peu troublé, le sang n'est pas altéré. Le poison agit sur le système nerveux, il excite la moelle épinière et paralyse les plaques motrices à la manière du curare. Joyeux-Laffuie décrit également une période d'excitation qu'il attribue à une influence sur l'encéphale et une période de paralysie due à l'action sur les terminaisons nerveuses. Expérimentant avec le venin d'un scorpion d'Égypte, *Buthus quinquestriatus*, Arthus a observé, à la suite des injections intraveineuses chez le chien et le lapin, une élévation de la pression sanguine. Le venin d'un petit scorpion algérien a déterminé chez le chien une dépression artérielle suivie d'une élévation. Cette deuxième phase fait défaut chez le lapin.

(¹) Joyeux-Laffuie, Appareil venimeux et venin du scorpion. *Thèse de Paris*, 1883.

Jousset avait prétendu que le venin détruisait les globules rouges. D'après Sanarelli, il est sans action sur ceux de l'homme, du chien, du lapin, du cobaye et du rat; il dissout ceux des oiseaux, des poissons, des grenouilles et des salamandres, n'en laissant subsister que les noyaux. Enfin Launoy a montré qu'il produit dans les reins des lésions très marquées, caractérisées par une glomérulite hémorragique, une vacuolisation du réticulum cytoplasmique des tubes contournés et de la chromatolyse.

Calmette a neutralisé le venin du scorpion par des procédés analogues à ceux qui réussissent contre le poison des serpents, c'est-à-dire en le mélangeant avec l'hypochlorite de calcium, le chlorure d'or, le réactif iodo-ioduré, ou avec le sérum de lapins vaccinés contre les morsures du cobra.

Les myriapodes. — Les Myriapodes se divisent comme on sait en Chilopodes et Chilognates. Ces derniers ne semblent pas venimeux. Les Iules sécrètent seulement un liquide irritant pouvant amener de la conjonctivite; c'est du moins ce qui s'observe aux Antilles, car les espèces indigènes n'émettent qu'un liquide odorant.

Les Chilopodes renferment la famille des Scolopendrides, dont on trouve dans le midi de la France, en Languedoc et en Provence, une espèce, *Scolopendra cingulata*, qui atteint 9 centimètres de longueur. Sa piqûre produit un gonflement très douloureux qui persiste plusieurs jours et provoque parfois un mouvement fébrile; mais les accidents ne sont jamais graves, au moins chez l'homme. D'après Soulié [1] le venin de la Scolopendre tue les articulés et rend les mammifères un peu malades. Il amène la mort chez les souris, les mulots et les petits oiseaux (Jourdan).

Les espèces qui vivent en Italie (*S. morsitans*) et surtout celles qui habitent les pays chauds (*S. morsitans, insignis*), l'Afrique, les Antilles, le Sénégal, l'Amérique intertropicale, produisent des accidents plus sérieux, mais qui ne diffèrent que par leur intensité de ceux que nous avons signalés. Leur piqûre détermine un œdème énorme qui se développe avec une grande rapidité, mettant la vie en danger quand il siège sur le cou ou sur la muqueuse buccale. Mongeot rapporte le cas d'un officier qui avala une Scolopendre en buvant de l'eau; la piqûre que l'animal produisit dans la gorge détermina une tuméfaction rapidement mortelle. Sauf ce cas particulier, et contrairement à l'opinion courante, les accidents se terminent presque toujours d'une façon favorable.

Les crustacés, mollusques, échinodermes, etc. — Les Crustacés sont pour la plupart dépourvus de venin; seuls les Argulides possèdent des glandes venimeuses qui s'ouvrent dans le stylet rétractile dont est armée la trompe buccale.

[1] Soulié, Appareil venimeux et venin de la scolopendre. *Thèse de Montpellier*, 1885.

Parmi les Mollusques, nous citerons les Cônes, les Pleurotomes appartenant au groupe des Toxiglosses (Gastéropodes prosobranches), et dont la langue est pourvue de deux rangées de dents creuses ; leur morsure est capable de tuer quelques petits animaux et détermine chez l'homme des gonflements douloureux.

Les travaux de Krause, Briot et Lion, de Rouville démontrent que les glandes salivaires des céphalopodes produisent un liquide capable de paralyser rapidement et de tuer les crabes. L'extrait de ces glandes, surtout des glandes postérieures, s'est montré très toxique pour le lapin.

On a longtemps considéré certains Échinodermes, les Oursins par exemple, comme produisant une matière toxique ; ces animaux ne semblent agir que mécaniquement, bien que Mourson et Schlagdenhauffen aient décelé des alcaloïdes dans l'eau où ils avaient vécu. L'étoile de mer (*Solaster papposus*) fait périr les crustacés et les mollusques à l'aide d'un suc venimeux. Les mammifères ne sont pas à l'abri de son action. Trois étoiles de mer peuvent tuer un chien.

Les *Cœlentérés* produisent des poisons dont l'étude a conduit en ces derniers temps à des découvertes intéressantes.

C'est ainsi que certaines Physalides (*Physalia pelagica*), appelées vulgairement petites galères, possèdent un suçoir et un appareil glandulaire à sécrétion urticante situé au-dessous et en arrière de la vessie qui sert à les soutenir ; on a vu, sous les tropiques, leur piqûre suivie de douleurs locales avec tendance à la syncope.

Quelques *Hydroméduses acalèphes*, qui habitent les mers de France, peuvent produire du gonflement et de l'urticaire : tels sont, dans la Méditerranée, *Rhizostoma pulmo* ou *Aldrovandi* et, dans la Manche, *Rhizostoma Cuvieri* ; ces espèces sont souvent très importunes pour les baigneurs. On trouve à Pondichéry *Cyanea medusa calliparea* qui détermine également de l'urticaire. L'appareil urticant est constitué par des capsules microscopiques situées le long des tentacules et à leurs extrémités ; au fond de ces capsules se trouve un fil, armé de pointes aiguës et servant à inoculer le liquide venimeux.

Les recherches de Portier et Richet ont montré que le venin des Physalies mérite le nom d'hypnotoxine : il provoque chez le pigeon de l'hypnose et de la paralysie. Une première injection produit, au bout de 15 à 25 jours, un état anaphylactique.

C'est surtout en étudiant le poison des Actinies qu'on peut facilement mettre en évidence le développement de l'anaphylaxie.

Ch. Richet, dont le nom reste attaché à cette importante découverte, a montré que les tentacules des actinies renferment deux poisons. L'un, la *thalassine*, est soluble dans l'alcool et explique les propriétés prurigineuses, connues depuis longtemps et qui ont fait donner à ces animaux le nom caractéristique d'*Orties de mer*. Injectée dans les veines d'un chien à la dose de 1/100 de milligramme par kilo, la thalassine amène une démangeaison extrême qui dure d'une demi-heure à une heure, parfois des plaques ortiées visibles sur la peau du ventre, et une rougeur des muqueuses conjonctivale et buccale. Le deuxième poison, la *congestine*, insoluble dans l'alcool, provoque à la dose de 0,01 par kilo une vaso-dilatation énorme de l'intestin. Une dose de 0,1 entraîne la mort. Mais une injection préalable de thalassine confère l'immunité contre la dose mortelle de congestine. L'antidote se trouve donc à côté du poison. En revanche, la thalassine crée l'anaphylaxie, et une deuxième injection, pratiquée quelques jours plus tard, provoque des troubles marqués et entraîne un abaissement énorme de la pression qu'on n'observe pas chez les chiens normaux.

Il est inutile d'insister davantage sur ces résultats si curieux qui ont été exposés en détail dans le chapitre consacré à l'anaphylaxie.

TROISIÈME PARTIE

LES AUTO-INTOXICATIONS

CHAPITRE I

LES AUTO-INTOXICATIONS A L'ÉTAT NORMAL

La vie cellulaire. — Toxicité des extraits de tissus. — Toxicité des extraits de foie, de muscles, de poumons, de thyroïde, de surrénales, d'hypophyse, de glandes génitales. — Toxicité des sécrétions gastrique et intestinale, de la bile. — Toxicité du contenu gastrique et du contenu intestinal. — Les entérotoxies. — Toxicité des peptones et des acides aminés. — Les putréfactions intestinales. — Les poisons contenus dans le sang. — Toxicité des urines. — Étude des poisons urinaires. — Variations de la toxicité urinaire dans les diverses conditions physiologiques. — Poisons éliminés par l'appareil respiratoire et par la peau. — Résumé.

La vie cellulaire. — Toute manifestation vitale a pour conséquence la production de substances toxiques. Un être qui vit dans un espace clos périt plus ou moins vite, empoisonné par les substances qu'il a élaborées et rejetées au dehors.

Cette loi générale est facilement mise en évidence par l'étude des êtres unicellulaires.

Prenons une bactérie quelconque et semons-la dans un bouillon de culture. Pour cet être unicellulaire, le milieu organique se confond évidemment avec le milieu ambiant; si nous plaçons le microbe dans des conditions eugénésiques, le développement se fait abondamment : puis il se ralentit et s'arrête. Est-ce parce que tous les aliments ont été consommés? Non, car il reste encore plus de substances nutritives qu'il n'en faut pour subvenir aux besoins de l'être, et on aurait beau ajouter de nouveaux aliments, la végétation ne reprendrait pas. Il faut donc admettre que le milieu a été vicié par des substances toxiques, et cette conception s'appuie aujourd'hui sur un grand nombre de faits. A peine si nous avons besoin de rappeler que plusieurs agents de putréfaction sécrètent de véritables antiseptiques, comme le phénol. Il y a longtemps déjà, Raulin a montré que *Aspergillus niger* produit une substance qui est analogue à l'acide sulfocyanique et arrête le développement de la plante ; si l'on ajoute un peu de sulfate de fer au liquide de culture, le poison ne prend plus naissance et la récolte est bien plus abondante. L'exemple de la levure est aussi saisissant : l'alcool qu'elle sécrète arrête les manifestations vitales qui peuvent continuer plus longtemps, si on soutire cette substance, au fur et à mesure qu'elle se forme. C'est justement ce qui a lieu dans l'organisme des animaux : les produits versés dans le sang sont transformés par différentes glandes, et surtout par le foie ; ils sont éliminés par divers organes et particulièrement par les reins. La démonstration de la toxicité urinaire serait la démonstration d'une continuelle auto-intoxication, si l'organisme ne recevait constamment des substances toxiques d'origine alimentaire : or il est difficile de faire un départ exact de ce qui provient des cellules et de ce qui provient du tube digestif. Essayons néanmoins d'élucider certains côtés de la question.

La vie, avons-nous dit à maintes reprises, est essentiellement caractérisée par la nutrition, c'est-à-dire par deux séries d'actes simultanés, mais inverses. Les uns, assurant la rénovation et l'accroissement de l'élément vivant, constituent l'assimilation. Les autres, qui président au rejet des substances usées et altérées, sont réunis sous le nom de désassimilation.

L'assimilation est la propriété que possède tout élément vivant de s'emparer des matières ambiantes, de les transformer, de les combiner en un groupement variant d'une cellule à l'autre, mais spécial, spécifique, peut-on dire, pour chaque variété de cellules. C'est un travail de synthèse qui aboutit à l'édification de molécules fort complexes et, partant, fort instables. De tels changements ne peuvent s'accomplir sans qu'une certaine quantité d'énergie, empruntée aux forces cosmiques, passe à l'état latent.

Le processus de la désassimilation, à l'inverse du précédent, est caractérisé par une dislocation de la molécule organique qui tombe d'un état complexe à un état plus simple et, par conséquent, plus stable et, en même temps, dégage l'énergie qu'elle avait accumulée.

Ce dernier résultat est d'un intérêt capital : si l'assimilation est une œuvre de synthèse qui a pour base une accumulation d'énergie, il est naturel de conclure que la désassimilation a pour conséquence la mise en liberté de la force qui était passée à l'état latent et qui, rendue apparente, serait la cause ou la raison de l'activité vitale. On est ainsi conduit à conclure que toute manifestation dynamique est liée à une désorganisation de la matière et que le travail de l'être a pour base nécessaire l'usure des cellules.

Cette conception, encore acceptée par beaucoup de physiologistes, ne semble guère répondre à la réalité.

L'énergie, qui est rendue apparente par les êtres vivants et qui se dégage sous forme de chaleur, de mouvement, parfois de lumière ou d'électricité, ne provient pas de la désagrégation du protoplasma cellu-

laire : son origine doit être rattachée à la combustion de certaines substances organiques empruntées à d'autres êtres.

Considérons par exemple la contraction d'un muscle. Suivant une des
lois fondamentales de la mécanique, toute manifestation énergétique a
pour base une destruction de matière ou plus exactement une réaction
chimique exothermique. Est-ce le muscle qui va puiser dans sa substance le combustible nécessaire? De nombreuses expériences poursuivies sur la question établissent nettement que l'origine de l'énergie doit
être placée dans la transformation du glycose circulant dans le sang. Le
glycose ne fait pas partie de la molécule vivante ; s'il se trouve dans la
cellule, déposé à l'état de glycogène, c'est simplement parce qu'il
constitue une réserve placée en quelque sorte en dehors du protoplasma.
Celui-ci ne s'use pas ou s'use peu. Il représente le foyer où se fait la
combustion. En exécutant un mouvement, l'animal ne dégage pas une
certaine quantité d'énergie, qu'il aurait au préalable accumulée par synthèse. Ce sont d'autres êtres qui ont réalisé le travail préliminaire. Ce
sont les végétaux qui ont accompli silencieusement les actes préparatoires, qui ont élaboré les molécules complexes que l'animal dislo-
quera, qui ont accumulé l'énergie ambiante que l'animal saura utiliser.

La dichotomie que nous venons d'admettre est assez exacte quand on
considère les animaux supérieurs, mais on conçoit parfaitement que certains êtres puissent fabriquer eux-mêmes les substances énergétiques
qu'ils détruiront plus tard. Reprenons l'exemple des bactéries. Beaucoup
d'entre elles renferment dans leur protoplasma des granulations de
glycogène. Or, ce glycogène, elles l'ont formé par synthèse ; elles ont pu
l'élaborer même dans des milieux artificiels ne contenant que des substances minérales. Par conséquent, elles ont créé le combustible
qu'elles dépenseront plus tard. Mais ce combustible ne fait pas partie
intégrante de la cellule, et la distinction que nous essayons d'établir
entre les manifestations énergétiques et les phénomènes de la désassimilation n'en persistent pas moins.

Dans un certain nombre de cas, les produits résultant des manifestations énergétiques sont très simples. Si nous considérons la contraction
musculaire, il nous est facile d'admettre que le glycose, en abandonnant
la force accumulée, s'est décomposé en ses molécules élémentaires, l'eau
et l'anhydride carbonique. Evidemment cette équation est schématique
et beaucoup d'autres corps se produisent en même temps. Conservons la
formule : l'anhydride carbonique est le véritable ou le principal produit
toxique provenant de la transformation du glycose, et ce produit volatil
s'élimine par le poumon. Le dosage des gaz exhalés ne nous renseignerait
guère sur ce qui se passe dans l'économie. Car tout phénomène de désassimilation entraîne aussi la production d'anhydride carbonique, et l'analyse des gaz expirés nous donne en bloc la quantité produite par ces
deux grandes sources d'auto-intoxication. La même remarque s'applique
aux substances toxiques éliminées par les autres émonctoires et notam-

ment par le rein. On est donc forcé d'étudier simultanément les divers poisons formés dans l'organisme, et on ne peut encore, dans la plupart des cas, déterminer quels sont ceux qu'engendre la désassimilation, quels sont ceux que produit l'activité cellulaire.

Nous possédons cependant une nouvelle méthode d'étude qui pourra servir à élucider le problème. Lorsqu'un organe ou un tissu est retiré du corps et placé aseptiquement dans un vase stérile, il subit une série de modifications qu'on désigne sous le nom d'*autolyse*. Peu à peu on voit sourdre de la partie solide ainsi conservée un liquide de plus en plus abondant. Ce liquide fort complexe renferme des produits analogues à ceux qui prennent naissance dans la digestion, notamment des peptones et des acides aminés. Ils relèvent d'un mécanisme semblable : ils sont dus à l'action des ferments que renferment les cellules. C'est une véritable digestion qui aboutit, comme la digestion gastro-intestinale, à la liquéfaction du tissu solide. A la fin, il ne reste qu'une masse relativement minime, sorte de noyau qui persiste inattaqué, même quand on prolonge l'expérience, comme nous l'avons fait, pendant trois ans.

Le processus de l'autolyse n'est que la continuation d'un des deux actes caractéristiques de la vie, la désassimilation. Il serait donc très intéressant d'étudier systématiquement la toxicité des liquides exsudés dans ces conditions. On obtiendrait ainsi des renseignements précieux sur les propriétés des produits auxquels la désassimilation donne naissance. Il y a là une voie de recherches qui n'a été que peu explorée. Ramond[1] a montré que le suc obtenu par autolyse du foie, après adjonction d'éther pour éviter la putréfaction, est fort toxique : 1 centimètre cube suffit pour amener la mort. Billard[2] arrive à un résultat semblable, mais constate qu'après filtration sur kaolin, la toxicité diminue considérablement. Il faut pour tuer, introduire 6 centimètres cubes de liquide, encore est-il que l'animal ne succombe qu'au bout de 24 heures. Une dose de 2 centimètres cubes a pu être injectée tous les deux jours pendant 1 mois à un cobaye de 600 grammes, sans produire de troubles. Ch. Richet fils a constaté que le suc, obtenu en soumettant à de fortes pressions des muscles de poule, additionné de fluorure de sodium augmente de toxicité si on le conserve à l'étuve; c'est après un séjour de 6 heures que l'extrait est le plus actif. Une dose de 6 centimètres cubes, injectée dans les veines d'un lapin ou dans le péritoine d'un cobaye, amène la mort en quelques minutes. La même quantité de suc frais est inoffensive.

Ces tentatives mériteraient d'être continuées. On ferait bien seulement, pour ne pas troubler les résultats, d'éviter l'emploi des antiseptiques. L'expérience serait rendue beaucoup plus difficile. Aussi, la

---

[1] RAMOND, Du rôle de l'autolyse en pathologie. *Journal de physiologie*, novembre 1908, p. 1051.

[2] BILLARD, Toxicité du suc d'autolyse du foie de porc. *Soc. de biologie*, 1910, II, p. 152.

plupart des expérimentateurs se sont-ils contentés d'opérer avec des extraits préparés extemporanément en faisant macérer des tissus normaux ou pathologiques dans de l'eau salée. Les résultats ainsi obtenus sont, comme on va le voir, fort importants.

Toxicité des extraits de tissus. — Il suffit de réfléchir à la constitution chimique des tissus pour comprendre déjà qu'ils renferment des substances toxiques; tous, en effet, contiennent des sels de potassium, et ces sels sont capables de produire des accidents très graves quand ils viennent à être mis en liberté. On en trouve une notable quantité dans l'urine; mais la plus grande partie provient de l'alimentation, ce qui explique que, pour un même poids, les herbivores sécrètent 9 fois plus de KCl que l'homme. Malgré cette grande quantité de potasse circulante, les tissus des herbivores ne sont pas plus riches en potasse que ceux des autres animaux; on peut admettre qu'en moyenne 1 kilogramme d'animal contient $2^{gr},7$ à 3 grammes de KCl. Ces chiffres sont sujets à de grandes variations; les expériences de Feltz et Ritter ont montré que si la quantité des sels potassiques augmente dans le sang, les tissus peuvent s'en emparer, suivant un coefficient de saturation qui varie de l'un à l'autre.

Le chlorure de potassium, injecté dans les veines, étant toxique à la dose de $0^{gr},1$ ou $0^{gr},2$ par kilogramme, on voit que 1 kilogramme de tissu contient environ de quoi tuer 14 ou 15 kilogrammes. Mais puisque la potasse constituante, c'est-à-dire faisant partie de la molécule organique, n'est pas toxique, puisqu'elle le devient quand elle est mise en liberté, nous avons là un exemple frappant d'auto-intoxication par une substance indispensable à la vie, quand sa quantité vient à augmenter dans le milieu organique; nous avons en même temps un exemple de la haute toxicité qu'acquiert une substance quand elle cesse de faire partie de l'organisation, si complexe et si instable, de la molécule vivante.

Ce que nous disons des sels potassiques, nous pouvons le répéter de toutes les matières, minérales ou organiques, qui entrent dans la constitution des tissus.

Il est vrai que les matières minérales, autres que la potasse, ne présentent guère d'importance pour notre sujet : les sels de sodium ne sont guère nocifs, ce qui est bien en rapport avec leur abondance dans les milieux liquides; les autres sels sont en quantité trop faible ou servent de charpente à des tissus de vitalité trop obscure pour entrer en ligne de compte.

Arrivons donc aux matières organiques. Nous nous heurtons ici à une difficulté très grande; il est impossible de les obtenir telles qu'elles existent dans l'organisme vivant; leur complexité et leur instabilité s'accommodent mal aux manipulations nécessaires pour les retirer des tissus; quelle que soit la façon de préparer un extrait, il est peu probable que les matières s'y trouvent telles qu'elles étaient pendant la vie.

Pour pratiquer un extrait, il faut toujours opérer sur des animaux qu'on vient de sacrifier et agir aussi vite que possible afin d'éviter les fermentations qui se produisent après la mort. Le moyen le plus simple consiste à plonger immédiatement le tissu dans de l'eau bouillante; mais si l'on arrête ainsi la désassimilation, on altère notablement la constitution des éléments; on coagule la plus grande partie des albumines dont le rôle est très important.

Les mêmes objections s'appliquent au procédé qui consiste à recevoir le tissu finement haché dans de l'alcool; on produit encore une coagulation qu'il faut éviter et, en outre, il n'est pas prouvé que certaines matières organiques, au contact de ce liquide, ne donnent pas naissance à des corps nouveaux.

Reste une méthode fort simple que nous avons souvent employée : elle consiste à pratiquer des extraits au moyen de l'eau salée à 6 ou 7 pour 1000. Dans ce cas, il est vrai, on n'arrête pas les manifestations vitales; la désassimilation continue et dans des proportions qu'on ne peut déterminer. Il en résulte que l'extrait nous donne à la fois une partie des matières constituantes et une partie des matières que dans les conditions normales l'être aurait rejetées.

Ces remarques sont pleinement justifiées par les expériences que nous avons faites avec le sang[1].

Le sérum ou le sang défibriné d'un animal normal, injecté dans les veines d'un autre animal de même espèce, détermine constamment une élévation notable de la température. Il semble donc naturel de conclure que le sang contient une substance thermogène; or, une pareille affirmation serait complètement erronée. Si l'on prend du sang dans une artère et si on le fait pénétrer immédiatement dans les veines d'un autre animal, la température ne s'élève pas et parfois s'abaisse légèrement. Le sang, tel qu'il est dans les vaisseaux, ne renferme donc pas toute formée une substance thermogène; mais il suffit d'une modification, relativement légère, comme la coagulation spontanée ou la défibrination, pour la faire apparaître. Les expériences de Briot, Jouan et Staub[2] plaident dans le même sens. Si on défibrine rapidement le sang d'un lapin en 3 ou 4 minutes et si on l'injecte aussitôt dans les veines d'un autre animal de même espèce, la mort est immédiate. Cette toxicité est passagère et ne tarde pas à disparaître. Même résultat quand on opère avec du plasma préparé rapidement : la défibrination lui confère également une toxicité passagère. Que penser dès lors des expériences où l'on se propose de rechercher les substances toxiques ou thermogènes des tissus? Leur présence dans les extraits ne prouve nullement leur préexistence dans l'organisme vivant.

[1] Roger, Influence des injections intra-veineuses de sang artériel sur la température. *Société de biologie*, 25 novembre 1893. — Action des extraits de muscles, du sang et de l'urine sur la température animale. *Archives de physiologie*, 1er avril 1894.

[2] Briot, Jouan et Staub, Toxicité comparée du plasma, du plasma défibriné, du sang défibriné. *Société de biologie*, 24 juin 1911.

Il faut remarquer encore que les extraits, comme le sang, le sérum et les sérosités, perdent en vieillissant une partie de leur toxicité. On devra donc les utiliser le plus rapidement possible. Si l'on veut étudier un sérum, mieux vaut avoir recours à la centrifugation que d'attendre l'exsudation après coagulation du sang. Quand on recherche l'action d'un extrait, il est bon de ne pas prolonger la macération : 3 ou 4 heures suffisent. Il est même préférable, pour éviter les atténuations rapides, d'opérer avec les extraits liquides que fournit la presse hydraulique.

Ces résultats, quelque peu décevants, laissent toujours planer un doute sur la légitimité des conclusions à tirer des expériences touchant la toxicité des humeurs et des tissus : ils doivent mettre en garde contre les tentatives de l'analyse chimique appliquée soit aux parties constituantes de l'organisme, soit aux produits de sécrétion des microbes.

Malgré ces réserves, nous ne devons pas laisser de côté les résultats auxquels ont conduit les recherches pratiquées sur les tissus animaux. Si les expériences ne démontrent pas que les toxines obtenues préexistaient toutes dans les cellules vivantes, elles établissent au moins qu'elles peuvent en provenir. Elles ont permis aussi de mettre en évidence l'influence de certains extraits sur le fonctionnement de l'organisme, c'est-à-dire leur pouvoir sur les sécrétions, sur le cœur, les muscles striés ou lisses et sur la pression sanguine. Mais nous touchons ici à des questions de physiologie générale qui seront exposées dans d'autres parties de cet ouvrage et notamment dans le chapitre consacré aux sécrétions internes.

Bornons-nous donc à rechercher ce que l'expérience nous a appris sur la toxicité des extraits organiques.

En se servant de l'eau bouillante ou de l'alcool, Bouchard[1] a constaté qu'il faut injecter dans les veines d'un lapin l'extrait de 216 grammes de muscles ou de 117 grammes de foie pour amener les convulsions et la mort. Les extraits alcooliques des tissus provoquent une salivation abondante; mais, si l'on supprime la potasse qu'ils contiennent, on constate que les doses, tout à l'heure mortelles, ne produisent plus aucun accident et qu'il faut les augmenter considérablement pour amener des troubles appréciables; ce qui démontre que les matières organiques solubles dans l'alcool n'ont qu'une toxicité assez légère.

Dans le but de moins altérer les substances constitutives, nous avons opéré à froid, au moyen de l'eau salée à 6 pour 1000[2] et, après avoir filtré le liquide obtenu, nous l'avons injecté dans les veines avec une grande lenteur.

Dans ces conditions, les extraits de 22 ou 25 grammes de *rein* ou

[1] BOUCHARD, Leçons sur les auto-intoxications. Paris, 1887.

[2] ROGER, Toxicité des extraits des tissus normaux. *Société de biologie*, 31 octobre 1891.

de *cerveau* (12 à 14 grammes par kilogramme d'animal) ont déterminé des accidents passagers; pendant quelques heures, les animaux ont paru malades; ils étaient immobiles et somnolents, mais dès le lendemain ils étaient rétablis.

Les extraits de *foie*, introduits à des doses comprises entre 28 et 42 grammes (14 à 20 par kilo), amènent la mort en quelques heures; à la fin de l'injection, les animaux semblent anéantis et ne se meuvent qu'avec peine; les pupilles se rétrécissent et deviennent bientôt punctiformes; puis, au bout d'une heure ou deux, une diarrhée très abondante se produit; la respiration s'accélère, la prostration augmente et la mort arrive dans l'hypothermie, précédée parfois de légères convulsions. A l'ouverture du thorax, on constate que le cœur continue à battre et que le sang qu'il renferme est liquide.

Mairet et Vires ont trouvé qu'il faut injecter par kilo l'extrait de 60 grammes de foie pour obtenir la mort immédiate. Si l'on introduit l'extrait de 8 à 19 grammes, l'animal succombe au bout d'un temps qui varie de 20 minutes à 1 heure, après avoir été atteint des divers troubles que nous avons décrits.

D'après Sénégré ([1]), on observe des effets différents suivant qu'on injecte au lapin des extraits de foie de chien préparés avec le lobe droit ou le lobe gauche, au moins pendant la période de jeûne. Une dose de 50 grammes par kilo d'extrait de lobe gauche amène un abaissement de température, des convulsions et la mort. L'extrait de lobe droit provoque une hypothermie suivie d'une période réactionnelle, et les animaux survivent; quelques-uns succombent mais sans convulsions. Pendant la période digestive, les extraits de l'un et de l'autre lobe sont également toxiques et convulsivants. Ces faits sont invoqués en faveur de la dualité fonctionnelle de la glande hépatique et de l'existence d'un double courant sanguin dans la veine porte. Les produits de la digestion, amenés par la veine mésaraïque dans le lobe droit du foie, en augmentent la toxicité soit en ajoutant leur toxicité à celle de l'extrait hépatique, soit en provoquant dans la glande la production de substances nocives.

La toxicité du *tissu musculaire* est bien plus faible; des doses correspondant à 102 et 127 grammes de muscles (60 à 80 par kilo) ne déterminent que du myosis et une diarrhée passagère. Pour tuer les animaux, il faut généralement l'extrait de 135 à 196 grammes (90 à 95 par kilo); les troubles sont semblables à ceux que détermine le poison hépatique : prostration, anéantissement, diarrhée, myosis, respiration rapide et superficielle, mort sans convulsions ou après des convulsions légères; persistance des battements cardiaques.

Si l'on chauffe les extraits des muscles ou du foie à 60 degrés pendant une heure, il se produit un gros coagulum; le liquide obtenu après

---

([1]) Sénégré, Action toxique comparée des extraits de foie droit et de foie gauche du chien, *Société de biologie de Bordeaux*, 16 août 1912.

filtration a perdu la plus grande partie de sa toxicité; c'est donc aux matières protéiques contenues dans les tissus qu'il faut rapporter la plupart des accidents que nous avons signalés. Mais si les albumines jouent le rôle principal, il faut faire une part à d'autres substances : les recherches de Bouchard le démontrent. Enfin des expériences que nous avons poursuivies établissent encore que les extraits aqueux préparés à froid ou à chaud aussi bien que les extraits alcooliques renferment des substances thermogènes que nous avons étudiées dans les muscles et dont Rouques[1] a démontré la présence dans la plupart des organes ou des tissus.

Foa et Pellacani ont constaté que l'injection intra-veineuse des dilutions aqueuses de tissus frais amène la mort avec des symptômes d'asphyxie aiguë, par suite de la coagulation du sang dans le cœur droit et dans les vaisseaux de la petite circulation. D'après leur action nocive, les auteurs rangent les tissus de la façon suivante : cerveau, capsules surrénales, testicules, reins, glandes lymphatiques, foie; la rate ne produit généralement aucun accident.

Cette action coagulante apparaît nettement quand on injecte dans les veines d'un lapin un extrait préparé avec un *poumon* de veau. Il suffit d'introduire 1 centimètre cube d'une macération, obtenue en laissant pendant trois ou quatre heures un morceau de cette glande dans un volume triple d'eau salée, pour obtenir en 14 secondes la coagulation massive du sang dans tout le système circulatoire. En diluant suffisamment cet extrait, on arrive à supprimer l'action coagulante, sans modifier sensiblement la dose mortelle.

Si l'on injecte au lapin un extrait préparé avec le poumon d'un animal de même espèce, et si cet extrait est suffisamment dilué, le sang reste liquide, mais les accidents ne tardent pas à éclater : la pression s'abaisse et, si la dose est suffisante, l'animal succombe. En employant une macération du poumon, dans 20 fois son poids d'eau salée, nous avons constaté qu'il suffit, pour amener la mort, d'injecter l'extrait de 0^{gr},06 de tissu pulmonaire renfermant 0,0057 de matières solides.

En diluant de plus en plus le liquide, on voit diminuer la toxicité. En même temps, au lieu d'exercer une action hypotensive, l'extrait rend les systoles cardiaques plus énergiques et tend à élever la pression. Mais ce qui est encore plus curieux, c'est qu'un animal qui a reçu une quantité suffisante d'extrait dilué se trouve en état de supporter sans inconvénient une et même plusieurs doses mortelles d'extrait concentré.

Les résultats sont d'ailleurs les mêmes quand on opère sur le chien. C'est ce qu'on peut facilement saisir dans le tableau suivant où se trouve rapporté le protocole de nos expériences.

---

[1] Rouques, Substances thermogènes extraites des tissus animaux sains. *Thèse de Paris,* 1895.

ANIMAL EN EXPÉRIENCE.	QUANTITÉ de tissu pulm. correspondant à 100 cm³ d'extrait.	RÉSIDU sec p. 100.	QUANTITÉ INJECTÉE PAR KILO			RÉSULTATS DE L'EXPÉRIENCE.
			d'extr.	de tissu pulm.	de mat. solides	
	Gr.	Gr.	Gr.	Gr.	Gr.	Gr.	
Lapin . 1,840	5,58	0,531	1,08	0,0606	0,0057	Mort en 1 m. 1/2.
— . 1,800	0,558	0,0531	22,22	0,124	0 0117	Légère hypotension.
	5,58	0,531	1,11	0,062	0,0058	Mort rapide.
			23,33	0,186	0,0175	
— . 1,870	0,279	0,0265	42,73	0,119	0,0113	Systoles énergiques. Hypertens.
	5,58	0,531	2,67	0,149	0,0141	Oscillations, puis hypotension.
			45,40	0,268	0,0254	Mort dans la nuit.
— . 1,900	5,26	0,656	1,05	0,055	0,0068	Mort en 2 min.
— . 1,950	0,526	0,0656	30.76	0,161	0,02	Systoles énergiques. Hypertens.
	5,26	0,656	15,38	0,809	0,099	Légère hypotension.
			46,14	0,97	0,119	Survie.
Chien . 9	10	0,948	1	0,1	0,0094	Mort rapide.
— . 9	1	0,0948	11,11	0,111	0.0105	
	10	0,948	3,33	0,333	0,0315	Aucun trouble.
			14,44	0,444	0,042	

D'autres recherches poursuivies avec le poumon nous ont permis de reconnaître que la toxicité des extraits dépend des matières organiques que la chaleur précipite et que l'alcool coagule.

Mais le point que nous voulions surtout mettre en évidence, c'est que les effets produits varient avec la concentration des extraits; il ne semble donc pas rationnel de ranger le poumon parmi les glandes hypotensives. Enfin, il est curieux de remarquer la résistance considérable que détermine rapidement, en quelques minutes, une dose diluée d'extrait pulmonaire, mettant ainsi l'animal à l'abri de l'action hypotensive et mortelle des extraits concentrés[1]. C'est un premier exemple de ces accoutumances rapides ou tachysynéthies dont nous tracerons l'histoire dans un chapitre spécial.

Nous avons complété l'étude des extraits pulmonaires en recherchant l'action des produits autolytiques. Nous avons constaté ainsi que la toxicité diminue rapidement, sans doute par suite de la coagulation des matières protéiques, mais ce qui est plus intéressant c'est que les effets sur la pression se modifient et que l'injection intra-veineuse des extraits de poumon autolysé produit une très notable élévation de la pression artérielle. On peut donc conclure que le poumon renferme une albu-

---

[1] Roger, Toxicité des extraits pulmonaires. *Archives de méd. exp.*, janvier 1911.

mine hypotensive, mais que, si l'on en juge par les effets des produits autolytiques, il abandonne pendant la désassimilation, c'est-à-dire d'une façon à peu près continue, une substance fortement hypertensive ([1]).

Parmi les autres glandes dont on a recherché les propriétés toxiques il convient de signaler tout d'abord la *thyroïde*. Les extraits exercent sur la pression artérielle une action dépressive qui est due à un corps défini chimiquement, l'iodothyrine. De Cyon, à qui nous devons de remarquables travaux sur cette question, fait remarquer que cette action hypotensive ne tient pas, comme on a pu le soutenir, à la présence de l'iode dans la substance active.

En donnant pendant un certain temps des extraits thyroïdiens, on observe une série de manifestations toxiques, dont quelques-unes rappellent les symptômes de la maladie de Basedow : amaigrissement, tremblement, légère albuminurie.

La thyroïde renferme encore divers lipoïdes dont la toxicité a été mise en évidence dans ces derniers temps. D'après Iscovesco, il y en aurait qui agglutinent les globules rouges, d'autres qui les dissolvent. Un des lipoïdes, extrait par l'éther et précipité par l'acétone, est particulièrement toxique. Il entraîne la mort dans une cachexie rapide.

De la thyroïde on peut rapprocher le thymus dont les extraits sont également hypotenseurs (Parisot).

Les *capsules surrénales* possèdent un pouvoir toxique bien plus marqué. Un extrait de ces glandes, injecté dans les veines, entraîne une élévation énorme de la pression et, si la dose est suffisante, provoque un œdème pulmonaire rapidement mortel. Ces effets sont dus à un corps bien défini chimiquement, l'orthodioxyphényléthanolméthylamine ou adrénaline, qui provient de la tyrosine. Il suffit d'en injecter 1/20 de milligramme pour provoquer une énorme élévation de la pression artérielle; une dose de $0^{gr},1$ suffit souvent à entraîner la mort.

Les capsules surrénales renferment, à côté de l'adrénaline, différentes substances, notamment des lipoïdes, qui exercent une action hypotensive, mais dont les effets sont complètement masqués par le corps hypertenseur beaucoup plus actif ([2]).

Le pouvoir pathogène des extraits capsulaires et de l'adrénaline est bien mis en évidence par les injections répétées et longtemps continuées; on observe alors toute une série de troubles fort curieux : quand les injections sont pratiquées sous la peau, on voit se développer de la glycosurie (Blum, Bouchard et Claude); quand elles sont faites par les veines, on obtient de l'athérome (Josué).

Les extraits d'*hypophyse*, ou du moins du lobe postérieur, suscitent des troubles analogues : introduits sous la peau, ils déterminent aussi, mais plus rarement, une glycosurie d'ailleurs légère et passagère. Injectés

---

([1]) Roger, Recherches expérimentales sur l'action des extraits de poumon autolysé. *Archives de méd. expé.*, septembre 1913.

([2]) Roger, Pigments, chromogènes et substances hypotensives des capsules surrénales. *Archives de méd. exp.*, novembre 1910.

pendant longtemps dans les veines, ils produisent une hypertrophie du ventricule gauche et une élévation permanente de la pression. L'animal peut succomber brusquement et l'autopsie révèle parfois un athérome d'ailleurs peu marqué (Étienne et Parisot). Enfin, d'après Urechia, l'injection dans le péritoine d'un chien de l'extrait obtenu avec un certain nombre d'hypophyses de bœuf, 15 à 20, entraîne la mort de l'animal en 8 ou 9 jours.

Les recherches de Houssaye et de Reichert démontrent que l'hypophyse contient, comme les surrénales, un principe cristallisable localisé dans la portion postérieure de la glande. C'est un hypertenseur énergique qui fait contracter tous les muscles lisses, ceux des vaisseaux, de l'utérus, de l'intestin, de la vessie, des bronches ; il raccourcit l'œsophage isolé du crapaud et dilate la pupille quand on le met en contact d'un œil de grenouille énucléé. Baudouin a également réussi à préparer une substance cristalline ; en opérant avec 40 grammes d'extrait sec de lobe postérieur, correspondant à 200 grammes de substance fraîche, il en a obtenu 80 milligrammes [1].

Les *glandes génitales* et leurs produits semblent contenir des quantités considérables de substances toxiques.

Loisel, qui a poursuivi de nombreuses recherches sur cette question, conclut que la toxicité des ovaires est toujours inférieure à celle des testicules. En opérant avec les ovaires en ovogenèse avancée de *Rana esculenta*, Loisel a pu extraire une toxalbumine et un alcaloïde. La toxalbumine était fort toxique pour la grenouille, la souris et le cobaye. Il suffisait d'en injecter 0,1 pour provoquer des contractions tétaniques mortelles.

Les expériences poursuivies avec les ovaires des mammifères démontrent que c'est surtout dans la partie véritablement active, c'est-à-dire dans le corps jaune, que se produisent et s'accumulent les substances toxiques.

Les corps jaunes d'une truie ou d'une vache, finement divisés et mélangés avec une partie égale de liquide, exercent une influence toxique très marquée (Lambert). Il suffit d'injecter 5 centimètres cubes d'extrait dans les veines d'un lapin pour provoquer de violentes convulsions et entraîner rapidement la mort. Les ovaires dépourvus de corps jaunes ne produisent rien de semblable.

Les poisons ovariens passent facilement dans les œufs ; d'après Loisel, la poudre de jaune d'œuf de canard, traitée par de l'eau salée et injectée dans les veines, tue 1 kilogramme de lapin à la dose de 7 ou 8 grammes. Le jaune des œufs de poule est un peu moins toxique, celui des œufs de tortue l'est un peu plus. D'après Ch. Richet fils, l'autolyse du jaune d'œuf en augmente la toxicité.

Les extraits de testicule ont été étudiés d'abord par Salvioli. Ils ont

[1] Baudouin, Sur la recherche du principe actif de l'hypophyse. *Société de biologie*, 31 mai 1913.

amené des accidents analogues à ceux que produisent les peptones, des vomissements et un retard de la coagulation du sang. En employant des extraits préparés avec des testicules de lapin, Gräfenberg et Thies ont constaté que, pour tuer un animal de même espèce, il faut lui injecter une dose correspondant à 0^{gr},6 du tissu si l'on opère sur un mâle, à 1 gramme si l'on opère sur une femelle. Les animaux jeunes, qui n'ont pas encore atteint la maturité sexuelle, sont tués par 0^{gr},4, quel que soit leur sexe. Les femelles pleines et les lapins châtrés sont particulièrement sensibles à l'action des extraits testiculaires.

Les poisons contenus dans le testicule sont multiples. Izar et Faginoli en ont retiré un lipoïde, dont la toxicité augmente quand on le chauffe à 50 degrés pendant 1 heure. Des résultats analogues ont été obtenus avec le pancréas.

Les extraits de prostate semblent fort actifs. Thaon, injectant des extraits préparés avec des prostates de chien ou de taureau, observe une élévation de pression qui atteint 2 et 5 centimètres. Puis un abaissement rapide se produit et l'animal succombe. Quelques glandes sont dépourvues d'effet hypertenseur, mais toutes sont toxiques. C'est du moins ce qui a lieu avec les glandes des animaux entiers; car celles qui proviennent du bœuf sont inactives. Un chauffage à 54° détruit l'effet hypotenseur sans modifier la toxicité. Celle-ci est fort élevée, car en opérant avec la prostate du taureau on constate que la dose mortelle pour le lapin ne dépasse pas 0^{gr},1 par kilo.

D'après Camus et Gley la prostate du hérisson produit un liquide dont il suffit d'injecter 0^{gr},3 ou 0^{gr},4 par kilo dans les veines d'un lapin, pour amener la mort.

Les poisons des glandes génitales, du sperme, des œufs sont essentiellement des poisons nervins. Loisel admet que les poisons renfermés dans le sperme doivent exciter la matière vivante de l'œuf; réciproquement le poison de l'œuf doit exciter la tête du spermatozoïde. Quand l'œuf est en incubation la toxicité diminue de plus en plus et, parallèlement, les cinèses embryonnaires se font de plus en plus lentement.

Il était important de compléter ces expériences en recherchant ce que produisent les injections répétées d'extraits organiques. C'est ce qu'ont fait Renon et A. Delille. Ils ont utilisé des extraits préparés avec des glandes de bœuf, de telle façon que 30 ou 40 centimètres cubes correspondaient à 5 grammes de tissu. C'est cette dose que, tous les deux jours, ils injectaient dans le péritoine de lapins pesant de 2000 à 2800 grammes. L'extrait des surrénales a déterminé la mort après 3 et même 2 injections; l'extrait d'ovaire a été toxique d'une façon inconstante. L'extrait thyroïdien et l'extrait hypophysaire ont été utilisés sans produire de troubles, le premier pendant 5 mois, le second pendant 1 an.

Si nous connaissons assez bien aujourd'hui l'action toxique et physiologique des extraits glandulaires, nous sommes assez mal renseignés sur la nature chimique des substances qui interviennent. A un moment, par analogie avec les poisons microbiens, on avait invoqué l'action de bases animales. La dénomination de leucomaïnes (λεύχωμα, blanc d'œuf) était appliquée à toute une série de substances dont la plupart sont d'ailleurs dépourvues de toxicité. Aujourd'hui, on tend à admettre la multiplicité de ces poisons. Quelques-uns sont bien définis; telles sont surtout la thyroïdine, l'adrénaline et l'hypophysine. D'autres commencent à être étudiés, ce sont les lipoïdes. D'autres enfin rentrent dans le groupe si complexe et encore si confus des matières protéiques.

L'effort actuel tend justement à mieux préciser les caractères des substances qui interviennent constamment dans l'économie pour en régler le fonctionnement et dont le rôle, en physiologie comme en pathologie, nous apparaît chaque jour de plus en plus considérable.

Toxicité du contenu gastro-intestinal. — Nous avons déjà dit que la cavité gastro-intestinale renferme de nombreuses substances toxiques qu'on peut classer sous quatre chefs :

Les matières alimentaires qu'on y introduit;
Les sécrétions qui s'y déversent;
Les poisons formés par l'action des ferments normaux;
Les poisons relevant des agents figurés.

On sait que les tissus normaux servant à l'alimentation, les muscles, le rein, le cerveau, le foie, abandonnent, quand on en fait des extraits, des substances toxiques. Mais ce ne sont pas des extraits de cette nature qu'on absorbe. Les matières subissent dans le tube digestif une série de transformations et ce sont ces produits de digestion qu'il faut étudier.

Ce qui complique le problème c'est que les sécrétions digestives elles-mêmes ne sont pas inoffensives.

Toxicité des sécrétions du tube digestif. — La première des sécrétions digestives, la salive, est considérée depuis longtemps comme toxique. On supposait que la salive des animaux et particulièrement des êtres rendus furieux contenait un principe vénéneux; mais les anciens auteurs n'avaient évidemment fait aucune différence entre l'infection et l'intoxication, et ce reproche peut s'adresser aux expériences assez récentes de Griffini.

La toxicité de la salive semblait cependant établie par les expériences de Wright; mais on objecta à l'auteur qu'il avait excité la sécrétion au moyen de la fumée de tabac et que, par conséquent, il avait opéré avec un liquide anormal, chargé de principes étrangers; de fait, Cl. Bernard n'obtint qu'un résultat négatif. Mais, en 1881, Gautier, utilisant la salive mixte de l'homme, trouva que 20 ou 30 gouttes suffisent à tuer un oiseau; le poison serait soluble dans l'alcool et résisterait à 100 degrés. Dès lors, on admit la toxicité de cette sécrétion; mais on supposa qu'elle était due à la présence du sulfocyanure de potassium; cette dernière assertion nous semble inexacte, car la salive ne contient que fort peu de ce sel, 0^{gr},15 (Munck) à 0^{gr},6 (Jacubovitch) pour 1000, et le sulfocyanure de potassium n'est toxique, d'après nos expériences, qu'à la dose de

0^{gr},125 par kilogramme chez le lapin, c'est-à-dire qu'il n'est guère plus actif que le chlorure de potassium.

La sécrétion gastrique contient deux substances toxiques : l'acide chlorhydrique, qui, suffisamment dilué, tue le lapin à la dose de 0^{gr},4 par kilogramme (Bouveret et Devic) et la pepsine. La toxicité de ce ferment est établie par les recherches de Bergmann, Edelberg, Hildebrand. D'après ce dernier auteur, 0^{gr},1 tuerait un lapin en deux ou trois jours, 0^{gr},1 ou 0^{gr},2 par kilogramme représenteraient une dose mortelle pour le chien. L'injection de pepsine produit une élévation de température, de l'amaigrissement, une paralysie des membres postérieurs, de l'hémoglobinurie et finit par entraîner la mort; à l'autopsie, on trouve des hémorragies diffuses ou en foyers dans les muqueuses, les séreuses et les viscères.

La trypsine, injectée sous la peau, amène de la nécrose et consécutivement des phénomènes inflammatoires ; introduite dans le péritoine, elle provoque une inflammation hémorragique, sans suppuration (Pawlow); injectée dans le sang, elle ne serait pas toxique d'après Kühne et Pawlow, tandis que, d'après Rossbach, elle produirait une paralysie du système nerveux et du cœur.

Il résulte des expériences de Fleig que la toxicité du suc pancréatique diffère suivant la méthode qu'on a utilisée pour le recueillir. Si l'on se place dans des conditions physiologiques, on obtient un liquide épais dont il suffit d'injecter dans les veines d'un lapin de 8 à 12 centimètres cubes par kilo pour amener la mort. Avec le suc provoqué par des injections de sécrétine, il faut employer de 30 à 40 centimètres cubes.

Dans les expériences que nous avons faites avec M. Garnier (¹), le suc pancréatique de chien provoqué par les injections intraveineuses de sécrétine ne produisait pas de troubles bien notables quand on l'injectait au lapin. Mais quand on l'avait mélangé à du suc intestinal, il déterminait la mort à la dose de 2 ou 3 centimètres cubes par kilo. Cette mort était due à des coagulations sanguines massives remplissant le cœur droit. Le suc pancréatique du chien contient donc un proferment que le suc intestinal est capable d'activer.

Si l'on étudie de plus près les phénomènes on constate que le suc pancréatique, injecté dans les veines, abaisse la pression sanguine : il ralentit puis arrête les mouvements respiratoires; enfin il rend le sang incoagulable.

Ces résultats ont été confirmés par Lattes (²) qui a également constaté que le suc pancréatique n'exerce une action toxique que lorsqu'il a été kinasé. Ces faits expérimentaux comportent une application clinique. Dans les cas de lésions traumatiques ou d'inflammation nécrotique du pancréas, on observe des accidents analogues à ceux qui suivent l'injec-

---

(¹) Roger et Garnier, Toxicité des sécrétions duodénales. *Soc. de biologie*, 4 avril 1908.

(²) Lattes, Sur l'action toxique du suc pancréatique. *Archives italiennes de biologie*, 1912, LVII, p. 415.

tion du suc pancréatique kinasé dans les veines et dans le péritoine (Bergmann, Lattes). L'activation du suc pancréatique kinasé est due tantôt à une perforation concomitante de l'intestin, tantôt aux produits autolytiques du pancréas qui agissent comme l'entérokinase.

Toxicité de la bile. — La bile est également un liquide toxique, mais cette toxicité, soupçonnée par Deidier au xviiie siècle, sembla négligeable à la suite des expériences de Bouisson, V. Dusch, Frerichs, Bamberger, Vulpian. En injectant dans les veines une certaine quantité de ce liquide, on n'observa le plus souvent aucun phénomène notable.

La question a été reprise et résolue bien différemment par Bouchard. Cet expérimentateur se servit de bile de bœuf, diluée au tiers, la dilution étant indispensable pour éviter les embolies visqueuses; il reconnut qu'il suffit, pour tuer un lapin, de lui introduire dans les veines de 4 à 6 centimètres cubes par kilogramme; la mort survient au milieu de convulsions. Décolorée par le charbon animal, la bile perd les deux tiers de son pouvoir nocif. On peut donc dire que ce liquide est extrêmement toxique; il l'est 9 fois plus que l'urine.

Dans les expériences que j'ai faites avec M. Garnier, la bile recueillie dans la vésicule du chien et injectée dans les veines du lapin détermina la mort, à la dose de 7 centimètres cubes par kilo.

Des différentes substances qui entrent dans la constitution de la bile, les unes, comme la cholestérine, semblent inoffensives; les matières actives sont représentées par les sels biliaires et les pigments.

D'après Bouchard et Tapret, le glycocholate de soude tue à la dose de 0gr,54 par kilogramme; la taurocholate à la dose de 0gr,46; la bilirubine à la dose de 0gr,05. Les recherches de de Bruin, tout en confirmant celles des auteurs précédents, ont donné des chiffres un peu différents; la bilirubine tuerait à la dose de 0gr,026 à 0gr,103 par kilogramme; les sels biliaires seraient de 5 à 5 fois moins actifs.

Étudiant l'action des diverses substances qui entrent dans la constitution de la bile, de Bruin a montré que c'est le pigment qui agit le plus énergiquement sur le cœur; en opérant sur la grenouille, il a reconnu que la bilirubine ralentit les battements cardiaques, puis les accélère et diminue en même temps la pression sanguine. Le taurocholate ralentit le pouls, le glycocholate l'accélère et abaisse la pression. Ces diverses substances agissent sur tout l'appareil cardiaque, aussi bien sur le muscle que sur les ganglions. De Bruin fait remarquer encore que le pouls est ample et fort chez les ictériques, à cause de l'excitation que la bilirubine produit sur la dixième paire.

Si la rétention biliaire, telle qu'on peut la réaliser expérimentalement par la ligature du cholédoque ou telle qu'on l'observe en clinique dans certains cas de lithiase, est relativement bien supportée, c'est que la bile s'accumule lentement. Dans ces conditions, ce liquide est fort peu toxique. C'est ce que j'ai pu démontrer en employant de la bile de bœuf suffisamment diluée et en l'injectant dans les veines du lapin avec une lenteur suffisante pour n'introduire que peu à peu les principes actifs[1].

Le tableau suivant, qui résume mes expériences, permet de constater à quel point la toxicité varie, suivant la dilution et, pour une même dilution, suivant la vitesse de l'injection intra-veineuse (comp. l'exp. III avec les exp. I. et II).

	DILUTION.	POIDS du lapin.	QUANTITÉ de liquide injectée.	DURÉE de l'injection.	QUANTITÉ INJECTÉE par minute.		QUANTITÉ INJECTÉE par min. et par kg.		QUANTITÉ de bile par kilog.	RÉSULTAT.
					de liquide.	de bile.	de liquide.	de bile.		
		kg.	c.c.	min.	c.c.	c.c.	c.c.	c.c.	c.c.	
I.	1/3	1,900	18	5	6	2	3,15	1,05	3,16	Mort.
II.	—	1,930	22	5	4,4	1,47	2,28	0,76	3,79	Mort.
III.	—	1.550	64	45	1,42	0,47	0,91	0,30	13,76	Mort.
IV.	1/4	2,100	51	9	5,66	1,41	2,69	0,67	6,07	Survie.
V.	—	1,870	104	29	3,58	0,89	1,91	0,47	13,9	Mort.
VI.	1/6	2,100	100	40	2,5	0,41	1,19	0,19	7,93	Survie.
VII.	—	2,170	210	117	1,8	0,3	0,85	0,13	16,13	Mort.
VIII.	1/8	1,800	178	52	3,42	0,43	1,9	0,23	12,56	Survie.

Pour compléter l'étude de la question j'ai injecté à des lapins de la bile recueillie sur des animaux de même espèce au moyen d'une canule introduite dans le cholédoque. Le liquide ainsi obtenu n'étant pas visqueux a été utilisé sans dilution préalable. Bien que pratiquées assez rapidement, ces injections n'ont produit aucun trouble, ni immédiat, ni tardif. Voici en effet les résultats obtenus :

	POIDS du lapin.	QUANTITÉ de bile injectée.	DURÉE de l'injection.	QUANTITÉ DE BILE injectée		
				par kilogr.	par minute.	par kilogr. et par minute.
	kg.	c.c.	min.	c.c.	c.c.	c c.
IX.	1,800	20	5	11,11	4	2,22
X.	1,950	36	11	18,46	3,27	1,67
XI.	1,920	40	15	20,08	2,66	1,38
XII.	1,600	62	18	38,75	3,44	2,15

Des quatre expériences rapportées ci-dessus, la dernière est particulièrement intéressante. L'animal qui a fourni la bile était un gros lapin, bien alimenté. La fistule du cholédoque a été pratiquée à 9 heures du matin. La quantité recueillie a été de 12 centimètres cubes dans la première heure ; de 9 dans la seconde et dans la troisième ; de 6 à 7 dans chaque heure suivante. A 5 heures, on injecte à un lapin pesant seule-

[1] ROGER, La toxicité de la bile. *La Presse médicale*, 27 mars 1912.

ment 1600 grammes la totalité de la bile produite en 8 heures. Cette dose, bien que fort élevée, n'a provoqué aucun trouble notable.

Ces dernières recherches, faites sur des animaux de même espèce, me semblent particulièrement concluantes. Elles expliquent pourquoi certains ictères sont et restent bénins.

Outre son action toxique générale, la bile possède une action locale s'exerçant sur les tissus avec lesquels elle est mise en contact. C'est ainsi qu'elle irrite les muscles, et détermine leur coagulation; elle paralyse les centres nerveux, diminue la conductibilité des nerfs; elle dissout les hématies et les globules blancs, désagrège les cellules musculaires et hépatiques, mettant en liberté les toxines des tissus et suscitant la production d'auto-intoxications secondaires. On conçoit donc qu'injectée sous la peau d'une région délicate, par exemple, chez le lapin sous la peau de l'oreille, elle puisse produire du sphacèle comme nous l'avons constaté à plusieurs reprises.

La bile possède encore un pouvoir hémolytique qui avait été mis en évidence par Münefeld dès 1840 et qui est dû aux sels biliaires et notamment au taurocholate (Rywosch). En opérant progressivement, Rist et Ribadeau-Dumas sont parvenus à vacciner les animaux contre l'action hémolytique de la bile. Le sérum acquiert dans ces conditions un pouvoir anti-hémolytique; il devient capable de protéger les globules contre l'action du taurocholate.

Toxicité du suc intestinal. — On a moins étudié la toxicité du suc intestinal. Dans une expérience nous avons pris le liquide renfermé dans le duodénum d'un chien dont la sécrétion pancréatique se déversait au dehors; ce liquide mélangé à une forte proportion de bile, tuait par coagulation du sang à la dose de 15 centimètres cubes par kilo. Dans une autre expérience, une dose de 8 centimètres cubes ne provoqua aucun trouble. Enfin si l'on recueille dans le duodénum le liquide complet constitué par le mélange des trois sécrétions qui s'y déversent, suc pancréatique, bile, suc duodénal, on constate que la toxicité est très élevée. Il suffit d'injecter au lapin 4 centimètres cubes par kilo pour amener la mort.

Au contraire la sécrétion duodénale du lapin est peu nocive. Nous avons pu injecter du liquide total, composé des trois sécrétions, de 18 à 57 centimètres cubes par kilo sans déterminer de troubles immédiats.

Ces recherches préliminaires sur la toxicité des sécrétions digestives étaient indispensables pour apprécier la valeur des expériences poursuivies sur la toxicité du contenu gastro-intestinal.

Toxicité du contenu gastrique. — Les travaux de Brieger tendaient à faire admettre dans la digestion gastrique la formation d'une substance toxique intermédiaire entre les peptones et les alcaloïdes, la peptotoxine. D'après Bouveret et Devic cette peptotoxine est un composé artificiel. Il ne faut pas en conclure que les produits de la digestion gastrique soient inoffensifs. Cassaet et Saux préparent une macération de viande au 1/10. Le liquide obtenu injecté dans les veines d'un lapin amène la mort quand on en a introduit 53 centimètres cubes par kilogramme. Le suc gastrique tue à la dose de 42 à 52 centimètres cubes. En faisant agir le même suc gastrique sur la viande, on obtient un produit beaucoup plus nocif : pour amener la mort, il suffit d'en injecter 13 et même 7 centimètres cubes. L'effet n'est pas dû à une action de l'acide chlorhydrique sur la viande : en employant l'acide lactique, les résultats sont semblables.

Pour intéressante qu'elle soit, l'étude des digestions artificielles est insuffisante. Aussi ai-je repris la question par une autre méthode. Avec l'aide de M. Garnier ([1]), je prélève sur des animaux normaux, lapins ou chiens, le contenu stomacal; nous y ajoutons, quand il est trop épais, une certaine quantité d'eau salée à 7 pour 1000 ; nous exprimons sur un linge, nous centrifugeons et nous filtrons. Pour déterminer la toxicité du liquide ainsi obtenu, nous avons toujours, quelle que fût la provenance de l'extrait, opéré sur des lapins et toujours l'injection a été faite par une veine périphérique. Il est indispensable que le liquide soit introduit avec une grande lenteur, au moins au début de l'expérience. Si l'animal supporte les premiers centimètres cubes, on peut sans inconvénient augmenter la vitesse. Il s'est produit une sorte d'accoutumance qui rend la sensibilité moins vive et les réactions moins énergiques.

Nous avons constaté ainsi que le contenu stomacal du lapin est fort peu toxique. L'extrait de 10 à 40 centimètres cubes n'a jamais entraîné la mort immédiate. Les animaux succombent tardivement, peut-être par suite d'une intoxication lente, peut-être par suite d'une infection qu'explique suffisamment la flore microbienne du tube digestif.

Si l'on refait les mêmes expériences avec le contenu gastrique du chien, on obtient des liquides un peu plus toxiques. Mais deux fois seulement les animaux succombèrent immédiatement. Dans la plupart des cas, la mort fut plus ou moins tardive. C'est ce que démontre le tableau suivant qui résume nos recherches.

Contenu stomacal du chien.

	RÉGIME	CONTENU de l'estomac	QUANTITÉ injectée par kilo	RÉSULTAT de l'expérience.
Exp.	I. Régime carné.	»	9.75	Pas de troubles immédiats.
	II. —	»	15,55	Mort dans la nuit.
	III. —	120	22	—
	IV. —	190	27,36	Convulsions. Mort immédiate.
	V. —	»	24,17	Mort dans la nuit.
	VI. —	440	{ 4,68	Convulsions. Mort immédiate.
			4,54	—
	VII. —	1 120	60,86	Mort le lendemain.
	VIII. —	450	53,69	— en trois jours.
	IX. —	1 300	62	— dans la nuit.
	X. Régime lacté.	590	15,28	— en trois jours.
	XI. —	350	21,62	— dans la nuit.

([1]) ROGER et GARNIER, Les poisons du tube digestif à l'état normal. *Revue de Médecine*, août 1906. — Les poisons du tube digestif. *Ibid.*, décembre 1906. — Nouvelles recherches sur les poisons intestinaux. *Ibid.*, avril 1910.

Toxicité du contenu intestinal. — C'est dans l'intestin que s'élaborent les véritables poisons digestifs. Mais, contrairement à ce qu'on avait admis tout d'abord, ce n'est pas dans le gros intestin qu'on trouve la plus grande quantité de substances toxiques, c'est dans l'intestin grêle, et surtout dans la première portion de l'intestin grêle, dans le duodénum.

Nous avons opéré en pratiquant des extraits avec le contenu des diverses portions de l'intestin. Puis nous avons étudié les liquides qu'on peut recueillir sur le chien par des fistules intestinales. La toxicité a été déterminée par injection intra-veineuse sur des lapins. La dose mortelle a été comme d'habitude rapportée au kilogramme d'animal. Pour faciliter la compréhension des résultats, nous avons cru nécessaire d'introduire une dénomination nouvelle. Adoptant pour les poisons digestifs une terminologie analogue à celle que Bouchard a proposée pour les poisons urinaires, nous appelons *entérotoxie* la quantité de poison qui est nécessaire pour tuer, par injection intra-veineuse, 1 kilogramme de lapin.

Remarquons seulement que l'animal doit succomber à la fin de l'expérience. S'il meurt ultérieurement, une notion précise n'a plus sa raison d'être. C'est assez dire qu'on ne peut admettre d'unité semblable quand on étudie le contenu stomacal.

En divisant la quantité de matière renfermée dans l'intestin par la dose mortelle pour 1 kilogramme de lapin, on obtient la valeur en entérotoxies du contenu intestinal.

L'ensemble de nos recherches nous a conduits aux moyennes suivantes :

NOMBRE d'exp.	ANIMAL ayant fourni les produits injectés.	PARTIE de l'intestin.	CONTENU de l'intestin.	DOSE mortelle par kilo.	ENTÉROTOXIES.	MAT. SOLIDES contenues dans la dose mortelle.
			cc.	cc.		gr.
5	Lapin.	Int. grêle.	35	5,17	6,93	»
2	—	Cæcum.	105	11	9,49	»
1	Bélier.	Int. grêle.	1050	32,7	32,11	3,02
1	—	Cæcum.	460	19,33	25,79	0,975
9	Chien. (*rég. carné*).	Int. grêle.	101	0,81	147,69	0,086
5	—	Gros int.	41	1,62	55,46	0,308
1	(*à jeun*).	Int. grêle.	9	0,65	13,84	»
2	(*rég. lacté*).	Int. grêle.	232,5	5,89	40,5	0,535
1	—	Gros int.	52	7,15	4,47	0,228

Les résultats, consignés dans le tableau ci-dessus, permettent de formuler quelques conclusions.

Sauf chez le bélier, le contenu de l'intestin grêle a toujours été beaucoup plus toxique que le contenu du gros intestin. Encore est-il que plusieurs animaux qui avaient reçu l'extrait du cæcum sont morts tardivement et, par conséquent, ne figurent pas dans le tableau. Pour se rapprocher de la vérité, il faudrait donc abaisser la moyenne et diminuer les chiffres de moitié.

La dernière colonne du tableau indique la teneur en matières solides de certaines doses mortelles. On voit qu'il n'y a pas de proportionnalité entre la richesse du résidu et l'action toxique et que la quantité de substances solides contenues dans la dose mortelle est généralement assez faible, surtout quand l'extrait provient des matières que renferme l'intestin grêle des chiens soumis au régime carné.

Nos résultats mettent encore en évidence l'influence du régime lacté sur la toxicité du contenu intestinal. Malgré la grande quantité de matières renfermées dans l'intestin grêle, le chiffre des entérotoxies est trois fois et demie moins élevé que pendant le régime carné.

Si l'on opère sur le chien et si on lui injecte l'extrait obtenu avec l'intestin grêle d'un autre chien, on détermine également la mort. Mais la dose qu'il est nécessaire d'introduire est un peu plus élevée : il faut par exemple 1,74 par kilo au lieu de 0,56 et, au lieu d'être atteint comme le lapin de violentes convulsions, le chien succombe dans l'assoupissement et le coma.

Au lieu de prélever le contenu de l'intestin sur un animal qu'on vient de sacrifier, on peut opérer sur des chiens munis de fistules intestinales, les résultats sont analogues.

Quand la fistule porte sur le duodénum, il est facile, suivant la direction qu'on imprime à la canule servant à prélever les liquides, de recueillir les matières acides qui s'échappent de l'estomac ou les matières alcalines que renferme la première portion de l'intestin; on constate ainsi des différences considérables, ce qui confirme nos recherches antérieures et démontre, une fois de plus, que l'estomac abandonne un chyme peu toxique et que c'est dans le duodénum que s'élaborent les véritables poisons.

Quelle que soit la méthode employée, on voit souvent les animaux succomber par suite des propriétés coagulantes que possèdent les extraits. La mort survient au milieu de violentes convulsions et l'autopsie révèle la présence de caillots parfois dans le système porte, plus souvent dans la veine cave et le cœur droit. Si l'on veut apprécier l'influence toxique indépendamment du pouvoir coagulant, il faut retenir les expériences où le sang est resté liquide et celles où la coagulation a été empêchée par une injection préalable d'extrait de têtes de sangsue. Cependant, dans bien des cas, malgré cette précaution, des coagulations se produisent. Il faut alors forcer la dose et encore ne réussit-on pas toujours, même en employant l'extrait de 10 têtes de sangsue. Quand le sang reste liquide, la dose mortelle est plus élevée et l'animal succombe plus lentement dans un affaiblissement progressif sans convulsions ou après des convulsions légères.

Mieux que toute description le tableau suivant rendra compte des résultats obtenus :

SIÈGE de la fistule.	NATURE du repas.	RÉACTION du liquide.	QUANTITÉ injectée par kilo.	RÉSULTATS.	AUTOPSIE.	RÉSIDU SEC p. 100.	dans la dose injectée
—	—	—	cm³	—	—	—	—
Duodénum.	Viande.	Acide.	5,17	Survie.			
—	—	—	23	—			
—	—	{ Acide.	8,42	Mort.	Coagulation.		
—	—	{ Neutre.	1,17	—	—		
—	—	Acide.	33,75	—	—		
—.	—	—	43,89	Mort lente.	Pas de coag.		
—	—	Alcaline.	2,2	Mort.	Coagulation.		
—	—	Acidé.	17,8	Survie.		1,106	0,196
—	—	—	9	Mort.	Coagulation.		
—	—	—	12	—	—	6,17	0,740
—	—	—	20,94	Mort lente.	Pas de coag. (¹)	6,17	1,291
Iléon.	—	Alcaline.	1,17	Mort.	Coagulation.		
—	—	—	4,11	Survie.		8,17	0,157
—	—	—	{ 1,41	Mort.	Coagulation.		
—	—	—	{ 1,69	—	— (¹)		
—	—	—	{ 1,01	—	—	10,28	0,616
—	—	—	{ 6	—	Pas de coag. (¹)	10,28	0,845
—	—	—	4,99	—	—	8,57	0,417
—	—	—	{ 1,69	—	Coagulation.	10,38	0,175
—	—	—	{ 8	—	Pas de coag. (¹)	10,38	0,830
—	—	—	{ 0,55	—	Coagulation.	7,28	0,040
—	—	—	{ 0,87	—	— (¹)	—	0,063
—	—	—	{ 0,39	—	— (¹)	—	0,028
—	—	—	{ 2,07	—	—	4,14	0,085
—	—	—	{ 4,41	—	Pas de coag. (¹)	—	0,182
—	Lait.	—	{ 2,85	—	Coagulation.	7,28	0,207
—		—	{ 3,38	—	Coagulation (¹).	—	0,246
—	Lait et pain.	—	{ 2,68	—	—	8,89	0,238
—		—	{ 13,2	—	— (¹)	—	1,173
—	—	—	{ 4,4	—	—		
—	—	—	{ 8,8	—	— (¹)		
—	—	—	{ 19,69	Mort lente.	Pas de coag. (¹)		

Si l'on essaye de séparer par l'alcool les divers poisons intestinaux, on
constate que la plus grande partie des substances toxiques est coagulée
par ce liquide. Les matières solubles que l'alcool extrait de l'intestin
grêle du lapin sont dépourvues de toxicité, les matières insolubles dans
l'alcool provoquent de la diarrhée et de l'amaigrissement; mais les animaux finissent par se remettre.

Avec le contenu intestinal du chien, les résultats sont différents. Les
substances solubles dans l'alcool, reprises par l'eau, déterminent la mort
au milieu de convulsions. La dose mortelle correspond à 5 grammes de
matières. Les substances insolubles dans l'alcool provoquent de la
diarrhée et entraînent la mort dans un affaiblissement progressif en
quelques heures. L'autopsie révèle des hémorragies multiples sur la
muqueuse du tube digestif. On voit qu'à l'intensité près, les substances précipitées par l'alcool, que l'extrait soit fait avec le contenu
intestinal du lapin ou du chien, provoquent des accidents analogues.

Enfin, quand on chauffe l'extrait intestinal du chien, on diminue la
toxicité et on transforme les manifestations réactionnelles. La dose mor-

(¹) Injection préalable d'extrait de têtes de sangsue.

telle.est de $2^{gr},67$ et la mort survient dans un affaiblissement progressif, avec paralysie du train de derrière.

On peut donc admettre que l'intestin grêle renferme : 1° un poison convulsivant fort instable qui se trouve chez le chien et chez le lapin; 2° un deuxième poison convulsivant soluble dans l'alcool qui ne se rencontre que dans l'intestin du chien; 3° un poison qui provoque la diarrhée et qui est précipité par l'alcool; 4° un poison qui paralyse le système nerveux et résiste à l'ébullition.

De tous les faits que nous avons rapportés, nous pouvons conclure que dans le tube digestif s'élaborent des matières toxiques dont l'expérimentation sur les animaux démontre la multiplicité. Le contenu de l'estomac est peu actif. C'est dans le duodénum qu'on trouve la plus grande quantité de substances nocives. A mesure qu'il chemine dans l'intestin, le chyme, malgré la concentration qu'il subit, devient de moins en moins toxique. Le résultat est déjà manifeste quand on compare la première à la dernière portion de l'intestin grêle : il est encore plus net quand on opère avec le contenu du gros intestin. Les putréfactions n'expliquant pas la toxicité du contenu intestinal, il faut invoquer l'action des sécrétions digestives et des substances résultant des transformations que les aliments subissent. Nous sommes ainsi conduits à rechercher, par un travail analytique, quelle est la toxicité des produits de la digestion intestinale.

Toxicité des produits de la digestion intestinale. — Les transformations que subissent les aliments dans la cavité intestinale sont fort nombreuses, quelques-unes ont peu d'importance pour notre sujet. Les hydrates de carbone donnent à la fin de la digestion une substance éminemment utile, le glycose, et accessoirement du fructose et du galactose. A peine se produit-il quelques acides gras, de l'acide lactique, un peu d'alcool, des gaz. Tous ces corps ont une toxicité négligeable.

Les graisses neutres se dédoublent en glycérine et acides gras, mais ce dédoublement est momentané et, dans les parois mêmes de l'intestin, les substances séparées se combinent à nouveau. Cependant les acides gras ou les savons qui en dérivent sont toxiques et peuvent entrer en ligne de compte.

Ce sont surtout les transformations des matières protéiques qui doivent être prises en considération.

Toxicité des peptones et des acides aminés. — On sait que, sous l'influence des sucs digestifs, les albumines se transforment en albumoses et en peptones de plus en plus simples, et finalement par action de la peptase contenue dans le suc pancréatique et de la peptase intestinale ou érepsine, elles abandonnent leurs acides aminés.

La toxicité des albumoses et des peptones, tour à tour admise et rejetée, semble incontestable. L'injection intraveineuse des albumoses (les peptones de Witte, par exemple) amène l'abaissement de la pression artérielle, rend le sang incoagulable et, si la dose est suffisante, entraîne la mort. Une dose de $0^{gr},5$ à $0^{gr},7$ par kilo, non immédiatement

mortelle, provoque le développement d'une entérite hémorragique
(Doyon et Gautier). Les lésions sont surtout marquées dans l'intestin
grêle et particulièrement dans le duodénum. Elles font défaut quand
l'injection est poussée par la veine porte. Enfin, en répétant pendant
2 ou 3 mois les injections sous-cutanées de peptones, Wells a vu se développer une cirrhose hépatique.

D'après Biedl et Krause, les injections de peptones entraînent la
mort par suite d'une contraction des muscles bronchiques qui maintient
les poumons en une dilatation maxima. La respiration artificielle ne
parvient pas à sauver les animaux, mais une injection simultanée ou
préalable d'atropine est capable d'empêcher la mort.

Si l'on fait chauffer pendant 20 heures à 120 degrés du tissu musculaire
ou du tissu hépatique dans de l'eau contenant de l'acide sulfurique, on
obtient, suivant la dose d'acide utilisée, des peptones ou des substances
abiurétiques.

En injectant dans les veines du chien ou du lapin les produits ainsi
préparés, on constate que la toxicité est d'autant moins marquée que la
teneur en acide a été plus élevée. Si l'on a mis 15 pour 100 d'acide sulfurique, les peptones sont totalement transformées en produits abiurétiques et la toxicité est dix fois moins marquée que lorsque le chauffage a
été fait au contact d'un liquide contenant 2 pour 100 d'acide, c'est-à-dire
dans les conditions où le rendement en peptones est le plus considérable.

Voici, par exemple, quelques chiffres qui serviront à fixer les idées.
Les expériences ont été faites sur des lapins et les liquides ont été
injectés après précipitation de l'acide sulfurique par de la baryte.

| | | | RÉSIDUS SEC | |
QUANTITÉ p. 100 de SO^4H^2.	VITESSE MOYENNE de l'injection par minute.	DOSE MORTELLE par kilo.	p. 100.	dans la dose mortelle.
	cm³	cm³	gr.	gr.
1	1,1	10	13,1	1,31
2	0,9	5,23	18,07	0,94
5	2,2	15,9	18,59	2,95
10	3,6	20	17,64	3,52
15	3,9	57,92	12,97	7,51

Ainsi à mesure que les peptones se transforment en acides aminés, la
toxicité de l'extrait diminue. En même temps les propriétés changent.
Les solutions riches en peptones produisent des abaissements considérables de la pression. Cet effet est surtout marqué chez le chien. Les
produits abiurétiques n'abaissent pas ou n'abaissent que fort peu la
pression[1].

L'accord n'est pas encore fait pour savoir si l'albumine s'absorbe surtout à l'état de peptones, comme le soutient Nolf, ou à l'état d'acides

[1] ROGER, Les produits de dégradation des albumines; leur toxicité. *Journal de Physiologie et de Path. générale.* Paris, 1908.

aminés comme tendent à le faire admettre les recherches de Loewi, Abderhalden et Rona. Si cette deuxième conception est exacte, le terme ultime de la digestion intestinale serait peu toxique et ce résultat cadre assez bien avec nos recherches, puisqu'à la fin de l'iléon, où le travail digestif se termine et où s'accumulent surtout les acides aminés, on trouve moins de poisons que dans le duodénum.

Les sécrétions digestives ont pour effet d'hydrater et de dédoubler les matières protéiques, de les dissocier en des molécules capables de pénétrer dans les parois intestinales. Dès que la diffusion s'est produite, de nouvelles combinaisons se feront qui ramèneront les molécules simples à l'état de molécules plus complexes. Ainsi se reforment très rapidement des albumines nouvelles.

Par ce processus de synthèse, la paroi de l'intestin semble protéger l'organisme contre les poisons qui s'élaborent dans le tube digestif. De nombreuses expériences dues à Querolo, Denys, Charrin et surtout à Falloise démontrent qu'il en est bien ainsi. L'épithélium intestinal exerce sur les poisons une action très marquée.

La diffusion des poisons intestinaux dans les parois intestinales peut être établie expérimentalement. Les extraits pratiqués avec les parois du tube digestif sont toxiques et il existe un parallélisme remarquable entre la toxicité des parois et la toxicité du contenu.

Si l'on opère avec le tube digestif du chien on obtient les chiffres suivants qui indiquent la quantité de grammes dont l'extrait est nécessaire pour amener la mort du lapin :

Extrait des parois de l'estomac			41,17
—	—	du duodénum	1,64
—	—	du jéjunum	1,97
—	—	de l'iléon	3,88

L'intestin du lapin fournit des résultats en apparence contradictoires : les extraits du duodénum sont moins toxiques que les extraits de l'iléon. Cela tient simplement à ce que l'iléon est pourvu de plaques de Peyer et que ces productions lymphoïdes renferment une thrombase très active; les animaux meurent par coagulation sanguine. Si on détache les plaques de Peyer, la toxicité devient égale ou inférieure à celle des extraits duodénaux.

Ce qui complète l'analogie entre les poisons contenus dans l'intestin et ceux renfermés dans la paroi, c'est que les accidents provoqués chez les animaux sont semblables. On observe notamment dans les deux cas un abaissement très marqué de la pression artérielle.

Nous ne savons pas exactement ce que deviennent les poisons qui ont diffusé dans la paroi intestinale. Ils y subissent probablement des transformations qui les rendent à peu près inoffensifs. Ceux qui échappent à cette action protectrice et pénètrent dans la veine porte sont arrêtés par le foie. Cette glande diminue leur toxicité. Ainsi, la dose mortelle est de 0,79 quand le poison est introduit par une veine périphérique, et de 2,27 quand il est injecté par un rameau de la veine porte. Le rapport est de 2,79.

Il semble que le poumon soit également capable d'intervenir.

Nous avons pris un extrait qui tuait par les veines périphériques à la dose de 0cc,86; dilué au cinquième, et injecté par la veine porte, il tuait à la dose de 21,97 correspondant à 2,92. Ce liquide fut introduit à l'origine de l'aorte, au moyen d'une longue canule fixée dans le bout central de la carotide primitive. L'injection fut poussée lentement à raison de 1 centimètre cube par minute. L'animal succomba avec de violentes convulsions après avoir reçu 3cc,33 par kilogramme, quantité correspondant à 0cc,38 du liquide primitif. La toxicité était donc trois fois plus élevée que lorsque l'injection était faite par une veine, onze fois plus élevée que lorsqu'elle était pratiquée par un rameau porte.

Les faits que nous venons d'exposer nous éloignent considérablement des données classiques. Pendant longtemps poison intestinal était synonyme de poison putride et les auto-intoxications d'origine digestive étaient attribuées à l'intervention des microbes. Nos expériences établissent, au contraire, que le contenu intestinal est surtout actif dans le duodénum, là où les fermentations microbiennes sont à peu près nulles; les matières contenues dans le cæcum, là où pullulent les bactéries, sont relativement peu toxiques.

Nous avons recherché avec M. Garnier ce qui survient quand on conserve dans une étuve le contenu de l'intestin grêle, l'abandonnant à la putréfaction spontanée ou après l'avoir ensemencé avec une parcelle des matières renfermées dans le gros intestin.

Comme il était facile de le prévoir, les résultats sont très variables, car les microbes les plus divers peuvent intervenir. Tantôt la toxicité ne se modifie pas; tantôt elle augmente, tantôt elle diminue. Si l'on emploie les matières intestinales du lapin, les modifications sont légères. Si l'on utilise le chyme prélevé dans l'intestin grêle du chien, le plus souvent la toxicité s'élève, mais, nous le répétons, le résultat n'est pas constant et, dans quelques cas, nous avons vu que la toxicité, après avoir augmenté tout d'abord, diminue si on prolonge la putréfaction.

Il serait cependant exagéré de conclure que les putréfactions gastro-intestinales n'engendrent pas de substances toxiques. Tout ce que nous avons voulu mettre en évidence, c'est qu'à côté et au-dessus des poisons microbiens, il faut placer les poisons qui prennent naissance par le jeu normal de la digestion. La preuve nous est fournie dans les expériences établissant que le contenu du gros intestin est moins toxique que le contenu de l'intestin grêle.

Toxicité des matières fécales. — La toxicité des matières fécales est sensiblement la même que la toxicité des matières contenues dans le gros intestin, et, comme elle, est beaucoup moins fixe que la toxicité du chyme prélevé dans l'intestin grêle. C'est que les putréfactions microbiennes interviennent pour une part importante et ces putréfactions varient non seulement d'un animal à l'autre, mais chez le même sujet d'un jour à l'autre.

Cette action des microbes est analogue à celle que produisent, en dehors de l'organisme, les agents de la putréfaction ; les mêmes substances prennent naissance dans les deux cas. Après l'étude que nous avons faite des poisons putrides il nous sera permis d'être bref.

Si nous considérons les trois grandes classes d'aliments dont les débris parviennent encore dans le cæcum, il nous sera facile de comprendre que ce sont surtout les matières protéiques qui doivent entrer en ligne de compte.

L'action sur les graisses se borne à la mise en liberté d'acides gras. Sur les hydrates de carbone les microbes agissent comme les ferments de l'organisme; ils saccharifient les polyoses, l'amidon, l'inuline, les pentosanes, dédoublent les polysaccharides, enfin ils peuvent attaquer les monosaccharides et donner naissance à de l'alcool éthylique ou à divers acides. La production d'alcool sous l'influence des fermentations microbiennes explique pourquoi on trouve une certaine quantité de ce corps en distillant le foie ou le cerveau des herbivores (J. Béchamp, Rajewski).

L'attaque des protéiques aboutit, comme nous l'avons déjà dit en parlant des poisons putrides, à la formation d'acides et notamment d'acides gras, de substances aromatiques, d'ammoniaque, d'alcaloïdes, dont quelques-uns bien définis, comme la putrescine et la cadavérine.

Bouchard montra le premier, en 1882, que les matières fécales contiennent des alcaloïdes; il reconnut que certains sont solubles dans le chloroforme, d'autres dans l'éther; mais il ne put en obtenir une assez grande quantité pour les faire cristalliser et les soumettre à l'analyse élémentaire. L'année suivante, Arnold étudiait les mêmes substances et constatait que leur injection amène chez la grenouille des phénomènes paralytiques très nets; mais l'animal finit par se remettre; c'est que les alcaloïdes sont loin de représenter la totalité des poisons intestinaux. Ils ne jouent pas moins un rôle important : Lépine a vu les matières qui stagnaient au-dessous d'un anus artificiel, provoquer des accidents analogues à ceux que détermine l'atropine.

En étudiant en bloc les matières fécales, on reconnaît que leur toxicité est très élevée; d'après Bouchard l'extrait alcoolique de 17 grammes peut tuer un lapin de 1 kilogramme, avec de la diarrhée et des convulsions. Les poisons contenus dans un tel extrait sont évidemment multiples; une grande part des effets nocifs doit être attribuée aux sels de potassium et d'ammonium; quand ceux-ci ont été précipités, il faut, pour tuer les animaux, introduire l'extrait de 298 grammes. En opérant avec les matières fécales du chien, dont on pratiquait à froid un extrait aqueux, nous avons constaté, comme il était facile de le prévoir, que la toxicité est assez variable. La dose mortelle pour le lapin oscille entre 2 et 11 grammes soit en moyenne 7 grammes par kilo. Des modifications considérables s'observent d'un animal à l'autre; et, chez le même sujet, d'un jour à l'autre. En recueillant les excréments d'un chien qui recevait une alimentation invariable, nous avons trouvé un jour qu'il suffisait, pour amener la mort, d'injecter 0,63 par kilogramme; la veille il fallait 14,6 et le lendemain il fallut 24,94.

Il ne faut pas conclure cependant que la toxicité des matières fécales dépende simplement des putréfactions.

Le poison putride diffère du poison fécal. En faisant des cultures à l'abri de l'air, soit avec un mélange impur des microbes anaérobies des matières fécales, soit avec un microbe déterminé, *Bacillus perfringens*, on obtient un liquide toxique; il suffit d'en injecter de 1,14 à 3 centimètres cubes pour amener la mort au milieu de convulsions violentes.

Ces poisons microbiens ne sont pas détruits par la chaleur. Après avoir été portés pendant dix minutes à 100°, ils n'ont rien perdu de leur toxicité première.

L'alcool détermine dans les cultures un abondant précipité. Ce précipité repris par l'eau n'est pas toxique, tandis que l'extrait alcoolique évaporé et repris par l'eau tue à une dose correspondant à 5 centimètres cubes de la culture primitive.

Ces expériences démontrent que les poisons formés par les microbes des matières fécales, contrairement à la plupart des poisons microbiens, exercent une action immédiate, résistent à la chaleur et sont solubles dans l'alcool.

Par comparaison, nous avons chauffé les matières fécales : la toxicité a passé, dans un cas, de 1,29 à 5,49; dans un autre de 3,1 à 30. L'extrait alcoolique, injecté à une dose correspondant à 20 grammes de matières, ne détermine pas de troubles. Les substances insolubles dans l'alcool, injectées à la même dose, n'amènent pas d'accidents immédiats, mais les animaux succombent en dix ou douze heures.

Ainsi le poison fécal diffère des poisons putrides. Il est notablement altéré par le chauffage : il est altéré, probablement coagulé, par l'alcool. Que les putréfactions microbiennes interviennent, c'est un fait indéniable, mais qu'elles suffisent à expliquer la toxicité des matières, c'est ce qu'on ne peut admettre.

Reste à savoir si les poisons ainsi formés sont résorbés par l'organisme. Stich(¹), qui un des premiers aborda l'étude de la question, pensait que les matières fécales d'une espèce ne sont toxiques que pour les animaux d'espèce différente : il reconnut, par exemple, que l'on tue le chien et le lapin en leur faisant absorber les matières fécales de l'homme, ou en les leur injectant dans le rectum; le chien supporte, au contraire, sans inconvénient, les excréments des autres chiens.

Malgré l'intérêt des expériences de Stich, la conclusion de l'auteur n'est pas admissible : l'analyse chimique a montré que l'urine élimine les substances aromatiques d'origine intestinale, dont la quantité varie proportionnellement à l'intensité des fermentations microbiennes. D'un

---

(¹) STICH, Die acute Wirkung putrider Stoffe im Blute. *Charité Annalen*, 1853.

autre côté, l'expérimentation établit qu'une partie des poisons urinaires proviennent des putréfactions intestinales, et que la toxicité de l'urine reflète, jusqu'à un certain point, ce qui se passe dans l'intestin. Enfin Krorentschewsky a reconnu que les poisons produits par *B. perfringens* et par *B. putrificus* exercent une action toxique, même quand on les introduit dans le rectum.

Metchnikoff fait jouer un rôle considérable aux substances aromatiques qui prennent naissance dans les putréfactions intestinales et leur attribue le développement des lésions qui se produisent dans la vieillesse et notamment de l'artério-sclérose. Trente-six lapins adultes ingérèrent tous les jours 2 centimètres cubes d'une solution de paracrésol à 2 pour 100. Vingt-deux furent atteints de plaques athéromateuses sur l'aorte. La lésion paraît constante quand on prolonge l'expérience au delà de deux mois.

D'après Hervieux, l'indol, le scatol et les autres substances du même groupe sont dénués de toxicité. Mais les recherches de Cl. Gautier [1] démontrent que la grenouille est très sensible à l'indol. Il suffit d'en injecter 1 milligramme dans un sac lymphatique pour provoquer des convulsions : une dose de 3 à 5 milligrammes détermine la mort. Au contraire 1 centigramme de scatol ne produit qu'une parésie passagère.

Quand on répète les injections d'indol, de scatol ou, de phénol, on peut, comme l'a montré Rovighi, provoquer, à la longue, des altérations hépatiques. L'indol serait aussi capable, d'après Metchnikoff, de produire l'athérome chez le lapin et des altérations hépatiques chez le cobaye. En faisant ingérer à des lapins de l'indol ou du paracrésol, Vladytchko n'a pas observé de troubles notables, mais il a constaté, à l'autopsie des animaux, diverses altérations des vaisseaux cérébraux et une destruction de quelques cellules nerveuses. Les expériences de d'Amato avaient déjà démontré que chez les chiens et les lapins alimentés avec des viandes putréfiées, on trouvait des lésions hépatiques, congestions, hémorragies, foyers de nécrose, dégénérescence graisseuse des cellules et, en même temps, des altérations de l'estomac, de l'intestin, de la rate, du pancréas, du rein, des capsules surrénales et, parfois, de l'aorte. D'après Krorentschewsky, l'ingestion des poisons élaborés par *B. perfringens* et *B. putrificus* engendre chez le chien de l'amaigrissement, de l'anémie et une cachexie progressive. A l'autopsie on constate une néphrite chronique et une dégénérescence du foie.

De tous ces faits nous pouvons conclure que les putréfactions intestinales, qui se produisent constamment même dans les conditions normales et qui s'exagèrent dans certains états morbides, jouent un rôle pathogène considérable. Elles expliquent un grand nombre d'accidents et de lésions. Mais elles ne rendent pas compte de tous les troubles toxiques d'origine intestinale et, en parlant des auto-intoxications pathologiques, nous essayerons de montrer quelle part importante est dévolue

[1] Cl. Gautier, Toxicité de l'indol pour la grenouille. *Soc. de Biologie.* 15 juin 1912 et 8 mars 1913.

aux poisons non microbiens dans la genèse de certains troubles morbides, de ceux notamment qui se développent au cours des occlusions intestinales.

Toxicité des extraits appendiculaires. — L'appendice est une production tellement spéciale que son étude mérite une mention particulière ([1]).

Lorsqu'on injecte dans les veines d'un lapin un extrait préparé en faisant macérer dans de l'eau salée l'appendice d'un animal de même espèce, on voit se dérouler une série d'accidents rapidement mortels : c'est d'abord une dyspnée fort vive ; puis apparaissent des convulsions plus ou moins violentes et, en quelques minutes, l'animal succombe. A l'autopsie, on trouve des caillots sanguins remplissant le cœur droit et se prolongeant, le plus souvent, dans l'artère pulmonaire et les veines caves. Ce résultat est comparable à celui qu'on observe en injectant des extraits préparés avec des portions d'intestin pourvues de plaques de Peyer. Les effets sont dus, dans l'un et l'autre cas, aux substances que renferment les productions lymphoïdes.

Si on dilue l'extrait, on peut introduire, sans amener de troubles, une ou plusieurs doses mortelles et l'on constate dès lors que l'animal supporte les extraits concentrés. C'est un nouvel exemple de *tachysynéthie*. Chez les animaux ainsi traités, le sang, quand on l'a retiré des vaisseaux, au lieu d'être plus coagulable que normalement, reste liquide pendant une ou deux heures.

Toxicité du sang. — Une méthode indirecte permet d'établir que des substances toxiques se forment constamment dans l'organisme et sont constamment mises en liberté. Il suffit, en effet, de démontrer leur présence dans le liquide chargé de les recueillir, c'est-à-dire dans le sang et dans les sécrétions qui servent à leur élimination, particulièrement dans l'urine.

En étudiant le sang on se heurte aux mêmes objections, sinon aux mêmes difficultés, qu'en opérant avec les tissus. Les poisons sont en trop petite quantité pour qu'on puisse songer à les mettre en évidence, entre animaux de même espèce. Il faut employer des animaux d'espèce différente, et dès lors la démonstration n'est pas convaincante, ou bien il faut agir sur des extraits de sang et dès lors on ne sait si l'on opère sur des corps préexistants ou sur des corps formés au cours des manipulations.

La transfusion du sang entre animaux d'espèce différente ne démontre rien pour le sujet qui nous occupe actuellement. Elle n'offre pas moins un très grand intérêt, car elle conduit à des notions théoriques importantes et, de plus, elle a permis d'étudier l'auto-intoxication qui se produit au cours des maladies les plus diverses.

On peut employer, pour les recherches, soit le sang total, tel qu'il est dans les vaisseaux, soit le sang défibriné, soit le sérum.

([1]) Roger, Toxicité des extraits d'appendice. *Société de Biologie*, **28** octobre 1911.

La première méthode est de beaucoup la meilleure, mais elle est peu pratique. Aussi a-t-on recours généralement aux deux autres procédés. Or en injectant, dans les veines du lapin, du sang de chien défibriné, nous avons vu[1] que la toxicité de ce liquide, pris dans l'artère fémorale, est assez constante ; pour tuer le lapin, il faut introduire de 24 à 26 centimètres cubes par kilogramme. Le sang de la veine porte est généralement plus toxique, il tue en moyenne, à la dose de 10 centimètres cubes, parfois à la dose de 4 ou 5 ; celui des veines sus-hépatiques à la dose de 23 centimètres cubes. La toxicité du sang étranger dépendant, comme nous le verrons, des matières protéiques, on est conduit à supposer que les albumines du sang porte ont des caractères particuliers et doivent subir, avant d'arriver à leur état parfait, une transformation dans le foie.

Dans ces derniers temps, plusieurs expérimentateurs, notamment Rummo et Bordoni[2], Mairet et Bosc[3], ont étudié sur le lapin, par injection intra-veineuse, la toxicité du sérum de l'homme et des animaux. Voici quelques-uns des résultats obtenus. La dose mortelle est rapportée au kilogramme d'animal.

		cm³		
Homme.		10		(Rummo et Bordoni).
—	12,5 à	18	moyenne : 15	(Mairet et Bosc).
—		17		(Guinard et Dumarest).
—		23		(Leclainche et Rémond).
—		27		(Charrin).
Veau		7		(Weiss).
—		13		(Rummo et Bordoni).
Bœuf		8		(Id.)
—		9,22		(Guinard et Dumarest).
Chat		9		(Weiss).
—		13,25		(Guinard et Dumarest).
Chien.		10,5		(Id.)
—		11		(Weiss).
—	17 à	27	moyenne : 21	(Mairet et Bosc).
Porc		35		
Cheval		324		(Guinard et Dumarest).
Ane.		117		(Id.)
Poulet		20		(Rummo et Bordoni).
Anguille		0,05		(Id.)

Les phénomènes déterminés par les injections de sérum humain sont décrits par Rummo et Bordoni de la façon suivante : chez un lapin qui a reçu par kilogramme 10 centimètres cubes, les mouvements respiratoires deviennent plus superficiels et plus fréquents ; les pupilles se rétrécissent puis se dilatent, la démarche est incertaine ; la température s'abaisse, l'animal tombe paralysé et, quatre à cinq minutes après l'injection, il succombe après avoir eu quelques mouvements convulsifs.

[1] ROGER, Action du foie sur les poisons. *Thèse de Paris*, 1887, p. 97.

[2] RUMMO et BORDONI, Tossicita del siero di sangue. *La Riforma medica*, ott. 1889.

[3] MAIRET et BOSC, Diverses notes dans les *Comptes rendus de la Soc. de biol.*, 1894.

Si la dose a été moins considérable, la survie varie de quinze minutes à douze heures et la mort survient par paralysie progressive.

Le sang de la brebis est plus paralysant, celui du poulet plus convulsivant; le sang des mammifères est très toxique pour certains oiseaux, mais les variations sont assez grandes : ainsi 6 centimètres cubes de sérum de bœuf tuent 1 kilogramme de poulet, tandis que 20 centimètres cubes sont sans effet chez le pigeon. Entre animaux d'espèces voisines, le sang ne produit pas d'accidents notables; on peut, sans inconvénient, injecter du sang de lièvre à un lapin, du sang de poule à un pigeon.

Le sang et le sérum sont également toxiques quand on les introduit dans le péritoine, mais c'est à la condition d'employer des doses quatre fois supérieures à celles qui tuent par injection intra-veineuse (Rummo et Bordoni).

Guinard et Dumarest font remarquer que si on conserve le sérum, sa toxicité diminue progressivement. Ainsi le sérum d'un chien injecté au lapin tue le 2e jour à la dose de 10cc,6. La dose mortelle est de 17,8 au 6e jour; 44,2 au 9e ; elle dépasse 86,7 au 25e; elle atteint 106,3 au bout de 5 mois.

Slatineanu et Ciuca arrivent à une conclusion semblable : du sérum de cheval injecté à un lapin de 1800 grammes, 45 minutes après la saignée, amène la mort en 7 minutes; au bout de 3 heures la même dose laisse survivre un lapin de 1700 grammes.

On a beaucoup discuté sur le mécanisme des accidents consécutifs aux transfusions de sang étranger.

Un grand nombre d'auteurs invoquent une destruction des globules rouges contenus dans le sang transfusé et une dissolution partielle de ceux que possède l'animal mis en expérience. Or les produits de destruction des hématies sont extrêmement toxiques, comme l'ont établi Naunyn, Ranke, Schiffer, Hogyes, et, comme nous l'avons constaté nous-même, en injectant du sang défibriné dont les éléments figurés avaient été détruits par des gels et des dégels successifs.

Rummo et Bordoni objectent à cette explication que l'action dissolvante du sang étranger est assez légère, qu'elle n'est pas modifiée quand on fait passer le sérum à travers un filtre de porcelaine, ce qui, par contre, diminue le pouvoir toxique. Enfin, il résulte des recherches de ces auteurs qu'il n'y a aucun rapport entre le pouvoir toxique et le pouvoir cytolytique du sang des diverses espèces qu'ils ont étudiées.

Köhler, Naunyn admettaient que le sang hétérogène produisait des coagulations, grâce au ferment de la fibrine, mis en liberté. Pianizzi, Albertoni, Landois, Hueter insistèrent sur l'oblitération des capillaires provoquée par les globules altérés et Ponfick sur les altérations rénales.

Hayem invoque les coagulations qui se produisent quand on injecte du sang ou du sérum et dont il décrit trois variétés : 1° les caillots par stase qui se forment dans les points où la circulation sanguine est arrêtée : c'est ce que produit le sérum des animaux de même espèce;

2° la précipitation granuleuse qu'on obtient en injectant au chien du sérum de bœuf ou de cheval; 3° la coagulation en masse, occupant le cœur droit et les vaisseaux y attenant; on l'observe en injectant au lapin du sérum de chien. Mais si l'on vient à chauffer le sérum entre 56 et 59 degrés, de façon à détruire ses propriétés globulicides (Daremberg), on abolit, du même coup, son pouvoir coagulant.

Mairet et Bosc ont mis très heureusement à profit cette action de la chaleur pour séparer les propriétés coagulantes des propriétés toxiques. Ils ont reconnu en effet que la transfusion du sérum hétérogène produit des coagulations; en ouvrant le thorax au moment même de la mort, on voit que le cœur bat encore et l'on constate la présence de caillots dans les artères pulmonaires. Or le sérum chauffé a perdu son pouvoir coagulant et pourtant il a conservé la plus grande partie de sa toxicité. De même, si l'on ajoute à 50 centimètres cubes de sérum de chien, 0^{gr},5 de chlorure de sodium et 1 gramme de sulfate de soude, on abolit son action coagulante; néanmoins le liquide est encore toxique à la dose de 25 centimètres cubes par kilogramme.

On peut donc conclure que le sérum est vraiment toxique : ses effets ne sont pas dus aux substances minérales, car les cendres sont inoffensives (Albertoni), ni aux matières cristalloïdes, car le liquide qui passe à travers la membrane du dialyseur n'a pas d'action notable, ils doivent être attribués aux matières albuminoïdes que l'alcool précipite. En employant la méthode des précipitations fractionnées, Cabannes a reconnu que les euglobulines sont les substances les plus actives. Les globulines sont plus toxiques que les sérum-albumines. Enfin, d'après Carré et Vallée, la toxicité serait due à des produits que détruirait un chauffage à 55 degrés, et qui seraient abandonnés par les leucocytes, au moment de la coagulation du sang. Il y aurait identité entre les substances bactéricides, globulicides et toxiques des sérums.

Les poisons du sang agissent sur les différents appareils; nous avons déjà signalé leur action sur le système nerveux et sur la respiration, qui devient de plus en plus superficielle et finit par s'arrêter. Chez les mammifères, le cœur serait peu atteint; il bat encore chez le lapin qui succombe après injection de sérum de chien. Les résultats sont plus intéressants si l'on opère sur des animaux à température variable; le sang du lapin est celui qui arrête le plus promptement les mouvements du cœur de la grenouille; le sang du bœuf est le moins actif. Entre ces deux extrêmes, et en ligne progressive de toxicité, se placent les sérums d'agneau, de brebis, de veau, d'homme et de poulet (Rummo et Bordoni).

Le sérum exerce une action très marquée sur la température; qu'il provienne du chien ou du lapin, son injection amène une élévation thermique qui varie de 0,5 à 1°,5 et se prolonge pendant plusieurs heures. Ce résultat, que nous avons établi sur un assez grand nombre de recherches, a été confirmé par Mairet et Bosc; ces expérimentateurs ont reconnu, comme nous l'avions déjà indiqué, que le chauffage à 60 degrés ne supprime pas le pouvoir thermogène. Mais cette action sur la température n'appartient pas au sang total, c'est-à-dire au sang tel qu'il est dans les vaisseaux ; il n'apparaît qu'après défibrination ou coagulation spontanée.

Entre animaux de même espèce, les transfusions ne produisent pas de manifestations toxiques ; quand on injecte à un lapin du sang provenant d'autres lapins, on doit, pour amener la mort, introduire des quantités très considérables ; d'après Bouchard, il faut, par kilogramme, 126 centimètres cubes de sang défibriné, ou 125 centimètres cubes de sérum, ou l'extrait, préparé à chaud, de 400 centimètres cubes de sérum.

Si la toxicité du sang est peu considérable, c'est parce que les substances nocives ne font que traverser ce liquide pour s'éliminer rapidement au dehors. On est donc conduit, en dernière analyse, à rechercher les poisons à leur sortie par les émonctoires et à demander à la sécrétion rénale la démonstration d'une formation continuelle de substances toxiques dans l'organisme.

Toxicité du liquide céphalo-rachidien. — Le liquide céphalo-rachidien est, avec le sang, un des milieux liquides constitutifs de l'organisme. Mais sa toxicité est nulle. Qu'on l'injecte dans les veines, dans le péritoine, sous la peau ou dans les centres nerveux, on n'observe aucun trouble notable.

Cependant Legendre et Pieron ont reconnu que le liquide céphalo-rachidien, comme d'ailleurs le sérum des chiens astreints à une veille prolongée, provoque, quand on l'injecte à des animaux normaux, un besoin intense de sommeil.

L'effet peut être attribué à un poison qui est soluble dans l'eau et insoluble dans l'alcool. Cette hypnotoxine est détruite par un chauffage à 65° ; elle ne dialyse pas. Enfin, elle perd ses propriétés quand on fait passer dans le liquide céphalo-rachidien, maintenu à 39°, un courant d'oxygène ([1]).

Ces intéressantes expériences mettent bien en évidence le rôle de l'auto-intoxication dans le développement du sommeil. Bouchard était arrivé à une conclusion analogue en étudiant la toxicité de l'urine : le liquide émis pendant la nuit était convulsivant, tandis que le liquide émis pendant le jour provoquait la narcose.

Toxicité de l'urine. — A la suite de quelques recherches préliminaires de Segalas, Vauquelin, Frerichs, l'étude de la toxicité urinaire a été abordée par Feltz et Ritter ([2]), puis reprise par Bouchard ([3]), qui a publié sur ce sujet une série de travaux d'une importance capitale.

D'après Bouchard, l'urine filtrée et neutralisée est toxique pour le lapin, à la dose moyenne de 40 centimètres cubes par kilogramme ; en vingt-quatre heures, un homme sécrète 1200 centimètres cubes, c'est-

---

([1]) Pieron, *Le problème physiologique du sommeil*. Paris, 1913.
([2]) Feltz et Ritter, *Urémie expérimentale*. Paris, 1881.
([3]) Bouchard, *Leçons sur les auto-intoxications*. Paris, 1887.

à-dire une quantité d'urine suffisante pour intoxiquer 50 kilogrammes de matière vivante. Si l'homme pèse 65 kilogrammes et si on lui applique intégralement les résultats obtenus sur le lapin, on voit qu'il met cinquante-deux heures à produire la quantité de poison nécessaire à intoxiquer son propre poids.

Bouchard propose de désigner sous le nom d'*urotoxie* la dose d'urine qui tue 1 kilogramme ; 40 centimètres cubes d'urine représentent généralement une urotoxie. Le *coefficient urotoxique* est constitué par la quantité d'urotoxics que l'homme fabrique par kilogramme et par vingt-quatre heures. On détermine ce coefficient en divisant, par le poids de l'individu, la quantité d'urotoxies produite en vingt-quatre heures.

Ainsi, un homme de 65 kilogrammes a émis en un jour 1200 centimètres cubes d'une urine dont 40 centimètres cubes tuent 1 kilogramme de lapin ; en vingt-quatre heures, il a émis $\dfrac{1200}{40}$, soit 50 urotoxies. S'il pèse 65 kilogrammes, le coefficient urotoxique ser $\dfrac{50}{65} = 0,460$.

De nombreuses expériences ont démontré que ce coefficient urotoxique est généralement 0,461 et qu'il varie fort peu à l'état normal.

Après avoir établi le degré de toxicité de l'urine, il faut étudier les troubles que produit son injection. Bocci ([1]) a tenté cette analyse expérimentale ; en opérant sur la grenouille, il a obtenu une paralysie analogue à celle que produit le curare ; les nerfs moteurs ont perdu leur action, les muscles continuant à se contracter ; les nerfs sensitifs et les centres n'ont été atteints qu'à la période terminale de l'empoisonnement.

C'est à Bouchard que nous sommes redevables de l'étude la plus complète qui ait été faite sur ce sujet.

Quand on pousse dans les veines d'un lapin une injection d'urine, on voit survenir d'abord un myosis qui va en augmentant ; à la fin, les pupilles sont punctiformes. En même temps, la respiration s'accélère, l'animal devient somnolent, il urine abondamment et à plusieurs reprises ; sa température s'abaisse, enfin il succombe dans le coma, le plus souvent sans convulsions, parfois après avoir eu des convulsions légères. Il est fréquent d'observer, à la fin, de l'exophtalmie et une dilatation plus ou moins marquée des vaisseaux de l'oreille.

Quand on veut rechercher à quelles substances est due la toxicité de l'urine normale, on se heurte à de grandes difficultés.

On peut éliminer certains corps qu'on serait tout d'abord tenté d'incriminer.

L'urée n'est pas la cause des accidents, car cette substance est peu toxique ; il en faut 6^{gr},31 par kilogramme pour amener la mort, mais elle explique une des propriétés de l'urine, la diurèse ; l'urée est un diurétique physiologique.

L'acide urique peut être introduit à la dose de 0^{gr},50 sans produire de

---

[1] Bocci, Giftigkeit des menschlichen Harns. *Centralblatt für die med. Wiss.*, 1882.

troubles. La créatinine est inoffensive, comme l'ont montré les expériences de Ranke et de Schiffer ; les matières odorantes n'ont pas d'action, car on peut les chasser par la chaleur sans modifier la toxicité de l'urine. Cependant, d'après Bouchard, Balthazard et Camus, l'urine chauffée 20 minutes à 57 degrés perd un tiers de sa toxicité.

En ce qui concerne les matières colorantes, l'accord n'est pas près d'être établi. Bouchard décolore l'urine au moyen du charbon animal et lui fait perdre ainsi le tiers de sa toxicité. Mais, comme le fait remarquer l'auteur, l'expérience est très complexe, car le charbon retient une foule de substances plus ou moins bien déterminées. Mairet et Bosc ont abordé le problème par une autre méthode : ils ont essayé de séparer les matières colorantes et ont constaté que leur injection est suivie d'accidents à peu près semblables à ceux que produit l'urine totale. Ils ont conclu que les matières colorantes représentent la partie essentielle de la toxicité urinaire. Cette opinion, admise également par Thudicum, nous paraît exagérée. Car l'urine, décolorée par le charbon, a été dépouillée de bien des substances, notamment de toutes ses matières colorantes, et pourtant elle est encore très toxique. D'un autre côté, Marette a bien établi qu'il n'y a pas de rapport entre la toxicité de l'urine et sa coloration ; enfin, en employant la dialyse, nous avons constaté que la partie qui traverse la membrane et qui comprend les matières colorantes est peu active, tandis que les substances qui ne dialysent pas, malgré leur absence de coloration, renferment des poisons énergiques. Il est donc probable que, par leur procédé, Mairet et Bosc ont entraîné, avec les matières colorantes, différentes substances nocives.

Tout le monde est d'accord pour reconnaître que l'urine renferme une substance minérale toxique : la potasse. Mais son action ne peut expliquer la toxicité totale de l'urine.

En vingt-quatre heures, un homme élimine $2^{gr},5$ à 3 grammes de potasse comptée en chlorure. Or ce sel est toxique, chez le lapin, à la dose de $0^{gr},18$. En supposant même que toute la potasse fût éliminée à l'état de chlorure, c'est-à-dire à l'état le plus toxique, elle serait capable de tuer de 14 à 16 kilogrammes ; les autres sels (sodium, calcium, magnésium) tueraient de 5 à 7 kilogrammes ; autrement dit, les sels de potassium représentent au maximum 45 pour 100 de la toxicité totale de l'urine ; les autres sels minéraux 12 pour 100.

Voilà ce que montre le calcul. Or, si au moyen de l'acide tartrique on débarrasse une urine normale des sels potassiques qu'elle contient, on lui fait perdre 55 pour 100 de sa toxicité ; ce chiffre est encore trop élevé, car l'acide tartrique entraîne diverses substances toxiques. Une meilleure démonstration nous est fournie par la dialyse, car les substances minérales se trouvent parmi les matières qui traversent la membrane, c'est-à-dire dans la portion qui est la moins toxique.

Les sels de potassium, malgré leur importance, ne suffisent donc pas à expliquer l'action de l'urine, et l'on doit rejeter, sur ce point, l'opinion trop exclusive de Feltz et Ritter et de Stadthagen.

Les recherches de Bouchard démontrent en effet que l'urine renferme sept substances toxiques, auxquelles il convient d'en ajouter quatre autres découvertes plus récemment :

1° Une substance diurétique, l'urée ;

2° Une substance narcotique, de nature organique, que le charbon ne retient pas et que l'alcool dissout ;

3° Une substance sialogène, qui se trouve en trop petite quantité pour produire ses effets, quand on injecte l'urine en nature, mais qui agit quand on emploie des extraits alcooliques ; c'est une substance organique que le charbon ne retient pas et que l'alcool dissout ;

4° Une substance convulsivante, de nature minérale, la potasse ;

5° Une substance convulsivante, de nature organique, que le charbon retient et qui est insoluble dans l'alcool ;

6° Une substance myotique, qui se comporte comme la précédente. On pourrait penser, d'après les expériences de Mairet et Bosc, que les deux dernières substances ne sont autre chose que les matières colorantes. Mais Mme Eliacheff, dans des recherches très bien conduites, a montré que le poison myotique, contrairement aux pigments, ne traverse pas la membrane du dialyseur, et Marelle a fait voir que ce poison, qui résiste à une température de 80 degrés, est détruit à l'ébullition ;

7° Une substance hypothermisante, de nature organique, que le charbon fixe, que l'alcool précipite et qui, d'après nos recherches, ne passe pas à la dialyse ;

8° Une substance hyperthermisante, qui est soluble dans l'alcool et traverse la membrane du dialyseur ([1]).

9° Un poison cardiaque, minéral, la potasse, et un poison cardiaque organique, surtout abondant au cours des maladies infectieuses (Lusini) ;

10° Une substance hypotensive ;

11° Une substance hypertensive. Ces deux dernières substances ont été découvertes et fort bien étudiées par Abelous et Bardier.

La substance hypotensive est une congestine analogue à celle que Richet a trouvée dans les extraits d'actinies. Elle est insoluble dans l'alcool, ne dialyse pas, précipite par le sulfate d'ammonium à saturation. Injectée aux animaux, elle provoque du myosis, de la narcose, une vasodilatation très marquée et de la congestion pulmonaire.

L'hypertensine est soluble dans l'alcool et l'éther et semble être une amine complexe. Il suffit, pour élever la pression, d'en injecter 0 gr. 000 02 dans les veines du chien. On peut évaluer à 1 milligramme la quantité contenue dans un litre d'urine. Cette substance est peu abondante dans l'urine des enfants nouveau-nés et dans l'urine des végétariens. On n'en trouve pas dans l'urine des artério-scléreux.

L'emploi de la dialyse, qui permet de séparer la substance thermo-

([1]) ROGER, Note sur le pouvoir thermogène des urines. *Comptes rendus de la Société de biologie*, 17 juin 1893. — Application de la dialyse à l'étude de la toxicité urinaire. *Ibid.*, 16 juin 1894.

gène de la substance hypothermisante, conduit à d'autres résultats assez curieux. La partie qui traverse le parchemin est peu toxique, tandis que les matières non dialysables sont beaucoup plus toxiques que l'urine en nature ; elles tuent les animaux au milieu de la narcose, rarement avec des convulsions, et produisent de la diarrhée, quelquefois de l'hématurie, et surtout des abaissements de température qui peuvent atteindre jusqu'à 5 et 7 degrés. Les matières qui passent au dialyseur sont antagonistes des premières ; car, si l'on réunit les substances que la dialyse a séparées, le mélange redevient aussi peu actif que l'urine totale.

Les matières toxiques qui restent sur le dialyseur sont donc fort énergiques et pourtant leur quantité est minime. En opérant avec 42 litres d'urine, Mme Eliacheff n'a obtenu que $5^{gr},8$ de produits non dialysables, il y en a donc $0^{gr},138$ par litre ou $0^{gr},193$ dans l'urine des vingt-quatre heures.

Il n'existe aucun rapport entre la toxicité de l'urine et sa densité, son acidité, sa richesse en urée, sa teneur en azote total, sa coloration. Il semble qu'il y ait une relation assez nette entre le pouvoir nocif et la quantité des acides sulfo-conjugués (Marette) ; ceux-ci provenant en grande partie des putréfactions intestinales, il y a dans ce fait un résultat intéressant qui démontre une fois de plus que la toxicité de l'urine est, jusqu'à un certain point, en rapport avec les processus microbiens qui se passent dans le tube digestif.

Enfin, l'urine renferme des alcaloïdes, solubles dans l'éther et surtout abondants après la fatigue (Adduco). L'extrait éthéré de 16 à 25 grammes est capable de tuer une grenouille ; mais, pour le lapin, il faut employer l'extrait de 1500 grammes (Schiffer). D'après Chibrert et Izarn, les urines émises huit heures après le réveil contiennent 5 fois plus d'alcaloïdes qu'à aucune autre période de la journée ; or, Bouchard a démontré que c'est justement à ce moment que leur toxicité atteint son maximum.

Kutscher et Lohmann ont réussi à caractériser certaines des bases urinaires : ils ont trouvé de la méthylpyridine, de la méthylguanidine, une base nouvelle, la gynésine et, chez les chiens nourris avec de la viande, de la méthylguanidine et de la diméthylguanidine. A ces bases on peut encore ajouter, d'après Kutscher, la novaïne, la reduco-novaïne dont le chlorhydro-aurate a pour formule $C^7H^{16}NOCl$, $AuCl^3$; la mingine $C^{13}H^{18}N^2O^2$, 2 HCl, 2 $AuCl^3$; la vitiatine $C^5H^{13}N^6$, 2 HCl, $AuCl^3$; la kynosine, $C^{13}H^{26}N^4O^4$. La toxicité alcaloïdique de l'urine représenterait de 18 à 25 pour 100 de la toxicité totale, mais ne varierait pas parallèlement à la toxicité globale (¹).

En résumé, la toxicité de l'urine est un fait bien établi aujourd'hui, et, si nous ne connaissons pas d'une façon suffisante la nature des poisons qui entrent dans sa constitution, nous possédons déjà quelques

---

(¹) Guillemard et Vranceano, Sur une méthode permettant de mesurer la toxicité des alcaloïdes urinaires. *Société de biologie*, 1905, I, p. 933.

renseignements précieux qui pourront servir de point de départ pour des recherches complémentaires.

La découverte des antigènes devait conduire à rechercher si les injections intraveineuses d'urine ne seraient pas capables de conférer au sang quelques propriétés nouvelles. Il résulte des travaux réalisés par Schattenfroh, par Ruffer, Crendiropoulo et Calvocoressi et par Pearce que, dans ces conditions, le sérum sanguin devient hémolytique et légèrement agglutinant. Ces propriétés sont spécifiques, en ce sens qu'elles se manifestent seulement sur les globules de l'espèce, homme, bœuf ou mouton, dont on a utilisé l'urine. On peut obtenir des isolysines en injectant à un animal l'urine d'un autre animal de même espèce; mais on n'obtient pas d'autolysine, c'est-à-dire que l'injection à un animal de sa propre urine reste sans effet.

Si l'urine est douée d'un pouvoir lysogène, elle possède aussi une propriété hémosozique (Ruffer) : ajoutée aux globules rouges, elle les protège contre l'hémolyse par le sérum des animaux préparés ([1]).

Les travaux de Bouchard, en précisant la dose mortelle de l'urine normale, ont soulevé quelques objections.

Pavesi a prétendu qu'on ne peut trouver aucun chiffre fixe en injectant l'urine d'un même individu; il pense que les animaux réagissent d'une façon très différente et constituent de mauvais réactifs; car, dans ses expériences, le coefficient urotoxique a varié de 0,5 à 0,7. Nous pensons qu'un défaut de technique a dû se glisser dans ces recherches, car tous ceux qui ont repris la question ont été frappés de la constance des résultats et de la précision fournie par la méthode des injections intraveineuses.

Mairet et Bosc, tout en confirmant d'une façon générale les recherches de Bouchard, ont obtenu des chiffres un peu différents. Comme ils le font justement remarquer, cela tient à ce qu'ils injectaient l'urine plus lentement; il faudrait, d'après eux, 67 centimètres cubes en moyenne pour tuer 1 kilogramme de lapin, 100 centimètres cubes pour 1 kilogramme de chien; chez ce dernier animal, les résultats seraient encore plus fixes et plus précis que chez le lapin. Les mêmes auteurs ont constaté que bien souvent, quand les animaux ne succombent pas immédiatement, ils sont atteints de troubles trophiques cutanés et finissent par mourir plus tard : on trouve, à l'autopsie, des congestions viscérales et des hémorragies de la pie-mère.

Il faut tenir compte aussi, quand on étudie la toxicité de l'urine, des différences de tension osmotique entre ce liquide et le sang. On a pu soutenir que les accidents sont dus à l'osmonocivité plutôt qu'à une véritable toxicité. Il serait donc nécessaire, dans les expériences, de ramener le point de congélation de l'urine à —0°,56, point de congélation du sérum sanguin. Mais les recherches de Claude et Balthazard ont établi que la grande quantité d'eau, qui est nécessaire pour obtenir l'isotonie, ajoute

---

([1]) RUFFER, CRENDIROPOULO et CALVOCORESSI, Sur les propriétés lysogènes et hémosoziques de l'urine. *Journal de Physiologie*, 1905, p. 820 et 845.

à la toxicité de l'urine une action nuisible. Dans la pratique, on se contentera de diluer les urines trop concentrées, donnant des points de congélation voisins de —2°, de façon à les ramener à —1°. Les résultats étant comparatifs, quand on opère dans les mêmes conditions, conservent une très grande valeur et fournissent, en physiologie comme en pathologie, de précieux renseignements.

Si nous passons maintenant à l'étude de l'urine émise par les animaux, nous voyons que ce liquide est généralement beaucoup plus toxique, ce qui tient à la plus grande quantité de sels potassiques ingérés et excrétés en vingt-quatre heures [1].

Le tableau suivant met ces faits en évidence. Nous avons classé les animaux d'après leur coefficient urotoxique.

ANIMAL.	QUANTITÉ D'URINE PAR KILOGRAMME ET PAR 24 HEURES.	DENSITÉ.	QUANTITÉ D'URÉE PAR KILOGRAMME ET PAR 24 HEURES.	TOXICITÉ DE L'URINE.	
				UROTOXIE	COEFFICIENT UROTONIQUE.
	cm³.			cm³.	
Cobaye . . .	163	1015	2,16	28	5,663
Lapin. . .	61	1016	0,526	15	4,184
Chien	72	1030	4,36	22	3,316
Homme . .	18	1020	0,37	40	0,461

Les urines des herbivores doivent leur nocivité aux sels potassiques qu'elles renferment en abondance, et qui, d'après nos recherches, représentent de 75 à 80 pour 100 de la toxicité totale. Nous avons constaté, en effet, que le lapin excrète par jour et par kilogramme 0,55 de KCl, tandis que l'homme n'en élimine que 0,038. Cette grande quantité de sels potassiques explique aussi pourquoi les urines des herbivores sont fortement convulsivantes et déterminent la mort par arrêt du cœur.

Guinard [2], qui a repris l'étude de la question, est arrivé à des résultats un peu différents, ce qui tient à ce qu'il poussait les injections beaucoup plus lentement ; il n'introduisait que 5 centimètres cubes à la minute ; il a reconnu ainsi que la toxicité va augmentant des carnivores aux omnivores et de ceux-ci aux herbivores ; seul, le chat fait exception à la règle. Voici du reste les moyennes qu'il trouve (quantité toxique par kilogramme ou urotoxie) :

Chien	193 cm³.	Mouton et chèvre.	33 cm³.
Homme	132	Ane et cheval. . .	29
Porc.	53	Lapin	16
Bœuf	38	Chat.	15
Cobaye	55		

[1] CHARRIN et ROGER, Toxicité des urines normales du lapin. *Comptes rendus de la Soc. de biol.*, 18 décembre 1886. — Toxicité urinaire chez divers animaux. *Ibid.*, 12 mars 1887.

[2] GUINARD, Toxicité des urines normales de l'homme et des mammifères domestiques. *Soc. de biol.*, 13 mai 1893.

Si les diverses manifestations vitales étaient réglées d'une façon imperturbable, la toxicité urinaire ne subirait aucune variation; la ligne représentant les valeurs urotoxiques de plusieurs journées consécutives serait absolument horizontale. Mais nous savons qu'il ne peut en être ainsi : l'harmonie parfaite, ou si l'on aime mieux, le mouvement uniforme, n'existe pas dans la nature. Dans le monde organique, comme dans le monde anorganique, les mouvements sont constitués par des séries d'oscillations. Tantôt l'assimilation l'emporte sur la désassimilation ; tantôt c'est le contraire qui a lieu : chez l'être le plus parfaitement réglé en apparence, se produisent chaque jour des variations dans un sens, puis dans l'autre, rappelant, suivant la comparaison classique, les oscillations continuelles du fléau de la balance et expliquant, en tout cas, les oscillations quotidiennes de la toxicité urinaire. Il est facile de concevoir, en effet, que, plus l'assimilation l'emporte sur la désassimilation, moins les poisons excrétés sont abondants, moins l'urine est toxique ; le mouvement de désassimilation vient-il à augmenter, les poisons sont plus nombreux et l'urine acquiert une toxicité plus grande.

Il n'y a pas là de simples vues de l'esprit : quelques expériences démontrent la réalité de ces conceptions, et établissent l'influence qu'exercent, sur la toxicité des urines, diverses modifications physiologiques, la veille, le sommeil, l'alimentation, le travail musculaire.

C'est encore Bouchard qui a montré les profondes différences qui existent entre les urines du jour et celles de la nuit.

Les urines du sommeil sont moins nocives, mais plus convulsivantes que celles de la veille. La toxicité atteint son minimum au moment où l'homme s'endort ; elle parvient à son maximum au milieu de la période de veille. Si l'on réunit les deux liquides, on obtient un mélange moins nocif que ne l'indiquait la somme des composants; ceux-ci renferment donc, semble-t-il, des substances antagonistes.

L'influence du jeûne et de l'alimentation a été mise en évidence par les expériences que nous avons faites, avec Charrin, sur l'urine des animaux. Nous avons montré qu'on en réduit notablement le pouvoir toxique en privant les animaux de nourriture, ou en les soumettant au régime lacté. La question a été reprise par Ajello et Solaro qui ont également observé la diminution de la toxicité pendant le jeûne, et par Lapicque et Marette qui ont étudié l'influence du régime et ont montré qu'une nourriture composée de riz et de lait est la plus propre à faire baisser le coefficient urotoxique. Enfin Longo, étudiant simultanément l'urine et les matières fécales recueillies chez des enfants de 4 à 6 ans, constate que la toxicité est peu marquée quand on donne une alimentation riche en légumineuses et qu'elle s'élève avec le régime carné. L'ingestion des œufs augmente les poisons de l'urine et surtout des matières fécales.

L'exercice musculaire, quand il est modéré, ne modifie pas la toxicité de l'urine ou la diminue (Bouchard). Quand il est poussé jusqu'à la fatigue, il peut produire une diminution passagère, et amener, le lendemain ou le surlendemain, une augmentation très notable (Marette).

D'après Astofoni et Soprano, l'urine émise par des hommes fatigués est fortement myotique et convulsivante, et, si la fatigue est considérable, devient antidiurétique. Enfin, nous avons reconnu que le pouvoir thermogène des urines est plus marqué quand l'homme qui les fournit a produit un travail musculaire, que lorsqu'il est resté au repos. La diminution de la toxicité urinaire à la suite d'un travail modéré s'explique par une oxydation plus complète des matériaux de la désassimilation : c'est de la même façon qu'agit la vie dans l'air comprimé qui produit un effet semblable.

Il serait évidemment fort intéressant de poursuivre l'étude urotoxique dans les conditions les plus diverses ; on pourrait pénétrer ainsi le mécanisme de la nutrition. Il semble, en effet, que la toxicité de l'urine soit liée en partie à l'intensité des échanges organiques. Bocci, opérant sur des grenouilles, a reconnu que l'urine des hommes jeunes ou vigoureux est plus active que celle des femmes ou des vieillards ; Mossé, Barral ont établi, de même, que la toxicité urinaire est bien moins considérable chez le vieillard que chez l'adulte ; elle est, au contraire, très marquée chez l'enfant. Enfin, d'après R. Dubois, elle diminue notablement chez les animaux hibernants.

Tous les faits que nous avons rapportés nous conduisent déjà à assigner une triple origine aux poisons urinaires ; il en est qui proviennent des aliments, la potasse est le principal ; il en est qui prennent naissance dans le tube digestif et qui relèvent en partie au moins des nombreux microbes qui végètent dans cette cavité, aussi voit-on la toxicité des urines varier parallèlement aux quantités d'acides sulfo-conjugués, s'élever quand les putréfactions intestinales deviennent plus intenses, diminuer quand on les restreint au moyen des antiseptiques. Enfin, la troisième source est représentée par les déchets de la vie cellulaire : la toxicité de l'urine augmente quand la désassimilation est plus intense, par exemple dans la fatigue ; elle diminue quand les combustions tombent au minimum, comme chez les animaux hibernants.

On peut donc tirer des indications précieuses sur l'état de ces différents facteurs, par le simple examen de la toxicité urinaire. Seulement, dans la plupart des cas, les phénomènes sont complexes et il est difficile de déterminer quel est le point de départ des variations que subissent les poisons de l'urine.

Il ne suffit pas d'étudier les manifestations immédiates. Il faut rechercher quels effets produit l'accumulation prolongée de l'urine. C'est ce qu'a fait Gouget[1]. En pratiquant sous la peau des injections répétées, il a obtenu une tolérance souvent très grande. Mais une injection intraveineuse, alors même que la dose est minime, peut être mortelle. Ainsi, comme chez l'homme, l'intoxication urinaire chronique est bien supportée et peut se terminer brusquement par la mort. L'autopsie révèle d'intéressantes lésions, notamment dans le foie.

[1] Gouget, Essai d'accoutumance de l'organisme aux poisons urinaires. *Soc. de biologie*, 1899, p. 240.

Le rein n'est pas le seul organe qui rejette au dehors des substances toxiques. Toutes les autres glandes ont la même propriété à des degrés plus ou moins élevés. Malheureusement nos connaissances sur ce sujet sont encore assez vagues.

Poisons éliminés par l'appareil respiratoire. — Le poumon sert à l'élimination de diverses substances volatiles, dont quelques-unes sont bien définies chimiquement et possèdent un notable pouvoir toxique : tels sont l'anhydride carbonique, quelques acides gras volatils, l'ammoniaque, diverses ptomaïnes (R. Wurtz).

L'anhydride carbonique est toxique ; ce n'est pas, comme on l'affirme souvent, un simple gaz inerte. En plaçant de jeunes rats dans une atmosphère d'anhydride carbonique, P. Bert voyait la mort survenir en une ou deux minutes par arrêt du cœur; dans l'azote ou l'hydrogène, ces animaux résistent de quinze à vingt minutes, et l'autopsie montre que le cœur continue à battre après l'arrêt définitif des mouvements respiratoires. Une expérience de Landriani plaide dans le même sens : cet auteur opère sur la tortue, qui possède, comme on sait, deux trachées; la ligature d'un de ces conduits n'amène aucun trouble notable ; mais l'inhalation d'anhydride carbonique par une trachée, bien que l'autre reçoive encore de l'air, détermine la mort.

Le véritable poison de l'air expiré, d'après Brown-Séquard et d'Arsonval (¹), est une substance volatile, analogue aux bases organiques, car elle est fixée par les acides. Les auteurs ont mis ce poison en évidence par un grand nombre de procédés différents ; un des plus simples consiste à placer des cobayes dans des caisses, reliées les unes aux autres et traversées par un courant d'air que détermine une trompe à eau ; le premier cobaye, qui sert de témoin, reçoit de l'air pur, le deuxième l'air du premier, le troisième l'air des deux qui le précèdent et ainsi de suite. Or, tandis que le témoin vit indéfiniment, les autres succombent plus ou moins vite. Si l'on interpose sur le trajet de cet air nocif des flacons contenant de la potasse, l'acide carbonique se trouve arrêté, mais les résultats restent les mêmes; en plaçant, au contraire, des flacons contenant des acides, on absorbe les bases volatiles toxiques, et l'on voit les animaux survivre. Brown-Séquard et d'Arsonval ont étudié encore les poisons de la respiration, en faisant condenser dans des ballons refroidis la vapeur d'eau de l'air exhalé : le liquide obtenu s'est montré toxique et a produit de l'hypothermie, aux doses élevées où il a été injecté ; car nous avons reconnu que, à petite dose, ce liquide est hyperthermisant.

Tous ces résultats ont été contredits; Dastre et Loye, puis Lipari, Crisafulli, Hoffmann ont soutenu que l'air expiré ne contient pas de substances nocives. Les intéressantes expériences de Rosenau et Amoss

---

(¹) Brown-Séquard et d'Arsonval, Nombreuses notes dans les *Comptes rendus de la Soc. de biologie* et de l'*Académie des sciences*, 1887, 1888, 1889.

ouvrent une nouvelle voie aux recherches. Ces auteurs recueillent la vapeur d'eau contenue dans l'air expiré par 8 sujets. Ils l'injectent à quelques cobayes : aucun trouble ne survient. Deux semaines plus tard, les mêmes animaux reçoivent du sérum humain dans le cœur ou sous la dure-mère; 24 sont atteints de choc anaphylactique et succombent. L'air expiré renfermerait une protéine qui serait maintenue en solution colloïdale dans la vapeur d'eau, et déterminerait l'anaphylaxie.

Poisons éliminés par la peau. — La peau élimine, comme le poumon, un certain nombre de substances volatiles. En même temps, les glandes sudoripares sécrètent un liquide renfermant divers sels, de l'urée, des matières grasses, des bases volatiles, triméthylamine, méthylamine, parfois des acides valérique, butyrique, caproïque, etc.

D'après Rorhig, la sueur serait toxique; 3 centimètres cubes introduits dans les veines d'un lapin ont produit de la fièvre et de l'albuminurie; mais, au bout de deux jours, l'animal était rétabli. Arloing prétend que la sueur humaine, injectée dans les veines, entraîne la mort à la dose relativement peu élevée de 10 à 15 centimètres cubes par kilo chez le chien, de 20 à 35 chez le lapin. Il fait remarquer que la sueur produite par un séjour à l'étuve est bien moins toxique que la sueur provoquée par le travail musculaire. Gley et Capitan ont pu, sans déterminer de trouble, en injecter 65 centimètres cubes par kilo. Mavrajannis, opérant avec la sueur d'hommes fatigués, a trouvé comme dose mortelle 60 centimètres cubes par kilo. Enfin Mairet et Ardin-Delteil ont introduit jusqu'à 361 centimètres cubes de la sueur provoquée par le séjour à l'étuve : les animaux ont eu de l'hypothermie, de la diarrhée; puis ils se sont remis. Quelques-uns ont succombé. Mais, dans ce cas, le liquide était fort pauvre en chlorure de sodium; la mort était due à l'osmonocivité.

La question des poisons éliminés par la peau a été surtout discutée à propos du vernissage et des brûlures étendues : nous y reviendrons, dans le chapitre suivant, consacré aux auto-intoxications morbides.

Résumé. — Les poisons qui se produisent dans l'organisme rentrent dans un des deux groupes suivants : les uns naissent par la vie même des cellules, les autres proviennent des nombreux microbes qui habitent normalement tout animal vivant.

La plupart des fermentations microbiennes se passent dans le tube digestif : celles qui ont lieu dans les autres parties de l'organisme sont peu importantes. Si la peau est couverte d'une quantité considérable de bactéries, celles-ci ne produisent aucun trouble dans les conditions physiologiques. Si l'air introduit un grand nombre de germes dans l'appareil respiratoire, ceux-ci s'arrêtent dans les premières voies et ne pénètrent pas jusqu'aux alvéoles. De même l'appareil urinaire normal ne renferme pas de microbes; chez l'homme les germes ne dépassent pas la fosse naviculaire; chez la femme ils se développent en abondance à la vulve, mais ils sont rapidement détruits dès qu'il pénètrent dans le vagin, dont la sécrétion possède de hautes propriétés bactéricides.

Ces diverses fermentations n'interviennent donc que dans les conditions pathologiques. Au contraire les poisons nés dans le tube digestif subissent des variations continuelles qui établissent une série de transitions entre l'état hygide et l'état morbide.

Les résultats sont analogues pour les toxines relevant de la vie cellulaire; elles augmentent sous l'influence de la fatigue et du surmenage, comme le démontre l'étude du sang (Mosso, Roger), des extraits musculaires (Abelous), des urines (Bouchard). Les expériences de Sabrazès établissent qu'à la suite d'un grand travail musculaire, le coefficient urotoxique peut s'élever à 2,35 et le lendemain atteindre encore à 0,895. La connaissance des poisons de l'organisme éclaire donc la pathogénie de certains troubles : la présence de substances thermogènes dans les extraits de muscles doit être justement invoquée pour expliquer en partie la fièvre de surmenage.

On pourrait croire, au premier abord, que les auto-intoxications d'ordre cellulaire relèvent d'une cause interne. Ce serait une exception aux lois que nous avons essayé d'établir sur l'origine externe des maladies. Mais il suffit de réfléchir sur la nature des phénomènes pour voir qu'ils rentrent parfaitement dans la règle. Les auto-intoxications ne sont pas des maladies, mais des processus morbides qui peuvent survenir à l'occasion des maladies les plus diverses. Elles sont toujours sous la dépendance d'un agent externe agissant actuellement ou ayant agi antérieurement sur l'individu ou ses ascendants. Le surmenage lui-même rentre dans cette formule; car, si c'est l'individu qui se surmène, il ne le fait que par suite d'un état spécial de son système nerveux, héréditaire ou acquis; le surmenage est une réaction suscitée par des causes externes, physiques ou psychiques; il ne se produit pas par les seules forces de l'organisme. Émettre une pareille idée, serait revenir aux doctrines erronées de la spontanéité vitale, doctrines également fausses et pernicieuses en physiologie et en pathologie.

CHAPITRE VII

LES AUTO-INTOXICATIONS PATHOLOGIQUES

Les transitions entre les auto-intoxications normales et pathologiques. — L'auto-intoxication d'origine gastro-intestinale. — L'occlusion intestinale. — L'auto-intoxication dans les affections hépatiques. — L'ictère grave. — L'auto-intoxication dans les affections rénales. — L'urémie. — L'éclampsie puerpérale. — L'auto-intoxication dans les affections de l'appareil thyroïdien. — Le myxœdème, la tétanie, le goître exophtalmique. — L'auto-intoxication dans les affections du thymus, de l'hypophyse, du système chromaffine et des surrénales ; dans les affections du poumon, du cœur, de la peau. — Les brûlures et le vernissage. — L'auto-intoxication dans les affections nerveuses. — L'auto-intoxication dans la fatigue. — Rôle de l'intoxication dans les maladies parasitaires et infectieuses. — L'auto-intoxication dans le cancer. — Les auto-intoxications secondaires. — Les auto-intoxications définies chimiquement : les intoxications acides ; l'acétonémie ; l'uricémie ; l'ammoniémie et l'azoturie ; l'hydrothionémie. — Résumé.

La production des poisons, déjà si intense à l'état physiologique, augmente dans une foule de conditions morbides, qu'on peut grouper sous trois chefs différents : exagération des processus normaux ; élaboration vicieuse de la matière qui aboutit à la production de nouvelles toxines ; altération des organes chargés d'éliminer ou de transformer les substances nocives.

Normalement les poisons qui prennent naissance dans l'organisme relèvent de trois sources : le fonctionnement énergétique et la désassimilation, qui interviennent chez tous les êtres ; les putréfactions intestinales, qui n'entrent en jeu que chez les animaux relativement élevés. Ces processus s'exagèrent dans divers états pathologiques ; toutes les causes qui modifient le fonctionnement de l'organisme, qui entraînent une dénutrition intense et un amaigrissement rapide, qui augmentent ou troublent les fermentations et les putréfactions gastro-intestinales, tendent à produire une accumulation de matières nuisibles ; c'est ce qu'on observe aussi bien dans le surmenage que dans les cachexies ou les maladies pyrétiques, principalement dans les infections.

Les fermentations intestinales interviennent dans une foule de circonstances, dépendant soit d'une altération des sécrétions digestives, soit d'une variation quantitative ou qualitative des microbes, soit d'une alimentation fermentescible, soit d'une stase des matières.

L'intoxication relève le plus souvent d'une déviation des phénomènes habituels. Il se produit alors des toxines plus actives que celles qui prennent naissance à l'état de santé ; les transformations sont moins parfaites ; les matières quaternaires ne subissent plus leur degré normal d'oxydation. La nutrition se fait donc sur un type nouveau et aboutit ainsi à la production de substances excrémentitielles plus dangereuses que celles qui résultent de la vie normale. Ce processus joue un très grand rôle en pathologie. Il intervient toutes les fois que la désassimilation est exagérée, par exemple dans le surmenage et dans les fièvres, ou quand les oxydations sont entravées, comme dans l'asphyxie. Il intervient également au cours de certaines intoxications exogènes; on se rappelle que divers poisons agissent sur l'organisme d'une façon indirecte en modifiant sa nutrition et en créant un.état spécial que nous avons proposé de désigner sous le nom d'*auto-intoxication secondaire*; ce qui démontre bien, dans ces cas, l'existence d'un trouble nutritif, c'est l'apparition ou l'augmentation dans l'urine de diverses substances telles que : acide lactique, acide glycuronique, glycose, substances réductrices, albumoses, etc. Le type le plus parfait du genre, est représenté par l'intoxication phosphorée.

Enfin la nutrition, viciée par hérédité, aboutit parfois à la production de substances anormales, comme cela s'observe dans les diathèses. C'est dans ce dernier groupe, c'est-à-dire dans les maladies par troubles nutritifs, qu'on range encore le diabète où l'intoxication. peut revêtir les aspects bien connus de l'acétonémie.

La production de substances toxiques étant normale ou exagérée, déviée ou non de son type régulier, l'auto-intoxication peut résulter encore d'altérations portant sur les organes chargés de transformer ou d'éliminer les poisons.

Quel qu'en soit le mécanisme, l'auto-intoxication est caractérisée par l'accumulation d'un grand nombre de substances dont quelques-unes seulement sont déterminées chimiquement. La plupart d'entre elles ne sont connues que par leurs effets physiologiques.

Pour les mettre en évidence, on peut injecter, à des animaux, du sang ou du sérum pris sur l'individu malade; c'est rechercher la toxicité du milieu intérieur. Cette méthode est excellente ; mais elle est moins facile que celle qui consiste à étudier les excrétions et notamment l'urine. Aussi, depuis les travaux de Bouchard, se contente-t-on le plus souvent de déterminer par des injections intra-veineuses la toxicité urinaire. Les résultats obtenus sont fort intéressants, mais souvent d'une interprétation délicate; les troubles et les altérations des reins peuvent empêcher l'élimination des substances nocives et, par conséquent, l'urine est parfois peu toxique, alors que l'organisme est encombré de poisons; l'expérience démontre, en effet, qu'il y a souvent un désaccord entre la toxicité du sérum et celle de l'urine.

On peut encore essayer de remonter aux sources mêmes de l'intoxication en recherchant les substances nocives soit dans la cavité digestive, soit dans les organes malades ou les tissus altérés.

En réunissant les données fournies par les expérimentateurs qui ont employé ces diverses méthodes, nous allons étudier les auto-intoxications pathologiques et nous allons passer en revue les divers organes qui peuvent en être le point de départ.

Auto-intoxications d'origine gastro-intestinale. — On sait que la cavité gastro-intestinale recèle normalement quatre ordres de substances toxiques :

Les matières alimentaires qu'on y introduit ;

Les sécrétions qui s'y déversent ;

Les poisons produits par l'action des ferments normaux ;

Les poisons relevant des agents figurés.

A l'état pathologique, ces divers processus peuvent être exagérés ou déviés. Il en résulte toute une série de troubles plus ou moins graves.

Troubles morbides d'origine gastrique. — Dans ses recherches sur la *dilatation de l'estomac*, Bouchard a appelé l'attention sur le rôle des auto-intoxications d'origine gastrique. C'est par ce mécanisme qu'il a essayé d'expliquer divers symptômes qu'on observe fréquemment au cours des affections stomacales et notamment les accidents nerveux qui, dans leurs formes les plus bénignes, se caractérisent simplement par la céphalée, par la prostration, et la fatigue, au moment du réveil, et, dans leur expression la plus grave, aboutissent à l'aphasie, au vertige, à la tétanie et au coma. C'est aussi à la formation de poisons qu'il faut rapporter les sueurs fétides, les éruptions cutanées, la congestion du foie, l'albuminurie, la peptonurie, enfin les manifestations trophiques, notamment les nodosités des deuxièmes phalanges.

Les troubles de l'estomac retentissent sur l'intestin et provoquent des fermentations excessives qui se traduisent par une puanteur spéciale des matières et peuvent aboutir au développement d'une entérite chronique. Or, l'examen des urines y fait constater la présence de diverses substances d'origine putréfactive. On avait pensé que le résultat tenait à une diminution de l'acide chlorhydrique qui, jusqu'à ces derniers temps, passait pour un véritable antiseptique physiologique, s'opposant aux fermentations microbiennes. Cette théorie, appuyée sur des expériences *in vitro*, se trouve contredite par les faits. Dans l'anachlorhydrie, les acides sulfo-conjugués de l'urine, qui témoignent de l'intensité des putréfactions gastro-intestinales, n'augmentent pas de quantité. Réciproquement ils ne diminuent pas dans l'hyperchlorhydrie ; malgré l'excès d'acide chlorhydrique, les fermentations sont extrêmement énergiques ; les matières amylacées, notamment, ne sont pas digérées et produisent de grandes quantités de gaz, partiellement combustibles, qui affaiblissent les parois de l'organe et en augmentent encore la dilatation (Kuhn, Riegel).

Le défaut de résorption et d'évacuation, en permettant l'accumulation des peptones dans l'estomac, empêche la continuation du processus fermentatif qui dissout les albumines (Brucke) ; si l'on ajoute que l'excès d'acide chlorhydrique entrave la digestion de la fibrine et du blanc d'œuf cuit, on comprendra l'intensité des troubles qui se produisent et on ne sera pas étonné de trouver, après 12 et 14 heures, des fragments de viande dans l'estomac des hyperchlorhydriques.

Nous avons déjà cité (p. 229) les expériences de Cassaët et Saux établissant qu'une macération de viande devient fort toxique quand elle

est soumise à l'action d'un suc gastrique artificiel chlorhydro-peptique.
Si l'on remplace l'acide chlorhydrique par de l'acide lactique, les
résultats sont analogues, mais la production des poisons est augmentée.
Elle augmente également au cours de divers états morbides, comme
les crises d'hyperchlorhydrie et de gastroxynsis. C'est ce qu'a reconnu
Borri en reprenant dans l'estomac les résidus d'un repas d'épreuve. La
toxicité subit souvent des accroissements périodiques, coïncidant avec
les crises morbides.

Ces constatations vont nous permettre d'expliquer deux syndromes
fort curieux, la tétanie et le coma.

La *tétanie d'origine gastrique* est bien connue, du moins dans son
aspect clinique, depuis les descriptions de Kussmaul. Elle survient
surtout chez les individus atteints soit d'une grande dilatation, soit
d'un ulcère ancien ou en activité. Elle frappe les extrémités des
membres, exceptionnellement la face, le cou, le tronc et entraîne la
mort dans 69,5 pour 100 des cas. Pour expliquer le syndrome, les
théories n'ont pas manqué : on a invoqué une concentration du sang,
une déperdition d'eau et de chlorures, une action réflexe, une intoxication. La théorie toxique trouva un commencement de preuve dans les
recherches de Külneff, qui retira de l'estomac dilaté une substance
convulsivante, produisant une abondante sécrétion lacrymale. Vers la
même époque, Bouveret et Devic([1]) publièrent sur ce sujet un important
travail. Ils soutinrent, contrairement à l'opinion de Brieger, que l'estomac normal ne renferme pas de peptotoxine. Ce corps serait un produit artificiel qui prendrait naissance au contact de l'acide chlorhydrique et de l'alcool. Or, d'après ces auteurs, la tétanie éclaterait
toujours chez des hyperchlorhydriques, par suite d'une formation de
toxines au contact de l'alcool ingéré par les malades. La présence de
l'alcool ne semble pas indispensable; car les recherches de Cassaët et
Ferré([2]) et de d'Amato tendent à prouver que la substance toxique prend
naissance sous la seule influence d'un excès d'acide chlorhydrique. Elle
se présente, d'après Cassaët et Benech([3]) sous l'aspect d'une matière
jaune, soluble dans l'eau et l'alcool, insoluble dans l'éther et le chloroforme; elle produit chez les animaux de la vaso-constriction, de la
mydriase, de l'anesthésie, de la salivation, des convulsions, enfin la mort
par arrêt du cœur en systole.

En face de cette substance s'en trouve une autre qui est soluble dans
l'eau et l'alcool et n'est pas fixée par le charbon, ce qui permet de la
séparer de la précédente. Cette substance produit, chez les animaux, de
la vaso-dilatation, du myosis, de l'hyperesthésie, de la diurèse et arrête

<hr>

([1]) Bouveret et Devic, Recherches cliniques et expérimentales sur la tétanie
d'origine gastrique. *Revue de médecine*, 1892.

([2]) Cassaët et Ferré, De la toxicité du suc gastrique. *Comptes rendus de la
Société de biologie*, 1894, p. 532.

([3]) Cassaët et Benech, De la toxicité du suc gastrique dans la maladie de
Reichmann. *Ibid.*, 1894, p. 633. — Benech, Toxicité du contenu stomacal. *Thèse de
Bordeaux*, 1894.

le cœur en diastole. Les animaux succombent dans le coma, sans présenter de convulsions. Ces résultats, pour intéressants qu'ils soient, ne peuvent être acceptés sans réserve. Les recherches ultérieures de Henninger et Miller ayant été complètement négatives, la question n'est pas encore élucidée. Retenons seulement la présence d'une substance qui amène la mort. Si l'on n'a pu reproduire expérimentalement le tableau observé en clinique, c'est probablement parce qu'intervient un autre facteur. Il semble démontré que les parathyroïdes jouent le rôle principal dans le développement de la tétanie, soit que ces glandes aient été lésées par les poisons gastriques, soit qu'elles aient subi au préalable l'influence de diverses causes pathogènes qui ont créé une insuffisance plus ou moins marquée. Dans ces conditions une substance toxique née dans l'estomac provoquerait la tétanie et, chez les non prédisposés, elle produirait le coma.

Il existe deux grandes variétés de *coma dyspeptique*. Tantôt les individus, à la suite d'une période d'agitation, tombent dans la somnolence et succombent, après avoir eu quelques troubles respiratoires. Tantôt, aux phénomènes précédents s'ajoutent des troubles analogues à ceux qu'on observe dans le coma diabétique. Cette dernière variété, qui est surtout fréquente dans le cancer, se termine par la prostration et le collapsus algide. Comme dans le coma diabétique, les urines renferment une substance qui donne une réaction rouge vineux avec le perchlorure de fer, et contiennent souvent divers acides anormaux ou produits en excès. La réaction par le perchlorure de fer, appelée improprement réaction de l'acétone, et, plus justement, réaction acétylacétique, a été observée dans la dyspepsie, dans la dilatation, l'ulcère et le cancer de l'estomac; après l'ingestion de viandes gâtées ; on l'a vue aussi dans les gastro-entérites et chez certains tabétiques atteints de crises gastriques. En même temps, qu'il y ait ou non acétylacéturie, l'urine contient souvent un excès d'acides. Klemperer a signalé l'acide β-oxybutyrique dans le cancer; von Jaksch a constaté que l'acide acétique est fort abondant dans les cas de dilatation avec hypersécrétion. Si, au contraire, la teneur en acide chlorhydrique est faible, c'est la fermentation lactique ou butyrique qui domine, parfois c'est la production de l'acide valérianique ou de l'acide propionique. Enfin, dans les cas de catarrhe chronique de l'estomac, on observe assez souvent de l'oxalurie (Peterutti).

Tous ces acides sont dangereux; ils peuvent produire des accidents immédiats, ou susciter des dégénérescences cellulaires et même des cirrhoses du foie. Les expériences de Boix[1] démontrent que l'acide butyrique est capable de provoquer une cirrhose atrophique; les acides lactique et valérianique ont une action semblable, mais moins intense; l'acide acétique est le plus redoutable, car il est sclérogène et détermine, en même temps, des dégénérescences cellulaires.

[1] Boix, Le foie des dyspeptiques. *Thèse de Paris*, 1894.

Voilà donc une série de faits établissant que les troubles sécrétoires ou les putréfactions du tube digestif donnent naissance à des substances nocives, extrêmement variées et extrêmement nombreuses, susceptibles de causer des accidents immédiats ou de produire à la longue des lésions viscérales.

En face de la dilatation lente et progressive de l'estomac, il faut placer une *dilatation par paralysie aiguë*, attribuée à tort ou à raison à un réflexe sur le plexus solaire.

C'est un syndrome dont on trouve des exemples dans toutes les cavités musculaires, le cœur, la vessie, l'intestin. A l'estomac, les accidents éclatent brusquement, tantôt à la suite d'une excitation violente, probablement par inhibition, tantôt au cours d'une infection. Dans le premier cas, une commotion, un traumatisme portant sur les centres nerveux ou sur le sympathique abdominal, une contusion de l'abdomen, une laparotomie, parfois une opération extra-péritonéale, comme une néphrorraphie seront les causes qui entraîneront la paralysie aiguë. Dans le second cas, il s'agit d'une infection locale, d'une péritonite, ou d'une infection générale, comme la grippe, la pneumonie, la fièvre typhoïde.

Les accidents débutent très rapidement et même subitement. Le malade éprouve à la région épigastrique une vive douleur; l'estomac est bientôt distendu par des gaz et cette distension devient assez considérable pour amener de l'angoisse et de l'anxiété respiratoire. Le pouls est petit, faible et rapide.

Ces accidents se terminent par la mort dans la moitié des cas; parfois, comme dans le fait rapporté par Naumann, à la suite d'une rupture de l'estomac.

Il est probable qu'une partie des troubles est due à une cause mécanique, à la compression par un estomac surdistendu. Mais certain accidents semblent liés à une auto-intoxication. L'occlusion du pylore, chez le chien, entraîne la mort par un mécanisme analogue, comparable à celui qui intervient dans l'occlusion intestinale. Nous reviendrons sur la question en étudiant ce syndrome.

Troubles morbides d'origine intestinale. — Si l'estomac peut être le point de départ d'auto-intoxications plus ou moins graves, si des troubles surviennent consécutivement aux affections gastriques les plus diverses depuis l'embarras gastrique, l'indigestion, les dyspepsies, jusqu'à l'occlusion du pylore ou la dilatation aiguë, l'importance de l'intestin est encore plus considérable.

Dans un état morbide extrêmement fréquent et peu grave, dans la *constipation* on observe déjà quelques accidents toxiques. La stagnation des matières provoque de la céphalée, de la fatigue, de l'inaptitude au travail. Ces troubles sont d'ailleurs assez légers et certaines femmes restent des jours et des semaines sans vider leur intestin tout en conservant un bon état général.

Si les accidents sont relativement bénins dans la constipation simple, ils sont autrement graves chez certains malades qui viennent de subir un traumatisme, chez les femmes en couches et chez les sujets auxquels on a pratiqué la laparotomie. Plusieurs fois, dans ces conditions, on a vu des accès fébriles, qui pouvaient faire craindre une septicémie, guérir à la suite d'une évacuation survenue par la simple administration d'un lavement.

La plupart des *diarrhées*, quelle qu'en soit la cause, s'accompagnent de putréfactions intestinales très intenses, dont témoigne suffisamment l'odeur horriblement fétide des matières. En étudiant un cas de ce genre, Bouchard a décelé des quantités considérables de ptomaïnes dans les excréments et dans les urines; il en a trouvé 15 milligrammes en opérant sur 1000 grammes de matières fécales; l'urine en contenait 50 fois plus que normalement. Avec les excréments de malades atteints de diarrhée des pays chauds ou de cholérine, Roos a obtenu de la cadavérine et de la putrescine. Dans d'autres cas c'est l'hydrogène sulfuré ou le méthylmercaptan qui domine et qui se trouve dans les déjections alvines, dans l'air expiré, dans l'urine. Cette sécrétion contient encore une grande quantité d'acides sulfoconjugués, ce qui est en rapport avec la formation exagérée de substances aromatiques, telles que indol et phénol: Enfin la fermentation aboutit parfois à la production d'ammoniaque qui peut provoquer la thrombose des capillaires (thromboses fermentatives de Hlava) et, secondairement, des entérites pseudo-membraneuses avec nécrose superficielle de la muqueuse.

L'intoxication ainsi produite, relevant de substances multiples, se traduit par des symptômes variés, qui revêtent parfois l'aspect de l'empoisonnement par l'atropine, éruptions scarlatiniformes, dilatation des pupilles, sécheresse de la gorge, suppression des sueurs.

Ce qui achève de bien mettre en évidence le rôle de l'intoxication c'est l'augmentation de la toxicité urinaire, qui diminue quand on pratique l'antisepsie du tube digestif.

Ces faits donnent une démonstration indirecte de l'auto-intoxication d'origine intestinale dans les cas de diarrhée. Il était intéressant de déterminer les propriétés du contenu intestinal ou des matières rejetées par les malades. C'est ce que M. Robert a réalisé dans mon laboratoire; ses expériences ont porté sur les déjections de malades atteints de diarrhée cholériforme.

Au point de vue chimique, un fait intéressant a été mis en évidence : c'est que les selles diarrhéiques renferment de la peptone, alors que les matières normales n'en contiennent pas.

Au point de vue toxicologique, il a été reconnu que les matières recueillies à la période d'état sont très toxiques. Celles qui sont émises au moment de la guérison le sont moins que normalement.

Les extraits alcooliques modifient peu la température; les extraits aqueux sont fortement hypothermisants. Étant donnée l'importance du refroidissement dans la diarrhée cholériforme, on conçoit que ce résultat fournisse un argument en faveur du rôle pathogène des matières insolubles dans l'alcool.

Les extraits aqueux provoquent du myosis, les extraits alcooliques de la mydriase. En injectant les matières insolubles dans l'alcool, on observe encore, au moins dans la plupart des cas, une exagération de la diurèse et l'émission de matières diarrhéiques. Enfin les deux ordres de poisons amènent souvent des troubles nerveux, trémulations fibrillaires de certains muscles, nystagmus, convulsions.

En répétant les mêmes expériences avec les matières de nourrissons normaux ou atteints de gastro-entérite, Haushalter et Spillmann ont constaté une variabilité de résultats tellement considérable qu'ils n'ont pu tirer de leurs recherches aucune conclusion définitive [1].

Il est inutile d'insister sur le rôle pathogène des poisons intestinaux au cours des états morbides les plus divers, atteignant primitivement ou secondairement le tube digestif. Il suffit de mentionner certains syndromes qu'on rattache aujourd'hui à une intoxication intestinale.

Telle est la *cyanose entérogène*. Des malades atteints d'entérite chronique sont pris, au moindre effort, d'une dyspnée intense; leurs extrémités, leurs lèvres sont bleuâtres. Leurs doigts subissent une déformation en baguette de tambour. Stokvis, Talma admettent que la cyanose relève d'une transformation de l'hémoglobine en méthémoglobine. D'après Hymans von den Bergh, ce serait l'hydrogène sulfuré produit au cours des putréfactions intestinales qui se fixerait sur les globules rouges et formerait un composé stable, la sulfo-hémoglobine.

Les poisons intestinaux peuvent agir autrement sur le sang. Il résulte des recherches de Vanni [2] que la ligature du rectum amène chez le chien une diminution des globules rouges, leur nombre s'abaisse rapidement en même temps que faiblit leur résistance aux agents destructeurs. Cet effet a été attribué, à tort ou à raison, aux produits des microbes intestinaux, et notamment du colibacille. Ce microbe sécrète, en effet, une hémolysine très active. Si on pratique sur les animaux une série d'injections de toxine colibacillaire, on voit survenir un amaigrissement très marqué et, en même temps, on note une diminution des globules rouges : de 5 500 000 le chiffre a pu tomber à 1 500 000. Si l'homme résiste à l'action de ce parasite, c'est que son sang renferme un anticorps, une antilysine [3]. On conçoit que, dans certains cas, le pouvoir protecteur du sang diminue : il en résulte une anémie plus ou moins rapide et plus ou moins marquée. En se basant sur ces faits, on a pu décrire des *chloroses digestives* dont nous pouvons maintenant saisir le mécanisme.

Les recherches de Krasnov ont confirmé celles de Vanni. En pratiquant la ligature extrapéritonéale du rectum, cet auteur a observé une diminution des hématies, de l'hémoglobine et du fer contenu dans le sang. L'abaissement, qui est surtout marqué chez les carnivores, peut

[1] Haushalter et Spillmann, Des effets exp. des inoculations des extraits de matières fécales des nourrissons. *XIII· Congrès international de Médecine. Section de médecine de l'enfance*, p. 215, Paris, 1900.

[2] Vanni, Sull' origine intestinale della clorosi. *Il Morgagni*, p. 533, 1893.

[3] Kustner, Zur Kritik der Beziehungen zwischen Fæcalstase und Fieber. *Zeitschr. für klin. Med.*. Bd. V, 1882.

atteindre 65 à 72 pour 100; chez les herbivores il ne dépasse guère 56.
En même temps l'urine contient des indoxyl-sulfates et de l'albumine,
mais tous ces troubles disparaissent dès qu'on lève l'obstacle. Krasnow
a encore reconnu que le sérum sanguin des animaux mis en expérience,
injecté à des animaux neufs provoque diverses lésions organiques; il se
produit ainsi outre les hématotoxines, des néphro et des hépatotoxines.
Ces faits extrêmement intéressants ne s'appliquent pas seulement à la
constipation: ils servent à expliquer un grand nombre de troubles que
guérit l'évacuation alvine.

Lorsque la *bile* ne s'écoule plus dans l'intestin, qu'il s'agisse d'une
occlusion des voies biliaires ou d'une ligature expérimentale du cholédoque, on observe une série de troubles qui indiquent nettement une
augmentation des putréfactions intestinales. On en avait conclu que ce
liquide était un véritable antiseptique naturel, s'opposant à la pullulation des bactéries. L'expérience ne confirme pas cette déduction. La bile
n'entrave en rien le développement des microbes, mais elle favorise
l'accroissement de certains germes comme le colibacille au détriment
de certains autres et notamment des anaérobies. Ceux-ci étant les principaux agents de la putréfaction, il y a là un processus antiputride
indirect, bien mis en évidence par les recherches que M. Lagane[1] a poursuivies dans mon laboratoire. Mais le principal rôle de la bile consiste
à entraver les fermentations microbiennes en s'opposant à la production
des enzymes et en affaiblissant leur action. Cette double influence s'é-
tend également aux ferments qui agissent sur les hydrates de carbone
et à ceux qui s'attaquent aux matières protéiques. On conçoit que, par
ce mécanisme, un liquide non antiseptique soit capable d'entraver les
putréfactions et, dès lors, on s'explique facilement ce qu'on peut appeler
le *paradoxe de l'acholie intestinale*[2].

Influence des troubles intestinaux sur les différents organes.
— Les affections du tube digestif retentissent sur une série d'organes,
et tout d'abord sur le foie. C'est ce que démontre l'analyse de l'urine.

L'hypoazoturie, la glycosurie alimentaire, la présence de l'urobiline
ou des sels biliaires constituent les quatre principaux phénomènes permettant de dépister les *troubles hépatiques* d'origine gastro-intestinale.
Cassaët a insisté sur la glycosurie alimentaire et sur le passage des sels
biliaires dans l'urine au cours de l'embarras gastrique. Teissier a montré
la fréquence de l'urobilinurie dans la dilatation stomacale avec hyperchlorhydrie. Hanot a signalé l'acholie pigmentaire chez les anciens
dyspeptiques atteints d'une crise aiguë.

On peut déjà apprécier l'état du foie, par la palpation. Bouchard a
constaté que, chez 48 pour 100 des individus atteints de dilatation sto-

[1] LAGANE, Action de la bile, in vitro, sur le développement des microbes de
l'intestin. *Soc. de Biologie*, 27 juillet 1912.

[2] ROGER, Influence de la bile sur les fermentations microbiennes, *Soc. de Biologie*, 9 mars, 30 mars, 20 avril, 27 avril, 27 juillet 1912. — *Archives de Médecine
exp.*, juillet 1912. — Le paradoxe de l'acholie intestinale, *Presse Médicale*, 1912.

macale, le foie est gros et qu'il est sujet à de fréquentes variations de volume. Reprenant la question, Hanot et Boix ont établi que les troubles fonctionnels du tube digestif finissent par provoquer une sclérose hépatique. C'est une hépatite interstitielle diffuse, généralisée, à tendance uni-cellulaire que Hanot a proposé de désigner sous le nom de cirrhose de Budd, en l'honneur de celui qui l'entrevit le premier. Elle se caractérise au début par des variations de volume du foie. Les dilatations et les rétractions successives de cette glande lui ont valu le nom de « foie en accordéon ». En même temps, le malade ressent des douleurs dans l'hypocondre droit; ses téguments sont subictériques, ses selles fétides, ses urines riches en urates et en urobiline.

De cette cirrhose dyspeptique, on peut rapprocher une cirrhose qu'on observe dans les pays chauds. La diarrhée de Cochinchine détermine une atrophie cirrhotique du foie qui doit également reconnaître pour cause une intoxication gastro-intestinale.

Les documents cliniques qu'on a réunis pour établir l'histoire des lésions hépatiques provoquées par les toxines digestives, étant peu nombreux et souvent fort complexes, il était indispensable, pour élucider la question, d'avoir recours à l'expérience. Les recherches de Boix démontrent que les substances provenant des fermentations digestives possèdent, pour la plupart, une action dégénératrice et sclérosante : tel est du moins le résultat obtenu avec les acides butyrique, lactique, valérianique et surtout avec l'acide acétique. Il en est de même avec les toxines produites par le colibacille ou avec les extraits de matières fécales : leur introduction dans le tube digestif est suivie d'une angiocholite ascendante, d'une nécrose granuleuse des cellules hépatiques et d'une sclérose rapide des espaces portes. Peut-être même convient-il d'élargir la question. La cirrhose des buveurs est parfois considérée comme due en partie aux altérations gastro-intestinales que provoquent les boissons alcooliques : c'est une hypothèse que les recherches de Laffitte rendent très plausible.

Le foie nous apparaît donc comme l'organe qui souffre le plus des troubles digestifs. Mais c'est aussi celui qui lutte le plus énergiquement contre le passage des microbes et des poisons. Seulement son rôle protecteur est souvent insuffisant, soit que les poisons, arrivant en trop grande quantité, forcent la barrière, soit que, altéré à son tour, il ne soit plus capable de les retenir. Dès lors, c'est le *rein* qui viendra au secours de l'organisme. Mais le passage de l'albumine et des albumoses, des sels biliaires, des acides gras, finit par exercer une action nocive sur l'épithélium rénal. C'est surtout l'acide oxalique dont on a, avec juste raison, invoqué l'influence. L'oxalurie est fréquente dans les dyspepsies et Thomas a décrit une néphrite dyspeptique due à un excès d'oxalate. On peut encore invoquer l'action d'autres principes se rencontrant dans les mêmes conditions : l'ammoniaque, l'acide urique, la créatinine.

Si le rein est insuffisant, la *peau* entre en jeu. Les sueurs fétides, l'eczéma, l'acné, sont des manifestations bien connues de la dyspepsie.

L'urticaire n'est pas rare au cours des altérations aiguës ou chroniques du tube digestif.

Les principes volatils qui passent par la peau s'éliminent encore plus facilement par le *poumon* : ils donnent à l'haleine une odeur fétide et expliquent peut-être la fréquence des bronchites récidivantes chez les dyspeptiques.

Quand l'élimination est insuffisante, quand l'élaboration des matières alimentaires est mauvaise ou la production des substances toxiques trop abondante, d'autres accidents peuvent éclater.

Ce sont des *troubles nerveux* permanents et durables, ou du moins s'établissant et disparaissant assez lentement. Sans parler de la céphalée, des vertiges, des névralgies, il existe souvent un changement de caractère, une tristesse insolite, que rien ne justifie, un découragement, une absence d'énergie, une inaptitude au travail, une diminution de la mémoire. Chez beaucoup d'enfants la nonchalance, la paresse ne reconnaissent pas d'autre cause qu'un trouble digestif ou un vice d'alimentation. Il en est de même des terreurs nocturnes. Il faut remarquer d'ailleurs que, dans le jeune âge, les troubles digestifs, légers et passagers, peuvent entraîner des manifestations très inquiétantes, comme les convulsions. On a vu des aphasies passagères, à la suite d'une simple indigestion. Chez l'adulte, les insomnies, les cauchemars, et, le matin au réveil, un sentiment de fatigue et de courbature beaucoup plus marqué que le soir après le travail de la journée, constituent des troubles dont la fréquence n'est plus à démontrer. Enfin, à un degré de plus, nous observons les deux grands syndromes dont nous avons déjà parlé et dont nous ferons une étude plus détaillée, la tétanie et le coma.

Les poisons du tube digestif peuvent produire plus ou moins rapidement des dégénérescences, des scléroses, des *troubles trophiques.* L'artério-sclérose s'observe fréquemment dans ces conditions. La peau est souvent le siège de modifications spéciales : elle est sèche, écailleuse; elle perd sa souplesse. Chez le nourrisson athrepsique, le tégument cutané n'est plus élastique et conserve longtemps les plis qu'on y fait.

Les troubles trophiques les plus intéressants peut-être portent sur le système osseux. Chez certains enfants, le plus souvent chez les prédisposés par une tare congénitale ou par une hérédité syphilitique, c'est le *rachitisme*, dont la clinique a depuis longtemps démontré l'origine gastro-intestinale. Cette corrélation peut s'appuyer sur quelques recherches expérimentales. C'est ainsi que, sans produire des lésions identiques, Charrin et Le Play ont réussi à provoquer chez les jeunes animaux, par des injections répétées de poisons intestinaux, des arrêts de développement et des altérations osseuses extrêment marquées. C'est dans la région iléo-cæcale que se trouveraient les substances les plus actives. En liant quelques branches de l'artère mésentérique, Charrin et Monier-Vinard ont observé un retard du développement, des altérations musculaires, intestinales et hépatiques.

Pour être plus rares et plus légères, les *ostéopathies* se rencontrent également chez l'adulte. Bouchard a montré la fréquence, chez les individus atteints de dilatation stomacale, des nodosités sur les deuxièmes phalanges. A un degré de plus, ce sont les ostéo-arthropathies, qui sont surtout fréquentes dans la dysenterie, mais se développent parfois à la suite de simples gastro-entérites. Nous avons observé un malade qui, après une diarrhée saisonnière, éprouva des douleurs sourdes dans les genoux. Bientôt les extrémités fémoro-tibiales se tuméfièrent. En même temps, aux articulations métacarpo-phalangiennes de l'index et du médius de la main gauche se produisait une hypertrophie progressive des épiphyses : au bout de trois mois, la saillie était facilement appréciable à la vue.

Nous n'avons fait que signaler rapidement les troubles et les lésions que peuvent engendrer, dans les organes ou les tissus les plus éloignés, les affections gastro-intestinales. Loin d'en exagérer l'importance, nous sommes resté au-dessous de la vérité. Constamment, du tube digestif s'évadent des microbes dangereux; constamment, s'y produisent des substances toxiques et, sans aller jusqu'à dire que les putréfactions qui se passent dans le gros intestin expliquent la déchéance de la vieillesse, on peut leur atribuer certaines manifestations de sénilité précoce.

Le tube digestif est un des appareils qui fonctionne le plus activement dès la naisssance. Par sa situation c'est celui qui est le plus souvent exposé aux influences nocives venues de l'extérieur. Aussi sa pathologie résume-t-elle toute la pathologie de la première enfance. Chaque fois qu'on observe des troubles morbides chez un nourrisson, troubles nerveux, troubles trophiques, éruptions cutanées, on peut affirmer que le tube digestif est en jeu, que l'enfant est mal nourri, ou insuffisamment ou trop alimenté. Chez l'adulte, pour être plus complexe ou moins apparente, l'influence du tube digestif n'est pas moins marquée. Elle paraîtra encore plus importante si l'on se rappelle que la prédisposition aux maladies infectieuses résulte bien souvent d'un trouble gastro-intestinal. C'est tantôt dans le tube digestif lui-même que le microbe se greffe, tantôt dans un organe éloigné. Les maladies les plus diverses peuvent naître dans ces conditions, depuis la fièvre typhoïde jusqu'à la tuberculose.

Occlusion intestinale. — De toutes les auto-intoxications d'origine digestive, la plus intéressante est incontestablement l'occlusion intestinale.

Bien des théories ont été proposées pour expliquer le mécanisme des accidents. Trois méritent d'être retenues : la théorie nerveuse, la théorie infectieuse, la théorie toxique.

Pour les partisans de la théorie nerveuse, la constriction ou l'obstruction de l'intestin provoquerait une excitation des pneumogastriques à laquelle ferait bientôt suite une paralysie. La tachycardie, qui est notée dans toutes les observations, ne serait qu'un phénomène secondaire, précédé d'un ralentissement du pouls. Plus tard, en même temps que le pneumogastrique, le sympathique serait paralysé : il en résulterait une congestion des viscères abdominaux, un abaissement de la tension sanguine, une anémie de la peau et des centres nerveux, un refroidissement des extrémités. Le tableau morbide serait complété par une série de phénomènes inhibitoires, analogues à ceux qui caractérisent l'état de choc et par le développement de troubles sécrétoires, vomissements, sueurs, exsudation intestinale qui amèneraient une deshydratation de l'organisme et entraîneraient consécutivement la diminution de la diurèse et l'albuminurie.

Les manifestations cliniques trouvent une explication aussi satisfaisante dans la théorie toxique.

L'obstacle au cours des matières amène la résorption des produits putrides formés dans l'intestin et provoque la stercorémie dont témoigne suffisamment l'élimination rénale. L'analyse chimique démontre dans l'urine des quantités, souvent considérables, d'acides sulfo-conjugués (indoxyl- et phényl- sulfates), de couleurs scatoliques, d'acide acétyla-cétique, d'acétone, d'hydrogène sulfuré, de ptomaïnes, tous corps qui apparaissent également au cours des putréfactions.

Les putréfactions étant d'origine microbienne, la théorie toxique suppose l'influence nocive des germes venus de l'extérieur ; ce sont les saprophytes qui entrent en jeu, mais on peut également invoquer l'action des agents pathogènes qui pullulent dans l'intestin. Nous voici donc conduits à une nouvelle conception. Les accidents de l'occlusion intestinale devraient être attribués aux bactéries qui s'exalteraient au-dessus de l'obstacle, et cette exaltation serait surtout marquée et surtout rapide quand une portion étranglée forme une cavité close ; c'est du moins ce qui résulte des expériences d'Albarran et Caussade. On peut admettre aussi que les bactéries intestinales quittent leur habitat ; on les a vues après la ligature expérimentale ou l'occlusion accidentelle de l'intestin, pénétrer dans le sang (A. Frænkel, Reichel) ou passer dans l'urine (Galeazzi).

Que les microbes puissent envahir l'organisme, c'est un fait certain ; mais, contrairement à ce qui est généralement admis, ce ne sont pas les germes aérobies, ce sont les anaérobies qui pénètrent.

Avec l'aide de M. Garnier, j'ai pratiqué, sur un certain nombre de chiens, une occlusion intestinale. Chez neuf animaux, nous avons, à plusieurs reprises, recueilli du sang, soit pendant la vie, soit aussitôt après la mort. Trois fois nous avons obtenu du colibacille et dix fois un bacille anaérobie, *Bacillus perfringens*. Il peut en être de même chez l'homme, et dans le seul cas que nous ayons pu examiner, nous avons trouvé un bacille anaérobie nouveau, que nous avons décrit sous le nom de *B. pœciloides* (¹).

L'infection sanguine explique certaines manifestations ; mais elle est peu marquée, tardive et inconstante et ne saurait rendre compte de tous les accidents.

(¹). ROGER et GARNIER, Infection anaérobique du sang dans l'occlusion expérimentale de l'intestin. *Soc. de Biologie*, 7 juillet 1906. — L'infection du sang dans l'occlusion intestinale. *Soc. méd. des Hôpitaux*, 20 juillet 1906.

La théorie réflexe est encore moins solide que la théorie infectieuse. On ne peut guère soutenir que les manifestations morbides soient dues à une excitation partie d'une stricture ou d'une obstruction. Quand, par une ouverture chirurgicale, on rétablit le cours des matières, la stricture persiste et cependant les accidents disparaissent. La distension mécanique de l'intestin ne peut pas plus entrer en ligne de compte. En introduisant de l'eau salée au-dessus d'une ligature, on ne provoque rien de semblable à l'étranglement interne. Il faut donc modifier la pathogénie, et admettre que le système nerveux est excité par les poisons d'origine intestinale. Nous sommes ainsi ramenés à la théorie toxique; c'est de beaucoup la plus importante. Nous allons cependant lui opposer un grand nombre d'objections.

En invoquant la stase stercorale, on n'explique pas pourquoi la constipation simple est si bien supportée. Sans doute les constipés éprouvent quelques troubles, du malaise, de la céphalée, de la fatigue, de l'inaptitude au travail. Mais ces phénomènes sont tardifs, ils sont légers et nullement comparables à ceux qui caractérisent l'occlusion.

Si les accidents de l'occlusion intestinale étaient dus à une résorption des poisons putrides, ils devraient être d'autant plus graves que l'obstacle est plus bas situé; car la surface d'absorption est plus étendue et les putréfactions sont plus intenses. Les résultats, tant cliniques qu'expérimentaux, ne cadrent pas avec ce que la théorie fait prévoir. Quand, sur un lapin, on pratique une ligature de l'intestin, la survie ne dépasse pas 24 heures, si l'obstacle porte sur le jéjunum; elle s'élève à 30 ou 40 heures si l'on a obturé la fin de l'iléon; elle atteint 5 et 6 jours si l'on a opéré sur le rectum.

Ces faits nous ont semblé suffisants pour rejeter la théorie classique et nous ont conduits à entreprendre de nouvelles recherches sur le mécanisme de l'occlusion intestinale.

Sur un certain nombre de lapins, nous pratiquons la ligature de l'intestin grêle. Quand les animaux paraissent très malades, on les sacrifie. Au-dessus de l'obstacle s'est accumulée une forte quantité de liquide, 140 à 160 centimètres cubes, chiffre colossal, puisqu'à l'état normal, l'intestin grêle d'un lapin bien nourri ne renferme que de 25 à 40 centimètres cubes de matières. Ce liquide est moins toxique que le contenu normal de l'intestin; pour amener la mort, il faut en injecter, dans les veines, une plus forte dose. Mais en tenant compte de la quantité accumulée, on reconnaît que le nombre des entérotoxies(¹) est augmenté; il est, en moyenne, deux fois plus élevé que normalement. Si l'on opère sur des chiens, on trouve au-dessus de l'obstacle un liquide peu toxique, tellement peu toxique que le chiffre des entérotoxies s'abaisse dans des

(¹) On se rappelle que nous avons proposé d'appeler *entérotoxie* la dose d'extrait ou de liquide intestinal qui, par injection intra-veineuse, tue 1 kilogramme de lapin. A l'état normal, l'intestin grêle du lapin renferme de quoi tuer 6 kg. 043; celui du chien 144 kg. 57. Le chiffre des entérotoxies est de 6 dans le premier cas, de 144 dans le second (v. p. 231).

proportions considérables. Tandis qu'à l'état normal, il atteint 144, dans l'occlusion il tombe à 55, à 16 et même à 6. Un tel résultat ne doit pas surprendre : le liquide qui stagne au-dessus d'un obstacle subit les mêmes transformations que les matières qui cheminent dans l'intestin; il est envahi par les microbes, prend un aspect fécaloïde et, à mesure que la putréfaction s'avance, la toxicité s'affaiblit. L'expérience démontre, en effet, que plus la survie est longue, plus la toxicité du contenu intestinal est faible. Si, chez le lapin, le chiffre des entérotoxies est relativement élevé, c'est simplement parce que l'évolution est rapide. Chez un animal, dont l'intestin avait été lié près de son embouchure, la survie atteignit 40 heures et la toxicité tomba au-dessous, du chiffre habituel.

Les recherches expérimentales dont nous venons de rapporter les résultats[1] permettent de conclure que la putréfaction n'explique pas le pouvoir toxique du contenu intestinal et ne rend pas compte des troubles provoqués par l'occlusion. Tout au plus tient-elle sous sa dépendance quelques manifestations d'importance secondaire. L'occlusion intestinale nous apparaît comme une auto-intoxication dont les éléments proviennent de l'organisme lui-même, c'est un processus comparable à celui qu'on décrit depuis longtemps pour un grand nombre de glandes. Les accidents sont dus à la résorption des produits toxiques qu'élaborent les parois de l'intestin et aussi les organes annexes, foie et pancréas. Puisque c'est dans le duodénum que le processus est le plus actif, on conçoit que les accidents soient d'autant plus rapides que l'obstacle est plus haut situé. Au contraire, le cæcum, malgré l'intensité des putréfactions qui s'y passent n'est pas l'origine ni le point de départ de manifestations aussi graves; c'est un vaste réservoir où peuvent stagner, sans trop d'inconvénient, les matières alimentaires, les produits putrides et les sécrétions intestinales. Contrairement à ce que la théorie classique conduisait à admettre et conformément à notre conception, quand le cæcum est situé en deça de l'obstacle, les accidents immédiats sont conjurés et la mort survient plus tardivement.

La théorie nouvelle à laquelle on est conduit par l'analyse des faits cliniques et expérimentaux ne s'applique pas seulement à l'occlusion intestinale. Elle explique également le mécanisme des accidents consécutifs à l'occlusion du pylore[2]. L'expérience ne peut être faite sur des lapins, car lorsqu'on a obturé l'orifice évacuateur de l'estomac, les fermentations sont tellement intenses que l'animal meurt mécaniquement : la distension énorme de l'estomac par les gaz qui s'y développent rend compte des accidents.

[1] ROGER et GARNIER, Recherches expérimentales sur l'occlusion intestinale. *Soc. de Biologie*, 7 avril 1906. — L'occlusion intestinale : pathogénie et physiologie pathologique. *Presse Médicale*, 23 mai 1906. — ROGER. L'occlusion intestinale ; causes et mécanisme des accidents. *Revue Scientifique*, 19 janvier 1907. — Rôle de l'auto-intoxication dans l'occlusion intestinale. *Presse Médicale*. 4 janvier 1911.

[2] ROGER et GARNIER, Recherches expérimentales sur l'occlusion du pylore. *Archives de médecine expérimentale*, juillet 1906.

Chez le chien, la survie varie de 36 heures à 5 jours. A l'autopsie on trouve l'estomac moyennement distendu et parfois, alors même que les animaux n'ont pas vomi, complètement vide. S'il renferme des matières, celles-ci, nullement putréfiées, sont fort peu toxiques. En examinant le sang, on constate qu'il ne renferme pas de microbes. Ainsi la ligature du pylore entraîne la mort sans qu'il soit possible d'invoquer une infection ou une intoxication putride. On est donc conduit à admettre un processus analogue à celui que nous proposons pour l'intestin : c'est dans la paroi même de l'estomac qu'il faut placer la cause et le point de départ des accidents.

Les expériences que nous avons poursuivies sur l'occlusion intestinale et la théorie que nous avons proposée ont servi de point de départ à un grand nombre de recherches. C'est surtout en Amérique que la question a été reprise et étudiée avec soin. Tous les auteurs ont été unanimes à reconnaître que les accidents sont dus à des substances toxiques élaborées, non par les microbes, mais par la muqueuse même de l'intestin [1]. Draper Maury invoque l'influence d'une antitoxine jéjunale qui tendrait à neutraliser la toxine principale produite dans le duodénum.

L'auto-intoxication dans les affections hépatiques. — Si le rein est le grand éliminateur des poisons, le foie en est le principal destructeur. On sait en effet que cette glande a la propriété d'arrêter au passage les substances toxiques que lui amène la veine porte, de les transformer et d'annihiler leur action. Son influence se fait surtout sentir sur les alcaloïdes végétaux, sur les poisons putrides, et notamment sur ceux de l'intestin, sur les peptones, les sels ammoniacaux à acide faible (carbonique ou organique), sur certaines albumines, sur les poisons microbiens. Il arrête les substances aromatiques et contribue à leur sulfo-conjugaison. Gautier et Hervieux injectent 1 milligramme d'indol sous la peau d'une grenouille et retrouvent dans l'urine un chromogène indoxylique. Ils répètent la même expérience sur une grenouille privée de foie, et ne décèlent plus que des traces de chromogène, la plus grande partie de l'indol n'a pas été transformée. Le foie agit encore sur les pigments et sur les matières colorantes. On a utilisé cette dernière propriété en clinique. L'élimination du bleu de méthylène se fait d'une façon discontinue si le foie est normal. Enfin, c'est à peine si nous avons besoin de rappeler que le foie a encore pour fonction d'arrêter le glycose et de l'emmagasiner sous forme de glycogène.

Supposons qu'une affection destructive vienne abolir ces diverses fonctions, il en résultera une série de phénomènes toxiques, contre lesquels le rein essayera de lutter. On observera dès lors une augmentation

---

[1] Draper Maury, Intestinal obstruction; an outline for treatment based upon the cause of death. *Studies from the Rockefeller Institute for med. research.*, 1910, X, n° 7. — Bunting and Jones, Intestinal obstruction in the rabbit. *Journal of exp. Medicine*, 1913, t. XVII, p. 192. — Whipple Stone and Bernheim, Intestinal obstruction, *Ibid.*, p. 286.

de la toxicité urinaire ; en même temps on trouvera dans l'urine diverses substances anormales faciles à déceler par les procédés chimiques. La fonction uropoétique du foie étant troublée, l'urée baissera et sera remplacée par des corps moins complètement transformés, acides aminés, ammoniaque et même colloïdes azotés ; il y aura une diminution plus ou moins marquée du rapport de l'azote de l'urée à l'azote total. Les troubles de l'action du foie sur les albumines et leurs dérivés se traduisent par de l'albuminurie et de la peptonurie ; les troubles de la fonction biligénique par l'ictère ou par l'apparition dans l'urine de pigments biliaires normaux ou modifiés (biliphéine, hémaphéine, urobiline). Si la fonction glycogénique est atteinte, on observera la glycosurie, dont on peut admettre deux variétés principales : tantôt il y a excitation de la glande et suractivité fonctionnelle ; il en résulte une glycosurie permanente, c'est-à-dire qui persiste tant que dure l'excitation ; tantôt au contraire il y a insuffisance hépatique, entraînant une glycosurie intermittente, le foie étant devenu incapable de retenir le sucre qu'à certains moments la veine porte contient en excès ; c'est assez dire que cette glycosurie apparaîtra à la suite de l'ingestion de matières sucrées ou féculentes ; ce sera une glycosurie alimentaire. Enfin l'impossibilité pour le foie de retenir les matières toxiques aura pour conséquences soit une rétention dans l'organisme et une mort rapide, soit une élimination par la voie rénale et, par conséquent, une hyper-toxicité urinaire.

C'est donc en étudiant l'urine qu'on aura des notions sur l'état des cellules hépatiques. Le dosage de l'urée et de l'azote total, la détermination de l'azote colloïdal qui reste sur la membrane du dialyseur, la recherche des acides aminés, des pigments normaux de la bile ou des pigments modifiés, l'étude de la glycosurie alimentaire et de la toxicité urinaire, voilà les principaux moyens auxquels le médecin peut s'adresser. Reste à savoir si les résultats obtenus par ces différents procédés sont concordants.

On est tenté de l'admettre *a priori*, puisque les diverses fonctions du foie sont en quelque sorte solidaires, et qu'elles subissent des modifications simultanées et parallèles. Les recherches de V. Wittich, de Dastre et Arthus, de Klein, de Hoffmann, démontrent les relations qui existent entre les fonctions glycogénique et biligénique. Les travaux de Schmidt et de ses élèves, Anthen en particulier, ont fait voir que le foie n'agit sur l'hémoglobine que lorsque ses cellules contiennent du glycogène. Les expériences de Noël Paton établissent, d'autre part, que l'uropoèse est solidaire de la biligénie. Enfin, nous avons essayé de montrer que l'action du foie sur les poisons et sur les microbes varie parallèlement à la richesse glycogénique de cet organe.

Ainsi, être renseigné sur une fonction, c'est être renseigné sur les autres ; du moins la physiologie nous l'apprend. Mais, en clinique, les faits sont plus complexes et les méthodes d'appréciation plus délicates et plus trompeuses. Néanmoins on est parvenu plusieurs fois à retrouver chez les malades une corrélation étroite entre la richesse glycogénique du foie et son action sur les poisons.

C'est ce qui ressort, croyons-nous, des recherches que nous avons poursuivies sur ce sujet[1] et des intéressantes expériences de Surmont[2] et de Bellati[3].

Pour apprécier le pouvoir glycogénique du foie, on fait ingérer au malade, le matin à jeun, 150 à 200 grammes de sirop de glycose ou de lévulose; pendant les cinq ou six heures qui suivent, on recueille les urines et l'on y cherche le sucre. Si l'on en constate la présence, c'est que les cellules sont insuffisantes.

Il arrive que le glycose ne passe pas dans l'urine, alors que le foie est incapable de l'arrêter. L'absorption du sucre peut être entravée par les altérations du tube digestif ou par une obstruction de la veine porte, non compensée par une circulation collatérale. Dans d'autres cas le sucre traverse le foie, mais il est arrêté par les tissus; les recherches de Bouchard démontrent, en effet, que le sang est loin de renfermer la quantité de glycose que les cellules sont capables de consommer; aussi faut-il une assez forte hyperglycémie pour que la glycosurie soit possible. On peut donc conclure que la glycosurie alimentaire se produira surtout quand les quatre conditions suivantes seront réalisées : 1° absorption normale dans l'intestin; 2° persistance de la circulation dans la veine porte ou développement de veines collatérales; 3° lésion diffuse des cellules hépatiques; 4° diminution de l'aptitude des tissus à consommer le sucre. Si l'on ajoute que la glycosurie alimentaire peut se produire alors que le foie est indemne, par exemple quand la nutrition est ralentie ou même chez des individus sains, on arrivera à conclure que ce symptôme est loin d'avoir une valeur absolue et que son interprétation est souvent fort délicate. Mais il en est de même de toutes les autres manifestations cliniques, y compris l'albuminurie.

Un foie incapable de fixer le sucre est en même temps incapable d'arrêter les poisons. Ceux-ci peuvent rester dans l'organisme, c'est ce qui a lieu dans les ictères infectieux et dans l'ictère catarrhal; aussi, malgré la profonde altération du foie; la toxicité urinaire est-elle souvent normale ou même diminuée pendant la période d'état de la maladie; puis, au moment de la guérison, se produit une crise urinaire qui entraîne au dehors les poisons accumulés.

Parmi les maladies chroniques du foie, toutes celles qui déterminent de profondes altérations des cellules comptent au nombre de leurs symp-

---

[1] ROGER, Contribution à l'étude des glycosuries d'origine hépatique. *Revue de médecine*, novembre 1886. — Action du foie sur les poisons. *Thèse de Paris*, 1887. — Rôle du foie dans les auto-intoxications. *Gazette des hôpitaux*, 28 mai 1887. — Toxicité urinaire et glycosurie alimentaire dans les maladies du foie. *Gazette hebdomadaire*, 1892. — Le rôle du foie dans les auto-intoxications. *Revue générale des sciences*, 15 février 1894.

[2] SURMONT, Recherches sur la toxicité urinaire dans les maladies du foie. *Comptes rendus de la Soc. de biol.*, 1892, et *Arch. gén. de méd.*, 1892.

[3] BELLATI, La tossicità dell' orina nelle malattie del fegato. *Richerche eseguita nello Instituto di farmacologia sperimentale*. Roma 1896, vol. III, p. 111.

tômes l'augmentation de la toxicité de l'urine, s'accompagnant fréquemment de glycosurie alimentaire; il nous suffit de citer la cirrhose atrophique, le cancer massif et le cancer nodulaire, la tuberculose hépatique, certaines variétés d'ictère chronique et, d'après Bellati, la syphilis hépatique, les suppurations étendues et les abcès multiples.

Le résultat est tout autre si l'on étudie une affection curable, comme cette forme particulière de cirrhose qui a été individualisée par Hanot et Gilbert sous le nom de cirrhose alcoolique hypertrophique; dans ce cas, malgré le développement des veines sous-cutanées abdominales, la glycosurie alimentaire ne se produit pas et les urines conservent leur pouvoir toxique normal. C'est que les cellules sont demeurées saines et sont restées capables d'agir sur le glycose et sur les poisons; aussi l'affection a-t-elle souvent une évolution favorable.

Dans la cirrhose hypertrophique biliaire de Hanot, l'intégrité des cellules hépatiques explique l'absence de la glycosurie alimentaire, et de l'hypertoxicité urinaire. Pourtant on observe parfois une augmentation passagère de la toxicité, soit à l'occasion d'une poussée morbide (Surmont), soit à la dernière période de la maladie, quand apparaissent les symptômes graves.

Les résultats obtenus dans la cirrhose hypertrophique biliaire démontrent que l'hypertoxicité urinaire, dans les maladies du foie, ne dépend que pour une faible part de la présence des éléments de la bile dans l'urine; nous avons du reste constaté plusieurs fois que de l'urine ictérique ne perd presque rien de sa toxicité quand on la décolore par le charbon. Ayant injecté, avec M. Gouget, de l'acide acétique dilué dans les voies biliaires d'un chien, nous avons déterminé une violente polycholie avec flux de bile dans l'intestin et ictère intense; les urines, qui étaient aussi vertes que de la bile de bœuf, furent injectées dans les veines du lapin et, malgré leur haute coloration, se montrèrent peu toxiques.

Ce n'est pas la bile qui rend l'urine toxique, ce sont les poisons de la désassimilation et des putréfactions intestinales que le foie neutralise à l'état normal. Surmont a remarqué seulement que les urines ictériques ont la propriété de diminuer d'une façon notable le nombre des mouvements respiratoires chez les animaux auxquels on les injecte. Le même auteur a montré que dans les maladies du foie qui s'accompagnent d'ascite, l'évacuation du liquide péritonéal a pour effet de favoriser la diurèse et l'élimination des poisons. Ce résultat, confirmé par Bellati, fournit un argument en faveur de l'utilité des ponctions précoces et répétées dans le cours de la cirrhose atrophique. Surmont a constaté encore que l'antisepsie intestinale et le régime lacté diminuent les poisons de l'urine; il a vu que la toxicité urinaire s'abaisse aussi en cas de diarrhée, pour augmenter ensuite. Mais ce que toutes les expériences ont bien mis en évidence, c'est le rapport entre la glycosurie alimentaire et le pouvoir toxique de l'urine. Chaque fois qu'on obtient de la glycosurie par ingestion de sucre, on trouve que les urines sont hypertoxiques. Il n'y a d'exception que lorsque les lésions rénales empêchent l'élimination des poisons et favorisent ainsi une auto-intoxication, rapidement mortelle. Dans quelques cas, l'urine est hypertoxique, sans que le sucre passe dans ce liquide ; il est alors consommé en excès par les tissus. Enfin, dans les maladies où les cellules restent normales, il n'y a ni glycosurie alimentaire ni augmentation du pouvoir toxique de l'urine.

L'étude de la toxicité urinaire dans les affections hépatiques aiguës conduit à quelques résultats importants. Parfois, alors que les troubles cliniques paraissent fort sérieux, l'urine est peu toxique. C'est que les poisons sont retenus dans l'organisme. Ils s'en échappent brusquement au moment où se produit une amélioration, passagère ou définitive. On observe ainsi une véritable crise urotoxique. C'est ce qui a lieu parfois au cours de la lithiase biliaire et c'est ce qui apparaît plus nettement dans les ictères infectieux. Dans un cas de Bellati, la toxicité urinaire, très marquée au moment de la guérison, alla en diminuant pendant la convalescence, à mesure que se rétablissaient les fonctions du foie.

Le tableau suivant résume les vingt-cinq principales observations qui servent de base à nos conclusions sur l'auto-intoxication d'origine hépatique :

	NATURE DE L'AFFECTION HÉPATIQUE.	COEFFICIENT UROTOXIQUE.	GLYCOSURIE ALIMENTAIRE.	OBSERVATIONS.
1.	Cirrhose atrophique	0,627 — 1,024	0	
2.	—	0,848 — 1,166	+	
3.	—	plus que normalement.	+	
4.	—	0,820	+	
5.	—	0,720 — 0,740	»	
6.	Cirrhose hypertrophique alcoolique.	0,265 — 0,312	0	
7.	—	0,261	0	
8.	Cirrhose hypertrophique biliaire	0,258 — 0,551	»	
9.	—	0,393	0	
10.	—	0,758 — 1,102	0	
11.	—	0,271 — 1,253	»	Malade à l'agonie.
12.	Ictère catarrhal.	0,253	»	
		0,532	+	Crise urinaire.
		0,429	0	
13.	—	0,302	»	
		1,382	»	Crise urinaire.
		0,661	»	
14.	—	0,960 — 1,020	+	
15.	—	0,368 — 1,475	0	
16.	Ictère infectieux	moins de 0,357	»	
		0,701	»	Crise urinaire.
17.	Lithiase biliaire.	0,216 — 0,295	0	Urines fortement ictériques.
18.	—	0,226	»	
19.	Lithiase ; ictère chronique	0,506 — 1,312	+	
		0,421	0	Période de début. Urée en excès.
20.	Angiocholite	0,640 — 0,655	+	Période d'état.
		0,352	0	Convalescence.
21.	Tuberculose hépatique	0,498	»	
22.	—	0,760 — 0,945	+	
23.	Cancer du foie.	0,740	»	
24.	Impaludisme	0,627 — 0,647	0	
25.	Foie cardiaque	0,191 — 0,528	»	

Les observations 6, 11, 12, 13, 14, 15, 17 et 20 nous sont personnelles; les autres appartiennent à Surmont. Nous avons indiqué les coefficients urotoxiques, choisissant toujours le plus fort et le plus faible. On se rendra compte ainsi des oscillations qui peuvent survenir chez un même malade. Nous rappellerons qu'à l'état normal le coefficient urotoxique est de 0,461.

En opérant avec l'urine du chien, Bisso arrive à des résultats analogues. Il soumet l'animal à des régimes déterminés, établit le coefficient urotoxique, puis supprime l'action du foie par la ligature lente de la veine porte. Voici les chiffres qu'il obtient :

RÉGIME ALIMENTAIRE	COEFFICIENT UROTOXIQUE	
	Normal.	Après ligature v. porte.
Viande	0,43	0,95
Graisses	0,34	0,87
Pain	0,32	0,92
Régime mixte	0,29	0,94
Lait	0,27	0,83

L'étude toxicologique du liquide ascitique semblerait devoir compléter les résultats fournis par les injections d'urine. Il n'en est rien, en réalité. Nous avons constaté que ce liquide est bien moins toxique que le sérum humain; il en faut 30 à 40 centimètres cubes par kilogramme pour amener la mort tardive, c'est-à-dire pour que l'animal succombe quelques heures après la fin de l'injection; le sang du lapin qui a reçu ce liquide se coagule plus lentement que le sang normal. Nous n'avons trouvé aucune relation entre le degré de la toxicité et les caractères cliniques.

Il est facile de saisir l'importance des notions nouvelles que nous possédons sur le rôle protecteur du foie.

Nombre de manifestations cliniques qui surviennent au cours des affections hépatiques s'expliquent par une auto-intoxication; elles sont comparables à celles qu'on observe dans l'urémie. Dans les deux cas, en effet, nous voyons des troubles dyspnéiques, des manifestations nerveuses, des accidents comateux, que la saignée fait souvent disparaître; enfin, de même qu'il existe un folie brightique, il existe une folie hépatique qui n'avait pas échappé à l'attention des anciens observateurs. On sait que Stahl, Lorry, et, plus récemment, Burrow, Hammond, Charrin, Klippel ont soutenu que les altérations de la glande hépatique occupent une place fort importante dans l'étiologie de la folie. Cette conception trouve un appui assez inattendu dans les expériences de Pawlow et Massen; les chiens auxquels on a pratiqué la fistule porto-cave sont atteints de troubles fort curieux : de doux et obéissants qu'ils étaient, ils deviennent méchants et entêtés; dans quelques cas, ils sont tellement furieux qu'ils ne laissent même pas approcher le garçon chargé de leur apporter la nourriture; d'autres marchent continuellement, montent aux murs, rongent tout ce qu'ils trouvent, puis sont pris de convulsions cloniques et tétaniques. A la suite de ces attaques, ils conservent une démarche chancelante ou ataxique; parfois ils deviennent momentanément aveugles et analgésiques.

Ictère grave. — C'est surtout [dans l'étude pathogénique de l'ictère grave que les connaissances actuelles sur le rôle protecteur du foie trouvent leur application.

L'ictère grave est l'ensemble des phénomènes qui se produisent quand les fonctions du foie sont profondément troublées, quand il y a insuffisance hépatique. C'est un syndrome dont on peut admettre trois grands types : l'ictère grave infectieux, détermination primitive ou secondaire d'une infection plus ou moins bien déterminée; l'ictère grave toxique, qui se produit quand un poison a détruit les cellules hépatiques; l'ictère grave secondaire qui vient terminer la plupart des affections du foie.

Ces trois variétés ont une étiologie bien différente, mais elles sont réunies par un lien pathogénique, la destruction des cellules. Aussi, malgré la variabilité des causes, trouvons-nous un fond commun sur lequel se détachent quelques manifestations spéciales, dépendant de l'agent étiologique. L'ictère grave représente donc une véritable unité clinique qu'on a essayé de reproduire expérimentalement.

L'intoxication phosphorée, en amenant la destruction massive des cellules hépatiques, l'injection d'acide acétique diluée dans les voies biliaires, aboutissant par un procédé différent à un résultat semblable, fournissent des renseignements intéressants sur le mécanisme de certains accidents. On a essayé aussi d'utiliser des sérums hépatotoxiques. C'est la méthode qu'a employée Delezenne. Mais les sérums ainsi préparés n'exercent pas une action absolument spécifique sur la cellule hépatique; ils lèsent d'autres glandes et notamment le rein[1]. Ces effets sont peut-être dus à ce que les organes renferment du sang. Pearce a montré que dans ces conditions les extraits ne possèdent que des propriétés banales. Il faut donc commencer par un lavage préalable. C'est ce qu'ont fait Bierry, Pettit et Schæffer[2]; ils ont utilisé soit les extraits d'organes lavés, soit les nucléoprotéides. Les altérations n'ont pas encore été bien localisées. Les sérums dits néphrotoxiques et hépatotoxiques provoquent des lésions également dans le foie et le rein. Ce qui est encore plus grave, c'est que les nucléoprotéides extraites de la levure de bière jouissent de propriétés analogues. On voit donc que la méthode est loin de donner les résultats qu'on en espérait.

Parmi les troubles qu'on observe dans l'ictère grave, il faut mentionner les variations de température et les hémorragies dont l'expérimentation a fixé le mécanisme.

Tantôt la température du malade s'élève, tantôt elle s'abaisse. On avait pensé que la différence tenait à l'intervention de causes différentes, c'est-à-dire à des microbes dont les uns augmenteraient, dont les

---

[1] W. Fiessinger, Hétéro-hépatotoxines. *Soc. de biologie*, 1907, II, p. 573.

[2] Bierry, Pettit et Schæffer, Néphro et hépatoxines. *Ibid.*, 1907, II, p. 496 et 566.

autres diminueraient la thermogenèse. D'après Hanot et Boix, l'ictère grave hypothermique serait dû à l'action du colibacille.

Cette explication ne nous semble pas exacte. Les toxines colibacillaires, comme toutes les toxines microbiennes, abaissent la température quand elles sont introduites à dose massive ; à petite dose, elles provoquent des manifestations fébriles. Il semble donc que la fièvre, dans l'ictère grave, comme dans tous les autres processus infectieux, représente une réaction contre le poison microbien. L'hypothermie dépend de l'altération du foie. C'est ce qu'on peut démontrer en injectant dans les voies biliaires une certaine quantité d'acide acétique dilué, on produit ainsi une insuffisance hépatique qui s'accompagne d'un abaissement progressif de la température ; le thermomètre introduit dans le rectum ne marque souvent que 35 et même 30 et 29°.

Le mécanisme des hémorragies d'origine hépatique est mis en évidence par les recherches de Joannovics et Pick. Le foie des individus atteints d'atrophie jaune aiguë, ainsi que le foie de l'homme et des animaux intoxiqués par le phosphore, contient des hémolysines qu'on peut retrouver dans le sang. Ce sont des acides gras non saturés, qui semblent provenir des corps lécithoïdes que renferment les cellules hépatiques.

La pathogénie de l'ictère grave, comme celle de l'urémie, a exercé la sagacité des auteurs et a suscité un grand nombre de théories. Trois surtout méritent d'être rappelées : celle de Bright, Lebert, Trousseau, qui admettaient un empoisonnement général à détermination hépatique ; celle de Piorry, Leyden, Frerichs, qui invoquèrent l'action de la bile ou des matériaux qui servent à la former ; enfin la théorie moderne de l'insuffisance hépatique.

La première de ces trois conceptions était en quelque sorte un pressentiment de la vérité. Bright considérait l'ictère grave comme une pyrexie frappant le foie et les reins. Trousseau le rapproche de la fièvre typhoïde, et conclut « qu'un poison, une matière morbifique *venue du dehors* ou *produite dans l'organisme*, est la cause de tous les désordres ». Mais il suppose que ce poison porte [son action sur le système nerveux, ce qui expliquerait les cas où le foie a paru normal à l'autopsie. « Il faut donc accepter que l'altération du foie, la destruction de la cellule, n'est point la source de l'intoxication primitive (¹). »

Nous avons tenu à citer ce passage très remarquable : il renferme une grande idée, applicable à l'étiologie de l'ictère grave primitif ; il aboutit à une erreur, car il tend à rejeter presque complètement le rôle pathogénique du foie. C'est qu'à l'époque de Trousseau, on ne soupçonnait pas la fonction protectrice de cet organe, aussi devait-on chercher l'explication de l'ictère grave soit en dehors de cette glande, soit dans l'action de la bile. Cette dernière idée, admise par la plupart des auteurs, sembla trouver un appui dans les expériences qui mettaient en évidence le pouvoir toxique de cette humeur. Mais, outre que la bile est beaucoup

______
(¹) Trousseau, *Clinique médicale*, t. III, p. 312, 5ᵉ éd. Paris, 1877.

moins toxique qu'on ne l'avait cru, la théorie cholémique n'explique pas le mécanisme des accidents qui surviennent au cours des maladies sans ictère, comme la cirrhose atrophique, le cancer, le kyste hydatique. Il y a plus : alors même qu'il existe de l'ictère, celui-ci diminue le plus souvent au moment où apparaissent les phénomènes d'intoxication.

Devant ces objections auxquelles on pourrait en ajouter d'autres, la théorie de la cholémie a été abandonnée et remplacée par la théorie de l'acholie. Celle-ci, émise par Frerichs, invoque un empoisonnement non par la bile, mais par les éléments qui devraient la former. Il y a là, sans doute, une hypothèse ingénieuse, mais rien de plus, car il faudrait démontrer quelles sont exactement ces matières et surtout quelle en est la toxicité.

Frappés de l'insuffisance des théories hépatiques, quelques auteurs, Whitla, Decaudin, pensèrent que l'ictère grave doit être assimilé à l'urémie. Cette idée contenait une part de vérité. Car dans les cas d'insuffisance hépatique, l'augmentation de la toxicité urinaire est la vraie sauvegarde de l'économie. Pour que les accidents de l'auto-intoxication soient évités, il faut que le rein reste perméable. Or cette glande peut s'altérer à son tour ; quelquefois elle est frappée en même temps que le foie par la même cause qui agit ainsi sur les deux organes ; c'est ce qu'on observe dans quelques empoisonnements, l'intoxication phosphorée, par exemple, dans nombre de maladies infectieuses et spécialement dans l'ictère grave primitif. La synergie qui existe entre le rein et le foie se montre encore dans les cas où un ictère catarrhal survient chez un brightique ; les accidents graves ne tardent pas à apparaître. Mais généralement c'est l'inverse qu'on observe : l'affection hépatique entraîne une affection rénale. Les expériences de Gouget ont mis le fait en évidence : elles démontrent la fréquence des lésions du rein consécutivement aux lésions du foie.

L'ictère peut jouer un rôle dans la genèse des accidents, mais ce rôle est bien différent de celui qu'on lui avait attribué autrefois. Comme l'a montré Bouchard, l'ictère a pour effet d'amener un amaigrissement rapide et d'activer à tel point la désassimilation que l'oxygène disponible cesse parfois de pouvoir suffire aux combustions ; la stéatose est la conséquence de cet état. En outre, la rétention des acides biliaires agit sur les cellules du foie, qui elles-mêmes subissent la dégénérescence graisseuse ; dès lors survient l'insuffisance hépatique ; le foie cesse de sécréter la bile et l'acholie remplace la cholémie ; en même temps, les poisons organiques ne subissent plus leurs transformations normales. L'urée particulièrement n'est plus fabriquée, la matière azotée reste à un stade moins avancé d'oxydation et se trouve être plus toxique ; enfin la sécrétion rénale est profondément troublée, puisque l'urée, ce diurétique physiologique, fait défaut. Le rein ne peut s'accommoder longtemps au passage de substances qu'il ne doit pas éliminer normalement ; il s'altère à son tour et, l'insuffisance rénale s'ajoutant à l'insuffisance hépatique, les symptômes les plus graves ne tardent pas à se produire.

L'ictère grave doit donc être considéré comme un syndrome résultant de la suppression des fonctions dévolues au foie; les troubles sont souvent favorisés par des lésions rénales concomitantes ou secondaires. L'insuffisance hépatico-néphrétique exprime ce dernier stade qui traduit la défaite de l'organisme succombant aux progrès de l'intoxication.

Resterait à déterminer quels sont les poisons qui agissent. Malheureusement nous sommes encore moins avancés pour l'ictère grave que pour l'urémie. Nous savons seulement qu'il faut faire une place importante aux matières extractives, aux albumines, aux ptomaïnes trouvées dans l'urine par Mourson et Schagdenhauffen, aux sels ammoniacaux et notamment au carbamate d'ammonium. Hahn, Massen, Nencki et Pawlow[1], à qui nous devons de belles expériences sur ce sujet, pensent que le carbamate d'ammonium explique tous les phénomènes de l'insuffisance hépatique et même de l'urémie. Une telle conception nous semble un peu trop simpliste. Pour l'urémie, le doute n'est pas possible : ce syndrome résulte d'un empoisonnement complexe et c'est justement parce que les poisons les plus divers peuvent s'accumuler dans l'économie à la suite des lésions rénales que le tableau clinique est aussi variable et aussi mobile. Quand le fonctionnement du foie est entravé, les phénomènes nous paraissent analogues : le carbamate d'ammonium est peu toxique, et il faudrait déterminer la quantité qui en est contenue dans le sang et les tissus. L'analyse de l'urine est insuffisante et si l'augmentation de l'acide carbamique, quand les phénomènes s'aggravent, démontre l'importance de ce corps, il ne s'ensuit pas que d'autres substances toxiques n'agissent pas à côté de lui.

En résumé, nous pensons que l'intoxication de l'ictère grave est une intoxication complexe, dont nous ne connaissons encore qu'un seul facteur, le carbamate d'ammonium, qui est peut-être le moins important.

L'auto-intoxication dans les affections rénales. — Si le foie protège l'organisme en neutralisant un grand nombre de substances toxiques, le rein remplit un rôle non moins considérable en rejetant par l'urine les matières inutiles et nuisibles.

La rétention des substances que le rein doit éliminer explique le développement de la plupart des accidents qu'on observe au cours des néphrites, depuis l'œdème et l'hypertrophie cardiaque, jusqu'à l'urémie.

Des œdèmes. — Nous n'insisterons pas sur les œdèmes. Un chapitre tout entier sera consacré à leur étude. Rappelons seulement qu'on a essayé de les expliquer, tantôt par une simple rétention d'eau, tantôt par une insuffisance cardio-vasculaire, ou bien par un trouble du système nerveux, tantôt, enfin, par une véritable intoxication. A la suite des travaux d'Achard et Loeper sur le mécanisme de la régulation sanguine, on

---

[1] Hahn, Massen, Nencki et Pawlow, La fistule d'Eck de la veine cave inférieure et de la veine porte et ses conséquences pour l'organisme. *Arch. des sciences biologiques*, publiées par l'Institut impérial de méd. expér. T. I, n° 3. Saint-Pétersbourg, 1892.

admit que le sang déverse dans les tissus les substances qui s'y trouvent
en excès. Dès lors, l'équilibre moléculaire est rompu et les matières
ainsi déposées attirent une quantité plus ou moins considérable d'eau.
Parmi les substances exerçant cette attraction, Achard et ses collaborateurs attribuaient un rôle important, mais non exclusif, au chlorure de
sodium. Ce fut l'influence de ce sel que Widal invoqua. L'œdème rénal
serait dû à une chlorurémie, et il y aurait un parallélisme parfait entre
la rétention des chlorures et l'infiltration aqueuse. Cette conception, qui
a pour conséquence thérapeutique l'emploi du régime achloruré, est
généralement adoptée en France. Cependant on a publié quelques
recherches qui tendent à démontrer que l'œdème est lié à une intoxication par des produits organiques. C'est ce qu'on a essayé d'établir en
recherchant le pouvoir lymphagogue du sang et des extraits d'organes.
Kast démontra que le sang des individus atteints d'œdèmes d'origine
rénale possède un pouvoir lymphagogue. Starling fit une constatation
analogue avec l'œdème des néphrétiques. En opérant sur des animaux,
Blanck détermina des néphrites par l'injection de chromates ou d'aloïne.
Dans ces conditions l'altération rénale ne provoque pas d'œdème. Ce
trouble se développe facilement quand la lésion du rein est produite par
l'injection d'un sel d'uranium. Or, si à un lapin qui a une néphrite non
hydropigène, on injecte le sang d'un lapin atteint d'une néphrite hydropigène, l'œdème apparaît. Poussant plus loin l'analyse, Timofeew injecte
le sérum d'animaux néphrectomisés ; ce sérum est toxique, mais n'exerce
pas d'action lymphagogue. Le sérum des individus atteints de néphrite
parenchymateuse est à la fois toxique et lymphagogue ; en cas de
néphrite interstitielle, le sérum est seulement toxique. L'analyse physiologique permet donc de constater, dans le sang des néphrétiques,
deux ordres de substances : les unes toxiques, les autres lymphagogues.

A ces substances exerçant une action lymphagogue et expliquant la
production des œdèmes, Timofeew donne le nom de *néphroblaptines*.
Elles proviennent des reins, car les extraits de ces glandes rendent de
8 à 22 fois plus considérable l'écoulement de la lymphe par le canal
thoracique. Si on extirpe les deux reins, le sérum n'exerce aucune
action lymphagogue ; mais si on lèse les reins par la ligature de l'uretère
ou de l'artère rénale, l'injection du sérum aura un effet bien différent :
la sécrétion de la lymphe deviendra de 2 à 8 fois plus considérable. En
se basant sur tous ces faits, on est amené à conclure que les œdèmes
sont dus à l'accumulation de substances organiques élaborées par le
rein ; la rétention chlorurée ne serait que secondaire : les cristalloïdes et
l'eau iraient se fixer sur les colloïdes qui représenteraient la véritable
cause des hydropisies.

On aurait pu supposer, au premier abord, que les œdèmes constituaient un vaste déversoir pour les substances toxiques qui iraient se
déposer dans un tissu peu important. Or, l'expérience faite par Baylac
et par Boy Tessier ruine cette séduisante hypothèse. Le liquide d'œdème

injecté à des lapins à la dose de 273 centimètres cubes par kilo n'amène aucun trouble; il n'est pas plus toxique que l'eau salée.

Œdème aigu du poumon. — C'est encore à une auto-intoxication qu'on tend à rattacher un des accidents les plus intéressants des néphrites, l'œdème aigu du poumon. Mais quand il s'agit de déterminer quelle substance entre en jeu, le désaccord commence. A la suite de quelques recherches expérimentales publiées par Hallion, on a invoqué l'influence du chlorure de sodium. L'injection d'une solution concentrée produit une hypertension qui semble, en effet, le facteur principal dans la genèse des accidents, et, si la dose est suffisante, détermine la mort par œdème pulmonaire. Mais d'autres substances sont capables de provoquer des troubles analogues.

Tiegerstedt et Bergmann décrivent, sous le nom de rénine, une matière protéique, extraite du rein, qui provoque l'élévation de la pression. Au cours des maladies rénales, cette substance serait mise en liberté par autolyse et son passage en excès, dans le sang expliquerait à la fois l'hypertension, l'hypertrophie cardiaque et l'œdème aigu du poumon. En face de cette hypertensine colloïdale, on peut placer l'hypertensine cristallisable d'Abelous et Bardier. L'urine des artério-scléreux ne contient pas ou contient fort peu d'urohypertensine et l'accumulation de ce corps rendrait compte des accidents. Enfin, au lieu d'invoquer l'influence d'une substance d'origine rénale, quelques expérimentateurs incriminent le produit des surrénales, l'adrénaline. Les lésions de ces glandes sont, en effet, très fréquentes chez les néphrétiques et, d'un autre côté, l'injection intra-veineuse d'adrénaline détermine une hypertension énorme et, si la dose est suffisante, un œdème aigu du poumon.

On voit par ce rapide exposé que si la théorie toxique rallie un grand nombre de partisans, le désaccord commence quand il faut préciser la substance qui intervient : chlorure de sodium, rénine, uro-hypertensine, adrénaline, telles sont les quatre substances dont l'action est actuellement invoquée.

De l'urémie. — Tout le monde admet aujourd'hui que les accidents de l'urémie relèvent d'une intoxication : l'œdème cérébral, invoqué par Traube, explique certaines manifestations au cours des néphrites; il ne peut être considéré comme la cause du syndrome que nous étudions.

La rétention d'eau qui expliquerait l'infiltration des méninges, est peu probable. Les expériences d'Achard démontrent que, le plus souvent, l'eau, si elle ne s'échappe pas par le rein, est éliminée par les intestins, la peau et surtout les poumons.

Si l'on s'accorde à rejeter la théorie anatomique et à adopter la théorie toxique, le désaccord commence quand il s'agit de préciser quelles sont les substances qui entrent en jeu.

On avait tout d'abord invoqué l'empoisonnement par l'urée. Mais ce corps est peu toxique; les recherches de Gallois, de Feltz et Ritter, de Snyers, de Fleischer, de Bouchard ne laissent aucun doute à cet égard. L'urée tuant à la dose de 6^{gr},31 par kilogramme (Bouchard), il faudrait qu'il s'en accumulât dans le sang 82 grammes pour 1000, c'est-à-dire 25 à 30 fois plus qu'on n'en trouve chez les urémiques.

L'urée se transforme facilement en une substance beaucoup plus nocive, le carbonate d'ammoniaque : ce corps, qui tue le lapin à la dose de $0^{gr},25$ par kilogramme, a été plusieurs fois trouvé en excès dans le sang des urémiques ou décelé dans l'air qu'ils expiraient. L'injection du carbonate d'ammoniaque, déterminant chez les animaux des accidents convulsifs et du coma, il était tout naturel d'invoquer son influence. Frerichs, qui soutint la théorie de l'ammoniémie, pensait que la transformation ammoniacale de l'urée s'opérait dans le sang. Mais, pour que le phénomène eût lieu, il fallait un ferment; Demjanikow a réalisé l'expérience : en injectant à la fois du ferment et de l'urée dans les veines, il a vu éclater divers accidents chez les chiens sur lesquels il opérait. Ces recherches, fort intéressantes, ne s'appliquent guère à l'urémie; il faudrait, en effet, démontrer la présence de ce ferment et déterminer son origine. Aussi a-t-on modifié la théorie en admettant que l'urée rejetée dans le tube digestif est transformée en sel ammoniacal par les nombreux microbes qui pullulent dans la cavité gastro-intestinale; cette conception, émise par Treitz, renferme peut-être une part de vérité, mais ne peut suffire à expliquer tous les phénomènes.

Nous en dirons autant de la théorie qui invoque l'action des matières extractives; on en trouve de 3 à 8 fois plus dans le sang des urémiques que dans le sang normal (Hoppe-Seyler, Oppler, Schottin). Or, celles qui sont bien définies chimiquement sont peu ou pas toxiques : tels sont les urates, les hippurates, la créatine, la créatinine, la leucine, la tyrosine, la guanine, la xanthine, l'hypoxanthine, la taurine; les expériences de Feltz et Ritter ne laissent aucun doute à cet égard. Mais il en existe d'autres dont la constitution chimique est inconnue, et dont l'action toxique est très énergique et qui peuvent contribuer, pour une part, à l'éclosion des accidents urémiques; enfin il faut encore tenir compte des matières colorantes et des ptomaïnes.

On a tenté d'expliquer les accidents urémiques par une accumulation de sels minéraux. Les analyses faites par Limbek, Kumogi, Sasaki, sur des animaux néphrectomisés, n'ont donné que des résultats négatifs. Cependant, à la suite de recherches fort intéressantes, Feltz et Ritter ont conclu que les sels de potassium suffisent à expliquer l'urémie. En se contentant, comme l'ont fait ces auteurs, de soumettre l'hypothèse au contrôle du calcul, voici les résultats qu'on obtient : Un lapin sécrète en 24 heures $0^{gr},55$ de KCl par kilogramme; or la toxicité de ce sel étant de $0^{gr},18$, ce lapin émet en 8 heures une quantité de sels potassiques capable de l'intoxiquer, si elle était retenue; le même calcul montre que le chien élimine en 12 heures de quoi s'empoisonner. Voilà ce qu'indique la théorie. Les résultats expérimentaux sont bien différents; car si on pratique la néphrectomie double, le chien survit 3 jours en moyenne, parfois plus, et le lapin de 36 à 48 heures. Si nous insistons sur ces faits, c'est simplement pour montrer à quelles erreurs on est conduit en appliquant le calcul aux études biologiques.

Les sels potassiques ne jouent pas moins un rôle important dans la pathogénie de l'urémie. Chez bien des malades, on a vu des accidents graves disparaître en modifiant une alimentation trop riche en sels potassiques, ou bien en supprimant une potion renfermant du bromure, de l'iodure ou de l'acétate de potassium. Mais les sels potassiques ne sont pas toujours en excès dans le sang des urémiques; si d'Espine, Lecorché et Talamon en ont trouvé 2 fois plus que normalement, Horbaczewski n'a obtenu dans 5 cas que des résultats négatifs, et Snyers n'a pas vu augmenter leur quantité après ligature des uretères.

Avec les travaux de Widal, nous revenons à invoquer de nouveau l'action de l'urée. Il faudrait admettre deux types cliniques d'insuffisance rénale. Dans la néphrite parenchymateuse des anciens auteurs, néphrite hydropigène de quelques auteurs modernes, le rein constitue un filtre percé, mais percé d'une façon élective. Il laisse passer les grosses molécules et s'oppose à la sortie des petites; l'albumine s'échappe ainsi que le bleu de méthylène, le chlorure de sodium est retenu. On observe des œdèmes attribués à cette rétention chlorurée, mais l'urémie fait défaut. Dans la néphrite interstitielle ou néphrite urémigène, c'est l'inverse : le chlorure de sodium s'élimine; mais la perméabilité est diminuée aussi bien pour le bleu-de méthylène que pour les matières azotées. La quantité d'urée augmente dans le sang. Au lieu de 0,1 on en trouve 1 à 2 pour 1000 et, quand le taux s'élève à 5, on peut considérer que le pronostic est fatal.

Du sang, l'urée passe dans les exsudats et dans le liquide céphalo-rachidien[1]. Baignant ainsi les centres nerveux elle provoquerait les accidents caractéristiques de l'urémie.

On peut se demander si l'accumulation de l'urée doit être considérée comme la véritable cause des accidents. L'urée, nous l'avons vu, n'est pas toxique. Mais elle peut agir indirectement, en entravant l'évolution des matières azotées; l'équilibre métabolique tendrait à être atteint.

Quelle que soit d'ailleurs l'explication, il était intéressant de déterminer la toxicité du liquide céphalo-rachidien pris sur des urémiques. Widal, Sicard et Lesné avaient montré qu'on pouvait injecter dans le cerveau d'un cobaye 1 centimètre cube de liquide céphalo-rachidien normal sans produire le moindre trouble. En opérant avec le liquide céphalo-rachidien de 12 individus atteints d'urémie nerveuse, Castaigne[2] a constaté que, dans 8 cas, le liquide n'était pas plus toxique qu'à l'état normal. Dans 4 cas, il a suffi d'injecter dans chaque hémisphère 1/4 de centimètre cube. Au bout d'une demi-heure, les animaux ont été atteints de convulsions qui se sont généralisées; ils ont succombé entre la

---

[1] WIDAL et FROIN, L'urée dans le liquide céphalo-rachidien des brightiques. *Soc. de biologie*, 1904, II, p. 282.

[2] CASTAIGNE, Toxicité du liquide céphalo-rachidien dans l'urémie nerveuse. *Soc. de biologie*, 1900, p. 908.

dixième et la vingtième heure. Les quatre malades qui avaient fourni le liquide toxique sont morts. Des huit autres, six ont survécu.

Si les données expérimentales sont encore assez confuses et assez disparates, c'est peut-être parce que l'urémie n'est pas un processus simple et univoque; c'est l'aboutissant des lésions rénales les plus diverses. On conçoit que, suivant la nature ou le siège des altérations, certains principes puissent être moins bien éliminés que d'autres. Cette théorie est la seule qui nous explique la variabilité des manifestations cliniques. C'est celle que Bouchard a longuement développée et qu'il a appuyée sur de nombreuses expériences.

Il ne faut donc ni admettre, ni rejeter les théories anciennes; il ne faut ni incriminer exclusivement, ni absoudre complètement l'urée, les sels ammoniacaux, les matières extractives ou colorantes, les bases, les sels de sodium et de potassium. Toutes ces substances, auxquelles on doit ajouter les nombreux poisons que l'analyse physiologique a fait connaître, poisons les plus importants mais les moins bien définis, jouent un rôle et, suivant qu'elles sont produites ou éliminées en plus ou moins grande quantité, modifient complètement le tableau clinique.

Qu'on se reporte à l'étude des poisons urinaires, on en trouvera un certain nombre qui expliquent les principaux phénomènes de l'urémie; il y a des toxines myotiques, dyspnéiques, vaso-motrices, convulsivantes; il y a des substances hypo et hyperthermisantes, ce qui nous fait comprendre que la température puisse tantôt s'abaisser, tantôt s'élever; il y a enfin des substances hypertensives et des substances hypotensives. Ces dernières joueraient, d'après Abelous et Bardier, un rôle considérable et expliqueraient la plupart des accidents. Ces savants font remarquer que les troubles produits par l'urohypotensine sont tout à fait comparables à ceux de l'urémie. En injectant des doses progressivement croissantes, on arrive à immuniser les animaux, et on obtient ainsi un sérum antitoxique[1].

S'il est vrai que les poisons sont retenus dans l'organisme, la toxicité urinaire doit diminuer. C'est ce qui a lieu, en effet. On peut constater, par exemple, qu'une urine d'urémique, injectée à la dose de 120 centimètres cubes par kilogramme, ne détermine aucun trouble, même pas le myosis; les expériences de Bouchard et de Dieulafoy ne laissent aucun doute à cet égard.

Cette conclusion est confirmée par les recherches très ingénieuses de Tonnel. On examine au microscope une goutte d'eau contenant des infusoires. Si l'on fait arriver une goutte d'urine normale, les mouvements s'arrêtent en moins de 5 minutes; ils persistent pendan plus d'une heure si on emploie l'urine d'un brightique; parfois même la survie atteint un jour. Quand le malade s'améliore, l'urine redevient toxique et les infusoires y périssent d'autant plus vite que l'amélioration est plus marquée.

<hr>

[1] Abelous et Bardier, Urohypotensine et urémie. *Soc. de biologie*, 1910, II, p. 121 et p. 185.

Si les poisons ne s'éliminent pas et s'ils s'accumulent dans l'organisme, le sang, le sérum et les tissus doivent devenir plus toxiques. Quelques expériences, celles de Charrin entre autres, établissent la réalité de cette déduction.

Mais les poisons qu'on décèle dans le sang ne sont pas ceux que l'urine aurait dû éliminer. Nous avons montré, en effet, que l'hypertoxicité du sérum sanguin dépend des matières protéiques, coagulables par la chaleur. Il suffit même de porter le sérum pendant une demi-heure à 55 ou 56 degrés pour lui faire perdre son action toxique.

On peut expliquer l'hypertoxicité par une augmentation des albumines ou par une modification de leur constitution chimique. On a constaté que le point de congélation du sérum s'abaisse chez les urémiques, c'est dire que le nombre des molécules augmente. Mais la conductibilité électrique n'est pas modifiée, ce ne sont donc pas des électrolytes qui s'accumulent. Il faut en conclure que ce sont des substances colloïdales, c'est-à-dire très vraisemblablement des matières azotées. Quant aux modifications que subissent les albumines du sang, elles sont mises en évidence par quelques recherches déjà anciennes établissant leur plus grande diffusibilité, et surtout par les expériences plus récentes démontrant que l'injection de sérum, provenant d'hommes ou d'animaux atteints de néphrite, provoque chez les animaux neufs le développement de lésions rénales.

Pour rester sur le terrain des faits, nous pouvons rapporter les recherches de Cawadias, qui ont bien mis en évidence la toxicité du sérum des urémiques. Si l'on pratique une injection dans le péritoine d'un cobaye pesant 500 grammes, il faut pour amener la mort introduire de 60 à 70 centimètres cubes de sérum normal ; si le sérum provient d'un malade atteint de néphrite, les doses mortelles sont bien inférieures ; sur 18 expériences, 15 fois il a suffi de 28 à 30 centimètres cubes. Trois fois seulement il a été nécessaire d'introduire 45 ou plus de 45 centimètres cubes.

En injectant à des animaux sains de petites quantités de sang prélevées sur des animaux urémiques, Pi-Suner et Alomar ont observé une augmentation de la diurèse et de l'élimination des matières solides. En répétant les injections, ils ont provoqué de la diarrhée, de l'albuminurie et une cachexie mortelle.

Ces expériences demanderaient à être complétées par des recherches sur l'accumulation des poisons dans les organes et les tissus. D'après Baylac, les extraits préparés avec les poumons, le cerveau, les muscles ou la rate, qu'ils proviennent d'animaux normaux ou d'animaux néphrectomisés, ont la même toxicité. Au contraire, les extraits de foie sont plus toxiques, d'un tiers environ.

Dans des recherches récentes, Fedeli (¹) a constaté que les tissus et les

---

(¹) FEDELI, Sur les propriétés toxiques et hémolytiques des tissus d'animaux néphrectomisés. *Journal de Physiologie et de Path. générale*, 1912, p. 19.

organes des animaux néphrectomisés, notamment le foie et le cerveau, sont plus toxiques que normalement et exercent une action hémolytique. C'est ce qu'il a mis en évidence en injectant les extraits par les veines ou sous la dure-mère, et en les faisant agir sur des cellules isolées à cils vibratiles, sur des spermatozoïdes, sur des infusoires (Paramécie Amélie de Mühl). L'action hémolytique est due à des substances thermostabiles, résultant de la désintégration anormale des tissus.

Ces résultats cadrent bien avec ce que nous savons du rôle protecteur dévolu au foie. D'ailleurs depuis longtemps on a rattaché à des troubles hépatiques certains accidents de l'urémie. Les recherches de Hanot, Gaume, Bernard, Chirié et Mayer nous ont fait connaître les altérations histologiques du foie au cours des néphrites. Loederich a montré que si les lésions du rein sont profondes et les accidents graves, le foie ne contient plus de glycogène. Si les lésions sont parcellaires, la teneur en glycogène semble plus élevée qu'à l'état normal. Il y aurait donc insuffisance hépatique dans le premier cas, suractivité hépatique dans le second.

En étudiant les échanges gazeux du tissu hépatique broyé et plongé dans du sang défibriné ou de l'eau salée, Lussana et Schiassi ont constaté que, si la glande provient d'un animal néphrectomisé, la respiration est beaucoup plus active que si l'organe a été prélevé sur un animal normal. Le sang des animaux néphrectomisés diminue le taux des échanges ; mais, même dans ces conditions, c'est le foie pathologique qui continue à respirer le plus activement. Il y a donc, au moins à une période de l'évolution morbide, une suractivité fonctionnelle du foie.

Il est probable que, dans les affections des reins, diverses glandes sont atteintes secondairement. C'est ce qui semble démontré pour le foie et aussi pour les capsules surrénales. Les recherches cliniques et expérimentales, notamment celles de Dopter, Gouraud, Darré (¹), ont établi que les capsules sont fréquemment lésées chez les néphrétiques. Il y aurait, successivement, congestion et suractivité, puis dégénérescence et insuffisance de ces organes.

Ainsi, l'intoxication urémique nous apparaît comme un processus fort complexe, lié à des troubles glandulaires multiples. L'insuffisance de la dépuration rénale entraîne l'accumulation dans l'organisme de diverses substances toxiques provoquant secondairement toute une série de modifications organiques et humorales. Il se produit ainsi une auto-intoxication secondaire par des poisons nés sous l'influence des substances que le rein aurait dû éliminer. Il faut bien remarquer, en effet, qu'en injectant des liquides organiques : urine, sang ou sérum, on se propose d'étudier les accidents immédiats, on produit une intoxication aiguë. En clinique, il s'agit d'une intoxication chronique ; les humeurs s'imprègnent peu à peu de substances nocives et la nutrition se trouve

---

(¹) Darré, De l'influence des altérations du rein sur les glandes surrénales. *Thèse de Paris*, 1907.

modifiée; les phénomènes de désassimilation tombent à un taux inférieur à la normale, parce que les tissus ne peuvent rejeter les matières qui y prennent naissance et qui, par conséquent, s'y accumulent. Il est possible que ce processus joue un rôle dans la genèse des divers accidents, notamment de l'hypothermie.

Peut-on aller plus loin dans cette analyse et peut-on déterminer par quel mécanisme agissent les poisons de l'urémie.

Les manifestations nerveuses sont extrêmement fréquentes, et la plupart, y compris la respiration de Cheyne-Stokes, doivent être rapportées à un trouble de l'écorce cérébrale. On a cherché à déterminer l'action exercée sur le cerveau en y déposant directement les différentes substances qui semblent capables d'intervenir. Les expériences de Landois, Leubuscher et Ziehen, ont établi que le chlorure de sodium est sans influence. Le chlorure de potassium et l'urate de sodium produisent une légère excitation; le phosphate acide de sodium et la créatine agissent de même, mais un peu plus énergiquement. D'un autre côté, l'expérimentation démontre l'hyperexcitabilité de l'écorce cérébrale au cours de l'urémie expérimentale. Il faudrait seulement déterminer si le poison arrive par le sang ou par le liquide céphalo-rachidien. En tout cas, l'action sur le cerveau se traduit, non seulement par l'hyperexcitabilité constatée expérimentalement, mais aussi par des altérations cellulaires, chromatolyse, atrophie des dendrites, état variqueux des cellules névrogliques.

Le mécanisme des autres troubles a été moins étudié. Nous avons déjà exposé nos connaissances sur l'œdème du poumon. Les manifestations digestives ont été souvent rattachées à l'action de l'urée qui, s'éliminant par le tube digestif, serait décomposée par les microbes de l'intestin. Il se formerait du carbonate d'ammonium qui provoquerait des vomissements et de la diarrhée, et produirait parfois des ulcérations intestinales.

Des troubles cardiaques ont été provoqués en faisant passer à travers des cœurs de lapin isolés du sérum de lapin néphrectomisé. On observe une série de contractions énergiques rapidement suivie d'un arrêt. Cependant le résultat n'est pas absolument constant et les troubles sont peu profonds; il suffit de substituer au liquide pathologique un sérum normal pour que les mouvements reprennent (¹).

Enfin il est probable que certaines hémorragies relèvent d'une cause toxique, c'est-à-dire d'une altération sanguine mise en évidence par Weil et Claude.

Contre l'intoxication urémique bien des traitements ont été proposés. Les purgatifs mettent en jeu l'élimination intestinale. La saignée soutire directement une certaine quantité des poisons accumulés dans le sang. Mais on a voulu aussi trouver un véritable antidote, capable de neutraliser les poisons urinaires. C'est ainsi que Brown-Séquard fut conduit par

---

(¹) FEDELI, De l'action exercée par le sérum d'animaux néphrectomisés sur le cœur isolé du lapin. *Journal de Physiologie et de Path générale*, 1911, p. 188.

ses travaux sur les sécrétions internes à proposer l'emploi des extraits du rein. Meyer chez des chiens qui avaient subi la néphrectomie double, vit disparaître certains accidents urémiques et notamment la respiration de Cheyne-Stokes, après une injection de suc rénal ou de sang recueilli dans la veine rénale d'un chien bien portant.

Plus récemment Gayda a constaté que les chiens néphrectomisés, traités par les injections de sérum provenant du sang de la veine rénale ou par des injections d'extraits de reins, survivent de 80 à 93 heures, alors que les témoins succombent au bout de 48 à 70 heures. Le rein fabrique donc une sorte d'antitoxine qu'on retrouverait dans la veine émulgente.

Ces faits expérimentaux ont été appliqués à la clinique. Dieulafoy a injecté l'extrait de rein sous la peau ; Renaut a fait ingérer des macérations de rein, J. Teissier a utilisé le sang de la veine rénale. Les résultats ont été assez variables. Mais chacune de ces méthodes compte à son actif quelques succès.

Enfin on a essayé de préparer du sérum en immunisant des animaux contre les poisons contenus dans le sang des urémiques. Les résultats n'ont pas été fort nets et plusieurs fois les tentatives ont provoqué des accidents d'anaphylaxie.

Grossesse et Éclampsie puerpérale. — On admet depuis longtemps que la *grossesse* est une cause importante d'auto-intoxication. Elle provoque une série de troubles nutritifs dont témoignent suffisamment les modifications de l'urine, la fréquence de l'albuminurie et de la glycosurie. Les accidents qu'on observe ne peuvent plus être rattachés à l'action de l'utérus gravide comprimant mécaniquement les organes et les refoulant. Les vomissements, par exemple, sont considérés aujourd'hui comme liés à l'auto-intoxication.

L'anatomie pathologique nous préparait déjà à accepter cette conception. En montrant la fréquence des altérations rénales, elle expliquait l'albuminurie, et conduisait à admettre que certains troubles relèvent de l'urémie : ce rapprochement, que la clinique semblait justifier, fut accepté à peu près sans conteste pour l'éclampsie puerpérale. Quand l'expérimentation eut démontré le rôle protecteur du foie contre les auto-intoxications, l'attention des anatomo-pathologistes se fixa sur cet organe et les examens histologiques permirent d'y décrire des lésions étendues et profondes, surtout fréquentes chez les femmes qui avaient succombé à l'éclampsie.

On fut ainsi conduit à conclure que l'auto-intoxication de la grossesse est un état complexe lié à l'insuffisance de diverses glandes, en tête desquelles se placent le foie et les reins.

Cette conception, qui avait pour base l'anatomie pathologique, trouva un appui dans l'expérimentation.

L'accumulation des poisons dans l'organisme semble démontrée par la recherche de la toxicité urinaire. Chambrelent et Demons en constatent la diminution. D'après Labadie-Lagrave, Boix et Noé, le coefficient uro-toxique serait de 0,338 au deuxième mois de la grossesse. Il tomberait à 0,217 au troisième mois et se maintiendrait à ce taux jusqu'à l'accouchement. Il faudrait ensuite deux mois pour le retour à la normale. S'il se produit, en même temps, une insuffisance hépatique caractérisée par l'urobilinurie et la glycosurie alimentaire, la toxicité urinaire augmente. Une expérience très simple met en évidence l'intensité des troubles nutritifs dans la grossesse et leur accentuation dans l'éclampsie. Savaré soumet de l'urine à la dialyse. A l'état normal, l'urine de la femme donne en 24 heures 0,44 de substances non dialysables. Le chiffre s'élève à 0,75 pendant la grossesse et atteint 3,25· et même 6,37 dans l'éclampsie.

Tandis que la toxicité de l'urine diminue, la toxicité du sang augmente. C'est ce que démontrent les expériences de Rummo, et surtout celles de Tarnier et Chambrelent et de Massion ([1]).

Tarnier et Chambrelent ont établi que la dose mortelle du sérum des éclamptiques, injecté au lapin, oscille entre 3 et 6 centimètres cubes par kilogramme au lieu de 10 centimètres cubes, chiffre normal d'après ces auteurs. Ces résultats ne constituent pas simplement un fait curieux ; ils comportent des déductions pratiques d'un grand intérêt : malgré la gravité apparente des symptômes, le pronostic est favorable si le sérum est peu toxique ; réciproquement on voit succomber des malades qui semblaient légèrement atteintes, mais dont le sérum possédait une toxicité élevée.

Le poison éclamptique passe de la mère au fœtus et amène souvent la mort de celui-ci ; l'expérience démontre, en effet, que son sang est devenu fort toxique : il tue à la dose de 4 à 7 centimètres cubes par kilogramme.

Si ces expériences établissent le rôle de l'intoxication dans la genèse des accidents éclamptiques, elles ne nous renseignent guère sur l'origine du poison.

D'après Guillemas et Liégeois([2]) on trouverait dans les matières fécales une substance toxique qui ferait défaut dans les matières des individus sains ou atteints d'affections différentes. C'est une substance, semblant appartenir au groupe des lipoïdes, thermostabile, soluble dans l'alcool, provoquant chez le lapin une véritable crise d'éclampsie.

Les travaux publiés dans ces dernières années tendent à démontrer que les manifestations toxiques de la grossesse ont leur point de départ dans le placenta ou dans des albumines nouvelles élaborées par le fœtus. C'est cette conception qui a conduit Abderhalden aux importantes recherches que nous avons déjà citées. Elle trouve un sérieux appui dans les expériences de Lockemann et Thies et dans celles de Gräfenberg et Thies. Le sang ou le sérum provenant d'un fœtus de lapin sensibilise un lapin adulte et une deuxième injection pratiquée huit jours plus tard

---

([1]) Massion, De la toxicité du sérum. *Thèse de Bordeaux*, 1893.
([2]) Liégeois, De l'origine intestinale du poison éclamptique. *Thèse de Lyon*, 1911-1912.

détermine la mort. Si l'on opère sur une femelle pleine, on constate que l'animal est déjà sensibilisé; la première injection le fait périr.

On peut donc conclure que l'auto-intoxication est provoquée en partie par l'organisme fœtal. Le rôle du placenta n'est pas moins important. Weichardt a montré que l'extrait placentaire injecté dans les veines suscite des accidents convulsifs analogues à ceux de l'éclampsie. Les mêmes manifestations peuvent être provoquées par l'injection des produits autolytiques du placenta. On observerait consécutivement des altérations hépatiques et rénales semblables à celles qui, ont été décrites chez les malades. Veil a trouvé dans le placenta une lysine, le *syncytiotoxine*, qui tend à donner naissance au poison éclamptique. Dans les conditions favorables une antitoxine se produit. Si cette substance protectrice fait défaut, l'éclampsie éclate. Les recherches de Dryfuss viennent à l'appui de ces conceptions : le placenta des éclamptiques contient moins d'azote coagulable que le placenta normal. Il se fait donc une autolyse, qui aboutit à la production de différents corps parmi lesquels on trouve l'ammoniaque. Or l'examen de l'urine démontre que la proportion de cette base est de 5 à 16,5 pour 1000 (Zweifel).

Il résulte encore des expériences de Dryfuss que le placenta des éclamptiques contient une plus grande quantité de diastase coagulante que le placenta normal. Le sang est plus riche en fibrine, ce qui prédispose aux thromboses.

La fièvre vitulaire nerveuse ou éclampsie vitulaire des femelles bovines est analogue à l'éclampsie puerpérale de la femme. Les symptômes sont semblables et la pathogénie doit être identique. Les théories n'ont pas manqué. On a incriminé l'infection, l'intoxication d'origine intestinale, utérine et même mammaire. En faveur de cette dernière conception on invoque les bons résultats obtenus en injectant dans la glande mammaire divers liquides ou en insufflant de l'air stérilisé. D'un autre côté, les expériences de Delmer[1] montrent que le lait-colostrum des femelles éclamptiques est toxique pour les animaux auxquels on l'injecte dans les veines, alors que celui des femelles saines est inoffensif. Ces faits, très intéressants, s'expliquent aussi bien par une élimination de poisons que par une production dans la glande mammaire. Il y aurait donc grand intérêt à poursuivre l'étude de la question; on obtiendrait certainement des résultats qui éclaireraient le mécanisme de l'éclampsie puerpérale de la femme.

L'auto-intoxication dans les affections de l'appareil thyroïdien. — Le système thyroïdien comprend chez les mammifères, trois groupes de glandes : les thyroïdes, les parathyroïdes, le thymus.

Les thyroïdes et les parathyroïdes remplissent dans l'économie des fonctions bien distinctes. Les premières agissent sur la nutrition et sur le psychisme; les secondes sur les fonctions nerveuses et muscu-

---

[1] Delmer, Contribution à l'étude de l'éclampsie vitulaire. *Thèse de Paris*, 1904.

laires. Toutes deux exercent une action marquée sur le cœur et la circulation.

Ce qui a retardé l'étude du rôle qui leur est dévolu, c'est que chez beaucoup d'animaux les parathyroïdes sont si intimement accolées à la thyroïde, qu'on ne les aperçoit que difficilement au cours d'une opération. Les premiers expérimentateurs croyant enlever la thyroïde enlevaient simultanément les glandules. Aussi pendant longtemps n'a-t-on pas su distinguer les troubles, cependant bien différents, que produit l'extirpation de l'une et des autres. C'est ainsi que J. L. et A. Reverdin, puis Kocher, pratiquant sur l'homme l'opération du goître, observèrent tantôt du myxœdème, tantôt de la tétanie. Ces faits qui excitèrent vivement l'attention des observateurs, n'étaient pas absolument nouveaux. Schiff (¹) rappela que 25 ans auparavant il avait signalé les troubles rapidement mortels qui suivent l'extirpation de la thyroïde chez le chien. Mais ces résultats, enfouis dans un travail sur la glycogénie, avaient passé complètement inaperçus. Reprenant ses recherches anciennes, il soutint que l'extirpation de la thyroïde entraîne la mort chez le chien et le chat, tandis qu'elle ne produit pas de troubles chez le lapin. Gley (²) décrivit chez cet animal les glandes parathyroïdiennes et montra que leur extirpation est mortelle. Il admit une suppléance entre la thyroïde et les parathyroïdes ; à ces diverses glandes seraient dévolues des fonctions analogues. Les travaux ultérieurs, tout en confirmant les faits annoncés par Gley, conduisent à une conclusion différente. L'extirpation de la thyroïde entraîne le développement du myxœdème, l'extirpation des parathyroïdes provoque la tétanie.

Les résultats de la thyroïdectomie varient quelque peu suivant l'espèce animale et suivant l'âge du sujet. Le myxœdème est exceptionnel chez le lapin et le chat et il est assez rare chez le chien, ces animaux étant surtout atteints d'une cachexie atrophique. Il s'obtient facilement chez le singe et le porc. Mais chez les porcs adultes, les accidents sont légers, tandis qu'on opérant des porcelets âgés de 15 jours à 1 mois on voit se développer, comme chez l'homme, soit le crétinisme atrophique, soit le crétinisme myxœdémateux (Moussu).

Chez l'homme, l'ablation de la thyroïde provoque la cachexie strumiprive que les Reverdin ont si justement identifiée au myxœdème; elle n'en diffère que par sa tendance vers la guérison au bout de plusieurs années.

Ne pouvant décrire tous les accidents consécutifs à l'insuffisance thyroïdienne, nous nous contenterons de rappeler qu'en face du myxœdème de l'adulte il faut faire une large place au myxœdème de l'enfance qui,

---

(¹) Schiff, Untersuchungen über die Zuckerbildung in der Leber. Würzburg, 1850. — Résumé d'une série d'expériences sur les effets de l'ablation des corps thyroïdes. *Revue méd. de la Suisse romande*, 15 février 1884.

(²) On trouvera un excellent historique de la question dans le travail suivant : Gley, Exposé critique des recherches relatives à la physiologie de la glande thyroïde. *Arch. de physiol.*, 1892, p. 391.

dans sa forme légère, constitue l'ensemble symptomatique si bien différencié et décrit par Hertoghe sous le nom d'*hypothyroïdie bénigne chronique* et, dans sa forme grave, aboutit au *crétinisme, sporadique* ou *endémique*. Enfin quelques auteurs rattachent à des altérations thyroïdiennes la *maladie de Dercum*. On a même soutenu que l'atrophie de la thyroïde explique plusieurs troubles de la sénilité, la chute des dents et des poils, la sécheresse et l'épaississement de la peau, l'apathie génitale, l'affaiblissement intellectuel.

Les travaux de Vassale et Générali, Rouxeau, Gley, Moussu ont montré que l'extirpation des parathyroïdes entraîne le développement d'une *tétanie* à évolution aiguë, rapidement mortelle. Si l'extirpation est incomplète, on verra se développer une tétanie chronique avec rémissions et paroxysmes.

Chez le chat et le chien, après une période latente de 24 à 72 heures, on observe une hyperexcitabilité des nerfs périphériques. Puis surviennent des secousses fibrillaires, des crampes et enfin les accès caractéristiques faisant monter la température à 41, 42 et même 43 ou 44 degrés. Après la crise l'animal devient somnolent; au bout de quelques heures il est repris d'une crise nouvelle et succombe ainsi soit dans une crise, soit dans le coma du 10ᵉ au 14ᵉ jour.

Le lapin meurt plus rapidement en 2 ou 3 jours. Parfois il résiste; dans ce cas, on trouve des glandes erratiques siégeant généralement près du thymus ou même dans son intérieur.

Quand on a pratiqué sur un chien une extirpation partielle, on peut observer des accidents légers, passagers et curables. Mais alors même qu'aucun trouble n'apparaît, il existe un état spasmophilique latent, de telle sorte que les crises seront provoquées par diverses causes occasionnelles, par celles notamment qui aggravent l'auto-intoxication. Ces faits expérimentaux permettent de comprendre par quel mécanisme se développe la tétanie, en apparence spontanée, de l'homme.

Des chiennes, qui ont parfaitement supporté la parathyroïdectomie partielle, sont atteintes de tétanie quand elles deviennent pleines. Les crises peuvent guérir après la parturition pour reparaître à une nouvelle grossesse. Chez les animaux ainsi opérés et qui ne sont atteints d'aucun trouble, une injection d'extrait placentaire suffit à provoquer l'apparition de la tétanie (Fromme). Cette expérience fort intéressante montre le rôle du placenta dans l'auto-intoxication de la grossesse et explique le développement de la tétanie puerpérale.

Des poisons bien définis peuvent dans les mêmes conditions provoquer une tétanie passagère. C'est ce que Rudinger a observé en injectant de l'atropine, de la morphine, de l'ergotine ou un poison d'origine microbienne, la tuberculine.

Parmi les symptômes accessoires consécutifs à l'extirpation même partielle des parathyroïdes, il faut mentionner les troubles de la peau et des poils, les altérations dentaires et les fractures spontanées liées à la décalcification des dents et des os; enfin l'albuminurie traduisant une néphrite secondaire.

Les mêmes manifestations s'observent chez l'homme après une opération faite pour le goître, quand on n'a pas eu le soin de ménager les parathyroïdes. Suivant que l'extirpation a été plus ou moins complète, les troubles éclatent plus ou moins rapidement, tantôt le soir même de l'opération, tantôt après plusieurs jours ou même plusieurs semaines. Il faut remarquer que les accidents sont bien plus fréquents et plus graves quand on opère un malade atteint de goître exophtalmique que lorsqu'on pratique l'extirpation d'un goître simple.

Pour démontrer la nature toxique des accidents consécutifs aux lésions ou à l'extirpation de l'appareil thyroïdien, on a poursuivi un grand nombre de recherches expérimentales. Malheureusement la plupart des faits publiés ne peuvent plus être utilisés aujourd'hui, car les premiers expérimentateurs n'ont pas tenu compte des effets différents que produit l'extirpation de la thyroïde et des parathyroïdes. On conçoit ainsi les innombrables contradictions, les uns constatant des augmentations de toxicité du sang et de l'urine que d'autres ne pouvaient pas mettre en évidence.

C'est probablement à la parathyroïdectomie qu'il faut rapporter les résultats obtenus par Ughetti et Mattei, et par Rogowitch. D'après ces auteurs le sang des chiens opérés ne produit rien quand on l'injecte à un chien normal, mais amène un tremblement continuel, suivi de convulsions, quand on l'introduit dans les veines d'un chien auquel on vient d'extirper l'appareil thyroïdien. Pfeiffer et Meyer ayant enlevé les parathyroïdes d'un chien, constatèrent que le sérum devient plus hémolytique qu'il ne l'est normalement pour les globules du cobaye. Ce même liquide produit une rapide intoxication quand on l'injecte à des souris qui ont subi une parathyroïdectomie préalable. Ce qui prouve encore le rôle de l'auto-intoxication, c'est que les accidents s'améliorent quand on pratique une saignée et qu'on injecte ensuite de l'eau salée ou du sang normal (Fano et Lando, Joseph et Meltzer, Biedl).

L'urine, d'après Gley et Laulanié, serait plus toxique qu'avant l'opération. Ce résultat, contredit par Slosse et Godard, a été confirmé de nouveau par Masoin, qui a reconnu que l'urine est d'autant plus toxique que les manifestations sont plus graves. Cependant, d'après Jouchtenko, à la fin de la vie, les poisons s'accumulent dans l'organisme et la toxicité urinaire diminue.

Quant à la nature du poison, on en est réduit à formuler des hypothèses. Nous devons cependant faire une mention des intéressantes recherches publiées par Lindemann [1]. Supposant que la glande thyroïde ou plutôt la parathyroïde détruit des substances excrémentitielles, comme la xanthine, Lindemann fit quelques expériences avec un corps appartenant au même groupe, la caféine. Il reconnut que la caféine injectée dans l'artère

---

[1] LINDEMANN, Ueber die antitoxische Wirkung der Schilddrüse. *Centralbl. f. allg. Pathologie und pathol. Anatomie*, 1891.

thyroïde est toxique à la dose de 0^{gr},17 par kilogramme; introduite dans la veine jugulaire d'un chien thyroïdectomisé, elle tue à la dose de 0^{gr},075. Si l'on en fait ingérer 0^{gr},075 à un chien opéré, on produit de violents accès convulsifs; la même quantité donnée à un chien normal n'amène que de légers vomissements.

Dans ces derniers temps l'attention a été appelée sur le rôle que peuvent jouer les sels d'ammonium et notamment le carbamate dans la genèse des accidents tétaniques. Carlson et Clara Jacobson ont montré que le sang des animaux parathyroïdectomisés en contient plus que normalement. Le foie tend à transformer cette substance; s'il réussit dans sa tâche, si la proportion d'ammoniaque n'augmente pas dans le sang, les accidents sont évités. La tétanie serait donc une intoxication ammoniacale, opinion qui semble confirmée par les recherches de Frouin et par celles de Coronedi et Luzzato, qui ont constaté que l'urine des chiens opérés devient alcaline par suite d'une élimination anormale de cette base.

Mais on peut se demander si dans la thyroïdectomie comme dans le coma diabétique, l'ammoniaque ne vient pas neutralier les acides formés en excès [1]. Cette conception s'appuie sur les analyses qui montrent le passage dans l'urine des acides acétylacétique et lactique. En donnant à l'animal opéré une nourriture fortement azotée, on voit s'aggraver les troubles en même temps qu'on constate l'augmentation des acides acétylacétique et lactique dans l'urine et l'accumulation de l'ammoniaque dans le sang. On aggrave encore les accidents en faisant ingérer de l'acide β-oxybutyrique; on les entrave en faisant prendre du bicarbonate de soude. Ces divers résultats portent à penser que les accidents, comme ceux du coma diabétique, dépendent, pour une part, d'un trouble fonctionnel du foie. Ce qui tend à le démontrer c'est que la proportion de l'urée diminue par rapport aux autres matières azotées et spécialement à l'ammoniaque.

Quelle que soit la substance qui intervienne, le fait certain, c'est que la suppression ou l'insuffisance des parathyroïdes provoque une auto-intoxication qui se traduit par une hyper-excitabilité du système neuro-musculaire. La tétanie est l'expression la plus haute de toute une série morbide désignée sous le nom caractéristique de *spasmophilie*. On a pu ainsi rattacher à l'insuffisance parathyroïdienne divers états morbides tels que la *maladie de Thomsen* ou *myotonie congénitale*, la *myoclonie congénitale*, la *myotonie acquise*. On a pu aussi donner à ces divers états morbides une formule électrique spéciale, c'est la *réaction myotonique* d'Erb.

Contre cette intoxication on possède un antidote dont l'influence ressort des recherches de Loeb, c'est le calcium. Guest a montré que chez les enfants recevant une alimentation peu riche en sels calciques, il se produit une hyperexcitabilité des muscles périphériques. D'après Oddo

---

[1] Morel, L'acidose parathyroprive. *Journal de Physiologie et de Pathologie générale*, 1911, p. 542.

et Sarles, l'urine des enfants atteints de tétanie serait particulièrement riche en calcium et Netter a constaté que les sels de calcium constituent une excellente médication à opposer aux accidents tétaniques.

Tous ces résultats n'ont pas été acceptés sans critique. Stolzer soutient que les sels calciques augmentent l'excitabilité électrique et, loin de combattre la spasmophilie, en favorisent le développement. Au contraire, d'après Mac Callum et Vögtlin, l'ingestion ou l'injection de lactate ou d'acétate de calcium améliore les accidents déterminés chez le chien par l'extirpation des parathyroïdes. Il faudrait donc conclure que les glandes parathyroïdes agissent sur l'ion calcique; et que les troubles qui suivent leur extirpation sont liés à une insuffisance des sels de calcium. On obtiendrait des accidents analogues en précipitant ces sels par un oxalate. Dans l'un et l'autre cas, se ferait une augmentation des sels potassiques. Il y aurait entre le potassium et le calcium une sorte d'antagonisme.

On doit considérer encore comme. étant d'origine thyroïdienne, le *goître exophtalmique.*

Longtemps décrite parmi les névroses, cette maladie a été rattachée par Gautier (de Charolle) et Möbius à un trouble thyroïdien. On avait tout d'abord invoqué une suractivité de la glande. Mais il est plus vraisemblable d'admettre que son fonctionnement est à la fois augmenté et troublé. Il y aurait dys- et hyperthyroïdie. Nous avons déjà signalé les recherches de De Cyon montrant la présence dans la glande thyroïde de substances agissant sur le système circulatoire et dont une surproduction explique parfaitement les symptômes cardinaux du goître exophtalmique. Iscovesco a extrait de la thyroïde un lipoïde insoluble dans l'acétone dont l'injection provoque de la tachycardie et un lipoïde soluble dans ce liquide capable de produire l'exophtalmie.

Enfin Boinet et Silbert [1] étudiant l'urine des malades atteints de goître exophtalmique ont isolé trois ptomaïnes; la première, soluble dans l'alcool amylique, détermine de l'arythmie cardiaque et des convulsions; la seconde, soluble dans la benzine, produit des troubles cardiaques moins marqués et amène des convulsions moins violentes; la troisième, soluble dans l'éther, est également convulsivante et produit le ralentissement du cœur, puis son accélération et finalement son arrêt en systole. En opérant sur l'urine acidifiée, les auteurs ont trouvé une base amylique, amenant des paralysies musculaires et l'arrêt du cœur en diastole et une base éthérée, produisant la résolution musculaire et augmentant l'amplitude des systoles cardiaques.

Les intoxications thyro-parathyroïdiennes, dont nous venons d'indiquer les effets, aboutissent aussi à la production de diverses lésions organiques, auxquelles plusieurs auteurs attribuent une assez grande importance.

---

[1] BOINET et SILBERT, Des ptomaïnes urinaires dans le goître exophtalmique. *Revue de médecine*, 1892, p. 33.

A l'autopsie des animaux qui ont succombé à l'extirpation de l'appareil thyroïdien, on constate une congestion des principaux viscères et diverses altérations des cellules hépatiques et rénales (Alonzo, Haskovec, Laulanié, Coronedi, Alquier, etc.).

Mais ce sont surtout les lésions du système nerveux qui ont fixé l'attention des observateurs.

Weiss insista sur les altérations cellulaires des cornes antérieures, qu'il fut porté à considérer comme la cause des accidents tétaniques présentés par les malades. Rogowitch a obtenu chez le lapin de l'encéphalomyélite parenchymateuse subaiguë. Langhans et son élève Knopp ont trouvé dans le cerveau du singe et de l'homme des cellules vésiculeuses et, dans les nerfs périphériques, à la surface interne du périnèvre, des zones claires, limitées par des lames fibrillaires et renfermant des cellules semblables. Chez le chien, Capobianco a également observé des dégénérescences vacuolaires dans le cerveau, le cervelet, le bulbe, les cornes antérieures de la moelle; Pisenti a rapporté 2 cas où la moelle était creusée de cavités probablement consécutives à des hémorragies.

Quelle est la valeur de ces diverses lésions? C'est ce qu'il est difficile de décider actuellement. Faut-il admettre que la thyroïde détruit des substances dont l'accumulation produirait des lésions cérébrales? Faut-il, avec Horsley, supposer qu'elle neutralise la matière mucinoïde qui est toxique pour l'organisme? Von Eiselsberg se range à cette dernière opinion, et cite une curieuse expérience de Wagner, qui a montré que la mucine, provenant de la parotide du bœuf, produit la tétanie chez le chat. Mais cette expérience n'a pas l'importance qu'on lui attribuait autrefois, puisque la mucine est élaborée par la thyroïde et que la tétanie est liée à l'insuffisance parathyroïdienne.

Nous pouvons donc conclure que les altérations viscérales ou nerveuses n'ont qu'une importance fort relative. L'anatomie pathologique fournit des renseignements, qui, pour intéressants qu'ils soient, n'éclairent en rien le mécanisme des accidents. C'est à des modifications dans l'élaboration des matières organiques qu'il faut rattacher la cause des troubles qu'on observe.

Les divers accidents consécutifs à la suppression ou à l'insuffisance de la thyroïde et des parathyroïdes peuvent être combattus par la greffe et par l'opothérapie.

L'idée de la greffe remonte à Schiff qui a pu, par ce procédé, préserver les animaux contre les effets de la thyroïdectomie. Les faits confirmatifs sont fort nombreux. Il suffit de citer ceux qu'ont publiés Von Eiselsberg, Fano, de Zanda, Cristiani, Kocher. Mais la greffe réussissant difficilement, on a proposé d'autres procédés opératoires, notamment la greffe fragmentaire qui consiste à injecter dans le péritoine, au moyen d'une seringue munie d'une grosse canule, de très petits fragments thyroïdiens. On peut aussi pratiquer des greffes dans certains organes vasculaires comme la rate. Chez les animaux ainsi préparés, l'extirpation de la thyroïde est parfaitement bien supportée.

Les mêmes procédés opératoires ont été appliqués à l'homme. La greffe a été tentée par Lannelongue et Walther, l'inclusion dans la rate a été réussie par Payr; l'essaimage de petits fragments dans le péritoine a été pratiqué par Cristiani.

Ces méthodes compliquées ont cédé devant les progrès de l'opothérapie. Presque simultanément, Vassale et Gley montrèrent les effets des injections d'extraits thyroïdiens. Ce traitement appliqué à l'homme par Murray a été encore simplifié; aujourd'hui on a le plus souvent recours à l'ingestion, soit de glandes fraîches, soit d'extraits secs. Les résultats obtenus dans le traitement du myxœdème, chez l'enfant aussi bien que chez l'adulte, et dans le traitement de certains troubles dystrophiques ont été tout à fait remarquables. Mais il faut surveiller attentivement les sujets soumis à cette thérapeutique. A la longue on peut voir survenir des manifestations toxiques, changement de caractère, irritabilité, tachycardie et angoisse précordiale, tremblement, albuminurie. Ces troubles reproduisent les manifestations caractéristiques de l'intoxication thyroïdienne. Plusieurs rappellent ceux qu'on observe dans le goître exophtalmique. Mais dans cette affection, la dysthyroïdie nous semble plus importante que l'hyperthyroïdie. On peut expliquer ainsi les effets variables de l'opothérapie thyroïdienne qui dans quelques cas a été suivie d'amélioration et, dans d'autres, n'a fait qu'aggraver le mal. Bien plus rationnelle est la méthode qui consiste à combattre la maladie par le sang et le sérum d'animaux éthyroïdés (Ballet et Enriquez, Hallion), ou d'animaux préparés par une greffe intrapéritonéale de thyroïdes humaines (Roggers et Beebe).

On s'est demandé encore si la glande thyroïde peut être suppléée par d'autres organes, et l'on a cité l'hypophyse et la rate. Les expériences récentes ont montré que la rate ne joue pas le rôle vicariant qu'on lui avait attribué. Il n'en est pas de même de l'hypophyse qui, d'après les recherches de Rogowitch(¹) sur le lapin, s'hypertrophie après l'extirpation de la thyroïde.

Enfin, il existe certainement une relation fonctionnelle, superposable à la relation embryogénique, entre la thyroïde et le thymus. L'injection ou l'ingestion du thymus a pu améliorer et même guérir le goître exophtalmique.

La thérapeutique qui réussit contre les insuffisances thyroïdiennes a été tentée, non sans succès, contre les insuffisances parathyroïdiennes. Il semble même que la parathyroïde se prête mieux que la thyroïde aux tentatives chirurgicales. On a donc pratiqué des greffes sur divers animaux et on a constaté qu'elles préservent contre la tétanie opératoire. Il en a été de même chez l'homme (obs. de von Eiselsberg). Mais le plus souvent on a recours à l'opothérapie, dont les résultats ont été d'ailleurs assez variables.

(¹) Rogowitch, Zur Physiologie der Schilddrüse. *Centralblatt für die med. Wissensch.*, n° 58, 1886.

Rôle du thymus. — Le thymus, que ses origines embryogéniques permettent de rapprocher du système thyroïdien, semble jouer un rôle important dans la nutrition. Son extirpation, chez les jeunes animaux, entraîne des troubles fort remarquables dans le développement du squelette.

Sur 24 petits chiens éthymés, Basch[1] constata la gracilité et la fragilité des os, l'irrégularité des sutures, des déformations surtout appréciables sur les pattes et le bassin. En pratiquant des fractures ou des trépanations, il observa un retard et une insuffisance de la réparation, et un trouble de la calcification. Les analyses de Soli montrent, en effet, que la proportion de CaO qui est de $0^{gr},967$ chez les témoins, n'est que de $0^{gr},453$ chez les opérés. Tout en constatant un retard très manifeste dans le développement, et une diminution de l'épaisseur des diaphyses, Lucien et Parisot ne trouvent pas de différence dans la teneur en sels calciques.

Les troubles observés chez les animaux opérés ont fait supposer à quelques auteurs que l'insuffisance fonctionnelle du thymus joue un rôle important dans le développement de certaines affections dystrophiques de l'enfance, le *rachitisme* et surtout l'*athrepsie*. Les recherches de Mettenheimer, de Lucien, de Mlle Feldzer[2], établissent que le thymus des athrepsiques ne pèse que $0^{gr},9$ à $1^{gr},2$, alors que chez l'enfant normal le poids moyen est de $3^{gr},25$. Mais la lésion thymique est-elle la cause de l'affection ou le résultat de la dystrophie? Elle semble, en tout cas, devoir aggraver les troubles, ce qui a conduit à quelques tentatives opothérapiques. Celles-ci doivent être poursuivies avec de grandes précautions, car les extraits du thymus sont toxiques. Leur injection sous la peau de la grenouille, provoque des manifestations tétaniformes (Abelous et Billard). Leur introduction dans les veines du chien entraîne la chute de la pression artérielle, le collapsus, l'asphyxie et la mort (Svehle, Parisot).

On a voulu parfois expliquer par un hyperfonctionnement les accidents asphyxiques, souvent rapidement mortels, que provoque chez les jeunes enfants l'hypertrophie du thymus. Une cause occasionnelle intervient fréquemment. Tout le monde connaît la relation qui existe entre la mort subite au cours de la chloroformisation et l'hypertrophie du thymus. L'explication la plus simple consiste à invoquer une gêne mécanique par la glande trop volumineuse. En face de cette théorie, généralement acceptée, il faut mentionner la théorie nerveuse émise par Paltauf, et développée par von Kundrat, et la théorie humorale soutenue par Escherich. L'hyperthymisation créerait une hyperexcitabilité nerveuse qui favoriserait la syncope chloroformique. Mais les expériences d'Audebert et celles d'Aubert établissent, contrairement aux résultats obtenus par A. Barbarossa, qu'une injection d'extrait

---

(1) Basch, Beiträge zur Physiologie und Pathologie der Thymus. *Jahrbuch für Kinderheilkunde*, 1906, LXIV, 285.

(2) Feldzer, Le thymus des athrepsiques. *Thèse de Paris*, 1910.

thymique ne rend pas les chiens plus sensibles à l'action du chloroforme[1].

Rôle de l'hypophyse. — Il nous reste à envisager encore une glande qui semble remplir un rôle important dans le maintien de la tension vasculaire et dans la nutrition, c'est l'hypophyse.

Comme l'ont démontré Oliver et Schäfer, l'hypophyse est une glande hypertensive. L'injection intra-veineuse des extraits hypophysaires amène une élévation de la pression, une augmentation d'amplitude et un ralentissement des contractions cardiaques, une vaso-constriction surtout marquée et durable dans la thyroïde, une vaso-constriction passagère des autres vaisseaux suivie d'une vaso-dilatation permanente et se traduisant par de la polyurie. Si la dose est suffisamment forte, l'élévation primitive est suivie d'un abaissement secondaire. Accessoirement, les extraits agissent sur les muscles de l'iris et amènent la dilatation de la pupille. Ces divers effets s'observent quand on emploie l'extrait obtenu avec toute la glande ou, ce qui vaut mieux, l'extrait préparé avec le lobe postérieur.

Pour mettre en évidence le rôle de l'hypophyse dans la nutrition, on a essayé d'en pratiquer l'ablation, mais l'opération est pénible et les résultats observés tiendraient, d'après J. Camus et Roussy[2], au traumatisme. Cependant quelques expériences fort bien conduites, notamment celles d'Ascoli et Legnani, tendent à établir que l'extirpation de l'hypophyse, surtout de son lobe antérieur, provoque chez le chien un retard du développement, un véritable infantilisme.

En utilisant les sérums cytolytiques, Masay a obtenu de l'amaigrissement, de l'affaiblissement musculaire, des gonflements épiphysaires et des déformations osseuses. Ces résultats qui, d'ailleurs, n'ont pas été confirmés par Parhon et Golstein, sont passibles de nombreuses critiques. Les sérums cytolytiques n'exercent pas une action absolument spécifique; ils provoquent des lésions pluri-glandulaires et, dès lors, l'interprétation des résultats devient extrêmement difficile.

Les faits cliniques sont encore plus délicats. Les recherches de Thaon[3] ont démontré que les maladies les plus diverses retentissent sur l'hypophyse et suscitent dans cette glande le développement de lésions ou de proliférations cellulaires. Mais, en même temps, les autres organes sont atteints et les troubles observés relèvent ainsi d'un mécanisme fort complexe.

Les syndromes qu'on rattache à une intervention de l'hypophyse sont assez nombreux. En tête nous placerons l'*acromégalie* et le *gigantisme*, que Brissaud considérait comme l'acromégalie de la période de développement. Marie admet que l'acromégalie résulte d'une insuffisance

---

[1] Aubert, La physiologie normale et pathologique du thymus. *Thèse de Paris*, 1910.

[2] J. Camus et G. Roussy, Présentation de sept chiens hypophysectomisés depuis quelques mois. *Soc. de Biologie*, 21 juin 1913.

[3] Thaon, L'hypophyse à l'état normal et dans les maladies. *Thèse de Paris*, 1907.

hypophysaire. D'autres invoquent un trouble fonctionnel, d'autres une suractivité de la glande. Parhon soutient que cet état morbide est sous la dépendance de lésions glandulaires multiples, et incrimine l'hypofonctionnement de l'hypophyse, du thymus, de la thyroïde, du foie, de la rate et des glandes sexuelles.

Nous ne faisons que signaler ces diverses conceptions qui seront complètement exposées et discutées à propos des sécrétions internes.

Il nous faut mentionner encore un autre état morbide qu'on tend à rattacher à un trouble de l'hypophyse. C'est l'*obésité hypophysaire* ou *dystrophie adiposogénitale*, individualisée par Frohlich en 1901. L'affection se caractérise par un développement du panicule adipeux, surtout marqué à la poitrine et à l'abdomen, un abaissement de la température cutanée, une diminution de la sueur, des troubles trophiques des poils et des cheveux. Le malade a un aspect infantile, les organes génitaux sont peu développés. Souvent coexistent des symptômes de compression cérébrale et l'autopsie révèle une tumeur hypophysaire. Malgré cette constatation, on a pu admettre que les troubles trophiques sont sous la dépendance non de l'hypophyse, mais d'une atrophie primitive des organes génitaux.

Enfin on a encore rattaché à l'insuffisance hypophysaire des arrêts du développement mental ou physique, et à une suractivité de la glande, certains cas de polyurie, de glycosurie ainsi que divers troubles psychiques[1].

Système chromaffine. Capsules surrénales. — On désigne, depuis Kohn, sous le nom de *système chromaffine*, des productions cellulaires qui sont annexées au grand sympathique et qui servent à maintenir sa tonicité. Ayant la même origine embryogénique que le sympathique, ces cellules revêtent peu à peu un aspect épithélioïde. Disséminées dans l'organisme, elles se groupent en certains points pour former des amas d'apparence glandulaire ou paraganglions. Tels sont le paraganglion carotidien, le paraganglion coccygien ou glande de Luschka, le paraganglion tympanique, le paraganglion abdominal ou glande de Zuckerkandl, le paraganglion surrénal, portion médullaire des capsules. Toutes ces cellules sont remarquables par leur affinité pour les sels de chrome, ce qui leur a valu le nom sous lequel on les désigne.

Le système chromaffine et particulièrement les surrénales renferment des substances chimiques agissant sur la pression. Il en est plusieurs qu'on peut isoler par divers dissolvants et qui abaissent d'une façon plus ou moins marquée et plus ou moins durable la pression sanguine. Il en est une chimiquement définie qui élève fortement la pression; c'est l'adrénaline ou orthodioxyphénylethanolméthylamine, isolée par Takamine et qu'il est possible de reproduire synthétiquement. L'adrénaline est un énergique vaso-constricteur qui excite le sympathique exactement

---

[1] A. DELILLE, L'hypophyse et la médication hypophysaire. *Thèse de Paris*, 1909.

comme ferait un courant électrique. Elle agit également sur le myocarde, sur les fibres musculaires de l'œsophage, de l'estomac, de l'intestin, de l'utérus; sur les muscles des bronches, sur les muscles du système pileux; sur l'iris dont elle amène la dilatation. Enfin une injection sous-cutanée provoque différents troubles nutritifs parmi lesquels il convient de faire une place à part à la glycosurie (Blum, Bouchard et Claude).

L'étude de la glycosurie adrénalinique a conduit à la constatation de quelques faits fort intéressants. C'est ainsi que l'apparition du sucre dans l'urine s'observe, même chez les animaux dont le foie ne contient plus de glycogène. Au contraire la glycosurie fait défaut si l'on a extirpé au préalable la thyroïde. Enfin de nombreuses expériences semblent établir un antagonisme entre le pancréas et les surrénales. Si l'on en croit les recherches de Zulzer, l'extirpation du pancréas entraîne le diabète parce que la sécrétion interne de cette glande ne vient plus contre-balancer les effets de la sécrétion surrénale. Le diabète pancréatique mériterait le nom de diabète négatif.

Ces notions de physiologie devaient être rappelées brièvement. Elles vont nous faire comprendre les effets de l'insuffisance capsulaire, dont le syndrome isolé par Addison constitue l'expression la plus complète.

Les observations cliniques d'Addison ne tardèrent pas à susciter quelques tentatives expérimentales.

Le premier, Brown-Séquard extirpa les capsules, en 1856, et vit succomber les animaux, avec des phénomènes paralytiques ou convulsifs, après une survie de 9 à 23 heures. La découverte passa tout à fait inaperçue et la question n'a été reprise que dans ces dernières années, où elle a inspiré les travaux de Tizzoni, Alezais et Arnaud, Abelous et Langlois, Albanese, Supino, etc.

Il est établi actuellement que la suppression des capsules chez le chien, le cobaye ou la grenouille, entraîne la mort en un temps qui varie de 10 à 24 ou 36 heures. L'extirpation d'une des capsules, accompagnée ou non de l'extirpation partielle de l'autre, ne produit pas d'accidents.

Pour étudier le mécanisme de la mort, Abelous et Langlois, et plus tard Supino, ont injecté à des grenouilles du sang de lapins, de cobayes ou de grenouilles décapsulés et sur le point de périr. Ils ont déterminé ainsi des paralysies comparables à celles que produit le curare : les muscles restaient contractiles, tandis que l'excitation des nerfs était sans effet; le poison se localise donc sur les plaques motrices. En opérant sur le chien, on constate que le sang de l'animal décapsulé ne produit aucun effet sur un chien normal, tandis qu'il hâte la mort d'un chien décapsulé et le fait périr en 12 heures, au lieu de 24 à 36 (Langlois).

Le poison qui agit à la suite de l'extirpation des capsules se trouve dans les muscles, dont on peut l'extraire au moyen de l'alcool. Il semble analogue aux poisons qui se produisent au cours de la fatigue. Abelous et Langlois, puis Albanese, ont constaté que les mouvements de l'animal abrègent sa survie. Or l'extrait alcoolique des muscles fatigués exerce la même action sur les grenouilles décapsulées, que l'extrait alcoolique des muscles provenant d'animaux auxquels on a retiré les capsules. Il semble, d'après ces résultats, que les poisons du muscle fatigué, poisons qui ont été découverts par Geppert, Zuntz, Mosso, sont détruits dans les capsules ou tout au moins y sont atténués, probablement par un processus d'oxydation ; car leur mélange avec quelques gouttes de permanganate de potassium diminue leur toxicité.

On a fait pour les capsules surrénales les mêmes hypothèses que pour le corps thyroïde ; on a admis qu'elles détruisent ou qu'elles neutralisent les poisons. En faveur de cette conception, on peut invoquer les expériences d'Albanese. D'après cet auteur la neurine tue les grenouilles décapsulées à la dose de 1 milligramme, tandis que 4 milligrammes ne produisent aucun trouble sur les grenouilles saines. Albanese ajoute que les capsules n'agissent pas sur les alcaloïdes, notamment sur la strychnine. Mais cette conclusion ne doit pas être généralisée : Langlois et Charrin ont montré qu'elles neutralisent la nicotine et Abelous a fait avec l'atropine une constatation analogue.

Le rôle des capsules surrénales dans le travail musculaire est encore mis en évidence par Balatti et Roatta. Ces auteurs font marcher des chiens dans un appareil rotatoire jusqu'à épuisement complet. Ils constatent que les capsules ont perdu les deux tiers de leur quantité normale d'adrénaline. Après quelques heures de repos, la réserve d'adrénaline est reconstituée. En employant le même procédé, Schur et Wiesel ont constaté la diminution de l'adrénaline dans les capsules et son augmentation dans le sang. On peut donc admettre que cette substance sert à stimuler les contractions cardiaques, à renforcer l'action du cœur, à empêcher son épuisement par un excès de travail.

Si nous voulons appliquer les résultats de l'expérimentation à l'étude de la maladie d'Addison, nous éprouvons encore quelques difficultés. Deux symptômes semblent relever de l'insuffisance capsulaire : l'asthénie et l'hypotension. Il est plus difficile d'expliquer la mélanodermie que plusieurs observateurs rattachent à des troubles ou des lésions du plexus solaire.

Comme on l'avait fait pour la thyroïde, on a tenté d'éviter les accidents consécutifs à l'ablation des surrénales par une greffe préalable. Abelous a réalisé cette ingénieuse expérience. Il a pu ensuite retirer les capsules, les animaux ont survécu ; ils succombèrent quand on extirpa la greffe.

L'application de l'opothérapie au traitement de la maladie bronzée a donné des résultats assez variables. Tantôt aucun effet n'a été obtenu, tantôt on a observé une amélioration passagère suivie de rechutes. Enfin on a cité quelques cas de guérison définitive, tels sont les faits rapportés par Schilling, Béclère, Anderodias. Il faut ajouter que plusieurs fois l'injection d'extraits ou même l'injection de glandes fraîches a produit des accidents mortels. Foa et Pellacani, Zuco en ont rapporté des exemples ; Dujois de Saujon a vu un malade succomber brusquement à la sixième injection d'extrait surrénal. Lœper cite un cas de mort par œdème aigu du poumon. Même dans les cas favorables tous les troubles ne disparaissent pas. Ce sont surtout l'asthénie et les manifestations cardiaques et digestives qui sont améliorées. Il est rare que la mélanodermie régresse.

En face du syndrome addisonnien complet on a décrit une série de formes plus ou moins frustes, liées à la sclérose des surrénales et consécutives aux intoxications les plus diverses. Ces insuffisances surrénales s'observent surtout chez les tuberculeux et peuvent être divisées en deux groupes suivant que les lésions portent sur la couche corticale ou sur la couche médullaire. Dans le premier cas on observe de l'asthénie et de la mélanodermie, dans le second cas de l'hypotension s'accompagnant souvent de tachycardie.

Il est probable que l'insuffisance capsulaire intervient au cours d'un grand nombre d'états infectieux et explique certains troubles notamment l'abaissement de la pression. Les expériences de Luksch établissent que les capsules des animaux qui ont succombé à la diphtérie, à la tuberculose, à l'infection éberthienne, ne renferment pas de substance élevant la pression et n'agissent plus sur la pupille. Il en est de même quand la mort est due à l'intoxication phosphorée. De ces constatations découle une application thérapeutique. On a pu donner, non sans succès, de l'adrénaline aux malades atteints d'hypotension au cours des maladies infectieuses les plus diverses, mais plus particulièrement de la fièvre typhoïde.

L'adrénaline est, dans maintes circonstances, produite en excès et détermine ainsi une véritable auto-intoxication qui se traduit par de l'hypertension. Si la quantité projetée dans la circulation est trop considérable, on verra survenir l'œdème aigu du poumon qu'on peut reproduire facilement chez les animaux par une injection intra-veineuse d'adrénaline.

Lorsqu'on répète les injections intra-veineuses, en opérant avec soin, par exemple en introduisant, tous les deux jours, trois gouttes d'une solution au millième, on constate au bout d'une vingtaine de jours de profondes lésions artérielles : les vaisseaux et particulièrement l'aorte sont atteints d'athérome ; il sont parsemés de plaques calcaires et parfois déformés par des élargissements partiels et des anévrismes. Enfin, le cœur est augmenté de volume et hypertrophié.

La découverte de ces faits qui est due à Josué a eu un rentissement considérable et a suscité un grand nombre de travaux. On est ainsi conduit à admettre que l'artério-sclérose est liée à l'auto-intoxication adrénalinique et l'anatomie pathologique démontre, en effet, la fréquence des altérations capsulaires chez les artério-scléreux.

Quelques objections ont été faites, non aux faits expérimentaux, mais aux conclusions qu'on en voulait tirer. De nombreuses recherches établissent qu'un grand nombre de substances sont capables de déterminer chez le lapin le développement de l'artério-sclérose. C'est ce qu'on obtient par les injections répétées de nicotine (Adder et Hensel), de macération de tabac, même de tabac dénicotinisé (Guillain et Gy), par l'action du plomb (Boinet et Romary, Gouget), des sels de baryum (Benecke), des viandes putréfiées (Boveri), ou des substances aromatiques d'origine putréfactive, paracrésol ou indol (Metchnikoff), par des inoculations de microbes tels que le para-colibacille (Gilbert et Lion) ou le staphylocoque (Saltykow), par l'injection de toxine diphtérique (Klotz). Mais on peut se demander avec Gouget si toutes ces substances agissent directement sur les vaissaux ou si elles n'agissent pas, indirectement, par l'intermédiaire des capsules surrénales. A l'appui de cette opinion, Gouget rapporte les expériences qu'il a faites avec le plomb, expériences qui on permis de mettre en évidence une hypertrophie des capsules. Bernard et Bigard objectent que l'hyperépinéphrie est caractérisée par le développement de la couche corticale, mais celle-ci, bien qu'elle ne renferme pas d'adrénaline, possède cependant le pouvoir hypertenseur.

Voilà donc une série de faits établissant la fréquence et l'importance de l'auto-intoxication par l'adrénaline. L'hypertension, l'œdème aigu du poumon et, si le processus se prolonge, l'artério-sclérose et l'athérome peuvent être rattachés à l'action de cette substance. Réciproquement l'hypotension avec toutes ses conséquences relève de l'insuffisance adrénalinique. Il faut donc que le passage de l'adrénaline dans le sang soit bien réglé. Il faut aussi, pour que les effets de l'accumulation soient évités, qu'il y ait élimination ou transformation continue de l'adrénaline. Or il semble démontré que cette substance perd son action au contact du sang. Guibden et Fürth mettent à l'étuve un mélange de 200 centimètres cubes de sang défibriné et de 0^{gr},1 d'adrénaline. Au bout de 2 heures le pouvoir hypertensif a disparu. La destruction de l'adrénaline est favorisée par les alcalins, entravée par les acides, et ces résultats s'observent même chez l'animal vivant. En injectant de faibles doses d'acides dilués dans les veines d'un lapin, Kretschmer a constaté que la destruction de l'adrénaline se fait de 5 à 6 fois plus lentement que dans les conditions normales. Ce résultat tendrait à justifier l'emploi systématique des alcalins contre les progrès de l'artério-sclérose.

Enfin, il est certains organes qui ont la propriété de neutraliser l'adrénaline : tels sont l'intestin, le poumon et avant tout le foie. Langlois injecte comparativement l'adrénaline par la veine jugulaire et par un rameau de la veine porte; dans le deuxième cas, l'effet sur la pression est nul. Battelli arrive à un résultat semblable en faisant une circulation artificielle à travers la glande hépatique.

Il existe entre les diverses glandes dont nous venons d'indiquer les effets une certaine synergie.

C'est ainsi que l'hyperépinéphrie coïncide fréquemment avec un hyperfonctionnement hypophysaire (Claude, Ballet et Lagnel-Lavastine).

Réciproquement, Ballet et Lagnel-Lavastine ont signalé la sclérose hypertrophique des surrénales avec adénome dans l'acromégalie. On possède plusieurs observations de tumeurs surrénales chez les géants. Enfin, il y aurait un rapport entre l'appareil génital et les surrénales. L'hypertrophie des surrénales a été signalée dans la grossesse chez les animaux (Guieyesse et Marassini); elle a été observée après l'ablation des ovaires (Theodossiev) et la castration (Marassini). Signalons enfin les rapports qu'on a voulu établir entre l'état des surrénales et le développement de certaines affections telles que le rachitisme (Stölzner) et l'ostéomalacie, et nous aurons donné une idée encore incomplète du rôle considérable qu'on tend à faire jouer à ces glandes, tant à l'état normal qu'à l'état pathologique.

Nous avons déjà indiqué à plusieurs reprises qu'un lien étroit semble unir les diverses glandes dites à sécrétion interne. Les mêmes causes morbides y provoquent des modifications fonctionnelles, des suractivités ou des insuffisances et y déterminent des lésions. D'un autre côté, les lésions des unes retentissent sur les autres. Ainsi, l'insuffisance thyroïdienne constatée cliniquement ou provoquée par l'expérimentation a pour conséquence l'hypertrophie de l'hypophyse. Le même résultat s'observe à la suite de l'extirpation des capsules surrénales, du pancréas, d'un des deux reins (¹). La clinique montre que, dans l'acromégalie, les lésions de l'hypophyse ne sont pas constantes : Hutchinson n'en relève que 66 fois sur 68 autopsies et Modena, 65 sur 70. Aussi a-t-on pu considérer cet état morbide comme une affection multiglandulaire.

Dans la maladie de Basedow, le système thyroïdien n'est pas seul atteint; le thymus est souvent en reviviscence. Une constatation analogue a été faite dans la maladie d'Addison. Enfin, on a cité un grand nombre de faits expérimentaux et cliniques mettant en évidence les corrélations entre l'ovaire et les surrénales (Cesa-Bianchi), entre les surrénales et la thyroïde, entre l'ovaire et la thyroïde (Parhon et Jodstein). On a constaté l'hypertrophie de la thyroïde après l'ablation expérimentale des surrénales, on a observé des troubles thyroïdiens après les lésions du foie ou la ligature lente de la veine porte.

Un intérêt considérable s'attache donc à l'histoire des syndromes pluriglandulaires dont Claude a entrepris l'étude et dont on trouvera l'histoire dans un chapitre spécial de cet ouvrage (Tome III).

Auto-intoxication dans les affections du poumon et du cœur. — Les affections de l'*appareil respiratoire* doivent évidemment produire l'auto-intoxication; l'asphyxie entravant l'exhalation de l'anhydride carbonique et l'apport de l'oxygène, les combustions deviennent moins actives et les substances nocives ne subissent plus leur évolution habituelle. Simanowsky et Schonnoff ont étudié à ce point de vue la transformation du benzol, qui normalement s'oxyde dans l'organisme et s'élimine à l'état de phénol sulfo-conjugué; or, chez les animaux rendus dyspnéiques, l'oxydation du benzol est diminuée des deux tiers.

D'un autre côté, l'examen des urines chez l'homme ou chez les animaux y dévoile un certain nombre de modifications intéressantes; l'acide urique augmente; en même temps apparaissent l'acide lactique, souvent

---

(¹) A. PERRIER, Réaction de l'hypophyse à la suite d'ablations glandulaires. *Thèse de Paris*, 1909.

l'acide oxalique, l'acide acéthylacétique, l'albumine, le glycose. D'après Zillessen, la glycosurie ne se produirait pas quand on détermine l'asphyxie chez un animal malade ou privé d'aliments.

Voilà donc des analyses chimiques qui tendent à démontrer la réalité de l'auto-intoxication, probablement par trouble de la nutrition cellulaire, au cours de l'asphyxie. Si l'on ajoute que le poumon sert à la sortie des substances toxiques volatiles et qu'il est capable d'arrêter et de transformer un grand nombre de poisons, on arrivera à conclure que l'intoxication doit fréquemment se produire au cours des affections qui retentissent sur cette glande. Mais ces données théoriques et ces raisonnements par analogie ne permettent pas d'affirmation absolue, et nous manquons actuellement de faits expérimentaux.

Cependant les récentes recherches de Manoïloff permettent de rapporter à l'auto-intoxication une affection qu'on a parfois considérée comme une bronchite diathésique, parfois comme une névrose. Nous voulons parler de l'*asthme.*

Manoïloff injecte à des lapins et à des cobayes du sérum sanguin provenant de malades en pleine crise. Il introduit ensuite dans les veines une solution des cristaux de Charcot-Leyden qu'il a soigneusement recherchés, en s'aidant de la loupe, dans l'expectoration des malades. Les animaux sont pris subitement d'accidents dyspnéiques intenses, analogues à ceux qu'on observe en clinique.

On peut donc supposer que le poumon sert à l'élimination d'un poison qui, chez les sujets prédisposés, déclanche l'accès d'asthme par un processus qu'on a comparé à celui de l'anaphylaxie.

Le rôle de l'auto-intoxication dans les affections du cœur n'est pas moins important. Ducamp a montré que la toxicité urinaire augmente en cas d'hypertrophie cardiaque et diminue dans l'asystolie.

Il faut remarquer qu'à une période avancée des affections cardiaques, quand éclatent les manifestations asystoliques, les principaux organes sont plus ou moins profondément atteints. Il se produit ainsi une auto-intoxication consécutive aux insuffisances des diverses glandes, notamment du foie et des reins ; on pourrait alors remplacer le cœur malade par un cœur normal, les accidents n'en continueraient pas moins leur évolution.

L'entrave apportée par les *affections du cœur,* et surtout par les affections du poumon à l'arrivée de l'oxygène, provoque dans les cellules des lésions souvent très marquées. C'est surtout le système nerveux qui souffre de l'anoxhémie, il peut être rapidement atteint d'altérations irréparables, altérations qui se développent d'autant plus vite que la température organique est plus élevée.

Ainsi l'analyse des faits conduit à admettre que, dans les affections pulmonaires comme dans les affections cardiaques, la mort est due à l'accumulation de substances toxiques qui, dans les conditions normales, sont rendues inoffensives par l'oxygène. Ce gaz est une véritable substance préservatrice.

Auto-intoxication dans les affections cutanées. — La peau est, avec le rein et le poumon, un des principaux émonctoires pour les matières nocives formées dans l'économie. Aussi depuis longtemps a-t-on pensé à rattacher à une auto-intoxication les accidents qui suivent la suppression des fonctions cutanées.

Bien des auteurs ont cru pouvoir expliquer ainsi les effets du vernissage ou des brûlures étendues.

Les accidents consécutifs au vernissage sont généralement attribués au rayonnement considérable et à la perte de calorique qui en est la conséquence. Il en résulte un abaissement de la température, une disparition du glycogène hépatique, une coloration rouge du sang veineux (Cl. Bernard), des altérations viscérales et notamment des lésions médullaires (Feinberg), des congestions du foie et de l'estomac, du catarrhe de l'intestin, de la néphrite. Tous ces phénomènes peuvent-ils être attribués à la réfrigération? C'est ce qu'il semble difficile d'admettre. Aussi invoque-t-on depuis longtemps une intoxication de l'organisme, soit par des matières, connues comme l'anhydride carbonique (Bouley) ou l'ammoniaque, soit par des matières indéterminées, soit enfin par un mécanisme plus complexe, par une urémie résultant des altérations rénales.

La théorie de Bouley n'est pas soutenable et celle de l'urémie n'explique pas la mort rapide qui survient à la suite du vernissage total. Edenhuizer avait admis la rétention d'un principe gazeux; il pensa que c'était l'ammoniaque, car il trouva du phosphate ammoniaco-magnésien dans des parties vernissées. Mais c'est à Sokoloff(¹) que revient le mérite d'avoir bien compris le problème : il a constaté que le vernissage peut entraîner la mort en quelques heures avec hypothermie, albuminurie et diarrhée : la respiration est lente, superficielle, irrégulière : les animaux succombent dans le coma. Or, en injectant à des animaux sains le sang des animaux vernissés, on provoque une albuminurie qui dure de trois à quatre jours, et que ne produit pas le sang normal.

Les expériences de Sokoloff, malgré leur intérêt, n'étaient pas suffisantes pour entraîner la conviction, car les accidents étaient beaucoup trop légers.

La question a été reprise récemment et s'est enrichie d'importants résultats qui s'appliquent à la fois à la physiologie pathologique du vernissage et des brûlures. Dans ce dernier cas les phénomènes sont encore plus complexes, car ils peuvent relever de plusieurs processus différents : tantôt l'individu brûlé succombe en quelques heures, il s'agit alors d'un véritable choc nerveux; ou bien il meurt en vingt-quatre ou quarante-huit heures, et l'on trouve dans les vaisseaux de nombreuses thromboses explicables par les altérations du sang. Enfin, dans les cas où la mort survient tardivement, on découvre des lésions viscérales, et particulièrement des néphrites et des ulcérations duodénales qui semblent d'ailleurs

---

(¹) SOKOLOFF, Ueber den Einfluss der künstlichen Unterdrückungs der Hautperspiration auf den thierischen Organismus. *Arch. für pathol. Anat. und Physiol.* t. LXIV, 1875.

insuffisantes à expliquer la mort. On est donc conduit à invoquer l'influence d'une intoxication. Cette idée, émise par Avdakof et par Lesser, développée par Foa [1], peut s'appuyer sur quelques faits expérimentaux.

Kianicine [2] a trouvé dans le sang, les organes, l'urine des chiens brûlés ou vernis, une ptomaïne qui rappelle la peptotoxine et tue la grenouille aux doses de $0^{gr},8$ à $0^{gr},16$. Chez le lapin, l'injection de $0^{gr},4$ à $0^{gr},05$ donne de la somnolence, abaisse la température à 34 ou 33 degrés et finit par tuer en vingt-quatre heures. L'autopsie révèle une congestion intense des organes. D'un autre côté, Reiss, Boyer et Guinard [3], Voigt ont vu augmenter la toxicité des urines à la suite des brûlures; Reiss attribue ce résultat à des bases qui seraient analogues à la pyridine et dont l'injection sous-cutanée produit chez le cobaye du coma et des convulsions.

L'empoisonnement, dans les cas de brûlure, tient en partie aux substances toxiques qui se forment dans les tissus atteints. Lustgarten y a trouvé un poison analogue à la muscarine et dont l'atropine serait l'antidote. Ce poison, d'après Vassale et Sacchi [4], diffuse dans l'organisme et envahit tous les tissus de l'animal en expérience.

Les intéressantes expériences de Voigt confirment et complètent les résultats précédents. Si l'on fait sur la peau d'un cobaye, d'un rat ou d'une souris, une brûlure étendue, capable d'entraîner la mort, on sauvera l'animal en pratiquant 2 heures plus tard l'excision de la partie atteinte; si on attend 14 heures, l'intoxication est trop avancée et la terminaison fatale est inévitable. En transplantant sur un animal neuf un tissu brûlé, prélevé sur un autre animal, on détermine une intoxication mortelle. Enfin, en opérant sur deux animaux en parabiose, on constate que les brûlures pratiquées sur l'un entraînent la mort des deux.

L'intoxication explique parfaitement la plupart des symptômes présentés par les brûlés, et notamment les modifications vasculaires et respiratoires, que Boyer et Guinard ont mises en évidence au moyen de la méthode graphique; l'hypothermie tardive, qu'il ne faut pas confondre avec l'hypothermie initiale due au choc nerveux; les altérations du sang, analogues à celles qu'on observe dans les infections graves; les thromboses, les lésions viscérales telles que néphrite, ulcérations de l'intestin, etc.

Sans être aussi actives que les brûlures, les affections cutanées, en troublant l'émonction de la peau, produisent l'auto-intoxication. Griffiths a trouvé dans l'urine des eczémateux une ptomaïne vénéneuse; Hallopeau et Tête ont décelé dans la dermatite herpétiforme une base produisant des ulcérations et des décollements de la peau.

On peut trouver des toxines dans le sang et le sérum. C'est ce que

[1] Foa, Sulla morte per bruciature. *Rivista sperimentale de freniatria e medecine legale*, vol. VII, 1881.

[2] Kianicine, De la cause de la mort à la suite des brûlures étendues de la peau. *Arch. de médecine expér.*, 1894, p. 731.

[3] Boyer et Guinard, Des brûlures. Paris, 1895.

[4] Vassale e Sacchi, Sulla tossicita dei tessuti scottati. *La Riforma medica*, 1893, IV, p. 544.

Quinquaud (¹) a reconnu : il a montré que le sérum est hypertoxique dans les affections cutanées d'origine rénale, dans les dermatites avec grandes exfoliations, dans le pemphigus aigu, l'érythème infectieux, l'eczéma généralisé ; il est hypotoxique dans le pemphigus cachectique.

Auto-intoxication dans les affections du système nerveux. — Un bon nombre d'affections nerveuses relèvent de modifications dans la nutrition cellulaire et sont dues à la formation de substances toxiques ; de même que les poisons exogènes, plomb, alcool ou morphine, peuvent produire différentes lésions ou différents troubles du système nerveux, de même les auto-intoxications peuvent engendrer les accidents les plus divers.

Nous avons déjà montré la fréquence des manifestations nerveuses au cours des affections gastro-intestinales, hépatiques ou rénales. On connaît, d'autre part, les relations qui existent entre l'arthritisme et diverses vésanies. Pierret fait remarquer, à ce propos, que les arthritiques sont atteints de dyspepsie, de dilatation stomacale, de troubles intestinaux et hépatiques. Il existe chez eux un mauvais chimisme élémentaire, se traduisant par une exagération dans la production des substances toxiques ou une diminution dans leur destruction. On peut donc conclure, avec Pierret, Gautier, Brieger, Bienstock, que certaines formes de folie relèvent d'une auto-intoxication.

Quelques faits expérimentaux viennent étayer cette conception. Selmi avait déjà signalé la présence d'une base volatile toxique dans l'urine des paralytiques généraux. Au cours de plusieurs affections nerveuses, Pouchet avait vu augmenter les alcaloïdes urinaires. D'Abundo, Regis et Chevalier-Lavaure, Mairet et Bosc (²), Dubois et Weil, de Bœck et Slosse, Brugia ont étudié la toxicité du sérum ou de l'urine dans les diverses formes d'aliénation mentale et sont arrivés à des résultats dont l'importance pour la physiologie pathologique semble considérable. Enfin Ibba a mis en évidence la présence d'hémolysines thermostabiles dans le sang des épileptiques, des maniaques, des mélancoliques et des paralytiques généraux.

La toxicité urinaire, diminuée dans la démence sénile et dans les périodes de calme de la folie, augmente dans la mélancolie et dans certaines formes de dépression mentale.

Mais le fait le plus curieux, bien mis en évidence par Brugia, c'est que l'urine des excités produit des convulsions, un abaissement thermique de 1 degré, parfois de la mydriase ; l'urine des déprimés amène de l'abattement, de la somnolence, du coma, de la paralysie, de l'arythmie du pouls et de la respiration ; les pupilles sont rétrécies ; enfin l'hypothermie est considérable et atteint 3 et 4 degrés. Les différences sont

---

(¹) Quinquaud, Des variations de la toxicité du sérum sanguin dans les affections cutanées. *Soc. de dermatologie et syph.*, 18 mai 1893.

(²) Mairet et Bosc, Recherches expérimentales sur la toxicité de l'urine des aliénés. *Arch. de phys.*, 1892, p. 12.

très nettes quand on observe un malade passant successivement par ces deux périodes.

Continuant ces recherches, Brugia[1] a reconnu que l'extrait alcoolique des urines recueillies pendant la période de dépression n'est presque pas toxique. L'extrait pratiqué avec des urines provenant d'exaltés produit les mêmes effets que l'urine totale; ces effets sont dus en grande partie à des alcaloïdes que Brugia a pu extraire.

D'après d'Abundo, la toxicité du sérum est moins marquée que normalement dans les cas de dépression et de stupeur, par exemple dans l'idiotie, l'imbécillité, après les accès épileptiques; elle est plus élevée s'il y a excitation, comme dans la manie, la folie pellagreuse; elle est diminuée dans la lypémanie, mais augmente en cas d'agitation; très notable dans la paralysie générale, elle tombe au-dessous de la normale pendant les périodes de calme. Il résulte encore des recherches de l'auteur que les urines peu actives amènent la mort dans le coma; elles sont convulsivantes quand leur toxicité est élevée.

Regis et Chevalier-Lavaure[2] ont constaté que le sérum et l'urine présentent en général des variations en sens inverse : en cas d'excitation, l'urine est moins toxique et le sérum l'est plus que normalement; c'est le contraire en cas de dépression.

Parmi les névroses, c'est d'abord l'épilepsie qui a fixé l'attention des observateurs, Deny et Chouppe[3], Féré[4], Voisin et Péron[5], Mairet, Bosc, Vires[6].

Féré, qui a étudié la question avec beaucoup de soin, a constaté que les urines émises avant l'attaque sont très toxiques et très convulsivantes; leur coefficient urotoxique s'élève en moyenne à 0,720 et atteint parfois 1,416. Après l'attaque elles sont peu actives et ne déterminent pas ou déterminent peu de convulsions; le coefficient urotoxique oscille autour de 0,478 et tombe parfois à 0,110. Pourtant ces règles ne sont pas absolues : dans un cas, les urines furent constamment hypotoxiques.

Voisin et Péron ont constaté que la toxicité urinaire, assez faible en dehors des crises, se relève pendant celles-ci et parfois dépasse la normale. Mairet et Bosc disent aussi que la toxicité des urines est peu marquée

---

[1] Brugia, La tossicita delle urine nei pazzi. *La Riforma medica* 1892, III, p. 807.

[2] Chevalier-Lavaure, Des auto-intoxications dans les maladies mentales. *Thèse de Bordeaux*, 1890. — Regis et Chevalier-Lavaure, Id. *Congrès des médecins aliénistes.* La Rochelle, 1893.

[3] Deny et Chouppe, Note sur le pouvoir toxique de l'urine dans l'épilepsie. *Comptes rendus de la Soc. de biol.*, 1889, p. 687.

[4] Féré, Note sur les effets immédiats et tardifs des injections intra-veineuses d'urines d'épileptiques. *Ibid.*, 1890, p. 205. — Deuxième note. *Ibid.*, 1890, p. 257. — Troisième note, *Ibid.*, 1890, p. 514. — Note sur la toxicité des urines des épileptiques. *Ibid.*, 1893, p. 743.

[5] Voisin et Peron, Recherches sur la toxicité urinaire chez les épileptiques. *Arch. de neurologie*, 1892, p. 178 et 1893, p. 65.

[6] Mairet et Bosc, Recherches sur la toxicité de l'urine des épileptiques. *Soc. de biologie*, 1896, p. 161. — Mairet et Vires, Note sur la toxicité du sérum sanguin des épileptiques. *Ibid.*, 1898, p. 678.

dans l'intervalle des accès et qu'elle se rapproche du chiffre normal à la période préparoxystique. Enfin, d'après Mairet et Vires, le sérum sanguin serait moins toxique que normalement pendant les périodes interparoxystiques. Mairet, en collaboration avec Ardin-Delteil, a encore étudié la sueur des épileptiques. La toxicité, nulle dans l'intervalle des accès, était réelle, quoique faible, pendant et après l'attaque.

On ne sait évidemment pas à quelle substance particulière est due la toxicité spéciale des urines d'épileptiques. On peut seulement faire jouer un certain rôle aux bases découvertes par Griffiths et Chiaruttini : pendant les accès des névroses paroxystiques, le sang et l'urine renferment des alcaloïdes qui produisent des troubles respiratoires, de la tachycardie, de la polyurie, des contractions intestinales : la mort survient au milieu de convulsions[1].

D'après Guido-Guidi, l'épilepsie est due à une déviation métabolique et à l'accumulation de carbamate d'ammomium qu'on trouve en excès dans l'urine. L'ingestion de sels ammoniacaux augmente la fréquence des accès chez les épileptiques et parfois amène l'état de mal.

Les recherches poursuivies avec le liquide céphalo-rachidien[2] n'ont donné que des résultats assez contradictoires. Encore est-il que l'épilepsie est la seule névrose où l'on ait pu constater parfois une véritable toxicité de ce liquide. Dide et Sacquepée trouvent que l'injection du liquide céphalo-rachidien, recueilli sur un sujet qui vient d'avoir une crise, provoque chez le cobaye un abattement marqué. Si le malade a eu une série d'attaques, $0^{cc},25$ déterminent des convulsions; 1 centimètre cube amène la mort.

E. La Pegna, A. Buzzard, Donath, Roubinovitch arrivent à des conclusions analogues, tandis que Sicard, Rossi n'obtiennent que des résultats négatifs.

En étudiant l'urine des hystériques, Bosc[3] a constaté une hypotoxicité déjà manifeste avant la crise et encore plus marquée après celle-ci. Cette constatation a permis de faire le diagnostic entre l'hystérie à forme tétanique et le tétanos. Dans ce dernier cas la toxicité est plus marquée que normalement.

Mavrojannis[4] a développé la théorie toxique de la catalepsie. Cet état morbide peut être provoqué par différents poisons : la morphine chez le rat, le chloroforme chez la grenouille (Tarchanoff) et même chez l'homme (Alfonski), le haschich chez l'homme (Croudece, Battaglia).

On pourrait présenter des considérations analogues pour un grand

---

[1] CHIARUTTINI, Ricerche sulle ptomaïne nelle nevrosi accessuali. *La Riforma medica*, 1893, t. II, p. 687.

[2] Pour tout ce qui a trait au liquide céphalo-rachidien on pourra consulter les deux monographies de : J. ANGLADA, *Thèse de Montpellier*, 1909 et de MESTREZAT, 1 vol. in-8°, Paris, 1912.

[3] Bosc, Du degré et des caractères de la toxicité urinaire dans l'hystéro-épilepsie. *Soc. de biologie*, 1897, p. 130.

[4] MAVROJANNIS, L'action cataleptique de la morphine chez les rats. *Soc. de biologie*, 1903, p. 1092.

nombre d'affections mentales. Contentons-nous d'envisager les opinions émises sur une des maladies les plus activement étudiées à l'heure actuelle, la *démence précoce*. La plupart des auteurs tendent à rattacher cet état morbide à une auto-intoxication. Le désaccord commence dès qu'il s'agit de préciser cette formule un peu vague. Ziehen, Krœpelin attribuent le principal rôle aux glandes sexuelles. Angellis, Dide croient à une auto-intoxication générale d'origine diverse, gastro-intestinale, hépatique, rénale, thyroïdienne. Meens insiste sur l'importance des glandes à sécrétion interne, les glandes thyroïdes en particulier, tandis que Lundborg incrimine les parathyroïdes.

En faveur de la théorie toxique, on peut citer les expériences de Berger qui a pris du sang à des malades atteints de diverses psychopathies, a recueilli le sérum et en a étudié la toxicité sur des chiens par des injections intra-cérébrales. Seul, le sérum des déments précoces a exercé une action spécifique; il a déterminé des manifestations myocloniques qui ont été rattachées à une origine parathyroïdienne.

Mais, comme le fait remarquer Mlle Pascal dans l'excellente monographie[1] à laquelle nous avons emprunté la plupart des renseignements précédents, il n'est guère probable qu'une seule glande intervienne; le mécanisme doit être beaucoup plus complexe et on ne peut à l'heure actuelle qu'émettre des hypothèses. La plus vraisemblable consiste à invoquer un processus toxique, lent et prolongé, exerçant une action neurolytique.

Cette formule doit s'appliquer à un grand nombre d'états psychopathiques et il est probable que la physiologie pathologique, en précisant le rôle des intoxications dans la genèse des troubles mentaux, finira par expliquer le mécanisme des manifestations morbides que l'anatomie pathologique avait été incapable de faire comprendre.

Chez les malades atteints d'affections méningées, il était tout indiqué de rechercher la toxicité du liquide céphalo-rachidien.

Sur cinq inoculations faites avec du liquide de méningites tuberculeuses, Sicard n'a vu succomber qu'un seul cobaye : l'animal est mort après avoir reçu 1/4 de centimètre cube. Dans une autre série d'expériences, il a constaté que le liquide de chiens tuberculisés expérimentalement provoquait des convulsions et parfois la mort.

Bezançon et Griffon en opérant sur le lapin, Armand Delille sur le cobaye préalablement tuberculisé arrivent à des conclusions analogues. D'après Ramond une dose de 15 centimètres cubes tue 2 fois sur 6; au-dessous de cette dose l'animal survit.

Dans les processus chroniques, notamment dans la paralysie générale, la toxicité semble nulle (Sicard, Avelin et Mouffier).

L'auto-intoxication dans la fatigue. — De nombreuses recherches tendent à faire rattacher à l'auto-intoxication les accidents

---

[1] C. Pascal. La démence précoce. Paris, 1911, p. 240-248.

qui résultent de la fatigue et du surmenage. Des expériences déjà anciennes avaient démontré que si le travail musculaire modéré diminuait la toxicité de l'urine, le travail exagéré l'augmentait et pouvait même faire perdre à ce liquide ses propriétés diurétiques.

Les recherches de Weichardt [1] ont apporté à l'étude de la question une contribution fort importante.

Dans une première série d'expériences, l'auteur détermine de la fatigue chez des cobayes en exerçant sur eux pendant plusieurs heures des tractions qui tendent à les entraîner en arrière. Pour résister, les animaux contractent tous leurs muscles. Leur température s'élève d'abord pour s'abaisser ensuite; à la fin de la deuxième heure elle est à 57° ou 38°. Si, à ce moment, l'animal étant épuisé, on augmente le travail par faradisation des muscles, la température pourra tomber à 54°,8.

En pratiquant un extrait des muscles, simplement par broyage dans 10 fois leur poids d'eau salée, on obtient un liquide très toxique ; injecté au cobaye neuf, il provoque une fatigue intense qui se termine par la mort en moins de 24 heures. Ce poison est peu stable, mais on peut le conserver après une dessiccation rapide.

L'auteur a obtenu une antitoxine qui dialyse facilement et se montre fort active : une dose de $0^{cc},0001$ d'antitoxine desséchée suffit à neutraliser $0^{cc},01$ de toxine.

Pour utiliser le sérum contre les effets de la fatigue, Weichardt a préparé des tablettes. Si on en fait manger aux animaux en même temps qu'on injecte de la toxine sous la peau, on leur confère une très grande résistance contre la fatigue et contre les effets du poison.

L'auto-intoxication dans les maladies parasitaires et infectieuses. — On avait pensé à un moment, qu'on pourrait établir une distinction radicale entre les parasites et les agents infectieux en se basant sur leur mode d'action. Les premiers agiraient *mécaniquement*, ils produiraient des troubles en gênant le fonctionnement des organes, en comprimant les parties contiguës et oblitérant plus ou moins complètement les cavités voisines. Les agents infectieux agiraient *chimiquement* par les poisons qu'ils renferment ou qu'ils sécrètent. De pareilles systématisations ne correspondent jamais à la réalité. Tous les parasites quels qu'ils soient renferment et produisent des substances toxiques. Celles-ci varient seulement dans leur intensité, c'est comme toujours une question de plus ou de moins.

On trouvera, exposées complètement dans les chapitres consacrés aux parasites et aux agents infectieux, nos connaissances sur le sujet. On y verra notamment que les parasites les plus divers renferment des poisons souvent fort énergiques. Ces poisons expliquent les manifestations générales qu'on observe chez les malades, notamment la fièvre, les altérations

---

[1] W. WEICHARDT, Ueber das Ermüdungstoxin und dessen antitoxin. *Munchener med. Wochenschrift*, 1904. Bd. XLVIII, p. 2121 ; — 1905, Bd. LII, p. 1234.

des organes et du sang, les réactions humorales telles que la formation des anticorps.

L'expérience directe confirme ce que l'observation enseigne. Pfeiffer a démontré que les extraits aqueux des Sarcosporidies injectés dans le tissu conjonctif du lapin provoquent la diarrhée, l'hypothermie et entraînent la mort en six ou sept heures. Laveran et Mesnil opérant avec les Sarcosporidies du mouton ont reconnu qu'une dose d'un demi-milligramme par kilo contenant $0^{mg},1$ de substancés solides détermine chez le lapin de la diarrhée et finit par entraîner une cachexie à laquelle l'animal succombe. Laveran et Petit ont constaté qu'un trypanosome du rat, *Trypanosoma Lewisi*, produit une toxine qu'ils ont pu isoler; l'extrait aqueux provoque chez la souris de la fièvre, des accidents nerveux aboutissant au collapsus et à la mort.

Si nous passons à l'étude des parasites plus élevés, nous trouvons des faits analogues. Tous les vers intestinaux, le Trichocéphale ou l'Ascaride comme le Tænia ou le Bothriocéphale renferment dans leur corps des substances nocives qui expliquent un grand nombre de troubles. L'anémie, notamment, qui est parfois si prononcée et peut revêtir la forme pernicieuse, résulte de l'intoxication et non d'une soustraction de sang. Le fait est évident quand il s'agit du bothriocéphale qui est dépourvu de crochets.

C'est aussi par une intoxication qu'on explique l'urticaire si fréquente chez les porteurs de parasites ou chez les individus atteints de kyste hydatique. Enfin l'éosinophilie sanguine et le développement d'anticorps dans le sang prouvent encore l'imprégnation de l'organisme [1].

L'analyse chimique a même permis d'isoler de certains vers plusieurs substances à action bien déterminée [2]. Ainsi dans le corps et dans les excreta des ascarides, on trouve des poisons irritants, provoquant l'hyperhémie, l'inflammation et la·nécrose : ce sont des aldéhydes, des éthers, des acides gras volatils. On y trouve encore des alcaloïdes ayant une action analogue à celle de l'atropine et de la cicutine. Enfin, c'est à la résorption d'acides gras peu saturés qu'il faut rattacher l'anémie de certains malades (Faust, Flury).

On peut faire des remarques analogues pour les parasites végétaux. Certains d'entre eux qui passent pour inoffensifs donnent des extraits toxiques. C'est ce que nous avons reconnu en opérant avec une moisissure très répandue, *Penicillium glaucum*.

Les germes infectieux renferment également des substances toxiques qui font partie intégrante de leur protoplasma. Ces endo-toxines sont mises en liberté par l'autolyse. On peut les extraire en broyant les microbes après les avoir congelés par le chlorure de méthyle ou par

---

[1] On trouvera l'exposé complet de la question dans l'article de M. Guiart, inséré dans le présent volume. On pourra également consulter : WEINBERG, Toxines vermineuses. *Congrès international de pathologie comparée*, t, I (rapports), p. 653, Paris, 1913.

[2] FLURY, Zur Chemie und Toxicologie der Ascariden. *Archiv. f. exp. Path. und Pharmacologie*, 1912. Bd. LXVII, p. 275-392.

l'air liquide. D'autres poisons adhèrent à la surface externe de l'agent pathogène. C'est ainsi que le bacille tuberculeux est recouvert d'une matière grasse comparée à la cire d'abeille, dont le rôle pathogène a été bien mis en évidence par Auclair. Enfin des poisons se trouvent dans les milieux de culture, soit qu'ils diffusent du protoplasma, soit qu'ils soient dus à une action exercée par des ferments microbiens sur les substances fermentescibles du milieu. Pendant longtemps, ces poisons furent les seuls qui fixèrent l'attention des expérimentateurs. On les rangea tout d'abord parmi les alcaloïdes. Mais les recherches ultérieures montrèrent que, le plus souvent, les bases ne préexistent pas dans les cultures et sont dues au dédoublement des véritables poisons. Ceux-ci diffèrent suivant le microbe qu'on étudie. On comprend ainsi qu'on ait pu les ranger parmi les sérines, les globulines, les albumoses. Il ne faut donc pas généraliser les résultats et appliquer indistinctement à toutes les bactéries les faits qu'on a observés avec quelques-unes et notamment avec le bacille diphtérique ou le bacille tétanique. Les toxines de ces microbes sont des matières protéiques très sensibles dont le chauffage détruit les propriétés. Au contraire, les produits d'autres agents pathogènes, *B. perfringens* par exemple, sont solubles dans l'alcool et résistent à l'action de la chaleur.

On peut, à l'heure actuelle, diviser les poisons bactériens en trois groupes : les uns sont endo-cellulaires; d'autres contribuent à former les membranes d'enveloppe de l'agent pathogène; d'autres, enfin, se trouvent par diffusion, sécrétion ou autolyse, dans le milieu de culture.

Leur mode de formation est aussi variable. Il en est qui sont dus à un travail de synthèse : tels sont notamment ceux qui sont formés de grosses molécules colloïdales, protéiques ou lipoïdiques. D'autres dépendent d'une action fermentative transformant les grosses molécules du milieu de culture en corps plus simples, tels que acides gras ou ptomaïnes.

Dans tous les cas, les accidents produits par les agents infectieux doivent être considérés comme relevant toujours des substances toxiques. La distinction qu'on a voulu établir, et qu'on tente de maintenir encore entre les effets produits par l'élément vivant et les troubles causés par les toxines, nous a toujours semblé contraire aux lois générales de la biologie. Sauf quand ils exercent une action mécanique ou physique, les corps étrangers ne peuvent agir que s'ils laissent diffuser autour d'eux des substances solubles. Sans développer cette idée qui sera reprise ailleurs, nous pouvons conclure que l'infection se ramène toujours à une intoxication.

Mais cette intoxication est fort complexe.

A côté des poisons relevant du microbe lui-même, il faut faire une large place aux poisons formés par l'organisme malade; ceux-ci peuvent se diviser en trois groupes :

1° Poisons produits par l'organisme sous l'influence des microbes pathogènes. Ce groupe, dont nous ne faisons qu'entrevoir l'importance, renferme des substances qui ne peuvent prendre naissance dans les milieux de culture, les microbes s'attaquant aux principes constitutifs de l'être envahi;

2° Poisons provenant du tube digestif, dont les putréfactions sont souvent augmentées, au cours des infections les plus diverses;

3° Poisons provenant de la désassimilation qui est activée et pervertie. C'est probablement à cette dernière cause qu'il faut rattacher les profondes modifications qui surviennent au cours des maladies fébriles, dans la constitution chimique de l'organisme. L'alcalinité du sang diminue : au lieu de représenter 230 à 280 milligrammes de soude, elle ne correspond plus guère qu'à 40 milligrammes; le changement tient à une augmentation des acides et notamment des acides formique, acétique, acétylacétique, β-oxybutyrique, lactique et des acides gras volatils; chez des chiens rendus fébricitants par des matières septiques, Minkowski a pu trouver l'acide lactique dans les urines.

Cette production exagérée des acides a pour conséquence une élimination plus intense de l'ammoniaque; on en trouve par jour de 1^{gr},5 à 2 grammes dans les urines, au lieu de 0^{gr},7.

Les matières extractives, les corps amidés augmentent en même temps, ce qui tient en grande partie aux troubles fonctionnels des organes. En opérant sur des chiens ou des lapins infectés, Weil et Anrep ont reconnu que l'acide benzoïque ne se transforme plus en acide hippurique aussi facilement que dans les conditions normales, ce qui indique un défaut de fonctionnement du rein.

Les troubles nutritifs engendrés par les infections se traduisent encore par d'autres modifications dans l'excrétion des matières azotées : la sérinurie, la globulinurie, l'albumosurie et probablement l'acétonurie; il faut ajouter les toxalbumines qui ont été décelées par Alt dans les vomissements des cholériques, par Brieger et Wassermann dans l'urine d'un érysipélateux.

Il est actuellement difficile, dans un cas donné, de savoir quelle est l'origine des substances nocives qu'on trouve. Aussi faut-il se contenter des expériences qui nous ont fait connaître en bloc les poisons qui agissent dans les maladies infectieuses.

Comme toujours, on a recherché les substances toxiques dans le sang et dans les urines.

La toxicité du sang peut augmenter dans des proportions fort notables. Rummo et Bordoni, dans l'important travail que nous avons déjà cité à plusieurs reprises, ont étudié le sang d'animaux infectés avec les microbes du charbon, du barbone des buffles, du rouget, du choléra des poules, ou avec le pneumocoque de Fraenkel; après l'avoir stérilisé au moyen du filtre de porcelaine ou par des chauffages fractionnés, ils ont constaté qu'il était fort toxique. On peut déterminer des accidents très graves et même mortels chez un lapin auquel on injecte de 10 à 15 centimètres cubes du sérum d'un lapin charbonneux. A la même dose, le sérum des sujets atteints du barbone des buffles tue un lapin en quatre heures.

Enfin Bosc a montré que le sérum des cholériques, injecté à des lapins à la dose de 3 à 5 centimètres cubes par kilogramme, amène la mort au bout de 12 à 16 heures au milieu d'accidents cholériformes.

Le plus souvent, c'est avec l'urine que les expérimentateurs ont opéré ; tantôt ils se sont contentés d'en étudier la toxicité totale, tantôt ils ont tâché d'en isoler une substance définie, le plus souvent une ptomaïne. Dès 1882, Bouchard signalait, dans les urines des typhiques, la présence d'alcaloïdes dont il obtenait jusqu'à 1 milligramme par jour. Deux ans plus tard, Lépine et Guérin faisaient des constatations semblables dans la fièvre typhoïde et la pneumonie. Lépine reconnut, avec Aubert, que, dans les urines fébriles, les matières toxiques de nature organique augmentent considérablement, tandis que les poisons minéraux ne subissent pas de variations. Enfin dans ces derniers temps l'étude des alcaloïdes qu'on peut trouver dans les infections a été reprise par Albu et par Griffiths.

La méthode la plus simple consiste à étudier la toxicité des urines sans s'occuper de la nature des poisons qu'elles renferment. C'est ainsi que Bouchard a pu mettre en évidence les propriétés spéciales que possèdent les urines des cholériques. On peut dire, sans exagération, que c'est le travail fondamental sur ce sujet, celui qui a servi de modèle aux recherches ultérieures.

L'urine des cholériques produit des effets bien différents de l'urine normale ; le myosis fait défaut, mais très rapidement on voit survenir de la cyanose, évidente à la face interne de l'oreille, des crampes musculaires, une réfrigération excessive ; puis l'animal est pris d'une diarrhée en purée, blanchâtre ou rougeâtre, sans trace de bile ; l'albuminurie apparaît et, après un jour ou deux, l'anurie se déclare, l'hypothermie s'accentue et les animaux meurent avec 33 ou 34 degrés de température rectale.

Au cours des autres maladies infectieuses, on n'a pas obtenu un tableau aussi saisissant que celui que nous venons de reproduire, d'après Bouchard ; on a constaté simplement des modifications surtout quantitatives de la toxicité urinaire. C'est ce qui s'observe dans la pneumonie. Lépine a trouvé dans l'urine des pneumoniques un alcaloïde toxique, d'autant plus abondant que le cas était plus grave. Le résultat a été confirmé par Griffiths, puis par Albu qui, en opérant sur 8 litres d'urine, a retiré 36 milligrammes d'alcaloïde ; 1 centigramme tuait la souris, tandis que 2 centigrammes ne produisaient aucun effet chez le lapin.

Des recherches poursuivies avec M. Gaume (¹) nous ont montré, contrairement à toute attente, que la toxicité de l'urine va en diminuant au fur et à mesure que la maladie progresse ; à la fin de la période d'état, elle est deux ou trois fois moindre que normalement. Puis, au moment de

______

(¹) Roger et Gaume, Toxicité de l'urine dans la pneumonie. *Revue de médecine*, 1889.

la défervescence, une crise se produit et la toxicité devient supérieure à la normale ; dans quelques cas elle la dépasse de peu, parfois elle acquiert une valeur double, triple ou même quadruple. Cette décharge dure de vingt-quatre à quarante-huit heures. Pendant la convalescence, l'urine possède une toxicité assez variable, égale, inférieure ou supérieure à la normale.

En même temps que ces modifications de la toxicité urinaire, on observe dans le sérum des changements comparables. Rummo et Bordoni ont montré que, pendant la période d'état, il y a diminution de la toxicité immédiate et augmentation de la toxicité tardive ; il faut, en effet, 16 centimètres cubes par kilogramme (au lieu de 10) pour amener la mort en quatre ou cinq minutes ; en introduisant une petite dose, 5 à 6 centimètres cubes par kilogramme, la mort survient au bout de six, huit ou dix heures. Au moment de la défervescence, la toxicité est énorme ; il suffit de 1 centimètre cube par kilogramme pour l'empoisonnement aigu, de $0^{cc},7$ à $0^{cc},8$ pour l'empoisonnement lent.

L'érysipèle, qui se rapproche par tant de points de la pneumonie, a été beaucoup moins étudié. On s'est borné à quelques recherches chimiques. Griffiths a trouvé dans l'urine un alcaloïde, l'érysipéline, qui est pyrétogène et tue les animaux en quarante-huit heures. En opérant sur 6 litres 1/2 d'urine, Albu a obtenu $0^{gr},0247$ d'une base non toxique.

C'est au microbe de l'érysipèle qu'est due, dans certains cas, la fièvre puerpérale. Albu n'a pas décelé d'alcoloïde dans l'urine. Griffiths en a isolé un qui tue le chien en douze heures. Ce dernier résultat confirmerait les recherches antérieures de Bourget (¹) qui avait trouvé des bases fort toxiques dans les urines et dans les organes des puerpérales.

L'étude des fièvres éruptives a conduit à des résultats intéressants.

Auché et Jonchères ont constaté que dans la variole discrète la toxicité urinaire oscille dans les environs de la normale au stade d'éruption ; elle diminue quelquefois d'une façon considérable pendant la fièvre de suppuration pour augmenter au moment de la défervescence. Il se produit alors une véritable décharge urotoxique correspondant à une crise urinaire. Quand des complications fébriles viennent troubler la convalescence, la toxicité urinaire diminue de nouveau, elle augmente au moment de la chute thermique. Dans la variole hémorragique, la courbe toxique suit une marche progressivement décroissante jusqu'à la mort.

Les recherches poursuivies par M. Mazaud (²) dans notre laboratoire montrent que pendant la période d'état de la scarlatine la toxicité urinaire est voisine de la normale, mais généralement plus élevée. Au moment de la guérison se produit une crise urotoxique qui suit l'abaissement de la température et ne le précède pas. Pendant la convalescence

---

(¹) Bourget, Contribution à l'étude des ptomaïnes et des bases toxiques de l'urine dans la fièvre puerpérale. *Thèse de Genève*, 1887.

(²) Mazaud, Recherches exp. sur les variations de la toxicité des urines au cours de la scarlatine. *Thèse de Paris*, 1898.

les urines sont hypotoxiques, ce qui tient vraisemblablement à l'intensité des phénomènes de réparation : l'assimilation l'emporte de beaucoup sur la désassimilation.

Dans un travail récent, Aronson et Sommerfeld rapportent les résultats qu'ils ont obtenus en opérant, non plus sur le lapin, mais sur le cobaye. Ils ont constaté tout d'abord qu'une dose de 3 ou 4 c.c. d'une urine provenant d'un enfant normal ne produit, lorsqu'on l'injecte dans la veine jugulaire, que des troubles passagers. Une dose de 2 c.c. est toujours inoffensive. Si l'urine provient d'un enfant atteint de rougeole, il suffit de 2 c.c. et même de 1 et de 0,5 pour amener rapidement la mort. Cette toxicité si élevée disparaît après la défervescence ; mais elle persiste si le malade est atteint de broncho-pneumonie, résultat qu'on peut invoquer en faveur de la nature rubéolique du processus pulmonaire. Car au cours des broncho-pneumonies banales, l'urine n'est pas spécialement toxique.

Le poison rubéolique est dialysable et thermostabile ; ses effets rappellent ceux du choc anaphylactique. Or, l'urine des enfants ayant des éruptions sériques, est aussi toxique que l'urine des rougeoleux. Au contraire dans la fièvre typhoïde, la diphtérie, la tuberculose, la coqueluche, comme dans la scarlatine, l'urine injectée à la dose de 2 c.c. ne produit aucun trouble.

Les auteurs pensent qu'il y aurait là un procédé biologique permettant de faire le diagnostic entre la scarlatine et la rougeole. Cette conclusion est vivement attaquée par Mautner ; les urines provenant d'enfants atteints des maladies les plus diverses et même de sujets sains seraient souvent aussi toxiques que les urines des rougeoleux.

La fièvre typhoïde est une des maladies où l'on a le plus souvent recherché la présence des toxines.

Rummo et Bordoni en étudiant le sérum, sont arrivés aux résultats suivants : toxicité normale, 10 centimètres cubes par kilogramme, pendant la première semaine ; toxicité énorme (2 et même 1 centimètre cube par kilogramme) pendant le deuxième septenaire ; retour à la normale pendant le troisième.

La toxicité de l'urine subit des modifications inverses. Ausset ([1]) a reconnu qu'elle diminue des deux tiers pendant la période d'état ; c'est qu'à ce moment les poisons s'accumulent dans l'organisme ; en donnant des bains froids au malade on favorise leur élimination et l'on voit augmenter la toxicité de l'urine (Weil et Roque, Ausset). D'après Ingelrans et Dehon ([2]), le bain tiède n'active pas l'élimination : l'augmentation de la toxicité ne s'observe que sous l'influence du bain froid ; elle est surtout marquée si l'on donne au malade des boissons abondantes.

Tandis que le bain froid favorise l'issue des substances nuisibles, l'an-

---

([1]) Ausset, Augmentation considérable de la toxicité urinaire par les bains froids, dans les maladies infectieuses. *Soc. méd. des hôpitaux*, 23 novembre 1894.

([2]) Ingelrans et Dehon, Toxicité urinaire des typhoïdiques. *Soc. de biologie*, 1901, p. 1022.

tisepsie intestinale en entrave la formation et diminue encore le coefficient uro-toxique. Au moment de la convalescence, survient un notable changement; les urines acquièrent une haute toxicité, comme l'a établi Bouchard.

Les poisons typhiques ont des origines multiples : une grande partie prend naissance dans l'intestin; les matières contiennent en effet des alcaloïdes qu'on peut retrouver dans les urines (Bouchard, Lépine et Guérin). Nous avons étudié avec Legry ([1]), la toxicité de ces matières et nous avons reconnu qu'elle n'est guère élevée : l'extrait aqueux préparé à chaud tue le lapin à la dose de 89 grammes par kilogramme; l'extrait alcoolique débarrassé d'ammoniaque et de potasse à la dose de 461 grammes. D'après Masiani, l'extrait aqueux des matières fécales tue le lapin à la dose de 18 à 25 grammes par kilo s'il provient d'un homme normal; de 12 à 18 s'il provient d'un typhique. L'extrait alcoolique est mortel à la dose de 45 à 46 dans le premier cas, de 28 à 35 dans le second.

Le tétanos est le type des maladies infectieuses d'ordre toxique. Il était donc intéressant de rechercher les poisons dans l'organisme des malades. Brieger, dans le bras d'un tétanique qu'on venait d'amputer, a trouvé un des alcaloïdes qu'il avait découverts dans les cultures, la tétanine. Mais on sait que ces alcaloïdes ne jouent qu'un rôle restreint et que ce sont des substances protéiques qui causent la plupart des accidents. Bouchard, suivant sa méthode, étudia l'urine des tétaniques et, avec 34 centimètres cubes, obtint chez l'animal un violent tétános. Il se garda de conclure qu'il avait mis en évidence le poison tétanique, car le même effet peut être produit par des urines riches en sels potassiques. Plus récemment, Bruschettini ([2]), qui avait signalé, dès 1890, la présence des toxines tétaniques dans le sang des animaux inoculés, a démontré que ces poisons microbiens s'éliminent par l'urine.

L'étude des intoxications organiques a encore été poursuivie dans bien d'autres circonstances.

Nissen ([3]) constata que le sérum des malades atteints de suppurations aiguës, après avoir été stérilisé, empoisonne la souris, produisant chez cet animal l'hypertrophie de la rate, l'hépatisation pulmonaire, et provoquant des épanchements dans la plèvre et le péritoine. Le poison, ainsi trouvé dans le sang, s'élimine par l'urine qui devient plus toxique que normalement, comme l'ont reconnu Nannotti et Baciocchi ([4]).

L'impaludisme est d'autant plus intéressant à étudier qu'il relève non

---

([1]) Legry, Contribution à l'étude du foie dans la fièvre typhoïde. *Thèse de Paris*, 1890, p. 39.

([2]) Bruschettini, Sulla eliminazione del veleno del tetano per mezzo della secrezione renale. *La Riforma medica*, 1892, II, p. 86.

([3]) Nissen, Ueber die toxische Wirkung des Blutes bei acuten Eiterungsprocessen. *Deutsche medicinische Wochenschrift*, p. 29, 1892.

([4]) Nanotti e Baciocchi, Ricerche interno ai microorganismi ed alla tossicità delle urine negli individui affetti da processi suppurativi. *La Riforma medica*, 1892, III, p. 424.

d'une bactérie mais d'un protozoaire. Or l'expérience a démontré que l'intoxication y joue un rôle semblable à celui que nous avons signalé dans les autres maladies infectieuses.

Roque et Lemoine ([1]) ont reconnu qu'avant l'accès intermittent, la toxicité urinaire est normale ou diminuée; le coefficient urotoxique peut tomber à 0,2 et 0,13. Après l'accès, on obtient des chiffres très élevés, 0,542 à 1,244 et même 1,443. La toxicité de l'urine suit donc une courbe comparable à celle qu'on trouve dans la pneumonie, dans l'ictère grave, probablement dans toutes les maladies à crises. Enfin, en cas de fièvre pernicieuse, l'urine n'est pas très toxique, ce qui tient vraisemblablement à l'accumulation des matières nocives dans l'organisme.

Il faut reconnaître pourtant que, dans la fièvre intermittente, le sang est moins toxique qu'à l'état normal; mais il détermine chez les animaux des troubles particuliers, notamment des paralysies à marche progressive (Rummo et Bordoni).

Signalons enfin quelques tentatives poursuivies sur la toxicité urinaire dans l'influenza : les urines produiraient l'élévation de la température et une profonde dyspnée (Semmola).

On a encore recherché des ptomaïnes urinaires dans un certain nombre d'infections.

Dans la scarlatine, Albu a retiré de 4 litres 1/2 d'urine $0^{gr},0154$ d'alcaloïdes dont $0^{gr},006$ tuent la souris blanche en quelques secondes avec des convulsions. Griffiths a signalé des ptomaïnes urinaires dans les oreillons, dans la coqueluche, dans la rougeole; cependant, dans cette dernière maladie, la toxicité urinaire est diminuée et, dans les cas graves, n'atteint que le quart de la toxicité normale (Ausset). Enfin, dans la morve, l'urine renferme une ptomaïne dont l'injection sous-cutanée détermine chez le lapin des abcès, des nodules pulmonaires et spléniques et entraîne la mort; le même poison se retrouve dans les cultures.

Griffiths, Albu ont décelé aussi des ptomaïnes dans l'urine des diphtériques; en opérant sur 5 litres 1/2, Albu a obtenu 29 milligrammes d'un alcaloïde dont un centigramme tue la souris presque instantanément. Le véritable poison de la diphtérie qui, comme on sait, diffère des ptomaïnes, passe aussi dans l'urine. Roux et Yersin ([2]) ont démontré que l'injection de l'urine des diphtériques est suivie de l'apparition de paralysies tardives; cette expérience, fort intéressante, confirme la découverte de Bouchard ([3]), qui avait obtenu des résultats tout à fait semblables au cours des maladies expérimentales. Si on admet les conceptions d'Erhlich, on peut dire que la toxine diphtérique reste dans l'organisme et que la toxone passe dans les urines.

([1]) Roque et Lemoine, Recherches sur la toxicité urinaire dans l'impaludisme. *Revue de médecine*, 1890, p. 926.

([2]) Roux et Yersin, Contribution à l'étude de la diphtérie. *Annales de l'Institut Pasteur*, juin 1889.

([3]) Bouchard, Élimination de certains poisons morbides par les reins. *Comptes rendus de l'Académie des sciences*, 4 juin 1888, et *Arch. de phys.*, 1889.

Les urines des tuberculeux, quand on les injecte dans les veines du chien (Crisafulli) ou du lapin (Cantieri), se montrent peu toxiques; chez ce dernier animal, il faut pour amener la mort, introduire de 86 à 130 centimètres cubes. Mais, au cours d'une poussée aiguë, par exemple, à la suite d'une injection de tuberculine, la toxicité urinaire augmente très notablement; dans les expériences de Cantieri, une dose de 16 et même de 8 centimètres cubes a suffi pour faire périr l'animal au milieu de violentes convulsions.

Mme Eliacheff, qui s'est servie de la dialyse, a constaté que les substances non dialysables sont moins abondantes qu'à l'état normal : en 24 heures, le tuberculeux en émet $0^{gr},130$ au lieu de $0^{gr},193$. Mais à la suite de l'injection de tuberculine, la quantité monte à $0^{gr},254$.

Ces matières non dialysables sont extrêmement toxiques; au lieu des 25 centigrammes nécessaires avec l'urine normale, il suffit de 10 centigrammes pour amener la mort en 45 minutes et de 4 centigrammes pour tuer en quelques heures.

Nous pouvons donc conclure que si l'urine des tuberculeux, prise dans son ensemble, est peu toxique, elle renferme des principes spéciaux, peut-être analogues à la tuberculine elle-même, comme l'admettent Charrin et Le Noir, car elle possède un pouvoir vaso-dilatateur bien plus marquée que l'urine normale.

Contrairement à la tuberculose, la lèpre semble augmenter le pouvoir toxique de l'urine. Fisichella [1] a reconnu que l'urine est en même temps plus convulsivante, plus hypothermisante et d'autant plus active que le cas est plus grave. La toxicité urinaire diminue notablement sous l'influence du traitement.

Nous avons résumé brièvement les nombreux travaux qui ont mis en évidence l'existence de substances toxiques dans l'organisme, au cours des infections les plus diverses. Il est curieux de remarquer que le plus souvent on a décelé chez les malades des substances alcaloïdiques; il semble, au contraire, que les poisons microbiens, tels qu'on les trouve dans les cultures artificielles, rentrent dans la catégorie des albumines ou des peptones. Ce désaccord tient peut-être à ce que les poisons sont multiples et qu'on n'a pas recherché suffisamment, chez les malades, les substances autres que les bases; peut-être cependant les microbes agissent-ils différemment dans le corps des animaux et dans les milieux de culture; il est possible enfin que ces ptomaïnes soient produites par l'organisme lui-même réagissant d'une façon spéciale dans les conditions nouvelles où il est placé ou décomposant les toxines microbiennes.

Il suffit, en effet, d'un changement minime pour modifier complètement l'action physiologique des composés organiques. Griffiths fait remarquer justement qu'on trouve dans l'urine de différents malades une base toxique, la propylglycocyamine; or, ce corps n'est autre que de

---

[1] FISICHELLA, Sulla tossicita dell' urina dei lebbrosi. *La Riforma medica*, 1893, III, p. 350.

la créatine, substance inoffensive, dans laquelle un atome d'hydrogène a
été remplacé par le radical propyl. Ce simple changement a entraîné une
transformation complète dans l'action physiologique. Klebs a d'ailleurs
rapporté un exemple semblable : d'après lui, les principaux accidents du
choléra nostras relèvent de la méthylguanidine, poison violent dérivant,
par substitution du groupe méthyl à un atome d'hydrogène de la guanidine, corps inoffensif.

On conçoit donc avec quelle facilité les composés les plus bénins se
transforment en composés toxiques, et l'on comprend que dans une
même maladie suivant une foule de circonstances secondaires, l'auto-
intoxication puisse être due à des substances variables. Aussi les résultats n'ont-ils pas toujours été concordants ; la toxicité de l'urine n'est
pas fixe ; si l'on compare deux individus atteints d'une même maladie,
il pourra se faire que l'urine de l'un contienne des alcaloïdes, et que
l'urine de l'autre n'en renferme pas.

A côté des poisons sécrétés par les microbes ou produits sous leur
influence, il faut placer les poisons prenant naissance par défaut d'oxydation ; c'est un point que les recherches de Robin ont bien mis en évidence ;
la transformation des substances toxiques dans les organes plus ou
moins troublés devient insuffisante ; les poisons arrivent en excès à
l'émonctoire rénal ; si celui-ci est perméable, l'urine emporte les matières nocives et acquiert un haut degré de toxicité, sinon les poisons
s'accumulent dans l'économie, pour être chassés plus tard, au moment
de la crise ; la toxicité de l'urine, peu marquée pendant la période d'état,
s'élève brusquement lors de la guérison. Cette évolution très nette dans
les maladies à défervescence brusque, comme la pneumonie, s'observe
aussi dans l'ictère grave, la fièvre intermittente et même la fièvre
typhoïde ; il y a donc un balancement curieux entre la toxicité du sérum
et celle de l'urine ; mais il ne faudrait pas conclure qu'il y a simplement
rétention des toxines et élimination ultérieure ; les faits sont plus complexes. Comme dans l'urémie, la toxicité du sérum est due à des matières
protéiques, on peut donc supposer que la rétention des poisons dans
l'économie dépend de leur nature et que leur rejet ne peut se faire que
lorsqu'ils ont subi une modification ultérieure.

Ainsi, malgré de nombreuses lacunes, l'histoire des intoxications dans
les maladies infectieuses a fait de nombreux progrès. Les résultats
obtenus doivent encourager à continuer les recherches et permettent
d'espérer qu'on ne tardera pas à réaliser de nouvelles découvertes.

**L'auto-intoxication dans le cancer et les diverses tu-
meurs**. — Quelle que soit l'opinion qu'on se fasse sur la nature du
cancer, on ne peut guère, sans invoquer une intoxication, comprendre
le mécanisme des accidents et la cause de la cachexie.

Les premières tentatives expérimentales n'ont donné que des résultats
peu nets, et les faits positifs n'ont par tardé à être contredits. Adamkie-
wicz implantait du carcinome humain frais dans le cerveau de lapins

anesthésiés. Il obtenait la mort avec paralysie et convulsions en 20 heures environ et pensait que sa méthode pouvait servir à différencier le carcinome des sarcomes et des tumeurs bénignes. Ces recherches ont été vivement critiquées par différents expérimentateurs, notamment par Geissler et par Wagner et semblent, en effet, entachées d'erreur.

Richet et Héricourt remarquèrent, dans leurs tentatives de sérothérapie, que les injections répétées d'extrait cancéreux provoquent parfois une cachexie mortelle. Ils reconnurent que certaines tumeurs renferment des substances toxiques, mais seulement quand elles sont ulcérées. Enfin Boinet a constaté que le suc cancéreux peut tuer un chien atteint de cancer.

Quelques auteurs eurent l'idée de rechercher le poison dans l'urine. Ewald et Jacobson, Griffiths y ont trouvé des alcaloïdes toxiques. Carozzini a obtenu [une albumose très active en opérant avec l'urine d'une femme atteinte de sarcomes multiples. Gaudier et Hilt ont constaté chez les cancéreux non cachectiques, une augmentation de la toxicité urinaire coexistant avec une diminution du taux de l'urée. Après l'opération, au bout de deux jours en moyenne, la toxicité et l'urée reviennent à un taux normal. Ces derniers résultats fort intéressants, semblent en rapport avec les troubles de la nutrition générale liés au développement du cancer.

Tel était l'état de la question lorsque parurent les travaux de Mme Girard-Mangin (¹). Ces travaux exécutés dans notre laboratoire mettent hors de doute la présence de poisons très actifs dans les tumeurs cancéreuses. En opérant sur 287 animaux et en utilisant 90 tumeurs différentes (62 tumeurs humaines, 26 tumeurs canines, 1 équine, 1 féline), l'auteur a pu conclure que les extraits de tumeurs bénignes ne sont pas toxiques, tandis que les extraits de tumeurs malignes, injectés dans les veines, déterminent constamment la mort. L'action nocive est en rapport avec l'évolution. Les tumeurs à tissu fibreux très dense évoluent lentement et ne sont guère toxiques; les tumeurs constituées par des îlots peu végétants de cellules pathologiques, enclavées dans du tissu fibreux, sont plus nocives, mais le plus souvent elles provoquent non la mort immédiate, mais une cachexie mortelle. Les tumeurs à cellules pathologiques très vivantes, dont le tissu fibreux est peu abondant, renferment des poisons violents qui peuvent, suivant la dose, tuer rapidement le sujet en expérience ou déterminer un amaigrissement progressif entraînant tôt ou tard la terminaison fatale.

La toxicité d'un extrait renseigne plus sûrement que la structure histologique, sur le pronostic clinique.

Dans tous les cas où les extraits furent très actifs, les récidives ont été de règle et fréquemment elles ont été suivies de mort. Au contraire, des tumeurs dont l'histologie révélait le caractère végétant et dont

---

(¹) N. GIRARD-MANGIN, Les poisons cancéreux. *Thèse de Paris*, 1909.

l'expérimentation établissait le peu de toxicité, n'avaient pas récidivé au bout de deux ans.

Injectés dans les veines, les extraits cancéreux amènent tous de l'hypotension. Ils tuent par arrêt respiratoire, le cœur continuant à battre. La mort est généralement précédée de convulsions.

Les animaux qui ne succombent pas immédiatement maigrissent et finissent par mourir extrêmement cachectisés.

Les poisons cancéreux semblent de nature colloïdale : ils sont précipités par l'alcool ; ils ne dialysent pas et sont détruits par la chaleur.

Ces poisons se retrouvent dans les épanchements séreux développés au contact des cancers. Mme Girard-Mangin a étudié comparativement les liquides pleuraux. Ceux qui relèvent d'un processus aigu sont toxiques ; ceux qui se sont développés lentement sont inoffensifs et on peut en injecter 25 et 30 centimètres cubes par kilo sans amener de troubles notables. Mais si la pleurésie chronique est d'origine cancéreuse, le liquide introduit dans les veines du lapin amène la mort de l'animal aux doses relativement faibles de 12 et 13 centimètres cubes ; des quantités inférieures, 5 et même 2 centimètres cubes sont capables de provoquer une cachexie progressive se terminant par la mort en quelques semaines. Les résultats sont analogues avec les épanchements péritonéaux. S'il s'agit d'une ascite liée à une cirrhose, une dose de 40 centimètres cubes par kilo n'est généralement pas mortelle. S'il s'agit d'un liquide d'origine cancéreuse, il suffit pour amener la mort d'en injecter de 10 à 20 centimètres cubes (¹).

Il serait intéressant de poursuivre des recherches semblables avec des productions morbides plus ou moins analogues au cancer. Auché et Chavannaz étudiant les *kystes ovariques*, ont reconnu que les tumeurs proligères renferment un liquide toxique. Injecté dans le péritoine du lapin il entraîne la mort en 24 heures ; mais il faut en introduire une dose élevée : 1/6 du poids du corps. Par comparaison ils ont opéré avec le liquide des kystes parovariens et n'ont pas provoqué de troubles notables. Enfin certains faits cliniques tendent à faire rattacher à une auto-intoxication les accidents qui sont consécutifs à la torsion des kystes de l'ovaire, et se traduisent par la fièvre, la dilatation atonique de l'estomac, des altérations du foie et des reins (Bröse, Pancot et Vanverts, de Bovis).

L'auto-intoxication dans les troubles nutritifs et les diathèses. — Une grande partie des symptômes qui caractérisent les diathèses, relèvent d'une auto-intoxication. L'élaboration de la matière se faisant d'une façon défectueuse, il en résulte la formation de substances qui doivent nuire au fonctionnement régulier de l'être. Le trouble portera sur la matière azotée et sur les hydrates de carbone ; il se traduira par la

---

(¹) N. GIRARD-MANGIN, Toxicité des épanchements pleurétiques. *Bulletin de l'Association française pour l'étude du cancer*, 1910, p. 23. — Toxicité des liquides ascitiques et kystiques, *Ibid.*, p. 191.

production exagérée d'acide urique, de sucre, de différents acides et spécialement d'acides gras volatils et pourra aboutir à l'acétonémie.

Nous n'avons pas à étudier ces manifestations qui seront décrites avec tous les détails nécessaires dans le chapitre consacré à l'étude de la nutrition. Remarquons seulement que les troubles nutritifs secondaires peuvent survenir au cours ou à la suite des maladies les plus diverses et susciter toute une série d'accidents d'ordre toxique.

C'est aussi un trouble nutritif qui explique l'auto-intoxication dans les cas d'anémie ; Piccini et Ceuti ont démontré, en effet, que chez les anémiques, le coefficient urotoxique est augmenté.

Les auto-intoxications secondaires. — Sous ce titre nous avons proposé de décrire les auto-intoxications qui se produisent au cours des empoisonnements exogènes. C'est surtout dans l'intoxication phosphorée que ce processus joue un rôle important. Le phosphore n'agit pas en soustrayant l'oxygène du sang ; il provoque une série de troubles fonctionnels aboutissant à des désordres anatomiques dans le foie et les reins ; il se trouve par conséquent augmenter les sources d'auto-intoxication, diminuer l'élimination, entraver les transformations.

Dans un grand nombre d'autres empoisonnements, la nutrition est modifiée et l'organisme donne naissance à des substances nocives ; l'acide lactique qui se forme dans les intoxications par le curare ou l'oxyde de carbone, l'albuminurie, la peptonurie, la glycosurie même témoignent suffisamment de ces changements nutritifs qui jouent un rôle plus ou moins important dans la physiologie des troubles et des symptômes.

Les auto-intoxications définies chimiquement.

— Après avoir montré le rôle et le mécanisme de l'auto-intoxication dans les affections les plus diverses, nous allons dire quelques mots des substances toxiques qui sont connues et définies chimiquement. Nous pourrons ainsi examiner sous un nouveau jour plusieurs questions que nous avons déjà étudiées.

Les auto-intoxications acides. — ***Lacticémie.*** — Divers acides prennent naissance dans les conditions pathologiques et vicient la constitution des milieux organiques : en tête, se place l'acide lactique. Ce corps se produit quand les oxydations sont entravées, par exemple dans l'asphyxie ; il se forme dans l'inanition, au cours des empoisonnements et des maladies infectieuses, dans les affections hépatiques et gastro-intestinales.

Parmi les empoisonnements qui provoquent le plus souvent la lacticémie, il faut citer en première ligne l'intoxication phosphorée ; viennent ensuite les empoisonnements par l'oxyde de carbone, l'acide prussique, le curare, la strychnine. On ne peut que faire des hypothèses sur le mode d'action de ces substances. Certains expérimentateurs pensent que les poisons amènent la formation de l'acide lactique en agissant sur le sang et en entravant les oxydations. Araki a constaté, en effet, qu'un muscle travaillant à l'abri de l'oxygène produit.de notables quantités d'acide lactique ; en présence de ce gaz il donne naissance à de l'anhydride carbonique et à de l'eau. Le résultat comporte des déductions, applicables notamment à l'empoisonnement par l'oxyde de carbone.

La lacticémie qu'on observe dans l'intoxication phosphorée est souvent rattachée à une insuffisance hépatique. Il est certain que cette cause doit entrer en ligne de compte ; car, dans les affections destructives du foie, on trouve de l'acide lactique dans l'urine et le même corps apparaît chez les animaux, Oiseaux ou Batraciens, dont le foie a été extirpé. Mais une explication unique ne peut, semble-t-il, être proposée ; il faut invoquer l'influence de causes multiples.

Il en est de même pour les infections ; la lacticémie se produit dans toutes les maladies où la température est élevée, y compris la trichinose ; il est évident que le processus est fort complexe et qu'on doit faire une part aux modifications de la nutrition, aux défauts des oxydations, aux troubles hépatiques, aux fermentions gastro-intestinales.

C'est, en effet, par suite d'une exagération des putréfactions que les affections du tube digestif produisent le syndrome que nous étudions. L'acide lactique, prenant naissance dans l'intestin, expliquerait pour quelques auteurs certaines des manifestations graves qui pourraient atteindre le système osseux et aboutir au rachitisme, à l'ostéomalacie ou simplement aux nodosités articulaires. La même pathogénie a du reste été invoquée pour le diabète ; l'acide lactique, provenant d'une transformation du sucre, serait la cause des douleurs osseuses que ressentent parfois les malades et même, d'après Teissier, de la phosphaturie.

Dans des conditions à peu près analogues, d'autres acides se produisent, en particulier l'acide oxalique ; l'oxalurie s'observe quand la transformation des matières ternaires est devenue incomplète, par exemple dans les fièvres, les maladies générales comme le diabète, les affections de l'estomac, du système nerveux, de l'appareil respiratoire.

Enfin, des acides gras prennent naissance sous l'influence des troubles nutritifs et surtout dans le diabète. Ce sont les acides, en effet, qui jouent le rôle principal dans l'important syndrome qu'il nous reste à étudier et qui est décrit sous les noms d'acétonémie ou acétonurie, et de diacétémie ou diacéturie, d'acidose.

Acétonémie ou diacétémie. Acidose. — Observée d'abord chez les diabétiques, l'acétonémie se caractérise par une série de troubles dont les principaux consistent en une douleur épigastrique, une dyspnée spéciale (respiration de Kussmaul), une odeur de l'urine et de l'air expiré qui rappelle celle du chloroforme, un coma progressif qui aboutit à la mort, dans l'hypothermie.

L'urine des acétonémiques renferme trois substances reliées entre elles par des formules assez simples : ce sont l'acétone, l'acide acétylacétique, l'acide β-oxybutyrique. Ce dernier est un acide alcool prenant naissance par oxydation du chaînon β de l'acide butyrique.

$$CH^3 - CH^2 - CH^2 - COOH + O = CH^3 - CH \cdot OH - CH^2 - COOH$$

acide butyrique.   acide ß oxy-butyrique.

L'acide β-oxybutyrique donne par oxydation de l'acide acéthylacétique ou diacétique, et celui-ci, en perdant une molécule d'anhydride carbonique, se transforme en acétone.

$$CH^3 - CH \cdot OH - CH^2 \cdot COOH + O = CH^3 - CO - CH^2 - COOH + H^2O$$

acide ß oxy-butyrique.   acide acétylacétique.

et

$$CH^3 - CO - CH^2 - COOH = CH^3 - CO - CH^3 + CO^2$$

acide acétylacétique.   diméthylcétone
(acétone ordinaire).

Quant à l'acide crotonique qui est mentionné par quelques auteurs, c'est un produit de décomposition de l'acide β-oxybutyrique; l'urine n'en renferme pas.

Dans les cas pathologiques, c'est l'*acétone* qui apparaît d'abord dans l'urine. Pour reconnaître la présence de ce corps, il faut distiller 100 centimètres cubes d'urine après les avoir additionnés de 10 gouttes d'acide phosphorique. La partie distillée est soumise à la réaction de Légal : dans 5 centimètres cubes on verse 5 gouttes d'une solution de nitroprussiate de soude à 10 pour 100 récemment préparée et 10 gouttes de lessive de soude. On agite et on ajoute 10 gouttes d'acide acétique cristallisable. On obtient une coloration rouge plus ou moins foncée. Une deuxième réaction, dite réaction de l'iodoforme, consiste à ajouter à 5 centimètres cubes du liquide distillé 1 centimètre cube d'une solution de KI à 10 pour 100, 10 gouttes d'ammoniaque et, goutte à goutte, une solution concentrée d'hypochlorite de sodium. S'il y a de l'acétone, chaque goutte en tombant donne un précipité noir d'iodure d'azote qui se transforme aussitôt, par agitation, en iodoforme.

Quand la quantité d'acétone atteint 0,4 ou 0,5 par jour, on voit apparaître l'*acide acétylacétique*, que l'on caractérise par la réaction bien connue et bien simple de Gerhardt. Le long d'un tube contenant l'urine, on verse du perchlorure de fer. Par suite de sa densité, le réactif tombe au fond et prend une coloration rouge vineux. Quand l'urine a été portée à l'ébullition, cette réaction ne se produit plus. Il est bon d'ajouter, pour éviter toute erreur, que l'acétone ne donne pas la réaction de Gerhardt.

Une réaction plus sensible, est la réaction d'Arnold; on ajoute à l'urine une solution de para-amido-acétophénone dans de l'eau acidulée avec HCl, puis on verse du nitrite de sodium. On obtient une coloration brune.

Quand la teneur en acétone atteint ou dépasse 1 gramme, on voit apparaître l'*acide β-oxybutyrique*. Pour le caractériser, il faut avoir recours à des procédés délicats qui ne sont plus du domaine clinique.

A mesure que les accidents évoluent, la quantité d'acétone diminue, tandis que les acides augmentent. Cette constatation tend à faire supposer que l'acétone ne joue qu'un rôle assez effacé dans la genèse des manifestations morbides. L'expérience démontre, en effet, que ce corps est peu toxique. Les acides β-oxybutyrique et acétylacétique le sont un peu plus. Opérant sur le lapin, Desgrez et Saggio trouvent qu'en injection intra-veineuse, les doses mortelles par kilogramme peuvent être ainsi déterminées.

	Gr.
Acétone	4,5
Acide acétylacétique.	2,2
— β-oxybutyrique	1,6
— butyrique	0,33

Par la méthode des injections intra-cérébrales, Gouget a constaté qu'il suffit d'introduire 2 gouttes d'une solution d'acide β-oxybutyrique au 1/6 pour amener la mort. Dans les mêmes conditions, l'injection de 2 gouttes d'acétone ou de 5 gouttes d'acide acétylacétique ne produit que des troubles passagers.

Si ces divers acides sont toxiques, il faut reconnaître qu'ils le sont peu. Aussi a-t-on pu soutenir, non sans raison, que les acides qui s'accumulent dans l'acétonémie, agissent simplement en diminuant l'alcalinité de l'organisme. Il se produirait ainsi un processus spécial qu'on a dénommé l'*acidose*.

Pour lutter contre les intoxications acides, l'organisme élabore de l'ammoniaque. Mais il n'arrive pas encore à neutraliser la totalité des acides. Ceux-ci entravent les échanges gazeux; l'anhydride carbonique s'accumule, trouble le fonctionnement des cellules et notamment des cellules cérébrales et, finalement, entraîne le coma. Cette théorie a eu, pour conséquence, le traitement des accidents par les alcalins à haute dose.

L'origine des corps acétoniques est encore discutée. Les expériences de Vaughan Harley tendaient à les faire attribuer aux transformations que subit le glycose. Mais ce sucre et, d'une façon générale, les hydrates de carbone, en diminuent la production. Aussi a-t-on été conduit à placer leur origine dans les mutations des aliments azotés.

Les acides aminés qui proviennent des albumines, abandonnent leur azote dans le foie et se transforment en corps acétoniques. C'est ce que démontrent les expériences de Embden, Salomon et Schmidt. Cette transformation qui est normale s'exagère quand on opère sur le foie d'un animal rendu diabétique, soit par l'extirpation du pancréas, soit par une injection préalable de phloridzine. Dans les conditions physiologiques, le foie détruit les différentes substances qu'il a contribué à former; dans le diabète, cette destruction est entravée. Le muscle, la rate, le rein, possèdent un pouvoir analogue, mais à un moindre degré. Ils ne peuvent suppléer à l'insuffisance hépatique.

Ainsi, d'après les derniers travaux parus sur la question, l'acétonémie nous apparaît comme une intoxication attribuable à des substances que le foie élabore aux dépens des acides aminés provenant des albumines, et qu'ensuite il est capable de détruire. Quand cette dernière fonction est troublée, l'acidose se produit.

A l'état normal, on trouve de l'acétone dans l'air expiré. Un homme rejette en moyenne 3 milligrammes d'acétone par heure, ce qui fait $0^{gr},072$ pour les 24 heures. Si le sujet est à l'inanition, l'élimination atteint $3^{gr},6$ en 24 heures par le poumon et $0^{gr},35$ par l'urine. Cette augmentation de l'acétone tient à ce que l'individu vit sur ses matières azotées. Si le régime ne renferme pas d'hydrates de carbone, l'élimination de l'acétone monte à 4 grammes et même à 4,8 par jour. Si on ajoute des féculents, l'acétone diminue et finit par disparaître. Il faut en moyenne de 50 à 100 grammes d'hydrates de carbone pour éviter l'acétonémie.

En même temps que de l'acétone, l'inanition provoque l'élimination de l'acide acétylacétique qui apparaît vers le deuxième jour et de l'acide β-oxybutyrique qui apparaît vers le troisième jour. Si le sujet est cachectisé on n'observe rien de semblable. Dans un cas de cancer de l'œsophage, ayant entraîné une dénutrition énorme et empêchant toute alimentation, Brugsch put constater que jusqu'à la mort l'urine ne renferma aucun corps acétonique.

Quand l'acétone est produite en excès, l'élimination se fait par le poumon et par les reins. Si l'acétonémie n'est pas trop marquée, c'est l'appareil respiratoire qui protège l'organisme.

En injectant de 0,2 à $1^{gr},6$ d'acétone sous la peau d'un chien, on retrouve dans l'urine de 1 à 4 pour 100 de la dose introduite et 60 pour 100 dans l'air expiré. Le reste disparaît par oxydation.

L'élimination pulmonaire a pour limite la tension de vapeur. Quand donc l'acétone devient trop abondante, c'est par l'urine que l'élimination se fera.

Ces faits semblent déjà établir que chez l'homme normal, l'acétonémie est liée à une alimentation riche en azote et disparaît sous l'influence des hydrates de carbone. Il en est de même chez les diabétiques. Les observations abondent qui établissent que l'acétonémie est l'apanage des malades auxquels on prescrit une diététique trop sévère. Von Noorden rapporte le cas d'un diabétique qui avait été soumis au régime carné; le sucre disparut, mais bientôt l'urine contenait de 2 à 3 grammes d'acétone par jour et, au bout de quelques semaines, le malade, débarrassé de la glycosurie, mourait de coma diabétique.

On a donc pu dire, non sans raison, que l'acétonémie s'observe surtout chez les malades qui se traitent, c'est-à-dire chez ceux qui consomment trop de viande. Pour éviter l'apparition des accidents il faudra laisser dans l'alimentation une certaine quantité de féculents. Si on se trouve en présence d'un diabétique dont les urines donnent la réaction de Gerhardt, dont l'haleine exhale l'odeur caractéristique, on se hâtera de prescrire un régime exclusivement composé de féculents et de lait. La quantité de sucre augmentera momentanément, mais les accidents du coma diabétique pourront être évités.

L'acétonémie ne se développe pas seulement chez l'homme, on l'observe également chez les animaux rendus diabétiques par extirpation du pancréas (V. Mering et Minkowski), par administration de phloridzine (Klemperer), par extirpation du plexus cœliaque (Lustig).

Les troubles digestifs produisent le même syndrome. Litten, Senator ont signalé un coma dyspeptique qui est surtout fréquent dans le cancer de l'estomac. Il est analogue au coma diabétique, mais s'en distingue par l'absence de quelques phénomènes importants, tels que la respiration de Kussmaul. L'urine des dyspeptiques, et particulièrement de ceux qui sont atteints de dilatation stomacale (Bouchard), donne souvent la réaction de Gerhardt sans qu'il y ait aucun phénomène réactionnel ni aucun trouble nerveux particulier. On peut faire la même constatation chez les femmes enceintes atteintes de vomissements incoercibles et chez les enfants présentant le syndrome des vomissements cycliques.

L'acétonémie ou plutôt l'acidose survient parfois au cours des maladies fébriles, fièvres éruptives, choléra (Buhl), tétanos (Nicolaier). Conti [1] a constaté dans la fièvre typhoïde un certain parallélisme entre la teneur en acétone et la toxicité de l'urine ; dans la pneumonie, l'urine émise pendant la période d'état, bien qu'elle contienne parfois (2 fois sur 20 cas) des traces d'acétone, est fort peu toxique.

Les troubles nerveux déterminent fréquemment le syndrome que nous étudions ; chez les enfants atteints de manifestations éclamptiques ou épileptiformes, il existe une acétonurie convulsive (Baginski) ; on a retrouvé l'acétone au cours de diverses psychopathies (Boeck et Slosse), de l'hystérie, de la mélancolie : il est vrai que, dans ces derniers cas, il s'agissait d'individus ayant des vomissements et mangeant peu ; on peut donc supposer que chez ces malades, de même que chez les tabétiques atteints de crises gastriques, l'acétonémie était due à l'inanition (V. Noorden). On l'a encore observée après la narcose chloroformique.

L'acétonurie survient aussi dans les affections graves de l'appareil respiratoire : Markownikoff l'a signalée dans le pneumothorax et nous l'avons notée chez 8 malades dyspnéiques, qui succombèrent quelques jours plus tard.

Il existe enfin une acétonurie opératoire [2], surtout fréquente après les opérations abdominales, et une acétonurie anémique. Conti, qui a étudié cette dernière variété, a examiné 10 malades : 2 fois il a constaté des traces d'acétone, 1 fois il en a trouvé des quantités considérables.

On ne peut faire que des hypothèses sur l'origine des acides qui

[1] Conti, Sull' acetonuria. *La Riforma medica*, 1893, IV, p. 675.
[2] Contejean, Acétonurie opératoire. *Arch. de phys.*, 1892.

provoquent les troubles que nous venons de décrire. Il semble cependant que le foie joue un rôle prépondérant dans la genèse des accidents [1]. Aussi a-t-on parfois tenté de les conjurer en donnant du glycose, c'est-à-dire une substance éminemment apte à stimuler les fonctions hépatiques. Mais le véritable traitement consiste dans l'emploi des alcalins. Quand les urines d'un diabétique deviennent trop acides, quand elles renferment de l'acide acétylacétique, on prescrit le bicarbonate de soude à haute dose. Un malade de Magnus Lévy prit par jour, pendant 1 mois, 38 grammes de ce sel. Les urines restèrent acides, alors qu'à l'état normal il suffit de 5 à 6 grammes pour les rendre alcalines.

Quand les accidents ont éclaté, on peut donner jusqu'à 100 et 200 grammes de bicarbonate de soude par 24 heures. On peut aussi avoir recours aux injections intra-veineuses. On introduit 2 litres d'une solution contenant 7 pour 1000 de NaCl et 10 de CO_3NaH.

Si la méthode alcaline a souvent échoué c'est, disent ses promoteurs, parce qu'on n'a pas osé employer des doses suffisantes.

Uricémie. — Considéré autrefois comme résultant d'une oxydation incomplète des matières protéiques, l'acide urique est en réalité l'aboutissant normal des transformations que subissent les bases puriques. Ce n'est pas un produit de désassimilation précédant l'apparition de l'urée. Dans les conditions physiologiques, ces deux corps présentent des variations parallèles. Les chiffres suivants, empruntés à Pfeiffer [2], mettent cette relation en évidence : ils donnent la moyenne de la production de ces deux substances aux divers âges de la vie; les résultats sont rapportés à un poids de 100 kilos.

	Acide urique.	Urée.		Acide urique.	Urée.
0 à 10 ans . . .	1gr,281	50gr,8	40 à 50 ans . . .	0gr,882	32gr,8
10 à 20 ans . . .	1gr,113	49gr,9	60 à 70 ans . . .	0gr,752	30gr,7
20 à 30 ans . . .	1gr,024	40gr,7	80 à 90 ans . . .	0gr,577	21gr,9
30 à 40 ans . . .	0gr,965	58gr,4			

La principale source de l'acide urique se trouve dans les nucléoprotéides qui donnent, en se décomposant, quatre bases puriques, deux primaires : l'adénine ou amino-purine, et la guanine ou amino-oxypurine; et deux dérivés secondaires : l'hypoxantine ou oxypurine, et la xanthine ou dioxypurine.

Les purines de l'organisme ont deux origines différentes : les unes, dites exogènes, sont introduites avec les aliments; les autres, endogènes, résultent de la désassimilation cellulaire.

Les aliments riches en noyaux, le thymus, le pancréas, la laitance

_____

[1] M. Labbé et Bith, Les acidoses graves en dehors du diabète. *Soc. méd. des hôpitaux*, 24 mai 1912.

[2] Pfeiffer, Ueber Harnsäure und Gicht. *Berl. klin. Woch.*, 1892.

des poissons, introduisent des nucléo-albumines, dont l'acide nucléinique, mis en liberté, abandonne ses composés puriques. Mais il est certains aliments d'origine végétale qui renferment à l'état de combinaison peu solide, des bases puriques. Tels sont le café, le chocolat et le thé. Le café contient 1,5 pour 100 de caféine (triméthylxanthine ou triméthyldioxypurine); le chocolat 1,5 de théobromine (diméthylxanthine); le thé de 2 à 2,5 de théophylline (diméthylxanthine), et d'adénine (aminopurine). Si l'on met un homme à un régime déterminé, si l'on dose dans son urine les bases puriques et l'acide urique, si l'on donne ensuite du chocolat ou du café, on verra augmenter le taux des purines; l'acide urique ne variera pas ou variera peu.

Quand on supprime de l'alimentation toutes les bases puriques, l'urine en contient encore. On peut admettre qu'un homme fabrique et élimine en 24 heures, de $0^{gr},28$ à $0,35$ d'acide urique et de $0^{gr},4$ à $0,5$ de bases puriques.

Ces bases sont soumises à une série de ferments oxydants qui tendent à les amener au stade d'acide urique (trioxypurine). Cet acide maintenu dissous dans l'organisme, grâce probablement à la présence de l'acide thyminique, passe dans l'urine. Mais une partie se transforme dans l'organisme. Le foie et, accessoirement les reins et les muscles, renferment un ferment uricolytique, découvert par Schittenhelm.

L'acide urique disparaît dans le foie, mais on ne sait pas d'une façon précise à quelle substance il donne naissance : on a cité le glycocolle, l'acide oxalique, l'allantoïne.

Dans un grand nombre de circonstances, la production de l'acide urique s'exagère d'une façon anormale; c'est ce qu'on voit dans la goutte et dans une foule d'affections diverses : saturnisme, leucémie, anémies graves, néphrites, pneumonie, et certaines affections hépatiques. En même temps on constate dans l'urine une augmentation des corps qui dérivent de l'acide urique. Forssner et Ignatowski y ont trouvé un excès de glycocolle dans la goutte, la leucémie, les affections du foie. L'acide oxalique accompagne fréquemment l'acide urique chez les goutteux. Enfin de nombreuses expériences pratiquées sur les animaux démontrent la transformation de l'acide urique en allantoïne.

L'uricémie est surtout intéressante par ses étroites relations avec la goutte. Il est possible que le trouble originel qui engendre cette maladie doive être rattaché à une insuffisance du ferment uricolytique, ce qui reviendrait à le localiser dans le foie.

A la longue l'excès d'acide urique provoque une série de lésions qui ont été étudiées expérimentalement. Nardelli injecte à des lapins par la voie hypodermique une dose quotidienne de 5 à 10 centigrammes d'acide urique dissous dans une solution de pipérazine à 10 pour 100. Au bout d'un certain temps, il obtient des lésions viscérales, surtout marquées dans le foie : cirrhose atrophique, en placard, dégénérescence graisseuse, périhépatite. Dans le rein on observe parfois des foyers hémorragiques, sur l'aorte on trouve quelques lésions, d'ailleurs discrètes de la tunique moyenne. Si nous ajoutons que chez plusieurs animaux, l'auteur décela encore des altérations gastriques, on pourra conclure que l'acide urique est un véritable poison des tissus et des viscères.

L'étude des troubles produits par l'acide urique est d'autant plus intéressante que dans un grand nombre d'états morbides, l'excrétion de cette substance est augmentée. Très souvent l'uricémie résulte d'une destruction exagérée des globules blancs. Le phénomène se produit parfois brusquement, constituant alors un syndrome curieux, l'*uraturie paroxystique* [1], qui fait pendant à l'hémoglobinurie paroxystique, survient dans des conditions analogues et s'accompagne d'un cortège symptomatique à peu près semblable. Sous l'influence d'un coup de froid, se produit tantôt une leucocytolyse, tantôt une hématolyse, ces deux manifestations pouvant alterner chez un même malade.

Ammoniémie et azotémie. — L'*ammoniémie* est d'origine interne ou d'origine digestive. La première variété n'est que l'exagération d'un processus normal; le sang contient toujours, au moins chez les carnassiers et les omnivores, du carbamate d'ammonium que le foie transforme en urée. En parlant de l'auto-intoxication dans les affections hépatiques et rénales, nous avons montré que l'ammoniaque peut se former en excès et s'accumuler dans le sang ou passer en notable quantité dans l'urine.

Dans d'autres cas, l'ammoniaque prend naissance dans le canal gastro-intestinal, où sa présence détermine parfois des lésions inflammatoires : on sait que, pour plusieurs auteurs, l'ammoniémie du mal de Bright reconnaît pour cause une fermentation de l'urée éliminée par l'intestin.

Les maladies infectieuses : fièvre typhoïde, typhus, tuberculose, pneumonie, déterminent aussi une production exagérée d'ammoniaque. Évidemment, le mécanisme est toujours complexe, puisque les infections réalisent justement plusieurs des conditions qui favorisent l'apparition de cette substance.

L'ammoniémie se produit si facilement qu'on a été amené à lui faire jouer le rôle principal dans des états morbides assez différents, dans l'urémie, aussi bien que dans l'insuffisance du foie et des diverses glandes à sécrétion interne. Il y a là, semble-t-il, une exagération manifeste; en tout cas l'intervention d'une seule substance ne pourrait expliquer la multiplicité et la variabilité des manifestations morbides.

D'autres substances azotées bien définies ont été souvent incriminées. Nous avons déjà signalé à plusieurs reprises les accidents attribués à la rétention de l'*urée*. On peut supposer qu'il existe des intoxications par modification des *albumines*. Mais ce sont seulement quelques faits expérimentaux qui servent de base à cette assertion. Enfin de nombreuses observations établissent la fréquence des *peptonuries* ou plutôt des *albumosuries*, au cours des affections les plus diverses : affections du tube digestif (albumosurie entérogène); affections du foie (albumosurie

---

[1] Roger et Chevallier, L'uraturie paroxystique. *Soc. de Biologie*, 15 février 1913.

hépatogène); mal de Bright (albumosurie nephrogène); affections suppuratives (albumosurie pyogène); intoxications, comme l'empoisonnement phosphoré; infections (albumosuries hématogènes de quelques auteurs), comme l'ictère grave, la fièvre typhoïde, la diphtérie, et, avant tout, le rhumatisme articulaire aigu. L'accord n'est pas fait en ce qui concerne la pneumonie; Leube n'a jamais trouvé d'albumose dans les urines; Maixner en a toujours décelé.

Les peptones se transforment facilement, comme on sait, en ptomaïnes. La pepto-toxine de Brieger fait la transition; nous l'avons suffisamment étudiée à propos de l'hyperchlorhydrie et des brûlures.

De nombreux travaux ont établi la fréquence de la *ptomatinurie*; des alcaloïdes, toxiques ou indifférents, ont été trouvés dans les affections suivantes : les affections gastro-intestinales, où ils ont été surtout étudiés par Bouchard; — les maladies infectieuses : fièvre typhoïde (Bouchard, Lépine et Guérin), pneumonie (Lépine et Guérin), fièvre puerpérale (Bourget), érysipèle, scarlatine, rougeole, coqueluche, oreillons, grippe, morve, diphtérie (Griffiths, Albu), tétanos (Brieger); — le cancer (Ewald, Jacobson, Griffiths); — les affections nerveuses : paralysie générale (Selmi), aliénation mentale (Pouchet), épilepsie (Griffiths), névroses convulsives (Chiaruttini); — le goître exophtalmique (Boinet et Silbert); — les affections cutanées : eczéma (Griffiths), dermatite herpétiforme (Hallopeau et Tête), brûlures étendues (Kianicine).

A côté de ces bases on a trouvé d'autres corps, particulièrement des toxalbumines, et quelquefois la cystine qui accompagne les diamines, putrescine et cadavérine, et semble avoir aussi son origine dans les matières azotées.

Hydrothionurie. — Il nous reste encore à signaler une dernière substance provenant des matières protéiques sulfurées, c'est l'acide sulfhydrique. Ce gaz, accompagné souvent de méthylmercaptan, se rencontre surtout dans l'air expiré, parfois dans l'urine.

A l'état normal, il se forme dans le tube digestif, par l'action des différentes bactéries qui atteignent les matières protéiques; aussi augmente-t-il quand les putréfactions s'exagèrent, dans les cas de diarrhée, par exemple.

D'autres processus lui donnent naissance; d'après Petri et Massen, il peut être produit par les bactéries suivantes : proteus, staphylocoque, streptocoque, bacilles du charbon symptomatique, du tétanos, de la gangrène gazeuse, du choléra, de la morve, du charbon, du choléra des poules, de la fièvre typhoïde et même de la tuberculose. On conçoit donc que, dans les cas d'infection par un de ces agents, l'organisme puisse être intoxiqué par ce gaz. Il semble même que de l'hydrogène sulfuré se forme au contact de nos cellules, comme tendent à l'établir les expériences de M. de Rey-Pailhade.

La présence de l'hydrogène sulfuré dans l'urine ou *hydrothionurie* a été observée, en effet, dans quelques maladies infectieuses, comme le typhus (Strumpell) ou la tuberculose (Heller); mais elle est due le plus souvent à des fermentations qui se passent dans la vessie elle-même (Rosenheim et Muller).

Résumé. — Les faits que nous avons rapportés établissent nettement le rôle considérable des auto-intoxications, leur fréquence, leur multiplicité, leur importance en physiologie et en pathologie. Même à l'état normal, l'organisme est en imminence constante d'auto-intoxication; dans une foule d'états morbides et sous les influences les plus diverses, les substances nocives deviennent encore plus abondantes, qu'il y ait production de toxines nouvelles ou augmentation des toxines habituelles.

La plupart de ces poisons sont assez mal définis chimiquement. On s'est contenté le plus souvent de les caractériser par leur action sur les animaux. Faut-il en conclure, comme le fait l'auteur d'un article récent, que l'histoire des auto-intoxications ne constitue encore qu'une série d'ingénieuses hypothèses? Les résultats obtenus démentent une pareille assertion. Il nous semble même que, dans l'état actuel de la science, un poison autogène est mieux défini par ses propriétés physiologiques que par sa constitution chimique. Toute tentative de préparation des poisons formés dans l'organisme se heurte à une cause d'erreur inévitable. Quel que soit le procédé employé, on n'est jamais sûr d'avoir isolé, à la fin de l'expérience, une substance préexistante, et l'on doit toujours craindre d'avoir obtenu un produit artificiel, dérivant des véritables poisons qui sont si instables et partant si faciles à décomposer. C'est l'objection que Brieger adressait aux travaux de Selmi et de Gautier, c'est l'objection qu'on adresse aujourd'hui aux travaux de Brieger.

La méthode qui consiste à étudier en bloc les propriétés toxiques des liquides organiques ou des bouillons de culture peut sembler moins élégante que les procédés chimiques qui ont la prétention de préparer des substances pures et bien définies; mais elle est souvent supérieure, car elle conduit à des résultats certains. Aussi, avant d'appliquer l'analyse chimique à l'étude des poisons formés ou contenus dans l'organisme, est-il toujours utile de déterminer d'abord la toxicité du liquide qu'on veut étudier et de bien établir ce que devient, au cours des manipulations successives, la substance active qu'on recherche.

Aux sources multiples d'auto-intoxication, l'organisme oppose trois moyens de défense : l'élimination par les liquides excrémentitiels; la production de substances antitoxiques; la transformation des poisons.

L'élimination est le processus le plus simple et le mieux connu : c'est le rein qui joue le principal rôle, puis viennent les poumons, la peau, et accessoirement les autres glandes à conduit excréteur.

Les sécrétions internes antitoxiques rendent compte de certains phénomènes consécutifs à l'extirpation des reins (Brown-Séquard et d'Arsonval, Meyer), du foie (Massini) et des glandes dites vasculaires sanguines, comme le corps thyroïde ou les capsules surrénales; elles expliquent les bons effets obtenus par les injections des extraits glandulaires.

Enfin, certaines glandes ou certains tissus protègent l'économie en accumulant divers poisons et en leur faisant subir des transformations qui les rendent moins nocifs. Ce sont le foie et le poumon qui jouent ici le rôle principal.

La connaissance des propriétés vicariantes des organes achève d'éclairer le mécanisme des auto-intoxications. Le rein, par exemple, peut suppléer le foie; mais quand le rein est malade, la moindre altération du foie a des conséquences souvent funestes; un ictère catarral survenant chez un brightique entraîne fréquemment la mort.

Dans les maladies infectieuses, l'aggravation produite par les lésions antérieures du foie ou du rein s'explique encore par une rétention plus facile des produits toxiques, c'est-à-dire par une destruction ou une élimination insuffisante. Le fait, admis depuis longtemps pour le rein, n'est pas moins évident pour le foie : il suffit de considérer ce qui se passe dans l'érysipèle; cette maladie n'est pas dangereuse chez tous les hépatiques; elle l'est seulement quand les cellules sont suffisamment atteintes pour n'être plus capables de détruire un excès de poisons.

Ainsi, à mesure qu'on étudie les substances toxiques nées dans l'organisme, on comprend mieux leur rôle et leur importance. Bien des troubles morbides sont dus à l'accumulation des poisons formés en excès ou insuffisamment détruits; bien des phénomènes trouvent maintenant une explication fort simple. L'histoire des auto-intoxications, telle qu'elle a été tracée par Bouchard, est une des plus belles conceptions de la pathologie générale.

QUATRIÈME PARTIE

ACTION DES POISONS SUR L'ORGANISME

CHAPITRE PREMIER

ACTION SUR LE SANG ET LE SYSTÉME NERVEUX

Action des poisons sur les différentes parties de l'organisme. — Action sur le sang; modifications de la coagulation; action sur les globules rouges; sur les globules blancs. — Modifications de la lymphe. — Action des poisons sur le système nerveux. — Poisons cérébraux; poisons médullaires; poisons bulbaires; action sur les nerfs périphériques. — Poisons musculaires. — Action des poisons sur le sympathique et les muscles lisses. — Action sur les organes des sens. — Action sur la peau. — Action spéciale de quelques poisons sur le système nerveux de l'homme.

L'injection d'un poison dans une veine permet de déterminer la dose qui est mortelle, et sert en même temps à mettre en évidence certains troubles qui font saisir le mode d'action de la substance toxique. Même en poussant régulièrement l'injection jusqu'au moment de la mort, il est aisé de reconnaître quelles sont les principales propriétés du poison utilisé. On constate ainsi que les sels de potassium sont convulsivants, que l'urée est diurétique, que la pilocarpine est sialagogue. En ouvrant le thorax aussitôt que l'animal a succombé, on peut savoir, par la persistance ou l'absence des battements cardiaques, si le poison a tué en arrêtant la respiration ou en arrêtant le cœur.

Si on interrompt l'injection avant la mort ou si on introduit le poison sous la peau, on pourra étudier les troubles tardifs, nerveux, circulatoires, respiratoires, les modifications de la nutrition, les variations de la thermogenèse. On arrive ainsi à se convaincre que les substances toxiques portent leur action sur l'organisme entier, sur le sang, les humeurs, les systèmes, les organes. Mais les unes ont une action plus marquée sur une partie, les autres sur une autre : l'oxyde de carbone agit sur le sang, il amène la mort en supprimant le rôle de l'hémoglobine; la plupart des autres substances retentissent surtout sur le système nerveux; ou plutôt c'est sur ce système que nous apprécions d'abord leur action, à cause du rôle capital qu'il remplit chez les êtres supérieurs. Il suffit de constater qu'un animal a des convulsions ou des paralysies pour pouvoir affirmer que le système nerveux a été atteint; mais pour déceler les troubles viscéraux ou les modifications nutritives, il faut des observations plus précises et il est nécessaire d'avoir recours à des modes spéciaux d'investigation. Une étude analytique de l'action physiologique des poisons montre que les substances toxiques donnent le moyen de pénétrer dans l'intimité de l'être et de produire des troubles que ne pourrait réussir la vivisection la plus perfectionnée.

Pour agir, le poison doit atteindre le milieu où vivent les cellules et, par conséquent, chez les êtres supérieurs, il doit parvenir dans le sang. S'il y subit parfois certaines transformations, le plus souvent il n'y séjourne pas et va se fixer sur les cellules des organes et des tissus, suivant un coefficient d'affinité qui varie d'un cas à l'autre. Certaines substances disparaissent du sang avec une très grande rapidité. Klikowicz(¹) injecte dans une veine une solution au 1/10 de sulfate de soude, de façon à introduire 1 gramme de ce sel pour 100 grammes de sang; au bout de deux minutes, la presque totalité du sulfate sodique a disparu; la substance s'est déposée dans les tissus, où le sang la reprend peu à peu pour la porter aux émonctoires et notamment aux glandes rénales. Les phénomènes sont exactement semblables avec les alcaloïdes : la strychnine, la morphine, introduites par injection intra-veineuse, ne tardent pas à se localiser dans les tissus.

Alors même qu'elles quittent rapidement le sang, les substances toxiques peuvent y produire des troubles ou des altérations dont nous devons aborder l'étude.

Action des poisons sur le sang. — Nous laisserons de côté certaines substances qui agissent mécaniquement : ainsi l'eau oxygénée, introduite rapidement dans l'organisme, détermine la mort par embolie gazeuse. Ce résultat, établi expérimentalement, s'est trouvé vérifié en clinique. Un malade, observé par Laache, succomba brusquement au cours d'un lavage pleural à l'eau oxygénée.

D'autres substances agissent d'une façon analogue, par exemple en précipitant certains principes du sang, ou en passant dans ce liquide à l'état insoluble. Ces faits doivent être bien connus des expérimentateurs, mais ils n'ont que peu d'importance pratique.

Les poisons qui agissent sur le sang peuvent être divisés de la façon suivante :

Poisons plasmatiques. . .
- diminuant la coagulabilité du sang;
- augmentant la coagulabilité;
- précipitant certaines substances;
- modifiant la constitution chimique du sang.

Poisons globulaires. . . .
- augmentant la résistance des hématies;
- détruisant les hématies;
- se combinant à l'hémoglobine;
- réduisant l'hémoglobine;
- agissant sur les leucocytes.

Diminution de la coagulabilité du sang. — Un grand nombre de substances diminuent ou suppriment complètement, pendant un temps plus ou moins long, la coagulabilité du sang.

(¹) KLIKOWICZ, Die Regelung der Salzmengen des Blutes. *Ar h. für Anat. und Physiol.*, p. 518, 1886.

Les sels de sodium et notamment le bicarbonate ont la propriété bien connue de diminuer la plasticité de ce liquide. Quand on en a injecté dans les veines d'un animal, la moindre piqûre donne lieu à des hémorragies de longue durée. D'après Gaglio, on obtient des résultats semblables en introduisant par kilogramme $0^{gr},05$ de lactate, de tartrate ou de sulfate ferreux. Le tartrate de cuivre, le chlorure de manganèse, le citrate de nickel et de sodium, le chlorure de cobalt, l'albuminate de mercure ont la même action. On pense que les métaux lourds forment des composés stables avec le fibrinogène ou la paraglobuline. D'autres poisons produisent l'incoagulabilité du sang par un mécanisme différent : tel est le phosphore, qui fait disparaître le ferment et le fibrinogène. D'après Corin et Ansiaux, ce résultat est dû aux troubles et aux lésions que le phosphore produit dans l'intestin. Sabbatini admet un rapport étroit entre la toxicité des sels et leur pouvoir anti-coagulant.

Ce sont surtout les substances organiques et particulièrement celles de provenance animale qui arrêtent la coagulation. Les ferments digestifs, comme la pepsine ou la pancréatine, retardent notablement ou empêchent ce phénomène et, en même temps, diminuent la quantité de fibrine de 50 à 75 pour 100 (Albertoni). En injectant à des lapins un ferment d'origine végétale, la papaïne, nous avons observé également un retard dans la coagulation ; le phénomène était d'ailleurs inconstant, et, quand il se produisait, le sérum, au lieu de rester liquide, se transformait en une masse gélatineuse et tremblotante, phénomène décrit plus récemment sous le nom de coagulation plasmatique.

Un grand nombre d'extraits d'organes possèdent la double propriété, assez paradoxale, de provoquer des thromboses et de rendre le sang incoagulable. Très souvent, chez les animaux qui succombent après avoir reçu dans les veines un extrait préparé en faisant macérer à froid un organe ou un tissu, on trouve des caillots dans une veine, notamment dans la veine porte ; le sang du cœur droit s'il est resté liquide ne coagule pas ou ne coagule que fort lentement.

En opérant avec du tissu pulmonaire nous avons constaté que l'injection d'un extrait concentré entraîne rapidement la mort ; l'autopsie révèle une thrombose, complète ou incomplète, de la veine porte. Mais si l'on introduit au préalable des extraits dilués, l'animal devient capable de résister aux doses mortelles d'extraits concentrés, et, loin de se coaguler, le sang recueilli dans un verre reste liquide pendant une ou plusieurs heures.

Les peptones ou plutôt les albumoses possèdent aussi, quand on les injecte dans les veines, la propriété de rendre le sang incoagulable. C'est du moins ce qui a lieu chez le chien, car l'expérience ne réussit pas sur le lapin. Les produits de la putréfaction exercent une action analogue.

L'action anticoagulante des albumoses a pour intermédiaire un trouble de la fonction hépatique (Gley et Pachon, Hedon et Delezenne). Enfin les expériences de Schmidt Mulheim, Fano, Contejean, Lebas[1] ont montré qu'une injection préalable d'albumose ou même de peptone met le sang, quand il est redevenu coagulable, à l'abri des effets d'une nouvelle injection. Il y a là une sorte d'immunisation d'ailleurs passagère.

C'est à un ferment ou à une albumose que le liquide sécrété par la sangsue doit la propriété d'empêcher pendant quelque temps la coagulation du sang, du moins chez les Vertébrés. Haycraft, qui a découvert ce curieux phénomène, pensait que l'extrait de sangsue agit comme la peptone, en détruisant le ferment de la fibrine.

Enfin les substances que l'on emploie en pharmacie sous le nom de solvines influencent aussi la coagulabilité sanguine : à petites doses elles l'augmentent, à hautes doses elles la diminuent et la suppriment (Kiwull).

Bien des hypothèses ont été émises pour expliquer le mode d'action des substances anticoagulantes. Ces hypothèses ont varié parallèlement aux conceptions sur le mécanisme de la coagulation du sang. Quand on invoquait l'action d'un fibrin-ferment sur une substance fibrinogène, les poisons étaient censés agir en modifiant le fibrinogène ou en détruisant le ferment. On admet aujourd'hui que la formation du caillot nécessite la présence de quatre substances : Un proferment (thrombogène de Hammarsten, plasmozyme de Fuld et Spiro) qui est sécrété par les cellules endothéliales des vaisseaux et les leucocytes et se trouve dans le sang ; pour se transformer en ferment il doit s'unir avec une kinase provenant des tissus (thrombokinase de Morawitz, cytozyme de Fuld et Spiro) et cela en présence de sels calciques. Le ferment, ou thrombine, ainsi formé par l'union de trois corps, agit sur le fibrinogène dissous dans le plasma.

Nolf rejette l'influence d'un ferment et pense que la coagulation résulte d'une précipitation mutuelle de colloïdes. Une substance d'origine hépatique, l'hépatothrombine, correspondant au thrombogène, s'unirait à une leucothrombine ou thrombozyme correspondant à la thrombokinase et, en présence de sels calciques, formerait un complexe, la thrombine, qui à son tour s'unirait au fibrinogène pour former le caillot ; celui-ci serait constitué par un mélange de fibrine et de thrombine. D'après Nolf, la leucothrombine, comme son nom l'indique, est sécrétée par les leucocytes et aussi par les cellules endothéliales ; elle se trouve normalement dans le plasma. Quant aux cellules des tissus, elles favorisent la coagulation en produisant des substances dites thromboplastiques.

Si l'on rend le sang incoagulable en injectant des albumoses dans les veines, on constate la formation d'une substance nouvelle également protéique : c'est l'*antithrombine* qui provient du foie. Cette substance serait déversée dans le sang dès que la coagulabilité de ce liquide tend à augmenter. Le foie intervient donc constamment pour maintenir la

---

[1] LEBAS. Recherches sur l'immunité contre l'action anticoagulante des injections intra-vasculaires de peptone. *Thèse de Paris*, 1897.

fluidité du sang. C'est ce qui ressort nettement des expériences réalisées par Doyon et ses collaborateurs. Ces auteurs ont montré que le sang d'une grenouille, dont on a extirpé le foie, devient incoagulable. Or un grand nombre de poisons qui troublent ou altèrent la glande hépatique produisent le même effet. L'albumose introduite dans le canal cholédoque d'un chien agit bien plus facilement, c'est-à-dire à des doses moins élevées, que lorsque l'injection est pratiquée dans les veines. Mais c'est surtout en employant le sulfate neutre d'atropine qu'on obtient des résultats démonstratifs. L'injection dans les veines périphériques ne modifie guère la coagulabilité. L'injection dans les veines mésaraïques, à la dose de 0^{gr},01 à 0^{gr},02 par kilogramme, rend le sang incoagulable, mais l'action est inconstante. Au contraire, quand la substance est introduite par le canal cholédoque, l'effet anticoagulant se produit toujours, sans exception. C'est probablement par les lésions hépatiques qu'il provoque que le chloroforme agit pour diminuer le plasticité du sang; la nécrose des cellules hépatiques a pour résultat la disparition du fibrinogène.

Substances augmentant la coagulabilité du sang. — Plusieurs substances coagulent le sang, quand on les dépose sur une plaie; le perchlorure de fer, l'alun, les acétates de plomb, le tanin, les acides ont, sous ce rapport, une action bien connue. Mais quand ils sont administrés à l'intérieur, leur influence est beaucoup moins manifeste et parfois même elle semble s'exercer en sens inverse, comme cela a lieu pour quelques sels de fer. Si, au contraire, on les injecte directement dans les veines, ils produisent rapidemment la coagulation du sang, mais ce résultat n'a qu'un intérêt théorique, puisque ces différents corps, lorsqu'ils sont introduits par les voies habituelles, subissent avant de pénétrer dans l'économie une série de transformations préalables.

Certaines substances semblent pourtant exercer réellement une influence sur la plasticité du sang; ce sont surtout les acides, le tanin, le crésol.

L'attention des expérimentateurs s'est portée depuis quelques années sur le pouvoir coagulant que possèdent diverses matières albuminoïdes.

La plupart d'entre elles augmentent la coagulabilité du sang stagnant; pour mettre leur action en évidence, on a recours au procédé suivant : on sépare un segment veineux entre deux ligatures, puis on injecte la matière à étudier et, au bout de quelques minutes, on jette une double ligature sur une autre veine; après un temps qui généralement ne dépasse pas dix ou quinze minutes, on peut constater que le sang, enfermé dans la deuxième veine, est coagulé, tandis que celui qui a été séparé avant l'injection est resté liquide. Les faits de ce genre ont été bien étudiés par plusieurs auteurs, notamment par Hayem; ils s'observent quand on introduit de l'eau salée, de l'eau pure, dans la proportion de 5 centimètres cubes par kilogramme du poids du corps, du sang défibriné; mais c'est avec le sérum qu'on obtient les résultats les plus démonstratifs; au contraire, les sérosités dépourvues du ferment de la fibrine, comme le liquide de l'hydrocèle, ne produisent pas le même effet.

Certaines substances amènent la formation de concrétions capables d'obstruer les petits vaisseaux par de véritables embolies; c'est ce qu'on observe, par exemple, quand on injecte du sérum de bœuf dans les veines d'un chien. D'après Hayem, les résultats ne sont pas constants; dans quelques cas, les animaux ne semblent pas incommodés; d'autres fois, ils succombent en douze ou quatorze heures et l'autopsie démontre l'existence de nombreux infarctus dans les organes, notamment dans les reins, l'estomac et l'intestin.

Une troisième variété de coagulation est représentée par les thromboses massives qui peuvent occuper un département veineux, notamment celui de la veine porte, ou même envahir la plus grande partie du système circulatoire; c'est ce qu'on détermine, mais d'une façon inconstante, en injectant dans les veines divers extraits organiques préparés à froid. Ce fait, découvert par Foa et Pellacani, s'explique par la présence dans les tissus et les organes d'un ferment coagulant, ou d'une kinase. D'après Wooldridge, si l'animal sur lequel on opère est à jeun, les extraits de tissus ne coagulent que le sang de la veine porte; si, au contraire, l'animal est en digestion, ou si l'hématose est gênée, la coagulation se produit dans tout le système veineux; parfois elle se fait si rapidement dans le cœur droit que la mort arrive presque aussitôt, avant que la substance ait pu être portée dans tout l'organisme. Mais, comme nous l'avons déjà fait remarquer en parlant des extraits pulmonaires, les effets produits sur le sang diffèrent totalement suivant la concentration des liquides. Un extrait suffisamment dilué laisse le sang fluide et prépare de telle sorte l'animal qu'on peut ensuite injecter des extraits concentrés sans provoquer la formation de caillots.

Les troubles de la coagulation suffisent à démontrer qu'un grand nombre de substances doivent modifier les propriétés chimiques ou physiques des matières protéiques contenues dans le sang. Il y aurait d'intéressantes recherches à poursuivre dans cette voie. C'est ainsi que Buglia et Simon, ayant introduit de l'alcool dans l'estomac, ont constaté que la concentration moléculaire du sang augmente alors que la conductibilité électrique diminue. Ces deux variations, se produisant en sens inverse, indiquent une rupture d'équilibre dans la composition physicochimique des matières constituantes du sang.

Action des poisons sur les globules rouges. —Les poisons peuvent produire sur les hématies les modifications suivantes : augmentation de la résistance, — diminution de la résistance et destruction, — combinaison avec la matière colorante, — transformation de l'hémoglobine en méthémoglobine.

Augmentation de la résistance globulaire. — L'augmentation de la résistance globulaire s'observe assez fréquemment chez certains ictériques. Sauf ce cas particulier, elle est assez rare. Divers sels métalliques, tels que le sulfate de cuivre, le sublimé, le tanin, ont la propriété de rendre les globules rouges plus résistants aux agents chimiques qui les dissolvent, comme la saponine, ou aux agents mécaniques qui peuvent les briser, comme lorsqu'on les agite avec du mercure. Le résultat s'explique par une combinaison des poisons avec les matières protéiques des globules.

Substances détruisant les globules rouges. — Parmi les substances qui altèrent ou détruisent les globules rouges, quelques-unes ne produisent que des lésions limitées et partielles; elles déterminent dans les hématies la formation de taches transparentes, dépourvues d'hémoglobine et ressemblant à des trous. Cet effet est produit, d'après Gaule[1], par la lupétidine, la copellidine, la propyllupétidine, l'isobutyllupétidine, la pipéridine et la conicine; mais il fait défaut si l'on mélange directement la substance toxique avec le sang; celle-ci, pour agir, doit subir une modification préalable dans l'organisme, probablement au contact des systèmes nerveux et musculaire.

Certains poisons provoquent des altérations assez spéciales. Ainsi Sabrazes et Bourlet ont montré que dans l'intoxication saturnine chromique, les hématies renferment des granulations basophiles. Ce fait a été vérifié par les recherches expérimentales de Simon et Spillmann.

Un grand nombre de poisons exercent sur les globules une action qui est en rapport avec leur coefficient isotonique, tel que Hugo de Vries et Hamburger l'ont établi dans leurs études sur la plasmolyse[2]. Pour la mettre en évidence, on emploie deux méthodes : on fait agir le toxique sur le sang extrait des vaisseaux, ou on l'introduit directement dans l'organisme.

Les substances qui agissent en dehors du corps peuvent être divisées en deux groupes : les unes transforment le sang en une laque noirâtre, telles sont la ricine et l'abrine; les autres dissolvent les globules; l'eau distillée possède déjà cette propriété, mais ce sont la phalline, la saponine, et les corps voisins de la saponine : sapotoxine, digitonine, cyclamine, qui tiennent la première place; la phalline et la saponine dissolvent complètement les globules à la dose minime de 1/125000; la digitonine produit les mêmes effets à 1/80000, le taurocholate de soude à 1/600, le glycocholate à 1/50, l'éther à 1/12. A ces divers poisons étudiés par Kobert, Kruskal, Schultz, Rywosch, nous ajouterons, d'après Mayet, la digitaline d'origine allemande, le sulfate d'atropine, le chlorhydrate de pilocarpine, les sels de quinine, qui ont une action nocive très marquée, la digitaline de Homolle et Quévenne, la morphine et la narcéine, qui sont moins énergiques.

Les mêmes substances introduites dans le sang exercent une action analogue : c'est ainsi que la phalline, qu'on trouve dans quelques espèces

<hr>

[1] GAULE, Ueber die Beziehung der Structur der Gifte zu den Veränderungen der Zellen. *Centralblatt für Physiol.*, 1888, p. 373.

[2] HAMBURGER, Ueber den Einfluss chemischer Verbindungen auf Blutkörperchen im Zusammenhang mit ihren Moleculargewichten. *Archiv. für Physiol.*, p. 477, 1886. — Ueber die durch Salz und Rohrzucker-Lösungen bewirkten Veränderungen der Blutkörperchen. *Ibid.*, p. 37, 1887.

de champignons toxiques, injectée dans les veines du chien ou du lapin, à la dose de 1/2 milligramme par kilogramme, produit l'hémoglobinurie en une demi-heure; l'ingestion de la même dose ne détermine que peu ou pas d'accidents. L'acide helvellique, qui existe dans les morilles, agit comme la phalline et ces deux substances provoquent dans le sang une série d'altérations que nous étudierons plus loin et qui, débutant par l'hémoglobinémie, arrivent à la production de méthémoglobine et d'hématine réduite et finissent par provoquer l'ictère.

Un grand nombre de produits d'origine animale sont doués d'un pouvoir hémolytique très marqué. C'est ce qu'on a constaté depuis longtemps en opérant avec la bile : la partie active de ce liquide est représentée par les sels biliaires, particulièrement par le taurocholate. L'urine en nature agit peu sur les globules rouges; mais si on la soumet à la dialyse, la partie qui ne traverse pas la membrane, injectée dans les veines à la dose de 5 ou 6 centimètres cubes par kilogramme, possède la propriété d'amener une abondante hémoglobinurie ([1]).

Les extraits d'organes sont fortement hémolytiques. Il en est de même du sérum sanguin, du moins quand on en injecte dans les veines d'un animal d'espèce différente. Entre animaux de même espèce le sérum est quelquefois globulicide. C'est quand il provient d'un sujet malade ou d'un animal dont l'âge est très éloigné de celui auquel on l'injecte; le sang de la vache adulte, par exemple, est toxique pour le veau nouveau-né (Kobert). Parmi les affections qui rendent le sérum globulicide, il faut citer la chlorose, les anémies (Maragliano et Castellino) et les lésions destructives du foie, comme l'hépatite interstitielle (Massini, Marigliano).

Les sérums, comme d'ailleurs les extraits d'organes, n'exercent leur action hémolytique que lorsqu'on les injecte directement dans les veines. Cependant, en introduisant du sérum de chien dans l'estomac d'un lapin, Mlle Ceaparu a observé une diminution des hématies, suivie d'une crise hématoblastique. Dans un tiers des cas, l'urine des animaux était sanguinolente.

De ces produits hémolytiques d'origine animale, on peut rapprocher les venins, dont nous avons déjà fait l'étude. Nous avons rappelé que les venins des animaux les plus divers, du scorpion comme de la salamandre ou des serpents, dissolvent les globules rouges. De même, certains helminthes renferment dans leur corps des substances hémolytiques bien étudiées par Tallquist, Calmette, Breton, Weinberg.

Plusieurs des hémolysines que nous venons d'étudier rentrent dans le groupe des lipoïdes; les unes dissolvent les globules rouges; les autres augmentent l'action des hémolysines ou activent des prohémolysines.

Les lipoïdes hémolytiques sont assez [nombreux. Korschum et Morgenroth en ont extrait du pancréas, des glandes surrénales, de la rate;

([1]) ROGER, Application de la dialyse à l'étude de la toxicité urinaire. *Bull. de la Soc. de biol.*, **16** juin 1894.

Tallquist, des muqueuses de l'estomac et de l'intestin. Levaditi a trouvé dans le sérum sanguin une hémolysine soluble dans l'alcool et Wolfel en a isolé une autre soluble dans l'éther. On en peut déceler également dans les globules rouges, comme l'ont reconnu Bang et Forssmann, Dautwitz et Landsteiner, Iscovesco. Un lipoïde hémolytique a été découvert par Donath et Landsteiner dans le sérum d'un homme atteint d'hémoglobinurie paroxystique. Bloch a démontré la présence d'une hémolysine dans les matières fécales.

Enfin, certains lipoïdes sont capables d'augmenter ou de rendre apparent le pouvoir hémolytique des substances les plus diverses. Nous avons déjà exposé ces faits si intéressants en parlant des venins, et nous avons montré le rôle important dévolu à la lécithine. Des résultats analogues ont été obtenus avec l'agaricine, la solanine, la tétanolysine.

A côté des lipoïdes hémolytiques, existent des lipoïdes anti-hémolytiques. On en trouve dans les globules rouges. Mais la substance anti-hémolytique la plus importante est la cholestérine. Ranson a montré qu'elle empêche l'action hémolytique de la saponine. Elle neutralise également les extraits de bothriocéphale (Tallquist), l'agaricine (Noguschi), la solanine (Abderhalden et Lecomte), le venin de cobra (Kyes et Sachs), la tétanolysine (Noguschi), les savons de soude (Landsteiner et Eisler, Iscovesco). Les recherches de Windaus tendent à démontrer que la cholestérine forme avec la saponine et les produits analogues (digitonine, solanine, cyclamine) des substances cristallisables, les cholestérides, dépourvues de tout pouvoir hémolytique.

D'après Gengou, le citrate de sodium empêche l'action hémolytique du sérum d'anguille et des venins, parce que dans le sang citraté l'adsorption de ces hémolysines par les globules ne se produit plus.

Certains composés ternaires, qui ne provoquent aucun trouble quand on les ingère et servent même à l'alimentation, amènent l'hémoglobinurie dès qu'on les introduit dans les vaisseaux : tels sont la glycérine et le glycogène. Il en est enfin qui, sans produire l'hémolyse, diminuent la résistance des globules rouges. Si l'on donne des boissons alcooliques à un homme ou à un animal, on constate que les globules rouges placés dans des solutions hypotoniques de chlorure de sodium sont beaucoup plus facilement hémolysés que lorsqu'ils proviennent de sujets abstinents.

Les substances que nous avons étudiées jusqu'ici dissolvent les globules rouges, mettant en liberté l'hémoglobine et l'acide phosphoglycérique et laissent en même temps un stroma inactif.

L'acide phosphoglycérique a pour effet de diminuer l'alcalinité du sang. Le stroma des globules peut obstruer les capillaires et former de véritables embolies : c'est ce qui se produit surtout dans la muqueuse gastro-intestinale et dans le rein. Il en résulte parfois des coagulations intra-vasculaires, surtout fréquentes après les injections de sang hétérogène ou de fibrin-ferment.

L'hémoglobine n'est pas toxique par elle-même, ou du moins elle l'est peu; mais elle se transforme en méthémoglobine, et dans le foie en bilirubine, toxique à la dose de 0^{gr},05 par kilogramme (Bouchard et Tapret). Ces trois corps s'éliminent partiellement par l'urine, qui peut contenir aussi de l'hématine et parfois des acides biliaires.

D'après Kobert, 2 pour 100 seulement de l'hémoglobine subiraient ces transformations : le reste passerait à l'état de parahémoglobine, matière insoluble qui se dépose dans le foie, la rate, la moelle des os; elle devient ainsi inoffensive, mais une partie, en allant obstruer le rein, peut produire des troubles urémiques.

Nous arrivons maintenant à une série de substances qui détruisent encore les globules, mais ont une bien plus grande action sur l'hémoglobine et donnent naissance à de notables quantités de méthémoglobine, parfois dans l'intérieur même des hématies.

Dittrich divise ces substances en trois groupes : 1° celles qui sont oxydantes : ozone, iodure de potassium, hypochlorite de sodium, chlorates, nitrates, nitrites, matières organiques azotées; 2° celles qui possèdent des propriétés réductrices : acide pyrogallique, pyrocatéchine, hydroquinone, alloxanthine; 3° celles qui ne sont ni oxydantes, ni réductrices : aniline et ses dérivés, toluidine, acétanilide, acétophénétidine, kairine.

Kobert distingue deux variétés de méthémoglobine, l'oxydative et la réductive. La première prend naissance par l'action de tous les acides, qui mettent l'hémoglobine en liberté, donnent de la méthémoglobine et, plus tard, de l'hématine.

Parmi les substances oxydantes, nous citerons surtout les chlorates, qui produisent de la méthémoglobine, même à l'intérieur des globules; c'est du moins ce qui a lieu chez le chien, car le lapin succombe avant que le poison ait eu le temps d'agir sur l'hémoglobine. Nous devons ajouter pourtant que l'action des chlorates n'est pas admise par tout le monde : Stokvis, Bokai n'ont pas trouvé de méthémoglobine dans le sang recueilli pendant la vie et Hayem a constaté que les résultats sont fort inconstants. Ces discordances s'expliquent peut-être par ce fait que les chlorates ne donnent pas de méthémoglobine en présence d'une grande quantité d'oxygène : ils en forment facilement quand ce gaz vient à se raréfier, dans l'asphyxie, par exemple.

Le permanganate de potassium, même à petite dose, le ferricyanure, ont ainsi le propriété de détruire les globules rouges et de produire de la méthémoglobine. Avec les nitrites, la nitrobenzine et la nitroglycérine, les modifications sont plus profondes et, à côté de la méthémoglobine, on trouve de l'hématine acide. Parmi les nitrites, il faut faire une place à part au nitrite d'amyle dont l'action est assez spéciale : il transforme l'hémoglobine en méthémoglobine sans altérer les globules, aussi les accidents sont-ils généralement passagers et disparaissent-ils dès qu'on respire à l'air libre (Jolyet et Régnard).

En tête des substances réductrices se place l'acide pyrogallique. Sous son influence, le sang extrait des vaisseaux se transforme en une masse brune, l'hémogallol (Kobert). Mais il n'en est pas ainsi dans l'organisme, car on ne peut en introduire que de faibles doses ; il se produit alors une dissolution des globules et de la méthémoglobine réductive, tandis que l'acide pyrogallique s'empare de l'oxygène du sang et des tissus. Il en résulte une forte cyanose, de l'ictère, de la méthémoglobinurie. L'acide pyrogallique a deux isomères : la phloroglucine, qui dissout les globules mais ne produit pas la coloration brune du sang, et l'oxyhydroquinone, qui n'a pas encore été suffisamment étudiée sur les animaux.

Parmi les autres substances, nous citerons les hydrazines et particulièrement l'acétylphénylhydrazine ou pyrodine, qui est employée en médecine, l'hydroxylamine, les aldéhydes, les acides gallique et tannique, enfin, la toluylène-diamine, qui a été étudiée avec grand soin par Affanassiew, Engel et Kiener, Stadelmann[1] : sous l'influence de ces agents les globules sanguins se décolorent, l'hémoglobine est mise en liberté sous forme de granulations pigmentaires ; en même temps la rate s'hypertrophie et, le foie transformant l'hémoglobine en bilirubine, l'ictère se développe ; à un degré de plus l'hémoglobinurie apparaît. Les expériences de Gilbert et Chabrol tendent à renverser la marche chronologique des phénomènes. La cholémie, loin d'être consécutive à l'hémolyse, se produirait avant elle et lui survivrait. Le poison agirait donc sur le foie et cet organe fabriquerait plus de bile en même temps qu'il produirait des substances hémolysantes ayant pour résultat de libérer l'hémoglobine nécessaire à la polycholie. Il s'agirait donc d'un ictère hépatogène avec hémolyse.

L'aniline n'est ni oxydante, ni réductrice, et pourtant elle produit de la méthémoglobine ; son mode d'action est assez obscur. Introduite dans l'organisme elle dissout les globules rouges, donne de la méthémoglobine, et se transforme partiellement en une substance insoluble que l'on trouve dans le sang et dans les urines, sous l'aspect de petites masses d'un noir bleu.

Plusieurs médicaments agissent à peu près comme l'aniline : l'acétanilide, l'antifébrine, la phénacétine, l'exalgine ou méthylantifébrine, l'antisepsine, la kairine, le bleu de méthyle, l'alloxanthine et même l'antipyrine.

Le sulfure de carbone, l'hydrogène arsénié, l'hydrogène stibié, l'hydrogène phosphoré sont encore capables de produire de la méthémoglobine. Mais quelques-unes de ces substances amènent des altérations plus profondes. L'hydrogène arsénié rend le sang noir, puis, si son action continue, le transforme en un liquide jaune vert, ne présentant plus de bandes d'absorption (Rabuteau). L'hydrogène phosphoré est aussi fort toxique et c'est à sa production que beaucoup d'auteurs attribuent les effets du phosphore.

Le peroxyde d'azote (vapeurs nitreuses) transforme le sang en une masse noire et collante, mais il s'écoule plusieurs heures entre le moment où

---

[1] STADELMANN, *Der Icterus und seine verschiedenen Formen*, p. 116-176. Stuttgart, 1891.

l'on respire les vapeurs délétères et celui où les accidents éclatent. Quant au bioxyde d'azote, il s'oxyde trop vite pour qu'on ait pu étudier son action.

Les sels d'argent, injectés dans les veines, produisent encore des désordres considérables ; les globules sont agglutinés, le sang est poisseux, sombre ; les animaux succombent rapidement dans l'asphyxie (Rabuteau).

En résumé toutes les substances que nous venons d'étudier ont pour caractère commun de détruire les globules, de produire un premier stade asphyxique correspondant à la réduction de l'hémoglobine, puis de donner naissance à de la méthémoglobine, parfois à de l'hématine. Elles agissent sur le sang intact, différant en cela des poisons qui ne donnent de la méthémoglobine et parfois de l'hématine que lorsqu'ils sont en contact avec l'hémoglobine dissoute ; le ferricyanure de potassium (Hayem), par exemple, rentre dans ce groupe, car il est sans action sur l'hémoglobine globulaire.

La méthémoglobine n'est peut-être pas aussi toxique qu'on l'avait cru tout d'abord. Hayem fait remarquer qu'elle disparaît très vite, ce qui tient à ce que l'hémoglobine qui reste dans les globules est capable de la ramener à son état primitif ; mais en dehors des globules l'hémoglobine n'a plus le même pouvoir. On conçoit ainsi pourquoi l'empoisonnement par le nitrite d'amyle, où les globules ne sont pas détruits, est généralement si bénin.

Si l'on injecte de la méthémoglobine, venant du chien ou du cheval, dans les veines d'un chien, on n'observe pas de troubles notables : il n'y a ni albuminurie, ni méthémoglobinurie ; une partie du pigment est retenue par le foie et produit la pléochromie ; le reste est transformé en parahémoglobine et se dépose dans les organes. Si, en même temps, on introduit le stroma des hématies détruites, on observe des frissons, de la méthématurie, des dilatations vasculaires, enfin des thromboses et des coagulations.

Les thromboses peuvent être produites par toutes les substances qui détruisent les globules, fabriquent de la méthémoglobine ou mettent le ferment de la fibrine en liberté. On les rencontre encore quand on injecte le fibrinogène ou plutôt la thrombokinase des tissus, qui coagule le sang dans le système porte (Wooldridge) ou dans le système veineux général en cas d'asphyxie (Wright) ; il en est de même pour le sang d'animaux empoisonnés par des substances détruisant les globules, chlorate, glycérine, acide pyrogallique (Silbermann). Il se fait ainsi de petits caillots constitués, au centre, par des hématoblastes, à la périphérie, par des hématies. Celles-ci sont parfois fortement altérées : en étudiant les capillaires de la grenouille empoisonnée avec du chloroforme, Witte a vu les globules devenir sphériques, présenter des prolongements renflés en massue et s'arrêter en certains endroits. Il en résulte de petites embolies capillaires, analogues à celles qu'on observe dans les brûlures. Elles se produisent sous forme de précipitation granuleuse ou de précipitation massive ; le premier aspect est encore réalisé par l'injection du sang de bœuf au chien, le second par l'injection du sang de chien au lapin.

Les thromboses et les embolies capillaires rendent parfaitement compte des ecchymoses viscérales, séreuses ou cutanées, qu'on observe dans les empoisonnements par les substances que nous venons d'indiquer. Elles expliquent, au· moins en partie, le purpura toxique, qui dépend à la fois des altérations sanguines et des lésions vasculaires : enfin elles donnent la clef des urémies consécutives aux obstructions rénales.

Ainsi, les poisons que nous venons de citer déterminent dans le sang toute une série de lésions, depuis la dissolution des globules jusqu'à la formation de méthémoglobine ou d'hématine et à l'obstruction des capillaires. Dans les cas favorables, la rénovation du sang se produit aux dépens des hématoblastes, suivant le procédé indiqué par Hayem et étudié par Albertini à la suite des empoisonnements par la pyrodine.

En face des poisons détruisant les globules rouges il y aurait lieu d'ouvrir un chapitre pour les poisons augmentant le nombre de ces éléments. La liste en est actuellement fort courte. Nous nous contenterons de signaler, d'après Langlois et Desbouis, les vapeurs de certains hydrocarbures du type benzine. Leur inhalation produit une hyperglobulie, qui s'élève à 15 pour 100 chez le lapin, à 35 chez le cobaye et dure une quinzaine de jours.

Poisons se combinant à la matière colorante. — Certains poisons ont la propriété de former, avec la matière colorante du sang, des combinaisons stables ; ils prennent la place de l'oxygène et arrêtent les combustions organiques. C'est ainsi qu'agit l'oxyde de carbone.

Ce gaz possède pour l'hémoglobine une affinité 200 fois plus grande que l'oxygène. Le sang oxycarboné conserve, même dans les veines, une coloration rutilante : examiné au spectroscope, il offre l'aspect normal, mais les bandes d'absorption ne sont pas modifiées par les agents réducteurs, comme le sulfhydrate d'ammoniaque : cette réaction est absolument caractéristique. Dans les cas favorables, l'oxyde de carbone s'élimine en nature ; il ne semble pas, en effet, qu'il puisse se transformer dans l'organisme en anhydride carbonique. Quant aux globules atteints, ils se détruisent rapidement (Brouardel), ce qui explique l'anémie qui succède aux intoxications répétées par ce gaz. L'insuffisance de l'hématose provoque des troubles nutritifs qui se traduisent par la présence d'acide lactique (Araki) et d'acide glycuronique dans l'urine et souvent par de l'albuminurie.

Les recherches de Gréhant ont bien mis en évidence la haute toxicité de l'oxyde de carbone. Chez un homme ou un Mammifère qui a respiré 30 minutes dans une atmosphère contenant 1/779 CO, la moitié des globules est oxycarbonée ; le quart est atteint si l'air renferme 1/1449 de ce gaz. Enfin, si l'on fait inhaler un mélange au 1/10, on trouve dans le sang 4 pour 100 de CO, au bout de 10 à 25 secondes, 18,4 au bout de 1 minute ou 1 minute 1/2 : en même temps l'oxygène diminue, et de

14,6 tombé à 4 pour 100. Gréhant ([1]) a encore reconnu que l'absorption de l'oxyde de carbone est proportionnelle à la quantité contenue dans l'air; mais, au bout d'un certain temps, la saturation est produite et, même en continuant les inhalations, la dose fixée par le sang demeure invariable. La connaissance de ces altérations globulaires devait faire supposer qu'on pourrait sauver un animal ou un homme intoxiqué, en pratiquant la transfusion; les expériences de Gréhant et les observations de Halsted démontrent que cette opinion est bien fondée.

Tous les animaux ne sont pas également sensibles à l'oxyde de carbone; le lapin résiste beaucoup mieux que les carnassiers ; il peut vivre dans une atmosphère contenant 1 pour 100 de ce gaz, alors que, dans les mêmes conditions, un chien succombe en 20 minutes; si la proportion atteint 50 pour 100, le lapin meurt en un quart d'heure. Mais, de tous les êtres, les oiseaux sont de beaucoup les plus sensibles, tandis que les animaux à sang froid, comme les Batraciens, sont presque réfractaires à l'action de ce poison.

Un autre gaz aussi délétère, mais moins répandu, est l'hydrogène sulfuré. Un verdier succombe dans une atmosphère qui en contient 1/500; pour un chien il en faut 1/300, pour un cheval 1/250. L'action se porte, d'une façon prédominante, mais non exclusive, sur les hématies; l'hémoglobine est fortement altérée et, d'après quelques auteurs, se trouverait à l'état d'une combinaison qu'on a désignée sous les noms de méthémoglobine sulfhydrique, sulfométhémoglobine, sulfhémoglobine (Pellacani) et qui donne, au spectroscope, une bande d'absorption dans le rouge. Contrairement au sang oxycarboné, le sang, dans l'empoisonnement qui nous occupe, prend une coloration noire. Enfin, tandis que l'oxyde de carbone retarde la décomposition des cadavres qui ne verdissent qu'au bout de sept ou huit jours, l'hydrogène sulfuré favorise la putréfaction. Ce gaz, qui prend facilement naissance dans le tube digestif, peut provoquer une cyanose entérogène, dont nous avons déjà parlé à propos des putréfactions intestinales.

Le sulfhydrate d'ammoniaque possède la propriété de réduire l'hémoglobine; il donne au spectroscope la bande de l'hémoglobine réduite et parfois la bande qui caractérise l'empoisonnement sulfhydrique. Les accidents que provoque ce corps tiennent de ceux que produit l'hydrogène sulfuré et de ceux que déterminent les sels ammoniacaux.

On doit rapprocher de l'hydrogène sulfuré l'hydrogène sélénié et l'hydrogène telluré. Nous avons déjà dit que les séléniates se réduisent dans l'organisme et forment de l'hydrogène sélénié qu'on retrouve dans l'air expiré; à son contact l'hémoglobine devient une matière noire et donne dans le spectre une large raie entre D et E; mais la combinaison ne semble pas très stable, car l'agitation du sang altéré avec de l'oxygène fait reparaître les raies normales.

L'acide cyanhydrique a une action complexe; il frappe tous les élé-

---

([1]) GRÉHANT, *Les gaz du sang.* 1 vol. de l'*Encyclopédie Léauté.* Paris, 1894.

ments vivants, végétaux ou animaux ; chez les Vertébrés supérieurs, il agit surtout sur le système nerveux et sur le sang ; ce liquide devient rouge clair, comme dans l'empoisonnement par l'oxyde de carbone ; il montre au spectroscope deux bandes analogues, mais plus proches du violet. La combinaison est peu stable et l'hémoglobine est encore réductible par le sulfhydrate d'ammoniaque. L'acide cyanhydrique est aussi un poison de certains ferments. Schœnbein a montré qu'une trace de ce corps suffit à faire perdre aux globules rouges la propriété de décomposer l'eau oxygénée : il y a paralysie de la catalase. Il n'est pas sans intérêt de rappeler à ce propos que l'acide cyanhydrique possède également le pouvoir d'arrêter l'action des ferments métalliques, c'est un véritable poison de ces produits artificiels.

C'est peut-être dans l'inhibition des activités zymotiques qu'il faut chercher le mécanisme des accidents déterminés par l'acide cyanhydrique. On constate, en effet, un véritable arrêt de la nutrition. L'oxygène est absorbé en moindre quantité; l'exhalation de l'acide carbonique diminue; les oxydations tombent au minimum; l'acide lactique apparaît dans les urines. On s'explique ainsi la coloration rosée du sang veineux et l'abaissement de la température organique.

L'acide cyanhydrique représente le plus actif de tous les corps de la série cyanique. Le cyanogène est deux fois moins toxique, mais il exerce une action analogue (Bunge); il possède une grande tendance à dissoudre les globules rouges et à former de la cyanométhémoglobine.

Les cyanures sont tous toxiques, sauf les ferro et ferricyanures, dont le radical cyanique semble rivé au fer. Les sulfocyanures font, avec l'hémoglobine, des composés semblables à ceux de l'acide cyanhydrique, mais ils agissent plus difficilement.

Un des dérivés les plus intéressants de l'acide cyanhydrique est l'iodure de cyanogène (CAzI), bien étudié par Kobert et Goldfard[1]. C'est un poison protoplasmique qui se montre quatre fois moins toxique que ne l'indique la quantité d'acide cyanhydrique contenue dans la dose employée. Paralysant chez les animaux à sang froid, convulsivant et dyspnéigène chez les animaux à sang chaud, ce corps dissout les globules rouges et donne naissance à de la méthémoglobine et à de la cyanométhémoglobine.

Parmi les autres poisons qui peuvent altérer le sang, nous citerons encore l'acétylène, qui forme une combinaison peu stable (Liebreich), l'eau oxygénée qui rend le sang noir et produit une nouvelle bande d'absorption : au début de l'empoisonnement, l'acide carbonique exhalé augmente, pour subir ensuite une diminution très marquée.

Il ne nous reste plus à signaler que certains poisons, comme le naphtol, la chrysorabine, le goudron, qui provoquent d'abord une augmentation du nombre des hématies et du poids spécifique du sang, puis une diminution de l'un et de l'autre (Schlesinger). Le sublimé agit de même ; les préparations mercurielles administrées à l'homme sain ou aux animaux

---

[1] GOLDFARD, Wirkung des Iodcyan. *Inaug. Dissert.* Dorpat, 1891.

amènent l'hypoglobulie; chez les syphilitiques, elles exercent une action inverse.

Action des poisons sur la lymphe. — Depuis que les travaux de Heidenhain ont fait rentrer la production de la lymphe dans les phénomènes sécrétoires, on a étudié l'action lymphagogue des différentes substances.

Heidenhain a classé les lymphagogues en deux classes : ceux qui augmentent la production de la lymphe aux dépens du sang, ceux qui l'augmentent aux dépens des tissus. Dans le premier groupe, il faut placer les substances qui font perdre au sang la propriété de se coaguler et qui exercent une action analogue sur la lymphe; tels sont les peptones, les macérations de muscles d'écrevisse ou de têtes de sangsue officinale; d'après Dickinson, la partie active de la tête de sangsue est une albumose qui détruit le ferment de la fibrine. Signalons encore comme lymphagogues hématogènes les extraits de l'intestin du chien, l'albumine de l'œuf, les extraits du corps des anodontes; ces Mollusques renfermeraient une substance qu'on a proposé d'appeler l'urticarine et qui, par son action sur la lymphe, expliquerait l'urticaire qui suit parfois l'ingestion des huîtres et des moules. C'est sans doute par un mécanisme analogue qu'agissent les autres substances capables de provoquer des œdèmes localisés et de l'urticaire. Clopatt a montré, en effet, que l'extrait de fraises augmente la sécrétion de la lymphe. Ajoutons que, d'après Gley, il diminue la coagulabilité du sang, et abaisse la pression sanguine.

Parmi les lymphagogues qui agissent aux dépens des tissus, il faut citer le sucre de raisin, l'urée, les sels, c'est-à-dire diverses substances diurétiques.

D'après Merukowiez, la muscarine, la nicotine, la vératrine augmentent la sécrétion de la lymphe, tandis que la pilocarpine (Heidenhain) est sans action.

Nous avons déjà parlé des poisons autogènes lymphagogues, auxquels on tend actuellement à attribuer la production des œdèmes brightiques.

Action des poisons sur les cellules isolées et sur les leucocytes. — Quand ils ont pénétré dans le sang, qu'ils modifient ou non la constitution de ce liquide, les poisons vont porter leur action sur les diverses cellules et sur les organes de l'économie. On peut étudier facilement leur influence sur certaines cellules isolées et rechercher, par exemple, les modifications qui surviennent dans les mouvements des cils vibratiles : quelques substances les arrêtent : anhydride carbonique, quinine, cadmium, bismuth; d'autres les stimulent : cuivre, or, argent; d'autres ne les modifient pas : fer, plomb, antimoine (Bocci); de petites doses de sels de potassium ou de sodium excitent les cils vibratiles, de hautes doses les paralysent.

Mais c'est surtout sur les leucocytes que s'est portée l'attention des observateurs; les poisons peuvent exercer sur les cellules blanches trois effets différents : augmentation ou diminution du nombre; modification des mouvements; attraction ou répulsion.

Parmi les substances qui provoquent la leucocytose, nous citerons les amers, les essences à odeur intense, les corps gras volatils. Un grand nombre de toxines microbiennes jouissent de la même propriété; tels sont surtout les produits du staphylocoque doré. Il est probable que, dans tous les cas, le processus est semblable et consiste en une prolifération active dans les organes ou les tissus servant à la formation des globules blancs, notamment dans la rate, les ganglions et la moelle des os.

Pour étudier les modifications et les troubles des leucocytes, on prélève du sang ou de la lymphe qu'on examine au microscope sur une platine chauffante. On peut employer le sang de tous les animaux vertébrés ou invertébrés. Pour les Mammifères, c'est le sang du cheval qui donne les meilleurs résultats.

En faisant agir diverses substances sur les leucocytes ainsi isolés, on voit que quelques-unes arrêtent leurs mouvements, les empêchent d'émettre des pseudopodes, et par conséquent suppriment la diapédèse : tels sont le phénol, l'acide salicylique, la quinine; ce dernier corps agit déjà à la dose de 2/4000 (Binz).

Maurel, qui a poursuivi de patientes recherches sur ce sujet, prétend qu'il faut une dose semblable de poison pour tuer les leucocytes d'un animal ou pour tuer l'être lui-même; c'est une relation importante qu'il a pu établir en étudiant certains alcaloïdes, notamment la strychnine. L'atropine ferait périr cent fois plus facilement les leucocytes de l'homme que ceux du lapin, ce qui est en rapport avec la résistance de cet animal; enfin il y aurait un certain antagonisme entre l'atropine et la pilocarpine. En employant des cultures microbiennes, Maurel a observé que la sensibilité des globules blancs est en rapport direct avec la virulence du microbe.

Plusieurs substances ont la propriété de détruire complètement les leucocytes et de diminuer ainsi le nombre qui s'en trouve dans le sang; telle est, d'après Albertoni, la pancréatine.

On a souvent étudié les propriétés chimio-tactiques des substances, propriétés qu'on divise en positives et négatives, suivant qu'on observe une attraction ou une répulsion des cellules mobiles. C'est sur des végétaux que Pfeffer découvrit la chimiotaxie; les travaux de Bordet et Massart et de Gabritchewsky ont établi qu'un grand nombre de poisons ont la propriété d'attirer les leucocytes vers le point où on les introduit; c'est ce qu'on observe, par exemple, en injectant sous la peau de l'asparagine, divers sels minéraux, et surtout des toxines ou des protéines microbiennes. Tous les corps ne produisent pas cet effet; quelques-uns sont indifférents, comme l'eau, le glycogène, le bouillon, la peptone, le phénol; d'autres semblent exercer une action répulsive; tels sont les sels alcalins en solution concentrée et surtout l'acide lactique.

Enfin un dernier groupe est représenté par les anesthésiques, comme le chloroforme et le chloral; ceux-ci empêchent la diapédèse, probablement en paralysant l'activité des leucocytes. Mais nous n'avons pas à insister sur tous ces faits qui seront étudiés avec détail dans le chapitre consacré à l'inflammation.

Action des poisons sur le système nerveux. — Presque toutes les substances toxiques sont capables de provoquer des troubles ou de produire des lésions du système nerveux.

Suivant que les effets prédominent sur telle ou telle partie, on a divisé les poisons en poisons cérébraux, bulbaires, médullaires, poisons des nerfs, poisons des terminaisons nerveuses, motrices ou sensitives.

Cette division est séduisante, parce qu'elle donne des points de repère et facilite l'étude des phénomènes; malheureusement elle est artificielle, comme toutes les classifications, et a le grand défaut de ne pouvoir servir à une théorie générale; car la plupart des poisons produisent des effets différents sur les diverses espèces animales; pour nous borner aux Vertébrés, nous allons voir, par quelques exemples, que les phénomènes sont souvent complètement dissemblables chez l'homme, les Mammifères et les Batraciens.

Chez l'homme, le cerveau est prédisposé, par son fonctionnement si actif, aux localisations toxiques; il n'est épargné que par quelques substances comme la digitaline, la strychnine, le zinc et le cuivre. Les autres poisons peuvent provoquer des troubles cérébraux, mais leur action n'est pas fatale; au cours des intoxications comme au cours des infections, la prédisposition individuelle, innée ou acquise, joue le rôle principal, dans la genèse des accidents. Ceux-ci sont représentés par de la céphalalgie, des modifications sensorielles, de l'inaptitude au travail; il est possible que les animaux éprouvent également certains troubles subjectifs que nous ne pouvons évidemment pas apprécier; mais quand l'intoxication est plus grave, l'homme est pris de délire; et ce symptôme, qui peut être facilement reconnu chez les animaux, est aussi rare chez eux qu'il est fréquent dans notre espèce.

Voilà des raisons suffisantes pour rendre précaire toute tentative de classification; c'est toujours une affaire de plus ou de moins. Ainsi le mercure n'est certainement pas un poison cérébral; pourtant son administration modifie notablement le caractère et rend l'homme timide et perplexe; ce serait, d'après Kussmaul, un des exemples les plus remarquables de l'action qu'un médicament peut exercer sur le moral.

Au contraire, les bromures sont considérés comme des sédatifs du cerveau et du bulbe; cette assertion est exacte quand il s'agit de l'homme, mais, chez la grenouille, ces substances portent leur action sur la moelle; chez l'homme ce sont les réflexes bulbaires qui s'éteignent, chez la grenouille, ce sont les réflexes médullaires. La caféine excite puis déprime le cerveau chez l'homme; c'est pour lui un poison cérébral. c'est un poison médullaire pour les animaux. Il en est de même de la morphine : cet alcaloïde est bien moins hypnotisant pour les animaux que pour l'homme; en revanche il exerce une action bien plus marquée sur la moelle; il produit, chez le chien, une parésie du train de derrière qui lui donne un aspect spécial, une démarche hyénoïde (Cl. Bernard). Chez le chat, la morphine produit de l'excitation, comme l'a montré Guinard ; chez les bovins elle amène de l'ivresse, chez le cheval des mouvements de manège, enfin chez la grenouille elle provoque un véritable tétanos.

Les exemples de différences semblables abondent dans la science, nous en citerons encore deux : les sels d'argent sont des excitants du système nerveux chez les grenouilles, des paralysants chez les Mammifères; le phénol provoque du tétanos suivi de paralysie chez les Batraciens et les Mammifères, il produit d'emblée la paralysie chez l'homme.

Si nous envisageons simplement ce qui se passe dans l'espèce humaine, nous pouvons citer des différences non moins curieuses. Reprenons la morphine; qui ne sait que ses effets varient notablement d'un sujet à l'autre? Tantôt elle produit de l'excitation, des vomissements, des maux de tête, tantôt elle amène un bien-être et un sommeil calme. Les modifications symptomatiques imposées par la race sont encore plus marquées; c'est ainsi que les Malais sont toujours excités par ce poison; ils sont pris parfois d'accès de manie, désignés sous le nom d'*omok*, qui les poussent à verser le sang et à tuer toutes les personnes qu'ils rencontrent.

La pathologie comparée donne de nombreux exemples de modifications analogues; nous n'en citerons qu'un seul : chez *Rana esculenta* la caféine produit un tétanos d'origine médullaire ; chez *Rana temporaria*, elle agit sur les muscles et épargne presque complètement la moelle.

Il existe certains poisons dont l'action porte d'une façon à peu près égale sur tout l'ensemble du système nerveux, ou du moins des parties centrales ; le type le plus intéressant est la guanidine; cette substance produit une épilepsie d'origine cérébrale; elle actionne le bulbe, les centres du vomissement et de la respiration; elle excite la moelle, les nerfs, les muscles eux-mêmes, car des secousses s'observent sur les muscles des membres amputés; son action s'étend encore sur les terminaisons nerveuses intra-cardiaques; puis à une deuxième période toutes les parties qui ont été excitées se paralysent et la mort arrive par arrêt de la respiration.

Depuis les travaux de Loeb on range les sels sodiques parmi les excitants des systèmes nerveux et musculaire. Des muscles plongés dans une solution de NaCl se contractent d'une façon rythmique. Si l'on vient à ajouter au liquide un sel sodique capable de précipiter le calcium, citrate ou oxalate de sodium, les contractions deviennent beaucoup plus énergiques. Si ensuite on plonge le muscle dans un liquide contenant des sels calciques, les contractions perdent l'ampleur anormale qu'elles avaient acquise. Voilà un exemple saisissant de l'antagonisme entre les ions Na et Ca.

Ce qui est vrai pour le muscle est également vrai pour le système nerveux. Des animaux qui reçoivent pendant un mois une dose quotidienne faible de citrate de sodium acquièrent une énorme hyperexcitabilité que les sels calciques font disparaître.

Parmi les substances qui semblent agir sur l'ensemble du système nerveux, il convient de citer encore l'aconitine et le lactucarium; ce dernier corps, d'après Skworzoff et Sokolewski, paralyse successivement les mouvements volontaires et les réflexes, frappant la moelle de haut en bas, puis les nerfs périphériques, en les atteignant du centre vers la périphérie.

Les autres poisons ont une action plus spécialisée sur chaque partie des centres; aussi, malgré les réserves que nous avons dû faire, allons-nous les étudier en conservant la division classique.

Poisons cérébraux. — Pour déterminer l'action des poisons sur le cerveau on peut avoir recours à plusieurs méthodes.

Baglioni et Magnini déposent à la surface des hémisphères diverses substances, chlorure de sodium, sulfate de sodium, acide acétique ou citrique, phénol, glycose, urée. Ils constatent que les solutions faibles ne produisent rien, les solutions fortes diminuent l'excitabilité. La strychnine et la picrotoxine rendent l'écorce plus excitable et provoquent quelques mouvements, se répétant d'une façon rythmique pendant plusieurs minutes. Il s'agit bien dans tous les cas d'une excitation de l'écorce et non d'une diffusion, car l'extirpation de la substance grise supprime ces diverses manifestations toxiques.

Un deuxième procédé consiste à injecter directement le poison dans la masse cérébrale. Le procédé n'est pas nouveau. Il a été employé par Briquet pour l'étude de la quinine. Mais, dans ces derniers temps, il a fréquemment servi à déterminer l'action des poisons microbiens et des substances jouant un rôle dans les auto-intoxications.

On peut encore introduire le poison par les liquides qui baignent les centres nerveux. Dans ce but on fait l'injection sous la dure-mère pour atteindre le liquide céphalo-rachidien ou bien on la pousse par le bout périphérique de la carotide primitive ou mieux de la carotide interne. Introduit par cette dernière voie, l'hydrate de chloral provoque une série de troubles nerveux analogues à ceux qui suivent la section intra-cranienne de la cinquième paire.

On se contente le plus souvent de déterminer chez les animaux une intoxication générale en faisant pénétrer le poison par la voie veineuse, sous-cutanée ou digestive, ou bien on profite des empoisonnements produits accidentellement chez l'homme pour essayer de discerner par l'analyse quels troubles relèvent d'une localisation cérébrale.

Le chloroforme et l'éther sont fréquemment considérés comme de véritables poisons cérébraux; il est certain que ces substances paralysent les centres psychiques avant d'atteindre la moelle, ce qui permet de les employer en thérapeutique. Mais le chloroforme n'est pas en réalité un poison cérébral; c'est un poison protoplasmique, agissant sur toutes les cellules, et frappant aussi bien les leucocytes que les bac-.

téries ou les végétaux supérieurs. Ces réserves n'empêchent pas de reconnaître que ses principaux effets portent sur le système nerveux et notamment sur l'encéphale. De Tarchanow a montré qu'à la suite de la chloroformisation on peut observer chez les grenouilles un certain nombre de troubles psychiques (phénomènes hallucinatoires, actes agressifs, attitudes passionnelles, etc.). Chez l'homme et chez tous les mammifères on constate, tout d'abord, une légère excitation qui s'étend même aux centres bulbaires, ce qui explique la fréquence de la syncope au début de la chloroformisation; il est vrai que, dans certains cas, l'exaltation initiale tient à des réflexes ayant pour point de départ les terminaisons nerveuses du nez, de la gorge ou du larynx; aussi fait-elle défaut quand on pratique les inhalations par une plaie trachéale, ou qu'on insensibilise les premières voies au moyen de la cocaïne.

L'éther et le chloral agissent à peu près comme le chloroforme. Pourtant Richet a mis en évidence une différence curieuse entre ces trois substances; les recherches de cet auteur, confirmées par Bubnoff, Heidenhain, de Varigny, Franck et Pitres, démontrent que le chloroforme et l'éther suppriment à la fois l'excitabilité de l'écorce et de la substance blanche sous-jacente, tandis que le chloral n'agit que sur la substance grise.

La morphine se comporte comme le chloroforme; elle abolit simultanément l'excitabilité des deux substances cérébrales. De même que le chloroforme, elle peut produire une première période d'excitation qui manque chez certains sujets ou existe seule chez d'autres. C'est donc une substance qui est déjà moins hypnotisante, puisqu'elle n'exerce son action que chez certains hommes et n'agit presque pas chez beaucoup d'animaux. Cl. Bernard, qui a étudié avec soin l'action des alcaloïdes de l'opium, dit que la morphine est moins somnifère que la narcéine et la codéine chez les animaux, tandis qu'elle l'est beaucoup plus chez l'homme.

Il serait sans intérêt de dresser une liste complète des hypnotiques, parmi lesquels il convient de rappeler le bromoforme, le chloralose, le trional, le sulfonal, le protoxyde d'azote, la coumarine, etc.; il est beaucoup plus important de chercher à pénétrer le mécanisme mis en œuvre par ces divers agents.

Trois théories sont en présence : l'une invoque une action des poisons sur la circulation, l'autre une altération anatomique des cellules nerveuses, la troisième une localisation d'ordre chimique.

Les partisans de la théorie vasculaire se divisent eux-mêmes en plusieurs camps; quelques-uns, avec Ackermann, pensent que les hypnotiques produisent l'anémie cérébrale; Carter observa au contraire de l'hyperémie; Kobert obtint tantôt l'un tantôt l'autre phénomène; enfin, de Bœck et Verhoogen ont constaté que la base du cerveau est congestionnée, tandis que la convexité est anémiée.

La théorie anatomique ne semble pas mieux assise; esquissée par Cl. Bernard, elle été défendue par Binz; pour cet auteur, les hypnotiques, aussi bien le chloroforme que la morphine, rendent les cellules cérébrales granuleuses, obscures et troubles; il y aurait là une action spécifique qui ne s'observerait pas avec les poisons non hypnotiques; mais on a objecté à l'auteur que plusieurs substances, qui ne produisent pas les mêmes effets physiologiques, déterminent des altérations cellulaires semblables.

Depuis les travaux d'Overton et les recherches de Nicloux on s'accorde à admettre que l'affinité des hypnotiques pour les centres nerveux est d'ordre chimique. La membrane des cellules nerveuses est particulièrement riche en lipoïdes qui fixent avec la plus grande facilité le chloroforme et l'éther.

Les bromures rentrent aussi dans le groupe des poisons cérébraux; ils diminuent l'excitabilité de la zone corticale, comme l'ont démontré des expériences pratiquées sur des chiens, puis abolissent les réflexes bulbaires chez l'homme, les réflexes médullaires chez les animaux; enfin, quand l'action est poussée plus loin, ils finissent par paralyser tous les centres réflexes; dès lors la strychnine cesse de produire les convulsions, chez la grenouille, bien que l'animal soit encore capable d'exécuter des mouvements volontaires. Ce dernier résultat a conduit Krosz à émettre sur l'action des bromures une théorie ingénieuse qui a été acceptée par Eulenburg et Guttmann; ces substances aboliraient les relations entre les centres psychiques cérébraux et les nerfs sensibles, cérébraux et bulbaires chez l'homme, médullaires chez les animaux.

Il est une série de poisons qui ont la propriété de déterminer un ensemble de phénomènes désignés sous le nom d'ivresse. Les alcools, les aldéhydes, les essences rentrent dans ce groupe, auquel nous pouvons ajouter divers alcaloïdes, comme la quinine et l'atropine, des bases xanthiques comme la caféine, des gaz comme le protoxyde d'azote, et même l'anhydride carbonique.

L'alcool, qui agit peut-être en provoquant des modifications vasculaires, peut-être par une excitation directement transmise aux cellules, porte ses premiers effets sur le cerveau, puis sur le cervelet; cette nouvelle localisation explique l'incoordination motrice; plus tard le bulbe et la moelle sont atteints et leur imprégnation se traduit par une légère accélération, suivie du ralentissement et parfois de l'arrêt des mouvements respiratoires. Il est à remarquer que, tout en frappant l'ensemble des centres nerveux, l'alcool atteint plus profondément la sensibilité que la motricité.

Les aldéhydes agissent de même, mais leur action anesthésique est plus rapide et plus marquée.

On peut décrire à l'ivresse alcoolique trois périodes : une période d'excitation, une période de perversion et une période de dépression.

Dans la première période, l'individu se sent heureux et devient loquace ou expansif. Il perd la puissance de se contraindre et de se dominer. Il ne peut conserver le masque que porte d'habitude l'homme civilisé. Il apparaît tel qu'il est et, suivant sa nature, se montre gai ou triste, rieur ou larmoyant, calme ou emporté. A la fin de cette période, le jugement devient moins sûr; la conscience diminue; la mémoire s'affaiblit. Mais l'imagination se donne libre carrière; elle est vive et brillante. Sous l'influence de l'excitation alcoolique, des poètes ont produit leurs plus belles œuvres. Il suffit de citer, dans deux genres opposés, Alfred de Musset et Verlaine.

La deuxième période ou période de perversion est caractérisée par du malaise. L'intoxiqué éprouve de la céphalée, et se plaint d'une chaleur pénible liée à une dilatation des vaisseaux; il sent les pulsations de ses artères et, s'il se couche, il perçoit nettement ses battements artériels dont le bruit l'incommode et l'empêche de dormir. Sa parole est embarrassée et pâteuse, sa démarche est incertaine. Parfois il est entraîné par une impulsion morbide à des actes délictueux ou criminels. Les idées érotiques ne sont pas rares, mais l'impuissance est encore plus fréquente et vient en empêcher la réalisation.

A la fin de cette période, l'individu pâlit, est pris de nausées, de vomissements et finit par s'endormir.

Quand la troisième période est atteinte, le tableau complet de l'apoplexie est réalisé. La volonté, la motilité, la sensibilité sont abolies; les sphincters sont relâchés, la respiration est stertoreuse. L'analogie avec l'apoplexie est parfois complétée par une déviation de la tête et des yeux. Les pupilles, rétrécies dans la première période, sont dilatées. Les urines contiennent assez souvent un peu d'albumine et même des globules rouges et des cylindres. La pression s'abaisse. La température rectale tombe progressivement à des chiffres parfois extrêmement faibles, 28 et même 24 degrés.

La mort survient plus ou moins vite, en une demi-heure dans les cas foudroyants, par exemple, quand l'individu sortant d'un endroit chaud est saisi par le froid. Le plus souvent, la vie se prolonge de quinze à vingt heures. La mort a lieu par paralysie de la respiration; le cœur s'arrête ensuite en diastole.

Si le malade guérit, il conservera pendant un ou deux jours de la céphalée et de l'embarras gastrique : parfois il sera atteint d'ictère.

Dans l'alcoolisme chronique, les facultés intellectuelles sont plus ou moins rapidement troublées. Mais, comme l'a établi Lancereaux, les effets varient avec la nature des boissons ingérées en excès. L'intoxication vinique se traduit surtout par le tremblement, l'insomnie, les rêves professionnels, les cauchemars. L'empoisonnement par les eaux-de-vie provoque des analgésies symétriques, des paralysies et une déchéance intellectuelle rapide. Au contraire, l'absinthe et les essences amènent l'exaltation des réflexes, l'hyperesthésie des membres inférieurs, les convulsions épileptiformes et, dans la sphère psychique, les hallucinations et les impulsions soudaines, inconscientes, parfois homicides.

De l'alcool nous rapprochons tout naturellement le protoxyde d'azote, qui provoque également une phase ébrieuse, généralement gaie, et détermine ensuite une période anesthésique analogue à celle que produit le chloroforme. Son action diffère suivant la façon dont on l'administre ; mélangé à l'oxygène, il produit l'ivresse ; inhalé pur, il amène l'asphyxie et tue par arrêt de la respiration avec des convulsions finales ; mais, si l'on pratique la respiration artificielle, on sauve facilement le sujet.

La caféine, comparée parfois à la morphine, produit des phénomènes narcotiques beaucoup moins marqués et moins durables ; l'excitation est, au contraire, beaucoup plus longue. Suivant les individus et suivant les habitudes, le café amène parfois des effets différents et, comme tous les toxiques, il devient, à la longue, indispensable au jeu régulier des fonctions. Des personnes qui n'y sont pas accoutumées ne peuvent dormir quand elles en prennent une tasse au repas du soir ; réciproquement, des hommes qui y sont habitués ont de l'insomnie quand ils n'en prennent pas. Il faut remarquer d'ailleurs que le café n'agit pas tout à fait comme la caféine ; ses effets sont bien plus complexes, ce qui tient au grand nombre de substances qu'il renferme et qui lui donnent une assez forte toxicité. Si l'on injecte une infusion de café dans les veines d'un lapin, on le tue quand on a introduit une quantité de liquide contenant $0^{gr},04$ de caféine ; l'animal meurt avec du tremblement, des convulsions, des contractions intestinales. En injectant $0^{gr},05$ de caféine pure à un deuxième lapin, on n'observe aucun trouble notable. La contre-expérience a consisté à étudier le résidu d'infusions de café débarrassées de caféine ; ce résidu s'est montré très toxique et a tué par arrêt du cœur (Aubert, Hasse).

Si, dans un grand nombre de pays, le café sert d'excitant habituel, dans diverses contrées orientales, on emploie, dans le même but, d'autres poisons cérébraux tels que l'opium ou le haschisch ; ce dernier enivre sans rien faire perdre de la connaissance ; il donne seulement des hallucinations agréables et gaies. Le chanvre indien qui sert à le préparer contient plusieurs substances actives : un alcaloïde volatil, la cannabinine ; un alcaloïde non volatil, le tétanocannabine, qui agit comme la strychnine ; un glycoside, la cannabine ; un hydrate de carbone, le cannabène ; un résidu amorphe, le cannabinon ; ce dernier corps est toxique et produit du délire ; la cannabine au contraire est un hypnotique.

Dans plusieurs pays la muscarine est employée à cause des hallucinations agréables qu'elle provoque. On peut démontrer, même chez la grenouille, l'action de cet alcaloïde sur le cerveau ; il suffit d'opérer sur un animal atropinisé ; la muscarine abolit les mouvements volontaires sans toucher aux actes réflexes.

On ne peut considérer la nicotine comme un poison cérébral ; il faut reconnaître cependant que les différents principes du tabac exercent une action manifeste sur les facultés psychiques. On prétend qu'à petite dose le tabac excite l'aptitude au travail et rend l'intelligence plus claire et la parole plus rapide ; à dose élevée, il engourdit les facultés cérébrales et produit des troubles marqués de la mémoire et de la parole. Les effets ne sont pas attribuables exclusivement à la nicotine, dont bien des auteurs nient la présence dans la fumée du tabac : il faut tenir compte de la nicotianine, des bases pyridiques, les unes agissant comme la nicotine, les autres exerçant une action stupéfiante, des produits de combustion et notamment de l'oxyde de carbone. Toutes ces substances impressionnent les centres nerveux, depuis le cerveau jusqu'à la moelle et particulièrement le bulbe. Cependant, la nicotine peut également intervenir ; quand on manie cette substance, dans un but expérimental, on ne tarde pas à éprouver les effets que produit le tabac chez les personnes qui n'y sont pas accoutumées : céphalalgie, vertige, ivresse. Même chez les animaux, on observe parfois une excitation cérébrale très marquée : nous avons vu un lapin chez lequel les injections sous-cutanées de nicotine provoquaient une sorte de délire qui le faisait courir dans tout le laboratoire ; l'expérience a été répétée 8 fois avec le même résultat. Hâtons-nous d'ajouter qu'il s'agissait là d'une disposition particulière, les autres animaux présentant surtout des troubles médullaires.

C'est aussi en étudiant sur l'homme qu'on s'est rendu compte des manifestations cérébrales provoquées par certains poisons végétaux, comme la santonine, qui a pu amener l'aphasie (Ball), la cocaïne, la vératrine, l'aconitine, qui ont produit du délire et du vertige.

Les phénomènes subjectifs désignés sous le nom d'ivresse quinique se traduisent par des bourdonnements d'oreille, de la céphalalgie, des vertiges. Il s'y joint souvent des battements carotidiens, des troubles visuels, parfois une perte de la sensibilité tactile ; dans quelques cas plus rares, on a observé du délire ou de l'aphasie ; plus souvent, survient un assoupissement, un sommeil plus ou moins profond qui a fait parfois considérer la quinine comme un hypnotique.

Parmi les autres alcaloïdes dont l'action sur le cerveau se traduit par l'ivresse ou le délire, il faut citer l'atropine. Mais le délire et les hallucinations que provoque cette substance sont généralement plus intenses et revêtent un caractère furieux. Puis, après la période d'excitation, survient, comme toujours, une période d'un sommeil parfois comateux. Le délire atropinique ne s'observe pas seulement chez l'homme ; il est également très marqué chez les chiens auxquels on a injecté une forte dose de cet alcaloïde ; il est dû à un trouble des zones psychiques du cerveau dont l'excitabilité est augmentée, comme le démontre l'expérience directe. L'hyoscyamine semble douée d'une action analogue à celle de l'atropine, tandis que, d'après Ledenburg, l'hyoscine, son isomère, aurait au contraire pour propriété de diminuer et d'éteindre l'excitabilité cérébrale. La physostigmine produit des troubles qui varient d'une espèce à l'autre ; chez la plupart des animaux, c'est un poison paralysant ; chez le chat, c'est un excitant et, chez l'homme, un convulsivant. Injecté à des cobayes rendus épileptiques par la méthode de Brown-Séquard, cet alcaloïde a la propriété de déterminer l'apparition d'un accès.

D'autres produits d'origine végétale peuvent encore amener de l'ivresse : tels sont les poisons du seigle (seigle enivrant) ; les accidents sont dus à la présence de l'acide témulentique et de la témulentine qui exercent une action paralysante sur le cerveau, la moelle, les nerfs cardiaques, et à la témuline (Hofmeister) qui excite le cerveau et la moelle et détermine secondairement la paralysie. La témuline est un véritable poison protoplasmique, produisant la narcose chez tous les animaux.

La térébenthine affaiblit aussi et paralyse le système nerveux chez les animaux à sang chaud, après avoir produit de l'ivresse, au moins chez le chien. La benzine est un excitant et, à haute dose, un narcotique. Le camphre produit chez l'homme de l'incohérence et des hallucinations gaies; les animaux qui en reçoivent courent comme des enragés, puis sont pris de convulsions épileptiformes et succombent sans paralysie. Au contraire, chez les Batraciens, le camphre, comme la térébenthine, produit la paralysie sans déterminer d'excitation.

Poisons médullaires. — Le type des poisons médullaires est représenté par la strychnine. Nous n'avons pas besoin de rappeler les nombreuses expériences qui, depuis celles de Magendie, ont établi définitivement que la strychnine agit sur la moelle et que le tétanos strychnique est un phénomène réflexe, se produisant à l'occasion de toute excitation légère. Un animal, placé de façon à ne ressentir aucune impression externe ou dont on a sectionné les racines postérieures, n'aura pas de secousses convulsives.

La grenouille est, comme on sait, extrêmement sensible à l'action de cet alcaloïde; une dose de $0^{mg},01$ suffit à provoquer un tétanos typique, une dose de $0^{mg},05$ est souvent mortelle (Falck). En employant de faibles quantités, on peut distinguer trois périodes à l'empoisonnement : au début, l'animal présente une exagération des réflexes; le moindre frôlement le fait tressaillir; si on l'excite, il saute encore, mais ses membres sont raides, et souvent après le saut les membres postérieurs restent un instant étendus, comme inertes; — la deuxième période est tout à fait caractéristique : elle est constituée par un tétanos presque continu; les membres antérieurs sont ramenés le long du corps chez la femelle, fléchis sous le ventre chez le mâle; l'animal reste immobile, brusquement raidi par de violentes convulsions toniques à l'occasion du moindre frôlement, d'un simple souffle d'air, souvent d'une excitation sensorielle, comme lorsqu'on approche un objet des yeux; suivant la dose introduite, la respiration persiste ou est suspendue; — puis survient une troisième période où le tétanos disparaît, l'animal est dans la résolution absolue; la paralysie remplace l'excitation. Malgré la gravité de son état, la grenouille peut guérir à la condition d'être placée dans un endroit humide; la respiration cutanée est suffisante pour subvenir aux besoins de l'organisme. Souvent, au moment du rétablissement, on voit reparaître des convulsions tétaniques.

La strychnine produit donc, sur la moelle, deux effets diamétralement opposés; elle l'excite d'abord, la paralyse ensuite. Si l'on emploie d'emblée des doses élevées, la première manifestation disparaît et l'on observe simplement de la paralysie. Comme l'a montré Richet, il en est de même chez les Mammifères quand on maintient la vie au moyen de la respiration artificielle.

La strychnine atteint presque exclusivement l'axe bulbo-médullaire ; l'analyse chimique a fait retrouver l'alcaloïde dans la moelle, le bulbe, le pont de Varole ; il se localise dans la substance grise. Le cerveau est respecté et les quelques troubles psychiques qu'on observe à la période terminale semblent causés par l'asphyxie. Si, comme l'a fait Rossbach, on sépare la moelle et l'encéphale et si l'on maintient la vie au moyen de la respiration artificielle, l'animal mange tranquillement les aliments qu'on lui offre, tandis que le reste de son corps est agité de convulsions toniques.

Les nerfs sont également épargnés par le poison, sauf les terminaisons sensitives qui sont excitées. Les muscles sont épuisés par les violentes secousses dont ils ont été agités. Cependant, avec les fortes doses de cet alcaloïde, les terminaisons nerveuses sont paralysées comme sous l'influence du curare.

Les êtres inférieurs sont relativement peu sensibles à l'action de la strychnine : les Hirudinées, les Crustacés ne meurent que difficilement dans une solution de cet alcaloïde ; les Anémones y vivent longtemps, présentant seulement une série de contractions et de dilatations successives.

Les autres alcaloïdes de la noix vomique, la brucine et l'égasurine, possèdent les mêmes propriétés que la strychnine, mais à un moindre degré. La brucine notamment est douze fois moins active.

Un des poisons qui rappelle le plus la strychnine par les accidents qu'il provoque est celui que sécrète le microbe du tétanos ; il est constitué par une matière albuminoïde qui semble contenir dans sa molécule un élément alcaloïdique ; celui-ci a longtemps été considéré comme la véritable toxine alors qu'il n'en représente qu'un dérivé.

Il existe probablement des poisons autogènes qui tiennent sous leur dépendance les phénomènes convulsifs de certaines maladies. Nous avons rappelé, à propos des auto-intoxications, que plusieurs auteurs expliquent de cette façon les convulsions de l'épilepsie, de l'éclampsie puerpérale ou infantile, de la tétanie.

Pour revenir aux alcaloïdes, nous trouvons une série de substances exerçant des effets analogues à ceux que la strychnine provoque. Nous citerons particulièrement la calabarine, la tétanocanabine, et surtout la cytisine qui n'agit pas quand on l'introduit par l'estomac, parce que des vomissements abondants la rejettent ; le cytise est brouté impunément par certains animaux comme les chèvres ; dans les pays où la plante est abondante, en Dalmatie par exemple, le lait où passe la cytisine peut produire des accidents toxiques.

Les alcaloïdes du quinquina sont plus ou moins convulsivants ; la cinchonine vient en première ligne ; la quinine, à petite dose, augmente l'excitabilité des réflexes, et parfois produit chez la grenouille un tétanos comparable à celui de la strychnine; à haute dose elle amène la paralysie, comme le fait ce dernier alcaloïde.

L'opium renferme, comme on sait, plusieurs principes convulsivants. La thébaïne agit comme la strychnine; la papavérine est convulsivante pour la grenouille à la dose de 2 ou 3 centigrammes; la narcotine ne produit que des secousses légères: la morphine amène des convulsions chez la grenouille : les spasmes qu'elle provoque à la période préagonique chez le lapin semblent dus à l'asphyxie et à l'accumulation de l'acide carbonique. Enfin la narcéine n'est pas du tout convulsivante.

Parmi les autres substances organiques tétanisantes, il faut citer le phénol, qui agit sur la grenouille comme la strychnine et, comme elle, amène secondairement une paralysie complète de la moelle. Chez les animaux à sang chaud, la paralysie est précoce; chez l'homme elle se produit d'emblée, sauf chez le jeune enfant qui est parfois atteint de quelques convulsions. Il est à remarquer que le phénol, par son action physiologique, diffère notablement du thymol et de la créosote qui sont simplement des paralysants.

Les importantes recherches de P. Bert ont établi que l'oxygène est un violent poison quand il se trouve en excès dans le sang. Il suffit, pour s'en convaincre, de placer des animaux dans l'air comprimé, ou mieux dans l'oxygène pur (¹), les accidents éclatent dès que le sang renferme 30 pour 100 de ce gaz, au lieu de 20. Quand il en contient 35 pour 100, la mort arrive précédée de convulsions terribles, toniques et cloniques, tellement violentes que, malgré l'excès d'oxygène, le sang devient noir; le cœur bat après la cessation apparente de la vie.

De même que la plupart des poisons, l'oxygène n'agit pas seulement sur les animaux; la germination s'arrête sous une pression de 10 atmosphères; les grains de blé sont tués; la bactéridie charbonneuse s'atténue; les bactéries chromogènes cessent de sécréter leur pigment.

Nous ne pouvons citer toutes les substances convulsivantes d'origine minérale. Nous nous contenterons de signaler les sels de potassium, auxquels certaines urines doivent leurs propriétés, et les sels d'ammonium. Legros a montré qu'en injectant des sels ammoniacaux dans les veines d'animaux qu'on venait de sacrifier, on déterminait l'apparition de mouvements spasmodiques assez violents pour les faire tomber de la table où ils se trouvaient.

Le pouvoir convulsivant d'un grand nombre de bases organiques peut être modifié ou supprimé par l'introduction d'un radical alcoolique : c'est ce qui a lieu pour les ammoniaques composées et pour les corps de la série xanthique. Filehne a reconnu que l'adjonction successive du radical méthyl fait perdre aux composés xanthiques leur action sur la moelle et les transforme en poisons musculaires ou plutôt en poisons agissant sur les terminaisons motrices, à la manière du curare.

(¹) PHILIPPON, Effets produits sur les animaux par la compression et la décompression. *Journal de l'anat.*, 1894.

Il nous reste enfin à mentionner une substance qui produit sur la moelle une action assez spéciale, c'est la cantharidine. Elle provoque parfois des convulsions tétaniques, comme la strychnine, mais elle exerce une action très particulière sur les centres de l'érection, soit en excitant directement la moelle (Giacomini), soit en agissant d'une façon réflexe, grâce aux inflammations qu'elle détermine dans l'appareil génito-urinaire : il en résulte du priapisme ou de la nymphomanie. Les anciens auteurs rapportent des histoires assez curieuses, concernant des sujets qui avaient pris contre la fièvre des préparations de cantharide. Chauvel, en 1570, a observé un homme qui répéta le coït 40 fois dans une nuit, et Chabrol, en 1572, cite le cas d'un individu qui, en deux nuits, avait pratiqué le coït 97 fois et avait eu 10 éjaculations spontanées.

Nous arrivons maintenant à des substances, qui, tout en excitant primitivement la moelle, provoquent très rapidement sa paralysie. L'atropine, la nicotine, sont dans ce cas ; chez les animaux à sang froid, l'atropine détermine une paralysie d'emblée, frappant le cerveau et la moelle ; cet état peut durer deux ou trois jours et parfois, au moment où l'amélioration se produit, l'animal est pris de quelques secousses convulsives. Quant à la nicotine elle provoque des mouvements spasmodiques plus ou moins rapides, et, chez quelques animaux à sang chaud, des mouvements de manège, des cris, un spasme des clignotantes qui sont ramenées sur les globes oculaires. Ces phénomènes durent peu, et bientôt l'animal tombe dans la résolution : la respiration est brève et saccadée, les membres antérieurs, plus atteints que les postérieurs, sont généralement rejetés en abduction, perpendiculairement à l'axe du corps. Cette attitude spéciale, jointe à l'occlusion oculaire par les clignotantes, et à l'exagération de la sensibilité réflexe, achève de donner un aspect très particulier à cet empoisonnement. Si la dose est mortelle, la terminaison fatale a lieu par progrès de la paralysie, souvent avec des convulsions finales.

Chez les grenouilles, les phénomènes d'excitation sont également passagers, mais on les met très facilement en évidence chez les animaux décapités ; vingt-quatre heures après la décapitation, une injection de nicotine est capable de ramener les réflexes qui persistent parfois pendant deux ou trois jours (Frensberg). La période de paralysie se traduit par une attitude particulière, encore plus marquée que chez les Mammifères : les pattes de devant sont appliquées l'une contre l'autre et portées en avant (attitude de la prière) ou au contraire étendues le long du corps ; la tête est inclinée ; les cuisses sont maintenues à angle droit sur l'axe du corps, les jambes fléchies.

La pilocarpine et la lobéline agissent à peu près comme la nicotine ; la saponine produit des convulsions passagères, rapidement suivies de paralysie ; il en est de même des sels de vanadium ou de nickel. La théobromine, d'après Mitscherlisch, est paralysante si l'absorption est lente, convulsivante si elle est rapide.

Il existe un assez grand nombre de substances qui produisent des phénomènes différents suivant l'animal sur lequel on opère. La colchicine et l'aconitine ont une action excitante sur la moelle de la grenouille, tandis qu'elles sont plutôt paralysantes chez les Mammifères; il en est de même de l'albuminate d'argent. Le manganèse produit justement des effets contraires : il paralyse la grenouille et amène des convulsions chez les Mammifères. Avec les sels de fer les différences sont encore plus curieuses : la grenouille est paralysée, le chien et le chat tombent dans le collapsus, le lapin est pris de convulsions.

Les effets de l'ergotine ne sont pas moins variables : ce poison produit de la paralysie chez la grenouille; au bout de cinq ou six jours les animaux se remettent, mais parfois ils sont repris, quelques jours plus tard, d'une paralysie secondaire à laquelle ils succombent. Chez les Mammifères, l'ergot amène de l'anesthésie, des troubles de coordination motrice et, plus tard, une paralysie absolue avec perte des réflexes; chez l'homme on retrouve encore, comme phénomène paralytique, de l'anesthésie cutanée, mais ce qui domine, ce sont les spasmes, les convulsions et les contractures.

Les substances vraiment paralysantes sont représentées par la valériane, le thymol, la créosote, l'antipyrine, les sels d'aluminium, de molybdène, de tungstène. Encore est-il que plusieurs de ces poisons peuvent produire des effets différents : ainsi la valériane est un excitant chez le chat et détermine chez cet animal des mouvements choréiformes; l'antipyrine, si la dose est comprise entre 1 et 4 grammes, empêche le tétanos strychnique, mais, si elle atteint 8 ou 10 grammes, elle produit elle-même des convulsions. Le tungstène amène la mort au milieu de convulsions dues à l'accumulation de l'acide carbonique, tandis que le molybdène n'a pas le même effet, car il tue par arrêt du cœur.

Poisons bulbaires. — En étudiant l'action des poisons sur le cerveau et sur la moelle, nous avons déjà dit quelques mots des troubles bulbaires. C'est souvent en frappant le bulbe que les substances toxiques amènent la mort; il se produit une paralysie de la respiration ou une syncope cardiaque.

Le chloroforme, par exemple, met en action ces deux procédés. Au début de l'anesthésie, il peut déterminer une excitation bulbaire qui aboutit à l'arrêt du cœur; à une période plus avancée, c'est l'arrêt de la respiration qui cause généralement la mort. Mais, dans la plupart des cas, les centres bulbaires résistent à l'action du poison, ce qui a permis de l'utiliser comme anesthésique et de le faire inhaler pendant un temps fort long. Le danger n'existe que lorsque l'air contient plus de 4 pour 100 de chloroforme, ou que l'arrivée brusque d'une grande quantité de cette substance inhibe les centres bulbaires.

La plupart des poisons qui agissent sur le bulbe produisent, suivant les doses, des phénomènes d'excitation ou de paralysie. Leur action ne se localise pas sur tel ou tel centre fonctionnel; elle est seulement plus marquée sur un centre que sur un autre; mais on ne peut admettre de poisons exclusivement respiratoires, circulatoires ou convulsivants; il y a seulement des prédominances qui permettent de grouper les toxiques.

Dans plusieurs cas, les convulsions sont d'origine bulbaire. Les expériences de Planat, Roeber et celles plus récentes de Ricciardi [1] ont mis le fait hors de doute en ce qui concerne la picrotoxine; Gioffredi et Ricciardi ont établi qu'elle ne détermine aucun trouble de la moelle et n'a plus d'action convulsivante quand le bulbe est détruit.

De la picrotoxine, véritable type des poisons bulbaires, nous rapprocherons la santonine, qui produit chez la grenouille un relâchement musculaire suivi de convulsions; si l'on sectionne la moelle au-dessous du bulbe, les convulsions cessent aussitôt. La localisation bulbaire est extrêmement nette chez les Mammifères, et se traduit par une série de troubles portant sur les nerfs craniens, notamment sur la deuxième et la septième paires.

La cicutoxine, la cinchonine, la digitalirésine agissent également sur le bulbe; la cornutine produit des convulsions épileptiformes qui persistent quand on a détruit les centres corticaux (Kobert).

Parmi les poisons convulsivants nous devons citer spécialement l'absinthe. Les recherches de Magnan tendent à démontrer que l'épilepsie absinthique est d'origine bulbaire, car elle se produit encore chez le cobaye et le pigeon dont on a détruit le cerveau. Si l'on sectionne la moelle au-dessous du bulbe, l'accès part de la moelle allongée et plus tard s'étend à la moelle épinière. D'autres essences agissent de même; mais, d'après Magnan, l'alcool ne produirait pas de convulsions; il paralyse les centres et empêche même les convulsions absinthiques. Il ne faut pas conclure cependant que l'alcool soit l'antidote de l'absinthe; s'il existe entre eux un certain antagonisme physiologique, il n'y a aucun antagonisme toxique et les animaux qui reçoivent les deux poisons succombent beaucoup plus vite que ceux qui en reçoivent un.

L'anhydride carbonique représente une sorte d'excitant physiologique, un régulateur des fonctions bulbaires. On admet que c'est lui qui stimule les centres respiratoires. Mais arrive-t-il en excès, l'excitation trop violente se traduit par un acte inhibitoire; si l'on fait respirer brusquement un mélange de 70 à 80 pour 100 d'anhydride carbonique, la mort survient aussitôt par arrêt du cœur ou de la respiration, et l'on trouve le sang rouge dans les artères, parfois dans les veines, ce qui supprime l'idée d'une asphyxie et force à admettre un réflexe. A dose moins élevée, le gaz carbonique produit un ralentissement de la respiration et des battements cardiaques; en même temps il élève la pression artérielle. Les centres respiratoires, vaso-moteurs et circulatoires subissent des modifications rythmiques simultanées (Traube et Hering).

C'est par leur action bulbaire que les poisons modifient le rythme respiratoire. Une des substances les plus remarquables sous ce rapport est la morphine; sous son influence, la respiration se ralentit, puis s'arrête,

[1] RICCIARDI, Les convulsions picrotoxiniques. *La Presse médicale*, 4 août 1894.

tandis que les autres fonctions bulbaires se paralysent plus tard; le centre vaso-moteur résiste longtemps; chez des chiens qui ont reçu 1 gramme de cet alcaloïde dans les veines, une excitation douloureuse ne modifie plus la respiration, mais élève encore la pression.

La plupart des poisons qui tuent par arrêt de la respiration agissent sur le bulbe. Parmi ceux dont on a le mieux étudié l'influence, nous citerons la vératrine, qui paralyse le centre respiratoire; la solanine, qui porte ses effets sur les centres respiratoire et cardiaque; l'aconitine, qui, après avoir produit une légère excitation, arrête également la respiration. L'alcool, l'acide salicylique, la cantharidine agissent de même. Pour les sels de fer, les opinions sont partagées; quelques auteurs admettent que les effets sont dus à une action réflexe; la paralysie respiratoire s'observerait à la suite de l'ingestion et s'expliquerait par une excitation des filets terminaux du vague et du sympathique dans l'estomac (Franzolini et Baldissera).

Nous avons déjà dit que la fumée de tabac agit sur le cerveau et la moelle; le bulbe est également atteint, comme en témoignent les vomissements, les sueurs, la salivation, les troubles pupillaires, l'excitation des vaso-constricteurs (Cl. Bernard). A une période avancée, les différents systèmes se paralysent et la mort ne tarde pas à arriver par arrêt respiratoire.

Enfin, il nous faut signaler les effets de l'acide cyanhydrique. A haute dose, ce violent poison amène une inhibition bulbaire; à dose moyenne, il excite, puis paralyse les centres respiratoire et circulatoire; la respiration devient pénible; puis, après un grand spasme convulsif et inspiratoire, elle s'arrête pour reprendre ensuite, faible, superficielle, espacée par de longues pauses, jusqu'au moment où survient l'arrêt final. La section des pneumogastriques ne modifie en rien ces phénomènes.

Plusieurs des substances que nous avons signalées produisent des vomissements : telles sont la morphine, la nicotine et surtout l'apomorphine. De petites doses d'apomorphine sont simplement vomitives; des quantités plus élevées provoquent de la salivation. de la dilatation pupillaire, du collapsus et amènent la mort dans le coma. Chez les animaux qui ne vomissent pas, comme les lapins, on observe une excitation suivie d'une paralysie bulbaire. C'est en agissant sur le bulbe que les principaux vomitifs produisent leurs effets. Nous reviendrons sur leur étude à propos des troubles de l'appareil digestif.

Les toxines microbiennes ont une prédilection marquée pour les centres bulbaires. C'est ce que l'observation de l'homme ou des animaux infectés permettait de soupçonner : c'est ce que mettent bien en évidence les recherches de Guillain et Laroche. En injectant à des cobayes neufs les diverses parties de l'encéphale, prélevées sur un cobaye empoisonné par la toxine diphtérique, on constate que le bulbe, à l'exclusion des autres régions, renferme le poison microbien, et le renferme en quantité suffisante pour amener une mort assez rapide, l'évolution ne durant que de vingt-quatre à soixante-douze heures. Ce sont les lipoïdes des centres nerveux qui semblent fixer le poison diphtérique[1]. J. Troisier et G. Roux[2] ont constaté que des fragments prélevés sur le bulbe ou la protubérance d'un enfant mort de tétanos, déterminent chez le cobaye un tétanos mortel, du moins quand l'inoculation est pratiquée sous la dure-mère. La moelle et les circonvolutions cérébrales ne semblent pas contenir le poison.

Ces expériences fort intéressantes montrent l'importance de la méthode qui peut d'ailleurs s'appliquer aux intoxications les plus diverses. Guillain et Laroche l'ont utilisée dans l'étude de l'intoxication par l'essence de tanaisie et ont démontré la localisation du poison dans le bulbe[3].

Action sur les nerfs périphériques. — De nombreuses recherches ont établi que les vapeurs d'alcool, d'éther et de chloroforme agissent en même temps que sur les centres nerveux, sur les nerfs périphériques. Dès 1872, Gruenhagen a constaté que l'excitabilité des nerfs diminue, tandis que la conductibilité persiste, pour disparaître brusquement à un stade plus avancé. Wedensky[4] admet trois périodes successives. Tout d'abord l'excitabilité diminue, mais la conduction est peu modifiée; c'est la phase de transformation. A la deuxième période, ou période paradoxale, les excitations faibles sont transmises, tandis que les excitations fortes ne le sont pas. Enfin, à la troisième période, ou période d'inhibition, les excitations provoquent une inhibition dans les parties narcosées. Cet ensemble de modifications désignées par le nom de modifications parabiotiques de la conductivité, se reproduit en sens inverse quand la narcose se dissipe.

La plupart des autres poisons ne déterminent pas de troubles sur les nerfs périphériques ou n'agissent que par contact direct. Un nerf plongé dans une solution de quinine subit une exaltation passagère suivie de paralysie. La morphine diminue la sensibilité des nerfs qui avoisinent le point d'injection; elle augmente, puis affaiblit l'excitabilité des nerfs moteurs; à haute dose, elle produit la diminution sans exaltation préalable. On observe en même temps un trouble assez curieux : à l'état normal, pour obtenir des contractions semblables en agissant sur un nerf, il faut des courants d'autant plus intenses, que l'excitation est portée plus près du muscle; dans l'empoisonnement morphinique, c'est le contraire qui a lieu; le courant doit être d'autant plus fort qu'on se rapproche des centres.

Peu de substances agissent sur les troncs nerveux; de grosses quantités

---

[1] Guillain et Laroche, Physiologie pathologique des paralysies diphtériques. *Soc. méd. des hôpitaux*, 1909, II, p. 441 et p. 544.

[2] J. Troisier et G. Roux, Sur la localisation de la toxine tétanique dans la région bulbo-protubérantielle. *Ibid.* 1909, II. p. 510.

[3] Guillain et Laroche, La fixation des essences sur le système nerveux. *Soc. de Biologie* 1910, II, p. 118. — Laroche, Fixation des poisons sur le système nerveux. *Thèse de Paris*, 1911.

[4] Wedensky, Die Erregung, Hemmung und Narkose. *Arch. für die gesammte Physiologie* 1903, Bd. C. S. 1-145.

d'atropine et d'hyoscine paralysent les nerfs moteurs de la périphérie vers le centre ; encore est-il que les troubles ne s'observent que chez la grenouille.

Le bromure à très haute dose, la saponine, sauf quand elle est introduite par l'estomac, peuvent aussi produire un certain degré de parésie ; mais, le plus souvent, ce sont les terminaisons nerveuses, sensitives ou motrices, qui sont atteintes.

Action des poisons sur les terminaisons sensitives et motrices. — Longtemps prolongées, certaines intoxications entraînent le développement de polynévrites, probablement en lésant tout le neurone moteur. Il suffit de citer les intoxications saturnines, mercurielles, et surtout l'intoxication alcoolique.

Le type des poisons agissant sur les terminaisons sensitives est représenté par la cocaïne, qui produit dans la sensibilité des troubles comparables à ceux que le curare amène dans la motricité.

La pipéridine, d'après Kronecker et Fliess, agirait comme la cocaïne, tandis que la pipérine exalterait la sensibilité périphérique. La colchicine et la sapotoxine paralysent les terminaisons sensitives. L'acide prussique possède la propriété d'abolir la sensibilité de toutes les parties qu'il touche ; il anesthésie la peau du doigt soumise à ses vapeurs ; il supprime la conductibilité des nerfs sur lesquels on le fait arriver.

Un courant d'anhydride carbonique insensibilisant les muqueuses et les parties dépourvues d'épiderme, on a mis à profit cette propriété pour le traitement de certaines plaies douloureuses ou du cancer de l'utérus. S'il est projeté sur le larynx, le courant gazeux produit une série d'actes inhibitoires aboutissant à l'insensibilisation d'une partie ou de la totalité du corps.

Quelques poisons exercent surtout une action excitante sur les terminaisons nerveuses ; pour les nerfs sensitifs, il faut citer la vératrine ; pour les nerfs moteurs, la nicotine.

La vératrine a une action locale très marquée, qui explique les éternuements et le larmoiement qu'elle provoque ; appliquée sur la peau, elle produit une rougeur violente suivie d'anesthésie et parfois amène la formation de petites vésicules.

La nicotine excite les terminaisons intra-musculaires des nerfs moteurs, provoquant des spasmes fibrillaires, et plus tard de la paralysie. La physostigmine produit aussi des contractions fibrillaires simulant parfois les convulsions, puis elle paralyse les terminaisons nerveuses.

Le poison qui agit sur les terminaisons motrices est bien connu aujourd'hui, c'est le curare. Nous n'avons pas besoin de rappeler les mémorables expériences de Cl. Bernard, qui ont permis de préciser le point où se localise l'action toxique. On sait que les excitations portées sur la moelle ou les nerfs ne produisent plus aucun mouvement ; mais les muscles restent capables de se contracter ; or, si l'on jette une ligature sur l'abdomen d'une grenouille, et qu'on la serre suffisamment pour arrêter toute circulation, en laissant intacts les nerfs lombaires, l'injection du curare dans le segment antérieur du corps ne produit aucun trouble dans le train de derrière; toute excitation centripète est suivie de mouvements réflexes dans les membres postérieurs; le poison n'agit donc ni sur la moelle ni sur les nerfs, et, comme il épargne les muscles, force est d'admettre que son action porte sur le point d'union neuro-musculaire.

Pfluger et Benzold admettent que l'intégrité des muscles est absolue; mais les expériences de Gréhant et de Quinquaud, complétant celles de Rossbach et de Mendelsohn, ont établi que les muscles curarisés réagissent moins énergiquement que les muscles normaux; c'est ce qu'on observe également chez la grenouille et chez le chien. Quant aux nerfs, ils semblent d'abord surexcités, mais sous l'influence de doses élevées, ils se paralysent à leur tour, ainsi que les autres parties de l'organisme; comme le font remarquer Nikolski et Dogiel, le curare à haute dose est un poison protoplasmique; il supprime les mouvements de toutes les cellules, y compris les leucocytes.

Il n'en reste pas moins établi qu'aux doses habituelles l'action se localise sur les terminaisons nerveuses des muscles striés; les muscles lisses sont longtemps épargnés, ce qui explique la résistance des Invertébrés, comme l'escargot ou les astéries.

A la suite des travaux de Cl. Bernard, on a constamment répété que le curare porte ses effets sur la plaque motrice, mais la conception histologique ancienne ne peut plus être conservée et, à la formule anatomique surannée, les intéressants travaux de M. et Mme Lapique permettent de substituer une formule physiologique. Le curare agit en diminuant la vitesse de l'excitabilité musculaire. Quand cette vitesse a diminué de moitié, l'isochronisme entre le muscle et le nerf est rompu et l'excitation du nerf n'est plus transmise au muscle.

Réciproquement si la vitesse d'excitabilité du nerf augmente, le résultat sera le même; quand la vitesse aura doublé le synchronisme sera rompu. C'est ainsi qu'agit la strychnine dont les expérimentateurs avaient reconnu depuis longtemps les effets curarisants, au moins quand le poison était introduit chez la grenouille, à dose élevée.

Parmi les poisons capables de produire la curarisation, il faut citer la cicutine, l'aconitine, les composés méthyliques de divers alcaloïdes, méthylstrychnine, méthylmorphine, méthylnicotine (Brown et Fraser), et, d'après les recherches que Binet et Bordier ont poursuivies sur la grenouille et Wiki sur le lapin, les sels de magnésium. Mais, avec ceux-ci, la survie est possible, parce que les terminaisons du phrénique ne sont atteintes que tardivement.

On trouve encore des bases curariques dans les produits putréfiés et on les désigne souvent sous le nom de ptomatocurarines; on en trouve également dans les cadavres, dans les levures pourries (Harkawy), dans la bière (Hermann); la mytilotoxine de Brieger agit comme le curare; les tétrodons du Japon produisent une substance analogue, mais qui possède en plus la propriété de paralyser rapidement les centres bulbaires, vaso-moteurs, respiratoires et cardiaques.

Enfin, la neurine, dont nous avons vu le rôle dans les auto-intoxications, injectée à la dose de 1 milligramme, tue la grenouille par paralysie progressive et sans convulsions, agissant encore comme le curare (Joteyko).

C'est aussi une substance à action curarisante qui prend naissance sous l'influence de la fatigue. Gioffredi a montré que les grenouilles dont les muscles ont été soumis à des excitations électriques ou qui ont reçu du sérum de lapins fatigués résistent beaucoup moins à l'action du curare que les grenouilles normales.

Poisons musculaires. — L'étude de l'action exercée par les poisons sur les terminaisons motrices nous conduit à rechercher quelles modifications se produisent dans le muscle lui-même.

On a souvent nié l'existence de poisons qui agiraient directement sur la fibre musculaire. Il est certain qu'on peut toujours admettre que les courants électriques ne provoquent des contractions que par l'intermédiaire des terminaisons nerveuses et que les poisons qui troublent la contractilité des muscles modifient la partie ultime du système névromoteur. Cette conception est exacte pour un grand nombre de poisons considérés à tort par quelques auteurs comme des poisons musculaires.

La guanidine, par exemple, produit chez la grenouille des contractions fibrillaires qui pourraient faire penser à une action exercée sur le muscle; en réalité, elle excite les terminaisons intra-musculaires des nerfs moteurs; si en effet, on l'injecte à un animal curarisé, elle ne produit plus de contractures. Le musc agit de même.

Au contraire, la vératrine représente un véritable poison musculaire, car ses effets ne sont modifiés ni par la section de la moelle ou des nerfs, ni par la curarisation.

En injectant une faible dose, par exemple 0^{mg},1, de sulfate de vératrine dans le sac lymphatique d'une grenouille, on voit bientôt la démarche de l'animal se modifier; les mouvements deviennent difficiles; si l'on pince une patte, la grenouille retire vivement le membre irrité, mais une fois fléchis les muscles restent contracturés dans cette nouvelle position et il faut un certain temps pour qu'ils soient ramenés à leur situation première. Cette simple analyse montre que la vératrine transforme le deuxième acte de la contraction; le raccourcissement se produit d'une façon régulière, mais la décontraction se fait lentement, comme s'il s'agissait d'un muscle lisse.

La méthode graphique précise ces résultats : elle établit que l'excitabilité reste normale, que la contraction est aussi brusque que d'habitude, mais plus énergique, de telle sorte que le style s'élève souvent deux ou trois fois plus haut qu'avant l'empoisonnement; puis la décontraction se produit lentement; le muscle met souvent 40 et 50 fois plus de temps que d'habitude pour revenir à l'état flaccide. Les effets sont les mêmes, qu'on agisse directement sur le muscle, ou indirectement par le nerf. Mais si l'on fait passer une série d'excitations suffisamment rapprochées, on observe bientôt une modification assez curieuse; la décontraction finit par se produire et le muscle réagit pendant un certain temps d'une façon presque normale; ce fait, découvert par van Bezold, a été vérifié par un grand nombre d'expérimentateurs et appa-

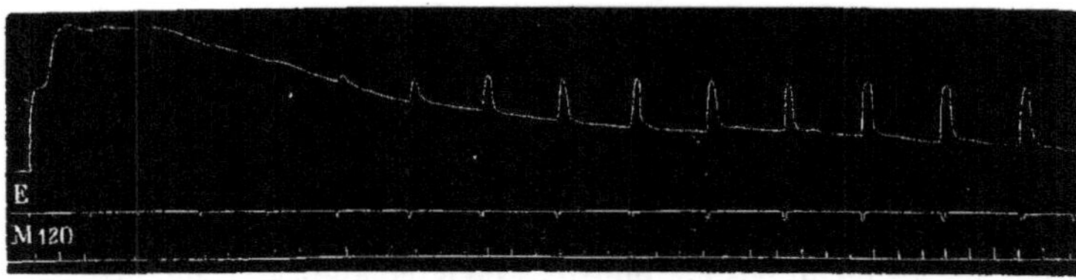

Fig. 5. — Influence des secousses galvaniques sur le muscle gastro-cnémien
d'une grenouille vératrinisée.

raît nettement sur le tracé ci-contre (fig. 5) que nous avons recueilli dans ces conditions.

On a fait bien des hypothèses pour expliquer l'action de la vératrine. Un premier fait semble établi; c'est qu'il s'agit d'une contraction musculaire et non d'un tétanos; car si l'on emploie une patte de grenouille galvanoscopique, on obtient une secousse et non une tétanisation. Pour expliquer cette contraction anomale, on aurait pu invoquer un défaut dans le processus qui ramène la myosine à l'état de musculine. Mais Fick soutient au contraire que c'est la substance raccourcissante qui se produit en excès; il appuie son opinion sur ce que la contraction d'un muscle vératrinisé dégage plus de chaleur que la contraction d'un muscle normal. D'après Lamm, la vératrine forme un composé avec les produits de la désintégration musculaire, provenant de la contraction initiale; ce composé maintiendrait l'état tétanique.

Si la vératrine peut être considérée à faible dose comme un excitant musculaire, capable de rendre sa contractilité à un muscle épuisé, à doses plus élevées, elle devient paralysante : 3 à 5 milligrammes suffisent chez la grenouille à produire cet effet. A une période avancée de l'empoisonnement, la paralysie s'étend aux terminaisons intra-musculaires des nerfs moteurs, puis aux troncs nerveux eux-mêmes.

Tous ces résultats ont été obtenus sur la grenouille; les phénomènes sont beaucoup moins nets chez les Mammifères dont les muscles, d'après Marfori, ne subissent pas de modifications.

Parmi les substances qui agissent comme la vératrine, il faut citer l'aconitine (Weyland) et l'oxydicolchicine qui se produit dans l'organisme par oxydation de la colchicine; cette dernière n'influencerait pas la contraction musculaire (Jacobi).

La caféine, la théobromine et la cocaïne produisent des modifications fonctionnelles non moins curieuses que la vératrine. Voit, puis Johannsen, ont établi que les effets de la caféine diffèrent suivant qu'on opère sur *Rana temporaria* ou sur *Rana esculenta*.

Chez la première espèce, les muscles deviennent blancs, exsangues, ils se raccourcissent comme sous l'influence de la chaleur; le microscope permet de constater la disparition des stries transversales, tandis que les stries longitudinales apparaissent plus nettement et que le sarcolemme se détache par places. Au début de l'empoisonnement, le myographe montre un raccourcissement de la partie descendante : plus tard le muscle est rigide et ne se contracte plus. Ces effets ne sont pas modifiés par la section des nerfs ou la curarisation. En se fixant ainsi sur le muscle, la caféine perd la propriété d'agir sur la moelle; au contraire, quand on opère sur *Rana esculenta*, on constate que les muscles ne sont presque pas atteints, mais qu'il se produit un violent tétanos. Chez *Rana temporaria*, le tétanos peut s'observer; mais c'est un phénomène de retour, apparaissant au bout de deux ou trois jours, quand les troubles musculaires se dissipent.

Chez les animaux à sang chaud, ce sont les phénomènes nerveux qui dominent; la rigidité musculaire n'a été observée que sur le chat, et encore était-elle peu marquée (Johannsen).

La caféine rentre comme on sait dans le groupe xanthique; or d'autres corps appartenant à la même famille chimique ont une action très curieuse sur les muscles. La paraxantine, injectée à une grenouille verte, rend fort lente l'exécution des mouvements (Salomon); l'hypoxanthine excite la contractilité musculaire et diminue le temps de repos du muscle fatigué. Une autre base organique, la créatine, agit de même, ce qui expliquerait, pour quelques auteurs, les bons effets du bouillon.

La plupart des poisons qui atteignent les muscles, produisent simplement de la paraylsie; ils ont tous un caractère commun qui appartient déjà à la caféine, c'est d'agir sur le cœur; nous les retrouverons donc à propos des poisons cardiaques : C'est ainsi que les principes actifs de la digitale, digitaline, digitonine, digitoxirésine, digitalirésine et surtout digitoxine ont la propriété de paralyser les muscles à insertion osseuse. Les saponines paralysent les muscles, striés ou lisses, sauf quand elles sont introduites par le tube digestif; il en est de même des solvines, de l'émétine, des principes actifs de l'inée, de l'*Upas antiar*, de la *Tanghinia venenifera*, mais leur action sur le cœur est si rapide que les modifications de la contractilité musculaire sont rejetées au second plan.

Les poisons narcotiques s'accumulent dans les muscles et peuvent y produire des troubles importants. L'alcool s'y trouve en assez grande abondance, et, d'après Gréhant et Quinquaud, diminue la puissance musculaire. Le chloroforme abolit d'abord les mouvements volontaires, puis il paralyse les terminaisons nerveuses et enfin fait perdre au muscle son excitabilité, sans affaiblir sa force électromotrice (Ranke). Chez les animaux empoisonnés par cette substance, la rigidité cadavérique se produit rapidement, ce qui tient, semble-t-il, à une coagulation de la myosine, que le chloroforme précipite de ses solutions. L'éther, l'amylène, agissent comme le chloroforme, mais plus lentement; le nitrite d'amyle amène une paralysie rapide du muscle (Pick). Quelques poisons ne produisent de troubles que lorsqu'on les injecte dans le bout périphérique d'une artère : les muscles irrigués par les vaisseaux deviennent rigides sous l'influence du chloral (Zuber), tandis qu'ils se paralysent sous l'action de l'atropine. D'autres alcaloïdes, comme la morphine, la nicotine, la conicine, semblent ne produire aucun trouble sur le système musculaire.

Parmi les poisons microbiens, ce sont ceux du colibacille qui ont été tout d'abord étudiés. Leur injection provoque dans les muscles de la

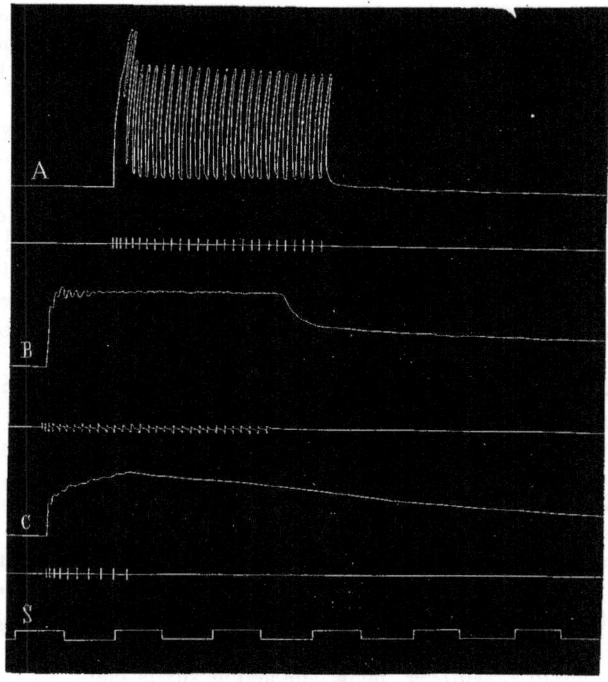

Fig. 6. — Action des produits solubles du Bacillus coli communis sur la contractilité musculaire.

A, muscle normal; B et C, muscle empoisonné. — Bobines à 10ᵉᵐ (A), 8ᵉᵐ (B), 5ᵉᵐ (C).

grenouille, des modifications de la contractilité qui rappellent celles de la fatigue : contractions moins énergiques, fusions des secousses, décontractions très lentes[1]. Il est peut-être permis d'invoquer ces résultats expérimentaux pour expliquer la fatigue si considérable que ressentent les malades atteints de diarrhée intense; on sait qu'il se produit, dans ce cas, une véritable intoxication par les produits solubles du *Bacillus coli*, qui pullule alors avec une activité insolite.

____

[1] ROGER, Étude sur la toxicité des produits solubles du Bacillus coli communis, *Arch. de physiol.*, 1893, p. 505.

On peut même généraliser le résultat, car Charrin et Mlle Pompilian avec les toxines pyocyanique et diphtérique ont observé des modifications analogues.

Un grand nombre de substances anorganiques agissent sur le tissu musculaire. L'anhydride carbonique, d'après Brown-Séquard, excite les muscles comme il excite le système nerveux. L'ammoniaque, outre ses effets sur la moelle, produit chez la grenouille des contractions fibrillaires par action directe sur le muscle; il suffit du reste de placer un fragment de muscle sous une cloche et de faire pénétrer dans l'air une trace d'ammoniaque, pour obtenir une série de mouvements spasmodiques. L'excitation fait place plus tard à de la paralysie, comme l'avait déjà reconnu Orfila sur les Mammifères.

Les travaux de Blacke, de Rabuteau, de Harnack, de Kobert[1] ont établi qu'un grand nombre de métaux sont de véritables poisons musculaires. Parmi les métaux alcalins il faut citer le potassium, qui serait le plus actif; viendraient ensuite, d'après Harnack et Dietrich[2], le rubidium, puis le césium, le sodium et l'ammonium; le lithium serait sans influence. Le potassium paralyse rapidement les muscles striés y compris le myocarde; cette action a été bien étudiée par Cl. Bernard, Pelikan, Setschenow au moyen du sulfocyanure de potassium; mais elle n'appartient pas exclusivement à ce sel; elle dépend du potassium et non de l'acide sulfocyanique.

Les métaux terreux comme le calcium, le strontium et, le plus toxique de tous, le baryum, agissent aussi sur le cœur et sur les muscles et semblent épargner presque complètement le système nerveux; mais les troubles cardiaques rendent l'étude assez difficile. Aussi obtient-on de meilleurs résultats en s'adressant à d'autres substances, aux sels de cuivre par exemple[3]. Ceux-ci tuent les Mammifères, par arrêt de la respiration; au moment où l'animal succombe, les muscles des membres postérieurs et le diaphragme sont complètement inexcitables. En opérant sur la grenouille, on reconnaît que l'albuminate de cuivre provoque d'abord quelques légères contractions fibrillaires, puis paralyse les muscles suivant un ordre qui varie avec le point d'introduction; si l'injection a été faite dans les veines, le cœur est atteint de bonne heure et peut s'arrêter avant tout autre phénomène.

Le zinc, le cadmium se comportent comme le cuivre; le plomb exerce une action semblable, mais moins nette; l'antimoine ou plutôt le tartre stibié a la propriété de diminuer la hauteur des contractions musculaires (Buchheim); l'arsenic n'amène qu'une paralysie tardive (Kobert) et le manganèse semble sans action.

---

[1] Kobert, Ueber den Einfluss verschiedener pharmakologischer Agentien auf die Muskelsubstanz. *Arch. für exper. Pathol. und Pharmakol.*, B. XV, p. 22.

[2] Harnack und Dietrich, Ueber die Wirkungen des Rubidium und Cœsiumchlorids auf den quergestreiften Muskel des Frosches. *Ibid.*, B. XIX, p. 153.

[3] Roger, Note sur les propriétés toxiques des sels de cuivre. *Revue de médecine*, 1887, p. 888.

Les faits que nous avons rapportés démontrent que nombre de substances agissent principalement ou accessoirement sur le système musculaire. Presque toutes déterminent des paralysies; quelques-unes exaltent d'abord la contractilité du muscle, comme le font la vératrine, la caféine et la quinine, mais cet effet est passager et fait bientôt place à un affaiblissement.

Nous ne pouvons terminer ce qui a trait aux poisons musculaires, sans signaler les toxines qui se produisent dans le muscle lui-même pendant son fonctionnement; les expériences de Ranke et de Kronecker ont montré que la fatigue donne naissance à des substances nocives qui peuvent rester localisées à un groupe musculaire, et faire disparaître ses propriétés contractiles. Qu'on fasse passer, à travers ces muscles, un courant d'une légère solution de chlorure de sodium ou de sang oxygéné et la contractilité reparaît. Voilà un exemple intéressant d'une auto-intoxication partielle et locale.

Action des poisons sur le sympathique et sur les muscles lisses. — L'action que les poisons exercent sur le système névro-musculaire de la vie organique sera étudiée à propros des divers appareils qui renferment des fibres lisses et auxquels se distribuent les rameaux du sympathique; nous n'envisagerons ici que quelques faits généraux.

Bien des substances ont la propriété d'exciter les fibres musculaires lisses : les unes comme l'antimoine, le baryum, la digitaline et la nicotine, provoquent des contractions de ces éléments et, à haute dose, amènent leur paralysie; d'autres, comme la strychnine, agissent par l'intermédiaire du système nerveux et par le mécanisme de l'action réflexe; elles déterminent ainsi la contraction des muscles lisses et produisent un état spasmodique des vaisseaux, de l'utérus, de la vessie, de la rate.

Les phénomènes sont parfois fort complexes. Le sulfate d'atropine, par exemple, augmentant l'excitabilité des fibres lisses, provoque des coliques, de la diarrhée, amène une constriction des vaisseaux sanguins; en même temps, il diminue la sensibilité réflexe, et, à haute dose, paralyse le système qu'il avait d'abord excité. Mais tous les muscles lisses ne sont pas également impressionnés par l'atropine; cet alcaloïde paralyse rapidement le sphincter irien, puis les fibres du tube digestif, tandis qu'il n'agit que fort peu sur la vessie. On a longtemps discuté pour savoir où se localisait l'action du poison; est-ce sur le muscle, est-ce sur les terminaisons nerveuses. Spilman et Luchsinger font remarquer que l'atropine ne paralyse que les fibres lisses du tube digestif; chez le chat par exemple, elle atteint la partie inférieure de l'œsophage et épargne la partie supérieure dont la musculature est striée; ce résultat tend à démontrer que l'atropine porte son action sur les fibres lisses et non sur les ganglions nerveux qui président à leurs mouvements. C'est aussi à sa structure spéciale que l'iris des oiseaux (Kierer) et des tortues (Gysi), qui est formé de fibres striées, doit son insensibilité à l'atropine.

La pilocarpine provoque dans les muscles lisses, comme dans la plupart des autres systèmes, des troubles diamétralement opposés à ceux que produit l'atropine : elle excite les fibres de la vessie, de l'utérus, de l'intestin. Mais le véritable excitant des fibres lisses est l'ergot de seigle qui détermine des contractions dans les vaisseaux sanguins, dans l'utérus, et, surtout dans l'utérus gravide, et dont les effets persistent après la section de la moelle.

Certains poisons paralysent d'emblée les fibres musculaires lisses : la morphine, par exemple, exerce une action locale sur l'intestin et empêche la production des mouvements consécutifs aux excitations (Jacobi); la cocaïne abolit d'abord la contractilité de l'iris et, à haute dose, agit sur les muscles de l'intestin et des vaisseaux.

Ainsi le système lisse subit des troubles analogues à ceux que nous avons décrits pour les muscles striés, mais une même substance peut agir différemment sur les deux systèmes.

Les nombreuses expériences poursuivies dans ces dernières années sur le *système chromaffine*, ont établi que les productions cellulaires annexées au sympathique et notamment la partie médullaire des capsules surrénales renferment une substance, l'adrénaline, qui est le véritable excitant de tout le système sympathique. Injectée dans les veines des animaux, l'adrénaline amène une vaso-constriction générale, entraînant une élévation énorme de la pression artérielle. La rate, les reins, les intestins, sont diminués de volume; le sang s'accumule dans le cœur droit, dans les vaisseaux pulmonaires et dans les vaisseaux de l'encéphale. L'adrénaline stimule la contraction cardiaque; elle excite les mouvements de l'œsophage, de l'estomac, de l'intestin; elle fait contracter les muscles du système pilaire; elle produit des mouvements énergiques dans les muscles de l'utérus. Enfin, elle agit sur le pupille comme le fait l'excitation du sympathique et en provoque la dilatation, même après ablation du ganglion cervical inférieur et dégénérescence des fibres qui en partent. Les récentes recherches de Elliot et de Gunn ont établi que le venin du cobra exerce une action analogue sur les muscles des vaisseaux, de l'iris et du tube digestif.

Action des poisons sur les organes des sens. — Les troubles de la vue sont, comme on sait, fort nombreux; les uns, de nature objective, sont facilement étudiés par l'observateur et sont susceptibles d'être reproduits chez les animaux; les autres consistent en des modifications subjectives qui ne peuvent être décrites que d'après les relations qu'en fait le sujet.

Les phénomènes les plus apparents sont ceux qui portent sur les mouvements de l'iris. Un grand nombre de poisons produisent le myosis ou la mydriase et plusieurs d'entre eux déterminent, en même temps, des troubles de l'accommodation.

Poisons myotiques. — Parmi les poisons myotiques nous citerons spécialement la morphine, la muscarine, la pilocarpine, la physostigmine.

Leur action n'est pas encore parfaitement élucidée. Néanmoins Kobert pense qu'on peut les classer en trois groupes.

Certains agissent, non quand on les instille dans l'œil, mais lorsqu'on les injecte dans les veines ou sous la peau; ils produisent une paralysie des centres, car l'énucléation amène la dilatation du sphincter; exemple, la morphine.

Le deuxième groupe comprend les poisons tels que la muscarine, la pilocarpine et la nicotine, qui provoquent un myosis spastique périphérique, c'est-à-dire qui excitent les terminaisons du nerf oculo-moteur; l'effet se produit aussi bien quand la substance est introduite dans l'organisme que lorsqu'elle est déposée sur l'œil; il persiste après l'énucléation et disparaît sous l'influence de l'atropine.

Enfin le troisième groupe est représenté par le plus important de tous les myotiques, la physostigmine ou ésérine, qui produit, d'après Harnack, un spasme du muscle lui-même.

Cette classification est excellente, malheureusement on n'est pas toujours fixé sur le mécanisme mis en œuvre par les différentes substances toxiques; peut-être même le mode d'action varie-t-il suivant les espèces animales. Ainsi la morphine est considérée comme donnant un myosis paralytique central chez l'homme, car l'effet disparaît par excitation du sympathique ou par action de l'atropine; chez le chat, au contraire, elle produit une mydriase spasmodique centrale.

D'après Vibert, l'action de la morphine sur la pupille serait proportionnelle à la quantité introduite; à faible dose, le myosis diminue légèrement dans l'obscurité et augmente sous l'influence de la lumière; à haute dose, il persiste sans changement quel que soit l'éclairage.

La muscarine et la pilocarpine rentrent dans le groupe des myotiques spasmodiques périphériques. La pilocarpine injectée dans les veines dilate la pupille, au lieu de la rétrécir, ce qui tient à une excitation des terminaisons nerveuses intra-abdominales du sympathique; car le phénomène ne se produit plus après section du vago-sympathique cervical (Vulpian). Quand, au contraire, la pilocarpine est introduite dans l'œil, elle provoque un myosis spasmodique qui dure environ deux heures, puis fait place à une dilatation qui se prolonge pendant deux jours; la section du sympathique empêche cette dilatation secondaire. Tous les animaux ne sont pas également sensibles à l'action myotique de cet alcaloïde; chez les tortues on n'observe aucune manifestation; chez les grenouilles, le myosis, qui est provoqué par une dose de 2 milligrammes, est remplacé par la mydriase, si la quantité de poison atteint 10 milligrammes.

L'ésérine est le myotique le plus souvent employé en ophtalmologie; il suffit d'introduire une goutte d'une dilution au 1/1000 et même au 1/100 000 pour obtenir une contraction de la pupille; le phénomène ne se produit pas chez tous les animaux; on ne l'observe ni sur la grenouille ni sur la poule. On a beaucoup discuté sur l'action de cet alcaloïde; Ragow, Rossbach, pensaient qu'il provoque une excitation de la 3e paire; Legros invoqua une simple congestion des vaisseaux iriens et ciliaires;

mais aujourd'hui on tend à admettre, avec Harnack, que son action porte sur le muscle lui-même.

La pilocarpine, la muscarine, l'ésérine produisent en même temps, des troubles de l'accommodation ; ceux-ci sont peu marqués avec la pilocarpine qui provoque simplement une légère myopie, due en partie à l'augmentation de la tension intra-oculaire. C'est la muscarine qui agit le plus activement sur l'accommodation ; elle amène un spasme du muscle ciliaire avant de toucher le muscle irien ; c'est l'inverse avec l'ésérine. La muscarine a pour effet de rapprocher le punctum remotum, et plus tard le punctum proximum : elle diminue ainsi l'amplitude de l'accommodation. L'ésérine produit l'effet contraire, car elle rapproche le punctum proximum, le punctum remotum restant normal et parfois s'éloignant.

Enfin il existe quelques poisons autogènes dont le mode d'action sur la pupille n'a pas été étudié suffisamment : telle est la substance myotique de l'urine. Peut-être provoque-t-elle une paralysie du sympathique, comme semble l'attester la dilatation des vaisseaux auriculaires. Pourtant l'arrachement du ganglion cervical supérieur n'amène pas une constriction aussi marquée que certaines urines.

Poisons mydriatiques. — Adoptant une classification analogue à celle qu'il propose pour les myotiques, Kobert divise les poisons mydriatiques, en trois groupes. Le premier comprend les substances produisant une mydriase spastique centrale ; telle est l'aconitine qui amène la dilatation de la pupille, quand elle est injectée dans l'organisme et reste inactive quand on l'instille dans l'œil ; au moment de la mort le spasme cesse et la pupille se rétrécit.

Dans le deuxième groupe se trouve la β-tétrahydronaphtylamine, qui agit aussi bien injectée sous la peau qu'introduite dans l'œil ; elle excite le sympathique, et porte ses effets sur les terminaisons de ce nerf et accessoirement, d'après Filehne, sur les parties centrales ; elle produit une mydriase spasmodique périphérique.

Le plus important de tous les mydriatiques est l'atropine C'est un paralytique périphérique dont l'effet se produit aussi bien quand le poison est introduit dans la circulation générale que lorsqu'il est porté directement sur l'œil. Mais l'atropine n'agit pas chez tous les animaux ; elle reste sans action chez les oiseaux ; le chat, au contraire, y est extrêmement sensible ; chez l'homme, une goutte d'une solution au 1/1000 de sulfate neutre suffit à dilater la pupille. Le lapin est peu sensible à l'action de l'atropine ; parfois une petite quantité de cet alcaloïde, 0^{mg},5 par exemple, provoque un myosis passager (Rossbach et Fröhlich).

On a longuement discuté sur le mode d'action de l'atropine ; il semble établi aujourd'hui qu'il s'agit d'un phénomène paralytique périphérique et non central, car l'excitation de l'oculo-moteur rétrécit encore la pupille, et la dilatation se produit sur l'œil extirpé de l'orbite. Enfin Flemming a montré qu'en déposant une trace d'atropine sur le

diaphragme irien, on obtient une dilatation locale, au point touché.
Resterait à établir si l'atropine porte son action sur la fibre musculaire
elle-même ou sur les terminaisons nerveuses.

Il existe d'autres poisons qui agissent comme l'atropine : telle est la
duboisine qui produit aussi la mydriase paralytique périphérique.

De même que certains poisons myotiques provoquent un spasme de
l'accommodation, certains poisons mydriatiques déterminent une paralysie du muscle ciliaire ; la duboisine et l'atropine produisent ce phénomène.

Nous avons déjà signalé le pouvoir mydriatique de l'adrénaline.
Injectée dans les veines ou instillée dans l'œil, cette substance amène
une dilatation énorme. En opérant sur un œil de grenouille énucléé, on
constate qu'il suffit, pour amener une réaction appréciable, d'employer
une dose de $0^{mg},000\,025$. D'autres substances se rapprochant de l'adrénaline par leur constitution chimique, exercent une action plus ou moins
analogue. Tels sont la pyrocatéchine, l'hydroquinone, la résorcine, la
tyrosine, et, à un degré moindre, l'acide salicylique.

Parmi les poisons agissant sur la pupille, il faut citer encore le chloroforme : les effets de cet anesthésique varient suivant la période qu'on
envisage ; pendant l'excitation les pupilles sont dilatées, les réactions
sont lentes ; pendant l'anesthésie les pupilles sont rétrécies et se dilatent
légèrement sous l'influence d'une excitation périphérique, comme une
piqûre cutanée ; à la fin se produit une dilatation permanente. Le chloral
amène des modifications analogues : au début la pupille est dilatée, elle
est rétrécie pendant la période de sommeil, mais les excitations nerveuses font cesser le myosis.

Poisons agissant sur la musculature externe de l'œil. — La
musculature externe de l'œil est atteinte dans bien des cas et ses
troubles se traduisent par du nystagmus, du strabisme, de la perte des
mouvements associés.

Kovacs et Kertesz[1], qui ont étudié avec soin ces divers phénomènes,
les classent de la façon suivante : le chloroforme détermine du nystagmus
vertical, du strabisme convergent et enfin du strabisme divergent ; l'éther
amène au contraire du nystagmus latéral, puis une déviation inféro-laté-
rale, suivie d'un retour lent vers l'état normal ; la codéine provoque du
nystagmus horizontal ; l'asphyxie suscite des troubles plus complexes :
c'est d'abord un nystagmus vertical, puis de l'exophtalmie et, à la fin, de
la rotation latérale.

En même temps que ces différents phénomènes, ou en dehors d'eux,
certains poisons, comme le chloroforme, l'éther, le chloral, la codéine,
ont la propriété d'entraver la synergie qui existe entre les mouvements
du corps et ceux des globes oculaires (Kovacs et Kertesz) ; la nicotine, la
strychnine, la picrotoxine, la morphine, l'atropine, le curare, abolissent

---

[1] Kovacs und Kertesz, Ueber die Wirkung einiger chemischer Stoffe auf die
associrten Augenbewegungen. *Arch für exper. Pathol. und Pharmakologie*, B. XVI,
p. 81.

les mouvements associés des globes oculaires. Tous ces effets semblent relever d'excitations ou de paralysies des centres nerveux, exception faite pour les phénomènes produits par le curare.

Dans quelques empoisonnements on observe la protusion du globe oculaire, hors de l'orbite; c'est ce qu'on obtient avec la cocaïne, la strychnine; c'est ce qu'on voit aussi dans le cas d'asphyxie ou lors d'injection intra-veineuse d'urines normales ou pathologiques. Réciproquement, le globe oculaire peut être recouvert par les paupières convulsivement contractées : cet effet est très manifeste chez le lapin empoisonné par la nicotine : l'œil est en partie caché par la nictitante.

Troubles des perceptions visuelles. — Les troubles de l'accommodation et des perceptions visuelles ne peuvent évidemment être étudiés que sur l'homme.

Certaines substances déterminent de l'achromatopsie, d'autres de l'amblyopie ou des modifications du champ visuel.

La santonine possède la singulière propriété de troubler la perception des couleurs : les objets blancs paraissent jaunes, les objets rouges deviennent oranges, les objets bleus sont verts. On a beaucoup discuté sur le mécanisme de ce phénomène; longtemps on a admis la présence dans l'humeur aqueuse d'une matière colorante jaune, identique à celle qu'on trouve dans l'urine; Rose pense au contraire qu'il s'agit d'un daltonisme transitoire, d'une paralysie des perceptions violettes. Le trouble est d'ailleurs passager et, pour une dose de $0^{gr},25$, ne dure jamais plus d'un jour.

La strychnine a un effet différent; elle agrandit le champ visuel, et cet agrandissement est surtout marqué du côté de l'injection-sous-cutanée. Le nitrite d'amyle, administré à haute dose, modifie aussi la perception des couleurs; il fait voir des points noirs ou jaunes, des étincelles, des figures bizarres. En regardant un point sur un mur blanc, on l'aperçoit entouré d'un cercle jaune et d'un cercle violet. Goodhart pense que ce phénomène tient à des modifications circulatoires, car il a observé une contraction des artères et une dilatation des veines; mais Pick n'a rien constaté de semblable.

L'amblyopie est surtout fréquente dans les empoisonnements chroniques, particulièrement dans l'alcoolisme et le tabagisme. Le tabac peut amener une diminution de l'acuité visuelle, une perversion des couleurs, parfois de l'amblyopie monoculaire avec scotome central. Des troubles analogues s'observent dans l'alcoolisme chronique, mais, dans ce dernier cas, le début des accidents est brusque, la marche est rapide et les manifestations sont bilatérales.

Nous ne sommes pas bien fixés sur le mécanisme mis en œuvre par ces diverses substances toxiques. Il est difficile de dire s'il s'agit d'un trouble de la perception centrale ou d'une modification rétinienne. L'examen de la rétine a été rarement pratiqué; on sait seulement que certains poisons vaso-moteurs modifient le calibre des vaisseaux qui s'y distribuent; la morphine, par exemple, amène d'abord une anémie papillaire qui disparaît pendant la narcose; le nitrite d'amyle, au contraire, dilate les vaisseaux rétiniens, mais ce fait n'est pas admis par tous les observateurs. Enfin Bouchard a beaucoup insisté sur l'action vaso-dilatatrice de certaines toxines microbiennes et notamment de la tuberculine dont l'ophtalmoscope lui a permis de suivre les effets.

Troubles trophiques de l'œil. — Une dernière série de troubles oculaires est représentée par les altérations trophiques de l'œil. Parfois il s'agit d'inflammation des parties externes; de nombreuses substances instillées dans l'œil, provoquent de la conjonctivite folliculaire; avec le jériquity l'inflammation est plus vive et revêt, comme on sait, le caractère purulent.

Un intérêt plus considérable s'attache à l'étude des manifestations oculaires consécutives à l'introduction des poisons dans l'organisme. Dès 1860, W. Mitchell avait reconnu que l'injection sous-cutanée de 3 grammes de sirop de sucre produisait chez la grenouille une cataracte comparable jusqu'à un certain point à celle des diabétiques. Richardson fit voir qu'il suffit de plonger des grenouilles ou des poissons dans des solutions de sucre ou de divers sels minéraux, pour provoquer des opacités cristalliniennes qui disparaissent quand on remet les animaux dans de l'eau pure. Mais la plus curieuse de toutes les cataractes expérimentales est celle qui a été étudiée au laboratoire de Bouchard sur des lapins auxquels on faisait ingérer de la naphtaline.

Le cristallin n'est pas la seule partie de l'œil qui puisse être lésée au cours des intoxications. R. Dubois et L. Roux ont constaté que les chiens qui ont été anesthésiés par le chlorure d'éthylène, sont atteints plusieurs heures après le réveil, d'opacités cornéennes qui tiennent à la présence du poison dans l'humeur aqueuse.

Rappelons enfin l'expérience déjà citée de Maximovitsch qui vit l'injection d'hydrate de chloral dans le bout périphérique d'une des carotides produire, du même côté, des altérations oculaires analogues à celles qui suivent la section intra-cranienne de la 5e paire.

Troubles des divers organes sensoriels. — On a beaucoup moins bien décrit l'action des poisons sur les autres organes sensoriels. Comme il s'agit de modifications purement subjectives, il faut se contenter de l'observation sur l'homme.

Un certain nombre de substances atteignent l'appareil auditif. Les bourdonnements d'oreilles ne sont pas rares; ils sont surtout fréquents après l'administration d'hydrate de chloral ou de quinine. Chez les animaux empoisonnés avec cet alcaloïde, lapins, chats, chiens, on trouve parfois des ecchymoses et des hémorragies dans la caisse ou dans le labyrinthe (Wilh, Kirchner).

Les troubles du goût ou de l'odorat sont beaucoup moins importants et n'ont guère été signalés jusqu'ici.

Action des poisons sur la peau. — Les poisons produisent un certain nombre de troubles cutanés; quelques-uns diminuent ou suppriment la sensibilité; nous avons déjà parlé de cette anesthésie toxique qui est généralement d'origine centrale, cérébrale ou médullaire. Dans quelques cas, les poisons se déposent dans la peau : c'est ce qui a lieu pour les substances métalliques, comme le plomb et surtout l'argent qui peut communiquer une coloration noirâtre aux téguments.

Les modifications les plus intéressantes sont représentées par les troubles vaso-moteurs ou trophiques. Un grand nombre de substances provoquent des érythèmes et des poussées d'urticaire; parfois les lésions vont plus loin et simulent l'eczéma, ou bien par suite du développement secondaire d'agents microbiens, se caractérisent par de l'acné, des furoncles, des anthrax, de la gangrène.

Les érythèmes sont très fréquents et ressemblent à ceux de la scarlatine et, plus rarement, de la rougeole; ils surviennent sous l'influence des toxiques les plus divers; les préparations mercurielles, qui tiennent la première place, agissent plus facilement lorsqu'on les applique sur la peau que lorsqu'on les fait ingérer. Les érythèmes sont souvent provoqués par des pansements au salol, au phénol, à l'iodoforme. Ils sont encore consécutifs à l'ingestion du chloral, de l'acide salicylique, de la belladone, de l'antipyrine, des balsamiques, des bromures ou des iodures; nous en avons observé chez un malade qui avait pris de la pelletiérine contre le tænia. Il serait facile d'allonger cette liste; nous ajouterons seulement l'existence d'érythèmes liés aux auto-intoxications rénales ou gastro-intestinales; dans ce dernier cas, les manifestations cutanées surviennent à la suite d'indigestions, de changement de régime, par exemple, au moment du sevrage chez les enfants (Sevestre), après l'ingestion d'aliments avariés et de viandes corrompues. Parfois des aliments en apparence sains provoquent des poussées érythémateuses ou ortiées; il s'agit encore d'une intoxication qui survient chez des personnes prédisposées, et s'observe surtout sous l'influence des poissons et des mollusques.

A la suite d'une communication de Siredey([1]), la Société médicale des hôpitaux a longuement discuté sur la fréquence et la pathogénie de ces érythèmes toxiques, dont on peut rapprocher les érythèmes infectieux, les microbes agissant par leurs toxines. Enfin, on a publié un grand nombre d'observations établissant que les injections des sérums thérapeutiques déterminent diverses éruptions cutanées, urticaire, érythème, purpura; ces phénomènes sont dus aux sérums eux-mêmes et non à l'anti-toxine qu'ils renferment.

Quelles que soient la cause et la variété de l'érythème, il faut tenir compte, avant tout, des susceptibilités individuelles qui parfois sont passagères : certaines personnes qui, à une époque de leur vie, ont eu des manifestations cutanées sous l'influence du sublimé, supportent, quelques années plus tard, les préparations hydrargyriques; d'autres

---

([1]) Siredey, Note sur un cas d'érythème scarlatiniforme desquamatif. *Bull. de la Société médic. des hôpit.*, 10 oct. 1894.

conservent leur idiosyncrasie pendant toute leur existence; chez quelques-unes, la sensibilité est si grande que l'inhalation passagère de vapeurs mercurielles suffit à faire apparaître un érythème[1].

Si, le plus souvent, les érythèmes débutent aussitôt après l'usage de la substance toxique, d'autres fois ils n'apparaissent que douze et quinze jours après qu'on en a cessé l'emploi. Les faits de ce genre empêchent de généraliser la théorie nerveuse qui attribue l'érythrodermie à une vaso-dilatation réflexe, consécutive à l'irritation produite par le poison sur la peau ou la muqueuse digestive; il semble plutôt que les effets sont dus à l'élimination du poison; peut-être s'agit-il parfois d'une auto-intoxication secondaire, l'érythème étant favorisé par une altération rénale ou par des troubles dyspeptiques (Hayem).

Les autres manifestations cutanées ne sont pas plus faciles à expliquer; telle est l'urticaire qu'on observe dans les mêmes conditions que les érythèmes, mais qui est surtout fréquente dans les cas de manifestations gastro-intestinales, et après les piqûres de divers insectes : puces, poux, cousins, chenilles processionnaires. Les piqûres d'orties produisent sur la peau des manifestations prurigineuses bien connues qu'on a pu reproduire expérimentalement. Perret à montré que l'ortie renferme une substance que l'alcool précipite et qui, reprise par l'eau et injectée dans les veines, provoque de très vives démangeaisons.

Dans quelques cas, il s'est produit du purpura qui semble lié à des altérations du sang et des vaisseaux et s'observe surtout dans les empoisonnements par les balsamiques, la belladone, le phosphore, l'arsenic, le mercure; parfois à la suite des piqûres de serpent, y compris la vipère. Ces hémorragies sont surtout fréquentes quand on fait usage des iodures; à un malade guéri d'une variété quelconque de purpura, il suffit de donner un peu d'iodure de potassium pour faire réapparaître l'éruption. Le purpura n'est pas grave par lui-même, mais il traduit une altération vasculo-sanguine assez profonde qui, dans quelques cas, a pu aboutir à des hémorragies cérébrales ou méningées.

Quant aux autres altérations cutanées, elles relèvent généralement d'un processus toxi-infectieux; l'acné, les furoncles qu'on observe très souvent après l'usage des bromures et des iodures, tiennent aux troubles gastro-intestinaux qu'engendrent ces substances; les toxines ainsi produites, diminuent la résistance du système pilo-sébacé et permettent son envahissement par les microbes de la peau; l'antisepsie du tube digestif suffit souvent à faire disparaître ces manifestations cutanées (Féré).

C'est aussi probablement à une infection secondaire qu'il faut attribuer l'ergotisme gangréneux, la substance toxique ne faisant que préparer le terrain.

Action spéciale de quelques poisons sur le système nerveux de l'homme. — Après l'étude générale que nous avons faite de

---

[1] HALLOPEAU, Le mercure, action physiologique et thérapeutique. *Thèse d'agrégat.* Paris, 1878.

l'action exercée par les poisons sur le système nerveux, il nous faut indiquer brièvement certains phénomènes qui sont particuliers à l'espèce humaine. C'est par son système nerveux que l'homme diffère des autres animaux : il est donc impossible que les réaction qui s'y passent soient identiques. Le développement et l'activité des centres nerveux, et spécialement de l'encéphale expliquent la fréquence, pour ne pas dire la constance, des localisations morbides. Qu'il s'agisse de poisons exogènes, ou microbiens, presque toujours le système nerveux est atteint et troublé.

Dans la plupart des empoisonnements, les malades se plaignent de sensations subjectives plus ou moins pénibles ; ils ont de la céphalalgie, des troubles sensoriels, ils éprouvent des douleurs névralgiques qui, dans quelques cas, s'accompagnent d'éruptions zostériformes ; c'est ce qu'on voit notamment dans l'intoxication oxy-carbonée.

Les manifestations cérébrales atteignent parfois une intensité plus grande ; le malade peut avoir un délire violent, de l'aphasie et, dans les cas chroniques, il peut verser dans la folie, la démence ou le gâtisme ; l'alcoolisme, le saturnisme, la pellagre doivent être cités en tête de cette étiologie.

J. Camus [1] a reproduit chez les animaux certains de ces troubles psychiques. Il injecte dans le liquide céphalo-rachidien d'un chien ou sous la dure-mère cranienne 1 ou 2 centimètres cubes d'une solution à 2 pour 1000 de chlorure de plomb. Il n'observe d'abord aucune manifestation, puis, au bout de 2 ou 3 jours surviennent des hallucinations, des crises épileptiformes, parfois de l'hydrophobie, enfin du coma.

Les paralysies d'origine centrale affectent généralement chez l'homme, la forme hémiplégique ; cet aspect contraste avec ce qui se passe chez les animaux où la prédominance du système médullaire sur le système cérébral explique la détermination paraplégique.

Parfois on observe des hémiplégies accompagnées de troubles sensitivo-sensoriels, qui ont été attribués à l'hystérie. De ces manifestations on a voulu rapprocher certains accidents des auto-intoxications : dans le diabète, on voit des hémiplégies incomplètes, mobiles, associées d'une façon bizarre à d'autres paralysies. Dans l'urémie, on observe aussi des hémiplégies brusques, transitoires, que l'on a rattachées successivement à l'œdème cérébral, à l'intoxication, à l'hystérie.

On a considéré aussi certains tremblements toxiques comme rentrant dans le groupe des manifestations névrosiques. Ces tremblements revêtent les aspect les plus variés, certains relevant d'un trouble cérébrospinal, d'autres de lésions matérielles et notamment de névrites. Tout le monde connaît le tremblement des buveurs. On observe un tremblement plus intense dans le saturnisme et surtout dans l'hydrargyrisme où il peut simuler la sclérose en plaques. Le seul tremblement dont le méca-

[1] Camus, Toxicité des sels de plomb sur les centres nerveux. *Soc. de Biologie*, 1910, I, p. 509.

nisme semble bien établi est celui du goitre exophtalmique qu'on peut rattacher à une auto-intoxication d'origine thyroïdienne.

Les intoxications jouent encore un rôle dans le développement des névroses. L'apparition de la neurasthénie est quelquefois favorisée par l'abus du café ou du tabac. Enfin un grand nombre de poisons déterminent des convulsions analogues ou identiques à l'épilepsie vraie, parfois à l'épilepsie jacksonienne. C'est l'absinthisme qui est la cause la plus fréquente de ces manifestations qu'on observe encore dans les empoisonnements chroniques par le plomb, le mercure, le chloroforme, l'éther, la cocaïne, la morphine, le tabac. Les divers poisons journaliers, notamment le tabac, plus rarement l'alcool, le thé et le café déterminent chez l'homme, des accès d'angine de poitrine. Ceux-ci sont rarement mortels, bien que Letulle ait observé un cas d'angine de poitrine tabagique terminé d'une façon funeste; ils n'en constituent pas moins des manifestations graves, dont la pathogénie est encore mal connue et qu'on a voulu attribuer tantôt aux troubles gastriques concomitants; tantôt à une action sur le système nerveux se traduisant par un spasme des coronaires.

La plupart des troubles que nous venons d'étudier ne s'accompagnant généralement d'aucune lésion notable, on ne peut faire que des hypothèses sur leur physiologie pathologique. On a incriminé parfois des modifications circulatoires des centres nerveux : l'anémie cérébrale est provoquée par le tabac, l'ergot, les bromures, le chloroforme; le plomb susciterait, d'après quelques auteurs, un spasme des vaisseaux cérébraux analogue à celui qu'il détermine dans le foie. Le phénomène inverse, c'est-à-dire la congestion cérébrale, peut être produit par le nitrite d'amyle, ce qui n'est pas admis sans conteste, et surtout par l'alcool. C'est à la congestion cérébrale qu'on attribue la mort rapide, parfois foudroyante, qui frappe les ivrognes pendant les froids rigoureux; cette influence se fait surtout sentir dans les pays septentrionaux; bien souvent, en Russie, on voit des hommes s'affaisser dans la rue, au sortir d'un cabaret chauffé où ils ont bu de l'eau-de-vie, même en quantité modérée.

Signalons enfin les lésions déterminées par les poisons dans le système nerveux, méningites, encéphalites, myélites, névrites, que nous étudierons dans le chapitre conservé à l'anatomie pathologique.

CHAPITRE II

ACTION SUR LA CIRCULATION ET LA RESPIRATION

Action des poisons sur l'appareil circulatoire. — Action sur le cœur. — Importance des circulations artificielles sur le cœur isolé. — Poisons systoliques et poisons diastoliques. — Action des poisons sur les vaisseaux. — Poisons vaso-constricteurs et poisons vaso-dilatateurs. — Action sur les lymphatiques. — Action des poisons sur l'appareil respiratoire.

Action des poisons sur le système circulatoire. — Pour étudier l'action des poisons sur le cœur, on a recours à différentes méthodes. On peut opérer sur des animaux à sang chaud et recueillir des tracés sur les artères efférentes, ou même directement sur les ventricules ou les oreillettes. On peut se servir des animaux à sang froid (grenouilles, tortues) : en mettant le cœur à nu, on en suit facilement les modifications au moyen de la méthode graphique; dans ce cas on fait agir le poison soit indirectement en l'injectant sous la peau ou dans un sac lymphatique, soit directement en employant une solution isotonique dont on fait tomber quelques gouttes sur l'organe. Une excellente méthode consiste à opérer sur le cœur isolé dont on maintient la survie par une circulation artificielle.

On peut encore, comme l'ont fait Hering et Bock, réunir l'aorte à la veine jugulaire et par suite à la circulation pulmonaire; l'irrigation de l'organe est assurée par le sang même de l'animal mis en expérience.

Enfin, il est souvent utile, afin d'éviter l'influence des ganglions intra-cardiaques, d'opérer sur la pointe du cœur séparée.

Depuis les travaux de Langendorff, la méthode des circulations artificielles à travers le cœur isolé des mammifères, chien ou lapin, est de plus en plus souvent utilisée et semble en effet fournir de précieuses indications, mais elle est délicate et exige un déterminisme rigoureux. Il faut employer des appareils très précis : celui de Pachon nous semble tout à fait recommandable, car il permet une perfusion prolongée sous une pression constante.

Pour assurer la survie du cœur, on a successivement utilisé le sang défibriné, le sérum sanguin, une suspension de globules rouges dans un liquide isotonique rendu visqueux par l'adjonction de 2 pour 100 de gomme arabique (Heffter). Mais on se sert presque exclusivement aujourd'hui des solutions salines de Ringer-Locke. Voici une formule assez souvent usitée : NaCl, 8 grammes; glycose, 1 gramme; KCl, CaCl², Co³NaH. ãã 0,20; eau distillée, 1 litre. Si l'on opère sur la grenouille la proportion de sel marin ne doit être que de 6 grammes.

Il est indispensable sous peine de tomber dans de graves erreurs, d'employer des solutions salines complexes. Si par exemple, on fait passer dans le cœur de la grenouille une simple solution d'un sel sodique, on constate que l'action des vagues est supprimée. On avait conclu de ce résultat que les sels de sodium exerçaient sur les terminaisons des pneumogastriques une action toxique. En opérant sur l'animal vivant et en pratiquant une injection intra-veineuse, on obtient le même effet, si l'on emploie des sels capables de précipiter le calcium, fluorure, carbonate, oxalate ou citrate de sodium. Au contraire les chlorure, iodure, bromure, bi-carbonate de sodium sont sans influence. Ainsi le trouble observé est dû à la suppression des sels calciques, que ceux-ci soient précipités ou qu'ils soient simplement entraînés par un lavage.

Le rôle des sels calciques qui apparaît déjà nettement dans ces expériences ressort également des recherches poursuivies par Kutkewitsch. Cet auteur a montré que les sels de calcium et les sels de strontium, suffisamment dilués, accroissent l'excitabilité et la contractilité du myocarde; concentrés, ils augmentent la contractilité, mais diminuent l'excitabilité. Ils élèvent la pression sanguine. Mais le calcium agit surtout sur le cœur et le strontium agit par l'intermédiaire des vaisseaux.

En ajoutant de l'urée au liquide de Locke dans la proportion de 0,5 à 1 pour 100, Backmann a observé une augmentation des systoles. L'urée ne nourrit pas le cœur, mais le stimule. D'après Lambert, elle prolonge la survie.

Les recherches de Backmann ont encore montré que d'autres substances, prenant constamment naissance dans l'organisme, sont capables d'influencer le cœur. L'amplitude des contractions est augmentée quand au liquide de Locke on ajoute pour 100 grammes : $0^{gr},0005$ à 0,01 de carbamate d'ammonium; 0,003 à 0,05 de carbonate d'ammonium; 0,02 à 0,5 d'hippurate de sodium ; 0,1 à 1 de créatine; 0,002 à 0,01 d'hypoxanthine; 0,00085 à 0,0035 de xanthine; 0,01 à 0,03 d'urate de sodium; 0,05 à 0,1 d'allantoïne. Quelques-unes de ces substances, après avoir amené une excitation primitive, déterminent de la paralysie : c'est ce qui a lieu avec les sels ammoniacaux et avec l'acide hippurique. Enfin le lactate de sodium produit une vaso-dilatation des artères coronaires, suivie d'une diminution rapide et considérable des contractions; mais le cœur, irrigué par une circulation plus active, ne tarde pas à reprendre son énergie.

Les substances généralement désignées sous le nom de *poisons cardiaques*, exercent en réalité des actions complexes; elles atteignent en même temps d'autres appareils et, particulièrement, les vaisseaux périphériques et le système nerveux. Les phénomènes observés expérimentalement sont d'une interprétation délicate. On conçoit donc l'importance des résultats fournis par la méthode des circulations artificielles. Toutefois les études sont encore trop récentes pour que de nouvelles recherches ne soient pas nécessaires. Il faut remarquer d'ailleurs que, malgré les services immenses qu'elle a rendus à la pharmacodynamie, la méthode des circulations artificielles n'est pas à l'abri de toute critique. Elle place le cœur dans des conditions anormales et bien souvent les effets produits ont été en rapport avec la concentration des solutions employées plutôt qu'avec la nature des substances toxiques.

Ce qui complique encore le problème, c'est que le cœur des différents animaux ne réagit pas toujours de même. Des différences considérables s'observent suivant qu'on opère sur des animaux à sang froid ou sur des mammifères, et même quand on limite ses recherches à des espèces relativement peu éloignées, comme le chien, le chat ou le lapin. Si l'on veut étendre les conclusions aux invertébrés, on se heurte à des difficultés très grandes. L'upas antiar, comme l'a montrée Vulpian, n'agit pas sur le cœur de l'escargot ; la strophantine arrête le ventricule en systole et l'oreillette en diastole, mais ce poison est sans action sur le cœur des méduses (Rabuteau). Enfin, le cœur de l'écrevisse est insensible à tous les poisons dits systoliques ; tandis qu'il est facilement influencé par les poisons diastoliques, comme la muscarine.

La plupart des poisons du cœur agissant à la fois sur la fibre musculaire et sur l'appareil nerveux intra-cardiaque, il est impossible de proposer une classification rigoureusement physiologique. Cependant l'usage a prévalu de diviser, d'après leur action prédominante, les poisons cardiaques en trois groupes :

1° Poisons qui arrêtent le cœur en systole (digitale) ;

2° Poisons qui arrêtent le cœur en diastole, en excitant les ganglions d'arrêt (muscarine) ;

3° Poisons qui arrêtent le cœur en diastole, en paralysant les ganglions excito-moteurs (iodol) ou le myocarde (cuivre) ;

Poisons systoliques. — Les poisons qui arrêtent le cœur en systole sont les plus importants et les mieux étudiés ; ils sont représentés par un groupe assez naturel et méritent bien le nom de *poisons cardiaques* qu'on leur a souvent donné. Par leur constitution chimique, ils appartiennent presque tous à la famille des glycosides ; par leurs effets physiologiques, ils se distinguent des autres substances, car ils ont peu d'action sur le système nerveux et, en dehors des modifications circulatoires qu'ils provoquent, ne produisent qu'un seul trouble, le vomissement. Presque tous ces poisons sont d'origine végétale ; les principaux proviennent de *Digitalis purpurea, Strophantus hispidus, Scilla maritima, Veratrum album, Tanghinia venenifera, Thevetia neriifolia, Upas antiar, Convallaria maialis,* etc.

Digitale. — La digitale, le type du genre, renferme un grand nombre de substances actives : la *digitonine,* qui agit comme les saponines ; la *digitoxine,* extrêmement vénéneuse qui tue le lapin à la dose de $3^{mg},5$ par kilo, le chien à la dose de $1^{mg},7$, et le chat à la dose de $0^{mg},4$; injectée sous la peau, elle provoque de vastes phlegmons, détermine des vomissements et de la diarrhée. La *digitaléine* ou digitaline amorphe et la *digitaline cristallisée* ne produisent pas les mêmes effets irritants. Ces trois substances agissent d'une façon à peu près identique sur le cœur. La toxirésine et la digitalirésine ne sont, semble-t-il, que des produits de dédoublement ; leurs effets sont analogues à ceux de la picrotoxine.

Jusque dans ces derniers temps, on admettait que la digitale exerce une action différente sur les animaux à sang froid et sur les Mammi-

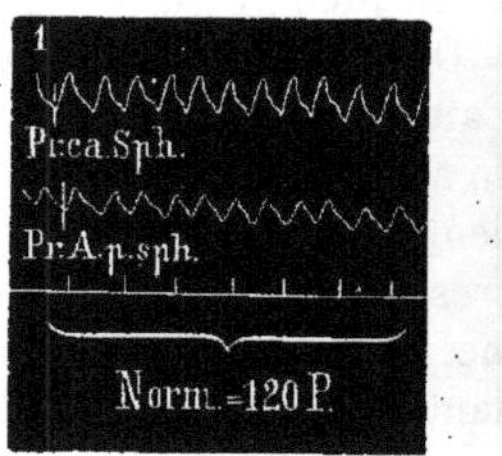

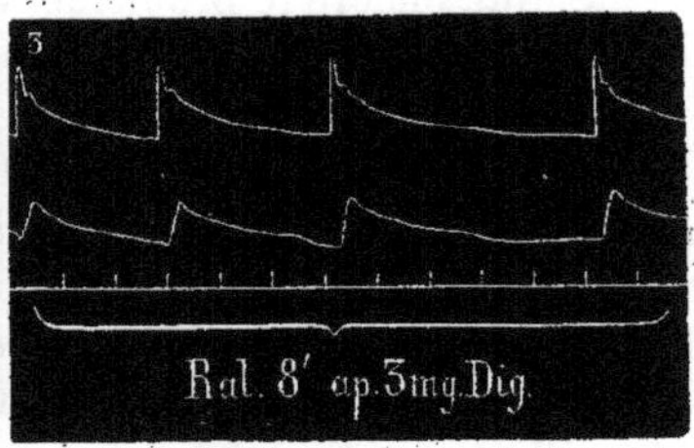

Fig. 7. — Ralentissement digitalinique du cœur.
Pr. Ca. Sph, pression carotidienne. — *Pr. A. p. Sph*, pression dans l'artère pulmonaire.
N° 1. Tracé normal; 120 pulsations à la minute. — N° 3. Tracé recueilli 8 minutes après injection de 3 milligrammes de digitaline; 16 pulsations à la minute.

fères : elle amène la mort par arrêt du cœur en systole chez les premiers, en diastole chez les seconds. On soutenait aussi qu'elle agit sur le ventricule gauche, à l'exclusion du ventricule droit. Les travaux de F. Franck[1] semblent avoir définitivement fixé la science sur ces questions et expliqué les contradictions apparentes.

Chez tous les animaux, la digitale ou plutôt la digitaline produit d'abord (fig. 7) le ralentissement des battements cardiaques, leur régularisation, l'augmentation de leur force, la constriction des vaisseaux périphériques, l'élévation de la pression artérielle. Puis, si la dose est trop forte, survient une deuxième période (fig. 8), caractérisée par une accélération des battements qui perdent

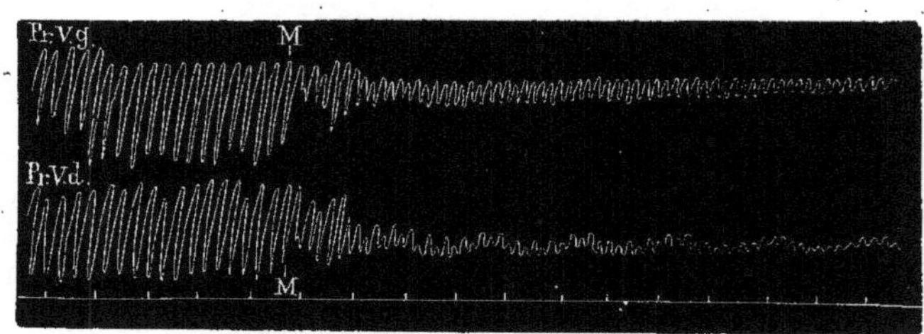

Fig. 8. — Arythmie digitalinique. Pression ventriculaire gauche (ligne supérieure), et ventriculaire droite (ligne inférieure). Systoles redoublées uniques (1 Sr.) et en couple (2 Sr.) s'effectuant à un niveau variable de la phase de relâchement et annonçant une tendance vers l'état demi-tétanique des deux ventricules (F. Franck).

généralement leur régularité. Enfin, à la troisième période, le cœur

Fig. 9. — Synchronisme des accidents mortels dans les deux ventricules.
Pr. V. g., ventricule gauche. — *Pr. V. d.*, ventricule droit. — *M.*, mort subite.

tachycardique redevient régulier et s'arrête brusquement (fig. 9).

[1] FRANCK, Analyse expérimentale de l'action de la digitaline. *Clinique médicale de la Charité, par Potain*, etc. Paris, 1894, p. 549.

Pendant la période qu'on pourrait appeler thérapeutique, le cœur se régularise et cette régularisation se produit des deux côtés : d'après Franck, il y a synchronisme absolu, mais synergie relative, c'est-à-dire que l'augmentation de l'énergie contractile est plus marquée pour le ventricule gauche que pour le ventricule droit ainsi que le montre la figure 7 empruntée, comme les deux suivantes, au mémoire de Franck. On a eu tort de nier l'action sur le cœur droit, mais il faut reconnaître que l'effet y est peu sensible ; chaque ventricule proportionnant son effort à la résistance, il en résulte que la pression s'élève beaucoup moins dans l'artère pulmonaire que dans l'aorte.

En même temps qu'elle exagère les systoles, la digitale augmente la dépression diastolique, ce deuxième phénomène n'étant qu'une conséquence du premier.

Enfin chez la grenouille, la mort survient par arrêt du cœur en systole. D'après Franck, il en est de même chez les Mammifères. Seulement la tétanisation est de courte durée, et le cœur se relâche aussitôt, retombant, après une série de trémulations, à une diastole définitive. L'arrêt se fait simultanément des deux côtés (fig. 9); mais le cœur droit, recevant encore du sang veineux, alors que le cœur gauche ne reçoit plus rien, continue à se contracter quelque temps.

Le travail de Franck fait donc disparaître les contradictions qu'on avait observées en étudiant séparément chaque ventricule ou en opérant sur des animaux d'ordre différent. Du reste, on peut facilement obtenir l'arrêt en diastole chez la grenouille ; il suffit d'opérer sur un animal chauffé ; son cœur se comporte, dès lors, comme celui des Mammifères (Gaglio).

S'il y a solidarité entre les deux ventricules, les oreillettes restent indépendantes : elles battent encore quand les ventricules sont rigides.

La digitaline, agissant également sur la pointe du cœur, on est forcé d'admettre que c'est un poison musculaire ; elle produit sur le myocarde les mêmes effets que les excitations faradiques portées directement sur le muscle. Toutes les substances qui diminuent l'excitabilité musculaire, le chloral, la cocaïne, diminuent en même temps l'action de la digitaline ; ce résultat est comparable à celui qu'on obtient en soumettant à des courants faradiques le cœur d'un animal profondément chloralisé : la résistance du muscle est beaucoup plus grande (Gley).

Les différents principes de la digitale exercent sur le cœur isolé des mammifères une action analogue à celle que nous avons indiquée, si on en juge par les expériences d'Hedbom faites avec « digitalinum amorphum purum » de Merck, par celles de Gottlieb et Magnus avec la digitoxine, de Silberberg avec le digalène, de Laden avec l'extrait total. D'après Laden, la digitaline cristallisée Nativelle au millionième, influence encore le cœur du lapin.

La digitaline n'est pas seulement un poison du cœur, elle agit sur les vaisseaux périphériques et, provoquant leur contraction, élève ainsi la pression sanguine. Cette action est accessoire et ne suffit nullement, comme on l'a soutenu parfois, à expliquer les effets de ce médicament ; l'élévation de la pression artérielle est surtout le fait d'une contraction cardiaque plus énergique.

La digitale amène chez la grenouille des troubles cardiaques si constants et si bien déterminés, qu'on a tenté de faire le dosage physiologique des préparations pharmaceutiques de ce médicament. Focke a proposé d'utiliser la formule $V = \dfrac{P}{D.T}$ dans laquelle V représente la valeur du produit considéré ; P le poids de la grenouille ; D la dose introduite par injection sous-cutanée ; T le temps nécessaire pour obtenir l'arrêt systolique. Gottlieb a préconisé un procédé analogue.

Un des grands obstacles à l'emploi du titrage physiologique, c'est que les animaux d'une même espèce possèdent des résistances assez variables ; certaines variétés de grenouilles sont plus sensibles que d'autres. Malgré ces réserves la méthode est loin d'être dénuée d'importance pratique.

Poisons analogues à la digitale. — Un grand nombre de substances se comportent comme les principes actifs de la digitale. Buchheim a proposé de les réunir en un groupe particulier, qu'il divise de la façon suivante :

1° Glycosides cristallisables : digitaline, antiarine, elléboréine, évonymine, thévétine.

2° Substances cristallisables, mais n'appartenant pas à la classe des glycosides : digitoxine, strophantine, apocynine.

3° Glycosides non cristallisables : scillaine, adonidine, oléandrine.

4° Glycosides amorphes : digitaléine, nérisine, apocynéine, convallamarine.

5° Substances diverses : nériodorine, nériodoréine, upas.

D'après Hedbon, pour obtenir l'arrêt du cœur chez la grenouille, il faut : 0gr,001 de digitaline ; 0gr,025 de strophantine ; 0gr,013 d'ouabaïne. Pour l'antiarine la dose varie suivant l'espèce de 0gr,004 à 0gr,05.

Plusieurs des plantes qui fournissent ces produits, renferment, comme la digitale, des corps à action multiple et parfois opposée.

Ainsi Pelikan a établi que le laurier-rose (*Nerium oleander*) agit comme la digitale. Schmiedeberg y a trouvé trois substances : la nérisine, rappelant la digitaléine ; l'oléandrine, qui, à la dose de 0mg,25, arrête le cœur de la grenouille en systole ; la nériantine, glycoside azoté agissant comme la saponine. De même, dans *Apocynum canabinum* on trouve l'apocynine rappelant la digitaline et l'apocynéine analogue à la digitaléine.

Parmi les poisons systoliques qui intéressent la thérapeutique, il faut citer la strophantine et la convallamarine.

La *strophantine* agit comme la digitaline ; 1/40 de milligramme arrête le cœur d'une grenouille en systole, au bout de dix minutes ; les mouvements des membres persistent encore et les cœurs lymphatiques continuent à battre. Chez les Mammifères, l'arrêt du cœur se produit en diastole. L'action de ce poison est assez complexe, car il agit non seulement sur le myocarde, comme la digitale (Paschkis, Prevost), mais aussi sur le bulbe (Gley, Lapicque).

Les expériences faites sur le cœur isolé des mammifères par Gottlieb, Magnus, Botcharow, ont également mis en relief l'analogie d'action de la digitaline et de la strophantine : celle-ci est active à 1 pour 5 000 000 et 0^{gr},00007 suffisent à arrêter le cœur. Pourtant Liagre admet que la strophantine, à raison de 2 mg. par litre, détermine chez le chat un renforcement des pulsations suivi d'accélérations et d'irrégularités; il n'a jamais observé de ralentissement initial. La teinture de strophantus agirait de même; seules, de fortes doses pourraient diminuer le nombre des battements cardiaques.

La *convallamarine* produit d'abord un ralentissement des battements cardiaques avec élévation de la pression; puis survient une deuxième période, caractérisée par des irrégularités et des intermittences et accompagnée de vomissements ; la pression se relève à la fin, pour s'abaisser de nouveau et tomber au moment de la mort : l'arrêt du cœur se produirait en systole, d'après Bochefontaine, en diastole, d'après Reboul. Sur le cœur isolé du lapin, l'extrait de muguet (Laden) ou la convallamarine (Botcharow), renforce d'abord les pulsations cardiaques, puis les accélère et amène l'arrêt en systole. L'action est moins rapide que celle de la digitale.

Des substances précédentes on peut rapprocher encore la *caféine*, qui accélère légèrement les battements chez la grenouille, puis les ralentit et les arrête en systole; chez les Mammifères, c'est encore un arrêt en diastole qu'on observe.

Sur le cœur isolé des mammifères la caféine augmente l'amplitude des battements et produit leur accélération. Pour obtenir cet effet il faut employer des solutions concentrées (1 pour 8000 au minimum d'après Botcharow). Les solutions à 1 pour 10 000 restent inactives ; à 1 pour 500, elles arrêtent le cœur qui se ranime si l'on fait circuler ultérieurement la solution de Locke pure. Le passage préalable de la caféine atténuerait l'action de divers poisons.

La *globularine* agit comme la caféine. L'*érythrophéine* (provenant du mançon) produit aussi l'arrêt du cœur en systole chez la grenouille, en diastole chez les Mammifères, après avoir déterminé une augmentation et secondairement une diminution de pression (G. Sée et Bochefontaine).

En faisant agir directement la *cocaïne* sur le cœur de la grenouille, Busquet et Pachon ont constaté tout d'abord une augmentation d'amplitude des battements; puis survient un rythme périodique caractérisé par des séries de 2 à 5 pulsations suivies d'un arrêt. Enfin, dans une troisième phase, on observe une dissociation auriculo-ventriculaire; plusieurs systoles auriculaires se produisent pour une systole ventriculaire. La mort a lieu par arrêt systolique du ventricule, les oreillettes restant fortement distendues.

Poisons d'origine animale. — Le règne végétal n'a pas le monopole des poisons systoliques; les venins animaux possèdent souvent une action semblable ; celui des serpents a des effets assez variables, mais celui des Batraciens se comporte comme la digitale ; c'est du moins ce qu'on observe avec le venin du crapaud (*Buffotaline*) et du triton, car celui de la salamandre n'a que peu d'action sur le cœur. Rappelons à ce propos que le crapaud supporte, sans en être troublé, de hautes doses de digitaline.

L'action de la *bile* sur le cœur est cliniquement démontrée par les troubles fonctionnels et notamment par la bradycardie qu'on observe chez les ictériques. A la suite des travaux de Bard on a pensé que le ralentissement du pouls est apparent et non réel et qu'il est simulé par un rythme bigéminé. Les systoles se feraient deux par deux et seraient tellement rapprochées qu'une seule se transmettrait à la radiale.

Lian et Lyon-Caen, d'après l'examen des tracés qu'ils ont recueillis, arrivent à conclure que l'ictère amène une bradycardie véritable et totale, due soit à l'atteinte concomitante du pneumogastrique et du cœur, soit plutôt à l'atteinte exclusive du cœur lui-même, myocarde et ganglions nerveux intracardiaques[1].

L'injection intra-veineuse de bile chez les animaux ralentit les battements cardiaques et abaisse la pression artérielle, même après la section préalable du vague et du sympathique. Brandenbourg opérant sur le cœur isolé de la grenouille constate qu'une solution de fiel de bœuf à 1 pour 100 produit une accélération temporaire suivie d'un ralentissement auquel fait suite un arrêt définitif, même si le toxique cesse d'agir. D'après de Bruin, qui utilisait aussi la grenouille, la bilirubine et le taurocholate amènent la bradycardie, tandis que le glycocholate détermine la tachycardie. D'autre part, Braun et Mager ont fait circuler dans le cœur isolé des mammifères des solutions de fiel de bœuf, de glycocholate et de taurocholate de soude; avec chacune de ces substances ils ont obtenu un arrêt systolique précédé de bradycardie. Le ralentissement, qui s'observerait même après passage préalable d'atropine, résulterait par conséquent, non d'une excitation de l'appareil inhibiteur, mais d'une action musculaire; ainsi s'expliquerait l'influence variable des injections d'atropine sur le bradycardie ictérique. Toutefois de ses expériences sur le cœur de grenouille *in situ*, Brandenburg conclut qu'en plus de cette action musculaire, s'exerçant surtout sur les cellules du sinus, il y aurait une excitation réflexe du vague due à l'irritation produite par la bile sur les terminaisons des nerfs sensibles.

Le sang ou le sérum de certains animaux est toxique pour le cœur de la grenouille; celui du lapin arrête rapidement les mouvements de l'organe. Par ordre décroissant de toxicité se placent : les sérums d'agneau, de brebis, de veau, d'homme et de poulet (Rummo et Bordoni); le sang du bœuf est le moins toxique.

Chez les mammifères l'action du sang hétérogène est peu sensible,

----

[1] LIAN et LYON-CAEN, Du pouls lent ictérique et de la bradycardie totale. *Soc. méd. des Hôpitaux*, 7 juillet 1911, p. 27.

et parfois se montre favorable : le sérum de bœuf frais ajouté au liquide de Locke, permet au cœur isolé du cobaye de battre plus longtemps que d'habitude ; toutefois on observe en même temps de l'arythmie qui témoigne de l'intoxication (Launoy).

Enfin, comme l'ont montré Gley et Pachon, le sérum d'anguille, qui est si toxique pour le lapin, ne provoque pas de troubles notables, si on en fait passer dans le cœur isolé de cet animal.

Poisons minéraux. Les poisons minéraux produisent rarement l'arrêt du cœur en systole. Seul, le *chlorure de baryum* injecté sous la peau de la grenouille à la dose de $0^{gr},05$ amène en 1 heure et demie un arrêt systolique avec perte de l'excitabilité du pneumogastrique (Böhm). Encore est-il que dans certains cas, l'arrêt se ferait en diastole. A petites doses, le chlorure de baryum réveille l'énergie des contractions.

Poisons diastoliques. — Le type des poisons diastoliques est représenté par la *muscarine*. Une dose minime, $0^{mg},05$ à $0^{mg},1$, produit chez la grenouille un ralentissement des contractions cardiaques ; les diastoles se prolongent, les systoles deviennent de moins en moins énergiques, et le cœur, plus gros que normalement, finit par s'arrêter en diastole. Si on l'excite alors, par un léger choc ou par une secousse électrique, on obtient quelques contractions énergiques, puis se produit un arrêt définitif.

L'action de la muscarine est attribuée à une excitation des appareils modérateurs. L'atropine qui a pour effet de paralyser les ganglions d'arrêt et les terminaisons des vagues, empêche les effets de la muscarine, et, si le cœur est arrêté, fait réapparaître les mouvements ; ceux-ci persistent dès lors, même si l'on continue à faire passer du sang muscarinisé. Il suffit d'injecter à une grenouille $0^{mg},002$ à $0^{mg},005$ de sulfate d'atropine ou $0^{mg},005$ de duboisine pour rendre le cœur insensible à l'action d'arrêt de la muscarine ou des pneumogastriques.

Toutefois il n'est pas certain qu'il faille incriminer uniquement une excitation des centres modérateurs. Cushny admet que le muscle cardiaque lui-même est paralysé. Enfin Krehl et Romberg ont montré que muscarine et atropine agissent encore sur des portions de cœur de lapin soustraites à l'influence des ganglions nerveux.

L'action de la *nicotine* est extrêmement complexe. Si l'on fait tomber quelques gouttes d'une solution à 1 pour 1000 sur le cœur d'une grenouille, on observe un ralentissement marqué, suivi parfois d'une accélération ; à ce moment l'excitation du pneumogastrique ne produit plus d'effet. L'atropine empêche le ralentissement initial ; mais l'action ultérieure de la muscarine n'est pas entravée.

Injectée dans les veines d'un chien à la dose de $0^{gr},0001$ par kilo, la nicotine détermine aussi une bradycardie pouvant aller jusqu'à l'arrêt presque complet et suivie d'une période de tachycardie avec renforcement de l'énergie des contractions. Ce sont les expériences sur le cœur isolé des mammifères qui ont fourni les résultats les plus intéressants. Ébauchées par Beyer, Botchard, Lee, elles ont été récemment reprises pas Clerc et Pezzi qui sont arrivés aux conclusions suivantes : Les solutions à 1 pour 5 000 000 sont encore actives; mais il est préférable que la concentration soit de 1 pour 25 000 ou 1 pour 100 000. Dans ces conditions, le passage de l'alcaloïde détermine un arrêt pouvant durer plusieurs secondes, le myocarde restant excitable électriquement. Ensuite, les pulsations reprennent et augmentent considérablement d'amplitude en même temps que se déclare une véritable crise de tachycardie suivie d'une période d'alternance; au bout d'un certain temps tout se calme et le cœur bat régulièrement; toutefois, si l'on vient à supprimer l'action de la nicotine, les battements diminuent généralement d'ampleur et peuvent même parfois s'arrêter. Ainsi la nicotine possède trois actions : d'abord, elle excite l'appareil nerveux inhibiteur intracardiaque (le passage antérieur d'une solution d'atropine empêche l'arrêt initial de se produire); ensuite, elle accélère les battements, sans que ce phénomène puisse être mis sur le compte d'une paralysie du vague; enfin, elle possède une action cardiotonique s'exerçant directement sur le muscle, action qui par certains artifices expérimentaux peut seule être mise en relief à l'exclusion des autres. Hédon avait remarqué que le cœur de lapin nicotinisé se montrait plus résistant que les autres quand on le plaçait ultérieurement dans un appareil de perfusion; on peut même, en faisant circuler une solution faiblement nicotinisée, voir repartir un cœur affaibli.

La fumée de tabac en dissolution dans le liquide de Ringer-Locke exerce sur le cœur isolé une action analogue à celle de la nicotine (Fleig, Lee); toutefois, les battements cardiaques, après la période d'excitation initiale, diminuent assez rapidement d'amplitude : c'est qu'en plus de la nicotine la fumée contient des substances déprimantes, la collidine en particulier, qui paralysent le cœur isolé.

Les effets de la *pilocarpine* rappellent ceux de la nicotine; injecté à la grenouille à la dose de $0^{mg},5$, cet alcaloïde arrête le cœur en diastole, puis on assiste à une reprise des battements. L'atropine empêche l'arrêt initial; l'action ultérieure de la muscarine n'est pas entravée.

Le cœur isolé du lapin est relativement peu sensible à l'action de la pilocarpine. Une dilution à 1 pour 2000 ne produit rien d'appréciable; avec des solutions à 1 pour 1000, on observe un ralentissement suivi d'une accélération, en même temps que les battements augmentent d'amplitude. De fortes doses amènent la paralysie du cœur, mais le myocarde conserve une certaine excitabilité.

Nous devons signaler encore l'action de diverses substances qui ont été moins complètement étudiées.

Les unes, comme la *spartéine*, semblent régulariser les mouvements cardiaques et accroître leur amplitude; d'autres, comme la *strychnine*, élèvent la pression vasculaire, ralentissent les mouvements et augmentent l'amplitude des diastoles. D'après Cushny et Mathews la spartéine, contrairement à la digitale, agirait sur le muscle, car l'atropine ne modifie pas son action.

La *physostigmine* à la dose de 0^{gr}005 ralentit les contractions du cœur de la grenouille et les renforce; elle supprime l'arrêt par la muscarine et semble agir directement sur la fibre musculaire (Harnack, Witkowski). La même action s'observe chez les mammifères. Hedbom, dans ses expériences sur le cœur isolé du lapin, constate que de petites doses ralentissent et renforcent les battements, de fortes doses arrêtent l'organe en systole. L'atropine étant sans influence, l'auteur conclut à une action directe sur le myocarde.

La *morphine*, la *quinine*, l'*aconitine*, la *vératrine* agissent aussi sur le cœur.

Dilués à 1 pour 10 000 certains sels de *quinine* diminuent l'amplitude des battements quand on les fait circuler dans un cœur isolé de lapin (Hedbom). Une solution de formiate de quinine à 0,74 pour 10 000, amène l'arrêt en diastole, tandis qu'une solution de sulfate ne détermine que quelques troubles (Moulinier). L'administration de la *quinine*, chez un malade dont les battements sont précipités, produit un ralentissement du cœur; chez un homme ou un mammifère sain, la quinine à petite dose accélère les battements; à dose moyenne, elle les ralentit et élève la pression; à haute dose, elle abaisse la pression, produit l'ataxie du cœur (Laborde) et finit par amener l'arrêt en diastole (Chirone).

La *morphine*, après avoir produit une légère accélération initiale, détermine un ralentissement secondaire; pendant la narcose morphinique, Fick a pu observer des systoles incomplètes, incapables de faire ouvrir les valvules. Quand la mort survient, tous les appareils nerveux et musculaires sont paralysés et inexcitables.

De ses expériences sur le cœur des mammifères, G. Vinci conclut que la morphine et ses dérivés exercent une action déprimante, et arrêtent le cœur en diastole; si l'on emploie l'héroïne et la morphine, on observe au début une phase d'excitation.

L'*aconitine* représente un poison extrêmement violent, qui chez la grenouille accélère considérablement les battements du cœur et détermine rapidement l'arrêt diastolique. La toxicité n'est pas moins grande pour le cœur de lapin isolé. On note déjà l'accélération avec une solution à 1 pour 6 000 000 : une solution à 1 pour 10 000 amène la paralysie et l'arrêt brusque au bout de 7 minutes, après une période de tachycardie intense : ni le passage du liquide nourricier pur, ni le massage du cœur ne peuvent réveiller les contractions.

Parmi les alcaloïdes agissant sur le cœur, il faut citer encore la *vératrine* qui produit des effets comparables à ceux qu'elle détermine sur les autres muscles; les systoles s'allongent et sont séparées par des intervalles de vingt et trente secondes. A une période avancée de l'intoxication, les irritations des pneumogastriques ou les excitations portées directement sur le muscle, ne produisent aucun effet notable. Ces troubles cardiaques sont surtout marqués chez *Rana temporaria*, qui est moins résistante au poison que *Rana esculenta*. Chez les Mammifères, les phénomènes sont moins spéciaux; il se produit d'abord une élévation et, sous l'influence de hautes doses, un abaissement de la pression, une irrégularité et une paralysie du cœur. En opérant sur le cœur du lapin isolé et irrigué par une circulation artificielle, Busquet et Pachon ont montré que la véra- trine tend à produire des contractions tétaniques. La ligne ascendante systolique est marquée par une série de secousses qui lui donnent un aspect scalariforme. Puis vient un plateau et enfin se produit une des- cente interrompue encore par quelques ressauts.

La *cocaïne* se comporte comme un paralysant du cœur chez la gre- nouille; une solution à 1 pour 1000 perfusé dans un cœur de lapin dimi- nue l'amplitude et la fréquence des battements (Hedbom). La *strychnine* semble peu active; à 1 pour 40000, elle augmente l'amplitude des contractions et les diminue à 1 pour 10000. Le *curare* aux doses habi- tuelles où on l'emploie en physiologie est sans influence; à dose très forte il paralyse les extrémités du vague.

L'*atropine* exerce une action très importante. On sait qu'elle paralyse la dixième paire, et produit une contraction vasculaire qui élève la pres- sion; les doses considérables, c'est-à-dire 400 fois supérieures à celles qui provoquent ces premières manifestations (Harnack), ont des effets inverses; elles abaissent la pression en paralysant le cœur et les vaso- moteurs. L'hyoscyamine, la duboisine agissent de même sur l'appareil circulatoire.

Le chien est particulièrement sensible à l'action de l'atropine. Chez l'homme, on observe une accélération manifeste des battements cardia- ques, après une injection sous-cutanée de 1 ou 2 milligr., expérience qui a été mise à profit par Dehio pour différencier les bradycardies myo- gènes des bradycardies neurogènes.

Par contre le lapin se montre très résistant. Il en est de même de la grenouille : des doses de 2 à 5 milligr. ne troublent pas le fonctionne- ment du cœur qui ne se paralyse, après une légère période d'excitation transitoire, qu'avec des doses de 10 à 20 milligr. dissoutes dans 500 c.c. de liquide.

En supprimant l'influence de l'appareil inhibiteur intra-cardiaque, l'atropine empêche l'action des substances qui excitent cet appareil; comme nous l'avons vu plus haut, l'antagonisme avec la muscarine est tout à fait remarquable.

L'atropine semble douée aussi d'une action stimulante, car elle ranime le cœur de grenouille arrêté par diverses substances (aconitine, acide cyanhydrique, quinine, cuivre, etc.).

Sur le cœur isolé du lapin, l'atropine semble au premier abord assez peu nocive : les solutions à 1 pour 40000 ne provoquent aucun trouble (Hedbom); avec des doses plus fortes, les pulsations deviennent plus hautes en même temps que le cœur s'accélère. Bien que la perfusion avec des solutions faibles ne détermine aucune accélération, mais pro- duise simplement une légère baisse transitoire du tonus, l'atropine n'en paralyse pas moins les centres inhibiteurs, car le passage ultérieur d'une solution de nicotine reste sans effet.

Poisons minéraux. — Parmi les substances minérales, ce sont les *sels de potassium* qu'on a le plus souvent étudiés.

Chez la grenouille, on obtient d'abord un affaiblissement des ventricules qui battent deux fois plus lentement que les oreillettes; l'arrêt survient en diastole. Ce qui prouve bien qu'il s'agit d'une action sur le muscle lui-même, c'est que les effets sont semblables quand on opère sur la pointe isolée (Karewski). Sur les Mammifères, les expérimentateurs ont obtenu des résultats contradictoires, ce qui tient, comme l'a bien montré Micwitz, à ce que les effets diffèrent totalement suivant les doses : en injectant à un chat $0^{gr},03$ de nitrate de potassium, on observe d'abord un abaissement de la pression et un ralentissement du pouls; puis la pression s'élève, le pouls s'accélère, pour se ralentir de nouveau et tomber au-dessous de la normale, au moment où la pression revient à son chiffre initial. Si, au contraire, on introduit $0^{gr},2$ du même sel, la pression s'abaisse progressivement, ce qui tient à l'affaiblissement et à l'irrégularité des battements cardiaques; il est curieux de remarquer que ceux-ci peuvent reprendre sous l'influence de la respiration artificielle (Bœhm).

L'influence des sels potassiques sur le cœur a été bien mise en évidence par Busquet et Pachon[1]. En ayant recours à la méthode des circulations artificielles, ces auteurs ont montré que les solutions équimoléculaires de chlorure, bromure, iodure, nitrate de K à une dose correspondant à 1 gramme de KCl par litre, soit au titre de 1/74,5 normal, exercent une action d'arrêt total; arrêt initial des ventricules qui sont relâchés, arrêt secondaire des oreillettes. Si, après avoir suspendu l'arrivée du liquide toxique, on fait circuler de nouveau la solution de Ringer-Locke, les mouvements reprennent. Le chlorate ou le ferrocyanure de K produisent une diminution très notable des battements, mais ne les arrêtent pas. Le formiate, l'acétate et le prussiate ont une action encore moins marquée. Cette échelle de toxicité correspond à l'échelle de dissociation électrolytique; les sels minéraux sont plus facilement dissociés et plus toxiques, les organiques sont moins facilement dissociés et moins toxiques, c'est donc la teneur des solutions en potassium ionisé qui règle l'intensité de la réaction biologique.

En solution isotonique, les *phosphates di et trisodiques* arrêtent le cœur en diastole; suivant Busquet et Pachon, cet effet est dû à la précipitation du calcium dans les tissus cardiaques. Les mêmes auteurs ont montré que les sels de calcium sont indispensables au fonctionnement de l'appareil cardiaque : les petites doses constituent un stimulant énergique et presque nécessaire du cœur, renforçant les systoles et augmentant la rapidité des battements; les fortes doses produisent l'arythmie et même la fibrillation.

Le lithium est aussi un poison diastolique, paralysant le muscle; mais,

[1] Busquet et Pachon, Contribution à l'étude de la mesure quantitative des actions d'ions sur les organes vivants et isolés. *Journal de physiologie et de path. générale*. Mars 1909, p. 243.

avant l'arrêt définitif, on peut observer des arrêts passagers, également en diastole, qui sont dus à une excitation des pneumogastriques.

Parmi les autres métaux, tuant par le cœur, nous citerons le manganèse, le molybdène, l'uranium, le nickel, et surtout le cuivre et l'antimoine.

D'après Gautrelet, les sels d'argent n'agissent sur le cœur que par l'intermédiaire du système nerveux; il en est de même des sels ferriques, tandis que les sels ferreux provoquent des troubles cardiaques.

Le sulfate de magnésium arrête le cœur de la grenouille, mais les battements reprennent après un simple lavage (Jolyet et Laffont).

L'acide arsénieux ralentit, puis arrête le cœur en diastole; ce phénomène est précoce et précède d'au moins dix minutes l'abolition des autres fonctions; de telle sorte que les grenouilles, dont la circulation est complètement arrêtée, continuent à sauter. Les effets sont plus complexes chez les Mammifères, car l'abaissement de la pression tient à la fois à la paralysie cardiaque, à la paralysie des vaisseaux abdominaux et à la congestion viscérale qui en est la conséquence.

Enfin, il faut signaler le phosphore qui produit, chez la grenouille, la paralysie des nerfs moteurs et du myocarde (Hans Meyer) et, chez le lapin, abaisse la pression et arrête le cœur en respectant les centres vaso-moteurs. Le tellure et le sélénium agissent d'une manière analogue.

Poisons narcotiques. — Les poisons narcotiques ont une action très marquée sur le cœur, comme l'avait déjà constaté Cl. Bernard. Les recherches de Robertson, Kronecker, S. Ringer, Geza, Busquet et Pachon, ont précisé les effets de ces substances. D'après Geza, tous les narcotiques auraient la même influence qualitative, mais leur intensité d'action serait très variable : le chloroforme serait le plus énergique; une dilution à 1,62 pour 1000 arrêterait le cœur de la grenouille; pour produire le même effet, il faudrait 12 fois plus de brométhyle, 48 fois plus d'éther, 192 fois plus d'alcool.

En étudiant de plus près les phénomènes qui se passent, on voit qu'ils varient suivant la dose employée. Ainsi une dilution d'éther au 1/100, produit une excitation préparalytique du myocarde; à 1,5 pour 100 les battements se ralentissent : à 2 pour 100 ils s'arrêtent; le chloroforme agit de même, mais avec plus d'intensité; l'iodoforme est encore plus énergique. En expérimentant sur le cœur isolé de mammifère, Bock a montré que le chloroforme amène une forte chute de la pression sanguine avec ralentissement du pouls. Ce résultat cadre avec ce qu'on observe chez les animaux à sang chaud : pendant le sommeil chloroformique, les battements cardiaques sont ralentis et la pression est diminuée; mais les centres sont encore capables de réagir, car une excitation périphérique amène une légère ascension de la pression. En étudiant l'action des substances antagonistes, S. Ringer [1] a constaté

----

(1) SIDNEY RINGER, Influence of anesthasies of the frog's heart. *The Practitioner*, t. XXVI et XXVII.

que l'ammoniaque possède la propriétë de ramener, pendant un certain temps, les mouvements disparus; c'est un véritable contre-poison; l'atropine, au contraire, aide le chloroforme et précipite l'arrêt final. Busquet et Pachon, opérant sur le cobaye, ont reconnu que le chloroforme amène la mort du cœur par trémulation fibrillaire des ventricules, les oreillettes continuant à battre régulièrement. L'éther arrête simplement le cœur en diastole.

L'hydrate de chloral est un poison diastolique quand il est injecté à haute dose : à dose moyenne, il produit une vaso-dilatation énergique, et c'est peut-être par ce mécanisme qu'il ralentit les battements, car la vagotomie ou l'atropinisation ne modifie pas son action. Cependant Bock a constaté que sur le cœur isolé des Mammifères, le chloral se comporte comme le chloroforme; les solutions à 1/1000 diminuent le nombre et l'amplitude des battements.

Le cœur est bien moins influencé par l'alcool. De petites quantités accélèrent un peu les battements; des quantités plus considérables les ralentissent, et abaissent la pression par suite d'une action sur les filets abdominaux des vagues, et sur les appareils nerveux du cœur. Si l'on coupe les pneumogastriques, la pression remonte légèrement. D'après Brandini, qui opérait sur le cœur isolé du lapin, de faibles doses (4 pour 50000) sont excitantes, tandis que les fortes doses (30 pour 1000) arrêtent le cœur. Sur le chien et le chat qui sont moins sensibles, Botscharow n'a obtenu un arrêt diastolique qu'avec des solutions très concentrées (1 pour 50); dilué à 1 pour 2000 l'alcool ne produisait aucun effet.

L'*acide cyanhydrique* s'est montré, dans les expériences de Botscharow, doué d'une grande toxicité pour le cœur de lapin isolé; à 1 pour 200000, il ralentit et affaiblit graduellement les battements; à 1 pour 5000 il les arrête en 4 minutes.

Produits microbiens. — L'étude des produits microbiens a donné lieu à un certain nombre de travaux. En opérant sur le cœur de la grenouille, nous avons observé avec divers poisons et surtout avec les cultures stérilisées de *Bacillus septicus putidus* un ralentissement très marqué des battements. Le cœur cesse d'être influencé par les pneumogastriques. Les systoles s'éloignent de plus en plus tout en restant fort énergiques, puis cessent définitivement et le cœur s'arrête en diastole. Cet effet est très rapide, et s'observe avant tout autre phénomène d'intoxication [1].

Charrin [2] et Gley ont signalé l'action paralysante de la toxine pyocyanique sur le myocarde. Gordon Sharp [3] a montré que la toxine diphtérique agissant sur un cœur de grenouille préparé pour la circu-

---

[1] ROGER, Poison cardiaque d'origine microbienne. *Archives de Physiologie*, 1893, p. 226.

[2] CHARRIN, Les toxines et le cœur. *Soc. de Biologie*, 7 nov. 1896.

[3] GORDON SHARP. The action of the pouducts of the organism of diphteria on the heart of the frog *Journal of Anat. and Physiol.* 1897, XXX, p. 199.

lation artificielle, finit par amener l'arrêt en diastole. Des expériences très intéressantes ont été réalisées par Chantemesse et Lamy[1]. Ces auteurs, opérant sur des cœurs de tortue préparés pour la circulation artificielle, ont constaté que la toxine typhique et la toxine diphtérique, ajoutées avec précaution au sang qui sert à maintenir l'organe en vie, amènent l'arrêt du cœur en diastole. Cet arrêt ne se produit qu'après une période latente, dont la durée est variable, mais toujours assez longue. Au contraire, le sang d'un animal inoculé avec l'une ou l'autre de ces toxines, exerce sur le cœur une action excitante qui paraît tout

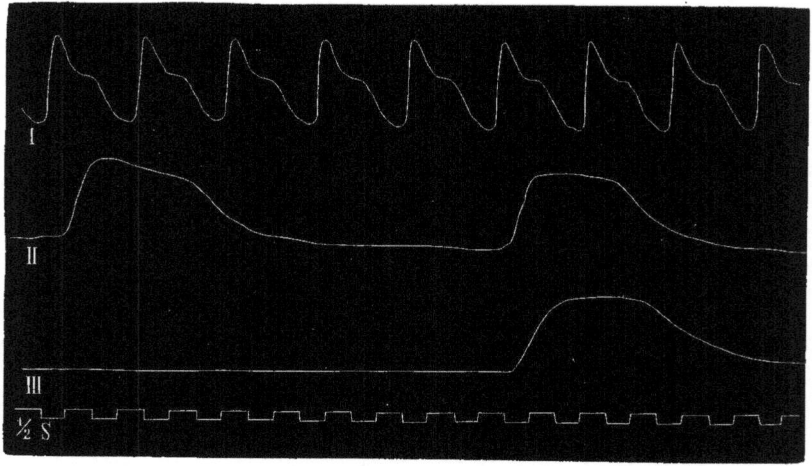

Fig. 10. — Action des produits solubles du *Bacillus septicus putidus* sur le cœur de la grenouille.

I, Cœur normal. — II, III, Cœur intoxiqué. — Le tracé III montre la dernière contraction du cœur.

l'opposé de l'effet direct du poison. Cette action ne se manifeste que si le sang a été prélevé au moment précis de la réaction. Elle paraît due, non à la toxine modifiée par son passage à travers l'animal, mais à la substance nouvelle fabriquée par l'organisme sous l'influence de la toxine.

Avec les produits les plus divers (tuberculine, malléine, filtrat de cultures), Ferrarini a noté chaque fois l'affaiblissement des battements sur le cœur de lapin isolé : il est vrai que la concentration des solutions employées était très forte (de 1 pour 4000 à 3 pour 1000). Récemment Pezzi et Savini sont arrivés à des résultats analogues avec la toxine typhique et la toxine cholérique. L'effet disparaissait après ébullition des produits employés.

Anaphylaxie. — C. Demel a démontré que le cœur, lui aussi, parti-

[1] CHANTEMESSE et LAMY, Contribution à l'étude des effets des toxines microbiennes sur le cœur isolé, XIIIe *Congrès international de médecine. Soc. de pathologie générale et exp.*, Paris 1900, p. 137.

cipe à la sensibilisation d'un animal pour une substance donnée. Récemment, Launoy, opérant sur un cœur isolé de cobaye, perfusé avec du sérum de cheval, a noté l'apparition de troubles qui disparaissaient quand on faisait passer du liquide de Locke pur et ne se reproduisaient pas après une nouvelle circulation de sérum ; cette accoutumance n'a plus lieu, quand l'animal a reçu au préalable une injection intra-veineuse de sérum de cheval ; la perfusion, à l'aide de ce même sérum, produit un véritable choc anaphylactique.

Action sur les vaisseaux. — En parlant des modifications du cœur, nous avons dû, à plusieurs reprises, signaler des variations de la pression sanguine. Celles-ci peuvent dépendre d'une action portant, soit sur le cœur, soit sur les centres ou les terminaisons des vaso-moteurs, soit sur les muscles vasculaires.

La digitaline, bien qu'elle soit vaso-constrictive, agit surtout en renforçant l'activité cardiaque ; aussi l'effet qu'elle produit persiste-t-il même quand on a provoqué une paralysie des vaso-moteurs, au moyen du nitrite d'amyle ou de l'hydrate de chloral.

Les substances qui abaissent la pression, peuvent également agir sur le cœur ou sur les vaisseaux : dans ce dernier cas, il se produit une paralysie vaso-motrice, centrale ou périphérique, ou bien une distension énorme des vaisseaux intestinaux, liée à une paralysie des splanchniques.

Pour étudier l'état des vaso-moteurs périphériques, on peut rechercher la contractilité vasculaire en excitant les vaso-constricteurs, c'est ce qu'on obtient au moyen de l'asphyxie, par exemple en cessant la respiration artificielle ; la pression monte s'il n'y a pas de paralysie. D'autres fois on porte directement une excitation faradique sur les vaisseaux ; ou bien on recherche les modifications d'un courant sanguin passant à travers les organes retirés du corps. Cette dernière méthode, imaginée par Bidder en 1862, a servi aux intéressantes recherches de Héger, Thomson, Jacobi. Il résulte des travaux de Héger que l'écoulement du sérum à travers un organe préparé pour la circulation artificielle ne se fait pas d'une façon uniforme ; bien que la pression reste constante, il se produit une série d'oscillations. L'adjonction d'un alcaloïde au sérum a pour effet de modifier en plus ou en moins l'écoulement du liquide et de produire des changements d'autant plus marqués que la dose est plus élevée. Thomson, qui a repris l'étude de la question, divise les substances toxiques en trois groupes : les unes augmentent la rapidité de l'écoulement en paralysant les vaisseaux : hydrate de chloral, nitrite d'amyle, quinine, atropine à petites doses ; d'autres diminuent l'écoulement, en produisant une contraction périphérique : elléboréine, coronelline, digitaléine ; d'autres enfin ne modifient pas la circulation périphérique ou du moins n'agissent pas directement sur les capillaires qu'elles traversent.

Remarquons encore que certaines substances ont une action spécifique sur les capillaires d'un organe : la quinine agit sur ceux de la rate, la digitaléine sur ceux du rein.

Bien qu'elles éclairent considérablement l'action des poisons sur la circulation, ces expériences ne suffisent pas encore à résoudre tous les problèmes, et il faut souvent se contenter de noter les effets survenus, sans être affirmatif sur le procédé mis en œuvre.

La thérapeutique clinique a fait connaître les bons effets de l'ergot de seigle dans le traitement des hémorragies. L'induction permet de conclure qu'il se produit une *constriction des vaisseaux* : or, pour cette substance dont l'action semble si simple, les expérimentateurs ont eu beaucoup de peine à se mettre d'accord ; c'est que les effets sont complexes et qu'il faut tenir compte des modifications subies par le cœur, qui devient irrégulier et finit par s'arrêter en diastole.

Cette action cardiaque peut empêcher l'élévation de pression que tend à produire la constriction des capillaires. On comprend dès lors la divergence des résultats, et l'on s'en étonne d'autant moins que les expérimentateurs se sont servis de substances diverses, et qu'ils les ont introduites par des voies différentes.

Holmes, injectant de l'ergotine dans les veines, observa un abaissement initial, suivi d'une élévation de la pression ; Markwald nota une légère augmentation, puis une dépression souvent passagère et enfin une forte pression durable.

D'après Wertheimer et Magnin (¹) l'ergotine de Bonjean et l'ergotine d'Yvon injectées dans les veines déterminent un abaissement de pression souvent précédé et toujours suivi d'une augmentation ; il se produit en même temps une diminution de volume du rein et un affaiblissement des contractions cardiaques, ce qui explique l'abaissement de la tension artérielle. Injectée sous la peau, l'ergotine ne produit qu'une élévation, sans abaissement préalable. L'ergotinine Tanret provoque l'élévation de la pression et ralentit le cœur, même quand on l'injecte dans les veines.

L'abaissement de pression est donc attribuable à une action directe sur le cœur, l'élévation à une constriction des capillaires. Celle-ci peut être constatée directement, soit sur le mésentère ou la membrane interdigitale de la grenouille (Holmes), soit sur les méninges des Mammifères trépanés (Schüller).

La constriction des vaisseaux est due à une action périphérique. Holmes, Laborde, Peton ont établi que les phénomènes produits par l'arrachement du ganglion cervical supérieur disparaissent sous l'influence de l'ergotine ; les artères se rétrécissent, la pupille se dilate, la température de l'oreille s'abaisse.

A côté de l'ergotine et de l'ergotinine, l'ergot renferme d'autres substances actives : la cornutine qui est un vaso-constricteur agissant par excitation sur les appareils centraux ; l'acide sphacélique (Kobert) dont l'injection produit, chez le coq, la gangrène de la crête, de la langue, du gosier, et détermine, chez le porc, le sphacèle des oreilles et du nez ;

(¹) Wertheimer et Magnin, De l'action de l'ergotine sur la circulation. *Arch. de phys.*, p. 92. 1892.

l'acide sclérotique (Wernick et Zweifel) ou ergotique (Kobert) qui, après avoir produit une légère augmentation de la pression, détermine un abaissement considérable. Barger et Dole en ont encore extrait une autre substance vaso-constrictive analogue à la parahydroxyphényléthylamine.

De même que la cornutine, la cocaïne agit sur les centres vasomoteurs; sous son influence, le pouls augmente de fréquence et la pression s'élève, mais de hautes doses amènent une paralysie des centres, se traduisant par une dilatation des vaisseaux. Il faut citer encore la cytisine qui excite les centres vaso-moteurs du bulbe (Danilewsky et Tcherenow) et la strychnine qui produit dans les centres vaso-moteurs de la moelle des modifications semblables à celles qu'elle provoque dans les centres moteurs, c'est-à-dire qu'elle les excite à petite dose, et les paralyse à dose élevée. Les sels ammoniacaux agissent de même. L'action de l'acide cyanhydrique est plus complexe; la pression s'élève d'abord puis s'abaisse; à ce moment le centre vaso-moteur est paralysé et le sang est rouge clair; puis, après une nouvelle élévation passagère, la pression tombe à zéro, le cœur continuant à battre.

Beaucoup de médecins considèrent les sels de plomb comme des vasoconstricteurs; les expériences sur les animaux ne confirment pas cette opinion; les troubles vasculaires du saturnisme sont liés probablement à des excitations douloureuses.

Les substances qui *abaissent la pression sanguine* peuvent agir par les procédés suivants :

1° Affaiblissement de la contractilité cardiaque ; émétine par exemple.

2° Paralysie des terminaisons des splanchniques : c'est une action indirecte relevant de la congestion énorme des vaisseaux abdominaux : ce procédé est mis en œuvre par l'arsenic, le venin des serpents et, accessoirement, par l'éther et le chloral.

3° Action sur les centres vaso-moteurs : excitation des vaso-dilatateurs ou paralysie des vaso-constricteurs.

Il n'existe que fort peu de substances produisant une vaso-dilatation active : on cite surtout l'atropine. François Frank admettait que le nitrite d'amyle agit de la même façon; mais, en réalité, il détermine une paralysie vaso-motrice, centrale ou périphérique.

Les substances qui produisent des paralysies vaso-motrices sont fort nombreuses : citons les nitrites, et particulièrement le nitrite d'amyle et la nitro-glycérine; les iodures, le chloral, la quinine, l'alcool, les peptones, les matières pourries, certains poisons microbiens.

Le nitrite d'amyle est le véritable type des vaso-dilatateurs. Son inhalation produit une rougeur de la face et de la poitrine; mais tous les vaisseaux ne se dilatent pas également; ceux de la rétine ne subiraient aucune modification. En même temps, le pouls s'accélère, la pression s'abaisse, sauf au début où l'on observe souvent une légère élévation due à l'excitation produite sur la muqueuse bucco-nasale. Filehne a montré que la dilatation des vaisseaux ne peut être attribuée à une action périphérique, car l'excitation du sympathique en amène le resserrement. D'après Pic et Petitjean[1], il y aurait vaso-constriction pulmonaire, ce qui expliquerait l'influence favorable des inhalations de nitrite d'amyle contre les hémoptysies. Mais Plumier[2] a obtenu un effet différent et a constaté que les vaisseaux du poumon se dilatent.

La nitro-glycérine agit comme le nitrite d'amyle, mais son action est plus lente et plus durable.

L'hydrate de chloral produit la paralysie des centres vaso-moteurs ; on sait combien il est difficile d'arrêter les hémorragies pendant les opérations pratiquées sur des animaux endormis par cette substance. Il agit en même temps sur le cœur dont il amène l'arrêt en diastole, chez la grenouille ; son action, n'étant pas annihilée par l'atropine ni par la vagotomie, doit porter sur les ganglions cardiaques modérateurs. La paralysie des centres vaso-moteurs et l'anesthésie produites par le chloral expliquent pourquoi, sous son influence, les excitations cutanées ne sont plus capables d'élever la pression sanguine.

Le chloroforme et l'alcool, après avoir amené une excitation passagère des vaso-moteurs, déterminent une paralysie permanente. D'après Arloing, le chloroforme, contrairement au chloral, augmente la force des systoles cardiaques et ralentit la circulation pulmonaire.

La quinine produit des modifications assez curieuses sur la pression. A petites doses elle l'élève et stimule les battements cardiaques : à doses plus fortes, c'est-à-dire à doses de 1 ou 2 grammes, elle ralentit le cœur, sans lui faire perdre son énergie, et abaisse la pression, en paralysant les vaisseaux ; on comprend ainsi que la quinine affaiblisse les réflexes vasculaires (Schroff).

Enfin, on emploie souvent en thérapeutique les iodures alcalins que l'on considère comme des vaso-dilatateurs et des dépresseurs de la tension artérielle. D'après Lapique, ils seraient capables d'élever la pression, en augmentant l'énergie des systoles cardiaques. De Cyon soutient que l'action hypotensive ne s'observe qu'avec l'iodure de potassium ; elle serait due non à l'iode, mais au potassium lui-même.

Les substances toxiques d'origine animale peuvent aussi modifier la tension vasculaire.

Fano a montré que l'injection de $0^{gr},3$ de peptone dans les veines d'un chien abaisse la pression et détermine une congestion des vaisseaux abdominaux. Le lapin réagit de même, mais il est moins sensible. Ces résultats ont un intérêt considérable et peuvent servir à expliquer certains troubles consécutifs aux prises d'aliments. Mais, comme nous l'avons rappelé (p. 200), le processus de la digestion aboutit à une dégradation plus profonde et, à côté des peptones, se trouvent en abondance des acides aminés. Or ceux-ci sont peu toxiques ; il était

---

[1] Pic et Petitjean, Effets comparés du nitrite d'amyle sur la grande et la petite circulation. *Soc. de biologie* 1906, I, p. 131.

[2] Plumier, Action du nitrite d'amyle sur la circulation pulmonaire. *Ibid.* 1906, I, p. 282.

intéressant de savoir s'ils sont hypotenseurs. Voici deux tracés qui semblent tout à fait démonstratifs.

Un petit chien pesant 6^{kgr},3 reçoit dans une veine 2 c.c. d'une solution de peptones préparées en hydrolisant du tissu hépatique par l'acide sul-

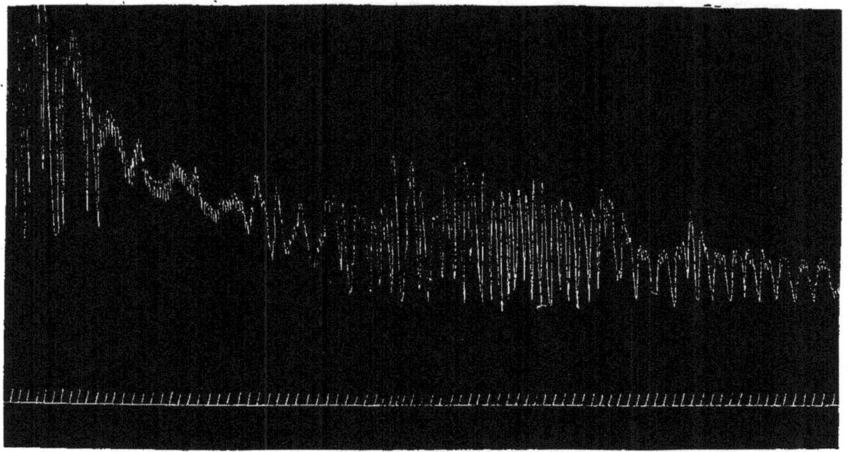

Fig. 11. — Chien. Injection intra-veineuse d'une solution de peptone.

furique à 3 pour 100. L'injection a duré 2 minutes. Déjà, 14 secondes après le début de l'expérience, la pression s'est notablement abaissée (fig. 11) Normalement elle oscillait entre 7 et 17 cent. Elle fléchit rapidement à 6-8 cent. Après une nouvelle dose de 18 c.c., introduite en

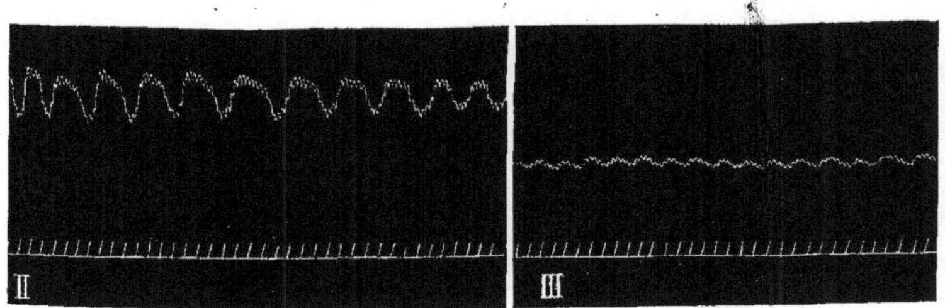

Fig. 12. — Suite de la figure 11. — Tracé recueilli 14 minutes (II) et 16 minutes (III) après le début de l'expérience.

5 minutes, la pression tombe à 6, puis à 3 cent. (fig. 12) et l'animal ne tarde pas à succomber (fig. 13).

Par comparaison, un deuxième chien pesant 6^{kgr},4, reçoit en 20 mi-

[1] Roger, Les produits de dégradation des albumines. Leur toxicité. *Journal de Physiologie*, 1909, p. 430.

nutes 60 c c. d'une solution préparée avec la même proportion de tissu hépatique, mais ayant subi l'action d'une solution d'acide sulfurique à 15 pour 100. Dans ces conditions les peptones ont complètement di-

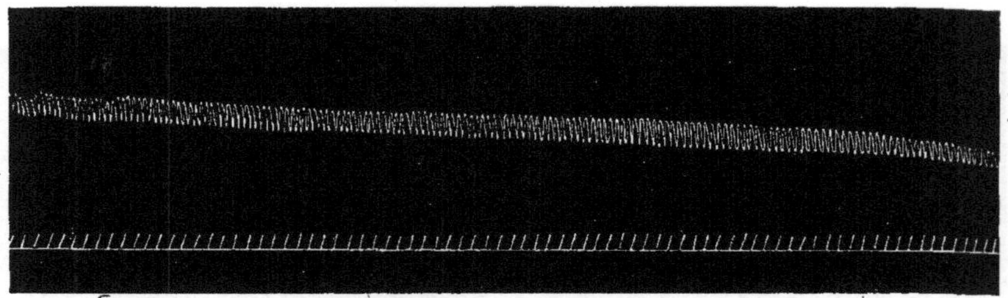

Fig. 13. — Suite des fig. 11 et 12. — Fin de l'expérience.

paru, transformées en acides animés. Or les résultats sont bien diffé-rents : la pression baisse encore mais légèrement (fig. 14 et 15). La plu-part des chutes un peu notables sont dues simplement à ce qu'on a poussé le liquide trop rapidement. Sur le tracé que nous reproduisons

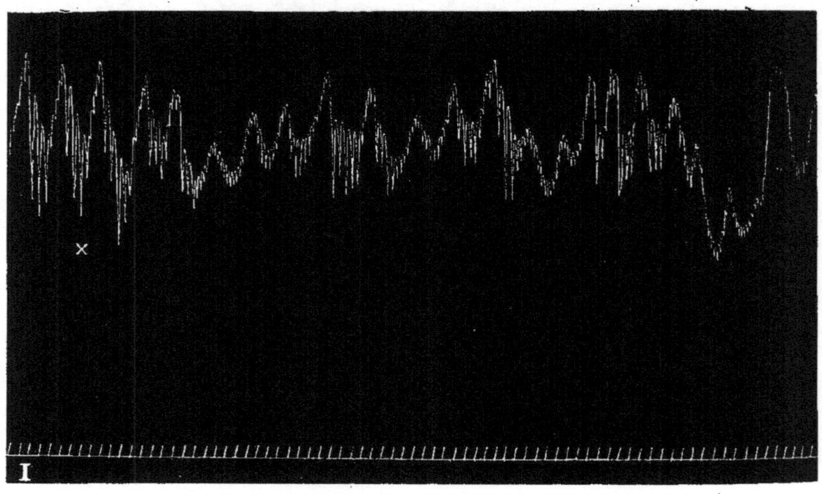

Fig. 14. — Chien. Injection intra-veineuse d'acides aminés. — Début de l'injection au signe *.

la pression oscillait primitivement entre 11 et 17. Une minute après la fin de l'injection elle était entre 15 et 15,5 ; c'est la même moyenne. Il n'y a de modifié que l'étendue des oscillations.

Les produits ultimes de l'évolution des matières organiques semblent presque tous hypertenseurs. Backmann a étudié leur action sur des lapins endormis par une ingestion préalable d'uréthane. En les injectant dans les veines, il a constaté que les solutions d'urée à 5 pour 100, de carbonate d'ammoniaque à 0,5, de créatine à 3, de xanthine à 0,014, d'hypoxanthine à 0,5 élèvent toutes la pression artérielle: Le mélange de ces diverses substances peut amener une hypertension de 46 mm. de mercure qui se prolonge de 10 à 12 minutes. Il semble que dans les conditions normales ces divers produits contribuent à maintenir et régulariser la pression sanguine.

Les sécrétions organiques agissent presque toutes sur la pression. Le suc pancréatique l'abaisse (J. Lesage). Il en est de même de la bile, ce qui explique le contraste fréquemment observé chez les ictériques, entre la

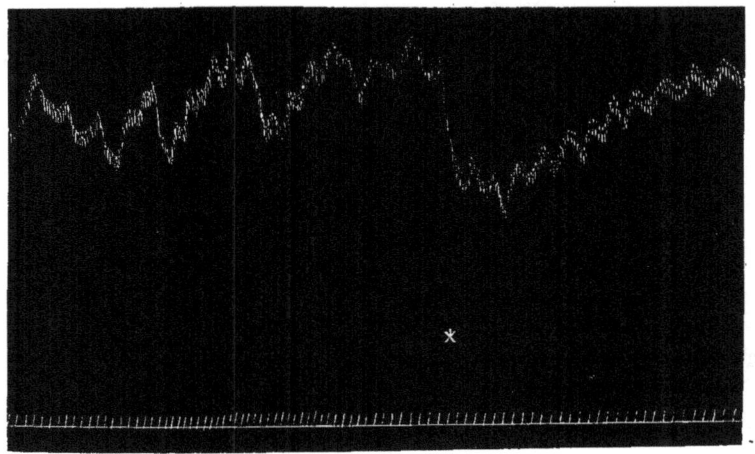

Fig. 15. Suite de la figure 14.
Au signe *, fin de l'injection qui avait été continuée sans interruption.

lenteur et l'ampleur du pouls et l'affaiblissement des battements cardiaques. Nous avons établi aussi que les extraits obtenus avec le contenu de l'intestin et avec la paroi intestinale abaissent la pression. L'action du contenu intestinal pouvait être prévue, puisque les sécrétions qui se déversent dans l'intestin, les peptones qui y naissent et un grand nombre de produits résultant des putréfactions intestinales, possèdent un pouvoir hypotenseur.

Les recherches de Bouchard ont mis en évidence le pouvoir vasodilatateur des urines normales, dont l'effet est facilement apprécié par la simple inspection des vaisseaux de l'oreille. Quelques urines pathologiques possèdent cette action à un bien plus haut degré; c'est ce que nous avons constaté bien souvent en injectant des urines de cirrhotiques. Charrin et Le Noir ont observé le même phénomène avec l'urine des tuberculeux et pensent qu'il est dû à l'action de la tuberculine.

Nous avons déjà dit qu'en étudiant les urines normales, Abelous et

Bardier y ont décelé la présence de deux substances agissant sur la pression, l'une pour l'élever, l'autre pour l'abaisser.

Après les détails que nous avons donnés en parlant des auto-intoxications normales et pathologiques, il est inutile de revenir longuement sur l'action exercée par les extraits des diverses glandes. Rappelons seulement que les produits auxquels elles donnent naissance semblent jouer un rôle capital dans le maintien de la tension vasculaire.

Or, la plupart des glandes et des tissus de l'organisme renferment des substances antagonistes.

Les capsules surrénales, qui doivent être considérées comme les glandes hypertensives par excellence, contiennent cependant divers produits hypotenseurs. Il en est de même pour le foie, le rein, la pituitaire.

Oliver et Schäfer considéraient la pituitaire comme une glande hyper-

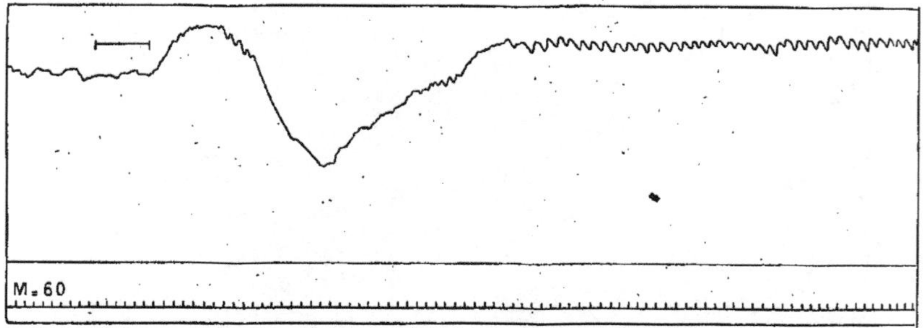

Fig. 16. — Injection d'un extrait du lobe postérieur de l'hypophyse (dose moyenne).
Le trait horizontal placé au-dessus de la courbe indique le moment et la durée de l'injection.

tensive. Mais plus tard, en collaboration avec Vincent, Schäfer constata dans cet organe la présence de deux substances : une dépressive, soluble dans les solutions alcalines, une excitante, soluble dans l'alcool. On peut d'ailleurs, suivant les doses, produire les deux effets[1] : une faible quantité ne fait qu'élever la pression; une quantité plus forte amène un abaissement secondaire plus ou moins durable (fig. 16). La substance active est renfermée dans le lobe postérieur de la glande.

D'après Oliver et Schäfer, l'extrait de rate amène un abaissement de la pression suivi d'une élévation fort lente. Vincent et Scheen n'ont, constaté que le premier effet.

Le poumon est rangé parmi les glandes hypotensives, mais nous avons montré qu'en utilisant des extraits extrêmement dilués, on obtient un renforcement des systoles cardiaques avec une légère tendance à l'hypertension et on met l'animal à l'abri des actions hypotensives que produisent les extraits plus concentrés.

Si l'on emploie un extrait de poumon autolysé on observe une éléva-

---

[1] GARNIER et THAON, De l'action de l'hypophyse sur la pression artérielle et le rythme cardiaque. *Journal de Physiologie*, 1906, p. 253.

tion très marquée de la pression artérielle, qui s'accentue par les injections successives. Nous reproduisons (fig. 17) l'effet produit chez un lapin par une injection de 6 centimètres cubes d'un extrait obtenu en faisant macérer un poumon de lapin conservé aseptiquement à l'étuve pendant 8 jours. La dose employée contenait $0^{gr},076$ de matières solides : elle provoqua une élévation qui dura 65 secondes et atteignit 52 millimètres. Le résultat est comparable à celui qu'on obtient avec une faible dose d'adrénaline. Mais l'hypertensine pulmonaire n'a aucun rapport avec l'hypertensine surrénale, car elle ne résiste pas à l'action de la chaleur[1].

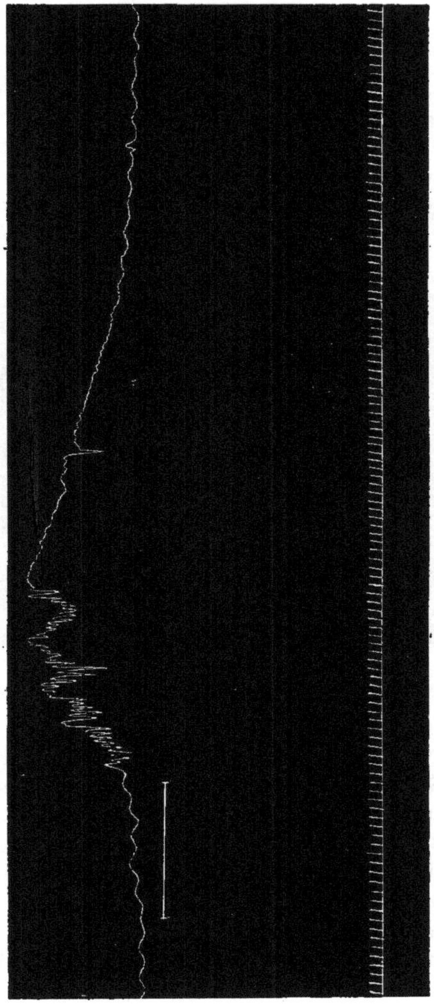

Les autres extraits utilisés, extraits de tissu nerveux, de glande thyroïde, de muscle, d'ovaire, de pancréas, de paroi intestinale ont été surtout hypotenseurs. En étudiant la moelle osseuse, Brown et Guthrie ont trouvé une substance légèrement hypertensive dont la chaleur détruit les effets et une substance thermostabile hypotensive. Vincent et Scheen ont montré que le tissu nerveux et le muscle, à côté de la substance principale hypotensive, renferment une substance hypertensive.

Le principe actif des capsules surrénales, isolé par Takamine et désigné sous le nom d'*adrénaline*, représente le plus fort des vaso-constricteurs actuellement connus. C'est comme on sait

Fig. 17. — Lapin. Injection intraveineuse de 6 centimètres cubes d'extrait de poumon autolysé.

[1] ROGER, Recherches exp. sur l'action des extraits de poumon autolysé. *Archives de méd. exp.* Sept. 1913.

de l'orthodioxyphényléthanolméthylamine ayant pour formule $C^9H^{13}NO^3$
ou :

$$OHC \Big\langle\ CH\ \Big\rangle\ C - C \begin{matrix} H \\ HO \end{matrix}$$
$$OHC \quad CH \quad CH^2 - NH.CH^3.$$

L'adrénaline est soluble dans les acides dilués, elle précipite par l'ammoniaque. Elle forme des sels qui cristallisent et possèdent un pouvoir
lévogyre α (D) = — 50,72. Stolz en a réussi la synthèse en faisant agir la
méthylamine sur la catéchine chloracétique. Il a obtenu ainsi de la
méthylaminoacétopyrocatéchine et, par réduction, de l'adrénaline. Mais
ce produit est optiquement inactif et est dépourvu d'action vaso-cons-

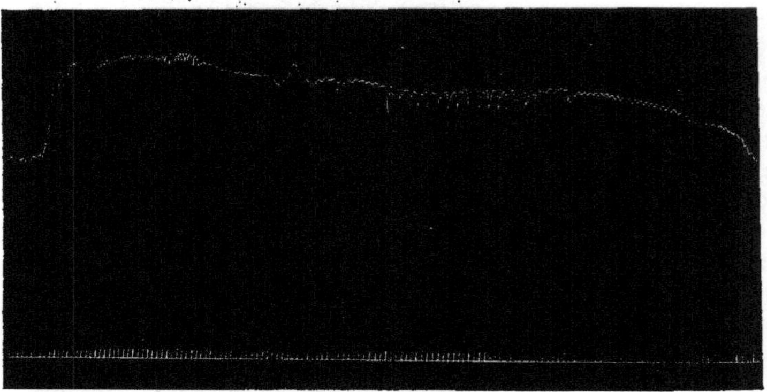

Fig. 18. — Lapin. Injection intra-veineuse de 0ᵐᵍ,1 d'adrénaline. (Tracé réduit de moitié.)

trictive. C'est un composé racémique que Flächer a dédoublé; il en a
solé le corps lévogyre dont l'action vaso-constrictive est très nette,i
quoique inférieure à celle de l'adrénaline naturelle.

Il suffit d'injecter 1/20 de milligramme d'adrénaline pour amener une
élévation de pression qui dure de 30 secondes à 2 ou 3 minutes. Si les
pneumogastriques sont coupés, l'élévation de la pression est de 2 à
3 fois plus considérable.

Nous avons fait reproduire deux tracés qui nous semblent tout à fait
démonstratifs. L'un deux (fig. 18) montre l'effet produit par une dose de
0ᵐᵍ,1 injectée à un lapin dans une veine de l'oreille. La pression s'élève
brusquement de 48 millimètres, puis, après une série de fortes systoles,
elle revient à son point initial en 2 minutes 1/2. Le second tracé montre
l'effet d'une dose minime (fig. 19) : l'animal avait reçu dans la veine
2 c.c., d'une solution à 1/400000, contenant par conséquent 0ᵐᵍ,005 du
principe actif. La pression a monté rapidement, un peu moins brusque-

ment cependant que dans l'expérience précédente ; après s'être élevée de
44 millimètres, elle est revenue à la normale en 50 secondes.

Déposée sur une muqueuse, la solution d'adrénaline la fait immédiatement pâlir. Elle resserre les vaisseaux sectionnés. Injectée dans les veines, elle fait contracter les vaisseaux périphériques et diminue le volume des organes abdominaux, rate, reins, intestins. Au contraire, les vaisseaux pulmonaires se remplissent de sang. Cependant l'adrénaline agit sur eux comme sur le reste du système circulatoire. L'effet observé est simplement dû à l'accumulation du sang chassé des autres territoires. On explique de m^me la congestion, d'ailleurs moins marquée, des vaisseaux encéphaliques et la dilatation du cœur droit.

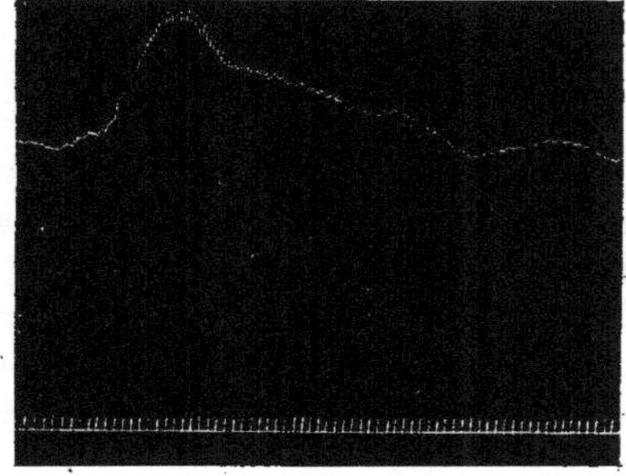

Fig. 19. — Lapin. Injection intra-veineuse de 0ᵍʳ,005 d'adrénaline. (Tracé réduit de moitié.)

L'action de l'adrénaline peut être simplement résumée : elle consiste en une excitation du sympathique analogue à celle que produirait un courant électrique. C'est assez dire que son influence s'étend à tout le système des fibres musculaires lisses, celles du tube digestif, de l'œsophage et de l'intestin, des bronches, de la vessie, de l'utérus, du système pileux, de l'iris, comme celles des vaisseaux.

A côté de l'adrénaline, il faut placer deux bases hypertensives, l'isoamylamine et la parahydroxyphényléthylamine, qui dérivent, la première de la leucine, la seconde de la tyrosine.

$$\genfrac{}{}{0pt}{}{CH^3}{CH^3}\Big\rangle CH\!-\!CH^2\!-\!CH\cdot NH^2 - CO\,OH = \genfrac{}{}{0pt}{}{CH^3}{CH^3}\Big\rangle CH\!-\!CH^2\!-\!CH^2\cdot NH^1 + CO^2$$
leucine.   isoamylamine.

et

$$C^6H^4OH\!-\!CH^2\!-\!CH\cdot NH^2\!-\!CO\,OH = C^6H^4\cdot OH\!-\!CH^3\!-\!CH^2\cdot NH^2 + CO^2$$
tyrosine.   parahydroxyphényléthylamine.

Ces deux bases, moins actives que l'adrénaline, prennent facilement naissance quand les bactéries de la putréfaction s'attaquent aux albumines. Barger et Wolpole en ont démontré la présence dans la viande pourrie. Elles se formeraient également dans l'intestin et, d'après Bain, passeraient dans l'urine. Elles feraient défaut chez les nouveau-nés.

Barger et Dale ont trouvé dans l'ergot un principe hypertenseur analogue à la parahydroxyphenyléthylamine. Une injection intra-veineuse de 5 millig. détermine une notable hypertension, moins marquée cependant et moins durable que celle qui se produit sous l'influence de l'adrénaline. Des trois substances, l'isoamylamine est la moins active ; elle produit un abaissement primaire suivi d'une élévation.

On a voulu établir une action antagoniste entre l'adrénaline et une autre substance abondamment répandue dans l'organisme, la choline. C'est par elle qu'agiraient les glandes hypotensives.

La choline est l'hydroxyle de triméthyloxéthylamine. Elle a pour formule :

$$CH_3 \diagdown$$
$$CH_3 - N < \begin{array}{l} CH_2.CH_2.OH. \\ OH. \end{array}$$
$$CH_3 \diagup$$

Elle ne se trouve pas dans l'organisme à l'état libre, mais fait partie des molécules de lécithines. C'est un produit banal provenant du dédoublement des phosphatides.

Son action sur la pression est assez discutée.

D'après Modrakowski, son prétendu pouvoir hypotensif serait dû à une altération qu'elle subit facilement et qui dégagerait différents corps plus ou moins toxiques, notamment de la triméthylamine. S. Fraenkel prépare de la choline pure. Chez un chien qui en reçoit 4 milligrammes, il obtient une légère élévation de la pression. Deux jours plus tard, le produit contient de la triméthylamine : il est devenu fort toxique et l'injection d'une faible dose produit un abaissement notable de la pression sanguine. L'auteur conclut que la choline n'est pas l'antagoniste de l'adrénaline et qu'elle n'explique pas les effets hypotenseurs de certains extraits organiques. Il faut remarquer d'ailleurs que l'effet hypotenseur de la choline, si tant est qu'il existe, est supprimé par l'atropine. Au contraire, cet alcaloïde n'empêche pas l'action produite par les extraits de thyroïde, thymus, hypohyse, foie, rate, reins, pancréas.

Cependant, les récentes recherches d'Abderhalden et Müller tendent à démontrer que, dans certaines conditions du moins, la choline exerce une action hypotensive. C'est ce qu'on observe en opérant sur des chiens anesthésiés par l'uréthane ou par l'éther. Si au contraire les chiens sont endormis par le chloral ou immobilisés par le curare, la chute de pression est suivie d'une élévation secondaire. Quand on opère sur le chat, on constate qu'une dose inférieure à 20 milligr. par kilo amène l'abaissement de la pression; si la dose atteint ou dépasse 30 milligr., l'abaissement est suivi d'une élévation secondaire; enfin si l'on injecte une quantité égale ou supérieure à 40 milligr. l'élévation de la pression se produit sans qu'il y ait un abaissement initial.

Une autre base organique, la xanthine, possède également, d'après Desgrez et Dorléans, un pouvoir hypotenseur. Cette substance se trouvant en abondance dans le pancréas, on pourrait comprendre ainsi l'antagonisme entre cette glande et les capsules surrénales.

L'étude de l'action exercée par les produits microbiens sur les vasomoteurs et sur la pression sanguine a donné lieu à un certain nombre de travaux.

En utilisant des cultures stérilisées de colibacille, nous avons obtenu des abaissements de pression([1]). C'est du moins ce que nous avons observé en injectant de fortes doses. Avec de petites quantités, des phénomènes réactionnels se produisent qui tendent à relever la tension sanguine. Si l'injection est poussée avec une grande lenteur, l'élévation de pression constituera le phénomène initial. Les manifestations ultérieures varient notablement suivant la dose ; si elle est faible, les troubles circulatoires sont passagers ; si elle est forte, un abaissement se produit, mais la ligne de descente est interrompue par des ascensions brusques et saccadées et par des systoles énergiques qui tendent à relever la pression.

Arloing et Lagoanère([2]) ont recherché l'action exercée sur l'appareil circulatoire par diverses toxines. Celle que produit le bacille typhique, bien qu'elle augmente l'amplitude des pulsations cardiaques, provoque l'abaissement de la pression. Les mouvements respiratoires se ralentissent, puis s'accélèrent. Le poison du streptocoque est un hypotenseur qui ralentit le cœur. Le poison du staphylocoque est un vaso-dilatateur qui produit un notable abaissement de la pression.

L'action des poisons bactériens sur les centres vaso-moteurs a été bien mise en évidence par les recherches de Gley et Charrin. La toxine pyocyanique paralyse les centres vaso-dilatateurs. Au contraire, d'après Bouchard, la tuberculine de Koch possède le pouvoir de dilater les vaisseaux : d'où les expressions d'*ectasine* et d'*anectasine*, qui rappellent l'action vasculaire de ces divers produits microbiens.

Il n'est peut-être pas inutile de faire remarquer, en terminant l'étude des poisons vaso-moteurs, que les effets que nous avons décrits sont bien d'ordre toxique et ne peuvent être attribués à la distension du système circulatoire ; les expériences de Cohnheim et Litten, de Dastre et Loye, les recherches que nous avons faites avec M. Garnier démontrent qu'on peut injecter dans des veines de grandes quantités de liquide sans changer la pression.

Action sur les lymphatiques. — On n'a guère étudié jusqu'ici l'action des poisons sur les cœurs lymphatiques de la grenouille. Cl. Bernard a montré qu'ils sont arrêtés par le curare. Il est admis généralement qu'ils se comportent à peu près comme le cœur sanguin.

Les modifications des vaisseaux lymphatiques ont été mises en évidence par Gley et Camus : d'après ces auteurs, le sang asphyxique et la pilocarpine provoquent le resserrement des parois du canal thoracique ; inversement l'atropine amène leur relâchement : le curare agit de même, mais à un moindre degré.

Action des poisons sur l'appareil respiratoire. — Les poisons agissent très diversement sur l'appareil respiratoire. Quelques-uns, intro-

([1]) Roger, Action des toxines du colibacille sur la respiration et la circulation. *La Presse médiale*, 3 novembre 1900.
([2]) Arloing et Lagoanère, Sur les troubles cardiaques produits par la toxine typhique. *Soc. de Biologie.* 1909, I, p. 52.

duits par inhalation, mettent en jeu divers réflexes et produisent de la toux, parfois des spasmes.

Les gaz irritants, tels que le chlore, l'acide sulfureux, l'ammoniaque, provoquent d'abord un spasme de la glotte ; puis l'anhydride carbonique s'accumulant, survient une inspiration profonde qui fait pénétrer les gaz dans l'appareil respiratoire ; l'excitation des terminaisons nerveuses de la muqueuse trachéo-bronchique se traduit par un accès de suffocation et de la toux. Si l'inhalation se prolonge, il se produit secondairement de l'hyperémie, une hypersécétion et, plus tard, pourront se développer des manifestations inflammatoires, bronchite et même pneumonie.

L'inhalation des vapeurs d'éther, de chloroforme, de nitrite d'amyle, amène un arrêt respiratoire en expiration. C'est un réflexe ayant pour point de départ l'excitation des terminaisons du trijumeau dans la muqueuse nasale. Il cesse de se produire quand la cinquième paire a été coupée ; il persiste quand on a pratiqué la section des nerfs laryngés supérieurs et inférieurs, des nerfs olfactifs ou des pneumogastriques ; il se produit également quand on fait inhaler les mêmes gaz alors que la respiration est assurée par une trachéotomie. Ce réflexe, bien connu sous le nom de réflexe de Holmgren-Kratschmer, peut être étudié facilement sur le lapin. L'animal respirant par une canule trachéale, il suffit d'introduire dans ses narines des vapeurs d'éther, de chloroforme, d'alcool, ou mieux encore de la fumée de tabac, pour observer un spasme de la glotte et l'arrêt de la respiration qui reprend ensuite, mais sur un rythme assez lent.

Les mêmes phénomènes s'observent quand on injecte dans les veines une solution de certains azols. Tappeiner[1] employait le chlorométhylate de phénylméthylisoxazol dont il injectait dans les veines d'un lapin de 1 à 2 milligr. par kilo. Après quelques secondes, les mouvements thoraciques s'arrêtaient en expiration, puis ils reprenaient, mais avec une certaine lenteur, pour revenir à la normale au bout de 1 ou 2 minutes. Il a pu répéter l'expérience, avec le même résultat, jusqu'à 25 fois en 1 heure 1/2. Des doses plus élevées amènent des arrêts plus prolongés et peuvent entraîner la mort. Pour expliquer ces phénomènes, Tappeiner invoque l'action du poison circulant dans le sang sur les terminaisons de la cinquième paire. Si on badigeonne la muqueuse nasale avec de la cocaïne, on supprime l'effet de l'isoxazol. Enfin, bien que cette substance n'ait pas d'odeur, elle provoque le réflexe quand on dépose quelques gouttes de la solution sur la muqueuse nasale.

L'inhalation des gaz irrespirables amène, en plus des phénomènes ci-dessus décrits, une constriction des bronchioles, due à l'excitation des pneumogastriques. Une petite dose d'atropine, en paralysant les terminaisons de ces nerfs, supprime cet effet.

La muscarine et la pilocarpine sont les constricteurs typiques des

<hr>

[1] Tapppeiner, Ueber die Wirkung einige Azole auf Atmung und Kreislauf. *Arch. f. exp. Pharmakol.* Bd. 57.

bronches. L'injection de 1 mg de muscarine dans les veines d'un chat peut amener une constriction telle que l'animal meurt asphyxié. Il est facile d'ailleurs de constater directement le phénomène sur des poumons retirés du corps et perfusés ; il suffit d'ajouter un peu de muscarine au liquide qu'on fait circuler dans les vaisseaux pour observer une diminution de volume. L'atropine supprime cet effet, mais à la condition d'en donner une très forte dose (80 milligr. pour un chat). Le véritable antagoniste de la muscarine est l'uréthane : chez les animaux endormis par cette substance la muscarine reste sans effet.

Dixon et Brodie(¹) qui ont étudié l'action des substances les plus diverses sur les muscles bronchiques, proposent la classification suivante que nous croyons intéressant de reproduire :

1° Constricteurs bronchiques :

   a) agissant par le système nerveux :
      Muscarine, pilocarpine.
      Digitaline.
      Neurine.

   b) agissant sur la musculature :
      Chlorure de baryum.
      Vératrine.
      Différents sels de métaux lourds.

   c) Exerçant une action centrale et périphérique :
      Anhydride carbonique.

2° Dilatateurs bronchiques :
      Atropine, hyoscyamine, hyoscine.
      Chloroforme, éther.
      Uréthane.
      Acide cyanhydrique.

3° Dilatateurs consécutivement à une légère constriction :
      Lobéline, nicotine.
      Curare.
      Morphine.

4° Substances à peu près inactives :
      Extraits de surrénales.
      Ergotine.

Action sur la sécrétion trachéale. — Pour étudier l'action des poisons sur la sécrétion trachéale, on met à nu la trachée, on l'ouvre, et avec un papier buvard on étanche la muqueuse chaque fois qu'elle paraît humide. Dans les conditions normales, la sécrétion est manifeste au bout de 30 secondes. Ce procédé assez grossier a cependant permis de faire quelques observations intéressantes. En injectant dans les veines du carbonate de soude ou du chlorure d'ammonium, on constate une diminution notable de la sécrétion qui peut être suspendue pendant 8 et 10 minutes. Les applications locales de nitrate d'argent, d'alun, de tanin, amènent une dessication. L'essence de térébenthine en applications locales ou en inhalations produit le même effet. Au contraire, l'émétine, l'apomorphine et surtout la pilocarpine provoquent une sécrétion extrêmement abondante. Comme toujours, l'atropine est l'antagoniste de ces substances et tend à arrêter la sécrétion.

Action sur le poumon. — Nous avons déjà dit que l'inhalation des gaz irritants, surtout quand elle est pratiquée par la trachée, peut amener de la congestion et des inflammations pulmonaires. Il en est de même quand diverses substances, telles que l'iode, l'aleurone, sont introduites dans la plèvre.

(¹) Dixon and Brodie, The bronchial muscles, their innervation and the action of drugs upon them. *Journal of physiologie*, vol. 29.

Il n'est pas rare d'observer, dans les intoxications les plus diverses ou à la suite d'inhalations de gaz irritants, des hémorragies punctiformes à l'intérieur et surtout à la surface des poumons. Ces lésions semblent dues à de petites thromboses, car les solutions colorées injectées dans le système vasculaire ne peuvent pénétrer en certains points.

Un des phénomènes les plus intéressants qu'on puisse observer est incontestablement l'œdème pulmonaire. Mais il ne faut pas confondre l'hypersécrétion de l'œdème pulmonaire avec l'hypersécrétion de la muqueuse bronchique, telle que la réalise la pilocarpine; dans ce dernier cas, le liquide renferme beaucoup de mucus et peu d'albumine ; dans l'œdème pulmonaire, il contient beaucoup d'albumine et peu de mucus.

L'œdème pulmonaire peut être produit par les inhalations de gaz irritants, surtout quand ces inhalations sont prolongées. Le plus souvent, il est d'origine interne et s'observe consécutivement à l'injection intraveineuse de diverses substances toxiques. La pléthore hydrémique peut d'ailleurs le réaliser. Cependant, si on introduit dans les veines une quantité même très considérable de sang pris sur des animaux de même espèce, aucun trouble ne survient. Les injections de sérum artificiel sont également inoffensives; nous avons poussé dans les veines du lapin jusqu'à 1 litre de solution de Locke, sans produire d'accident. Mais si on utilise un liquide visqueux, il suffit de 200 centimètres cubes pour provoquer l'œdème des poumons.

On a assigné aux œdèmes pulmonaires différentes causes.

Quelques-uns seraient dus à une augmentation de la perméabilité vasculaire ; tels sont ceux que provoquent les solutions d'iode dans l'eau iodurée et, parfois, les solutions d'iodure de sodium.

D'autres sont attribués à une paralysie du ventricule gauche. Tous les poisons du cœur rentrent dans ce groupe. Le ventricule droit continue à se contracter et les accidents sont évités si on pratique le massage du ventricule gauche (Cohnheim).

Enfin, c'est à un spasme du ventricule gauche que serait dû l'œdème produit par la muscarine. Basch et Grossmann qui en ont poursuivi l'étude, admettent une augmentation de la pression sanguine dans le ventricule gauche et, consécutivement, une stase dans l'oreillette gauche et dans toute la petite circulation. L'atropine empêche la production de ces troubles. On objecte à cette théorie que la ligature incomplète des veines pulmonaires ou de l'aorte ne réussit pas à provoquer le même effet.

Enfin, nous avons déjà parlé des œdèmes pulmonaires consécutifs aux injections d'adrénaline. Ils sont attribués à la dilatation aiguë du cœur.

Si l'on détermine des œdèmes pulmonaires chez les animaux, on constate que le liquide spumeux accumulé dans les bronches possède suivant les cas des propriétés fort différentes. Quand l'œdème est provoqué par une injection intra-veineuse d'adrénaline, le liquide exsudé contient une notable quantité de cette substance : injecté à un animal, il détermine une élévation énorme de la pression. Quand l'œdème est d'origine pléthorique, comme on peut en réaliser en injectant dans les veines une solution visqueuse, le liquide transsudé semble simplement d'origine sanguine, il n'imfluence pas la pression. Enfin, quand on fait intervenir une substance irritante, par exemple quand on pratique une injection intra-veineuse de salicylate de méthyle, on obtient un exsudat hypotenseur, renfermant vraisemblablement des albumines d'origine pulmonaire. Il serait, croyons-nous, intéressant de poursuivre des recherches analogues avec les liquides rejetés par les malades ; on obtiendrait des renseignements sur le mécanisme encore obscur des troubles que nous étudions.

Action des poisons sur le rythme respiratoire. — Quelques substances n'agissent sur l'appareil respiratoire qu'en paralysant les divers muscles qui servent à son fonctionnement. Le curare, par exemple, amène la mort parce qu'il abolit l'action des muscles thoraciques : chez les animaux qui peuvent vivre un certain temps malgré la suppression des poumons, comme les Batraciens, le poison n'est pas aussi fatalement mortel.

C'est par un mécanisme analogue qu'agit la spartéine, car chez l'animal qui vient de succomber, le phrénique n'est plus excitable (Cushny et Matthews), alors que les nerfs des muscles auxiliaires de la respiration ne sont pas encore paralysés (Muto et Ishizaka).

Parmi les autres substances paralysant les terminaisons du phrénique, on peut citer les sels de cuivre, le poison du tétradon, le chlorhydrate de conine.

Les troubles les plus intéressants résultent d'une action bulbaire et consistent en des modifications dans le nombre ou dans le rythme des mouvements respiratoires.

Les substances qui modifient le nombre des mouvements respiratoires peuvent se diviser en deux classes : les unes les accélèrent après avoir produit un léger ralentissement initial ; les autres ont une action inverse.

L'atropine rentre dans le premier groupe ; après un ralentissement qui est fort passager et passe souvent inaperçu, les mouvements respiratoires s'accélèrent, comme on peut le constater en examinant le tracé ci-après (fig. 20, p. 424) que nous avons recueilli sur un lapin : la première ligne montre l'aspect de la respiration normale ; la deuxième fait constater les modifications survenues après une injection intra-veineuse de $0^{gr},14$ de sulfate d'atropine ; la troisième après une nouvelle injection de $0^{gr},04$ et la quatrième après une dernière injection de $0^{gr},02$. L'animal a donc reçu, en tout, $0^{gr},20$ de l'alcaloïde. On voit que les mouvements deviennent de plus en plus superficiels ; à la fin ils sont si peu marqués qu'ils ne suffisent plus à assurer l'hématose ; alors éclatent des convulsions asphyxiques qui sont inscrites au milieu de la ligne V ; la mort survient ainsi sans ralentissement terminal.

Les modifications observées chez le chien sont analogues, avec cette seule différence qu'à la fin les respirations deviennent de plus en plus lentes et de plus en plus superficielles.

Les substances agissant comme l'atropine ne sont pas très nombreuses; nous signalerons spécialement les sels ammoniacaux qui, introduits dans le sang, produisent d'abord un ralentissement de la respiration, puis une accélération qui persiste jusqu'à la mort et que ne modifie pas la section des pneumogastriques.

La plupart des poisons ont une action inverse. Telle est la morphine qui amène d'abord une très légère accélération des mouvements respiratoires, puis diminue l'excitabilité des centres et parfois supprime complètement le besoin de respirer; la mort arrive au milieu d'une apnée

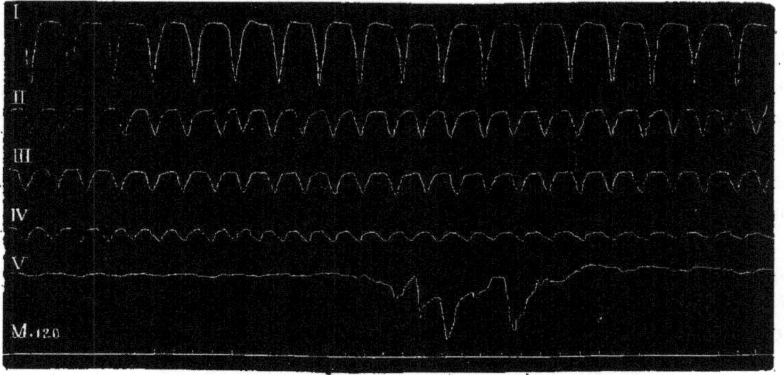

Fig. 20. — Respiration dans l'empoisonnement par l'atropine.
I, Respiration normale. — II, Après injection intra-veineuse de 0ᵍʳ,14. — III, Après injection de 0ᵍʳ,04. — IV, Après injection de 0ᵍʳ,02. — V, Tracé pris deux minutes après le précédent et montrant les convulsions asphyxiques terminales.

complète. Le tracé 21 rend parfaitement compte des changements survenus dans ces conditions. Une dose de 0ᵍʳ,006 injectée dans les veines d'un lapin modifie notablement le rythme; elle fait tomber le nombre des mouvements de 46 à 11 par minute et rend les inspirations beaucoup plus profondes. Après une nouvelle injection de 0ᵍʳ,03; l'amplitude des mouvements augmente encore (ligne III), puis s'affaiblit (lignes IV et V) tandis que leur nombre tombe à 8 et même à 5.

En même temps, comme il était facile de le prévoir, le volume de l'air inspiré diminue de plus en plus. Une dose de 0,03 suffit à le faire passer chez le lapin de 500 à 140 centimètres cubes.

Alors que les centres respiratoires sont si profondément touchés, les centres cardiaques et vaso-moteurs sont peu atteints. Aussi la respiration artificielle permet-elle de prolonger la vie de l'animal.

Les manifestations que nous venons de décrire s'observent facilement chez le cobaye et le lapin. Chez le chat, les centres respiratoires, au lieu d'être paralysés, sont excités. Chez le chien, une petite dose diminue l'excitabilité des centres; une forte dose l'augmente.

Dans quelques cas, notamment chez le lapin, la respiration tend à prendre le caractère périodique. La durée des pauses est tantôt de 2 à 5 secondes, tantôt de 5 à 20 secondes. Cette tendance apparaît nettement sur les deux dernières lignes de notre tracé.

Les modifications respiratoires que la morphine détermine chez l'homme sont analogues à celles que nous avons décrites chez le lapin. Le nombre des mouvements peut tomber à dix et même six à la minute; dans plusieurs cas, on a observé le rythme de Cheyne-Stockes.

La morphine et l'atropine agissant différemment sur les centres respiratoires, on s'est demandé si ces deux substances ne pouvaient pas être

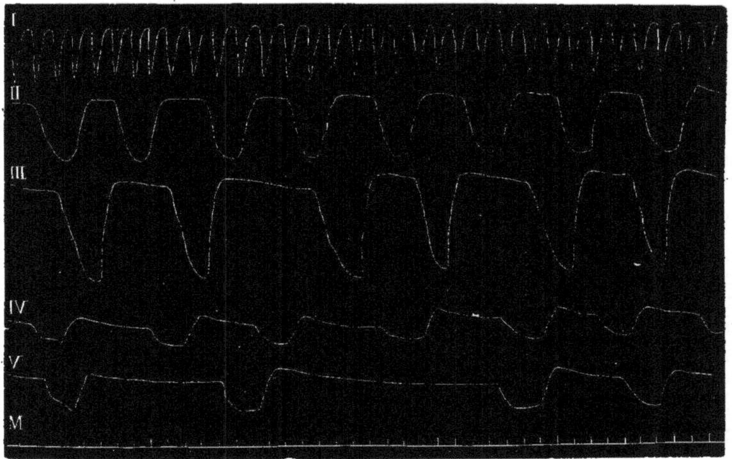

Fig. 21. — Respiration dans l'empoisonnement par la morphine.
I, Respiration normale. — II, Après injection de 0^{gr},006. — III, Après nouvelle injection de 0^{gr},05. — IV et V, Tracés recueillis dix et quinze minutes après la dernière injection.

considérées comme des antidotes. Les résultats expérimentaux ont été assez contradictoires. Binz et ses élèves ont admis un véritable antoganisme; mais les tentatives d'Orlowski, de Lenhartz et les nôtres ont constamment échoué.

Les vomitifs modifient notablement le rythme respiratoire; ils agissent tous d'une façon à peu près semblable. Le tartre stibié, par exemple, produit chez les animaux et chez l'homme une période d'accélération; la respiration devient superficielle, irrégulière, puis elle se ralentit : les inspirations sont convulsives, pénibles, les expirations lentes et plaintives. C'est à ce moment que surviennent les vomissements qu'on a considérés, avec juste raison, comme des mouvements respiratoires anormaux.

L'action des anesthésiques généraux est fort complexe.

L'inhalation de chloroforme, d'éther, de bromure d'éthyle détermine toute une série de réflexes. Les uns, que nous avons déjà étudiés, ont pour point de départ la muqueuse nasale. On les supprime en faisant inhaler la substance par une canule trachéale. On constate alors que les mouvements respiratoires deviennent deux et trois fois plus rapides que normalement et, en même temps, plus superficiels. Le thorax reste dilaté : on observe à la fin un véritable tétanos inspiratoire. La section des récurrents ne modifie pas ces manifestations, la vagotomie double les fait disparaître.

Si l'on fait inhaler du chloroforme après section des deux pneumogastriques, on observe d'après Knoll, une expiration tétanique durant de 6 à 16 secondes, puis survient une série de respirations profondes et lentes, suivie d'une série de respirations de plus en plus rapides et de plus en plus courtes. L'arrêt de la respiration se produit en 1 ou 2 minutes, beaucoup plus vite que chez les animaux témoins, ce qui tient simplement à ce que les mouvements respiratoires étant plus amples font pénétrer une plus grande quantité de chloroforme.

Les divers troubles que nous venons d'indiquer sont dus à une action sur les centres respiratoires, car, en introduisant directement le chloroforme dans le sang, on observe les mêmes phénomènes.

L'éther agit comme le chloroforme.

L'hydrate de chloral, après une légère accélération initiale, d'ailleurs inconstante, ralentit les mouvements ; si la dose est élevée, il les rend irréguliers, superficiels et, comme le chloroforme, amène la mort par paralysie respiratoire.

Langlois et Richet ont montré que la chloralisation, alors même que la respiration paraît intacte, diminue la force du centre respiratoire bulbaire. En faisant respirer un chien trachéotomisé par une soupape de Müller, on constate que, pour provoquer des symptômes asphyxiques, il faut élever la pression dans l'appareil à 28 mm. de mercure; si l'animal est chloralisé, il suffit de 10 à 16 mm. pour produire les mêmes troubles ([1]).

Le bromure d'éthyle introduit par inhalation met en jeu le réflexe d'Holmgren-Kratschmer. Si on fait pénétrer la vapeur par une canule trachéale, on constate que les mouvements respiratoires deviennent rapides et superficiels. Puis se produit une inspiration profonde, suivie d'une nouvelle série de mouvements petits et précipités. Après 40 à 60 secondes, la respiration devient plus lente et plus ample. La section des pneumogastriques supprime la période d'accélération. D'après Löhers, cette opération aurait pour résultat de rendre les animaux plus résistants. Elle leur permettrait de supporter 5 ou 6 grammes, dose double de celle qui tue les témoins.

C'est encore le ralentissement de la respiration qu'on observe sous l'influence de l'alcool : la période d'accélération, qu'on signale chez l'homme, fait défaut chez les animaux.

Les deux périodes successives sont très nettes avec la nicotine, la vératrine et la caféine. Le premier de ces poisons produit d'abord une respi-

---

([1]) Langlois et Richet, Influence du chloral sur la force des centres nerveux respiratoires. *Soc. de Biologie*, 24 novembre 1888, p. 779.

ration rapide, haletante et sifflante, que ne modifie pas la vagotomie : avec la vératrine, l'accélération initiale fait défaut si l'on a sectionné les deux pneumogastriques : le mécanisme est donc différent; il s'agit d'une excitation portée sur les terminaisons des nerfs pulmonaires (Bezold). Plus tard, survient une respiration lente, difficile, spasmodique, s'accompagnant de longues pauses expiratoires et rappelant le rythme qui se produit chez les animaux dont on a sectionné les deux pneumogastriques à la région cervicale.

Les poisons nés dans l'organisme déterminent de notables modifications respiratoires. L'effet est surtout manifeste quand on étudie l'action de la bile ou plutôt des sels biliaires; on s'explique ainsi le ralentissement de la respiration qu'on observe dans l'ictère et qu'on peut reproduire chez les animaux en leur injectant dans les veines l'urine de malades ictériques.

Quelques poisons produisent des respirations périodiques; le type de Cheyne-Stockes se rencontre assez souvent dans certaines formes d'urémie et, plus rarement, dans les empoisonnements exogènes, par le camphre ou par la morphine [1].

D'autres fois, la respiration revêt le type de Kussmaul, par exemple dans l'auto-intoxication qu'on désigne sous le nom de coma diabétique; ou bien elle prend un caractère asthmatiforme, c'est ce qui a lieu dans l'urémie et dans certaines dyspepsies.

Nous avons déjà montré, à propos des vapeurs irritantes, que les excitations de la surface pulmonaire peuvent retentir sur le cœur. Il se produit, dans d'autres cas, des troubles cardio-respiratoires qui caractérisent la *respiration périodique* et ont été bien étudiés par Pachon et Richet. On les observe dans l'intoxication par la morphine, le chloral, le chloralose, à la condition que les chiens sur lesquels on opère soient placés en dehors de toute excitation sensitive ou sensorielle. Il se produit d'abord une pause respiratoire; les battements cardiaques persistent, puis se ralentissent et s'affaiblissent, l'asphyxie survient; dès lors l'acide carbonique excitant le bulbe détermine une ou deux profondes inspirations; le cœur se remet à battre avec force pour se ralentir de nouveau et ramener ainsi des excitations respiratoires. Ces phénomènes se reproduisent successivement avec une régularité remarquable.

[1] Unverricht, Ueber Lehre von Antagonismus zwischen Atropin und Morphium. *Centralblatt für klin. Medicin*, 1891, p. 849.

CHAPITRE III

ACTION SUR LA DIGESTION ET LA NUTRITION

Action des poisons sur le tube digestif. — Vomissements et diarrhées d'origine
toxique. — Action sur [les diverses sécrétions. — Action sur la sécrétion salivaire et sur la sueur. — Action sur la sécrétion biliaire; les ictères toxiques. —
Action des poisons sur la sécrétion urinaire. — Les glycosuries toxiques. —
Action sur la nutrition; dégénérescence graisseuse. — Action sur la thermogenèse. — Influence sur le développement et la marche des infections.

Action des poisons sur le tube digestif. — Les poisons étant
fréquemment introduits par ingestion peuvent déterminer une série de
lésions sur les divers tissus avec lesquels ils se trouvent en contact, c'est-
à-dire sur les muqueuses de la bouche, du pharynx, de l'œsophage, de
l'estomac et même de l'intestin. Outre cette action directe, ils suscitent,
sur les mêmes régions, des lésions dépendant de leur élimination; c'est
à ce dernier mécanisme que sont dues la plupart des ulcérations d'origine
hydrargyrique, aussi bien l'entérite que la stomatite; on comprend ainsi
que ces manifestations soient plus rares quand le mercure est ingéré que
lorsqu'il est introduit sous la peau ou directement dans une veine.

Les lésions gastriques dépendant le plus souvent d'une action directe,
on peut les opposer aux altérations intestinales qui relèvent surtout
d'une élimination et se produisent de préférence en certaines régions
riches en glandes, le duodénum et le cæcum par exemple.

Cette division est généralement exacte, mais il ne faut pas en exagérer
la valeur; car les lésions stomacales sont parfois consécutives à l'élimination des substances toxiques. Plusieurs alcaloïdes, injectés sous la
peau, s'échappent par l'estomac et le lavage de cet organe en ramène
souvent de grandes quantités. C'est un moyen thérapeutique auquel on
doit avoir recours, même quand l'empoisonnement n'est pas consécutif
à l'ingestion. Mais les alcaloïdes ne produisent généralement pas de
lésions appréciables; ce sont surtout les poisons minéraux qui déterminent des altérations anatomiques; le fait est très net pour l'arsenic, dont
l'injection sous-cutanée provoque des ulcérations gastriques.

On a beaucoup discuté sur le mécanisme de ces lésions par élimination. Celles qui se produisent dans la bouche et dans l'intestin relèvent
d'un processus infectieux; le poison ne fait que diminuer la résistance de
la muqueuse et permet l'action nocive des nombreux microbes qui végètent normalement dans le tube digestif. Cette pathogénie s'applique aussi
bien à la stomatite qu'à la dysenterie hydrargyrique; elle explique comment on obtient de bons résultats en traitant la stomatite mercurielle par
les antiseptiques, voire au moyen de la liqueur de Van Swieten.

L'origine infectieuse de la stomatite mercurielle a été admise et démontrée par Galippe. Les recherches récentes de Le Blaye ont établi qu'on peut reproduire l'affection chez le chien, mais pas chez le lapin ni chez le cobaye. L'examen bactériologique des lésions y montre une association de bacilles fusiformes et de spirochètes, identique à celle que Vincent a décrite dans l'angine chancriforme [1].

Pour les ulcérations gastriques la pathogénie doit être un peu modifiée. Le rôle principal revient, semble-t-il, à l'acide de l'estomac; le poison, en déterminant des hémorragies punctiformes et des dégénérescences graisseuses, rend la muqueuse attaquable par l'acide chlorhydrique. Une expérience de Filhene confirme cette hypothèse; cet auteur injecte de l'acide arsénieux sous la peau de deux lapins; l'un d'eux est gardé comme témoin et les ulcérations gastriques se développent; l'autre ingère un sel de soude ou de magnésie qui neutralise le contenu de l'estomac et les ulcérations font défaut.

Bien plus souvent que l'estomac, l'intestin est le siège de lésions par élimination. Les poisons exogènes, comme l'arsenic ou le mercure, les endogènes, comme les toxines produites dans les cas d'urémie, de brûlures, de vernissage ou à la suite de la thyroïdectomie (Boccardi), amènent des ulcérations intestinales, occupant soit le duodénum (brûlures), soit le gros intestin. Cette dernière localisation s'observe aussi bien dans l'urémie que dans l'hydrargyrie. On peut la reproduire facilement chez les animaux. Du reste, la pathologie expérimentale démontre que le cæcum est un lieu d'élection pour les altérations toxiques, même dans les cas où l'empoisonnement relève de produits microbiens.

Les ulcérations intestinales dues à l'action du sublimé sont celles qui ont été le plus souvent étudiées par les expérimentateurs [2]. Rares après l'ingestion du poison, elles se développent surtout quand le sel mercuriel est injecté sous la peau ou dans une veine : au début, on ne trouve qu'un piqueté sanguinolent; à un degré plus avancé, il se forme des hémorragies étendues qui soulèvent la muqueuse et la privent de ses moyens de nutrition; les microbes de l'intestin s'attaquant à un tissu affaibli produisent facilement le sphacèle.

Les vomissements d'origine toxique. — Qu'ils déterminent ou non des lésions anatomiques, les poisons provoquent souvent deux symptômes d'une importance considérable : les vomissements et la diarrhée. Les substances minérales, mercure, phosphore, antimoine ou plutôt tartre stibié, produisent ces deux ordres de phénomènes; à l'autopsie, on trouve des lésions qui semblent expliquer les désordres (choléra stibié); il en est de même à la suite de l'administration de la colchicine, de la phalline, de l'émétine, de la térébenthine. On peut même dire qu'à haute dose, toutes les substances éméto-cathartiques déterminent des altérations anatomiques : congestion des vaisseaux intestinaux, suffusions sanguines

---

[1] Le Blaye, Recherches expérimentales sur la stomatite mercurielle. *Thèse de Paris*, 1911.

[2] Charrin et Roger, Des altérations intestinales dues à l'action du sublimé. *Bull. de la Soc. de Biol.*, 10 juillet 1886.

ulcérations punctiformes, desquamation épithéliale, hémorragies intestinales, etc.

Mais beaucoup de poisons, à dose moins forte, ne provoquent que des
troubles fonctionnels, parmi lesquels il convient de citer, en première
ligne, le vomissement.

Le nombre des substances vomitives est, comme on sait, fort considérable et, malgré les travaux publiés, il faut avouer qu'on n'est pas
encore parfaitement fixé sur leur mode d'action.

La célèbre expérience de Magendie, remplaçant l'estomac d'un chien
par une vessie pleine d'eau et voyant le vomissement se produire après
injection intra-veineuse d'émétique, prouve que l'estomac ne joue qu'un
rôle accessoire et que le phénomène est dû à une excitation des centres
nerveux et non à une action périphérique. Mais toutes les substances
vomitives n'agissent pas d'une façon analogue; aussi peut-on, avec
Lauder-Brunton et Grasset, adopter la classification suivante :

1° Certains poisons produisent le vomissement en excitant directement
les centres nerveux : telle est l'apomorphine;

2° D'autres agissent indirectement par action réflexe, et la voie centripète principale est représentée par le pneumogastrique; tel est l'ipéca ou
l'émétine.

L'apomorphine qui rentre dans le premier groupe est beaucoup plus
active quand on l'introduit sous la peau que lorsqu'on la fait ingérer;
c'est l'inverse pour l'ipéca et le tartre stibié. Si l'on coupe les pneumogastriques dans la région cervicale, on ne modifie en rien l'action de
l'apomorphine injectée sous la peau; on supprime au contraire l'action
de l'émétine (expériences de Chouppe, d'Ornellas). L'ipéca fait vomir en
irritant les terminaisons des nerfs vagues; s'il agit quand on l'injecte
sous la peau, c'est parce qu'une partie passe dans l'estomac et y excite
les nerfs qui s'y rendent; mais il faut, dans ce cas, employer des doses
trois fois plus considérables. Enfin, le tartre stibié met en œuvre ces
deux mécanismes; aussi est-il bien plus dangereux que l'ipéca et peut-il
déterminer rapidement le collapsus et parfois la mort.

Les poisons qui provoquent le vomissement à faible dose peuvent, à
dose plus élevée, le rendre impossible; c'est le cas pour la morphine et
pour l'apomorphine. Quand cette dernière substance est donnée en quantité assez considérable, au lieu de produire le vomissement, elle détermine une série de phénomènes nerveux graves, aboutissant à la paralysie
des membres postérieurs, à la disparition des réflexes, au collapsus et à
la mort.

L'action des vomitifs sur le système nerveux explique les troubles qui
accompagnent leur administration, troubles sécrétoires comme la salivation, troubles respiratoires caractérisés par une accélération, puis un
ralentissement des mouvements, troubles cardiaques, abaissement de
température. Tous ces phénomènes reconnaissent nettement une origine
bulbaire.

Les diarrhées d'origine toxique. — Qu'elles aient ou non une action vomitive, les substances toxiques provoquent souvent de la diarrhée. Trois théories sont ici en présence :

La théorie osmotique, soutenue par Poiseuille et par Liebig ; la théorie péristaltique qui attribue la diarrhée à une exagération des mouvements intestinaux ; la théorie inflammatoire qui invoque une irritation du tube digestif.

La théorie osmotique, qui s'applique surtout aux substances salines, n'explique pas pourquoi les solutions concentrées de sel marin n'exercent pas d'action purgative ; elle est d'ailleurs ruinée par ce fait que l'injection intra-veineuse de sulfate de sodium ou de magnésium est suivie d'un effet purgatif (Cl. Bernard). Mac Callum a vérifié et généralisé le résultat. Il faut remarquer d'ailleurs que la diarrhée survient sous l'influence de doses très diluées de sels sodiques ou magnésiens, alors que la quantité d'eau qui sert de dissolvant est plus que suffisante pour saturer leur pouvoir osmotique. Aubert et Buchheim, qui insistent sur cet argument, proposent deux autres théories. Le premier invoque une exagération des mouvements péristaltiques qui serait due à une irritation des nerfs intestinaux ; Buchheim conclut que les purgatifs, au moins les purgatifs salins, représentent simplement des corps étrangers difficilement absorbables. Vulpian suppose qu'ils déterminent un catarrhe passager, une congestion réflexe avec vaso-dilatation, desquamation de la muqueuse, transsudation.

Ces contradictions tiennent en grande partie à ce qu'on a voulu, comme toujours, étendre à toutes les substances ce qui est vrai pour quelques-unes et expliquer d'une façon simple des phénomènes dont le mécanisme est complexe.

Il est certain que plusieurs purgatifs stimulent les mouvements intestinaux, tels sont l'huile de croton, le jalap, le séné, la rhubarbe. Mais quelques-uns provoquent une irritation réflexe ; ainsi l'huile de croton reste sans effet sur un animal qui a subi la vagotomie double (Wood). D'autres exercent une action nerveuse centrale et agissent même quand on les injecte dans les veines ; c'est le cas de la colchicine, ainsi que des infusions de séné ou de rhubarbe ; d'autres enfin, comme le jalap, l'aloès, ont besoin de pénétrer dans l'organisme par le tube digestif et probablement de s'unir à la bile ; injectés dans les veines, ils ne purgent pas ; introduits dans l'intestin, ils excitent directement les muscles ou les ganglions nerveux, et, si la dose est élevée, déterminent de la congestion et amènent un catarrhe qui peut tuer les animaux. L'action de la bile semble mise en évidence par les expériences où l'on a donné de l'aloès après ligature du canal cholédoque ; la diarrhée ne s'est pas produite ; de même l'aloès, introduit par la voie rectale, ne purge qu'à la condition d'être mélangé à de la bile.

L'action des purgatifs salins a été étudiée par Mac Callum dans une série de travaux extrêmement curieux, inspirés par les découvertes de Loeb. Tous les purgatifs salins, expérimentés par l'auteur, agissent bien mieux quand on les introduit dans les veines que lorsqu'on les dépose dans l'estomac où l'intestin. Or, ils ont tous la propriété de précipiter les sels calciques. C'est là le secret de leur action. Ils diminuent la concentration des ions calciques libres dans l'organisme et dès lors un péristaltisme intense se produit qui sera arrêté si l'on fait intervenir les sels de calcium. En même temps, l'excitation anormale déterminée par la suppression ou la diminution des ions calciques aura pour conséquence une augmentation des sécrétions intestinales.

Cette théorie fort originale, qui, d'ailleurs, n'a pas été acceptée sans conteste, ne peut évidemment être généralisée et ne semble pas applicable aux purgatifs organiques. En tout cas, elle expliquerait pourquoi certaines diarrhées sont influencées favorablement par les préparations calciques et notamment par l'eau de chaux qui, d'après Mac Callum, serait surtout efficace quand la diarrhée est sous la dépendance d'un trouble nerveux.

Action des poisons sur les mouvements du tube digestif. — En étudiant les poisons qui provoquent les vomissements ou la diarrhée, nous avons parlé des mouvements gastro-intestinaux. Il nous faut compléter ce que nous avons déjà dit de cette intéressante question.

Beaucoup de médicaments sont réputés agir sur la motricité stomacale. Mais les recherches de Batelli ne concordent pas avec les opinions admises par les thérapeutes. C'est ce dont on se rendra compte en jetant un coup d'œil sur le tableau suivant, où se trouvent résumés les résultats obtenus :

Excitants	très énergiques	Muscarine. Pilocarpine. Esérine.
	énergiques	Nicotine. Quinine. Cocaïne. Alcool. Ergot. Peptones.
	faibles	Tartre stibié. Émétine. Sulfate de zinc. Sulfate de cuivre. Cannelle. Orexine.
Substances sans action		Purgatifs. Strychnine. Apomorphine.
Substances	diminuant les mouvements	Curare. Vératrine.
	arrêtant les mouvements	Atropine. Hydrate de chloral.
Substances amenant une contracture		Éther. Chloroforme.

Ainsi la muscarine est l'excitant le plus énergique : c'est d'ailleurs celui auquel les expérimentateurs ont le plus souvent recours. La quinine, l'alcool dilué, l'ergot sont moins actifs, mais peuvent être utilisés en thérapeutique. Au contraire, la strychnine, qui est fréquemment prescrite pour ranimer une musculature insuffisante, reste sans effet. Enfin, l'éther et le chloroforme si souvent employés dans les affections stomacales ont simplement la propriété de provoquer des constrictions locales.

Les poisons qui agissent sur les mouvements de l'intestin ont été classés par Kobert sous quatre chefs :

1° Poisons qui, à petites doses, provoquent des mouvements coordonnés de l'intestin et le paralysent à dose élevée : telle est la cétrarine.

2° Poisons qui, à petites doses, provoquent des mouvements désordonnés que l'on arrête en excitant les capsules surrénales ou en donnant de petites quantités d'atropine. Plusieurs de ces substances n'agissent que sur les animaux en digestion ou sur ceux qui sont à jeun, mais dont on a extirpé les capsules surrénales : telles sont la pilocarpine et la nicotine qui excitent les terminaisons des pneumogastriques. Les mouvements produits par la nicotine, après injection intra-veineuse, sont souvent assez considérables pour effacer la lumière des intestins : il s'agit bien d'une action médullaire, car les phénomènes sont semblables, quand on a lié au préalable l'aorte et qu'on a injecté le poison dans le bout périphérique de la carotide. Mais ces effets sont passagers et sont suivis plus tard d'une paralysie des mouvements gastro-intestinaux.

Certaines substances provoquent les mouvements de l'intestin, même chez les animaux à jeun : tels sont l'acide carbonique et la muscarine ; celle-ci agit d'abord sur les nerfs moteurs, et, à haute dose, sur les muscles eux-mêmes (Jacobi).

L'influence de l'acide carbonique ressort nettement d'une expérience de Schiff ; sur un jeune lapin, dont la paroi abdominale est si mince qu'on peut suivre facilement les mouvements de l'intestin, on comprime légèrement la trachée et on voit l'asphyxie déterminer des contractions extrêmement violentes.

3° Poisons qui produisent des crampes et du tétanos de l'intestin. Le plomb, la vératrine et la physostigmine rentrent dans ce groupe.

La physostigmine détermine un spasme tétanique de tout le tube gastro-intestinal, s'accompagnant de diarrhée et de selles muco-sanguinolentes. Elle agit soit sur les ganglions (Bauer, V. Bezold), soit sur les muscles (Harnack), et provoque dans les veines mésaraïques une série de contractions partielles alternant avec des dilatations variqueuses (Bauer).

4° Enfin, le dernier groupe comprend les poisons qui paralysent les pneumogastriques, supprimant tout mouvement, comme la morphine ou l'opium, ou provoquant eux-mêmes des contractions intestinales, comme l'atropine. Ce dernier alcaloïde annihile l'action des vagues et des splanchniques sur les mouvements de l'intestin, mais ne modifie pas les autres fonctions des splanchniques : la section de ces nerfs continue à être douloureuse et provoque encore un abaissement de la pression. A haute dose l'atropine paralyse les ganglions moteurs de l'intestin (V. Bezold).

Rappelons enfin que les extraits de capsules surrénales et l'adrénaline exercent une action inhibitoire très marquée. Agissant par l'intermédiaire du plexus d'Auerbach, ils font disparaître les mouvements pendulaires de l'intestin et suppriment l'action de l'atropine.

Action des poisons sur les sécrétions. — Un grand nombre de substances toxiques agissent sur les diverses sécrétions glandulaires.

La *salive* et la *sueur*, les deux sécrétions les plus faciles à étudier, subissent le plus souvent des modifications semblables; elles sont activées ou entravées par les mêmes substances.

La *salivation* peut être réflexe, certains poisons irritant les terminaisons nerveuses de la cavité bucco-pharyngée ou même de l'estomac. On s'explique ainsi, d'une part, l'action des acides, des épices, des amers, y compris la vératrine et la strychnine, et, d'autre part, la fréquence de la salivation quand l'estomac est violemment irrité par un poison, et notamment par un émétique.

Un deuxième groupe est représenté par la sialorrhée éliminatoire : la sécrétion est accrue parce que l'épithélium est excité par le passage de substances anormales : la plupart des métaux et certains sels agissent probablement de cette façon : le plomb, l'or, le cuivre, les iodures, les bromures, les chlorates, l'étain et surtout le mercure.

Parmi les sialagogues, les plus importants sont ceux qui excitent le système nerveux. Tarulli les divise en trois groupes : les uns agissent encore après section de tous les nerfs glandulaires, et provoquent l'écoulement d'une salive trouble et lactescente, comme en produit l'excitation du sympathique. Telles sont la pilocarpine qui actionne en même temps la corde du tympan, la muscarine qui n'excite pas ce nerf, la neurine dont l'influence est moins marquée et ne se manifeste pas si l'animal est à jeun. D'autres poisons, agissant par l'intermédiaire de la corde du tympan, font sécréter une salive limpide et transparente: ce sont, par exemple, l'ésérine, le curare, le mercure. D'autres enfin stimulent directement les centres, comme la morphine administrée à petites doses.

Il est un grand nombre de sialagogues dont l'action n'a pas été déterminée et qu'il faut simplement signaler, sans essayer de les ranger dans un des groupes ci-dessus. Nous citerons d'abord l'hypophosphite de sodium; introduit dans les veines il produit, chez les animaux, un flux séreux fort considérable par le nez et la bouche. Bouchard a montré que les extraits alcooliques d'urine ou, d'une façon plus générale, les extraits alcooliques des tissus, déterminent, à la suite des injections intra-veineuses, une salivation très marquée. Il serait évidemment intéressant de reprendre la question, et de chercher quelle serait, dans ces cas, l'influence du sulfate d'atropine.

Cet alcaloïde possède en effet la propriété de supprimer la sécrétion salivaire en paralysant les terminaisons nerveuses. Aussi sert-il à déterminer le mode d'action des sialagogues; il n'entrave pas ceux qui excitent les cellules glandulaires, tandis qu'il annihile ceux qui mettent en jeu le système nerveux.

L'atropine n'agit que sur les fibres sécrétoires de la corde du tympan; elle ne modifie pas le pouvoir vaso-moteur de ce nerf ou du sympathique. Si l'on excite la corde du tympan sur un animal atropinisé, on observe encore la congestion de la muqueuse buccale et la coloration rouge du sang veineux, mais la salivation ne se produit plus; si, au contraire, on excite le sympathique, on voit sourdre, comme d'habitude, une salive épaisse et visqueuse.

L'étude des substances agissant sur la *sécrétion sudorale* ne peut être poursuivie évidemment que sur des animaux capables de transpirer. Il faut donc s'adresser au cheval ou au chat dont les pulpes digitales se prêtent très bien aux expériences; dans quelques cas on a pu opérer sur l'homme lui-même.

Tous les vomitifs ont la propriété de provoquer la salivation et la diaphorèse. Mais, parmi les poisons qui agissent sur les glandes salivaires et sudorales, le plus actif est sans conteste la pilocarpine : une dose de 1/2 milligramme est suffisante pour amener la salivation chez l'homme; des quantités plus élevées ont pu déterminer des flux salivaires atteignant, en deux ou trois heures, de 350 à 750 grammes. La sudation est plus difficilement provoquée; pour l'obtenir il faut injecter environ $0^{gr},02$, c'est-à-dire une dose 40 fois supérieure à celle qui agit sur la salivation. L'action de la pilocarpine sur les deux systèmes glandulaires est combattue par l'atropine; mais une nouvelle dose de pilocarpine, injectée sous la peau, ramène la sudation, au moins localement. Il y a donc entre les deux substances un réel antagonisme.

Il semble établi, par de nombreuses expériences, que la pilocarpine exerce son action sur les terminaisons de l'appareil sudoral. Luchsinger a montré que la section du sciatique n'empêche pas la sudation dans la patte énervée; mais il admet une excitation simultanée des centres, car, après ligature de l'aorte, il observa encore une légère sudation dans les pattes de derrière. Les recherches de Robillard ont contredit cette deuxième assertion; l'auteur sectionne un membre postérieur qu'il ne laisse rattaché à l'organisme que par ses nerfs; dès lors la pilocarpine ne produit aucune sudation, tandis que les excitations centrales, celles que provoque l'acide carbonique, par exemple, en déterminent encore. Reste à savoir sur quelle partie se localise l'action de la pilocarpine; est-ce sur les cellules, comme l'admirent Gubler et Hogyes, ou sur les terminaisons nerveuses, comme l'a soutenu Vulpian? La question est difficile à résoudre, car, après dégénérescence du sciatique, les effets sudoraux s'observent quelquefois, et, en tout cas, leur disparition pourrait tenir aussi bien à la dégénérescence des cellules glandulaires qu'à celle des nerfs sudoripares. L'accord semble plus près de se faire pour la muscarine, qui agit réellement sur les cellules glandulaires.

En face de ces diaphorétiques périphériques, nous placerons les toxiques qui actionnent les centres nerveux; tels sont l'anhydride carbonique qui détermine les sueurs asphyxiques et la malléine, le seul poison microbien qu'on ait étudié à ce point de vue.

En introduisant de 1 à 2 grammes de malléine sous la peau d'un cheval, on provoque une sudation abondante, s'accompagnant parfois de frissonnements, bien que la température ne subisse aucune modification; l'injection intra-veineuse de $0^{gr},1$ à $0^{gr},5$ chez le chat détermine une sudation qui ne se produit pas sur les pattes énervées. La tuberculine, malgré son analogie avec la malléine, n'exerce aucune action sur l'appareil sudoral[1].

Parmi les substances empêchant la sueur, nous citerons l'atropine, la duboisine, la piturine qui, toutes, paralysent les terminaisons nerveuses.

Il existe encore des substances diaphorétiques dont l'action a été moins bien déterminée; ce sont l'aconitine, la quinine, la vératrine, la strychnine, le salicylate de soude, l'antipyrine, l'acétate d'ammoniaque, l'alcool. Le chlorhydrate de morphine produit, à petite dose, de la salivation, de la chaleur, des démangeaisons cutanées, des sueurs, parfois des érythèmes. Cette action sudorale de l'opium et de ses dérivés contraste avec l'influence qu'ils exercent sur les autres sécrétions, notamment sur celles du rein et de l'intestin. Il est à remarquer que l'opium peut combattre certaines sueurs morbides, chez les tuberculeux par exemple.

Il faut faire une place à part à l'iode et aux iodures. Ces substances, excitant un grand nombre d'appareils sécréteurs, provoquent le larmoiement, le coryza, la salivation, la sueur et les éruptions cutanées, parfois le gonflement des glandes salivaires; elles augmentent la sécrétion muqueuse de l'appareil respiratoire et amènent ainsi des accès de toux; elles peuvent même déterminer l'œdème du poumon.

D'autres substances agissent encore sur l'appareil respiratoire. Telle est la muscarine qui produit, comme l'a montré Basch, un flux séreux par le nez, la bouche, la trachée et provoque un violent œdème pulmonaire.

Au contraire, l'opium et les balsamiques diminuent la sécrétion des bronches, ce qui explique, en partie, leur action thérapeutique.

L'adrénaline qui a la propriété d'exciter diverses sécrétions exerce sur l'appareil respiratoire une action extrêmement marquée. Quand on en injecte une dose mortelle dans les veines d'un lapin, on observe un œdème pulmonaire aigu. La sécrétion est tellement abondante qu'elle s'échappe par la bouche et les fosses nasales.

Nous avons déjà parlé des poisons qui provoquent des lésions catarrhales ou inflammatoires du tube digestif. On connaît moins bien leur action sur les diverses glandes qui s'y déversent. On sait, cependant, que de petites doses d'alcool ou de carbonate alcalin excitent la sécrétion

<hr>

[1] CADIOT et ROGER, Action de la tuberculine et de la malléine sur la sécrétion sudorale. *Bull. de la Soc. de Biol.*, 22 juillet 1893. — GUINARD et ARTAUD, Quelques particularités relatives au mode d'action et aux effets de certaines toxines microbiennes. *Arch. de médecine expér.*, mai 1895.

gastrique, tandis que de hautes doses la diminuent ou la suspendent. D'après Radzikowski et Frouin, l'alcool n'agit pas par excitation directe de la muqueuse; car, introduit dans le rectum, il fait également sécréter l'estomac. Parmi les substances qui provoquent la sécrétion gastro-intestinale nous citerons encore la pilocarpine, la muscarine et la vératrine. Masloff a vu l'injection de la pilocarpine dans les veines d'un chien déterminer un abondant écoulement par une fistule de Thiry.

Les sels ammoniacaux provoquent aussi une augmentation des sécrétions gastro-intestinales, et amènent surtout une abondante production de mucus, avec chute épithéliale; le résultat a un certain intérêt, si l'on admet que du carbamate d'ammonium se produit au cours de l'urémie et joue un rôle dans les accidents qui caractérisent cette auto-intoxication.

Comme substances arrêtant la sécrétion, il faut citer les sels de morphine et d'atropine. Si de hautes doses d'atropine amènent d'abondantes évacuations alvines, c'est à cause de la paralysie du sphincter anal qui survient dans les périodes avancées de l'empoisonnement.

On est moins bien renseigné sur les modifications que peuvent présenter les sécrétions des deux glandes qui s'ouvrent dans l'intestin, le pancréas et le foie.

L'analogie anatomique et physiologique qu'on admet entre les glandes salivaires et le pancréas a fait supposer que les substances qui agissent sur les unes agissent également sur l'autre. Il semble prouvé, en effet, que la muscarine active la sécrétion pancréatique tandis que l'atropine la diminue ou la suspend. Mais, pour la pilocarpine, les résultats ont été variables; Heidenhain soutient qu'elle augmente la sécrétion tandis que Langendorff prétend qu'elle est sans influence. Ces contradictions tiendraient, d'après Gottlieb, à ce que ce poison se comporte différemment chez les diverses espèces animales; il excite la sécrétion pancréatique chez le chien, agit peu chez le lapin et reste sans effet chez le pigeon. L'action de la physostigmine est tout à fait semblable.

Même incertitude en ce qui concerne la nicotine, qui serait excito-sécrétoire, d'après Landau, et le curare qui augmenterait la sécrétion d'après Bernstein, la diminuerait d'après Heidenhain et, d'après Langendorff, ne la modifierait pas.

Action sur la sécrétion biliaire: les ictères toxiques. — L'importance pratique des cholagogues explique le grand nombre de travaux que leur étude a suscités. Nous citerons surtout les recherches de Röhrig, Rutterford et Vignal, Lewaschew, Rosenberg, Ehrenberger et Bonne, Baldi et Paschkis, Prévost et Binet.

De toutes les substances qui peuvent augmenter la sécrétion biliaire, celle qui agit le plus énergiquement n'est autre que la bile elle-même; c'est le plus puissant des cholagogues, de même que l'urée est un des diurétiques les plus énergiques. En seconde ligne, on doit placer le salicylate de soude; à la dose de 4 grammes, chez le chien, il augmente notablement la sécrétion et la fluidité de la bile.

Parmi les substances cholagogues, nous citerons les suivantes : bicarbonate de sodium, chlorate et sulfate de potassium, benzoates de sodium et de lithium, aloès, coloquinte, ipéca, colchique, podophyllin (au moins à petite dose), évonymine, pilocarpine, muscarine, essence de térébenthine, etc. De nombreuses substances, réputées cholagogues comme le calomel, semblent sans action. Enfin certains poisons diminuent la sécrétion biliaire : tels sont l'acétate de plomb, l'iodure de potassium, le sulfate de potassium, le sulfate de cuivre, l'atropine, la strychnine, la morphine; il suffit parfois d'administrer 0^{gr},05 d'opium pour que les selles soient décolorées.

Un grand nombre de substances toxiques sont capables de provoquer l'ictère. On dit que les unes agissent sur le foie, c'est le cas du phosphore; les autres, comme l'hydrogène arsénié et la toluylène-diamine, s'attaquent aux hématies et mettent en liberté le pigment sanguin que le foie transformerait en pigment biliaire. Cette distinction est un peu schématique. D'après Gilbert et Chabrol, la toluylène-diamine agit sur la glande hépatique; l'ictère précède l'hémolyse et celle-ci serait due à des substances élaborées par le foie malade.

Quand le pigment sanguin est mis en liberté et qu'il se trouve dans le sang en trop grande quantité, il finit par passer dans la bile. Au cours des empoisonnements par la toluylène-diamine, l'aniline, le pyrogallol, le chlorure de potassium, la glycérine, l'arsenic, le phosphore, la polycholie fait place plus tard à l'hémoglobinocholie, au moins chez le lapin (Filhene); car, chez le chien, les cellules hépatiques ont une bien plus grande aptitude à transformer le pigment sanguin en pigment biliaire.

En tête des substances minérales qui produisent le plus facilement l'ictère, il faut citer le phosphore. En injectant de l'huile phosphorée sous la peau d'un chien porteur d'une fistule biliaire, on voit tout d'abord augmenter la sécrétion de la bile : ce premier phénomène est en rapport avec une congestion du foie; puis survient la dégénérescence rapide de la glande qui reste volumineuse ou s'atrophie : la bile diminue et à ce moment, c'est-à-dire du deuxième au cinquième jour de l'empoisonnement, l'ictère se développe. L'évolution est identique chez l'homme.

Dans les empoisonnements par les champignons vénéneux, l'ictère est fréquent, surtout à la fin de l'évolution morbide; il débute parfois au moment de la convalescence. Enfin, un grand nombre de venins, et notamment le venin des serpents, produisent le même trouble qu'on attribue encore à une hémolyse préalable.

Action sur les diverses sécrétions. — L'action des poisons sur les autres glandes a été beaucoup moins étudiée. A peine si l'on a recherché leur influence sur la sécrétion lacrymale, qui semble actionnée parallèlement aux autres sécrétions; c'est surtout dans l'empoisonnement par la muscarine qu'on observe un abondant écoulement de larmes.

Nous avons déjà parlé de la sécrétion lactée et nous avons indiqué quelques-unes de ses modifications à propos des poisons qui peuvent s'y rencontrer. Stumpf[1], qui a étudié la question sur des chiennes, arrive aux conclusions suivantes : l'iodure de potassium diminue la quantité produite, tandis que l'alcool, la morphine, la pilocarpine, n'ont pas d'effet appréciable; l'acide salicylique semble activer légèrement la sécrétion.

Action des poisons sur la sécrétion urinaire. — La plupart des poisons agissent sur la sécrétion urinaire; les uns influencent la quantité des urines, les autres modifient leur constitution chimique. L'étude de ces modifications est importante, car elle permet de saisir la nature des troubles que le poison suscite dans l'intimité même de l'organisme et nous renseigne sur les changements qu'il produit dans la nutrition.

Quelques substances provoquent de la diurèse indirectement, en élevant la pression sanguine; c'est le cas de la digitale; mais souvent la pression s'accroît sans que la sécrétion rénale augmente; ainsi, sous l'influence de la strychnine, elle peut monter de 8 centimètres (Vulpian) et pourtant la diurèse diminue et parfois se supprime. Il faut remarquer d'ailleurs que, donnée à haute dose, la digitaline qui est un vaso-constricteur amène un resserrement des vaisseaux rénaux assez marqué pour entraîner une suppression momentanée de la sécrétion urinaire. Certains poisons excitent les nerfs sécrétoires, l'alcool, par exemple; d'autres, comme le strophantus, ont une action élective sur l'épithélium rénal; quelques-uns modifient le volume du rein, comme on peut le constater au moyen de l'oncomètre et de l'oncographe; la caféine, la cytisine produisent d'abord une légère contraction de l'organe, puis une augmentation de volume s'accompagnant de polyurie; l'urée, le chlorure de sodium, l'acétate de soude augmentent également le volume de la glande.

Il existe des poisons qui ont un effet inverse et diminuent le volume du rein, souvent sans influencer la sécrétion, tels sont la spartéine, la strophantine, l'apocynéine, le terpentinol, l'adonidine, le chlorure de baryum.

Il en est enfin qui, à petite dose, augmentent la diurèse, et, à haute dose, la diminuent ou la suspendent : telle est l'atropine.

Parmi les substances qui excitent la sécrétion rénale il faut faire une place spéciale au chlorure de sodium. Si l'on injecte dans les veines d'un lapin 200 c.c. d'une solution isotonique contenant 8 pour 1000 de sel, l'animal élimine, pendant les 40 minutes que dure l'expérience, 40 c.c. en moyenne; si on injecte dans le même laps de temps 200 c.c. d'une solution hypertonique, contenant 24 ou 32 pour 1000 de sel, la sécrétion urinaire atteint 230 c.c. et peut s'élever à 270. L'animal rejette plus de liquide qu'il n'en a reçu. Cette polyurie si intense élimine une certaine quantité de sel, mais une quantité relativement faible. On obtient donc un résultat assez paradoxal; l'animal qui reçoit une solution hyper-

---

[1] Stumpf, Ueber die Veränderungen der Milchsecretion unter dem Einflusse einiger Medicamente. *Deutsches Archiv. für klin. Medicin.*, Bd. XXX, p. 201.

tonique aurait besoin, semble-t-il, de conserver l'eau et cependant il se hâte de l'éliminer. C'est que le sel marin en solution concentrée exerce sur le rein une action excito-sécrétoire qui se traduit par une abondante diurèse et l'eau s'éliminant plus facilement que le sel est rejetée en quantité plus considérable. Mais si l'on force la dose, on voit se produire une période d'épuisement; la sécrétion diminue brusquement, elle ne se rétablira pas, même si on arrête l'injection, et l'animal succombera à la rétention chlorurée [1].

Les toxiques qui diminuent la quantité d'urine sont extrêmement nombreux; on peut citer tous ceux qui affaiblissent le cœur, abaissent la pression, amènent du collapsus ou des états cholériformes; ceux qui altèrent les épithéliums rénaux ou qui, détruisant les cellules du foie, empêchent la formation de l'urée; ceux qui dissolvent les globules sanguins dont les débris provoquent des thromboses et encombrent les tubes urinifères. Les poisons minéraux, ainsi que la cantharide et l'opium, peuvent amener une anurie presque absolue: dans un cas d'empoisonnement mercuriel relaté par Bouchard, le malade rendit 44 centimètres cubes en vingt-quatre heures.

Nous avons déjà indiqué les poisons qui s'éliminent par l'urine et nous avons montré que les uns passent dans cette sécrétion sans avoir subi de transformations, que les autres s'y retrouvent sous une forme nouvelle. Dans ce dernier cas, l'organisme a dû céder aux toxiques les corps qui se sont unis à eux; le plus souvent, c'est de l'oxygène qui a été ainsi emprunté; d'autres fois, c'est une substance entrant dans la constitution même de la molécule vivante, comme le soufre. Mais les modifications les plus intéressantes portent sur les variations que subissent les éléments constitutifs de l'urine et sur l'apparition d'éléments anormaux.

On a surtout étudié l'urée et l'azote, plus rarement les chlorures, les phosphates et les sulfates.

Les modifications dans l'excrétion de l'urée tiennent soit à un trouble de la nutrition, soit à une altération de la glande hépatique. Quand le foie est atteint, on observe une augmentation relative de l'azote total; ainsi le phosphore, après avoir excité les cellules hépatiques et exagéré l'excrétion de l'urée, amène la dégénérescence du foie; dès lors l'urée diminue, disparaît presque et se trouve remplacée par des sels ammoniacaux et même des substances albuminoïdes. Mais, dans la plupart des cas, les phénomènes sont moins simples et il n'est pas toujours facile de déterminer si les modifications de l'uropoèse résultent d'une altération du foie ou d'un trouble de la nutrition.

Parmi les substances qui abaissent le taux de l'urée, probablement en entravant les combustions organiques, il faut citer les bromures, l'antipyrine, l'alcool. Sous l'influence des bromures, l'urée diminue dans la pro-

---

[1] ROGER, Les solutions hypertoniques de chlorure de sodium en injection intra-veineuse; leur action sur la sécrétion rénale. *Archives de méd. exp.*, novembre 1915.

portion de 9 à 18 pour 100 et cette modification de l'uropoèse persiste encore quinze jours après qu'on a cessé l'administration du médicament. D'après Robin, l'antipyrine diminue l'urine, l'urée, l'azote total, le chlore, l'acide sulfurique et l'acide phosphorique ; elle augmente, au contraire, le phosphore et le soufre incomplètement oxydé.

C'est par un mécanisme assez complexe que certains composés minéraux entravent l'excrétion de l'urée : tels sont les sels de mercure. Au cours d'un empoisonnement observé par Bouchard, le malade rendit en vingt-quatre heures $0^{gr},6$ puis $0^{gr},184$ d'urée ; cette substance s'accumulait dans le sang qui en contenait $2^{gr},60$ par litre ; le défaut d'élimination était donc lié à une altération rénale.

Il existe des poisons dont l'action varie notablement, suivant la dose. De petites quantités de quinine abaissent le taux de l'azote, des phosphates, des sulfates, des chlorures ; d'après les recherches de Bock, en cinq jours, l'élimination de l'azote serait de 10 grammes inférieure à la quantité ingérée ; l'acide sulfurique diminue dans la proportion de 39 pour 100 ; on peut donc conclure que les albumines cellulaires s'oxydent moins et que la désassimilation est moins active. A haute dose, au contraire, la quinine augmente l'excrétion de l'urée. L'atropine et les alcaloïdes de l'opium (Fubini) agissent de même.

Dans un grand nombre d'empoisonnements, l'urine renferme diverses substances anormales, albumine, albumoses, glycose, acide lactique, hémoglobine, pigment biliaire, etc.

L'albuminurie qui relève soit d'une altération du sang, soit d'une lésion ou d'un trouble du rein, s'observe dans un grand nombre d'empoisonnements. Elle coexiste souvent avec de l'albumosurie, comme cela a lieu dans l'empoisonnement par le phosphore.

Il n'est pas rare d'observer au cours des intoxications le passage du sang ou de ses matières colorantes dans l'urine.

Les hématuries s'expliquent facilement par les altérations sanguines, et surtout par l'état des capillaires rénaux qui sont lésés et rompus dans un grand nombre de cas, notamment dans l'empoisonnement par l'ergot, la cantharide, l'aloès, la santonine.

D'autres fois, c'est la matière colorante qui a été mise en liberté, soit qu'elle ait été séparée du stroma, comme sous l'influence de l'aniline, soit que les globules aient été détruits ; c'est ce que produisent le chlorate de potasse, le naphtol, l'acide pyrogallique, l'hydrogène arsénié, l'iode, la glycérine, l'éther, le poison des morilles, les acides biliaires, etc. Toutes ces substances, que Ponfick désigne sous le nom de *cythémolytiques*, provoquent l'hémoglobinémie et l'hémoglobinurie. Mais le foie transforme une partie du pigment sanguin en pigment biliaire ; aussi observe-t-on, suivant la dose introduite, de l'ictère avec polycholie et présence du pigment biliaire dans l'urine, ou bien de l'hémoglobinurie et de l'hémoglobinocholie.

Glycosuries toxiques. — Un grand nombre d'intoxications, exogènes ou endogènes, provoquent le passage dans l'urine de diverses subslances réductrices, tantôt c'est du glycose, tantôt ce sont d'autres sucres, notamment des pentoses, tantôt enfin de l'acide glycuronique.

Des changements assez légers dans la constitution du sang suffisent à déterminer la glycosurie. C'est ce que Bock et Hoffmann ont observé en injectant dans les veines d'un lapin de 5 à 20 c.c. par minute d'une solution de NaCl à 1 pour 100. Mais le trouble est peu marqué et peu durable et ne se prolonge guère au delà de huit heures.

Le chlorure de magnésium agit de même et c'est à cause de ce sel que l'eau de mer injectée dans les veines provoque la glycosurie.

Ce qui est plus curieux, c'est que le chlorure de calcium joue le rôle d'antagoniste, il supprime l'action de l'eau salée et même, d'après Underhill et Kleiner, il empêche le sucre injecté dans les veines de passer dans l'urine.

Ces glycosuries semblent relever d'un trouble nerveux. Elles font défaut quand les splanchniques ont été sectionnés. Elles sont au contraire très marquées quand la solution saline, injectée par le bout-central de l'artère axillaire, gagne rapidement l'artère vertébrale. Dans ce dernier cas, le chlorure de calcium n'est plus capable d'exercer son influence antagoniste. Ajoutons que, d'après Lépine, l'injection d'eau salée dans les veines d'un chien met en liberté une forte proportion du sucre virtuel. Ce sucre n'étant plus combiné passe facilement dans l'urine.

Parmi les substances toxiques capables de provoquer le trouble que nous étudions, les unes amènent au préalable une augmentation du sucre dans le sang ; les autres ne produisent pas d'hyperglycémie et semblent agir en rendant le rein plus perméable.

En tête des glycosuries toxiques avec hyperglycémie nous placerons les *glycosuries anoxhémiques*. Le type le plus connu nous est représenté par l'*empoisonnement oxycarboné*. Chez les animaux empoisonnés par l'oxyde de carbone, l'urine contient souvent du sucre, jusqu'à 40 grammes par litre. Chez l'homme la glycosurie est rare et peu marquée. Frerichs la note 11 fois sur 16 empoisonnements et la teneur en sucre ne dépasse pas 10 pour 1000. Peut-être s'agit-il d'une excitation de la fonction glycogénique du foie ; car la glycosurie oxycarbonée ne se produit que chez les animaux bien nourris. Dans certains cas, l'urine renferme une substance réductrice qui diffère du sucre, car elle ne fermente pas. C'est probablement de l'acide glycuronique.

L'*asphyxie* augmente rapidement la teneur du sang en sucre et provoque souvent le passage de ce corps dans l'urine. Lépine invoque une diminution du pouvoir glycolytique des tissus. Ce qui est plus curieux, c'est que, d'après Lépine et Boulud, le sang asphyxique est diabétogène. On en peut extraire une substance azotée, cristallisable, dont l'injection sous-cutanée amène la glycosurie chez le cobaye.

La glycosurie asphyxique est due, non à une diminution de l'oxygène, mais à une augmentation de l'anhydride carbonique. C'est ce qu'a démontré Edié en faisant respirer des animaux dans une atmosphère dont il faisait varier la composition. S'il diminuait la teneur en oxygène, la glycosurie uc se produisait pas, alors même que la proportion de ce gaz n'était que de 6 pour 100. Au contraire, venait-il à augmenter la quantité d'anhydride carbonique, la glycosurie se produisait quand la proportion atteignait, en volume, de 10 à 50 pour 100.

L'anhydride carbonique, d'après Macleod, agit sur le glycogène du foie. C'est, en effet, dans ce gaz que le glycogène disparaît le plus rapidement, quand on observe ce qui se passe après la mort. Chez l'animal vivant, on peut constater que la glycosurie asphyxique fait défaut quand, par la fistule porto-cave et la ligature de l'artère hépatique, on empêche le sang de traverser le foie.

Un grand nombre de substances sont capables, lorsqu'on les injecte dans la veine porte, de déterminer la glycosurie par excitation des cellules hépatiques. C'est ce qu'on obtient en introduisant de l'éther par une veine intestinale (Harley, Cl. Bernard) ou en faisant ingérer cette substance (Lecomte).

La *glycosurie d'origine strychnique* reconnaît un mécanisme analogue : elle fait défaut quand le foie a été extirpé ou quand il ne contient plus de glycogène (Langendorff). La *glycosurie uranique* est plus complexe. Schiff, Dastre l'expliquent par l'asphyxie. Mais elle se produit encore, dit-on, après extirpation du foie, ce qui rend sa pathogénie fort obscure.

A la suite de l'empoisonnement ou de l'emploi à dose thérapeutique des substances les plus diverses, de l'opium et de ses dérivés et notamment la morphine, de la vératrine, des salicylates, de la nitro-benzine; après l'injection d'hydrate de chloral; après l'inhalation de chloroforme ou d'éther, l'urine acquiert fréquemment la propriété de réduire la liqueur de Fehling. Tantôt cette action est due à du glycose, tantôt à des combinaisons de l'acide glycuronique. Une même substance peut produire les deux effets. C'est le cas de l'*hydrate de chloral*, il provoque parfois la glycosurie, le plus souvent le passage dans l'urine de l'acide urochloralique, résultant d'une union de l'acide glycuronique avec le chloral ou plutôt avec l'alcool trichloréthylique qui en provient.

$$Cl^3C.CH \begin{cases} OH \\ OH \end{cases} + 2H = Cl^3C.CH^2OH + H^2O$$

Hydrate de chloral.   Alcool trichloréthylique.

$$Cl^3C.CH^2OH + C^6H^{10}O^7 = Cl^3C.CH^2O.C^6H^9O^6 + H^2O$$

Alcool trichloréthylique.   Acide glycuronique.   Acide urochloralique.

Ce corps réduit la liqueur de Fehling et brunit quand on le chauffe avec de la potasse. Il se comporte donc comme le glycose. Il en diffère en ce qu'il ne reduit pas l'oxyde de bismuth et surtout en ce qu'il dévie à gauche le plan de polarisation. Si l'on fait bouillir l'urine avec de l'acide sulfurique étendue, l'acide glycuronique est mis en liberté et dès lors la déviation se produit à droite. Ce changement d'action est tout à fait caractéristique.

La même réaction a été observée, mais plus rarement, après inhalation de chloroforme.

Beaucoup d'autres substances s'éliminent combinées à l'acide glycuronique : des alcools, des aldéhydes, des acétones ; diverses substances aromatiques, benzol, toluol, phénol, résorcine, hydroquinone, thymol, aniline, acétanilide, nitrobenzol, menthol, camphre, et leurs dérivés ; le naphtol, la naphtaline ; certains alcaloïdes, notamment la morphine ; les substances du groupe pyrazolique, antipyrine et pyramidon. On peut ajouter encore l'indol. En s'unissant à ces divers produits, l'acide glycuronique en diminue les propriétés nocives. Comme c'est au foie que semble dévolu le rôle principal dans la production de l'acide glycuronique, cette réaction chimique explique, au moins en partie, le pouvoir protecteur de cet organe contre les intoxications.

Pour s'unir à l'acide glycuronique, les corps doivent renfermer un groupement hydroxylique, sinon ils subissent une transformation préalable. Ainsi les terpènes $C^{10}H^{16}$ se conjuguent avec l'acide glycuronique après avoir été amenés à l'état de terpénols $C^{10}H^{15}$—OH. La même remarque s'applique aux isomères du camphre.

Parmi les composés glycuroniques, quelques-uns sont chimiquement définis.

Voici la liste des mieux connus et des plus importants :

Acide urochloralique.	$C^{8}H^{11}Cl^{3}O^{7}$
— phénylglycuronique	$C^{12}H^{14}O^{7}$
— nitrobenzylglycuronique	$C^{13}H^{15}O^{9}N$
— thymolglycuronique	$C^{16}H^{24}O^{8}$
— naphtolglycuronique	$C^{16}H^{16}O^{7}$
— oxyquinolinoglycuronique	$C^{15}H^{15}NO^{7}$
— camphroglycuronique	$C^{16}H^{24}O^{8}$
— mentholglycuronique	$C^{18}H^{28}O^{7}$
— oxyantipyrinoglycuronique	$C^{17}H^{20}N^{2}O^{8}$

Les acides glycuroniques conjugués sont dédoublés par les ferments des glycosides, notamment par l'émulsine, ainsi que par les bactéries. C'est ce qui explique que certaines urines, abandonnées à elles-mêmes, subissent une modification assez curieuse : de lévogyres, elles deviennent dextrogyres.

Quelques auteurs ont mis en doute l'origine de l'acide glycuronique et, au lieu de le faire dériver du glycose, admettent qu'il provient des matières protéiques, albumines, mucines ou glyco-protéides. Voici une expérience de Paul Mayer qui semble de nature à démontrer que l'opinion classique est exacte. On soumet des lapins à un jeûne prolongé. Au bout de 10 ou 12 jours, on peut admettre que le glycogène a disparu ou du moins que la quantité en est fortement réduite. On leur donne du camphre et on constate dans l'urine une quantité minime d'acide glycuronique. Mais si on leur fait prendre en même temps du camphre et du glycose, l'urine élimine l'acide glycuronique en proportion normale. C'est donc bien aux dépens du sucre que cet acide s'est formé.

En même temps que l'acide glycuronique, l'urine contient souvent d'autres substances réductrices. Dans l'empoisonnement par la morphine, on trouve un pentose donnant un pentosazone fusible à 159°. Cette pentosurie, découverte par Salkowski et Jastrowitz, semble spéciale à l'intoxication morphinique, du moins ne l'a-t-on pas encore signalée dans les autres empoisonnements.

Quand on diminue l'alcalinité de l'organisme en injectant des acides dilués dans les veines, on observe fréquemment le passage du sucre dans l'urine. C'est ce que Pavy a réalisé avec l'acide phosphorique, Goltz avec l'acide lactique, Naunyn avec l'acide chlorhydrique. Ces résultats expérimentaux rendent compte de certaines glycosuries d'origine dyscrasique, de celles qui s'observent chez les dyspeptiques, aussi bien que de celles qui sont consécutives à l'ingestion d'acides, acide sulfurique dans deux observations de Frerichs, acide oxalique dans un fait rapporté par Kobert.

Enfin, dans le groupe des glycosuries par auto-intoxications il faut faire une large place à celle qui peut être provoquée par les injections sous-cutanées d'extrait de surrénales ou d'adrénaline. Il se produit d'abord une hyperglycémie qui semble elle-même sous la dépendance d'une dissociation des éléments protoplasmiques. Nous avons déjà parlé de ces faits à propos des auto-intoxications et nous avons discuté la question de l'antagonisme entre les surrénales et le pancréas. Nous avons montré, en même temps, l'importance du rôle dévolu aux autres glandes à sécrétion interne, et notamment à l'hypophyse.

En face des glycosuries qui sont consécutives à l'hyperglycémie, il faut placer celles qui se produisent sans que le sucre du sang augmente : c'est le rein qui laisse filtrer le glycose.

Si l'on injecte sous la peau d'un lapin une faible dose de cantharidine, 1/2 milligramme par exemple, de façon à ne déterminer dans les cellules rénales que des modifications légères et superficielles, on observe souvent le passage du sucre dans l'urine. Si, au contraire, on introduit une dose forte, les lésions sont profondes et le rein deviendra moins que normalement perméable.

Les glycosuries consécutives à l'injection sous-cutanée de bichromate de potassium ou de nitrate d'uranium comportent la même explication.

De toutes les substances qui amènent des glycosuries d'origine rénale, la plus intéressante est, sans contredit, la phloridzine. Injectée sous la peau des animaux les plus divers, chien, lapin, grenouille, poule, oie, elle provoque une glycosurie assez intense. Quand on répète les injections, on observe chez le chien le développement d'un véritable diabète, diabète phloridzique, avec polydipsie, polyurie et amaigrissement. Si l'on continue l'expérience, l'animal peut succomber. Le lapin semble mieux supporter les injections. Il ne maigrit pas d'une façon sensible.

Chez l'homme, les injections sous-cutanées de phloridzine sont facilement suivies de glycosurie. Enfin, chez l'homme et chez le chien, mais non chez les autres animaux, il suffit de faire ingérer la substance pour provoquer le passage du sucre dans l'urine.

On s'accorde généralement à attribuer au diabète phloridzique une origine rénale. La glande deviendrait plus perméable que normalement. Lœwi a émis une autre idée. Il suppose que le rein, excité par le poison, dégage le sucre qui, dans le sang, serait combiné à l'albumine, et qui, ayant été mis en liberté, dialyserait facilement et passerait dans l'urine.

Il existe enfin des substances toxiques qui provoquent la glycosurie en déterminant une altération diffuse du foie. L'organe devient incapable de fixer le sucre et celui-ci passe dans l'urine, quand la veine porte en contient en excès; c'est ce qu'on a observé dans les empoisonnements par le mercure, l'arsenic, le phosphore.

Action des poisons sur la nutrition. — Après les détails que nous avons donnés en parlant des urines, nous serons bref sur les modifications nutrives provoquées par les poisons. Il est classique de diviser les substances toxiques en deux groupes, suivant qu'elles activent ou ralentissent la nutrition ; mais les renseignements fournis par les auteurs sont parfois tellement contradictoires qu'il est difficile de savoir quel procédé est mis en œuvre. Pour l'étude du problème, on peut avoir recours à quatre méthodes : rechercher les altérations de l'urine, les modifications des échanges gazeux, les troubles de la glycogénie hépatique, les variations thermiques.

C'est la courbe de l'azote total et non de l'urée qui donne des renseignements sur les échanges. On peut admettre jusqu'à certain point que les substances, qui diminuent l'excrétion de l'azote total, ralentissent la nutrition; celles qui augmentent l'excrétion des matières azotées activent les processus nutritifs. Dans le premier groupe se rangent l'antipyrine, les bromures, l'alcool, la quinine et la cocaïne. Sous l'influence de la quinine, les albumines cellulaires s'oxydent moins, et la désassimilation est ralentie; l'azote diminue, mais en même temps se produit une excitation du système nerveux qui peut rendre les résultats moins nets. La cocaïne exerce une influence sur la nutrition, ce qui explique comment elle augmente la résistance à la fatigue; mais l'analyse expérimentale n'a pas été faite d'une façon suffisante et l'on ne connaît pas encore exactement les modifications de l'urine.

Parmi les toxiques qui activent la nutrition, nous citerons l'atropine et la caféine. Enfin il existe quelques poisons qui rendent la désassimilation plus rapide ou la font dévier de son type normal : c'est en troublant les échanges qu'ils provoquent les dégénérescences cellulaires et notamment la stéatose.

Pour certaines substances dont l'action semble démontrée par la clinique, les recherches expérimentales n'ont pas toujours donné des résultats certains. Ainsi, on n'est pas bien fixé sur les effets des iodures. Sous leur influence, Bouchard a vu augmenter l'excrétion de l'urée, tandis que Rabuteau, Milanesi prétendent que le taux de l'urée diminue et que le poids du corps ne varie pas. Si quelques observateurs ont noté l'amaigrissement, c'est que les préparations contenaient de l'iode; ce métalloïde agirait simplement en troublant les fonctions digestives, en déterminant du catarrhe gastrique et en diminuant l'appétit.

Même incertitude en ce qui concerne les alcaloïdes de l'opium : Fubini prétend qu'ils augmentent l'urée et favorisent la désassimilation; mais de petites doses de morphine semblent ralentir les échanges, surtout chez l'homme; chez les diabétiques, par exemple, elles provoquent souvent une diminution de la glycosurie.

Pour apprécier les modifications nutritives, Nencki et Sieber[1] ont eu recours à un procédé fort ingénieux. Ils ont établi d'abord que le benzol s'oxyde dans l'organisme et s'élimine par l'urine à l'état de phénylsulfate et de phénylglycuronate. Or, dans l'empoisonnement par le phosphore les oxydations tombent au minimum, et l'on ne trouve presque plus de phénol dans l'urine; le cuivre, le platine, l'éther, le chloroforme diminuent de moitié la production du phénol; l'arsenic est sans action; les auteurs ont reconnu, de plus, que les phénomènes de sulfoconjugaison ne se modifient pas en même temps que les oxydations.

L'étude des échanges gazeux qui se passent dans le poumon fournit des renseignements précieux sur les variations de la nutrition.

Valentin[2], qui a étudié le problème avec soin, a reconnu qu'une faible quantité d'acétate de morphine, injectée à une grenouille, diminue l'exhalation de l'anhydride carbonique et surtout l'absorption de l'oxygène; les hautes doses de l'alcaloïde amoindrissent encore l'absorption de l'oxygène, mais font monter l'exhalation du gaz carbonique au-dessus de la normale. L'apomorphine agit d'une façon différente suivant les circonstances; l'absorption de l'oxygène est toujours diminuée, tandis que l'exhalation de l'anhydride carbonique, amoindrie si l'animal est dans un état de mort apparente, est exagérée s'il est atteint de mouvements convulsifs.

Fubini[3] a étudié l'action des alcaloïdes de l'opium sur le chien, le lapin et le cobaye; il a vu que la morphine fait tomber le gaz carbonique exhalé par un chien de 100 à 50; la codéine le fait tomber à 85, la narcotine à 90, la papavérine à 92, enfin la thébaïne a fait monter l'exhalation de l'anhydride carbonique, chez le cobaye, à 118.

La question des échanges respiratoires a été reprise par un grand nombre d'auteurs, et notamment par K. Petzold et J. Rogler, dans leurs thèses inaugurales, publiées en 1891 à Erlangen. Parmi les nombreuses substances qui ont été étudiées, nous citerons la quinine, qui, entravant la désassimilation, abaisse l'exhalation de l'anhydride carbonique (Böck);

[1] Nencki und Sieber, Ueber eine neue Methode die physiologische Oxydation zu messen, und über den Einfluss der Gifte und Krankheiten auf dieselben. *Archiv. für die gesammte Physiologie*, Bd. XXXI, p. 319, 1888.

[2] Valentin, Eudiometrisch-toxicologische Untersuchungen. *Arch. für exper. Pathol. und Pharmakol.*, Bd. XI, 1879.

[3] Fubini, Influenza di alcuni alcaloïdi dell' oppii sul chimismo della respirazione. Turin, 1880.

l'arsenic diminue à la fois l'urée, l'anhydride carbonique, les phosphates; il produit donc un affaiblissement de la désassimilation qui peut avoir pour conséquence la stéatose viscérale (Schmidt et Brettschneider).

D'après Kravkov, la strychnine, l'atropine, la digitaline augmentent les échanges gazeux, tandis que l'acide cyanhydrique et la pilocarpine les diminuent.

Au lieu d'étudier les échanges pulmonaires, on peut rechercher comment se fait la respiration des tissus isolés. Appliquant ce procédé au tissu musculaire, Senta a constaté que l'activité respiratoire diminue sous l'influence de la quinine et du salicylate de soude; 1/5000 de ces substances produit déjà des effets appréciables. L'antipyrine et le pyramidon agissent dans le même sens, mais bien moins énergiquement. L'atropine, la pilocarpine, la nicotine, la morphine, la cocaïne et la caféine sont sans influence.

Les troubles de la nutrition cellulaire se traduisent encore par des modifications dans la composition chimique des tissus; sous l'influence de divers poisons, les substances constituantes sont altérées, déviées de leurs types normaux; il y a un changement dans la teneur en eau, en albumines, en graisses, en sucre. Certains corps, avides d'eau, ont la propriété de déshydrater les tissus; Kunde a montré, par exemple, que l'injection du chlorure de sodium sous la peau ou dans le tube digestif de la grenouille amène des convulsions, puis une paralysie avec perte d'excitabilité des nerfs et des muscles; en même temps le cristallin s'opacifie, mais il reprend son aspect normal dès qu'on rend à l'animal l'eau que le sel a attirée et qui s'est accumulée au point d'injection. Chez les mammifères, les phénomènes sont analogues, mais moins nets; injecté dans les veines, le chlorure de sodium provoque des spasmes musculaires qui disparaissent si on donne à l'animal de grandes quantités d'eau.

Ce n'est pas seulement le sel marin qui exerce une action déshydratante; il en est de même des vapeurs du chloroforme. R. Dubois, ayant mis des plantes grasses dans une atmosphère imprégnée de chloroforme, a vu sourdre des gouttelettes liquides, analogues à de la rosée; puis les feuilles s'inclinent et sont affaissées en une heure. Les modifications sont analogues, mais plus lentes avec l'éther, qui produit les mêmes phénomènes en douze heures et l'alcool qui les amène en vingt-quatre heures.

Le même auteur a étudié la déshydratation des animaux placés sous une cloche où se trouvait un corps avide d'eau, comme le chlorure de calcium; il a reconnu que les animaux vivants se déshydratent moins vite que les cadavres; en trois jours, ils perdent 13,2 pour 100 de leur poids; chez les cadavres, le résultat varie suivant le genre de mort; si on a tué l'animal avec du curare, il perd 14,2 pour 100; 16,6 si on l'a fait périr avec de la strychnine; 18,8 avec du chloroforme, 19,45 avec de la pilocarpine.

Les modifications survenues dans les albumines de l'organisme sont beaucoup plus importantes, mais leur étude est hérissée de grandes difficultés. Nous savons seulement que certains poisons activent la désassimilation des matières azotées, que d'autres l'entravent ou la modifient; l'examen de l'urine a permis de suivre les variations de l'urée, de l'azote total, et a souvent révélé la présence, dans ce liquide, d'albumine ou de peptones.

C'est aussi à une modification des albumines qu'il faut rattacher la production de l'immunité acquise; qu'il s'agisse de poisons microbiens, de poisons végétaux, comme l'abrine ou la ricine, de poisons animaux, comme les venins, la vaccination est due à des modifications du chimisme organique et ces modifications dépendent d'un changement dans la nutrition cellulaire : l'action des toxiques provoque des réactions organiques qui aboutissent à la production d'antitoxines.

L'évolution anormale des hydrates de carbone se traduit par de la glycosurie. Celle-ci reconnaît pour cause soit un trouble de la nutrition cellulaire, soit un trouble nerveux, soit un trouble rénal, soit une modification de la glycogénie hépatique.

Après les détails que nous avons donnés en traitant des glycosuries d'origine toxique, nous serons très bref sur les variations de la glycogénie hépatique. Il faut d'ailleurs reconnaître que l'étude n'est pas aussi simple qu'on le dit généralement. Même dans les conditions normales, en apparence identiques, les quantités de glycogène sont extrêmement variables, il est donc assez difficile d'en apprécier les modifications.

On sait cependant que les poisons convulsivants diminuent le glycogène hépatique. Ce résultat est simplement lié à la grande destruction de sucre qu'entraînent les contractions musculaires. Cependant, même quand on évite les convulsions, la strychnine abaisse le taux du glycogène dans les muscles et le foie (B. Demant), mais son action est moins marquée et moins rapide.

L'injection de diverses susbtances dans les veines mésaraïques fait également disparaître le glycogène hépatique. C'est ce que Doyon a observé avec la pilocarpine et avec l'adrénaline. Enfin les poisons qui provoquent une dégénérescence des cellules hépatiques suppriment aussi la réserve hydrocarbonée; dans ce groupe se rangent le phosphore et l'arsenic : chez les animaux intoxiqués par ces substances, la piqûre du 4ᵉ ventricule reste sans effet. En opérant sur des grenouilles, N. Fiessinger a constaté que l'arsenic et le phosphore amènent un épuisement du glycogène, entraînant une rétraction de la cellule; le protoplasma subit la transformation granuleuse et les cellules prennent l'aspect qu'elles présentent au printemps chez l'animal épuisé par une longue abstinence.

Chez des lapins et des cobayes soumis à l'intoxication lente par l'absinthe diluée, Aubertin et Hébert ont observé une hypertrophie du foie avec surcharge glycogénique. Lœderich a obtenu un résultat analogue chez des animaux ayant subi une intoxication urémique à marche lente.

C'est dans les empoisonnements chroniques que les troubles de la nutrition offrent le plus d'intérêt pour la clinique.

Dans tous les cas, on observe un état d'anémie généralement très marqué, se traduisant par la pâleur des téguments, l'essoufflement facile, par des palpitations, des œdèmes passagers, enfin par une tendance des moindres excoriations à revêtir une forme ulcéreuse ou à être le point de départ de complications septiques. Dans l'hydrargyrisme chronique, par exemple, une simple irritation cutanée peut être suivie d'érysipèle ou de gangrène. Mais les troubles de ce genre sont surtout manifestes dans l'intoxication par l'arsenic ou le phosphore. Dans le premier cas, c'est sur la muqueuse nasale que le processus ulcératif se développe; il se traduit par un coryza chronique pouvant à la longue entraîner des pertes de substance, des perforations de la cloison, ou déterminer des tumeurs végétantes analogues aux productions cancéreuses (Hutchinson). Les effets du phosphore ne sont pas moins graves; tout le monde connaît les nécroses des maxillaires, qui, grâce aux progrès de l'hygiène, ne s'observent plus aujourd'hui.

Les troubles de la nutrition aboutissent encore à d'autres manifestations non moins intéressantes : ce sont les altérations dentaires dans le morphinisme; l'aménorrhée, les avortements ou la débilité des nouveau-nés dans la plupart des intoxications chroniques; l'amaigrissement rapide, ou au contraire la surcharge graisseuse, qui est très fréquente chez certains alcooliques.

L'alcoolique qui maigrit est généralement atteint de lésions viscérales et particulièrement de cirrhose hépatique ou de tuberculose pulmonaire. Dans les autres cas, il engraisse. Carnot et Amet ont produit l'obésité expérimentale chez des cobayes soumis à l'intoxication chronique par l'alcool, l'arsenic, le phosphore, le plomb, la strychnine, la morphine. Les poisons stéatosants seraient ceux qui provoqueraient le plus facilement la surcharge graisseuse.

Pour déterminer d'une façon plus précise les changements de la nutrition, il faut évidemment examiner l'urine. Peu d'auteurs ont abordé cette recherche, qui pourtant nous donnerait des renseignements fort importants sur les phénomènes qui se passent dans l'intimité des cellules. Les seules expériences précises ont été poursuivies par Bouchard et par Gaucher[1]. En étudiant des malades atteints de saturnisme chronique, Gaucher a constaté une notable diminution de l'urine, dont le chiffre tombe à 800 centimètres cubes en vingt-quatre heures; c'est ce qui s'observe à la première période de l'empoisonnement : plus tard, c'est-à-dire de dix à quinze jours après le début de l'intoxication confirmée, se produit une polyurie qui se chiffre par 2 litres ou 2 litres 1/2. Pendant

---

[1] GAUCHER, Des troubles de la nutrition dans l'intoxication saturnine. *Revue de méd.*, 1881, p. 877.

la première période les globules sont détruits en abondance, et donnent à l'urine et aux téguments l'aspect hémaphéique : quand la polyurie s'établit, les urines deviennent de plus en plus pâles. En même temps l'urée diminue et son taux tombe à 5 ou 6 grammes en vingt-quatre heures ; l'acide urique n'est augmenté que dans les cas où le malade mange avec excès : le chlore, l'acide phosphorique sont de deux à trois fois moins abondants que normalement. Ce ralentissement de la nutrition joue évidemment un rôle dans le développement de l'anémie, il explique la lenteur avec laquelle certains médicaments s'éliminent ; en donnant de l'iodure de potassium, Gaucher a vu que cette substance n'apparaît dans l'urine que vers le troisième jour, c'est-à-dire à une époque où l'élimination est terminée dans les conditions normales, et met de onze à dix-sept jours à quitter l'organisme.

Nous devons signaler un dernier trouble nutritif qu'on observe dans le saturnisme, c'est une variété de goutte (goutte saturnine) remarquable par sa tendance à envahir plusieurs jointures : elle constitue la manifestation d'une véritable diathèse acquise.

Les auto-intoxications provoquent aussi des modifications nutritives. Le fait est évident et bien connu, en ce qui concerne le diabète ; l'amaigrissement des malades, les douleurs osseuses, la formation d'acides dans leur organisme, les lésions oculaires et notamment la cataracte témoignent suffisamment des changements survenus dans la nutrition.

Les affections stomacales s'accompagnent de troubles analogues : telles sont les nodosités des deuxièmes phalanges, décrites par Bouchard dans l'ectasie gastrique.

De la dégénérescence graisseuse. — Parmi les troubles nutritifs qu'on peut observer au cours des intoxications, il faut faire une place à part à la dégénérescence graisseuse.

Il est classique d'admettre que la graisse renfermée dans les cellules augmente soit par suite d'une infiltration ou d'une surcharge, soit par suite d'une dégénérescence ; dans le premier cas, il y a obésité cellulaire, dans le second, il y a transformation des protéines protoplasmiques en matières grasses. C'est dans l'intoxication phosphorée et, à un degré moindre, dans l'intoxication arsenicale qu'on observe le mieux la dégénérescence. Le processus peut envahir toutes les cellules, mais il atteint surtout les cellules hépatiques.

Que de la graisse prenne naissance dans l'intoxication phosphorée, c'est ce que semble établir une expérience fort intéressante de Baur. Pendant douze jours un chien est soumis au jeûne ; au bout de ce temps, on l'intoxique lentement par le phosphore ; la mort survient en huit jours. La quantité d'urée éliminée avant l'intoxication était de 7^{gr},8 ; après l'administration du phosphore, elle s'est élevée à 25^{gr},9. Il y a donc eu une destruction extrêmement active de la matière protéique. On a trouvé simultanément une diminution de l'oxygène absorbé ; la combustion de la graisse a donc été insuffisante. Enfin, à l'autopsie, on a constaté que le foie renfermait 30 pour 100 de graisse et que les muscles en contenaient 42,4 pour 100, ce sont des chiffres trois fois supérieurs à ceux qu'on trouve à l'état normal et cependant le chien ayant jeûné pendant dix-neuf jours, son organisme aurait dû être presque totalement dépourvu de matières grasses; si l'on en trouve en excès, c'est qu'il s'en est produit, car les réserves hydrocarbonées étant épuisées par le jeûne, on ne peut invoquer qu'une transformation de l'albumine; les dosages des déchets urinaires confirment cette déduction.

Cette expérience n'a qu'un défaut, c'est d'être complexe. Or voici des recherches plus simples qui conduisent à des résultats bien différents.

Kraus et Sommer opèrent sur des souris qu'ils divisent en deux lots : les unes servent de témoins; les autres sont empoisonnées par le phosphore. En dosant la graisse renfermée dans le foie, on trouve de 5,1 à 11,8 pour 100 chez les premières et de 7,4 à 37,4 pour 100 chez les secondes. Mais si l'on dose la graisse contenue dans la totalité du corps, on trouve de 13,8 à 29,3 pour 100 dans les conditions normales et seulement de 4,13 à 7,2 pour 100 dans l'intoxication phosphorée. Il y a donc diminution de la graisse qui est mise en circulation et est en partie arrêtée par certains organes, spécialement par le foie. On s'explique ainsi la surcharge graisseuse du sang observée dans les intoxications ainsi que dans les infections stéatosantes et l'on comprend pourquoi l'infiltration adipeuse débute par les parties périphériques des lobules hépatiques.

En s'appuyant sur toute une série de faits expérimentaux qu'il serait trop long de rapporter et que nous avons exposés dans un autre ouvrage (¹), Rosenfeld conclut que la dégénérescence graisseuse n'existe pas, que la transformation de l'albumine en graisse ne peut être démontrée sur l'animal vivant, pas plus d'ailleurs que dans les organes abandonnés à l'autolyse. Il suppose que le foie, dont les réserves glycogéniques sont épuisées, essaye de reconstituer avec la graisse l'hydrate de carbone dont il a besoin. On comprend ainsi l'accumulation de cette substance. Si la cellule conserve une vitalité suffisante, une partie de la graisse est utilisée et se transforme en glygogène; si le processus morbide est plus violent, cette transformation devient impossible et la graisse infiltre le tissu.

A l'heure actuelle, il semble difficile de conclure. En tout cas, le problème est bien posé et des travaux ultérieurs ne tarderont pas sans doute à nous faire savoir s'il faut admettre, au cours des intoxications, de véritables dégénérescences ou de simples infiltrations graisseuses.

Action des poisons sur la thermogenèse. — Rien de plus contradictoire que les résultats obtenus en recherchant l'action des poisons sur la température. La difficulté de l'étude tient aux causes suivantes : toute substance qui agit sur la thermogenèse produit une action primaire, qui est suivie d'une réaction secondaire faisant varier la colonne thermométrique en sens inverse. Quand un poison a abaissé primitive-

(¹) Roger, *Digestion et nutrition.* 1 vol. in-8. Paris, 1910, p. 407-414.

ment la température, on observe secondairement une élévation thermique, généralement inférieure à l'hypothermie initiale. Réciproquement, après une hyperthermie primitive se produit souvent une légère hypothermie secondaire. Ce qui complique encore le phénomène, c'est qu'une même substance, suivant les doses, peut produire des effets différents ; tel poison qui est hyperthermisant quand on en introduit une petite quantité, devient hypothermisant quand on en injecte une plus forte. Enfin, quel qu'ait été l'effet primitif, presque toujours la température s'abaisse pendant la période agonique.

A ces premières causes d'erreur s'en ajoutent d'autres tenant à l'impressionnabilité du sujet sur lequel on expérimente ; la crainte, les mouvements produisent des variations thermiques considérables. L'immobilité fait baisser la température dans des proportions très marquées ; aussi est-il indispensable, dans les recherches de ce genre, de ne jamais attacher les animaux sur lesquels on opère.

Il faut tenir compte encore de la température ambiante et de la déperdition de chaleur qui en est la conséquence. Pour éviter cette nouvelle cause d'erreur, Gottlieb maintient les animaux dans une étuve réglée à 31-32 degrés ; dans les conditions physiologiques, leur température reste constante ; dans les empoisonnements elle s'élève facilement ; c'est ce qu'on observe notamment dans l'intoxication morphinique.

Le thermomètre donne des résultats importants sur l'état de la chaleur animale ; mais les renseignements qu'il fournit doivent être complétés par l'étude calorimétrique, qui seule renseigne sur le mécanisme de la thermogenèse. Malheureusement les études calorimétriques sont fort difficiles et les appareils employés sont généralement peu pratiques ou peu exacts. Aussi la plupart des auteurs se contentent-ils de pratiquer des explorations thermométriques.

Telles sont les quelques notions préliminaires qu'il était indispensable de rappeler avant d'aborder l'étude de la thermogenèse.

Certains poisons, avons-nous dit, élèvent la température ; ils peuvent agir par trois procédés principaux : mettre en jeu les centres de la calorification ; activer les combustions organiques ; exercer une influence indirecte, par exemple en provoquant des convulsions.

Cette division est acceptable ; mais pour bien des substances on ne sait pas encore quel mécanisme intervient, et l'incertitude est d'autant plus grande que, pour beaucoup d'entre elles, on n'est même pas tombé d'accord sur leur action.

La plupart des poisons d'origine animale, sauf les venins, élèvent la température ; la plupart des toxiques végétaux sont hypothermisants ; l'action des produits microbiens diffère d'une espèce bactérienne à l'autre et, dans une même espèce, elle varie suivant la virulence, l'ancienneté des cultures, le milieu nutritif. Quant aux poisons minéraux, nous ne trouvons à citer, comme thermogènes, que les iodures, le bicarbonate de soude, et le phosphore, au moins à petites doses.

Tous les extraits pratiqués avec des tissus animaux, muscles, foie, rate, reins, poumons, cerveau, élèvent la température, comme on peut s'en convaincre en parcourant l'excellente thèse de Rouquès[1]. Il en est de même du sang défibriné et du sérum. L'urine renferme des substances antagonistes, les unes hyperthermisantes, les autres hypothermisantes, qui doivent jouer un rôle dans les modifications de température qu'on observe au cours de l'urémie.

Un grand nombre de substances d'origine animale provoquent des élévations thermiques, tels sont, par exemple, les urates, l'urée, la créatine; c'est aussi à l'influence de poisons autogènes qu'il faut vraisemblablement attribuer la fièvre goutteuse et certaines fièvres de surmenage. Nous croyons même qu'on peut généraliser ce processus; quand on refroidit un animal, on constate que le sang acquiert des propriétés thermogènes qu'il ne possède pas dans les conditions normales et qui doivent jouer un rôle dans la régulation thermique et surtout dans les réactions fébriles secondaires.

Parmi les alcaloïdes pyrétogènes, il faut citer la cocaïne, qui semble porter directement son action sur les centres (Mosso); la pilocarpine produit une légère élévation initiale, suivie d'un abaissement au moment de la diaphorèse; l'opium, l'atropine, font monter le thermomètre, pour l'abaisser ensuite si la dose est plus forte.

Les matières colorantes, probablement en activant les oxydations, provoquent un véritable mouvement fébrile. Valenti a montré que l'injection sous-cutanée de $0^{gr},06$ à $0^{gr},1$ d'hématoxyline détermine chez le chien une hyperthermie qui se prolonge pendant deux jours.

Les substances convulsivantes élèvent toutes la température; la nicotine, la santonine, la picrotoxine produisent cet effet; l'acide cyanhydrique est hypothermisant, mais si des convulsions éclatent, la température monte et peut continuer à s'élever après la mort. La strychnine, qui est le type des convulsivants, est aussi le poison qui provoque les plus fortes hyperthermies; sous son influence on a observé des températures de 42, 43 et même 44 degrés; mais à la période de paralysie, la température s'abaisse au-dessous de la normale. Il en est de même chez les animaux dont le système nerveux est paralysé; les convulsions ne se produisant plus, la température peut tomber à 27 degrés (Harnack et Hochheim); cette hyperthermie énorme est capable par elle-même d'entraîner la mort, car si l'on empêche la déperdition du calorique, on parvient parfois à sauver les animaux.

Ainsi, même quand ils élèvent primitivement la température, la plupart des poisons l'abaissent à la période agonique ou quand la dose administrée d'emblée est très élevée. Il faut remarquer encore que certains poisons convulsivants sont hypothermisants. Telle est la santonine. Ce fait paradoxal s'explique par une énorme vaso-dilatation périphérique qui entraîne une perte considérable de calorique (Harnack).

---

[1] Rouquès, Substances thermogènes extraites des tissus animaux sains. *Thèse de Paris*, 1893.

Les substances hypothermisantes sont fort nombreuses ; elles se divisent théoriquement, comme les substances thermogènes, en trois groupes, suivant qu'elles agissent sur la nutrition, sur les centres nerveux ou sur les muscles qu'elles paralysent. Mais le plus souvent les phénomènes sont complexes : l'antipyrine, par exemple, entrave la nutrition, comme l'ont montré les recherches de Brouardel et Loye et de Robin ; mais elle agit aussi sur les centres nerveux, car les piqûres cérébrales n'amènent pas d'hyperthermie chez les animaux placés sous son influence (Girard).

C'est en modifiant la nutrition que semblent agir certaines substances minérales, comme les bromures et l'arsenic ; les bromures administrés à la dose de 10 grammes abaissent la température de 0°,5 à 0°,8 et, à la dose de 15 grammes, de 1 à 2 degrés.

La température s'abaisse dans les empoisonnements par les acides minéraux et organiques. Brown-Séquard avait signalé ce résultat dès 1849 en étudiant les acides chlorhydrique, sulfurique, nitrique. On a reconnu depuis qu'il en est de même avec les acides acétique, citrique, tartrique. L'action du phénol a été plus discutée. Volkmann considère cette substance comme pyrétogène, Kocher et Billroth comme hypothermisante. Il nous semble que le doute n'est pas possible. Chez deux malades du service de Bouchard, atteints de fièvre typhoïde, et chez lesquels on injecta par erreur 48 grammes de phénol dans un lavement, la température tomba à 34°,8. Nous avons observé un enfant qui avait ingéré accidentellement de la glycérine phéniquée ; sa température rectale, prise une demi-heure plus tard, était à 35°,8 ; le soir, l'enfant allait mieux et la température s'était élevée à 39°,5. Voilà un exemple remarquable de ces modifications secondaires qui peuvent rendre les interprétations si difficiles.

L'ammoniaque est également une substance hypothermisante ; chez un lapin auquel nous en avions injecté 0^{gr},18 par kilo, en nous servant d'une solution à 2 pour 1000, nous avons vu la température tomber en une heure de 39 à 33 degrés. Citons enfin le tartre stibié, qui produit une algidité comparable à celle du choléra.

Le groupe des substances de la série aromatique comprend un grand nombre de poisons hypothermisants, qui répondent à la loi de Lépine et Laborde : tout antithermique est un analgésique. Cette loi se confirme, en effet, avec l'antipyrine, la kairine, et peut même s'étendre à l'alcool, à l'éther, au chloroforme et au chloral. Remarquons cependant que le chloroforme et surtout le chloral agissent principalement par les dilatations qu'ils provoquent dans les vaisseaux cutanés ; il en résulte une perte de calorique qui peut faire tomber la température à 32 et même à 27 degrés ; si on supprime la déperdition de chaleur, en plaçant les animaux dans une étuve, on les empêche de succomber. Dans ses études sur le chloral et le chloralose, Ch. Richet a mis en évidence l'action automatique du bulbe qui, en provoquant le frisson, lutte contre le refroidissement.

Un grand nombre d'alcaloïdes et de glycosides abaissent la température. Nous avons déjà cité la morphine et l'atropine, qui, à petites doses, sont hyperthermisantes. Comme alcaloïdes hypothermisants d'emblée il faut signaler l'hyoscyamine, l'émétine, l'aconitine, la muscarine, la vératrine, l'ésérine. Avec la quinine les résultats sont variables et généralement peu marqués : chez l'homme sain, on a vu la température s'élever ou s'abaisser de quelques dixièmes de degré; chez les animaux sains, les résultats sont également inconstants. Au contraire, chez les êtres fébricitants, la quinine représente un antithermique, au moins dans les cas où la fièvre est caractérisée par de grandes oscillations. Toutes ces contradictions s'effacent si on tient compte de ce fait que la quinine n'abaisse pas, à proprement parler, la température, mais la régularise, c'est-à-dire modifie les écarts qu'on observe aux diverses heures de la journée.

Il résulte enfin des recherches d'Ackermann que la digitale abaisse la température centrale et élève la température périphérique, quand elle est administrée à petite dose; à haute dose, elle produit l'inverse; à dose toxique, elle détermine l'hypothermie centrale et périphérique.

Il nous resterait à étudier les produits de sécrétion des êtres inférieurs, c'est-à-dire des agents infectieux; la question sera exposée avec tous les détails nécessaires dans les chapitres consacrés aux infections et à la fièvre.

Action des poisons sur les infections. — Les poisons favorisent souvent le développement des agents animés, parasitaires ou infectieux. Seeck a constaté que chez les grenouilles qui ont reçu diverses substances métalliques, des parasites envahissent fréquemment le tégument cutané.

Quelques-unes des lésions qui s'observent au cours des intoxications relèvent en réalité d'une infection secondaire : tel est le cas, que nous avons déjà cité, de la stomatite ou de l'entérite hydrargyrique. Diday rapporte qu'un homme, ayant une stomatite mercurielle, transmit à sa femme l'affection dont il était atteint : c'est un exemple saisissant de l'augmentation de virulence que peuvent acquérir les microbes de la bouche, au cours des intoxications. Enfin, les recherches expérimentales de Wurtz et de Beco établissent que, dans un grand nombre d'intoxications, les bactéries intestinales envahissent l'organisme; pénétrant par le système porte, elles parviennent d'abord dans le foie, et peuvent, comme l'admet Wurtz, jouer un certain rôle dans la pathogénie des cirrhoses.

Les poisons favorisent l'infection de deux façons principales : tantôt ils provoquent des lésions locales qui diminuent la résistance des tissus dans lesquels on les introduit; tantôt ils déterminent une perturbation générale de l'économie qui abolit momentanément son immunité.

Comme exemple du premier mécanisme, nous pouvons citer l'action de l'acide lactique qui, injecté dans un muscle de lapin, le rend incapable de résister au développement du charbon symptomatique; d'autres substances, comme l'acide acétique, l'acétate de potasse, l'alcool, produisent des effets semblables.

Les intoxications générales, surtout quand elles atteignent le système nerveux, abolissent également l'immunité. Platania a démontré que l'alcool, le chloral, permettent le développement du charbon chez les animaux naturellement réfractaires, comme le chien, le pigeon, la grenouille; Wagner a vérifié le fait en inoculant le charbon à des poules chloralisées.

Divers poisons peuvent agir, semble-t-il, tantôt en déterminant un trouble local, tantôt en produisant une modification de tout l'organisme. C'est par le premier mécanisme qu'on explique les lésions infectieuses consécutives aux inhalations de gaz délétères; chez les individus soumis aux vapeurs de charbon, aux émanations méphitiques des fosses d'aisance, on voit parfois se développer des broncho-pneumonies ou des gangrènes pulmonaires qu'on peut rattacher à ce processus. Mais, dans les mêmes conditions, on observe aussi des infections générales; c'est du moins ce qui ressort de quelques recherches expérimentales (¹). En inoculant à des cobayes un charbon atténué, incapable de faire périr les témoins, on voit succomber les animaux soumis à l'action de l'oxyde de carbone ou des produits de combustion de la paille. Ces résultats ont été vérifiés et complétés par Alessi, di Mattei et Kirchner.

Alessi a reconnu que l'inhalation préalable de gaz d'égout favorise d'une façon très marquée l'infection des animaux par le bacille d'Eberth ou le colibacille. Di Mattei a soumis des cobayes, des lapins et des pigeons à des inhalations quotidiennes de gaz délétères, oxyde de carbone, acide carbonique, acide sulfureux, sulfure de carbone. Puis il a inoculé les animaux avec différents microbes, bacilles du charbon, du charbon symptomatique, de la fièvre typhoïde, colibacille, diplocoque de Frænkel. Dans ces conditions, les animaux chroniquement intoxiqués se sont montrés très sensibles aux divers virus et ont succombé plus rapidement que les témoins. Ceux qui possédaient l'immunité naturelle et même ceux qui avaient été vaccinés par des inoculations virulentes antérieures, n'ont pas résisté davantage. Les résultats ont été analogues dans les expériences de Kirchner.

Les ferments végétaux possèdent aussi la propriété de transformer l'organisme en un milieu favorable au développement des bactéries. Rossbach l'a démontré avec la papayotine; ce ferment contient presque toujours des spores de *Bacillus subtilis*; injecté dans les veines, il permet la pullulation du microbe. La papaïne favorise également l'action des germes atténués, notamment du streptocoque et du pneumocoque qui, grâce à son concours, retrouvent leur virulence (²). Les résultats sont

---

(¹) CHARRIN et ROGER, Influence de quelques gaz délétères sur la marche de l'infection charbonneuse. *Comptes rendus de l'Acad. des sciences*, 12 septembre 1892.

(²) ROGER, De quelques substances chimiques qui favorisent l'infection. *Bull. de la Soc. de biol.*, 31 mai 1890.

semblables avec les macérations de jéquirity qui sont toujours souillées par *Bacillus subtilis*.

De même que les végétaux supérieurs, les microbes sécrètent des substances favorisant l'infection. Ainsi s'explique l'influence des associations microbiennes; nous avons montré, par exemple, que les produits solubles de *Bacillus prodigiosus* permettent le développement des microbes auxquels les animaux sont naturellement réfractaires; ils abolissent l'immunité naturelle que le lapin et le pigeon possèdent contre le charbon symptomatique. Le même procédé sert à rendre leur virulence à des agents pathogènes atténués, comme l'a bien établi Monti. L'action adjuvante de *Bacillus prodigiosus* est due à une substance soluble dans la glycérine, insoluble dans l'alcool et résistant à une température de 120 degrés (¹).

Il ne faut pas croire cependant que toutes les toxines microbiennes favorisent les infections; il en est, au contraire, qui servent à la défense de l'organisme envahi, comme l'ont montré divers expérimentateurs et particulièrement Bouchard. Parfois une même toxine se comporte différemment chez deux espèces animales, même assez voisines. C'est ainsi que les produits solubles de *Bacillus prodigiosus* favorisent l'infection charbonneuse chez le cobaye et l'entravent chez le lapin.

Un dernier groupe de poisons venant en aide aux bactéries est représenté par des substances qui prennent naissance dans l'organisme lui-même. Les toxines qui se produisent chez les animaux surmenés rendent possible la pullulation des virus atténués ou le passage dans le sang des nombreuses bactéries qui vivent normalement dans l'intestin. Un excès de sucre agit de même; l'influence du diabète et de la glycosurie, établie depuis longtemps par la clinique, a été démontrée expérimentalement : Bujwid en injectant du sucre aux animaux inoculés, Léo en leur faisant prendre de la phloridzine ont rendu les infections plus faciles et plus graves.

C'est aussi en troublant la constitution chimique de l'organisme qu'agissent certaines lésions organiques. Neumann a démontré qu'on favorise le développement du streptocoque en altérant le foie, en modifiant l'alcalinité du sang, en lésant le rein ou en liant la partie inférieure de l'intestin; dans tous ces cas, il y a production exagérée de substances toxiques, insuffisance de l'élimination et modification des propriétés bactéricides des humeurs.

Il nous reste à signaler encore le rapport entre les intoxications chroniques et le développement des lésions cancéreuses. Hutchinson a observé des formations épithéliales dans les fosses nasales au cours de l'arseni-

---

(¹) ROGER, Quelques effets des associations microbiennes. *Bull. de la Soc. de biologie*, 19 janvier 1889. — Inoculation du charbon symptomatique au lapin. *Ibid.*, 2 février 1889 et 30 mars 1889. — Les infections combinées. *Gaz. des hôpit.*, 1ᵉʳ février 1890. — Contribution à l'étude expérimentale du charbon symptomatique. *Revue de médecine*, mars et juin 1891.

cisme chronique. Hœrting et Hesse ont insisté sur la fréquence des sarcomes pulmonaires chez les ouvriers travaillant dans les mines de cobalt arsenical de Schneeberg.

CHAPITRE IV

EMPOISONNEMENTS CHRONIQUES — LÉSIONS ANATOMIQUES

Empoisonnements aigus et empoisonnements chroniques. — Accoutumance aux poisons. — Accoutumance rapide ou tachysynéthie. — Vaccination antitoxique. — Prédisposition et idiosyncrasies. — Les lésions anatomiques produites par les poisons. — Rôle pyogène et nécrosant des substances toxiques. — Lésions du tube digestif, du foie, du rein; des appareils respiratoire et circulatoire; des diverses glandes; des muscles et des os; du système nerveux. — Rôle des empoisonnements dans l'hérédité et la tératogénie.

En étudiant les divers troubles fonctionnels que peuvent susciter les substances toxiques, nous avons surtout envisagé les empoisonnements aigus; c'est dans ces cas qu'on observe le plus nettement les modifications apportées au jeu des divers organes. Les intoxications chroniques au contraire provoquent surtout des lésions anatomiques, la répétition des troubles fonctionnels finissant par entraîner des modifications structurales. Leur étude présente un grand intérêt pour le médecin qui a fréquemment l'occasion de les observer. L'alcool, le plomb, le mercure, la morphine déterminent le plus souvent des manifestations lentes, et finissent par créer des lésions qu'il n'est pas toujours facile de rattacher à leur véritable cause. Les néphrites, les cirrhoses, les altérations nerveuses, diverses formes d'anémie évoluent comme des affections particulières; seule une étude attentive permet de dépister leur étiologie.

L'histoire des empoisonnements chroniques soulève diverses questions fort importantes, en tête desquelles nous placerons l'étude de l'accoutumance.

De l'accoutumance. — Rossbach fait remarquer que l'organisme ne s'habitue pas à la plupart des poisons minéraux. L'assertion est parfaitement juste pour le phosphore; si l'on injecte, tous les deux jours, sous la peau d'un lapin ou d'un cobaye, une petite quantité d'huile phosphorée, l'animal succombe, alors que chaque dose isolée est bien inférieure à la dose mortelle. Mais le même résultat ne s'observe pas avec tous les poisons minéraux. Pour certains d'entre eux, comme l'arsenic, l'accoutumance se produit d'une façon très manifeste. Les arsenicophages de la Styrie et du Tyrol commencent par manger 2 ou 3 centigrammes d'acide arsénieux; ils arrivent à tolérer, sans aucun trouble apparent, des doses dix fois plus considérables, et parviennent à un âge avancé, en conservant toute leur vigueur.

Le plus souvent, c'est aux poisons organiques que nous nous habituons; peu à peu, l'alcool, le tabac, la morphine, qui d'abord révoltaient la susceptibilité de l'organisme, ne produisent plus aucune manifestation pénible; on finit par absorber, chaque jour, des doses qui seraient dangereuses et même mortelles, si elles étaient administrées à un sujet non accoutumé.

Le même fait s'observe chez les animaux : Traube, en injectant à une grenouille 1/24 de goutte de nicotine, observait des effets très marqués sur la circulation; le lendemain il fallait une goutte entière pour produire les mêmes troubles vasculaires; au bout de quatre jours, 5 gouttes étaient nécessaires. Mais tous les êtres ne s'habituent pas aussi facilement à la nicotine; nous avons injecté de petites doses de cet alcaloïde à des lapins, et bien que l'expérience eût été prolongée pendant plusieurs semaines, nous avons obtenu les mêmes accidents à la suite de chaque injection. Il ne semble pas non plus que les animaux puissent être rendus réfractaires à l'action de la strychnine ou de l'acide cyanhydrique; loin de s'y habituer, ils y deviennent de plus en plus sensibles (Preyer). D'autres substances produisent des accoutumances partielles. Ainsi, d'après Anrep, au bout de cinq à dix jours, l'atropine n'a plus d'action sur l'estomac et l'intestin, mais agit encore sur la pupille; qu'on force la dose, et tous les accidents se reproduisent. Ces expériences, fort intéressantes, représentent un exemple curieux d'intoxication ou plutôt de résistance locale, d'accoutumance parcellaire de l'organisme.

Ce sont surtout les études bactériologiques qui ont servi à éclairer certaines questions ressortissant à l'accoutumance. Les injections répétées de toxines diluées ou atténuées ne tardent pas à créer un état réfractaire. En opérant avec précaution, on peut arriver à faire supporter 200 et 250 doses mortelles.

Ce qui est vrai pour les poisons microbiens s'applique à certains venins. En suivant des procédés analogues, Phisalix, Bertrand, Calmette sont arrivés à immuniser les animaux.

Ces faits constituent un chapitre spécial dans l'histoire de l'accoutumance et méritent d'occuper une place à part, sous le nom de vaccination. Le mécanisme qui préside au développement de cette immunité est aujourd'hui bien connu. Les mémorables expériences de Behring et Kitasato ont établi que les poisons microbiens injectés à petites doses suscitent la production de substances antitoxiques qu'on trouve en abondance dans le sang et dans le sérum. Cette explication s'étend à l'immunité contre les venins et à l'immunité contre un grand nombre de poisons végétaux et animaux. Ehrlich [1] a montré que la vaccination

____

[1] EHRLICH, Experimentelle Untersuchungen über Immunität. *Deutsche med. Wochenschrift*, 1891, pp. 376 et 1218.

contre la ricine et l'abrine est liée à une modification du sang. Cantacuzène a reconnu que chez les lapins qui ont reçu des doses croissantes de pepsine, se produisent des anticorps, capables de retarder et même d'empêcher la digestion de leurs organes par le suc gastrique. Les modifications sanguines sont évidemment secondaires à une modification des cellules. Les toxines microbiennes, végétales ou animales, provoquent des changements de la nutrition cellulaire aboutissant à la formation d'antitoxines qui se déversent dans le sang.

Peut-on appliquer cette interprétation aux phénomènes d'accoutumance rapide qu'on observe en injectant à des animaux, par la voie veineuse, des extraits d'organes? Qu'on introduise une dose non mortelle d'extrait d'intestin, de poumon, de corps jaune et, dix minutes plus tard, on peut injecter une ou plusieurs doses mortelles sans observer le moindre trouble. Champy et Gley désignent cette accoutumance rapide sous le nom de *tachyphylaxie*. L'expression consacre un rapprochement avec les immunités toxi-microbiennes. Pour séparer les deux ordres de manifestations, j'ai proposé le mot *tachysynéthie* (ταχὺς, rapide ; συνήθεια, accoutumance). C'est qu'en effet la résistance provoquée dans ces conditions relève d'un processus qu'on ne peut identifier avec celui des vaccinations microbiennes. Le sang n'acquiert aucune propriété immunisante. Injecté à un animal neuf, il ne le prémunit pas contre une injection ultérieure d'extrait organique. Il possède, il est vrai, la propriété de neutraliser les poisons. Mais c'est une propriété préexistante que possède également le sang des animaux non préparés. Il est donc fort intéressant de poursuivre l'étude des tachysynéthies; on y trouvera peut être l'explication de l'accoutumance. Car, jusqu'à présent, si on laisse de côté les cas où des anticorps ont été élaborés et se trouvent dans le sang, on est réduit à accumuler des hypothèses.

Rossbach[1] pensait que l'accoutumance entraîne une répartition plus égale du poison et une élimination plus rapide. Cl. Bernard[2] se demandait si l'on ne doit pas chercher la cause de l'assuétude dans une déchéance de l'organisme; il s'appuyait sur ce fait qu'un nerf engourdi ou dégradé est plus résistant qu'un nerf ordinaire. Il fait remarquer ailleurs qu'une grenouille affaiblie par une longue captivité résiste plus aux toxiques qu'une grenouille saine. Cette explication ne peut être admise dans les cas fort nombreux où l'on voit l'accoutumance se produire soit instantanément, soit progressivement, sans troubles notables.

Certaines expériences tendent à démontrer qu'il se fait parfois une destruction plus rapide du poison. Albanese[3] opérant sur des chiens accoutumés à la morphine, a constaté que le foie, à la condition qu'on

[1] Rossbach, Ueber die Gewöhnung an Gifte. *Archiv für die gesammte Physiologie*, Bd. XXI, p. 213.

[2] Cl. Bernard, Leçons sur les anesthésiques et sur l'asphyxie. Paris, 1875, p. 295.

[3] Albanese, Contributo allo studio del comportomente delle morfinie negli animali abituati alla sua azione. *Archivio de farmacologia sperimentale*, 1909, VIII, p. 307.

ait le soin de le recueillir 50 ou 60 heures après la dernière injection, neutralise l'alcaloïde beaucoup plus énergiquement que le foie normal. La neutralisation est d'autant plus complète que l'accoutumance est plus marquée. Ainsi 100 grammes de foie, provenant d'un chien qui recevait par jour $0^{gr},5$ de morphine, neutralisèrent 10 centigrammes de cet alcaloïde. La même quantité de foie prélevée sur un animal recevant une dose quotidienne de $1^{gr},2$ exerça une action deux et trois fois plus intense. Dixon et Lee[1] sont arrivés à des conclusions analogues en étudiant comparativement l'action exercée sur la nicotine par le foie de lapins normaux et de lapins accoutumés à cet alcaloïde. Ce serait donc en recherchant les propriétés antitoxiques des organes qu'on arriverait à éclairer le mécanisme de l'accoutumance, ou du moins à éclairer un côté de la question. Car il se produit en même temps une diminution de sensibilité des cellules à l'action du poison. Ce processus, d'après Rubsamen, intervient concomitamment dans l'accoutumance à la morphine. Ce serait le seul qu'il faudrait envisager dans l'accoutumance à la caféine (Gourevitsch), ce serait le seul qui expliquerait l'accoutumance aux poisons anorganiques. Les recherches poursuivies sur les êtres inférieurs, protozoaires ou bactéries, établissent qu'on peut les amener à vivre dans des milieux chargés d'antiseptiques ou de sels minéraux; il faut seulement agir méthodiquement et acclimater les générations successives à des doses progressivement croissantes. Czerny a montré que l'amibe d'eau douce meurt si on la transporte tout d'un coup dans une eau contenant 2 pour 100 de sel marin; mais en la faisant passer par des milieux de plus en plus salés, on arrive à la faire vivre dans les solutions qui primitivement amenaient sa mort. Bucholtz et surtout Kosstakoff ont fait des observations analogues avec les bactéries.

Pour les faits de ce genre, où l'on ne peut invoquer l'influence d'une antitoxine, il faut admettre que le protoplasma se modifie de façon à venir en concordance avec le nouveau milieu : c'est un cas particulier des lois de l'évolution. L'adaptation peut être tellement parfaite que le liquide primitif cesse d'être propre au maintien de la vie. Si l'on reporte dans l'eau pure l'amibe acclimatée à l'eau salée, elle ne tarde pas à périr; le sel qui était nuisible auparavant est devenu indispensable. En clinique, nous observons des résultats semblables : un homme, soumis à une intoxication chronique par l'alcool ou la morphine, ne peut, sans danger, renoncer brusquement à son poison habituel; la suppression immédiate entraîne souvent des accidents graves. Pour déshabituer l'organisme, il faut opérer graduellement et, l'usage du poison ayant duré un temps relativement court, et ne s'étant pas prolongé pendant plusieurs générations, on arrive assez facilement à le supprimer.

Bien qu'il ne contienne pas d'antitoxine, le sérum des animaux accoutumés à la morphine possède la propriété d'augmenter la résistance des

---

[1] Dixon and Lee, Tolerance to nicotine. *Quarterly Journal of exp. physiologie*, 18 juin 1912.

sujets neufs auxquels on l'injecte. Weichardt explique ce fait par une hypothèse très-ingénieuse. Il admet que la morphine, la caféine, l'alcool, le phénol, le phosphore, l'arsenic altèrent l'albumine, et, par un processus analogue à celui que nous avons décrit sous le nom d'auto-intoxication secondaire (p. 4), mettent en liberté une toxine spéciale, semblable à celle qui se produit dans la fatigue. C'est contre cette toxine qu'agirait le sérum. Ainsi se trouve vérifiée la loi d'Ehrlich : les corps bien définis n'engendrent pas d'antitoxine.

Quel qu'en soit le mécanisme, l'accoutumance aux poisons se traduit, en dernière analyse, par une modification nutritive; dans un cas, les cellules sécrètent un antidote; dans l'autre, elles s'emparent de la substance toxique et l'incorporent, modifiée ou non, à leur protoplasma. Or ce n'est pas impunément qu'on change la nutrition, et qu'on la force à s'accomplir sur une nouvelle base. Toute vaccination ayant pour résultat de modifier la vie des cellules et secondairement la constitution des humeurs où elles baignent, doit forcément entraîner à sa suite des modifications structurales; l'établissement d'une nutrition nouvelle représente un véritable trouble fonctionnel et a pour conséquence tardive une altération anatomique.

On ne saurait donc être trop réservé dans l'emploi prophylactique des toxines, microbiennes ou autres; leur usage se justifie dans les cas graves où la vie est en danger; mais il semble un peu téméraire de vacciner les organismes contre une infection ou une intoxication éventuelle. Et l'histoire a beau nous apprendre que le roi Mithridate se portait à merveille, bien qu'il fût devenu réfractaire à tous les poisons connus, nous ne croyons pas, pour notre part, qu'il faille conseiller de suivre cet exemple célèbre.

Un être accoutumé à certains poisons devient par cela même réfractaire à d'autres; on conçoit dès lors que les accidents provoqués par la suppression brusque d'un toxique habituel puissent être combattus par une substance différente. L'opium, par exemple, calme le délire ou le tremblement des alcooliques privés de boisson; l'atropine agit de même (Dubois); l'alcool guérit le délire des morphinomanes en état de besoin (Lewinstein). R. Dubois[1], qui a réuni un grand nombre d'exemples analogues, propose de désigner, sous le nom d'*équivalents toxiques*, les substances qui peuvent ainsi se remplacer; l'expression est employée ici dans un sens différent de celui que Bouchard lui a donné (p. 27).

Les chapitres de cet ouvrage consacrés à l'immunité, à la prédisposition et à l'anaphylaxie, sont suffisamment complets pour qu'il soit utile d'étudier à nouveau la sensibilité spéciale de certains êtres à l'action des poisons. Nous en avons d'ailleurs rapporté un grand nombre d'exemples au cours de cet article, notamment en parlant des poisons alimentaires.

[1] Dubois, Note sur le mode d'action de certains poisons dans le cas de tremblement d'origine toxique. Équivalents physiologiques. *Bull. de la Soc. de biol.*, 1885, p. 485.

Il est assez difficile d'expliquer le mécanisme de ces idiosyncrasies dont les unes sont congénitales, les autres sont acquises, permanentes ou passagères. On tend aujourd'hui à les rattacher à l'anaphylaxie. Les expériences de Manoïloff[1] fournissent un important document en faveur de cette conception. L'auteur eut l'occasion d'observer six personnes qui avaient une intolérance marquée pour le bromure de sodium. Il leur prit du sang et injecta de 3 à 5 c.c. de sérum à des cobayes et à des lapins ; les injections furent pratiquées sous la peau, dans les veines ou dans le péritoine. Quelques jours plus tard, les lapins reçurent de 1 gramme à $1^{gr},5$ de bromure de sodium en solution à 25 pour 100, les cobayes de $0^{gr},5$ à $0^{gr},75$; ces doses, parfaitement supportées par les animaux neufs, déterminèrent, chez ceux qui avaient été préparés, des accidents graves et plusieurs fois entraînèrent la mort. Manoïloff fit des expériences analogues avec le sérum d'individus qui ne pouvaient supporter la quinine ; les résultats furent semblables, encore plus démonstratifs, car la plupart des animaux succombèrent rapidement. La prédisposition ainsi déterminée est spécifique ; les animaux sensibilisés à un poison ne le sont pas à un autre. Enfin le sérum des individus sains ne produit aucun effet semblable.

Les lésions anatomiques d'origine toxique. — Les lésions anatomiques sont les conséquences des troubles fonctionnels et peuvent, à leur tour, devenir le point de départ de nouveaux troubles et de nouvelles lésions.

En traversant un organisme, les poisons sont capables de susciter une série d'altérations qu'on peut classer de la façon suivante : les lésions initiales, se produisant au point d'introduction de la substance nocive ; les lésions d'ordre fonctionnel, atteignant les parties de l'économie sur lesquelles porte l'action du poison ; les lésions d'élimination frappant les organes chargés de transformer les toxiques ou de les rejeter au dehors.

Les lésions initiales sont extrêmement marquées avec les caustiques, qui souvent bornent leur action au point atteint. Elles sont encore manifestes avec certaines substances qui pénètrent dans l'organisme : le phosphore, l'arsenic, les acides ou les alcalis dilués, divers sels minéraux, l'alcool, etc., provoquent, dans l'estomac, par exemple, des altérations profondes qui témoignent de leur passage. D'autres substances, injectées sous la peau, déterminent des œdèmes, de la suppuration ou des escarres ; d'autres produisent des lésions nodulaires. Les tubercules prennent naissance sous l'influence des matières grasses qui enveloppent le bacille de Koch (Auclair) et même sous l'influence des acides gras (Camus et Pagnez).

Action pyogène des substances toxiques. — On a longtemps discuté pour savoir si les poisons sont capables de provoquer du pus. Au lende-

---

(1) Manoïloff, Idiosynkrasie gegen Bromo und Chininsalze als Ueberempfindlchkeits Erscheinungen. *Zeitschrift für Immunitätsf.* Orig., 1911, t. IX, p. 425.

main du triomphe de la bactériologie, beaucoup d'auteurs soutinrent qu'il n'y a pas de suppuration aseptique. Cette opinion, basée sur un grand nombre d'expériences, semblait sur le point d'être définitivement acceptée, malgré les recherches de Riedel et de Cohnheim. Mais bientôt, on allait publier une série de travaux qui devaient conduire à une conclusion opposée. Councilmann démontra par une méthode ingénieuse que l'huile de croton produit du pus chez le lapin; Uskoff en obtint chez le chien avec l'huile d'olive et l'essence de térébenthine; Orthmann, avec le mercure. Mais ce furent les recherches de Grawitz et de Bary qui finirent par entraîner la conviction; ces auteurs ont montré que, s'il est difficile de produire de la suppuration aseptique chez le lapin et chez le cobaye, il n'en est pas de même chez le chien; le nitrate d'argent en solution à 5 pour 100, l'ammoniaque concentrée, et surtout l'essence de térébenthine ont des propriétés pyogènes manifestes. Ces recherches expliquent un certain nombre de faits contradictoires; la faute fondamentale des premiers expérimentateurs est d'avoir voulu généraliser à toute la série animale les résultats obtenus sur une seule espèce.

Christmas a confirmé cette importante distinction; il n'a produit des suppurations chez le lapin qu'avec le mercure; encore est-il qu'il fallait pratiquer l'injection dans la chambre antérieure et la suppuration s'arrêtait dès que le globule métallique était entouré d'un exsudat purulent.

Les expériences de Janowski, de Steinhauer et de plusieurs autres ayant confirmé et complété ces divers résultats, on peut conclure que le mercure, la térébenthine, la créoline, le sublimé, l'antipyrine provoquent la suppuration chez le chien; le calomel est pyogène chez le chien, le chat, le lapin; le nitrate d'argent produit de la suppuration chez le chien et le chat, tandis que chez le cobaye il ne provoque qu'un exsudat séro-fibrineux avec quelques points de nécrose; l'huile de croton, nécrosante chez le chat et le cobaye, est pyogène chez le chien. Enfin, dans ces derniers temps, on a étudié des substances organiques qui exercent une action suppurative énergique : ce sont les solvines, la sapotoxine et, à un degré moindre, certains principes de la digitale, tels que la digitoxine et la digitonine.

La connaissance de ces suppurations aseptiques a permis de résoudre une question assez intéressante. On sait, en effet, que l'exsudat purulent diffère des autres exsudats inflammatoires par l'absence de fibrine; à l'époque où l'on considérait toutes les suppurations comme de nature microbienne, l'explication était fort simple : on supposait que les ferments bactériens possédaient une action peptonifiante. Aujourd'hui l'hypothèse est inadmissible, Peiper ayant montré que les substances pyogènes ont, pour la plupart, la propriété de hâter la coagulation. Aussi est-on porté à admettre que la fibrine est peptonifiée par les globules blancs et les éléments des tissus; car, d'après Leber, le pus produit par des substances aseptiques, possède néanmoins la propriété de liquéfier la gélatine.

Les bactéries pyogènes elles-mêmes agissant, non comme des corps étrangers spécifiques, mais grâce aux produits qu'elles sécrètent ou qu'elles renferment, nous arrivons à une conclusion opposée à celle des premiers bactériologues; la suppuration nous apparaît comme un processus d'ordre toxique; que le poison soit ou non microbien, le pus est toujours produit sous l'influence de matières solubles.

Sphacèle d'origine toxique. — A un degré de plus, les poisons au lieu de déterminer de la suppuration, produisent du sphacèle. Il ne faut pas confondre cette lésion avec la gangrène que provoquent les bactéries : il y a entre les deux processus une différence profonde. Les substances chimiques amènent simplement la mort des cellules, une nécrose sèche, une eschare; les bactéries, outre la nécrose, suscitent des fermentations; c'est ce qui leur est particulier et ce qui permet de séparer les deux processus. Cependant on voit parfois la gangrène succéder à l'action des substances toxiques; l'exemple le plus connu est fourni par la gangrène pulmonaire consécutive aux inhalations de vapeurs irritantes. Dans ce cas, il ne faut pas invoquer simplement l'action des gaz délétères; ceux-ci ne font que préparer le terrain et permettent le développement de divers microbes, qui produisent les lésions du poumon.

Lésions des viscères et des tissus. — Les troubles fonctionnels provoqués par les poisons suscitent deux ordres de lésions anatomiques: les unes sont des manifestations banales, nullement spécifiques; c'est ainsi que les convulsions, les contractures, les mouvements désordonnés déterminent parfois des ruptures musculaires ou de petites hémorragies dans les muscles, la moelle, le cerveau; l'asphyxie terminale produit un emphysème souvent considérable, et peut amener des ecchymoses sous-pleurales ou sous-péricardiques.

A côté de ces lésions grossières que l'autopsie dévoile, le microscope révèle souvent des altérations cellulaires dont quelques-unes dépendent également d'un trouble fonctionnel. Les mieux connues sont dues à une insuffisance d'oxygénation. Que le poison ait provoqué des troubles respiratoires, qu'il ait entravé la circulation, qu'il ait rendu les hématies impropres au transport de l'oxygène, qu'il ait agi sur les cellules elles-mêmes directement ou indirectement par le système nerveux, et qu'il leur ait fait perdre la propriété de fixer le gaz, le résultat est le même. L'absence ou l'insuffisance d'oxygène provoque des lésions qui se développent souvent avec une grande rapidité, surtout dans le système nerveux, et que le retour de ce gaz est incapable de faire disparaître.

Ces lésions peuvent être facilement étudiées sur les infusoires. En les privant d'oxygène, on observe des changements de forme, des vacuolisations protoplasmiques, parfois une rupture des membranes superficielles. Beaucoup de poisons provoquent des altérations semblables; tels sont le cyanure de potassium, la quinine, la morphine, l'atropine, la nicotine, l'antipyrine qui agissent, semble-t-il, en entravant l'oxygénation.

Le développement de ces altérations cellulaires est favorisé par diverses causes adjuvantes et notamment par l'élévation de la température. Dans tous ces cas on est en droit d'invoquer une entrave à l'apport et à la fixation de l'oxygène; aussi est-il assez difficile de déterminer si les lésions qu'on observe sont attribuables au poison lui-même ou si elles relèvent d'une influence indirecte.

Nous n'insisterons pas sur les altérations des leucocytes et des hématies que nous avons déjà signalées; on se rappelle que les globules rouges sont souvent modifiés dans leur forme ou leur aspect; leur stroma présente des taches vacuolaires, leur matière colorante est dissoute; à un degré de plus, les globules sont détruits.

Ces troubles ont un grand intérêt, car ils peuvent aboutir à des lésions vasculaires; les débris de globules, encombrant les petits vaisseaux et y déterminant des thromboses, servent parfois de point de départ à des lésions parenchymateuses secondaires. D'ailleurs, la nécessité pour certains organes d'éliminer les produits des altérations sanguines explique la genèse d'autres lésions, de celles, par exemple, qui atteignent les reins.

Les altérations viscérales les plus intéressantes sont celles qui relèvent des troubles fonctionnels dus aux substances toxiques, ou du passage des poisons à travers les organes chargés de les éliminer.

On pourrait croire que les lésions des organes sont d'autant plus marquées que les troubles y sont plus intenses; une pareille formule est loin d'être exacte. Le système nerveux, malgré la profonde atteinte qu'il subit, est souvent peu lésé; Vulpian ne trouva aucune altération dans la moelle d'une grenouille qui, pendant plusieurs semaines, avait eu des convulsions strychniques. Ce résultat négatif peut tenir à une résistance réelle des cellules nerveuses qui, malgré de nombreuses excitations, conservent leur structure normale; mais il s'explique peut-être par l'insuffisance de nos moyens d'investigation, qui ne permettent pas de reconnaître toutes les modifications histologiques.

Quel que soit l'organe qu'on envisage, les lésions débutent toujours par les éléments les plus différenciés. Cette loi, qui ne souffre pas d'exception, a été mise en évidence par un grand nombre de recherches et a considérablement modifié nos idées sur le mode de production des cirrhoses. Dans le rein et le foie, par exemple, les poisons agissent d'abord sur les cellules épithéliales; toute néphrite ou toute hépatite toxique est primitivement parenchymateuse. Le fait se comprend facilement; si la lésion est réellement le résultat du trouble fonctionnel, elle doit débuter par l'élément anatomique dont le fonctionnement a été atteint.

Les lésions des cellules se ramènent à trois types principaux : phlogose, stéatose, nécrobiose. La phlogose est produite, par exemple, dans le rein, par l'élimination de la cantharide; la stéatose est le résultat de l'action des poisons minéraux, notamment du phosphore, de l'arsenic et de l'antimoine, parfois des poisons organiques comme le chloroforme; la nécrobiose est déterminée par un grand nombre de corps, parmi lesquels nous citerons l'acide chromique.

Si l'empoisonnement est léger et accidentel, c'est-à-dire s'il ne se répète pas, la restauration se fera d'une façon complète ou presque complète. Mais si les troubles sont profonds, ou si le malade est de nouveau soumis à l'action des substances toxiques, des lésions chroniques se développeront qui resteront purement parenchymateuses ou deviendront diffuses; dans ce dernier cas, le tissu conjonctif sera parfois atteint d'une façon prédominante ou presque exclusive. Ainsi les lésions primitivement épithéliales évoluent vers deux types différents, autrement dit, un même poison peut produire des altérations parenchymateuses ou interstitielles; l'alcool, aussi bien que le phosphore, est capable de déterminer des dégénérescences granulo-graisseuses ou de la cirrhose. A quoi faut-il attribuer ces résultats si disparates, ces effets si différents d'une seule et même substance?

La lésion première est identique dans tous les cas, parce qu'elle relève d'une seule cause toxique; mais elle suscite une série de réactions secondaires qui sont dissemblables parce qu'elles sont produites chez des organismes différents. Nous avons à plusieurs reprises insisté sur ce sujet et nous avons essayé d'établir que chaque être possède un particularisme morbide qui lui donne une physionomie spéciale. Plus on s'élève dans la série, plus l'individualité est développée et importante; l'état général du sujet atteint, ses antécédents, personnels ou héréditaires, son état diathésique, sa résistance spéciale créée par ses maladies antérieures et son genre de vie, expliquent la variété des réactions qui se passent à l'occasion d'une même cause pathogène. Pour ne citer qu'un exemple, nous rappellerons que Aufrecht, puis Germont, ont vu les injections sous-cutanées de cantharidine provoquer chez le cobaye une néphrite interstitielle; c'est ce qui avait lieu quand ils opéraient sur un animal bien portant et vigoureux; si au contraire le cobaye était malade, mal nourri, ou si l'introduction du poison déterminait de la suppuration sous-cutanée, les lésions parenchymateuses dominaient ou existaient exclusivement.

Ces quelques considérations expliquent comment les mêmes causes se trouvent citées dans l'étiologie des différentes affections rénales ou hépatiques; la lésion primitive étant identique, l'aboutissant est différent par suite de l'état différent où se trouvent les sujets atteints.

Les poisons produisent encore des lésions viscérales par un mécanisme détourné; ils frappent le système artériel directement ou indirectement par l'intermédiaire des capsules surrénales et déterminent ainsi l'artério-sclérose. Quel qu'en soit le mécanisme, les altérations vasculaires sont très fréquentes dans les intoxications chroniques, par le plomb, le tabac ou l'alcool, et dans les intoxications endogènes (goutte, diabète, surmenage) ou microbiennes (infections). L'action du plomb n'est mise en doute par personne et, si l'on réfléchit aux nombreuses sources d'intoxication permanente par ce métal, on comprendra que bon nombre de cas d'artério-sclérose, dont la cause nous échappe, ne doivent pas reconnaître une autre origine. Si l'on peut discuter sur le rôle de l'alcool, il ne semble pas que l'action des boissons spiritueuses puisse être niée; l'expérimentation, d'accord avec la clinique, montre que les substances qui entrent dans leur composition, les aldéhydes par exemple, provoquent chez les animaux de l'artério-sclérose, des cirrhoses des reins et du foie.

L'étude des lésions que produisent les substances toxiques devant être faite dans le chapitre consacré à l'anatomie pathologique générale, nous nous contenterons de quelques considérations sur leur mode de production dans les principaux viscères ou tissus.

Lésions du tube digestif — La plupart des poisons exogènes étant introduits par ingestion, on conçoit la fréquence des lésions et spécialement des ulcérations du tube digestif. Ces lésions, avons-nous déjà fait remarquer, peuvent être divisées en deux groupes; les unes sont dues à l'action directe des substances corrosives ou caustiques : fréquentes dans la bouche, l'œsophage, l'estomac, elles sont rares dans l'intestin. Les autres relèvent d'une élimination et, si parfois elles occupent la cavité buccale (stomatite mercurielle) ou la cavité gastrique (gastrite arsenicale), elles s'observent de préférence sur l'intestin, avec deux sièges de prédilection, l'un sur le duodénum (ulcérations des brûlures et du vernissage), l'autre sur le côlon (colite hydrargyrique). Mais dans la plupart des cas, le poison en s'éliminant par une muqueuse, ne provoque que des lésions légères, il diminue la résistance des tissus et permet aux nombreux parasites qui pullulent dans le tube digestif, d'exercer leur rôle pathogène. Le stomatite comme la colite mercurielle, est en réalité une affection microbienne.

Parmi les lésions du tube digestif, les gastrites méritent une attention spéciale. Brinton prétend que toutes les gastrites aiguës sont d'origine toxique, les acides, les alcalis, le phosphore, l'arsenic, l'iode, le mercure sont les agents qui interviennent le plus fréquemment. Mais les gastrites véritablement importantes sont celles que provoquent les empoisonnements chroniques. Les différents alcools gênent la digestion gastrique et déterminent des troubles fonctionnels qui, secondairement, entraînent des lésions plus ou moins marquées. En se basant sur les expériences qu'il a faites, Laffitte décrit trois séries de lésions. C'est d'abord un catarrhe superficiel caractérisé par une hypersécrétion muqueuse et une desquamation épithéliale. A la deuxième période, les glandes s'atrophient. A la troisième période se développe une sclérose péri-glandulaire. Chez l'homme, l'évolution est analogue, les lésions ne diffèrent que par la fréquence plus grande des ulcérations.

Les lésions de l'intestin ont été moins bien étudiées. Cependant on y observe fréquemment des scléroses, coexistant le plus souvent avec des cirrhoses hépatiques. L'organe est diminué de longueur, son calibre est rétréci et ses parois sont plus ou moins épaisses.

Lésions hépatiques. — Les lésions hépatiques sont extrêmement

fréquentes. Elles sont consécutives aux troubles gastro-intestinaux ou
bien elles relèvent de l'action directe des substances toxiques.

Tantôt elles affectent une marche aiguë se traduisant par une dégénérescence massive des cellules; tantôt elles évoluent d'une façon lente et
progressive aboutissant généralement à la production de cirrhoses.
Comme exemple du premier genre il suffit de citer la stéatose aiguë,
telle que la réalise l'intoxication phosphorée; telle que la produit aussi,
mais d'une façon exceptionnelle, l'ingestion immodérée de boissons
alcooliques. Pendant la vie on observe les symptômes bien connus de
l'ictère grave. A l'autopsie, on trouve un foie généralement volumineux.
parfois atrophié, dont les cellules sont frappées d'une stéatose diffuse.

Les théories classiques sur l'origine des cirrhoses hépatiques assignent
au processus scléreux une triple origine : veineuse, artérielle, biliaire.
Mais une idée plus conforme aux données de la pathologie générale a
pris naissance à la suite des travaux d'Ackermann. Le point de départ
des cirrhoses toxiques doit être placé dans une altération primitive de la
cellule hépatique (¹). Cette théorie, developpée par Hartung, a été
acceptée en France par Pilliet et exposée avec soin par de Grandmaison (²). L'alcool et les substances qui lui sont associées dans les diverses
boissons, aldéhydes, essences, arrivent d'abord en contact avec les cellules marginales du lobule, et en déterminent la dégénérescence; la
lésion cellulaire engendre à son tour un processus de réparation qui
aboutit, comme toujours à la sclérose ; ainsi la sclérose du foie représente
une simple cicatrice, dont la topographie est facile à saisir ; c'est une
lésion secondaire à une altération épithéliale. Mais de même que pour le
rein, la cirrhose ne se produit que dans certaines circonstances, c'est-à-
dire si l'organisme est encore capable de fournir ce travail cicatriciel;
sinon, on observe seulement une dégénérescence cellulaire, une véritable hépatite parenchymateuse. C'est ainsi que le phosphore et l'arsenic,
les deux poisons stéatogènes par excellence, déterminent de la sclérose
s'ils sont donnés à dose minime.

Il en est de même pour le chloroforme. L'inhalation de cet anesthésique
provoque des lésions nécrotiques du foie qu'on a étudiées chez l'homme
et chez les animaux. Les injections répétées entraînent le développement de réactions scléreuses.

Pendant longtemps, il a été admis sans conteste que les cirrhoses
hépatiques relèvent uniquement de l'alcoolisme. Aujourd'hui nous considérons le processus comme pouvant être provoqué par les causes les
plus diverses. On s'est même demandé si l'alcool joue un rôle aussi
important qu'on l'avait supposé. Straus et Blocq avaient réussi à reproduire chez le lapin, par ingestion d'alcool, des cirrhoses hépatiques. Les
expériences de Laffitte n'ont pas confirmé ces conclusions. Les lésions

(¹) ACKERMANN, Der Histogenese und Histologie der Lebercirrhose. *Arch. für
path. Anat. und Physiol.* Bd CXV, 1889.
(² DE GRANDMAISON, Du rôle de la cellule hépatique dans la production des
scléroses du foie. *Thèse de Paris,* 1892.

scléreuses étaient sous la dépendance de l'inflammation gastrique que déterminait l'emploi de la sonde destinée à introduire la boisson alcoolique. En faisant ingérer l'alcool mélangé aux aliments, Laffitte n'a observé que des dégénérescences graisseuses, partielles ou diffuses. Cependant, Rechter, Martens, Joffroy ont obtenu des cirrhoses plus ou moins marquées en donnant aux animaux de l'alcool éthylique.

D'après Lancereaux ce n'est pas l'alcool qui agit, c'est le sulfate acide de potassium renfermé dans le vin et dont la quantité peut atteindre 2 grammes par litre. L'ingestion de ce sel produisit de la cirrhose chez les animaux. Frouin et Mauté ont confirmé le fait. Ayant soumis trois chiens à l'action du sulfate acide de potassium, ils ont obtenu chez un animal qui succomba au bout de dix mois, une cirrhose avec ascite. Le résultat n'est pas constant : il a été observé une fois sur trois.

On a objecté qu'en Angleterre la cirrhose est fréquente et relève de boissons autres que le vin : l'altération est décrite sous le nom caractéristique de foie des buveurs de gin (*gindrinker's liver*). Camus a observé des lésion hépatiques marquées chez des chiens qui, pendant deux semaines, avaient ingéré de l'absinthe. Ces résultats démontrent que divers toxiques sont capables de produire des cirrhoses. Les expériences d'Afanassiew [1] établissent que les substances hémolytiques, glycérine, acide pyrogallique, et surtout toluylène diamine, amènent la dégénérescence des cellules centrales des lobules et consécutivement des lésions scléreuses interstitielles. Le même auteur a remarqué que l'ictère provoqué par la toluylène diamine s'accompagne de glomérulo-néphrite aboutissant plus tard à la sclérose rénale.

Enfin, le foie peut être lésé par des poisons nés ou produits dans l'organisme. On connaît des cirrhoses dyspeptiques bien étudiées par Budd et surtout par Hanot et par Boix. Les cirrhoses infectieuses ne sont pas rares. Elles surviennent soit à la suite des maladies aiguës, soit au cours des infections chroniques comme le paludisme, la syphilis et la tuberculose.

Lésions du pancréas. — Le pancréas peut être atteint en même temps que le foie, mais ses lésions ont été moins bien étudiées. Arnozan et Vaillard ont décrit un catarrhe des conduits excréteurs chez des lapins intoxiqués par du sublimé. La sclérose pancréatique coexiste fréquemment avec la cirrhose du foie.

Lésions du rein. — Le rein est un des organes qui souffrent le plus au cours des empoisonnements. Parfois il est seul ou presque seul atteint : c'est ce qui a lieu dans l'intoxication par la cantharide : on suppose que le principe nocif, uni aux albumines du sang, et rendu ainsi presque inoffensif, est mis en liberté dans les reins, notamment

[1] Afanassiew, Ueber Icterus und Hæmoglobinurie hervorgerufen durch Toluylendiamin. *Zeitschrift für klin Med.*, Bd. VI, p. 281, 1883. — Ueber die pathologisch-anatomischen Veränderungen. *Arch. für path. Anat. und Physiol.*, Bd. XCVIII, p. 460.

dans les glomérules et produit une glomérulo-néphrite, qui a été étudiée par presque tous les anatomo-pathologistes.

Il est possible que le processus invoqué depuis longtemps pour expliquer l'action de la cantharide soit susceptible d'une certaine généralisation. Le rein possède en effet la propriété de dédoubler un grand nombre de substances, salol, benzonaphtol, acétanilide, gaïacol, aspirine, tannigène, albuminate de mercure et l'on est dès lors conduit à supposer que certains produits mis en liberté exercent une action nocive.

La plupart des substances toxiques, pour ne pas dire toutes, déterminent des lésions rénales : l'énumération en serait fastidieuse, sinon impossible. Parmi celles qui interviennent le plus fréquemment, nous citerons le mercure, le phosphore, l'arsenic, les acides, les alcalis, les chromates, certaines essences.

Suivant les substances employées, on observe des localisations différentes : tandis que la cantharide frappe le glomérule, le phosphore et le plomb atteignent l'épithélium des tubes contournés. Charcot et Gombault ont étudié avec grand soin la néphrite saturnine et, par des expériences fort précises, en ont démontré l'origine épithéliale.

Il ne faut pas tenir compte seulement des poisons venus du dehors; les substances formées dans l'organisme jouent un rôle encore plus considérable. Celles qui proviennent du tube digestif, pénétrant en excès, par suite de fermentations exagérées, d'altérations intestinales ou hépatiques, peuvent déterminer de l'albuminurie et secondairement des néphrites. Ce ne sont pas seulement les toxines d'origine fermentative qui agissent : dans plusieurs affections intestinales ou hépatiques, les produits normaux de la digestion ne subissent pas leur transformation usuelle et sont éliminés par l'urine; or, la peptonurie engendre de profondes lésions rénales (Gouget).

L'insuffisance hépatique, condamnant le rein à un surcroît de travail, provoque souvent dans cette glande des lésions cellulaires, bien étudiées par Gouget [1], et plus récemment par Doyon, Gautier et Policard [2] qui ont décrit chez la grenouille les altérations rénales consécutives à l'ablation du foie. Dans le même ordre d'idées on peut citer les néphrites consécutives aux altérations cutanées et celles qui surviennent dans la goutte et le diabète. On est ainsi conduit à se demander si toute néphrite ne relève pas d'une intoxication et si la théorie hématogène du mal de Bright, telle qu'elle fut conçue par Canstatt et développée par Semmola, ne répond pas à la réalité. Sans aborder ce problème, dont la discussion nous entraînerait trop loin, nous pensons qu'un grand nombre de néphrites sont dues aux altérations du sang par des poisons autogènes. Le rôle des albumines étrangères à l'organisme ne semble pas douteux; que ce soit la sérine d'un animal d'espèce différente ou l'albumine de

---

[1] Gouget, De l'influence des maladies du foie sur l'état des reins. *Thèse de Paris*, 1895.

[2] Doyon, Gautier et Policard, Lésions rénales déterminées par l'ablation du foie. *Soc. de Biologie*, 1907, I, p. 987.

l'œuf, l'élimination se fait par les reins et y détermine de profondes lésions.

Des expériences récentes ont donné le moyen de poursuivre des recherches nouvelles sur la pathogénie des néphrites. Il est actuellement possible de reproduire chez les animaux des néphrites avec ou sans hydropisie. L'injection des sels d'uranium suscite le développement de néphrites hydropigènes. Les chromates provoquent des lésions rénales sans transsudation. Or, la production des œdèmes semble être en rapport avec des substances organiques décrites par Timofeew sous le nom de néphroblaptines, et analogues aux lymphagogues de Heidenhain. Ces substances proviennent du rein, voilà pourquoi la néphrectomie double, malgré la rétention complète qu'elle entraîne, ne s'accompagne pas d'hydropisie. Le sérum des animaux ainsi opérés ne contient pas de néphroblaptine; injecté à des animaux neufs, il n'augmente pas la production de la lymphe. On obtient, au contraire, un résultat positif quand on recommence l'expérience avec le sérum d'un animal dont on a lié les uretères ou les artères rénales. De ces recherches Timofeew conclut que le sérum des animaux néphrectomisés est toxique, mais non lymphagogue : dans la néphrite parenchymateuse, le sérum est toxique et lymphagogue ; dans la néphrite interstitielle, il est toxique et non lymphagogue. Ce qui confirme ces résultats, c'est que d'après Starling, l'œdème des malades atteints de néphrite possède le pouvoir lymphagogue. Enfin, d'après Blanek, si l'on détermine sur un lapin une néphrite par des injections de chromates ou d'aloïne, on n'observe pas d'hydropisie. Mais si on lui introduit dans les veines la sérosité ou le sérum d'un lapin soumis à l'action de l'acétate d'urane, des hydropisies se développent.

Nous n'insisterons pas sur tous ces faits, dont l'importance est considérable, on en trouvera une étude plus détaillée dans le chapitre de cet ouvrage consacré aux œdèmes.

Lésions des appareils respiratoire et circulatoire. — Les altérations de l'*appareil respiratoire* sont beaucoup moins importantes que celles du tube digestif et de ses annexes. Il existe cependant des bronchites, des broncho-pneumonies et des gangrènes d'origine toxique. Les hémorragies sous-pleurales sont des lésions banales très fréquentes. L'apoplexie pulmonaire et la broncho-pneumonie s'observent dans l'empoisonnement par la cantharide. La gangrène pulmonaire a été notée dans l'ergotisme, dans l'empoisonnement par les gaz méphitiques des fosses d'aisances ; elle est due à une infection surajoutée, les poisons ne faisant que favoriser et permettre le développement des microbes.

L'*appareil circulatoire* est fréquemment atteint. Il n'est pas rare, à la suite des empoisonnements aigus, de trouver de petites hémorragies sous-péricardiques ou sous-endocardiques ; parfois même intra-musculaires. La dégénérescence graisseuse du myocarde est de règle chez les hommes et les animaux tués par le phosphore ou l'arsenic ; dans l'empoisonnement par le sublimé, Pilliet signale la dégénérescence granuleuse, avec transformation vésiculeuse et pigmentation hémoglobinique des fibrilles musculaires.

Les empoisonnements chroniques causent fréquemment la sclérose et l'hypertrophie du myocarde. Dans un certain nombre de cas, la lésion du cœur peut être considérée comme secondaire à une néphrite. Mais il n'en est pas toujours ainsi. Aubertin a rapporté l'observation d'un lapin soumis à l'intoxication lente par l'absinthe. Les reins étaient indemnes, mais le cœur pesait 22 grammes, chiffre qui paraît colossal quand on se rappelle que le poids du cœur normal est d'environ 5 grammes.

Les lésions cardiaques accompagnent souvent l'artério-sclérose. Tous les empoisonnements chroniques, en tête desquels il convient de citer le saturnisme, sont capables d'entraîner le durcissement et l'épaississement des artères. Nous ne reviendrons pas sur ces faits que nous avons déjà étudiés à maintes reprises. Rappelons seulement que deux théories sont en présence. On peut admettre que les lésions artérielles résultent de l'action directe exercée sur les parois vasculaires par le poison circulant dans le sang. On peut invoquer une lésion antérieure des capsules surrénales; ce serait l'intermédiaire nécessaire entre l'intoxication chronique et l'artério-sclérose.

Lésions des diverses glandes. — Les *glandes vasculaires sanguines* peuvent être atteintes de lésions fort curieuses. Les substances qui détruisent les globules produisent des pigmentations anormales dans le *foie* et la *rate*. Pilliet a constaté que la toluylène-diamine et surtout la paraphénylène-diamine font apparaître dans la rate des masses muriformes pigmentées qui, par le courant sanguin, sont transportées dans le foie, où elles produisent de petites embolies pigmentaires. Les poisons minéraux, comme le nitrite de soude, provoquent une anémie des parties périphériques de la rate et une congestion intense de la pulpe; ces lésions rappellent celles qu'on observe chez le vieillard.

D'après Fiessinger, les injections répétées de chloroforme déterminent une hypertrophie splénique : on observe des altérations cellulaires qui aboutissent secondairement à la sclérose.

Au cours des intoxications les plus diverses, les *capsules surrénales* sont fréquemment atteintes et leurs lésions sont d'autant plus importantes qu'elles expliquent certains troubles ou certaines altérations cardiovasculaires, les changements de pression ou le développement de l'artério-sclérose.

Stadelmann avait remarqué que plusieurs substances, telles que les sels biliaires, les acides hippurique et benzoïque s'accumulaient dans les capsules. Chez des chiens empoisonnés par la toluylène-diamine et l'hydroxylamine, Pilliet a décrit des pigmentations de la substance médullaire; le nitrate d'urane provoque des hémorragies cavitaires; diverses essences, essences de girofle, de géranium, introduites dans l'estomac des cobayes amènent dans les capsules des hémorragies diffuses que Pilliet compare à celles que nous avons produites en injectant aux mêmes animaux des cultures du bacille de Friedländer ; le rapprochement est d'autant plus curieux que, dans les expériences de Pilliet comme dans les nôtres, les lapins empoisonnés ou inoculés d'une façon semblable ont succombé comme les cobayes, mais l'autopsie a démontré la parfaite intégrité de leurs capsules.

Si l'on a décrit avec grand soin les lésions que les maladies infectieuses déterminent dans la *thyroïde*, on a moins bien étudié l'influence des intoxications. Chez les animaux, empoisonnés par le phosphore, nous avons observé des nécroses étendues ; chez ceux qui recevaient de l'iode ou de la pilocarpine, Garnier a trouvé des modifications histologiques traduisant un hyperfonctionnement de la glande. Enfin, de Quervain a décrit chez les alcooliques des lésions thyroïdiennes analogues à celles qu'on observe au cours des infections chroniques.

Signalons encore les très intéressantes recherches de Weichselbaum, qui a vu sous l'influence de l'alcoolisme chronique, la diminution et la disparition de la spermatogenèse et secondairement le rétrécissement des canalicules testiculaires.

Lésions des muscles et des os. — Comme le myocarde, les muscles striés peuvent être frappés de dégénérescence graisseuse, et parsemés de petits foyers hémorragiques. C'est ce qui a lieu dans les empoisonnements par le phosphore, l'arsenic, l'éther, le chloroforme.

Au cours des paralysies saturnines, on a observé des altérations musculaires, déjà appréciables à l'œil nu, mais qui semblent exceptionnelles.

Les os eux-mêmes ne sont pas épargnés. Nous avons indiqué les nécroses et notamment la nécrose phosphorée, qui devient parfois une cause de dégénérescence amyloïde. Plusieurs poisons, comme le sublimé, et, plus rarement, le phosphore, le bichromate de potasse, l'acide oxalique, produisent la décalcification des os et amènent secondairement le dépôt de concrétions calcaires dans les reins ; Prévost et Frutiger ont observé des cas où la décalcification osseuse était telle que la diaphyse était devenue mobile sur l'épiphyse.

Lésions du système nerveux. — Les lésions nerveuses d'ordre toxique présentent une importance considérable et par leur multiplicité et par leur variabilité.

Un grand nombre d'empoisonnements aigus retentissent sur la moelle ; les expériences de Popoff, Danillo, Tschisch ne laissent aucun doute à cet égard. Le phosphore, l'arsenic, le bromure de potassium provoquent des myélites centrales aiguës, caractérisées essentiellement par de la tuméfaction trouble et par des dégénérescences vacuolaires des cellules.

Dans une série de recherches extrêmement intéressantes, Nageotte et Ettlinger [1] ont décrit les altérations des cellules nerveuses, des cellules

---

[1] NAGEOTTE et ETTLINGER, Lésions des cellules nerveuses dans diverses intoxications. *Soc. de Biologie* 1898, p. 101.

cérébrales aussi bien que des cellules médullaires, dans les empoisonnements par le phosphore, le plomb, l'alcool, par les toxines microbiennes, par les alcaloïdes, dans les auto-intoxications consécutives à l'extirpation des capsules surrénales et des reins. Ils ont observé le gonflement du protoplasma, la chromatolyse et, dans les parties chromatiques du protoplasma, des fissures spéciales qui n'avaient pas encore été décrites.

Dans les cas à marche lente, les lésions sont plus diffuses et atteignent souvent la substance blanche; parfois même elles y deviennent prédominantes et s'y localisent d'une façon systématique. Chez un chien ayant subi une intoxication lente par le phosphore, Gurrieri a trouvé une dégénérescence des faisceaux pyramidaux croisés, des faisceaux de Goll et de Burdach dans la région dorsale. Alt a observé, chez un autre animal de même espèce, à la suite d'une administration prolongée de morphine, une démarche ataxique et a trouvé à l'autopsie une sclérose des cordons postérieurs de la moelle; l'auteur pense que cette observation peut avoir une application en pathologie humaine, car on note fréquemment l'abus de la morphine dans les antécédents des tabétiques.

De ces intoxications exogènes il faut rapprocher certaines intoxications microbiennes, qui aboutissent aussi à la production de myélites, en se localisant d'une façon prédominante sur la substance grise. La première démonstration de ce fait a été donnée pour le streptocoque de l'érysipèle (Roger (¹), Bourges, Widal et Bezançon), et vérifiée ensuite avec d'autres microbes tels que le bacille du côlon (Gilbert et Lion), le bacille typhique (Vincent), le staphylocoque doré (Thoinot et Masselin).

Quelle que soit l'intensité des lésions médullaires, le système nerveux périphérique est généralement indemne. Il en était ainsi, notamment, chez un lapin qui avait été soumis pendant dix mois à l'intoxication absinthique et était mort après avoir été atteint de paraplégie. Les cellules des cornes antérieures étaient diminuées de moitié, atrophiées, pigmentées, la névroglie était en prolifération. Cependant les nerfs périphériques étaient épargnés.

Le rôle des poisons dans le développement des lésions médullaires est mis en évidence par un grand nombre d'observations cliniques. Dans le saturnisme, Monakow, Oeller, Oppenheim ont décrit des lésions médullaires que Stieglitz a reproduites chez le cobaye et qui consistent en une vacuolisation des cellules motrices. Plusieurs intoxications alimentaires provoquent des lésions de la moelle. Tuczek a étudié avec soin les symptômes nerveux de l'ergotisme; il a montré leur analogie clinique avec le tabes et a constaté que les lésions anatomiques sont semblables, mais évoluent différemment; les troubles apparaissent généralement après guérison des manifestations aiguës et souvent rétrocèdent. On connaît moins bien la nature de la paraplégie spasmodique du lathyrisme; Tuczek, dans quatre autopsies, trouva une sclérose des cordons

____

(¹) Roger, Atrophie musculaire progressive expérimentale. *Comptes rendus de l'Acad. des sciences*, 26 octobre 1891. — *Annales de l'Institut Pasteur* 25 juin 1892.

de Burdach, mais toutes les tentatives pour produire des lésions médullaires sur les animaux sont restées sans résultat, bien que certaines
espèces, les oies, les porcs, les chevaux, puissent être atteintes de para_
plégie. Enfin, nous devons à Bouchard et à Tuczek la description des
altérations médullaires de la pellagre ; c'est une sclérose des cordons
postérieurs et souvent de la partie voisine des cordons latéraux, prédominant à la région cervicale et se traduisant par de la paraplégie
spasmodique.

Malgré leur importance, les myélopathies toxiques semblent moins
fréquentes chez l'homme que les encéphalopathies ; il suffit de rappeler
les lésions cérébrales de l'alcoolisme, du saturnisme, de la pellagre, et
de citer l'encéphalite interstitielle (N. Guillot) que le plomb détermine,
en se localisant dans le cerveau ou dans les vaisseaux encéphaliques
(Malassez). Signalons encore la fréquence de la pachyméningite chez les
buveurs. Montesano, chez des animaux intoxiqués chroniquement par
l'alcool, a constaté, outre des altérations vasculaires et cellulaires, un
épaississement très marqué des méninges.

Les lésions des nerfs périphériques ne sont pas moins fréquentes,
Gombault a décrit avec soin la névrite segmentaire péri-axile des saturnins ; il a pu reproduire, chez des cobayes, des névrites analogues, mais
qui ne se sont traduites, pendant la vie, par aucun trouble fonctionnel.
Des névrites dont l'aspect est assez variable ont été observées au cours
des empoisonnements chroniques par l'alcool, le mercure, le plomb,
l'arsenic, le sulfure et l'oxyde de carbone, l'ergot de seigle. Ces lésions
expliqueraient les symptômes révélés par la clinique, paralysie, pseudo-
tabes, tremblement, mais elles sont probablement consécutives à des
altérations médullaires, comme tendent à le démontrer les recherches de
Oppenheim et de Catalano sur le saturnisme chronique.

Quelques poisons produisent des lésions nerveuses qui semblent dues
à une action locale : Arnozan et Salvat, Pitres et Vaillard ont décrit des
névrites consécutives aux injections sous-cutanées d'alcool, d'éther ou de
chloroforme. Quand la névrite est liée à une intoxication générale, la
pathogénie est délicate ; l'apparition souvent tardive des phénomènes
éloigne l'idée d'une action directe du poison, et conduit à invoquer un
trouble nutritif consécutif au passage de la substance toxique.

Le système nerveux étant la partie la plus sensible des êtres supérieurs, est celle que les poisons impressionnent le plus facilement ; mais
tandis que chez les animaux, les troubles et les lésions atteignent surtout
la moelle, chez l'homme, dont le cerveau acquiert une importance prépondérante, ce sont les centres cérébraux qui sont le plus souvent frappés. Il en résulte des troubles fonctionnels qui ne semblent liés à aucune
lésion, le délire y compris le delirium tremens, les hallucinations, le
coma, les accidents épileptiformes ou hystériformes et, à un degré moins
élevé, la céphalalgie et le vertige. Dans d'autres cas on observe des paralysies passagères, du tremblement, du pseudo-tabes, des douleurs et des
éruptions zostériformes qui relèvent de névrites. Enfin, les troubles dyna-

miques finissent par entraîner des lésions plus ou moins profondes, des myélites, des encéphalites, des méningites, avec toutes leurs conséquences.

Influence des poisons sur l'hérédité ; rôle tératogène. — A maintes reprises nous avons parlé des modifications nutritives que déterminent les poisons. L'obésité des alcooliques, l'anémie des saturnins, l'amaigrissement des morphinomanes traduisent suffisamment les troubles de la nutrition. C'est dans le saturnisme qu'on observe les phénomènes les plus curieux ; sous l'influence répétée du plomb, se crée une véritable diathèse, caractérisée par des arthropathies, des lésions rénales, des tophus identiques à ceux des goutteux.

Ces différents troubles nutritifs modifiant les réactions vitales de l'être, impriment forcément un cachet spécial à ses descendants. Les empoisonnements jouent un rôle considérable dans les troubles héréditaires. Nous n'avons pas à en faire l'étude dans cet article, leur histoire ayant été présentée avec tous les détails nécessaires dans les chapitres consacrés à la tératologie et à l'hérédité. Contentons-nous de citer la fréquence des avortements chez les femmes soumises à des empoisonnements professionnels et l'aspect chétif des nouveau-nés, qui, en venant au monde, peuvent être atteints de phénomènes nerveux très curieux ; Gœtz et Schaull ont observé chacun un cas de tremblement congénital chez des enfants d'hydrargyriques. Enfin il est à peine besoin de rappeler la fréquence des accidents nerveux chez les descendants d'alcooliques ; la dégénérescence de la race se traduit soit par des stigmates physiques, notamment par une diminution de la taille, que mettent en évidence les relevés des conseils de révision, soit par des névroses, épilepsie ou hystérie, soit par des troubles psychiques et notamment par la dipsomanie.

Rien d'instructif à ce propos comme la statistique de Demme. Sur 61 enfants, nés de parents abstinents, il y en avait 50 normaux ; 5 moururent en bas âge ; 4 furent atteints de troubles nerveux ; 2 étaient porteurs de malformations congénitales. Sur 57 enfants, nés de parents buveurs, 10 seulement étaient normaux ; 25 moururent en bas âge ; sur les 22 autres, il y en avait 6 idiots, 5 chétifs, 5 épileptiques, 1 choréique, 4 atteints de malformations.

L'influence tératogène des alcools ressort des expériences poursuivies par Féré. En pratiquant des injections dans l'albumen de l'œuf, Féré a constaté que l'alcool éthylique est relativement peu nocif. L'alcool méthylique l'est un peu plus. Les alcools propylique, butylique, amylique sont de plus en plus tératogènes. Le vin et surtout le cognac sont plus dangereux que l'alcool pur. Ce sont les essences d'anis et d'absinthe qui ont produit le plus grand nombre d'anomalies ; les poussins qui survivaient étaient souvent atteints d'accidents épileptiformes.

CHAPITRE V

CLASSIFICATION DES POISONS

Classification des poisons — Classifications étiologique, pathogénique et symptomatique. — La mort dans les intoxications. — Importance des processus toxiques.

Classification des poisons. — La science ayant pour objet de
coordonner les faits expérimentaux, il était tout naturel de chercher une
classification des substances toxiques. La plupart des auteurs qui ont
abordé l'étude de cette question, ont proposé des groupements plus ou
moins artificiels, et se sont laissé conduire par leurs études spéciales ou
par les tendances et les préoccupations de leur époque ; quelques-uns se
sont basés sur l'étiologie, d'autres sur la pathogénie, la chimie ou la
physiologie pathologique.

Au milieu du xviii\e siècle, l'exemple donné par les naturalistes fut
suivi par les toxicologues. Plenck, en 1758, proposa, pour la première
fois, une classification des poisons ; il les divisa en quatre groupes : animaux, végétaux, minéraux, volatils ; dans chaque groupe, il fit un certain
nombre de subdivisions, suivant la rapidité d'action des substances, les
symptômes produits ou les systèmes frappés.

La classification de Plenck fut reprise par Mahon (1801), qui admit
trois groupes de poisons : animaux, végétaux, minéraux, et divisa chaque
groupe en deux variétés, suivant que la substance était fixe ou volatile. Il
est évident que cette conception était assez arbitraire et aboutissait à
séparer les divers composés d'une même substance, c'est-à-dire des corps
appartenant à une même famille chimique et, ce qui était plus grave,
ayant souvent une action physiologique analogue.

Il serait aussi fastidieux qu'inutile de reproduire toutes les classifications proposées : nous signalerons seulement celles qui sont encore
admises ; elles sont basées sur le mode d'action des substances. Fodéré
tenta cette division qui fut complétée par Orfila et Devergie. Tardieu
admit cinq classes de poisons : les corrosifs, les hyposthénisants, les
stupéfiants, les narcotiques et les névrosthéniques.

Cependant les travaux de Magendie et de Cl. Bernard, en faisant entrevoir le mécanisme mis en œuvre par les substances toxiques, firent surgir
des classifications plus rationnelles. Rabuteau, par exemple, proposa la
division suivante : poisons hématiques, globulaires ou plasmiques ;
poisons neurotiques, subdivisés en spinaux et cérébro-spinaux ; poisons
neuro-musculaires ; poisons musculaires ; poisons irritants ou corrosifs.
De cette classification physiologique, on peut rapprocher celle, beaucoup
plus simple, de Ch. Richet, qui admet deux classes de poisons : les

poisons sanguins et les poisons nerveux; ces derniers se divisent en poisons psychiques, bulbaires, médullaires, poisons des terminaisons nerveuses animales (curare), poisons des terminaisons nerveuses organiques (atropine). On voit que les poisons cardiaques et musculaires sont complètement rejetés.

La classification plus récente de Kobert se ressent des tendances pathogéniques contemporaines; les poisons y sont étudiés dans quatre chapitres qui comprennent : les substances produisant des lésions anatomiques, soit au point d'application, soit à distance; — les poisons du sang, subdivisés en quatre variétés suivant qu'ils agissent mécaniquement (l'eau oxygénée, par exemple), qu'ils dissolvent les globules, donnent naissance à de la méthémoglobine ou contractent des combinaisons avec la matière colorante; — les poisons ne produisant pas de lésions appréciables et comprenant les poisons du système nerveux et les poisons du cœur; — les poisons autogènes. Il serait facile de faire la critique de cette conception; le premier reproche qu'on puisse lui adresser, c'est de s'appuyer tour à tour sur l'anatomie pathologique, la physiologie et la pathogénie; mais, ce qui est plus grave, c'est qu'un même poison rentre facilement dans plusieurs de ces différents groupes; certaines substances, telles que l'ammoniaque, sont à la fois exogènes et endogènes; d'autres produisent ou ne produisent pas de lésions appréciables suivant que leur action a été passagère ou répétée.

Mieux vaut donc, semble-t-il, revenir aux classifications physiologiques basées sur le mode d'action des substances; en agissant ainsi on met au premier plan les troubles produits, c'est-à-dire les manifestations que l'expérimentateur et le médecin apprécient le plus facilement. Si cette manière de coordonner les phénomènes est aussi artificielle que les autres, elle a du moins l'avantage de remplir un des buts que doivent viser les classifications : simplifier l'étude et fournir des points de repère. Seulement il faut bien remarquer que toutes nos tentatives ne sont que provisoires; elles sont forcément incomplètes et erronées, car le mode d'action des poisons est souvent mal connu ou sujet à discussion. Ce qui complique encore la question, c'est qu'une même substance peut agir différemment suivant les êtres qu'on envisage : la morphine est un poison psychique pour l'homme, c'est un poison médullaire pour le chien; la vératrine tue les Mammifères par arrêt de la respiration, elle tue les Batraciens par arrêt du cœur.

Frappés de toutes ces difficultés, Guillebeau et Luchsinger(¹) proposent de diviser les poisons en deux groupes : les poisons généraux, qui agissent sur tous les êtres vivants; les poisons spécifiques, qui n'exercent leur action que sur une partie de l'organisme et ne se comportent pas toujours de la même manière sur les parties homologues des différents êtres. Cette division, assez séduisante, est une sorte de réminiscence de

____

(¹) Guillebeau und Luchsinger, Fortgesetzte Studien zu einer allg. Physiologie der irritabeln Substanzen. *Arch. für die gesammte Physiologie*, Bd. XXVIII, p. 1.

celle qu'avait admise Cl. Bernard : poisons de la vie, communs à tous les êtres vivants; poisons des mécanismes, propres à certaines catégories. Ces derniers, ou poisons spécifiques, exercent des actions qui semblent obéir aux deux lois suivantes :

La sensibilité des parties homologues est en raison directe de leur activité physiologique; elle est en rapport avec la résistance de l'élément le plus délicat et proportionnelle au degré de complication des liens qui réunissent les diverses parties de l'appareil.

Si l'on peut envisager ainsi, d'un point de vue élevé, l'action des poisons, on ne peut guère, dans l'état actuel de nos connaissances, faire servir ces conceptions à une classification utile. Il faut se résoudre à chercher des groupements artificiels basés sur l'étiologie, la pathogénie, la symptomatologie, ou l'évolution.

Les classifications étiologiques sont très commodes; nous en avons dit un mot au début de cet article; voici celle qui nous paraît la plus simple :

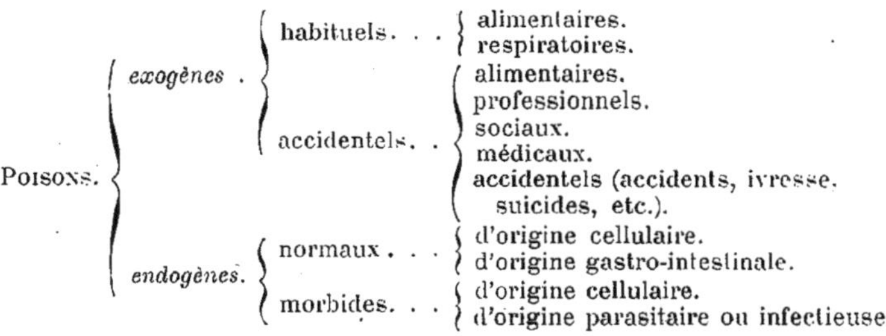

La classification pathogénique qui prendrait pour base le mode d'action des poisons, c'est-à-dire le mécanisme mis en œuvre pour agir sur les cellules, aurait une haute portée philosophique; malheureusement elle est encore irréalisable. Si, au contraire, on envisage les troubles des diverses fonctions, on arrive à une classification symptomatique: car ces troubles ne sont que la traduction objective ou même subjective des déterminations morbides; c'est ainsi que la symptomatologie et la physiologie pathologique conduisent à des résultats concordants.

Faut-il, à l'exemple de quelques auteurs, diviser les poisons en deux groupes, suivant qu'ils agissent sur l'activité cellulaire ou sur les appareils? Nous ne le pensons pas, car tout poison est un poison cellulaire; l'expression de poison des appareils ne nous semble même pas exacte; ce n'est pas l'action sur l'appareil qu'il faut envisager, ce sont les troubles de la fonction. Il n'y a pas là une simple discussion de mots; si, en effet, on considère un être unicellulaire, on ne peut y découvrir aucun appareil, mais on y trouve déjà des différenciations physiologiques. La même cellule ne possède pas seulement une activité nutritive, caractéristique de la vie; elle jouit de diverses propriétés fonctionnelles; sous l'influence des poisons, sa nutrition peut être abolie, c'est la mort; ou bien une de ses fonctions est supprimée, ce qui conduit à des troubles passagers, ou à un arrêt plus tardif de la vie. Si nous passons aux êtres supérieurs, nous voyons que la même division leur est applicable : certains poisons arrêtent directement ou indirectement la nutrition générale de l'organisme et provoquent ainsi une mort foudroyante, d'autres produisent des troubles fonctionnels; dans ce dernier cas il s'agit encore d'une action cellulaire, prédominant seulement sur certains groupements différenciés.

Nous arrivons dès lors à la classification suivante :

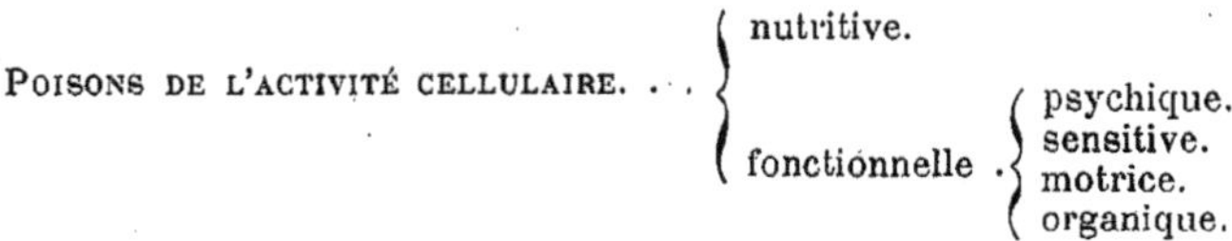

Les classifications symptomatiques, malgré leur importance, ont peut-être le défaut de donner trop de place aux troubles passagers et de trop mettre dans l'ombre l'effet ultime des toxiques, c'est-à-dire de négliger le mécanisme de la mort. Envisagés sous cet angle, les poisons psychiques n'ont plus de raison d'être ; car ce n'est pas, comme le croyait Bichat, par le cerveau que l'on meurt, c'est par le bulbe. Nous sommes donc conduit à rechercher si nous ne trouverons pas les éléments d'une classification dans le mécanisme de la mort, ce qui nous amène à étudier par quel procédé la vie s'éteint au cours des empoisonnements.

De la mort dans les intoxications. — La mort est essentiellement caractérisée par l'arrêt des phénomènes nutritifs, c'est-à-dire des échanges incessants qui se produisent entre les cellules et le milieu où elles vivent : elle peut relever de deux mécanismes, qui, bien que différents, aboutissent à un résultat identique : l'inhibition de l'activité cellulaire, l'adultération du milieu. La première condition est remplie par les poisons qui coagulent le protoplasma ou contractent avec lui des combinaisons stables (action chimique); par ceux qui semblent lui transmettre une sorte de vibration moléculaire (action dynamique); par quelques-uns peut-être qui agissent indirectement en influençant les centres nerveux de la nutrition (action nevro-dynamique). Les poisons qui modifient le milieu agissent directement ou indirectement; dans le premier cas, ils exercent une action chimique, coagulant des substances indispensables ou contractant avec elles des combinaisons stables (l'oxyde de carbone par exemple); dans le second cas, ils empêchent la rénovation du milieu : l'arrêt de la circulation, par exemple, entraîne nécessairement l'arrêt de la nutrition, puisque le sang ne peut arriver aux émonctoires et surtout ne peut s'oxygéner; c'est ainsi que les poisons cardiaques abolissent indirectement les mutations nutritives.

La situation est à peu près semblable quand le poison entrave la respiration. Les substances qui rentrent dans ce groupe sont fort nombreuses; elles agissent en paralysant directement les muscles respiratoires (curare), plus souvent en portant leur action sur les centres bulbo-médullaires. Certaines substances tuent par arrêt de la respiration chez les animaux à sang chaud, tandis que, chez les animaux à sang froid, elles tuent par arrêt du cœur. La différence s'explique facilement : les animaux à température variable pouvant se passer, pendant une durée assez longue, de la respiration pulmonaire, le poison exerce librement son action sur le cœur. Chez l'animal supérieur, l'effet cardiaque n'a pas le temps de se produire; mais on peut le mettre en évidence en maintenant la vie au moyen de la respiration artificielle; grâce à cet artifice, la situation sera la même chez les deux catégories d'animaux.

Enfin l'arrêt de la nutrition peut résulter d'un défaut de l'épuration, consécutif aux altérations des émonctoires : les produits de désassimilation, n'étant plus rejetés, saturent le milieu et empêchent la diffusion hors des cellules. Ce mécanisme a peu d'importance dans les intoxications aiguës, sauf dans le phosphorisme; mais il n'en est pas de même dans les intoxications chroniques.

La répétition des troubles fonctionnels finit par créer des lésions anatomiques, des dégénérescences cellulaires, des scléroses viscérales; il se produit ainsi une cachexie ou une auto-intoxication secondaire, à laquelle le sujet succombe plus ou moins tardivement, parfois fort longtemps après qu'on a cessé l'usage du poison; le mal résulte donc, comme toujours, d'une adultération du milieu sanguin, mais celle-ci est indirecte.

En résumé, si les procédés mis en œuvre sont multiples, le résultat final est toujours le même; la mort, dans tous les cas, arrive parce que les échanges sont devenus impossibles entre les cellules et le sang; qu'il s'agisse d'une inhibition cellulaire, ou d'une insuffisance sanguine, liée à l'arrêt de la circulation ou de la respiration, ou relevant d'une altération des émonctoires, peu importe. La même cause, en dernière analyse, préside à la cessation des phénomènes vitaux.

Peut-on aller plus loin et peut-on savoir comment les poisons déterminent les troubles mortels?

Pour les substances qui arrêtent l'aptitude nutritive des cellules, deux explications sont plausibles; tantôt la substance contracte avec le protoplasma une combinaison stable, qui entrave ou empêche le métabolisme vital; tantôt elle agit, dit-on, par une simple vibration transmise, sans qu'il y ait de combinaison; elle exercerait une action comparable à celle des agents physiques, de l'électricité par exemple.

Les poisons qui modifient le milieu peuvent, avons-nous dit, avoir une action directe ou indirecte. Les premiers contractent des combinaisons stables avec diverses substances, contenues dans le plasma ou dans les globules; l'oxyde de carbone, par exemple, chasse l'oxygène et s'unit solidement à l'hémoglobine, suivant les lois des affinités chimiques. Les seconds arrêtent la circulation ou la respiration, en portant leurs effets sur les centres nerveux ou sur les muscles. Les uns et les autres doivent être considérés comme inhibant la nutrition cellulaire : leur action spéciale ne relève que de leur localisation. Il en est enfin qui provoquent des lésions structurales, atteignant les cellules du sang, des organes ou des tissus. S'il se produit une dissolution des globules rouges, le phénomène peut être considéré comme d'ordre physico-chimique; il n'est ni plus curieux, ni plus obscur que tous les autres exemples de dissolution. Mais quand se développent des lésions cellulaires, dégénérescence graisseuse, granuleuse ou vésiculeuse, nécrose de coagulation, etc., la question se complique parce qu'on se trouve en face d'un processus n'ayant aucune similitude apparente avec les phénomènes anorganiques. On discute et on discutera encore longtemps sur leur mécanisme. Pour ne citer qu'un exemple, il suffit de rappeler les nombreuses théories qu'a suscitées l'histoire de l'intoxication par le phosphore et les discussions auxquelles a donné lieu l'étude de la stéatose qu'on observe au cours de cet empoisonnement.

Sans vouloir pénétrer dans l'intimité des phénomènes et en considérant simplement le mécanisme de la mort, on arrive à une classification assez simple, qui peut se résumer de la façon suivante :

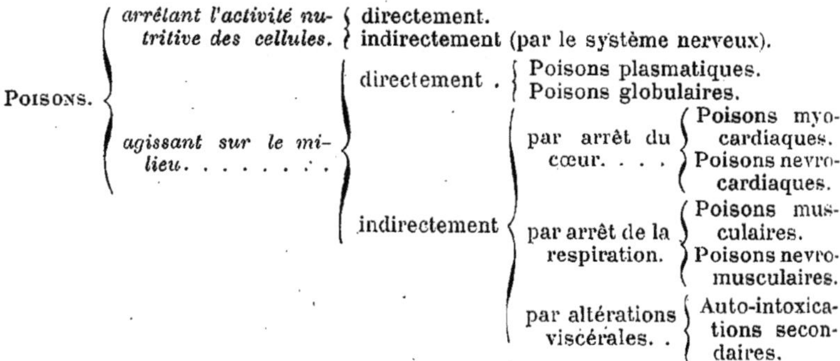

Les poisons qui arrêtent l'activité nutritive des cellules sont ceux dont l'action s'étend au plus grand nombre d'êtres vivants; tel est l'acide cyanhydrique, par exemple. Parmi les poisons qui agissent indirectement sur le milieu, ceux qui arrêtent le cœur sont plus généraux que ceux qui arrêtent la respiration, car cette dernière fonction peut être supprimée pendant un temps assez long chez les Vertébrés inférieurs, tandis que, chez les Mammifères, elle a une importance capitale; voilà pourquoi, chez eux, la plupart des poisons amènent la mort par arrêt de la respiration. On conçoit ainsi qu'une même substance puisse agir différemment chez les diverses classes de Vertébrés, représenter un poison respiratoire pour les Mammifères, un poison cardiaque pour les Batraciens. La même remarque explique la sensibilité si différente des êtres à l'action de l'oxyde de carbone; ce gaz est le type des poisons globulaires; or ceux-ci ne font en réalité que supprimer les échanges respiratoires; on comprend donc que l'oxyde de carbone puisse être terrible pour les Mammifères et les Oiseaux, tout en n'ayant que peu d'influence sur les Batraciens et en restant sans action sur les êtres inférieurs.

La classification basée sur le mécanisme de la mort semblera peut-être présenter de nombreux inconvénients ; on n'y trouve plus en effet la notion des poisons psychiques. C'est que les fonctions psychiques représentent, en quelque sorte, des fonctions de luxe ; leurs troubles et même leur abolition n'ont aucune importance pour le maintien de la vie. Les poisons médullaires, les poisons des terminaisons nerveuses, les poisons des muscles ne sont pas plus néfastes, tant qu'ils n'ont pas frappé les centres, les nerfs ou les muscles présidant aux deux grandes fonctions, respiratoire et circulatoire, c'est-à-dire tant qu'ils n'ont pas atteint le bulbe, les nerfs qui en partent, le myocarde ou les muscles inspirateurs. Toutes ces substances mettent donc en œuvre des procédés différents, mais entraînent la mort par un mécanisme identique.

Enfin le groupe des auto-intoxications secondaires renferme des substances qui rentrent aussi dans la règle générale ; elles modifient indirectement le plasma et finissent par arrêter les échanges nutritifs.

Importance des processus toxiques en pathologie. — Nous avons essayé d'embrasser, dans une vue générale, toutes les intoxications, et nous avons été conduit à leur rattacher un grand nombre de processus qui, au premier abord, semblaient devoir en être séparés. Élargissant les conceptions anciennes, nous avons considéré comme toxiques toutes les substances qui possèdent une action physiologique, et peuvent agir directement sur les cellules. Parmi ces substances quelques-unes sont nécessaires au maintien de la vie et au jeu régulier des fonctions ; leurs effets varient seulement suivant les circonstances ou suivant les doses.

Si l'étude des poisons qui viennent de l'extérieur offre déjà un grand intérêt, l'histoire de ceux qui prennent naissance dans l'organisme est encore plus importante. Quelques-uns sont utiles ou même indispensables, car ils stimulent] l'activité vitale et en permettent les manifestations. Mais c'est dans les processus pathologiques que leur rôle mérite surtout d'être envisagé. Ils interviennent à chaque instant dans le cours des affections nutritives ; ils expliquent même certains des accidents produits par les agents mécaniques ou physiques, puisque dans les tissus contus ou mortifiés se forment des substances nocives.

C'est aussi à l'influence des toxiques qu'on doit attribuer les troubles et les lésions des maladies microbiennes. La comparaison entre les intoxications et les infections conduit, en effet, à assimiler les deux processus. L'étiologie permet de les diviser en exogènes et endogènes ; et, si l'on peut concevoir un individu vivant en dehors des influences adventices, épargné par les poisons ou les microbes du monde extérieur, il est impossible de le supposer à l'abri des poisons autogènes et des microbes qui habitent normalement tout être vivant ; il existe donc des intoxications et des infections également inévitables.

Le mécanisme des troubles qui surviennent dans les infections et les intoxications est, sinon identique, du moins fort analogue. Dans les deux cas, les poisons peuvent agir directement sur les cellules, ou indirectement en troublant la nutrition et en modifiant ainsi la constitution chimique de l'organisme; ce dernier mécanisme semble fort important et intervient beaucoup plus souvent qu'on ne l'avait cru jusqu'à présent; dans toute intoxication, microbienne ou non, il faut tenir compte des poisons primitifs et des substances pathogènes que l'organisme élabore sous leur influence.

La marche des deux processus permet aussi de les rapprocher. Souvent ils sont caractérisés au début par une évolution aiguë; puis, quand les premiers accidents semblent terminés, des troubles fonctionnels ou des lésions anatomiques subsistent, qui, après une période latente, parfois fort longue, évolueront et s'accentueront peu à peu. Le poison ou le microbe a beau être éliminé ou détruit, la maladie n'est pas complètement achevée; on observera plus ou moins tardivement des troubles fonctionnels, des altérations viscérales, des dégénérescences cellulaires, des scléroses; toutes ces modifications pourront s'établir d'une façon lente, insidieuse et sourde, et ne se traduire aux yeux de l'observateur qu'au bout de plusieurs années; aussi la filiation des accidents est-elle fort difficile à rétablir et leur pathogénie reste-t-elle souvent fort obscure.

Il existe des cas hybrides où l'intoxication et l'infection se développent simultanément. Au cours des empoisonnements les plus divers, les microbes qui habitent normalement le tube digestif ou qui végètent sur les téguments peuvent pénétrer dans l'organisme et jouer un certain rôle dans la production des accidents immédiats ou tardifs. Enfin, les travaux modernes sur l'immunité, l'accoutumance, la vaccination, ont établi une analogie de plus, en faisant voir que dans bien des cas nous nous défendons par les mêmes procédés contre les infections et les intoxications. Il serait facile de prolonger le parallèle. Les analogies sont innombrables, puisque les microbes n'agissent que par des produits solubles et que l'infection se ramène à un empoisonnement.

On voit donc l'importance sans cesse croissante des intoxications, et il suffit de réfléchir au mécanisme de la mort, pour comprendre que la vie s'arrête constamment par suite d'un empoisonnement, exogène ou endogène. P. Bert disait qu'on meurt toujours par asphyxie; il semble plus juste de dire aujourd'hui qu'on meurt toujours par intoxication.

PARASITISME ET INFECTION
ÉTIOLOGIE GÉNÉRALE
Par Pierre TEISSIER

CHAPITRE PREMIER

ÉTUDE HISTORIQUE

La découverte de l'origine animée des maladies infectieuses qui devait rénover si profondément nos connaissances en étiologie et en pathogénie et imposer une orientation si heureuse aux méthodes de diagnostic, comme aussi à la prophylaxie et à la thérapeutique, réalisa sans conteste une des plus grandes révolutions que l'histoire des sciences médicales ait enregistrées. Et jamais, malgré les travaux précurseurs, en dépit des hésitations inévitables de la première heure, plus grande révolution ne fut plus rapide, lorsque l'on songe qu'en moins de vingt ans les agents animés prirent le premier rang des actions morbides. Si, à l'époque où Pasteur étudiait les maladies des vers à soie et Davaine le charbon, on put douter de l'importance de l'intervention microbienne dans les maladies, il est permis de se demander aujourd'hui s'il est des maladies où à proprement parler cette intervention fasse défaut. L'étiologie et la pathogénie gravitent présentement presque en entier autour des actions parasitaires et des actions toxiques.

Une telle découverte transformant à ce point les données primordiales de la pathologie ne pouvait d'ailleurs être acceptée sans résistance. Il n'est pas de règle que l'examen des doctrines nouvelles soit assuré, selon le souhait qu'exprimait Hameau, de cette disposition d'esprit qui fait désirer connaître la vérité. Le scepticisme et la critique sont plutôt prêts à les accueillir; l'éducation reçue aveugle et range dans une opposition inconsciente les hommes qui sont convaincus que tout ce qui n'est pas cette éducation avec les idées qu'elle représente est erroné (Grancher).

Mais sans parler de la prévention qui s'attache aux idées nouvelles on peut trouver d'autres raisons à ce scepticisme initial, à savoir l'insuffisance de l'instrumentation, de la technique, et l'orientation des idées qui, dans les débuts du xixe siècle, n'était pas à la médecine étiologique. Les causes morbides ne reposaient alors sur aucune donnée scientifique; sans doute le caractère épidémique et contagieux de ces fièvres malignes que les anciens avaient décrites n'était pas inconnu; mais si l'action des causes surnaturelles n'était plus invoquée, on ignorait presque tout encore de l'origine première que la notion de l'intervention microbienne allait éclairer. La médecine des symptômes dominait, et durant cette période exclusivement clinique l'observation s'attachait seulement à enregistrer avec la plus extrême minutie les plus petits signes, se perdant souvent, par excès de conscience, dans un détail de faits fastidieux.

Les cadres nosographiques devaient toutefois subir une première revision, revision nécessaire, à laquelle la médecine française prenait une part glorieuse avec les recherches anatomiques de Cruveilhier et de Laënnec, avec les recherches cliniques de Louis, d'Andral et de Chomel. Louis accumulant les faits cliniques isole la fièvre typhoïde des fièvres putrides; il découvre les lois de l'évolution tuberculeuse. Les lésions anatomiques sont enregistrées avec soin — par l'œil nu il est vrai, ou par la loupe, car le microscope, sans lequel peut-être ces études fussent restées stériles est encore dans l'enfance —; la médecine devient anatomo-clinique et rapproche les lésions des symptômes, mais l'horizon reste limité à l'organe sain ou malade; on ne se soucie point encore de la recherche étiologique.

L'introduction vers 1856 du microscope permit aux travaux de Virchow et de ses élèves sur la pathologie cellulaire de mieux analyser les rapports des lésions avec les symptômes; la notion des réactions cellulaires devient la base des états lésionnels et des signes qui traduisent ces lésions et leur évolution variable. Cette première phase de la période microscopique devait être des plus fertiles, mais contre ces doctrines allait se heurter particulièrement la jeune école bactériologique, lorsque le perfectionnement du microscope qui permit à Virchow, Vulpian, Charcot, Bouchard, Cornil et Ranvier de transformer l'histologie normale et pathologique, détermina la découverte des infiniment petits.

Sans doute durant tout ce temps la médecine où domine le « numérisme » que critique Lasègue reste trop analytique, ou accorde au contraire à la conception synthétique des diathèses une importance que l'imprécision de cette doctrine est loin de légitimer. Les travaux de Cl. Bernard vont heureusement imposer à la physiologie l'évolution dont la médecine devra subir l'empreinte et par les explications qu'ils apportent à la pathogénie des troubles morbides, placeront la pathologie à la hauteur des sciences biologiques. Bientôt également Bretonneau et Trousseau vont répandre sur la spécificité et la contagion, sur la graine et le terrain, des idées, que la découverte par Davaine du premier parasite d'une maladie virulente ne suffira pas à faire accepter de suite.

Si la troisième phase, la phase microbienne, commence réellement en 1860-1864 avec les travaux de Pasteur sur la génération spontanée, avec ses recherches poursuivies de 1865 à 1870 sur les maladies des vers à soie, où toute l'histoire de la contagion des maladies humaines est contenue comme se trouve posé le problème de la prophylaxie, avec son étude des fermentations, de 1857 à 1876; avec les expériences de Villemin sur l'inoculabilité de la tuberculose démontrée par ce savant dès 1865 et niée en France comme en Allemagne jusque vers 1878; en dépit de ces découvertes, la Médecine, que les problèmes d'étiologie et de prophylaxie n'intéressent guère encore, va de 1860 à 1880 rester surtout anatomique (Grancher).

Il faut arriver à l'année 1886, c'est-à-dire aux expériences de Pasteur à Pouilly le-Fort et à ses communications sur le charbon pour voir les médecins s'orienter, quoique avec hésitation, vers la bactériologie. A partir de l'année 1882 où Koch décrit son bacille, où va se perfectionner chaque jour la technique qui permettra d'isoler et de cultiver les microbes, nombre de germes nouveaux seront découverts à l'étranger comme en France, germes dont l'expérimentation confirmera le rôle en permettant de reproduire chez les animaux un certain nombre d'infections humaines. Le mode d'action des bactéries, la part respective de la cellule organique et de la cellule microbienne, de l'organisme et du virus, le problème de la prédisposition et de l'immunité seront successivement précisés en même temps que de nouvelles méthodes tirées du laboratoire compléteront le diagnostic, que la vaccination et la sérothérapie transformeront la prophylaxie et la thérapeutique.

La science bactériologique, après les tâtonnements du début, développant alors son domaine avec une rapidité surprenante, va s'imposer aux plus hésitants et donner à la théorie du miasme et du contage une base définitive, rendant désormais inutiles les discussions qui si longtemps s'efforcèrent de différencier ces deux termes.

Telles sont simplement ébauchées les principales étapes qui dans l'histoire de la médecine précédèrent l'avènement de la période bactériologique. Mais un tel exposé ne saurait suffire à donner l'idée de l'évolution des doctrines, s'il devait laisser dans l'ombre les découvertes qui préparèrent l'œuvre pastorienne, les enseignements qui résultent des controverses et des discussions incessantes, s'il devait taire le nom de quelques-uns de ceux dont les travaux jalonnèrent la route.

Ce n'est pas amoindrir l'œuvre de Pasteur, que de reconnaître que les microbes avaient été soupçonnés, que leur importance dans les fermentations avait été pressentie comme leur rôle pathogène et les variations de leur virulence, avant que ce savant eût définitivement démontré l'origine animée des maladies contagieuses.

Dans les annales des causes morbides, pour trouver les précurseurs dont les travaux préparèrent le terrain au merveilleux édifice que ce savant de génie allait construire, il est facile de remonter très loin; puisque très ancienne est la conception du *contagium vivum seu animatum*.

La gravité des maladies virulentes, leur extension à toutes les époques avaient, en effet, conduit les naturalistes et les médecins à rechercher les causes intimes et la nature de la virulence. De temps immémorial, dit Hameau, les grands observateurs avaient distingué les maladies ayant le pouvoir de passer semblables à elles-mêmes d'un individu à l'autre et l'idée est presque aussi vieille que le monde de rattacher les maladies contagieuses aux maladies parasitaires. C'était, à vrai dire, à la période gréco-latine l'ébauche naïve du parasitisme quelque peu hypothétique ou grossier d'un Varron et d'un Columelle pour qui la contagion réside dans les microzoaires; c'était l'époque où l'on pensait que les insectes inférieurs naissaient de la pourriture et lui empruntaient leurs propriétés venimeuses.

Cette notion du virus allait toutefois varier à travers les âges, autant que les doctrines médicales elles-mêmes, et la virulence que les uns considéraient comme l'attribut du parasitisme, se rattachait pour les autres à un processus de fermentation. C'est ainsi notamment que l'entendait Rhazès, comparant la variole à la fermentation du moût de raisin qui entre en ébullition pour se convertir en vin.

Dès avant le ixᵉ siècle — et auparavant que s'accomplît la première étape importante dite fracastorienne, — ces deux grands courants se partagèrent la faveur des savants. Théories chimique et animée de la virulence vont être l'objet de controverses qui ne cesseront que le jour où les faits que l'observation avait mis successivement en évidence prenant toute leur valeur, un parasitisme moins primitif et une fermentation mieux définie seront rapprochés dans leur nature, et sera en définitive démontrée l'origine animée du processus fermentatif.

En attendant ce jour, Van Helmont, Stahl, Sydenham recueillent et adoptent les idées de Rhazès et les développent durant qu'au xviᵉ et xviiᵉ siècles Languis, Zacutus, Kircher, Lancisi, Deidier de Montpellier, Linné, Réaumur, Rasori vont défendre le parasitisme. Languis parle des microzoaires ou infusoires de la rougeole, Kircher de ceux de la peste, et se plaçant sur le même terrain Zingler étudie les fièvres pétéchiales, Zacutus et Porcellus la variole.

Deidier émet, en 1715, l'opinion que le virus vénérien est dû à la présence de petits vers, car il est justiciable du mercure qui agit également sur les vers (Anglada). En 1721, Goiffon agrégé au collège des médecins de Lyon, dont H. Molliere mettra religieusement en lumière les travaux, professe que des insectes venimeux invisibles apportés de quelques contrées étrangères avec des marchandises, peuvent se répandre dans l'air d'une ville et produire des effets analogues à ceux que l'on remarque dans la peste.

La théorie des insectes proprement dits et des helminthes prend, vers 1750, grand crédit avec l'appui que lui donne Linné par la voix de son disciple Nysander. La contagion pour Nysander est due à des insectes acares, et Avenzoar, à l'époque de Linné, va découvrir l'acare de la gale, qu'un siècle plus tard (1857) Hauptmann décrira grossièrement après l'avoir vu au microscope. Bartholin, Rolander trouvent des insectes dans les déjections des dysentériques. Réaumur voit dans une goutte d'eau des milliers d'insectes si petits qu'ils passent, dit-il, à travers les filtres.

C'est au début du xvie siècle que se place l'époque à laquelle devait donner son nom Fracastor, médecin de Padoue en même temps que poëte qui le premier, au dire de Hameau, eut l'intuition de la vérité à propos des maladies contagieuses. Fracastor émet l'hypothèse que nos humeurs sont aptes à entrer en putréfaction et que celle-ci, lorsqu'elle est assez énergique, peut donner naissance à des germes de contagion qui passent d'un individu à l'autre. La contagion est une putréfaction qui reste semblable à elle-même en gagnant d'un point à un autre sur le même sujet ou en passant d'un premier sujet sur un second. A cette doctrine fracastorienne qui s'oppose à la théorie parasitaire, et que plus tard Cullen ne modifiera guère, les contagionnistes vont d'abord se rattacher, en affirmant que la contagion est due à des vapeurs venant d'un corps malade.

Les discussions continuent de cette façon jusqu'au début du xixe siècle. Si à ce moment Nacquart écrit que les maladies contagieuses ont pour fondement un virus spécifique propre à chacune d'elles, virus dans lequel il est disposé à voir des germes toujours identiques à eux-mêmes et qui peuvent se transporter d'un individu à l'autre, sans s'altérer, Bressy considère, vers 1802, que les maladies contagieuses doivent s'appeler maladies fermentatives; Montfalcon (*in* Dict. en 60 vol., 1815) soutient qu'il n'est pas un des virus admis pour expliquer les maladies contagieuses, dont l'existence ne puisse être révoquée en doute; Braconnot reprenant les idées de Deidier et d'Anglada accepte en 1831 que la contagion est une fermentation, pour les raisons que les substances antifermentescibles sont en même temps antiseptiques, idées que Mialhe et Bouillaud en France, que Billing vers 1847 en Angleterre, vont adopter.

Et cependant dès 1836, Cagniard-Latour démontrait que la fermentation alcoolique est produite par une levure, donnant ainsi un argument puissant au rôle du germe en dehors de l'organisme vivant, donnant également une solution qui eût été capable de rallier les partisans des théories chimiques et des théories parasitaires, si la doctrine de l'agent provocateur n'était intervenue avec Liebig et n'avait suscité sur l'origine de cette substance des discussions interminables qui devaient laisser la porte ouverte à la spontanéité de la virulence. Liebig — et c'est là sa doctrine de la maladie contagieuse — admet qu'il existe dans le sang d'un sujet sain un principe d'où peut naître l'agent provocateur; celui-ci se développe avec l'introduction d'une parcelle de ferment virulent détachée d'un organisme malade.

Durant que les controverses se prolongent, quelques idées intéressantes se font toutefois jour que l'on peut découvrir dans les traités de cette époque. C'est, ainsi que le rappelle Arloing, Plasse, vétérinaire à Niort, qui de 1825 à 1872, s'attache à démontrer l'origine cryptogamique de plusieurs maladies transmissibles de l'homme et des animaux domestiques : fièvre typhoïde, variole, morve, et à établir des relations étroites entre l'éclosion de ces maladies et l'usage d'aliments couverts de moisissures. C'est vers 1840 que Henle, savant allemand, considéré par ses compatriotes comme le précurseur de Pasteur, avance que les maladies contagieuses sont dues à des particules émanées d'un organisme vivant et conservant une vitalité pathologique : conception similaire de celle de Fracastor, que Dubois d'Amiens, Littré, Robin vont accepter.

À toutes ces doctrines, manque la perception d'une cause hétérogène animée, affirmée par Jean Hameau et que devaient démontrer les découvertes pastoriennes. Si en effet Leuwenhoeck et Spallanzani avaient déjà vu les plus gros des microorganismes; jusqu'à Davaine en 1850, les microbes pathogènes devaient échapper.

L'œuvre de Hameau, médecin de la Teste près d'Arcachon, est assurément celle qui fut le plus presciente des doctrines de Pasteur. On la retrouve exposée dans ses communications à la Société de Médecine de Bordeaux en 1836, et merveilleusement condensée dans le mémoire qu'il publia dès 1847 sur la nature des virus; communications et mémoires qui sont le fruit d'une longue, judicieuse et patiente observation des faits.

Il pressent, avant Cagniard-Latour, avant Pasteur, la nature végétale ou animale des germes qui sont la cause d'un grand nombre de maladies. « Les virus, dit-il, se conduisent comme des êtres animés, agissent à la manière des êtres vivants. » Il n'en peut donner la démonstration directe, mais il compare les maladies virulentes humaines à certaines maladies épidémiques des plantes produites par des animaux qui attaquent ces plantes pour s'en nourrir et s'y régénérer; les virus agissent comme ces insectes parasites, comme eux ils vivent et se reproduisent semblables à eux-mêmes sur le terrain favorable qu'ils rencontrent, et ainsi perpétuent chez l'homme et les animaux les maladies qu'ils engendrent et dont ils sont la caractéristique étiologique. Et il s'élève contre la création spontanée de ce monde microscopique, rappelant la fameuse sentence « *omnia ex ovo* » des anciens dont on dédaigne trop les opinions relatives aux choses de la nature. Lorsqu'on trouve, écrit-il, des animaux microscopiques sans savoir d'où ils viennent, c'est qu'un germe les avait précédés. Le virus est essentiellement une matière, qui reste un certain temps dans l'inaction pour apparaître ensuite avec la forme du virus originel, et qui se développe avec une faculté d'accroissement toujours prodigieux. Le caractère fondamental du virus est la contagion, c'est-à-dire la faculté transmissible par n'importe quel moyen. La contagion est l'introduction dans le corps de l'homme d'une substance hétérogène qui ordinairement le rend malade et qui peut sortir des sujets qu'elle attaque pour en infester d'autres de la même manière, par le toucher ou par l'intermédiaire de l'air.

Sans doute on peut critiquer les distinctions trop subtiles qu'il établit entre les miasmes (émanations de terres ou de matières capables de causer des maladies non contagieuses comme le paludisme (sortes d'effluves qui ne sont pas des virus) et le principe contage; entre la maladie infectieuse, résultant de l'introduction dans le corps de l'homme d'une substance éthérée qui le rend malade mais qui ne peut en sortir pour en affecter d'autres, qui n'est pas transmissible, qui est la maladie miasmatique s'attaquant à un grand nombre de personnes à la fois et ne voyageant pas, — et la maladie contagieuse, maladie qui est virulente, parce qu'elle voyage, se prend par le contact ou par l'air. C'est là à vrai dire une concession aux idées régnantes que développait surtout Dupuytren et contre lesquelles Hameau ne pouvait prendre parti, car il n'apportait pas l'argument décisif de la nature animée du germe.

Dupuytren reprenant les idées de Lucrèce et de Pline considérait que l'infection était tout ce qui avait pour effet de corrompre l'air; l'air contaminé par les émanations devenait un véritable agent toxique; et de longues discussions se poursuivaient pour arriver à définir l'infection et la contagion. Il y a infection, disait-on, quand les matières végétales ou animales en décomposition, ou les miasmes exhalés par le corps de l'homme sain ou malade exercent leur action morbifique sur les individus placés dans une opportunité particulière pour en recevoir l'influence. La maladie infectieuse, disait Chomel en 1863, est la maladie miasmatique, c'est-à-dire la maladie transmise par l'air; elle se distingue de la maladie transmissible par contact médiat ou immédiat. Le miasme prend naissance dans le milieu extérieur et infecte l'organisme mais ne peut s'y reproduire. Le miasme paludéen originaire du sol, attaquant l'individu qui traverse la région contaminée, mais ne pouvant être communiqué par cet individu voyageant plus loin, était sans cesse invoqué comme exemple. Le contage, au contraire, développé primitivement en dehors de l'individu, se multiplie dans l'intérieur de l'organisme qu'il a atteint, pour se transmettre directement à un autre organisme.

Plus tard sans doute on s'efforcera de limiter cette distinction, on dira qu'il y a miasme quand la cause primitive ne peut se multiplier au point de rendre l'individu capable de transmettre la maladie; qu'il y a contage dans le cas contraire. On trouvera des formes mixtes de miasmes-contages, de contages-miasmes et la distinction sera de moins en moins évidente lorsque l'inoculation à l'homme du sang de paludéen aura permis de reproduire la fièvre intermittente. Mais ce n'est que plus tard que les cadres seront élargis par l'addition aux maladies miasmatiques des deux grands processus de l'infection putride et de l'infection purulente qui relèvent de l'inoculation des matières organiques décomposées ou de leur résorption. Et c'est à ce moment où l'on nie ou au contraire l'on admet un grand nombre de virus sans savoir rien de leur nature, où l'on ne connaît que l'observation des phénomènes déterminés par les virus dans l'économie, où le mot épidémie réservé aux maladies qui attaquent beaucoup de personnes à la fois ne désigne aucune cause de maladie mais exprime seulement l'étendue de leurs effets; c'est à ce moment que le médecin de la Teste exprime avec la netteté la plus absolue l'origine animée du virus, du contage, et, pénétré de la phrase du vieillard de Cos, vieille de plus de 2000 ans, s'attache à découvrir la cause des épidémies.

Hameau en savait ainsi plus sur la médecine étiologique, écrit Grancher, que toute la faculté de 1840 à 1880. Il vient trop tôt, son avance sur sa génération et celle qui le suit est excessive; certains marquent sans doute quelque respect pour ses idées mais n'osent le suivre. Si Londe qui, peu auparavant, croyait que la peste n'est pas transmissible, modifie son opinion après lecture du livre de Hameau; si Bousquet va reconnaître que la contagion comporte avec elle l'idée d'une semence, Prus à peu près vers la même époque conserve l'idée exposée par lui à l'Académie vers 1846, que soutenir une origine animée de la contagion est indigne de son époque; Anglada en 1853 trouvera que Hameau cherche en réalité à rajeunir la théorie un peu surannée des épizoaires. Rochoux refuse toute valeur aux idées sur la « particularité » des virus des maladies pestilentielles, « idées qui tiennent pour rien la donnée de propagation du mal de disette des vivres, de l'accumulation des matières putrides, des altérations de l'eau et qui établissent que pour conserver la santé il suffit d'éviter tout contact médiat ou immédiat. Et encore en 1863, Peter qui a déjà critiqué les idées de Henle et s'opposait si violemment aux idées pastoriennes, Peter qui cependant établira, entre les virus et le champignon de la muscardine, maladie des vers à soie, de grandes analogies; qui verra, en étudiant les effets du parasite, un atome imperceptible allumer de vastes foyers épidémiques chez les vers à soie et tendra à rapprocher l'activité de ce parasite végétal de celle d'un virus inoculé, Peter critiquera les idées de Hameau sur les microzoaires visibles ou invisibles, et conclura que l'invisibilité n'est pas un argument scientifique.

L'opposition, à vrai dire, ne s'exerce pas exclusivement contre le parasitisme dû à des germes invisibles, mais aussi contre les théories qui tendent à accorder une interprétation chimique à un phénomène d'ordre vital. Ozanam s'élève non seulement contre la prétention de considérer le principe du contage comme émané d'une substance animale, d'admettre sa nature organisée, animée, il refuse de croire que les contages naissent et se développent dans le corps par fermentation. Malgré qu'on découvre définitivement le sarcopte de la gale, le démodex de l'acné, le champignon de la teigne, les protestations se font jour contre le parasitisme de Raspail qui pousse jusqu'à l'extravagance l'acarisme de Linné et considère comme sarcoptogénoses toutes les maladies contagieuses; vaccine, variole, rougeole, scarlatine.

Ce que l'on savait de l'action de certains parasites animaux aurait pu faire accepter l'idée du rôle parasitaire possible d'autres germes, mais avec Peter, avec Stansky qui émet à l'Académie l'opinion que les maladies dont la contagion n'est contestée par personne introduisent dans notre organisme un ferment, un virus dont la nature est aussi inconnue que son existence indiscutable; avec Gouraud qui reconnaît cependant aux maladies épidémiques un caractère spécifique, qui pense avec Trousseau et Bretonneau que la maladie infectieuse peut devenir contagieuse et cesser de l'être, l'hésitation persiste. Les esprits esclaves de l'idée traditionnelle n'osent prendre parti.

En dehors des discussions académiques les faits vont bientôt s'affirmer qui deviendront pour la doctrine parasitaire des arguments décisifs et avant les découvertes pastoriennes lui apporteront les données positives grâce auxquelles elle reprendra crédit. Les travaux relatifs aux fermentations, aux premières recherches bactériennes vont désormais orienter dans le bon chemin la nosologie qui vient de se débattre, dit Arloing, « entre les aspirations d'un parasitisme grossier, les illusions trompeuses de la transformation virulente des matières organiques et les promesses mystérieuses des fermentations sur les vivants. »

Les travaux relatifs aux fermentations dont Dumas va dire qu'elles sont des phénomènes du même ordre que ceux caractérisant l'accomplissement régulier des actes de la vie animale; les premières découvertes bactériennes eurent ce résultat d'apporter des arguments précieux à la découverte de Leuwenhoeck, constatant l'apparition d'animalcules dans les liquides organiques abandonnés à l'air, comme aussi aux tentatives déjà anciennes dirigées contre la génération spontanée par Spallanzani et Schwann.

Avec les recherches de Cagniard-Latour contre lesquelles malheureusement devait prévaloir trop longtemps la théorie de Liebig, la fermentation se dépouille de son caractère énigmatique. Cagniard-Latour montre que les levures de la fermentation alcoolique sont des plantes capables de se reproduire par bourgeonnement et qui n'agissent sur le sucre que par leur végétation; puis, à partir de 1887, les travaux de Pasteur sur la fermentation lactique, sur la fermentation de la bière, établissent que la fermentation comme la maladie est fonction d'êtres microscopiques, que la putréfaction est le résultat de germes animés. Pasteur crée alors la méthode de sélection des ferments par cultures successives; et pendant que se déroulent ces merveilleuses recherches sur la nature animée des fermentations, quelques découvertes se font en pathologie, dont les conséquences vont être considérables.

Rayer et Davaine signalent en 1850 de petits corps filiformes dans le « sang de rate » des moutons; Pollender et Brauell, en 1855-1857, les retrouvent dans le sang de sujets charbonneux, et Delafond, en 1860, indiquera leur nature végétale. Le premier, en effet, Delafond, entrevoit la nature vivante du bacillus anthracis; s'il ne peut trouver les spores que Koch fait connaître seize ans plus tard il décrit la reproduction de la bactéridie charbonneuse dans le sang. En 1861 Pasteur publie son mémoire sur la fermentation butyrique, où il montre qu'il s'agit de germes voisins comme dimensions de la bactéridie charbonneuse, et Davaine inspiré par ce travail reproduit par inoculation la maladie charbonneuse. En 1868 Chauveau adopte les idées de Davaine et les étend aux septicémies chirurgicales, à la gangrène, au typhus; dès 1867 il parle de formes corpusculaires dans les humeurs de la vaccine, de la variole, de la clavelée; il montre que ces agents de virulence sont des granulations et que ces granulations sont vivantes.

Mais pour établir l'analogie des agents de la fermentation et des germes pathogènes il fallut établir que ceux-ci sont aptes à vivre et à se multiplier hors de l'organisme. C'est ce que Pasteur fit en apportant la méthode de sélection des ferments, avec la technique qui permettait d'isoler, de cultiver ces germes, d'étudier leurs propriétés, de découvrir leur vie aérobie ou anaérobie, de les inoculer à l'état de pureté, d'exalter ou d'atténuer leur virulence. Son génie accomplissait ainsi l'œuvre considérable et réellement rénovatrice.

Il n'y a plus dès lors à douter que ces êtres vivants contenus dans l'eau, dans l'air atmosphérique, dans le corps des animaux ne soient les agents de la mort, que les maladies parasitaires soient, comme l'écrit Bernheim, le type des maladies contagieuses. Successivement, sans parler des tentatives de classification de Hallier, sans analyser celles plus judicieuses de Bary et de Cohn toute une série de découvertes sont faites. Koch cultive en 1876 la bactéridie charbonneuse, que Pasteur et Joubert en 1877 vont voir se développer dans l'urine neutre ou dans une solution minérale artificielle employée pour la reproduction des ferments. Toussaint découvre le microorganisme du choléra des poules. Klein, Pasteur, Thuilier celui du rouget des porcs; Pasteur, Joubert, Chamberland le virus septique que Chauveau et Arloing reconnaissent comme l'agent de la septicémie gangréneuse; Arloing, Cornevin et Thomas étudient le charbon emphysémateux du bœuf; Bouchard, Capitan, Charrin, Lœffler, le bacille de la morve. Puis c'est encore en 1880 la culture du staphylocoque du furoncle et de l'ostéomyélite par Pasteur; et en 1882 la découverte par Koch du bacille tuberculeux et peu après du vibrion du choléra asiatique; en 1883, la culture par Arloing et Chauveau, par Frankel, du streptocoque dont déjà en 1869, Coze et Felz ont décrit les chaînettes, que Pasteur retrouvait en 1879 et dont Widal montrera toute l'importance pathogène.

La plupart des bactéries pathogènes sont ainsi découvertes lors du prodigieux essor de la bactériologie qui se manifesta de 1880 à 1884. En deux ans sous l'impulsion de Pasteur, de Koch, viennent s'ajouter le bacille de la fièvre typhoïde, de la diphtérie, du tétanos, de la suppuration, etc.; et, ces éléments essentiels des humeurs virulentes provenant non de la décomposition de la matière, mais de germes préexistants dont la pullulation est cause du développement et de la transmission des maladies contagieuses reçoivent leur nom de baptême de Sédillot qui propose de les appeler « *microbes* ».

Les théories et les méthodes de Pasteur ont ainsi marqué le point de départ de l'ère nouvelle si riche de promesses; et la virulence étant définie, la signification du terme infection qui devait subir à travers les âges la destinée des doctrines régnantes et changer tout autant peut-être que celle du terme « *inflammation* », se trouva définitivement précisée. Ainsi également disparaissaient en grande partie les distinctions subtiles entre miasmes et contages, objet de tant de discussions durant lesquelles il faut reconnaître que s'ébauchèrent les idées d'opportunité morbide écartées à tort par les premières données bactériologiques et la notion de l'auto-infection. Les maladies miasmatiques, virulentes, putrides, contagieuses et transmissibles, représentaient toutes désormais la grande classe des maladies infectieuses, de nos maladies spécifiques.

Après les années fructueuses dont il vient d'être donné un aperçu, succède pendant plus de vingt ans une période de calme relatif. A l'exception du bacille de la peste découvert par Yersin en 1894, de quelques microbes anaérobies isolés par Veillon, aucun microbe pathogène important n'est découvert. On discute la nature du contage des maladies transmissibles dont le germe n'a pas été trouvé, mais dont la ressemblance est telle avec les autres maladies microbiennes qu'il est difficile de ne pas leur reconnaître une origine similaire. On parle de l'insuffisance des méthodes de coloration et de culture, et cette insuffisance vraie pour la syphilis dont le germe ne fut découvert que grâce à une technique de coloration nouvelle était inexacte pour la plupart des autres maladies. C'est alors qu'intervient la notion nouvelle des microbes invisibles, germes plus ténus que les microbes jusqu'ici isolés et qui pouvaient traverser les filtres, comme le devait supposer Galippe, seul de son opinion jusqu'aux vérifications plus récentes. De cette notion d'ailleurs les premières preuves devaient être données par les recherches de Lœffler et de Frosch, observant les premiers que la filtration sur la terre d'infusoire du contenu dilué d'une vésicule aphteuse et l'inoculation du filtrat à un animal sain détermine la maladie, comme aussi la constatation, que Nocard et Roux avaient faite pour la péripneumonie. L'examen microscopique, et ultérieurement l'examen ultra-microscopique ne décelant rien dans la plupart de ces filtrats infectants, on fut amené à admettre des germes invisibles, à établir entre l'invisibilité et l'aptitude à traverser les filtres une analogie qui reste acceptable, bien que certains germes nettement visibles au microscope, notamment les bacilles mobiles, puissent traverser les filtres.

Jetant bas les vieilles doctrines humorales et vitalistes, Pasteur et ses successeurs semblaient avoir dit le dernier mot ; l'étiologie se résumait dans l'action microbienne, variée de multiples façons, envahissant l'organisme au hasard de la dissémination dans le temps et l'espace. Le rôle du microbe devint tellement considérable qu'on se détourna quelque peu de la cellule dont Virchow et son école avaient cependant montré toute l'importance. Durant un temps il fut classique de considérer que chaque infection avait son microbe spécifique qui la définissait suffisamment et qui se cultivait dans l'organisme comme dans un tube de culture. L'étude des maladies septicémiques, des infections suraiguës (où assurément le rôle de l'organisme paraît plus effacé), par lesquelles débuta la bactériologie, semblait confirmer cette opinion. On devait bientôt s'apercevoir que le microbe n'explique qu'une partie de la maladie; reconnaître que les anciens avaient raison de subordonner une grande partie des phénomènes morbides à l'état de l'organisme, à sa résistance et à nouveau le terrain fut envisagé à côté de la graine. L'étude de la virulence et de l'immunité mettait d'ailleurs en évidence l'antagonisme constant des forces offensives du germe, et des forces défensives de l'organisme, l'un et l'autre agissant de par leur activité cellulaire — prolifération et sécrétions toxiques pour l'un; phagocytose et sécrétions antitoxiques pour l'autre. Ce fut la phase qu'on a dénommée justement cyto-microbienne; phase actuellement encore en évolution et dont les travaux de Bouchard et de ses élèves, de Metchnikoff, d'Ehrlich, de Ch. Richet, de Behring, de Roux devaient affirmer l'heureuse influence.

L'autonomie des maladies microbiennes était ainsi créée; leur importance devenait primordiale dans la classe des maladies parasitaires, plus exactement a côté des maladies parasitaires. Une distinction nette s'établissait, en effet, entre la virulence et le parasitisme, qui reposait sur le caractère des réactions qui succèdent à l'invasion microbienne plus que sur la nature même des agents provocateurs.

La propriété la plus remarquable des virus est sans contredit de pouvoir infecter l'économie, de se multiplier et de produire des désordres dont la gravité est hors de proportion avec la masse. Or, il est un groupe d'agents pathogènes qui peuvent s'introduire dans l'économie vivante, se transmettre des malades aux sujets sains, mais dont les effets nuisibles sont en rapport avec leur nombre ou l'importance de l'organe occupé et qui sont les parasites proprement dits. Langenbeck, Sendler montrent que la trichine ne produit presque rien quand les parasites sont en petit nombre, mais qu'une maladie grave survient lorsque ces parasites sont nombreux; cette maladie est la trichinose que Zenker en 1860 crut être la fièvre typhoïde. La trichine s'oppose à la bactérie charbonneuse dont un seul élément peut provoquer le charbon.

Dans ses études sur les maladies des vers à soie Pasteur montre les deux types d'affection parasitaire : la pébrine dont, comme la trichinose, la gravité est en rapport avec le nombre des corps corpusculaires qui transmis par les œufs ou rejetés avec les excréments peuvent transmettre la maladie due au strept. bombycis, et la flacherie qu'il étudie avec Ferry de la Bellone : modèle de maladie virulente, dont la gravité n'est nullement en rapport avec le nombre des germes introduits, et qui est capable de donner par hérédité la prédisposition de terrain.

Pour les mêmes raisons on établissait une différence entre les microbes agissant par leur poison et les champignons auxquels on accordait, comme Kauffmann à l'aspergillus niger, plutôt une action mécanique qu'une action toxique. La faculté reconnue aux microbes de sécréter des poisons dans le milieu de culture comme dans l'organisme vivant, l'étude de ces poisons, de leur nature, de leurs actions multiples (effets toxiques ou effets vaccinants) que la clinique et l'expérimentation mettaient en évidence avec les recherches de Chauveau et de Toussaint, de Woolridje, de Bouchard et de Charrin, de Salomon, de Smith, de Roux et Chamberland, etc., devaient dissocier encore plus les maladies bactériennes des maladies parasitaires.

Les maladies virulentes et les maladies parasitaires avaient une propriété commune : la contagion; mais les qualités des ferments vrais appartenaient seulement à la cause de la maladie virulente. Ainsi la bactériologie naissante se séparait de la vieille parasitologie. Cette scission, dont on peut dire en passant qu'elle exista pour les médecins plus que pour les naturalistes, fut à vrai dire fâcheuse. Sans doute l'école bactérienne médicale gardait-elle rancune au parasitisme grossier de Raspail qui avait résumé trop longtemps la pathologie animée ; mais doit-on oublier que certains défenseurs de ce parasitisme ne furent pas les derniers à prévoir le rôle des microbes ?

Le nom de maladie infectieuse se trouvait ainsi réservé aux seules maladies bactériennes; la chute de l'helminthologie élevée trop haut par Raspail marquait l'apogée de la bactériologie, d'autant que la parasitologie pouvait moins facilement emprunter la méthode expérimentale qui fut si précieuse au développement de la nouvelle science.

L'opinion qui tendait à placer l'unité étiologique de l'infection dans le groupe bactérien ne devait pas tarder à être abandonnée par les bactériologistes dès que d'autres types parasitaires dont l'action n'avait pas été soupçonnée entrèrent en ligne de compte. On allait bientôt découvrir que certaines maladies infectieuses ne sont pas à proprement parler bactériennes mais relèvent de germes plus élevés, de parasites à propriétés biologiques et pathogènes variables. Déjà en 1873, Obermeier avait trouvé des spirilles dans le sang de malades atteints de fièvre récurrente. Munch et Metchnikoff pouvaient plus tard reproduire la maladie chez l'homme sain par l'inoculation expérimentale : de même Koch, Carter, Sudakewitch, la faisaient naître chez le singe, Novy et Knapp, chez le lapin; et toutes ces expériences établissaient la transmissibilité et l'inoculabilité d'une maladie non bactérienne.

La découverte de Laveran en 1880 mettait en jeu le rôle des protozoaires. En 1901, Dutton trouvait dans le sang de malades atteints de la maladie du sommeil, le trypanosoma gambiense que Castellani, en 1903, décelait dans le liquide céphalo-rachidien et dont le rôle dans cette maladie était confirmé par Brumpt, Todd et Broden. En 1903, Leishman et Donovan constataient dans les hématies, dans les leucocytes polynucléaires, dans les cellules du foie et de la rate, le parasite du Kala-Azar indien; Cathoire, à Tunis en 1904, découvrait celui du Kala-Azar infantile.

La constatation du Leishmania tropica du bouton d'Orient en Algérie, dans l'Inde et en Égypte; du balantidium coli, l'infusoire le plus différencié de tous les protozoaires, comme cause de certaines dysenteries par Solovieff à Tomsk, Askanasy en Allemagne, Strong, Musgrave aux Philippines; la découverte du tréponème de la syphilis par Schaudinn et tout récemment, semble-t-il, la confirmation par Noguchi du protozoaire de la rage devenaient tout autant de preuves du rôle important des parasites à côté des bactéries. Cela sans parler de l'hypothèse, que la variole, la vaccine, la varicelle depuis si longtemps individualisées par la clinique et placées en tête des maladies infectieuses, relèvent peut-être de parasites animaux; sans parler de la tendance actuelle à rapprocher de l'actinomycès le bacille tuberculeux, rapprochement qui faisait dire au Professeur Roger que la tuberculose devait être rayée des maladies infectieuses si celles-ci ne répondaient qu'aux seules maladies bactériennes et que si on l'y maintenait il fallait y ajouter les actinomycoses, les aspergilloses, les oosporoses.

La mycologie faisait d'ailleurs parallèlement des progrès immenses; les champignons prenaient en pathologie humaine ou animale une importance extrême; il suffit de citer la sporotrichose dont les premières observations furent publiées en Amérique par Schenk, Hecktoen, Perkins, et en France par de Beurmann, Ramond, Matruchot, et dont le parasite devait être isolé et cultivé par de Beurmann, Gougerot, Dor, Lesné et Monier-Vinard. Ces faits, et d'autres encore, établissaient que nombre d'espèces saprophytes qui entourent l'homme peuvent rencontrer accidentellement dans son organisme des conditions favorables à leur développement. provoquant là des mycétomes, ici des teignes, ici encore des maladies ayant pu simuler fréquemment la syphilis ou la tuberculose et dont la sporotrichose était l'origine.

La parasitologie évoluait ainsi, et sur certains terrains son évolution allait être plus rapide que la bactériologie. Elle n'était plus réduite à l'étude des helminthes, de quelques végétaux parasites, des protozoaires du paludisme. Elle complétait la biologie d'un grand nombre de parasites, obtenant même la culture en certains milieux, d'amibes, de protozoaires, de corps de Leishmann, décelant les foyers où s'accomplissent les diverses phases de leur évolution, faisant même des conquêtes dans le domaine des maladies à virus invisibles.

L'helminthologie d'ailleurs se perfectionnait parallèlement, surtout en ce qui concerne l'évolution, le rôle direct, l'action bactérifère de ces parasites. Des recherches expérimentales, des faits cliniques montraient la pénétration active à travers la peau de larves d'ankylostomes, de strongyloïdes, de filaires, de schistosomum, mettaient en lumière le contact des eaux stagnantes ou souillées par ces parasites. On se rendait compte que les douves, parasites habituels du foie peuvent déterminer des lésions pulmonaires au point de simuler la phtisie, séjourner dans l'intestin et y provoquer des diarrhées mortelles rebelles; on se rendait compte également que des infections telles que le choléra, la fièvre typhoïde, pouvaient être favorisées par le séjour même des parasites intestinaux.

La scission qui s'était établie entre la virulence et le parasitisme et qui invoquait les propriétés biologiques et l'activité pathogène différentes des bactéries et des parasites, semblait faite, à vrai dire surtout, pour les parasites les plus élevés, ceux que le populaire considère comme favorables parfois à l'organisme parasité, que la médecine montrait ménageant son hôte parce que se développant lentement, restant là où il a l'habitude de vivre, là où les hasards de la contagion l'ont localisé, exploitant son hôte avec économie sans mettre sa vie en danger, semblant plutôt déterminer la mort de son hôte par maladresse (Roger). L'action discrète de ce parasite temporaire ou permanent s'opposait à l'action brutale de la bactérie, envahissant l'organisme en entier, créant par des mécanismes divers les réactions les plus variées.

Les recherches qui viennent d'être exposées devaient montrer qu'une telle opposition est inexacte pour les parasites animaux de l'ordre le plus inférieur : que les leishmanioses, les trypanosomiases, les spirochétoses, les spirilloses sont de véritables infections quoique relevant de parasites animaux ; que le paludisme, type le plus caractérisé autrefois des maladies miasmatiques est provoqué non par des bactéries mais par des parasites animaux, et que la tendance à l'envahissement, à la brutalité d'action appartiennent de façon plus évidente peut-être à l'hématozoaire du paludisme, au spirochète de la fièvre récurrente. Mais on pouvait aller plus loin encore. Si l'on s'accorde à ne pas considérer comme infectieux les accidents produits par le tænia ou la légère dermite provoquée par le microsporon furfur, on se rend de plus en plus compte que cette distinction ne saurait être maintenue même pour les parasites les plus élevés comme le pensaient depuis longtemps ceux qui n'avaient pas voulu séparer la parasitologie de la bactériologie. La parasitologie devait démontrer que tous les êtres vivants animaux ou végétaux capables de vivre aux dépens de l'organisme humain, et parfois de façon silencieuse peuvent dans certains cas tout au moins entraîner des désordres plus graves (von Beneden). On s'aperçut que le parasite élevé ne devient pas exclusivement morbigène par maladresse et parce que selon l'expression de Davaine il s'est égaré. Si le *cysticercus cellulosæ* est plus dangereux dans le cerveau où il a pu être transporté, il reste nocif dans les muscles où il s'enkyste ; et le strongle géant, énorme nématode capable de réduire rapidement le rein à une mince coque qui lui sert d'enveloppe kystique, réalise une infestation qui revêt la gravité de l'infection.

Peu à peu se font ainsi jour des raisons de rapprochement là où l'on avait vu simplement des motifs d'opposition ; et les raisons de ce rapprochement se basent non seulement sur la brutalité d'action, mais aussi sur les modalités variables de cette action. Sans vouloir insister sur la stase lymphatique réalisée par la filaire de Bancroft, les actions irritatives et inflammatoires de la trichine dans l'intestin, actions qui peuvent être mortelles dès les premiers jours de l'infestation ; celle du balantidium coli qui, développé dans les glandes de l'intestin empêche l'assimilation en même temps qu'il détermine des diarrhées rebelles, ne peuvent être considérées comme inoffensives.

La spoliation de l'organisme limitée pour le tænia aux substances rendues assimilables par la digestion peut être beaucoup plus importante et s'exercer aux dépens des tissus ; elle devient très appréciable quand elle est assurée par des centaines de mille d'ascarides ou d'anguillules. Les coccidies qui vivent des cellules du foie et de l'intestin arrivent à tuer ces cellules (ce fait exceptionnel chez l'homme est fréquent chez le lapin); l'hématozoaire provoque la mort du globule rouge.

L'ankylostome se nourrit de sang et son existence par milliers dans l'intestin, la sécrétion de sa salive anticoagulante et son action toxique ; causent et entretiennent des hémorragies persistantes d'où peuvent résulter des anémies pernicieuses. Car il n'y a pas que les parasites ou les bactéries du sang qui peuvent sécréter des toxines; certains parasites peuvent rejeter des produits d'excrétion. Le professeur Blanchard (1905-06) montrait que les produits de désassimilation de certains parasites, les substances sécrétées par d'autres ont une action toxique l'expérimentation entre les mains de nombreux savants devait permettre de réaliser facilement cette action toxique.

L'anémie pernicieuse dans l'ankylostomiase est considérée plutôt comme relevant de la pénétration de toxines hémolysantes dans le sang que de la soustraction du sang; l'anémie pernicieuse botriocéphalique semble relever également de toxines, car le vers solitaire n'a ni crochet ni bouche qui puissent produire une hémorragie ; et il semble que dans ce dernier cas les poisons ne sont sécrétés que si le parasite est malade ou mourant dans l'intestin (fait confirmé par Shapiro, Bard, J. Courmont, André). Si Vlaeff n'a pu mettre cette toxine en évidence, Shauman, Tallqvist, Rosenqvist ont confirmé son existence ; Mingazzini, Messineo, Calamida, etc., ont montré que ce poison se retrouve dans d'autres cestodes et que l'on rencontre encore des substances hémolysantes dans les larves d'œstres, dans les ixodes, les moustiques. Il est d'ailleurs d'autres preuves de la sécrétion de produits toxiques notamment par les parasites intestinaux et la réaction de l'organisme à la suite de la résorption de ces produits, réaction étudiée par von Linstow, E. Perroncito, R. Blanchard ; c'est à savoir l'éosinophilie vermineuse, éosinophilie générale ou locale se produisant dans les tissus qui avoisinent le parasite; la découverte d'anticorps vermineux, lytiques et précipitants (servant aux précipito- et séro-diagnostic); d'anticorps anaphylactiques dans le sérum des porteurs d'helminthes; c'est aussi l'action toxique d'extraits ou de liquides parasitaires. Vaullegeard a isolé chez l'ascaride du cheval, Cattaneo, chez l'ascaride de l'homme, des toxines, dont les unes ont un pouvoir hémolytique marqué et déterminent l'anémie dont, les autres ayant le caractère de ferments produisent des troubles nerveux, ou par une action similaire de l'action alcaloïdique provoquent des paralysies musculaires. L'ascaride, le tricocéphale, l'anguillule (Perroncito) peuvent être facteurs d'anémie. Bruns, dans certains cas d'anémie des mineurs, retrouve l'anguillule, Pfeiffer (1891) montre que l'extrait aqueux d'une sarcosporidie du mouton vivant, dans la paroi de l'œsophage, peut déterminer injecté au lapin des accès fébriles, du collapsus, la mort. En 1899, Laveran et Mesnil isolent la sarcolystine qui se rapproche de certaines venins et de toxines microbiennes; Laveran et Pellet, en 1911, extraient des trypanosomes une trypanotoxine qui produit chez la souris les phénomènes les plus graves.

La seule explication rationnelle de l'accès paludéen est celle de toxines déversées dans le sang au moment où le globule rouge a été détruit par l'hématozoaire et les mérozoïtes mis en liberté; le cycle fébrile se trouve ainsi en rapport avec le cycle évolutif du parasite. Dès 1886, Blanchard expliquait, par la mise en liberté d'une toxine, les accidents et l'urticaire produits par rupture traumatique ou chirurgicale d'un kyste hydatique. Or, cette urticaire s'observe avec les vers intestinaux (Hebra) : oxyures, tricocéphale, tænia; avec l'ascaridiose (Saint-Avit), l'ankylostome (Siccardi), même dans les maladies à protozoaires : le paludisme.

La parasitologie devait encore établir, et cela ne fut pas une de ses moindres découvertes, que les grands parasites, hôtes permanents ou temporaires de l'organisme humain, peuvent par traumatisme, être des agents inoculateurs de maladies infectieuses : tels parasites intestinaux ouvrent la porte à certains microbes de la flore intestinale, d'où peuvent s'ensuivre des septicémies mortelles. Une théorie récente admet que l'anémie pernicieuse réalisée par quelques vers intestinaux procède en partie d'inoculations bactériennes (b. coli) répétées, incessantes et créant un état de sub-infection; et, J. Guiart fait jouer aux infections intestinales ainsi provoquées un grand rôle dans la détermination des diarrhées estivales, de certaines entérites, de certaines dysenteries.

Reste enfin comme lien important de la bactériologie et de la parasitologie l'action inoculatrice des insectes piqueurs qui, soit comme hôtes intermédiaires, soit comme simples vecteurs, jouent un rôle si important dans la transmission des maladies bactériennes et parasitaires : moustiques pour la fièvre jaune, le paludisme, la filariose, la dengue; mouches pour le charbon; mouche tsé-tsé pour la maladie du sommeil; reduves pour le trypanosome d'Amérique; punaises, argas pour la fièvre récurrente, etc.

Tous ces faits, tous les exemples qui viennent d'être rappelés montrent que la parasitologie, pour ne pas englober, comme le voudraient de trop zélés défenseurs, la médecine tout entière, mérite de plus en plus de prendre une place prépondérante, et ne doit plus rester, selon la phrase d'un de ses plus ardents protagonistes, le poids mort de la médecine traditionnelle. A la phase pastorienne, à proprement parler bactérienne a succédé la phase parasitaire; bactériologie et parasitologie pour le plus grand bienfait de l'hygiène et de la prophylaxie, doivent marcher désormais côte à côte, parasitisme et infection doivent prendre place dans un chapitre d'étiologie des maladies infectieuses.

CHAPITRE II

MICROBES ET PARASITES

I. — Leurs variétés principales. — Parasites d'origine animale ou végétale (zoo-parasites ou phyto-parasites). — Parasites élevés en organisation ou micro-organismes (virus invisibles ou filtrants). — Applications de ces données aux maladies infectieuses ou parasitaires. — Maladies spécifiques ou non spécifiques; septicémiques ou non septicémiques.

II. — Leurs propriétés pathogènes. — Leur vitalité et leur virulence. — Modalités de la vie parasitaire. — Conditions physiques et chimiques favorisant ou empêchant la vie parasitaire. — Influence de la lumière, de l'électricité, de la température de la sécheresse ou dessiccation, de l'oxygène, de l'ozone, de la pression. — Variabilité de résistance des germes pathogènes.

Pour avoir montré les transformations essentielles que la bactériologie apportait à l'étiologie et la pathogénie, cette étude historique ne prétend pas laisser croire que la médecine traditionnelle n'avait rien défini des infections dont la doctrine pastorienne devait mettre hors de tout conteste l'origine animée.

Longtemps avant les découvertes bactériologiques, l'observation seule avait suffi à grouper sous le nom de maladies miasmatiques, la plupart des maladies malignes. L'anatomie pathologique, la clinique avaient individualisé certains types : charbon, morve, choléra, lèpre, tuberculose, dothiénentérie, avant que la bactériologie en eût découvert les microbes. L'inoculabilité de certaines maladies malignes avait été établie dès le début du xix⁰ siècle par les recherches de Magendie, de Breschet, montrant la virulence de la salive de l'homme enragé, de Rayer transmettant la morve humaine aux solipèdes. Les travaux de Barthéemy, de Leuret, de Gerlach, de Rayer, de Davaine, de Bourgeois, de Manoury établissent l'inoculabilité du charbon avant que Rayer et Davaine aient en 1850 annoncé leur découverte de la b. charbonneuse ; avant que Davaine ait, à la suite des travaux de Pasteur, émis, quelques années plus tard, l'idée que ces filaments sont la cause du charbon.

Par les seules données de la clinique et de l'anatomie pathologique Laënnec affirmait l'unicité de la tuberculose que les recherches histologiques de Thaon et de Grancher devaient confirmer. Dès 1866, Villemin publiait ses mémorables recherches sur l'inoculabilité de la tuberculose, à laquelle les expériences de Chauveau apportaient des éléments précieux de démonstration. Et ce n'est que plus tard que la découverte de Koch donnera à ces conceptions une base inébranlable, permettant par ailleurs de rattacher à la tuberculose un certain nombre de lésions moins nettement spécifiques et même en apparence dissemblables : tuberculose miliaire aiguë, pneumonie caséeuse, pleurésies, abcès froids, synovites à grains riziformes, et même certains rhumatismes chroniques qui sans la constatation du bacille n'auraient pu être iden-tifiés.

Mais l'avènement de la bactériologie devait avoir pour effet de mettre pleinement en évidence toute l'importance pratique des enseignements de pathologie comparée, concernant par exemple les modalités de transmission de certaines infections des animaux à l'homme, parfois de l'homme aux animaux. L'histoire du charbon, de la morve, de la tuber-culose, de la rage, de la trichinose ne saurait se comprendre si l'on n'envisage point l'aspect ou l'évolution de ces maladies dans la série des mammifères ou même des vertébrés. Elle nous apportait également la méthode expérimentale qui devait nous permettre de réaliser chez les animaux avec les germes isolés par la culture un grand nombre d'in-fections ; celles d'abord qui sont communes à l'homme et aux animaux (charbon, tétanos, tuberculose) et dont la déterminisme était la plus simple, nous donnant ainsi un moyen, le plus souvent fidèle, de repro-duire dans les diverses espèces animales des troubles et des lésions analogues à celles que recèle l'observation humaine.

I

Deux variétés principales de parasites sont à l'origine des maladies parasitaires et infectieuses.

1° Des parasites animaux d'organisation élevée, visibles sans le secours du microscope, dont l'étude détaillée est faite plus loin (v. p. 839) et qui seront envisagés dans le cadre de celte étude surtout pour les rapports qu'ils présentent avec les microorganismes dont ils peuvent être les hôtes permanents. Ce sont les zooparasites.

2° Les microorganismes pathogènes proprement dits, c'est-à-dire visibles exclusivement au microscope, d'origine animale ou végétale. Le terme de microbe doit logiquement leur être appliqué ; il se justifie aussi bien : pour les parasites animaux, dont le rôle grandit chaque jour, comme les hématozoaires, les piroplasmes, les trypanosomes, les spiro-chètes (ces deux dernières espèces faisant partie pour Schaudinn du cycle évolutif des coccidies) : pour les parasites végétaux, comme les moisissures, rarement pathogènes (aspergillose, muguet), comme les levures, dont l'importance tient plutôt à leur activité de ferment chi-mique qu'à leur action pathogène, que pour les germes qu'on tend à placer à l'extrême limite du règne végétal : les bactéries. Il sert en définitive à désigner tous les organismes inférieurs de structure élé-mentaire, de dimensions trop petites pour être vus autrement qu'au microscope.

Les bactéries, êtres unicellulaires formés d'une enveloppe, d'un protoplasme et d'un noyau diffus, se reproduisant par division directe ou sporulation (la spore étant comme il sera dit plus loin la forme de résistance capable d'assurer la continuité de l'espèce dans des conditions défavorables) se rattachent par une série d'intermédiaires aux algues cyanophycées. De dimensions variables, leur forme est également variable; leur polymorphisme est extrême. L'observation et surtout la méthode expérimentale en ont donné des témoignages nombreux, tels, entre autres exemples, le polymorphisme du b. pyocyanique reproduit par Charrin et Guignard; le polymorphisme du b. tuberculeux prenant parfois une forme ramifiée qui le rapproche du streptotrix (Metchnikoff, Coppen Jones) ou de l'actinomyces, d'après Babes et Levaditi quand il se développe dans le cerveau.

Depuis Pasteur ces bactéries doivent se ranger en deux groupes principaux, selon leur aptitude à absorber directement l'oxygène de l'air ou à le tirer des décompositions diastasiques :

α) Ce sont les microbes aérobies stricts, comme la b. charbonneuse, le spirille du choléra, etc.

β) Les anaérobies stricts, comme le vibrion septique.

Il est également un certain nombre de bactéries, qui sont aérobies ou anaérobies facultatives, ou aéro-anaérobies, c'est-à-dire susceptibles de vivre avec ou sans oxygène.

Il convient d'ajouter toutefois que dans l'organisme vivant les microbes aérobies sont en état d'anaérobiose; il se peut que l'intervention des cellules vivantes modifie les propriétés respiratoires des microbes pathogènes.

Les bactéries ne semblent plus, il est vrai,- être aujourd'hui les plus petits de tous les germes. Parmi les parasites animaux et végétaux se classent des microorganismes de dimensions tellement réduites qu'ils échappent à nos investigations microscopiques. On les désigne indifféremment sous le nom de virus invisibles ou de virus filtrants. L'inoculation seule a permis d'en démontrer l'existence; leur domaine paraît indéfini. Si leur nombre a pu diminuer sous l'influence des découvertes les plus récentes, comme celle du virus syphilitique autrefois rangé parmi les virus invisibles, il semble s'augmenter notamment de certaines maladies appartenant à la pathologie animale, les septicémies hémorragiques par exemple.

Les corpuscules du vaccin de Guarnièri, de la scarlatine de Mallory, les granulations de la moelle rabique de Pol, celles de Négri, seraient des types particuliers de ces virus invisibles que l'on tend à ranger parmi les sporozoaires, en raison de leur mode de multiplication.

Ces germes auraient pour caractéristique : de vivre en parasites dans le protoplasma ou le noyau des cellules, sous la forme de corps sphériques visibles, dits initiaux, donnant l'aspect de gros microcoques et de corpuscules élémentaires, véritable poussière de ces corps initiaux; et de provoquer autour d'eux une réaction cellulaire spécifique d'où le nom de chlamydozoaires.

Êtres encore mystérieux, leur rôle pathogène paraît important; et il n'est pas inutile d'analyser de près les faits qui mettent en évidence et leur rôle en pathologie infectieuse et leurs propriétés biologiques(¹).

Parmi les maladies infectieuses à germes inconnus, considérées présentement comme relevant d'un virus invisible ou filtrant se rangent d'abord :

a) Un certain nombre de maladies plus spéciales aux animaux qu'il suffit de signaler : la péripneumonie (dont le germe à la limite de la visibilité microscopique a pu être cultivé sur milieu spécial), la clavelée, le molluscum des oiseaux, la peste des oiseaux, la peste bovine, la peste aviaire, la septicémie des merles, l'épithélioma contagieux des poules, l'anémie pernicieuse des chevaux, la maladie des jeunes chiens, etc.

b) Un certain nombre de maladies plus intéressantes parce qu'elles sont communes aux animaux et à l'homme.

Telles : la fièvre aphteuse dont le germe ne cultive que sur milieu animal, et dont Lœffler en 1898, a montré l'inoculabilité en reproduisant la maladie par l'inoculation du liquide d'une vésicule aphteuse; la rage, à laquelle en 1903 Remlinger reconnaissait comme origine un virus filtrant dont Vestea à Pise, en 1903 également, confirmait l'existence. De la nature filtrante de ce virus, les recherches de Bertarelli et Volpino, de Celli et Blasi obtenant un filtrat infectant, devaient donner des preuves suffisantes. De la ténuité de ce virus, Remlinger, en 1904, apportait le témoignage en' obtenant son passage par les bougies Berkefeld V. W.

Le virus vaccin semble être un germe invisible. Négri employant la pulpe vaccinale directement recueillie sur la génisse et l'incorporant à dix ou douze fois son poids d'eau distillée obtient avec la bougie Berkefeld un filtrat qui donne sur la cornée une pustule typique, dans laquelle, à la 60ᵉ et 70ᵉ heure, on note la présence de corpuscules de Guarnièri, pustule qui est transmissible sur d'autres cornées, sur la peau du veau; deux fois cet expérimentateur obtient directement avec le filtrat une pustule sur la mamelle de la vache. Remlinger avec Osman Nouri inocule par frottement sur la peau fraîchement rasée du cobaye et du lapin le filtrat vaccinal d'une émulsion passant à travers le Berkefeld V et obtient quatre à cinq jours après une éruption pustuleuse, de tous points semblable à celle obtenue avec la pulpe ordinaire. La période d'incubation seule est différente; de deux à quatre jours pour la pulpe, elle est de quatre à cinq jours pour le filtrat. Casagrandi réalise la filtration du virus vaccinal à travers le Berkefeld W, les bougies Chamberland F, B, les bougies Kitasato et Silberschmidt. Ce filtrat produit chez le chien des lésions vaccinales, transmissibles en série, et l'examen microscopique de la pulpe et du filtrat ne montre aucun germe. Wurtz et Camus, il est vrai, tout en reconnaissant que le virus vaccinal passe à travers des bougies très serrées (Berkefeld et Garros)

(¹) G. FOURNIER, *Thèse de doctorat.* Paris, 1913.

considèrent que ce passage ne se fait qu'en très petites quantités et que la plus grande partie du virus est retenue. Ce qui explique le petit nombre d'éléments que l'on obtient.

c) Il est enfin des maladies infectieuses spéciales à l'homme qui relèvent de microbes invisibles. Sans parler de la scarlatine dont les données sont insuffisamment précisées malgré que Bernhard ait réussi 2 fois sur 4 à inoculer la scarlatine à des singes avec le filtrat de produits scarlatineux obtenu avec la bougie Berkefeld; sans parler du virus varioleux dont les expériences de Casagrandi auraient établi qu'il peut passer à travers les filtres Chamberland, Berkefeld et Kitasato; la rougeole, la dengue, la fièvre jaune, la fièvre à papatacci semblent plus particulièrement relever de virus invisibles.

Le virus de la rougeole passe à travers le filtre Berkefeld. MM. Anderson[1] et J. Goldberger filtrant du sérum sanguin, obtenu par centrifugation de sang défibriné dilué dans trois parties de sérum physiologique, ont obtenu avec ce filtrat sur des singes dans 4 séries d'expériences une réaction suffisamment caractéristique de rougeole; sur 1 singe cette rougeole très nette apparut 21 jours après l'inoculation. — De ce singe le sang inoculé à 2 macaques (macacus sinicus) eut une réaction très caractéristique.

En 1907, Ahsburn[2] et Gray apportent une étude détaillée de l'étiologie de la dengue démontrant entre autres sa transmissibilité par le moustique. Le microbe de la dengue semble exister dans le sang de malades et passer à travers un filtre retenant des germes aussi petits que le m. melitensis (le protozoaire de la dengue étudié par Graham à Beyrouth, le microcoque de Laughlin n'ont pu être en effet confirmés). L'inoculation à des hommes sains de sang de malade atteint de dengue faite par voie intra-veineuse a donné pour l'inoculation de sang non filtré retiré au 3e et 4e jour de la maladie 8 inoculations positives sur 8 sujets volontaires; pour l'inoculation de sang défibriné dilué et filtré 2 résultats positifs sur 2 sujets qui eurent, après 5 jours d'inoculation, une dengue sévère.

Les travaux de la Commission américaine en 1900 à Cuba et à la Havane ont établi que l'agent pathogène de la fièvre jaune est un microbe invisible aux grossissements les plus puissants, qu'il existe dans le sang des malades pendant un nombre de jours déterminé, et qu'il est incultivable dans les milieux usuels. Les expériences de Walter Reed, de Caröll et Agramonte ont porté sur une dizaine de soldats américains et émigrants espagnols non immunisés et consentants; sur 7 sujets ils ont obtenu une attaque de fièvre jaune sans la période d'incubation habituelle. Ces faits ont été confirmés en 1903 par MM. Marchoux, Salimbeni et Simond de la Commission française de la fièvre jaune. Cette commission devait établir que le virus de la fièvre jaune traverse

[1] ANDERSON, *Journal of the Americ. Med. Assoc.*, sept. 1911.
[2] AHSBURN, *Philippine Journ. of Sciences*, 1907.

les filtres Berkefeld et Chamberland, qu'il est présent dans le sang des malades pendant les 3 premiers jours de la maladie, qu'il peut être détruit par un chauffage de 5 à 10 minutes à 55°.

La fièvre à papatacci ou fièvre de 3 jours, similaire de la fièvre jaune, de la dengue, relève également d'un virus invisible. Elle sévit en Bosnie-Herzégovine, Dalmatie et à Malte. C'est à Doerr, Franz, Taussig que nous devons le premier travail d'ensemble sur cette intéressante maladie. Ces observateurs ont établi que le sang pris le premier jour de la maladie et injecté à des hommes sains transmet la maladie bien qu'il ne contienne aucun organisme visible; et que le virus présent dans le sang peut passer à travers les filtres les plus serrés, car on peut avec le filtrat reproduire également la maladie. Plus récemment Doerr et Russ ont constaté que le sang était virulent dès les premières 24 heures; que le virus disparaissait de la circulation périphérique au bout de 48 heures, après lesquelles le malade n'était plus dangereux; que le sérum d'un homme ayant eu deux ans auparavant la fièvre à papatacci détruisait la virulence du sérum virulent. Birt, médecin de l'armée anglaise, obtenant les mêmes résultats positifs d'inoculation sur l'homme, observa une incubation de 16 heures, de 2 jours, de 5 jours après inoculation de sang non filtré; une incubation de 21 heures, de 4 jours, après inoculation du filtrat. Ce virus conserve une semaine sa virulence *in vitro*.

*⁂

Les maladies infectieuses ou parasitaires qui rentrent dans la classe des maladies contagieuses ou épidémiques dépendent donc en majeure partie des agents microbiens, mais aussi de parasites plus différenciés, plus élevés en organisation. Elles relèvent :

A) Des parasites d'origine animale : zooparasites visibles à l'œil nu, zooparasites microscopiques. Ce sont les *zooses* ;

B) Des parasites d'origine végétale : phitoparasites avec leurs 2 variétés : α) végétaux parasites plus différenciés déterminant les *mycoses*; β) végétaux inférieurs déterminant les maladies bactériennes et que par analogie, si l'on n'était retenu par la crainte d'un néologisme, on pourrait dénommer les *bactérioses*.

Entre les états infectieux causés par les microbes végétaux (fièvre typhoïde, tuberculose, actinomycose), ceux causés par des microbes animaux (paludisme, trypanosomiase), ceux causés par des parasites pluricellulaires (filariose, ladrerie) si voisins des helminthiases, tous les intermédiaires se placent, qui établissent entre ces diverses catégories des liens plus ou moins étroits.

En tenant compte de ces données une première classification nosographique des maladies infectieuses s'établirait ainsi :

Maladies infectieuses, bactériennes ; maladies parasitaires à champignons ; maladies parasitaires à protozoaires ; maladies parasitaires à gros parasites ; les maladies infectieuses à agents indéterminés rangés ou non parmi les virus invisibles ou filtrants, pouvant prendre place, comme en témoignent les faits les plus récents, soit dans les maladies infectieuses bactériennes, soit dans les maladies à protozoaires.

Cette classification un peu trop simpliste ne saurait, à vrai dire, donner du groupe autonome des infections une notion suffisante. Il faut reconnaître que quels que soient les groupements que la bactériologie nous ait permis d'opérer parmi les maladies infectieuses, elle n'a pu, pour de multiples raisons, nous donner une base nosographique précise. Parmi ces raisons peuvent se ranger celles concernant les modalités d'action si variables qui appartiennent à un seul microbe, la méconnaissance des germes d'un grand nombre de maladies, la possibilité d'associations bactériennes. C'est une notion qui domine toute la pathologie microbienne, que nombre de germes peuvent déterminer des effets identiques et qu'un seul germe peut avoir une action des plus variables. Il est dès lors impossible de réunir dans une même description les affections ou lésions parfois semblables, parfois distinctes, causées par le staphylocoque, le streptocoque, le pneumocoque.

Le staphylocoque, l'un des agents bactériens les plus répandus dans la nature (saprophyte de l'air, du sol, des poussières, de l'eau où il peut conserver plus ou moins longtemps sa végétabilité (J. Courmont), parasite de nos téguments ou de nos muqueuses) est l'agent possible de lésions locales, de septicémies, d'infections secondaires.

Le streptocoque, agent de l'érysipèle se retrouve à l'origine de lésions pyémiques, septicémiques (infection puerpérale), d'infections locales (lésions cutanées multiples), d'infections associées (scarlatine). Et ces modalités d'action sont tellement différentes qu'on discute encore sur le point de savoir s'il est chez l'homme plusieurs espèces de streptocoques ou plusieurs races d'une même espèce.

A prendre également des exemples parmi les infections relevant de parasites plus différenciés, on voit la dysenterie, maladie autrefois si spécialisée, répondre en réalité à un type lésionnel relevant d'origines multiples : dysenteries bacillaires de plusieurs types ; dysenterie amibienne ; dysenterie balantidienne que l'on observe surtout en Russie et en Allemagne et que l'on tend à considérer comme transmise à l'homme par les matières fécales ; dysenterie spirillaire dont Le Dantec a donné des exemples ; dysenterie d'origine helminthiasique due au trichomonas ; cela sans parler des syndromes dysentériformes relevant de la localisation rectale de la bilharziose, ou selon les observations de Marchoux H. Billet du paludisme, pouvant relever pour P. Manson du Kala-azar, Thiroux et Kéraudon de la trypanosomiase humaine.

Un autre obstacle à une classification bactérienne satisfaisante tient à l'ignorance où nous sommes encore du germe de certaines maladies, de celles notamment dont par une sorte de paradoxe humiliant mais heureux la nature bactérienne fait le moins de doute, dont la contagiosité est anciennement établie, comme les maladies éruptives.

En dépit des tentatives heureuses et récentes d'inoculation de la scarlatine et de la rougeole, ces types infectieux, si bien définis qu'on peut s'étonner qu'on ait eu un moment la pensée de les ranger parmi les affections cutanées, relèvent d'un germe qu'on tend à considérer comme un virus invisible. Les recherches les plus récentes de Field (1904), de Zlatogoroff (1904), de Borini (1905), de Lorey (1909), ont bien relevé la présence dans les amygdales, dans le sang de malades atteints de rougeole, de microbes divers, mais aucun de ces microbes n'a pu être considéré comme l'agent véritable. Tout au plus peut-on dire aujourd'hui que la présence du streptocoque dans le sang d'un scarlatineux, d'un rougeoleux, doit conduire à un pronostic grave de ces maladies.

Tenant compte, à vrai dire, des données relatives aux modalités d'action des germes, la bactériologie devait opérer parmi les maladies à germe connu, quelques groupements,

Une première division fut ainsi établie par Charles Bouchard entre les maladies infectieuses non spécifiques, relevant des bactéries vulgaires — streptocoque, staphylocoque, b. coli, microbes à tout faire, saprophytes ou parasites inoffensifs — pour lesquelles la localisation morbide plus que l'agent pathogène représente l'élément dominant ; et les maladies infectieuses spécifiques à caractères bien tranchés ou dans lesquelles se retrouvent assez de caractères communs pour pouvoir relier entre elles les diverses formes cliniques, maladies relevant d'agents pathogènes qui, pour avoir eux aussi une action variée, reproduisent le plus habituellement le même type morbide. De ce groupe sont par exemple le charbon, la fièvre typhoïde, la tuberculose.

De même la pathologie expérimentale associée à l'observation permit de constater que certains germes exercent leur activité en réalisant par leur pullulation active une affection localisée le plus souvent ou une maladie généralisée, une septicémie ; que d'autres, seulement capables d'une végétation réduite et restant au point où ils ont pénétré, sécrètent des poisons à distance. Et ainsi dans l'ensemble des infections à côté des bactériémies proprement dites réalisées par la b. charbonneuse ou le virus du choléra des poules se placent les maladies toxi-infectieuses, dont le germe reste localisé au point d'introduction et dont le poison se peut répandre à distance : diphtérie, tétanos, choléra, gangrène gazeuse, etc.

Il est bien vrai que les faits sont plus complexes et tendent à établir l'arbitraire de cette distinction, car parmi les germes agissant le plus par leur dissémination, comme la bactéridie charbonneuse, il est une part d'intoxication qui relève des poisons renfermés dans le corps de ces bactéries. L'infection se résoud en définitive à une intoxication, d'autant qu'à côté des poisons appartenant au microbe il faut faire une place aux poisons formés par l'organisme malade sous l'influence des microbes pathogènes ou des troubles apportés au fonctionnement de certains viscères : accélération ou perversion des actes de désassimilation, exagération des putréfactions d'origine intestinale.

Les mêmes hésitations se retrouvent pour des raisons similaires quand il s'agit d'apprécier la distinction établie entre les maladies septicémiques et les maladies non septicémiques. Les infections non spécifiques résument sans contredit, en grande partie, l'histoire des septicémies d'ordre médical, chirurgical, obstétrical. En pareil cas, ou bien le germe surprend l'organisme, le terrasse d'emblée au milieu d'une symptomatologie générale répondant à des manifestations viscérales multiples qui n'ont guère eu le temps d'évoluer : c'est le fait des septicémies proprement dites. Ou bien le germe se localise sur un système, sur un organe, créant des foyers morbides qui, d'abord locaux, vont par contiguïté ou par embolisation intéresser d'autres organes, d'autres appareils : l'infection locale précède la septicémie.

Ces faits ne s'observent pas exclusivement pour les infections non spécifiques. Les maladies spécifiques peuvent aussi réaliser d'emblée ou secondairement de véritables septicémies, qu'elles soient d'origine bactérienne, mycosique, animale. Elles peuvent ainsi devenir septicémiques dans le cours de leur évolution; elles peuvent, comme on tend à l'admettre de plus en plus, avec une certaine part de logique, mais aussi, nous semble-t-il, avec quelque exagération, être précédées d'un état septicémique initial. La localisation habituelle qui sert à les caractériser à les définir, telles la pneumonie, la dothiénentérie, au lieu de pouvoir, selon les doctrines du passé, se compliquer d'un état septicémique, ne seraient que la résultante d'une septicémie initiale, plus exactement à mon avis, d'une bactériémie initiale, la bactériémie seule pouvant se concilier avec un état de microbisme latent; la septicémie devant conserver son caractère essentiel de gravité.

Cette notion de septicémie s'applique surtout aux maladies spécifiques qui sont le résultat d'une inoculation par un insecte piqueur ou suceur, comme les maladies que la pathologie exotique a mises surtout en évidence : la fièvre récurrente, le paludisme, les trypanosomiases, les leishmanioses. Elle s'applique aussi aux maladies de nos pays, témoin la syphilis. Elle s'étend également à des maladies relevant de parasites plus élevés, comme l'anguillulose. J'ai montré en 1894, et ce fait est un exemple de septicémie secondaire, que, parmi les nématodes vivant dans le sang, pouvaient se ranger les embryons de l'anguillule stercorale, embryons capables de traverser la paroi intestinale, de gagner les vaisseaux et de devenir des hématozoaires plus ou moins transitoires que l'on peut confondre avec les embryons de filaire. Loos et Schaudinn ont montré également que les embryons d'ankylostomes ou d'anguillules, pénétrant dans l'organisme de l'homme par la peau, peuvent gagner ensuite le tube digestif après avoir été des hématozoaires transitoires : la septicémie est ici initiale et non secondaire, comme dans le cas précédent. Ces exemples permettent d'ailleurs de se rendre compte de l'importance que peut jouer la porte d'entrée du germe dans la formation des types cliniques.

Les choses se compliquent encore de ce que, dans les maladies spécifiques, ce n'est pas toujours le germe initial qui crée la lésion ou l'état septicémique, mais un germe associé, un germe dit d'infection secondaire. Le chapitre des infections associées, parfois des infections combinées, pour être des plus intéressants, est loin de répondre à un ordre de faits dont la classification soit aisée.

Deux infections exogènes peuvent, par exemple, évoluer simultanément chez le même sujet : ainsi la tuberculose miliaire et la fièvre typhoïde (Kiener et Vaillard); ainsi dans les pays chauds la fièvre typhoïde et la malaria, dont l'association a pu répondre à une variété d'infection dite typho-malarienne. Il en va de même de la diphtérie et de la scarlatine, des maladies éruptives associées entre elles. Ce sont là des exemples d'infections aiguës. Une infection aiguë peut survenir chez un sujet atteint d'une infection chronique; la rougeole peut se développer chez un malade atteint de tuberculose, soit au cours d'une tuberculose en évolution, soit alors que la tuberculose préexiste à l'état latent, auquel cas celle-ci peut, recevoir de ce fait une activation dont von Pirket a montré la réalité et donné l'interprétation. Cette interprétation que j'ai vu se confirmer avec Léon-Kindberg m'a paru s'appliquer également à la syphilis dans les faits de rougeole survenant chez des syphilitiques observés avec Lutenbacher.

Dans un troisième type, le plus fréquent, une infection permet le développement de germes pathogènes, jusque-là simples parasites de nos téguments et de nos muqueuses. Et sous l'influence de la maladie, initiale, ces germes exaltés exercent leur action nocive, soit localement, soit en se disséminant au loin. C'est là le groupe important des infections secondaires, dont il semble que le nombre puisse être illimité et dont les agents, pour être le plus habituellement les microbes pyogènes (streptocoques dans la scarlatine, pneumocoques dans la rougeole, infections secondaires dans les cavernes tuberculeuses) sont aussi parfois des germes spécifiques.

Sans doute, on ne peut dire que ces associations et leurs conséquences suppriment la notion de spécificité, car parmi les microbes, il en est toujours un qui impose à la maladie son cachet particulier, les autres étant les auxiliaires, mais ils peuvent déformer la maladie au point de la rendre méconnaissable, ou, par les complications qu'elles déterminent, créer des types particuliers.

II

Les microbes pathogènes agissent donc, et comme être vivants, infiniment petits et puissants, et comme producteurs de substances chimiques, actives à doses infinitésimales : ferments exerçant leur pouvoir sur les albuminoïdes ou d'autres substances, déterminant des phénomènes d'oxydation et de réduction; toxines dont la nature, depuis les mémorables recherches de Roux et Yersin semblent devoir être rapprochées des diastases dont elles revêtent un grand nombre de caractères.

Leur action pathogène dépend donc avant tout de deux grands facteurs :

La vitalité ;

La virulence.

** **

Vitalité. — La vitalité des germes pathogènes est essentiellement variable. Les virus ne conservent pas, disait Hameau, aussi longtemps les uns que les autres leurs facultés génératrices ; ils ressemblent en cela aux graines des plantes.

Elle dépend tout d'abord de l'espèce microbienne elle-même. Elle semble n'offrir pour les espèces asporulées aucune règle précise ; cependant elle est en raison inverse de la rapidité ou de l'abondance du développement ; les bactéries semblent alors épuiser toutes les substances utiles du milieu, ou y accumulent plutôt des substances nuisibles. Certaines espèces meurent rapidement dans certains milieux ou vivent plusieurs années sur des milieux spéciaux, tels le pneumocoque en milieux hémoglobinés ou en vie anaérobique. Pour les espèces sporulées, la vitalité est très grande.

Il suffit d'agir sur le milieu de culture, de modifier la température de ce milieu, d'y faire pénétrer un courant électrique, de transformer sa constitution chimique ou de créer un état de symbiose bactérienne pour modifier cette vitalité, retarder la végétation, déterminer des altérations morphologiques, pervertir les sécrétions. On peut, de cette façon, créer de véritables variétés tératologiques, qui seront capables de se transmettre héréditairement, de constituer des races spéciales, fort distinctes souvent de la souche primitive.

Les exemples sont infinis de ces variations qualitatives et quantitatives, qui représentent de véritables adaptations, et permettent de comprendre les variations des types infectieux humains. Il se passe pour le microbe ce qui se passe pour l'amibe d'eau douce, qui peut s'acclimater à l'eau salée, au point que cette eau salée, initialement nuisible, lui devient indispensable, et que l'amibe succombe lorsqu'on la remet dans l'eau ordinaire. Les champignons vivant en symbiose avec les orchidées perdent par cette culture la capacité de se développer dans les espèces d'où ils proviennent, tandis qu'ils deviennent aptes à envahir des espèces différentes normalement réfractaires à leur action. Cette action vitale du microbe, faite des conditions multiples qui dans le milieu ambiant où l'organisme vivant peuvent servir à son développement, à sa reproduction, ou s'y opposer, repose également sur sa constitution, ses aptitudes biologiques, sa faculté de reproduction.

La mobilité du microbe, due à ses cils, augmente sa résistance et devient ainsi un facteur de virulence, par le seul fait de sa possibilité de déplacement. Gilbert et Fournier ont insisté sur l'importance de cette mobilité microbienne dans la genèse des infections ascendantes, notamment des infections biliaires par le bacille d'Éberth, par le coli-bacille, par le vibrion cholérique : infections ascendantes dont on peut restreindre l'importance par la notion des septicémies initiales, mais non point nier la réalité.

La production d'enveloppes protectrices est un moyen puissant de protection du microbe contre le phagocyte ou les actions humorales. La capsule du pneumocoque apparaît surtout lorsque ce microbe vit dans les humeurs des animaux neufs ou très légèrement réfractaires contre lesquels il a surtout besoin de se protéger. Le streptocoque obligé de vaincre la résistance naturelle du cobaye s'entoure d'une gaine très épaisse. Le bacille tuberculeux, inoculé au spermophyle, à la gerbille, animaux très résistants, sécrète pour se défendre contre les leucocytes une série d'enveloppes de protection à engainements concentriques d'aspect hyalin (Metchnikoff). Carnot rapporte avoir trouvé dans un cas de tuberculose humaine, développé sur un organisme paraissant peu réceptif, un bacille tuberculeux particulièrement résistant. La bactéridie charbonneuse s'entoure d'une gaine transparente chez le lézard animal peu réceptif, contre les sécrétions duquel il doit se défendre (Metchnikoff). La constitution en zooglées est également pour certains microbes une forme de défense, et il semble bien qu'il en soit de même de certaines agglutinations.

La vitesse de reproduction du germe au sein de l'organisme, en déterminant la multiplication de l'effet nocif, est une des causes les plus efficaces de l'activité pathogène. L'état septicémique est particulièrement caractérisé par une pullulation si considérable de bactéries que le sang et tous les tissus en sont infiltrés. L'abondance des germes est donc un facteur de virulence. Au début de la bactériologie, alors que Davaine montrait qu'un millionième de goutte de sang charbonneux peut provoquer la mort de l'animal, à qui on l'inocule; alors surtout qu'on s'efforçait de différencier l'infection de l'intoxication, on pensa que la dose en matière de bactérie n'a pas d'importance. Sans doute un seul microbe peut provoquer une infection mortelle, mais cette éventualité représente en réalité, en pathologie humaine, une exception. Si tel streptocoque peut être virulent à des doses infinitésimales, tel autre n'agit qu'à des doses considérables. La quantité importe donc, elle est un facteur de virulence. L'expérience déjà rapportée de Chauveau sur l'inoculation positive de doses massives de b. charbonneuses aux moutons algériens, naturellement réfractaires; les expériences de Bouchard, de Waston-Cheyne avec le proteus vulgaris, le staphylocoque montrent l'influence de la dose sur l'intensité de la lésion locale ou de l'infection générale.

L'aptitude vitale du microbe devient ainsi un élément important de la virulence. Et de la connaissance de la fragilité ou de la résistance de certains germes pathogènes, de leur activité reproductrice résultent tout un ensemble de données utiles au point de vue de la contagion, de l'épidémiologie.

Le virus inconnu de la rougeole est, de l'avis le plus général, d'une fragilité extrême, dès qu'il a quitté l'organisme malade. C'est ce qui ressort des observations de Bard, de Grancher, de Sevestre. Dopter pense, il est vrai, que sa caducité est moindre qu'on ne l'admet. Le virus scarlatineux semble présenter une résistance très grande. Le méningocoque qui offre une survie plus grande dans le mucus nasal et une survie restreinte dans le milieu extérieur est un virus fragile, plus fragile que le virus invisible de la poliomyélite. Le virus rabique offre peu de résistance. Le bacille tuberculeux, grâce à son enveloppe cireuse, est doué au contraire d'une assez grande résistance.

Les données les plus récentes ont montré l'importance très grande de la vitalité de certains germes (vibrion cholérique, b. d'Eberth, b. diphtérique) pouvant séjourner longtemps chez des sujets sains, ou encore chez des sujets convalescents d'une atteinte antérieure de l'infection déterminée par ces germes, et les conséquences qui en peuvent résulter pour la propagation des maladies épidémiques. C'est toute l'histoire du rôle des porteurs de germes, et de leur action disséminatrice.

Virulence. — Si l'aptitude pathogène du microbe dépend de sa vitalité, de sa facilité de reproduction, de l'énergie de sa résistance, cette aptitude est plus particulièrement subordonnée à la virulence.

La virulence, résultat d'une multitude de processus élémentaires d'agression, peut être considérée comme synonyme de pouvoir pathogène ; elle représente la part active du microbe dans les phénomènes morbides, son aptitude à se développer dans un organisme vivant. Un microbe peut être dit plus ou moins virulent, selon qu'il est plus ou moins capable de triompher de l'être qui l'héberge. La virulence dépend aussi à la fois des qualités du microbe et surtout de la réceptivité du terrain ; l'on conçoit ainsi qu'elle puisse différer selon le terrain.

L'absence de fixité et d'immuabilité de la virulence, ses raisons incessantes d'exaltation ou d'atténuation dominent toute l'histoire des infections. Réduite parfois à zéro, elle peut être telle que la maladie mortelle suit immédiatement l'introduction du germe dans l'organisme, quelle que soit sa porte d'entrée.

Certains virus toutefois sont particulièrement stables, ce sont les virus qu'on a appelés virus fixes. Ils sont de ce fait plus constamment pathogènes, témoin le virus vaccin, le virus rabique. Ils se modifient peu dans l'organisme vivant, dans le milieu intermédiaire où ils peuvent vivre entre parfois deux hôtes successifs ; ces virus fixes représentent à vrai dire l'exception.

La plupart des germes sont transitoirement pathogènes, et les modifications de leur virulence facilement réalisables présentent un caractère d'instabilité extrême. Ce sont ces parasites à virulence variable qui se rencontrent le plus souvent à l'état saprophytique. Le pneumocoque par exemple présente une virulence très variable qui commande les conditions pathogéniques si différentes de l'infection pneumonique (Netter).

Très fréquemment, il vit d'une vie exclusivement saprophytique dépourvu de toute virulence, mais il peut subir par divers procédés des exaltations de virulence qui cessent très rapidement dans une culture abandonnée à elle-même. Les mêmes faits s'observent pour le streptocoque. Chez d'autres, au contraire, les modifications de virulence sont plus difficiles à obtenir, moins instables. La virulence du staphylocoque est plus difficile à renforcer, mais dès qu'elle est obtenue, elle persiste longtemps avec le même pouvoir.

Cette atténuation ou cette exaltation de virulence dont la réalisation peut à chaque instant se produire sous des influences multiples, peuvent être considérées comme le défaut ou l'aptitude d'adaptation d'un microbe à des modalités biologiques nouvelles. L'exaltation pourra se présenter dans des milieux non propices au développement, s'atténuer par contre dans des milieux eugénésiques. Le choix du milieu de conservation a, en méthode de culture microbienne, une grande importance. De l'avis de Marmoreck, le milieu bouillon-ascite est celui qui permet de conserver le mieux la virulence acquise du streptocoque. La culture du bacille d'Eberth, pour Gilbert et Carnot, est surtout favorable dans les milieux additionnés de doses croissantes de sérum agglutinant. La méthode des sacs de collodion n'est qu'un procédé plus parfait de culture « *in vivo* ».

Avant d'exposer les conditions naturelles capables de déterminer ces exaltations et ces atténuations, il convient de signaler celles qui les peuvent réaliser artificiellement. L'atténuation s'obtient surtout par le passage à travers des organismes animaux réfractaires. Le bacille du rouget du porc, est moins virulent pour cet animal après passage par le lapin ; le virus syphilitique semble s'atténuer après passage à travers l'organisme de certains singes supérieurs (Roux, Metchnikoff). Le bacille de la diphtérie, le bacille de la tuberculose sont atténués par des passages successifs sur des animaux.

L'atténuation peut être réalisée encore plus sûrement, en culture sur milieux inertes, par la chaleur. Ce procédé a été surtout employé depuis la découverte de Toussaint en 1880, de la préparation du vaccin charbonneux ; par le chauffage à 50° on obtient en 8 minutes un premier vaccin anticharbonneux, puis en 10 minutes un deuxième vaccin (Chauveau). Si on porte pendant sept heures à 100-104° des tumeurs charbonneuses, on obtient un premier vaccin contre le charbon symptomatique.

La chaleur combinée à l'aération est la méthode dont s'est servi Pasteur pour le charbon, le choléra des poules, le rouget. La dessiccation a été employée par Pasteur et Roux pour l'atténuation du virus rabique. Arloing et Chauveau ont utilisé la lumière ; Roux et Chamberland les antiseptiques ; d'autres expérimentateurs, l'oxygène.

Parmi les meilleurs procédés pour réaliser artificiellement l'exaltation de virulence, se place également le passage en série sur des animaux, soit au moyen de la méthode pastorienne des inoculations successives,

soit par la méthode des sacs de collodion, soit encore par l'inoculation
associée de plusieurs microorganismes ou par l'addition d'un poison à
un microorganisme donné.

La méthode des passages en série est l'application expérimentale de ce
qui se passe en pathologie humaine. La réinoculation à un second animal
d'un germe provenant d'un animal de même espèce qui vient de succomber, donne des résultats positifs à une dose moindre, et cette dose peut
diminuer à chaque nouvelle série d'inoculation. Par ces passages, les
microbes les plus fragiles sont détruits, seuls subsistent les microbes
les plus actifs.

Cette sélection aboutit ainsi à une augmentation de virulence et l'on
admet que cette virulence est maxima quand le microbe peut provoquer
la mort à l'unité, c'est-à-dire lorsque la dilution est telle que l'on
n'injecte plus à un animal qu'un seul microbe. C'est ainsi que Charrin
et de Nittis, par passage sur le lapin, ont pu rendre virulent le bacille
subtilis. C'est ainsi que Lesieur a pu transformer en bacilles virulents
les bacilles pseudo-diphtériques avirulents, que Marmoreck a pu exalter
très rapidement le streptocoque. L'on verra plus loin que le passage du
bacille pesteux par certains animaux (le tarbagan) exalte non seulement
de façon intensive la virulence de ce bacille mais l'entraîne à se localiser
sur le poumon.

On peut d'ailleurs augmenter davantage encore la virulence en faisant
les passages en série non plus sur des animaux de même espèce, mais
sur des animaux d'espèces différentes. L'exaltation du pneumocoque est
plus durable quand on alterne les passages par le lapin et la souris.

Certains microbes arrivés à la limite minimum de leur virulence
peuvent redevenir pathogènes si on affaiblit l'animal inoculé.

La méthode expérimentale comme d'ailleurs l'observation clinique, a
permis de vérifier les variations de la virulence d'un germe pathogène
selon l'espèce animale. L'action pathogène d'un micro-organisme donné
ne s'exerce en général que sur un nombre restreint d'espèces animales.

La bactérie charbonneuse, virulente pour le cobaye, le lapin, ne lèse pas
l'organisme trop chaud de la poule, l'organisme trop froid du batracien.
Le pneumocoque, très pathogène pour le lapin et la souris, chez lesquels il peut déterminer une septicémie simple, l'est moins pour l'homme
chez qui il détermine habituellement des lésions locales ; il est encore
plus inoffensif pour le chien, le mouton.

Le bacille diphtérique très pathogène pour l'homme, le cobaye, le
pigeon, l'est moins pour le lapin, ne l'est pas pour le rat, la souris.

Le bacille de la tuberculose, variété humaine, pathogène pour l'homme
et le cobaye, l'est peu pour le lapin, ne l'est pas pour l'oiseau ; — variété
aviaire, pathogène pour l'oiseau, le lapin, ne l'est pas pour le chien, l'est
peu pour l'homme, le cobaye ; — variété pisciaire, pathogène pour les
poissons, ne l'est pas pour les espèces à sang chaud.

Les variations artificielles obtenues dans la virulence témoignent à quel
point est difficile d'établir une démarcation entre les microbes patho-

gènes et ceux qui ne le sont pas. Et encore faut-il considérer que la méthode expérimentale ne peut nous renseigner sur les modifications du virus, qui dans les conditions habituelles de la vie se produisent à travers les organismes d'animaux différents. L'expérimentation, comme le précise Roger, nous indique l'existence de trois variétés de bacilles tuberculeux, et cependant il semble acquis que la tuberculose est produite chez tous les êtres par une espèce bacillaire unique. Ce bacille, selon qu'il a envahi mammifères ou oiseaux, s'est seulement modifié : deux variétés se sont ainsi constituées dont on a voulu faire à tort deux espèces distinctes.

Certains microbes ne peuvent dépasser un certain degré de virulence ; tel le pneumocoque pour qui il existe un maximum donné de virulence. Il peut se faire que la virulence fléchisse brusquement, soit par passage sur un animal réfractaire ou s'exagère du fait de la voie d'inoculation : le pneumocoque, chez le lapin, acquiert plus rapidement une virulence exaltée par voie intra péritonéale que par voie veineuse ou souscutanée : avec le Dr Duvoir j'ai montré l'influence des portes d'entrée multiples sur le virus-vaccin.

Cette importante question de la porte d'entrée sera traitée dans une autre partie du volume (voy. p. 975), il n'est pas inutile d'en rappeler ici quelques exemples. Certains germes pathogènes témoignent d'une affinité élective pour certains organes, certains tissus, témoin le bacille d'Eberth, le vibrion cholérique pour l'intestin, le pneumocoque pour le poumon, plus exactement pour l'alvéole pulmonaire, le microbe des oreillons pour les glandes.

Si la porte d'entrée peut intervenir pour expliquer certains de ces faits, il est loin d'en être toujours ainsi.

En règle générale les bactéries les moins spécifiques paraissent le plus capables de s'adapter aux parties les plus disparates de l'économie. Bezançon et Labbé (1900) ont noté le rôle de cette accoutumance dans la détermination des lésions microbiennes, et de ces faits d'ailleurs la clinique comme l'expérimentation ont fourni de nombreux et décisifs exemples. Josué rapporte l'observation d'une paralysie ascendante aiguë à pneumocoques dont le germe originel provoqua, chez les animaux qu'il inocula, des troubles médullaires. Dreschfeld a reproduit des endocardites chez le lapin avec un microbe provenant de l'endocarde. Bezançon et Labbé ont déterminé des arthrites avec un streptocoque isolé du pus d'une arthrite; Roux et Lannois, des tuméfactions ganglionnaires avec un staphylocoque issu d'une adénite. L'observation la plus typique est sans contredit celle rapportée par Ch. Lesieur. Sur un malade atteint d'endocardite mitrale infectieuse et qui succombe à une méningite cérébro-spinale, il trouve dans le sang pendant la vie un pneumocoque qu'il isole, après la mort, du sang, du pus, des méninges, des végétations de l'endocarde. Ce pneumocoque injecté après culture sous la peau d'un lapin va se localiser sur la valvule mitrale; repris du lapin et injecté à un autre lapin il va se localiser sur le même point.

La méthode des sacs de collodion, dérivée des travaux de Pekelha-ring, de Sanarelli, de Petruschki et de Metchnikoff, de Roux et Salimbeni, réalisant un milieu perméable aux humeurs de l'organisme, mais imperméable aux cellules de l'organisme et aux microbes, représente un procédé excellent d'exaltation de virulence. Metchnikoff, Roux et Salimbeni ont vérifié le fait pour le virus cholérique. Vincent, grâce à cette méthode, a transformé en germes pathogènes deux saprophytes inoffensifs : le bacille megatherium et le bacille mesentericus vulgatus.

L'étude expérimentale du rôle des associations bactériennes dont nous avons fait pressentir déjà toute l'importance clinique n'a fait que vérifier des faits que l'observation médicale avait depuis longtemps mis en lumière. L'expérimentation est venue, il est vrai, renforcer les résultats de l'observation clinique en montrant que deux microbes inoffensifs peuvent devenir pathogènes, nous permettant de comprendre ainsi le mécanisme des infections combinées.

Des microbes différents peuvent se rencontrer dans un même organisme; trois hypothèses peuvent alors se présenter. Ils peuvent vivre chacun de leur côté sans s'influencer. Ils peuvent se nuire dans leur développement par le seul fait de leur concurrence vitale. Ils peuvent, et c'est là l'éventualité la plus habituelle, se prêter un mutuel appui. Il se produit une sorte d'harmonie symbiotique et cette harmonie peut succéder à un antagonisme initial, il y a là comme une sorte d'association entre deux germes dont la rencontre a été accidentelle et dont le consortium semble avantageux pour les deux.

Le travail initial d'Emmerich a fourni les premiers exemples d'associations microbiennes défavorables au développement microbien. Il a montré que des cobayes ayant résisté à l'infection streptococcique sont devenus réfractaires au charbon, les bactéries étant détruites en douze à dix-sept heures. Pawlosky reprit ces expériences et montra que l'inoculation préalable ou simultanée de streptocoques, de pneumobacilles, surtout de staphylocoques, arrête l'évolution du charbon, à moins que l'injection ne soit intraveineuse. Pane vaccine des animaux contre le pneumocoque et il les préserve ainsi contre la bactérie charbonneuse. Charrin et Guignard, Zagari, Bouchard, Freudenreich, Woodhead, Cartwright, Wood, Blagovetschenski démontrent que le bacille pyocyanique a une action défavorable sur la culture de la bactéridie charbonneuse, qu'on peut sauver un certain nombre d'animaux de l'infection charbonneuse quand on leur injecte quelques heures auparavant une petite quantité de virus pyocyanique.

Guignard et Charrin, Zagari ont établi que la virulence de la bactéridie charbonneuse diminue non seulement au contact du bacille pyocyanique mais aussi à celui du poison pyocyanique, et que sa morphologie est également transformée ; toutes notions dont devaient résulter les tentatives heureuses de traitement du charbon par la pyocyanine.

L'action défavorable de la levure de bière, du bacille lactique, sur les bacilles de l'intestin sont des faits du même genre dont la notion a été fertile en conséquences pratiques.

De multiples raisons ont été invoquées pour expliquer ces faits de l'antagonisme de bactéries associées, que l'on ne saurait envisager dans cette étude. Les interprétations proposées par Ch. Bouchard, Blagovetschensky, Guignard et Charrin (épuisement du milieu par le microbe et sécrétion par lui de substances volatiles ou d'albumines toxiques), applicables aux associations microbiennes en milieux de culture, ne le sont que partiellement aux associations microbiennes en milieu vivant.

S'il est des associations défavorables, il en est de très favorables, et ici encore, il s'agit non seulement du germe lui-même, mais aussi de son filtrat ou de ses poisons.

Certains microbes anaérobies se développent bien dans le milieu où sont préalablement cultivés des germes aérobies. Ch. Bouchard a montré que les germes qui pullulent dans l'intestin (germes aérobies ou anaérobies) exercent une action favorable sur les microbes pyogènes.

L'association du streptocoque et du b. diphtérique est une des plus activantes.

Roger (1889) étudie l'action du b. prodigiosus sur le vibrion septique et le b. du charbon symptomatique et démontre que les poisons du b. prodigiosus augmentent la virulence du b. du charbon symptomatique et du vibrion septique. Un échantillon de v. septique inoffensif pour le lapin, tue cet animal s'il est associé au b. prodigiosus. Le virus du charbon symptomatique inactivé vis-à-vis du lapin, devient non seulement nocif pour cet animal s'il est inoculé avec le b. prodigiosus, mais détermine chez lui des accidents plus graves que chez le cobaye. Avec le filtrat du b. prodigiosus, du proteus vulgaris, les mêmes résultats sont obtenus. Vaillard, Vincent, Rouget (1891-92) observent que l'association du b. prodigiosus ou de son filtrat au b. tétanique, peu nocif pour le lapin, rend ce microbe capable de réaliser une infection rapidement mortelle, ce que ne peut déterminer l'association avec le b. de Friedländer, le st. doré, ou le streptocoque.

Penzo, Besson (1895) obtiennent une exaltation de virulence du b. de la gangrène gazeuse débarrassé de sa toxine par lavage et ainsi inoffensif, par l'injection simultanée de toxines ou de cultures de st. doré, de b. prodigiosus. Roger a relaté les mêmes faits pour le b. prodigiosus associé au pneumocoque, au streptocoque.

Les faits relatifs au streptocoque sont particulièrement nombreux. Si on ajoute avec Achalme au streptocoque injecté par voie veineuse un bouillon de culture de b. anaérobie, le streptocoque tue par septicémie. Le streptocoque associé au b. dipthérique amène ce microbe à sécréter une plus grande quantité de toxine (von Schreider). Widal et Besançon augmentent la virulence du streptocoque en l'additionnant de toxine colibacillaire; Feltz, Sanarelli ont noté cette action renforçante de toxines colibacillaires; le premier sur le st doré et la b. charbonneuse, le second sur le b. typhique. Les produits solubles du staphylocoque renforcent l'action du pneumocoque (Mosny); la toxine tétanique augmente également la virulence de certains microbes pathogènes (Roncati, Klein). Et dans cet ordre de faits, comme dans les cas précédents, des interprétations multiples s'efforcent d'élucider un mécanisme aussi complexe.

Nous avons envisagé une série d'actions élémentaires représentant quelques-uns des facteurs de virulence qui sont loin d'être tous connus; ces facteurs résultent de l'action vitale du microbe, des conditions qui facilitent son activité proliférative, son adaptation. La pullulation microbienne active assure l'envahissement de l'organisme. Mais, à côté de ces actions (ou ultérieurement d'ailleurs on devait établir qu'interviennent des actions diastasiques ou toxiques), il en est qui sont indépendantes en quelque mesure de la vie du microbe : ce sont les actions toxiques.

L'idée de rattacher le développement de certaines infections à une intoxication est d'ailleurs fort ancienne, et ne parut momentanément ruinée qu'à l'époque où l'expérimentation s'attacha à opposer l'infection à l'intoxication. Les premiers expérimentateurs en effet soupçonnèrent cette importance des toxines comme facteur de virulence. Davaine pensait que la b. charbonneuse sécrète une substance qui agglutine les hématies. Ce furent surtout les recherches de Pasteur sur le choléra des poules, de Salomon et Smith sur le hog-choléra, de Charrin sur le b. pyocyanique qui en firent entrevoir l'importance. Pasteur en donne une ébauche de démonstration en établissant que la culture filtrée du choléra des poules donne aux oiseaux une somnolence passagère. L'idée d'une intoxication microbienne s'imposa quand on reconnut que des agents infectieux peuvent provoquer une maladie mortelle en restant localisés en un point de l'organisme (Löffler, 1884), opinion à laquelle Koch devait se rallier pour le vibrion cholérique.

Ce furent principalement les travaux de Roux et Yersin sur la toxine diphtérique qui mirent le fait en pleine évidence. Brieger, d'autre part, préparé par ses études sur les ptomaïnes de la putréfaction, étendit ses recherches aux microbes pathogènes et trouva dans les cultures impures de b. tétanique, de b. d'Eberth, des ptomaïnes qu'il étudia au point de vue chimique et toxicologique.

La voie étant ainsi ouverte, on s'y engagea, et de nombreuses toxines (tétanique, botulique, cholérique, etc.), furent étudiées. En injectant à des cobayes le filtrat de cultures diphtériques, Roux et Yersin déterminèrent la mort ou provoquèrent des paralysies. En injectant le filtrat des cultures tétaniques, Knud-Faber reproduisit, à doses minimes, des convulsions tétaniques et la mort.

On établit ensuite l'analogie entre les alcaloïdes bactériens et les alcaloïdes végétaux, on montra leur complexité, les uns à bases alcaloïdiques, ptomaïnes compliquées de A. Gautier, cristallisables, de grande toxicité; les autres toxines proprement dites, de composition inconnue.

On se rendit compte que ces toxines, poisons diffusibles sécrétés par le microbe vivant, passent généralement dans le milieu de culture ou dans les humeurs de l'organisme: ce furent les toxines solubles, les exotoxines. Puis on devait s'apercevoir que certains poisons, les protéines de Buchner, renfermés dans le protoplasme sont retenus par adhérence plus ou moins grande aux corps microbiens : ce furent les endotoxines ou toxines adhérentes, ne passant pas dans le filtrat, telles les endotoxines tuberculeuse, diphtérique. Si certains microbes ne semblent avoir que des poisons diffusibles et d'autres des poisons adhérents, un certain nombre de germes possèdent les deux. Cette notion fut, notamment entre les mains d'Auclair, de Rist, fertile en conséquences intéressantes. Ces auteurs montrèrent que ces bacilles conservent autour d'eux des produits d'une importance très grande. Rist put réaliser des paralysies diphtériques avec des corps de b. diphtériques débarrassés de toxine soluble chez des animaux immunisés contre la toxine soluble, et, tout récemment, Ménard a montré le rôle que pouvaient jouer ces poisons adhérents dans les lésions multiples de la diphtérie. Boidin, avec les poisons locaux de la b. charbonneuse (substances grasses extraites du corps de ces bactéries), a reproduit expérimentalement l'œdème charbonneux.

La culture de b. tuberculeux, privée des corps bacillaires, contient une substance, la tuberculine, capable de déterminer des actions toxiques considérables; mais alors que la tuberculine ne reproduit pas les lésions caractéristiques de la tuberculose, les corps des bacilles tués au préalable donnent lieu à la formation de tubercules typiques (Straus et Gamaleia). Auclair en épuisant le b. tuberculeux, par l'éther, le chloroforme, a pu mettre en évidence le rôle particulier de certains de ces poisons, et J. Camus et Pagniez ont démontré depuis, l'importance que prennent les acides gras parmi ces poisons locaux.

Il peut arriver, enfin que la toxine adhérente aux corps microbiens pendant la vie du microbe se libère après sa mort. Un exemple typique est fourni par les expériences suivantes de Roux et de Vaillard. Deux cobayes sont injectés d'une même dose de culture jeune de b. tétanique; cette inoculation ne détermine pas d'accidents si le bacille est vivant, elle détermine la mort de l'animal si la culture a été stérilisée par des antiseptiques ou si elle a macéré pendant plusieurs jours. Il y a comme une sorte de défixation de poison, non de production nouvelle de toxine. Ce fait est d'ailleurs exceptionnel, car la production de toxine par le b. tétanique est habituellement en rapport avec l'abondance et la vitalité de la culture.

Le pouvoir toxigène d'un microbe n'est pas toutefois toujours parallèle à son pouvoir prolifératif; il peut même se produire qu'un micro-organisme non ·virulent soit bon producteur de toxine; ce fait a été démontré par Louis Martin pour la toxine diphtérique. Il faut donc pour obtenir une toxine très active s'adresser à des races qui, sélectionnées sous l'influence de certaines conditions, sont devenues particulièrement toxigènes. La composition du milieu de culture, la t° optima (57° pour certains microbes, 20° pour la bactéridie charbonneuse d'après Marmier), une aération parfaite du milieu représentent des éléments importants dans la production des toxines.

L'étendue des propriétés physico-chimiques des toxines ne peut trouver sa place ici (voir p. 1071 sqq.). Leur nature exacte est mal élucidée encore ; tant à cause de leur minime quantité que de leur adhérence moléculaire à un grand nombre de corps ; on ne peut guère avoir à l'état de pureté que des diastases. Il est seulement probable que la toxine est un mélange de différents corps que l'on commence à peine à dissocier par les procédés physico-chimiques employés jusqu'ici, par l'analyse physiologique ou par la neutralisation au moyen des anticorps.

La présence dans l'organisme animal de toxines au cours de l'infection est difficile à démontrer directement. Roux et Chamberland ont pu cependant établir que le sang et les tissus des animaux morts de charbon, stérilisés par la chaleur et les antiseptiques contenaient de la toxine, phénomène d'autant plus important que la toxine n'est pas décelable *in vitro*.

Kartulis affirme qu'en injectant à des souris, 2 à 5 centimètres cubes de sang de malade tétanique, il obtient des phénomènes toxiques. La fixation aux tissus des animaux est comparable à la fixation aux corps microbiens ; elle explique la difficulté de rechercher des toxines dans l'organisme comme dans les milieux de culture.

Les faits plus haut exposés démontrent l'action favorable ou défavorable de certains poisons sur une autre infection. Depuis longtemps Ch. Bouchard s'était demandé si les poisons microbiens ne contenaient pas à côté de la substance toxique, la substance vaccinante qu'il conviendrait de chercher à séparer ; ses recherches, celles de Woolridge, de Charrin, de Salomon et Smith, de Roux et de Chamberland, etc., ont montré que les sécrétions microbiennes prennent une large part à la protection de l'organisme, à l'immunité.

Cette étude sur la vitalité et la virulence envisagées comme facteurs pathogènes, démontre, en résumé, qu'il est un groupe d'infections auquel correspondrait plus particulièrement l'activité proliférative du microbe ; c'est le groupe des infections septicémiques auxquelles appartiennent le charbon, les pasteurelloses, etc. ; qu'il est un second groupe basé sur la toxicité des microbes, groupe des infections toxiniques, dont le type est la diphtérie, le tétanos. Et ainsi une distinction très nette pourrait s'établir, s'il n'était démontré que dans des proportions variables la plupart des autres infections reposent sur ces deux processus. Sur ce terrain encore, les essais de classification basés sur la bactériologie restent incertains.

** **

Modalités de la vie parasitaire. — Des germes pathogènes, de leur morphologie, de leur classification, leurs propriétés biologiques et pathogènes particulières, l'étude détaillée et systématique sera faite plus loin (voir p. 679). De même l'analyse des troubles que ces germes peuvent déterminer ne peut rentrer dans le cadre de ce chapitre. Il convient cependant d'envisager les propriétés biologiques ou pathogènes de ces germes dans la mesure où celles-ci peuvent éclairer l'étiologie générale des infestations et des infections. Il faudra ensuite en rechercher les origines, les habitats, comme les conditions qui, en dehors de l'économie ou dans l'économie, peuvent entraver ou favoriser leur action et aussi favoriser ou empêcher le développement des maladies épidémiques. Ce sont là une série de problèmes dont à mesure que les termes seront posés, seront présentés les faits qui permettent d'en poursuivre la solution.

Des exemples nombreux ont déjà été donnés de la variabilité extrême de la virulence et de la vitalité des parasites et de la possibilité de réaliser dans les milieux de culture les conditions similaires de celles qui dans la nature peuvent faire varier ces deux propriétés primordiales. Avant d'étudier les actions physico-chimiques en lesquelles se résument la plupart des influences du milieu ambiant il importe de connaître les modalités diverses de la vie des parasites.

Parmi les bactéries les unes vivent d'une vie saprophytique. La très grande majorité de ces germes ne sont pas pathogènes dans les conditions normales et pour la plupart incapables de le devenir ; les autres vivent d'une vie parasitaire sur un organisme humain ou animal, sans produire d'action nocive. Ils semblent ainsi comparables aux parasites plus élevés et semblent même pouvoir être plus facilement tolérés. Parfois aussi sous l'influence de conditions déterminées ils deviennent pathogènes et peuvent déterminer selon leur affinité élective ou leurs facultés d'adaptation, plus encore en raison de la voie par laquelle ils ont pénétré dans l'organisme, des maladies générales ou des affections locales, caractéristiques ou variables. Certains sont pathogènes intermittents, passant de l'état parasitaire inoffensif ou même de l'état de saprophyte à l'état virulent, ainsi le pneumocoque, le streptocoque ; d'autres, au contraire, conservent leur pouvoir pathogène beaucoup mieux et plus longtemps, témoins les virus fixes dont il a été déjà parlé.

Les zooparasites ou phytoparasites microscopiques peuvent se nourrir de matières organiques en décomposition ; ils ont, dit-on, une vie saprophytique, cela s'entend des champignons ; une vie saprozoïtique, et il s'agit des zooparasites vivant dans les mêmes conditions. Nombre de ces saprophytes ou de ces saprozoïtes peuvent vivre d'une vie parasitaire, c'est-à-dire trouver dans un être vivant un milieu qui leur convient, où ils peuvent, de façon permanente ou temporaire, végéter. Ils deviennent ainsi des parasites facultatifs temporaires ou permanents vivant par exemple à la surface de la peau et des muqueuses ; ce sont les ectoparasites ; ou bien pénétrant dans la profondeur de l'économie soit dans le tube digestif, soit dans les viscères et devenant des endoparasites. Dans ces multiples conditions ils peuvent poursuivre leur vie parasitaire sans être à proprement parler nuisibles (respectant leur hôte qui les laisse vivre), soit parce qu'ils sont dépourvus de toute virulence, soit parce que l'hôte se protège contre elles à l'état normal. Ils peuvent toutefois subir, comme les bactéries, des exaltations de vitalité et de virulence et exercer leur activité pathogène, sous la forme d'affections locales ou de maladies générales.

Certains zooparasites plus élevés en organisation peuvent vivre sous une forme différente sur des organismes différents. Ils vivront ainsi à l'état adulte chez un hôte définitif, à l'état larvaire chez un hôte intermédiaire sans qu'il soit toujours facile de savoir quel est au juste l'hôte définitif ou transitoire (maladie du sommeil, paludisme). Certains, adaptés à une espèce animale sur laquelle ou dans laquelle ils ont l'habitude de se développer, peuvent évoluer accidentellement chez l'homme pour qui ils représentent le parasite égaré.

Ces gros parasites trouvent dans leur constitution, dans leurs propriétés biologiques des moyens multiples d'assurer leur propagation dans l'espace et le temps. Mais toute une série d'influences peuvent agir sur eux, qui tiennent au terrain, au milieu ambiant, et qui peuvent être favorables ou défavorables à l'infestation.

Parmi les conditions capables de faciliter leur développement celles qui assurent la résistance de l'œuf et de la larve sont les plus importantes. Si, exceptionnellement, les parasites sont déposés à l'endroit où ils doivent se développer, cela de par l'instinct maternel (larves de diptères), le plus habituellement les œufs sont déposés au hasard, (œufs d'helminthes); un grand nombre sont absorbés par des hôtes chez lesquels ils meurent; quelques-uns seulement parviennent jusqu'à l'hôte favorable.

Selon la remarque de Raillet, les œufs à coque épaisse (tricocéphales oxyures, tænias) n'éclosent pas dans le milieu extérieur et sont avalés sous la forme d'œufs par l'hôte transitoire ou définitif. Ceux qui possèdent des coques minces éclosent dans le milieu extérieur, ils y mènent une vie libre pendant un temps plus ou moins long, comme les strongyloïdes, les ankylostomes, ils regagnent ensuite l'organisme passivement avec les aliments souillés ou activement par la peau. Si par là leurs chances de développement sont aléatoires, ils trouvent dans leur fécondité le moyen de survivre et de nuire. Un tænia saginata peut émettre en un an 1500 millions d'œufs; la filaire de Médine peut donner des millions d'embryons. Ceux qui pondent relativement peu (douve, tænia échinocoque) ont à l'état larvaire un mode de reproduction par bourgeonnement dont l'importance se juge au fait qu'un seul œuf de tænia échinocoque peut donner plusieurs milliers de tænias adultes.

Les parasites, peu féconds, peuvent lutter par leur grande résistance aux intempéries ou par leur ubiquité. Certains protozoaires, grâce à leur enkystement ou à l'épaisseur de leur enveloppe, peuvent, de même que certains œufs ou embryons, supporter de gros changements dans le milieu ambiant. L'entamœba histolitica tombée dans le milieu extérieur s'enkyste et prend une forme de résistance qui lui permet de braver les influences extérieures jusqu'au moment où introduite à nouveau dans un tube digestif elle se reproduit et reprend son action pathogène.

Pour les parasites qui vivent dans le sang et y développent leurs germes, les uns filaires, trypanosomes, sont puisés par des animaux piqueurs, diurnes, nocturnes et sont transmis directement ou après leur formation à un autre sujet; les autres, tels les œufs de schistosomum, peuvent gagner le milieu extérieur par effraction.

Vivant en parasites ou saprozoïtes, les zooparasites exigent pour leur développement, comme les bactéries, une certaine température, un degré déterminé de lumière, d'humidité, et aussi verra-t-on l'influence des saisons, des climats, du sol s'exercer sur eux comme elle s'exercera sur les microbes. La chaleur, l'humidité conviennent aux œufs et aux larves d'ankylostomes, la dessiccation les tue. La boue et la vase, le mélange de poussière de charbon et de déjections, leur sont éminemment favorables, l'eau simple ne leur convient pas.

* **

Conditions physiques et chimiques de la vie parasitaire. — Les conditions qui dans le milieu ambiant peuvent influencer la vie microbienne, agir de façon variable sur leur forme, leur vitalité, leur virulence, sont connues dans leurs effets sinon précisées dans leur mécanisme.

Dans le monde végétal dont font partie la plupart des germes pathogènes, on retrouve des exemples analogues de véritable transformisme. Sur certains sols, dans certaines expositions de lumière, les plantes modifient leur taille, perdent leur toxicité. La ciguë ne contient plus de conicine en Ecosse, la racine d'aconit est inoffensive dans les climats froids; transplantées sur d'autres sols, dans d'autres climats, elles redeviennent vénéneuses.

L'accroissement, la multiplication des microbes sont des phénomènes de végétation; ils exigent des éléments appropriés, un milieu gazeux convenable, une température favorable pendant leur développement en milieux solides, liquides ou gazeux au sein desquels ils évoluent et auxquels ils peuvent céder des matériaux. Les milieux agissent sur les microbes et les microbes réagissent sur milieux.

Les assertions de Zopf sur le polymorphisme des bactéries ont trouvé leur confirmation constante dans les résultats de la méthode expérimentale ou de l'observation clinique.

C'est à l'étude de ces actions externes dont les plus importantes sont les modifications de lumière, de température, etc., que ce paragraphe est plus particulièrement réservé.

Lumière. — D'une manière générale la lumière est inutile et le plus souvent nuisible à la vie des microbes; elle semble néfaste surtout aux germes pathogènes.

Elle constitue un des modes les plus actifs de purification spontanée de l'atmosphère et d'épuration des eaux transparentes.

Cette action de la lumière totale ou de ses diverses radiations a été étudiée par de nombreux bactériologistes. Pasteur, Miquel ont montré que l'air renferme un grand nombre de bactéries mortes. Les recherches successives d'Arloing, de Duclaux, de Straus, de Roux, de Downes et Blunt ont montré l'action atténuante de la lumière, son rôle bactéricide.

Arloing, Straus, Roux ont établi l'influence nocive de la lumière, plus particulièrement des radiations chimiques sur la bactéridie charbonneuse, et sa spore; cette dernière toujours tuée après 30 heures d'insolation (Roux). Arloing considérait d'ailleurs que d'une façon générale les spores étaient plus sensibles à la lumière que les bâtonnets; fait que semble controuver Ward et d'autres expérimentateurs. Il reste seulement vrai que dans l'action de la lumière il faut tenir grand compte du stade de développement des microbes, les résultats pouvant être modifiés selon qu'il s'agit de spores ou de bactéries.

Duclaux note que dans l'air sec les rayons solaires tuent les microorganismes non sporifères en quelques heures, en 2 jours, en 4 jours, et les bactéries sporulées en 6 semaines à 2 mois. Si les microbes sont plongés dans un milieu liquide le soleil les détruira en un temps plus court : 15 heures d'insolation pour les spores du b. anthracis.

L'action de la lumière agit de façon variable selon l'espèce bactérienne (Duclaux). Le bacille de la tuberculose (Koch, Straus , le bacille de la diphtérie (Ledoux-Lebard), perdent rapidement leur virulence sous l'influence de l'action solaire. La bactéridie charbonneuse ne résiste pas plus de 2 heures au soleil. Avorati a obtenu des résultats analogues pour le vibrion septique, le bacille du tétanos. D'autres microbes résistent mieux d'après Rasp : le bacille d'Eberth, le v. cholérique, le staphylocoque, le pneumobacille de Friedlander. La végétabilité d'une culture de rouget du porc est détruite en soixante-quinze jours dans la lumière diffuse, en cent jours dans l'obscurité.

Buchner a fourni un élégant procédé de contrôle de cette action de la lumière. Il applique sur le couvercle d'une plaque de Petri dans laquelle il fait une culture, du papier noir découpé en dessins, et il voit la culture se développer uniquement aux endroits protégés et reproduire le décalque du dessin.

L'action de la lumière peut être analysée et renforcée; mais cette analyse est difficile car comme l'a montré Duclaux, cette action se complique d'influences latérales qui superposent leur action : élévation de température, transformations chimiques des milieux de cultures éclairés.

La lumière en effet agissant sur les matières organiques du milieu de culture les détruit presque toutes avec formation fréquente d'acide formique, d'eau oxygénée, qui sont de véritables antiseptiques. Par exemple l'action nocive de l'oxygène sur les bactéries ne se manifeste souvent qu'en présence de la lumière. La difficulté est de faire dans cette action destructive la part qui revient à l'un ou à l'autre de ces agents.

La lumière ne détruit pas toujours la virulence, mais elle peut l'atténuer; elle peut modifier les diverses fonctions d'un germe. Les expériences de Palermo ont démontré le fait pour le vibrion cholérique; Ellfving a vu que la lumière dans certaines conditions peut diminuer de moitié le rendement d'une culture de penicillium; une insolation d'une certaine durée, incapable de tuer la bactéridie charbonneuse, diminue sa virulence (Momont). Le b. pyocyanique peut perdre aussi sa fonction chromogène (Guignard, Charrin). Elle agit sur la plupart des toxines, et associée à l'air, cette action est encore plus considérable (toxines diphtérique, typhique). Dans tous ces faits se trouve le point de départ de l'action photothérapique de Finsen, de la méthode de l'héliothérapie.

Si la lumière agit par son intensité, elle agit aussi qualitativement :

Tous les rayons solaires n'ont pas la même action, et si on dissocie les diverses radiations lumineuses par le spectre ou l'interposition de solutions de bichromate de potasse, de sulfate de cuivre, de sels de quinine, on constate que les rayons chimiques bleus et surtout les rayons violets et ultra-violets sont de beaucoup les plus actifs (Downes et Blunt, Arloing, Buchner, Frankland). Ces rayons caustiques pour les animaux supérieurs tuent les organismes inférieurs. Si Kotliar a constaté que des microbes poussent très bien dans des tubes éclairés par la lumière rouge ; la lumière de l'air voltaïque, celle de la lampe à incandescence riche en rayons ultra-violets tuent une culture en 8 à 11 heures.

A vrai dire la lumière solaire à laquelle sont adaptés tous les êtres vivants ne contient que très peu de rayons ultra-violets qui sont arrêtés par l'atmosphère.

L'action bactéricide des rayons ultra-violets a été plus particulièrement l'objet de recherches très intéressantes dans ces dernières années. Si on ensemence du bacille de la fièvre typhoïde dans un milieu nutritif, qu'à l'exemple de Buchner on recouvre cette culture d'un carton noir dans lequel sont découpées des lettres, qu'on approche une lampe à rayons ultra-violets pendant 15 secondes, et qu'on laisse la culture en des conditions favorables, on voit le lendemain que cette culture s'est développée sauf aux endroits exposés aux rayons ultra-violets et a reproduit ainsi les lettres du carton.

Le bacille de la tuberculose est tué très rapidement par les rayons ultra-violets : dans un tube de culture de tuberculose exposée pendant 30 secondes aux rayons ultra-violets, on voit cette culture diminuer ; après une minute d'exposition, la culture, est stérilisée.

Th. Nogier et Thévenot (1908) ont pu arrêter avec la lampe de Kromayer le développement de nombreuses cultures microbiennes sur milieux gélosés.

Les rayons ultra-violets sont à proprement parler abiotiques. Cette propriété a reçu de nombreuses applications en hygiène; elle a servi à stériliser l'eau, le lait et les autres liquides alimentaires, ou à assainir l'eau dans des endroits contaminés. J. Courmont et Th. Nogier (1909) utilisèrent cette action pour la stérilisation des liquides et de l'eau de boisson, Dastre (1909) préconise le même procédé pour la stérilisation du lait. L'eau souillée artificiellement par une culture de bacille coli au taux de 800 000 par centimètre cube est stérilisée en l'espace de quelques secondes à deux minutes en employant un courant de 135 volts 9 ampères. Ces résultats ont été confirmés par Miquel, Cernovodeanu, Cambier et V. Henri, Vallet; divers appareils peuvent les réaliser.

Quant au mécanisme de cette action, il reste encore indéterminé. Dieudonné pense que les rayons agissent en donnant naissance à de l'eau oxygénée par fixation d'oxygène de l'eau, et, à vrai dire, les aérobies seuls semblent stérilisés par la lumière. Une culture en anaérobiose d'anaérobies stricts ou facultatifs n'est pas tuée par la lumière, parce que en l'absence de l'air il n'y a pas formation d'eau oxygénée. D'autres expérimentateurs parlent de production d'ozone; rien ne permet encore de conclure.

L'action d'autres radiations a été très discutée, telle l'action des rayons X, des rayons de Becquerel,

Beck et Schultz, Blaise et Sambuc, Sabrazès et Rivière conviennent que les rayons X ne troublent ni la vie, ni le développement des principaux microbes. En 1897, j'ai montré que non seulement les radiations de Rœntgen n'exerçaient *in vitro* aucune action sur le bacille tuberculeux, mais de plus aggravent notablement l'évolution des tuberculoses expérimentales des séreuses. Pour Bonome et Gros, Fiorentini et Luraschi, Lortet et Genoud, Rieder on pourrait par eux diminuer la virulence de certains microbes, gêner leur développement et même les tuer.

Pour Rieder il en serait de même non seulement des radiations X mais aussi du radium. Cet auteur répétant l'expérience de Büchner avec un écran de plomb découpé sur une plaque de culture aurait obtenu l'arrêt de la culture sur tous les points perméables aux rayons X.

Les rayons de Becquerel sont considérés par Atchkinson et Caspari, Danisz, Hoffman comme ayant une faible action bactéricide sur le b. prodigiosus, le b. de Koch, le b. diphtérique, la bactéridie charbonneuse. D'après Friedberger et Pfeiffer il faut une exposition de deux jours à distance très petite pour tuer le b. cholérique, le b. d'Eberth.

Danisz comparant l'action bactéricide des radiations et des émanations de radium sur la bactéridie charbonneuse, conclut que les émanations ont un pouvoir plus considérable. S'il faut à peu près un mois pour stériliser une culture de charbon sporulé par les rayons qui traversent un écran de verre, il suffit de deux minutes d'exposition aux émanations pour obtenir le même résultat.

Avec le Professeur Polain et nous basant sur les rapprochements faits par M. Becquerel entre les rayons X et les rayons uraniques, nous avons récherché l'influence que les rayons émis par des substances fluorescentes (oxyde d'urane, sulfure de zinc) pouvaient avoir sur le b. tuberculeux ; les résultats furent absolument négatifs.

Meissner, Tappeiner, Dreyer, Huber ont montré que l'effet bactéricide de la lumière est très augmenté par l'addition à la culture microbienne de substances dites photodynamiques telles que l'éosine et l'érythrosine.

Électricité. — L'action de l'électricité est d'étude fort délicate, car une grande partie de ses effets résulte des actions chimiques et caloriques secondaires produites par le passage du courant.

Avéc une action du courant de pile peu durable (Cohn et Mendelsohn), l'effet sur les bactéries est nul ; si l'action est plus longue (24 heures) et plus intense la culture ne se produit plus au pôle positif, mais les microbes peuvent être réensemencés ailleurs. Apostoli et Laquerrière n'ont obtenu aucun résultat avec les courants d'induction ; également Prochownick et Spaeck n'ont pas réussi à mettre en évidence une influence quelconque de courants galvaniques d'une intensité inférieure à 50 milliampères. D'Arsonsal et Charrin expérimentant avec des courants de haute fréquence sur le b. pyocyanique auraient observé une diminution de son pouvoir chromogène et de sa vitalité; Marmier a obtenu des résultats différents. De même les toxines diphtériques pyocyaniques seraient altérées par les courants de haute fréquence pour Smarnow; il y aurait même production d'antitoxine, mais le fait a été contesté. Quant à l'influence de l'électricité statique elle est mal connue.

D'Arsonval admet que le champ magnétique retarde la fermentation alcoolique de la levure de bière.

Température. — La chaleur est indispensable à la vie microbienne, elle peut avoir une influence véritable sur la vitalité ou les diverses fonctions du microbe ; à un certain degré elle peut favoriser leur développement ou au contraire l'arrêter complètement.

Les microbes ont besoin de chaleur pour se développer, mais il est pour chacun d'eux un degré optimum de température au-dessus ou au-dessous duquel le développement peut cesser ou la virulence s'atténuer. L'action nocive des températures élevées réalise la stérilisation. Son action est encore plus marquée si elle s'exerce en milieu humide. Le b. de la tuberculose est tué par un passage de 5 minutes dans l'eau à 100 degrés. Si la chaleur est sèche le b. supporte cette température : d'où la nécessité de porter les objets à stériliser à une température beaucoup plus élevée dans l'air sec que dans l'atmosphère humide (en règle générale 180 degrés pendant 10 minutes).

La plupart des microbes pathogènes ont leur température minimum à 10° ou 15°, ou 5° ou 10° ; le pneumocoque ne se développe guère qu'au-dessus de 20° ; le b. de Koch au-dessus de 28° et les b. thermophiles de Miquel au-dessus de 40 degrés. Certaines bactéries cryophiles peuvent pousser au voisinage de 0 degré; le b. typhique pourrait se développer à

4 degrés. La température optimum varie entre 37 et 39 degrés; le b. de la tuberculose ne se développe bien qu'à 38, 39 degrés. La température maximum peut être de 42 degrés (pneumocoque, b. de Koch), de 45 degrés; le b. typhique pousse encore à 46 degrés, les bactéries thermophiles à 78 degrés.

En règle générale la résistance des microbes à la chaleur est peu marquée.

L'action des températures anormales entraîne le plus souvent la disparition de certaines propriétés (pouvoir pathogène, pouvoir chromogène) Pasteur a obtenu par action de la chaleur des races asporogènes de b. charbonneuse; Toussaint, des races atténuées.

Les températures extrêmes nécessaires pour tuer un microbe sont beaucoup plus élevées que celles qui en empêchent la prolifération. La b. charbonneuse, dont la température optimum est 37 degrés environ, perd la faculté de sporuler à 42 degrés, la faculté de développement à 43 degrés et n'est tuée qu'à 54 degrés. Les spores résistent à 107 degrés si elles sont en milieu humide, à 120 degrés pendant 4 heures si elles sont sèches (Momont).

On observe d'ailleurs de grandes différences. Certaines bactéries peuvent être tuées par des températures peu élevées : le pneumocoque meurt à 52 degrés, le spirille du choléra à 52 degrés en moins de 4 heures, le b. typhique à 56 degrés, le bacille de la morve à 56 degrés (Salmon), le b. de la diphtérie à 60 degrés. Certains microbes non pathogènes peuvent vivre et proliférer à des températures remarquables supportant 50, 55, 70 degrés. On peut d'ailleurs acclimater des b. à des températures anormales. Dieudonné a pu acclimater la b. charbonneuse à 10° et à 42°,5; Mlle Tsilinsky a pu adapter le b. subtilis à de hautes températures.

Les exemples déjà donnés montrent la grande résistance des spores à la chaleur. La spore peut supporter une ébullition de quelques minutes et même des températures de 150-160 degrés de chaleur sèche, de 100-120 de chaleur humide. Les spores tétaniques ne sont détruites qu'après une demi-heure d'ébullition; encore pour être assuré du résultat convient-il d'élever la température à 110 degrés. Les spores du b. subtilis ne sont tuées qu'après 3 heures d'exposition à une température de 100 degrés, 15 minutes à 105 degrés, 10 minutes à 107 degrés, 5 minutes à 110 degrés (Brefeld).

L'action de la chaleur sur les toxines se rapproche de l'action sur les diastases, mais là encore les plus grandes inégalités s'observent. La toxine tétanique très affaiblie en 20 minutes à 62 degrés devient inactive après chauffage à 65 degrés pendant 30 minutes ; la toxine diphtérique très atténuée par un chauffage de 2 heures à 58 degrés est détruite en 20 minutes à 100 degrés; par contre la toxine cholérique peu sensible à la chaleur résiste à 100 degrés (Metchnikoff, Roux, Salimbeni).

La toxine pyocyanique est thermostabile et résiste même à 120 degrés pendant 30 minutes (Weingeroff, et Bregman). Il en est de même des hémolysines : pyocyanique, typhique, colique.

Les virus invisibles ou filtrants ont comme caractère commun de pouvoir être détruits, par un chauffage relativement court à une température plutôt basse. Le virus de la fièvre jaune serait détruit en 10 minutes à 55 degrés (Reed et Caroll), en 5 minutes pour Marchoux, Simond et Salimbeni ; le virus de la rougeole, par un chauffage de 15 minutes à 55 degrés. La lymphe aphteuse perd sa virulence à 55 degrés après 15 minutes ; le virus claveleux à 56 degrés, 58 degrés après 3 minutes ; le virus rabique à 40 degrés après quelques heures, à 47 degrés après 10 minutes (Babes), après 5 minutes pour Galtier. Se basant sur cette fragilité, de Blasi conclut que les maladies à microbes invisibles se transmettent presque toujours par contact ou inoculation directs — contact par exemple pour la rougeole — inoculation pour la fièvre jaune, la dengue, la rage.

Si les bactéries supportent en général assez mal les températures élevées, elles résistent mieux, pour la plupart, aux températures basses ; cette résistance peut même être considérable. Cagniard-Latour avait vu la levure de bière résister à — 90° sans perdre son pouvoir fermentatif. Frisch a retrouvé nombre de bactéries vivantes qui avaient été exposées 1 heure à —50°, à —87°. Pictet et Yung ont exposé des spores de bacille charbonneux à 130° pendant 20 heures — de bacille subtilis à — 70° pendant 108 heures sans les détruire, mais les bactéries sont tuées.

Le pneumocoque, le vibrion cholérique résistent plusieurs heures à des températures de — 10° ; le b. de la fièvre typhoïde (Chantemesse et Widal), le virus vaccinal (Kelsch et Camus) supportent bien la congélation.

Le froid prolongé est moins nuisible que les alternatives de chaleur et de froid. Ravinel, Mac Fayden, Meyer ont montré à l'aide de l'air liquide que la vie est assez peu modifiée à des températures de — 220° et que la virulence est à peine atténuée. Pour être habituels ces faits ne sont toutefois pas constants car Klepzoff a observé que certaines espèces peuvent à — 20° prendre des formes involutives ; ainsi la b. charbonneuse, ainsi également, pour Gibons, le vibrion cholérique.

Sécheresse. — La dessiccation, résultat de l'action associée de la lumière et de la chaleur, agit puissamment sur les microbes de l'eau. Le contage de l'air se faisant surtout par les poussières sèches, il y a lieu de supposer que ce contage est d'autant plus à redouter que les agents pathogènes résistent mieux à la dessiccation.

Les microbes non sporulés résistent moins bien à cette influence que les microbes sporulés. On admet qu'une diminution d'eau de 40, 50 pour 100 empêche la multiplication des bactéries.

Si la dessiccation se produit à basse température, les b. non sporulés offrent une certaine résistance.

Gemmaro divise à cet égard les germes pathogènes en 4 groupes :

1° Les germes du choléra, de la fièvre typhoïde, de la peste, de la grippe, peu résistants ;

2° Les germes à résistance plus grande mais variable : streptocoque pneumocoque, b. diphtérique ;

3° Les germes très résistants : b. de Koch, staphylocoque, méningocoque ;

4° Les germes à résistance illimitée : microbes sporulés du tétanos, de la septicémie gangreneuse, du charbon symptomatique, qui peuvent résister plusieurs mois et même plusieurs années ; le virus scarlatineux serait également rangé dans ce groupe. Les spores peuvent vivre longtemps et récupérer la forme de bâtonnet sous l'influence de la réapparition de l'humidité.

Oxygène. — Les microbes de l'air vivent dans un bain d'oxygène sans cesse renouvelé. Ce gaz serait pour Pasteur et ses élèves un agent puissant de dessiccation, capable de modifier peu à peu le protoplasma et d'en suspendre la rénovation nutritive. Cette action de l'oxygène est également très marquée sur les toxines. La toxine tétanique, la t. diphtérique sont rapidement détruites par oxydation ; de même la toxine typhique. Sieber a vérifié l'action des oxydases et des peroxydes sur un grand nombre de toxines, notamment sur les toxines diphtérique et tétanique.

Ozone. — L'influence de l'ozone, dont il a été parlé beaucoup il y a quelques années, est en réalité nulle. Christmas a montré que, dans une atmosphère renfermant 0 gr. 05 d'ozone par litre, c'est-à-dire représentant un milieu irrespirable, les cultures bactériennes n'étaient pas influencées, la viande se putréfiait. L'action bactérienne de l'ozone est donc, contrairement à ce que l'on pensait, inexistante.

Pression. — Son influence est minime sur les bactéries, comme en témoignent les recherches précises de Roger. D'après cet expérimentateur, de très fortes pressions exercées sur des milieux de culture, modifient peu la vie des germes. C'est seulement en atteignant des pressions de 2000 à 3000 kilogs qu'avec Charrin il a pu obtenir des atténuations d'ailleurs très minimes.

Substances chimiques. — Un certain nombre de substances chimiques peuvent détruire les microbes ou atténuer leur virulence — cette influence peut se produire soit par le fait d'une combinaison chimique (iode, chlore), soit par adhérences moléculaires selon un procédé analogue aux teintures.

Les substances acides détruisent la toxine diphtérique et n'ont aucune action sur la toxine botulique qui ne résiste pas à la soude.

*
* *

La résistance ou la fragilité des microbes pathogènes vis-à-vis de ces actions extérieures multiples, dont il vient d'être montré que les plus puissantes sont la chaleur, la lumière et la dessiccation, permettent d'expliquer dans une certaine mesure quelques-unes des données relatives aux possibilités plus ou moins grandes de contagion

Il n'est pas indifférent de résumer à propos d'un certain nombre de microbes pathogènes les variabilités de résistance de ces germes envisagés dans les divers habitats. Le pouvoir de ces actions destructives varie en effet dans l'air, le sol ou l'eau ; plus marqué dans l'air, il l'est moins dans l'eau, et de fait, la destruction des microbes dans l'air est plus massive que dans l'eau, où comme on le verra plus loin, les microbes sporulés résistent mieux que les microbes non sporulés. Des causes différentes d'ailleurs de celles qui viennent d'être étudiées peuvent intervenir pour diminuer au bout d'un certain temps la virulence et la végétabilité des germes vivant dans l'eau ; l'atténuation peut dépendre soit de la dilution elle-même, soit du conflit des associations bactériennes.

L'agent de la dysenterie bacillaire résiste dix-sept jours et même trois mois sur des linges desséchés ; dans le mucus sec il résiste bien à l'oxygène et à la lumière. Le b. de la morve est peu résistant, il est facilement tué par la lumière ou l'oxygène de l'air. Cependant il peut survivre à 2 ou 3 mois de dessiccation, ce qui permet de comprendre la persistance du germe dans les écuries souillées par le jetage. Le virus pesteux qui résiste peu à la lumière solaire (il est tué en une heure) résiste deux à trois jours à la dessiccation ; il peut survivre dans l'eau deux à trois jours. Sa résistance dans le sol (Yersin) serait plus grande. Le virus rabique est très sensible à la chaleur, rapidement détruit (Roux) à 90° il est tué en vingt-quatre heures par une température de 45° ; il résiste par contre très bien au froid. Gibier a conservé un cadavre de lapin rabique qui resta virulent dix mois. Il est détruit très rapidement par la dessiccation et l'air ; Pasteur s'est servi de ce procédé pour atténuer progressivement la virulence de la moelle rabique et arriver à un vaccin. Les spores du b. tétanique très résistantes peuvent conserver leur vitalité à l'abri de l'air et de la lumière pendant des années surtout quand elles sont incluses dans le sang et le pus. La résistance du b. diphtérique est faible en milieu humide, elle est très grande à l'état de dessiccation surtout si le bacille est inclus dans des fausses membranes. Des fausses membranes exposées à l'air ont résisté deux mois et treize mois (Roux et Yersin), dans un endroit obscur. Ainsi peut s'expliquer la longue durée de contamination des locaux, la persistance du pouvoir contagieux des poussières. Le méningocoque est très sensible à la chaleur, au froid (Flexner), à la dessiccation ; pour Flugge il ne résisterait pas à celle-ci plus de douze heures.

Le virus de la poliomyélite est, au contraire, très résistant à la dessiccation et au froid. Il s'altère rapidement par la chaleur. Des virus inconnus des fièvres éruptives, nous savons que le germe de la rougeole est fragile, alors que celui de la scarlatine présente une grande résistance aux actions extérieures. Le virus variolique est également très résistant s'il est conservé à l'abri de l'air et de la lumière ; les Chinois conservent des croûtes dans des boîtes bouchées à la cire pour opérer des variolisations même à longue distance.

CHAPITRE III

HABITATS MICROBIENS

Généralités. — Si l'infection, quelque branche de la pathologie que l'on envisage, est au premier plan des problèmes étiologiques, si le rôle pathogène des germes animés, si différent des autres actions morbides est parmi les plus importants : c'est d'abord parce que le milieu extérieur en est infiniment peuplé. Vivant là, de sa vie saprophytique sur les divers milieux inertes, vivant ici, sur les êtres organisés, le parasite attend la cause qui créera l'opportunité morbide et de son ubiquité résulte son principal danger, sa puissance de germe-contage.

La communication d'une maladie virulente à un individu sain réalise la contagion proprement dite (*cum* : avec; *tangere*, toucher). Quand le virus procède d'un malade, sa propagation mérite de s'appeler contagion. Ce terme ne cesse cependant pas d'être justifié quand le virus provenant d'un organisme malade séjourne dans les milieux extérieurs avant d'atteindre un individu bien portant; la contagion est devenue ainsi synonyme de propagation, quel que soit le mode de transmission, et à tout dire, d'infection.

La distinction établie autrefois entre les maladies virulentes à virus fixes, et les maladies à virus volatils, celles-ci répondant plutôt aux maladies dites miasmatiques, ne se justifie plus comme l'a dit Chauveau; le virus est le même; mais dans le cas d'infection miasmatique, avant de s'introduire dans un organisme sain, les agents virulents se répandent dans l'air, le sol et l'eau.

Relativement à l'apport des microbes pathogènes, deux grandes classes doivent être établies.

1° Les germes morbides pénètrent de l'extérieur; provenant directement ou indirectement d'un organisme infecté, ils s'introduisent dans un hôte nouveau et y reproduisent la maladie. Ce sont les *hétéro-infections*, ce sont à vrai dire la plupart des maladies contagieuses et épidémiques;

2° Les germes infectieux préexistent dans l'organisme, vivent de leur vie parasitaire dans les cavités ou les surfaces en contact avec l'extérieur. La cause déterminante de l'infection réside alors plutôt dans une modification de la virulence du germe (ou encore dans une diminution de la résistance organique) que dans l'introduction de ce germe. En pareil cas la source extérieure de contage n'est pas apparente. Ce sont les *auto-infections* dont l'importance est chaque jour plus grande, dont autrefois on disait que le développement est spontané.

Il est d'ailleurs entre ces deux groupes des intermédiaires car certains agents infectieux peuvent réaliser tantôt une hétéro-infection, tantôt une auto-infection (pneumocoque, streptocoque).

Les agents infectieux qui envahissent un organisme proviennent presque toujours directement ou indirectement d'un autre organisme précédemment infecté. Mais en général pendant plus ou moins longtemps les germes provenant des excréta ou résultant de décompositions cadavériques, séjournent dans l'air, dans le sol, dans l'eau ou parfois dans le corps de divers animaux.

Ces milieux servent d'agents de propagation et deviennent ainsi les sources étiologiques de multiples infections. Quelles que soient les discussions sur le rôle précis ou l'importance de ces divers milieux, sur la façon dont il convient d'interpréter leur action, il n'est pas douteux que le principe contagieux issu de l'individu infecté peut être transporté par l'air, ou séjourner dans l'eau, sur le sol, avant d'envahir un autre organisme. Il est donc opportun d'étudier la présence des microbes : dans l'air, le sol, l'eau, sur les objets ou les aliments, sur les organismes vivants, et de définir autant qu'il est possible la part de ces milieux, de ces divers habitats dans la propagation des maladies virulentes.

Les documents que peut invoquer une telle étude sont nombreux et fort anciens : ils remontent parfois aux origines même de la médecine. Déjà au temps d'Hippocrate on accusait les impuretés de l'air d'être cause des épidémies; l'air était pour Hippocrate la source de toutes les maladies; souillé de miasmes morbifiques, il devenait particulièrement dangereux.

Depuis à diverses époques, l'altération de l'atmosphère conserva ou prit une place importante dans les écrits relatifs aux épidémies, notamment dans les premiers ouvrages des médecins d'armées. Meyserey en 1758, considéré dans les archives de la médecine militaire comme le premier grand épidémiologiste, attribuait un rôle prépondérant à l'air, à l'eau, aux aliments, aux locaux dans la transmission de germes inconnus (miasmes ou vapeurs).

Read, en 1767, médecin de l'hôpital militaire de Metz, Rambaud (1725-85), insistent à diverses reprises sur le rôle néfaste de l'eau dans la genèse des diarrhées, des dysenteries, des fièvres typhoïdes. Lors d'épidémies survenues en 1770, 1781, 1782, Read fit même combler les puits de Metz qu'il incriminait dans le développement de ces épidémies.

*
* *

1° **L'Air**.

Son rôle dans la transmission des infections. — Expériences initiales de Tyndall et de Pasteur. — Éléments dont il faut tenir compte pour préciser ce rôle; distance, propriétés biologiques variables des germes. — Variations de la richesse microbienne de l'air. — Variations du nombre des germes pathogènes selon le lieu, selon le mode de contamination de l'air. — Rôle de l'air dans la transmission des fièvres éruptives, de la fièvre typhoïde, de la tuberculose. — Conclusions.

Le rôle de l'air dans la transmission des infections pour avoir été diversement jugé fut le plus anciennement incriminé. L'on vient de voir l'importance que lui accordait Hippocrate, importance qui devait se maintenir jusqu'à l'avènement de la bactériologie. Sprengel disait que les épidémies sont des maladies aiguës qui naissent d'une constitution inexplicable de l'atmosphère.

Reprenant les idées de Lucrèce et de Pline que l'infection est tout ce qui a pour effet de corrompre l'air, Dupuytren considère que l'air contaminé par les émanations issues d'être humains réunis et malpropres ou de substances végétales et animales en décomposition est un véritable agent toxique.

En 1847-48, au moment de la grande épidémie européenne de choléra, Ehrenberg, Meyer, Wedl, en Allemagne; Iwagne, Bulton, Budd, en Angleterre; Robin et Pouchet en France incriminent l'air.

En 1853-54, lors de la deuxième épidémie de choléra, Dundas, Thompson et Godolphin, Osborne, étudient l'atmosphère des égouts et des maisons, et le premier de ces expérimentateurs remarque que l'atmosphère d'une salle d'hôpital, où sont alités des cholériques remplit un flacon d'eau distillée d'un grand nombre de vibrions.

Dès que la notion du contage animé vint remplacer le miasme, ce fut dans l'air que la présence des microbes fut d'abord soupçonnée. Et cependant au début même des idées bactériennes, la réalité des germes de l'air atmosphérique fut l'objet de discussions multiples malgré les démonstrations de Schwam, de Schultze, de Schrœder et von Dusch. Plus tard la contagion par l'air sera battue en brèche plus particulièrement par les partisans de la Trinkwasser, pour qui le transport des éléments figurés par l'eau était plus important.

Le rôle de la dissémination des germes par l'air reste indiscutable; si sa part réelle dans la contagion est moins importante qu'on ne l'a dit et mérite d'être interprétée différemment que dans le passé, il serait inexact de nier cette influence.

Les germes trouvent dans l'air des conditions puissantes de multiplication, de conservation prolongée que peut expliquer leur résistance à certaines actions extérieures physico-chimiques. Il vient d'être montré que les microbes peuvent conserver pendant des mois non seulement leur vitalité, mais aussi cette propriété plus fragile qu'est leur virulence. Mais ils trouvent aussi dans ces mêmes actions poussées à l'extrême des causes puissantes de destruction parmi lesquelles la première place appartient aux rayons solaires.

La présence des microbes dans l'air que permettaient déjà de prévoir les recherches de Spallanzani et de Leuwenhoeck fut affirmée à la suite des expériences classiques de Tyndall et de Pasteur. Les expériences optiques de Tyndall montraient qu'il existe dans l'air une quantité plus ou moins considérable de poussières tenant en suspension des germes divers, dont témoigne la trace du rayon solaire filtrant par une fente dans un pièce obscure; que l'air ayant passé à travers la ouate présente des propriétés différentes, qu'il devient optiquement pur, c'est-à-dire aseptique. De 1855 à 1876, se poursuit le grand débat au cours duquel Pasteur démontre à Pouchet, Joly, Masset, que des germes vivants existent dans l'atmosphère. Dans une de ses premières expériences qui constitue à proprement parler la base de la science bactériologique il prouve l'existence de ces germes. Cette expérience établit qu'un ballon de bouillon à bec effilé ouvert à l'air extérieur se trouble par le développement des germes. Si le ballon est stérilisé et maintenu fermé, il reste limpide; si à nouveau on casse la pointe il devient trouble. Si on met à l'orifice un tampon de coton; la filtration des germes et leur arrêt par celui-ci assure le maintien de la limpidité. Pasteur filtre de l'air sur du coton comme l'avaient fait Schwam, Schultze, et projetant une parcelle de ce coton dans une infusion stérilisée il fait naître une multitude de microorganismes, montrant ainsi que l'air est particulièrement riche en germes, et que débarrassé de ces germes, il est impropre à déterminer une altération quelconque.

D'autres vérifications devaient venir, dès que la culture des germes fut possible, et il n'est que juste de rappeler les recherches si patientes et si consciencieuses de Miquel sur la composition bactérienne de l'air.

Pour préciser le rôle de l'air, il faut tenir compte de plusieurs éléments. C'est l'étude de ces éléments qui devait permettre de réduire à sa valeur réelle la contagion par l'air.

Il y a lieu d'abord de tenir compte de la question de distance.

Le rôle de l'air indéniable à petite distance et plus direct, devient douteux à grande distance. A petite distance l'air est un moyen intermédiaire de transmission de l'homme à l'homme, de l'animal malade à la personne saine. L'homme peut transporter le germe, ce germe peut n'être pas transmis par contact direct mais par l'air. Le bacille diphtérique n'est véhiculé avec les poussières qu'à courte distance (Grancher), et il en est de même, semble-t-il, du virus inconnu de la rougeole.

La contagiosité par l'air est surtout à invoquer pour l'atmosphère de certains locaux, des salles d'hôpital par exemple, où la richesse microbienne est d'ailleurs particulière, si par ailleurs les contacts sont plus faciles. Ainsi peuvent s'expliquer la multiplication des poussées furonculeuses dans une salle de variole, le développement du muguet dont le parasite a été fréquemment constaté dans l'atmosphère de salles d'hôpital, etc.

L'auto-purification incessante de l'air, résultant non seulement de la pauvreté en éléments nutritifs mais aussi de la chute des poussières pesantes et de l'influence défavorable de la chaleur, de la lumière, de l'agitation, explique que la transmission directe par l'air ne s'opère que dans un rayon limité.

A grande distance le rôle direct de l'air est restreint. Hameau avait justement exprimé que les germes vivant dans l'air doivent trouver à de courts intervalles des gîtes contenant leur nourriture et les facilités convenables à leur reproduction, faute de quoi ils cessaient bientôt d'être nuisibles. Il écrit notamment du virus de la fièvre jaune et du choléra que lorsqu'ils s'avancent dans les terres et voyagent au loin, ce n'est en quelque sorte que par erreur de lieu et en passant d'un individu à un autre parce qu'ils y trouvent tout ce qui est nécessaire à leur existence.

Nous pouvons aujourd'hui interpréter l'action à grande distance par le rôle des grands parasites, agents disséminateurs d'importance extrême, à en juger par le paludisme dont l'anophèle est l'agent de transmission, par la maladie du sommeil pour qui c'est la glossina palpalis. On disait autrefois que le paludisme peut se répandre loin des marais où le germe inconnu menait, disait-on, une vie saprophytique, mais qu'il peut être arrêté par des murs, des bouquets d'arbres, etc. L'anophèle est intervenu qui permet de juger mieux de ces diverses influences.

Il y a lieu, à côté de l'élément distance, de tenir compte des propriétés biologiques variables des germes. Il est des microbes pathogènes pour qui le parasitisme est absolu et qui ne semblent pas avoir de vie saprophytique. Ce sont les virus fixes du passé, origine des infections dont la contagion relèverait exclusivement du contact avec un organisme malade : syphilis, rage, virus invisibles. Il est des germes bactériens pour qui le saprophytisme alterne avec le parasitisme : ainsi, les germes de la fièvre typhoïde, du choléra, du charbon qui peuvent se transmettre en dehors du contact immédiat avec un sujet malade. Les germes virulents émis par celui-ci ou lors de la destruction du cadavre vivent longtemps dans le milieu ambiant, le saprophytisme n'excluant pas le parasitisme.

La résistance ou la fragilité du germe est un troisième élément intervenant sans cesse dans les conditions de dissémination aérienne. Pour Gemmaro, le pneumocoque se conserverait au moins dans l'air 50 jours quand il est enfermé dans des matières albuminoïdes; le bacille cholérique 4 jours; le b. diphtérique 3 jours seulement à la lumière diffuse, 40 à 50 jours dans l'obscurité, beaucoup plus lorsqu'il est contenu dans des fausses membranes desséchées. Uffelmann admet une survie de 30 à 60 jours pour le b. d'Eberth.

Le nombre des germes de l'air est considérable, il varie également dans des proportions très grandes pour des raisons multiples que l'on a pu mettre en évidence. On a numéré, mesuré en quelque sorte les microbes de l'atmosphère, comme on a analysé les conditions susceptibles de modifier leur vitalité et leur virulence.

On a admis que la proportion de 750 germes par mètre cube est une proportion moyenne; cette proportion est très supérieure à celle que l'on peut relever dans l'atmosphère des campagnes.

L'air des hautes altitudes peut être considéré comme bactériologiquement pur. Miquel admet une bactérie par mètre cube. Les recherches de Pasteur en montagne, les examens lors d'ascensions en ballon ont permis de démontrer le fait. Il en est ainsi de l'air de la mer loin des côtes; par contre, les germes sont en proportion plus considérable dans les villes, dans les lieux habités. Selon les quartiers d'une même ville les différences peuvent être très grandes. A Paris, dans le quartier de Montsouris dont l'altitude est plus élevée, on note 480 bactéries par mètre cube; dans la rue de Rivoli, 3480. Et cette proportion est beaucoup plus considérable dans les espaces clos, dans l'atmosphère confinée des appartements, surtout dans l'atmosphère de l'hôpital où l'on trouve environ huit fois, douze fois plus de germes qu'à l'air libre; la proportion varie également lorsqu'il s'agit de maisons vieilles ou de locaux surpeuplés. Miquel releva dans une chambre à coucher de la rue Monge 14 000 germes, dans une salle de la vieille Pitié 16 000.

L'agitation de l'air dissémine poussières et microbes. Laveran note au Val-de-Grâce 16 000 germes lorsque la salle est au repos, 37 000 au moment du nettoyage, donnant ainsi une preuve évidente du danger du nettoyage à sec. On a remarqué que les infections secondaires sont plus fréquentes dans les hôpitaux après nettoyage des salles. Le nettoyage des rues, l'agitation de l'air assurée par une circulation très active de véhicules, sont la cause de variations extrêmes. Klebs, dans la ville de Zurich, observant au cours d'une épidémie de diphtérie, constate que les nouveaux cas se manifestent le lendemain du balayage général, et se développent le long du chemin suivi par les tombereaux qui charrient les immondices. Les graphiques enregistreurs de Miquel sont des plus instructifs, témoignant d'une différence très grande dans la richesse microbienne de l'air, selon les rues de Paris, l'heure de la journée, de la nuit, selon les étages. Les graphiques presque blancs la nuit deviennent de plus en plus noirs à mesure que l'agitation de la ville augmente et qu'on examine l'air des étages inférieurs. Sartory et Langlois relèvent à Paris, à l'entrée des Champs-Elysées, à 8 heures du matin, c'est-à-dire après le repos de la nuit, 800 bactéries par mètre cube, alors qu'à 7 heures du soir, après que les voitures ont soulevé la poussière, ils en trouvent 88 000; avenue du Bois-de-Boulogne, le dimanche au retour des courses, un mètre cube d'air recueilli et analysé a donné 570 000 bactéries. Et ces chiffres sont encore dépassés, sur les routes où passent un grand nombre de voitures à traction mécanique, dans les endroits où se réunissent à certains moments un grand nombre de personnes, (grands magasins, expositions artistiques). De tels chiffres se passent de commentaires.

Les variations du nombre des germes sont également très considérables dans un même lieu, sous l'influence des variations atmosphériques des saisons, et ces variations entrent en ligne de compte parmi les conditions favorables où défavorables au développement des maladies épidémiques : variations avec le vent qui soulève les poussières, avec la pluie qui purifie l'air en quelque mesure par son action mécanique d'entraînement vers le sol. Miquel a montré que l'air est pauvre en bactéries immédiatement après la pluie. Au début de la période antiseptique la coutume des chirurgiens de projeter le spray avant l'opération, avait pour but de purifier l'air. Mais cette pluie favorise la contamination du sol, non seulement en y projetant les germes, mais en apportant au sol une humidité qui transforme celui-ci en un milieu favorable aux agents pathogènes.

Succédant à une période chaude et humide qui facilite la pullulation, la sécheresse va aider à la dissémination; mais plus tard, par sa prolongation, elle deviendra destructive. L'action bactéricide puissante des rayons solaires a été déjà signalée (voy. p. 528). Il est vrai que même en admettant que tous les germes sont détruits ou fortement atténués par la dessiccation on n'en a pas moins à redouter ceux qui seront détachés des contagifères depuis peu de temps.

La chaleur qui est un des éléments importants de l'influence des saisons sur les variations de composition de l'air, permet d'expliquer que les germes augmentent au printemps, l'été, et diminuent en hiver. Dans la saison chaude, en juillet, Miquel a noté le chiffre le plus élevé. et en décembre, le plus faible. Cependant, dans les pays chauds, les périodes de fortes chaleurs sèches où le nombre des germes de l'atmosphère diminue est également la période de décroissance des maladies infectieuses.

A vrai dire, le nombre absolu des microbes de l'air, ses variations, n'ont une valeur réelle, au point de vue médical, que si on relève le chiffre des germes pathogènes. Ce sont eux qui l'emportent et à propos d'eux que le rôle de l'air est intéressant. Si dans les poussières minérales ou organiques que transporte l'air, toutes les formes et variétés de bactéries peuvent se rencontrer, les bactéries pathogènes sont plutôt rares dans l'atmosphère extérieure, à moins de source de contamination.

L'air des grandes villes, l'air des milieux confinés, des salles d'hôpital est plus riche en microbes pathogènes.

Le streptocoque (Emmerich, Eiselsberg) semble fréquent dans l'atmosphère des grandes villes; avec le b. tuberculeux, on le trouve souvent dans les salles d'hôpital (Emmerich, Babes, Cornet, Franckel). Le staphylocoque, d'après Altmann, est un hôte habituel des salles de chirurgie. Kelsch et Simonin en 1897 ont pu constater que les bactéries trouvées dans l'air des salles d'hôpital sont plus virulentes que celles que l'on recueille dans les quartiers de cavalerie. Ainsi s'explique en partie le danger des lieux de réunion, des agglomérations humaines, des casernes, des théâtres, des écoles, où il faut relever qu'existent également les chances les plus grandes de contagion directe.

Les microbes virulents absents de l'air expiré sont jetés dans l'atmosphère avec les divers excreta solides ou liquides. L'air transporte ainsi des particules solides : les squames de la scarlatine, les croûtes de la variole, les crachats desséchés des coquelucheux, des tuberculeux. Et de ce fait le problème de la contagion par l'air se pose légitimement pour la dissémination des fièvres éruptives, dont la contagion pour être le plus souvent directe n'est pas toujours immédiate.

Miquel a démontré que la recrudescence des maladies contagieuses coïncidait avec une augmentation des germes de l'air. Pour être moins dangereuses que les particules liquides, les poussières gardent un rôle indéniable. Ces poussières relèvent d'ailleurs de plusieurs origines; elles peuvent provenir par exemple du sol mouillé par les matières fécales et dont les particules desséchées parviennent jusqu'au sujet sain qui les inhale ou les déglutit. Elles peuvent être soulevées par le vent, par les allées et venues détachant les poussières du parquet (épidémies de chambrée, de salle d'hôpital (Renlinger). Les matières fécales de la fièvre typhoïde ou du choléra, les gouttelettes de salive projetées par les tuberculeux, les fausses membranes diphtériques peuvent ainsi transmettre leurs germes virulents.

Il n'est pas jusqu'aux parasites plus différenciés pour lesquels l'air ne puisse être agent de contamination. Si l'homme peut s'auto-infecter, par exemple, par les mains souillées au niveau de la région anale atteinte de prurit, il peut aussi se contaminer en avalant des poussières véhiculant les œufs.

Une revision sans doute s'impose du nombre des maladies contagieuses qui peuvent résulter de la transmission par l'air; les discussions se poursuivent encore, notamment pour la tuberculose, dont, en dépit des tentatives les plus récentes, il faut reconnaître que la contagion aérienne est hors de tout conteste.

Si, en 1866, la Conférence internationale sanitaire de Constantinople attribuait à l'air ambiant le rôle principal dans la propagation du choléra, — opinion que rejetait dès 1884 Grancher — nous savons aujourd'hui que le choléra reconnaît plus particulièrement une origine hydrique et que la transmission du v. cholérique par les mouches ou par la dispersion de débris de matières fécales dans l'air, comme le veut encore Flugge, ne répond qu'à un petit nombre de faits.

La diffusion du germe varioleux par l'air est très discutée. Bertillon, en 1880, la Commission anglaise en 1882, admettent cette contagion. A ce sujet, les constatations faites à l'hospice de Bicêtre pendant la guerre de 1870-1871 sont des plus instructives. L'hospice de Bicêtre était rempli de varioleux et cependant les marins qui occupaient le fort placé à 500 mètres de l'hôpital, restaient indemnes alors que les troupes de terre également peu éloignées de l'hôpital mais surtout en communication incessante avec lui, étaient atteintes. Sans nier le contage par l'air L. Collin estimait qu'il suffit d'un rideau d'arbres, d'un mur de 3 à 5 mètres pour prévenir la diffusion : c'était l'opinion de Brouardel. Le danger du voisinage d'un centre variolique semble résider plutôt dans les allées et venues du personnel, autrement dit dans le contage direct que dans la diffusion atmosphérique. On peut se demander cependant si cette contagion n'est pas réelle et si, comme dans les observations relatives à la vaccine spontanée des bovidés faites par Kelsch, P. Teissier, Camus et Tanon, l'air ou les mouches ne peuvent intervenir.

Le contage de la rougeole, diffusible dans l'atmosphère, ne semble pas cependant se répandre au delà de quelques mètres (Béclère). Peu résistant d'ailleurs en dehors de l'organisme, sa propagation, même par contact direct est difficile. Pour la scarlatine, on admettait que la desquamation abondante était une source importante de contagion aérienne. On sait aujourd'hui, et M. le Dr Lemoine s'est fait un des défenseurs les plus actifs de cette théorie, que la contagion appartient surtout à l'angine. Quelle que soit son origine, le virus inconnu de la scarlatine, virus dont la résistance a été déjà signalée ne jouit que d'une faible diffusibilité; la contagion directe est aujourd'hui le mode de propagation qu'on a substitué à la propagation aérienne.

Ce qui a été dit plus haut de la fragilité du b. de la diphtérie en dehors de l'organisme et non inclus dans des fausses membranes confirme la justesse de l'opinion de Colin sur la faible diffusibilité de ce germe. Les expériences faites dans le service de Grancher tendent à préciser que cette diffusibilité est nulle. Il a suffi d'isoler les enfants dans des boxes séparés par un grillage, en évitant tout contact suspect, pour supprimer la presque totalité des cas intérieurs.

On a pensé que la contagion par l'air pouvait seule expliquer la rapidité du développement de la grippe, lors de l'arrivée dans une localité d'un premier malade; on s'est basé aussi sur le fait de navires atteints en rade sans avoir été en communication avec la terre. Il semble que les données épidémiologiques récentes inclinent vers la transmission par contact direct; l'homme étant l'agent propagateur le plus important et la rapidité de cette propagation ne dépassant pas la vitesse de nos moyens de communication.

La propagation de la fièvre typhoïde par l'air atmosphérique est admise par tous les épidémiologistes; toutefois, l'on ne s'entend pas sur l'importance de ce mode de contagion. Alors que Pettenkoffer avec beaucoup d'hygiénistes en dehors de l'école de Munich donnent à cette étiologie un rôle prépondérant, Brouardel et les partisans de la doctrine du Trinkwasser la considèrent comme accidentelle (10 pour 100). Brouardel et Chantemesse ont relevé dans une épidémie de Lorient où l'origine hydrique était indiscutable, que les soldats qui couchaient à chaque étage près de la fenêtre située au-dessus des cabinets d'aisance, souillés par les déjections typhiques, étaient tous atteints de fièvre typhoïde.

La présence du bacille d'Eberth fut d'ailleurs constatée dans les poussières. Lassime en faisant pulvériser de la vapeur d'eau sur des surfaces tapissées de bacilles typhiques desséchés a montré que cette vapeur d'eau se chargeait de microbes qu'elle transportait à distance. Des épidémies de fièvre typhoïde ont pu être observées dans les chambrées, lorsque les soldats rapportent avec leurs chaussures des débris provenant de latrines mal entretenues (A. Laveran). Lemoine, cependant, dit n'avoir observé des cas intérieurs de fièvre typhoïde, au Val-de-Grâce, que dans des circonstances toutes spéciales (usage des vases à déjections, communs à des typhiques et à des rhumatisants retenus au lit).

Pour la tuberculose pulmonaire le rôle de l'air ne peut être écarté. Les recherches de Tappeiner en 1878-1880, sur les chiens, ne laissaient aucun doute. Les bacilles inhalés vont déterminer une broncho-pneumonie des extrémités (expériences de Thaon, de Tappeiner), ils peuvent se généraliser ensuite par la plèvre vers le système lymphatique et sanguin. Les expériences récentes de Kuss, de J. Camus, celles de Chaussé, motivées par les controverses qu'avait soulevées la théorie défendue par Calmette et Guérin, sont venues confirmer de façon absolue les expériences initiales de Tappeiner. Il ressort des résultats de ces diverses recherches que l'inhalation reste le moyen le plus sûr de contagionner les animaux, plus sûr que l'ingestion.

Le bacille tuberculeux ne provient pas de l'air expiré (le seul fait rapporté prête à discussion), cet air est pur au point de vue bactériologique.

Le bacille tuberculeux peut être projeté à terre avec les crachats et ce sont les crachats desséchés qui se répandent dans l'atmosphère. Protégé par les particules organiques, au milieu desquelles il se trouve, le bacille peut résister longtemps et se disséminer fort loin. On comprend ainsi le danger de cette dissémination par le malade, toussant, crachant, éternuant, sans parler du cas spécial, cité par Verchère, d'un tubercule anatomique développé chez un sujet mordu par un tuberculeux. A côté des crachats, des particules de salive, les urines (s'il y a des lésions tuberculeuses des voies urinaires), les selles (s'il existe de la tuberculose intestinale), peuvent servir d'agents de contagion. La présence du bacille tuberculeux dans l'atmosphère, surtout dans l'atmosphère des salles d'hôpital ou de locaux occupés par des tuberculeux, a été relevée fréquemment (Maximovitch, Cornet); avec du coton ayant filtré cet air, Cadeac et Mallet ont inoculé un cobaye et l'ont rendu tuberculeux. Cornet, sur 311 échantillons de poussières recueillies dans des maisons ou salles de tuberculeux, obtient 59 inoculations positives.

Cornet fait dessécher, puis balayer les crachats bacillifères des descentes de lit qu'il place près d'animaux, mais à une certaine hauteur, et ces cobayes deviennent tuberculeux. Même en dehors des points contaminés par l'expectoration il retrouve des b. sur les murs des chambres où sont alités des tuberculeux. Il semble cependant qu'il y ait quelque exagération dans ces résultats. Les recherches de Kuss, de Lenoir et J. Camus, en 1908, partisans de la tuberculose par inhalation, tendent à établir que la mobilisation des poussières de crachats tuberculeux est plus difficile à obtenir que Cornet ne le pense, et que dans les conditions habituelles de la vie, le danger des poussières bacillifères est plus limité. Flugge et ses élèves ; Kelsch, Boisson, Braun, acceptent de leur côté que les poussières sont, en réalité, pauvres en bacilles de Koch, et que les faits signalés par Cornet sont plutôt rares. Les poussières sèches à leur avis sont moins bacillifères que les poussières humides émises par le malade lui-même.

La doctrine de Flugge et de son école (Lastchtchenko, Beninde, Sticher, Heymann), relativement au danger des poussières humides, a été confirmée par Moeller.

Flugge fait respirer à des animaux de l'air pris à différentes distances d'un malade toussant, et obtient une contamination positive, fréquente à 50 centimètres, plus rare à 1 mètre, 1^m,50. Avec Lastchtchenko, il place dans une cage de verre un tuberculeux éternuant et crachant et il inocule des cobayes avec l'eau de récipients placés à des hauteurs diverses et les cobayes deviennent tuberculeux. Il démontrait ainsi qu'un phtisique qui parle, tousse, crache, projette autour de lui dans un rayon déterminé des poussières microscopiques formées de mucus salivaire et chargées de bacilles tuberculeux ; ces poussières pouvant d'ailleurs, après avoir flotté dans l'air, se déposer sur les objets, les murs, les parquets.

Un assistant de Fraenkel, causant avec un tuberculeux, constate sur ses lunettes la projection de gouttelettes liquides contenant du bacille de Koch. Beninde rend tuberculeux des cobayes en leur inoculant du liquide resté 1 heure et demie devant un tuberculeux parlant ou toussant.

Il y a là, sans doute, transmission par l'air, mais au moyen de gouttelettes liquides dans un faible rayon et dans un temps limité, car la suspension de ces gouttelettes dans l'atmosphère excède rarement quelques minutes. Il reste toutefois que, même dans les poussières sèches, le bacille tuberculeux peut être dangereux parce qu'il résiste bien aux agents de destruction externe. Si la lumière solaire peut le tuer en quelques heures, il résiste plusieurs jours à la lumière diffuse, il résiste longtemps à la putréfaction, à la dessiccation et, grâce à son enveloppe cireuse, à sa gaine albuminoïde, il peut se déposer sur le plancher, les murs, les vêtements, meubles, etc., et rester longtemps virulent. L'association du bacille tuberculeux à des poussières composées de particules métalliques, de détritus animaux et végétaux, susceptibles de provoquer des réactions inflammatoires, réalise une symbiose accidentelle, favorable à la contagion tuberculeuse : témoins, les faits de Johne de la fréquence de la tuberculose chez les vaches qui vivent près des fonderies de fer.

Les tendances actuelles sont de considérer l'air comme un vecteur de contagion peu considérable, sauf dans les milieux où vivent les malades et dans les cas où les tuberculeux peuvent projeter des particules liquides. Même dans l'air confiné, si la contagion de l'air reste admise pour les infections secondaires, elle a été restreinte pour les maladies spécifiques. Se basant sur ce que certaines maladies (variole, grippe, malaria) où la contagion aérienne était autrefois en honneur, se transmettent plutôt par contact direct ou par l'intermédiaire d'insectes; se basant sur les causes puissantes de destruction microbienne qui se trouvent dans l'atmosphère et qui se prolongent au niveau des voies respiratoires, on est arrivé à considérer que l'air, dans les conditions ordinaires serait moins dangereux que le sol, que l'eau, et surtout beaucoup moins dangereux que les insectes piqueurs ou suceurs, ou que les contacts humains directs. Mais la tendance actuelle en arrive peut-être à réduire par trop la contagion par l'air et à écarter les enseignements qu'ont apportés des expériences anciennes et récentes. On ne peut en effet oublier les résultats de Gibbons, de Tappeiner, de Cadeac et Mallet, de Chaussé pour la transmission de la tuberculose ; les résultats de Chauveau pour la transmission de la clavelée et de la vaccine par insufflation de poudre virulente dans la trachée ; les faits démontrant le rôle de l'agitation de l'air dans la dissémination des germes ; les crues bactériennes qui, à Paris, accompagnent l'accroissement du chiffre de mortalité par maladies contagieuses ou virulentes. On ne saurait faire table rase des constatations faites dans les endroits confinés et relevant la présence du bacille d'Eberth, du bacille tuberculeux, du streptocoque, du pneumocoque, du S. albicans (sans parler des virus invisibles); les observations de charbon pulmonaire chez les trieurs de laine; le fait de la contamination accidentelle si fréquente des cultures ou des milieux colorants dans les laboratoires de bactériologie.

Une expérience de Hubener permet, en quelque mesure, de préciser le rôle de l'air. Hubener se rince la bouche avec une culture rouge du bacille prodigiosus; il reste quelque temps à parler et à tousser devant des plaques de Petri, celles-ci s'ensemencent, et selon l'intensité de la voix l'ensemencement peut être positif jusqu'à douze mètres : voilà le fait; et cette expérimentation apporte l'élément restrictif en montrant qu'au bout de dix minutes l'air n'est plus infecté et que les bacilles flottants sont tous déposés à terre.

2° **Le Sol.**

Rôle du sol. — Ses modes de contamination. — Variation de sa richesse microbienne selon la nature, la profondeur, la température du sol. — Présence habituelle ou accidentelle de microbes pathogènes. — Mode d'action du sol dans la propagation des infections. — Contact direct. — Transmission indirecte par les végétaux, les eaux d'infiltration, les invertébrés (vers de terre, limaces, etc.). — Conclusion.

Le sol est le dépôt naturel d'un grand nombre de parasites et de bactéries. Il est dans ses couches superficielles le réservoir, le réceptacle commun d'où procèdent et où reviennent les bactéries de l'air et de l'eau. Des rapports incessants s'établissent, en effet, entre ces trois milieux : les bactéries de la surface pouvant être entraînées par l'air; celles de la profondeur par la nappe d'eau souterraine.

Le sol est de plus le siège de nombreux phénomènes de putréfaction qui proviennent de matières organiques, végétales ou animales d'origine multiple : immondices de la rue, ordures ménagères, excrétions animales et humaines, et profondément les infiltrations de fosses d'aisances, représentant la dispersion à la surface ou dans la profondeur de ce que les Anglais appellent du mot très juste : les *nuisances.*

L'on comprend ainsi la richesse microbienne prodigieuse de la surface ou des couches superficielles de la terre, richesse qui se chiffre par plusieurs millions pour chaque gramme de terre. Un certain nombre de microorganismes peuvent d'ailleurs se rencontrer à une certaine profondeur, variable selon la nature du terrain.

Parmi ces micro-organismes, il est, il est vrai, de nombreux saprophytes inoffensifs et peu de microbes pathogènes; et même parmi les saprophytes, nombreux sont ceux que l'on doit considérer comme utiles pour la destruction qu'ils assurent des matières organiques (celles-ci se détruisant aussi bien par les végétaux inférieurs que sont les microbes que par les plantes supérieures), ou comme aidant à la nutrition des plantes et représentant pour elles un élément de fermentation nécessaire. La terre stérilisée est en effet impropre à la culture, le fonctionnement microbien est nécessaire à sa transformation. Cette transformation des matières putrescibles par les bactéries est d'ailleurs un phénomène des plus intéressants et résulte d'une symbiose étroite. Certains germes commencent l'œuvre de décomposition organique : ce sont surtout les anaérobies susceptibles de s'adapter à des conditions de vie plus difficiles. Puis les agents de nitrification : ferments nitreux et nitrique (Schlesing et Muntz, 1877) s'emparent ensuite du terrain, chassent par des phénomènes de concurrence vitale ou détruisent par les produits qu'ils sécrètent les autres bactéries; mais, comme ils ne sont pas cultivables en milieu ordinaire, ils passent inaperçus (Duclaux). Winogradsky a isolé en 1890 les deux ferments dont les actions sont nécessaires à la transformation nitrique du sol : l'un, un microcoque, qui transforme l'ammoniaque en acide nitreux; l'autre, un bacille, qui transforme l'acide nitreux en acide nitrique. Lacomme, à Lyon, a complété l'étude de ces faits et ses recherches récentes confirment l'importance extrême de certaines bactéries dans la vie des plantes.

L'intérêt de cette vie saprophytique ne réside pas seulement dans la transformation du sol de culture, il tient également à ce fait que cette vie saprophytique réalise par concurrence vitale un procédé de destruction des microbes pathogènes. A côté, en effet, de ces germes inoffensifs ou utiles se trouvent, quoique en petit nombre, des bactéries pathogènes. Ces dernières, pour Arnould, seraient devenues pathogènes incidemment et par une sorte de transformisme. S'il est des bactéries saprophytes capables de devenir pathogènes pour l'homme, il est des bactéries pathogènes, issues de l'organisme humain ou animal, dont la vie persistante dans le sol peut faire de ce dernier une source de contagion.

Des causes nombreuses sont susceptibles de faire varier la richesse microbienne du sol, essentiellement différente pour les couches superficielles et profondes. Parmi ces causes se rangent surtout la nature du terrain et certaines actions extérieures (humidité, radiations solaires).

Les germes sont absents à une profondeur variable, soit en raison du défaut d'air, soit parce que la filtration des couches profondes est mieux assurée que celle des couches superficielles. Pour Koch, dans un terrain non remué, les microbes disparaissent presque complètement à un mètre. Il semble qu'à 3^m,50, 4^m,50 le sol soit stérile. Le dénombrement des bactéries en pareil cas est d'ailleurs chose délicate. Robertson est d'avis que le maximum des germes n'est pas à la surface, mais à une profondeur de 0^m,30 à 0^m,60. Tel est également l'avis de Fraenkel qui admet un maximum à 0^m,50, les microbes de la surface étant détruits par les rayons solaires.

Grancher et Deschamps ont pu conserver vivant à 0^m,50 de profondeur du bacille typhique pendant plus de cinq mois, c'est-à-dire plus longtemps que dans un milieu de culture laissé à l'air.

Les travaux de terrassement apportent de grands changements dans le nombre de germes. Certains germes de la profondeur sont ainsi ramenés à la surface (Kelsch). D'autres auteurs ont expliqué le développement de certaines épidémies de la fièvre typhoïde ou d'ictères infectieux par des remaniements de terrain, des enlèvements de boues dans les canaux ou les égouts. Fraenkel et Fodor ont montré que les dangers de certains travaux de terrassement tiennent à ce que les microbes pullulent avec une rapidité prodigieuse dans les terres profondes ramenées à la surface et mises en contact avec l'atmosphère. Alors qu'un ensemencement fait avec un échantillon de terre prélevé immédiatement à 1^m,50 de profondeur ne donne que soixante-dix colonies, la même terre conservée à l'air pendant deux jours fournissait 3700 colonies et, après onze jours, 14000 colonies.

Des remaniements partiels et lents de la terre peuvent être assurés par certains invertébrés; tels, les vers de terre véhiculant à la surface du sol des germes dont la vitalité reste inaltérée des années entières dans la profondeur du sol; telle, également, la poussée des plantes et des légumes.

Les recherches de Galippe, de Wurtz et Bourges ont montré que les légumes en contact avec une terre polluée peuvent devenir bactériologiquement dangereux. Gougerot a retrouvé, vivant sur les débris de végétaux ou de plantes (les prèles), les champignons de la sporotrichose.

La présence de microbes pathogènes dans le sol peut être dangereuse de deux façons : *a*) par contact direct (souillures des plaies par le sol, par des terres tétanigènes par exemple); — *b*) par transmission indirecte de ces germes aux produits végétaux ou encore, comme il sera dit plus loin, aux eaux d'infiltration qui rentrent dans l'alimentation.

Relativement à la nature du sol, les terrains sablonneux sont moins riches en microbes parce qu'ils représentent un milieu moins nutritif et qu'ils sont l'objet d'une dessiccation rapide. Le nombre des microbes est plus faible dans les sols déserts que dans les terres cultivées; dans celles-ci que sur les sols habités (Maggiora). Les terrains cultivés et habités sont naturellement les plus riches en microbes, ceux dans lesquels on rencontrera surtout le vibrion septique, le bacille du tétanos, le bacille d'Eberth, le vibrion cholérique, la bactérie charbonneuse. Cependant il est quelques exceptions : le paludisme est plus spécial aux pays incultes; il est atténué par la culture en microbes pathogènes. La terre peut être stérilisée dans sa teneur en microbes pathogènes par une culture intense ou par l'addition d'engrais spéciaux; mais la richesse microbienne totale des terrains cultivés en mars augmente avec l'activité de culture et la puissance de fumure.

Grancher et Thoinot inoculent quatre cobayes avec des boues non désinfectées du canal de Versailles, et les quatre cobayes succombent à la septicémie gangréneuse, alors que quatre cobayes inoculés avec les boues traitées n'éprouvent aucun symptôme.

Les terrains marécageux sont plus riches en microbes. Déjà Diodore de Sicile voulut arrêter une épidémie en donnant un écoulement rapide à un marais infecté. Les terrains consacrés aux cimetières sont, d'après Miquel, particulièrement chargés en microbes. A Paris il constate, pour le cimetière Montparnasse, 29 millions par gramme à la surface, 14 millions à 1 mètre, 4 millions à 2 mètres. Reimers prétend toutefois que la présence de cadavres, à 2 mètres de profondeur dans le sol, influe peu sur le chiffre des bactéries : le chiffre serait peu différent, par exemple, dans une tombe de 35 ans ou de 18 mois.

On a voulu établir un rapport étroit entre la température du sol et l'exaltation de certains microbes et, par suite, l'éclosion des épidémies, notamment des épidémies de choléra. Pfeiffer, qui s'est fait surtout le défenseur de cette théorie, a cru pouvoir déduire de ses observations en Allemagne et en Angleterre que l'épidémie disparaissait quand la température du sol tombait, à une faible profondeur, au-dessous de 50 degrés.

S'il est démontré, comme des recherches récentes tendent à l'établir, que le bacille virgule ne peut se développer au-dessous de 16° et que, lors des épidémies dernières, l'acmé eut lieu au moment où le sol présentait une température de +16°, c'est-à-dire en juillet, en août et en septembre, l'opinion de Pfeiffer en recevrait confirmation.

Les partisans de la *Grundwassertheorie* font remarquer à ce propos que la température du sol correspond précisément à l'état le plus bas du niveau de la nappe d'eau souterraine et admettent que telle est l'explication du fait.

La plupart des microbes du sol sont, comme il vient d'être dit, peu dangereux. Ils ressemblent en cela aux microbes de l'air et de l'eau.

Parmi les bactéries pathogènes il en est quelques-unes qui appartiennent, à proprement parler, au sol, vivant dans la terre et s'y conservant à l'état de spores : le vibrion septique de Pasteur, le bacille de Nicolaier moins répandu que le premier, peut être aussi la bactéridie charbonneuse qui trouve dans la terre un excellent habitat où elle peut parcourir toutes les phases de son évolution.

L'inoculation à un cobaye de quelques centimètres de terre lui donne presque sûrement la gangrène gazeuse ou le tétanos.

Il est, à côté de ce premier groupe de microbes pathogènes, un deuxième groupe composé par exemple du bacille typhique, du vibrion cholérique, du bacille tuberculeux, qui séjournent plus ou moins longtemps dans la terre où ils peuvent survivre et, dans certaines conditions, récupérer une virulence qui pourra assurer l'éclosion d'épidémies de fièvre typhoïde, de choléra, de tuberculose d'origine tellurique.

Il est également certains germes inconnus qui paraissent d'origine tellurique. Tels ceux qui donnent naissance aux ictères infectieux, avec cette réserve que les gaz putrides qui se dégagent de certains sols remaniés peuvent être l'origine d'affections ou de maladies par intoxication de l'organisme.

L'étude du charbon peut servir à fixer les idées sur le rôle du sol et le mode de propagation d'une maladie infectieuse d'origine tellurique. L'histoire des champs maudits de Pasteur, si merveilleusement élucidée par lui, est une preuve décisive de l'influence possible d'un sol contaminé. Le sol peut être souillé spécifiquement par les matières fécales des animaux malades : le plus souvent, en effet, les animaux, moutons, chèvres, chevaux, bœufs, se contaminent par le tube digestif ; il peut être souillé par le sang des animaux dépecés ; de la même façon les objets, étables, mares, eaux stagnantes, fumiers, peuvent recéler le contage. Dans les champs de la Beauce où, quelques années auparavant, avaient été enfouis des cadavres d'animaux charbonneux, Pasteur décela la présence de spores dans le sol voisin des fosses et observa que les vers de terre pouvaient transporter les spores à la surface du sol. En donnant cette interprétation qui est un bel exemple du rôle des invertébrés dans la transmission des infections, il n'entendait pas nier le rôle des défoncements exécutés par le laboureur ou l'exhumation.

En 1889, Karlinsky devait montrer que les limaces et les escargots sont susceptibles de remplir le même rôle et constate, 11 jours après un repas charbonneux, des spores charbonneuses dans l'intestin de ces animaux. Vers ou limaces vivant autour des cadavres infectés avalent la terre contaminée, remontent à la surface et y déposent avec leurs excréments les germes du charbon. Il est possible de renouveler l'expérience en faisant vivre des vers dans des terres mélangées à des spores.

Sans nier l'infection en surface et tout en tenant compte de l'influence des eaux, du vent, du soleil, Koch n'admet pas la théorie de Pasteur. Il se basait surtout sur ce que la température de la terre à une certaine profondeur serait trop froide pour permettre la sporulation du charbon. Cette température du sol serait en moyenne à 0^m,50 de 15° à 19°; à 1 mètre de 14° à 18°. Or, Schrakamp devait montrer qu'on cultive la b. charbonneuse dans de la terre végétale stérilisée à 18° et 20° et Soyka, en 1886, signalait la présence de particules minérales dans la terre, comme susceptibles de favoriser la sporulation. Il est à remarquer, d'ailleurs, que la température du sol autour des fosses d'enfouissement est plus élevée par suite du dégagement des gaz provenant des corps en putréfaction. Il y a lieu, d'autre part, de tenir compte du mode d'enfouissement très imparfait des moutons charbonneux. Si on les enterrait en prenant grand soin de ne pas laisser écouler sur le sol des matières virulentes, peut-être le sol serait-il moins actif.

Feser, en 1878, enfouit dans la terre des cadavres d'animaux charbonneux, et il trouva que cette terre inoculée dans un délai qui varia de quatre jours à un an, avait perdu toute virulence. Des expériences récentes de Kitasato ont confirmé les recherches de Feser et d'Esmarch. Des cultures sur gélatine ou agar sont enfouies dans la terre à un mètre de profondeur; elles ne peuvent sporuler que pendant les mois d'été (juin, juillet, août), encore convient-il que les cultures soient pures, car les b. putrides détruiraient très rapidement la b. charbonneuse; à trois mètres le développement des cultures s'arrête. Dans la pratique, les choses ne se passent pas aussi simplement. Les cadavres dépecés sur place sont quelquefois mangés par les chiens qui en dispersent les débris; l'enfouissement est plutôt tardif et permet aux bactéries de sporuler; on comprend mieux ainsi l'action des vers de terre. Bollinger, en 1886, est venu d'ailleurs confirmer l'interprétation de Pasteur; recueillant dans les Alpes bavaroises des vers de terre, à un endroit où avaient été enfouis autrefois des animaux charbonneux, il a pu constater dans ces vers des spores virulentes.

La résistance des spores tétaniques explique le rôle du sol dans l'infection tétanique, toxi-infection commune à l'homme et aux animaux et sévissant en toute région. Les spores tétaniques incluses dans le sang, dans le pus, peuvent conserver leur vitalité plusieurs années. La terre est l'habitat naturel du b. de Nicolaier, principalement certaines terres : la terre des rues, des jardins recouverts de fumier, la vase de certaines mares, où les spores peuvent se conserver longtemps; ce qui pourrait expliquer l'action tétanigène du sol des pays tropicaux. Dans la poussière recueillie à la surface des végétaux, sur les planchers, le b. tétanique peut se retrouver. Il se retrouve également et de façon habituelle (Sanchez Toledo et Veillon) dans les excréments des herbivores sains; ce fait expliquant pourquoi les herbivores sont des agents puissants de dissémination des spores tétaniques.

Le b. typhique provenant des déjections ou des eaux d'égout a été retrouvé dans le sol comme à la surface des légumes. Dans certains cas de fièvre typhoïde, le rôle du sol a été démontré de façon indéniable,

surtout du sol des campagnes où les déjections sont souvent déversées
à la surface, dans les jardins, sur les fumiers; Tryda et Salomonsen
ont signalé le danger du sol des casernes. Les couches profondes du sol,
où se peut conserver plus ou moins longtemps le b. typhique, devenant
superficielles par suite des travaux de terrassement, engendrent parfois
des épidémies. Les épidémies de Montpellier, de Bourg, de Mamers, en
sont des exemples. Ces couches profondes peuvent, par ailleurs, infecter
l'eau par les fissures et, selon une comparaison très juste, le sol fissuré
est aussi nocif qu'une bougie fêlée. Le b. typhique peut conserver sa
vitalité et sa virulence pendant longtemps à la surface comme en profondeur. Les habitants contaminant leurs chaussures au contact du sol
infecté, déposent des germes sur le parquet et ces poussières deviennent
contagieuses. Madé, en 1888, note au cours d'une épidémie de 108 cas
de fièvre typhoïde ayant entraîné 23 décès et due à des puits contaminés
(101 personnes s'alimentaient à ces puits) que la terre (une glaise paraissant peu perméable) recueillie à 2 mètres, $3^m,20$ de profondeur par
4 forages pratiqués autour d'un puits à une distance de $1^m,50$, contenait
un grand nombre de b. typhiques.

L'histoire des champs d'épandage mise en évidence par les recherches
de Henrot à Reims, de Sanglé, de Ferrier, Remlinger à Tunis, ont
donné cet enseignement qu'il n'y faut cultiver que des légumes nécessitant la cuisson pour entrer dans l'alimentation.

Le b. virgule est également susceptible de végéter sur les terrains
humides. Le dépôt des déjections cholériques à la surface du sol, leur
entraînement par la pluie peuvent être l'origine d'épidémies de choléra :
on a signalé des épidémies de choléra débutant après les pluies d'orage.
On discute toutefois sur la résistance du b. du choléra dans le sol. Alors
que Giaxa ne retrouve plus de germes au bout de 4 jours, Hueppe considère qu'il peut survivre assez longtemps dans le sol à l'état de saprophyte aérobie, Losener est d'avis que des cadavres cholériques enfouis
peuvent conserver des vibrions vivants 20 à 30 jours.

Le b. tuberculeux se conserve longtemps dans les terres des cours,
des jardins publics; Schottelius admet qu'il peut résister plus d'un an
dans les cadavres enfouis; mais ici une cause d'erreur intervient dont la
notion précise rend suspectes les observations anciennes relatives à la
présence du b. tuberculeux dans le sol : c'est l'existence de b. acido-
résistants non pathogènes dans les fourrages, dans les fumiers, vérifiée
par Moeller, dans les égouts (Houston), dans la terre des jardins
publics (Karlinsky, Moeller). L'inoculation au cobaye devient en pareil
cas la pierre de touche du diagnostic.

Certains auteurs ont admis que la contagion de la fièvre de Malte
pouvait se faire par l'inhalation de poussières provenant de sols contaminés.

Le sol jouerait également un rôle important dans la dysenterie bacillaire. Fouquet, en Bretagne, a noté que les habitants ont coutume de
jeter les déjections autour des maisons, sur les fumiers, dans les écuries,

les rues ou les ruisseaux; de même dans les casernes, les souillures du sol entourant les latrines et imprégnant les chaussures; dans les camps, les feuillées mal entretenues.

Le sol peut enfin servir à la dissémination d'infections relevant d'organismes plus élevés : champignons, protozoaires ou gros parasites. La sporotrichose, affection parasitaire, relève d'un champignon découvert en 1903 par de Beurmann et Ramond, champignon qui vit dans la nature en saprophyte et que Gougerot a pu déceler sur les coques d'avoines et sur le sol.

Le paludisme fut longtemps le prototype des maladies miasmatiques d'origine tellurique. On disait que le germe palustre exige pour se développer : *la terre* : il n'y a pas de paludisme en pleine mer; *la chaleur* : il n'y a pas de paludisme dans les régions polaires, il y en a peu dans les régions tempérées à la saison froide; *l'humidité* : le dessèchement du sol fait disparaître l'infection palustre. L'influence heureuse de l'assainissement par drainage des marais de Sologne, des Dombes, des marais italiens, ou par plantation d'arbres ayant comme l'eucalyptus des racines douées d'une grande faculté d'absorption, apportait un premier argument à cette théorie de l'origine tellurique du paludisme. Par ailleurs, l'influence du curage des étangs, des égouts drainant le sol, du dessèchement des marais, sur l'éclosion des accidents non seulement parmi les ouvriers, mais aussi parmi les populations voisines; les grands bouleversements du sol, favorisant les recrudescences de malaria, ne pouvaient que confirmer cette donnée.

L'exemple est démonstratif que donna l'épidémie d'accès pernicieux observée en 1805, à Bordeaux, après le desséchement en plein été de grands marais et dans laquelle il y eut 3000 décès sur 12 000 malades atteints.

Toutes ces constatations étaient vraies, l'interprétation en était inexacte; elle se trouve aujourd'hui dans l'éclosion de l'anophèle sur les terrains marécageux, sur les eaux dormantes des étangs.

Pour les gros parasites, l'exemple le plus net est fourni par l'ankylostome. Les œufs de l'ankylostome expulsés de l'intestin se développent de préférence dans la terre humide. Ces œufs, comme les larves, ont besoin d'eau, de chaleur et d'humidité, conditions qui sont réalisées au maximum, dans les galeries de mine, dans la terre des briqueteries.

Il est de notion courante que le voisinage des étangs, des bois, des étables ou des maisons malpropres où s'accumulent les immondices, exposent aux piqûres des moustiques, glossines, taons, mouches piqueuses et aux maladies que ces insectes transmettent.

C'est en majeure partie, disions-nous plus haut, par l'eau que les bactéries peu pathogènes peuvent être nuisibles. Pour certains hygiénistes, dans l'étude des terrains tout est secondaire à côté de la question de l'eau. C'est par l'eau que les germes peuvent vivre et se développer dans le sol.

Les variations de la nappe souterraine, son rôle dans l'étiologie des maladies ont été l'objet de travaux nombreux et important, surtout de la part de l'École de Munich. Longtemps avant que les découvertes pastoriennes aient précisé nos connaissances sur les origines réelles des maladies transmissibles, on avait pu constater que certaines contrées, parfois certaines villes, présentaient une immunité toute particulière; ainsi, le massif granitique du Morvan, les quartiers de la Croix-Rousse et de Fourvières à Lyon, la ville de Versailles, vis-à-vis du choléra. Pettenkoffer, étudiant à Munich la fièvre typhoïde et le choléra, comparant les variations de la nappe d'eau souterraine et la marche des épidémies, vit que les explosions épidémiques coïncidaient avec un abaissement de niveau, quand cet abaissement avait été précédé d'une élévation insolite de la nappe, et que l'acmé de l'épidémie se manifestait au niveau le plus bas, et que sa décroissance apparaissait quand le niveau remontait. C'est ainsi que Pettenkoffer, en 1854, définissait la *Grundwasser-theorie.* A cette époque, on se contentait d'admettre que les miasmes humectés par la nappe d'eau souterraine restaient à l'état latent pendant qu'ils étaient noyés, et reprenaient leur virulence ou s'échappaient du sol quand celui-ci commençait à se déshydrater. La première erreur de Pettenkoffer fut d'invoquer sans raisons précises l'hypothèse de la génération alternante des germes, selon laquelle un germe provenant d'un malade ne pouvait en contaminer un second qu'après passage dans le sol; sa seconde erreur fut de considérer sa théorie comme une loi. Il devait, d'ailleurs, y apporter plus tard quelques modifications. C'est ainsi qu'étudiant à Hambourg la composition du terrain avant l'épidémie de choléra de 1892, et trouvant une grande quantité d'ammoniaque et de matières azotées organiques, il attribua le développement rapide de cette épidémie à l'accumulation de matières organiques dans le sol.

Cornil concédait que la théorie de Pettenkoffer contenait une part de vérité pour la fièvre typhoïde, car, en définitive, l'abaissement de la nappe souterraine entraînait la diminution d'une rivière ou d'une source et provoquait l'accumulation, sous un plus petit volume, des germes qui s'y trouvaient contenus.

Des objections sérieuses et justifiées devaient être faites toutefois contre la doctrine du professeur de Munich, notamment par Vinay lors de l'épidémie lyonnaise de choléra, par Rollet et J. Teissier (1881-86) dont les observations établissent que les explosions typhoïdes se produisent surtout alors que l'élévation brusque de la nappe d'eau souterraines vient drainer les matières putrides. Si donc il convient de ne pas négliger dans les efflorescences du microbisme terrien les variations de la nappe d'eau souterraine, il n'est plus possible de se rallier entièrement à la théorie de Pettenkoffer. Celle-ci, d'ailleurs, pour ce qui est de la fièvre typhoïde et du choléra, ne pouvait que céder à la *Trinkwasser-theorie*, qui attribue la contagion à l'eau d'alimentation, théorie que défendirent Budd en Angleterre, Wolfmeister en Bavière, théorie

qui devait rester prédominante en France jusqu'à la notion des porteurs
de germes (voy. p. 615).

Il reste cependant que le déversement des excrétions en un point
quelconque du sol peut expliquer l'influence tellurique dans la contagion de la fièvre typhoïde, surtout si l'on se rappelle que le b. d'Eberth
peut conserver plusieurs mois sa vitalité dans les matières fécales
(Lévy-Keyser).

3° L'Eau.

Rôle de l'eau; son importance. — Variations de la richesse microbienne de l'eau.
— Eaux de source, eaux de rivière; causes de la souillure des eaux; modes de
contamination; modes de purification. — Résistance des microbes pathogènes
dans l'eau. — Rôle de l'eau de boisson (eaux potables ou non potables). —
Théorie de la nappe d'eau souterraine. — Importance du rôle de l'eau dans
certaines infections (fièvre typhoide, choléra, dysenterie, etc.). — Conclusions.

Tous les virus, pensait Hameau, doivent être d'origine aquatique.
Aucun virus ne peut se nourrir ni engendrer ailleurs que dans les
liquides...; les germes ou virus qui sont contenus dans un liquide se
conservent plus que ceux qui sont dans l'air.

L'importance de ce mode de transmission paraît, à vrai dire, très
grande et justifie les travaux immenses que les villes entreprennent
pour assurer aux habitants l'eau potable. Cette importance s'augmente
du terrain favorable que l'eau fournit au développement des animaux
inférieurs, hôtes des germes pathogènes.

Le rôle de l'eau fut soupçonné depuis longtemps. Avant la découverte
des microbes pathogènes, toute eau contenant des matières organiques
était considérée comme suspecte. On accordait une certaine valeur à ce
dosage des matières organiques, et l'on considérait comme mauvaise
toute eau qui exigeait 5 milligrammes par litre de permanganate de
potasse pour se décolorer. En réalité, une eau riche en matières organiques doit être suspecte parce qu'elle renferme de nombreux germes
animés.

Déjà les eaux contenant des dérivés de matières albuminoïdes
(cadavres d'animaux, nuisances de diverses origines) peuvent déterminer
des troubles gastro-intestinaux : coliques, dysenterie; elles peuvent,
disait Arnould, préparer le terrain à l'infection.

Il semble établi aujourd'hui qu'il est prudent de corriger ou d'éliminer
toute eau renfermant une proportion de matière organique capable de
décolorer 1 milligramme et demi de permanganate de potasse. En deçà,
une eau peut être considérée comme potable, non seulement pour la
boisson, mais pour tous les usages individuels.

Donc, en dehors des matières organiques mortes, il y a des matières
organiques vivantes que l'eau emprunte au contact du sol, de l'air.

Les eaux des fleuves, des rivières, des lacs contiennent des microbes
qu'elles reçoivent des rivages, des fonds qu'elles baignent et aussi des

poussières. Les eaux qui tombent sous forme de pluie, de flocons de neige, de grêlons sont riches en microbes qu'elles empruntent à l'atmosphère.

Les eaux sont l'habitat d'un grand nombre de parasites appartenant au règne végétal ou animal, les uns utiles, tels les algues, les oscillanées, les beggiatoa.

Si les eaux de sources sont captées au griffon (Pasteur et Joubert) ou puisées au point d'émergence, elles ne contiennent aucun microorganisme, à moins qu'il n'y ait communication entre celles-ci et l'eau qui coule à la surface du sol, car, après traversée du sol, il y a eu filtration.

A vrai dire, ce que, dans la pratique, on appelle eaux de source (eaux de la Vanne, de la Dhuys, etc., qui servent à l'alimentation en eau de Paris), ne sont que de véritables rivières venant de fort loin et susceptibles d'être souillées comme un cours d'eau ordinaire ou contaminées dans les aqueducs d'amenée. D'ailleurs, dès l'émergence, les eaux peuvent se peupler de bactéries, même les eaux thermales (b. thermophiles). Pour que l'eau puisse se dépouiller de ses bactéries en traversant le sol, il faut que le terrain soit réellement filtrant; les eaux qui traversent les terrains calcaires, où se creusent de petits canaux, peuvent conserver leurs germes; il en est ainsi, d'après Thoinot, de l'eau de l'Avre et de la Vanne.

Les cours d'eau et nappes souterraines peuvent être pollués par la réception directe des déjections de l'homme et des animaux ou par infiltration.

Les eaux de rivière sont les plus chargées en microbes. Mais le nombre des germes y varie selon des conditions multiples; polluées elles peuvent semer l'infection sur leur parcours. Elles renferment d'autant plus de microbes que le courant est plus lent et que les grandes villes, centres industriels, etc., origines principales de pollution, sont plus nombreux sur leur parcours. A Lyon, la Saône, de courant très lent, est plus riche en microbes que le Rhône, dont le courant est très rapide. Les eaux stagnantes des étangs sont plus riches en microbes que les eaux courantes. La Seine, en amont de Paris, compte 4800 germes par centimètre cube, 4 800 000 par litre. En aval de Paris, à Asnières, les chiffres relevés ont été de 12 800 par centimètre cube.

L'eau du Rhône renferme, en amont de Lyon, un très petit nombre de bactéries, et un plus grand nombre, en aval, au pont de la Guillottière. S. Arloing donne les chiffres de 550 en amont, de 7700 en aval. Après filtration naturelle par les berges des galeries de captation, l'eau de boisson des Lyonnais, captée en amont de la ville, est pauvre en bactéries (6 bactéries par centimètre cube dans les canalisations).

L'Isar, avant Munich, compte 305 bactéries par centimètre cube; à Munich, après les égouts, 12 600; 13 kilomètres plus bas, 2400 (l'épuration se faisant assez rapidement).

L'auto-infection des eaux est utilement combattue, en effet, par l'auto-épuration. Cette épuration peut être réalisée artificiellement dans des bassins filtrants, mais il y a aussi une épuration naturelle qui dépend de multiples facteurs : l'agitation du courant, qui permet le mélange des microbes aux particules solides, la lumière, l'oxygène, l'antagonisme des bactéries.

L'action du soleil est primordiale, elle explique en grande partie les variations de charge microbienne, selon l'influence des saisons, le maximum s'observant en hiver, en automne. Il semble vrai que pour les eaux de source, comme pour les eaux de rivière, le maximum de pureté s'observe dans la saison chaude. Peut-être la plus grande rapidité de l'écoulement des eaux à travers la terre est-elle la cause essentielle des recrudescences de microbes en hiver et en automne où la filtration est aussi moins parfaite.

L'antagonisme des bactéries est un puissant élément de purification. Les variations du nombre des bactéries, leur disparition peuvent s'expliquer par un phénomène analogue à celui que l'on observe chez les êtres vivants. Les produits solubles que sécrètent les bactéries sont, à un certain degré, toxiques pour elles-mêmes, d'où leur disparition. Si, dans ces eaux, on ajoute les mêmes germes, ils succombent rapidement, l'eau est pour ainsi dire immunisée vis-à-vis de ces germes. Ces faits expliquent sans doute la cessation de certaines épidémies dues à l'eau de boisson, alors même qu'on continue à utiliser une eau de même origine, et rendent également compte pourquoi des eaux neuves, c'est-à-dire pauvres en bactéries, peuvent être plus dangereuses, lorsqu'elles sont soumises à une cause d'infection, que des eaux riches en microbes, également contaminées ; les épidémies de fièvre typhoïde réalisées par une eau habituellement pure et accidentellement polluée sont particulièrement sévères.

Cette purification spontanée de l'eau se manifeste même pour une eau dormante ; l'eau d'un aquarium peut rester pure alors qu'elle n'a pas été renouvelée depuis plusieurs mois, si elle est suffisamment aérée, malgré les excréments des poissons, la nourriture qui leur est distribuée.

Pour les eaux vives, cette purification est encore moins discutable. S'il est démontré que les cours d'eaux pollués par les déjections de toute une cité peuvent recevoir sans danger les sources de pollution si diverses, la question de l'évacuation des nuisances est simplifiée.

L'école de Munich a surtout étudié cette question. L'Isar, fleuve rapide et à débit considérable, est un exemple démonstratif de la rapidité de cette auto-épuration.

Mais pour l'eau, comme pour l'air et le sol, la nature des bactéries nous importe plus que le nombre des bactéries prises en masse. A ce titre, l'analyse bactériologique des eaux réalise un des chapitres les plus importants de la bactériologie appliquée à l'hygiène. Le chiffre absolu est utile cependant quand on veut juger une eau ; et une eau est mauvaise quand elle comporte un nombre de microbes déterminé.

Plagge et Proskauer admettent qu'une eau est potable si elle ne renferme pas plus de 500 bactéries par centimètre cube ; Frankel, 250 ;

Emmerich et Trillich, 200. Pour Miquel, une eau est encore pure avec 1000 germes par centimètre cube.

Miquel a établi l'échelle suivante par centimètre cube.

Eau excessivement pure, de	0	à	10 microbes.
— très pure, de.	10	à	100 —
— pure, de.	100	à	1000 —
— médiocre, de.	1000	à	10 000 —
— impure, de.	10 000	à	100 000 —

Dans les eaux d'alimentation de la ville de Paris, seule l'eau de la Vanne représente une eau pure, 800 germes par centimètre cube; l'eau de la Dhuys, 1890; l'eau de la Seine, 32 500 à Ivry; l'eau de la Marne, à Saint-Maur, 36 500.

En résumé, une eau au-dessus de 10 000 germes est dangereuse pour l'alimentation, réserve faite du nombre des espèces pathogènes.

Les microbes que l'on rencontre le plus souvent dans les eaux de mauvaise qualité sont les espèces putrides : b. proteus, b. termo, b. fluorescens, streptocoque, staphylocoque ; puis les espèces fécales : b. coli et para-coli; b. d'Eberth et paratyphiques; entérocoques; b. dysentérique, b. cholérique. Pasteur a décelé dans l'eau de Seine le v. septique ; Ch. Nicolle, à Rouen, dans les vases de la Seine, le b. de Friedländer ; J. Roux, dans le dépôt des galeries filtrantes du Rhône, le b. tétanique. Les bacilles, de tous les plus importants, sont le b. d'Eberth et le vibrion cholérique.

Les expériences de Kraus, de Bolton, de Karlinsky, de Galtier, de Cadeac, nous ont appris que plusieurs de ces microbes pathogènes conservent leur virulence assez longtemps dans l'eau stagnante et courante. De même Straus et Dubarry, Horshstetter, ont étudié la survie des germes en milieux aqueux et les conditions qui en favorisent ou en empêchent la pullulation. Les recherches de Straus et Dubarry ont établi les survies suivantes dans l'eau stérilisée :

Bactéridie charbonneuse	16 à 131 jours.
Bacille typhique. . . . . , ...	30 à 82 —
— cholérique	16 à 39 —
— tuberculeux	24 à 115 —
— de la morve.	19 à 57 —
Streptocoque pyogène	8 à 15 —
— doré	9 à 21 —
Pneumocoque.	4 à 8 —

Ces chiffres ont été discutés parce qu'ils ont été obtenus dans l'eau stérilisée. Des recherches faites dans des eaux non stérilisées montrent que beaucoup de ces agents pathogènes ont une résistance plus faible quand ils ont à lutter contre les agents qui contribuent à assurer la purification de l'eau : algues, agents oxydants, lumière, etc. Kraus et Karlinsky admettent 6 jours pour le b. typhique. Wolffhugel et Riedel, 2 jours, Flugge, 6 jours pour le v. cholérique.

L'eau solidifiée sous la forme de glace qui entre pour une certaine part dans l'alimentation en eau potable peut être également dangereuse. Pendant longtemps on n'a eu recours qu'aux glaces naturelles. Or, les recherches bactériologiques auxquelles il a été déjà fait allusion, ont montré que les froids les plus intenses n'agissent pas sur les bactéries ou tout au moins ne les détruisent pas, même par une action prolongée : le b. de la fièvre typhoïde peut résister 100 jours à — 10°. Christomonas a montré que, si on sépare, dans la glace artificielle, la partie centrale formée la dernière, de la partie périphérique, on trouve une teneur très différente en sels et en germes, le maximum étant atteint par la partie centrale. En congelant une eau contenant 71 germes par centimètre cube, on compte que dans la glace périphérique il y en aura 8 à 10, dans la partie centrale 450. Les analyses des glaces de Vincennes, de Saint-Cloud, des lacs du Bois de Boulogne sont très polluées, et on peut admettre que pratiquement il n'y a de glaces pures que les glaces naturelles des glaciers. D'où la nécessité pratique de fabriquer artificiellement la glace avec de l'eau pure.

Ces faits rendent compte du rôle joué par l'eau dans le développement et la préparation des maladies infectieuses, que cette eau soit ingérée directement ou mêlée à certains liquides alimentaires (lait) ou à certains aliments (huîtres).

L'origine hydrique des infections doit être assurément considérée comme plus importante que l'origine aérienne. Ce rôle avait été entrevu depuis longtemps dans l'antiquité; l'usage des infusions aromatiques constituait un moyen fort rationnel de stérilisation.

Si l'eau a été suspectée comme moyen de transmission des maladies contagieuses, il n'en est pas pour qui l'origine hydrique soit plus justifiée que pour la fièvre typhoïde, la dysenterie, le choléra.

Les rivières polluées peuvent, sur leur parcours, répandre des épidémies de fièvre typhoïde, de choléra; leur pollution entraîne celle des ruisseaux et de la nappe souterraine. Si la notion est classique à juste titre, le mécanisme a soulevé des controverses multiples, mettant en jeu les plus grands problèmes de la bactériologie; à savoir, en dehors de la conservation des microbes pathogènes dans l'eau, l'identité de certaines espèces de b. d'Eberth et de b. coli, le mode le meilleur de filtration et de purification des eaux.

Avant la découverte du b. d'Eberth, le rôle joué par l'eau de boisson dans la transmission de la fièvre typhoïde s'appuyait sur les belles recherches de Budd, de Brouardel, de Jaccoud, de Bouchard, de Dupré, de Thoinot. Depuis, l'origine hydrique de nombreuses épidémies fut justifiée par les travaux de laboratoire qui permirent d'affirmer les mauvaises qualités des eaux, par l'apparition d'épidémies suivant la distribution d'eaux polluées, la cessation des atteintes avec le retour des eaux potables. Nombre de fois, et dans des conditions de certitude absolue, le b. d'Eberth, à l'étranger comme en France, fut isolé d'eaux suspectes; nombre de fois des épidémies coïncidant avec la distribution d'eaux polluées (à Paris, par exemple, d'eau de Seine) furent étudiées dans des conditions de précision qui permettent de les assimiler à des expériences de laboratoire et leurs enseignements n'ont pas été démentis par les épidémies les plus récentes comme celle d'Avignon en 1912. De cet ordre sont les recherches de Brouardel, de Chantemesse et Widal montrant en 1885-1886-1887 qu'à Paris la fièvre typhoïde augmente brusquement 18 à 15 jours après la distribution à la population d'eau de rivière, qu'elle diminue pour cesser un certain temps après la suppression de l'eau de Seine. C'est ainsi qu'en 1887, Chantemesse et Widal peuvent dire, en s'appuyant sur les statistiques de la Ville de Paris, que, 3 à 4 semaines après la distribution d'eau de rivière, le nombre des entrées pour fièvre typhoïde dans les hôpitaux augmente, qu'il revient à son chiffre normal 3 ou 4 semaines après la fin de cette distribution.

L'origine hydrique est surtout évidente quand il s'agit de l'invasion brutale d'une épidémie de fièvre typhoïde frappant à la fois plusieurs personnes. Cette éventualité se présente surtout quand l'eau potable a été souillée directement ou indirectement par les excreta (matières fécales, linges contaminés, etc.), qu'il s'agisse d'eaux de rivière, d'eaux de puits provenant de la nappe superficielle et voisins, à la campagne, de fumiers, d'égouts, des lavoirs ou simplement de terre souillée (Brouardel et Thoinot ont pu montrer que fréquemment, à la campagne, puits et fosses d'aisances sont très proches); qu'il s'agisse encore d'eaux de sources mal captées, mal protégées, alimentées par des eaux de surface, parfois même par des pluies d'orage.

Dans les villages, il n'est pas rare de voir la maladie sévir sur une partie de la population qui utilise une fontaine ou un puits déterminés et épargner les voisins qui bénéficient d'une autre alimentation; c'est l'épidémie classique de Pierrefonds. Une famille, composée de cinq personnes, père, mère et trois filles et d'un domestique, se sert d'un puits contaminé par des infiltrations de fosses d'aisances de la maison d'un voisin malade et où l'année précédente avait succombé un typhique : deux enfants et un domestique succombent. C'est l'exemple non moins classique de l'épidémie de Cluny; depuis deux ans une épidémie de fièvre typhoïde régnait à Cluny sans avoir pénétré encore dans l'École normale d'enseignement secondaire alimentée par une source et des puits particuliers. En 1886, une élève interne apporte la maladie dans l'établissement. Au bout de quelques semaines, 114 élèves sur 250 sont frappées. Une commission, composée de MM. les Drs Rollet, S. Arloing, Morat, est désignée par le recteur de Lyon, M. Charles. Avec Rodet, Arloing constate que les eaux contiennent du b. typhique. La désinfection du réservoir, de la canalisation et l'alimentation avec de l'eau de source suffirent à arrêter l'épidémie, dont l'origine première tenait à ce que le puits, dont l'eau se mélangeait dans un réservoir central à l'eau de source, avait été infecté grâce au mauvais état d'un égout, par les déjections du premier malade, et que toute la distribution d'eau se trouvait ainsi contaminée.

Les partisans de la contagion par l'eau ont été et sont peut-être trop exclusifs. Pour être le contage le plus important, l'eau n'est pas le seul et c'est ici qu'intervient l'école de Munich pour faire une large place au sol, à l'eau souterraine, et montrer qu'à Munich après le drainage du sol la fièvre typhoïde diminue. Karlinsky note de plus que le b. d'Eberth ne survit pas plus de trois mois dans les matières fécales et Löffler réduit cette durée à 15 jours. Si Vaillard retrouve le b. pendant cinq mois après cessation d'une épidémie, c'est, de l'avis de Löffler, qu'il se trouvait en présence d'une contamination permanente. Le b. typhique a pour réceptacles des sols nombreux et pour véhicule possible l'eau, et notamment pour Pettenkoffer l'eau souterraine. C'est à propos de la fièvre typhoïde que ce savant a défendu sa doctrine. De cette doctrine il a été déjà parlé ; elle a soulevé des objections et suscité de nombreuses controverses ; elle repose sur quelques faits précis, notamment l'exaltation des germes en milieu humide, leur dessiccation et leur dissémination possibles, faits que l'on peut invoquer à l'appui de l'étroite collaboration possible de l'air, du sol et de l'eau comme agents de contagion.

Il convient de remarquer d'ailleurs que des eaux impures ne contenant pas de b. d'Eberth peuvent favoriser la pullulation de ce dernier en déterminant des troubles digestifs ou en favorisant des associations microbiennes. Il faut tenir compte ensuite que, dans nombre de cas, l'infection par une cause typhogène peut être réalisée dans des conditions difficiles à découvrir : glace alimentaire, mouillage du lait ou lavage de récipients destinés au transport du lait avec une eau contaminée ; légumes ou fruits arrosés d'eau typhogène ; soit encore, comme en témoignent de récentes épidémies, par les huîtres issues de bassins alimentés avec des eaux d'égout recevant les excreta typhiques.

Pour la propagation du choléra, le rôle de l'eau est non moins important. Snow, un des premiers, a établi cette origine hydrique (bien avant la découverte du vibrion, d'après des documents réunis lors des épidémies de Londres, apparues dans les années 1849-53-54. Il put suivre, quartier par quartier, maison par maison, les progrès croissants de l'épidémie ; la répartition des atteintes étant en rapport direct avec la distribution des eaux ; les épidémies de maisons étant dues à la pollution des puits, les épidémies de villes à celles de cours d'eaux, fleuves et rivières. Budd arriva aux mêmes conclusions. Plus tard, en 1884, Marey, dans l'épidémie de choléra qu'il observa en France, Brouardel, en 1885, contribuaient à asseoir la doctrine de Budd sur des bases dont la solidité devait être confirmée de façon éclatante par la découverte de Koch. Près de Calcutta en 1883, dans l'eau des « tanks », sortes de mares avoisinant les cases des indigènes, Koch décelait le vibrion auquel on devait donner son nom. Chef de la mission allemande pour l'étude du choléra en Égypte, R. Koch retrouva dans les eaux d'Égypte et de l'Inde l'agent microbien du choléra ; il soutint notamment qu'on ne pourrait citer un seul cas dans lequel le choléra se fût développé en terrain sec. Le v. de Koch fut constaté maintes fois dans les eaux servant aux lavages domestiques, à l'alimentation. Si dans les grandes épidémies cholériques il fut parfois difficile de suivre la marche du fléau, dans les épidémies localisées comme celle qui eut lieu autour de Paris en 1892 ou à Hambourg la même année, ou comme dans les épidémies allemandes de 1905, de Russie, 1908-1909, l'examen fut plus facile. Brouardel, Proust, Netter, Thoinot retrouvent, lors de l'épidémie de 1892, le germe cholérique dans les eaux de la Seine en aval de Paris. Hambourg est atteint parce qu'il est alimenté par des eaux cholérigènes; le fléau offre peu d'extension à Altona où l'eau est filtrée. Dans les épidémies de Russie 1908-1909, on constate que la Néva est riche en vibrions cholériques. En 1881, dans l'Inde, la ville de Salem est atteinte par une épidémie sévère, elle est traversée par un cours d'eau, qui, pendant la sécheresse, n'est qu'une suite de bourbiers marécageux presque sans écoulement. Ce cours d'eau est sacré; avec son eau, les brahmanes et indiens font leur lessive, leur cuisine, ils la boivent; musulmans et européens n'y doivent pas toucher : les premiers contractent le choléra qui épargne les seconds; les parias, qui ne doivent pas approcher de cette eau sainte sous peine de la souiller, restent indemnes, malgré leur malpropreté, malgré leur misère.

Bouveret a décrit la marche de l'épidémie cholérique qu'il observa dans l'Ardèche et dont l'eau avait été l'origine, partout où la population s'alimentait à des citernes ou à des puits exposés à recevoir des déjections ou les eaux de lavage d'un sol malpropre. L'arrivée d'un cholérique suffisait à déterminer une épidémie massive; là où l'eau de source était bien captée, l'épidémie avortait.

Tous ces faits sont autant de preuves à l'appui de l'origine hydrique du choléra défendue par Koch et Flugge. Arnould avait émis l'opinion que l'eau n'est dangereuse que si elle a été polluée récemment par une grande quantité d'excreta cholériques. Cette opinion paraissait se baser sur la faible vitalité du v. cholérique dans l'eau; à vrai dire, cette survie a été diversement appréciée : si Wolffhugel admet 2 jours, Hueppe accepte 10 jours dans les eaux provenant des puits de Wiesbaden; Straus, 14 jours dans l'eau stérilisée.

Comme pour la fièvre typhoïde, les eaux peuvent être cholérigènes parce qu'elles souillent certains aliments, servent à l'arrosage ou au lavage, sont mêlées directement à l'aliment, ou ont contaminé les récipients de liquides alimentaires.

L'eau a pu aider dans des conditions beaucoup plus exceptionnelles à la transmission du charbon; l'observation de Einicke publiée en 1852, citée par Roger, en est un exemple des plus caractéristiques. Les expériences de conservation des spores de charbon survivant encore au bout de 2 ans expliquent la possibilité de faits de ce genre. Voici l'observation d'Einicke : un bœuf meurt du charbon; deux personnes en mangent et succombent. Au printemps, la peau de l'animal est mise à macérer dans une mare et est manipulée ensuite par un sellier qui en fait des harnais. Sur un troupeau de moutons qui se baignent dans la mare, vingt succombent; le sellier contracte le charbon ainsi que les deux chevaux qui ont porté les harnais.

On a incriminé l'eau dans la transmission de la fièvre jaune. Pour Gavino, peu d'étrangers échappaient à la fièvre jaune avant que l'alimentation en eau, polluée par les égouts, fût changée. J. Rochard attribuait la fièvre jaune sur les navires à l'emmagasinement d'eau, les faits que nous rapportons plus loin ne permettent pas d'accepter l'hypothèse d'une origine hydrique de la fièvre jaune.

Il en est de même du paludisme dont l'origine hydrique ne comporte guère plus qu'un intérêt historique. La dénomination de paludisme implique l'idée très ancienne du rôle des marais dans l'étiologie de cette maladie. Cette eau n'intervient en réalité qu'en servant d'habitat aux œufs et aux formes larvaires de l'anophèle; les œufs ne sont pondus et ne se développent que dans les eaux stagnantes; la ponte se fait au printemps, l'éclosion fin juin-juillet, cette éclosion pouvant se faire d'ailleurs dans les fumiers, les urines, les matières fécales. Dès 1900, Blanchard développait les conclusions que devait adopter l'Académie de Médecine, affirmant que l'hématozoaire n'est libre à aucun moment de son existence, que les eaux stagnantes même ingérées sont incapables d'engendrer le paludisme. Dès lors la théorie hydrique comme la théorie miasmatique ou tellurique devait disparaître.

L'eau comme l'air, comme la terre fraîchement remuée, dangereuse par ses flaques d'eau, n'a qu'une action indirecte par l'habitat qu'elle fournit aux moustiques. Il en est ainsi pour nombre d'infections exotiques transmises par d'autres insectes, taons, glossines dont les larves céphales comme celles du moustique se développent également dans l'eau, la terre humide, les fumiers, donnant naissance à des nymphes qui sortent adultes de l'eau.

Le rôle de l'eau reste très important pour la dissémination des parasites plus élevés en organisation, soit que l'organisme humain reçoive ces parasites directement par l'eau de boisson, soit que le parasite parvienne à l'homme après avoir traversé un autre organisme vivant. Parmi ces parasites, les plus habituels sont : l'amibe, le trichomonas, le balantidium coli.

Dans la dysenterie bacillaire, le rôle de l'eau paraît exceptionnel; on n'en connaît guère d'observations en dehors de celles rapportées par Pfuhl et Shiga. H. Vincent a montré que le b. de la dysenterie vit peu dans l'eau où il rencontre des bactéries empêchantes, alors qu'il peut vivre 17 jours et même 3 mois sur des linges desséchés. Par contre, le rôle de l'eau dans la dysenterie amibienne est très important. Les amibes libres existent en grand nombre dans le milieu extérieur; l'examen microscopique de la membrane qui se développe à la surface d'une eau stagnante suffit souvent à les déceler. Elles existent partout où il existe des détritus végétaux ou animaux, des eaux plus ou moins corrompues.

Beaucoup vivent dans les liquides en putréfaction où elles se nourrissent de bactéries. On comprend facilement qu'entre ces espèces et celles qui vivent dans l'intestin ou dans certains milieux organiques, il y ait peu de différences.

Il semble bien que toutes les amibes soient des parasites facultatifs, et que même les plus pathogènes, comme l'amibe de la dysenterie, soient capables de vivre dans le milieu extérieur d'où elles sont amenées dans le tube digestif avec l'eau ou avec certains aliments (voy. J. Guiart, p. 839).

Certaines amibes (l'amœba-coli) vivant dans des eaux plus ou moins corrompues pourront vivre dans l'intestin sans être pathogènes. L'amœba dysenterica est au contraire très pathogène.

La dysenterie amibienne peut résulter de l'absorption de kystes du parasite véhiculés par l'eau et portés directement par des aliments souillés. L. Colin avait signalé il y a longtemps l'immunité de certaines localités des Antilles voisines d'autres localités cruellement atteintes ; immunité qui lui semblait liée à la pureté des eaux de consommation. Avant 1874, les Viennois buvaient de l'eau du Danube, de 1867 à 1873-1874, il y eut 84 décès environ par an dus à la dysenterie ; après 1874, à la suite de l'amenée des eaux de source, la mortalité tomba à 22. Colin a vu la dysenterie se déclarer à Dys (Algérie) chez des militaires buvant des eaux chargées de matières organiques. Lalluyau d'Ormay affirmait qu'à Thu-Nan-Not, en Cochinchine, on faisait disparaître ou apparaître à volonté la dysenterie en supprimant ou en utilisant certaines eaux. Dans l'eau de Saïgon on trouve des amibes analogues aux amibes de la dysenterie. Dans la première campagne du Dahomey, les troupes furent indemmes qui buvaient de l'eau filtrée ; plus tard, dans la marche vers Abomey, les soldats burent l'eau boueuse des mares et la dysenterie apparut. La dysenterie amibienne est rare chez les personnes qui boivent de l'eau bouillie. Tous ces faits établissent sans conteste l'origine hydrique de la dysenterie.

Des observations non moins typiques peuvent être invoquées pour d'autres parasites.

Hameau, pour qui l'eau était l'habitat idéal et le lieu de développement des germes amimés, raconte qu'il observa en 1811, au cours d'un printemps humide, une épidémie d'apparence typhoïde caractérisée par des aphtes, une diarrhée sanguinolente, des coliques violentes, et la présence dans les garde-robes de strongles géants ; 29 enfants succombèrent. Il retrouva ces vers dans les eaux de Gujan comme aussi dans les poissons d'eau douce et d'eau salée de la région. Il rapporte cette autre observation : chez un jeune homme qui était obligé de passer souvent nu-pieds dans les eaux bourbeuses, et qui chaque jour buvait de ces eaux, il trouva des cysticerques emplissant tout l'intérieur de l'un des tibias. Ce jeune homme succomba aux progrès de cette infestation.

Kalsurata et Hashegava (1910) montrèrent que des chats, mis en contact une heure et demie avec de l'eau souillée d'une région infestée de schistosomum hœmatobium japonicum, subissent une infestation intense; les animaux autopsiés au bout d'un mois contiennent des milliers de vers adultes. Fujinami de Kioto et Matsura confirment ces faits; le dernier s'infesta même accidentellement en plongeant les mains dans les eaux souillées.

Les eaux peuvent servir enfin à la dissémination de gros parasites, tels que les helminthes (cestodes, trematodes ou nematodes), et parmi eux, plus particulièrement, les ascarides, le tricocéphale, l'uncinaria, la bilharzia, les douves, les filaires.

L'homme et les animaux se contaminent en buvant les eaux contenant les œufs du parasite (eaux des mares, eaux contenant des herbes aquatiques), en mangeant des légumes ou des herbes souillés par les matières fécales.

On a distingué à ce point de vue quatre variétés d'helminthes :

a) Ceux dont les œufs pénètrent de l'eau dans le tube digestif où l'embryon est mis en liberté (tænia); — b) ceux dont l'embryon éclot dans l'eau (uncinaria, rhabdomonas), mais ne peut y poursuivre son évolution; — c) ceux dont l'embryon éclot dans l'eau, où il peut nager grâce à ses cils vibratils et être absorbé par un des hôtes chez qui il a une forme larvaire (bothriocéphale), qui quittant l'hôte intermédiaire peut être avalé par l'hôte définitif (distome); — d) on admettait enfin que la filaire du sang était transmise par l'eau, le moustique puisant dans le sang de l'homme l'embryon de filaire et mourant dans l'eau; les larves étaient mises en liberté et pouvaient être reprises par l'homme. Les recherches de Manson, montrant que l'évolution toute entière de la filaire nocturne se fait dans un insecte, ont détruit l'hypothèse de l'origine hydrique de la filaire sanguine. Cette origine hydrique reste vraie par contre pour la filaria medinensis ou dragonneau qui peut atteindre un mètre de long et s'éliminer du corps humain en provoquant un abcès cutané. Les vers ainsi expulsés contiennent des milliers d'embryons qui supportent très bien la dessiccation; ils arrivent dans l'eau où ils reprennent leur mobilité, vont se fixer dans un petit crustacé (cyclops) où ils passent à l'état larvaire. Le crustacé est avalé par l'homme avec l'eau de boisson, mis en liberté dans l'intestin que la femelle seule traverse pour arriver à la peau, le mâle étant évacué par l'intestin.

Pour le Bilharzia hoematobia, découvert en 1851 par Bilharz, l'origine hydrique reste indéterminée. On pense que les œufs logés dans l'intestin ou la vessie tombent avec les matières fécales ou les urines. Ces œufs renferment un embryon cilié qui à l'extérieur devient libre s'il tombe dans l'eau douce. Sonsino a pensé que le développement de cet embryon peut se poursuivre dans un hôte intermédiaire, un arthropode d'eau douce, qui pourrait être ingéré par l'homme; ce n'est là qu'une simple hypothèse. On sait seulement que l'eau de boisson est inoffensive si elle est filtrée.

Les œufs de l'uncinaria duodenalis expulsés avec les excréments se développent rapidement dans l'eau vaseuse ou la terre humide, ils sont absorbés soit avec l'eau, soit par un objet en contact avec la boue et introduit dans la bouche. Le mineur se contamine, par exemple, avec la lampe qu'il prend entre ses dents, ou par sa pipe, par le bidon auquel il boit, par le pain qu'il a déposé. Il peut se contaminer aussi par ses vêtements et ses chaussures, par ses mains. Cette infestation, qui décimait autrefois les mineurs du Saint-Gothard et produit encore des accidents sérieux, s'observerait aussi chez les indigènes géophages.

Le tricocéphale parasite de l'intestin, fréquent à Paris avant qu'on eût de l'eau filtrée, serait moins fréquent aujourd'hui ; cependant ses œufs se rencontrent encore très souvent dans les garde-robes d'enfants comme j'ai pu le montrer.

L'embryon de la douve hépatique pour être transmis à l'homme doit passer par un hôte intermédiaire, un gastéropode d'eau douce, le limnœa trunculata, l'homme s'infeste en buvant l'eau ou en absorbant les produits arrosés de l'eau souillée.

$$* \quad *$$

Des trois milieux qui viennent d'être analysés dans leur rôle à l'égard des infections et des infestations, l'eau reste assurément le plus important quelques révisions que les données les plus récentes apportent à son rôle dans la contagion directe de l'eau.

Par l'air, le sol et l'eau, les aliments, les vêtements, les locaux, etc., pourront être souillés ; j'en ai donné déjà quelques exemples. Le rôle de ces intermédiaires pour être moins important que celui des organismes vivants ne peut cependant être négligé dans l'étude de la transmission des hétéro-infections.

4° **Aliments**.

Rôle des aliments végétaux. — Leur mode de contamination. — Germes microbiens et parasites qu'ils peuvent transmettre. — Rôle des aliments d'origine animale. — Viandes avariées, viandes souillées, viandes provenant d'animaux malades, viandes d'animaux charbonneux, tuberculeux. — Rôle du lait dans la transmission de certaines infections, notamment de la tuberculose.

La question du rôle des aliments dans le déterminisme des maladies infectieuses ou parasitaires est complexe. Tous les aliments peuvent jouer un rôle, qu'il s'agisse d'aliments d'origine végétale ou animale. Les uns et les autres peuvent nuire par les germes qu'ils reçoivent de l'atmosphère, surtout du sol et de l'eau. Quelques exemples ont été déjà donnés concernant le rôle de la terre dans la pollution des légumes ; les aliments d'origine animale sont toutefois plus dangereux par la variété de germes qu'ils peuvent renfermer ou qui se développent en eux.

Par leur quantité ou par leur qualité, les aliments, apparemment ou réellement sains, peuvent prédisposer aux infections, à la faveur des troubles

gastro-intestinaux qu'ils déterminent; le germe préexistant, ou accidentellement introduit par un autre procédé, devient virulent et provoque
l'infection. Les faits, dans lesquels le trouble digestif a préparé la voie,
sont classiques : pour le choléra, l'ingestion de fruits pas mûrs ou
altérés, est particulièrement nocive; de même l'alcoolisme aigu et chronique. Koch avait remarqué que le choléra est plus fréquent le lundi,
lendemain des libations. Dans les cas de fièvre typhoïde d'origine
ostréaire, l'origine n'est pas toujours directe; la fièvre typhoïde ou l'infection paratyphoïde peut n'être qu'une infection ou une intoxication
réalisée par des huîtres peu fraîches, créant le trouble digestif préalable;
de même encore la dysenterie bacillaire que l'usage immodéré des
fruits verts ou une grande quantité d'eau impure même potable peut
faciliter.

L'action alimentaire est favorisée, d'autre part, par l'usage habituel
de viande peu ou mal cuite (infestation par le tænia), des fruits crus ou
au contraire altérés, ou encore par certaines perversions individuelles
(géophagie, coprophagie).

Les végétaux atteints de maladies parasitaires, qui constituent, même
après leur mort, des foyers épiphytiques redoutables pour leurs congé-
nères, peuvent être porteurs de parasites qui se transmettront ainsi à
l'homme. Ils sont surtout dangereux comme porteurs de germes accidentellement déposés sur eux, tels que le b. d'Eberth, le v. cholérique; il en
est ainsi souvent des salades souillées avec des eaux malpropres ou cultivées sur des terrains arrosés avec les eaux d'égout ou du purin (Wurtz
et Mosny).

Roger a signalé la présence du coli-bacille sur des artichauts capables
de provoquer des gastro-entérites. Weil a émis l'hypothèse que les
empoisonnements par la pomme de terre sont dus a la solanine mise en
liberté par l'action du b. solanifera.

Les champs d'épandage, bien installés et bien compris, ne sont pas
dangereux et peuvent même fournir par leurs drains une eau pure. Les
bactéries, restant à leur surface, sont considérées comme incapables de
constituer un foyer d'infection locale; Grancher a constaté que les carottes
issues de graines arrosées avec des eaux chargées de b. typhiques sont
inoffensives et des expériences de contrôle faites sur des radis, carottes,
asperges, provenant de Genevilliers, sont restées également négatives.
On peut se demander s'il en est toujours ainsi dans les conditions courantes, et si les germes répandus sur le sol en culture, en pénétrant
dans la pulpe des fruits ou des légumes, ne peuvent en rendre la consommation dangereuse. Dans les nouveaux champs d'épandage dont
parfois l'incurie des ingénieurs municipaux a permis l'installation sur
des terrain déplorables pouvant être rapidement infectés, ce danger est
hors de conteste.

J. Pollak.[1] a constaté que les vibrions cholériques déposés sur des

<hr>

[1] J. Pollak, *Cent. für Bakt.*, LXVI, 491-945; 1912.

citrons, des pommes, des épinards, des salades, conservent leur vitalité tant que les fruits ont conservé leur fraîcheur. Karlinsky a relevé également la survie du vibrion cholérique pendant plusieurs jours sur les fruits et les graines.

Si Pasteur, Laurent, Duclaux admettent que les microbes font défaut dans les plantes et les fruits à épidermes intacts, Galippe a trouvé à Genevilliers des éléments bactériens dans la plupart des légumes. Fernbach, en dehors de Genevilliers, en trouve par contre très peu et admet aussi que l'intérieur des végétaux intacts est en règle générale fermé aux micro-organismes du sol.

Ces faits, ceux observés par Büchner, ne signifient pas que les végétaux ne ramèneront jamais les microbes de la profondeur du sol, que les végétaux avariés, traumatisés, — exposés notamment aux contaminations incessantes de la poussière des villes sur les étalages où on les maintient —; que les conserves végétales ne pourront être nuisibles.

Pasteur, Chamberland, Roux ont montré que les moutons pouvaient prendre le charbon après avoir ingéré de la luzerne arrosée de b. charbonneuses, lorsque surtout à la luzerne sont mélangés des objets piquants qui traumatisent le tube digestif et permettent la germination des spores dans l'intestin. Le rôle des plantes est encore justifié par l'étude de l'aspergillose, de l'actinomycose. Les gaveurs de pigeons sont atteints d'aspergillose, non parce que les oiseaux sont malades, mais parce que les individus qui les nourrissent introduisent dans leur bouche des graines souillées par l'*aspergillus fumigatus*.

L'actinomycose est rarement contractée au contact direct de l'homme ou des animaux malades. Presque toujours les hommes comme les bovidés sont infectés par les épis imprégnés de parasites; témoin l'observation rapportée par Soltmann, d'un abcès actinomycosique développé chez un enfant qui en mangeant des mûres avait avalé une barbe d'*hordeum muricum* qui fut retrouvée dans l'abcès; Bertha a vu la maladie se développer chez un homme qui avait bu dans une cruche et avalé un fragment d'épi tombé accidentellement dans la boisson; ailleurs, le malade s'était piqué en maniant l'avoine ou en battant du blé. Dans un cas rapporté par Israël, la carie dentaire joua un rôle prédisposant dans un foyer d'actinomycose pulmonaire où l'on découvrit un petit fragment de dent.

Le sporotrichum, dont la présence sur les végétaux a été déjà signalée, peut s'introduire par voie buccale dans l'organisme avec les aliments, ou à la suite d'un traumatisme.

Parmi les hypothèses soulevées relativement à l'étiologie de la polynévrite infectieuse si anciennement connue (elle existait trois siècles avant Jésus-Christ et fut décrite seulement en 1621), qu'on appelle le béribéri ou Kakke, la plus séduisante est celle qui envisage l'origine alimentaire. On a incriminé tour à tour le paludisme, une intoxication arsenicale par le riz, le poisson, une origine parasitaire (ankylostome d'après Giles, Noc), microbienne (Peckelarhing). Winkler, Whrigt, Durham, ont décrit un microcoque. Okata, Kokuto, Tzuzuki ont décrit un diplocoque et Tzuzuki aurait même reproduit le béribéri par injection intra-rachidienne massive de ce microcoque.

La prédisposition des mangeurs de riz, de poissons salés au béribéri est de notion ancienne, mais ici encore l'interprétation de ces faits reste discutable. On a accusé le défaut d'éléments azotés, de phosphates. Breaudat, tout récemment, attribua le béribéri à un empoisonnement provoqué par la fermentation butyro-propionique du riz, sous l'influence d'un vibrion voisin de la b. septique de Pasteur, alors que Le Dantec le considère comme une maladie d'inanition et dit l'avoir déterminé sur les poules, en leur faisant ingérer des pâtons de riz fermenté.

Les végétaux peuvent transmettre des parasites plus différenciés lorsqu'ils ont été surtout contaminés par les eaux ou le sol infesté. Le tricocéphale arrive dans le tube digestif humain non seulement par les boissons mais par les légumes, les fruits souillés de matières fécales. Les salades, le cresson surtout, arrosés avec des eaux contaminées, peuvent transmettre la bilharzia, la douve; il en est de même pour l'ankylostome qui peut se trouver sur les légumes cultivés dans des terres fumées avec de l'engrais humain.

Les œufs du tænia solium peuvent déterminer, par les légumes souillés, la ladrerie humaine. Les larves d'anthomys peuvent s'absorber avec les choux, les salades, les radis, les betteraves sur lesquels elles vivent; de même des myriapodes se trouvent avalés accidentellement avec des fruits et peuvent se réfugier dans les sinus de la face, y vivre plusieurs mois en déterminant des troubles bizarres, notamment de la céphalée, des vertiges.

****

Plus que les aliments végétaux, les aliments d'origine animale peuvent être cause de maladies infectieuses ou parasitaires. Certains aliments d'origine animale, tels que le lait, peuvent être vecteurs de germes pathogènes et l'on sait (il en sera parlé plus loin) toute l'importance étiologique du lait et de la viande dans le développement de la tuberculose. J'ai de même déjà signalé le danger des huîtres provenant des parcs mal aménagés et pouvant être infectés par les déjections typhiques. Mais dans cette question assurément complexe il importe, pour mettre un peu d'ordre, de distinguer plusieurs catégories de faits.

A) Les viandes peuvent être avariées et la putréfaction des viandes est une cause fréquente de maladies infectieuses des grandes masses.

Les conserves alimentaires faites avec des viandes putréfiées ou mal stérilisées ou « fuitées » créent de véritables épidémies dues aux produits toxiques élaborés par des microbes qui continuent leur rôle nocif dans le tube digestif.

Les saucisses, boudins, viandes salées ou fumées peuvent être également ment cause d'accidents dont le déterminisme a été nettement établi par

v. Ermengen lors de l'épidémie d'Ellizelles, provoquée par du jambon altéré. Durant cette épidémie, ce batériologiste put isoler le b. dit botulinus qu'il retrouva dans le jambon et dans les viscères des victimes, montrant par ailleurs que ce b. réalise déjà dans la viande avariée des produits toxiques d'une activité extrême. Il sépare ainsi du groupe des infections alimentaires le botulisme dû à un microbe anaérobie saprophyte, que depuis, Landmann, Fischer et d'autres auteurs ont pu observer dans des cas du même genre, après ingestion de conserves de légumes pollués, par des débris de viande, que Pflüger a constaté après l'ingestion de fromage.

Ce bacille n'est, d'ailleurs, pas le seul et Vaillard, notamment, a pu décrire d'autres microbes dans la viande de conserve.

B) Les aliments peuvent avoir été souillés par les excrétions animales ; tel le b. coli du lait provenant de la contamination par la bouse de vache laitière.

Ils peuvent être souillés par des insectes.

Parmi les agents de souillure et d'altération de la viande provenant d'animaux sains, la mouche — *Musca domestica* — est un des plus actifs. Affectionnant tout ce qui est sale (ordures ménagères, fumiers, fosses d'aisances, en général toutes les matières en décomposition), elle peut retenir ainsi nombre de microbes qu'elle abandonnera sur la viande ou dans le bol de lait où elle va se noyer : elle pourra pondre ses œufs sur la viande, pondre des larves vermiformes qui sont l'asticot vulgaire et susceptibles de pénétrer dans le tube digestif de l'homme.

Dans les viandes souillées, Nauweck a pu déceler le b. termo. Hamburger le b. celluliformis, Lévy le proteus. C'est en général lors des manipulations que les aliments sont le plus souvent infectés par le proteus, l'enterocoque, le b. coli, le b. paratyphique.

Gärtner (1888) a bien étudié la gastro-entérite due aux salmonelloses. Netter, Ribadeau-Dumas (1905) ont pu retrouver le b. enteridis dans le sang de malades qui paraissaient avoir été empoisonnés par des gâteaux à la crème. Ils ont attribué au lait contaminé les accidents que Carles considère comme relevant plutôt des œufs conservés.

Sacquepée trouve l'entérocoque dans du lard salé et dans les selles des malades qui ont présenté des accidents pour en avoir absorbé. Le proteus, agent banal de putréfaction, est l'agent d'un grand nombre de cas d'empoisonnement dus à l'ingestion de viandes souillées. Pfuhl relate une épidémie d'accidents digestifs survenue chez 81 soldats 4 ou 5 heures après la consommation de saucisson de bœuf dans lequel on a constaté le proteus mirabilis et avec lequel on peut déterminer expérimentalement des troubles digestifs. Schaumberg, Wesenberg retrouvent le même germe dans d'autres épidémies d'intoxication apparente où il s'agit plutôt de contamination accidentelle pendant les manipulations que de maladies de l'animal. Les viandes de veau, les viandes de conserve, sont causes fréquentes de gastro-entérites. Celles-ci ne relèvent pas d'ailleurs exclusivement de produits alimentaires infestés de salmonelloses ;

d'autres microbes peuvent produire des accidents identiques. Holst observe des symptômes morbides déterminés par un fromage renfermant du b. coli. Ladensdorf, Fischer retrouvent le b. coli dans le sang de malades infectés par de la viande de veau. Les vétérinaires considèrent le b. coli comme l'agent habituel des diarrhées relevant de l'ingestion de veau.

C) L'animal peut être lui-même la source du germe transmissible d'une maladie qui lui est commune avec l'homme; c'est le troisième groupe de modalités toxi-infectieuses d'origine alimentaire.

Pouchet avait dit que les viandes d'animaux infectés de hog-choléra, de charbon symptomatique, peuvent être dangereuses pour la consommation, mais il semble que ce danger n'existe que lorsqu'il s'agit d'une maladie transmissible à l'homme.

Des faits ont été relevés autrefois de fièvre typhoïde à la suite d'infections alimentaires, qui ne rentrent pas absolument dans cette troisième catégorie de faits. Telles les épidémies fameuses d'Andelfingen en 1859, de Kloten en 1878.

En 1859, à Andelfingen 727 personnes consomment de la viande de veau et de porc, et 5 à 6 jours après 440 tombent malades, 10 meurent. En 1878, 690 personnes consomment, à Kloten, la viande de deux animaux malades, abattus en pleine agonie dans une localité voisine, 240 personnes sont atteintes de gastro-entérite très rapidement (24, 48 heures après). D'autres ont des accidents plus tardifs, d'apparence typhoïde et chez ceux qui meurent on remarque des ulcérations typiques des plaques de Peyer. L'origine de ces épidémies reste passible de plusieurs interprétations. Peut-être y eut-il contamination provenant des manipulations; peut-être pour les accidents relevant d'animaux malades l'infection ainsi déterminée n'a-t-elle fait que provoquer le développement de la fièvre typhoïde chez des personnes saines porteurs de germes; peut-être même y eut-il contamination de la viande par des sujets porteurs de germes (Forster).

En 1908, Fornet rapporte des cas d'infection paratyphoïde dus à des produits alimentaires souillés par des convalescents de fièvre typhoïde.

Tous ces faits montrent en définitive que des accidents classés autrefois parmi les empoisonnements alimentaires peuvent se manifester (réserve faite des cas de fièvre typhoïde rapportés ci-dessus) :

α) Sous la forme de botulisme relevant d'une infection spécifique;

β) Sous la forme de gastro-entérites dues à des facteurs multiples : toxines microbiennes, microbes vivants, parmi lesquels le groupe des salmonelloses dont fait partie le paratyphyque B.

En dehors de la tuberculose, la viande peut être l'origine d'un certain nombre d'infections ou d'infestations.

La viande des animaux charbonneux peut être dangereuse parce que les spores résistent au fumage, à la salaison, à l'action de la température, au suc gastrique. Bollinger admet cette infection. Une statistique allemande de 1887 rapporte 12 cas de charbon qui ont été déterminés par l'usage de viandes contaminées. Dans la campagne, des accidents se produisent souvent chez les personnes consommant de la viande d'animaux abattus alors que les premiers symptômes « du sang de rate » apparaissent. Pour que l'innocuité des viandes charbonneuses, admise par certains disparaisse, il suffit d'une érosion digestive, érosion qui pourra être réalisée chez l'animal par des végétaux piquants (Pasteur, Toussaint). Thomassin, Raynal, Colin, Decrois, Sanson ont confirmé cette opinion. On a dit également que la virulence des viandes charbonneuses est détruite rapidement parce que ces viandes ne contiennent pas de spores. Or, d'abord, ces viandes sont dangereuses à manipuler : l'usage des couvre-nuques adopté pour les forts de la Halle est destiné à empêcher le développement de pustules malignes sur le cou et les épaules : accidents qui autrefois étaient fréquents (Boulet).

Schmidt-Mulheim a montré que si l'intérieur d'une viande expérimentée par Johne ne renferme pas de spores, celles-ci se trouvent à la périphérie.

Ce qui est vrai pour la viande charbonneuse l'est également, quoique à un moindre degré, pour la viande d'animaux morveux. Forster et Freytag, contrairement à Puech, établissent que la salaison ne suffit pas à en supprimer le danger.

La viande d'animaux claveleux paraît inoffensive. La constatation par Karlinsky de la survie pendant plusieurs jours de v. cholériques sur la viande ne permet pas d'incriminer celle-ci comme agent de transmission du choléra.

La plupart des flagellés sont transportés par les boissons ou les aliments. Rangés autrefois parmi les bactéries, considérés depuis les recherches de Schaudinn comme voisins des trypanosomes, les spirochètes se multiplient dans l'intestin toutes fois que le contenu en est liquide, c'est pour cela que l'on ne les observera guère que dans les maladies diarrhéiques. Ils n'ont guère de rôle pathogène ; cependant, dans deux cas, J. Guiart releva que l'apparition d'une fièvre typhoïde coïncida avec l'apparition de nombreux flagelles. Le Dantec a rapporté des cas de dysenterie spirillaire, et, avec mon interne Ch. Richet, j'ai relevé la fréquence des spirilles dans des cas de gastro-entérite avec diarrhée.

Le lait ou les dérivés du lait sont un excellent milieu de culture pour les microbes. En dehors des germes non pathogènes, qui peuvent altérer le lait, il est des germes pathogènes provenant d'une contamination accidentelle ou dus à une bête malade (tuberculose, peripneumonie).

Le lait peut avoir été contaminé accidentellement, soit qu'il ait été renfermé dans des récipients malpropres, lavé avec une eau impure ou manipulés par des sujets malades, soit qu'il ait été mouillé avec de l'eau sale. L'eau de coupage et de lavage paraît un agent de propagation active de fièvre typhoïde, de choléra — en un mot d'infection hydrique — et aussi, a-t-on dit, de scarlatine et de diphtérie.

Kober incrimine le lait et l'eau lors d'épidémies de scarlatine qui semblent provenir de laiteries, dans lesquelles des laitiers en période d'invasion ou de convalescence de scarlatine, avaient pu infecter les récipients en les nettoyant. Il relève 74 épidémies anglaises de scarlatine, 24 de dipthérie qu'il juge attribuables au lait, soit après mouillage, soit après contamination par les mains malpropres de porteurs de germes. En Angleterre encore, Power, Cameron, Klein ont accusé le lait de certaines vaches malades de contenir le virus de la scarlatine. Picheney pense avoir constaté aux environs de Besançon un fait qui viendrait à l'appui de cette opinion ; mais, malgré les efforts de ces observateurs, malgré les suppositions de Jamieson, d'Edington Smith, cette origine reste controversée.

Le lait est un excellent habitat pour le b. typhique ; et les épidémies de fièvre typhoïde sont relativement nombreuses dans lesquelles le lait peut être incriminé. De 1881 à 1890, Russel releva en Angleterre 69 épidémies justiciables de cette interprétation.

Florence a démontré à Lyon que de nombreuses épidémies locales de fièvre typhoïde n'ont pas d'autre origine. Il a pu voir éclater une épidémie chez les clients d'une même laiterie alors que la recherche de toute autre cause de contagion restait infructueuse. Dans un cas il a observé plusieurs familles où la fièvre typhoïde fut ainsi distribuée à domicile avec le lait.

Le b. d'Eberth est introduit dans le lait de multiples façons : eau de coupage (des recherches méthodiques ont permis de déceler le b. d'Eberth dans l'eau des puits ou des mares voisins des laiteries); laitiers devenus bacillifères pour avoir soigné des typhiques (Kayser) et contagieux soit par leurs mains malpropres, soit par la présence des germes qu'ils peuvent porter.

Spattisvoode rapporte une épidémie observée dans l'intérieur d'un hôpital et provoquée par du lait conservé dans une cave où se déversait un égout. Schlegtendal a observé des épidémies urbaines consécutives à des cas de fièvre typhoïde développés dans les fermes. A Orléans, en 1900, Lemoine releva le rôle d'une ferme environnante, où se trouvait un jeune homme atteint de dothienentérie, dans le développement de seize cas de fièvre typhoïde chez des personnes de la ville.

Le coli-bacille est également un hôte fréquent du lait ; il se dissémine surtout dans les étables sales, mal tenues, où la bouse de vache qui le renferme séjourne longtemps.

En été, le lait est la cause de la plupart des entérites qui fauchent chaque année et partout des milliers d'enfants. Récemment, au Congrès d'alliance d'hygiène sociale à Lyon, Fabre a insisté sur ce danger, sur l'effrayante mortalité infantile qui peut relever des falsifications et des nombreuses impuretés que le lait peut recevoir des manipulations dont il est l'objet.

Pour la mélitococcie, si les modes de contamination de l'homme sont multiples, dans la grande majorité des cas l'infection peut être la conséquence de l'ingestion de lait virulent ou de produits en dérivant comme le fromage, la crème, le beurre, issus du lait de chèvres infectées.

Le lait des animaux charbonneux peut contenir des b. virulents. Karlinsky a rapporté l'observation d'un typhique mort de charbon intestinal pour avoir été nourri avec du lait provenant d'un animal charbonneux.

Les faits sont moins évidents pour la fièvre aphteuse et la peripneumonie contagieuse. Baudoin considère que le lait de vache atteinte de la fièvre aphteuse peut déterminer des stomatites graves chez l'enfant. Le lait n'est pas d'ailleurs virulent par lui-même, mais parce qu'il est mélangé au liquide des pustules développées sur les trayons. On ignore si le micro-organisme de la péripneumonie qui passe dans le lait peut déterminer chez l'enfant une pneumonie infectieuse. Lecuyer a cependant appelé l'attention sur la transmission à l'enfant de la péripneumonie contagieuse du bœuf par l'usage de lait provenant de vaches atteintes de cette maladie.

Une question intéressante se rattache à l'allaitement des nourrissons par les mères atteintes d'infections aiguës. Il semble (et ce fait tendrait à limiter en pathologie animale le rôle infectant d'un lait provenant d'un sujet atteint d'une infection aiguë) que le lait de femme soit au cours des infections aiguës dépourvu de virulence. L'expérience a démontré que l'allaitement maternel devait être continué en pareil cas dans la classe pauvre alors surtout que l'allaitement artificiel est si dangereux (Roger). L'essai a été tenté pour l'érysipèle et pour plus de cent femmes atteintes de rougeole, de scarlatine, d'oreillons, et les nourrissons ainsi allaités purent prospérer sans contracter la maladie maternelle, à l'exception de deux qui eurent la rougeole (Roger).

Cette immunité du nourrisson conduit à penser que le lait contient dès le début de la maladie maternelle des substances vaccinantes. Peut-être doit-on ainsi expliquer que la scarlatine soit rare chez le nouveau-né, et accepter que si la rougeole survient plus fréquemment elle provient plutôt de la contagion par les autres enfants. Quelle que soit l'interprétation, l'innocuité de l'allaitement maternel en matière d'infection aiguë semble bien établie.

En est-il de même pour toutes les infections et notamment pour la tuberculose? Le fait est controversé. Escherich ayant examiné le lait de femmes atteintes de tuberculose pulmonaire ne parvient pas à y déceler le bacille, mais il ne fait pas d'inoculation. En 1892, Fede injecte du lait de femme tuberculeuse à des cobayes et à des lapins dans le tissu cellulaire, dans le péritoine sans jamais observer de tuberculose. Bang échoue également dans ses inoculations. Roger et Garnier[1] ont rapporté cependant des cas qui démontrent le passage du b. de Koch dans le lait d'une femme atteinte de tuberculose pharyngée et pulmonaire. L'enfant allaité par la mère mourut quelques semaines après de tuberculose

---

[1] ROGER et GARNIER, *Bulletins de la Société de biologie*, février 1900.

généralisée ; 4 jours après l'accouchement, l'inoculation à des cobayes du lait recueilli aux seins de la mère détermine la tuberculose chez un des animaux, alors que l'autre sacrifié présente des lésions de tuberculose fibreuse sans bacilles.

La possibilité d'infections humaines par les produits virulents provenant d'animaux tuberculeux, surtout par le lait et la viande des bovidés, est généralement admise depuis les expériences qui, il y a plus de quarante ans, ont établi la transmission de la tuberculose humaine à des animaux de diverses espèces soit par l'inoculation, soit par l'ingestion de matières tuberculeuses. On a pu depuis relever un certain nombre de faits de contamination de personnes adultes ou d'enfants par du lait ou d'autres produits bacillifères d'origine bovine. On a tuberculisé des cobayes avec du lait de vaches saines en apparence. Il est évident que les b. tuberculeux du lait sont dangereux pour l'enfant et le nourrisson, si la discussion subsiste encore pour l'homme.

Deux doctrines opposées se sont développées à propos de cette question : l'une soutenue par Behring pour qui le lait de vache est la source principale de l'infection tuberculeuse de l'enfant, pour qui la tuberculose de l'adulte n'est qu'une tuberculose latente infantile reconnaissant généralement cette origine; l'autre défendue surtout par Koch qui, sans nier l'infection humaine par la viande ou le lait des bovidés, la tient pour très rare, presque négligeable. Koch s'appuie notamment sur la rareté de la tuberculose intestinale de l'enfant, sur l'impossibilité de tuberculiser l'homme avec le b. tuberculeux des bovidés à cause des différences existant entre le b. bovin et le b. humain.

Les deux arguments invoqués par Koch sont, il est vrai, reconnus actuellement sans valeur. Le premier est purement gratuit, car la tuberculose intestinale primitive de l'enfant est moins rare qu'on ne l'a dit. Il est admis par ailleurs que le b. tuberculeux introduit par voie digestive peut franchir l'intestin resté normal pour aller se localiser sur les ganglions abdominaux, de là sur les ganglions thoraciques et sur le poumon, de sorte que l'intégrité de l'intestin ne prouve rien. Quant à l'hypothèse de la dualité de la tuberculose humaine et bovine, elle fut contredite principalement par Arloing. Il y a sans doute des différences de virulence entre les b. humains et bovins, il admet certaines adaptations de terrain, mais le b. de l'homme peut contaminer le bœuf, et le b. bovin peut contaminer l'homme, surtout le malade et l'enfant. Il est également des faits indiscutables qui témoignent de l'adaptation aux races animales du b. tuberculeux humain. Il est évident toutefois que, réserve faite de la réceptivité nécessaire et des conditions prédisposantes, l'organisme de l'enfant et celui de l'adulte constituent des terrains plus favorables pour le b. humain que pour le b. bovin.

La doctrine de Behring pèche par son exclusivisme. La tuberculose bovine était presque inconnue dans certains pays, que la tuberculose pulmonaire y était déjà répandue. Dans les fermes du Danemark, d'après Bang, il en est ainsi jusqu'à la fin du xviiie siècle, époque à laquelle la pommelière y fut introduite par du bétail importé de Suisse, d'Angleterre, d'Allemagne. Au Japon, où la tuberculose humaine est de date ancienne, la pommelière n'y est connue que depuis 30 ans.

Pour la discussion des faits, l'inoculation est le vrai criterium, l'examen microscopique isolé peut faire prendre pour des b. de Koch des b. acido-résistants qui, d'après les constatations de P. Courmont et de Pellet ([1]) s'y trouvaient fréquemment.

Parmi les maladies transmissibles par la viande, la tuberculose est une des infections les plus tributaires de ce mode, eu égard à l'extrême fréquence de la tuberculose spontanée du bétail. A l'abattoir de la Villette la proportion de sujets abattus sur 100 est de 3,80. A Berlin, d'après Villaret, chaque habitant consomme par an au moins 1 kilogramme de viande provenant de bêtes phtisiques.

La transmission de la tuberculose par la voie digestive remonte aux premières observations de tuberculose expérimentale. Depuis les premières expériences de Villemin en 1868, jusqu'à celles de Nocard, le chiffre des observations et des expériences est considérable.

Nocard considère la tuberculose comme le type le plus accusé des maladies virulentes inoculées par la voie digestive, et jusqu'à ces dernières années la viande d'animaux tuberculeux fut considérée comme éminemment dangereuse (Toussaint, Chauveau, Arloing). Arloing estime même qu'un petit nombre de bacilles dans les muscles doit en exclure l'emploi d'autant que dans les muscles se trouvent des ganglions tuberculeux. Cependant, des expériences faites avec des viandes d'animaux atteints de tuberculose généralisée sont restées négatives. Nocard n'accepte pas l'opinion d'Arloing. Il nourrit des chats avec la viande d'animaux atteints de tuberculose généralisée et n'obtient aucun résultat positif; celui-ci est constant par contre si les animaux sont nourris avec des poumons tuberculeux. Dans les expériences de Galtier sur le chien, le cobaye, de Perroncito sur les porcelets, les mêmes résultats sont observés.

La viande étant cuite, le danger est moins considérable de ce fait, malgré que des expériences très bien conduites aient montré que la cuisson, qui peut atténuer ou détruire le b. tuberculeux à la surface des viandes rôties, n'est pas suffisante pour les bacilles contenus dans l'intérieur. En Allemagne, les viandes d'animaux tuberculeux sont stérilisées et vendues.

Sur le point de savoir si l'on doit exclure toute viande provenant d'un animal tuberculeux, les polémiques ont été les mêmes que pour le lait bacillifère. Au Congrès de la tuberculose de 1888, Arloing s'appuyant sur le fait que le suc musculaire des animaux malades avait, une fois sur deux, déterminé la tuberculose chez les animaux infectés (à vrai dire il semble que sur 42 séries d'expériences avec des viandes provenant de 45 bêtes tuberculeuses, 7 seulement aient été suivies de tuberculose),

---

([1]) P. COURMONT et PELLET. *Archives de médecine expérimentales et d'anatomie pathologique*, 1901.

avait entraîné le vote : que toute viande d'animal tuberculeux devait être saisie et détruite. Tout en tenant compte, exposait Arloing, des influences diverses qui atténuent l'infection par l'usage de la viande tuberculeuse, le calcul arrive à des chiffres effrayants.

L'arrêté ministériel du 28 juillet 1888 fut moins rigoriste et s'inspira plutôt des idées de Nocard qui n'avait obtenu qu'une inoculation positive sur 20 ; la viande fut exclue de l'alimentation lorsque l'animal était atteint de lésions généralisées, de tuberculose viscérale ou de tuberculose localisée ayant atteint les parois abdominales et thoraciques, l'utilisation des peaux n'étant permise qu'après stérilisation.

La question du lait et de ses dérivés, dans la transmissibilité de la tuberculose, est primordiale au point de vue de l'hygiène et de la prophylaxie. Il convient de l'étudier, au double point de vue du danger du lait provenant d'animaux tuberculeux; du lait livré au commerce pour l'alimentation.

A) Lait provenant de vaches tuberculeuses.

Le lait de vache phtisique est une cause fréquente de propagation tuberculeuse, bien que le fait soit encore discuté et les avis partagés. Si, malgré des résultats inconstants, Galtier, Klebs, Johne le considèrent comme virulent, Gunther, Harms ne lui reconnaissent aucune virulence. Bollinger considère le lait comme virulent s'il y a mammite tuberculeuse. Ce sont en effet les trois opinions émises à ce sujet.

Le lait est toujours dangereux par le bacille ou la présence des poisons tuberculeux, telle est l'opinion de Ernst qui trouve le bacille dans 31,5 pour 100 des cas, dans le lait de vaches tuberculeuses sans lésions du pis ; tel est aussi l'avis de Gerlach, etc.

Demme cite le cas de 4 enfants morts de tuberculose intestinale après consommation de lait provenant de vaches tuberculeuses. Bang montre qu'en inoculant à des cobayes du lait provenant de 21 vaches tuberculeuses n'ayant pas de lésions du pis, quatre fois la tuberculose se développe; il estime que chez 3 de ces animaux devaient se trouver quelques granulations dans la glande mammaire.

Depuis les expériences de Bang, d'autres très nombreuses ont montré le danger de ce liquide et son rôle dans l'étiologie de la tuberculose abdominale de l'enfance (Klebs, Orth, Conheim), et ces faits ne permettent pas d'accepter l'opinion émise au Congrès de Londres en 1891.

Relativement à la valeur de la constatation du b. de Koch, il faut, comme il a été dit plus haut, tenir compte des constatations faites par Rabinovitch, Petris, P. Courmont et Pellet, de la présence de b. acidorésistants dans le lait et le beurre. Les inoculations ont plus de valeur, et l'on vient de voir que les inoculations avec du lait de vache tuberculeuse, mais indemne de tuberculose mammaire, furent positives. Si sur 28 expériences, Bang n'a pu la réaliser que 2 fois, et Nocard seulement une fois sur 11, le petit nombre de faits positifs garde toute sa valeur. Quant au poison tuberculeux existant dans le lait, d'après Michelazzi, Law, etc., la chose est discutable.

Pour certains bactériologistes, et ainsi pensait Nocard, le lait n'est dangereux que s'il y a lésion du pis; c'est également l'avis de Bollinger. Il est certain que dans le lait de vache tuberculeuse atteinte de mammite, les b. de Koch peuvent être en nombre considérable. L'exemple cité par Brouardel est typique; 5 ou 6 jeunes filles meurent dans un pensionnat de tuberculose aiguë. L'enquête établit que ces jeunes filles font une grande consommation de lait d'une vache atteinte d'une mammite tuberculeuse. Mutsch, Michelazzi partagent l'avis de Nocard.

Une troisième opinion considère que le lait de vache ne donne pas fatalement la tuberculose; on a rappelé à ce propos l'exemple du docteur G. de Lyon qui consomme avec sa femme et ses enfants, pendant un an, du lait d'une vache reconnue tuberculeuse sans éprouver d'accidents. Bollinger rapporte 20 observations d'enfants nourris avec du lait de vaches tuberculeuses sans accidents.

A vrai dire, le désaccord des faits cliniques et expérimentaux s'interprète mieux si l'on fait intervenir le nombre des bacilles et leur virulence, et aussi la voie d'introduction (l'inoculation intra-veineuse étant beaucoup plus dangereuse que l'ingestion).

B) Lait commercial.

Le lait commercial peut être un mélange de lait provenant de vaches saines ou tuberculeuses, il doit toujours être considéré comme suspect. Sans doute, la proportion de 1/3 d'inoculations positives obtenues par H. Martin avec le lait recueilli aux portes de Paris est excessive. Cependant, Beck, en 1900, sur 51 échantillons vendus à Berlin, trouve 15 pour 100 de b. acido-résistants de Rabinovitch, et Petris 17 pour 100 de b. tuberculeux. Moussu (1904), examinant le lait de vaches non apparemment tuberculeuses mais réagissant à la tuberculine, obtient avec le culot de 250 centimètres de lait centrifugé et inoculé à 55 cobayes, 7 fois la tuberculose, et on a déjà vu sur ce point l'opinion de W. Behring, de Calmette et Guérin.

Les recherches de Bang ont démontré la présence de b. virulents dans le beurre.

Il reste, en définitive, que tout lait provenant de vache tuberculeuse doit être suspecté et stérilisé. Toutefois il y a là une question de degré. Le danger par le lait paraît moins redoutable qu'on ne l'a cru à un moment, surtout dans les grandes villes où les vaches laitières ne séjournent que peu de temps dans les étables. Il semble que le danger de la consommation de laits ou laitages provenant de vaches tuberculeuses soit relativement minime si on le compare à celui que fait courir à ses semblables l'homme atteint de tuberculose pulmonaire ouverte. La tuberculose d'origine intestinale est connue dans les pays où les jeunes enfants ne consomment pas de lait de vache (Japon).

La viande peut contenir des parasites et ainsi elle peut être l'agent de transmission d'infestations parmi lesquelles les plus importantes sont la trichinose, la cysticercose, la ladrerie.

La viande ladrigène transmettra plus particulièrement le tænia solium où le tænia saginata. Le tænia solium issu de la ladrerie du porc, qui est sa forme enkystée, ne se manifestera que chez les gens qui consomment de la viande de porc. Cette ladrerie est fréquente aux États-Unis, en Allemagne, par le fait d'une alimentation habituelle de saucisses, de boudin. Le tænia saginata provenant de la ladrerie du bœuf qui est la forme enkystée du tænia médiocanellata est fréquent chez les Abyssins qui mangent de la viande de bœuf crue.

Dans certaines contrées la douve peut provenir de la viande; la douve du foie peut se contracter en mangeant certains poissons qui serviraient d'hôtes intermédiaires. Dans le Liban, l'absorption de foies crus de jeunes chevreaux renfermant des douves qui vont se fixer sur le pharynx peut provoquer des accidents de dyspnée mortelle. C'est le Halzoun du Liban ordinairement sans gravité et que les indigènes arrêtent en tuant les douves avec quelques gorgées d'eau-de-vie.

On a incriminé à un moment la coccidiose qui chez le lapin détermine la formation d'adénomes, comme cause possible de néoplasies humaines; la théorie coccidienne du cancer est aujourd'hui à peu près complètement abandonnée.

Nous venons de voir le rôle direct de l'alimentation végétale ou animale prise en excès ou constituée par des aliments contaminés, vis-à-vis des infections ou infestations. Le défaut d'alimentation peut, comme l'excès, réaliser une cause prédisposante qui est loin d'être négligeable dans la propagation des maladies contagieuses.

L'observation clinique déjà ancienne, les faits expérimentaux ont mis en évidence le rôle du jeûne et de l'inanition et ont établi la fréquence de l'infection chez les sujets inanitiés. L'immunité naturelle vis-à-vis du charbon fléchit sous l'action du jeûne. Il sera dit plus loin quelques mots des épidémies de famine : épidémies dont, sans parler des exemples historiques, le choléra dans les Indes, les épidémies de typhus petechial qui sévirent de façon cruelle en 1892, les épidémies de la Baltique, restent des exemples saisissants.

Le défaut d'alimentation est, pour la dysenterie, un agent dont l'action se peut placer à côté de l'alimentation vicieuse ou en excès. La privation de vivres frais (pour le scorbut), l'alimentation insuffisante pour la tuberculose, sans entrer dans l'étude de leur action pathogénique, restent des causes prédisposantes importantes.

5° Habitation, Objets mobiliers, Moyens de transport, Vêtements, etc.

Rôle des logis malsains; rôle des poussières, des nuisances. Dangers de certains locaux — des locaux surpeuplés; — des moyens de transport; — des vêtements.

Par l'habitation, et tout ce qui peut être en contact avec l'homme, la transmission des infections trouve des possibilités constantes.

L'habitation et ce qu'elle contient : lits, tentures, rideaux, etc., représentent des réceptacles de germes d'autant plus dangereux qu'ils peuvent être de provenance humaine directe et qu'ils se conservent plus soigneusement à l'abri de l'air, du soleil et de leur action bactéricide puissante, qu'enfin ils sont mis continuellement en mouvement par la vie même de l'homme ou des animaux, ou par l'agitation de l'air que provoquent des nettoyages défectueux.

Deux causes principales réalisent le danger de l'habitation : les poussières; les produits de provenances, humaine ou animale; nuisances ou sécrétions morbides.

La question de la contagion aérienne se résume surtout à l'importance des poussières, et ces poussières peuvent constituer plus particulièrement le danger de certaines habitations. Le travail d'Emmerich, en 1865, avait établi le danger des poussières enfermées dans les locaux et démontré leur richesse microbienne. Il est, à vrai dire, inutile d'insister sur les inconvénients qu'à ce point de vue présentent les recoins, les rainures de plancher, les rideaux, les tentures, réceptacles forcés d'un plus ou moins grand nombre de microbes qui ne s'en évadent momentanément que par le balayage. La nécessité des parquets imperméables, du minimum de tentures pour l'hygiène des appartements, du nettoyage humide ou par le vide ne se discutent plus. En 1868, Villemin écrivait « l'habitation est pour l'homme un foyer d'infection qu'il faut purifier comme on purifie les écuries envahies de morve ». La prophylaxie des maladies contagieuses dans l'habitation est le grand problème de l'hygiène moderne. La désinfection des locaux, conséquence actuelle et régulière de la déclaration des maladies contagieuses, est en toute hypothèse, et à titre de mesure de propreté, une obligation dont les conséquences heureuses sont indiscutables.

Dans la caserne de Jitomir, en Russie, la fièvre typhoïde sévit sur certaines compagnies; elle cessa avec la désinfection des planchers ordonnée par le médecin major qui y avait constaté la présence du b. d'Eberth.

Les habitants des quartiers riches, si l'on excepte l'abus des tentures et la difficulté de désinfection qui en résulte lorsqu'une maladie infectieuse s'y est développée, sont assurément plus à l'abri des causes de contamination, qui sont fréquentes dans la classe pauvre. Dans les logis malsains, dans les taudis que représentent parfois les habitations des ouvriers, des miséreux, qui, par leur réunion en certains points de la ville, réalisent de véritables quartiers-maudits, tous les éléments sont réunis (air confiné, poussières, contagion animale et humaine facilitée par la promiscuité), et entrent en jeu pour favoriser l'infection.

Le b. de la diphtérie, le b. de la tuberculose se conservent à merveille dans les logis malsains. L'infection tuberculeuse est la règle pour presque tous les habitants des maisons maudites. Les maladies éruptives y trouvent des raisons de reviviscence; toutes les conditions de propagation sont réalisées, notamment celle-ci que les voisins viennent souvent soigner les malades et reviennent chez eux ou vont à leurs affaires sans prendre de précautions. Les exemples sont nombreux de ce mode de transmission. Roger rapporte le cas d'une concierge qui, s'occupant d'un pauvre varioleux isolé dans une mansarde, fut cause par son dévouement que la variole contagionna la plupart des locataires; j'ai aussi souvenir d'une concierge qui, pour prendre également soin d'un varioleux, contracta la variole et succomba.

Les locaux servant à de vastes collectivités, écoles, casernes sont par ce fait et par suite de leur richesse microbienne des foyers actifs de développement des maladies épidémiques. De toutes les collectivités par le groupement de ses membres dans de vastes salles où la promiscuité est la règle, l'armée est la plus vulnérable; elle est également celle où l'homogénéité du milieu facilite l'étude des maladies épidémiques.

La richesse microbienne des salles d'hôpitaux, le danger par suite des milieux hospitaliers, où les causes de contagion peuvent se multiplier si les précautions préventives (destruction des germes de l'air, désinfection des pièces de pansement) ne sont pas rigoureuses, ont été déjà signalées.

Une place à part revient aux poussières infectieuses dont l'action se fait sentir dans les locaux industriels où les produits animaux sont traités. Dans les mégisseries, boyauderies, brosseries, blanchisseries, dans les locaux où a lieu l'équarrissage, le matelassage, le triage des laines, le charbon peut se contracter et se propager; de même la morve. Chauveau a rapporté autrefois le développement d'une petite épidémie de charbon dans une brosserie de l'arrondissement de Lille, durant laquelle, en 4 mois, sur 11 personnes employées, 7 cas de charbon se développèrent, dont 6 mortels. Wurtz et Lodge ont trouvé à Bradford dans la poussière des laines et dans l'expectoration ou dans les poumons des ouvriers trieurs atteints de broncho-pneumonie professionnelle, la b. charbonneuse.

Les locaux où s'accumulent les ballots de chiffons et de tapis sont des agents importants de propagation du choléra, de la variole, de la peste.

A un autre titre, dans les usines où se trouvent en suspension des poussières métalliques, celles-ci, par les lésions respiratoires qu'elles provoquent, réalisent, comme il a été déjà dit, de véritables inoculations, notamment de la tuberculose.

Les véhicules de transport : bateaux, voitures, wagons, sont des réceptables habituels de germes, et souvent de germes pathogènes qu'ils diffusent ou transportent plus ou moins loin. On sait à quel point le navire est un mode d'importation ou d'exportation puissant des maladies contagieuses. Relativement aux voitures, on s'est efforcé, dans ces dernières années, d'assurer le transport des malades par des véhicules spéciaux dont la désinfection est faite chaque fois; cette mesure qui fut plus rapidement réalisée à l'étranger est, en France, plus acceptée en principe que réellement mise en pratique. La question est sans conteste fort difficile, car on ne saurait empêcher un malade contagieux ignorant la nature de sa maladie, ou même se sachant atteint d'une maladie infectieuse, de prendre pour revenir chez lui ou se rendre à l'hôpital, le moyen de locomotion qui se présentera le plus rapidement à lui; on ne peut l'empêcher de venir à pied.

Si la désinfection d'un train, d'un wagon, d'un omnibus est pratiquement impossible — impossibilité à laquelle il pourrait être remédié par la simple application de mesures de propreté telles que le nettoyage par le vide des tentures ou tapis, le nettoyage humide des parquets — celle d'un fiacre qui amène à l'hôpital d'isolement un malade atteint de diphtérie, de variole serait réalisable et il est hors de doute que les quelques aspersions de sublimé qui se font aujourd'hui sur les coussins, peuvent les détériorer mais sont sans action sur les microbes (Roger) et seraient avantageusement remplacées par le nettoyage par le vide. Or, les exemples sont nombreux et lamentables qui témoignent chaque jour du danger d'une pareille ignorance des mesures les plus élémentaires de propreté.

En dehors des locaux, des planchers, des tentures ou des tapis, les vêtements, linges, objets usuels divers (ustensiles de table, jouets, instruments professionnels) sont les agents les plus fréquents de contagion indirecte. C'est là une notion très ancienne : Roger rappelle qu'autrefois, en Espagne et en Italie, à la mort d'un phtisique, on brûlait les meubles les plus précieux, les boiseries.

Les instruments médicaux ou chirurgicaux sont une cause de contamination puissante. Dentistes, sages-femmes, médecins peu soucieux d'asepsie et, à tout dire malpropres, peuvent véhiculer les germes de la diphtérie, de l'infection puerpérale, de la variole ; témoin la transmission du streptocoque, du gonocoque et même du tréponème par le thermomètre.

Abel a signalé un cas de contagion de diphtérie au bout de plusieurs semaines par un jouet d'enfant. On a rapporté le cas de vêtements ayant appartenu à des enfants qui avaient succombé à la diphtérie, et qui, serrés dans un tiroir et retirés un an plus tard, furent le point de départ de nombreux cas de diphtérie.

La fragilité ou la résistance du germe commande, bien entendu, tous ces modes de contagion : de grandes différences existent à ce point de vue. On acccepte que la contagion indirecte est possible pour la rougeole, par les locaux (Czernick, Kelsch), par les vêtements (Panum), par les objets souillés si toutefois la souillure est récente (Mayr, Grancher, Sevestre). Le virus invisible de la rougeole, malgré les réserves faites par Dopter, est très fragile et réclame plutôt la mise en contact direct du contagionnant et du contagionné.

La résistance du virus scarlatineux explique sa persistance dans le linge, la literie, les vêtements, les objets usuels, les livres, les lettres (Sanné, Grasset). Benedickt, Sevestre admettent également la longue contagiosité des locaux. Le fait d'occuper un local abandonné trois mois auparavant par un scarlatineux est suffisant pour que le nouvel occupant puisse contracter la scarlatine. A vrai dire les opinions sur ce point sont encore contradictoires. Lemoine en 1909 émet l'opinion que la persistance des germes de fièvres éruptives en dehors de l'organisme, notamment dans les locaux et les habitations, est des plus problématique et admet que la notion classique de la résistance du germe scarlatineux n'est pas prouvée. Si, selon moi, l'opinion du Dr Lemoine peut se défendre pour une salle d'hôpital dépourvue de parquets, de tentures, de rideaux et dans laquelle la désinfection est relativement facile, si, avec lui, on peut accepter qu'un pavillon de cette sorte, utilisé pour la scarlatine, soit, après les opérations de désinfection nécessaires, consacré à une autre maladie contagieuse sans qu'aucun cas de contagion ultérieure ne se produise, il n'en est pas de même des habitations ou appartements privés. Nombre d'observations, et il m'a été permis d'en recueillir de très démonstratives, témoignent que le virus scarlatineux est de ceux qu'il est le plus difficile de déloger d'un appartement; qu'un appartement où un scarlatineux a été soigné, et dont la désinfection reste toujours limitée, peut être l'origine de cas indiscutables de contagion échelonnée.

La variole est d'une contagiosité telle que la seule entrée dans la chambre d'un varioleux peut suffire. Elle se transmet également par les objets usuels, linges, vêtements.

La syphilis se transmet très bien par des objets contaminés; verres, bouteilles, instruments, notamment cannes à souffler le verre, l'usage de cette canne qui passe de bouche en bouche réalisant la « syphilis des verriers ». Mais le tréponème en dehors de l'organisme paraît fragile et ne demeure pas longtemps infectant.

En dehors de la contagion directe, la contagion indirecte de la gonococcie peut être facilitée, chez la femme, la petite fille, par le linge, les éponges, les sondes urétrales, les canules, les thermomètres non désinfectés; il en est de même pour l'érysipèle.

Il est des virus très résistants qui conservent pendant des jours et des mois leur virulence et pour lesquels la contagion indirecte est indiscutable, tel le b. tuberculeux dans les crachats desséchés, ou encore le b. diphtérique dans les fausses membranes.

Le b. d'Eberth peut se transmettre par les doigts contaminés et malpropres, par l'instrumentation (j'ai rapporté autrefois un exemple de contagion directe des plus nets par un instrument médical), par les vêtements. Budd cite le fait d'une couturière confectionnant deux robes auprès de son enfant atteint de fièvre typhoïde et qu'elle soigne; une des deux clientes auxquelles les robes devaient être livrées contracte la fièvre typhoïde.

Le choléra se transporte avec les souillures des matières fécales dans le linge et les vêtements; on a signalé de multiples atteintes par les draps, la literie, les vêtements. Lors de l'épidémie de 1884-85 dans un village des Hautes-Alpes, Proust et Ballet notent que le premier cas de choléra se déclara chez une femme qui avait reçu de Toulon une malle pleine de vêtements ayant appartenu à un cholérique, vêtements qu'elle avait triés : le lendemain de cette opération elle était infectée.

La fragilité du virus de la méningite cérébro-spinale limite la contagion indirecte de cette maladie, que peuvent assurer cependant le linge, les vêtements, surtout la literie.

La résistance du virus de la poliomyélite épidémique, ou maladie de Heine-Medin, rend possible la contagion indirecte par le sol, les locaux, les ustensiles, souillés de la salive du malade. Josefson (1912) a vu que les mouchoirs, livres d'images, travaux manuels étaient capables de transmettre à des singes (m. cynomolgus) le virus de la poliomyélite infantile.

Le b. pesteux peut être transporté par des linges, des vêtements. Une balle de soie venant d'un pays contaminé est ouverte par trois matelots qui contractent la peste et la disséminent dans leur entourage. Deux nomades albanais prennent les vêtements de deux cadavres de pestiférés, ils les revêtent et, plusieurs jours après, contractent la peste. De même des observations sont rapportées de cas de peste transmis par les locaux où l'on sait que peuvent intervenir les rats et les insectes (puces, punaises).

L'agent de la dysenterie bacillaire résiste dix-sept jours ou même parfois trois mois sur des linges desséchés.

Les linges et vêtements peuvent transmettre également l'ankylostome.

Il faut reconnaître cependant que les doctrines modernes ont fait perdre du terrain à la propagation par les locaux, les objets ou les vêtements contaminés. La notion du rôle contagieux admis autrefois pour des sujets porteurs de formes frustes d'infection ou convalescents, notion que devait objectiver la démonstration de la persistance de germes dans l'organisme longtemps après l'atteinte d'infection, tend à restreindre ce mode de contagion indirecte.

Il y a déjà longtemps, d'ailleurs, que Flugge, Moritz, Wolff, Bard nièrent toute participation des locaux à la contagion de la diphtérie. On peut, à l'appui de cette opinion, rappeler la fameuse épidémie de diphtérie de St-Denis (juillet 1881) cessant après le licenciement des élèves et réapparaissant à la rentrée d'octobre malgré une désinfection minutieuse des locaux, rappeler également l'opinion, déjà citée, de la faible importance des locaux dans la contagiosité des maladies éruptives.

Il reste vrai que la pollution des vêtements par les milieux ambiants contaminés par les nuisances ne peut être comparée à l'activité du rôle direct de l'homme et de l'animal. Il semble non moins vrai que les vêtements ne sont, le plus souvent, des agents de contamination que par l'habitat qu'ils réservent aux puces et aux punaises : que les locaux tiennent leur influence surtout de l'homme, de l'animal (souris, rats, pérroquets), même des parasites, et aussi du manque d'hygiène et de la malpropreté.

Si la pneumonie semble rester contagieuse par le linge et les vêtements, très souvent, semble-t-il, sa localisation à certaines maisons s'expliquerait par le fait que les souris y seraient plus nombreuses.

Après que Finlay eut émis l'hypothèse que le moustique était l'agent de transmission du virus de la fièvre jaune, la commission américaine parvint à établir qu'il fallait faire table rase du rôle des locaux, des vêtements et des objets souillés. Elle montra que les maisonnettes préservées contre les moustiques; que les linges, les vêtements souillés de sang, d'excreta des malades ne sont pas infectants, et que le rôle apparent du linge tient seulement à ce qu'il sert de véhicule au moustique, seul agent de transmission.

Pour la fièvre récurrente, le typhus exanthématique, pour qui on incriminait autrefois également objets et locaux, pour qui le linge semblait le mode de contagion habituel aux blanchisseurs, buandiers, chiffonniers, la transmission des insectes est devenue, pour ainsi dire, le seul mode de contagion. On a incriminé la punaise pour la fièvre récurrente dans les épidémies atteignant surtout les miséreux qui vivent dans les conditions hygiéniques les plus déplorables. Pour le typhus pétéchial, particulier aux vagabonds, aux dépôts de mendicité, aux prisons, accessoirement aux armées en campagne, on s'était douté du rôle de la vermine, car le passage des vêtements à l'étuve suffisait à arrêter l'épidémie. Netter devait le premier émettre cette hypothèse que sont venues confirmer les recherches de Ch. Nicolle et de ses collaborateurs qui ont mis en évidence le rôle du pou du vêtement. Puces et punaises devaient être également incriminées pour le transport du virus pesteux. De même encore les trypanosomiases peuvent être inoculées par les réduves qui sont très abondantes dans les maisons des classes pauvres; les leishmanioses (le kala-azar notamment) qui se présentent sous forme d'épidémies de maisons et pour lesquelles les punaises sont les agents de transmission.

Tous ces faits, qui seront plus complètement analysés avec le rôle des animaux dans les infections, jettent un jour assurément nouveau sur la part exacte qu'il convient d'accorder aux causes de contagion indirecte, objet de ce chapitre. Mais la conclusion serait exagérée qui prétendrait que l'être vivant est la seule raison de contagion et que les endroits qu'il habite, que les objets avec lesquels il est en contact incessant et qu'il peut souiller, n'agissent que par lui et ne sont pas capables de servir de réceptacles tout au moins transitoires à des germes plus ou moins résistants, et de prendre ainsi une part à la propagation des maladies contagieuses. Pour avoir été amoindri à juste titre ce rôle ne peut être supprimé, et la désinfection des locaux ou des objets restera une mesure de propreté indispensable et dont le seul effet n'est pas de tuer les animaux transmetteurs de virus.

6° **Les Animaux agents de propagation.**
Animaux de petite espèce.

(Insectes. Cestodes.)

Rôle des animaux de petite espèce. — Rôle des insectes : mouches suceuses, agents de transport; mouches piqueuses, agents d'inoculation; importance de cette action. — Rôle des Cestodes : agents de transmission surtout, agents d'inoculation parfois.

Généralités. — Les animaux peuvent avoir un rôle plus direct dans la contagion :

a) par les maladies qui leur sont communes avec l'homme;

b) comme agents transitoires ou durables de conservation ou de transport de germes.

Les maladies communes à l'homme et aux animaux (tuberculose, morve, rage, charbon, fièvre aphteuse, vaccine) se transmettent des animaux à l'homme soit indirectement, soit directement par des modes variés et connus. Le danger des animaux familiers à l'homme s'observe aussi bien pour les bactérioses que pour les parasitoses.

La perruche avec l'infection dénommée psittacose et si voisine de la fièvre typhoïde; le chien, la vache, le chat avec la tuberculose; le chien avec l'echinococcose, pour ne citer que ces exemples, justifient déjà l'importance du rôle des animaux domestiques. Lorsque les recherches modernes eurent mis en lumière l'origine animée des maladies exotiques, que leur germes furent différenciés, elles eurent cette conséquence de montrer que la plupart des maladies à protozoaires sont inoculées par les insectes. On devait également remarquer que les vers intestinaux eux-mêmes peuvent être des agents indirects d'infection en favorisant l'inoculation des bactéries pathogènes. Pour se transmettre de l'animal à l'homme la maladie peut passer par le corps de deux animaux : l'animal infecté et le parasite; la peste se communique par le rat pesteux, mais les puces des rats sont les agents d'inoculation de l'homme.

Les animaux peuvent être de simples vecteurs : les parasites ne s'y développent point et les insectes qui les transportent agissent par contact ou par piqûre; ou bien ils représentent à l'égard des germes des hôtes temporaires, ils ne sont plus simplement des lancettes d'inoculation : le parasite se développe dans leur organisme.

A) **Insectes**. — Les recherches modernes ont montré le rôle primordial des insectes, spécialement des diptères dans la transmission de maladies redoutables (septicémie, érysipèle, etc.). Les observations cliniques s'appuient par ailleurs sur des faits expérimentaux nombreux. Le rôle des insectes admis depuis longtemps pour les maladies charbonneuses (Davaine, Rimbert) a pris ainsi une importance inattendue avec les recherches de Ross, de P. Manson sur l'étiologie de la malaria.

Tout insecte mordeur ou piqueur peut transmettre la maladie soit accidentellement (piqûre septique des diptères), soit après avoir piqué le sujet infecté.

Les mouches (brachycères), les moustiques (nématocères), les puces (diptères dégradés ayant perdu leurs ailes), les acariens (notamment les tiques, les argas), sont parmi les agents de transport les plus actifs.

Mouches. — Une distinction est tout d'abord à faire entre les mouches qui pour se porter sur des objets contaminés et de là sur les parties non protégées de nos téguments, ou sur l'aliment, véhiculent le germe du charbon, du choléra, de la fièvre typhoïde, dont elles ont été accidentellement souillées, et les mouches piqueuses.

La trompe molle de la mouche domestique (mouche à viande) ne peut perforer la peau de l'homme ou des animaux, mais lui permet de sucer les produits d'excrétion (sueur, larmes, crachats, pus, matières fécales), elle est de cette façon l'agent possible des maladies pouvant se transmettre par contact simple : charbon, choléra, fièvre typhoïde, tuberculose, et aussi, selon les données récentes, diarrhées vertes infantiles.

La trompe rigide des mouches piqueuses (des stomoxes, des glossines, des pupipares) peut perforer la peau de l'homme. Plus important que le rôle de la mouche porte-virus est celui de l'insecte suceur de sang et inoculateur de virus.

Les mouches volant sur des excreta contaminent leur tube digestif, souillent surtout leurs pattes qui portent sur les mains, les visages des personnes saines, les germes qu'elles ont rencontrés sur leur parcours. Dans les guerres, des Balkans, de Cuba, du Transwaal, le rôle de ces mouches n'a pas été considéré comme négligeable.

Depuis longtemps, la mouche piqueuse est considérée comme synonyme de mouche charbonneuse ; l'insecte suce le sang d'un animal charbonneux et vient inoculer l'homme qui, au point d'inoculation, contracte la pustule maligne. Il peut également transmettre la bactérie après simple contact sur une surface charbonneuse. Raillet, Alessi ont pu retrouver la b. charbonneuse sur la trompe et dans l'intestin de mouches mises en contact avec une plaie charbonneuse mais ils n'ont pu réaliser l'infection.

Les taons, les pangonies, les moustiques peuvent jouer le même rôle, mais surtout les stomoxes (mouches piqueuses d'automne) qui représentent par excellence les mouches charbonneuses. Leur trompe sert d'agent inoculateur, mais les piqûres ne sont pas les causes les plus habituelles ; le charbon sévit surtout sur les bergers, équarrisseurs, bouchers qui présentent des plaies du tégument.

En 1850, Nicolas note une recrudescence du choléra à bord du vaisseau « *Le Superbe* », coïncidant avec l'apparition des mouches, qui s'arrête lorsque celles-ci disparaissent. Maddox nourrit des guêpes, des abeilles, etc., avec des cultures de vibrions cholériques et il retrouve le vibrion dans leurs déjections. Tizzoni, Cattani, Sawtschenko, Simmond, Uffelmann, Flügge confirment ces faits. Des travaux récents de Simmond, de Sawtschenko, de Chantemesse, montrent que les insectes nourris avec des déjections cholériques s'infectent et dispersent les germes par leurs pattes, leurs ailes; leurs déjections peuvent aussi souiller les aliments et les revêtements tégumentaires. Aux Indes, Buchanam observe que des mouches volant d'abord sur des déjections cholériques vont ensuite sur le lait et le riz réservés à l'alimentation; il rapporte le développement d'une épidémie qui coïncida avec une véritable invasion de ces insectes. Il en serait de même pour la dysenterie bacillaire, à en juger par des observations plus récentes.

Spillmann, Haushalter, Hoffmann, Moeller sont d'avis que la dispersion du b. tuberculeux peut se faire par les mouches. Hoffmann trouve le b. tuberculeux dans les déjections des mouches recueillies dans les salles d'hôpital; il dit avoir obtenu l'inoculation positive du cobaye avec du suc de mouches écrasées qui avaient été nourries avec des crachats tuberculeux.

La possibilité de transmission de la fièvre typhoïde par les mouches a été soutenue; mais rarement la présence du b. d'Eberth a été constatée sur ces insectes au cours d'une épidémie. Halmiton a décelé le b. d'Éberth dans l'intestin de mouches recueillies dans des cabinets d'aisances et sur les murs d'une chambre habitée par un typhique. Weeder examinant des mouches se posant sur des vases contenant des déjections typhiques, puis sur un récipient contenant du lait, trouve ce lait infecté. Major-Cochrane apporte la relation d'une petite épidémie de 8 cas de fièvre typhoïde survenue en avril et en mai 1911, à Saint-Georges des Bermudes, et pendant laquelle on trouve en plein foyer épidémique des mouches infectées. Dans une épidémie de fièvre typhoïde localisée à deux maisons, dont l'histoire est rapportée dans les Annales d'hygiène et de médecine coloniales de 1912, des mouches sont recueillies dans les deux immeubles, et quelques-unes d'entre elles sont trouvées porteuses de b. d'Eberth. La commission américaine médicale attribua une épidémie de fièvre typhoïde qui décima les troupes américaines lors de l'expédition de Cuba aux mouches pullulant dans les baraquements et aux déjections déposées autour du camp. Il n'est donc pas exagéré de prétendre que la mouche domestique peut véhiculer le b. d'Eberth et, portée par le vent, créer de petits foyers épidémiques.

Josefson, privatdocent à Stockholm (1912), après d'autres observateurs, a recherché par inoculation sur le singe dans quelles limites la mouche peut transporter le virus de la poliomyélite infantile. La mouche était la mouche domestique commune; elle fut reconnue comme susceptible d'être un agent de contamination. Il en est peut-être ainsi des virus varioleux, rougeoleux et scarlatineux.

P. Manson a émis l'opinion que le bouton d'Orient pouvait être transmis du chameau à l'homme par une mouche piqueuse qui le déposerait sur un sujet sain par inoculation. Certains auteurs, comme il sera dit plus loin, ont incriminé plutôt les moustiques, les punaises.

Alibert et Hirch ont admis le rôle de la mouche pour la frambœsia. On l'a incriminée également pour le bouton d'Alep, que, d'après Laveran, les indigènes de Taschkent appellent le « pascha chindj » maladie des mouches.

La maladie du sommeil, répandue dans tout l'Ouest Africain, depuis le Sénégal jusqu'à Mossamédès, dans tout le bassin du Congo et la Guinée, similaire d'infections existant en Océanie (Surra) et en Amérique (mal de Caderas) qui frappent les animaux, chevaux, mulets, chameaux, relève d'un parasite redoutable, le trypanosome.

Dans les pays où ces flagellés et leurs agents de transport sont particulièrement abondants, l'immunisation s'est généralement faite à l'égard des mammifères vivant à l'état sauvage. Mais ces mammifères conservant des trypanosomes dans le sang représentent de véritables réservoirs pour les insectes qui y viennent puiser le parasite et vont ensuite l'inoculer à l'homme et aux animaux. Après que P. Manson eut montré que le t. gambiense vit un certain temps dans le sang de l'homme et, à une deuxième phase de la maladie, passe dans le liquide céphalo-rachidien, Bruce (1894), retrouvant dans le Zoulouland le parasite dans le sang des bœufs atteints de nagana, émit l'opinion que le t. est inoculé par la mouche tsé-tsé, mais pendant longtemps on crut que cette mouche inoculait une salive venimeuse.

Bruce en 1903, Sambon et Brumpt ensuite confirmèrent que la trypanosomiase humaine est transmise à l'homme par la piqûre d'une mouche, dite Glossina palpalis ou encore tsé-tsé.

Bruce soumit un singe aux piqûres d'un certain nombre de glossines capturées dans la brousse ; 15 jours plus tard les trypanosomes apparurent dans le sang du singe, mais Bruce et d'autres observateurs pensèrent que cette mouche n'est contagieuse que durant quelques heures, que le parasite ne subit chez elle aucun développement, que la mouche, autrement dit, agit mécaniquement en transportant directement le parasite d'un individu malade sur un sujet sain.

Ce n'était pas cependant l'avis de Koch qui croyait au contraire à la multiplication du t. dans l'estomac de la mouche. Klein, en 1910, constate en effet que la mouche est capable de convoyer mécaniquement les t. durant les premières heures qui suivent la piqûre et perdent vite ce pouvoir, mais il fit cette remarque intéressante qu'au bout de 20 jours elles redeviennent infectantes et le restent pendant fort longtemps. Il existe donc chez la Glossina palpalis un fait comparable à celui de l'évolution de l'hématozoaire chez le moustique. A l'heure actuelle, ce développement n'est pas encore prouvé. On sait seulement que les t. se multiplient dans la trompe et le tube digestif sous la forme leptomonas, puis, quand les mouches redeviennent infectantes, apparaissent dans la glande salivaire sous la forme qu'ils ont dans le sang de l'homme. C'est par la salive que le parasite se trouve inoculé comme l'hématozoaire du paludisme. Koch a admis le rôle d'autres glossines. Certains observateurs, J. Martin, Roubaud, Lebœuf, considèrent que le stégomya peut transmettre également la maladie du sommeil. Fulleborn et Mayer ont pu infecter un animal sain par la piqûre de stégomya élevés et infectés dans leur laboratoire.

Ces faits concernant l'étiologie de la maladie du sommeil sont d'une grande importance au point de vue de la prophylaxie, surtout à un moment où la maladie s'étend, s'attaque aux Européens comme aux indigènes et paraît, dans un avenir prochain, pouvoir, si l'on n'y prend garde, s'opposer à l'acclimatement de l'homme en Afrique tropicale, de la même façon que le nagana s'est opposé dans cette région à l'acclimatement des animaux domestiques (Achard).

Certains faits sembleraient prouver que les mouches peuvent transmettre des parasites plus différenciés (ankylostomes). Alessandrini a montré que les mouches qui ont butiné les matières fécales contiennent des ankylostomes.

On a soupçonné ce rôle pour la trichine. Gerlach, ayant nourri des mouches avec des viandes trichinées, constate des trichines dans le corps de ces mouches; pour le tænia (Grassi); pour les ascaris (Stiles). Tout récemment, on semble l'avoir démontré pour la filaria loa. Le Dʳ R. T. Leiper, professeur d'helminthologie à l'École de médecine tropicale de Londres, a avisé récemment (déc. 1912), de la côte occidentale d'Afrique, de Calabar, que la métamorphose de la F. loa si répandue dans tout l'Ouest africain s'opérait dans les glandes salivaires d'un diptère brachycère de la famille des Tabanidés, appartenant au genre Chrysops. Cette découverte vient du reste confirmer l'hypothèse de P. Manson qui pense pouvoir attribuer la transmission de la F. loa aux muscidés ou tabanidés.

Si, comme adultes, les mouches peuvent servir d'agents de transport ou d'inoculation du virus; comme larves, les mouches peuvent être dangereuses par elles-mêmes. Je signalerai simplement les myases cutanées ou muqueuses (myase nasale, myase intestinale). Au Congo, il est une mouche dont les larves, existant sous les nattes des indigènes, peuvent se gorger de sang la nuit. J. Guiart a vu l'entérite chronique ne cesser qu'après l'expulsion de larves d'anthomys. Thébault a vu le parasitisme des larves de la Prophyla casei s'accompagner d'hémorragies intestinales et de fièvre typhoïde.

A l'exception du charbon parfois, des trypanosomiases toujours, les infections qui viennent d'être envisagées peuvent être transmises par les mouches suceuses et par simple contact accidentel. Celles dont il va être maintenant question sont le résultat d'une véritable inoculation par des agents d'espèces diverses, parmi lesquels les moustiques pour le paludisme, la fièvre jaune, la fièvre à pappatacci, la filariose et aussi en partie les trypanosomiases; les puces, les punaises, les poux pour la pneumonie, peut-être la fièvre récurrente, pour les leishmaniores, etc.

Moustiques. — Le rôle des moustiques est primordial. Dès 1848, Nott les accusait de transporter la fièvre jaune ; en 1884, P. Manson les considère comme les agents de transmission de la filariose ; rôle qu'en 1895, Ross, puis Grassi et Bignani leur reconnaissent vis-à-vis du paludisme. Pour observer en quelque mesure l'ordre historique, la filariose précédera dans cet exposé le paludisme, car on peut admettre que ce fut la découverte de Manson pour la filariose, qui conduisit Laveran à incriminer le moustique comme agent vecteur de l'hématozoaire.

L'étiologie de la filariose fut longtemps mystérieuse. Les embryons de filaires passant dans le sang durant la nuit, P. Manson imagina que le moustique pourrait transmettre le parasite. En 1884, il en donne la preuve expérimentale : les embryons se logent dans les fibres musculaires du moustique pour y attendre leur transformation en larves ; cette transmission ne demande pas plus de 24 heures.

Le Dr Loov, en 1900, mit ensuite en évidence les divers stades de développement : jusqu'au 17e jour, les embryons restent cantonnés dans les muscles thoraciques, ils se rassemblent ensuite dans la région antérieure du prothorax et venant s'accumuler au-dessus de l'œsophage, pénètrent dans la gaine de la trompe. Inoculées par la trompe dans la peau d'un sujet sain, les larves gagnent la lymphe où elles ne tardent pas à arriver à l'état adulte.

Ces constatations furent intéressantes en ce qu'elles démontrèrent que l'insecte n'est plus une simple lancette, mais sert au parasite pour l'achèvement de son évolution. L'homme est l'hôte définitif, le moustique l'hôte intermédiaire. Blanchard soutint ensuite l'opinion que plusieurs espèces de moustiques (le C. pipiens, ciliaris, fatigans, le stegomya calopus, etc.) peuvent piquer l'homme et charrier les parasites.

Jusque dans ces dernières années, on n'avait pu retrouver l'hématozoaire du paludisme, ni dans l'air, ni dans le sol des régions palustres. Laveran avait bien supposé, dès 1884, que l'agent spécifique devait vivre à l'état de parasite dans quelque animal ou sur quelque plante, mais ce ne fut qu'en 1894, à la suite des recherches de P. Manson sur la filiarose, qu'il émit l'hypothèse que le moustique pouvait propager le paludisme. Les recherches ultérieures devaient permettre de considérer que le paludisme est une maladie primitive du moustique, accessoirement acclimatée à l'homme. On peut se demander si ce mode de contagion est exclusif de tout autre procédé de transmission.

Il fallut attendre toutefois les recherches de R. Ross, de Grassi, pour en avoir la preuve, et cependant si ce n'est que très longtemps après la découverte de Laveran que cette vérification fut obtenue, elle eût pu, comme le fait observer Brumpt, être faite beaucoup plus tôt. On n'avait pour cela qu'à tenir compte des croyances populaires des habitants des régions palustres qui attribuaient le paludisme aux moustiques. Les paysans italiens, les nègres de l'Afrique orientale, les Gallas d'Abyssinie savaient depuis des siècles qu'il suffisait de descendre des montagnes et de coucher une nuit dans la ville ou la plaine où ces animaux abondent, pour contracter la fièvre. En Afrique orientale allemande, la fièvre est dénommée moustique (Mbou-Bunbi, Koch, Brumpt) ; de même en Abyssinie (Brumpt, Bouffard).

C'est R. Ross qui, en 1895, commence les premières recherches, mais il s'adresse au culex et durant 2 ans ses recherches sont négatives. Il fait piquer un jour un malade par certains moustiques à ailes tachées, il découvre le 20 août 1897 à la surface extérieure de l'estomac d'un moustique des granules de mélanine dans des cellules arrondies. Chargé en 1898 par le gouverneur des Indes de continuer les recherches à Calcutta où la peste existait, il ne put étudier que les hématozoaires des oiseaux, le plasmodium Danilewskyi, voisin de l'H. du paludisme et de l'hœmoproteus Danilewskyi, voisin des flagellés. Or les moustiques (C. fatigans de Wiedeman) nourris sur des moineaux et des alouettes parasités par le Pl. Danilewskyi présentent les mêmes cellules pigmentées à la surface de l'estomac, qui ne se retrouvent pas sur les mêmes insectes nourris sur des oiseaux sains. Il suit ainsi chaque jour le développement du parasite, puis fait piquer par des moustiques des oiseaux dont le sang ne renfermait pas d'hématozoaires et réussit à leur transmettre l'infection. Ainsi, il découvrait tout le cycle évolutif du plasmodium D. et cette découverte devait permettre de conclure de l'oiseau à l'homme. D'ailleurs, Grassi, dès 1896, poursuivant les mêmes études, arrivait à cette conclusion qu'en Italie la propagation du paludisme est due à *l'anopheles maculipennis*. Celli, Bignami, Bastianelli devaient confirmer cette notion et la compléter avec Grassi en suivant le développement de l'hématozoaire dans ce moustique dont la présence est constante dans les lieux infectés, et dont le nombre augmente alors que le paludisme subit des réveils.

Grassi envoya à Rome, dans le service de Bignami, des anophèles qui furent mis dans la chambre de deux malades qui avaient donné leur consentement, et le 1er novembre 1848 se produisait le premier cas d'infection paludique expérimentale par le moustique. Le 22 décembre de la même année, Grassi publiait le résultat de ses observations concernant le cycle évolutif entier de l'hématozoaire humain dans le corps du moustique. Faisant piquer ensuite un paludique par des anophèles sains, puis par ces anophèles devenus malades faisant piquer un sujet sain, il détermina également la maladie chez ce sujet sain. On pouvait croire toutefois que le moustique peut puiser dans l'eau, où vivent les lymphes et les larves, la maladie qu'il inocule à l'homme. Grassi recueillit des larves et des nymphes d'anophèles dans les lieux les plus paludiques, il les éleva dans son laboratoire durant 1 mois, fit piquer des sujets par les anophèles à peine nés de ces larves et jamais il ne provoqua le paludisme. L'anophèle est donc en Italie le seul véhicule du parasite qu'il prend en piquant un sujet malade, et qu'après développement il va inoculer à un autre individu. Fermi et Lumbau (1912) admirent également que l'anophèle ne peut transmettre l'hématozoaire à l'homme sans s'être préalablement infecté au contact d'un malade, et qu'il ne peut contracter le paludisme d'autres organismes vivants que l'homme. Cette découverte, précieuse à plus d'un chef, rendait désormais évitable l'une des maladies les plus meurtrières ; les applications prophylactiques qui en résultèrent montrent l'exactitude des conclusions scientifiques. P. Manson devait apporter l'argument décisif en donnant le paludisme à des personnes de son entourage non suspectes de paludisme.

L'étude biologique de l'anophèle donnait la clef de tous les problèmes étiologiques du paludisme. Le moustique femelle (le mâle se nourrit exclusivement du suc des fleurs), insecte crépusculaire et nocturne, abondant partout où il y a du paludisme, pique l'homme le soir. Il s'éloigne très peu de la surface du sol ; il pond au printemps dans les eaux stagnantes, il éclot en été. Le paludisme qui se rencontre dans toutes les régions intertropicales fait défaut dans ces mêmes régions à partir d'une certaine altitude à laquelle les anophèles ne se rencontrent plus, ou bien lorsque la température ambiante est trop basse pour permettre au parasite de se développer dans l'insecte. L'anophèle puise dans le sang les macro- et microgamètes de l'hématozoaire ; les formes sexuées se fécondent dans le tube digestif du moustique et les sporozoïtes passent dans les glandes salivaires ; de là dans le sang du sujet inoculé, où ils pénètrent dans les globules rouges pour recommencer leur génération asexuée (voy. J. Guiart, p. 940 et suiv.).

Dès 1821, un médecin français, Andouard, affirmait que la fièvre jaune n'est pas transmise par la literie ou le linge souillé, et, pour le prouver, il alla jusqu'à goûter des excreta provenant d'un malade atteint de vomito-negro. En 1848, Nott émet l'hypothèse du rôle du moustique, les mêmes conditions climatologiques qui régissent la dissémination du germe assurant la pullulation de l'insecte. En 1881, un médecin anglais, Finlay, considère que l'agent de la fièvre jaune est un moustique et suppose que l'immunité de certains sujets tient à une inoculation préventive par ce moustique : dans des expériences que devaient critiquer Koch et Sternberg, il vaccine avec du sang de moustique un certain nombre d'individus, entre autre une communauté religieuse et 55 vaccinées restent indemnes alors que 5 religieuses non vaccinées meurent.

Finlay se rend compte que le stegomya callopus, agent supposé de transmission de la fièvre jaune, est abondant à Cuba, centre le plus important de cette maladie ; il fait d'ailleurs piquer des personnes saines par des moustiques contaminés préalablement au contact de sujets malades et sur vingt-quatre personnes ainsi inoculées, onze contractent la fièvre jaune, une succombe. Cependant Finlay devait lutter vingt ans pour faire adopter ses idées.

Quand les Américains eurent Cuba, ils envoyèrent en 1903 une commission composée des Drs Reed, Carrol, Agramonte et Lazear pour contrôler les dires d'Andouard et de Finlay. Ils firent construire d'abord une maisonnette préservée contre les moustiques par une toile métallique. Dans la chambre intérieure où ils firent apporter des linges, de la literie souillés par des déjections de malade atteint de fièvre jaune, le Dr Cooke et deux jeunes soldats séjournèrent pendant vingt jours et en sortirent indemnes. L'expérience fut recommencée avec deux sujets qui s'habillèrent avec des vêtements de malades; puis avec d'autres personnes qui couchaient sur des serviettes imbibées du sang d'un malade atteint de fièvre jaune extrêmement grave ; dans ces deux expériences, le résultat fut nul. Des stegomya nourris sur des malades atteints de fièvre jaune avant le 4e jour (car l'expérience avait montré que le sang cesse d'être virulent après le 4e jour) furent alors mis en contact avec un sujet sain et la maladie put être inoculée 12 jours après; enfin, une attaque de fièvre jaune, produite par la piqûre du moustique, protège contre une inoculation ultérieure faite avec le sang d'un malade. Armés de ses conclusions, les Américains allaient détruire la fièvre jaune à la Havane, à Rio-de-Janeiro, à Panama. Les mêmes mesures prophylactiques appliquées à la Martinique donnaient les mêmes résultats. Le rôle du moustique s'accorde avec ce que l'on sait sur la géographie de la fièvre jaune. Les côtes basses, humides, chaudes, sont à la fois les foyers de prédilection de la fièvre jaune et de la pullulation des moustiques. Ceux-ci sont rares sur les hauteurs où la fièvre jaune ne s'observe pas. Si la fièvre jaune est fréquente dans les villes, c'est que le stegomya, contrairement à l'anophèle, affecte les lieux habités. Le moustique peut d'ailleurs transporter la fièvre jaune à longue distance. La récente épidémie de Saint-Nazaire, en 1908, relatée par Chantemesse, en est un exemple. Le paquebot *La France* part de la Martinique, où sévit la fièvre jaune, en septembre 1908; il arrive à Saint-Nazaire le 24. Quelques jours s'étant écoulés, le navire est admis à la libre pratique; le débarquement s'opère et 11 cas de fièvre jaune se déclarent. Sur le navire on trouve des stegomya.

La fièvre à pappatacci, voisine de la dengue, caractérisée par une éruption qui rappelle celle de la rougeole et qui dure trois jours, est limitée à un littoral déterminé, sévissant avec intensité sur la côte de Dalmatie et en Herzégovine. Trois médecins militaires autrichiens l'ont très judicieusement étudiée dans ces dernières années, Doerr, Franz, Taussig. Taussig établit notamment que l'agent de transmission est un très petit insecte (le phlebotomus) que les gens du peuple appellent pappatacci, et qui se trouve abondant là où la maladie sévit, inexistant dans les localités saines. Il remarqua de plus que l'infection se produit la nuit, les femelles ne suçant le sang que la nuit. Doerr fit la démonstration expérimentale de l'action de cet insecte ; il fit piquer des sujets sains et, huit jours après, la maladie était reproduite par cette inoculation. Là encore, comme pour le paludisme, le parasite doit subir son développement complet dans le phlebotome. Parallèlement, Doerr fit piquer des sujets malades par des punaises qu'il plaça ensuite sur des sujets sains, et ces expériences de contrôle furent négatives. Des cages renfermant des pappatacci infectés artificiellement furent envoyées à Vienne. Les insectes furent mis en liberté dans des chambres chauffées à 30 degrés; sur 8 personnes qui habitèrent ces chambres, 4 contractèrent la maladie. Mais, comme les pappatacci n'existaient pas dans ces régions, les cas restèrent isolés. C'est le pendant des expériences de P. Manson, inoculant la malaria à Londres avec des anophèles infectés en Italie.

Les recherches de Menella ont montré que cette infection existait en Italie sous le nom de fièvre d'été. Les travaux de Grassi ont contribué à faire connaître la structure et les mœurs des phlebotomes, que Blanchard devait signaler dans le Sud de la France où il n'est pas impossible que la maladie, dans l'avenir, puisse se développer.

Puces, punaises, pous. — Pour la plupart des cliniciens et des bactériologistes, la pneumonie se contracte par inhalation de pneumocoques exaltés dans leur virulence. Cependant, dès 1888, Galmaleia échoua dans la détermination expérimentale d'une pneumonie par inoculation intrabronchique de grandes quantités de pneumocoques chez le mouton. L'on sait d'autre part qu'on tend aujourd'hui à considérer la localisation pulmonaire comme secondaire à une septicémie initiale, l'expérience ayant montré que cette localisation peut être facilitée par le froid. On avait remarqué enfin que la pneumonie semble localisée à certaines maisons, surtout à celles où les souris, si sensibles à la pneumococcie, sont nombreuses. De là, on en vint à considérer que la pneumonie pourrait être propagée par les souris au moyen des puces : tel fut l'avis du Dr Gaiffe de Tonnay-Charente, celui du Dr Mauriac de Bordeaux, qui devait en faire la démonstration expérimentale. Il est aujourd'hui avéré que les puces peuvent transmettre l'infection pneumonique de souris à souris, et comme elles sont susceptibles de piquer l'homme, on tend à penser qu'elles sont aussi des agents de transport de la souris à l'homme et de l'homme à l'homme. On tend également à admettre que le pneumocoque pourrait pénétrer directement dans le sang par une petite plaie de la bouche et des muqueuses. L'hypothèse est possible, mais il semble qu'il serait exagéré de prétendre que cette nouvelle étiologie doive faire table rase de toutes les données classiques concernant la pneumonie par inhalation.

Les puces ont été incriminées également dans la propagation de la peste. Ogata a signalé le premier leur rôle et découvert le b. pesteux dans le corps de ces insectes. L'objection que la puce du rat, dissemblable de la puce de l'homme, est incapable de piquer ce dernier, présentée comme objection à l'idée d'Ogata du rôle inoculateur des puces, a été controuvée. Yersin a constaté également le bacille pesteux dans des puces et des punaises. Ces interprétations ne sont pas applicables de la même façon à toutes les variétés de peste. Il a été dit déjà que l'infection pesteuse répondait à deux types différents : la peste pneumonique, la peste bubonique, justiciables du même agent. La peste pneumonique la plus grave reconnaît comme agent de transmission la marmotte. Elle se rencontre durant la saison froide dans la zone tempérée où elle est endémique, et durant l'été dans la zone froide, le froid semblant augmenter la virulence du b. pesteux. La peste bubonique, ayant pour agent de transmission le rat, est endémique dans la zone subtropicale. Certains épidémiologistes admettent que de la marmotte le virus pesteux atteint l'homme par l'intermédiaire des puces qui sont également les intermédiaires entre le rat et l'homme.

Dès 1898, Simond avait noté que le point de départ de la peste semblait dépendre de la piqûre de puces et de punaises, chez lesquelles l'on retrouve le b. pesteux en abondance. Il remarqua de plus que les quartiers sales où les parasites abondent sont les plus éprouvés. Il prit des puces sur des rats malades et constata que leur intestin était rempli de b. pesteux; qu'il était facile de transmettre la peste à des rats sains en les soumettant aux piqûres de puces prises sur des rats pestiférés. Écrasant des puces prises sur des rats ou des chiens malades, il injecta le liquide ainsi obtenu à des souris, qui succombèrent. Pour Simond la puce ne transmet pas la peste par la salive comme le moustique, mais quand elle est gorgée de sang, elle vide en partie son tube digestif et dépose le plus souvent ses déjections au voisinage du point piqué; ces déjections renfermant le b. pesteux peuvent souiller les piqûres. Les expériences de Verjbilski et des médecins de la Commission anglaise des Indes ont confirmé les dires de Simond. Verjbilski a fait piquer par des puces saines des rats sur une surface préalablement rasée, il étale sur ces piqûres des cultures de peste, et les rats contractent la maladie, tandis que la culture étalée sur la peau rasée des rats témoins non piqués ne donne que des résultats négatifs. La puce semble donc bien l'agent de transmission du rat au rat, du rat à l'homme.

On a admis, mais à un moindre degré, le rôle des punaises (celles-ci n'atteignent pas le rat et ne peuvent agir que de l'homme à l'homme). Les pestiférés ne présentant des microbes dans le sang que peu d'heures avant la mort, la punaise pour s'infecter devra piquer le malade à la période agonique. Les observations de Simond, de Calmette, de Hankin, de Verjbilski, confirment que la punaise ainsi infectée peut transmettre la peste à l'homme. Il est facile de faire piquer des souris, des rats, des cobayes par des punaises, à condition de raser la peau au point où on les applique. Une punaise placée sur un animal inoculé renferme du b. pesteux dans son intestin pendant une période transitoire, quatre à cinq jours; elle devient ensuite inoffensive et pour réaliser l'infection, de l'avis de Verjbilski, plusieurs punaises sont nécessaires.

La punaise des lits, les poux de tête sont parfois des agents importants de contagion. Megnin cite le cas d'un académicien célibataire, que sa gouvernante laissait croupir dans une horrible saleté où abondaient punaises et autres parasites. Un de ses amis étant venu le voir à son lit de mort pose la main sur les draps et est piqué par des punaises; quelques jours après il a un anthrax auquel succède une septicémie mortelle.

Les punaises incriminées pour la peste, incapables, semble-t-il, de propager le charbon, ont été considérées comme susceptibles de transmettre la tuberculose, la fièvre récurrente et certaines leishmanioses.

Sans prendre partie pour la théorie de la contagiosité du cancer, H. Moreau dès 1895, étudiant le cancer de la souris, avait émis l'idée que les punaises pouvaient servir d'agents de transmission. Il plaça, dans une cage renfermant des souris saines, des punaises provenant de la cage où se trouvaient des souris cancéreuses, et quelques mois plus tard ces souris furent cancéreuses, alors que des souris saines placées dans d'autres cages restèrent saines.

Le rôle attribué par Dewèvre aux punaises dans la transmission de la tuberculose n'est pas démontré. On a incriminé le pou; on a supposé que par ses piqûres incessantes il provoquait un prurit et que le grattage favorisait l'inoculation bactérienne ; ainsi, par l'inoculation de microbes pyogènes, des adénopathies se développeraient qui sur un terrain scrofuleux pourraient devenir favorables. J. Courmont a même pensé qu'il pourrait y avoir inoculation de b. tuberculeux. Himhoff, ayant vu un bubon apparaître après la piqûre du pou du pubis, puis ultérieurement une coxalgie, pense que cet insecte peut faire pénétrer le b. tuberculeux. Les expériences de J. Courmont et de Ch. Lesieur, sur la pénétration du b. tuberculeux par la peau, justifieraient cette hypothèse qui demande confirmation.

La lèpre si favorisée par la saleté fut autrefois en raison de sa contagiosité l'objet de mesures d'isolement qui limitèrent heureusement son extension. Aujourd'hui que ces mesures ont faibli, la lèpre tend à réapparaître et à nouveau sa contagiosité est mise en discussion.

Sanders et Long, qui expérimentèrent indépendamment l'un de l'autre dans l'Afrique du sud, estiment que la lèpre peut être inoculée par les punaises. Ayant fait piquer un malade par des punaises au voisinage d'un nodule lépreux, ils retrouvent dans les punaises un bacille ayant tous les caractères du b. lépreux, bacille qui n'existe pas dans les punaises témoins. L'observation a été également rapportée, d'un indigène vivant dans un village indemne de lèpre, et présentant quelques taches de lèpre tuberculeuse à la face, qui avaient débuté quelques semaines auparavant; l'interrogation apprend que l'année précédente il a séjourné et couché chez un lépreux d'un village voisin, et qu'il fut piqué par des punaises.

Sanders fit une série d'expériences avec des mouches piqueuses, des puces, des punaises. Sur 70 mouches préalablement isolées dans un tube à essai stérile, ayant jeûné 20 jours et placées sur la peau d'un lépreux au voisinage d'une ulcération, il trouva 5 fois des b. acido-résistants; sur 80 moustiques il en décela une fois; sur 60 puces il constata 1 fois 2 bacilles, 1 fois un bacille. Par contre 20 punaises sur 75 contenaient un grand nombre de b. acido-résistants. Il place un jour des punaises sur un malade atteint d'une poussée aiguë de lèpre tuberculeuse, les retire au bout de huit heures gorgées de sang, il les replace deux semaines plus tard sur le même malade ; l'une des punaises meurt gorgée de b. pesteux.

A vrai dire l'absence d'inoculation expérimentale, pour ne pas infirmer l'inoculation possible de la lèpre par les punaises, ne permet pas de l'accepter définitivement.

Les observations et les expériences de Tictin en 1897 semblent prouver le rôle des parasites cuticoles dans la transmission de la fièvre récurrente. Le spirille d'Obermeier étant présent dans le sang, et les épidémies de fièvre récurrente s'attaquant aux miséreux vivant en dehors de toute condition hygiénique, il était naturel d'incriminer un parasite suceur de sang. Tictin constate la présence de spirilles dans des punaises ayant sucé le sang d'un mourant au moment de l'accès fébrile; le produit de broyage inoculé au singe détermina une atteinte typique de typhus avec présence de spirilles dans le sang. Il échoue toutefois avec des punaises ayant ingurgité du sang infectieux deux jours auparavant et reconnaît que pour que la punaise soit infectante il faut qu'elle passe facilement d'un individu à l'autre, circonstance qui peut se produire dans certaines agglomérations (asiles de nuit, armées en campagne).

En ces dernières années les recherches de Tictin ont été battues en brèche par Kuyhorn, Budd, Rabinovitch, Schellack. Cependant Nuttal a pu transmettre des spirilles à la souris avec des punaises qui venaient de se nourrir de sang virulent, et Mackie aurait conféré la fièvre récurrente au singe en le faisant piquer par des punaises. J. Guiart admet que la fièvre récurrente qui peut être inoculée par certains acariens peut l'être également par des ectoparasites suceurs de sang et que l'opinion de Tictin n'est pas illogique.

Mackie, en 1909, observant dans les Indes, a insisté sur le rôle du pou sans avoir pu donner cependant la maladie à des macaques piqués par des poux infectés. La proportion de spirilles dans les poux pris sur des malades fut de 11 pour 100. Manteufel a incriminé le pou du rat. Pour cet auteur, ce pou peut transmettre la récurrente européenne de rat à rat. En 1908, Sergent et Foley ont réussi a infecter un macaque de fièvre récurrente algérienne en inoculant le corps broyé d'un seul pou recueilli le jour même sur un malade; ils avaient constaté que le spirille d'Obermeier conserve longtemps sa vitalité et sa virulence dans l'intestin du pou de vêtement. L'inoculation de la fièvre récurrente européenne par la punaise de lit et la puce de vêtement expliquerait que cette maladie n'existe guère en Europe que parmi les populations misérables de l'Irlande, de la Russie, de la Turquie et dans les quartiers les plus malpropres.

Pour Nicolle, Comte et Conseil le pou du corps serait l'agent de transmission du typhus pétéchial dont le virus est inconnu. L'expérience courageuse de Matchukowski qui, en 1900, s'inocule le sang d'un malade, et 18 jours après présente un typhus exanthématique très grave, est venue confirmer l'inoculabilité de cette infection. Dans deux expériences chez l'homme, faites par Yersin et Vassal en Indo-Chine, la durée d'inoculation fut de 14 à 21 jours.

Les premières expériences positives chez les animaux furent tentées en 1909 à l'Institut Pasteur de Tunis par Ch. Nicolle, Comte et Conseil.

Ils inoculèrent le typhus à un chimpanzé en se servant du sang recueilli chez l'homme au 3e jour de l'infection. Avec le virus de ce chimpanzé ils purent transmettre la maladie à toute une série de bonnets chinois, mais le virus subit une atténuation. L'incubation varia de 22 à 40 jours. Tout récemment, H. T. Ricketts confirmait ces expériences en montrant que le typhus mexicain (tabardillo) se transmet à des singes au moyen de poux de vêtements infectés sur des malades; il n'obtint aucun résultat avec les puces et les punaises.

Depuis longtemps, le rôle de la malpropreté, propice à la pédiculose, a été incriminé dans le développement du typhus pétéchial, maladie des dépôts de mendicité et des prisons, parfois des armées en campagne. Les expériences de Ch. Nicolle et de ses collaborateurs ont confirmé l'hypothèse de Netter.

Sans parler des acariens psoriques, les acariens sont également intéressants comme agents d'inoculation, notamment les tiques et les argas.

Borrel a même pensé que le demodex pouvait être un agent de transmission de la lèpre et du cancer.

En 1888, Babès (Bucharest) décrit, sous le nom d'hémoglobinurie du bœuf, une maladie du bétail, qui sévit dans la vallée du Danube, et qui est caractérisée par de la fièvre et l'émission d'une urine sanglante. Dans les globules du sang des animaux malades, il trouve des microbes caractéristiques, arrondis ou piriformes, réunis deux par deux. L'année suivante, le parasite est retrouvé aux États-Unis sur les bœufs atteints de fièvre du Texas. Smith et Kilborne publièrent un travail magistral sur la fièvre du Texas et l'inoculation du parasite par les tiques. En 1900, Lignières décèle les parasites sur les bœufs de la République Argentine atteints de tristeza; grâce à ces différents travaux, cette maladie est aujourd'hui bien connue.

Les petits parasites piriformes que l'on trouve dans les globules rouges sont connus sous le nom de piroplasmes. Ces piroplasmes sont transmis de l'animal malade aux animaux sains par une tique, cette tique suce le sang de bœufs infectés, elle tombe, pond des œufs une semaine au moins après sa chute et meurt. Les larves, qui éclosent 20 à 45 jours après, se transportent sur de nouveaux bœufs et les infectent. Le parasite a donc été transmis héréditairement d'une génération de tiques à la suivante, et la maladie peut être inoculée par les jeunes tiques issues d'une mère infectée (Smith et Kilborne, Hunt, Koch).

Chez le chien, chez le cheval, le mouton, on a découvert une affection semblable dont l'agent de transmission serait également la tique. Il n'y a donc rien d'étonnant à ce qu'elle puisse se rencontrer chez l'homme.

Dans ces dernières années on a décrit, dans les Montagnes Rocheuses, sous le nom de *fièvre pourprée*, une maladie humaine caractérisée par de la fièvre, des frissons, une éruption de couleur violacée, au cours de laquelle on trouverait des piroplasmes très voisins de celui du bœuf : ici encore une tique serait l'agent de transmission (Dermacentor occiden-

Au Japon, il existe, sous le nom de fièvre fluviale ou schimamushi, une maladie ressemblant à la précédente, qui se produit en été le long de certaines rivières pendant la récolte du chanvre. Son parasite est inconnu, mais elle passe pour être inoculée par un petit acarien très voisin de notre rouget, dont il ne diffère que par ses poils barbelés, c'est le kedani ou akamushi, forme larvaire du Trombidium akamushi.

Si, pour la fièvre récurrente, le rôle des punaises et des poux, tout en étant possible, n'est pas établi de façon incontestable, il n'en va pas de même du rôle des argas. Patrick Manson avait fait intervenir les argas dans la propagation du typhus récurrent : les recherches expérimentales de Dutton, de Todd, de Koch, montrent que la fièvre récurrente du centre africain, plus généralement connue sous le nom de tick fever, a pour agent de transmission un ixodidé voisin des argas. Ce parasite pullule dans les cases des indigènes et surtout dans les habitations situées sur la route des caravanes. Piquant l'homme infecté, la tique se gorge de sang et de spirochètes, ceux-ci persistent dans le tube digestif, après quoi ils passent dans les divers organes des acariens, en particulier dans les ovaires (d'où la possibilité d'une transmission héréditaire, comme pour la piroplasmose).

Quand la tique infectée vient piquer un individu sain, elle lui transmet à son tour la maladie, comme le fait a été démontré chez le singe. Toutefois, pour que le singe soit inoculé, il faut qu'il soit piqué par un grand nombre de tiques (environ une centaine, Koch). Il est hors de conteste que, dans les régions où la tick fever est endémique, les tiques sont abondantes et infectées dans la proportion de 50 pour 100.

Les rats et souris peuvent aussi être des réservoirs de virus qu'ils pourront céder aux tiques.

Il est probable que la fièvre récurrente en Perse est inoculée par un argas. Le Dr Tholozan avait attiré autrefois l'attention sur un acarien (l'Argas persicus), plus connu sous le nom de punaise de Miarech, localité particulièrement infestée. On avait remarqué que la piqûre, inoffensive pour l'indigène, était grave pour l'Européen ; que la première piqûre était vaccinante. Megnin crut devoir s'inscrire en faux contre cette opinion parce que, s'étant fait piquer par un argas venu de Perse, il n'avait rien eu. Or, cet argas n'était pas l'Argas persicus, et il semble bien que ce dernier joue un rôle pathogène.

Marchoux et Salimbeni ont d'ailleurs démontré qu'au Brésil les poules sont sujettes à une sorte de fièvre récurrente due au Spirochete gallinensis, inoculé par un argas minutus qui n'est en réalité que l'argas persicus. Inoculant la spirillose aviaire, il peut donc inoculer la spirillose humaine. Récemment, E. Marchoux et L. Couvy[1] ont montré, à propos de la spirillose des poules, que tous les organes de l'argas sont envahis par les parasites, que le liquide salivaire sert de véhicule à l'infection, que les œufs d'argas peuvent renfermer des spirochètes, et que, selon

(1) E. Marchoux et L. Couvy, *Annales de l'Institut Pasteur*, 1913.

le nombre de ceux-ci, l'injection de pulpe d'argas est immunisante ou infectante.

Le rôle des poux a semblé également évident pour des infections relevant de parasites élevés. Depuis 1909 on connaît, au Brésil, une affection caractérisée par l'insuffisance des glandes à sécrétion interne, plus particulièrement de la thyroïde ; cette thyroïdite parasitaire s'observe chez les jeunes enfants. En même temps que Chazes découvrait cette maladie, il établissait qu'elle était due à l'inoculation d'un trypanosome très abondant dans les maisons de la classe pauvre. Ce t. Cruzi vit dans le sang des malades, il se multiplie très activement dans le tube digestif de l'insecte, comme l'hématozoaire chez l'anophèle. Brumpt a montré que le t. Cruzi peut se développer aussi dans le tube digestif de la punaise et de l'argas, mais il n'a pu démontrer que ces parasites soient capables de l'inoculer à l'homme.

Les rats de différents pays sont fréquemment infectés par un trypanosome vivant dans leur sang (t. Lewisi). En 1905, Provazek a trouvé ce parasite dans le pou du rat, et Minchin et Thomson ont montré que la transmission se fait par une puce.

Rabinowitsch, Kempner avaient les premiers incriminé les puces et les poux du rat. Minchin et Thomson, ayant fait l'élevage de puces pour en avoir un grand nombre, ont montré que la puce contaminée devenait infectante 6 à 7 jours après avoir été contaminée et le restait environ durant 1 mois et demi.

Le bouton d'Orient et le Kala-azar relèvent, le premier du leishmania furonculosa, le second du l. Donovania. Il est aussi une troisième variété de Kala-azar, dite infantile, dont le parasite est le l. infantum : ces parasites sont connus depuis 1904. Rogers put, à cette époque, les cultiver dans le sang citraté, et montrer que les leishmania ne sont que les formes endoglobulaires des trypanosomes.

L'agent de transmission qui semble devoir être un insecte est encore problématique. Donovan a incriminé à Madras le conorhinus rubiofasciatus, dont la piqûre est nocturne. En 1911, Carter, avec un parasite voisin, a pu infecter un insecte (punaise des bois) qui n'attaque l'homme qu'accidentellement ; il retrouva le même parasite chez l'insecte et dans le sang citraté. En 1906, Rogers estime que les formes flagellées trouvent dans l'estomac des punaises le milieu acide et la température (22°) qui leur sont nécessaires ; il dit avoir obtenu ces formes flagellées en mélangeant la pulpe de rate qui renfermait des corpuscules de l. avec le contenu stomacal de punaises. Patton a observé également le développement de formes flagellées dans les punaises. Bien que les indigènes de tous les pays où l'infection existe incriminent les punaises dans la propagation du bouton d'Orient, des preuves nouvelles sont nécessaires.

Le Kala-azar infantile particulier au chien et à l'enfant (Ch. Nicolle) serait, pour Basile (Italie, 1911), inoculé à l'enfant et aux chiens par des puces, et, de fait, Nicolle retrouva le parasite dans le tube digestif de puces infectées sur des chiens agonisants et avec ces parasites infectés put inoculer la maladie à des chiens. San-Giorgi est arrivé aux mêmes résultats. Le chien étant le réceptacle, la puce de cet animal est l'agent intermédiaire. Rogers, Patton ont considéré que le Kala-azar indien serait transmis par une punaise.

B) **Cestodes.** — Le rôle des helminthes a été déjà signalé dans la propagation de certaines infections d'origine tellurique (charbon). J. Guiart a émis l'opinion que certains vers de l'intestin peuvent servir d'agents d'inoculation.

Depuis les recherches de Léger et de Brumpt, on sait que les sangsues peuvent inoculer l'hématozoaire des poissons et des batraciens. Charleton a émis l'opinion que l'anémie provenant de certains parasites suceurs intestinaux relèverait de l'état de sub-infection sanguine incessante due au bacterium coli, passant à travers l'intestin à la faveur des altérations muqueuses. On a signalé la fréquence des perforations de l'intestin chez les typhiques porteurs d'ascarides, ascarides capables de perforer la paroi et d'irriter la séreuse péritonéale en favorisant une véritable injection intra-péritonéale de bactéries du contenu intestinal.

Ces inoculations de microbes sont possibles soit par des érosions, soit par la fixation du nématode sur la paroi. J. Guiart, en 1904; di Vestea, en 1911, ont insisté sur le rôle favorisant des traumatismes provoqués par les grands parasites à l'égard des infections à prédominance ou à localisation intestinale (fièvre typhoïde, dysenterie, choléra, tuberculose, appendicite).

2º **Animaux de grande espèce.**

Leur rôle comme réservoirs de maladies microbiennes ou parasitaires. — Maladies communes à l'homme et aux animaux. — Dangers des animaux domestiques.

Les animaux plus élevés en organisation peuvent être des réservoirs de maladies microbiennes ou parasitaires transmissibles indirectement ou directement à l'homme; leur influence comme agents directs tend à se réduire de plus en plus dans les épidémies, si l'on excepte bien entendu l'importance de la transmission à distance, le rôle des insectes.

Certaines maladies sont communes à l'homme et aux animaux domestiques ou sauvages. L'histoire des infections pouvant sévir sur les êtres qui nous entourent explique dans bien des cas comment l'homme peut être contaminé et devenir, à son tour, une source de contagion. L'étiologie du charbon, de la morve, de la rage et, jusqu'à un certain point, de la tuberculose ne peut se comprendre que si l'on envisage ces maladies dans la série des êtres. Mais à côté de ces maladies transmissibles il en est qui ne semblent frapper qu'une espèce et qui relèvent d'agents pathogènes ne trouvant pas chez les autres un terrain favorable à leur développement.

La présence des rats et souris peut expliquer des épidémies de diverse nature (peste), ou des maladies isolées contractées par un contact professionnel ou habituel (teigne, gale). Le chien, comme il vient d'être dit, peut être le porteur et le transmetteur du germe de la splénomégalie infantile et du parasite du kyste hydatique.

Chez presque tous les mammifères le b. commun du côlon peut provoquer des infections variées dans leur physionomie clinique.

C'est un microbe voisin du coli-bacille qui détermine la psittacose, maladie des perroquets, transmissible surtout aux personnes qui s'occupent des perroquets ou les nourrissent, et susceptible de provoquer de véritables épidémies de bronchopneumonie mortelle.

La mélitococcie se montre spontanément chez la brebis, le mulet et l'âne et ces épizooties peuvent réaliser des épidémies humaines.

Le mécanisme de la contagion est très variable : morsure ou dépôt de virus sur la peau (rage); manipulation des animaux malades ou des cadavres; inoculations de gangrène gazeuse, de tétanos, de morve, de charbon.

La fièvre aphteuse se transmet par le lait, elle peut se transmettre aussi par contact direct.

Laissant de côté le horse-pox transmissible aux bovidés et à l'homme, il est une série de maladies varioliformes animales, dont quelques-unes ont pu accidentellement atteindre l'homme, comme la clavelée (Schmidt, Pourquier, Bosc). La scarlatine d'origine bovine (Klein) pourrait se transmettre à l'homme, et il a été dit que le lait semblait être un agent de cette transmission.

Parmi les maladies communes à l'homme et aux animaux, les plus importantes sont le charbon, la morve, la rage, la mélitococcie et la tuberculose. Nombre de points relatifs à ces maladies ont été déjà exposés.

Chez les animaux non vaccinés préventivement, le charbon se généralise rapidement, et la mort est presque fatale. Chez l'homme contagionné directement ou indirectement par l'animal il s'agit le plus souvent d'une lésion locale. La réceptivité des animaux est variable : les herbivores, les rongeurs, sont plus sensibles (le mouton surtout, si souvent atteint de « sang de rate »); les carnassiers sont très résistants; les oiseaux sont réfractaires. Mais, dans l'espèce ovine, la réceptivité varie selon les contrées; alors que le mouton de France est très sensible, le mouton algérien est naturellement immun (Chauveau). En certains pays, notamment en Russie, les chevaux ne sont pas épargnés. Les herbivores sauvages : chevreuils, daims, cerfs, sont parfois atteints.

Les ovidés, les bovidés contractent spontanément, comme l'homme, la maladie; ils se contaminent le plus souvent par le tube digestif. Dans le sol où ont été enfouis des cadavres d'animaux charbonneux les spores ramenées à la surface du sol contaminent les herbes. Ces herbes piquantes ou coupantes, ou les corps durs mêlés aux fourrages, sont pour les animaux de véritables agents d'inoculation.

La morve, maladie des équidés, à laquelle l'âne et le mulet semblent plus sensibles que le cheval, peut être contractée par la brebis, la chèvre, le mouton, alors que les bovidés y sont complètement réfractaires. Le chien, le porc sont assez résistants ; au contraire, les chats, les petits rongeurs (cobayes, souris), sont réceptifs.

La transmission de la morve signalée par Osiander en 1785, Delabère, Blain en 1803, Hameau en 1811, devait être définitivement démontrée par Elliotson en 1833 ; Rayer en 1837. L'usage de la malléine, qui a permis de dépister les formes frustes, tend à faire diminuer cette maladie.

La rage humaine provient de la rage des animaux, elle ne prend pas spontanément comme on le croyait autrefois, mais à la suite de morsures, de léchages, d'égratignures d'un animal rabique. Plus la blessure est profonde, plus elle a lieu sur des parties découvertes, plus elle est dangereuse. Toutes les races de chiens y sont prédisposées, mais plus encore les chiens errants. Le chat, le loup, le renard, le chacal, la hyène sont très réceptifs, de même, parmi les herbivores, le cheval, l'âne, le mouton, le bœuf, la chèvre. Pour Gibier, les gallinacés peuvent la contracter, mais en guérissent. Cette infection, presque inconnue en Angleterre, en Suède, presque complètement disparue en Allemagne, diminue notablement en France.

Le virus rabique siège dans la salive. Dès 1819 Gruner et le comte de Salm, puis Magendie et Breschet, inoculant la salive d'un homme atteint de rage à des chiens, virent l'un d'eux devenir enragé. Hertwig démontra la virulence de la salive parotidienne. Nocard et Roux établirent que la salive est virulente trois jours avant l'apparition des symptômes initiaux. Localisé dans le système nerveux, particulièrement dans le bulbe, le virus filtrant de la rage serait un protozoaire d'après les recherches récentes de Noguchi[1], confirmatives des constatations de Negri.

Le tétanos, maladie des équidés comme la morve, est plus fréquent dans les pays tropicaux où il survient communément à la suite des opérations pratiquées sur ces animaux. Il se transmet à l'homme directement ou indirectement. Les herbivores qui renferment le bacille de Nicolaïer dans leur intestin peuvent disséminer les spores tétaniques avec leurs excréments (Sanchez Toledo et Veillon). Nous avons vu également que les blessures ou plaies anfractueuses formées de tissus contus ou mortifiés, souillés de terre et de poussières, sont, par excellence, les plaies tétanigènes. La présence du bacille tétanique à la surface du sol où il vit en symbiose avec le bacille de la gangrène gazeuse explique le rôle du sol comme agent de transmission indirecte.

Le rouget du porc est également transmissible à l'homme chez qui il revêt les mêmes caractères que chez le porc. La maladie a été surtout constatée chez les vétérinaires qui s'infectent pendant la vaccination.

Le virus filtrant de la fièvre aphteuse peut se transmettre à l'homme comme l'avaient établi les recherches d'Adami (1695), Steinlin (1705),

[1] Noguchi, *Presse médicale*, septembre 1913.

Michel Sagar (1765-1765). Bertarelli, en 1908, a donné la preuve expérimentale de cette transmission en reportant sur les bovidés la maladie
aphteuse de l'homme. Mais on a pensé récemment que le rat, ce redoutable agent de propagation, pouvait servir à la transmission de la fièvre
aphteuse qui a causé, dans les troupeaux de nos provinces, en ces dernières années, des ravages considérables. Cette maladie, surtout animale,
mais aussi humaine, est essentiellement polymorphe. Le Dr Loir a trouvé
que le rat noir qui existait seul jadis en Normandie a été peu à peu
remplacé et décimé par le surmulot, beaucoup plus fort et féroce (rats
des navires et des ports). Au moment de la crue de 1910, le surmulot
aurait envahi les campagnes normandes en remontant les petits affluents
de la Seine et, à la suite de cette invasion, la fièvre aphteuse aurait
étendu ses ravages; sa marche étant parallèle à celle du rongeur. Déjà
en Danemark, il y a longtemps, le professeur Bang, de Copenhague,
accusait le rat d'être le véhicule de la fièvre aphteuse.

En 1906, à l'occasion d'une épidémie de suette miliaire dans les Cha-
rentes, Chantemesse, Marchoux, Haury ont supposé que les campagnols
(rats des champs) jouaient un rôle actif d'intermédiaires. La région avait
été ravagée deux ans auparavant par les rats, et il a semblé que les
endroits où se voyaient le plus de cas de suette miliaire étaient aussi
ceux les plus envahis par les rats. On ignore, à vrai dire, et rien n'a été
spécifié sur ce sujet, si le campagnol devient malade ou s'il peut, tout
en restant sain, transporter la maladie.

Si l'action du rat dans la suette miliaire et dans la fièvre aphteuse ne
repose pas sur des preuves définitives, il n'en va pas de même pour la
peste. Son rôle est ici considérable et justifierait à lui seul l'action coor-
donnée de tous les hygiénistes pour sa destruction. C'est assurément
dans cette maladie que cet animal essentiellement dangereux de par son
effroyable pullulation, que cet hôte de toutes les contrées et de tous les
ports de mer, qui habite de façon constante toutes les cales de navires
marchands, est le plus redoutable. Sans doute il n'encourt, comme on l'a
dit, qu'une culpabilité à deux degrés. La puce agent transmetteur ne
possède le bacille pesteux que pour l'avoir pris au rat sur lequel elle vit
en parasite; directement ou indirectement, c'est le rat qui transmet la
peste.

Si le rat est par excellence l'agent disséminateur, il n'est pas le seul. Il
n'est pas notamment le seul qui soit sensible au virus pesteux; les cobayes,
les singes sont très sensibles; le singe l'est particulièrement à l'inhalation pesteuse expérimentale. Cette inhalation, qui ne confère pas facilement au cobaye la peste pneumonique, lui confère la septicémie pesteuse. Le chien est plus résistant.

Le tarbagan, marmotte du lac Baïkal, est après le rat l'agent de contagion le plus puissant. Comme le rat, le tarbagan vivant en liberté
est atteint d'une forme chronique de peste; il est d'ailleurs très sensible à l'inhalation expérimentale. C'est Simond (1898) qui, envoyé à
Bombay par l'institut Pasteur, découvrit chez le rat une forme chro-

nique de peste que les recherches ultérieures de Gauthier, de Calmette, de Raybaud, de Salimbeni devaient confirmer.

Le spermophile, variété de rongeur qui pullule dans l'Oural et dans la région d'Astrakan, pourrait d'après Schurupoff[1] servir à propager la peste qui sévit dans ces régions.

Ed. Dujardin-Beaumetz et E. Mosny[2] ont publié des recherches intéressantes tendant à expliquer la survivance possible des foyers endémiques, tels que ceux de la Mongolie et de la région d'Astrakan où cet animal vit librement. Ces auteurs montrent expérimentalement que l'évolution du virus pesteux est très lente chez la marmotte en hibernation soit parce que le virus se conserve sans pulluler chez cet animal refroidi, soit parce qu'il se cultive lentement à basse température dans un milieu organique inerte et sans défense; alors que la marmotte éveillée se comporte comme un animal très sensible à l'égard du virus pesteux.

Peste pneumonique et peste bubonique relevant du même agent pathogène diffèrent en raison, pourrait-on dire, des conditions qui régissent leur contagiosité.

De la peste pneumonique, endémique dans les régions froides, forme la plus grave, l'agent de transmission est la marmotte : le germe se transmet par l'atmosphère, ou est inoculé par la puce de la marmotte. De la peste bubonique, endémique dans la zone subtropicale, l'agent de transmission est le rat, dont les anciens (Égyptiens, Hébreux, Romains) avaient soupçonné déjà le rôle; la contagion se fait ici par la puce du rat.

Le rat et la souris semblent être les intermédiaires entre la marmotte des montagnes et l'homme. La peste endémique des marmottes gagne les rats des plaines de l'Himalaya. Dès que les rats sont atteints pour avoir dévoré un cadavre de marmotte pesteuse ou un rat pesteux, ils viennent mourir dans les habitations et les habitants renseignés sur cette maladie des rats s'enfuient épouvantés, et successivement de village en village la peste peut gagner les villes, les ports de mer; la peste bubonique semblant suivre plutôt la voie de mer, la peste pneumonique, la voie de terre.

Les derniers travaux bactériologiques ont appris que les affections pseudo-membraneuses peuvent être produites par les microbes les plus divers, de telle sorte que chez l'homme, à côté de la diphtérie à b. de Löffler, il est des affections objectivement similaires qui relèvent d'autres parasites. Chez les animaux, les agents responsables des affections pseudo-membraneuses sont également multiples; on ne semble point y avoir décelé le b. de Löffler. Maints auteurs ont soutenu l'identité de la diphtérie aviaire et de la diphtérie humaine et ont cité des cas de contagion réciproque; aucune des observations publiées n'autorise sem-

[1] Schurupoff, *Cent. f. Bakt.,* LXV, 245-257 ; 1912.
[2] Ed. Dujardin-Beaumetz et E. Mosny, *Comptes rendus de l'Académie des Sciences,* CCV, 329; 22 juillet 1912.

blable affirmation. D'après Guérin, la diphtérie aviaire serait une pasteurellose. Mais, pour d'autres bactériologistes, sous le nom de diphtérie aviaire on confond plusieurs infections dont une serait la vraie. On a signalé des fermes où une épidémie de diphtérie survenue chez les habitants coïncidait avec une épizootie de diphtérie aviaire. Si l'expérimentation a démontré qu'on peut inoculer le b. de Löffler à certains animaux, aucune observation n'établit nettement sa transmissibilité dans les conditions habituelles de vie. On tend aujourd'hui à considérer que les diphtéries des oiseaux, des bovidés, de l'homme relèvent de germes différents. On a cependant supposé que la diphtérie pouvait être transmise par des chats et des chiens.

L'histoire des fièvres éruptives prête à des considérations intéressantes de pathologie comparée. Si la rougeole et la scarlatine semblent spéciales à l'homme, elles sont transmissibles à certains singes. Les expériences récentes de Cantacuzène, de Levaditi et de Landsteiner relatives à la scarlatine témoignent que le streptocoque ne peut être mis en cause.

C'est surtout à propos des maladies varioliformes que les discussions subsistent.

Relativement à la vaccine, maladie commune à l'homme et aux animaux — transmissible de l'animal à l'homme, — il n'est de discussion qu'au sujet de ses rapports avec la variole humaine. Deux courants existent, entre lesquels l'opposition est encore absolue. Si les travaux d'Eternod, d'Haccius, de Fischer, de Voigt, etc. plaident en faveur de l'unicité de ces deux maladies, la doctrine dualiste de Chauveau, affirmée par Pourquier, J. Renoy et Dupuy, vient de recevoir une confirmation nouvelle des expériences de Kelsch, de P. Teissier, de Camus, Tanon et Duvoir.

Les autres maladies varioliques sont encore considérées comme distinctes ; et à côté de la variole humaine, inoculable aux animaux, de la variole équine et bovine, inoculable à l'homme et à certains animaux, se placent : la variole porcine inoculable à l'homme et à la chèvre (Gerlach); la clavelée, spéciale aux ovidés mais qui, transmissible au bœuf, au cheval et au porc, serait pour Schmitt également transmissible à l'homme ; la variole de la chèvre relativement exceptionnelle, et la maladie des jeunes chiens, qui, rangée autrefois par Lignières parmi les pasteurelloses, semble répondre, d'après les observations de Curie et Vallé, à un virus filtrant.

La mélitococcie (dite aussi fièvre méditerranéenne ou fièvre de Malte) due au m. melitensis de Bruce, infection fréquente de la chèvre, plus rare chez le mouton et les grands herbivores, peut s'observer chez le chat, le chien, la poule et le canard. Elle se transmet à l'homme par contact direct — plutôt, comme il a été dit, par l'ingestion de lait ou de ses dérivés virulents. — Autrefois limitée au littoral méditerranéen, elle se répand dans différentes régions par suite, semble-t-il, de l'importation de chèvres d'origine maltaise. Elle est une des maladies infectieuses

dont l'augmentation en ces dernières années a été la plus évidente.
Kennedy, Horrochs, Zammit l'ont étudiée à Malte sur les chèvres ; Wurtz,
Danlos, Tanon, Aubert, Cantaloube, Dubois, etc., en France. Dans le
Gard, où elle a été l'objet de recherches nombreuses de la part de l'École
de Montpellier, on a pu relever en une seule année 500 cas.

La tuberculose est la plus importante des maladies communes à
l'homme et aux animaux. Elle sévit sur presque tous les vertébrés.
Exceptionnelle chez le cheval, possible, quoiqu'on en ait dit, chez le chat
et le singe, elle est fréquente chez les oiseaux, la poule, le faisan, la
perdrix. Loin de décroître comme la plupart des infections, elle semble
chaque jour faire plus de victimes.

La contagion directe de l'homme sain par les animaux malades ne
peut plus faire de doute.

De même que chez l'homme, dans toutes les espèces animales l'infection peut s'opérer par voie respiratoire ou digestive. L'inoculation directe,
exceptionnelle chez l'homme (on en a cité des exemples à la suite de
piqûres anatomiques ou de l'opération de la circoncision ; Tschernikoz
a rapporté l'observation d'une femme qui se contamina en nettoyant le
crachoir d'un phtisique), serait exceptionnelle chez l'animal. A l'appui
de l'inoculation directe possible de l'animal à l'homme, Pfeiffer a publié
l'observation d'un vétérinaire de Weimar qui, s'étant blessé en autop-
siant une vache phtisique, présenta six mois après un tubercule cutané
et mourut 2 ans et demi après de tuberculose pulmonaire ; Tscherning,
Ponfick ont rapporté des cas analogues.

La tuberculose des bovidés, cause de contamination si importante pour
l'homme, exceptionnelle chez les animaux jeunes, varie de fréquence
selon la race et le milieu ; elle est rare dans les contrées polaires.

Tuberculose bovine et tuberculose humaine semblent malgré l'opinion
contraire ne présenter aucune différence spécifique. Roger et Cadiot,
Courmont, Dor, Arloing proclament leur identité. Nocard, Arloing,
Schottelius, Wolff, etc., ont obtenu la transmission de la tuberculose
humaine à l'espèce bovine. Le même germe produit la tuberculose chez
tous les animaux ou du moins chez les mammifères et les oiseaux. J'ai
déjà insisté suffisamment sur ces divers points.

Dans une communication récente, le Professeur Cadiot a attiré de
nouveau l'attention sur la tuberculose des carnivores domestiques, et
son inoculation possible par un contact plus ou moins direct à l'homme.
Depuis plus de vingt ans, il a enseigné que le chien et le chat vivant dans
l'intimité de l'homme peuvent, au contact d'un tuberculeux, contracter
la maladie dont ils seront ensuite de puissants agents de diffusion. Il a
rappelé notamment que la tuberculose du chien, souvent discrète et
méconnue, est relativement fréquente. Le Professeur Petit a relevé à
Alfort une proportion de 6 chiens tuberculeux sur 100, et Cadiot considère
que depuis 1909 cette proportion s'est élevée à 9 pour 100.

Dans les pseudo-tuberculoses, dans les mycoses, telles que l'aspergillose fréquente chez le pigeon, l'actinomycose fréquente chez les

bovidés, la sporotrichose qui a été signalée chez le rat, le mulet, le chien, la contagion directe de l'animal à l'homme est plus exceptionnelle que la contagion indirecte.

Par contre, la plupart des tricophyties passent d'une espèce animale à l'autre et sont transmissibles à l'homme; le favus peut se transmettre du chien, du chat, etc., à l'homme.

Tous ces faits témoignent suffisamment du rôle des animaux de grande espèce dans la transmission de maladies dues à des parasites végétaux ou animaux.

Il est des microbes animaux, protozoaires, flagellés, dont l'importance est devenue ces derniers temps considérable et pour lesquels les animaux domestiques ou sauvages sont de véritables réservoirs; mais dans les maladies qu'ils déterminent la contagion se fait le plus souvent à deux degrés, un parasite de petite espèce étant le plus souvent l'intermédiaire obligé entre l'animal malade et l'homme.

L'animal peut fournir encore un habitat à des parasites plus élevés, et les dangers de viandes trichinées ou ladriques ont été déjà signalés. L'ankylostome qui pénètre à l'état larvaire par la peau chez l'homme peut également se servir de cette voie chez l'animal : le fait a été vérifié chez le chien.

Si d'une façon générale dans la vie courante la transmission se fait de l'animal à l'homme, celui-ci peut cependant transmettre à l'animal un certain nombre de maladies contagieuses. Sans parler de la méthode expérimentale qui a permis d'inoculer à l'animal un grand nombre d'infections humaines et ainsi de jeter quelque lumière sur les points obscurs de la pathologie microbienne et qui, dans ces dernières années, en raison des opérations sur les singes anthropoïdes a permis d'étendre singulièrement le champ des maladies inoculables à l'animal (syphilis, virus inconnus de la rougeole, de la scarlatine, de la poliomyélite, du typhus pétéchial), il est quelques exemples de transmission spontanée de maladies humaines à l'animal. On a cité des cas de lèpre chez des chats, des perroquets vivant dans des léproseries; on a même dit que dans les contrées où la maladie est très répandue, les poissons sont atteints de nodosités lépreuses qui déforment la tête. On a cité des cas de peste décimant les rats des maisons d'individus pesteux.

Les épidémies de grippe ont appelé l'attention sur la transmissibilité de cette maladie à l'animal. Olivier a cité des cas de contagion du chat. Sysley a soutenu que les épidémies humaines coexistent avec les épidémies équines. A vrai dire, si le cheval et d'autres animaux sont sujets à des affections saisonnières ayant un caractère laryngo-trachéal, grippal, la transmission de la grippe humaine aux espèces animales reste à démontrer. L'influenza du cheval diffère de notre influenza.

Bertarelli a donné des preuves expérimentales de la transmission de la fièvre aptheuse des bovidés à l'homme en reportant (1908) sur les bovidés la fièvre aphteuse de l'homme.

Le paludisme, infection humaine, se transmet au moustique.

Quant à la tuberculose, les faits de transmission de l'homme à l'animal sont hors de tout conteste. Bollinger, Nocard, Chelchowsky, Durieux, etc., ont cité des expériences de contamination de l'animal par l'expectoration de l'homme. Nous venons de montrer que la tuberculose du chien, relativement commune, est souvent d'origine humaine, et, si la tuberculose du perroquet peut se transmettre à l'homme, la tuberculose de l'homme peut se transmettre au perroquet (Roger).

8° **L'Homme agent de propagation.**

A) Hétéro-infection. — B) Hérédo-contagion. — C) Auto-infection.

Importance du rôle de l'homme comme agent de contagion indirecte et directe. — Les porteurs de germes; leur influence dans le développement des endémies ou des épidémies. — Rôle de l'hérédité dans la transmission des infections aiguës ou chroniques, modalités de cette hérédité (infection *ab ovo*, infection *in utero*). — Fréquence et importance de l'auto-infection.

A) **Hétéro-infection**. — La contagion directe de l'homme à l'homme est, de tous les modes de dissémination des infections, le plus fréquent. Si l'organisme animal contribue à polluer les grands milieux qui ont fait l'objet des paragraphes précédents, la part de l'homme, dans cette pollution, est encore plus considérable. La plupart des contaminations par l'air, le sol ou l'eau, ne sont que des modalités indirectes de contagion d'homme à homme; ces milieux souillés par les nuisances servent seulement de véhicule, et il en va ainsi souvent des insectes eux-mêmes. L'organisme humain est, parmi tous les foyers de conservation et de prolifération microbiennes, le plus puissant; il réalise selon l'expression de Hameau un des lieux les plus actifs de reviviscence des virus. Les virus, pour ce savant observateur, ne peuvent aller bien loin exercer leurs ravages, s'ils n'ont à de courtes distances l'occasion de se renouveler. Il a observé que la variole si éminemment contagieuse se perdait entièrement lorsqu'elle s'introduisait dans une famille des Landes habitant le désert, c'est-à-dire n'ayant des voisins qu'à plusieurs lieues.

Agent de contage indirect par ses excreta, l'homme peut être un agent de contagion directe. La contagion indirecte, subordonnée à la fragilité ou à la résistance du germe, s'exerce par toutes les matières transmissibles qui ont été déjà étudiées (pus, crachats, particules de salive, squames, matières fécales desséchées), et qui permettent d'expliquer pourquoi les germes ne sont nulle part ailleurs plus répandus qu'au voisinage de l'homme. Le mode de contagion directe, à mesure que les conditions de développement des maladies épidémiques sont mieux connues, tend à réduire le rôle de la transmission à distance. Le contact septique agit plus sur le développement des bronchopneumonies dans une salle de rougeoleux que la transmission par l'air.

La contagion directe d'homme à homme peut s'exercer pour toutes les maladies dites contagieuses (variole, scarlatine, rougeole, diphtérie, grippe, tuberculose) par contact médiat ou immédiat, ce dernier représentant le prototype de la contagion proprement dite.

Le contact médiat n'exclut pas la contagion directe. Les germes se propagent à faibles distances par l'intermédiaire de particules liquides ou solides; les f. éruptives, la f. typhoïde, les oreillons sont des types de cette forme de contagion dont il a été déjà parlé. Ainsi peut s'expliquer la présence de b. tuberculeux dans les premières voies respiratoires de sujets approchant des tuberculeux capables de projeter des gouttelettes bacillifères. Mais pour la plupart de ces maladies, le contact peut être immédiat et il en est de même pour certaines maladies comme le charbon, la morve, qui sont le plus souvent l'objet d'une transmission indirecte.

Verneuil et Fernet ont considéré que la tuberculose génitale pouvait être le résultat d'une inoculation directe. L'actinomycose, la rage peut-être (bien qu'il n'existe aucune observation probante de rage humaine provenant de la morsure d'un homme enragé) ont été considérées comme pouvant être inoculées directement de l'homme à l'homme.

Pour un certain nombre de maladies la transmission de l'homme malade à l'homme sain est seulement assurée par une inoculation à travers un épithélium intact ou préalablement altéré. Ce type de contagion essentiellement direct est celui des maladies vénériennes; la syphilis, la gonococcie, le chancre mou s'inoculent de muqueuse à muqueuse. Il est bien vrai, et le fait a été signalé, que ce contact immédiat n'est pas nécessaire, que le virus peut être déposé sur des objets qui serviront à la transmission, mais en toute hypothèse il s'agit là de virus peu diffusibles ne pullulant pas hors de l'organisme, incapables de se propager par l'air ou par l'eau. On a fait toutefois des exceptions pour le gonocoque qui, protégé par le pus desséché, pourrait être entraîné par l'air et expliquer les épidémies d'ophtalmie purulente qui, en quelques heures, se développent dans une salle d'hôpital.

Il convient d'envisager ces deux modalités de contagion dans un certain nombre d'infections, mais, d'ores et déjà, il importe de mettre en lumière que le contact médiat ou immédiat peut non seulement s'opérer de l'homme sain à l'homme malade, mais aussi de l'homme sain à l'homme sain soit que le sujet serve de véhicule tout en restant indemne, soit que convalescent d'une maladie contagieuse ou provenant d'un milieu épidémique il représente un de ces porteurs de germes dont Förster et ses élèves ont montré toute l'importance.

Le microbe pathogène peut, en effet, se rencontrer en temps d'épidémie chez des sujets qui restent sains et ces bacillifères sont un danger de propagation d'autant plus grand que leur bonne apparence n'éveille aucun soupçon. Straus a signalé la présence du b. tuberculeux dans les premières voies respiratoires de sujets sains mais vivant en contact avec des tuberculeux. Il en est de même pour le b. diphtérique, le b. typhique, le vibrion cholérique. Dans ces deux dernières maladies surtout, le porteur de germes a été et est considéré comme une source de danger si grande que des mesures ont été demandées contre lui. Ces mesures pour s'inspirer des motifs d'une logique indiscutable risquaient d'aboutir à un ostracisme prophylactique excessif, si certains épidémiologistes, Kelsch plus spécialement, n'avaient montré les difficultés de leur application, leur impossibilité même à l'égard de porteurs chroniques de germes, dont l'existence a été mise récemment hors de tout conteste.

Il y a plus encore, car à côté de ces modalités d'hétéro-infection l'homme est pour lui-même une source de contagion incessante et peut par auto-infection être victime d'un germe qui vit sur lui.

Les maladies éruptives forment des exemples précis des divers modes de contagion directe.

Pour la rougeole, cette contagion n'est pas douteuse; un sujet réceptif en contact pendant quelques minutes avec un rougeoleux est obligatoirement contaminé. Le seul fait d'approcher un rougeoleux sans le toucher suffit à assurer la contagion; d'où l'on a conclu que l'air était le vecteur du virus. En réalité la contagion s'opère par les gouttelettes de salive ou de mucus naso-bronchique émanées du malade parlant, toussant, éternuant. Les inoculations déjà anciennes et positives de Monro et Loocke au xviiie siècle, de Mayer en 1860, celles de Goldberger, etc., nous ont démontré la présence du virus dans le catarrhe oculo-nasal, la salive. L'observation et l'expérimentation ont établi la contagiosité de la rougeole avant toute éruption. Le virus en est peu diffusible, la zone dangereuse en dehors de la zone de contact est la zone de projection salivaire (3 à 4 mètres, admet-on !); il se détruit vite, 2 à 3 heures suffisent pour que le virus meure hors de l'organisme. Tout cela explique la rareté de transmission de la maladie par les sujets sains, bien que médecins, infirmiers aient pû être parfois des agents propagateurs.

La contagiosité de la rougeole est éphémère, elle semble disparaître 5 ou 6 jours après l'apparition de l'exanthème. On a cité il est vrai des exceptions à cette règle. On a rapporté des exemples de convalescents de rougeole contagionnant des personnes saines 15 et même 30 jours après le début de leur maladie, fait à vrai dire exceptionnel et s'observant plutôt à l'hôpital. Peut-être s'agit-il là, comme je le crois et l'ai montré pour la scarlatine, de rougeoleux devenant des agents de contagion pour avoir été mis en contact, la veille de leur sortie de l'hôpital par exemple, avec un malade rentrant en pleine période d'activité contagieuse.

Le virus de la scarlatine est plus résistant et plus diffusible que celui de la rougeole, comme en témoigne le délai de 40 jours d'isolement fixé par le conseil d'hygiène. Sans entrer dans la discussion de la nécessité d'un pareil délai, il semble évident que la contamination peut se produire encore après et, cependant, le plus souvent, la durée peut en être abrégée sans danger pour le malade et la collectivité. Depuis plusieurs années que je suis chargé de l'hôpital des maladies contagieuses, j'ai observé pour la scarlatine que le fait d'assurer au malade une balnéation précoce, répétée et à certains moments antiseptique, permet d'obtenir une désinfection réelle du scarlatineux avant le délai de 40 jours. Mais j'ai par ailleurs acquis cette conviction que le scarlatineux ainsi traité, guéri et non contagieux par lui-même, peut le redevenir d'une façon transitoire si, comme cela se voit à l'hôpital, il a été la veille de sa sortie le voisin de lit d'un malade récemment entré et se trouvant au début de la scarlatine.

La scarlatine offre des exemples nombreux de contagion directe : contagion de famille, petites épidémies d'hôpitaux, de localités à la suite de l'arrivée d'un scarlatineux. On a incriminé avant tout les squames et l'opinion de Lemoine a été déjà signalée concernant le rôle de l'angine dans la contagiosité de la scarlatine; ainsi s'explique la contamination s'opérant par des individus atteints de scarlatine fruste, d'une simple angine. Les squames d'ailleurs peuvent être souillées de salive, celles provenant de la peau, de la face, du cou, des mains contaminées sont aptes à transmettre la maladie, d'où la conclusion pratique de ne laisser reprendre ses occupations à un scarlatineux que lorsqu'on a veillé à la désinfection de sa peau et de ses muqueuses.

Le virus varioleux qui se rapproche par sa grande résistance du virus scarlatineux diffuse peu. La maladie procède en général par petits foyers locaux, l'origine du foyer étant réalisée par un malade qui peut ignorer sa maladie. Le rôle des varioles méconnues est considérable dans la propagation des épidémies de variole. La contagion peut s'exercer par une personne saine. Les observations qui relatent la fréquence de cas de variole autour des hôpitaux où cette maladie est soignée, établissent le rôle des infirmières malpropres n'ayant pas pris les mesures de précaution nécessaires. A l'hôpital Claude-Bernard l'isolement est rigoureux et les mesures de désinfection empêchent la contagion de la variole dans les pavillons voisins ou entre les chambres d'isolement. Mais une faute de technique réalisée par le personnel en contact avec les malades peut dans l'hôpital ou hors l'hôpital réaliser facilement la contagion. Le rôle de l'air, admis autrefois pour expliquer ces faits et réduit aujourd'hui par la notion de la contagion directe, ne peut cependant être écarté quand on envisage, comme dans nos expériences avec Kelsch, la diffusibilité possible du virus vaccinal.

Le b. d'Eberth plus ou moins résistant dans les milieux ambiants est surtout résistant dans les fèces où, d'après les recherches de Lévy et de Kayser, il peut survivre plusieurs mois. L'homme malade ou le porteur de germes se trouve à l'origine de toute épidémie ou endémie typhique.

Cette contagion directe fut admise dès le début du xixe siècle (Louis, Gendrin, Piévache). On signalait alors les épidémies familiales ou rurales, les importations d'un village dans un autre, les cas de contagion hospitalière. Puis, de 1856 à 1875 sous l'inspiration de Budd, surtout de Brouardel, etc, ce contage fut considéré comme se transmettant par l'eau surtout ou par les linges ou les vêtements souillés. Depuis quelques années, un certain nombre de recherches ont établi la possibilité de la présence du b. d'Eberth dans l'intestin en dehors de toute fièvre typhoïde. Remlinger signala notamment la présence du b. d'Eberth dans les selles des sujets sains; plusieurs auteurs allemands contredirent les faits, mais ces divergences allaient trouver leur explication dans des travaux plus récents. Le b. d'Eberth ne se retrouve en réalité que chez les sujets ayant approché ou soigné des typhiques et chez les anciens typhiques. Sur 482 convalescents, Klinge trouva 63 bacillifères dont 8 après la sixième semaine. Il y a donc là, comme l'affirme Kayser, une source importante de contagion d'autant que, dans la bile et les voies biliaires de convalescents typhiques, Dupré et Dauriac, Ehret et Stolz, Brion et Kayser ont montré que le b. typhique pouvait persister et se retrouver après plusieurs années. Ce microbisme latent secondaire explique les cas de lithiase biliaire ou de cholécystite tardive post-typhique et témoigne non seulement du rôle du b. d'Eberth dans la lithiase biliaire, mais du rôle joué par les voies biliaires comme réservoir d'infection prolongée. Il est en effet non seulement des porteurs temporaires de bacilles, il en est également de durables pouvant conserver pendant des mois, des années après leur guérison des b. d'Eberth (Lazarus, Conradi, Drigalsky, Jurgens, Forster); il peut exister même des porteurs chroniques de b. d'Eberth. D'après Lentz, Kayser, Klinge la proportion en serait de 2 à 4 pour 100. Les statistiques allemandes acceptent que des sujets sains en contact avec des typhiques peuvent être porteurs de b. typhiques dans la proportion de 1 pour 100.

Porteurs temporaires, durables ou chroniques peuvent être une source d'infection active et continue. L'exemple suivant rapporté par Kayser en est le témoignage. En février, mars et avril 1905, cinq personnes habitant un même quartier de Strasbourg sont atteintes de fièvre typhoïde. Toutes avaient consommé le lait d'une ferme dans laquelle un laitier fut reconnu porteur de b. d'Eberth. En juin, juillet, août de nouvelles atteintes se déclarèrent dans d'autres quartiers chez des sujets se fournissant à la même ferme. Il a été souvent signalé (et le fait est important) que les porteurs chroniques qui se trouvent à l'origine des cas se succédant dans une maison, un pensionnat ou des écoles, sont des cuisiniers ou des cuisinières qui de leurs mains souillées contaminent les aliments qu'ils sont appelés à préparer.

On a rapporté des faits de réapparition possible de b. d'Eberth dans les urines ou les fèces des convalescents de fièvre typhoïde ; après un ou deux examens d'excréments négatifs, le b. d'Eberth est constaté à nouveau, d'où la nécessité, avant de rendre la liberté aux porteurs de germes, de plusieurs examens bactériologiques (Schumacher)[1].

Si donc, le mode d'infection hydrique est le plus fréquent quand il s'agit d'une épidémie brutale frappant plusieurs personnes à la fois, il est des cas, — particulièrement ceux où la maladie se développe

[1] Schumacher, *Centr. für Bakt.*, LXVI, 481-583; 1910.

lentement, progressivement, à la suite de l'arrivée d'un malade ou d'un convalescent, — où la dissémination fait tache d'huile, où il n'y a pas à proprement parler explosion épidémique, et où la contagion interhumaine est en cause. Sans doute, sur ces fonds d'endémicité pourront se greffer des épisodes épidémiques dont l'origine sera variable.

Tout ce qui vient d'être dit pour la fièvre typhoïde peut s'appliquer aux infections paratyphoïdes.

Pour le typhus récurrent dont la contagion indirecte est hors de conteste, la contagion directe est possible; l'apparition fréquente de la maladie chez des gens en contact avec des malades, la fréquence des épidémies de maisons, l'importation de la maladie dans des localités jusque-là respectées, à la suite de l'arrivée d'un malade, en sont les témoignages.

La contagion directe du typhus exanthématique repose sur les mêmes faits d'observation. Dans un hôpital ce sont les malades voisins de lits, ou les infirmiers, les médecins qui sont le plus atteints. Dans l'épidémie fameuse de 1893-1894, sur 1000 malades, plus de 100 furent parmi le personnel médical. Dans cette épidémie, Netter a montré que les vagabonds, au cours de leurs pérégrinations, furent les agents principaux de transmission du fléau, transporté de Bretagne au Havre par les bateaux de Morlaix. Riffé, observant dans le service du Pr Roger, a exposé dans sa thèse que les malades atteints de typhus exanthématique soignés à l'hôpital d'Aubervilliers fréquentaient exclusivement deux hôtels meublés où d'ailleurs se trouvaient réunies toutes les conditions d'encombrement, de malpropreté, de misère. Il semble que des sujets sains, dans certaines épidémies, aient pu semer la contagion, après avoir été préalablement en rapport avec des sujets malades. Kelsch pense que le virus du typhus exanthématique peut résider normalement dans les cavités naturelles de l'homme, et, sous certaines conditions, récupérer sa virulence. Les faits de Matchukowsky, les recherches déjà signalées de Ch. Nicolle, Conte et Conseil, montrent le rôle intermédiaire du pou; ceux qui viennent d'être analysés, contrairement à l'opinion d'Hildebrand, établissent que l'encombrement, la misère, causes prédisposantes, ne peuvent créer de toutes pièces ni le typhus exanthématique, ni d'autres infections.

L'extrême contagiosité de la grippe est de toute évidence. On a vu l'influenza se développer, dans une localité indemne, après l'arrivée d'un grippé; la rapidité de développement d'une épidémie suit la rapidité des moyens de transport. En Angleterre, on était depuis longtemps convaincu de la contagiosité directe de la grippe, parce qu'on la voyait se développer sur les vaisseaux lorsque les équipages avaient communiqué avec les habitants de la terre ferme. Cullen cite un fait des plus caractéristiques : à quinze ou vingt lieues des côtes d'Écosse est une petite île habitée par des familles pauvres n'ayant de rapports avec les autres pays que par la visite du receveur des rentes une fois l'an. Ce receveur arrive un jour avec plusieurs de ses employés atteints de grippe légère.

Ces derniers la communiquent aux insulaires dès le lendemain de leur arrivée. En 1889, un habitant de Montbéliard, de passage à Paris, reste une grande partie de la journée dans une infirmerie où étaient soignés des grippés, il rentre bien portant à Montbéliard où la grippe n'avait encore touché personne ; atteint dès son retour, il communique la grippe à onze personnes de son entourage et l'épidémie se développa ainsi à Montbéliard. Les collectivités isolées, cloîtres, prisons, couvents, gardiens de phares jouissent d'une réelle immunité. Sur 400 gardiens de phares Parsons note que 8 seulement furent atteints pour avoir été exposés à la contagion.

Malgré le développement rapide, et en apparence spontané de la dengue, maladie qui d'après Suquet et de Brun tend à s'implanter sur la rive septentrionale de la Méditérranée, la transmission peut se faire par importation. Les cas d'épidémies de familles, de maisons témoignent en faveur du rôle de la contagion directe.

Si la contagion indirecte des oreillons est possible, la transmission directe par des particules de salive, ou par contact immédiat, s'appuie sur les épidémies d'école, de pensionnat à la suite de l'arrivée d'un oreillard, sur les cas d'atteintes successives dans une famille, dans une maison. Il en est de même pour la coqueluche.

La diphtérie, endémique dans les grandes villes où elle subit des recrudescences épidémiques, se déclare dans les campagnes sous forme d'épidémies dont l'origne tient à l'arrivée de gens malades. A côté de faits exceptionnels comme celui de Guersant, d'un enfant marchant pieds nus sur une fausse membrane et s'infectant, à côté des cas d'infection du sein par le nourrisson, des cas si fréquents d'infection chez les médecins et les infirmiers, se rangent tous les faits prouvant l'importance du rôle joué par les porteurs de germes, sains, ou convalescents d'une atteinte antérieure. Le b. diphtérique, fragile au dehors de l'organisme, peut survivre longtemps sur les muqueuses de sujets préalablement contaminés. Cette survie est telle qu'elle ne permet pas souvent, comme j'ai pu m'en rendre compte, de juger du moment opportun où il conviendra de faire cesser l'isolement d'un enfant guéri d'une angine diphtérique. Simonin a signalé le fait intéressant de la reprise de la diphtérie dans les troupes montées au moment des exercices de manège.

La méningite cérébro-spinale s'affirme habituellement par des épidémies limitées, parfois denses sans doute, surtout particulièrement tenaces. C'est ainsi qu'elle a pu sévir 7 ans à Bayonne sur certains régiments, 5 ans à Versailles, 11 ans à Philadelphie. Le développement se fait en tache d'huile, la propagation se réalisant de personne à personne, au voisin de lit par exemple dans les casernes. Ici encore les porteurs de germes sont des agents puissants de transmission. Wickman a établi que les sujets sains pouvaient jouer le rôle d'intermédiaires. Albrecht et Ghon, v. Lingelsheim, Kolle et Wasserman, Kielsche ont constaté la présence du méningocoque dans le rhino-pharynx de sujets malades ou sains; des inoculations au singe avec le mucus pharyngé ont été positives. Le danger de cette pharyngite intiale est assurément plus grand que celui que peuvent réaliser le linge, les vêtements, la literie ou plus particulièrement les mouchoirs, dont le rôle limité tient à la fragilité extrême du virus. L'importation dans les pays indemnes, la multiplicité des cas antérieurs dans une même famille, dans une caserne témoigne en faveur de l'extension par contacts interhumains; la voie respiratoire paraissant la voie d'infection la plus probable.

La transmissibilité de la mélitococcie de la chèvre à l'homme est la règle; la contagion de l'homme à l'homme est possible. Bruce en 1887, après avoir obtenu des inoculations positives sur le singe et la chèvre, a montré que le m. melitensis peut se trouver dans le sang, la rate, les urines de l'homme comme des animaux atteints. Le germe peut se conserver plusieurs semaines dans les excréta, les vêtements, sur le sol, et l'on a vu le danger du lait, de l'urine pouvant les véhiculer. Mais sa survie est encore plus grande chez les convalescents de mélitococcie ou chez les sujets porteurs d'une forme fruste ou avortée de la maladie. L'influence des porteurs de germe dans la diffusion de la mélitococcie dont l'infection se fait par voie respiratoire et digestive repose sur des faits indéniables. Shaw (1892) examine le sang de 525 ouvriers, dans des docks de Malte et trouve 76 fois une séro-réaction de Wright positive. Sur ces 76 sujets 22 sont examinés bactériologiquement, dix sont trouvés porteurs du m. melitensis dans le sang et les urines. Au pénitencier d'Alghero, il observe une épidémie de mélitococcie : toutes les précautions concernant l'eau, le lait, les aliments, la désinfection des objets ayant appartenu aux malades sont rigoureusement prises et pourtant l'infection poursuit son cours; sur 20 prisonniers bien portants examinés au point de vue de la séro-réaction, quatre donnent une réaction positive à 1 pour 500, et tous les quatre furent ultérieurement atteints de mélitococcie.

Il est fréquent de rencontrer plusieurs cas de fièvre jaune dans une même famille, dans une même maison, il n'est pas rare de voir des médecins atteints; l'importation par des sujets malades, ou par des navires ayant des sujets malades est d'observation habituelle. La fièvre jaune est inoculable, l'injection à un sujet sain et non immunisé du sang d'un malade prélevé le premier et le deuxième jour de l'infection provoque chez lui une fièvre jaune typique débutant 4 ou 5 jours après l'inoculation. Le sang d'un malade filtré à travers une bougie Berkefeld et inoculé à l'homme lui donne la fièvre jaune. Le rôle du moustique si clairement démontré aujourd'hui annihile la contagion indirecte par les locaux, les linges ou les objets souillés mais n'exclut pas la possibilité de la contagion directe interhumaine.

Les agents indirects de la peste, le rôle de la misère, de la malpropreté, de la famine, ont été déjà évoqués; le pestiféré peut cependant être directement contagieux par ses bubons; il peut l'être, s'il est atteint de septicémie pesteuse, par ses fèces et ses urines; s'il est atteint de pneumonie pesteuse, il l'est surtout par ses crachats, où Gotschild a montré que la virulence peut subsister encore 48 jours après la convalescence. Le b. de Yersin a été constaté dans tous les excréta, notamment dans les matières fécales quand il y a des troubles intestinaux (Wilm). Fragile dans l'atmosphère (la lumière solaire le tue en 1 heure, Kitasato), il offre sa plus grande résistance sur l'organisme vivant, et cela explique que la peste, directement contagieuse à la période d'état, le soit encore à la période de convalescence. Yersin place dans une même cage plusieurs souris, les unes inoculées, les autres saines; les premières succombent, les secondes sont également atteintes et meurent.

Les travaux de la mission américaine à Moukden en 1912, assurés par R. P. Strong, Oscar Teague, M. H. Barbe, B. C. Crowell ([1]), ont montré que les particules de salive qui fourmillent de bacilles projetées par le malade toussant et parlant contaminent l'atmosphère, et que contre cette poussière humide virulente, les masques et les œillères sans donner une protection absolue ont cependant une réelle efficacité. L'air de l'hôpital pesteux où il observaient était, disaient-ils, transformé en une véritable suspension de germes vivants et virulents.

Klodnitzky ([2]) montre que la peste pulmonaire peut se propager par la bouche. Chez certaines peuplades de Mandchourie (les Kirghizes), les coutumes religieuses exigent que tout sujet qui vient de succomber soit enseveli après avoir été lavé par la famille. Tous les assistants se partagent ensuite les vêtements du mort et prennent place sans autre précaution au banquet. Schurupoff ([3]) montre que les cadavres de pestiférés peuvent contenir des b. pesteux vivants et virulents pendant un an (d'où la nécessité de les incinérer). Dans la dernière épidémie de Mandchourie, de nombreux cas ont été déterminés par les cadavres pesteux.

En dehors des causes de propagation indirecte, la contagion du choléra résulte fréquemment du transport de virus par les malades atteints de formes frustes ou larvées, ou par les convalescents chez qui le b. d'après les faits observés peut survivre 17 jours, 57 jours et plus, après la disparition de tous symptômes, parfois également par des sujets sains dans l'intestin desquels Kaulich a pu prouver sa présence.

Les faits d'importation par un malade ou un convalescent dans des locaux encore indemnes, d'épidémies autochtones; les observations de choléra chez le personnel médical justifient suffisament le rôle du contact immédiat. Il est facile le plus souvent de suivre les cas de choléra qui se développent à la faveur des communications. Le pouvoir de dissémination appartient surtout, bien entendu, aux matières fécales où survit le vibrion cholérique. Il peut appartenir aux cadavres où Losener a montré que le b. peut survivre 30 jours. Dans un rapport très circonstancié sur les résultats de l'examen systématique des fèces de voyageurs provenant des pays infectés, Crendiropoulo, à Alexandrie, examine du 17 août 1911 au 31 janvier 1912, les passagers et les équipages de

([1]) B. C. CROWELL, *Phil. Journal of Sc. B. trop. med.*, VII, 131-270 ; 1912.
([2]) KLODNITZKY, *Cent. für Bakt*, LXVI, 40, 59 ; 1912.
([3]) SCHURUPOFF, *Cent. f. Bakt*, LXV, 225-242 ; 1912.

-297 bateaux. Le total des selles qui furent l'objet d'une étude bactériolo-gique a été de 34 461, dont 14553 pour l'équipage, 19 908 pour les passagers. Le pourcentage des porteurs de vibrions a été de 0,07 pour 1000, le vibrion étant plus rare sur les passagers de première classe. A une exception près, les vibrions agglutinants ont été constatés chez des voyageurs provenant de pays infectés alors que l'épidémie battait son plein.

Le b. de la dysenterie, découvert par Chantemesse et Widal en 1884, retrouvé ultérieurement par Shiga, Kruse, Flexner, Vaillard et Dopter, siège dans le gros intestin et peut être véhiculé par les matières fécales. Les fèces sont en effet la cause de ces épidémies qui, parfois très denses, frappent un régiment, un village, un pays. En Suède, de 1855 à 1860, on a compté 71 050 cas, dont 20 000 décès. Le bacille dans l'intestin d'un sujet préalablement atteint de dysenterie, peut persister plusieurs mois après la convalescence; en dehors de l'organisme il serait protégé par le mucus desséché. L'homme porteur de b. dysentérique, malade ou non, devient ainsi par ses fèces un foyer important de dissémination. Le personnel médical est fréquemment atteint; Fouquet a montré qu'en Bretagne les personnes les plus atteintes sont celles qui donnent les soins au malade. Vaillard et Dopter ont pu inoculer la dysenterie bacillaire au chien et au lapin.

Si la dysenterie amibienne, endémique, régnant en permanence là ou elle sévit, subissant seulement quelques recrudescences en été, peut être opposée en quelque mesure à la dysenterie bacillaire qui procède souvent par explosion épidémique, elle est cependant comme celle-ci l'objet d'une contagiosité directe qui, pour être moins marquée, n'en est pas moins réelle. On a montré (Dopter, Lemoine) que des sujets qui n'avaient jamais quitté le sol français, avaient contracté l'affection au contact de dysentériques avérés, rapatriés des colonies; on a montré également que l'on pouvait, par l'injection intra-rectale au jeune chat, de l'enta-moeba histolitica, déterminer une dysenterie en tous points comparable à la dysenterie humaine et que l'inoculation était négative avec les selles chauffées à 45° ou filtrées. On a montré enfin que l'amibe peut persister de longs mois chez des sujets convalescents et guéris et peut même se rencontrer chez certains malades qui paraissent atteints de diarrhée banale et qui sont, à vrai dire, atteints de dysenterie amibienne fruste comme en témoigne la présence du germe spécifique.

La contagion directe peut, semble-t-il, être incriminée également dans la propagation de la lèpre; elle exige toutefois une cohabitation prolon-gée. Les enfants peuvent devenir lépreux de leurs parents; la transmission entre conjoints n'est pas une rareté. Aux îles Sandwich, la lèpre ne s'est installée qu'après l'arrivée d'un lépreux chinois; en Nouvelle-Calédonie, on a pu tracer la marche de l'épidémie d'individu à individu. En 1852, Benson signale qu'un Irlandais devenu lépreux aux Indes occidentales, rentrant en Irlande, habite et couche avec son frère, qui devient lépreux. Les missionnaires, les infirmiers, les médecins payent leur tribut à cette maladie. Cette contagion d'homme à homme peut être assurée par le b. lépreux des lésions ouvertes. Marchoux a été plus loin, il s'est demandé s'il n'y avait pas des porteurs de b. sans stigmates lépreux; les germes restant dans les ganglions et ne se généralisant chez certains individus qu'à la faveur d'une infection secondaire ou d'une déchéance organique. Sur cinq personnes vivant au service de lépreux, Lebœuf, qui enquête en Nouvelle-Calédonie sur la lèpre, en trouva un qui portait des b. de Hansen dans ses ganglions. Cette constatation fut faite par piqûre; le sujet avait, il est vrai, une hypertrophie du nerf cubital, mais dans aucun des cas dans lesquels ce stigmate existait, il n'avait trouvé jusque-là de bacilles par les procédés d'examen usuels. Marchoux est d'avis que par suite des relations de plus en plus fréquentes entre la Métropole et les colonies, un nombre croissant de nationaux pourront rapporter la lèpre de leur pays d'origine, et il montre avec raison que la lutte sera moins facile contre cette nouvelle invasion parce que l'internement obligatoire ne sera ni accepté ni acceptable.

Pour les infections parasitaires elles-mêmes, la contagion interhumaine, quoique plus exceptionnelle, est encore possible. Si le tænia solium adulte vit dans l'intestin de l'homme, dont les anneaux expulsés laissent échapper les œufs qui doivent se développer dans le porc, l'infestation est possible de l'homme à l'homme par les mains souillées.

On a signalé que l'ankylostome pouvait exister dans l'intestin de sujets sains, qui ne présentent aucun signe d'ankylostomiase, et peuvent ainsi le semer autour d'eux. Ici encore, les cas frustes sont des raisons puissantes de contagion.

B) **Hérédo-contagion.** — Parmi les modes de contagion interhumaine doit prendre place la transmission héréditaire. A ce titre et malgré que l'hérédité ait été dans le premier volume de cet ouvrage l'objet d'une étude particulière, il convient de redire ici la part que l'hérédité prend dans l'étiologie des maladies infectieuses, d'insister sur le rôle de l'hérédo-contagion. Ce rôle, réduit à mesure que l'on a su mieux dépister les origines de propagation infectieuse chez l'enfant ou le nouveau-né, reste hors de conteste. -

Les maladies infectieuses qui interviennent du début à la fin de la vie peuvent atteindre le nouvel être dès son origine.

Le fœtus n'est pas à l'abri de l'infection des générateurs, il peut à travers le placenta recevoir les germes qui ont déterminé la maladie maternelle. Si, dans les conditions les plus habituelles, il est à sa naissance pour ainsi dire aseptique, en réalité cet état d'intégrité idéale est inconstant par le fait même des étroites communications qui dès les premières périodes du développement existent entre la circulation du produit et de l'un de ses générateurs.

Une question doit se poser toutefois dès le début: celle de savoir si les maladies infectieuses sont, à proprement parler, héréditaires ou congénitales.

L'infection *ab ovo* est distincte de l'infection *in utero* assurée par le passage à travers le placenta normal ou altéré des germes et de leurs poisons. André Sanson (1893) insiste avec raison sur cette distinction des phénomènes héréditaires d'avec ceux qui sont le résultat de la contamination du fœtus par la mère après fécondation. On ne doit pas parler de variole, de charbon, d'érysipèle héréditaires à propos d'enfants ou de petits animaux naissant atteints de ces maladies puisque les germes pathogènes ou leurs toxines ont été transportés par voie placentaire de la mère au fœtus. La syphilis contractée par la mère après la conception et infectant le fœtus doit être différenciée de la syphilis vraiment héréditaire qui résulte de la fusion d'un ovule ou d'un spermatozoïde déjà syphilisé ou de la fécondation d'un ovule sain par un spermatozoïde syphilisé.

Ortte (1894) rappelle les recherches de Friedman qui, après avoir introduit dans l'utérus d'une lapine saine du sperme de lapin sain mélangé de b. tuberculeux, put retrouver ultérieurement dans les organes des embryons nés de cette fécondation artificielle le b. tuberculeux. Il s'agit là d'une tuberculose acquise dont l'agent a été véhiculé mais non légué par le spermatozoïde.

Pour Ortte comme pour Sanson et bien d'autres observateurs, les maladies infectieuses dites héréditaires ne sont à proprement parler que des maladies congénitales, acquises par l'embryon à une époque plus ou moins rapprochée de sa conception. Et, en définitive, les faits cliniques comme les faits expérimentaux témoignent que la transmission à la cellule originelle d'un germe spécifique, qui à une époque plus ou moins reculée reproduit la maladie initiale, est fort rare. On conçoit en effet difficilement que cette cellule chargée du germe virulent puisse subir une incarnation conceptionnelle et se développer normalement.

La transmission ovulaire mise en évidence pour les ovipares, démontrée par les recherches de Pasteur sur la pébrine, est difficile à vérifier pour les vivipares. Pour ce qui est de la transmission directe par l'élément générateur mâle, des observations très exceptionnelles en démontreraient la réalité pour la syphilis, plus peut-être que pour la tuberculose.

Dans l'étiologie héréditaire des infections, l'hérédité de germe est assurément plus rare que l'hérédité de terrain, cette dernière, non spécifique, s'affirmant, soit par un affaiblissement général, soit par des tares ou des troubles dystrophiques. L'importance de ces troubles dystrophiques est en matière de tuberculose, de syphilis et même de lèpre (les cagots sont un type dégénéré de lépreux) considérable, on a pu les reproduire expérimentalement, sans rien ajouter, d'ailleurs, aux enseignements incessants de la clinique humaine.

S'il existedes infections héréditaires *ab ovo*, la première question est de savoir si le germe pathogène est transmis en nature de l'ascendant au descendant. Pasteur nous a donné par ses études sur les maladies des vers à soie deux exemples pour ainsi dire opposés, la pébrine transmettant directement la maladie maternelle (hérédité de germe par transmission ovulaire), la flacherie ne transmettant que la prédisposition à la maladie, l'hérédité de terrain. Il convient également de distinguer, suivant le développement de l'être, deux périodes : la période embryonnaire, la période fœtale.

Chez l'embryon il n'est pas d'organe en fonction, la vie ne se traduit que par des actes de développement, l'état morbide est représenté par la monstruosité. L'influence du germe infectieux sur la cellule originelle peut aboutir à l'échec de la conception, à la formation d'un embryon incomplet, monstrueux, non viable. Chez le fœtus les organes ont commencé à fonctionner, les actions morbides sont représentées par des troubles fonctionnels ou des lésions et les maladies du fœtus sont assimilables dans leurs grandes lignes à celles de l'enfant.

Le rôle de l'infection dès la période embryonnaire s'affirme par une série de faits cliniques et expérimentaux. Les expériences de Ch. Féré, en 1894, concernant les actions microbiennes sur l'œuf de poule, ont permis de procréer des embryons monstrueux.

Sur des organismes inférieurs des inoculations bactériennes ont réalisé des anomalies de segmentation similaires de celles observées par Hertwig avec les sels de quinine. Charrin et Gley, par des injections de toxine pyocyanique, diphtérique, de tuberculine, ont obtenu la morti-natalité, le nanisme, le rachitisme. Charrin a montré que les enfants issus de femmes, infectées plus particulièrement dans les derniers mois de la grossesse, de tubercules, d'oreillons, de grippe, de diphtérie et d'érysipèle avaient un poids et une croissance moindres, présentaient même des modifications dans la composition chimique de leurs humeurs. Les malformations fréquentes dans les familles de phtisiques ou de syphilitiques sont également la preuve que l'évolution du nouvel être peut être troublée dès son début par la présence dans l'organisme maternel, c'est-à-dire dans le milieu où vit l'œuf, de germes ou de poisons ; ce qui permet de concevoir qu'une infection puisse être héréditaire *ab ovo* sans que le parasite ait pénétré par l'ovule ou le spermatozoïde.

Le mode le plus habituel de l'hérédo-contagion et d'ailleurs celui qui nous intéresse le plus en l'espèce, est l'infection utéro-placentaire dont la syphilis est le prototype. Syphilis, tuberculose, variole, oreillons, fièvre typhoïde sont, chez le fœtus comme chez l'enfant, maladies transmissibles.

On a discuté pour savoir si les microbes traversaient le placenta normal ou seulement le placenta lésé, surtout à partir du moment où Malvoz en eut signalé les lésions hémorragiques. Ces discussions se sont poursuivies notamment à propos de la bactéridie charbonneuse, dont certains mettaient en doute la traversée placentaire et dont les recherches d'Arloing, de Straus et de Chamberland devaient affirmer et la réalité et la fréquence. Cette traversée placentaire est sans doute inconstante, le placenta restant un bon moyen de protection ; la loi de Brauell-Davaine sur l'arrêt par le filtre placentaire représente la règle. Des causes complexes peuvent faciliter cette traversée ; il est certain que le passage dans l'espèce humaine ne s'effectue surtout que si l'infection maternelle est intensive, bien qu'on ait signalé en pathologie humaine et animale des faits où des infections septico-pyohémiques ont atteint le fœtus sans que la mère fût manifestement malade.

Sans admettre avec Malvoz que la bactérie n'infecte le fœtus que lorsque le placenta est altéré (les recherches de Sabrazès et de Chamberland ont montré que le streptocoque peut traverser le placenta intact du lapin), la lésion placentaire facilite la traversée microbienne. La variabilité de texture du placenta peut d'ailleurs intervenir; on a dit que le placenta des rongeurs était plus perméable à la fin de la gestation, que le contraire se voit chez les ruminants et que pour la femme le moment propice se tient dans une phase intermédiaire. La preuve de la traversée placentaire a été fournie cliniquement et expérimentalement pour nombre de microbes. En dehors du charbon, du microbe du choléra des poules (Arloing, Cornevin et Thomas), Netter, Foy, Ufreduzzu, Ortman ont vérifié le fait pour le pneumocoque; Lœffler, Cadeac et Mallet, pour le b. de la morve; Lafosse, Bouley, Perroncito et Carita pour le virus de la rage; Chauveau, Johne, Malvos et Brouwier, Landouzy et H. Martin pour le b. tuberculeux; Lorain, Simone, Hanot et Luzet, Haushalter pour le streptocoque; Chantemesse et Widal pour le b. d'Eberth; Auché pour le staphylocoque, etc.

Arloing, Cornevin et Thomas constatent la présence de tumeurs commençantes de charbon symptomatique sur des veaux, des agneaux provenant de femelles mortes de charbon symptomatique. On a signalé dans l'espèce caprine des avortements fréquents relevant de la mélito coccie. Ce sont par ailleurs les faits de syphilis, de variole, de tuberculose congénitale, de présence de b. de Koch ou de lésions tuberculeuses dans les organes de fœtus humains ou animaux (Ollendorf, Peter, Charrin, Sabouraud, d'Armann, ce dernier vérifiant la présence du b. de Koch par des inoculations positives); de pneumonie congénitale (Grisolle, Thorner, Netter); de fièvre typhoïde (Reber, Neuhaus, Eberth, Chantemesse et Widal); de choléra (Tizzoni et Cattani); de fièvre récurrente (Spitz, qui trouve des spirilles dans le sang du fœtus); de paludisme (Pitres, Aubanès), etc.

Il suffit de citer ces faits sans les analyser, réserve faite de ceux qui concernent la syphilis et la tuberculose, dont les enseignements sur le rôle exact de la transmission héréditaire sont parmi les plus précieux.

L'hérédité tuberculeuse affirmée par Hippocrate est admise par les médecins comme par le public. Avant la notion des sources de contagion, elle était considérée comme le seul facteur. Après la découverte de Villemin et de Koch, des restrictions devaient être apportées, au point que certains avaient tendance à nier son rôle; encore aujourd'hui le fait que des enfants nés de parents tuberculeux, échappent à la maladie s'ils sont soustraits au danger de la contagion (Achard), fait croire que l'influence de l'hérédité dans le cas de tuberculose infantile est minime.

Baumgarten cependant considère que la contagion héréditaire est la règle, et que le fœtus d'une mère tuberculeuse peut contenir dans l'intimité de ses tissus des germes, qui y demeureront à l'état latent jusqu'au jour où l'affaiblissement de l'organisme en permettra le développement.

On peut supposer que le nouveau-né devient tuberculeux de plusieurs façons : soit parce que le b. tuberculeux infecte le sperme ou l'ovule, soit parce que la tuberculose a été transmise par la mère durant l'évolution intra-utérine, mais aussi que le nouveau-né, héréditaire de tuberculeux, peut naître simplement prédisposé par l'état des parents, et pourra s'infecter ultérieurement au contact du milieu familial; il a reçu l'aptitude à l'infection. Il n'est guère admis que le b. tuberculeux infecte l'ovule directement; par contre les faits, quoique exceptionnels, de tuberculose congénitale témoignent que la transmission est possible de la mère au fœtus par l'intermédiaire du sang maternel.

De la première hypothèse (b. tuberculeux infectant le spermatozoïde ou l'ovule) représentant seule l'hérédité réelle, on a donné cependant en pathologie humaine et animale (Sanson) un certain nombre d'exemples. Curt Jani (1886) rencontre le b. tuberculeux dans l'appareil génital de tuberculeux, et cela en l'absence de toute lésion tuberculeuse génitale; il en conclut que dans la majorité des cas, les germes tuberculeux peuvent être transmis à l'ovule par le sperme d'un phtisique. Landouzy et H. Martin décèlent la présence du b. tuberculeux dans le sperme de cobayes tuberculeux; ils obtiennent, par inoculation du sperme de ces cobayes à 16 autres cobayes, 6 inoculations positives. Landouzy rapporte le fait d'enfants nés d'un père tuberculeux et d'une mère saine et qui deviennent tuberculeux, malgré qu'ils soient élevés loin du père.

Si Landouzy accepte que l'hérédité tuberculeuse consiste plutôt dans une transmission d'état diathésique; avec Baumgarten, Liebermeister, Lannelongue, il place l'hérédo-tuberculose à côté de l'hérédo-syphilis. Gaertner par contre qui réussit à infecter expérimentalement le sperme, n'a jamais pu obtenir des petits qui soient infectés uniquement par le père. Grancher et Hutinel pensent que la transmission de la tuberculose au fœtus par le père n'est pas encore prouvée.

Si l'infection tuberculeuse *ab ovo* reste problématique, il n'en va pas de même de la transmission par voie placentaire. Les bacilles tuberculeux passent dans le sang de la mère et peuvent traverser le placenta, cela résulte des constatations de Chambrelent (1883), de Landouzy et H. Martin, de Charrin et Kalt, de Sciolla et Palmieri, montrant que les injections d'organes de fœtus de cobayes tuberculeux à des animaux sains peuvent donner la tuberculose. Sciolla et Palmieri observent de plus que les fœtus issus de familles tuberculeuses, quand ils ne présentent point de localisations appréciables se montrent plus sensibles que les animaux normaux à l'action de la tuberculose. Birch-Hirschfeld, Schmorl publient une observation de viscères de fœtus macroscopiquement sains où l'on retrouve du b. tuberculeux. Gaertner infecte des fœtus par voie transplacentaire, en injectant le bacille dans le sang maternel. Dans les faits de Johne et Malvoz, des fœtus de vaches tuberculeuses contenaient des bacilles, mais pas de lésions tuberculeuses.

Les observations de A. Riche (1897) donnèrent cependant la preuve de la rareté de cette hérédité par passage du bacille relativement à l'hérédité du terrain.

Les expériences poursuivies en 1909, 1910 et 1911, par Landouzy et Læderich devaient établir sur des bases indiscutables l'origine héréditaire de la tuberculose et ses diverses modalités. Des expériences nombreuses établissent : 1° la présence du bacille dans le sperme, présence permettant de concevoir la possibilité d'hérédo-tuberculose d'origine paternelle. Cette possibilité réelle pour les petits cobayes ne s'est pas manifestée pour les petits chiens et pour les petits lapins. Aucune confirmation expérimentale n'a pu être donnée de cette hérédo-contagion paternelle ; 2° la réalité des affirmations de Baumgarten, que des enfants de mères tuberculeuses peuvent être infectés de b. tuberculeux ; 3° l'importance de l'hérédité hétéromorphe dont la pathogénie reste incertaine, bien qu'il soit légitime d'incriminer les toxines bacillaires et l'action de cytotoxines diverses : la débilité et les malformations pouvant provenir de l'imprégnation toxique des cellules génératrices ou des cellules de l'embryon.

Pour la lèpre, Danielssen admet que les deux tiers de lépreux sont des descendants de lépreux et Balvey Bass en 1906, observant en Catalogne, se basant sur des recherches attentives poursuivies sur l'ascendance de 17 lépreux, admet cette hérédité. A vrai dire, les cas où les enfants de lépreux naissent avec des lésions lépreuses sont très rares ; le plus souvent la lèpre débute quelques années après la naissance et il est au moins plus habituel, comme il a été déjà dit, que les enfants deviennent lépreux au contact de leurs parents.

Depuis l'affirmation de Paracelse, que le mal français était héréditaire, un nombre considérable de travaux que l'on retrouve consignés dans les publications du Professeur Fournier et de son fils ont été publiés concernant l'hérédité de la syphilis. Ces travaux démontrent jusqu'à l'évidence : 1° la possibilité de la syphilis conceptionnelle, c'est-à-dire de la syphilisation par le sperme, l'ovule, atteints ensemble ou isolément, au moment de la fécondation ; 2° la fréquence de la syphilis par la transmission placentaire dont témoigne la présence du tréponème, dans tous les organes du fœtus, plus particulièrement dans le foie (Faroy, Levi-Frankel, Sabrazès et Duperié, etc.).

Ce n'est, ici encore, que pour le premier ordre de faits qu'on peut parler d'hérédité. La syphilis transmise au fœtus postérieurement à la procréation et par contamination intra-utérine ne saurait être considérée comme d'ordre héréditaire ; cette syphilis peut se manifester durant la vie intra-utérine, plusieurs mois après la naissance ou tardivement. Elle s'affirme par des lésions spécifiques ou des lésions dystrophiques.

L'hérédité syphilitique par syphilis des deux générateurs ou par syphilis maternelle est incontestée, elle s'exerce quand les générateurs sont en période de syphilis active et aussi en puissance de syphilis latente. Quant à l'hérédité paternelle, acceptée sans contestation pendant longtemps, elle a été attaquée ces dernières années. On s'est basé notamment sur le fait que le sperme de sujets syphilitiques, inoculé à des sujets sains, ne transmet pas la syphilis. Il n'existe aucun cas de syphilis déterminée par le sperme lors des rapports sexuels. La fécondation semble d'ailleurs difficile à concevoir lorsque le spermatozoïde contient le tréponème ; et cependant la réalité de cette hérédité paternelle sous forme de lésions spécifiques ou dystrophiques reste admise ; il est accepté qu'un enfant syphilitique peut naître d'un père syphilitique et d'une mère saine, et que la mère peut avec un autre homme non syphilitique engendrer des enfants indemnes. Mais si les chances d'infection sont maxima, 92 pour 100, quand les deux générateurs sont syphilitiques au moment de la fécondation, si les chances sont à peu près équivalentes, 84 pour 100, si la mère est syphilitique, la proportion ne serait que de 57 pour 100 si le père est seul atteint.

L'infection du fœtus est à peu près fatale pendant la première et la deuxième années de la syphilis. Lorsque la mère contracte la syphilis après la conception, la transmission de la syphilis au fœtus est également fatale si l'infection survient avant le 5e mois, mais l'enfant peut naître sain si l'infection survient après le 7e mois, et il échappe à peu près sûrement à l'infection si la mère est contaminée au 8e ou 9e mois. Finger a cependant observé le cas d'une femme qui fut atteinte d'un chancre à la fin de la grossesse, dont l'enfant fut infecté par voie placentaire, bien que la mère n'eût présenté les accidents secondaires qu'après l'accouchement.

Si la mère est infectée en retour, le plus souvent par le fœtus qu'elle porte (syphilis conceptionnelle), l'immunité possible de la mère engendrant un enfant syphilitique a été admise (loi de Baumès-Colles). Pour Caspary, Neumann, Finger, la mère peut rester réfractaire à la syphilis, peut-être en raison des produits solubles traversant le placenta. Sur la loi de Baumès-Colles, comme à propos de la loi de Profeta dont la critique n'est pas à faire ici, les discussions restent toutefois ouvertes.

Tous les faits qui viennent d'être rapidement exposés montrent la part de l'hérédo-contagion ou de la transmission intra-utérine dans la propagation des maladies infectieuses, il convient en outre de rappeler que cette modalité impose même à l'infection une évolution, un aspect clinique particuliers. Les infections fœtales, comme d'ailleurs celles du nouveau-né, sont de véritables septicémies qui rappellent les infections expérimentales. La voie sanguine étant la voie de pénétration, la dissémination du germe est assurée après la traversée placentaire par la circulation fœtale. On comprend de même que ces septicémies révèlent le plus souvent un haut caractère de gravité. Il est exceptionnel en effet de constater des infections congénitales comportant un pronostic plus favorable que les maladies infectieuses de l'adulte. L'observation de

Delplanque est pour cette raison curieuse à rappeler. Delplanque fait la remarque que le tétanos du fœtus est moins grave que celui de l'adulte et peut guérir, pour cette raison que le premier n'ayant pas à faire usage de son appareil respiratoire échappe à l'asphyxie par l'immobilisation du thorax imposée à l'adulte et qui chez ce dernier est la raison habituelle de la mort. On sait par ailleurs la gravité extrême de la variole congénitale, mais le fait que le fœtus baigne dans le liquide amniotique impose aux pustules cutanées l'aspect et l'évolution des pustules des muqueuses.

C) **Auto-infection**. — Vers les débuts de la bactériologie, à chaque maladie correspondait une contagion par un agent pathogène, issu d'un individu malade, charrié par l'air ou par l'eau. On s'apercevait bientôt qu'à côté des maladies contagieuses déterminées par un germe spécifique et dont on pouvait découvrir plus ou moins facilement l'origine et le mode de transmission, il en était d'autres dont l'origine microbienne paraissait plus difficile à accepter parce qu'il n'y avait pas de source apparente de contage; on invoquait pour elles les causes que les anciens considéraient comme primordiales : le froid pour la pneumonie, l'érysipèle. L'accord devait bientôt se faire, et il devait être établi que pour les cas où l'absence d'un contage immédiat ou récent ne permet pas de déceler l'infection originelle, la contamination était assurée par les germes que nous portons en nous; germes qui dans les conditions de réceptivité favorables créent chez l'hôte une nouvelle infection en apparence spontanée, susceptible d'ailleurs de se propager ultérieurement au voisin.

Toute infection vient du dehors, et il en est ainsi des infections héréditaires; tout germe vivant vient du milieu extérieur. Sur le nouveau-né sain il n'existe aucun germe, le tube digestif est stérile, mais, dès la naissance, l'infection se fait rapidement, et nombre de microbes se rencontrent sur les parties de l'organisme qui sont en rapport avec le monde extérieur. Continuellement ces germes pénètrent en nous, y végètent, y meurent en raison de la mise en jeu de nombreux processus de défense par nos surfaces cutanées et muqueuses, ou parfois y déterminent des maladies.

S'il est des germes qui agissent dès leur introduction, virus charbonneux, virus du chancre mou, de la rage, de la syphilis, il en est d'autres qui peuvent vivre en nous, sur les régions qui, selon l'expression de Cl. Bernard, continuent à faire partie du monde extérieur. Le microbe après sa vie saprophytique à l'extérieur, et avant d'exercer son action pathogène, vit d'une vie parasitaire; ainsi, le b. de Nicolaier, saprophyte sur la vase et les fumiers et parasite de l'intestin des herbivores. De ces microbes hébergés par nous, le streptocoque, le staphylocoque, le pneumocoque, le b. d'Eberth, le b. tuberculeux sont les plus habituels.

A vrai dire, parler d'hétéro- et d'auto-infection, n'est en réalité établir que cette différence, à savoir que le germe venu de l'extérieur sera immédiatement virulent (hétéro-infection), ou tardivement virulent sous l'influence d'une cause seconde (auto-infection). L'auto-infection est en définitive une hétéro-infection retardée.

Cette notion devait être cependant des plus importantes; ce fut elle qui permit de préciser l'interprétation de la spontanéité morbide. La contagion proclamée et reconnue par les cliniciens, la spontanéité morbide leur parut indéniable. L'accord fut facile pour les processus infectieux banaux, il devait être plus difficile pour certaines maladies plus ou moins différenciées, notamment pour certains cas de fièvre typhoïde, de diphtérie. Lorsque la fièvre typhoïde apparaissait sur des malades isolés, sur des navires ayant quitté le port depuis cinq à six semaines, l'origine hydrique ne paraissait plus acceptable à certains épidémiologistes. C'est alors que les médecins de l'armée, Arnould et Kelsch entre autres, protestaient contre les exagérations de certaines données bactériologiques. Kelsch citait l'exemple suivant : des soldats en garnison dans une ville sont indemnes de fièvre typhoïde, ils partent en manœuvres, parcourent les campagnes, passent leur journée au grand air, logent dans des villages indemnes, et cependant la fièvre typhoïde éclate. Sans doute, pour certains malades, la fièvre typhoïde était déjà en incubation; mais Kelsch dès ce moment émet l'hypothèse du porteur de germes inoffensifs, dont la virulence pourra avoir été exaltée par le surmenage, la fatigue, etc. Il rappelle encore qu'en 1871, la fièvre typhoïde frappa l'armée allemande campée sur la Moselle, et que la morbidité très marquée sur la partie campée sur la rive gauche (26,9 pour 1000), où l'encombrement était très grand, ne fut que de 12,1 pour 1000, sur la rive droite où les conditions hygiéniques étaient meilleures. Rodet et G. Roux admettaient alors le transformisme du b. coli, hôte banal de l'intestin, en bacille d'Éberth ; les recherches de Remlinger et de Schneider sont venues depuis justifier l'hypothèse de Kelsch en décelant la présence du bacille d'Éberth dans le tube digestif de sujets sains, mettant ainsi l'accord entre les bactériologistes et les épidémiologistes. La fièvre typhoïde, dont l'origine exogène est habituelle et facile à retrouver, peut être d'origine autogène comme l'exprimait Kelsch.

Pour la diphtérie, les controverses durent encore, sinon sur l'origine autogène possible, au moins sur le mécanisme. On a montré que le b. diphtérique se trouve dans la bouche de sujets convalescents ou sains ; mais on peut observer sur les muqueuses des b. pseudo-diphtériques, germes qui, pour Lesieur, sont une race atténuée du b. diphtérique vrai, qui, pour d'autres, en sont distincts.

Peut-être en est-il ainsi pour les maladies éruptives, ou tout au moins pour certains faits dont le mode de continuation échappe si souvent. La précocité de la contagion, la possibilité des cas frustes ont été déjà signalés, il n'est pas invraisemblable de penser que les virus inconnus des maladies éruptives peuvent, comme ceux de la diphtérie, de la fièvre typhoïde vivre en parasites sur des sujets sains.

S'il est des microbes qui, vivant en parasites sur nos muqueuses, ne deviendront jamais pathogènes, il en est d'autres que les conditions favorables rendront virulents et qui créeront, selon leur virulence ou les conditions de réceptivité du terrain, la lésion locale ou la septicémie. Tantôt l'hétéro-infection initiale, très légère, aura pu passer inaperçue, et alors, à une période plus ou moins éloignée, elle se developpera, en apparence spontanée ; témoin la pleurésie dite *a frigore* des tubercueux latents, la méningite tuberculeuse. Tantôt il y aura eu hétéro-infection sans aucun symptôme morbide apparent ; le bacille virulent a été déposé sur les muqueuses, mais devient rapidement inoffensif et le reste un temps plus ou moins long. Tantôt enfin, depuis longtemps, le germe aura vécu en parasite sur nous : tétragène, staphylocoque, pneumocoque, venu du dehors ; dépourvu de virulence, il restera ainsi jusqu'au moment propice que l'organisme lui fournira. Entre ces trois degrés bien analysés par P. Courmont, sont à vrai dire des transitions insensibles qui permettent de les réunir.

Ce n'est pas le lieu de discuter ici (Voir p. 975) l'influence des voies de pénétration, ni de rentrer dans l'étude complète des habitats que fournit l'organisme vivant, il importe de signaler seulement sur ces points ce qui concerne plus particulièrement l'étiologie des infections.

La peau est considérée à juste titre comme donnant asile à de nombreuses bactéries dont peuvent déjà témoigner les difficultés pour le chirurgien de réaliser l'asepsie des mains (Quenu, Delbet). D'après Sabouraud, cependant, le parasitisme serait rare sur la peau normale, abondant sur la peau lésée, au niveau des squames et des croûtes. Une des particularités du microbisme cutané est la grande diffusion des germes au niveau de l'épiderme dès qu'une lésion locale s'est produite (furonculose, impetigo des enfants cachectiques).

En dehors d'une foule de parasites non pathogènes qui se déposent avec les poussières, en dehors du coccus polymorphe étudié par Demme, Dahnhardt, Unna, Sabouraud, etc., les microbes les plus habituels sont les pyogènes, certains champignons, plus exceptionnellement des germes spécifiques dont certaines conditions particulières de contamination expliquent la présence.

Sur les muqueuses naso-buccales, respiratoires, les parasites sont, en général, très abondants. Netter en a fait une étude des plus complètes. A chaque inspiration, l'air dépose sur les premières voies un certain nombre de bactéries, les unes qui seront retenues par les poils qui tapissent l'orifice nasal, par les cellules vibratiles de la muqueuse, par les sécrétions muqueuses qui les collent sur les tissus, les autres en petit nombre qui peuvent atteindre les muqueuses profondes. Sur ces muqueuses peuvent se rencontrer à l'état normal des espèces pathogènes plus ou moins dépourvues de virulence : le pneumocoque, signalé par Pasteur dès 1881 dans la salive d'un enfant atteint de la rage et dont les conditions biologiques sur l'organisme vivant devaient être étudiées de façon si précise par Netter ; le streptocoque, si fréquent dans la gorge normale (Netter, Widal, Bezançon), le tétragène, le pneumo-bacille, le bacille fusiforme, etc. Straus a signalé la présence du bacille de Koch dans les fosses nasales, Cornil sur les amygdales de sujets sains.

Aux auto-infections naso-buccales se rattachent un certain nombre d'angines, d'infections salivaires ascendantes, respiratoires ou digestives. Quelque importance que prenne aujourd'hui la notion de la septicémie initiale, ce mécanisme ne peut être écarté complètement.

Les germes sont encore plus nombreux dans le tube digestif, plus particulièrement dans l'intestin. Le parasitisme de l'intestin est particulièrement abondant. C'est à juste titre qu'il est considéré par Gilbert et Dominici comme le lieu de séjour idéal pour les microbes. On a numéré ces microbes par des méthodes diverses ; les résultats obtenus ont été des plus variables, il faut en retenir simplement l'abondance extrême de la flore intestinale que certains régimes, certaines médications peuvent abaisser (régime lacté, purgatifs, antisepsie : Bouchard, Gilbert et Dominici), mais ne sauraient supprimer.

L'abondance des germes surtout marquée dans les régions supérieures serait moindre pour Gilbert et Dominici dans le cæcum. Pour Mac Fadyen, Nencki, Mme Sieber, l'intestin grêle serait cependant moins riche en germes que le côlon ; la résorption des liquides intestinaux diminuant à ce niveau, la dilution donnerait pour le gros intestin un pourcentage de germes plus considérable. Schutz, après l'injection d'une grande quantité de v. de Metchnikoff, voit ce microbe disparaître dans la traversée digestive, notamment dans l'intestin grêle.

Les espèces microbiennes qui constituent cette flore sont d'ailleurs peu variées chez le nourrisson. Escherich a signalé le coli-bacille, le bacillus lactis aérogènes ; Tissier chez le nourrisson élevé au lait de femme, le bacillus biffidus (le coli-bacille semblant plus fréquent lors du nourrissage artificiel). On a signalé également les microbes pyogènes, des sarcines. Chez l'adulte, les germes augmentent de nombre (Mamaberg, Matzuschita, Thiercelin, Mlle Tsilinsky). Les travaux de ces auteurs, ceux de nombreux chercheurs ont démontré le rôle actif du b. coli, des paracoli, des b. paratyphiques, des streptocoques intestinaux. Veillon et Zuber ont isolé, surtout de l'appendice, des anaérobies (B. perfringens, funduliformis, ramosus, parvulus, etc.).

Des controverses basées sur des expériences consciencieusement conduites se sont élevées relativement à la réalité ou à la non-possibilité d'une vie aseptique. Alors que Thierfelder et Nuttal ont montré sur les jeunes cobayes que cette vie aseptique serait possible, Schottelius reprenant ces expériences sur les oiseaux, démontre qu'une nourriture aseptique est toujours insuffisante, opinion contre laquelle va s'élever à nouveau Metchnikoff. Ce savant prouve que certains invertébrés ont un tube digestif complètement stérile (larves de mites, scorpions) et que leur croissance n'en est pas pour cela entravée. Et Mme Metchnikoff démontre qu'on peut élever aseptiquement des têtards de grenouilles, le retard observé dans la croissance, pouvant s'expliquer par la difficulté que l'on éprouve à leur fournir une nourriture appropriée stérile.

L'intestin est d'ailleurs le siège d'une purification incessante. Po Kohlbrugge, ce processus de stérilisation est tel dans l'intestin grêl par exemple, que l'absence d'aliments suffit à assurer l'asepsie l'intestin du lapin, du cobaye, du veau. Cette auto-purification, relève mécanismes multiples : desquamation spontanée de l'endothélium, séci tion de mucine, action légèrement bactéricide de la bile, du suc pancr atique activé par la kinase, surtout conflit bactérien, les germes pouva s'influencer mutuellement par leur présence ou leurs poisons (Bienstoc Tissier, etc.). En dépit de cette auto-purification, des sorties bact riennes peuvent se produire de façon constante, même à l'état norma des germes peuvent ainsi passer dans la lymphe, dans le sang, réalisa un processus d'auto-infection minime qui, sous certaines condition pourra s'aggraver. La pénétration pourra se faire dans les conduits par créatiques et biliaires. Gilbert et Lipmann, Duclaux, ont montré que portion terminale de ces conduits contient une abondante flore micr bienne, à l'exemple des constatations que Galippe a faites pour l glandes salivaires. Ainsi peuvent se faire des auto-infections pancré tiques et biliaires, dont la réalité reste hors de conteste, malgré l'impo tance reconnue à la voie sanguine dans la détermination des localis tions infectieuses viscérales.

Les voies génitales, surtout à leur origine, et chez la femme, sont siège également d'un abondant parasitisme normal, dont le strept coque, les pyogènes sont les agents les plus habituels. Les travau de Winter, de Witte, de Dœderlein, de Stroganoff, et surtout de Hallé ont permis de définir ce parasitisme et son rôle, de montrer qu des anaérobies (J. Hallé) peuvent, à l'état normal, se montrer dans l voies génitales profondes.

L'auto-infection, en pathologie microbienne, est donc une modalit d'infection dont l'existence et l'importance sont indiscutables, non seul ment dans la région où les germes se rencontrent à l'état habituel, ma aussi pour tout l'organisme. Si le processus d'auto-infection digestiv joue un rôle dans la pathologie du tube digestif et des glandes annexe ce rôle paraît s'étendre à certaines lésions cardio-vasculaires, bronch pulmonaires, articulaires. Certains expérimentateurs, parmi lesquels Gi bert et ses élèves, Fournier, Lereboullet, Carnot, tendent même à ratt cher à une véritable diathèse d'auto-infection, plus spéciale à certai individus, et pouvant chez eux s'associer à la diathèse humorale d Bouchard : la lithiase biliaire, le diabète (diabète par auto-infection pa créatique de Carnot et Charrin), le rhumatisme, par auto-infectio amygdalienne, intestinale ou biliaire (Gilbert et Lereboullet). Par c double processus, Gilbert penserait expliquer la parenté morbide de l lithiase biliaire, du diabète, du rhumatisme chronique.

Conclusions — Parmi les données qui viennent d'être analysé concernant les habitats microbiens, quelques-unes, pour être récent et donner l'idée présentement la plus exacte du progrès de n connaissances actuelles, seront sans doute revisées comme il en fut des notions les plus classiques que l'intervention de la bactériologie nous avait apportées.

Si pour plus de clarté, chacun de ces habitats fut l'objet d'une description à part, il importe, et c'est ce qui à plusieurs reprises a été mis en relief, de ne pas oublier à quel point les relations sont étroites entre toutes ces modalités de contagion.

Entre l'air, le sol, et l'eau, le local, les vêtements ou les objets usuels et les organismes vivants se fait un perpétuel échange de microbes. Les nuisances d'origine humaine ou animale souillent tour à tour l'air, le sol, l'eau. Les poussières bactérifères soulevées par le vent qui les dissémine dans l'atmosphère ou déposées par la pluie, retombent sur le sol où elles s'infiltrent plus ou moins profondément, et où s'opèrent les actes de purification sur lesquels toute la théorie de l'épandage est fondée. Le sol contamine les eaux terrestres qui à leur tour lui restituent les souillures microbiennes. Et de ces diverses origines, par des moyens divers, l'être humain reprend l'élément infectieux ou parasitaire qu'il avait contribué à semer ou reçoit à nouveau de l'insecte le germe que celui-ci aura trouvé sur lui et dont il sera l'hôte ou le simple vecteur.

Entre les milieux cosmiques et les conditions individuelles qui réalisent la contagion humaine, ou animale il y a étroite collaboration et de cette collaboration, de la subordination dans le temps ou l'espace de ces divers éléments il n'est pas d'exemple plus typique que celui qui fut cité, d'après Einicke, à propos de la résistance des spores charbonneuses (voy. p. 563).

Une étude étiologique complète ne saurait se limiter là. Et après avoir déterminé les raisons primordiales de la contagion, avoir fait entrevoir leur complexité, avoir suivi les germes dans leur développement, il reste à analyser les principales conditions auxquelles sont particulièrement soumises la conservation et la pullulation des germes.

CHAPITRE IV

CAUSES ADJUVANTES ET PRÉDISPOSANTES

Importance de ces causes adjuvantes ou empêchantes. — Les causes tiennent au milieu ambiant; ce sont des causes extérieures à l'organisme : conditions météorologiques, climatologiques, cosmiques (pluie, vents, oscillations brusques de température et de pression, ozone, saisons, climats, pays); ce sont des causes tenant au terrain organique créant le particularisme individuel : influence de l'âge et du sexe, de la profession, du froid, de la chaleur, du traumatisme, du surmenage, de la fatigue, des infections ou des intoxications associées, de l'hérédité). — Prédispositions ou immunités familiales. — Prédispositions ou immunités de race.

Si les bactéries ou les parasites les plus différenciés trouvent dans leur constitution même ou leurs propriétés biologiques des raisons suffisantes d'assurer leur vitalité et de favoriser leur virulence, ils n'acquièrent toute leur activité que dans des conditions optima de milieu dont l'importance ou la nécessité se mesure à la fragilité ou à la résistance de ces germes. De ces conditions favorables ou défavorables à leur développement ou à leur propagation qui s'exercent dans le milieu ambiant et sur les divers terrains qu'ils habitent temporairement ou de façon durable en saprophytes, saprozoïtes, ou parasites, dépend en grande partie la propagation ou non des infections et des infestations.

Ces causes, primordiales autrefois, devenues aujourd'hui secondaires, sont cependant le complément indispensable à une étude étiologique générale.

A l'époque où on les invoquait pour expliquer par elles seules le développement d'un certain nombre de maladies infectieuses, leur multiplicité témoignait surtout de notre ignorance de la cause efficiente; elles représentaient pour les anciens le substratum du génie épidémique dont ils ignoraient la raison. En ces temps déjà éloignés on discutait sur le rôle du traumatisme dans le développement de l'érysipèle, sur l'étiologie distincte de l'érysipèle médical ou chirurgical, du tétanos médical ou chirurgical. Dès que la cause efficiente fut connue, le problème étiologique sembla résolu; avec le microbe que l'on avait trouvé, isolé, cultivé, on reproduisait la maladie, et ainsi, à l'apparition de l'agent spécifique furent délaissées les causes secondes.

Si à vrai dire en pathologie expérimentale il fut possible et d'ailleurs nécessaire de simplifier le problème étiologique en imaginant un germe isolé que l'on envisageait indépendamment de toute cause, on devait s'apercevoir qu'en pathologie humaine cette simplification n'est guère réalisée. L'inoculation expérimentale de pneumocoque à la souris pour montrer le rôle de ce microbe dans la pneumonie ne résout pas le problème étiologique de la pneumonie humaine. Sans doute l'acte morbide peut être provoqué par une cause unique et se manifester dès l'intervention de cette cause; sans doute quelques germes spécifiques sont susceptibles de se développer dès leur entrée dans l'organisme. A vrai dire, en infection surtout, l'acte morbide résulte d'une série de causes dont l'activité peut se manifester simultanément ou successivement. Et pour les germes qui pullulent sur nos téguments, dans nos cavités, leur action ne devient le plus souvent pathogène qu'à la suite de prédispositions variables. Plus on devait pénétrer le mécanisme de l'infection, plus on devait comprendre l'importance de telles causes que le mécanisme de l'auto-infection devait justifier de façon absolue.

L'expérimentation d'ailleurs devait montrer que si l'inoculation du charbon tue le cobaye en trois ou quatre jours, cette même inoculation ne détermine aucun trouble sur le rat blanc à moins qu'on ne le fatigue ou encore qu'on ne lui injecte préalablement des substances toxiques. Dans la lutte entre l'organisme et le microbe, celui-ci reste inactif tant que la résistance du premier n'a subi aucun amoindrissement. L'homme sain peut être considéré comme invulnérable.

Les lois qui régissent les réactions morbides sont donc moins simples qu'on ne le croyait au début de la bactériologie. Végétabilité et virulence microbiennes sont soumises à une série de conditions auxquelles l'activité pathogène est essentiellement subordonnée; voilà pour le microbe; et pour ce qui est de l'organisme, une foule de causes peuvent augmenter sa résistance ou sa réceptivité vis-à-vis de l'agent microbien.

Le problème étiologique se complique encore de ce que non seulement, à la cause primaire peuvent s'associer des causes secondes, mais aussi que plusieurs causes primordiales peuvent se surajouter les unes au autres, réalisant des associations multiples ou complexes, renforçantes le plus souvent, parfois opposantes, vaccin et variole, lupus et érysipèle. Infections peuvent s'ajouter à d'autres infections, intoxications et auto-intoxications s'ajoutent à l'infection au même titre que les causes mécaniques, physiques et chimiques. Et l'on juge assez de l'impossibilité d'une solution simpliste quand on se rend compte que, pour les conditions les plus simples comme le trauma, le froid, le mécanisme d'action est loin d'être univoque. Le refroidissement de la poule (Pasteur), le réchauffement de la grenouille (Gibier), le surmenage du rat (Charrin et Roger), la saignée (Arloing et Rodet), le jeûne prolongé (Canalis et Morpugo), la splénectomie (Bardach et J. Courmont), les lésions nerveuses, les substances toxiques permettent de réaliser une infection charbonneuse qui, sans ces diverses conditions, n'aurait pu se produire; et, pour ne citer que ces deux causes : l'action du refroidissement ou du réchauffement est loin de se résumer à un simple abaissement, à une simple élévation de température.

Ces diverses influences qui, pour exposer l'organisme à l'action des causes pathogènes ou l'en préserver, doivent se distinguer cependant de l'état de prédisposition et d'immunité, apportent à l'agent spécifique une aide puissante. Pour une cause efficiente, les conditions adjuvantes sont multiples, qui de cette cause nécessaire, mais non toujours suffisante, peuvent faire une cause pathogène. Le facteur constant, nécessaire de la tuberculose est le b. de Koch; ce n'est ni la misère, ni les privations, ni la fatigue, ni le traumatisme; mais l'action du bacille tuberculeux ne pourra s'exercer que si l'une de ces causes intervient par un mécanisme que nous n'avons pas à envisager ici. Le pneumocoque, hôte banal des voies respiratoires ne déterminera rien, à moins que l'action du froid, l'intoxication alcoolique ou l'inhalation de vapeurs irritantes ne favorisent son action. Le bacille d'Eberth n'agira pas sans l'intervention d'un trouble digestif prémonitoire, d'un surmenage plus ou moins intensif. Microbe envahisseur, organisme envahi, sont deux êtres vivants doués d'un pouvoir réactionnel qui varie sans cesse : et les variations de ce pouvoir réactionnel expliquent pourquoi un microbe affecte plutôt un tissu ou un organe; pourquoi, chez des sujets de même espèce, il détermine des lésions différentes ou des troubles qui paraîtront n'avoir aucune analogie entre eux.

De ces influences adjuvantes, ou prédisposantes, les unes régissent surtout le milieu ambiant. Ce sont les causes extérieures, causes météorologiques par exemple (dont les éléments ont été déjà analysés et dont l'ensemble permet d'expliquer en partie le rôle des saisons, les particularismes de certains climats, de certains pays), d'où procèdent la fréquence, la gravité de certaines infections; c'est en partie à cause d'elles que certaines infections endémo-épidémiques auront leurs foyers d'origine, leurs régions de prédilection. Et, à côté de ces causes, se placent celles qui, comme la disette, la famine, le surmenage, la profession, etc., agissent surtout sur le terrain organique.

On a fait jouer de tous temps un grand rôle aux influences cosmiques. Si ce rôle tend à se réduire aujourd'hui ou s'interprète différemment, il garde une certaine importance et son intervention ne peut, par exemple, être négligée dans les oscillations régulières presque périodiques que peut subir la fréquence des infections.

A) Causes prédisposantes ou empêchantes tenant au milieu ambiant (conditions météorologiques, climatologiques, cosmiques). — *Pluie.* — La pluie qui précipite les microbes sur le sol, et par cette action mécanique contribue à l'infecter, entretient par l'humidité qu'elle provoque, l'infection du sol.

C'est après des périodes de pluie que l'on a signalé les apparitions ou les recrudescences de fièvre typhoïde, de typhus exanthématique. Crasper à Paris, Lombard à Genève, notent que les mois humides sont les mois où la mortalité est la plus grande.

Lors de la dernière grande épidémie de grippe à Paris, à l'arrivée de cette épidémie, l'hygromètre marquait 80. Deux réveils d'épidémie de grippe observés à Varsovie coïncidèrent très exactement avec l'augmentation de l'humidité.

Dans les terres où le béribéri est endémique, c'est au moment des pluies qu'ont lieu les épisodes épidémiques.

Mais les constatations sont loin d'être partout uniformes, ce qui signifierait que l'action peut en être complexe, et que la pluie n'est pas le facteur unique. A Calcutta, à Bombay, le choléra diminue avec les pluies. A Lahore, il décroît seulement avec la sécheresse. Les mêmes observations contradictoires se retrouvent avec la malaria. Dans les pays tropicaux, c'est au début de la saison des pluies que le paludisme est le plus intense; il décroît ensuite dès que les pluies sont très abondantes. En Italie, les épidémies les plus graves existent quand la sécheresse succède pendant l'été aux pluies abondantes du printemps; les pluies de l'été sont toujours suivies de recrudescence des fièvres. On peut admettre que les flaques d'eau restant après les pluies sont favorables à la ponte des œufs d'anophèles.

Vents. — Les vents sont considérés comme. ayant, en hygiène, une grande importance; leur influence est d'ailleurs encore imparfaitement connue. Si l'on a signalé l'aggravation du choléra à la suite de temps orageux, on a vu par contre certaines maladies cesser après de violents coups de vent.

C'est grâce aux courants atmosphériques que l'air reste de composition à peu près constante. Mais, par le fait qu'ils dispersent les substances étrangères et les disséminent ils aident à la dispersion d'affections contagieuses. Sans remonter à Empédocle qui, plus pratique que ses prédécesseurs ne croyant qu'à l'intervention des divinités, fit construire pour arrêter une épidémie une grande muraille dans un couloir de montagne d'où venait un vent furieux, Pettenkoffer attribuait aux vents un rôle dans les exacerbations des affections typhoïdes dont il plaçait les agents dans le sol : c'était la montée des germes.

Lors de l'influenza ou « maladie russe » de 1782 la maladie fut attribuée, plus particulièrement en Allemagne et en Italie, aux froids de la saison et aux vents impétueux de l'est.

Les médecins coloniaux ou militaires, Laveran, Kelsch, Kiener, etc., incriminent depuis longtemps, pour le paludisme, les vents qu'ils disaient pouvoir être à courte distance vecteurs accidentels de la malaria, et qui sans doute doivent disperser les anophèles. Et par contre l'on a considéré que le vent peut s'opposer à la propagation de la maladie parce qu'il empêche l'insecte de sortir.

Oscillations brusques de température et de pression. — Les oscillations brusques de température et de pression barométrique ont été invoquées. Leur influence a été relevée dans certaines épidémies de grippe. En 1782 à Saint-Pétersbourg, le 2 janvier la température s'élève brusquement de — 35° à — 5° en l'espace d'une nuit ; le lendemain 40000 habitants sont atteints de la grippe. Masson, Martin (1891) ont signalé les élévations brusques de pression dans les dernières épidémies de grippe.

Le refroidissement rapide survenant après une chaude journée favorise le développement de la dysenterie bacillaire.

On verra plus loin le rôle des températures élevées dans l'influence spéciale des climats ou des saisons, de l'atmosphère tropicale favorable à la pullulation des germes et des insectes qui assurent leur dissémination. Dans les régions tempérées la température des mines crée une atmosphère tropicale qui facilite l'évolution des parasites (tricocéphales, oxyures, ascarides, strongyloïdes).

Ozone. — Il ne semble exister aucune donnée sérieuse quant aux relations entre le développement des épidémies et les variations de l'ozone atmosphérique. Nous avons d'ailleurs déjà signalé les expériences de Christman concluant à l'inexistence des prétendues propriétés bactéricides de l'ozone.

Saisons. — L'influence des saisons est connue depuis Hippocrate; Celse (ce médecin ou cet historien de la médecine romaine) leur accordait une grande importance; cette importance subsiste aujourd'hui encore que nous en connaissons mieux les raisons.

Leur rôle est fait des influences multiples qui dépendent des variations barométriques ou thermométriques, de l'état hygrométrique, comme aussi des changements que peuvent apporter aux milieux cosmiques la lumière solaire avec son action purificatrice, les pluies, les vents, les orages. Parfois leur mode d'action se lie étroitement à la biologie de certains insectes vecteurs. Les conditions requises pour l'évolution de certains parasites peuvent ne se rencontrer qu'en certaines saisons, et cela permet d'expliquer l'influence de ces dernières dans tous les pays du globe. Si le paludisme se développe à la saison chaude, c'est que la chaleur est favorable à l'éclosion des œufs de moustique.

Ces influences s'exercent ainsi à la fois sur les organismes supérieurs et sur les bactéries; sur les premiers peut-être plus que sur les secondes, beaucoup plus résistantes à leur action.

De cette influence des saisons, il est des exemples nombreux. Certains microbes subissent des exaltations de virulence à certaines périodes de l'année. Le pneumocoque augmente de virulence, comme Netter l'a établi, dans le trimestre (hiver-printemps), où les pressions, l'état hygrométrique, la température subissent de fréquentes oscillations. Les manifestations respiratoires d'origine infectieuse sont plus fréquentes au printemps. C'est en mai que les complications thoraciques apparaissent le plus habituellement dans les maladies infectieuses, l'érysipèle, la variole. La saison chaude favorise les troubles gastro-intestinaux.

Il semble que de façon générale les infections présentent leur minimum en octobre et novembre et leur maximum au printemps; mais cette règle souffre de nombreuses exceptions et les statistiques sont loin de conduire à des conclusions identiques.

Les fièvres éruptives, par exemple, sont plus fréquentes en mai-juillet; plus rares en septembre-décembre. Dans une statistique portant sur 5018 cas Roger établit que la rougeole sévit plus tôt que la scarlatine, atteint son apogée en avril, mai, alors que la scarlatine augmente jusqu'en juin, alors que par exception la variole s'affirme toute l'année.

Certains épidémiologistes admettent cependant que la rougeole peut se développer d'un bout de l'année à l'autre tout en présentant son maximum à la fin de l'hiver et au début du printemps, l'acmé étant surtout aux mois de février ou d'avril. Quelques épidémies, il est vrai, ont atteint leur acmé en été. Pour ce qui est des épidémies de scarlatine, les uns n'acceptent pas que leur développement soit subordonné aux saisons, d'autres sont d'avis que le maximum se produit pendant les mois d'hiver.

Les oreillons apparaissent plus particulièrement à la fin de la saison froide et au printemps ; les angines, la dipthérie en mai, juin, tout au moins durant les six premiers mois de l'année.

Si d'une façon générale, l'été est plus favorable à la suette miliaire, à la fièvre de Malte, à la fièvre jaune qui ne se développe guère que par les températures les plus élevées, à la fièvre de trois jours qui exige la sécheresse, à la poliomyélite infantile épidémique qui, contrairement à la méningite cérébro-spinale, est plus habituelle au mois d'août, à la dysenterie bacillaire qui, silencieuse pendant les premiers mois de l'hiver, apparaît dès les premières chaleurs (fin juin, juillet), atteignant son acmé en août, disparaissant en octobre, au choléra à part quelques exceptions, à la dysenterie amibienne qui, endémique toute l'année, subit ses recrudescences en été, à la rage dont le maximum se montrait autrefois du mois de février au mois d'août, au bouton d'Orient qui en Égypte apparaît à l'époque de la récolte des dattes; l'hiver semble plutôt favoriser l'érysipèle pour lequel le froid est une cause prédisposante de premier ordre, la grippe, la coqueluche qui, si elle existe en toute saison, s'aggrave surtout en hiver, la méningite cérébro-spinale, le béri-béri qui se manifeste de préférence dans la saison froide et humide.

L'influence des saisons est très manifeste sur la fièvre typhoïde. Des observations de Murchison, de d'Espine et de Besnier, il ressort que la saison estivo-automnale lui est la plus propice, contrairement au typhus qui sévit de préférence en hiver où les contacts sont plus étroits par la vie à l'intérieur des habitations.

Pour la peste, le rôle des saisons semble plus aléatoire. Si les épidémies pesteuses présentent le plus habituellement leur maximum au printemps, elles peuvent, à vrai dire, se développer indifféremment et avec la même intensité, pendant les grandes chaleurs et les hivers les plus rigoureux.

Cette influence des saisons peut se manifester parfois de façon plus active selon les pays, et l'interprétation de ces différences est d'ailleurs facile. Le paludisme, par exemple, dans les pays tempérés, débute fin juin, atteint son apogée en août, et se termine à la fin de l'automne. En

Algérie, la morbidité malarienne est plus étendue parce que la saison chaude est plus durable et, à mesure qu'on s'approche des tropiques, les périodes d'accalmie sont de plus en plus courtes ; le paludisme y est, pour ainsi dire, endémique. Or ces faits concordent avec ce que l'on sait de la vie des anophèles, de l'époque de leur éclosion, de l'époque à laquelle ils commencent à piquer (fin juin, début juillet). Cette éclosion est en rapport avec la température. Si, dans les contrées tempérées, les moustiques disparaissent en général à la fin de l'automne, certaines femelles fécondées peuvent se retirer en quelque endroit habité et y passer l'hiver pour sortir de leur torpeur au printemps. Dans les pays chauds, par contre, les moustiques pullulent toute l'année et se renouvellent constamment.

Récemment Arbuthnot [1] a dressé pour les maladies infectieuses observées en Amérique un tableau résumant le résultat de ses observations concernant les mois où ces infections apparaissent le plus habituellement. Voici, mentionnée à titre de curiosité, cette statistique dont les données semblent parfois en désaccord avec les statistiques européennes. Ces discordances permettent d'ailleurs de se rendre compte que les influences saisonnières n'obéissent pas à des règles précises, ou tout au moins que les conditions auxquelles est subordonnée leur action sont loin d'être toutes précisées.

ÉPOQUE D'APPARITION POUR CHAQUE MALADIE

Fièvre typhoïde. — Août, *septembre*, octobre, novembre.
Malaria. — Juillet, août, *septembre*, octobre, novembre.
Rougeole. — Janvier, février, *mars*, avril, mai, juin.
Scarlatine. — Janvier, *février*, mars, avril, mai, juin.
Coqueluche. — Mars, avril, mai, juillet, *août*.
Diphtérie. — Janvier, février, octobre, *novembre*, décembre.
Influenza. — Janvier, février, *mars*, avril, décembre.
Tuberculose des poumons. — Janvier, février, *mars*, avril, mai.
Bronchites. — Janvier, *février*, mars, avril, novembre, décembre.
Pneumonie. — Janvier, février, *mars*, avril, novembre, décembre.
Diarrhées. — Juillet, *août*, septembre.
Pour l'ensemble des maladies. — Janvier, février, *mars*, avril, juillet, août, décembre.

ÉPOQUE D'APPARITION DES MALADIES D'APRÈS LE MOIS

Janvier. — Un peu toutes les maladies.
Février. — Rougeole, *scarlatine*, diphtérie, *bronchites*.
Mars. — *Rougeole, influenza, tuberculose pulmonaire*, bronchites, pneumonie.
Avril. — Rougeole, scarlatine, *autres formes de tuberculose*.

[1] ARBUTHNOT, *New-York Med. Journal;* 1912.

Mai-Juin. — Rougeole, scarlatine, coqueluche, tuberculose.

Juillet. — Malaria, diarrhée.

Août. — Fièvre typhoïde, *coqueluche, méningite, diarrhées et entérites.*

Septembre. — *Fièvre typhoïde, malaria,* méningite, diarrhées.

Octobre. — Fièvre typhoïde, malaria, diphtérie, diarrhées.

Novembre. — Fièvre typhoïde, malaria, *diphtérie* et *croup*, bronchites et affections pulmonaires.

Décembre. — Diphtérie, influenza, bronchites et affections pulmo naires.

Climat, Pays. — L'influence des climats est non moins marquée. Elle dépend en partie des influences météoriques; elle dépend surtout de l'insalubrité du sol.

En 1829 Féris disait : le sol domine la pathologie de l'habitant des pays chauds, le ciel en règle la physiologie; et Treille devait ajouter plus tard : les défectuosités de l'hygiène y ont plus d'action que les météores.

Ici encore l'influence climatique sera en étroite relation avec les conditions de développement de l'insecte vecteur, mais il faut tenir compte également de l'action du climat comme des facteurs météoriques sur le terrain organique, notamment, par exemple, de l'action des radiations solaires et de la chaleur.

Le pellagre procède sans doute d'une hygiène défectueuse, d'une altération du maïs où l'Aspergillus fumigatus serait pour certains auteurs italiens la raison dominante ; l'érythème chronique pellagreux n'existe que sur les parties non protégées contre la chaleur et les radiations solaires.

Il est des maladies infectieuses, ubiquitaires, infections banales ou infections spécifiques (gonococcie, syphilis, tuberculose, — fièvres éruptives) — qui atteignent aussi bien les populations des pays tropicaux que celles des régions froides, si toutefois elles sévissent plus intensément sur les premières.

D'autres infections dites endémo-épidémiques existent à l'état permanent dans certaines contrées, et de ces foyers d'origine s'étendent, à certains intervalles, sous forme d'épidémies plus ou moins lointaines.

On a parlé d'immunité ou de prédisposition de climats ou de localités. Or, les habitants de ces régions indemnes sont parfaitement aptes à contracter les maladies auxquelles ils n'ont pas raisons de s'exposer dans leur pays; souvent même ils paraissent plus réceptifs que les indigènes des foyers endémiques. Des circonstances indépendantes du sol et du climat interviennent ; d'abord, les habitants peuvent avoir, à l'occasion d'une première épidémie, acquis une immunité qui les préserve d'une atteinte ultérieure alors que les populations vierges y seront prédisposées. L'immunité régionale rentre ainsi dans le cadre des immunités acquises qui parfois sont également la cause des immunités de races.

Si la rage, qui est de tous les climats et de tous les pays, est exceptionnelle en Angleterre, inexistante en Australie, c'est en raison même des mesures qui ont été prises contre les chiens étrangers. Ailleurs l'eau sera la raison de cette immunité ; l'immunité de certaines localités vis-à-vis de la fièvre typhoïde, peut tenir simplement à ce que ces localités seront alimentées d'eau pure. Pour le choléra, qui parti de l'Inde s'est plusieurs fois répandu en Europe et dans la plupart des régions du globe, l'eau, véhicule le plus important du germe, règle la prédisposition ou l'immunité de certaines régions. Metchnikoff avait, il est vrai, émis l'hypothèse que l'immunité de certaines régions placées au centre de vastes foyers épidémiques, tient à ce que la flore intestinale des habitants s'oppose au développement du vibrion cholérique.

Pour d'autres maladies, d'autres raisons peuvent intervenir qui reposeraient sur la distribution géographique de certaines espèces animales, agents de propagation des germes-morbides. La géographie zoologique domine la géographie des endémo-épidémies. La transmission est ici réglée par la répartition de l'agent d'inoculation qui exige, pour son développement, chaleur et humidité.

Des terres d'endémie pesteuse que sont l'Hindoustan, l'Arabie, la Mésopotamie, l'Ouganda, la peste par voie maritime ou terrestre se répand dans nos pays. Mais, si la forme bubonique est plus spéciale à la zone tropicale, la forme pneumonique se manifeste surtout dans la zone tempérée, plus particulièrement durant l'hiver et les raisons de cette prédominance s'expliquent par les agents de transmission dont il a été déjà parlé.

La fièvre jaune qui sévit surtout dans les régions tropicales dont tous les foyers endémiques (foyers mexicain, brésilien, africain) sont sous les tropiques, sévit surtout sur les côtes humides et basses qui sont les lieux de prédilection du stégomya. Elle est rare sur les hauteurs (200 ou 300 m.) parce que le stégomya s'y rencontre rarement. Elle atteint surtout les villes parce que ce moustique, contrairement à l'anophèle, affectionne les lieux habités. Si elle se développe plus spécialement le long des villes côtières, des cours d'eau, c'est toujours à cause du moustique dont la femelle pond ses œufs sur l'eau. La distribution de la fièvre jaune se modèle sur celle du *stegomya fasciata*. Et c'est encore la biologie de ce moustique qui explique que la maladie importée en Europe, en France n'y peut persister, les œufs de stégomya exigeant un régime thermique spécial (28°) pour leur éclosion qui peut être empêchée à 20 degrés. Et pour éviter la maladie qui règne à Rio-de-Janeiro, il suffit de coucher à Pétropolis, à 50 kilomètres de distance, mais à 800 mètres d'altitude, où la température nocturne est de 20 degrés, parce qu'également la femelle du stégomya ne pique que la nuit.

Cette nécessité de l'insecte ou de l'acarien vecteur explique d'ailleurs que l'aire d'extension des maladies à protozoaires soit spéciale aux pays chauds et plus réduite que l'aire des maladies bactériennes.

Le paludisme ne se développe que dans des régions dont la délimitation même est le fait de l'anophèle, de ses mœurs ; les conditions de vie de l'anophèle commandent l'immunité ou la prédisposition de certaines

régions, comme elle règle l'action des climats. La prédisposition des sols
marécageux, argileux, des régions côtières ou des forêts qui abritent les
eaux stagnantes, des plaines basses, tient à ce que dans ces divers points,
l'anophèle rencontre les conditions les plus propices à son développement, conditions qu'il ne rencontre pas dans les sols desséchés, dans
les régions d'altitude, dans les étages élevés des habitations (car il ne
vole guère en hauteur), et comme pour la fièvre jaune, si le paludisme
ne se contracte pas dans le jour, c'est que la femelle de l'anophèle,
seule dangereuse, ne sort que le soir.

De même que le moustique règle la distribution de la fièvre à pappatacci, de même, la répartition géographique de la maladie du sommeil, affection des régions tropicales, est commandée par la répartition de la glossina palpalis, qui exige pour se développer une température
de 25 à 30 degrés et de l'humidité. La maladie du sommeil se gagne
le jour parce que la piqûre de l'insecte est diurne. Elle ne se prend
que dans les régions à glossines et si les sujets qui en sont atteints
quittent la région, ils ne l'emportent pas dans d'autres contrées. Et il
est à craindre, l'aire de sa distribution actuelle étant moins étendue
que celle de la répartition des glossines, que la maladie progresse plus
loin, envahisse d'autres régions, et déjà en effet, précédée de l'invasion
des glossines, la maladie a gagné du bassin du Congo le bassin du
Niger.

J'ai signalé plus haut le rôle des atmosphères tropicales dans le
développement des parasites les plus élevés en organisation, de ceux qui
se rencontrent dans nos contrées (oxyures, tricocéphales, ankylostomes).
Il est également certaines infestations qui sont plus spéciales à certaines
régions et notamment aux pays chauds pour lesquelles d'ailleurs parfois
l'insecte propagateur peut être le principal agent de répartition.

L'ankylostomiase, qui se retrouve à peu près partout, est surtout
fréquente dans les régions tropicales. C'est ainsi que Bilharz l'a retrouvée
en Egypte dans de nombreuses autopsies. Elle est habituelle en Asie,
aux Indes, dans la Chine et le Japon. En Europe, elle règne surtout en
Italie, en France, elle frappe plus particulièrement le bassin houiller du
Nord (Manouvrier), le bassin de la Loire (Breton).

La filariose, endémique dans les régions tropicales, en Afrique (Congo,
Dahomey), en Asie, en Amérique (plus particulièrement Antilles,
Guyane, Brésil), représente un exemple d'infestation dont la distri-
bution géographique est en rapport avec l'insecte disséminateur.

La bilharziose, qui règne surtout en Afrique (Égypte, Madagascar,
Ile-de-la-Réunion), en Perse, Mésopotamie, semble se développer aussi à
la Martinique, la Guadeloupe. De même, la distomatose hépatique est
plus habituelle à l'Asie, la Sibérie, la Chine, le Japon, le Tonkin.

S'il convenait de mettre en relief quelques-unes des raisons qui présentement permettent d'interpréter plus exactement la prédominance
de certaines maladies dans certaines régions, le fait de la prédisposition de ces régions, de ces pays, de ces climats n'en reste pas moins

évident ; de même, on ne peut nier que le climat aggrave, comme il sera dit plus loin, certaines maladies infectieuses.

La rubéole est plus fréquente en Allemagne et en Angleterre qu'en France. La scarlatine est plus spéciale aux climats froids de l'Europe, de l'Amérique du Nord, elle est peu ou pas connue sous les tropiques. De même la diphtérie est plutôt l'apanage des pays septentrionaux. Si l'érysipèle est rare dans les régions tropicales, la coqueluche, les oreillons y sont fréquents. Par contre, c'est dans l'Europe méridionale que la fièvre typhoïde, qui se rencontre dans tous les climats, fait ses ravages les plus étendus ; le bassin de la Méditerranée est un de ses habitats de prédilection.

Le tétanos, qui peut se rencontrer dans tous les pays, existe surtout dans les pays chauds ; à l'encontre de la fièvre jaune dont les épidémies ne persistent pas en dehors des foyers endémiques pour les raisons déjà dites, le choléra qui trouve aux Indes, où les premiers écrits signalent le foyer originel, les conditions les plus parfaites de développement, a pu, par la voie maritime ou la voie de terre s'étendre en Europe. La première épidémie européenne date de 1830 et depuis en 1848, 65-74, 84-86, 92 plus récemment encore de nouvelles incursions meurtrières se sont produites, dans toutes les régions peut-on dire, bien que certains pays aient semblé plus atteints (Cochinchine, Annam, Tonkin, Chine, La Mecque (à la faveur des pèlerinages qui l'apportent et l'y laissent). On a admis que certaines épidémies régionales (celles d'Espagne en 1890) représentaient des épidémies autochtones par réveil de germes endormis depuis l'épidémie antérieure. Le rôle disséminateur des porteurs de germes (convalescents ou normaux) donne, semble-t-il, une interprétation plus logique de ces nouveaux foyers épidémiques.

La mélitococcie est assurément répandue partout, mais son foyer initial est le bassin méditerranéen, et dans ce bassin, l'Ile-de-Malte paraît l'habitat de prédilection.

Les foyers constants, endémiques du typhus pétéchial, sont l'Asie, la Perse, la Chine, l'Algérie, la Tunisie (épidémies de la période de conquête, 1909) ; en Europe, les provinces de la Baltique, la Silésie, et en France, la Bretagne véritable terre d'endémie.

Quant au typhus récurrent, longtemps confondu en Afrique avec la malaria, fréquent en Algérie, en Tripolitaine, en Egypte, au Soudan, rare actuellement en Amérique, il s'observe en Europe, principalement en Irlande qui paraît en être le foyer originel.

La dengue, maladie épidémique des pays chauds, des régions tropicales (les épidémies disparaissent avec le froid) est une maladie de littoral. Cotholendy a montré qu'à l'Ile-de-la-Réunion, au-dessus de 600 mètres, les cas importés ne pouvaient créer d'épidémies. Aux environs de Beyrouth, de Brun a observé que les localités au-dessus de 400 mètres d'altitude restent indemnes.

La dysenterie bacillaire, infection à peu près ubiquitaire, semble surtout fréquente dans les régions tempérées ; elle est fréquente en France, dans la Bretagne; elle est plus fréquente en Allemagne, en Angleterre, en Russie; elle voisine dans les pays tropicaux avec la dysenterie amibienne, celle-ci apanage des pays chauds. C'est dans l'Inde, l'Indo-Chine, les îles de l'archipel Indo-malais que la dysenterie amibienne trouve ses foyers de prédilection. On admet que les régiments anglais des Indes et des stations chinoises perdent, par dysenterie amibienne, plus de soldats que les armées européennes par l'intervention de toutes les causes de mortalité. Rare en Europe, elle ne se rencontre guère que chez les coloniaux rapatriés et cependant Caussade et Joltrain ont signalé quelques faits pour lesquels l'origine autochtone paraît indéniable.

Le kala-azar indien, le kala-azar infantile, le bouton d'Orient sévissent également dans les pays chauds (Asie, Afrique surtout). Il en est de même du béribéri qui malgré une répartition géographique étendue (Afrique, Amérique, Brésil depuis 1866), est surtout l'apanage des pays tropicaux.

Tous ces faits démontrent jusqu'à l'évidence le rôle des climats ou des pays chauds dans le développement des infections microbiennes ou parasitaires. Cette prédominance se juge non seulement à la multiplicité et à la gravité des maladies contagieuses qui lui sont particulières, mais aussi à la gravité des maladies contagieuses ubiquitaires.

Une statistique parue en 1909, portant sur une période de 5 ans, touchant le Bengale, montre les hécatombes qui peuvent se produire dans ces pays. De 1903 à 1907, le paludisme a fourni 1 million 120 000 décès, en 1908, le choléra a tué 260 000 individus, la variole a causé 36 000 décès, la dysenterie 64 900.

De même les maladies infectieuses européennes importées dans les pays chauds par les Européens sévissent cruellement sur la population de ces pays; la fièvre typhoïde est beaucoup plus grave sous les tropiques qu'en Europe; les rechutes en sont fréquentes. Aux Indes, la mortalité par fièvre typhoïde est deux fois plus forte qu'en Angleterre. La proportion des décès y est de 1 sur 3, alors qu'elle est de 1 sur 8 en Angleterre; de 1 sur 10 à Paris.

Sans doute, la souillure des sources, l'encombrement, l'alimentation défectueuse contribuent à assurer cette gravité, mais il est pour P. Manson une autre raison. De l'avis de ce savant, si les mesures prophylactiques usitées en Europe n'ont pas d'efficacité aux Indes, c'est que le b. typhique dans certaines régions doit vivre d'une vie saprophytique. Des soldats aux Indes buvant de l'eau pure, demeurant dans des campements où il n'y eut jamais de cas de fièvre typhoïde, ont cependant contracté cette affection.

La tuberculose devenue fréquente sur le littoral et dans l'intérieur de l'Afrique y est fort grave; elle a sévi de façon désastreuse en Océanie, surtout sur les indigènes. La nouvelle Zélande qui comprenait il y a un peu plus d'un siècle 400 000 Maoris n'en comptait plus, il y a quelques années, que 4000 par suite des ravages de la tuberculose et de la fièvre typhoïde. Survenant sur des populations constamment refoulées par la race blanche victorieuse dans des territoires trop étroits et victimes également de l'alcool, la tuberculose tend à anéantir rapidement les habitants des régions intertropicales dans lesquelles le climat, sans parler de la promiscuité, favorise son développement. Cette fâcheuse progression s'observe dans les colonies françaises, surtout l'Afrique occidentale française.

La variole détermine peut-être encore plus de victimes que la tuberculose. L'Afrique toute entière est véritablement décimée par des épidémies graves de variole; la rougeole, également fréquente dans les pays chauds, serait particulièrement sévère en Océanie. Quant aux maladies vénériennes, s'il semble que la blennorragie se rencontre dans les régions les moins explorées et que maladie autochtone elle revête chez l'indigène une allure chronique, la syphilis est une infection d'importation européenne, et cette importation a été telle que quelques régions à peine du globe en sont indemnes, telles : la Papouasie, les montages de l'Annam et du Laos, la Nouvelle-Guinée. Très bénigne chez les nègres et les mulâtres, elle serait très grave chez les peuples de race orientale; elle se caractériserait par la fréquence du siège extra-génital de l'accident primaire, dont la raison est l'usage à table du plat commun, facteur important de contamination.

Le sol des contrées tropicales est particulièrement riche en b. tétaniques (les indigènes se servent de la terre tétanigène pour empoisonner leurs flèches). Sans parler de la réceptivité particulière de la race noire (les indigènes peu ou mal vêtus sont plus exposés aux inoculations directes) les nouveau-nés payent un tribut considérable à l'infection tétanique ombilicale. A Hong-Kong, le tétanos tue 50 pour 100 des nouveau-nés: à Saint-Kilda (Hébrides), la moitié, peut-être les 2/3 des nouveau-nés, succombent au tétanos qu'on appelait autrefois « la pluie de Saint-Kilda »; sur la côte occidentale d'Afrique, le tétanos tue 1/5 des nouveau-nés au 5e jour. Cette gravité du tétanos des pays chauds relèverait pour H. Vincent, non de la virulence spéciale de l'agent infectieux, mais de l'excès de la température ambiante, des radiations solaires. Vincent inocule à des cobayes des spores de bacilles tétaniques sans toxine; ces cobayes au bout de 30 et même de 60 jours ne présentent aucun symptôme; il les soumet à des températures élevées et ils contractent un tétanos suraigu, alors que les témoins restent indemnes.

C'est qu'à vrai dire, parmi les raisons pouvant expliquer l'influence des régions chaudes ou tropicales, on ne saurait exclure l'action des influences météoriques, de la chaleur comme de la lumière sur le terrain organique. Toutes les causes déjà signalées favorisent l'invasion des maladies infectieuses, exagèrent leur gravité, en modifiant l'agent infectieux, et le terrain souvent plus que l'agent infectieux. Sans doute, l'organisme peut s'adapter à l'action déprimante des pays chauds, mais cette action déprimante persiste toujours à un certain degré, diminuant plus ou moins les fonctions organiques, annihilant les réactions défensives et réalisant un facteur de premier ordre à l'actif de la pathologie tropicale.

La gravité des infections des pays chauds est faite souvent de l'adaptation difficile des Européens à ce pays. C'est là un témoignage· de l'action du milieu ambiant sur l'organisme et de la contribution de cette action au rôle du terrain vis-à-vis des infections, rôle qu'il nous faut analyser en dernier.

B) **Causes prédisposantes ou empêchantes tenant au terrain organique (particularismes individuels, de famille, de race).** — En dehors des causes secondes qui réalisent le particularisme de certaines saisons, de certains climats et permettent de mieux comprendre quelques-unes des lois qui président à la répartition ou au développement des épidémies ou des endémies, il est tout un ensemble de prédispositions aux maladies contagieuses ou d'immunités à l'égard de ces maladies, qui créent des particularismes individuels, des particularismes de famille ou de race. Sans doute, ici l'étiologie est-elle limitrophe de la pathogénie et leurs domaines se confondent-ils en quelque sorte. Sans entrer dans l'analyse des modalités d'actions de ces causes, qui appartient à la pathogénie proprement dite, il est impossible de taire les faits qui témoignent de leur influence. C'est encore de l'étiologie de montrer la part du terrain organique et d'exposer les raisons qui règlent en quelque mesure la réceptivité et l'immunité individuelles, la réceptivité ou l'immunité collective à l'égard des infections.

L'importance, la fréquence, la modalité même des infections est subordonnée en partie à l'âge, au sexe, à la profession de l'individu ; elle· dépend aussi de l'influence que certaines causes extérieures : froid, fatigue, surmenage exercent sur la résistance organique de l'individu.

Age. — L'âge est un facteur important dans l'étiologie des infections. La clinique a dû envisager que telles infections sont plus particulières au jeune âge, à l'adolescence, à l'âge adulte ; l'expérimentation est venue justifier les observations de la clinique.

Non seulement les maladies infectieuses ou parasitaires sont plus ou moins fréquentes ; elle sont également différentes et par leur localisation et par leur évolution.

Chez le nourrisson, dont l'activité maxima appartient au tube digestif, les gastro-entérites représentent une forme prédominante d'infection ; chez l'enfant où le cerveau se développe, les infections méningées sont plus fréquentes, alors que dans la pathologie infectieuse de l'adolescent les maladies vénériennes prennent une grande importance, que chez le vieillard plus ou moins vacciné contre les infections spécifiques les processus d'auto-infection l'emportent.

Si l'infection est possible dans les premiers mois de la vie, elle est à vrai dire plus rare. La variole, la rougeole ne s'observent qu'à titre exceptionnel chez le nouveau-né où elles revêtent, la première tout au moins, une gravité extrême; de même les enfants au-dessous de 2 ans sont considérés comme réfractaires aux oreillons, à la grippe. La rareté des maladies contagieuses du nouveau-né peut s'expliquer d'ailleurs par l'isolement relatif dans lequel il vit et le peu de contacts étrangers auquel il est soumis. Il ne peut s'agir toujours d'une immunité héréditaire, car il reste réceptif aux infections maternelles comme en témoignent l'érysipèle de l'ombilic, la conjonctivite. Parfois cependant il convient de faire intervenir une résistance naturelle, une immunité héréditaire ou une immunisation provenant du lait maternel. Ehrlich a démontré la réalité de cette immunité par l'allaitement; il prend des souris vaccinées contre plusieurs toxines (ricine, abrine, tétano-spasmine) et d'autres souris neuves; il intervertit les progénitures de façon à faire nourrir par les mères neuves les petits provenant des souris vaccinées et inversement; or les souris vaccinées transmirent l'immunité non seulement à leurs petits, mais à ceux qu'elles avaient allaités. Les expériences de Vaillard et de Remlinger ont, il est vrai, établi que les souris jeunes semblent justiciables d'une immunité par la voie intestinale que n'ont pas les petits cobayes ni les petits lapins sur lesquels ils ont échoué.

Si la scarlatine de la nourrice épargne habituellement le nourrisson c'est peut-être que le lait de la nourrice renferme des substances immunisantes. C'est par immunisation passive, transmise par le sang maternel au cours de la grossesse, qu'on a tenté d'expliquer la rareté très réelle de la rougeole d'origine exogène chez le nourrisson pendant les premiers mois.

Quelle que soit l'interprétation de ce fait il est certain que l'on trouve en pathologie comparée de nombreux faits témoignant de la faible réceptivité du nouveau-né vis-à-vis de certaines infections. C'est ainsi que le poussin résiste au choléra des poules (Pasteur, Maffucci), que la résistance du veau au charbon symptomatique est indéniable pour Arloing, Cornevin et Thomas, et que chez le même animal la tuberculose est presque inconnue.

Il est vrai, par contre, que le b. anthracis tue lentement les jeunes moineaux au nid (Colin) et n'atteint les adultes que par l'usage de certains artifices; que l'embryon de poulet présente plus de réceptivité pour le pneumocoque, le b. de Friedlander (Maffucci); que le jeune cobaye, l'agneau sont plus réceptifs au charbon. De même le jeune chien est sensible au charbon vis-à-vis duquel le chien adulte est réfractaire.

Les nourrissons sont d'ailleurs très souvent victimes d'infections cutanées en raison de la fragilité de leurs téguments : de par l'étroitesse de leurs fosses nasales qui les oblige à la respiration buccale, de par l'absence d'expectoration et le décubitus dorsal habituel, ils sont, si l'on excepte la tuberculose pour les trois premiers mois, plus exposés aux infections respiratoires.

A mesure que les fonctions prennent plus d'amplitude et de complexité, que la vie se perfectionne, les infections se multiplient.

Durant la 2e enfance les tissus offrent une certaine aptitude à laisser pulluler les parasites. C'est à cet âge que s'affirment les teignes et les tricophyties qui ne prennent pas sur les sujets âgés ou guérissent spontanément avec l'âge. Le défaut d'immunité acquise, la fréquence des contacts infectants, la malpropreté et l'absence de précautions, sans parler de la croissance, agent de localisation des infections sur le squelette, expliquent la réceptivité du jeune enfant à l'égard des maladies contagieuses.

Si la grippe est rare chez lui comme chez le nourrisson, s'il en est de même pour l'érysipèle et le rhumatisme articulaire aigu, maladies de la puberté et pour la fièvre typhoïde (celle-ci bien qu'elle puisse atteindre le fœtus apparaît surtout, d'après Murchison et P. Brouardel, entre 15 et 25 ans), le Kala-azar lui est exclusif. Les maladies éruptives, coqueluche, diphtérie, lui sont habituelles, de même s'affirme la fréquence de la tuberculose, des états septicémiques, de la poliomyélite aiguë épidémique, de la méningite cérébro-spinale, même du paludisme qui frappe surtout les enfants.

L'âge adulte survient ensuite avec toutes les infections que peuvent favoriser les contacts de la vie professionnelle : c'est, avec la puberté, l'âge de la tuberculose, de la grippe, du choléra, de la syphilis, l'âge du béribéri.

Dans la vieillesse, le nombre des maladies infectieuses générales diminue. Une atteinte antérieure de rougeole, de scarlatine, d'oreillons, de fièvre typhoïde a pu créer l'état d'immunité et il semble bien que ce soit aussi par vaccination insensible que le vieillard soit prémuni contre ces infections ; car pour ce qui est de la rougeole, Pasteur a montré que durant l'épidémie qui, en 1848, frappa les îles Feroé, les vieillards et les enfants furent surtout atteints. Si les maladies contagieuses générales sont plus rares, par contre le nombre des infections banales, des processus d'auto-infection grandit singulièrement. La complexité de la flore microbienne des surfaces naturelles, la vie parasitaire d'espèces pathogènes de plus en plus nombreuses, qui trouvent sur la peau ou les muqueuses amoindries dans leur résistance des conditions favorables de développement, expliquent la fréquence de l'érysipèle, de la pneumonie, des infections vésicales.

La modalité de l'infection, sa gravité dépendent aussi en quelque mesure de l'âge. Ainsi se peut opposer à la pneumonie latente du vieillard la pneumonie à symptomatologie bruyante, à manifestations cérébrales de l'enfant. La tuberculose du premier âge est très différente de la tuberculose de l'adulte ; elle ressemble à la tuberculose expérimentale des rongeurs. Les septicémies de l'enfant sont similaires des septicémies expérimentales des animaux de laboratoire. La mortalité du paludisme atteint son apogée de 5 à 20 ans; la fièvre jaune par contre, fréquente chez l'enfant, est chez lui d'une bénignité particulière et en dépit de cette évolution bénigne crée l'immunité.

Ce qui vient d'être dit pour les maladies microbiennes s'étend aux maladies parasitaires. L'observation a montré que l'infestation chez l'homme obéit à certaines lois parmi lesquelles l'âge joue un rôle important. Les enfants comme les vieillards (les conditions de vie étant les mêmes) se laissent plus parasiter que les adultes. C'est là un fait de notion ancienne qui vient d'être relevé à propos des teignes.

Pour expliquer cette prédisposition de l'enfant aux parasitoses on a fait remarquer que l'enfant souvent gourmand et malpropre s'infeste plus que l'adulte. Les études de pathologie comparée font vite tomber cet argument. Les chattes, les chiennes, les vaches adultes renferment quelques rares ascarides, alors que les jeunes animaux auxquels elles ont donné naissance et qui vivent à côté d'elles renferment souvent des centaines ou des milliers de ces mêmes ascarides. L'âge intervient sans doute par des différences de chimisme des divers tissus ou organes dans lesquels le parasitisme peut se développer. L'immunité sanguine augmente spontanément avec l'âge chez beaucoup d'animaux, il en est de même bien probablement chez l'homme. Les spirochétoses s'inoculent beaucoup plus facilement aux animaux jeunes (rats, poulets), et la maladie y est de plus longue durée. La dysenterie amibienne se communique au jeune chat non au chat, adulte.

Sexe. — L'influence du sexe est non moins réelle et curieuse, sinon très importante. La femme est plus longtemps que l'homme prédisposée aux infections de l'enfance et sans doute y a-t-il là une question de contact habituel avec l'enfant plus qu'une question de sexe. Les fièvres éruptives assez rares chez l'homme après 20 ans, s'observent fréquemment chez la femme entre 25 et 30 ans. Une statistique du professeur Roger établit que de 15 à 20 ans, rougeole et scarlatine sont plus fréquentes chez l'homme alors qu'à 21 ans elles persistent chez la femme et diminuent chez l'homme pour se maintenir ensuite à un niveau plus élevé chez la femme.

Pour la variole soumise aux influences de la vaccination, elle présente chez l'homme son maximum de 15 à 20 ans. Puis la courbe diminue alors qu'elle s'élève chez la femme (en raison de la vaccination de l'homme au moment du service militaire) et vers 40 ans la fréquence s'égalise dans les deux sexes. La femme est plus prédisposée à l'érysipèle que l'homme surtout entre 15 et 30 ans.

Mais le caractère particulier de la pathologie féminine relève surtout des divers actes de la vie génitale (menstruation, puerpéralité, lactation). La menstruation est la cause occasionnelle de certaines manifestations infectieuses : herpès, érysipèles menstruels parfois à retours périodiques (certaines femmes peuvent en avoir présenté 50, 60).

La grossesse peut modifier l'évolution de certaines infections. On sait la gravité des septicémies puerpérales. On a dit avec raison que la tuberculose puerpérale était plus grave ; par contre on a observé, et tel était l'avis de Potain, que la fièvre typhoïde était en général plus bénigne chez la femme en état de gravidité.

La syphilis de la femme peut présenter une allure particulière, elle est souvent, fébrile à la période secondaire, s'accompagne d'hypertrophie splénique, de syphilis pigmentaire du cou, phénomène rare chez l'homme.

La tuberculose est plus fréquente chez l'homme, de même les oreillons qui y sont également plus graves, de même la dengue, le rhumatisme articulaire aigu.

Si la suette miliaire est, dit-on, deux fois plus fréquente chez la femme que chez l'homme, la fièvre de Malte est égale dans les deux sexes; le béribéri, l'actinomycose sont plus habituels à l'homme, la rage aussi (l'homme étant plus souvent mordu, et, semble-t il, plus souvent enragé après morsure).

Profession. — La profession est une des causes prédisposantes dont l'action, quoique indirecte, est des plus évidentes. Il est hors de doute que des individus exerçant certaines professions sont plus exposés que d'autres à contracter certaines maladies. On a parlé également de professions créant un certain état de protection (la profession de tanneur contre la tuberculose, certains métiers exposant aux vapeurs mercurielles, contre la syphilis, etc.; il n'est pas besoin d'insister sur l'immunité relative de la profession médicale).

Certaines professions sont surtout dangereuses parce qu'elles exposent plus particulièrement au contact des maladies humaines ou animales (très fréquemment les épizooties coïncident avec les épidémies). D'autres sont nuisibles parce que malsaines ou se passant dans des conditions hygiéniques défectueuses, ou encore nécessitant des efforts physiques violents ou durables qui entraînent la fatigue ou le surmenage. Il ne s'agit pas de prédisposition à proprement parler, comme a soin de le faire remarquer le professeur Achard, mais de contamination plus facile. Ainsi s'explique que les mégissiers et les bouchers soient plus atteints de charbon, les palefreniers de la morve, les médecins ou infirmiers de la tuberculose, du typhus pétéchial, de la fièvre récurrente, le soldat surmené de la fièvre typhoïde. Ainsi s'explique que le paludisme s'observe surtout chez les ouvriers ou terrassiers défrichant les marécages, l'ankylostomiase chez les mineurs.

C'est une notion classique que l'infection tuberculeuse par contagion directe se voie surtout chez les vétérinaires, les bouchers, les employés des abattoirs, que l'infection typhique atteigne surtout les sujets en contact avec les malades, avec les objets souillés (blanchisseuses, chez qui l'infection cholérique est pour la même raison fréquente et aussi la dysenterie amibienne).

Les épizooties et les épidémies de fièvre aphteuse évoluent souvent simultanément. L'inoculation accidentelle est possible, elle est plus fréquente chez les bouchers, les garçons de ferme. De nombreux cas sont dus à un contact avec du lait non virulent par lui-même, mais virulent parce qu'il se trouve mélangé au liquide des pustules développées sur les trayons,

Les bergers, chevriers, bouchers en contact avec des animaux capables de transmettre la maladie, sont plus souvent atteints de mélitococcie.

La transmission du rouget du porc a été constatée, dans la plupart des faits connus, sur des vétérinaires qui s'étaient infectés pendant la vaccination. Nevermann a rapporté un cas mortel de rouget chez un vétérinaire qui, porteur d'une plaie au doigt, s'était inoculé accidentellement.

C'est au contact des animaux que l'homme s'infecte de charbon. C'est chez les pâtres, les bouchers, les équarrisseurs, chez les vétérinaires que l'infection cutanée est la plus habituelle. L'infection à distance est possible chez les ouvriers travaillant les peaux fraîches ou desséchées (porteurs à la Halle au cuir, tanneurs). De même dans les industries de cuirs, poils, laines, des cas d'infection charbonneuse peuvent se produire (maladies des trieurs de laine, des cardeurs de matelas, des brossiers ou fabricants de pinceaux, des scieurs ou aplatisseurs de corne).

La contagiosité de la morve est extrême de l'animal à l'homme. Le fourrage, la litière, les étrilles, les éponges souillées de jetage sont des agents puissants de contagion pour les palefreniers, cochers ; de même on s'explique la fréquence plus particulière de la morve chez les équarrisseurs, les bouchers qui peuvent se blesser avec une écharde de bois, des brins de paille.

L'actinomycose est fréquente chez les cultivateurs, les moissonneurs, les valets de ferme, les jardiniers, la contamination pouvant se faire par les fourrages, les graminées. Soltmann a rapporté l'observation d'un enfant ayant avalé un épis d'orge qu'on retrouva dans un abcès actinomycosique. Chez les gaveurs de pigeons, il peut y avoir inoculation buccale ; inoculation de la main chez les batteurs de blé. L'aspergillose si fréquente chez le pigeon où elle se manifeste par le chancre buccal se transmet aussi au gaveur de pigeon. Les peigneurs de cheveux se servant de farines contaminées pour dégraisser les cheveux avalent les spores abondamment contenues dans ces farines.

Les individus les plus exposés aux maladies du sommeil, sont les pêcheurs, les bateliers ou encore les indigènes habitant près des cours d'eau.

Les personnes qui sont préposées aux soins de basse-cour, qui plument ou manient les volailles, sont exposées aux incursions des dermanysses, acariens de la famille des gamasides vivant sur les oiseaux et qui provoquent une éruption prurigineuse éphémère rappelant l'éruption de la gale.

Les conditions de vie de l'ankylostome expliquent que ce parasite infecte surtout les briquetiers, tuiliers, mineurs, ouvriers des tunnels et des solfatares.

Froid. Chaleur. — Le particularisme individuel peut dépendre d'influences extérieures multiples agissant sur sa réceptivité pour l'augmenter ou la diminuer. Par l'intermédiaire de son hôte, le parasite est lié en quelque mesure à la nature du terrain qui le nourrit. Si les conditions biologiques du germe exigent certaines qualités du milieu, l'organisme pour résister doit rester en harmonie avec le milieu auquel il est adapté. Cette harmonie peut être rompue dès que s'exercent sur lui des influences multiples, action du froid, de la chaleur, traumatismes qui peuvent agir mécaniquement ou en altérant les humeurs.

L'influence du froid et de la chaleur si nette sur la cause pathogène, et dont nous venons de voir le rôle dans l'action des climats ou des saisons, est pour le terrain organique une cause prédisposante de premier ordre.

De cette action du froid dont la clinique nous fournit des exemples, la méthode expérimentale a donné des preuves indéniables. Je rappellerai l'action du refroidissement de la poule et du réchauffement de la grenouille, qui par cet artifice contractent le charbon auquel ces animaux sont réfractaires. Et les recherches de Wertheimer, de Delezenne, de Castets nous ont appris que le refroidissement ou le réchauffement déterminent toute une série de modifications tissulaires ou humorales (dont témoigne l'hypertoxicité des tissus et des humeurs) et favorisent la sortie des microbes intestinaux (Bouchard, Wurtz, Beco), origine possible de septicémies parfois massives. J. Courmont et Doyon ont montré que les grenouilles chauffées prennent le tétanos ; Nuttal, que la vipère peut prendre la peste à 26°-28°, le lézard à 21°-26°.

L'action du refroidissement est de notion populaire à l'égard plus particulièrement des infections respiratoires. Le froid peut favoriser le développement de la pneumonie ; associé à l'alcoolisme, il en aggrave le pronostic. C'est le froid qui réalise surtout les rechutes de l'érysipèle, favorise les complications rénales des scarlatineux et est la cause habituelle chez les tuberculeux de bronchites préparatoires ou de fluxions hémoptoïques.

Traumatisme. — Le traumatisme, qui peut agir en facilitant l'introduction du microbe dans l'organisme ou en affaiblissant la défense locale au point où il a exercé son action, ouvre par l'un ou l'autre de ces procédés, la porte à l'infection ; il est pour elle un agent localisateur.

Toutes les plaies cependant ne sont pas également propres à l'infection. Les grands traumatismes sont d'excellents milieux de culture pour les pyogènes, par les hémorragies ou les attritions de tissus qu'ils provoquent ; la piqûre des nerfs, la section du cordon ombilical, les plaies sinueuses et profondes favorisent le développement du tétanos, comme d'ailleurs, celui du vibrion septique. Le vibrion septique, débarrassé de sa toxine par lavage, produit l'infection lorsque le lieu d'inoculation a été contus.

S'exerçant en un point éloigné, le trauma peut, comme le froid, favoriser le passage des microbes de l'intestin à travers la paroi (Ch. Bouchard, Wurtz, Mosny) ; il peut également favoriser la traversée d'un microbe préalablement introduit par la voie digestive comme je l'ai montré pour les m. tétragènes. Il pourra, dans une région voisine de celle où il a exercé son action, favoriser l'infection. Ainsi la contusion du thorax provoquerait l'apparition d'une pneumonie ou de la tuberculose. Lépine, B. Teissier, Perroud, Hanot ont insisté autrefois sur la phtisie traumatique dite *ab hœmoptoe*. Perroud a décrit très exactement la phtisie traumatique des mariniers du Rhône chez qui la manœuvre du harpi détermine, par une contusion lente du thorax, de la douleur et de la congestion.

Le trauma pourra enfin localiser, au point même où il s'exerce, l'infection développée en d'autres points. C'est la loi de Max Schuller appliquée à la tuberculose et qui selon la remarque très juste du Pr Achard se vérifie beaucoup plus souvent à propos des maladies septicémiques. On peut voir des abcès contenant des microbes spécifiques se développer en des régions contuses à la suite d'une chute, d'un choc, ou réalisés par des injections sous-cutanées de substances plus ou moins irritantes. La bosse sanguine que peut provoquer chez le typhique une contusion ou une injection sous-cutanée, donne lieu à un abcès typhique, et il en est de même pour les septicémies dues aux streptocoques, pneumocoques, staphylocoques. Ces faits ont donné naissance d'ailleurs à la méthode thérapeutique des abcès de fixation.

La gomme syphilitique (Verneuil) est fréquente sur les bourses séreuses épaissies par une contusion chronique. Ainsi s'expliquent les périostoses syphilitiques. On sait également, sans préjuger de la nature infectieuse du cancer, le rôle du traumatisme dans la localisation des néoplasies (cancer du scrotum des ramoneurs, cancers des orifices naturels, de la vésicule biliaire ou de la vessie lithiasiques).

Cette loi de Max Schuller semble au contraire se vérifier plus exceptionnellement pour la tuberculose, contrairement aux expériences de Max Schuller et conformément aux expériences de Friedreich, de Petrow, de Friedlander, de Lannelongue et Achard (1905). Achard a exposé dans une autre partie de cet ouvrage (voy. vol. I) que les traumatismes fermés (fractures ou luxations), que les injections sous-cutanées de liquides irritants ne provoquent pas l'apparition de foyers bacillaires. Avec Lannelongue il a montré que si Max Schuller avait obtenu des arthrites tuberculeuses chez des animaux inoculés de tuberculose et contusionnés c'était en raison de l'impureté de ses produits. Avec des cultures pures, les résultats sont négatifs. Il reste toutefois que là où le b. tuberculeux se développe habituellement, le traumatisme (réalisé par exemple par l'inhalation de poussières irritantes, métalliques ou minérales) favorise le développement de la tuberculose pulmonaire. Les pneumokonioses prédisposent aussi à la tuberculose pulmonaire, et, pour certains, résultent d'un processus mixte réalisé par l'association du b. tuberculeux à des corps étrangers irritants.

Fatigue. Surmenage. — Les preuves cliniques et expérimentales de l'influence de la fatigue et du surmenage ne font point non plus défaut, il suffit d'en signaler quelques-unes pour justifier leur importance.

La fièvre typhoïde, la tuberculose, la grippe, frappent les surmenés. On sait, par ailleurs, l'action des excès de sports à l'égard des septicémies. Une fatigue imposée à des animaux, préalablement infectés avec le charbon bactéridien ou avec le charbon symptomatique, favorise considérablement le développement et la généralisation de l'infection. Les expériences de Charrin, de Roger (1890) ont établi le fait pour les chiens, les lapins, les rats. Le rat blanc fatigué perd l'immunité au charbon. Les chevaux surmenés sont plus aptes a contracter la morve (Solovieff).

La fièvre de surmenage qui suit de grandes et durables fatigues relève vraisemblablement du mécanisme de l'auto-infection dont le point de départ variable, sans doute, pourrait se trouver dans l'intestin. Il est des septicémies et même des pyémies de surmenage : les abcès viscéraux sont mentionnés dans des observations anciennes : myocardites suppurées des postillons, désignées sous le nom de « maladie des postillons ».

Si la fatigue générale explique le développement des infections, le surmenage d'un organe peut expliquer la prédominance de certaines formes cliniques (forme cérébrale du rhumatisme polyarticulaire aigu, ostéomyélite de croissance). Inversement les enfants atteints d'oreillons ne sont pas exposés aux orchites.

Infections associées. — Les récidives ou l'état réfractaire dans les infections. — Les processus infectieux peuvent s'associer et, de l'importance du fait, l'étude des associations microbiennes (voy. p. 520) a donné la démonstration. Je ne reviendrai pas sur les résultats que la méthode expérimentale a donnés concernant le rôle activant ou empêchant de certains microbes.

L'infection, jouera donc le rôle de cause prédisposante ou empêchante à l'égard d'une autre infection.

Une infection donnée peut tout d'abord créer l'aptitude à la réinfection (rechute ou récidive), ou au contraire favoriser l'immunité.

Il est des maladies microbiennes dont la première atteinte confère l'aptitude à une deuxième atteinte et ainsi certaines maladies virulentes peuvent se reproduire à plusieurs reprises chez le même sujet. Il en est d'autres qui créent l'état réfractaire, qui ne récidivent pas.

Il y a, selon la remarque judicieuse de Hameau, une antipathie entre les virus passagers et les corps qu'ils ont quittés, puisque ordinairement ils ne les attaquent plus. Ceci ne peut s'expliquer qu'en supposant que ces virus laissent dans le corps des substances contraires qui seront cause de la répulsion. Il se peut que la variole, ajoute-t-il, vienne dans un village où cent personnes ne l'ont pas eue; quelques-unes ne la contracteront pas, non en raison de leur âge, de leur sexe, de leur tempérament, mais parce que ces personnes se trouvaient dans des dispositions telles que le virus était repoussé..Et il rapproche ce fait de l'observation anciennement faite que les ouvriers de certaines professions, les individus usant du mercure étaient exempts de certaines maladies contagieuses où n'en recevaient que des atteintes légères ; de cet autre fait que les plantes fétides, datura, ciguë, mandragore, sont rarement attaquées par les insectes.

L'atteinte infectieuse antérieure réalise ainsi un état réfractaire plus ou moins durable qui synthétise l'action défensive de l'organisme. Ce n'est pas ici le lieu d'analyser les processus défensifs multiples que l'organisme peut par elles opposer aux infections, processus cellulaires constituant surtout l'immunité antimicrobienne, processus d'ordre humoral représentant surtout l'immunité antitoxique, les uns ou les autres ayant en réalité toujours leur point de départ dans un acte cellulaire. Nombre de maladies microbiennes ont cette faculté d'immunisation qui, pratiquement, reste absolue : les fièvres éruptives, la fièvre typhoïde, la fièvre jaune, le choléra, la peste, les oreillons, la coqueluche, etc.

Les récidives de la peste et du choléra sont exceptionnelles ; celles de la fièvre jaune, pour atteindre une proportion de 40 pour 100, sont en général bénignes ; les rechutes et récidives de la scarlatine sont possibles. L'immunité de la variole est durable, les récidives en sont rares et n'ont lieu qu'à de longs intervalles. On cite le cas du minéralogiste Naumann qui l'eut quatre fois ; celui célèbre de Louis XV qui mourut de la variole à 64 ans après l'avoir déjà contractée à l'âge de 20 ans. On a parlé de récidives plus rapprochées mais peut-être s'agissait-il de varicelle et de variole successives.

L'immunité donnée par la vaccine est moins durable, elle semble subordonnée au climat. Dans les pays chauds, à Alger, il faudrait revacciner tous les trois à cinq ans. Il semble également qu'elle soit moins durable pour les enfants très jeunes. Cependant, alors que la proportion de revaccinations positives est de 15 à 25 pour 100 pendant la période scolaire, elle serait de 50 à 60 pour 100 pendant la période militaire.

Panum cite toujours à propos de l'épidémie de rougeole de 1848, aux îles Féroé, l'immunité des vieillards atteints 65 ans auparavant, et cependant la rougeole comme la scarlatine peut récidiver et ses récidives ne sont pas exclusivement comme on l'a prétendu des rubéoles méconnues.

Les récidives des oreillons, de la coqueluche sont également exceptionnelles.

L'immunité de la fièvre typhoïde, quoique plus durable, n'empêche pas les récidives.

Pour la syphilis, l'immunité est la plus habituelle. Cette immunité peut manquer et l'on peut voir réapparaître à une période plus ou moins éloignée, soit un accident primitif atténué et isolé, soit, comme dans les observations d'Oplatek et de Bongsdorp, un véritable chancre. Mais il existe également au cours de la syphilis une véritable immunisation graduelle, à vrai dire toujours imparfaite puisqu'elle n'empêche pas de façon absolue l'évolution des lésions que la thèse de M. Pinard (1910), que les constatations de Queyrat, de Bonnet, de Courjon ont mises en évidence, comme aussi les inoculations successives et positives de Finger et de Landsteiner sur le singe. Il se passe pour la syphilis ce qui se passe pour la vaccine, la variole; l'accident primitif est de plus en plus voilé, il devient papuleux au lieu d'être ulcéreux. Cette légère immunisation à la période primaire va se poursuivre à la période secondaire où elle atteindra son apogée, se maintenir à la période tertiaire dont il est démontré que les lésions sont virulentes, puis enfin s'affaiblir. Si Finger et Landsteiner ont pu reproduire quelques petites papules miliaires après inoculation de produits primaires à la période secondaire et des phénomènes simplement congestifs à la période tertiaire, Queyrat et Marcel Pinard ont réalisé une syphilis ulcéreuse.

Un certain nombre de maladies infectieuses ne sont pas immunisantes parce que l'infection est trop espacée ou trop passagère ; ainsi, le charbon, la suette, la dengue. Il est d'autres maladies qui sont particulièrement récidivantes, l'érysipèle, la pneumonie, la diphtérie. Ces faits nous permettent de comprendre le rôle variable d'une infection donnée à l'égard d'une autre infection. Il est en effet à côté des exemples d'immunité homologue des exemples nombreux d'immunité hétérologue. L'exemple le plus classique est celui de la variole et de la vaccine.

Les influences atténuantes de certaines infections les unes vis-à-vis les autres reposent sur un grand nombre de faits cliniques ou expérimentaux. Certaines maladies infectieuses intervenant dans le cours d'une autre infection peuvent faire subir à celle-ci des transformations. Jullien a signalé que la fièvre typhoïde pouvait amener la disparition du chancre, Bassereau et Devergie qu'elle pourait retarder les accidents secondaires. L'érysipèle exerce une action favorable sur le lupus. Les recherches de Fortineau qui, en 1911, aurait obtenu dans le charbon humain des succès thérapeutiques par l'inoculation de cultures stérilisées de b. pyocyanique viennent confirmer les faits de préservation expérimentale que Bouchard avait obtenus contre cette maladie avec le même virus.

En règle générale, lorsque deux infections surviennent simultanément, elles suivent chacune leur marche à peu près régulière : ainsi la rougeole et la scarlatine associées, la vaccine et le chancre syphilitique.

Si les infections apparaissent successivement, celle qui vient en second est en général aggravée ou subit une évolution rapide, telle la diphtérie survenant secondairement au cours de la rougeole, de la scarlatine, telle la prédisposition des varioleux et des rougeoleux à la tuberculose (Landouzy), à la syphilis (Landouzy et Jacquinet); telle encore l'aggravation apportée à la tuberculose par la coqueluche.

La grippe peut préparer la tuberculose, activer son évolution, alors qu'elle a semblé à Potain retarder celle de la fièvre typhoïde.

Parfois, ce sont les infections banales dont nous portons en nous les germes qui viennent compliquer, surtout à leur déclin, les grandes infections générales. Les pyogènes sont les agents les plus actifs de ces infections secondaires, souvent très aggravantes. Dans l'érysipèle, les déterminations broncho-pulmonaires ne sont pas dues au streptocoque et relèvent le plus souvent du pneumocoque que l'on peut retrouver virulent dans la salive des érysipélateux. Le streptocoque est par contre la cause la plus habituelle de la bronchopneumonie de la rougeole, que le pneumocoque peut aussi provoquer. Avec le bacille d'Eberth, avec le bacille diphtérique, il réalise une symbiose particulièrement maligne; avec le staphylocoque, il crée les suppurations de la variole, de la scarlatine; avec le micrococcus catarrhalis, les complications de la grippe.

Ce sont là des exemples de prédisposition hétérologue qu'il serait facile de multiplier à l'infini car, à chaque instant, la clinique nous donne l'occasion d'en observer.

Intoxications. — Cette action prédisposante des maladies antérieures peut, d'autre part, être réalisée soit par des intoxications, soit par des troubles de nutrition (alcoolisme, saturnisme, goutte, diabète).

L'action favorisante de l'intoxication associée à l'infection se peut expliquer, soit par la perturbation locale que l'action toxique crée et par laquelle elle diminue la résistance du tissu, comme dans le charbon symptomatique se localisant chez le lapin là où l'acide lactique a été inoculé; soit par le trouble général qu'elle provoque dans l'économie dont l'état de résistance se trouve ainsi céder.

L'action des poussières arsenicales, de l'intoxication alcoolique à l'égard de la tuberculose, de la pneumonie, des gaz putrides pour les infections telles que la gangrène pulmonaire, les bronchopneumonies infectieuses des vidangeurs.

De cette influence des divers poisons comme de l'importance qu'il convient d'accorder aux gaz délétères, l'expérimentation a fourni de nombreux exemples. Wurtz, Beco, ont provoqué par intoxication arsenicale des septicémies intestinales chez le cobaye. Wagner, par le chloral chez la poule, Platania, par l'alcool chez le chien ont supprimé l'immunité naturelle de ces animaux à l'égard du charbon. C'est encore Platania qui a montré que l'opium abolit chez le cobaye l'immunité provoquée par la vaccination contre le choléra.

Ce sont encore les expériences montrant que les injections de sels de quinine actionnent le développement du tétanos. Ce sont enfin les expériences d'Alessi, de di Mattei, de Kirschner, sur le rôle des gaz ou des vapeurs irritantes. Alessi et di Mattei font inhaler préalablement des gaz d'égout, de l'oxyde de carbone, de l'acide carbonique, de l'acide sulfureux à des animaux et favorisent ainsi chez eux le développement de l'infection expérimentale par le b. d'Eberth, par le coli-bacille. Kirschner met également en évidence cette influence toxigène des gaz délétères. Di Mattei, expérimentant les inhalations d'oxyde de carbone, d'acide carbonique, d'acide sulfureux, de sulfure de carbone, montre que ces gaz pénétrant par les voies respiratoires déterminent des altérations profondes du sang, du système nerveux, similaires de celles de l'intoxication chronique imposent aux infections une marche plus rapide.

On sait enfin le rôle aggravant du diabète vis-à-vis de la tuberculose et des suppurations ; le rôle opposé de la goutte.

Les affections du foie qui augmentent le flux biliaire peuvent alcaliniser le milieu intestinal et favoriser le développement des amibes.

Toutes ces actions prédisposantes influent en réalité sur la nutrition et c'est ainsi qu'elles augmentent la réceptivité individuelle. On comprend dès lors que la misère physiologique qui représente comme la synthèse des conditions déprimantes crée une prédisposition manifeste aux atteintes des grandes pandémies : choléra, peste, typhus. On comprend aussi que la misère (tout court) soit un élément de propagation et d'aggravation des maladies infectieuses. Les miséreux, victimes en plus de l'alimentation défectueuse, parfois de la disette ou de la famine, séjournant dans des locaux insalubres dépourvus d'air, de lumière, ou règne la promiscuité la plus étroite, sont les victimes habituelles et aussi les principaux propagateurs de la tuberculose, des maladies épidémiques : typhus pétéchial, fièvre récurrente, fièvre typhoïde, choléra. L'échelle de gravité des infections se mesure souvent au degré social, et on a pu dire que la meilleure prophylaxie contre les épidémies, contre la tuberculose, serait l'amélioration des conditions sociales et sinon l'extinction du paupérisme, du moins l'extinction de la misère avec tout le cortège de souffrances et de maladies que définit cette expression.

Prédispositions ou immunités héréditaires. Prédispositions ou immunités familiales. — Si la réceptivité individuelle est faite des conditions qui viennent d'être rapidement envisagées dans la modalité exclusive de leur action directe, elle est aussi en grande partie sous la dépendance de ces mêmes actions externes s'exerçant sur les ascendants et dont les conséquences variables se transmettent aux descendants.

L'organisme (nous venons de voir les raisons pour lesquelles son rôle est dans les maladies infectieuses aussi important que le germe pathogène) peut être personnellement et aussi héréditairement prédisposé ou réfractaire à certaines infections, et, ainsi se créent vis-à-vis des maladies contagieuses non seulement d'autres causes de particularisme individuel intéressant l'organisme ou une partie de cet organisme, mais aussi des particularismes de famille, de race qu'il convient en dernier lieu d'envisager.

A côté de la transmission héréditaire du microbe, se place, a-t-il été dit, la transmission du terrain. Tantôt il y aura transmission d'une modalité vitale qui constituera pour le rejeton l'aptitude à se laisser plus facilement infecter s'il vient à rencontrer des agents infectieux ; au début de la bactériologie, Pasteur montra que les œufs de vers atteints de flacherie, affaiblis mais guéris, donnent des vers débiles plus prédisposés à la flacherie. Tantôt l'infection des ascendants créera chez les rejetons l'état réfractaire. Les maladies qui créent la prédisposition peuvent transmettre la prédisposition ; les maladies qui immunisent peuvent transmettre héréditairement l'immunité. Les observations faites à propos de la syphilis, de la variole, de la tuberculose, du charbon, de la clavelée, de l'infection pyocyanique, les recherches de Chauveau, de Ackerman et Roloff, de Tizzoni et Cattani, de Bouchard, de Charrin et Gley, d'Ehrlich en fournissent des preuves irréfutables.

Pour n'avoir pas à étudier le mécanisme de ces actions héréditaires locales ou générales, il convient de rappeler les faits qui en démontrent la réalité.

L'immunité héréditaire, faite à la fois de l'immunité naturelle et de l'immunité acquise des parents, cette dernière tantôt, et plus exceptionnellement active, c'est-à-dire répondant à un acte cellulaire, le plus souvent passive et due à la transmission des anticorps d'origine maternelle, peut se faire par la mère ou le père, plutôt par la première.

L'enfant de la mère vaccinée est rebelle à la vaccination quand surtout la vaccination a été faite chez la mère dans les derniers mois de la grossesse. Chauveau, Rossignol, Cierkowski notent, lors de la vaccination de grands troupeaux par le vaccin charbonneux, que les agneaux des brebis vaccinées présentent parfois à leur naissance une résistance considérable vis-à-vis de la b. charbonneuse. Rickert observe le même fait pour la clavelée; Arloing, Cornevin et Thomas pour le charbon symptomatique. Cette immunité est transitoire pour Ehrlich puisqu'elle relève du passage placentaire des anticorps maternels et non d'un acte ovulaire, qu'elle n'est point conférée non plus par les éléments cellulaires du fœtus.

L'immunité des cobayes nés de mères vaccinées contre la diphtérie a été constatée par Vernicke durant trois mois, par Vaillard durant cinq mois. Dans un cas cependant Vaillard, disposé pour cette raison à croire à une immunité active, a constaté la transmission de l'immunité à la génération suivante.

La transmission héréditaire de l'immunité du père au fœtus est moins bien établie; pour Ehrlich l'immunité antitoxique paternelle ne se transmettrait point à la progéniture.

Les faits ont été contestés par Tizzoni, Mlle Cattani et Centani qui admettent qu'un lapin mâle vacciné contre la rage peut transmettre son immunité à sa progéniture. Charrin et Gley auraient observé le même fait pour la maladie pyocyanique. Par contre Vernicke, Vaillard, Remlinger auraient constaté que les mâles, même hypervaccinés contre la diphtérie, le choléra, le charbon, la fièvre typhoïde, ne transmettent jamais leur immunité à leurs descendants.

Il est des cas où la transmission des caractères héréditaires, pour créer habituellement l'état de prédisposition, peut cependant déterminer un état d'immunité relative.

Si la syphilis et la tuberculose des parents se transmettent aux rejetons ou réalisent chez eux le terrain qui les prédispose de façon précoce ou tardive à ces infections, un certain degré d'immunité peut parfois en résulter. Audry (de Toulouse) insistait récemment encore sur la fréquence de la syphilis abortive, se réduisant au seul chancre chez l'enfant comme chez le singe.

L'opinion de Marfan que le scrofuleux, héréditaire de tuberculeux, semble échapper aux tuberculoses actives, est indéniable et m'inspirant de ces faits, j'ai pu considérer que, si la tuberculose semble atténuée chez les malades porteurs de rétrécissement mitral, ce n'est pas simplement en raison de l'action mécanique que l'affection du cœur crée dans la circulation pulmonaire, mais parce qu'il s'agit d'une tuberculose originellement lente, torpide, comme celle d'ailleurs qui peut survenir chez les malades atteints de rétrécisssment de l'artère pulmonaire.

Dans certains cas l'immunité tient à l'état particulier des parents au moment de la conception, ou de la mère au moment de la gestation.

Il est enfin des faits d'ordre plus complexe où le tempérament des ascendants fait de toutes les actions morbides qu'ils ont pu subir, crée chez le descendant la prédisposition ou l'immunité. Landouzy a insisté sur la prédisposition individuelle des gens roux à type vénitien, et Delpeuch fut d'avis que les sujets dont les poils se développent à la puberté plus clairs que les cheveux sont prédisposés à la tuberculose. Les vaches blanches semblent plus fréquemment atteintes de tuberculose, et Blaringhen a également signalé que les cobayes au pelage blanc sont plus sensibles aux infections. Il est de notion classique que les fils d'arthritiques sont réfractaires comme leurs parents, ou du moins peu sensibles à la tuberculose, qui affecte tout au moins souvent chez eux une évolution lente et torpide.

L'hérédité peut réaliser des prédispositions familiales. Il semble que cela s'observe pour les auto-infections plus que pour les hétéro-infections. Les angines, les angiocholites, les appendicites sont essentiellement des infections locales habituelles à certaines familles. Gilbert et ses élèves ont affirmé la diathèse d'auto-infection pour l'interprétation de la cholémie familiale.

On a signalé des familles réfractaires à diverses infections : diphtérie, coqueluche. Par contre Revilliod a rapporté l'histoire de quatorze familles frappées avec prédilection par la diphtérie. Il y a des familles de tuber- culeux, d'érysipélateux en dehors de toute contagion familiale. Le professeur Roger relate une observation curieuse concernant un homme de 55 ans, dont la mère avait eu douze érysipèles, qui était parvenu lui-même au chiffre de quatorze érysipèles, et dont le fils éloigné de lui venait d'avoir également un érysipèle.

Prédispositions ou immunités de races. — Il est à côté de l'hérédité familiale une hérédité de race, tenant peut-être à une accoutumance contractée dans certaines contrées et fixée de façon durable dans les générations successives.

La prédisposition ou la résistance naturelle de l'espèce humaine ou de certaines espèces animales à telle ou telle infection est de notion classique. De même que des maladies infectieuses qui frappent certaines espèces animales respectent l'homme (l'homme ne peut contracter ni le choléra des poules, ni le charbon symptomatique, ni la peste bovine), de même nombre d'infections humaines épargnent les animaux et cette immunité qui crée la difficulté d'inoculation crée la difficulté d'étude. Le paludisme, la lèpre, la fièvre jaune, les oreillons ne se transmettent pas à l'animal, présentement tout au moins, et il y a peu de temps, la syphilis, la rougeole, la scarlatine, le typhus exanthématique auraient pu être ajoutés à cette liste si des tentatives récentes n'avaient permis de les inoculer à des singes d'espèces supérieures.

De même certaines infections ne frappent que certaines espèces animales. Le cheval, le porc, le bœuf, le mouton sont très sensibles au charbon ; le chien, les gallinacés, le rat blanc y sont réfractaires. La morve frappe les équidés, le chien, le chat, épargne le bœuf, le porc, les oiseaux ; la poule, le chien, le cheval sont réfractaires au hog-choléra ; le cobaye, au rouget du porc. La toxine tétanique est sans effet sur la poule, la tortue, le scorpion ; le rat est relativement résistant à la toxine tétanique.

Inversement certaines espèces sont particulièrement sensibles à telle ou telle infection : le rat à la peste, le chien à la rage, le mouton à la clavelée, le bœuf à la fièvre aphteuse, l'homme à la tuberculose, à la syphilis, à la peste, au paludisme, etc.

Les mêmes différences peuvent enfin se présenter pour les races d'une même espèce. Les moutons de race bretonne et de couleur noire sont réfractaires à la clavelée, les moutons algériens sont réfractaires au charbon.

En pathologie humaine, certaines races ou diverses peuplades d'une même race sont réfractaires, ou particulièrement réceptives à l'égard de certaines maladies. Et cette aptitude ne réside pas seulement dans le fait de cette prédisposition ou de cette immunité, mais aussi en ce que ces infections affectent parfois chez eux une forme et une localisation spéciales.

Sans doute ces faits sont justiciables de multiples interprétations — et d'interprétations parfois fort simples. Si les Européens sont aux Indes moins atteints que les Indiens de la peste, c'est vraisemblablement qu'il y a chez eux moins de misère et moins de saleté.

La fixité de ces caractères n'est pas, il est vrai, indéfinie, et on voit tel particularisme ethnique céder peu à peu aux conditions nouvelles du milieu. La syphilis fréquente dans la race jaune, en Afrique chez les Arabes, se manifeste surtout chez ces peuplades par des accidents cutanés ; le tabès et la paralysie générale y étaient inconnus. Or la paralysie générale commence à devenir plus commune chez les Japonais, et on en a cité quelques exemples également chez les Arabes vivant à l'européenne.

L'immunité des Parisiens vis-à-vis de la fièvre typhoïde a été un article de foi et il semble bien que l'accoutumance a pu longtemps se faire par une vaccination lente, alors que le Parisien était condamné à boire des eaux polluées. De par l'introduction des eaux de source, de par, semble-t-il, l'action typhogène des huîtres mal parquées, le Parisien semble perdre son immunité et moins bien résister à la pollution brutale d'une eau initialement pure qu'à la pollution lente et variable d'eaux non potables où le conflit bactérien acquiert plus d'importance.

Le rhumatisme articulaire aigu est considéré comme l'apanage de la race caucasique.

Suivant H. Bordier, les nègres sont prédisposés au tétanos, à la maladie du sommeil, à la tuberculose, à l'aïnhum qui leur serait particulier. A vrai dire la fréquence du tétanos chez le nègre semble plutôt résulter de conditions hygiéniques déplorables que d'une prédisposition naturelle; et pour ce qui est de la maladie du sommeil il convient sans doute de tenir compte qu'elle vit surtout là où est la glossina palpalis.

Les nègres paraissent également présenter une prédisposition de race aux infections pneumoniques, aux septicémies graves, aux méningites foudroyantes; ils paraissent également immunisés vis-à-vis de la scarlatine, de la fièvre typhoïde, de la fièvre bilieuse hémoglobinurique.

Il est classique d'affirmer que la race noire est plus résistante au paludisme et réfractaire à la fièvre jaune. Il est plus exact de dire que dans le pays où sévit cette infection, l'indigène comme le créole n'est que rarement atteint, mais si le nègre habitant un foyer endémique peut rester indemne, le nègre né dans un pays indemne contracte la maladie avec la même facilité que le blanc. Dans l'épidémie qui eut lieu au Mexique, un bataillon égyptien occupa cinq ans la Véra-Cruz avec une immunité presque absolue; quelques noirs seulement furent atteints. Marchoux et Simon ont montré que cette immunité s'explique aisément par le fait que les enfants sont constamment frappés, que chez eux l'infection est bénigne, et procure cependant une immunité durable.

La race jaune est plus sensible à la variole qui sévit en Chine de façon endémique et cette sensibilité est telle que les récidives y sont relativement fréquentes; elle est réfractaire au contraire à l'égard de la scarlatine. Le Japonais, le Chinois, le Tonkinois, les Indiens des réserves du Canada paraissent jouir d'une immunité presque absolue vis-à-vis de la scarlatine; de même ils sont moins atteints de la fièvre typhoïde. La race jaune n'est pas à l'abri de la tuberculose, et paraît particulièrement réceptive à la syphilis qui évolue rapidement, s'affirme de façon précoce par des lésions tertiaires profondes qui surviennent dans certains cas presque d'emblée. Et ce qui prouve une susceptibité spéciale de la race c'est que le blanc atteint de syphilis dans la même région contracte sans doute une syphilis grave mais qui évoluera chez lui comme elle eût évolué en Europe.

Le Malais est prédisposé au béribéri, les Polynésiens canaques sont décimés par la phtisie. L'Arabe est réfractaire à la fièvre typhoïde; H. Vincent a relevé que dans les troupes indigènes vivant en Algérie de la même vie que les troupes françaises, la proportion est 80 à 90 fois moins forte.

On a dit que les israélites présentaient une certaine immunité vis-à-vis de la peste.

La race anglo-saxonne est plus réceptive pour la suette, pour le typhus, pour la scarlatine. A l'égard de la scarlatine, cette réceptivité n'a pas toujours existé, témoin l'affirmation première de Sydenham (vix morbi nomen) et le dire de Graves que les scarlatines sont bénignes en Angleterre et sévères en France. Cette aptitude à des formes graves semble résister aux changements de climat : la scarlatine d'un Anglais en France est également grave (Cazin); il n'en est pas toujours ainsi cependant. Les créoles des Antilles réfractaires à la rougeole et à la scarlatine, deviennent, d'après Rochoux, aptes à contracter ces infections après un séjour en Europe.

Les indigènes Egyptiens sont presque exclusivement touchés par le bouton d'Orient, mais une première atteinte confère l'immunité et c'est ainsi que certaines peuplades l'inoculent aux jeunes enfants dans un point de la peau protégé par le vêtement, pour éviter les cicatrices apparentes de la face et des mains.

A l'exception de la race noire, toutes les races sont aptes à contracter la fièvre bilieuse hémoglobinurique; toutes les races sont également prédisposées vis-à-vis du paludisme, la race noire et la race arabe étant plus résistantes. Le paludisme est à vrai dire un exemple de la difficulté qu'il y a à séparer, dans cette question d'immunité ou de prédisposition de race, ce qui revient à l'hérédité, ce qui revient au climat. On a pensé que si le nègre résistait mieux que le blanc, c'est que les anophèles préfèrent la peau blanche (la peau noire est plus épaisse, plus grasse). On a pensé également que, comme pour la fièvre jaune, une immunité lente peut être réalisée à la suite de piqûres infectantes fréquemment renouvelées. Koch examinant systématiquement en 1900, des petits négrillons, trouva chez eux beaucoup d'hématozoaires; cette fréquence diminue avec l'âge, l'hypersplénie restant le seul témoignage du paludisme. Le blanc acclimaté d'ailleurs dans un pays palustre semble moins réceptif que le nouveau venu. Peut-être enfin faut-il tenir compte d'une immunité aux piqûres d'insectes, ou même avec P. Manson admettre l'influence d'une meilleure hygiène.

CHAPITRE V

MALADIES ÉPIDÉMIQUES

Importance de la notion d'épidémicité : conditions de développement des maladies épidémiques ; — leur évolution, leur durée, leur terminaison ; — leurs transformations dans le temps et l'espace.

Dans les chapitres précédents, et à tout instant peut-on dire, la notion d'épidémicité a été invoquée. Elle domine implicitement dans les développements historiques consacrés au parasitisme et à l'infection.

L'étude des grandes épidémies est en effet le meilleur guide pour l'histoire de l'évolution en pathologie infectieuse. Le laconisme des descriptions anciennes rend sans doute fort difficile la comparaison des maladies actuelles avec celles qui sévissaient autrefois. Nous ignorons la nature de l'épidémie que Moïse mentionne 2443 ans avant l'ère chrétienne et qui frappa un grand nombre d'hommes et d'animaux. Nous ne savons rien non plus de la peste que, selon la Bible, Dieu envoya à David pour le punir d'une faute et qui en 3 jours fit 70 000 victimes, ni de l'épidémie qui frappa les Philistins et dont le développement coïncida avec la migration d'une quantité considérable de rats. On peut discuter sur ces fléaux qui ravagèrent le monde, dont il semble que beaucoup ont dû disparaître, mais dont quelques-uns se rattachent plus ou moins étroitement aux épidémies observées de nos jours. Il paraît bien que la première épidémie de peste dont nous ayons une relation exacte par Thucydide et qui sévit à Athènes 428 ans avant J.-C. n'avait rien de commun avec la peste à bubons, et fut similaire probablement de l'épidémie antonine qui envahit l'Europe au IIe siècle.

On comprend, en toute hypothèse, que l'idée de miasme, de germe, déjà contenue dans Hippocrate eût été suggérée surtout par le spectacle de pareils fléaux ; que l'épithète de maladie miasmatique ait servi à désigner celles dont l'extrême contagiosité assurait la dissémination au loin.

La notion d'épidémicité domine encore plus tard la discussion sur la spontanéité morbide que Murchison en 1858 invoqua pour le typhus exanthématique, pour le typhus récurrent, la fièvre typhoïde ; théorie qui s'imposa à Trousseau, partisan cependant convaincu de la spécificité des maladies contagieuses, théorie que devait développer plus tard Peter sous le nom d'auto-typhoïsation et que devait accepter également Kelsch sous une nouvelle forme mieux adaptée à nos connaissances. Il n'est pas besoin, disait Murchison contrairement à Budd, de fièvre typhoïde pour faire de la fièvre typhoïde qui naît d'une fermentation banale de la putréfaction. Et cependant Bretonneau montrait qu'à la campagne, le voisinage de l'infiltration des fosses à purin, des fosses d'aisance ne crée pas d'épidémie, et Snow, en 1857-58, c'est-à-dire à la même époque, rapportait que les eaux de la Tamise souillées de matières fécales le furent à tel point et dégageaient une telle odeur que les membres du Parlement ne purent tenir leurs assises à Westminster, et cependant, il n'y eut pas d'épidémie de fièvre typhoïde.

La notion d'épidémicité domine encore, alors que la découverte de l'élément figuré nous en donnant l'origine, nous apprend la nécessité de l'importation, du transport de ce germe, nous démontre que cette spontanéité morbide n'est qu'une apparence, que cette auto-typhoïsation résulte de la vie latente de ces germes dépourvus momentanément de leur virulence, et qui, parasites inoffensifs, vont récupérer leur énergie à la faveur des causes secondes de nature et d'action variables.

Pour avoir dit que ce germe animé par lequel la médecine moderne allait rénover la médecine traditionnelle, doit être transporté et trouver un terrain réceptif, doit pour créer des foyers de contagion subir l'action de causes adjuvantes qui exalteront sa virulence, ou augmenteront la réceptivité des individualités ou des collectivités qui en subiront l'action; pour avoir montré les habitats de ces germes, leurs propriétés biologiques, tout n'a pas été dit relativement aux maladies épidémiques et une étude épidémiologique proprement dite ne saurait être superflue. Sans connaître aujourd'hui toutes les données du problème, il importe de donner au terme « maladies épidémiques », dont la signification devait, des origines de la médecine jusqu'à nos jours, subir l'influence successive des doctrines régnantes, sa valeur et son importance exactes. Si, çà et là, en analysant les causes principales des maladies contagieuses. nous avons eu surtout à prendre comme types certaines maladies épidémiques ou pandémiques, il reste un ensemble de faits concernant plus spécialement leur développement, leur évolution dans l'espace qu'il n'est pas sans intérêt de rappeler dans une description qui sera comme une synthèse résumée des progrès actuels.

Pendant longtemps les grands observateurs ne furent préoccupés que des maladies épidémiques étrangères au sol et au climat, arrivant brusquement comme un fléau, effrayantes par la perturbation qu'elles jetaient dans les esprits et aussi par leur mortalité considérable. On les appelait pestes et l'antiquité les considérait comme l'effet de la colère des dieux; c'était, par exemple, un soldat romain qui forçait dans le temple de Séleucie un coffret d'or d'où s'échappait le souffle pestilentiel qui se répandait dans le monde entier. Au moyen âge subsistait encore cette idée de l'intervention divine ou diabolique et il faudra une certaine audace à qui tentera de déposséder le ciel et l'enfer de cette puissance. Si la variole apparaît à la Mecque, c'est que des oiseaux surnaturels font tomber sur les Ethiopiens qui en font le siège des pierres qui portèrent cette maladie. A la fin du xvii° siècle Fred. Hoffman devait être taxé encore de téméraire pour avoir expliqué par l'exhalaison du sol les maladies pouvant survenir sur les mineurs. Puis dans une époque qui sera une époque de transition, Fuster dira qu'elles naissent d'une combinaison indéterminée de causes cosmiques et d'influences morales et politiques. Et toujours à propos d'elles, Sydenham restreignant la part du surnaturel, tout en invoquant encore des influences occultes et inexplicables issues de la profondeur du sol et susceptibles de contaminer l'air, exprimera le premier qu'on peut, d'après la régularité d'apparition des épidémies de peste et de variole, calculer leur retour ou leur disparition comme on le peut faire pour les comètes, opinion que reprendra et étendra plus tard Besnier, en 1877, dans son rapport sur les maladies régnantes.

Ce fut cette préoccupation exclusive des épidémies d'origine exotique qui dominant durant longtemps l'histoire des maladies contagieuses, entraîna cette conséquence fâcheuse de reléguer au second plan les maladies populaires de chaque jour. On ne réfléchissait pas que le choléra, la fièvre jaune dans leurs berceaux, sont certainement des maladies moins accidentelles que la méningite cérébro-spinale par exemple. On méconnaissait ainsi que les maladies acclimatées dans nos pays n'y furent pas toujours connues. Et cette conception erronée devait être aussi une conception dangereuse, car elle limitait les efforts à la lutte contre le choléra, acceptant le retour fatal de la fièvre typhoïde, négligeant la protection contre les maladies endémiques. La maladie épidémique n'était que la maladie contagieuse importée; ce qui, à moins d'exhumer les fléaux du passé (les pestes noires), revenait à nier qu'il pût exister une maladie contagieuse méritant l'épithète d'épidémique et à méconnaître qu'importation ne signifie pas forcément épidémie. On comprend dès lors qu'on se soit souvent attaché sans y réussir à trouver une définition précise de la maladie épidémique qui n'impliquera d'ailleurs à ce moment aucune idée de cause. Prus devait cependant s'y efforcer et parvenir à délimiter mieux le problème, en définissant qu'une maladie est épidémique quand dans un temps donné elle attaque un grand nombre d'individus. Il exprimait ainsi l'importance de la contemporaneité ou de la rapidité d'extension dans le temps ou l'espace; il admettait que le terme « épidémie » implique l'intervention d'une cause commune à laquelle les individus sont soumis. A ce titre les maladies exotiques, certaines maladies autochtones prennent à certains moments le caractère épidémique; d'autres maladies contagieuses, syphilis, rage, tétanos, morve, pour lesquelles le danger n'est pas dans un milieu imposé à tous, mais est pour chaque individu le fait d'un accident qui lui est personnel, ne sont pas à proprement parler, selon la remarque très juste de L. Colin, des maladies épidémiques. Cette définition de Prus que devait adopter dans sa signification principale L. Colin et avec lui la plupart des épidémiologistes délimitait ainsi assez exactement la question.

****

Conditions de développement des épidémies. — Les foyers endémiques des grandes épidémies qui peuvent être partout, plus ou moins éloignés de nous, uniques ou multiples, étaient pour les maladies exotiques les plus redoutables, représentés par les trois grands deltas : c'était pour le choléra le delta du Gange, pour la peste celui du Nil, pour la fièvre jaune le golfe du Mexique. Depuis, ces foyers se sont étendus et se sont en quelque mesure multipliés ; de cette extension, de nombreux exemples ont été déjà donnés (voy. p. 642 et suivantes). Pour la peste antique à bubons ce ne fut vrai que jusqu'au commencement du dernier siècle, où elle apparut en Tripolitaine, puis en Chine.

Parties de ces foyers plus ou moins lointains où presque toutes les maladies ayant tour à tour ravagé le monde furent primitivement localisées, elles se généralisèrent par voie d'importation dans de grandes épidémies qui furent surtout meurtrières au moyen âge, et dont l'histoire n'est pas à refaire ici.

La diffusion des foyers initiaux allait entraîner celle des voies d'importation. Celles-ci devaient aussi se multiplier à leur tour, s'étendre du fait de l'intensité de plus en plus grande des rapports internationaux, de la création de communications nouvelles. Sans doute les voies primordiales gardent leur importance. Pour le choléra, la voie de terre reste assurée par le nord des Indes, la Perse, le Caucase ; la voie de mer par les Indes, la mer Rouge, le canal de Suez, la Méditerranée ; la voie mixte par le golfe Persique, la Perse, la mer Caspienne et l'Asie Mineure. Mais il est d'autres voies possibles et l'importance accordée aujourd'hui aux porteurs de ce germe explique que, s'il subsiste des zones et des voies particulièrement dangereuses, la dissémination peut paraître n'obéir à aucune des règles qui déterminaient autrefois la limitation des foyers et des rapports internationaux.

Il est aujourd'hui pour la même raison, à côté des maladies importées, des maladies à foyers européens dont l'extension obéit à la création des voies de communication nouvelles ; il est aussi, sous certaines conditions, des réveils de foyers autochtones.

Si d'ailleurs dans certains cas l'importation implique l'épidémie, tels les exemples toujours cités des épidémies de rougeole des îles Féroé et des îles Fidji, il n'en est pas toujours ainsi : témoin la dernière épidémie de choléra en Angleterre, qui n'a pu s'y implanter. Mais on comprend sans peine que l'importation ne réalise pas toujours l'épidémie, puisqu'il faut au développement de celle-ci, l'intervention de causes multiples que résumait le génie épidémique des anciens, qui forment la base de la constitution épidémique de Sydenham, de l'école de Montpellier et de Besnier et qui réalisent les milieux épidémiques de Colin. Et c'est à la fois reconnaître les enseignements de la médecine traditionnelle et les services que la bactériologie a rendus à l'épidémiologie, à la science de l'hygiène publique, à la prophylaxie des maladies autochtones, que d'accorder toute son importance au rôle du terrain extérieur, avec ses conditions variables agissant sur l'organisme et le parasite, au rôle du terrain intérieur avec sa réceptivité changeante, selon la race, le lieu, le temps, les causes présentes ou passées.

Les influences qui expliquent le réveil des maladies autochtones ont été analysées de près, elles intéressent les masses, les collectivités, les individus, créent la réceptivité des villes ou des agglomérations. Le plus souvent favorisantes, elles peuvent être empêchantes, soit en raison des conditions topographiques ou de la nature du sol, soit par le fait de précautions hygiéniques mieux assurées.

On voit ainsi les épidémies de fièvre jaune, de peste, de typhus s'arrêter dans leur marche, respecter certaines villes, et dans certaines villes certains quartiers. On voit Lyon, Versailles, Dresde, Stuttgart, être pour ainsi dire réfractaires au choléra. Dans l'épidémie de choléra de 1854, il n'y eut à Versailles que 26 cas de choléra dont 6 étrangers.

Foucault, Boubée considèrent que les sols de granit ne favorisent pas les épidémies ; ce que Pettenkoffer exprimera sons une autre forme en disant que les sols imperméables ne subissent pas les fluctuations de la nappe d'eau souterraine. Et cependant à Gibraltar, à Malte, où le sol est de granit, il y eut des épidémies de choléra.

Ce sera aussi la prédisposition ou l'immunité de race, avec ses modalités variables (voy. p. 659), immunité naturelle, immunité plus souvent acquise, qui résulte surtout d'une atteinte antérieure de la maladie, qui résulte aussi d'une sorte de vaccination lente et incessante réalisée soit par le contact constant, soit par les piqûres d'insectes propagateurs, etc.

Ce sera l'action des circumfusa, des causes météorologiques, dont l'influence aujourd'hui moins grande qu'autrefois et mieux interprétée reste indéniable, et ne saurait être absolument écartée par exemple pour la grippe, ce prototype des maladies dites météoriques. Christophe de Vega était devenu célèbre au xviie siècle pour avoir annoncé la peste à la suite de violentes bourrasques. Plus récemment Cunningham a invoqué pour le choléra les variations mêmes des courants atmosphériques.

Sans doute on discute sur les raisons élémentaires de ces actions, sur le rôle exact de la chaleur, du froid, de l'humidité, de la lumière, de l'état électrique, de la pression. Nous avons vu à quel point leur influence se justifie par leur action sur les microbes ou sur les parasites qui en sont les hôtes temporaires ou permanents.

L'importance des nuisances, les modalités selon lesquelles leur activité pathogène peut s'exercer, leur danger alors qu'elles proviennent d'un homme isolé ont été également étudiés.

Ce danger devient plus considérable par le fait de l'encombrement, de ces agglomérations humaines permanentes ou provisoires comme celles que peuvent réaliser les camps militaires, les pèlerinages, les campements de terrassiers, les prisons, les hôpitaux.

Si l'air expiré est aseptique et ne saurait être aujourd'hui incriminé pour la grippe comme on l'admit un moment, les émanations réalisées par les toxines respiratoires sans avoir le rôle étiologique que certaines doctrines ont voulu leur attribuer restent évidentes. Si on met successivement dans une même cage des animaux, ceux qui respireront les gaz émis par les premiers mourront plus vite. Il y a aussi des poisons qui peuvent provenir d'origines multiples. On a dit que la fièvre typhoïde, qui atteignait un nombre relativement limité de sujets dans les agglomérations soumises aux seules influences de l'encombrement, en atteindrait davantage, si aux miasmes humains se joignaient les émanations putrides des égouts et des latrines. Les cobayes sont plus sensibles à l'infection après avoir été placés près de matières fécales. Les sols remplis de matières organiques, le voisinage des égouts, des vases putrides est particulièrement dangereux, à Toulon par exemple, pour les équipages des torpilleurs.

Le danger des fèces, des particules de salive, des squames, du pus, font que nulle part les germes ne sont plus répandus qu'au voisinage de l'homme, surtout des agglomérations humaines. L'homme, agent de contagion médiate, d'une contagion dont l'intensité est subordonnée à la résistance du virus, l'homme sèmera sur son passage les germes morbides, et ainsi s'établira au point de vue épidémiologique le danger de l'homme sortant de l'hôpital, qui pourra fréquenter l'usine, l'atelier, le cabaret et créer autant de foyers. Ainsi s'exercera sur la marche des épidémies l'action des grands déplacements, assurés par les caravanes ou par les moyens de transports (vaisseaux, chemins de fer), déplacements dont le danger pourra s'augmenter de toutes les infractions commises à l'égard de l'hygiène comme dans les pèlerinages de la Mecque.

L'encombrement, la malpropreté et la famine représentent les trois grands facteurs indiqués il y a longtemps par Murchison, qui les avait bien mis en lumière en dépit de l'importance excessive qu'il leur accordait, lorsqu'il résumait que la fièvre typhoïde est la maladie fécale de malpropreté, le typhus exanthématique, la maladie d'encombrement, le typhus récurrent, la maladie de famine.

L'influence de la malpropreté qui est un élément de l'insalubrité des villes, se fait sentir non seulement pour la fièvre typhoïde, mais encore pour la diphtérie, la dysenterie.

Il en va de même de l'encombrement, de la famine. Pendant l'épidémie de choléra de 1884, il y eut de nombreux morts dans les asiles d'aliénés de Clermont-Ferrand ; les « assises noires » de Strasbourg, où le typhus frappait dans les prisons et au tribunal, sont devenues tristement célèbres.

La formule de Rochard pour la fièvre typhoïde, « navire chargé, écoutilles fermées », reste exacte. L'augmentation des effectifs militaires à l'arrivée des réservistes suffit à déterminer l'explosion de maladies épidémiques, notamment de fièvre typhoïde. Si à Bordeaux chaque année la rougeole se montrait épidémique en février, c'était en raison de l'arrivée des recrues, de l'encombrement qui en résultait, du surmenage qui leur était imposé. Sans parler de la mauvaise alimentation qui résultait autrefois de l'insuffisance des moyens de communication, nombre de maladies, aujourd'hui encore, frappent avant tout les populations malheureuses, dévastées par les guerres, ruinées par les mauvaises récoltes. Les groupes faméliques sont éminemment aptes à les faire naître, à les répandre. Malpropreté, famine, encombrement, s'associent d'ailleurs le plus souvent pour expliquer pourquoi les classes les plus misérables sont les plus atteintes.

Le typhus pétéchial est la maladie des pontons, des bagnes, des asiles de nuit, des populations malpropres de la Sibérie et de la Bretagne, parce que la saleté, la misère physiologique, la promiscuité favorisent son développement, comme celui du typhus récurrent. C'est l'encombrement avec l'hygiène défectueuse qui favorise la lèpre des Irlandais. La dysenterie amibienne, dont les raisons bromatologiques et méphitiques ont été données, est l'apanage des collectivités sujettes à la disette ou surmenées (telle la dysenterie amibienne des armées dans les campagnes de Madagascar ou du Tonkin), ou encore des individus préalablement infectés de malaria, de fièvre typhoïde ou de diarrhée (un seul accès palustre peut contribuer à réveiller une atteinte ancienne de dysenterie amibienne). L'éclosion du choléra dans les armées en campagne, les caravanes, les pèlerinages, procède surtout de l'encombrement, de l'agglomération qui rendent les contacts plus nombreux, l'hygiène plus difficile.

Ce sont encore les conditions tenant à l'individu, à l'âge ; les épidémies atteignent surtout les enfants non immunisés, les vieillards affaiblis. Les épidémies de pneumonie sont plus graves et plus extensives dans les hospices que dans les lycées ou les armées. Ce sont enfin les conditions de terrain réalisées par les maladies antérieures, par les impressions morales, par l'affaiblissement résultant du surmenage, des excès de toute sorte, de l'état maladif passager (trouble digestif, catarrhe des voies biliaires). Chez les chasseurs alpins, la fièvre typhoïde éclate lorsque les manœuvres qui entraînent des efforts considérables ont duré, et plus les manœuvres durent plus la fièvre typhoïde est extensive. Lors des épidémies, le défaut de réaction nerveuse que crée la terreur superstitieuse de la maladie favorise sa dissémination.

La science du milieu épidémique constitué de toutes ces causes est en définitive le fondement de l'épidémiologie ; c'est dans la multiplicité de ces facteurs morbifiques qu'il faut chercher les raisons d'opportunité, les causes de l'apparition ou du déclin des épidémies.

Le germe rendu plus virulent par ces influences multiples, rencontrant un terrain plus réceptif, va se diffuser par contact direct, contact dont l'importance varie selon les maladies épidémiques ; par contact indirect, assuré par les animaux (insectes ou animaux supérieurs), par les objets souillés ou les milieux extérieurs ; la contagion directe existe surtout pour la grippe. La grippe, dit Limoth, franchit plus facilement un espace de 1000 kilomètres que les murs d'une prison. Grasset raconte qu'une personne arrivant de Paris et apportant des provisions invite des amis ; presque tous les invités contractent la grippe et la transportent à un petit village voisin. Elle existe également pour la diphtérie tout en restant parfois insaisissable parce qu'on ne se méfie pas des convalescents, des porteurs de germes ; la contagion, dit Bard, qui a pu suivre de près plusieurs épidémies, est très précoce et est durable contrairement à celle de la rougeole. Elle existe pour les fièvres éruptives, peut exister pour la peste (Proust), le typhus (en tenant compte du parasite intermédiaire). Mais pour toutes ces maladies la contagion indirecte reste possible par les mécanismes déjà étudiés.

Pour la fièvre typhoïde, en dehors de l'auto-typhoïsation due au porteur de germes, de la transmission possible quoique rare par contact direct, domine surtout l'origine hydrique, et parfois peut se produire l'origine tellurique ou aérienne. Pour le choléra, l'intervention du porteur de germes qui explique cette théorie ancienne des évolutionistes pour qui le choléra n'est que la conséquence de troubles intestinaux, que le choléra réel précède le choléra officiel, a une importance que l'on tend à considérer comme de plus en plus grande. Mais l'infection directe par les selles et surtout par les eaux de boisson reste la raison majeure.

*
* *

Évolution, durée des épidémies; leurs variations. — Maladies épidémiques, exotiques ou autochtones, ont une évolution plus ou moins extensive, une durée plus ou moins grande. Elles peuvent subir dans le temps et l'espace des variations multiples obéissant à la loi générale de l'évolution. Les unes peuvent réaliser des épidémies de familles, de maisons, d'écoles, de rues ; telles la varicelle, la rougeole, les oreillons. D'autres créent des épidémies de villages, de villes, de régions (fièvre typhoïde, variole, scarlatine, coqueluche); d'autres réalisent des épidémies de contrées, de continents, de véritables pandémies (choléra, peste, grippe).

Cette évolution est plus ou moins rapide selon la maladie, selon notamment que la durée d'incubation est courte (grippe, rougeole) ou prolongée (oreillons).

L'usage d'eaux contaminées peut expliquer l'apparition soudaine de certaines infections (fièvre typhoïde, choléra).

La rapidité d'extension de la grippe est particulièrement remarquable. L'Europe, en 1889, fut atteinte en moins de six semaines; le globe entier en moins de six mois. En 1845, elle apparaît le même jour en France, en Angleterre, en Suisse. En 1889-90 : elle est signalée en mai 1889, en Asie centrale, elle se montre le 25 octobre en Sibérie et dans la Russie orientale; en décembre, elle envahit toute l'Europe et se montre aux États-Unis; en 15 jours, l'épidémie cubaine atteint son apogée. Dans les petites localités où elle n'est pas endémique et ne survient qu'à la faveur d'une importation, son éclosion est subite et sa disparition rapide, parce que presque tous les sujets sont atteints en même temps; il en est ainsi pour les épidémies d'écoles, de casernes.

Aux îles Féroé, indemnes de rougeole jusqu'en 1846, la rougeole éclate 14 jours après l'arrivée d'un ouvrier danois, et se répand avec une gravité extrême, décimant la population (6000 morts sur 7782). En 1875, lors d'une nouvelle épidémie venue des îles Shetland, 315 individus sont seulement respectés dont 111 atteints antérieurement.

Elle varie aussi suivant le véhicule du contage (épidémies d'origine hydrique), suivant la rapidité dés moyens de communication : en 1781, la grippe va de Saint-Pétersbourg à Paris en 6 mois; en 1837, en 6 semaines; en 1889-1890 en quelques jours.

La durée des épidémies est très variable. La résistance du germe, les obstacles qu'il rencontre à sa dissémination, les conditions de réceptivité du milieu où il va opérer font qu'une maladie épidémique peut persister plus ou moins longtemps. Les foyers endémiques de certaines maladies épidémiques ont été déjà signalés; ils sont particuliers à certaines régions, à certaines villes. Ils subissent des efflorescences qui resteront limitées ou pourront s'étendre au loin; la maladie devient endémo-épidémique. En dehors de ces foyers endémiques elle procède par importation, la maladie est à proprement parler épidémique. La variole endémique dans les grands centres règne en permanence sous forme de cas sporadiques qui créent des poussées épidémiques violentes multiannuelles et quasi périodiques. Dans les villages où son évolution est réglée par l'importation éventuelle du contage, elle est épidémique et la périodicité de ses épidémies disparaît. La rougeole, qui semble s'être définitivement implantée en Europe avec les croisades, est endémique et permanente dans les grandes villes; dans les petites localités elle n'apparaît que par petites épidémies peu durables.

La fièvre typhoïde, qui sévit dans les grandes villes sous forme épidémique et dont les endémies subissent des oscillations, est épidémique dans les campagnes.

La durée d'une épidémie peut être très courte (rubéole, varicelle), elle peut durer plusieurs mois (fièvre typhoïde), plusieurs années (choléra, grippe).

Les deux facteurs nécessaires de toute maladie contagieuse — germe, terrain organique — pouvant varier et ayant certainement varié dans le temps et l'espace, à travers les années et les pays sous l'influence des actions physiques, cosmiques, des conditions hygiéniques et sociales, commandent la mutabilité des types cliniques, permettent de comprendre pourquoi des infections anciennes se modifient et s'éteignent, des maladies nouvelles apparaissent.

La marche des épidémies peut être cyclique. Considérées dans les années et les saisons, disait Besnier, les maladies épidémiques s'élèvent et s'abaissent alternativement, subissant une véritable gravitation, parcourant des courbes qui leur sont propres, et sont soumises dans leurs phases à certaines lois; recrudescences saisonnières (pneumonie, Netter); susceptibilités individuelles ou collectives, augmentées ou atténuées par les causes secondes; variations de puissance du contage. Virchow espérait que l'étude approfondie des perturbations cosmiques (variations considérables de pression et de température, tremblements de terre, éruptions volcaniques), qui de tout temps ont été considérées comme précédant des épidémies meurtrières, conduirait à prédire le retour des épidémies.

Il est des variations mensuelles (voy. p. 640) où les conditions météoriques et les saisons exercent leurs influences. Il se passe pour les parasites de l'homme ce qui se passe pour les parasites des plantes; le mildew, dont l'agent animé aime l'humidité et la chaleur, détruit la récolte d'une vigne entière après une pluie d'orage. Si l'on doit admettre que l'exaltation du germe permet l'éveil des épidémies sous l'influence des modifications de température, de l'état hygrométrique, on doit également reconnaître que l'homme est beaucoup plus sensible que le microbe aux conditions atmosphériques. On ne doit pas oublier que ces variations périodiques dépendent aussi de l'action favorable ou défavorable que toutes ces causes apportent au développement de l'insecte qui disséminera le germe.

Il est des variations multi-annuelles; les maladies endémiques subissent, certaines années, une aggravation, et de ces aggravations le retour peut être périodique. Sydenham, plus tard L. Colin, relèvent que dans les population sédentaires, la variole, la rougeole réapparaissent tous les 8 à 10 ans. Forster, de Dresde, en 1868, notait que dans les 33 dernières années, les épidémies de variole s'étaient reproduites à des intervalles assez réguliers de 7 à 8 ans, périodicité que Rhazès avait déjà signalée. Pour la scarlatine, l'intervalle entre les grosses épidémies fut de 5 à 6 ans, leur apparition se faisant surtout au printemps et à l'automne; pour la rougeole, de 1844 à 1868, les grandes épidémies surviennent tous les 4 ans; pour la coqueluche, il n'existait pas de cycle périodique, les épidémies se rapprochant progressivement.

Il est à ces aggravations, d'ailleurs, de multiples raisons. L'accroissement de la fièvre typhoïde peut tenir plus simplement à la mauvaise qualité des eaux livrées à la consommation, à l'encombrement, au surmenage (arrivées des recrues à la caserne); les reprises de variole, à la négligence des vaccinations et revaccinations.

Les intervalles de 7 à 8 ans observés par Forster s'expliquent pour lui par le fait que dans le délai de sept années, l'immunisation vaccinale a cessé. A chaque épidémie toute la population est atteinte ou vaccinée, ce qui est loin toutefois d'être exact pour les grands centres.

On a dit que les oscillations de la scarlatine suivaient les courbes des angines, et il est de fait, que les états angineux sont essentiellement favorables à l'invasion de la scarlatine, que le nombre des angines en dehors des cas d'angine scarlatineuse fruste croît dans les périodes qui précèdent le début des épidémies de scarlatine.

Si on étudie les épidémies au point de vue de leur évolution séculaire, on comprend mieux encore les raisons de leur extinction et de leur réveil. Des reprises de malignité extrême ont été signalées pour la syphilis au XVIe siècle, pour la grippe, la fièvre typhoïde, le typhus à diverses époques. On voit les grandes épidémies, surtout les épidémies les plus anciennes, s'atténuer progressivement à travers les âges. L'affaiblissement du contage, l'immunité acquise, les mesures d'hygiène que les progrès de nos connaissances ont progressivement imposées, les méthodes thérapeutiques nouvelles ou l'amélioration de la vie peuvent être les raisons déterminantes de ces disparitions. Le moyen âge désolé par la famine fut traversé par des épidémies meurtrières de typhus exanthématique (mal des affamés, mal de la guerre de Trente Ans), et aussi vraisemblablement de scorbut. Si, durant les périodes guerrières, les épidémies résultant du surmenage et de l'encombrement prédominèrent, pendant les guerres navales ce furent les maladies exotiques. Aujourd'hui encore la période de navigation active qu'entraîne l'intensité des échanges internationaux, nous a permis d'exporter au delà des mers nos maladies continentales qui y font de grands ravages (tuberculose, syphilis), comme aussi de favoriser en Europe l'importation de maladies exotiques. Et ce sont là tout autant d'exemples à l'actif de l'influence des progrès de la civilisation sur les transformations de la pathologie infectieuse.

La lèpre, qui semble avoir été apportée en Italie par les troupes de Pompée au retour de la campagne d'Égypte et de Syrie, prit durant la période des croisades une extension considérable que l'établissement des léproseries parvint à diminuer; au XIIIe siècle il y avait 2000 léproseries en France, 19 000 en Europe. Fréquente en Europe alors qu'elle envahissait le Nouveau Monde après la découverte de l'Amérique, elle a diminué dans le siècle suivant, gardant seulement quelques foyers limités : en France, la Bretagne, où la maladie de Morvan en est l'expression atténuée, dans le sud-ouest de la France où les cagots des Pyrénées en représentent les rejetons dégénérés.

La peste, qui fut peut-être observée en Égypte et en Syrie au IIe siècle, qui atteignit l'Europe au VIe siècle, et dévasta le globe de 1346 à 1350, a limité peu à peu son activité à des régions où on la retrouve aujourd'hui et d'où elle tend, ces dernières années, à faire des excursions de plus en plus nombreuses. La suette miliaire, différente cliniquement, semble-t-il, des épidémies de la suette picarde (Littré), apparaît pour la première fois en Angleterre, en 1485, et cesse vers 1551. Par contre, les fièvres éruptives (rougeole, variole), importées en Europe vers le VIe siècle, bien que la variole fût connue en Chine un siècle environ avant l'ère chrétienne, se sont depuis maintenues avec des séries d'oscillations.

Le choléra, qui fit sa première invasion en Europe en 1831 et pénétra en France en 1832, a été l'occasion d'épidémies successives dont on peut espérer que la prophylaxie et peut-être les nouvelles méthodes restreindront les foyers originels et les incursions épidémiques.

La méningite cérébro-spinale que l'on considère à tort comme une maladie nouvelle (elle aurait commencé au XIXe siècle pour Roger), semble surtout une maladie oubliée. Elle aurait, pour Ozanam, Bourdon, sévi en Europe aux XVIe, XVIIe siècles, mais les premières descriptions précises remontent seulement aux études de Vieussens (1805), de Hufeland

(1806), Boudin (1813), Larrey. Vers la même époque, elle se montre aux États-Unis où elle n'a cessé de sévir jusqu'à nos jours. Importée en France en 1837, elle disparaît pendant assez longtemps, et après les épidémies massives des États-Unis et de Berlin en 1905, 1907, revient en France en 1908. Et depuis, il est permis d'espérer que la sérothérapie comme les mesures prophylactiques détermineront son extinction prochaine.

Le typhus pétéchial, qui ravagea autrefois la presque totalité du globe à l'occasion des guerres, des grandes famines, est rare actuellement malgré que des foyers endémiques discrets subsistent encore aujourd'hui, d'où de petites épidémies peuvent surgir.

La grippe, dont le premier épisode épidémique paraît remonter à 1173, a, depuis le xvie siècle, marqué son développement par de petites épidémies ou par de véritables pandémies suivant de longues périodes de silence.

L'usage des vaccinations tend à faire disparaître la variole qui est devenue dans certains pays une maladie historique.

La scarlatine, par contre, bénigne de 1604 à 1631 en Angleterre, est devenue et restée une maladie grave depuis 1634, où une épidémie éclatait très meurtrière en Irlande, surtout depuis 1672, où une épidémie très grave atteignit Londres et y sévit jusqu'en 1689 (Morton), alors qu'à la même époque la scarlatine auparavant très grave en France tendait à devenir bénigne.

La diphtérie, qui avait exercé de grands ravages dans le midi de l'Europe et une partie de l'Amérique pendant tous les xviie et xviiie siècles, s'est atténuée pendant le première partie du xixe pour se propager de façon effrayante dans la deuxième partie. Bretonneau a pu observer à Tours ces grandes oscillations.

Non seulement les grandes épidémies peuvent subir des variations dans leur intensité et leur extension, elles peuvent également sous des influences multiples modifier leurs formes cliniques habituelles. La pneumonie, de l'avis général, semble avoir une évolution moins franche qu'autrefois; la grippe, caractérisée dans les épidémies du passé surtout par des localisations pulmonaires, est plutôt marquée aujourd'hui par des manifestations nerveuses.

Cette mutabilité des types cliniques des maladies que nous citons peut tenir aux progrès de l'alcoolisme, au surmenage nerveux intensif qu'apporte la vie trépidante actuelle. Elle peut relever du changement qu'apporte à la maladie son extension à de nouveaux pays, de nouvelles races. Certaines maladies qui sévissent sur toute l'étendue du globe présentent ainsi des caractères spéciaux, telle la syphilis, si grave dans les pays chauds et chez la race jaune; telle la fièvre typhoïde dont P. Manson a dit que les ravages dans les armées des Indes anglaises étaient plus grands que ceux du choléra.

Ces variations dans la gravité des épidémies se peuvent observer d'ailleurs dans le cours d'une même épidémie. Il est des épidémies qui peuvent être bénignes pendant toute la durée, c'était autrefois pour la scarlatine l'opinon de Sydenham. Il est des épidémies qui, bénignes au début, peuvent être malignes à la fin, telle la grippe en 1889-1890. Dans les épidémies de fièvre typhoïde les premiers cas se présentent souvent sous forme d'embarras gastriques fébriles; puis successivement peuvent survenir les dothiénentéries bénignes, graves, foudroyantes. Cela peut tenir à ce que le contage n'a, au début, qu'une virulence atténuée pour avoir séjourné dans le milieu ambiant, ou à ce que le contage a augmenté peu à peu sa virulence par le fait de la résistance des organismes par lesquels il passe. Le contage peut d'ailleurs s'atténuer en passant d'un sujet sur un autre et faire d'une épidémie maligne au début, une épidémie bénigne à la fin, ce qui est d'ailleurs d'observation plus exceptionnelle.

Il est des épidémies malignes du début à la fin et dont la malignité est réalisée par la virulence spéciale du germe, par son mode de transmission (épidémies de peste pneumonique), par le fait de symbioses microbiennes (telles les épidémies de rougeole avec catarrhe suffocant), soit encore par des conditions de réceptivité particulière, armées en retraite, groupes faméliques, populations misérables ou au contraire régions n'ayant jamais subi aucune atteinte et de ce fait particulièrement réceptives (épidémies de rougeole des îles Féroé, des îles Fidji en 1875, où la rougeole cause la mort de 40000 personnes sur une population de 50000).

La terminaison des épidémies est subordonnée en tout état de cause à la réceptivité du terrain, à la virulence du germe. Les épidémies peuvent finir par l'épuisement des assaillants ou par l'état d'immunité ou de vaccination lente que peuvent réaliser une atteinte antérieure ou une infection latente répétée, sans parler des procédés d'extinction basés sur les actions destructives connues.

Cette terminaison peut être brusque, rapide ou lente et progressive. Elle peut être complète ou incomplète. Elle est brusque ou très rapide dans les épidémies de grippe, dans les épidémies d'origine hydrique, lorsque la suppression des eaux reconnues souillées a été réalisée. Elle est lente et progressive dans les épidémies de scarlatine, dans les infections saisonnières ou dans celles des maladies contagieuses dont la dissémination est assurée par un insecte (moustique, mouche).

Elle peut être incomplète, ce fait pouvant s'expliquer par la persistance du germe à l'état saprophytique dans l'eau (b. du choléra), dans le sol (champs maudits), à l'état parasitaire dans le corps d'animaux (b. pesteux inoffensifs de la marmotte en hibernation (Mosny et Ét. Duj.-Beaumetz) ou d'êtres humains porteurs de b. diphtériques, cholériques, typhiques, du virus de la grippe (Netter), ces virus engourdis reprenant un jour leur activité.

Les dernières épidémies de choléra, de grippe ont donné des exemples de ces réviviscences. Dans l'épidémie régionale de choléra de 1890, on a admis une réviviscence des germes endormis depuis les épidémies antérieurement développées et éteintes, réviviscences qu'expliquent aussi les porteurs de germes. Mais cette réviviscence peut être simplement due à l'importation nouvelle d'un virus actif venant d'un foyer éloigné.

Il est des maladies qui ne sont point nouvelles, mais dont la nature épidémique nous est apparue grâce aux progrès de nos connaissances. Le caractère épidémique de la paralysie infantile ou maladie de Heine-Medin nous est apparu depuis les recherches de Flexner, de Netter, de Landsteiner et de Levaditi qui la transmirent au singe. Les premières relations d'une épidémie sont : celle de Cordier, 1887, à Sainte-Foy-l'Argentière, celle de Médin à Stockholm. Depuis, dans ces dernières années surtout, des épidémies ont apparu en Europe, notamment en Suède (1000 cas en 1905), Norvège (1053 cas en 1905-1906), ou en Amérique, New-York (2000 cas en 1907), épidémies plutôt restreintes qui semblent suivre les voies de communication.

Il est enfin des maladies qui ne sont point nouvelles, mais que nous connaissons mieux pour les avoir étudiées dans leurs foyers endémiques, telles les trypanosomiases, les spirilloses, les leishmanioses. Sans doute la plupart de ces maladies sont limitées à certaines régions; mais certaines peuvent frapper les Européens qui vont coloniser et par eux tendent à se disséminer au loin. Peut-être même serait-il à craindre des importations ultérieures, si l'on ne savait les résultats merveilleux que notre connaissance plus approfondie de la pathologie exotique a pu réaliser dans ces dernières années au point de vue de la protection contre ces maladies et de leur thérapeutique.

Il n'est plus défendu d'espérer que les progrès concernant la prophylaxie et la thérapeutique anti-infectieuses et anti-parasitaires, pourront arrêter la marche des maladies endémiques, épidémiques, en diminuer la gravité ou même en assurer la disparition.

L'application pratique des méthodes de laboratoire au traitement de ces maladies, consécration des efforts tentés depuis Davaine, Pasteur, Toussaint, jusqu'à Richet, Behring, Roux, Flexner, permet de réaliser l'immunité active ou passive. Les tentatives de vaccination ou de sérothérapie, auxquelles elles ont abouti, ont donné jusqu'ici des résultats dont l'importance a dépassé toutes les espérances et permet de mieux augurer encore de l'avenir. Après la prévention de la variole, c'est aujourd'hui la prévention de la fièvre typhoïde et peut-être demain la cure de cette maladie. Ce que la sérothérapie a donné pour la diphtérie sera sans doute acquis pour la méningite cérébro-spinale. Et il n'est pas jusqu'aux tentatives récentes de bactériothérapie de la gonococcie par Ch. Nicolle, des progrès réalisés par le traitement médicamenteux de la syphilis, qui ne laissent espérer une atténuation prochaine des maladies vénériennes.

LES BACTÉRIES

Par Fernand BEZANÇON

Professeur agrégé à la Faculté de Médecine de Paris, Médecin de l'Hôpital La Charité.

PREMIÈRE PARTIE

CONSIDÉRATIONS GÉNÉRALES

Les bactéries sont des organismes unicellulaires très petits placés à l'extrême limite du monde végétal. Dépourvus de pigment, ils ne peuvent, comme le fait remarquer Duclaux, utiliser le rayonnement solaire pour créer de la matière organique et ont besoin d'aliments tout faits dont ils ramènent une partie à l'état d'H_2O et de CO_2 afin de se procurer ainsi l'énergie nécessaire à leurs fonctions vitales.

Par suite de ces besoins nutritifs les bactéries vivent dans les infusions végétales, dans les corps en décomposition, et aussi dans l'organisme des végétaux et des animaux ; c'est à ce point de vue qu'elles nous intéressent particulièrement, car elles sont, soit des commensaux inoffensifs des cavités de notre économie, soit des ennemis redoutables qui franchissent la barrière des épithéliums et envahissent l'intimité même de nos parenchymes.

La place des bactéries dans la classification naturelle reste incertaine. Si certaines espèces voisines des beggiatoa peuvent être rapprochées des algues cyanophycées, d'autres, telles que les bacilles endosporulés, doivent en être différenciées et devraient être rangées, d'après Meyer, dans les ascomycètes. Certaines bactéries enfin, les streptothricées, confinent aux hyphomycètes.

I. **Forme des bactéries.** — Les bactéries se présentent sous quelques aspects géométriques extrêmement simples : sous forme de sphères ; on les désigne alors sous le nom de *cocci*. Ceux-ci peuvent être régulièrement arrondis, ou bien d'aspect irrégulier, réniforme, comme le gonocoque ; ovoïde, en grain d'orge, comme le pneumocoque.

Les formes en bâtonnets sont appelées *bacilles* ou *bactérium*.

Aux bacilles courts doit être réservé le terme de *bactérium* ; le terme de *bacille* étant plutôt réservé aux bâtonnets grêles et allongés porteurs de spores.

Les bâtonnets allongés sont appelés *filaments*. Certains bâtonnets paraissent ramifiés par suite de la présence d'une gaine muqueuse qui les unit et qui donne lieu à une pseudoramification; on leur donne le nom de *cladothrix*. Certains bâtonnets sont incurvés et dits *vibrions* ou *bacilles virgules*.

Nous aurons à discuter plus tard si tous les spirilles rangés autrefois dans les bactéries doivent rester dans ce groupe ou si au contraire

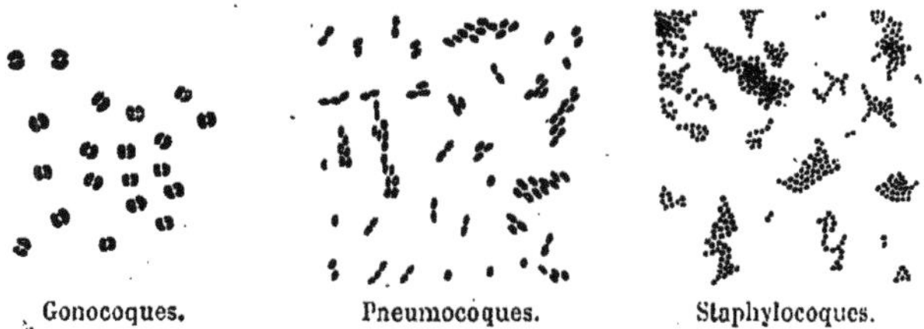

Fig. 1. — Divers aspects de cocci.

ils ne doivent pas rentrer dans le règne animal à côté des trypanosomes.

On range souvent encore parmi les bactéries les streptothrix qui sont caractérisés par l'existence d'une ramification réelle. Ce groupe doit en être séparé, il sert de trait d'union entre les bactéries et les hyphomycètes.

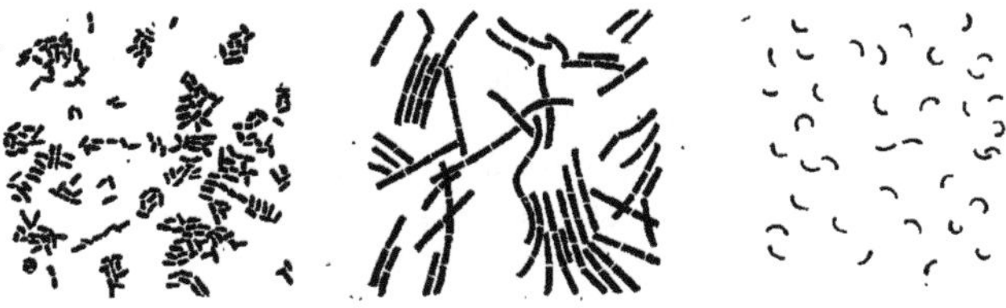
Fig. 2. — Bactérium.   Fig. 3. — Bacilles.   Fig. 4. — Vibrions.

On doit enfin se demander si la forme des bactéries est immuable. On beaucoup discuté sur la question du polymorphisme des bactéries et ce n'est pas le lieu de rappeler les vieilles discussions de Cohn, de Nœgeli, de Zopf, de Gaffky, de Winogradsky.

Ce qui est certain c'est que la théorie du polymorphisme des bactéries contient une grande part de vérité; il ne faut pas chercher dans les bactéries une fixité absolue du type; si les plantes supérieures peuvent présenter des variations dans la forme de leurs divers organes et s'adapter plus ou moins au milieu ambiant, se transformer par la culture au point de devenir méconnaissables, à plus forte raison des êtres de structure aussi élémentaire que les bactéries peuvent-ils s'adapter avec la plus grande facilité au milieu ambiant et subir l'influence de celui-ci. Ainsi le bacille pyocyanique, qui est normalement court et trapu, devient, sous l'action de la chaleur à 40° ou de la créosote, une bactérie lancéolée; sous l'action du naphtol, un long bâtonnet; sous celle du bichromate de potasse, un long filament; de l'acide borique, un vibrion ou un spirille, et sous l'action combinée et prolongée de la créosote, du naphtol, de l'acide salicylique, un microcoque (Guignard et Charrin).

Le coccobacille du choléra des porcs, les vibrions cholériques (Metchnikoff), l'entérocoque (Thiercelin, Schazarin-Wetzel) sont susceptibles de pareil transformisme.

Le plus souvent d'ailleurs ces transformations ne sont que passa-

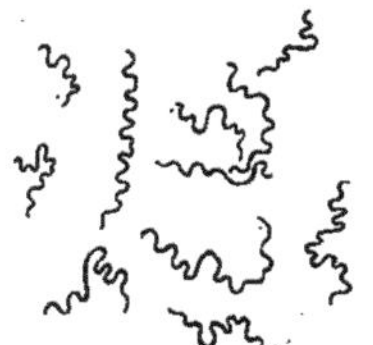

Fig. 5. — Spirilles.

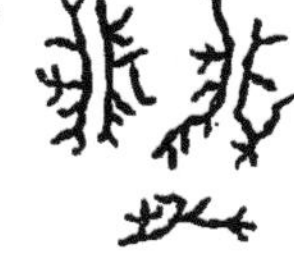

Fig. 6. — Streptothrix.

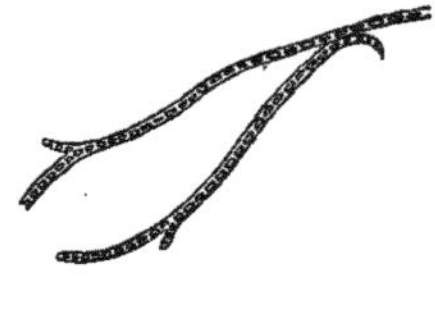

Fig. 7. — Cladothrix.

gères ([1]), et, comme l'ont montré Guignard et Charrin, il suffit de transporter la bactérie modifiée dans sa forme dans le milieu nutritif primordial pour qu'elle revienne au type primitif; la considération de la forme n'a de valeur, comme le fait remarquer Wasserzug, que si l'espèce se trouve dans des conditions favorables d'existence.

La forme, souvent difficile à définir lorsqu'on examine les bactéries à l'état vivant, ne peut être véritablement bien précisée que lorsqu'on pratique l'examen après avoir fixé les microbes par la chaleur ou par des agents chimiques, et employé diverses méthodes colorantes, les unes communes à la plupart des microbes, les autres (méthode de Gram, méthode d'Ehrlich) spéciales à certaines espèces.

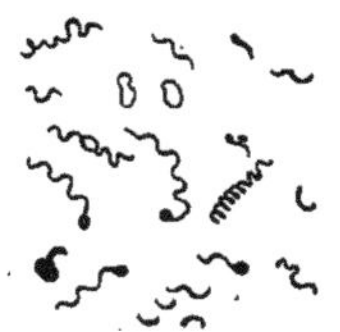

Fig. 8. — Formes d'involution du vibrion cholérique. (Van Ermangen.)

Dans les vieilles cultures, la forme normale se modifie, les bactéries se déforment, apparaissent irrégulières, bossuées, en poire, en raquette, se colorent mal (*Formes de dégénérescence ou d'involution*).

II. Dimensions des bactéries.

II. Dimensions des bactéries. — La plupart des bactéries sont de taille extrêmement petite, atteignant à peine quelques dixièmes de μ (millième de millimètre) de diamètre, quand il s'agit de bactéries de forme arrondie ; de quelques dixièmes de μ d'épaisseur et de 1 μ à 1 μ5 de longueur quand il s'agit de bactéries de forme allongée. Il y a d'ailleurs

1. Si la création d'espèce n'a pas été observée, il n'en est pas moins vrai qu'on peut artificiellement, en bactériologie comme en arboriculture, modifier certaines races qui semblaient définitivement fixées ; Wasserzug a pu, à force de passages, fixer dans une forme bacillaire une bactérie primitivement sphérique ; Metchnikoff, en maintenant pendant un mois et demi, dans de l'eau peptonée, une virgule cholérique courbe, a pu la transformer en bacille, et ce dernier a gardé sa forme même après passage par le péritoine du cobaye. La bactéridie charbonneuse, rendue asporogène par le bichromate de potasse ou l'acide phénique, ne peut revenir au type primitif même après passages successifs dans les milieux les plus favorables.

à ce point de vue d'extrêmes variations : certaines sulfobactéries, telles que les beggiatoa, étant de taille relativement grande (55 μ), d'autres, telles que le coccobacille de Pfeiffer, étant à la limite de la visibilité avec les plus forts grossissements.

Il est d'ailleurs aujourd'hui démontré qu'il existe des microbes qui ont des dimensions de même ordre que les longueurs d'ondes lumineuses et qui par suite sont invisibles au microscope ; ces microbes sont capables de passer à travers les mailles des bougies de filtration Berkefeld ou Chamberland F. L'existence de ces microbes est prouvée par le fait que l'ensemencement des tissus qui les contiennent fertilise les milieux de culture, et par les résultats de la reproduction de la maladie par inoculation de ces cultures. Les microbes de la péripneumonic de Nocard et Roux, de la fièvre aphteuse de Lœffler, de la clavelée de Borrel etc., sont au nombre de ces microbes invisibles.

III. **Structure des bactéries.** — La plupart des bactéries n'ont pas des dimensions suffisantes pour que la structure puisse en être étudiée en détail ; elles semblent homogènes ou ne présentent comme parties différenciées que quelques granulations ; c'est seulement en étudiant quelques bactéries volumineuses, telles que les Beggiatoa, bactéries des eaux sulfureuses, qu'on a pu recueillir quelques indices sur la structure des bactéries. En dépit d'un nombre considérable de recherches accumulées depuis plus de vingt ans, le problème de la structure des bactéries est resté un des plus controversés de la cytologie.

Comme toute cellule vivante, il semble *a priori* que les bactéries doivent être constituées par un protoplasma renfermant un noyau, mais en réalité on ne s'entend pas encore sur la question de l'existence du noyau et surtout sur sa disposition par rapport au protoplasma. Le protoplasma serait en général contenu dans une *membrane d'enveloppe* d'ailleurs invisible sur la plupart des bactéries. Cette

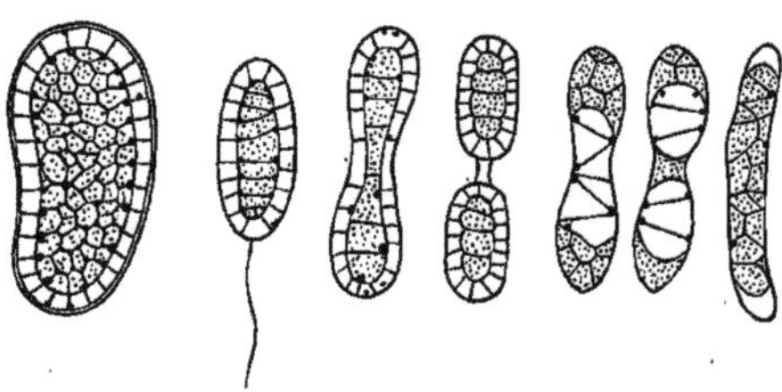

Fig. 9. — Noyaux des sulfo-bactéries (d'après Butschli).

membrane d'enveloppe est tantôt d'origine cellulosique, tantôt voisine de la chitine, on a trouvé dans la membrane de certaines bactéries du fer et de la silice.

Les bactéries de grandes dimensions telles que les beggiatoa possèderaient, d'après Butschli, un corps central faisant fonction de noyau qui occuperait la plus grande partie de la cellule, le protoplasma étant réduit à une couche corticale extrêmement mince ou à deux petites masses polaires ; dans les espèces de plus petites dimensions, le cytoplasma paraît même disparaître complètement et la cellule se trouve uniquement constituée par le noyau.

Trambuski et Galeotti admettent l'existence de plusieurs corps centraux; Fernberg a vu un filament axial ayant les réactions de la nucléine. Ces noyaux peuvent même présenter des figures de kariokynèse.

La nature nucléaire du corps central de Butschli est loin d'être unanimement admise aujourd'hui : Migula et Fischer mettent en doute son existence; pour Fischer les granulations colorables du cytoplasma sont simplement des produits de nutrition; Massart, Hinze soutiennent une opinion analogue.

Schaudinn enfin admet bien l'existence d'un noyau, mais celui-ci est différent des noyaux cellulaires; il est diffus : le cytoplasma finement alvéolaire est rempli de petits granules chromatiques fortement colorables, situés dans les nœuds de la trame. Pour Schaudinn, Dobell et Guillermond, ces granules doivent être considérés comme des chromidies qui se condensent lors de la sporulation pour former l'ébauche de la spore, laquelle représenterait une sorte de noyau.

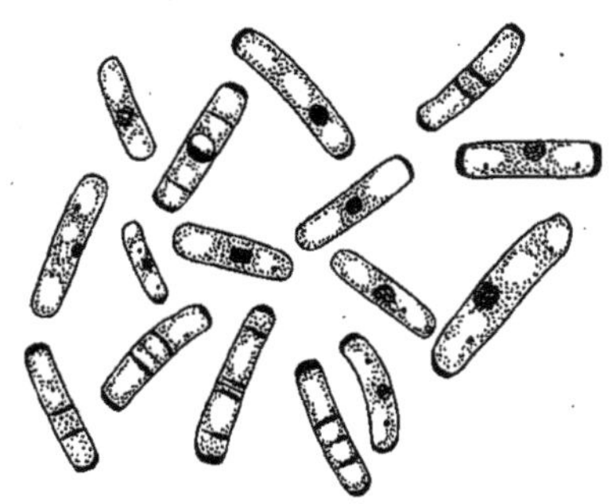

Fig. 10. — Bacilles de *Periplaneta orientalis* montrant des noyaux en repos et en mitose (d'après Mencl).

Pour Amato, on aurait un aspect différent selon l'âge de la bactérie, dans la spore et dans les cellules très jeunes on verrait un granule central qui correspond à un noyau; plus tard celui-ci se résout en un système chromidial.

Granulations. — Un très grand nombre de bactéries renferment des granulations; celles-ci ne sont pas un produit de désintégration puisqu'elles peuvent être observées dans les éléments jeunes et colorées par le rouge neutre ou le bleu de méthylène dans les bactéries vivantes; certaines sont constituées par de la graisse, d'autres sont des hydrates de carbone et sont colorables par l'iode, d'autres enfin sont de nature albuminoïde et colorables par le bleu de méthylène, d'autres sont de nature sulfureuse.

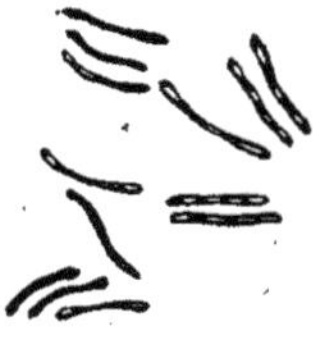

Le bacille de Koch, comme nous le verrons dans la suite (page 765), contient surtout dans les vieilles cultures des granulations qui ont des propriétés tinctoriales différentes de celles du corps bacillaire. Ces granulations sont tantôt au nombre de deux situées aux deux extrémités du corps bacillaire, tantôt au nombre de trois, tantôt à celui de six.

Fig. 11. — Bacille du charbon. Formation de vacuoles et granulations protoplasmiques (d'après Fischer).

Signalons enfin la présence fréquente dans l'intérieur des bactéries de zones qui ne fixent pas la matière colorante et qu'on a rapprochées des *vacuoles*.

La présence d'une vacuole centrale donne un aspect particulier à certaines bactéries, au bacille de la peste et, dans certains cas, au bacille d'Eberth (forme en navette).

Les vacuoles ne sont pas rares dans les vieilles cultures. Pour Migula, ces vacuoles ne sont cependant pas un accident de plasmolyse, mais une formation normale, analogue aux vacuoles des cellules végétales.

Corpuscules métachromatiques. — Dans certaines espèces microbiennes, en particulier dans le bacille de la diphtérie, Neisser, puis Ernst ont décrit des grains possédant une vive affinité pour les colorants basiques; assimilés d'abord à des spores, ils en furent ensuite distingués par Babès qui leur donna leur nom de corpuscules métachromatiques, nom mérité parce que, comme l'a montré Butschli, traités par le bleu de méthylène ils se colorent non en bleu, comme le bacille, mais en rouge.

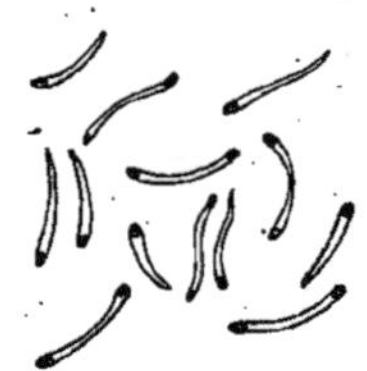

Fig. 12. — Corpuscules métachromatiques (diphtérie).

On avait cru, à la suite des travaux de Marx et Worthe, que leur présence était un signe de virulence des bactéries (les bacilles diphtériques contiendraient des corpuscules métachromatiques, les pseudodiphtériques n'en contiendraient pas); les travaux de Krompecher, Ascoli, etc., ont montré qu'il n'en était rien.

Les corpuscules métachromatiques ne sont pas des produits de dégénérescence, mais des produits de réserve analogues aux granulations métachromatiques des mastzellen d'Ehrlich au même titre que l'amidon, le glycogène et les graisses.

C'est là l'opinion d'A. Meyer, qui a fait une étude importante de ces corps dans le *Spirillum volutans*, où ils sont particulièrement abondants, et qui les a désignés sous le nom de *grains de volutine.*

A. Meyer a étudié leur nature chimique; ils sont constitués par des substances très proches les unes des autres qu'il désigne sous le nom de volutine; c'est une substance extrêmement complexe formée par une combinaison acide ou saturée d'acide nucléique avec une base quelconque (probablement organique), qui ne donne pas la réaction micro-chimique des albuminoïdes.

La plupart des réactions de la volutine sont à rapprocher de celles de l'acide nucléique extrait de la levure. Pour Fischer, au contraire, ce ne sont que des états particuliers d'un hydrate de carbone provenant d'une condensation de glycogène.

Pour Behring la partie toxique de la tuberculine de Koch, ce qu'il appelle la T. V., soluble seulement dans l'eau pure, aurait toutes les qualités chromophiles physiques et chimiques de la volutine; les corpuscules métachromatiques représenteraient donc, non les produits de réserve, mais les éléments d'où dérivent les toxines ou les ferments. La question reste encore à l'état de discussion.

Pigments. — Beaucoup de bactéries contiennent une *matière colorante* comparable au pigment chlorophyllien. Ce pigment n'est pas perceptible si on regarde une bactérie isolée ; il n'est visible que sur les bactéries groupées en colonie ; la colonie elle-même prend une coloration blanche, jaune, verte, etc. Ce pigment est susceptible de diffuser dans le milieu de culture.

Capsules. — Certains microbes apparaissent entourés d'une zone hyaline brillante, à laquelle on a donné le nom de *capsule*.

La capsule est plus ou moins épaisse ; tantôt elle entoure chaque élément microbien, tantôt elle sert d'enveloppe à deux ou à quatre éléments. Les capsules manquent en général autour des microbes dans les milieux de culture artificiels ; on ne les voit que dans les organismes vivants infectés par les microbes pathogènes ou dans les cultures en sérum liquide, comme je l'ai montré avec Griffon. Pour certains auteurs il existe un rapport entre la virulence des microbes et la présence de la capsule. D'après Preizz, les bacilles du charbon avirulents n'ont pas de capsules. Pour Bordet, la capsule représenterait une sorte d'enveloppe protectrice. Ce serait une sécrétion de défense ; ainsi, comme l'a montré Borrel, les streptocoques inoculés dans le péritoine du cobaye s'entourent de capsules.

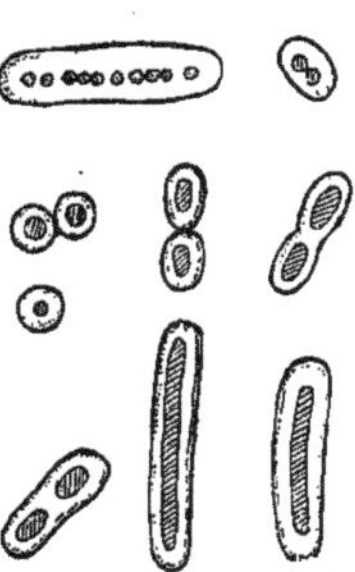

Fig. 13. — Capsules.

Dans certains cas la capsule prend un développement considérable et une sorte de matière visqueuse assemble les divers éléments microbiens. Ces amas sont dits *zooglées*. Chez certaines espèces, en particulier le bacillus subtilis, le bacille de Koch, qui forment des voiles sur les milieux de culture, il semble qu'il y ait entre les bactéries une substance unissante fixant les couleurs de fond, le bleu de méthylène par exemple. Cette substance unissante forme souvent, comme nous l'avons vu avec Philibert, une partie des colonies de bacille de Koch ; la structure de cette substance unissante et mal connue ; dans les colonies de bacilles de Koch on peut se demander si elle n'est pas en partie constituée par des bacilles morts plus ou moins désintégrés.

Mobilité. — Beaucoup de bactéries ont la propriété de se mouvoir dans les milieux liquides ; ces mouvements, qu'il ne faut pas confondre avec le mouvement Brownien, ni avec les mouvements accidentels dus aux courants de liquide, s'observent chez certaines espèces bactériennes seulement : la plupart des formes sphériques sont immobiles. Les formes allongées sont mobiles ou immobiles. La mobilité consiste en mouvement d'oscillation ou de reptation ; certaines formes spiralées ont un mouvement d'hélice.

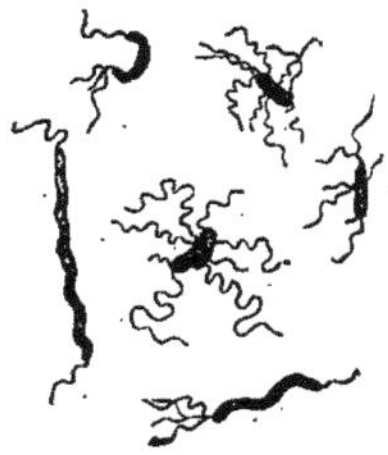

Fig. 14. — Cils vibratiles.

Les bactéries douées de mobilité possèdent cette propriété grâce à la présence de *cils vibratiles* très fins, comparables à ceux des infusoires. Ces cils ne sont pas visibles sur les bactéries non colorées ; les colorants qui servent à colorer la bactérie ne peuvent les mettre en évidence; il faut user d'une technique de coloration spéciale.

Ces cils sont en nombre variable, les formes sphériques mobiles n'en possèdent qu'un; les formes en bâtonnets peuvent n'en présenter qu'un à une des deux extrémités (Vibrion indien) ou deux, un à chaque extrémité (*Bacillus subtilis*). Les cils peuvent être placés non à l'extrémité, mais le long de la bactérie (·B. typhique).

Les cils sont, d'après Fischer, des formations extérieures analogues à la capsule; ils ne doivent pas être comparés aux pseudopodes qui sont des expansions protoplasmiques.

IV. **Reproduction des bactéries.** — Les bactéries se reproduisent de deux manières très distinctes : 1º par division directe ou *scissiparité* à la manière des cellules animales ou végétales; 2º par formation de *spores*.

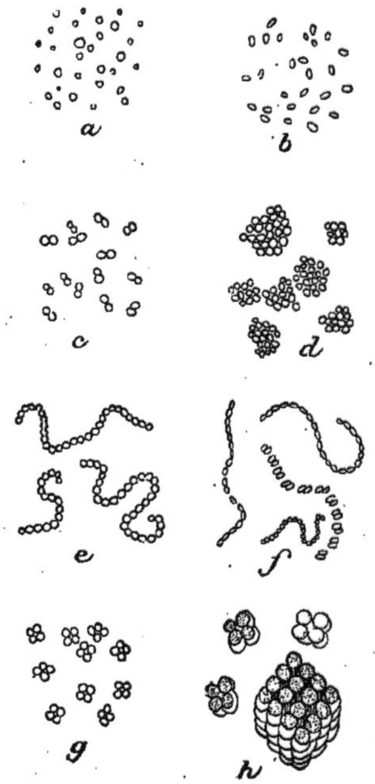

Toutes les bactéries ne possèdent pas ce double mode de reproduction; si toutes se divisent par scissiparité, il n'en est qu'un petit nombre qui se reproduisent par sporulation ou chez lesquelles nous connaissons ce mode de reproduction.

Division par scissiparité. — La plupart des bactéries, dans les conditions de culture ordinaires, se reproduisent par scissiparité.

Qu'il s'agisse de bâtonnet ou de coccus, il se produit au milieu de l'élément un étranglement dans le diamètre vertical, étranglement bientôt suivi d'une séparation et de formation de deux éléments. Ces deux éléments peuvent rester étroitement unis et il en résulte un groupement fréquent en diplocoque (c) ou en diplobacille. Dans quelques cas même (charbon), la ligne de séparation des divers éléments est à peine visible; on croit à un long filament, alors qu'il s'agit en réalité, comme le montre l'emploi de matière colorante, de bâtonnets ajoutés bout à bout; une gaine commune peut maintenir unis les divers éléments. Les cocci, après s'être divisés, peuvent rester bout à bout groupés en chaînettes (streptocoques) ou en amas (staphylocoques).

Fig. 15. — Divers modes de groupement de microcoques.

La segmentation peut se faire, pour certains coccus, selon deux diamètres perpendiculaires l'un à l'autre, dans le même plan, il en résulte des groupements de quatre éléments auxquels on donne le nom de *tétrades* ou de *merista* (g).

Si la segmentation se fait suivant trois directions, par trois plans perpendiculaires, il en résulte des petites masses cubiques auxquelles on donne le nom de *sarcines* (h).

La division peut exceptionnellement se faire encore longitudinalement (Bactéries du genre *Pasteuria*).

Le mode de division par scissiparité s'accomplit très rapidement; en deux heures, d'après Cohn, une bactérie nouvellement formée est susceptible à son tour de présenter une nouvelle division.

Sporulation. — La spore étant, selon l'expression de Duclaux, comme « la graine du végétal, la forme résistante de l'individu, la forme de conservation de l'espèce », on a cru longtemps que ce mode de repro-

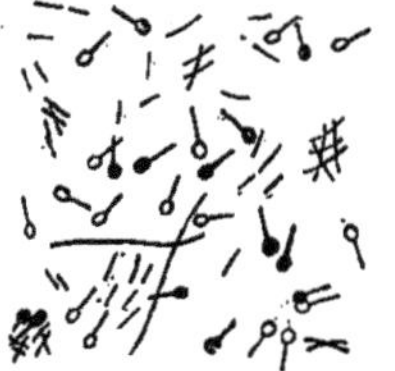 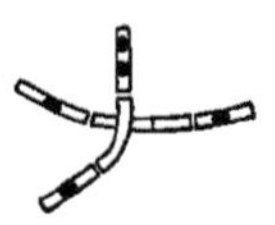 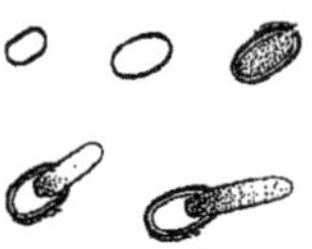

<table>
<tr><td>Fig. 16. — Spores terminales
(B. du tetanos).</td><td>Fig. 17. — Spore centrale
(B. du charbon).</td><td>Fig. 18. — Germination
d'une spore.</td></tr>
</table>

duction apparaissait surtout lorsque la bactérie se trouvait dans des conditions difficiles, par exemple dans des milieux pauvres en matériaux nutritifs.

Des recherches récentes semblent montrer que c'est là une conclusion hâtive, et il est plus sage d'admettre que les lois qui président à la formation de la spore ne sont pas encore définies.

Il semble, contrairement à l'idée ancienne, que, pour se former, la spore exige certaines conditions de vie favorables; c'est ainsi que pour la bactéridie charbonneuse nous voyons la sporulation manquer si la culture se fait à une température dysgénésique au-dessous de 18°, ou au-dessus de 42°,5; ou bien dans des cultures additionnées de substances antiseptiques, acide phénique, bichromate de potasse (Chamberland et Roux).

On distingue deux modes de formation de spores, l'endo-sporulation, l'arthro-sporulation; le premier mode, de beaucoup le plus répandu dans la nature, est le seul bien étudié.

Endo-sporulation. — Ce mode de reproduction appartient surtout aux bactéries en forme de bâtonnet.

La spore est située tantôt au centre de la cellule, tantôt à l'une ou aux deux extrémités du bacille. Elle peut être de volume inférieur au bâtonnet, ou bien au contraire être plus volumineuse et déterminer par suite un renflement sur l'axe du microbe.

Le renflement est-il terminal, on a l'aspect dit en épingle (b. tétanique); est-il médian, l'aspect en battant de cloche (clostridium).

Lorsque la spore va se former, le protoplasma du bacille devient trouble, granuleux, puis l'on voit apparaître des petites granulations qui fusionnent et enfin un point clair, brillant, très réfringent.

La spore est constituée par une membrane d'enveloppe assez épaisse, et par un contenu qui, pour les uns, est du protoplasma condensé, pour les autres, une gouttelette de graisse.

Lorsque la spore à son tour va germer, sa membrane se rompt et il en sort un petit prolongement qui prend peu à peu les caractères du bacille même dans lequel s'est développée la spore. Le point de rupture de la spore se produit en général à une des extrémités du diamètre équatorial de celle-ci; quelquefois, comme dans le charbon, à l'extrémité polaire; dans certains cas l'issue se fait à travers la membrane, mais celle-ci se liquéfie presque immédiatement après.

Les spores sont en général faciles à reconnaître; dans les préparations à l'état frais, elles apparaissent sous forme de points brillants extrêmement réfringents. Elles ne se colorent pas par les procédés de coloration qui servent à mettre en évidence la bactérie.

Arthrosporulation. — Ce mode ne s'observe que chez certains coccus. Ici ce n'est plus à une formation nouvelle dans l'intérieur du bacille à laquelle on assiste; c'est l'élément tout entier, l'article, qui devient la spore; cette transformation peut s'accompagner d'une augmentation de volume, l'article devenu spore devient plus volumineux; dans d'autres cas l'article conserve les mêmes dimensions et c'est seulement par la constatation de certaines propriétés biologiques (résistance à la chaleur) qu'on peut admettre qu'il s'est formé des spores.

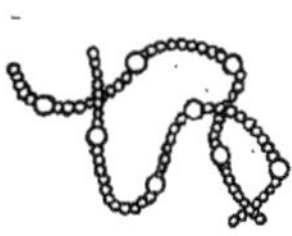

Fig. 19. — Arthro-sporulation chez *Leuconostocmesenteroïdes*.

V. **Composition chimique et nutrition des bactéries**. — Les bactéries renferment de l'eau, des sels, des corps albuminoïdes, des corps extractifs solubles dans l'alcool ou dans l'éther (trioléine, tripalmitine, tristéarine, lécithine), de la cholestérine; certaines, telles que le bacille de la tuberculose, renferment des acides gras, de la cire; quelques espèces, comme le bacille butyrique, une substance analogue à l'amidon; d'autres, telles que le Bacillus subtilis, de la cellulose; on a pu enfin extraire des nucléo-protéides, la xanthine, la guanine, de la chitine; la substance muqueuse des bactéries capsulées serait formée d'hydrate de carbone (dextrine); certaines espèces renferment du fer, d'autres du soufre. Les bactéries sont riches surtout en albuminoïdes, alors que les moisissures renferment plus de matières ternaires et que les levures contiennent beaucoup de nucléine.

Au point de vue quantitatif, la proportion des éléments constitutifs est loin d'être fixe (Cramer); elle varie pour une même espèce avec la composition du milieu de culture, la température de culture, etc., la proportion pouvant varier du simple au triple. Les cendres renferment surtout des phosphates.

Aérobiose et anaérobiose. — Un grand nombre de bactéries ont besoin de vivre dans un milieu largement oxygéné, comme l'air atmosphérique (*microbes aérobies*); les autres, au contraire, ne peuvent supporter l'action de l'air atmosphérique qui, très rapidement, les tue. Ces bactéries, dites *anaérobies*, empruntent l'oxygène dont elles ont besoin aux milieux ambiants; elles décomposent ces milieux, et sont par suite des agents actifs de fermentation. Le vibrion butyrique, le bacille du tétanos, le vibrion septique sont des types de microbes anaérobies. L'étude des microbes anaérobies prend d'ailleurs chaque jour une importance de plus en plus grande et l'on s'accorde, depuis les travaux de Veillon, à faire jouer à ces microbes un rôle prépondérant dans les suppurations putrides et dans les processus gangréneux.

Beaucoup de microbes peuvent se développer en présence de l'air, comme en milieu anaérobie; ils sont dits *anaérobies facultatifs*. Un grand nombre de microbes pathogènes aérobies peuvent ainsi vivre en anaérobiose relative. Pour les microbes pathogènes aérobies, le fait de vivre en anaérobiose modifie souvent leurs caractères : ils perdent la propriété de sécréter du pigment, mais acquièrent souvent un pouvoir toxique beaucoup plus considérable.

Nutrition. — Certains microbes, comme les microbes des légumineuses, sont très peu exigeants pour leur nutrition et semblent pouvoir se développer dans l'eau distillée, empruntant alors le carbone et l'azote à l'atmosphère ambiant.

La plupart exigent au contraire des aliments plus facilement assimilables : du carbone, de l'azote, des sels minéraux enfin.

Le chlorure de sodium et surtout le phosphate de potasse sont nécessaires à la majorité des bactéries; il en est de même du sulfate de magnésie.

Parmi les métaux, le fer semble très utile à certaines bactéries, indispensable pour la culture du bacille de Pfeiffer, il facilite le développement du bacille de la tuberculose et du pneumocoque; le manganèse dans certains cas a pu être substitué au fer.

Les hydrates de carbone semblent très favorables au développement de certains microbes, ainsi la glycérine pour le bacille de Koch et les divers streptothrix.

L'expérience classique de Raulin sur le développement de l'Aspergillus niger montre bien l'importance de la composition du milieu; si, du milieu composé par Raulin, on supprime la potasse, la récolte tombe de 25 grammes à 1 gramme, si l'on supprime le zinc, à 2 gr. 50; par contre l'adjonction de un seize-cent-millième de nitrate d'argent rend la germination des spores impossible.

L'importance primordiale favorisante ou empêchante d'une dose infinitésimale de substance chimique nous aide à comprendre ce qui constitue le terrain, ainsi la bactérie du sorbose ne se développera que dans des milieux contenant la sorbite, alors que la dulcite, très voisine cependant, empêche le développement.

On peut donc, dit G. Bertrand, jusqu'à un certain point, expliquer l'immunité de certaines espèces et la réceptivité des autres à l'égard d'un microbe déterminé par une différence chimique ou seulement stéréochimique de leurs parties constituantes.

Vitalité. — La vitalité des microbes est extrêmement variable dans la nature et dans les milieux de culture; elle dépend des conditions de température, d'oxydation, de la qualité du milieu nutritif et enfin de l'espèce microbienne elle-même. La présence de spores assure à l'espèce une vitalité extrême. Pour les bactéries asporulées, il est impossible de donner des règles précises, certains microbes à vitalité courte dans certains milieux, comme le pneumocoque, peuvent rester vivants de longues années si on les ensemence sur des milieux hémoglobinés ou si on les garde en anaérobiose. Il semble d'une façon générale que la vitalité soit en raison inverse de la rapidité et de l'abondance du développement, comme si, dans ces conditions, les bactéries épuisaient toutes les substances utiles du milieu et surtout accumulaient dans ce milieu des substances nuisibles à leur conservation.

Nous n'étudierons pas l'action de la dessiccation de la chaleur, du froid, de la lumière, des diverses radiations sur les microbes, leur étude ayant été faite en détail dans l'article du Professeur Teissier.

VI. **Produits résultant de la vie microbienne**. — Dans des conditions favorables d'oxydation, de nutrition, de chaleur, les microbes sont doués de propriétés extrêmement actives que nous allons rappeler sommairement.

La vie microbienne comme la vie cellulaire en général ne peut s'accomplir sans phénomènes de désassimilation du milieu ambiant. Le milieu est souvent modifié au cours de ces réactions; à ce point de vue les microbes se divisent en deux catégories, selon qu'ils acidifient ou alcalinisent le milieu. D'une façon générale on peut dire que les microbes qui agissent sur les hydrates de carbone acidifient le milieu; tandis que ceux qui décomposent les matières azotées, l'alcalinisent. Les uns enfin, tels que les anaérobies, se comportent comme des corps réducteurs, tandis que les aérobies vrais sont souvent des oxydants énergiques.

Beaucoup de microbes agissent à la manière de ferments et sécrètent de véritables diastases; de ces diastases, les unes digèrent la fibrine et la solubilisent (Bacillus putrificus, vibrion septique); d'autres liquéfient le sérum coagulé; d'autres coagulent le lait ou dissolvent la caséine; un très grand nombre liquéfient la gélatine (Vibrion cholérique, staphylocoque, etc.) Certains microbes (B. prodigiosus) produisent un ferment lab et coagulent le lait en réaction amphotère. La nature exacte de l'action diastasique nous est inconnue. Nous savons seulement que toutes les actions diastasiques peuvent être accomplies par des agents chimiques; le rôle des diastases paraît être d'amplifier et d'arrêter l'action des agents chimiques.

G. Bertrand a montré le rôle des minéraux, en particulier du manganèse, dans l'activité de certaines diastases.

Certains microbes transforment les matières albuminoïdes et fabriquent des peptones, d'autres transforment les peptones en donnant de l'indol et du scatol.

Certains, tel que le Micrococcus ureæ, transforment l'urée en carbonate d'ammoniaque.

Un grand nombre attaquent les sucres ou plutôt certains sucres, et acidifient ainsi les milieux dans lesquels ils se trouvent; certaines bactéries de la bouche sécrètent l'amylase qui transforme l'amidon en dextrine ; d'autres sécrètent de la sucrase ou invertine qui dédouble le saccharose en glucose et en lévulose (Bacillus subtilis); d'autres sécrètent la lactase qui fait fermenter le lactose ; certaines levures telles que la levure de bière sécrètent une zymase qui fait fermenter tous les sucres. Nous verrons dans la suite tout l'intérêt de la recherche des propriétés fermentatives des sucres par les microbes au point de vue du diagnostic bactériologique des espèces microbiennes ; c'est en partie par les différences d'action qu'elles ont sur les sucres que sont classées les espèces microbiennes du groupe Eberth-colibacille. C'est grâce à ces différences et aux données fournies par l'étude de l'agglutination qu'a pu être constitué le groupe des bacilles paratyphiques et dysentériques.

Rappelons encore que certains microbes sécrètent de la lipase qui agit sur la graisse, d'autres des oxydases, etc. ([1]) Des catalases (encore non isolées) semblent exister dans toutes les cultures bactériennes dont une trace décompose l'eau oxygénée.

Beaucoup de microbes pathogènes sécrètent des substances volatiles, tels le bacille de la tuberculose, le colibacille, le bacille pyocyanique, etc.

Nous ne rappellerons pas ici le pouvoir pathogène des microbes, ni le rôle qu'ils jouent par la *formation des toxines*, cette étude ayant été faite dans une autre partie de ce traité.

Il n'entre pas dans le plan de cet ouvrage d'exposer les diverses méthodes de coloration, de culture, d'inoculation aux animaux usitées en bactériologie, nous rappellerons seulement sommairement les diverses opérations qui permettent le diagnostic de l'espèce microbienne.

Organismes monocellulaires, de structure élémentaire, les bactéries ne sont pas susceptibles, comme les végétaux plus élevés en organisation, d'être soumises à une classification rationnelle. Nous n'avons point, en effet, comme en botanique, une bonne systématique qui permette, étant donnés certains caractères, de définir la famille, le genre, l'espèce auxquels appartient l'échantillon étudié.

Les caractères tirés de la morphologie, des cultures, de l'inoculation aux animaux sont, sauf quelques exceptions, pris individuellement, beaucoup trop contingents pour permettre une classification scientifique, et il est de toute rigueur en bactériologie, pour caractériser l'espèce, de

---

([1]) Rappelons enfin que certaines bactéries sont *phosphorescentes* et que la phosphorescence persiste lorsqu'on cultive les bactéries dans des bouillons de poisson, les colonies deviennent alors lumineuses.

grouper les caractères que l'observation et l'expérimentation ont montrés appartenir à telle ou telle bactérie. Il n'est cependant pas toujours nécessaire de connaître tous les caractères de la bactérie en étude pour porter un diagnostic bactériologique, et l'on peut en pratique se contenter d'un certain nombre d'opérations, variables selon l'espèce.

Nous allons passer en revue les principales de ces opérations et voir la valeur qu'on peut leur accorder.

Opérations permettant le diagnostic de l'espèce.

I. **Morphologie du microbe.** — La forme du microbe est le caractère primordial qui nous frappe lorsque nous examinons des bactéries; c'est elle qui sert de base à la nomenclature, c'est le pivot autour duquel vont se grouper tous les autres caractères.

On étudiera la morphologie du microbe dans les milieux pathologiques et aussi dans les milieux de culture, tout en se rappelant que, dans ces derniers, les caractères morphologiques sont beaucoup moins évidents.

C'est frappé de ce fait que, pour la plupart des microbes pathogènes de l'homme, nous avons conseillé, avec Griffon, d'étudier leur forme, non dans les milieux artificiels, mais dans le sérum des animaux, en particulier dans le sérum de lapin jeune. Le pneumocoque, le streptocoque, l'entérocoque, le staphylocoque, le micrococcus tétragène, le pneumobacille, si peu caractérisés souvent dans les milieux artificiels tels que le bouillon et la gélose, prennent au contraire dans le sérum le même aspect que dans les organismes vivants.

A l'étude de la forme se rattachent la recherche du mode de groupement des bactéries, celle de leur mobilité ou de leur immobilité, la présence ou l'absence de capsule ou de spore.

L'étude de la *forme* et du mode de groupement des bactéries, si importante soit-elle, ne suffit jamais pour permettre un diagnostic bactériologique, les microbes se présentant tous sous quelques aspects très simples, toujours les mêmes, insuffisamment variés. L'étude des réactions colorantes a plus de valeur.

II. **Réactions colorantes.** — Alors que la plupart des bactéries se colorent d'une façon banale par les diverses couleurs d'aniline, certaines espèces, telles que le bacille de la tuberculose et le bacille de la lèpre, sont très hautement différenciées par leurs réactions colorantes; elles se laissent difficilement imprégner par les couleurs d'aniline, mais, une fois colorées, elles résistent à l'action décolorante des acides dilués et de l'alcool. La *méthode d'Ehrlich*, qui met en évidence ces propriétés du bacille tuberculeux, est une réaction quasi spécifique, elle permet d'emblée le diagnostic de la tuberculose, et l'on ne saurait oublier que, dès sa découverte (Koch), elle a fait comprendre, du premier coup, aux cliniciens l'importance des recherches bactériologiques.

Sans avoir la valeur presque élective de la méthode d'Ehrlich, une autre réaction histo-chimique, la *méthode de Gram*, rend de grands services pour le diagnostic bactériologique. Si, après avoir coloré les bactéries par les couleurs d'aniline, on les traite par une solution iodo-iodurée et par l'alcool absolu, on voit que les unes restent colorées tandis que les autres se décolorent. La méthode de Gram permet ainsi d'établir entre les bactéries une véritable classification dichotomique, la plupart des microbes se rangeant nettement soit parmi les microbes qui se colorent par la méthode de Gram, soit parmi ceux qui se décolorent.

La réaction n'a de valeur que si elle est pratiquée sur des bactéries jeunes développées dans des conditions favorables; les vieilles bactéries, et surtout les bactéries mortes avant d'avoir été fixées, pouvant présenter une réaction différente des bactéries nouvellement formées.

Certaines espèces, telles que la plupart des microbes anaérobies, ne se prêtent pas à la classification par l'épreuve de la méthode de Gram; il n'est pas rare même de voir une partie du protoplasma se colorer par la méthode de Gram, l'autre partie se décolorant et prenant l'éosine, si l'on a fait une double coloration.

D'autres bactéries, tout en se colorant par la méthode de Gram, ont tendance à se décolorer si l'on pousse trop loin l'action décolorante de l'alcool ; ce sont ces bactéries pour lesquelles Claudius a proposé de remplacer la technique de Gram par l'imprégnation, par la solution d'acide picrique avec décoloration par le chloroforme ou l'huile d'aniline.

La réaction de Gram ne peut jamais à elle seule suffire à établir le diagnostic de la nature d'un microbe; elle permet seulement au bactériologiste de s'orienter dans ce diagnostic; ainsi un bacille qui prend le Gram ne peut être ni le colibacille, ni le bacille typhique ; un bacille qui se décolore par le Gram ne peut être le bacille de la diphtérie.

Pour certaines espèces même, la recherche du mode de réaction du microbe à la méthode de Gram prend en pratique une haute valeur ; ainsi on pourra affirmer la nature blennorragique d'un écoulement urétral lorsque, dans les leucocytes polynucléaires, on aura trouvé des diplocoques en grains de café, groupés en amas, *se décolorant par la méthode de Gram.*

III. **Examen des microbes en colonies.** — La forme et la réaction colorante constatées, on doit chercher à étudier les caractères des mêmes microbes groupés en colonies; dans ce but on les place dans des conditions de vie favorables : aération, chaleur, humidité.

Pour cela on se sert de milieux de culture ; on peut se servir de milieux artificiels tels que le liquide de Pasteur, qui offre aux bactéries un milieu complet :

Eau.	100	grammes.
Sucre candi.	10	—
Carbonate d'ammoniaque.	1	—
Cendres de levure	1	—

Dans ces dernières années on s'est beaucoup servi de milieux synthétiques dont tous les éléments, et les proportions de ces éléments, étaient connus ; on a pu ainsi vérifier l'utilité de chacun de ces éléments pour le développement bactérien.

Mais il est préférable, pour la culture des microbes pathogènes du moins, de se servir de milieux dans la composition desquels entrent des matières organiques. On utilise surtout le bouillon de viande, que l'on transforme en milieu solide en l'additionnant de gélose ou agar-agar, ou la gélatine, ou bien le lait ; la pomme de terre est aussi très employée.

La réaction du milieu de culture a une extrême importance ; pour l'étude des microbes pathogènes on se sert en général de milieux neutres ou faiblement alcalinisés ; pour l'étude des moisissures ou des levures, de milieux acides.

En présence d'un microbe de nature indéterminée, on a coutume de pratiquer l'ensemencement tout d'abord sur des milieux tels que le bouillon de viande et la gélose. Ces milieux ont pour avantage de convenir au développement d'un très grand nombre de germes.

On notera l'époque d'apparition des colonies ; les caractères des colonies sur la gélose, leur forme, leur plus ou moins de tendance à s'étendre, la présence ou l'absence de pigment. L'ensemencement dans le bouillon montrera, selon les cas, un développement homogène du microbe dans toute la masse, un trouble uniforme du bouillon, c'est le cas pour le bacille d'Eberth ; ou, au contraire, une agglomération des microbes en grumeaux qui, tantôt resteront en suspension, tantôt tomberont au fond. Dans certains cas même, le microbe, très avide d'oxygène, se développera seulement à la surface en donnant lieu à la production d'un voile plus ou moins cohérent.

Le microbe se développe-t-il sur la gélose ou le bouillon, on cherchera ensuite s'il pousse sur gélatine solidifiée ; celle-ci sera ensemencée par strie, ou bien en piqûre.

La culture sur gélatine a une grande valeur diagnostique, il est d'abord toute une catégorie de microbes qui ne se développent qu'à une température supérieure à 30° et par suite ne peuvent donner des colonies sur la gélatine solide qui doit, pour ne pas fondre, rester exposée à une température de 22 à 24° au maximum.

Les microbes qui poussent sur gélatine se divisent enfin en deux groupes : les uns donnent naissance à des colonies visibles à l'œil nu, sans modifier la consistance du milieu ; les autres sécrètent une diastase qui liquéfie la gélatine ; il y a là encore un de ces procédés dichotomiques qu'on peut utiliser pour le diagnostic : un micrococque en amas prenant le Gram, qui ne liquéfie pas la gélatine, n'est pas le staphylocoque pyogène ; un bacille qui liquéfie ne peut être le colibacille ou le bacille d'Eberth, etc. Il faut se rappeler cependant que la propriété liquéfiante est susceptible de grandes variations, que certains microbes tels que le vibrion cholérique peuvent perdre ce pouvoir liquéfiant et que pour un même microbe pathogène, diverses colonies isolées sur plaques peuvent avoir un pouvoir différent.

La gélatine présente encore un autre avantage : beaucoup de microbes, tels le bacille du choléra, la bactéridie charbonneuse, en s'y développant, déterminent la formation de colonies dont l'aspect est très caractéristique; aspect en entonnoir des colonies du vibrion cholérique, en écouvillon du bacille du charbon, etc.

Si la gélose, le bouillon, la gélatine peuvent à ces divers titres être considérés comme les milieux bons à tout faire, aptes à permettre le développement du plus grand nombre de germes, ils sont loin de convenir à tous les cas, et en particulier ne conviennent que médiocrement au développement de la plupart des microbes pathogènes de l'homme. Ceux-ci exigent en effet des milieux riches en matière organique analogues à celles qui existent dans les tissus. Beaucoup de microbes ne se développent que dans ces conditions : le bacille de la diphtérie sur le sérum de bœuf coagulé, le bacille de Pfeiffer sur des milieux additionnés de sang, le gonocoque sur des milieux à base de sérum (Werthein) ou de sang (Bezançon et Griffon), le bacille du chancre mou sur des milieux au sang (Bezançon, Griffon et Le Sourd).

Même pour les microbes qui peuvent se développer sur milieux usuels (bouillon, gélose), les milieux spéciaux seuls permettent l'étude du microbe dans des conditions parfaites.

Sur gélose et dans le bouillon, beaucoup de microbes pathogènes sont loin de présenter la forme caractéristique qu'ils ont dans l'organisme de l'homme; ainsi les microbes encapsulés, tels que le pneumocoque, perdent cette capsule, et leur aspect morphologique ne les différencie guère des autres diplocoques. Le *sérum de lapin*, que Mosny a préconisé pour la culture du pneumocoque, est, comme nous l'avons montré avec Griffon, le milieu de choix pour la plupart des bactéries pathogènes qui s'y développent sous leur forme parfaite et y présentent le mode exact de groupement qu'ils ont dans l'organisme de l'homme.

Les caractères des colonies donnés par le développement de certains microbes sur la *pomme de terre* peuvent aussi être utilisés pour le diagnostic de l'espèce microbienne; en pratique on se sert surtout de la pomme de terre pour le diagnostic de la morve (colonies épaisses de couleur chocolat) et pour la différenciation du bacille d'Eberth et du colibacille.

Pour faire un diagnostic bactériologique, on ne se contente plus, à l'heure actuelle, d'étudier en botaniste l'espèce microbienne, mais on analyse en chimiste ses propriétés fermentatives.

IV. Propriétés fermentatives. — L'étude des *propriétés fermentatives* des bactéries, en particulier l'action sur les divers sucres, dont Chantemesse et Widal avaient déjà montré toute l'importance pour le diagnostic du bacille d'Eberth avec le colibacille (épreuve du lactose), a pris une place très importante dans ces dernières années, comme nous le verrons dans la suite pour le diagnostic des bacilles paratyphiques, du bacille de la dysenterie et du meningocoque.

L'action des microbes sur les peptones du milieu de culture a une valeur diagnostique de premier ordre.

Certains microbes donnent lieu à la *production d'indol*, que l'on met facilement en évidence en ajoutant à la culture quelques gouttes d'acide sulfurique; il se produit une belle coloration rouge ou rose. Le vibrion cholérique, certains colibacilles, le proteus présentent cette réaction, et nous verrons dans la suite, au chapitre du diagnostic du choléra, l'importance que Koch a attribuée à la recherche de cette réaction. Cette réaction rouge ne se produit que s'il existe en même temps que l'indol des nitrites dans le bouillon; c'est le cas, lorsqu'on a ensemencé du vibrion cholérique; par contre certains microbes tels que le colibacille, tout en donnant lieu à la formation de l'indol, ne mettent pas les nitrites en liberté: pour avoir la réaction rouge il est nécessaire, avant de verser l'acide sulfurique, d'ajouter au milieu quelques gouttes d'une solution d'azotite de potasse.

La valeur diagnostique des réactions chimiques a été très discutée; les propriétés fermentatives ne seraient pas l'apanage de l'espèce, mais varieraient avec les échantillons d'une même espèce. Cette variabilité des propriétés fermentatives serait plus apparente que réelle, d'après Grimbert, et tiendrait à ce que les expérimentateurs utilisent, pour la recherche des réactions, des milieux de culture tels que le bouillon de viande ou les peptones du commerce, dont la composition est très variable; en se servant de milieux de composition nettement définie, on obtiendrait au contraire des résultats toujours identiques pour une même espèce microbienne : la réaction de l'indol, par exemple, serait l'apanage des espèces colibacille et proteus et ne ferait jamais défaut.

V. Inoculation aux animaux. — On a longtemps considéré que le véritable critérium de la valeur d'une espèce bactérienne était la reproduction chez l'animal de la maladie ou des lésions qu'elle avait déterminées chez l'homme.

A ce titre bien peu de microbes ont fait leurs preuves et nous devons être moins exigeants : il faut se rappeler, en effet, que, les animaux ne présentant pas le même degré de réceptivité que l'homme pour les bactéries, les lésions déterminées par l'inoculation des bactéries à l'animal seront en général de nature toute différente.

Les inoculations du bacille d'Eberth ou de vibrion cholérique aux animaux sensibles ne reproduiront ni la fièvre typhoïde, ni le choléra, pas plus que l'inoculation du pneumocoque à la souris ne déterminera la pneumonie.

L'inoculation aux animaux doit être pratiquée dans un tout autre esprit; elle doit être un renseignement de plus à ajouter aux caractères précédemment décrits. Étant donnée une bactérie, on doit préciser avec beaucoup de soin son pouvoir pathogène; chercher l'animal le plus sensible, celui qui surtout présentera les réactions les plus caractéristiques, de façon à posséder pour ainsi dire un étalon, auquel on comparera les réactions produites par l'inoculation du microbe à déterminer que l'on aura isolé.

C'est ainsi qu'ayant à caractériser le pneumocoque, on fera l'inoculation du produit ou de la culture à la souris ou au lapin, pour obtenir la septicémie pneumococcique caractéristique; c'est ainsi, qu'ayant à porter le diagnostic de diphtérie, on ne cherchera pas à reproduire une fausse membrane, lésion banale que pourrait reproduire toute espèce microbienne, mais on inoculera la culture sous la peau d'un cobaye, afin de constater les réactions de l'intoxication diphtérique, la double pleurésie séro-hémorragique, les congestions viscérales, les hémorragies des capsules surrénales, etc.

Si importants que soient les renseignements donnés par la recherche des propriétés zymotiques et par l'inoculation aux animaux, ils ne peuvent pas toujours suffire à assurer le diagnostic.

Beaucoup de microbes pathogènes, tels que le bacille diphtérique, le vibrion cholérique, sont difficiles à distinguer de microbes très voisins, saprophytes inoffensifs qu'on peut trouver dans certains cas à l'état normal dans le corps de l'homme (bacille pseudo-diphtérique, pseudo-vibrion cholérique).

Pour d'autres, tels que le streptocoque, le colibacille, qui sont des commensaux habituels de notre économie, la difficulté est de même ordre et il est souvent impossible, par les procédés usuels de technique, de distinguer le microbe pathogène des microbes de même famille qui habitent dans la cavité bucco-pharyngée ou dans l'intestin.

Un certain nombre de réactions biologiques que nous ne faisons que rappeler peuvent, dans ces conditions difficiles, apporter plus de précision au diagnostic : Réaction d'immunité, réaction agglutinante, réaction de précipitation, réaction de fixation, recherche du pouvoir opsonique du sérum; elles ont été ou seront décrites dans d'autres parties de cet ouvrage, nous ne faisons donc que les énumérer; nous verrons cependant tout leur intérêt pour le diagnostic bactériologique de certaines espèces microbiennes.

DEUXIÈME PARTIE

CARACTÈRES GÉNÉRAUX
DES PRINCIPALES ESPÈCES MICROBIENNES
PATHOGÈNES POUR L'HOMME

Nos connaissances sur les bactéries ne sont pas suffisantes pour que l'on puisse établir une classification scientifique.

Certains auteurs, tels que Orla Jensen, ont récemment classé les bactéries d'après le mode d'implantation des cils (céphalo-trichinées et péritrichinées), et d'autres, d'après les fonctions chimiques et biologiques de ces espèces : acidobactériacées, alcalibactériacées, butyribactériacées, putribactériacées ; ces classifications sont prématurées.

Il serait, par contre, tout à fait désirable, comme le demandent certains bactériologistes, en particulier Lehmann et Neumann, de faire une nomenclature scientifique des bactéries, comme il existe une nomenclature des plantes supérieures, d'établir un certain nombre de familles et, dans celles-ci, des genres, et dans ces genres, des espèces.

Si l'on doit tendre le plus possible à cette classification idéale, il faut savoir que dans l'état actuel de la science bactériologique le plus souvent on a non une classification, mais des groupements provisoires.

Nous devons conserver la classification ancienne basée sur la morphologie et distinguer les Microcoques, les Coccobacilles, les Bacilles, les Vibrions, mais, ce point de départ admis, on peut essayer de faire des groupements provisoires des espèces microbiennes ayant un certain nombre de caractères communs ; ainsi, groupe pneumo-entéro-streptocoque ; groupe meningo-gono-catarrhalis ; groupe Eberth, colibacille dysentérique, etc., comme j'ai essayé de le faire dans mon *Précis de Bactériologie*.

Nous ne pouvons faire l'exposé complet de tous les caractères des microbes pathogènes ; nous ne rapporterons de ces caractères avec quelques détails que ceux qui ont un intérêt au point de vue de la pathologie générale.

FAMILLE DES COCCACÉES OU MICROCOQUES

1ᵉʳ GROUPE

PNEUMO-ENTÉRO-STREPTOCOQUE

I. — *Streptococcus lanceolatus* (Gamaleia). **Pneumocoque.**

Le pneumocoque est un des microbes avec lesquels le médecin a le plus souvent à compter ; hôte des voies respiratoires et digestives

FAMILLE DES COCCACÉES [1]

1er GROUPE

PNEUMO-ENTÉRO-STREPTOCOQUE

Caractères communs.

Cocci susceptibles de groupements en chaînettes.
Fréquemment capsulés.
Prenant le Gram.
Ne liquéfiant pas la gélatine.

	MORPHOLOGIE			SUR GÉLOSE.	SUR GÉLATINE.	MILIEUX A L'INULINE.
	DANS L'ORGANISME.	EN SÉRUM DE LAPIN.	DANS LES CULTURES.			
Pneumocoque	Diplocoque ovoïde et fer de lance, quelques chaînettes. Capsule.	Diplocoque ovoïde. Capsule.	Diplocoque. Pas de capsule.	Colonies en gouttes de rosée.	Pousse mal.	Ne rougit pas.
Streptococcus mucosus . . .	Diplocoque et chaînettes avec capsule épaisse.	Non étudié.	Chatnes courtes.	En gouttes plus épaisses	Pousse bien.	Ne rougit pas.
Entérocoque.	Diplostreptocoques. Grains inégaux. Auréoles.	Chaînettes agglutinées.	Diplocoques et chaînettes, groupement par quatre, et formes bacillaires.	Aspect bleuté.	Pousse bien.	Non étudié.
Streptocoque de Bonome . .	Coccus ovoïde, en chaînette. Capsule.	Chaînettes enchevétrées.	Chaînettes.	Gouttes de rosée.	Pousse bien.	Non étudié.
Streptocoque	Chaînettes sans capsule; dans péritoine de cobaye, capsule.	Chaînettes libres.	Diplocoque et chaînettes.	Grains de sagou.	Pousse bien.	Rougit.

[1] Lehmann et Neumann, acceptant la classification de Hueppe, distinguent, dans la *famille* des Coccacées, les *genres* streptocoque, sarcines, microcoque; cette division en genres nous paraît bien prématurée, nous lui préférons un essai de formation de groupes n'ayant nulle prétention scientifique, mais ayant, au point de vue pratique, l'avantage de permettre aux bactériologistes de se rappeler facilement les principaux caractères des bactéries réunies.

supérieures, comme l'avait déjà vu Pasteur et comme l'a montré Netter qui le trouvait chez un tiers des individus sains, bien plus, hôte constant du mucus amygdalien, comme je l'ai prouvé avec Griffon, le pneumocoque est toujours prêt à envahir l'organisme à la moindre défaillance du système de défense que lui opposent les muqueuses doublées du riche réseau lymphatique de l'anneau de Waldeyer, et sans doute aussi l'état de nos humeurs, qui, à l'état physiologique, ne semblent pas être un bon milieu de culture du pneumocoque.

Les infections à pneumocoque, d'une extrême fréquence, sont aussi d'une extrême variété ; sans parler de la pneumonie lobaire, la plus spécialisée des pneumococcies, on observe des broncho-pneumonies, des pleurésies, des méningites, des péritonites, des otites, des arthrites, etc., sans compter bon nombre de cas dits de grippe, qui, comme je le soutiens avec de Jong, ne sont souvent que des cas d'infection pneumococcique.

Morphologie et culture. -- La forme du microbe de Talamon-Frœnkel est très caractéristique : dans les exsudats pathologiques où il se présente sous l'aspect d'un diplocoque en flamme de bougie, quelquefois en courtes chaînettes, il est entouré d'une capsule ; dans

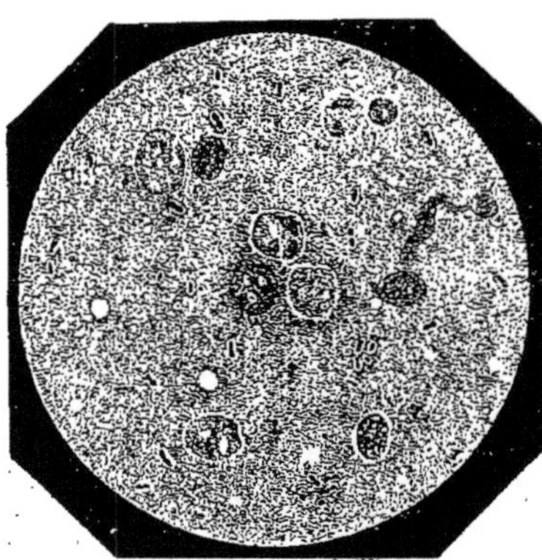

Fig. 20. — Pneumocoque. — Crachat de pneumonique.

les milieux de culture artificiels, au contraire, il se confond avec les autres cocci et avec le streptocoque, il perd sa capsule et apparaît sous forme de diplocoques ou bien de courtes chaînettes : la capsule et la forme caractéristique reparaissent au contraire si on le cultive dans un milieu albumineux comme le sérum de lapin jeune (Mosny, Bezançon et Griffon). Le pneumocoque se colore par la méthode de Gram.

Le pneumocoque est un microbe difficile à cultiver et ne se développe bien qu'à une température voisine de 37°.

Il se développe faiblement sur les milieux usuels, tels que la gélose et le bouillon ; il donne cependant sur la première des petites colonies très fines, très transparentes, dites *en gouttes de rosée*.

La culture du pneumocoque a toujours suscité les recherches des bactériologistes qui se sont efforcés de fournir au microbe un terrain plus propice que les milieux usuels sur lesquels il se développe souvent mal, surtout s'il est en concurrence avec d'autres germes plus vivaces, et sur lesquels il a une vitalité souvent éphémère. Les travaux de Mosny, de Gilbert et Fournier, les nôtres avec Griffon, ont montré tous les avantages des milieux albumineux, en particulier du sérum liquide de lapin (Mosny), du sang défibriné de lapin, liquide ou coagulé (Gilbert et Fournier) ; il n'est pas indifférent cependant, comme nous l'avons montré avec Griffon, d'utiliser l'un quelconque de ces deux milieux, chacun d'eux répondant à des indications spéciales. Les milieux à base de sérum de lapin, surtout de sérum de lapin jeune, doivent servir de *milieux de diagnostic*, car le microbe s'y développe avec une abondance extrême, et s'y figure sous son aspect le plus typique de diplocoque encapsulé ; mais sur ce milieu la vitalité est en raison inverse de la richesse de la végétation ; c'est dire qu'elle est éphémère ; aussi, si l'on veut conserver vivant le pneumocoque, doit-on l'ensemencer sur des milieux riches en hémoglobine, véritables *milieux de conservation*, sang de lapin défibriné (Gilbert et Fournier), ou gélose au sang (Bezançon et Griffon) ; sur ce milieu, nous avons pu conserver un an des pneumocoques vivants et virulents.

Des recherches récentes de MM. Nicolle et Cotoni, il semble résulter qu'en ajoutant de la glucose aux milieux usuels et en les alcalinisant fortement, on ait des milieux très favorables ([1]).

On sait depuis les recherches de Patella que le pneumocoque acidifie rapidement les milieux de culture, il se produit d'après Wurtz et Mosny de l'acide formique ; on a dans ces dernières années pour le pneumocoque comme pour beaucoup d'autres espèces microbiennes étudié de près le pouvoir fermentatif sur les sucres, on a vu ainsi que le pneumocoque fait fermenter le glucose, la lévulose et le saccharose, mais qu'il *ne fait pas fermenter l'inuline* et la mannite ; comme le streptocoque fait fermenter l'inuline, il y a là, d'après Hiss, un bon moyen de distinguer ces deux variétés de microbes ([2]).

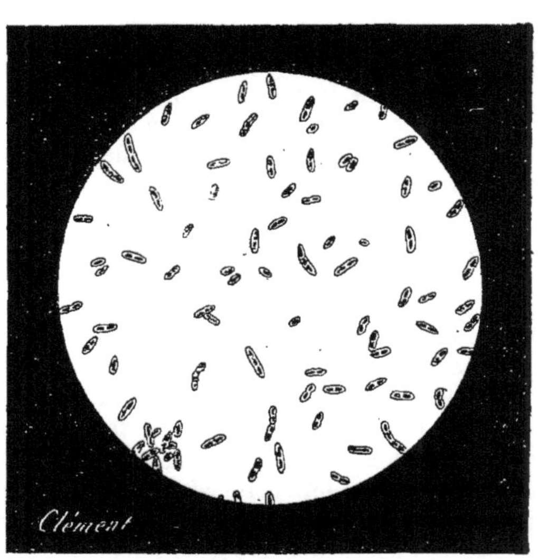

Fig. 21. — Pneumocoque (Culture en sérum liquide de lapin jeune).

([1]) Milieu de NICOLLE et COTONI. — On utilise l'eau peptonée à 4 pour 100 additionnée de 0,05 pour 100 de sel, de 0,2 pour 100 de glucose, légèrement alcalinisée.

([2]) Nous rappelons la formule de la gélose de Hiss :

Bouillon de bœuf	1 litre.
Gélose	15 gr.
Inuline	15 gr.
Solution alcoolique à 5 pour 100 de tournesol de Merck	20 centil.

Phénomène de Neufeld. — Les essais de différenciation du pneumocoque et du streptocoque ont abouti à la découverte d'un phénomène intéressant : le phénomène de Neufeld ; l'adjonction de bile de lapin, de bœuf, ou de choleate ou de taurocholeate de soude à une culture en bouillon, détermine la bactériolyse du pneumocoque ; la culture se clarifie et l'examen microscopique ne montre plus de pneumocoques, elle est sans effet sur le streptocoque. Rappelons que, beaucoup plus simplement, la différenciation peut aussi être démontrée comme nous l'avons vu avec Griffon par la culture sur sérum de lapin jeune. Le pneumocoque est un diplocoque encapsulé, le streptocoque est un microcoque en chaînette, sans capsules.

La vitalité du pneumocoque est considérée, en général, comme étant éphémère; et l'on a volontiers établi une sorte de corrélation entre la vitalité faible du pneumocoque dans les cultures et la brièveté de la pneumonie. C'est là une opinion aussi erronée au point de vue bactériologique qu'au point de vue clinique. On sait la longue durée des pleurésies purulentes et de certaines congestions pleuro-pulmonaires à pneumocoque.

Si, d'autre part, le pneumocoque a d'ordinaire dans le bouillon une faible vitalité, le fait est loin d'être absolu, nous avons pu garder le pneumocoque vivant plusieurs mois dans les bouillons de culture ; il suffisait pour cela d'ensemencer du pneumocoque virulent.

Dans les milieux organiques, la vitalité du microbe est soumise, comme je l'ai vu avec Griffon, à des règles très précises que résume la proposition suivante : la vitalité est en raison inverse de l'abondance du développement, cette abondance étant proportionnelle d'une façon générale à la jeunesse de l'animal et à sa sensibilité au pneumocoque ; la vitalité, qui n'est que de deux à trois jours dans le sérum de lapin jeune où le développement est exubérant, est beaucoup plus longue dans le sérum des vieux lapins et dans le sérum humain où le pneumocoque ne se développe que faiblement.

La virulence du microbe au moment de l'ensemencement est un facteur important de la vitalité, celle-ci nous a paru d'autant plus grande que le microbe ensemencé était plus virulent ; ce fait a été également observé par Cotoni.

Rien n'est plus difficile, d'ailleurs, comme l'ont montré récemment encore Cotoni et Truche, que de définir la virulence d'un pneumocoque. Les pneumocoques isolés de lésions pneumoniques possèdent, d'après Cotoni, une virulence très inégale vis-à-vis de la souris, et il n'existe pas de rapport nécessaire entre la gravité de la pneumonie et la virulence du germe.

Inoculation aux animaux. — Le pneumocoque est pathogène pour certains animaux de laboratoire, en particulier pour la souris blanche qui est l'animal de choix ; il détermine chez cet animal une septicémie, et non les localisations pulmonaires de l'homme ; on le retrouve, en grande quantité et sous sa forme typique, dans le sang et dans les parenchymes des viscères.

Le lapin, surtout le jeune lapin, est très sensible au pneumocoque; la lésion est variable selon la dose de culture et la virulence de celle-ci : très virulent, le pneumocoque, inoculé sous la peau, ne donne qu'un peu d'œdème et l'animal meurt d'emblée de septicémie avec des lésions hémorragiques de l'intestin, des poumons, et même du véritable purpura, ce dont il est facile de se rendre compte en examinant la face interne de la peau (Bezançon et Griffon). Le pneumocoque est-il moins virulent, son inoculation détermine la formation au point d'inoculation de grosses fausses membranes et la mort ne survient qu'au bout de plusieurs jours.

L'inoculation de pneumocoque atténué au lapin détermine chez cet animal des abcès localisés et surtout des arthrites suppurées pouvant avoir une évolution chronique (Bezançon et Griffon). On peut, comme je l'ai montré, parvenir au même résultat si on injecte du pneumocoque virulent à des lapins rendus préalablement relativement réfractaires au pneumocoque par des vaccinations incomplètes.

La sensibilité du lapin et de la souris empêche de reproduire chez ces animaux des lésions localisées, telles que la pneumonie.

On peut y parvenir cependant, si l'on injecte le microbe dans la trachée chez des lapins *préalablement vaccinés*.

Le chat, le rat, le mouton, le chien sont plus résistants au pneumocoque; aussi ces animaux doivent-ils être utilisés si l'on veut obtenir la pneumonie expérimentale. En inoculant du tartre stibié et du pneumocoque dans la trachée du mouton, Gamaleïa a pu reproduire des lésions pneumoniques. En injectant des cultures de pneumocoque dans la trachée du chien, Tchistovitch a obtenu le même résultat.

Toxine. — Le pneumocoque sécrète peu de toxine soluble; cependant L. Fournier et Carnot, en utilisant la dialyse, ont obtenu une toxine plus active; ils cultivent le pneumocoque dans un tube de verre perforé dont les parois sont enduites d'une mince couche de collodion faisant office de paroi dialysante. Ce tube plonge dans un milieu nutritif, qu'on peut facilement renouveler. Le pneumocoque se conserve indéfiniment vivant dans l'intérieur du tube et conserve sa virulence. Si l'on concentre dans le vide le bouillon dans lequel baigne le tube, on voit qu'il renferme une toxine qui détermine surtout des lésions du système musculaire; quelques gouttes de cette toxine inoculées dans le poumon déterminent un bloc d'hépatisation rouge.

Il semble que le pneumocoque agisse surtout par ses endotoxines.

Propriétés des humeurs des animaux ou de l'homme infectés par le pneumocoque. — Au cours de l'infection pneumococcique, il se développe dans le sérum des agglutinines, mais il est exceptionnel que l'on puisse en déceler la présence par la méthode de Widal; Neufeld, Hubert, ont cependant dans quelques cas de pneumonie trouvé dans le sérum un pouvoir agglutinant suffisant pour être mis en évidence par la méthode de Widal; Cotoni et Truche n'ont pas trouvé de pouvoir constant par le même procédé. Il faut, comme je l'ai montré avec Griffon, recourir à la culture directe du pneumocoque dans le sérum du sang du malade; dans ces conditions, au lieu de se développer sous forme de diplocoques isolés, le pneumocoque se met en chaînettes enchevêtrées, ou en amas; la réaction est constante dans la pneumonie, mais elle est tardive et n'est en général bien marquée que la veille de la convalescence.

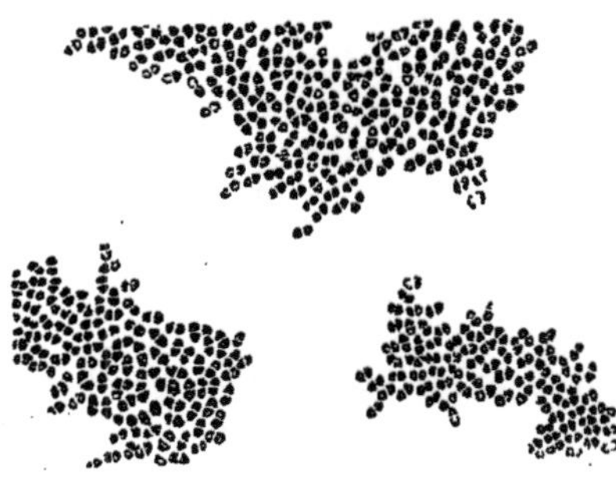

Fig. 22. — Agglutination du pneumocoque (culture en sérum pneumonique).

La recherche de la réaction agglutinante dans le sérum des pneumoniques nous a révélé, avec Griffon, un fait qui éclaire singulièrement la pathogénie des infections à pneumocoque. Bien souvent le sérum des pneumoniques n'agglutine que le pneumocoque qui vit dans la bouche du malade, c'est-à-dire l'échantillon qui ayant exalté sa virulence a déterminé l'infection. La réaction par suite de son apparition tardive et par suite des difficultés mêmes de la technique n'a pas de valeur pratique diagnostique, elle a par contre une haute valeur pour montrer le rôle du pneumocoque dans divers états pathologiques, en particulier dans les angines, comme nous l'avons montré avec Griffon.

Wadsworth a montré que le sérum des pneumoniques contient des précipitines; d'après Rœmer il existe des sensibilisatrices.

Le sérum des pneumoniques au moment de la crise devient immunisant et thérapeutique; l'inoculation de ce sang, d'après Audéoud, Bouchard, Roger, Charrin, Maragliano, Weissbecken, pourrait hâter la déferverscence de la pneumonie.

Vaccination et sérothérapie. — Les recherches de vaccination ont encore très peu été usitées en pratique. On peut vacciner les animaux, soit en leur injectant, comme l'a fait Foa, le sérum des lapins qui viennent de succomber à l'infection pneumococcique, stérilisé à 58°, soit, comme l'ont fait Mosny et Emmerich, des filtrats d'organes d'animaux infectés, soit encore des cultures stérilisées (Issaëf, Bezançon et Griffon), soit enfin des cultures vivantes atténuées par le vieillissement (Foa et Scabia, Netter, Washborne), soit enfin des cultures colorées (Sergent). Neufeld, puis Nicolle et Adil bey vaccinèrent le lapin par une seule injection de 2 cm³ de solution biliaire de pneumocoques.

Le sérum des animaux vaccinés par un de ces procédés aurait des propriétés préventives et thérapeutiques.

On a tenté récemment de faire entrer le sérum antipneumococcique dans la pratique.

Tizzoni et Panechi ont obtenu un sérum curatif pour le lapin à la dose de 0,25 cent. pour 1000 du poids de l'animal. Ce sérum inoculé au pneumonique par Klemperer, Foa et Carbone, Foa et Scabia, Janson, aurait amené une amélioration rapide. Pane se sert du sérum d'âne immunisé et dit avoir observé des améliorations.

Römer se sert d'un sérum polyvalent (mixte de mouton, bœuf et cheval), 10 centimètres cubes neutralisent 2000 fois la dose de toxine pneumococcique nécessaire pour tuer la souris.

Pauber, Knauth, Beco ont obtenu des résultats favorables, par contre Miesowicz et May ont eu des résultats incertains.

Unité ou pluralité des races pneumococciques. — Le pneumocoque possède en général une grande fixité dans ses caractères; il est cependant possible de distinguer des races d'après les propriétés fermentatives et le degré de sensibilité à un même sérum agglutinant.

La plupart des pneumocoques ne font pas fermenter l'inuline et sont bactériolysés par la bile; il en est ainsi du *streptococcus mucosus* isolé par Schottmuller qui a pour caractère de se présenter en chaînettes, dont tous les éléments sont entourés par une capsule épaisse commune.

L'épreuve de l'agglutination nous montre par contre, comme je l'ai montré avec Griffon, qu'il existe une infinité de races, de variétés de pneumocoque, autant pour ainsi dire qu'il existe d'individus.

Chaque échantillon acquiert, en effet, du fait de son séjour dans l'être qui l'héberge, une sorte d'individualité : comme l'organisme humain sur lequel il vit, et dont il fait pour ainsi dire partie, il a des attributs particuliers.

Cette individualité ne se décèle le plus souvent, ni par des caractères de morphologie ou de culture distincts, ni par un pouvoir pathogène spécial; le pneumocoque, quelle que soit sa source, donne toujours les mêmes réactions; mais cette individualité se traduit dans les réactions humorales, par des différences dans la séro-réaction agglutinante par exemple et peut-être aussi par des réactions vaccinales distinctes. Nous avons vu, en effet, avec Griffon qu'un animal vacciné contre une espèce de pneumocoque, n'était cependant pas immunisé contre l'inoculation d'un pneumocoque de source différente.

II. — *Enterococcus proteiformis* (THIERCELIN). **Entérocoque.**

Du pneumocoque il faut rapprocher une espèce microbienne qui a souvent sans doute été confondue avec lui, et qui a été individualisée par Thiercelin sous le nom d'entérocoque et bien étudiée depuis par Rosenthal, Trastour, Jouhaud, Chazarain-Wetzel.

L'entérocoque est un saprophyte du tube digestif qui, d'après Thiercelin, joue un rôle important dans les entérites. Son rôle serait également important d'après Rosenthal dans les broncho-pneumonies chroniques; nous l'avons souvent observé dans les crachats au cours de l'épidémie dite de grippe de l'hiver (1904-1905). Thiercelin et Rosenthal l'ont rencontré dans certains cas de méningite cérébro-spinale; il est très voisin, peut-être identique au streptocoque isolé par Bonome en 1889 dans le pus de certaines méningites cérébro-spinales.

L'entérocoque est un microbe essentiellement polymorphe; dans l'organisme il se présente sous l'aspect de diplocoques de taille inégale; quelquefois de formes distinctes, arrondie ou bacillaire.

Dans les cultures, les formes de l'entérocoque, d'après Thiercelin, sont éminemment variables selon la composition du milieu, l'âge de la culture que l'on examine et aussi l'*âge de la culture qui a servi à l'ensemencement.* On observe en général la forme diplococcique et diplostreptococcique, mais souvent des groupements par 4, non à la manière du tétragène, mais en losange ou en amas; dans les cultures anciennes on observe des formes d'involution, d'aspect bacillaire; cultivé en sérum de lapin l'entérocoque n'a pas de capsule, ce qui le distingue du pneumocoque.

L'aspect le plus typique des colonies est sur gélose où l'on voit tantôt de fines *colonies bleutées,* tantôt des colonies blanchâtres.

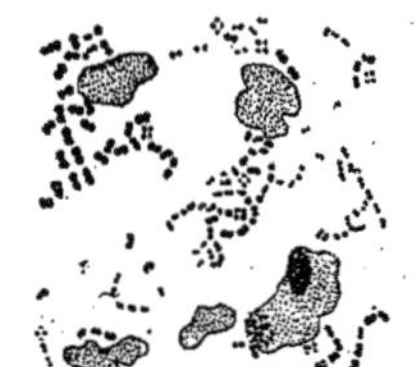

Fig. 23. — Entérocoque dans les crachats. (D'après Chazarain-Wetzel).

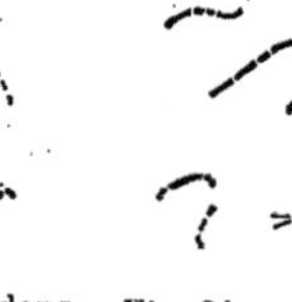

Fig. 24. — Entérocoque dans les cultures.

Le microbe est très peu pathogène. A haute dose il détermine un abcès local chez le lapin; le pus de cet abcès inoculé à la souris la tue; dans les organes de celle-ci, après plusieurs passages, le microbe prendrait l'aspect du pneumocoque.

III. — *Streptococcus pyogenes* (Rosenbach). **Streptocoque.**

Il est peu de microbes avec lesquels le médecin ait plus souvent à compter qu'avec le streptocoque qui est avant tout un commensal de notre surface cutanée et de nos cavités muqueuses.

Moins fréquent à la surface de l'épiderme que le staphylocoque, qui est le parasite par excellence de la peau, le streptocoque végète assez souvent cependant sur le tégument normal; Remlinger dit l'avoir isolé 8 fois sur 50 examens de peau saine.

Le streptocoque est, par contre, *un hôte permanent de la cavité buccopharyngée.* C'est le parasite principal de la bouche : 35 fois sur 35 examens nous l'avons, avec F. Widal, isolé de la bouche de personnes saines et toujours en quantité considérable. Déjà Netter avait signalé sa présence 1 fois sur 20 dans la bouche des sujets sains. Achalme, Veillon, Lemoine, l'ont comme nous toujours rencontré.

Le streptocoque peut se retrouver dans l'estomac et dans l'intestin; il est parmi les microbes du tube digestif et est fréquemment observé dans les matières fécales.

Nous retrouvons encore souvent le streptocoque dans les voies aériennes supérieures : mucus nasal, larynx, et même grosses bronches (von Besser); il y est toujours cependant beaucoup moins fréquent que dans la cavité bucco-pharyngée.

Le streptocoque n'est pas un hôte habituel du vagin normal. Winter l'a cependant quelquefois observé. Widal l'a vu 2 fois sur 11 examens de mucus vaginal provenant de femmes saines. Bumm, par contre, ne l'a pas rencontré.

Les manifestations pathologiques dues au streptocoque sont très nombreuses; il est, comme l'a montré Fehleisen, l'agent et l'agent exclusif de l'érysipèle; s'il n'est pas l'agent le plus répandu du phlegmon circonscrit (1/4 des cas seulement), il est le facteur habituel du phlegmon diffus, de l'ecthyma (Thibierge, Bezançon et Griffon), de certaines variétés d'impétigo, de certaines dermites chroniques et de certains éléphantiasis (Sabouraud).

Le streptocoque a été considéré comme l'agent le plus ordinaire des angines non diphtériques, mais sa présence constante dans la cavité buccale, à l'état pathologique (Widal et Bezançon, Lemoine), quelle que soit l'affection en cause, rend délicate l'interprétation de ces faits, et nous a amené, avec Widal, à faire les plus extrêmes réserves *sur le rôle exclusif* qu'on a attribué à ce microbe dans la pathogénie des angines dites à streptocoque; nous avons vu à propos du pneumocoque que l'étude des propriétés agglutinantes du sérum vis-à-vis du pneumocoque nous avait montré ainsi qu'à Griffon le rôle important du pneumocoque.

De la cavité bucco-pharyngée, le streptocoque est capable de passer dans l'économie et de devenir un des facteurs principaux des infections secondaires si fréquentes au cours des diverses maladies infectieuses. Marie Raskin a montré la fréquence de l'infection sanguine par le streptocoque dans les formes graves de la scarlatine; dans la variole cette infection semble fréquente dans les cas mortels; 11 fois, avec Widal, nous avons retiré des viscères de varioleux un streptocoque virulent. Le Dantec a publié des observations analogues. Par contre, quelques années plus tard, Roger a isolé le pneumocoque. Dans la fièvre typhoïde, le streptocoque intervient parfois comme microbe d'infection associée; l'infection générale prédomine alors, tandis qu'il n'y a que des lésions insignifiantes du côté de l'intestin (Vincent).

Le streptocoque est encore un des agents ordinaires des infections broncho-pulmonaires, primitives ou secondaires; d'après Hutinel et Claisse, il est l'agent le plus ordinaire des infections bronchiques des tout jeunes enfants, des broncho-pneumonies de l'enfance. Netter l'a retrouvé huit fois à l'état de pureté et quinze fois associé à d'autres microbes, sur quarante-deux examens. Dans les cinquante-trois cas qu'il a observés chez l'adulte il l'a isolé douze fois à l'état de pureté et sept fois associé à d'autres microbes.

Le streptocoque intervient encore dans certains cas de bronchite pseudo-membraneuse (Claisse), dans la gangrène pulmonaire (Babès), dans la fièvre hectique des tuberculeux (Cornil, Petruschky).

Le rôle du streptocoque en pathologie génitale est considérable. Agent accidentel de certaines vulvites purulentes et endométrites, de certaines salpingites (Reymond), le streptocoque est, comme l'a montré Widal, un des agents les plus importants de la fièvre puerpérale, qu'il s'agisse de péritonite, de lésions pyémiques annexielles ou de septicémie, qu'il s'agisse enfin d'infection atténuée, de petit accident de la puerpéralité comme dans les cas de phlegmatia alba dolens.

Quelle que soit la porte d'entrée, peau, cavité bucco-pharyngée, muqueuses génitales, le streptocoque est susceptible de se généraliser et de déterminer soit une septicémie, soit une véritable pyoémie. Ces septicémies peuvent s'accompagner d'érythèmes, d'éruptions scarlatiniformes, même de purpura.

Le microbe peut rapidement disparaître de la circulation et aller se fixer sur les séreuses, et y déterminer des péritonites, des pleurésies purulentes, des péricardites, des endocardites, des méningites et même des arthrites. — Il peut aussi s'arrêter au niveau des os, et l'on connaît depuis les travaux de Lannelongue et Achard des ostéomyélites à streptocoques.

Morphologie et cultures du streptocoque. — Le streptocoque se présente dans les liquides pathologiques sous l'aspect de courtes chaînettes de cocci, se colorant par la méthode de Gram.

Dans les cultures, il se dispose souvent en chaînettes plus ou moins

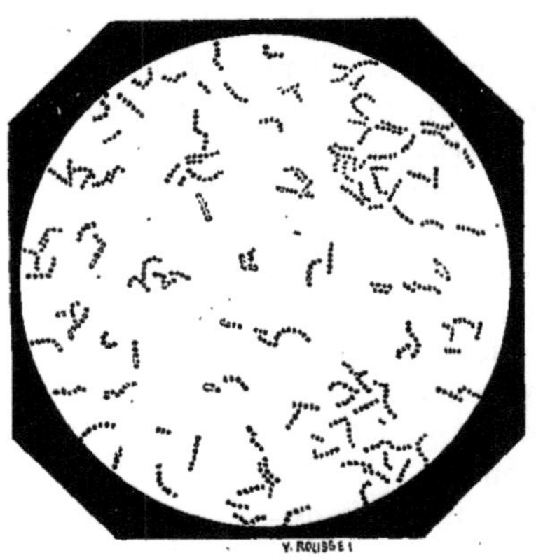

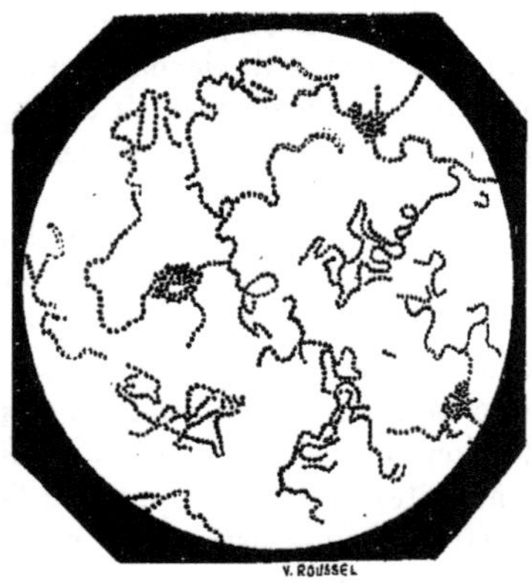

Fig. 25. — Streptocoque pyogène. — Culture en bouillon (formes courtes).

Fig. 26. — Streptocoque pyogène. — Culture en bouillon (formes longues).

longues, constituées par des éléments arrondis, ou ovoïdes; avec Widal nous avons beaucoup insisté sur le polymorphisme du microbe.

Le streptocoque est un microbe anaérobie facultatif se cultivant bien sur les différents milieux de culture, en particulier sur la gélose sur laquelle il donne des colonies dites en grain de sagou à centre opaque et à bords transparents.

Cet aspect typique est loin d'être constant et, comme nous l'avons montré avec Widal, on peut avoir pour un même échantillon des aspects très différents, tenant surtout au mode d'ensemencement.

Le streptocoque trouble en général le bouillon, mais le trouble ne persiste pas et il se produit une clarification avec précipité au fond du tube de grumeaux blanchâtres d'aspect très variable — (flocon de neige, paillette de mica, sable fin, filaments glaireux) — certains bouillons restent troubles, ce seraient les bouillons restant neutres d'après Vincent.

Le streptocoque pousse bien sur gélatine et ne la liquéfie pas.

Le streptocoque conserve mal sa vitalité et sa virulence sur le bouillon; l'adjonction au bouillon de sérum d'ascite, comme l'a montré Marmorek, permet au contraire d'obtenir des cultures longtemps vivantes ou virulentes.

Le streptocoque détermine facilement l'acidification du milieu de culture; aussi coagule-t-il souvent le lait; il ne pousse pas en général sur la pomme de terre.

Expérimentation sur les animaux. — L'expérimentation sur les animaux, en particulier sur le lapin qui est l'animal de choix, est très intéressante car elle permet de reproduire la plupart des manifestations pathologiques qu'il détermine chez l'homme; il ne faudrait cependant pas faire des déductions rigoureuses de la virulence expérimentale du streptocoque à la virulence que possède le microbe *in vivo* sur l'homme.

L'inoculation d'une culture sous la peau de l'oreille du lapin détermine cependant, selon le degré de virulence, une gamme de lésions très variées.

Le streptocoque est-il très virulent, il ne se produit pas de lésion locale, pas d'abcès, pas d'érysipèle; le streptocoque passe d'emblée dans la circulation générale et l'animal meurt, en vingt-quatre ou quarante-huit heures, de *septicémie*.

L'inoculation d'un streptocoque virulent détermine la formation d'une plaque d'érysipèle; l'oreille est chaude, rouge, tuméfiée, infiltrée de sérosité et *alourdie*, elle *devient procidente*, parfois couverte de phlyctènes. La plaque ne siège pas seulement au point d'inoculation, elle s'étend à la totalité de l'oreille.

La température de l'animal s'élève de 39°,5 à 40°; celui-ci perd l'appétit, a de la diarrhée: tantôt il meurt au bout de quelques jours et le streptocoque se retrouve dans ses viscères; tantôt l'érysipèle s'éteint, mais l'animal finit cependant par mourir, souvent plusieurs semaines plus tard, sans septicémie, par une sorte d'intoxication lente.

L'érysipèle le plus souvent est suivi d'une guérison définitive, la peau desquame et l'animal recouvre la santé.

L'érysipèle peut enfin s'accompagner de suppuration localisée et de gangrène.

Les lésions que nous venons de décrire ne sont pas les seules observées; la plupart des manifestations streptococciques observées chez l'homme peuvent être reproduites chez l'animal par l'expérimentation :

endocardite infectieuse (Dreschfeld, Vaillard et Vincent, F. Widal et F. Bezançon); lésions articulaires (Lœffler, Lannelongue et Achard, Méry); ces lésions sont bien plus rares qu'après l'inoculation de staphylocoque au lapin. L'ostéomyélite à streptocoques (Courmont et Jaboulay, Lannelongue et Achard), n'est pas rare chez le jeune lapin inoculé directement dans les veines.

Citons enfin la fréquence des manifestations médullaires, signalées par Roger (atrophie musculaire progressive), Vaillard et Vincent, Bourges, Widal et Bezançon (paraplégies flasques et paraplégies avec contractures). Les paralysies sont loin d'être exceptionnelles puisque nous les avons observées 7 fois à la suite de 116 inoculations de streptocoques de provenance variée.

Le streptocoque comme le pneumocoque est un microbe donnant peu de toxines solubles; Chantemesse a vu cependant que les cultures stérilisées par la chaleur donnaient de la fièvre aux animaux, Roger a pu isoler des cultures anaérobies filtrées, une substance précipitable par l'alcool, toxique pour le lapin.

Boñome et Bombice ont extrait une endotoxine.

Besredka a montré que le streptocoque, cultivé en bouillon ascite, sécrète une toxine qui dissout des hématies, comme dans l'organisme même le streptocoque a une action hémolysante.

Unicité des Streptocoques. — L'étude du streptocoque soulève un problème très intéressant que nous ne pouvons que rappeler ici; étant donné la variabilité des caractères du streptocoque et de ses manifestations pathologiques, existe-t-il une ou plusieurs espèces de streptocoque, ces espèces sont-elles irréductibles ou ne s'agit-il que de races ou même d'échantillons qu'un habitat dans un organisme différent a plus ou moins différenciés.

Les premiers expérimentateurs qui étudièrent le streptocoque découvert dans l'érysipèle par Fehleisen, dans le pus phlegmoneux par Ogston et Rosenbach, crurent qu'à lésion spéciale devait correspondre microbe spécifique et cherchèrent à différencier le streptocoque de l'érysipèle de celui de la suppuration.

Cet essai de différenciation ne dura pas et, depuis les travaux de Frænkel, Hartman, Winkel, Doyen et surtout de F. Widal, on identifie le streptocoque de l'érysipèle avec le streptocoque de la suppuration et avec le microbe de l'infection puerpérale.

Après cette phase uniciste, Kurth, Lingelsheim, Veillon, se basant sur la morphologie et les caractères des cultures, tentèrent une réaction pluraliste.

Avec Widal, étudiant les caractères morphologiques et les caractères de culture, le pouvoir pathogène de 113 échantillons de toutes provenances, nous montrons que les prétendus caractères distinctifs invoqués ne suffisent pas pour établir une différenciation et qu'en particulier il n'est pas possible de distinguer les streptocoques de la salive, hôtes de la bouche normale, des streptocoques pathogènes.

Depuis la question de l'unité ou pluralité des divers streptocoques est entrée dans une phase nouvelle.

Marmorek, qui est un partisan convaincu de la théorie uniciste, base son opinion sur le fait que tous les streptocoques de l'homme sont incapables de pousser sur un bouillon de culture filtré dans lequel a déjà poussé un autre streptocoque et que tous ils sont hémolysants.

Les streptocoques de la scarlatine auxquels Kurth attribuait déjà des caractères morphologiques particuliers (streptococcus conglomeratus) seraient, d'après Marmorek, susceptibles de pousser légèrement dans une vieille culture filtrée et seraient faiblement hémolysants.

Ces propriétés ne semblent pas avoir la constance que leur attribue Marmorek.

On ne peut utiliser pour la différenciation le pouvoir agglutinant du sérum qui fait d'ordinaire défaut. Van de Velde recourt au sérum d'animaux vaccinés contre le streptocoque; ce sérum

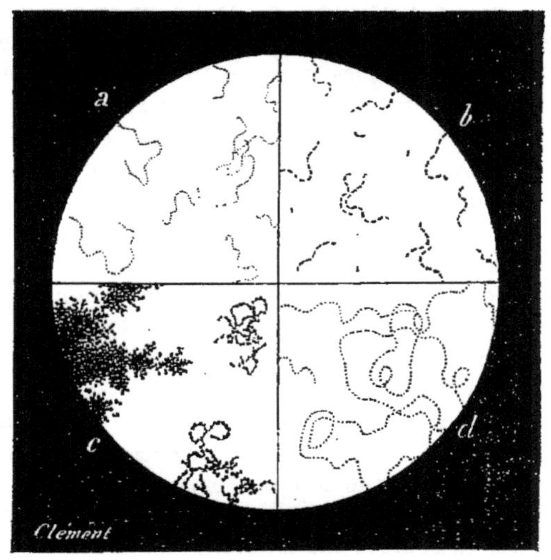

Fig. 27. — Divers aspects de streptocoques dans le bouillon.

serait agglutinant seulement vis-à-vis de l'échantillon qui a servi à la vaccination; ce caractère est peu stable et comme l'a montré Moser à propos de son sérum anti-scarlatineux il ne peut servir à la différenciation en espèces; le sérum de Moser est très agglutinant vis-à-vis des échantillons de streptocoques atténués, mais ne l'est que faiblement vis-à-vis des streptocoques virulents.

La question qui semblait, il y a quelques années, d'ordre purement spéculatif revêt aujourd'hui un intérêt pratique, depuis que l'on essaie d'opposer aux infections streptococciques l'action curative de sérums anti-streptococciques.

Parmi ces sérums un des plus intéressants est celui préparé par Marmorek au moyen de cultures vivantes et virulentes.

Ce sérum, d'après Marmorek, quoique préparé avec une seule espèce, aurait des propriétés préventives vis-à-vis de tous les streptocoques, ce qui pour lui confirmerait la théorie de l'unicité des espèces streptococciques, mais les expériences de contrôle, entre les mains de Courmont et de Méry et Lorrain ont montré que ce sérum n'est actif que vis-à-vis de la seule espèce de streptocoques qui a servi à vacciner l'animal.

Les partisans de la pluralité des espèces streptococciques, en particulier Denys, Van de Velde, Tavel, ont pensé qu'il fallait vacciner les animaux vis-à-vis de nombreux échantillons de streptocoques, obtenir des sérums polyvalents. Besredka a préparé un sérum polyvalent en utilisant 10 échantillons de streptocoques.

Moser enfin a préparé avec les streptocoques de la scarlatine un sérum auquel il attribue des qualités thérapeutiques.

Il est difficile de dire aujourd'hui quelle est la valeur exacte des divers sérums antistreptococciques; pour en revenir à la question de l'unicité ou de la pluralité des espèces streptococciques nous croyons que si l'on excepte quelques espèces très spéciales telles que les streptocoques liquéfiant la gélatine et les streptocoques encapsulés, ainsi que les streptocoques des animaux, il faut en revenir à l'opinion uniciste que nous avons soutenue antérieurement avec Widal.

Pour nous, il ne saurait être question d'espèces différentes de streptocoque, les unes saprophytiques, les autres pathogènes : ces dernières, produisant les unes l'érysipèle, les autres la suppuration : il n'y a qu'une seule espèce de streptocoque chez l'homme, mais une infinité de races ou de variétés, autant pour ainsi dire qu'il y a d'individus : chaque échantillon acquérant du fait de son séjour dans l'être qui l'héberge une sorte d'individualité.

C'est ce streptocoque individuel qui, à la suite d'une perturbation organique, d'une infection associée, etc., ayant récupéré sa virulence, va devenir l'origine soit de l'érysipèle, soit de l'angine, soit de l'infection sanguine que présente le malade, c'est le streptocoque individuel qui va être, au cours d'une diphtérie, d'une scarlatine ou d'une variole, l'agent de l'infection secondaire de la maladie.

On pourra donc constater quelques différences entre deux streptocoques isolés, l'un d'érysipèle, l'autre d'une angine, mais ce ne sera pas parce que l'un proviendra d'un érysipèle, l'autre d'une angine, mais parce qu'ils viendront l'un et l'autre d'individus différents. Cette manière de comprendre explique seule le fait, paradoxal en apparence, signalé par les bactériologistes, d'échantillons de diplocoques retirés de plaques d'érysipèle et pourtant présentant des caractères différents.

Ces qualités spéciales inhérentes à un échantillon de streptocoque pourront d'ailleurs se transmettre héréditairement, par contagion : qu'un érysipèle, né *in situ* par infection du streptocoque saprophyte de la bouche, devienne une source de contagion, le streptocoque isolé de la nouvelle lésion aura les mêmes caractères que le premier et une véritable race pourra ainsi momentanément se constituer.

2ᵉ GROUPE

Parmi les cocci pathogènes pour l'homme, il est un groupement
naturel composé de microbes qui présentent des caractères communs
tels, que sur une préparation microscopique si on ne connaissait la provenance de l'exsudat, on ne pourrait les distinguer; il en est ainsi du
gonocoque et du micrococcus catarrhalis, à un degré moindre du méningocoque de Weichselbaum. Ces trois espèces ont des *caractères communs* : Diplocoques en grains de café, groupés en amas, se décolorant
par la méthode de Gram, inclus dans les leucocytes polynucléaires dans
lesquels ils semblent vivre en parasites. La parenté de ces microbes est
telle que la réaction agglutinante est insuffisante pour les séparer; le
gonocoque et le méningocoque sont agglutinés indifféremment par le
sérum antiméningococcique et le sérum antigonococcique et ils ne se
différencient que si l'on a recours à l'épreuve de l'absorption des agglutinines et si l'on étudie leurs propriétés fermentatives vis-à-vis de divers
sucres; le tableau suivant rend bien compte des procédés de différenciation qu'il faut utiliser pour séparer ces différentes espèces :

GONOCOQUE.	MÉNINGOCOQUE.	MICROC. CATARRHALIS.
Diplocoque en grains de café intra-cellulaire en en amas.	Diplocoque en grains de café intra-cellulaire en amas.	Diplocoque en grains de café intra-cellulaire en amas.
Ne prend pas le Gram.	Ne prend pas le Gram.	Ne prend pas le Gram.
Ne pousse que sur milieux organiques.	Pousse mieux sur milieux organiques, mais peut pousser sur les milieux usuels.	Pousse sur les milieux usuels.
Ne fait fermenter que la dextrose.	Fait fermenter la dextrose et la maltose, est sans action sur la lévulose et l'inuline.	Ne fait fermenter aucun sucre.
Est agglutiné par le sérum antigonococcique et le sérum antiméningo-coccique.	Est agglutiné par le sérum antigonococcique et le sérum antiméningococcique mais se distingue par l'épreuve de l'absorption des agglutinines.	N'est pas agglutiné par le sérum antiméningococcique ou seulement au-dessous de 1 p. 100.

I. — *Micrococcus Gonorrheæ* (NEISSER). **Gonocoque.**

Le microbe de la blennorragie, le gonocoque, a été décrit pour la première fois, en 1879, par Neisser.

Morphologie. — Sur une préparation de pus blennorragique colorée par le bleu phéniqué ou le violet, le gonocoque apparaît sous l'aspect de diplocoques, dont les deux éléments, séparés par une ligne claire, ont la forme de grains de café ou de haricots s'opposant leurs faces planes ou leurs hiles. Le volume des grains est variable, de 1 μ de long environ à 0 μ 8 de large.

Les diplocoques sont rarement isolés, mais le plus souvent groupés en amas de 4, de 8 diplocoques.

Ils sont tantôt libres, entre les cellules du pus; tantôt et le plus souvent inclus dans l'intérieur même de ces cellules, au voisinage du noyau ou entre les divers segments du noyau des leucocytes polynucléaires.

A ces caractères de diplocoques en grains de café, en amas, le plus souvent intra-cellulaires, s'en ajoute un dernier, également fondamental, signalé par G. Roux : le gonocoque ne prend pas le Gram.

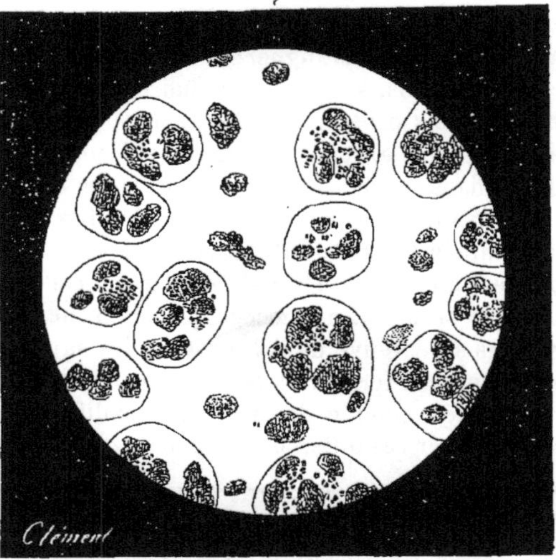

Fig. 28. — Pus blennorragique.

Dans les cultures, le gonocoque a souvent un aspect moins caractéristique, les grains sont souvent arrondis ou en amas, d'autres en diplocoques, d'autres en tétrades.

Le gonocoque ne se développe bien qu'à une température voisine de 37 degrés; il est difficile à cultiver et, comme l'a montré Wertheim, il est nécessaire d'employer un milieu spécial, mélange de gélose à 2 pour 100 et de sérum sanguin ou de liquide ascitique.

On peut utiliser encore le sérum de lapin coagulé par la chaleur (de Christmas) ou le sang gélosé qui nous a donné (en collaboration avec Griffon et M. Sée) de très bons résultats. Sur ces milieux il se développe de fines colonies en gouttelettes de rosée ou bien constituant une bande couleur grisâtre.

Le gonocoque pousse également dans le mélange à parties égales de bouillon et de liquide d'ascite ou de sérum de lapin.

Sur les divers milieux la vitalité est faible, elle est beaucoup plus considérable, comme nous l'avons vu avec M. Sée sur sang gélosé.

Le gonocoque n'est pas pathogène pour les animaux de laboratoire; l'instillation de culture sur la conjonctive du cobaye (Legrain) et du jeune lapin (Morax), détermine une conjonctivite purulente; il existerait, d'après de Christmas, une toxine soluble qui, inoculée à l'urètre de l'homme, déterminerait un écoulement de pus et sous la peau du lapin un œdème considérable souvent suivi d'abcès.

Wassermann, Nicolaysen ont pu extraire une endotoxine qui est toxique pour le lapin et produit chez l'homme l'écoulement urétral.

Le gonocoque se différencie des autres microbes du groupe par ses propriétés fermentatives; il ne fait fermenter que la dextrose, il est agglutiné par le sérum antigonococcique et le sérum antiméningococcique.

Les infections à gonocoque sont susceptibles d'être traitées par la vaccinothérapie, méthode des vaccins sensibilisés de Besredka utilisée par Cruveilhier, méthode de Ch. Nicolle; on a tenté également la sérothérapie (Rogers, Torrey et Debré).

II. — *Diplococcus intracellularis meningitidis* (WEICHSELBAUM). Méningocoque.

Si le méningocoque de Weichselbaum n'est pas le seul agent des méningites cérébro-spinales même épidémiques, il semble, comme le

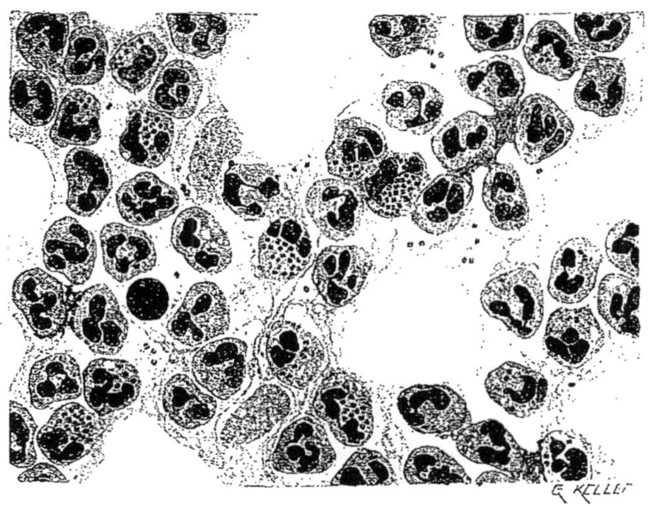

Fig. 29. — Frottis de liquide céphalo-rachidien purulent au 5ᵉ jour d'une méningite cérébro-spinale (d'après Netter et Debré).

montrent les recherches faites au cours de l'épidémie américaine de 1904, de l'épidémie allemande de 1905-1906 et de l'épidémie parisienne (Netter), qu'il joue un rôle prépondérant dans la pathogénie de la maladie.

Dans le pus recueilli par ponction lombaire, on voit soit des cocci isolés de forme ronde, soit des diplocoques en grains de café; ces cocci ou ces diplocoques sont tantôt abondants, tantôt rares même dans les cas aigus; dans quelques cas on ne découvre aucun microbe à l'examen direct.

Comme le gonocoque, le méningocoque est souvent intra-cellulaire certains leucocytes en sont bourrés, comme ils le sont de gonocoques dans le pus blennorragique; plus souvent encore on voit des cocci libres entre les cellules.

Sur les préparations colorées par la méthode de Gram et la fuschine diluée, on voit que le méningocoque reste décoloré.

Dans les milieux de culture l'aspect morphologique est à peu près le même.

Comme le gonocoque, le méningocoque est difficile à cultiver. Il pousse difficilement sur la gélose simple, mais bien sur gélose ascite ou sang gélosé; il y donne des colonnes arrondies, aplaties, opaques au centre et de couleur brunâtre.

La vitalité des cultures est très faible; la mort du microbe tiendrait, d'après Flexner, à une sécrétion autolytique du microbe.

L'un des bons caractères différentiels du méningocoque avec les microbes voisins est son pouvoir fermentatif (Lingelsheim).

Pour le vérifier, on se sert de milieux sucrés tournesolés, on utilisera de préférence la formule de Dopter et R. Koch qui font dissoudre 1 gramme de lévulose, dextrose, etc., dans 75 centimètres cubes de gélose; après 20 minutes d'autoclave à 105 degrés ils ajoutent 20 centimètres cubes de liquide d'ascite et 1 centimètre cube de solution de neutralroth à 1 pour 100, ils maintiennent une heure au bain-marie.

Le méningocoque fait fermenter la glucose et la maltose, mais non la lévulose et l'inuline; sur les milieux qui ont subi la fermentation, la culture est rouge vif.

Le lait n'est pas coagulé.

Les cultures de méningocoque filtrées ne seraient pas toxiques d'après Albrecht et Ghon. Il s'agirait ici d'une endotoxine.

Le microbe est peu pathogène pour les animaux de laboratoire. Flexner, chez le singe, par inoculation intra-rachidienne a pu déterminer de véritables méningites aiguës; il a d'autre part montré la sensibilité du très jeune cobaye, l'animal injecté dans le péritoine meurt en 24 heures, il se produit de la péritonite; Debré a confirmé les recherches de Flexner.

Le méningocoque peut être confondu avec le *diplococcus crassus* décrit par Jœger et assimilé par lui et par Heubner au diplocoque de Weichselbaum. Il en diffère nettement en ce que le diplococcus crassus prend le Gram, pousse sur gélose ordinaire, et fait fermenter tous les sucres. Nous verrons plus loin ses caractères différentiels avec le M. catarrhalis. On a pu le confondre avec le diplococcus mucosus, les micrococcus pharyngis cinereus et siccus, le diplococcus flavus dont nous ne pouvons rappeler ici tous les caractères. Ces microbes se différencient du diplocoque de Weichselbaum par leurs propriétés fermentatives et par l'absence d'agglutination (au delà de 1/15ᵉ ou 1/25ᵉ) par le sérum antiméningococcique.

Le sérum des animaux immunisés contre le méningocoque de Weichselbaum agglutine en effet le microbe à diagnostiquer quand il s'agit du vrai méningocoque. On recherche cette agglutination macroscopiquement (on met dans des petits tubes du sérum anti-méningococcique dilué à 1 pour 100 ou à 1 pour 200. On ajoute dans chaque tube 2 milligrammes d'une culture fraîche de méningocoque. On porte vingt-quatre heures à l'étuve et on observe. Mais cette recherche nécessite beaucoup de précautions et des témoins (sérum de cheval normal, eau physiologique), car depuis les premiers essais, on a constaté des causes d'erreur qui tiennent, à ce fait que le sérum des animaux immunisés n'agglutine pas uniquement le méningocoque de Weichselbaum, et à cet autre fait que certains méningocoques sont agglutinés seulement à 55 degrés et non à 37 degrés. Ainsi le sérum des animaux immunisés agglutine, parfois le pseudo-méningocoque de Jaeger-Heubner, et très souvent le gonocoque. Aussi ne faudrait-il considérer comme un vrai méningocoque qu'un microbe agglutiné par le sérum anti-méningococcique, dilué à 1 pour 200, et pour qui l'agglutination est négative soit vis-à-vis d'un sérum de cheval normal, soit vis-à-vis d'eau physiologique. On a cherché à préciser encore la question de cette co-agglutination du méningocoque et du gonocoque, par l'épreuve de « l'absorption des agglutinines ». Dans deux tubes à essai on met 3 centimètres cubes d'un sérum anti-méningococcique très agglutinant pour le méningocoque et le gonocoque. Dans le premier tube, on émulsionne plusieurs jours de suite, plusieurs cultures de méningocoque, on agite, on met à l'étuve ; il se produit une forte agglutination macroscopique. On centrifuge pour éclaircir, et avec le sérum surnageant décanté, on essaie une nouvelle agglutination vis-à-vis du méningocoque et du gonocoque. Le sérum est devenu inactif pour les deux microbes. Le sérum du 2ᵉ tube a été saturé de même avec des cultures de gonocoque. Il reste agglutinant pour le méningocoque. Donc dans un tube de sérum anti-méningococcique, le méningocoque seul peut absorber toutes les agglutinines spécifiques ou non. Le gonocoque ne peut pas absorber les agglutinines spécifiques, il ne serait capable de fixer que des agglutinines de groupe, qui seraient distinctes des agglutinines spécifiques.

On a recherché également la valeur de l'agglutination d'un méningocoque identifié par le sérum du malade. Ce séro-diagnostic donnerait de bons résultats. La recherche en est faite macroscopiquement à des taux qui varient du dixième au centième. Mais la variabilité des races de méningocoque et l'apparition souvent tardive de la réaction agglutinante expliquent pourquoi la séro-réaction n'a pas été aussi couramment employée.

Précipitation. — On racle une culture dans de l'eau physiologique; on centrifuge; dans un tube de verre on verse vingt gouttes du liquide clair obtenu et une goutte de sérum antiméningococcique; il se forme un précipité abondant.

Vincent et Belot ont proposé de pratiquer pour le diagnostic de la méningite cérébro-spinale, une précipito-réaction en mettant au contact de cinquante gouttes de liquide céphalo-rachidien centrifugé, une à trois gouttes de sérum antiméningococcique.

Sérothérapie antiméningococcique. — Flexner en Amérique, Kolle et Wassermann, Jockmann, Rüppel en Allemagne, Dopter en France préparent des sérums anti-méningococciques par des procédés sensiblement identiques. Tous ces auteurs préparent leurs animaux (cheval) par injections sous-cutanées, puis intra-veineuses de cultures tuées, et enfin de cultures fraîches à doses croissantes. Flexner, Wassermann, inoculent en même temps que les cultures des dissolutions de microbes dans de l'eau physiologique. Ces extraits, autolysats de Flexner, renfermeraient la toxine méningococcique, et ne peuvent être injectés qu'à des animaux déja préparés depuis un certain temps par les injections sous-cutanées de cultures, pour éviter des accidents d'anaphylaxie (Wassermann).

La plupart des bactériologistes ont cherché à obtenir un sérum polyvalent, en injectant au même animal des cultures de races diverses de méningocoques.

Le sérum doit être inoculé dans la cavité rachidienne.

L'abaissement de la mortalité dans les cas de méningite cérébro-spinale à la suite des injections de sérum, est considérable.

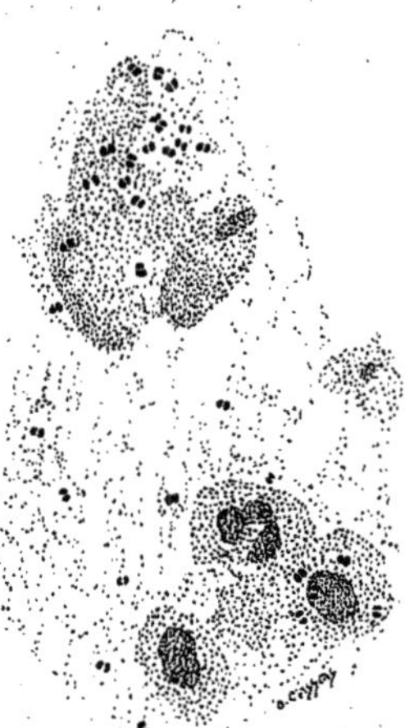

Fig. 50. — *M. Catarrhalis* dans les crachats.

Très voisin du gonocoque et du méningocoque est le *micrococcus catarrhalis*, décrit par Pfeiffer, et dont nous avons montré, avec de Jong, la fréquence dans les crachats dans les infections dites grippales. Il serait susceptible de produire des méningites en association avec le bacille de Koch; nous l'avons trouvé également dans une pleurésie associé au bacille tuberculeux.

Morphologiquement, il ressemble au gonocoque; sur certaines préparations de crachats, on a tout à fait l'aspect du pus blennorragique. Comme le gonocoque, il se présente sous l'aspect de diplocoque en grains de café, groupés en général en amas intracellulaires, se décolorant par le Gram; on voit souvent aussi des diplocoques isolés et extra-cellulaires.

Il se différencie facilement du gonocoque par la facilité avec laquelle il pousse sur les milieux usuels; sur la gélose ses cultures ressemblent à celles du streptocoque.

Le M. catarrhalis est peu virulent.

Rappelons qu'il ne fait fermenter aucun sucre et n'est pas agglutiné par le sérum antiméningococcique.

III. — Tétrades.

Le groupe du gonocoque pourrait rentrer dans le genre des sarcines, comme l'admettent certains bactériologistes allemands, la plupart des sarcines ne sont pas pathogènes, seules les tétrades intéressent le pathologiste :

Dans ce groupe très étendu de microcoques groupés par 4, nous ne dirons qu'un mot du *Micrococcus tetragenes septicus*, la seule variété pathogène connue, et du *Paratétragène zoogléique*, ces deux espèces étant parmi les plus répandues des voies respiratoires supérieures.

Le micrococcus tetragenes, signalé par Koch dans les crachats des phtisiques et bien étudié par Gaffky, est un hôte fréquent des premières voies respiratoires.

Son rôle pathogène, considéré pendant longtemps comme bien peu important, s'est beaucoup étendu dans ces toutes dernières années : il est l'agent de diverses suppurations péribuccales et de septicémies avec ou sans localisation pleurale ou endocarditique.

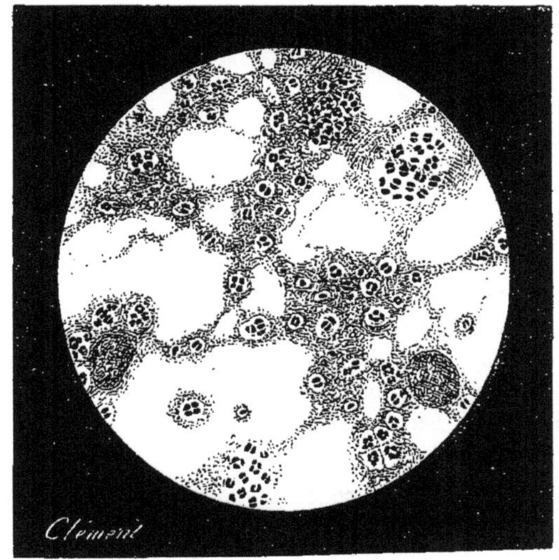

Fig. 51. — *Micrococcus tetragenes*. Exsudat de péritonite expérimentale (Cobaye).

Très souvent observé dans les crachats, il est difficile de dire quel est son rôle exact dans les affections des voies respiratoires.

Dans les exsudats pathologiques, il se présente sous l'aspect de cocci groupés en tétrades, quelquefois en diplocoques; ces cocci sont entourés d'une volumineuse capsule qui disparaît dans les milieux artificiels, mais reparaît, comme je l'ai montré avec Griffon, si on fait la culture en sérum liquide de lapin.

Il prend le Gram.

C'est un microbe facile à cultiver, qui donne sur agar des colonies blanchâtres épaisses, gluantes, qui sur gélatine en piqûre donne une culture en clou à grosse tête.

Il est pathogène pour la souris chez laquelle il donne une septicémie, et pour le cobaye chez lequel il donne, après inoculation sous la peau, des abcès à évolution froide (Teissier).

On en connaît mal les toxines.

A côté de lui se place le paratétragène zoogléique déjà signalé par Roger dans les angines, sous le nom de tétracoccus buccalis, par Bosc et Galavielle dans un cas de gangrène, décrit par de Jong et par moi dans les crachats; il est caractérisé par de larges placards dont le fond est formé par des diplocoques à contours mal délimités, prenant mal les colorants, fond sur lequel se détachent de gros tétragènes prenant le Gram. Les auteurs anglais récents ont confirmé l'importance que nous attribuions à ce microbe dans la pathologie des voies respiratoires.

5e GROUPE

STAPHYLOCOQUES

On désigne sous le nom de staphylocoques des microcoques dont les éléments se divisent irrégulièrement et se présentent groupés en amas ou en grappes.

Parmi ces microcoques, extrêmement répandus dans la nature, dont le groupe est encore assez mal défini, existe une espèce pathogène pour l'homme, les staphylocoques pyogènes.

I. — *Staphylococcus pyogenes* (ROSENBACH). **Staphylocoques.**

Le staphylocoque est un commensal habituel de nos muqueuses, en particulier de la cavité bucco-pharyngée. On le considère volontiers comme un parasite de la peau, pour Sabouraud, il ne se voit que dans les cas de furonculose; le véritable parasite de la peau est le *staphylococcus epidermitis albus*, bien différent du staphylocoque pyogène. Agent constant du furoncle et de l'anthrax, le staphylocoque est la cause la plus habituelle du phlegmon circonscrit, plus rarement du phlegmon diffus.

C'est le facteur ordinaire de l'ostéomyélite. Il peut produire, enfin, des infections générales, à type septicémique, avec ou sans endocardite infectieuse et surtout des lésions pyoémiques généralisées.

Son rôle, dans la pathogénie des stomatites, des angines pseudo-membraneuses, des bronchites, des broncho-pneumonies, pour certain qu'il soit, est plus difficile à préciser.

Le staphylocoque intervient enfin comme microbe d'infection secondaire, au cours des diverses fièvres éruptives ou des affections cutanées; il est le facteur habituel de la transformation purulente des éléments éruptifs. Son rôle en pathologie cutanée a peut-être été exagéré; c'est ainsi que l'ecthyma, que l'on considérait naguère comme relevant d'une infection par le staphylocoque, est dû en réalité au streptocoque, comme je l'ai montré avec Thibierge. Il en est de même de l'impétigo, qui, dans le plus grand nombre des cas, comme l'ont vu Leroux, Balzer et Griffon, est dû au streptocoque.

Saprophyte de la surface cutanée et des voies digestives et respiratoires supérieures, le staphylocoque est, d'autre part, un des agents les plus habituels des infections agoniques et cadavériques (Achard et Phulpin).

Cultivé pour la première fois par Pasteur, le staphylocoque (vibrion pyogénique) a été étudié par Rosenbach et Passet; son action pathogène et les propriétés de ses produits de sécrétion ont été l'objet d'importants travaux de Rodet et de J. Courmont.

Morphologie. — Dans le pus, les staphylocoques ne se présentent pas le plus souvent groupés en amas ou en grappes, mais réunis par groupes de deux, trois à quatre éléments, quelquefois en courte chaînette de trois ou quatre grains. Ces grains, régulièrement arrondis, ont environ 1 μ de diamètre; ils peuvent être libres ou bien inclus dans l'intérieur des leucocytes polynucléaires.

Les staphylocoques pyogènes se colorent facilement par les diverses couleurs d'aniline. *Ils prennent le Gram.*

Dans les cultures, les cocci se disposent en amas ou en grappes, par suite du tassement les sphères s'aplatissent et l'on a souvent un

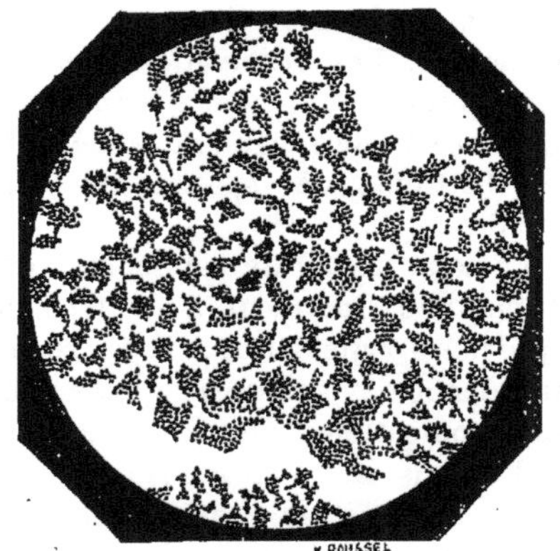

Fig. 32. — Staphylocoques.

aspect de véritable mosaïque. Le diamètre des grains est assez variable; les cocci, très gros dans les cultures faites à hautes températures et souvent difficiles à colorer, sont très petits dans les vieilles cultures.

Les staphylocoques se développent facilement dans les milieux usuels entre 10° et 40°; sur ces milieux, ils sécrètent un pigment qui donne aux colonies, selon la variété, une couleur dorée, blanche ou citron.

Le principal caractère distinctif du microbe est de liquéfier la gélatine, plus ou moins rapidement d'ailleurs selon les races; sur gélatine ensemencée par piqûre, il se produit le long du trait d'ensemencement un cône de liquéfaction, à sommet inférieur, au fond duquel s'amassent les colonies microbiennes avec leur pigment caractéristique.

La vitalité du microbe est très persistante; la virulence sur l'animal est très variable, et non toujours en rapport avec le pouvoir pathogène chez l'homme.

Le point le plus intéressant de l'histoire des staphylocoques est l'étude de leur pouvoir pathogène, qui montre très fidèlement chez l'animal la plupart des lésions observées chez l'homme sous l'influence du microbe.

L'animal qui doit servir à toute expérience de contrôle est le *lapin* (Rodet-Courmont). L'inoculation doit être faite dans la veine marginale de l'oreille; on injecte en général quelques gouttes d'une culture en bouillon, vieille de 48 heures. On peut ainsi mesurer le degré de virulence du microbe. Selon le degré de virulence, on obtient, en effet, soit la mort rapide de l'animal, sans formation de pus, par septicémie; soit la mort plus lente, en une ou deux semaines, avec production de lésions qui rappellent celles que l'on observe dans l'infection purulente de l'homme. Les divers viscères de l'animal sont le siège d'infarctus suppurés : ceux-ci sont constants au niveau des reins qui sont criblés d'abcès miliaires de forme conique, à base périphérique, à sommet regardant vers le hile. Le foie, les muscles, le poumon, présentent des lésions analogues. Courmont insiste sur la fréquence des abcès du myocarde. Les articulations sont remplies de pus, en particulier les articulations du genou. L'arthrite est d'ailleurs perceptible pendant la vie et se traduit par une tuméfaction douloureuse de l'articulation et par l'attitude très spéciale de l'animal lorsqu'on le suspend par les oreilles.

Lorsque la culture est moins virulente, le microbe, comme l'a bien démontré J. Courmont, a une tendance remarquable à se localiser sur les synoviales articulaires : il ne se produit plus d'abcès multiples, mais seulement des arthrites suppurées qui peuvent entraîner la mort, mais sont compatibles avec la survie et la guérison. Avec Marcel Labbé, j'ai isolé, dans un cas d'arthrite suppurée de l'épaule, un staphylocoque qui, inoculé au lapin, déterminait seulement des arthrites suppurées, le microbe retiré de ces arthrites, dans les passages successifs, continuait à se localiser sur les articulations : au contraire, un staphylocoque retiré du sang du cœur chez le premier lapin continua à donner de la septicémie sans production d'arthrites.

Dans quelques cas, la mort survient à longue échéance, sans lésions suppurées, avec des paralysies et des convulsions (Gilbert et Lion, Courmont).

L'inoculation intra-veineuse à un lapin en voie de croissance (deux mois) détermine enfin, comme l'a montré Rodet, des lésions d'ostéomyélite comparables à celles que l'on observe chez l'enfant : celles-ci consistent en petits abcès sous-périostiques, siégeant au voisinage de l'extrémité de l'os, au niveau de l'extrémité inférieure du fémur, de l'extrémité supérieure du tibia et du fémur. Dans le pus des abcès baignent des séquestres.

Le tissu spongieux de la diaphyse qui confine au cartilage de conjugaison est infiltré de pus et parsemé de séquestres; le cartilage de conjugaison est en général indemne, mais il se produit à son voisinage un décollement, résultat d'une fracture diaphysaire juxta-épiphysaire (Courmont). Le canal médullaire est en général indemne. Les articulations sont le siège de lésions suppurées quelquefois indépendantes, mais le plus souvent consécutives aux lésions osseuses.

Le lapin est moins sensible à l'inoculation sous-cutanée qui s'accompagne de formation d'abcès; il est encore plus résistant à l'inoculation intra-péritonéale.

La souris, le cobaye, le chien sont sensibles au staphylocoque, mais à à un degré moindre que le lapin.

Produits de sécrétion. — Le staphylocoque sécrète des produits toxiques qui diffusent dans le milieu de culture, ces produits sont très complexes, comme l'ont montré Courmont et Rodet.

Les cultures stérilisées à 100° ou filtrées sur la bougie Chamberland sont pyogènes (Christmas); cette propriété est due à une substance précipitable par l'alcool. Il existe, par contre, d'autres substances solubles dans l'alcool, dont l'action a été mise en évidence par Rodet et Courmont; celles-ci sont *prédisposantes*, c'est-à-dire qu'inoculées à l'animal, elles le rendent plus sensible à l'infection par des cultures vivantes de staphylocoque peu virulent.

Mosny et Marcano ont aussi montré que les produits filtrés qui sont toxiques à la dose de 10 centimètres cubes, inoculés à faible dose, sont prédisposants; ils déterminent un état de cachexie qui rend les animaux non seulement sensibles à une inoculation nouvelle de staphylocoque peu virulent, mais encore à l'action des microbes de l'intestin de l'animal, de sorte que celui-ci finit par mourir au bout de cinq à six semaines, avec des petits abcès des parois de l'intestin et de la péritonite purulente.

Rodet et Courmont ont enfin isolé des produits vaccinants, solubles dans l'alcool.

Rappelons enfin que Van de Velde a montré que les cultures stérilisées de staphylocoque contenaient un poison spécial, la *leucocidine*, qui, mise directement au contact des leucocytes polynucléaires, détermine une véritable destruction de ceux-ci.

Les cultures filtrées renferment aussi une *hémolysine*. Si l'on ajoute une goutte de sang de lapin à une culture en bouillon, après quelques heures de séjour à la glacière le sang est dissous.

Cette hémolysine, d'après Neisser et Wechsberg, Otto, n'est produite que par les staphylocoques pyogènes.

Frænkel et Bauman ont vu que 28 sur 56 échantillons possédaient des propriétés hémolytiques, et qu'il s'agissait d'échantillons pyogènes.

Il y a une concordance parfaite entre le pouvoir hémolytique d'une race de staphylocoques et sa propriété de déterminer l'apparition dans le sérum de propriétés agglutinantes.

Vaccination et sérothérapie. — Malgré des recherches multiples de Courmont, de Viquerat, de Capman, de Pahlchikowsky qui sont parvenus à immuniser les animaux contre le staphylocoque, il n'existe pas de sérum antistaphylococcique utilisable.

Les seuls essais thérapeutiques ont été faits dans la voie de la bactériothérapie par Wright, soit que l'on utilise un échantillon quelconque, soit que l'on emploie le staphylocoque même producteur du furoncle; de nombreux expérimentateurs entre autres, Mauté, récemment, disent avoir obtenu de nombreuses guérisons de cas de furonculose rebelle ou généralisée.

II. — *Micrococcus Melitensis* (L. Bruce). Coccobacille de la fièvre de Malte.

C'est Bruce qui, en 1886, trouva dans la rate des malades atteints de la fièvre de Malte des microcoques qu'il put cultiver l'année suivante sur gélose; les cultures inoculées au singe reproduisent la maladie.

Il s'agit de microcoques arrondis ou plutôt légèrement ovalaires, mesurant $0,1\ \mu$ de diamètre, parfois un peu allongés dans les cultures; le plus souvent isolé, quelquefois en diplocoque ou en courtes chaînettes. Pour Durham et Nicolle, c'est un coccobacille. Il ne prend pas le Gram.

Cultures. — Le *Micrococcus melitensis* est un microbe aérobie, qui ne pousse que très lentement à 57, sur les milieux usuels, mais surtout sur la gélose glycérinée à

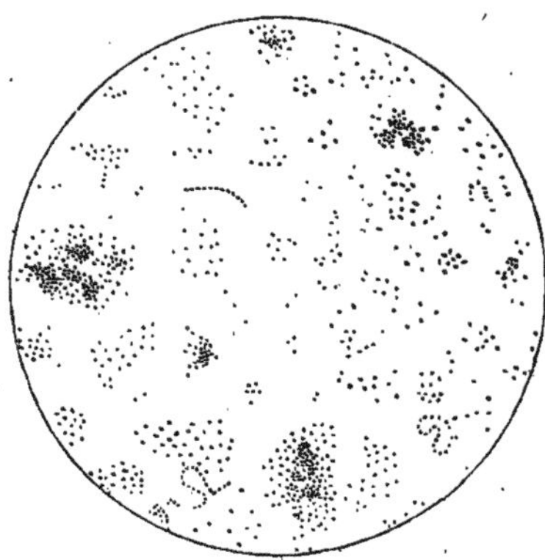

Fig. 55. — *Micrococcus Melitensis* en culture sur gélose (d'après R. Wurtz et A. Thiroux).

5 pour 100, surtout sur la gélose nutrosée glucosée.

Sur gélose, les colonies assez volumineuses légèrement mamelonnées, sont d'un blanc laiteux à centre jaunâtre, le bouillon est trouble.

Le microbe ne pousse pas sur la gélatine et ne coagule pas le lait.

Le cobaye, le lapin, la souris, sont réfractaires, le singe est très réceptif et fait une maladie semblable à celle de l'homme à la suite de l'injection sous la peau d'une petite quantité de culture (Ch. Nicolle a pu exalter la virulence par inoculation intra-cérébrale chez le cobaye). Durham a pu tuer le cobaye par injection intra-péritonéale de cultures renforcées dans leur virulence par inoculation cérébrale. Carbone et Wurtz, après injection dans le péritoine du cobaye, ont pu provoquer des orchites.

Agglutination. — Le *Micrococcus melitensis* est agglutiné par le sérum des malades atteints de fièvre de Malte, mais le pouvoir agglutinant est en général faible, l'agglutination doit être surtout recherchée à l'œil nu; les causes d'erreurs sont nombreuses, seuls les taux élevés d'agglutination ont de la valeur et encore à condition que l'on se serve de sérum chauffé à 65° et d'un échantillon connu, non spontanément agglutinable.

Sicre a montré que le sérum des malades contenait une sensibilisatrice et déviait le complément.

Le microbe se trouve, à l'autopsie, dans la rate, le foie, les reins; on peut, pendant la vie, l'obtenir par ponction de la rate, ou quelquefois par culture de l'urine; la bactériurie est fréquente. La culture du sang (2 à 4 c. c.) dans 250 grammes de bouillon permet de l'isoler dans un grand nombre de cas, surtout pendant l'accès de fièvre (Zammit, Shaw) et d'une façon générale l'après-midi.

II

FAMILLE DES BACTÉRIACÉES

Subdivision des coccobacilles.

Lehmann et Neumann, dans la famille des bactériacées de Migula, distinguent deux genres : le genre *bacterium* et le genre *bacillus* qui se distinguent parce que les espèces du premier ne se reproduisent pas par formation de spores; tandis que l'endosporulation est la règle pour le second.

1er GROUPE

ÉBERTH, PARATYPHIQUES, COLI, BACILLES DYSENTÉRIQUES, PARACOLIBACILLES, PNEUMOBACILLE DE FRIEDLÆNDER

On peut grouper un certain nombre de microbes, vivant dans l'intestin à l'état normal ou ayant une affinité élective pour cet organe à l'état pathologique et ayant un certain nombre de *caractères communs* : Coccobacilles, en général très mobiles, se décolorant par la méthode de Gram, vivant dans l'intestin ou s'y localisant électivement, ne liquéfiant pas la gélatine, doués de propriétés fermentatives variées, que montre bien le tableau suivant :

RÉACTIONS FERMENTATIVES DES MICROBES DU GROUPE EBERTH-COLI

	Mobilité.	LACTOSE. Fermentation.	Coagulation du lait.	Milieu de Drigalski.	Milieu d'Endo.	GLUCOSE. Fermentation.	Agar glucosé au neutral-roth.	Fermentation (maltose).	Fermentation (mannite).	Indol.
Eberth	+	—	—	bleu	incol.	—	rouge et homogène	—	—	—
B. paratyphique A.	+	—	—	bleu	incol.	+	vert fluorescent. Bulles de gaz.	+	+	—
B. paratyphique B (B. de Gærtner).	+	—	éclairci.	bleu	incol.	+	Id.	+	+	—
B. dysenterique .	—	—	—	bleu	incol.	—	rouge et homogène } Shiga	—	—	—
							Flexner.	+	+	+
B. coli	± variétés immobiles.	+	+	rouge	rouge	+	vert fluorescent éclaté	+	+	+

I. — *Bacterium Typhi* (Eberth, Gaffky). **Bacille d'Eberth.**

C'est comme l'a montré Eberth en 1881 l'agent de la fièvre typhoïde, il a été cultivé et nettement différencié en 1884 par Gaffky. Ce microbe a été, en France, l'objet d'une étude approfondie de la part de Chantemesse et Widal.

Morphologie et cultures. — Le bacille d'Eberth est un bâtonnet de 2 a 3 μ de longueur, à extrémités arrondies, d'une *extrême mobilité, ne se colorant pas par la méthode de Gram;* l'aspect du microbe est assez variable selon le milieu de culture sur lequel il se développe; il prend dans certains cas l'aspect en navette.

La mobilité est due à la présence de cils vibratiles au nombre de 12, disposés par groupe de 6 sur chaque partie latérale.

Le bacille d'Eberth est un anaérobie facultatif, qui pousse facilement sur les milieux de laboratoire; il trouble le bouillon; l'agitation du liquide montre des ondes soyeuses: il se fait quelquefois un léger voile à la surface.

Sur gélose, sur gélatine il donne des colonies légèrement blanchâtres à bords translucides et légèrement bleutés, la gélatine n'est pas liquéfiée, sur les plaques de gélatine les colonies ont souvent l'aspect caractéristique dit en montagne de glace.

Le bacille d'Eberth, comme l'ont montré J. Courmont et Lesieur, se retrouve facilement dans le sang circulant; on le met aussi en évidence dans les matières fécales, dans la rate, etc.

Chez certains individus il peut persister dans la vésicule biliaire et devenir l'occasion d'un catarrhe chronique.

Le bacille d'Eberth n'est pas seulement l'agent de la fièvre typhoïde, il peut être aussi, comme j'ai contribué à le montrer avec Philibert, l'agent d'infections qui n'ont pas l'allure clinique de la fièvre typhoïde (septicémies, méningites, arthrites, cholécystite, etc.).

Le bacille d'Eberth est enfin l'agent d'infections mixtes; Vincent, Griffon, Nattan-Larrier ont signalé des septicémies dues à l'association du streptocoque et du bacille d'Eberth; Guinon et Meunier, du bacille de Koch et du bacille d'Eberth.

Le bacille d'Eberth pourrait enfin vivre, d'après Chantemesse, à

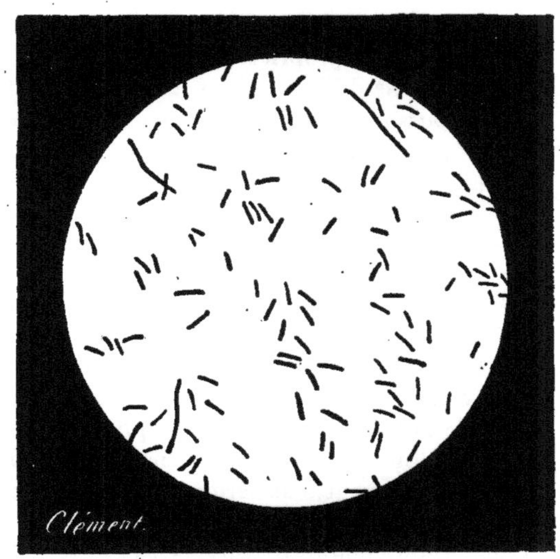

Fig. 31. — Bacille d'Eberth (culture en bouillon).

l'état saprophytique dans le tube digestif d'individus sains, indemnes de toute dothiénenterie antérieure ou actuelle. Lœsener, Remlinger et Schneider l'ont observé dans ces conditions; des recherches analogues de Courmont et de Remy sont demeurées négatives.

L'opinion de Chantemesse et de Remlinger a cependant été vérifiée de nouveau récemment par Drigalski et Conradi en Allemagne, et même la fréquence de la présence du bacille d'Eberth dans l'intestin d'individus sains est beaucoup plus grande qu'on ne le croyait (porteurs de bacilles de Drigalski et Conradi).

La plupart des porteurs de bacilles sont d'anciens typhiques; en règle générale, les deux tiers des convalescents continuent à excréter des bacilles d'Eberth dans les garde-robes. Cette excrétion se fait par poussées et cesse au bout de trois semaines. Mais, chez quelques-uns, 3 pour 100 des cas d'après Schneider, elle persiste d'une façon chronique. La bactériurie, qui est d'ordinaire de vingt à quarante jours, a pu persister dans un cas six mois, dans un autre cinq ans. Le bacille se cantonne dans les voies biliaires et la vésicule biliaire qui devient le réservoir de culture et d'excrétion du bacille. On a même pu avancer

que certains ictères chroniques à type de maladie de Hanot étaient dus
à l'infection chronique par le bacille d'Eberth atténué (Launois). De la
vésicule, le bacille passe quelquefois dans l'estomac, où Weber a pu le déceler, mais habituellement dans l'intestin d'où il est expulsé et disséminé.

Les caractères précités ne sont pas suffisamment caractéristiques pour
diagnostiquer le microbe et l'on doit y ajouter les recherches suivantes :
le bacille d'Eberth ne donne pas de culture apparente à l'œil nu sur la
pomme de terre et surtout, comme Chantemesse et Widal l'ont montré,
la recherche des propriétés fermentatives.

1° Le bacille d'Eberth ne coagule pas le lait.

2° *Le bacille ne fait pas fermenter la lactose.* Pour vérifier cette
réaction, on ensemence le bacille dans du bouillon additionné de
2 pour 100 de lactose et d'un peu de craie stérile; on met le tube à
l'étuve à 37 degrés; le bouillon se trouble, mais il ne se forme pas à sa
surface la collerette de bulles de gaz indice de la fermentation. Cette
réaction, donnée par Chantemesse et Widal, qui apparaît 5 à 6 heures
après l'ensemencement, est (après l'épreuve de l'agglutination) le procédé le plus rapide et le plus sûr de diagnostic du microbe.

3° Le bacille ne donne jamais la réaction de l'indol (Kitasato).

4° Le bacille d'Eberth, mis au contact de sérum d'animal vacciné
contre le bacille d'Eberth, ou, ce qui est beaucoup plus pratique et à la
portée de tous, au contact de sérum de typhique reconnu, dans la proportion d'une goutte de sérum pour LX gouttes de bouillon, est le plus
souvent agglutiné.

Un certain nombre de caractères peuvent être encore utilisés; ils ont
moins de valeur pratique que les précédents :

Si l'on débarrasse par raclage la surface d'un tube de gélatine de ses
colonies d'Eberth, et si on ensemence à nouveau du bacille d'Eberth à sa
surface, la culture est négative, la surface est stérile, comme vaccinée
(Chantemesse et Widal). Le colibacille y pousse facilement (Würtz).

Le bacille d'Eberth ne rougit pas la gélose lactosée additionnée de
quelques gouttes de teinture de tournesol (Würtz).

Le bacille d'Eberth ne se développe pas, d'après Thoinot et G. Brouardel, dans du bouillon contenant 0 cent. 02, d'acide arsénieux par litre;
le Bacterium coli pousse au contraire alors même que la dose d'acide
arsénieux est de 1 à 2 grammes.

Propriétés biologiques. — Le bacille d'Eberth ne donne pas lieu à
la formation de spores; les petites sphères claires réfringentes qui apparaissent parfois à l'extrémité du bacille cultivé sur pomme de terre ne
sont pas des spores mais des altérations protoplasmiques.

Le bacille d'Eberth est détruit lorsqu'il est soumis en tubes capillaires
à une température de 60 à 70 degrés (Chantemesse et Widal). Par contre
il résiste très bien à la congélation et est assez résistant à la dessication.

Toxines typhiques. — Les cultures de bacille d'Eberth contiennent
peu de toxine soluble. Sanarelli a obtenu une toxine plus active en

se servant de bacilles exaltés par passage par le corps des animaux. Chantemesse de même, en semant un bacille typhique très virulent, pris dans un sac de collodion enfoui dans le péritoine d'un cobaye, et en l'ensemençant à forte dose dans un bouillon fabriqué par la digestion d'une rate dans un milieu acide à l'aide de la pepsine retirée d'un estomac de porc.

D'autres auteurs ont cherché à obtenir, non la toxine soluble mais les endotoxines :

Macfadyen et Rowland triturent les bacilles dans un broyeur à une température de — 90 degrés. Balthazard se sert d'urée ou de chlorhydrate d'ammoniaque, pour faire gonfler les bacilles, puis les soumet alternativement à la chaleur à 58 degrés et à la congélation. Bassenge se sert d'une vieille émulsion de lécithine à 1 pour 100.

Expérimentation. — Le bacille d'Eberth est faiblement pathogène pour les animaux de laboratoire; on a pu cependant par des artifices expérimentaux reproduire sinon la fièvre typhoïde expérimentale, du moins une infection eberthienne (Chantemesse et Widal, Sanarelli).

Dans des travaux récents, Chantemesse et Ramond, d'une part, Remlinger, d'autre part, ont serré le problème de plus près et sont parvenus à déterminer une véritable fièvre typhoïde expérimentale. D'après Chantemesse le singe macaque, soumis à l'antisepsie intestinale et qui absorbe pendant trois à quatre jours une petite quantité de bacilles d'Eberth, pris sur une culture fraîche et très virulente, meurt après avoir présenté de la fièvre, de l'anorexie, parfois de la diarrhée.

Chez le jeune lapin, ces deux auteurs ont obtenu un résultat identique, en modifiant l'état de réceptivité de l'animal, au moyen d'injections répétées d'urine humaine ou de sérum humain.

On peut encore exalter la virulence du bacille d'Eberth, comme l'ont montré Chantemesse et Balthazard, en cultivant le bacille dans des sacs de collodion, insérés dans le péritoine du cobaye.

Remlinger, en faisant ingérer à des lapins et au rat blanc des aliments arrosés avec de grandes quantités de culture fraîche de bacilles pendant cinq ou six jours, a observé les mêmes symptômes.

Tout récemment J. Milhit et Chabrol, dans le laboratoire de Chantemesse, à la suite d'inoculations sous cutanées de bacille typhique aux lapins, ont pu reproduire de véritables érosions et ulcérations intestinales. Le problème de la fièvre typhoïde expérimentale a été repris enfin par Metchnikoff et Besredka, qui ont reproduit la fièvre typhoïde chez les singes anthropoïdes en leur faisant ingérer des matières fécales de typhiques ou des cultures pures par la voie buccale.

Vaccination. Sérothérapie. — Avec la toxine typhique qu'il a obtenue Chantemesse a pu vacciner des chevaux, le sérum devient fortement agglutinant et immunisant; le sérum a aussi d'importantes propriétés thérapeutiques.

Wright a récemment tenté dans l'armée anglaise un essai d'immunisation active par inoculation de corps bacillaires tués par la chaleur

Chantemesse en se servant de virus chauffé, Vincent en se servant de bacilles tués par l'éther ont montré l'intérêt de cette vaccination pour toutes les agglomérations susceptibles de contamination. L'immunité est d'ailleurs assez courte et l'on doit faire à nouveau des revaccinations fréquentes.

Toutes les méthodes du diagnostic bactériologique, examen du sang, des selles et surtout séro-diagnostic de Widal seront plus tard étudiés au chapitre du diagnostic de la fièvre typhoïde (T. III).

II. — **Bacilles paratyphiques**.

L'analyse bactériologique du sang par la méthode des cultures a révélé l'existence de microbes voisins, mais différents du bacille d'Eberth, dans des cas d'infections générales, ayant elles-mêmes de nombreux rapports cliniques avec la fièvre typhoïde. L'expression de bacilles paratyphiques avait été employée pour la première fois par Achard et Bensaude, qui, chez deux malades ayant présenté des symptômes rappelant un peu la fièvre typhoïde, ont trouvé une fois dans les urines purulentes, une autre fois dans le pus d'une arthrite un bacille paratyphique. Widal et Nobécourt, l'année suivante, trouvèrent, dans le pus d'une thyroïdite, un microbe analogue et, par analogie avec les paracolibacilles étudiés par Gilbert et Lion, le désignèrent sous le terme de paratyphique.

Depuis Gwyn, Schottmuller Gaertner, Longcope, Brion et Kayser, Drigalski et Conradi, Jurgens, Bensaude et Rivet, etc., ont isolé, du sang de malades atteints en apparence de fièvre typhoïde en général bénigne, des bacilles paratyphiques, mais on doit encore comprendre sous ce nom le bacille de Gaertner, le bacille visible du Hog-choléra, et une foule de microbes susceptibles de déterminer des septicémies chez les animaux (souris, chats, colombes, faisans, cobayes, etc. (Lehmann et Neumann) bacilles groupés par Lignières sous le nom de *salmonelloses*.

Malgré ces nombreuses variétés, Schottmuller a pu diviser les bacilles paratyphiques décrits en deux types : le type A et le type B, où viennent se ranger chacun des cas particuliers décrits par les auteurs.

Les principaux caractères des bacilles paratyphiques en général sont les suivants : ils sont très mobiles, comme le bacille typhique, et munis de 8 à 10 cils fins, comme celui-ci ils prennent les couleurs usuelles, mais se décolorent par le Gram; ils prennent parfois la coloration polaire (Brion et Kayser). Ils sont habituellement courts; dans les vieilles cultures, on peut cependant observer des formes longues.

Ils sont aérobies et facultativement anaérobies. Ils poussent dans le bouillon en donnant un trouble plus marqué que celui que détermine le bacille d'Eberth, surtout s'il s'agit du type B. D'une façon générale l'aspect des colonies est celui du bacille d'Eberth pour le paratyphique A et celui du colibacille pour le paratyphique B.

Les bacilles paratyphiques se cultivent sur les mêmes milieux que le

bacille d'Eberth, en particulier sur les mêmes milieux électifs ; la bile, milieu de Drigalski-Conradi, milieu d'Endo, de Loeffler, le milieu de Gerhtgens à la caféine, le milieu de Hesse modifié par Conradi, etc.

Mais le caractère fondamental des bacilles paratyphiques au point de vue biologique et cultural, *c'est leur pouvoir électif sur les sucres.*

Tandis que le bacille d'Eberth ne fait fermenter aucun sucre ; que le coli fait fermenter le lactose, le glucose, la maltose et la mannite, les bacilles paratyphiques ne font pas fermenter le lactose à la manière du bacille d'Eberth, mais par contre font fermenter le glucose, la maltose et la mannite à la manière du colibacille.

La réaction d'immunité rapproche les bacilles paratyphiques du bacille d'Eberth, il s'agit ici de ce qu'on a désigné du terme *d'immunité de groupe*; Drigalski, Conradi et Jurgens ont montré que les animaux vaccinés contre le bacille paratyphique le sont aussi contre le bacille d'Eberth, mais avec cette différence que l'animal immunisé contre une dose 50 fois mortelle de paratyphique le sera seulement contre une dose mortelle de bacille d'Eberth.

La recherche de l'agglutination nous montre également qu'il s'agit d'une agglutination de groupe (*mitagglutination*).

D'ordinaire, le sérum d'un animal infecté par l'un de ces bacilles agglutine tous les bacilles de ce groupe, mais tandis que le bacille de l'infection causale est agglutiné jusqu'à un taux très élevé, les autres bacilles ne sont agglutinés qu'à un taux très minime ; d'ordinaire ce taux ne dépasse pas 1/15 à 1/30. D'où le principe, si l'on ne fait qu'un seul sérodiagnostic, de l'exiger positif à 1/40.

Différences entre le bacille paratyphique A et le bacille paratyphique B. — Le bacille A est beaucoup plus rare ; il donne sur gélatine, gélose et pomme de terre des colonies fines, transparentes, granuleuses. Sur lait et petit lait tournesolé de Petruchsky, il acidifie le milieu en 24 ou 48 heures, puis l'alcalinise en 10 à 20 jours ; il décolore lentement l'agar rouge neutre, acidifie légèrement le milieu. Il ressemble au bacille d'Eberth, et se comporte comme lui si on le cultive sur pomme de terre et artichaut (*non verdi*) ou sur des milieux métalliques (tartrate de fer et de potasse, 1/20, sous-acétate de plomb, nitro-prussiate de soude (Sacquepée).

Le paratyphique A n'est pas agglutiné nettement par le sérum des malades qui en sont porteur et le sérodiagnostic des infections à paratyphique est très délicat, par contre, il est fortement agglutiné par le sérum des animaux vaccinés avec la même espèce et non par ceux vaccinés par le paratyphique B. Il est plus virulent que le B. d'Eberth pour le cobaye et la souris et les tue à dose minime.

Le bacille B est beaucoup plus fréquent, il donne sur tous les milieux des cultures plus luxuriantes qui ressemblent à celles du coli. Il *éclaircit* le lait en 8 à 10 jours, à cause d'une alcalinisation secondaire très forte ; fait virer très rapidement l'agar rouge neutre, fait virer au vert l'artichaut et au noir les milieux métalliques (Sacquepée) ; il donne des colonies jaunâtres sur la pomme de terre.

On peut utiliser, pour différencier entre eux ces échantillons, le procédé de la culture sur milieux vaccinés. On sait que si, après avoir raclé un tube de gélose sur lequel a poussé du bacille d'Eberth, on ensemence à nouveau un échantillon d'Eberth, celui-ci ne pousse plus, tandis que si on ensemence du colibacille celui-ci poussera. La gélose est comme vaccinée contre le bacille d'Eberth.

Le bacille paratyphique A ne pousse pas sur les milieux vaccinés par le bacille paratyphique A et le bacille d'Eberth, il pousse par contre sur les tubes raclés de coli et les tubes de paratyphique B (¹).

Le bacille paratyphique B ne pousse pas ou pousse mal sur les tubes déjà ensemencés avec du paratyphique B ou du coli; il végète sur les tubes raclés de bacille paratyphique A et de bacille d'Eberth.

Le bacille paratyphique B est fortement agglutiné par le sérum des malades qui en sont porteurs mais il peut être agglutiné au même taux que le bacille d'Eberth par le sérum des typhiques; par contre, le sérum des malades qui en sont porteurs a peu d'action sur le bacille d'Eberth. Il est très pathogène pour le cobaye, à dose infinitésimale. Il semble sécréter une toxine soluble, résistante à la chaleur.

Le *bacille de Gaertner*, qui est l'agent d'une septicémie de bovidés, est fréquemment la cause chez l'homme d'infections intestinales ressemblant à la fièvre typhoïde, survenant après l'ingestion de viandes contaminées et surtout de saucisses. Il se rapproche beaucoup du paratyphique B et du coli, il ne diffère de ce dernier que parce qu'il ne fait pas fermenter le lactose; il se différencie seulement du paratyphique B par ses réactions à l'égard des sérums des individus ou des animaux infectés qui l'agglutinent sans avoir d'action nette sur le paratyphique B.

Le bacille de la psittacose décrit par Nocard et Gilbert et Fournier est une variété de paratyphique B.

Les caractères morphologiques sont les mêmes, mais sa mobilité est extrême, semblable à celle du bacille d'Eberth, il a 10 à 12 cils, comme le bacille d'Eberth, mais plus fragiles et se détachant plus facilement.

Le bacille de la psittacose pousse sur tous les milieux, à la température de la chambre; il ne fait pas fermenter le lactose, ne coagule pas le lait et ne donne pas d'indol; ce qui le rapprocherait du bacille d'Eberth, mais par contre il donne des colonies jaunâtres sur pomme de terre; pousse comme le colibacille sur les cultures de bacilles d'Eberth préalablement raclées; se développe dans un même bouillon avec le colibacille; est très pathogène pour la souris, enfin n'est pas agglutiné par le sérum des typhiques à la manière du bacille d'Eberth : si l'agglutination à 1/10 se produit, elle ne persiste pas dans les dilutions au 1/100, contrairement à ce qui se voit pour le bacille d'Eberth (Gilbert et Fournier, Widal et Sicard).

(¹) Nous étudierons plus tard lorsque nous ferons le diagnostic des infections paratyphiques, toutes les nuances du serodiagnostic de ces infections.

Ce bacille détermine chez les psittacés, perruches, perroquets, des épizooties qui deviendraient la source d'infections humaines, considérées d'abord comme des pneumonies infectieuses.

Le bacille de la psittacose a été trouvé par Gilbert et Fournier dans le sang du cœur d'une femme morte de psittacose.

III. — *Bacterium coli commune* (Escherich). **Colibacille**.

Le colibacille a été décrit pour la première fois en 1884 par Escherich.

Comme le fait remarquer Metchnikoff le rôle du colibacille « après une période de vogue est descendu à un niveau très bas et on ne lui attribue plus aujourd'hui qu'une importance secondaire. »

Ce microbe a cependant, d'après Metchnikoff, un rôle dans les phénomènes de putréfaction; s'il est incapable d'attaquer les substances albuminoïdes propres, il détruit les peptones et produit des phénols, du mercaptan, de l'hydrogène sulfuré, enfin son pouvoir pathogène est indiscutablement démontré par des observations

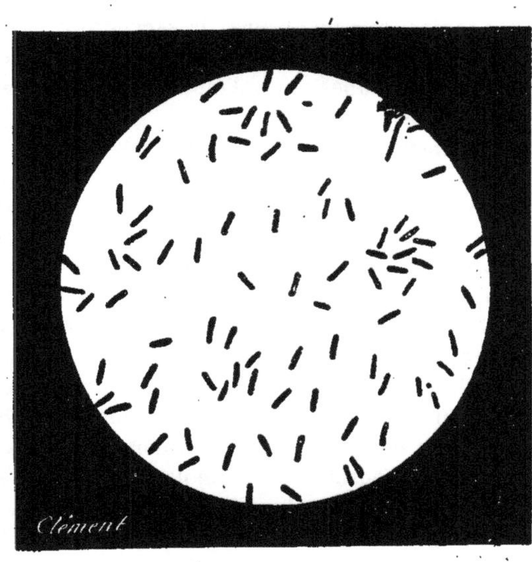

Fig. 55. — Colibacille cultivé en bouillon.

très probantes de colibacillose humaine et par les résultats de l'expérimentation.

Morphologie et cultures. — Le colibacille est un microbe très polymorphe et dans la même culture on peut trouver des formes courtes, coccobacillaires et de véritables filaments.

Il est mobile, mais cette mobilité due seulement à 4 à 6 flagelles situés aux extrémités est moindre que pour le bacille d'Eberth. Il ne prend pas le Gram.

Il pousse abondamment sur le bouillon qu'il trouble et à la surface duquel il forme souvent un voile; ses colonies sur gélose et sur gélatine sont tantôt translucides, réfringentes comme celles de l'Eberth, tantôt opaques et jaune brun. La gélatine n'est pas liquéfiée.

Le colibacille donne sur pomme de terre des colonies grisâtres et brunes; sur l'artichaut, d'après Roger, il donne des colonies épaisses jaunes; l'artichaut se colore en vert intense.

Ensemencé sur le lait, il forme de l'acide lactique et coagule le lait; comme l'ont montré Grimbert et Legros cette propriété peut-être peu intense, mais ne manque jamais.

Le caractère fondamental est la fermentation de la lactose facile à mettre en évidence, comme l'ont montré Chantemesse et Widal, si l'on ajoute au milieu outre 2 pour 100 de lactose du carbonate de chaux: il se produit au bout de vingt-quatre heures de séjour à l'étuve, à la surface du tube, une collerette de fines bulles de gaz. Le colibacille fait aussi fermenter le glucose, la lévulose, la maltose, la galactose, la fructose, la xylose, l'arabinose et la mannite ; il ne fait fermenter ni la raffinose, ni la dulcite, ni l'érythrite. Certaines variétés, mais non pas toutes, attaquent aussi la saccharose et l'amidon.

Le cobacille cultivé dans l'eau peptonée donne de l'indol. Il pousse enfin sur les tubes qui ont été déjà ensemencés avec du bacille d'Eberth, puis raclés.

Virulence. — Le colibacille présente une virulence très variable; le lapin est l'animal de choix; si le microbe est virulent il se produit, quel que soit le mode d'inoculation (peau ou veine) une infection générale avec catarrhe intestinale, suivie souvent de paraplégies flasques à type suraigu ou aigu. (Gilbert et Lion, Gombault, Thoinot et Masselin). Le colibacille de l'intestin normal n'est pas virulent d'après Macaigne.

L'inoculation de cultures filtrées de colibacille à la dose de 37 centimètres cubes à 94 centimètres cubes dans l'oreille du lapin détermine, d'après Gilbert, des phénomènes d'intoxication caractérisés par trois phases : une première phase d'affaissement musculaire, allant jusqu'à la résolution complète, avec tremblement fibrillaire, mydriase, anesthésie, cutanée et sensorielle, somnolence progressive aboutissant au coma; une deuxième phase de phénomènes convulsifs, de nystagmus, de l'hyperexcitabilité réflexe cutanée et sensorielle; une troisième, de myosis et de contracture tétanique généralisée qui se poursuit jusqu'à la mort.

Les toxines sont hypothermisantes chez le cobaye (Boix).

Le cobacille sécrète une hémolysine en bouillon acide.

Habitat normal et manifestations pathologiques. — Le colibacille apparaît dans le tube digestif dès les premières heures de la vie. Fréquent dans la bouche (25 fois sur 65 examens : Grimbert et Choquet); il devient constant dans l'intestin grêle et surtout dans le gros intestin. Le colibacille qui vit chez l'homme sain n'est pathogène qu'à dose considérable.

Les lésions dues au colibacille sont extrêmement variées : abcès de l'amygdale (associé au streptocoque : Widal), amygdalite pseudo-membraneuse chronique (Lermoyez et Barbier); mais surtout lésions intestinales.

Le colibacille est un des agents des entérites légères et graves de l'adulte et de l'enfant; du choléra nostras (Ménétrier, Gilbert et Girode, Chantemesse).

De l'intestin, le colibacille peut passer dans le péritoine, soit à la suite de perforation de l'intestin, soit à la suite d'étranglement herniaire, soit à la suite d'appendicite ; dans le foie, par la circulation veineuse (abcès du foie) ou le plus souvent par les voies biliaires dans la première partie desquels il séjourne (cholécystite, angiocholite, abcès du foie, ictère infectieux, ictère grave (Hanot et Boix).

Le colibacille est un agent très important des infections urinaires. La bactérie septique de la vessie trouvée par Clado chez les vieux urinaires, la bactérie pyogène de l'infection urinaire d'Albarran et Hallé a été identifiée d'une façon définitive avec le colibacille d'Achard et Renaud, Krogius, Reblaub. Le colibacille peut déterminer encore des infections génitales, il a été observé dans certains cas d'infection puerpérale (Schottmuller, Lemierre).

Le colibacille peut enfin déterminer des infections générales : septicémie, avec ou sans endocardite (Netter et Martha, Ménétrier, Gilbert et Lion, Rendu, Widal et Lemierre, Gilbert et Dominici), méningite, myélite, complications pulmonaires (Sevestre et Lesage), pleurésie purulente (Widal).

C'est le microbe d'infection secondaire le plus habituel au cours de la fièvre typhoïde, de la dysenterie, à la période réactionnelle du choléra.

Le colibacille est l'agent le plus fréquent des infections agoniques et cadavériques (Wurtz et Hermann, Achard et Phulpin).

Variétés du cobacille. — Achard et Renault ont décrit cinq types basés sur les propriétés fermentatives.

Gilbert et Lion ont bien mis en évidence une variété caractérisée par l'*immobilité* du microbe. Une de ces variétés, à colonies opaques sur gélatine, est le *bacillus lactis aérogenes* ; l'autre à colonies transparentes est connu sous le nom de *bacille de l'endocardite infectieuse* car elle a été trouvée dans plusieurs cas d'endocardite infectieuse par Gilbert et Lion et par Girode. Le bacille inoculé aux animaux détermine de l'endocardite, de l'aortite, de la méningite.

On pourrait encore distinguer de nombreuses races par l'agglutination.

Durham a vu que le sérum d'un animal immunisé par un échantillon de colibacille agglutine cet échantillon, mais n'agglutine que faiblement les autres. Achard a fait une constatation analogue. Widal et Sicard ont montré, par des mensurations exactes du pouvoir agglutinatif des sérums, que les divers échantillons de colibacilles recueillis chez un homme sain ou malade, malgré leur aspect de similitude, sont complètement distincts.

Pour Nobécourt l'agglutination ne permet pas de caractériser une race spéciale de colibacille, particulière aux infections gastro-intestinales aiguës, estivales, des jeunes enfants. Contrairement à l'opinion de Lesage, le sérum de chaque enfant malade n'agglutine que le colibacille retiré des selles de cet enfant, et non le colibacille retiré d'un cas voisin.

IV. — *Bacterium dysenterœ* (Shiga). **Bacille de la dysenterie épidémique.**

La dysenterie épidémique est due à un bacille du groupe Eberth-Coli, décrit pour la première fois par Chantemesse et Widal en 1888. L'identification de ce bacille ne fut définitivement effectuée qu'en 1895 par Shiga.

Des travaux de Flexner, de Kruse, de Martini et Lenz, de Dopter, basés sur la recherche de l'action des bacilles dysentériques sur les divers sucres additionnés de tournesol, et sur celle de l'agglutination, de la réaction de fixation, de la précipitation, il se dégage cette notion qu'il n'y a pas qu'un bacille dysentérique, mais qu'à côté du type Shiga très fixe, il existe plusieurs autres types désignés souvent sous le nom de *bacilles pseudo-dysentériques*, mais qui jouent un rôle indiscutable dans la pathogénie de la dysenterie.

Ils sont au nombre de trois : le microbe de Flexner; le microbe de Strong; le microbe de Hiss et Russel.

C'est dans les selles glaireuses et sanguinolentes que le bacille de la dysenterie doit surtout être cherché. On le trouve surtout au début de la maladie, dans les cinq ou six premiers jours. A partir du dixième jour, on réussit plus difficilement à l'isoler. Dans les cas chroniques on le trouve par périodes, surtout au moment des poussées aiguës.

Le bacille dysentérique s'y montre sous forme d'un bâtonnet court, de 1 à 3 μ, ayant à peu près le même aspect morphologique que le colibacille ; comme lui se décolorant par le Gram.

Dans les cultures, à côté des bâtonnets courts, on voit des bacilles plus longs et au bout de quelques jours des formes d'involution. Le bacille ne présente pas de mobilité propre mais seulement des mouvements d'oscillation. Il ne présente pas de spores, il ne possède pas de cils. Dans les préparations colorées par le bleu de méthylène il présente souvent des granulations polaires.

Microbe aérobie et anaérobie il se développe entre 10° et 40°; sa température optima est 37°. Il ne se développe abondamment que sur les milieux alcalins.

Il trouble le bouillon uniformément avec ondes moirées; puis il se fait un léger dépôt avec éclaircissement des parties supérieures du tube. — Il ne se fait pas de voile. Les cultures répandent une odeur spermatique.

Sur *gélose* et *gélatine* il donne des colonies très voisines de celles du bacille d'Eberth. Il ne liquéfie pas la gélatine. Il ne donne pas de colonies nettement visibles sur la pomme de terre.

Le bacille de Shiga ne fait fermenter aucun sucre (sauf quelquefois la maltose).

Il ne pousse pas sur les cultures raclées de Flexner, de colibacille, de bacille d'Eberth.

Le sérum d'un animal immunisé avec un bacille du type Shiga, agglutine le bacille de Shiga et est sans action sur le bacille de Flexner; inversement, le bacille du type Shiga n'est pas agglutiné par un sérum d'animal vacciné contre le bacille de Flexner.

Une goutte de Shiga-sérum mélangée à 10 gouttes de culture filtrée de bacilles de Shiga donne lieu à un précipité.

Le lapin, le chien, le porcelet, sont les animaux de choix pour la reproduction de la *dysenterie expérimentale*.

Chez le *lapin*, l'inoculation sous-cutanée de 3 à 4 centimètres cubes d'une culture en bouillon âgée de vingt-quatre heures détermine les lésions suivantes, d'après Vaillard et Dopter.

Au point d'inoculation se développe un œdème inflammatoire énorme, la température monte à 40 degrés, dès le deuxième jour apparaît une diarrhée muqueuse, parfois sanguinolente, l'animal présente de la paraplégie et meurt en hypothermie. A l'autopsie on voit que les lésions prédominent sur le gros intestin qui est rétracté, œdémateux; sa surface est parsemée de plaques rouges hémorragiques plus ou moins confluentes, les ganglions mésentériques sont rouges violacés, le mésentère vascularisé, œdémateux. A l'ouverture du gros intestin, on constate un contenu muqueux et sanguinolent, la paroi est extrêmement épaissie, œdématiée; à un stade précoce, on ne trouve que de l'œdème et des hémorragies de la muqueuse, mais à un stade plus avancé, sur le fond ecchymotique, de petites plaques de nécrose; enfin, beaucoup plus rarement, des ulcérations. Les autres parties du tube digestif sont peu malades.

Chez le chien et le porcelet, on trouve des lésions qui se rapprochent davantage de la dysenterie humaine; dans les cas qui se prolongent, des ulcérations typiques; les lésions sont d'autant plus marquées qu'on se rapproche de l'anus.

L'examen bactériologique montre que le bacille dysentérique reste cantonné au point d'inoculation; on ne le retrouve ni dans le sang, ni dans les lésions du tube digestif, lorsque l'inoculation a été faite sous la peau, c'est donc la toxine sécrétée par le bacille qui seule a une affinité particulière pour le gros intestin et y détermine les lésions.

Toxine dysentérique. — Les résultats de l'expérimentation ont montré que c'est à la toxine dysentérique que sont dues les lésions caractéristiques de la maladie.

Les bacilles tués par le chloroforme ou par le chauffage à 58°-67° pendant une heure ou à 85 degrés pendant une demi-heure, déterminent les mêmes effets que les bacilles vivants.

La toxine dysentérique n'est pas une toxine soluble, elle est plus résistante à la chaleur que la toxine diphtérique, elle ne devient inactive qu'à 80 degrés, c'est une endo-toxine qui n'est libérée que par la mort des microbes.

La toxine dysentérique injectée sous la peau où dans les veines reproduit les symptômes de la dysenterie expérimentale et des lésions diffuses du système nerveux; inoculée directement dans le gros intestin, elle est sans effet.

Bacilles dysentériques du type Flexner. — La morphologie, la colorabilité sont identiques ; les cultures ont le même caractère sur les milieux solides, mais sont plus abondantes ; sur bouillon peptoné, les cultures, semblables au début, se distinguent au bout du troisième jour de celles du type Shiga par la formation d'une petite collerette.

Les cultures produisent le plus souvent, mais non constamment, de l'indol ; comme celles du type Shiga, elles ne coagulent pas le lait, ne font pas fermenter la lactose, *mais font fermenter les milieux à base de mannite ou de maltose.*

Le Flexner-sérum agglutine les divers échantillons du type Flexner, mais non le type Shiga ; inversement, les bacilles du type Flexner ne sont pas agglutinés par le Shiga-sérum. Il en est de même avec le sérum des malades atteints de dysenterie bacillaire de l'un ou l'autre type.

Un Flexner-sérum précipite le filtrat d'une culture de Flexner, un Shiga-sérum donne un précipité moins abondant.

Le bacille de Flexner est moins pathogène que celui de Shiga et ne reproduit pas la dysenterie expérimentale.

Très proche du Flexner est *le type Strong* qui fait fermenter la mannite et la saccharose, et non la maltose et le type γ de Hiss et Russel qui ne donne pas d'indol. D'après l'École allemande, on devrait distinguer une dysenterie bacillaire vraie, causée par le bacille de Shiga, donnant lieu à des infections graves, à caractère extensif, épidémique, et des pseudo-dysenteries, bénignes, sporadiques, dues au bacille de Flexner et au bacille de Hiss, Strong, etc. Cette distinction, basée au point de vue bactériologique sur l'agglutination et le pouvoir fermentatif des sucres, n'est point vraie au point de vue épidémiologique, comme l'a montré Dopter, et même au point de vue bactériologique, si on considère que tous les bacilles dysentériques se comportent de la même façon au point de vue de la réaction de fixation et de la précipitation.

C'est à Shiga que revient le mérite d'avoir établi les bases de la *vaccination et de la sérothérapie antidysentériques.* Après lui Kruse prépare également un sérum spécifique. Shiga et Kruse immunisaient les animaux par l'inoculation sous-cutanée de cultures mortes, puis vivantes ; ils préparaient donc surtout un sérum *antimicrobien.* Todd et surtout Rosenthal immunisent les chevaux par inoculation de toxine et de bacilles vivants et obtiennent un sérum à la fois antimicrobien et antitoxique.

Vaillard et Dopter immunisent les animaux par l'inoculation *intraveineuse* hebdomadaire de doses alternées et progressivement croissantes de bacilles de Shiga vivants et de toxine.

Le sérum est préventif chez les animaux à la fois contre le bacille et la toxine ; il a aussi des effets curatifs.

Injecté aux malades atteints de dysenterie à la dose de 20 à 60 centimètres cubes il abaisse beaucoup la mortalité et determine un grand soulagement ; il peut être employé d'une façon préventive dans les épidémies de dysenterie.

Etant donnée la pluralité des espèces de bacilles dysentériques, on était en droit de se demander si un sérum de cheval vacciné contre le bacille de Shiga aurait une action sur une infection due au bacille de Flexner, ou inversement, et s'il ne serait pas utile de préparer un sérum polyvalent en vaccinant les animaux contre les divers bacilles dysentériques ; Shiga, Coyne et Auché ont préparé dans ce but un sérum polyvalent, mais, disent Vaillard et Dopter, il ne semble pas que ce sérum polyvalent ait donné de meilleurs résultats que les sérums préparés par injection du seul bacille de Shiga. Ils ont vu d'ailleurs ce sérum donner le même résultat favorable, que l'infection fût due au type Shiga ou aux divers types Flexner.

V. — *Bactérium Pneumoniae* (Friedlander). **Pneumobacille.**

Dans le groupe Eberth coli, on doit encore ranger le pneumobacille de Friedländer, que certains bactériologistes identifient avec le bacillus lactis aerogenes, d'autres avec le colibacille même.

Ce bacille mérite cependant de conserver une individualité relative. Si comme le coli, il se décolore par le Gram, il en diffère par suite de la présence de capsule à sa périphérie, capsule qui disparaît dans les milieux usuels, mais persiste dans le sérum de lapin — par son immobilité — par les caractères de sa culture en clou sur gélatine — par ses propriétés fermentatives — fermentation de la plupart

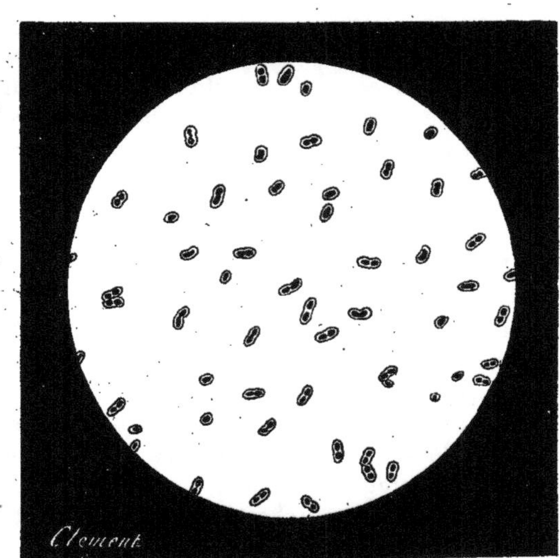

Fig. 56. — Pneumobacille de Friedlander. Culture en sérum de lapin.

des sucres, et aussi de la glycérine ; absence de réaction de l'indol — par son pouvoir pathogène, pour la souris, chez laquelle il détermine une septicémie rapidement mortelle et pour le lapin chez lequel après inoculation intra-veineuse il détermine une septicémie hémorragique.

Le pneumobacille est un commensal de la cavité bucco-pharyngée, (von Besser, Netter, Bezançon et Griffon) ; il est susceptible de déterminer des angines pseudo-diphtériques très spéciales (Nicolle et Hébert), des parotidites, des otites, des broncho-pneumonies, des pleurésies purulentes, des méningites, de véritables septicémies enfin qui peuvent prendre le type hémorragique.

Des rapports étroits relient au pneumobacille le *coccobacille de l'ozène* étudié par Lœwenberg, Cornil et Thost. Signalons enfin que, d'après V. Frisch, Cornil et Alvarez, Paltauf et Eiselsberg, l'agent du rhino-sclérome serait le Friedländer ou un bacille très voisin.

De la cavité nasale, il peut gagner les voies lacrymales et produire la dacryocystite et l'ulcère de la cornée (Terson) chez les ozéneux.

2ᵉ GROUPE

COCCOBACILLES A COLORATION POLAIRE

Le deuxième groupe est formé par des coccobacilles à coloration polaire. Il comprend le bacille de la peste à bubons, le bacille du chancre mou, le bacille de la coqueluche.

Ce groupe est caractérisé par des coccobacilles en navette à vacuole centrale incolore, se décolorant par la méthode de Gram. Ils présentent même tendance aux localisations ganglionnaires.

Ces microbes possèdent quelques caractères qui les rapprochent des *pasteurelloses des animaux* (bacille du choléra des poules).

I. — *Bacterium pestis* (Yersin).

Le microbe de la peste a été découvert à Hong-Kong, en 1894, par Yersin, il a été également étudié par Kitasato ; dans ces dernières années, le bilan de nos connaissances s'est étendu, grâce à la commission britannique et aux recherches de Zabolotny sur la *peste pneumonique*. Les deux formes de la maladie semblent dues au même agent; le mode d'infection et la virulence seuls diffèrent; la prédominance de la forme pneumonique semble due à un virus exalté, transmis par contagion d'homme à homme.

Morphologie. — Le microbe de la peste se présente dans l'organisme de l'homme et des animaux pestiférés sous un aspect très caractéristique ; c'est un coccobacille, court, trapu, à bouts arrondis, se colorant bien par les couleurs d'aniline, *mais ne prenant pas le Gram.* L'aspect caractéristique est donné par la présence d'une vacuole incolore, au centre du bacille, dont les extrémités se colorent seules. Dans le sang, il est un peu plus allongé que dans les bubons et paraît souvent s'entourer d'une capsule hyaline.

Dans les cultures, les caractères sont bien moins précis, les bacilles, très courts, simulent souvent de très gros cocci, et l'on ne perçoit pas le plus souvent l'espace clair central caractéristique. Sur les milieux solides, on trouve parfois des bâtonnets assez longs; dans les milieux liquides, le microbe se groupe en chaînettes de streptobacilles. Le microbe est immobile et ne présente pas de spores.

Les caractères de culture ne sont pas très caractéristiques, le bouillon ensemencé reste clair, et il se fait au fond du tube un petit dépôt granuleux. La gélatine n'est pas liquéfiée, le lait n'est pas coagulé.

L'animal réactif est la souris : si l'on pique, avec un produit renfermant le microbe, la souris à la base de la queue ou à la peau de la patte postérieure, l'animal meurt en 48 heures. Le ganglion correspondant au territoire d'inoculation est très tuméfié, entouré d'une zone d'injection vasculaire ; la rate est tuméfiée ; des frottis de ce ganglion ou de la rate décèlent en très grande quantité le bacille caractéristique.

Le cobaye est beaucoup moins sensible ; si le virus est peu actif, on voit un simple bubon qui suppure — si le virus est plus actif, on constate un œdème local considérable, les ganglions s'hypertrophient rapidement, et souvent la mort survient en quelques jours, la rate est énorme, criblée de véritables tubercules miliaires. Le rat est également sensible au bacille et réagit comme le cobaye.

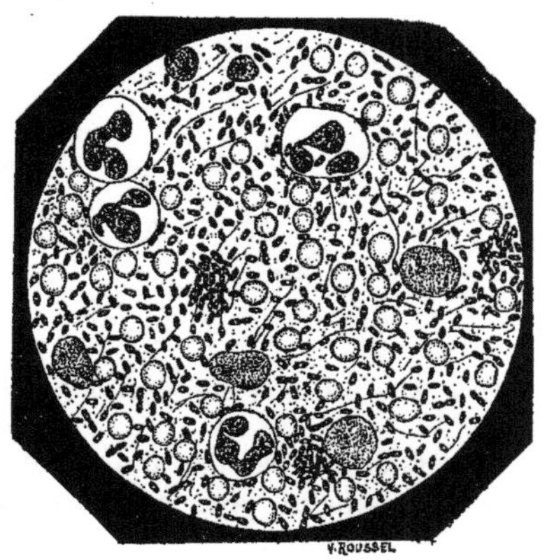

Fig. 57. — Frottis de rate de souris.
(Infection expérimentale.)

Il suffit de déposer une petite dose de culture sur gélose à la surface de la muqueuse nasale, sans l'excorier, pour déterminer, chez le rat ou la souris, la pneumonie pesteuse expérimentale (Batzaroff).

Le bacille de la peste sécrète une toxine soluble peu active, la plupart des produits toxiques restant adhérents aux corps bacillaires ne s'obtiennent que difficilement. Besredka a isolé une endotoxine.

Le sérum antipesteux agglutine les cultures de 1/50 à 1/500.

Haffkine se sert de cultures virulentes tuées par le chauffage à 70° pendant 1 heure comme vaccin. On peut encore, comme l'a montré Besredka, chez l'homme, se servir de bacilles sensibilisés par un contact de 24 heures avec le sérum antipesteux. Roux, Calmette et Borrel, ayant vacciné les animaux avec des cultures virulentes, ont obtenu un sérum ayant des propriétés préventives et thérapeutiques. Ce sérum n'agit qu'à dose très élevée et échoue dans les formes pneumoniques.

II. — *Bacterium ulceris cancrosi* (Ducrey). Bacille du chancre mou.

Le chancre mou est produit par un bacille découvert par Ducrey, étudié surtout par Unna et Ch. Nicolle. La culture obtenue dans un cas par Langlet sur un milieu indéterminé a été faite systématiquement par Bezançon, Griffon et L. Le Sourd sur le sang gélosé.

Le bacille du chancre mou est un bacille disposé en chaînette, ne prenant pas le Gram; comme le bacille de la peste, il se colore plus aux extrémités qu'au centre.

Sur sang gélosé, on a des colonies arrondies, formées de bacilles en navettes caractéristiques, dans le liquide de condensation des tubes, les bacilles forment d'immenses chaînettes, comme je l'ai montré avec Le Sourd et Griffon.

Le bacille pousse aussi sur le sérum de lapin, il ne pousse pas sur les milieux usuels.

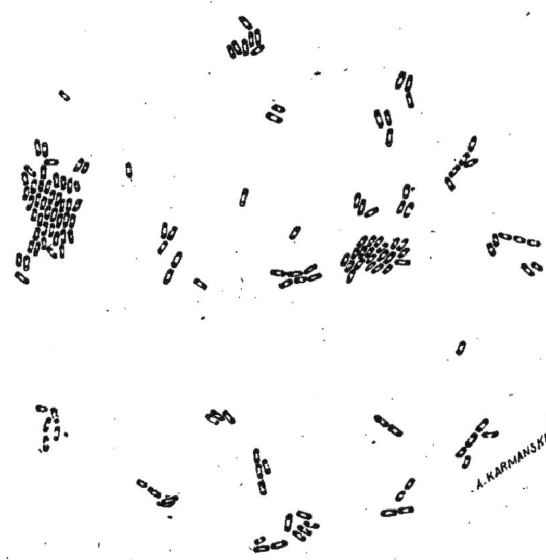

Fig. 38. — Bacille du chancre mou. (Culture sur sang gélosé.)

Le bacille n'est pas pathogène pour les animaux de laboratoire, il l'est seulement pour certaines espèces de singes, macaque, bonnet chinois (Nicolle).

Le bacille peut être isolé non seulement du chancre, mais du bubon.

III. — *Bacterium tussis convulsivae* (Bordet-Gengou). **Microbe de la Coqueluche.**

De nombreux microbes ont depuis vingt ans été décrits comme les agents de la coqueluche, mais aucun des bactériologistes n'avait apporté des documents aussi précis que Bordet et Gengou, à propos d'un micro-organisme qu'ils ont isolé de façon constante.

Le microbe de Bordet-Gengou est très voisin, comme aspect, du microbe de la peste. C'est un petit coccobacille, dont les deux extrémités se colorent mieux que le centre, *et qui ne prend pas le Gram*.

La première culture est souvent difficile à voir à l'œil nu et Bordet-Gengou recommandent, après deux jours de séjour du tube à l'étuve, de passer avec un fil de platine sur la surface ensemencée et de réensemencer avec ce fil un deuxième tube.

La culture ne s'obtient pas sur les milieux usuels ordinaires. Il faut se servir de milieux liquides ou solides, renfermant une substance organique, gélose-ascite, gélose au sang, bouillon additionné de sérum de lapin, mélange d'eau physiologique et de sérum de lapin ; même sur ces substances, la culture est difficile. Pour l'ensemencement, il faut se servir, si l'on veut avoir une culture pure, d'expectoration fraîchement recueillie tout au début de l'affection. Dans cette expectoration des premières quintes, le microbe existerait à l'état pur; plus tard, les nombreux microbes associés masquent le microbe spécifique.

Le sérum des animaux immunisés avec le bacille a un pouvoir agglutinant très actif.

Le sérum des coquelucheux guéris agglutine le microbe, mais l'agglutination est faible et inconstante et ne peut guère servir au diagnostic. On obtient une réaction de fixation positive avec le microbe de Bordet-Gengou.

Bordet et Gengou ont pu obtenir, d'autre part, d'intéressants résultats expérimentaux. Une dose de 0 gr. 002 de suspension dans la solution physiologique, de microbes provenant de milieux solides, inoculée dans le péritoine du cobaye, détermine la mort par asphyxie en 24 heures. Bordet et Gengou ont pu isoler une endotoxine, très irritante localement, très nécro-

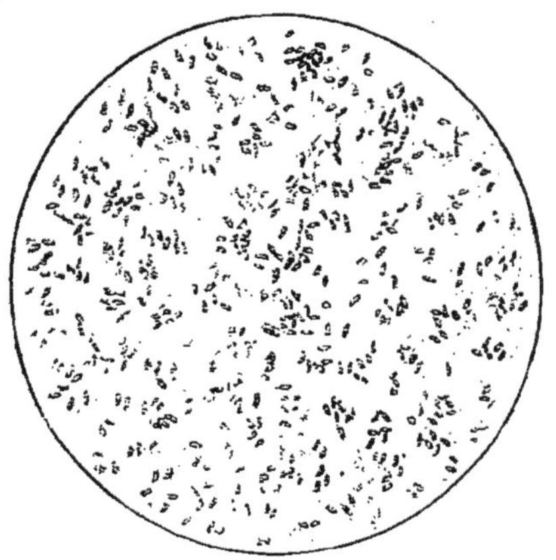

Fig. 59. — Le microbe de la coqueluche (Bordet et Gengou in *Annales de l'Institut Pasteur*).

sante quand on l'injecte sous la peau, et ont supposé que c'était la nécrose violente de la muqueuse bronchique par cette endotoxine qui provoquait les quintes caractéristiques.

Klimenko aurait pu reproduire une affection assez semblable à la coqueluche chez le singe et chez le chien par introduction des cultures dans les fosses nasales, affection contagieuse pour le voisin de cage non inoculé directement.

Les auteurs qui ont étudié, après les communications de Bordet et Gengou, les exsudats coquelucheux ont confirmé, en général, leurs résultats.

Du bacille de Bordet-Gengou on peut rapprocher le coccobacille de Pfeiffer.

IV. — *Bacterium influenzae* (R. Pfeiffer). Coccobacille de Pfeiffer.

En 1890, Pfeiffer, étudiant les sécrétions des grippés, y découvre un petit bacille extrêmement grêle se décolorant par la méthode de Gram, et ne cultivant pas sur les milieux ordinaires, mais se développant facilement si l'on ajoute du sang au milieu de culture. N'ayant pas observé ce microbe en dehors de l'influenza, Pfeiffer estime qu'il est bien le microbe de la maladie.

De toutes parts des travaux de contrôle, de Kitasato, Canon, Weichselbaum, viennent confirmer la découverte de Pfeiffer, et il semblait établi que le bacille décrit par Pfeiffer est bien le microbe de l'influenza.

La question est cependant loin d'être aussi nettement résolue aujourd'hui : on trouve le bacille dans des cas qui, cliniquement, ne sont pas de la grippe et, d'autre part, dans les états saisonniers, qualifiés de grippe, le bacille de Pfeiffer manque souvent et fait place à des saprophytes vulgaires des voies respiratoires, comme nous l'avons montré avec de Jong.

Quoi qu'il en soit, le coccobacille de Pfeiffer est un hôte fréquent et important des voies respiratoires normales, et intéresse au plus haut point la bactériologie médicale, car il est susceptible de déterminer des bron-

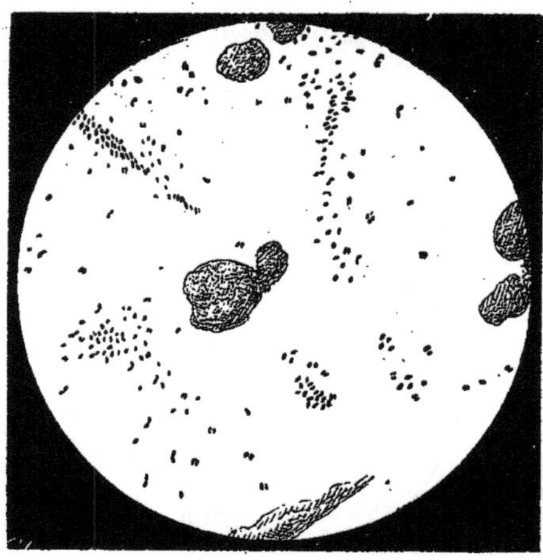

Fig. 40. — Coccobacille de Pfeiffer
dans les crachats.

chites purulentes, des pleurésies purulentes, des méningites, des ostéopériostites. On le voit souvent aussi dans les complications des fièvres éruptives et dans la tuberculose.

Dans les crachats et les exsudats pathologiques où il se rencontre souvent en quantité considérable, le bacille de Pfeiffer se présente sous l'aspect d'un coccobacille extrêmement grêle. C'est le plus fin de tous les microbes pathogènes connus; il est d'ordinaire deux fois plus long que large, mais il est parfois très court, et ce caractère, joint à ce fait que les extrémités sont arrondies ou effilées, que le microbe se groupe souvent par deux, le fait ressembler, à la taille près, au pneumocoque; dans les cultures, il se dispose sous forme de petits bâtonnets juxtaposés simulant des filaments.

Il ne se colore qu'assez difficilement et ne prend pas le Gram.

Il né se développe bien qu'à 37° et sur des milieux riches en hémoglobine, en particulier sur le sang gélosé.

Sur ces milieux, on voit apparaître de très fines colonies transparentes à peine visibles. Sa vitalité est faible et il est très sensible à la dessiccation et à la chaleur.

Grosberger, Meunier et Rosenthal ont montré que la présence d'un certain nombre de bactéries étrangères, en particulier le staphylocoque, favorise le développement des colonies.

Le coccobacille est faiblement pathogène, en symbiose avec d'autres microbes, ou bien en inoculation directe dans le cerveau ou dans la cavité rachidienne, il détermine la mort du lapin (Cantani-Slatineano et Martin).

Pfeiffer croyait que le bacille ne passait pas dans le sang chez l'homme, il est prouvé au contraire qu'il est susceptible de déterminer des septicémies.

V. — *Bacille de Weeks.*

Dans la conjonctivite aiguë contagieuse, on trouve souvent un bacille décrit par Weeks et Morax, qui a de grandes analogies avec le bacille de Pfeiffer.

Bacterium pyocyaneum (Gessard). Bacille pyocyanique.

L'étude de ce bacille, découvert par Gessard, a été faite surtout par Guignard et Charrin qui ont montré tout l'intérêt qui s'attache à l'étude de son polymorphisme.

Le bacille pyocyanique est l'agent du pus bleu, on le trouve assez souvent dans les crachats; il jouerait un rôle dans la production de cer-

taines entérites, il peut enfin déterminer une véritable infection générale avec fièvre, diarrhée, albuminurie, hémorragie, éruption bulleuse cutanée (Ehlens, Neumann, OEttinger, Karlinski, Kossel).

Dans les cultures en bouillon, il se voit sous l'aspect d'un bâtonnet court et trapu de 1 μ à 1 μ 5 de long sur 0 μ 6 de large : la brièveté du bacille peut le faire prendre pour un coccus; il est souvent disposé en diplocoque ou en courte

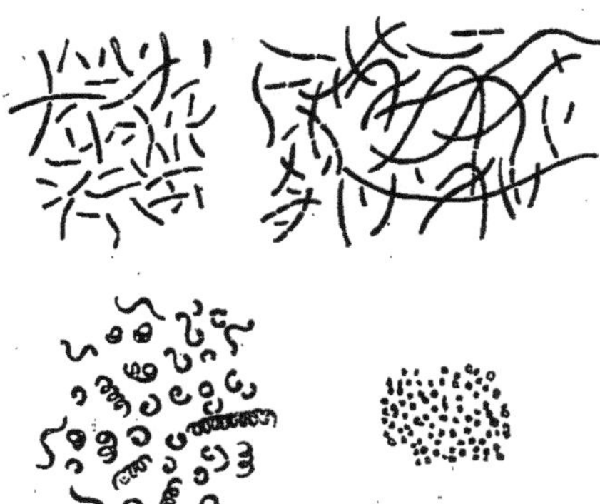

Fig. 41. — Divers aspects du bacille pyocyanique.

chaînette; l'adjonction au bouillon d'antiseptiques, phénol, naphtol, détermine la formation de filaments enchevêtrés; l'adjonction d'acide borique à 6 à 7 pour 1000, celle de formes en virgule, parfois même en longues spirilles; enfin l'addition de créosote à raison de 0,75 à 1 gr. pour 100, un aspect en coccus. Ces caractères font place à la forme bacillaire, si on transplante le microbe modifié dans le bouillon normal. Le bacille pyocyanique est très mobile, sa mobilité est due à un cil vibratile; il prend le Gram (un peu incomplètement, Besson).

Sur les milieux de culture il donne lieu à la formation de pigment, ainsi la gélose devient fluorescente, la gélatine liquéfiée prend une belle teinte émeraude, la propriété chromogène est d'ailleurs variable et indépendante du pouvoir pathogène; elle ne se développe qu'au contact de l'air : les pigments sécrétés sont multiples, ils se composent du pigment fluorescent, vert, de la pyoxanthose jaune, enfin de la pyocyanine bleu de ciel. Ce dernier pigment s'obtient en ajoutant au bouillon quelques gouttes d'ammoniaque, puis de chloroforme; dans ce dernier se dissout le pigment bleu.

Inoculation aux animaux. — Le bacille pyocyanique est pathogène pour le lapin; l'inoculation sous-cutanée n'est nocive qu'à dose massive; l'inoculation dans les veines, même à petite dose, est mortelle. Selon la dose des bacilles inoculés on a des infections à marche rapide ou des formes lentes : ces dernières peuvent s'accompagner de paraplégie spasmodique (Charrin). A l'autopsie on trouve souvent un petit rein avec hypertrophie du ventricule gauche; dans certains cas, de la dégénérescence amyloïde des reins.

L'inoculation sous la peau du cobaye s'accompagne d'une gomme qui s'élimine lentement.

GROUPE PROTEUS

I. — *Bacterium vulgare* (Hauser). **Proteus vulgaire.**

On désigne sous le nom de proteus un groupe de bacilles assez mal délimités, contenant des bacilles liquéfiant la gélatine rapidement, donnant lieu, dans les milieux peptonés, à une formation abondante d'indol, et surtout dégageant, lorsqu'on les cultive dans le bouillon, de l'ammoniaque ou de l'hydrogène sulfuré, ne coagulant pas le lait.

Les microbes du groupe proteus sont très répandus dans l'air, l'eau, les détritus en putréfaction, les viandes, le poisson avarié.

Le proteus est un microbe de l'intestin normal; il pullule dans l'intestin des cadavres (Béco) et tend à y remplacer le *Bacterium coli* au bout de quelques jours; il est susceptible, par suite, d'envahir les viscères pendant la période agonique ou cadavérique. D'après Felz, cependant, cette opinion classique serait erronée, et le proteus ne doit pas être considéré comme un hôte de l'intestin normal.

Le proteus joue un rôle dans la putréfaction de la viande; on l'a trouvé en abondance dans certains cas de diarrhée (Baginsky, Booker, Lesage, Bar et Renon), en particulier dans certains cas de choléra infantile (Macé et Monginot, Maggiora), dans certaines formes de dysenterie (Bordoni, Uffreduzzi). Pour Metchnikoff, c'est le microbe habituel du choléra infantile. Certains accidents de botulisme peuvent être rattachés à l'action de ce microbe ou de ses produits de sécrétion, bien qu'il ne soit pas l'agent habituel du botulisme.

Le proteus peut infecter les voies biliaires, déterminer certains ictères infectieux (Banti) et même certains cas d'ictère grave (Bar et Rénon), de cholécystite suppurée (F. Bezançon).

Le proteus peut enfin déterminer certaines infections putrides, phlegmons, pleurésie putride (Charrin), méningites putrides et abcès mastoïdiens (Lannelongue et Achard).

Il a été trouvé associé au staphylocoque dans certains cas d'infection puerpérale, de gangrène pulmonaire, d'œdème malin, etc.

Le proteus vulgaris est un bacille polymorphe, souvent disposé en filaments allongés, très mobiles, se colorant facilement par le Gram.

Les cultures sur *gélatine* sont caractéristiques. Le proteus liquéfie rapidement la gélatine :

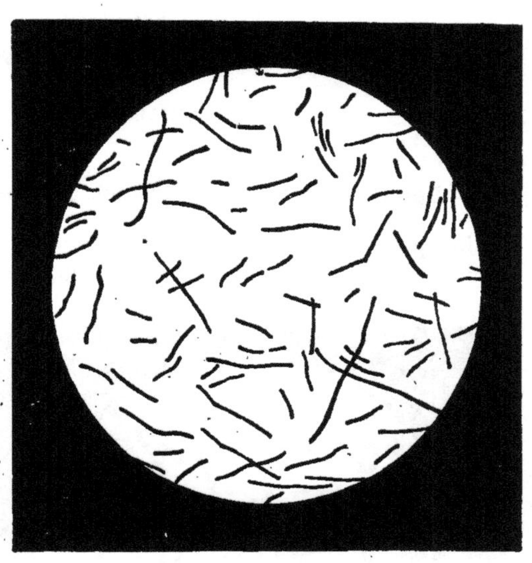

Fig. 42. — *Proteus vulgaris*. Culture en bouillon.

sur plaques de culture, autour du point liquéfié, la gélatine offre un bord saillant en escaliers : autour de ce bord, on voit des prolongements en languettes qui envahissent la gélatine, se déplacent et s'avancent, soit en rayonnant, soit en formant des cercles.

Le proteus est pathogène pour le cobaye et le lapin ; inoculé sous la peau, il détermine des abcès putrides ; inoculé à doses massives, il détermine la mort par une sorte d'intoxication, traduite parfois par de la diarrhée, de la dyspnée (Lannelongue et Achard).

Inoculé dans le cholédoque du chien et du lapin, il détermine des angiocholites catarrhales ou suppurées avec hypothermie (Gouget).

Très voisins sont le *bacterium termo* et le *bacillus septicus putridus* de Roger, petit bacille ovalaire avec souvent un étranglement médian très mobile, qui se décolore par le Gram, donne sur gélatine des colonies semblables à celles du proteus vulgaris, liquéfie le sérum sanguin coagulé et exhale sur les cultures une forte odeur de putréfaction.

III

BACILLES AÉROBIES ET ANAÉROBIES

BACILLES AÉROBIES

I. — *Bacillus anthracis* (Davaine). Bactéridie charbonneuse.

Bien que le bacillus anthracis ne détermine que rarement des lésions observées en clinique humaine nous rappellerons avec quelques détails

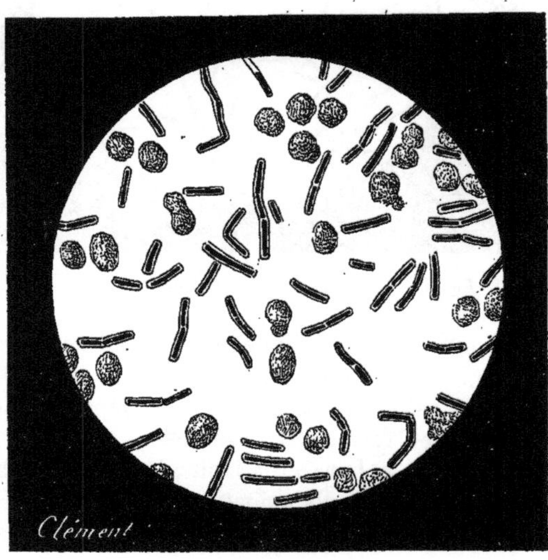

Fig. 43. — Bactéridie charbonneuse dans le sang.

ses principaux caractères, à cause du rôle important qu'il a joué dans l'histoire générale de la bactériologie.

C'est en 1850 que Rayer, en collaboration avec Davaine, étudiant au microscope le sang des moutons ayant succombé au *sang de rate*, remarqua au milieu des globules rouges de petits corps filiformes, immobiles. Cette découverte passa cependant à peu près inaperçue, au point que Pollender, en 1855, crut décrire pour la première fois les corpus-

cules en bâtonnet qu'il voyait dans le sang des vaches mortes de charbon, les rapprocha des vibrions connus alors, mais n'osa point conclure qu'ils étaient bien de nature infectieuse. Brauell, deux ans après, en constatant la présence de ces corpuscules pendant la vie, montra que ce n'était point un produit de décomposition cadavérique, mais n'osa cependant en reconnaître la spécificité. Delafond même, en 1860, qui les décrit avec soin, les différencie des vibrions de la putréfaction, tente de les cultiver, n'ose dire si les baguettes charbonneuses sont la cause ou l'effet de la fièvre charbonneuse.

Ce n'est qu'en 1863 que Davaine, éclairé par les recherches de Pasteur sur le ferment butyrique, voit toute l'importance des corps charbonneux, importance bientôt démontrée d'une façon complète par les recherches de Pasteur, Chamberland et Roux.

La *bactéridie* charbonneuse est l'agent de la fièvre charbonneuse du cheval, de la maladie du sang de la vache, du charbon de l'homme, enfin.

Morphologie et cultures. — L'aspect de la bactéridie est différent selon qu'on l'observe dans le sang ou les viscères de l'homme et des animaux atteints de charbon, ou bien dans les milieux de culture artificiels.

Si l'on prélève par ponction une goutte de sang d'un animal charbonneux, et qu'on examine cette goutte de sang *à l'état frais*, sans coloration, on voit au milieu des globules rouges des filaments droits, flexibles, cylindriques, transparents, *immobiles*.

Après coloration, on voit que les filaments sont souvent formés par la réunion de plusieurs bâtonnets entourés d'une gaine hyaline, ils prennent le Gram et se reproduisent exclusivement par scissiparité.

Dans les cultures à l'étuve à 37°, les bactéridies donnent naissance à des spores brillantes situées en général au milieu du bacille.

Les cultures du bacille, surtout les cultures sur gélatine, sont caractéristiques — aspect en tête de méduse sur plaque, aspect en écouvillon sur gélatine en piqûre — la gélatine est liquéfiée.

La bactéridie peut, dans des conditions particulières, perdre une de ses propriétés fondamentales, la faculté de se reproduire par sporulation. Cette transformation peut se voir dans deux conditions bien différentes : la spore ne se produit que dans les cultures soumises à une température oscillant entre 16 et 42°; à 42° et demi en particulier, température à laquelle la bactéridie se développe facilement cependant, *il ne se produit pas de spores*; ce n'est d'ailleurs là, pour ainsi dire, qu'un accident, car il suffit, comme l'a montré Pasteur, de repiquer cette culture sans spores dans du bouillon, de mettre celui-ci à l'étuve à 37°, pour voir apparaître la propriété de donner des spores.

La perte de la faculté de se reproduire par spore, au contraire, peut *devenir définitive, héréditaire*, si l'on cultive la bactéridie dans du bouillon additionné d'un antiseptique, bichromate de potasse à 1 pour 2000 (Chamberland et Roux), acide phénique (6 à 12/10000, Roux).

Dans cette condition, les bactéridies successives qui naîtront de cette *bactéridie asporogène* ne présenteront plus jamais de spores, quel que soit le milieu de culture dans lequel on les ensemencera.

Nous ne pouvons que rappeler ici tout l'intérêt pratique de cette observation, d'où découle la méthode pastorienne de la vaccination charbonneuse.

Vaccination charbonneuse. — La bactéridie charbonneuse a une virulence relativement fixe dans les cultures par suite de la présence des spores, mais, si on la cultive à 42°,5, on la rend fragile, facile à atténuer, comme l'ont vu Pasteur, Chamberland et Roux. Cette atténuation s'obtient facilement, chez les bactéridies dépourvues de spore, après la culture à 42°,5, par le simple fait du vieillissement de la culture, par l'action prolongée de l'air : on voit, en effet, dans les jours qui suivent l'ensemencement, les cultures diminuer progressivement de virulence, au point qu'au bout de 15 à 20 jours une bactéridie qui, auparavant, était capable de tuer le mouton, devient inoffensive pour le lapin et même pour le cobaye.

On peut d'ailleurs facilement fixer la bactéridie dans un degré de virulence donné, au cours de cette atténuation progressive. Il suffit de repiquer la bactéridie dans un tube de bouillon, et de mettre ce tube à l'étuve à 37° : la bactéridie, à cette température, va donner des spores, et, par suite, elle va se fixer dans le degré de virulence même qu'avait la culture mère au moment où elle en est sortie. On peut, en repiquant chaque jour les cultures faites à 42°,5 dans des tubes de bouillon mis à l'étuve à 37°, obtenir une série de bactéridies douées de propriétés virulentes de plus en plus atténuées, depuis la bactéridie qui tue le mouton jusqu'à celle qui est inoffensive même pour la souris.

Les animaux inoculés avec ces bactéridies atténuées n'ont qu'une maladie atténuée, mais cette atteinte suffit pour leur conférer l'immunité vis-à-vis de bactéridies virulentes.

Les bactéridies, si atténuées qu'elles soient, conservent des propriétés vaccinales. S'il est facile d'atténuer, par la méthode pastorienne, la virulence de la bactéridie, il est plus difficile de renforcer la virulence d'une bactéridie qui a été atténuée; on y parvient cependant par le procédé suivant, usité pour le renforcement des virus. On fait, par des inoculations en série, passer la bactéridie par le corps d'animaux de plus en plus résistants, cobayes nouveau-nés, puis adultes, jeunes lapins, lapins adultes, moutons. Ce procédé ne peut servir que pour renforcer les bactéridies très atténuées, il est vrai, mais non complètement dépourvues de virulence : lorsque la bactéridie est tout à fait dénuée de virulence, incapable de tuer la souris, par exemple, il est beaucoup plus difficile de lui rendre la virulence. Chauveau y est parvenu par le procédé suivant, intéressant comme méthode générale de renforcement des virus. Pour renforcer la virulence de la bactéridie atténuée, il faut la placer, non dans des conditions favorables de culture, mais dans des conditions défavorables, dysgénésiques, de façon que la lutte pour la vie ne permette la survie qu'aux bactéridies résistantes, au détriment des autres. L'emploi de bouillon pauvre en matières nutritives, la culture dans du sang de cobaye, permettent de rendre la virulence à des bactéridies atténuées. La culture de ces bactéridies, déjà plus virulentes, faite à nouveau dans du bouillon additionné de sang de mouton, permet de franchir un échelon de plus et de remonter ainsi toute la gamme de virulence, même en partant d'un virus inactif.

Charbon spontané et charbon expérimental. — Le mouton, du moins celui de nos pays (car le mouton algérien est réfractaire), est très sensible au charbon ; certaines localités, dites champs maudits, sont particulièrement exposées, — la présence des spores retrouvées par Pasteur dans la terre des champs maudits explique la persistance de certaines endémies.

La souris, le cobaye, le lapin sont très sensibles au charbon, il se produit un œdème local et l'animal meurt de septicémie, tous les capillaires de l'économie sont remplis de bactéridies.

Nous connaissons mal la toxine charbonneuse, il semble, d'après Boidin, qu'il s'agisse de poisons-adhérents. Marmier a pu cependant isoler une toxine diffusible, que faisaient prévoir les belles expériences de Chauveau sur la vaccination des agneaux nés de mère charbonneuse.

La vaccination selon la méthode pasteurienne se fait en deux temps à 12 ou 15 jours d'intervalle : le premier vaccin provient d'une culture atténuée par un séjour de 15 à 20 jours à l'étuve. Cette bactéridie est alors inoffensive pour le cobaye et le lapin, mais tue encore la souris. Cette première inoculation est insuffisante pour immuniser les grands animaux contre le charbon virulent ; mais elle leur permet de recevoir sans danger un second vaccin, c'est-à-dire une race de bactéridie plus virulente que la première, obtenue par un séjour de la culture à l'étuve pendant 10 à 12 jours seulement.

Sérothérapie anticharbonneuse. — Les lapins vaccinés contre le charbon ont un sérum préventif et thérapeutique. Il en est de même pour les moutons, et Marchoux a préparé un sérum anticharbonneux qui a donné quelques résultats chez l'homme.

Les manifestations de l'infection charbonneuse chez l'homme sont variables selon le point de pénétration de la bactéridie, et l'on peut observer soit le charbon cutané (pustule maligne), soit le charbon gastro-intestinal, soit le charbon pulmonaire.

BACILLES ANAÉROBIES

I. — *Bacillus tetani* (Nicolaïer). **Bacille du tétanos.**

Le tétanos est produit par le développement au niveau des plaies d'un bacille décrit en 1884 par Nicolaïer, isolé à l'état de pureté par Kitasato ; bien étudié depuis par Sanchez Toledo et Veillon, Vaillard et Vincent, Vaillard et Rouget. L'étude de la toxine tétanique, découverte par Knud Faber, a été faite par Behring et Kitasato, et c'est à propos du tétanos que Behring a posé les lois de la sérothérapie.

Le bacille du tétanos ne se trouve qu'au niveau de la plaie tétanique ou dans le pus du voisinage, et encore ne s'y trouve-t-il qu'en petite quantité. Dans le pus, le bacille est le plus souvent dépourvu de spores ; dans les cultures celles-ci apparaissent au contraire au bout de 48 heures.

Le bacille du tétanos est un bâtonnet long et grêle, mobile et cilié; il se colore facilement et prend le Gram; à l'une de ses extrémités existe une spore extérieure pour ainsi dire au bacille, en apparence simplement accolée à lui; cette spore a un diamètre double de celui du bacille (aspect en épingle).

Le bacille du tétanos est un microbe anaérobie : il se contente cependant d'un vide relatif et l'on peut arriver à le cultiver dans un air raréfié à peine. Il peut se cultiver en symbiose avec des aérobies qui privent d'oxygène le milieu sur lequel il se développe ensuite facilement; on peut ainsi le cultiver avec le bacillus subtilis qui forme un voile à la surface des milieux.

Dans les milieux anaérobies, le bacille développe sur bouillon une odeur de corne brûlée. La culture donne lieu à un faible dégagement de gaz (hydrogène, azote, carbures d'hydrogène). Le microbe détermine la formation d'indol. Le lait est un bon milieu de

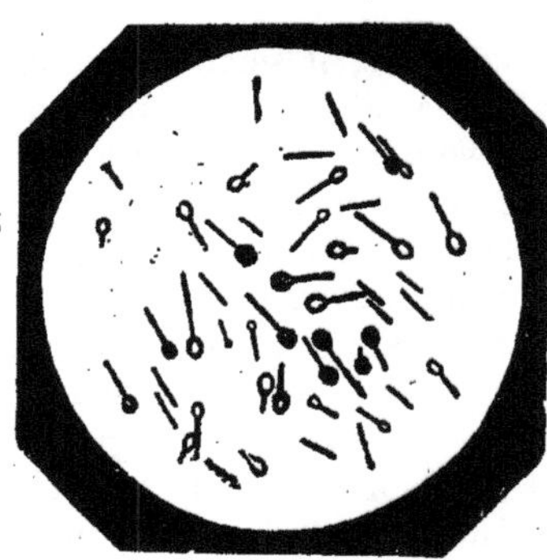

Fig. 44. — Bacille du tétanos dans les cultures.

culture, il n'est pas coagulé. Le bacille cultive mal sur les milieux albuminoïdes; mais les cultures faites dans le sang frais de lapin ont un pouvoir pathogène considérable (Vaillard et Vincent).

Les cultures sur gélatine sont caractéristiques (petites sphères nuageuses formées d'un centre blanchâtre autour duquel on voit de forts rayons en auréole. Liquéfaction tardive de la gélatine.

Inoculation aux animaux. — Les animaux de laboratoire sont très sensibles au tétanos expérimental, l'inoculation du microbe reproduit chez eux des lésions en tout point comparables à celles qu'on observe spontanément chez l'homme. Par ordre de réceptivité, nous relevons le cobaye, puis la chèvre, la souris blanche, la lapin qui est déjà beaucoup plus résistant et qui, par suite, doit servir au point de vue expérimental, car le tétanos qu'il présente ressemble à celui de l'homme.

Le cheval est très réceptif au tétanos qui, chez lui, commence par du trismus, comme chez l'homme (Courmont et Doyon). Le chien est très résistant ; la poule presque absolument réfractaire.

L'inoculation de la toxine tétanique aux animaux est suivie toujours d'un temps d'incubation variable selon la sensibilité des animaux, 8 à 12 heures chez la souris, 15 à 18 heures chez le cobaye, 18 à 36 heures chez le lapin, 36 à 48 heures chez le chien, 4 à 9 jours chez la poule.

On sait que l'incubation est en moyenne de 4 jours chez l'homme.

Le tétanos débute par les régions du corps les plus voisines du point d'inoculation, pour de là s'étendre aux membres correspondants et se généraliser. La mort ne survient guère que 3 à 10 jours après le début de la maladie.

On peut d'ailleurs reproduire chez les animaux, selon la virulence de la culture, soit le tétanos aigu, soit le tétanos chronique; la guérison peut même s'observer. En général, la maladie est d'autant plus sévère que la période d'incubation est plus courte.

L'inoculation d'une petite dose de virus dans un muscle donne le tétanos localisé au groupe musculaire correspondant; l'inoculation sous la dure-mère provoque le tétanos céphalique; le tétanos cérébral, étudié par Roux et Borrel, est foudroyant; l'inoculation dans les viscères détermine le tétanos splanchnique différent du tétanos moteur par l'absence de contractures (L. Borrel).

A l'autopsie, on ne trouve aucune lésion au point d'inoculation, si ce n'est parfois un peu d'œdème, dans lequel on ne trouve plus que de rares bacilles et souvent même aucun microbe. L'examen des viscères montre que le bacille ne se généralise pas; ce n'est que dans des cas exceptionnels que le bacille a été trouvé dans la moelle osseuse, le foie, la rate, le cerveau. Ces organes ne présentent d'ailleurs que des lésions congestives dues à l'asphyxie terminale.

Le tétanos est le type des microbes agissant *par intoxication générale* : le bacille sécrète dans les milieux de culture une toxine très active, qui à la dose de 1/100 000ᵉ de centimètre cube tue la souris, cette toxine très sensible à l'action de l'air ou de la lumière, adhérente aux précipités, a tous les caractères des toxalbumines. L'inoculation de cette toxine dont l'étude a été faite dans l'article du Pʳ Courmont, par suite de son affinité toute spéciale pour les centres nerveux, reproduit la maladie.

Le bacille sécrète aussi une tétanolysine très instable, et enfin renferme une endotoxine; les microbes morts peuvent déterminer de petits abcès, mais ne reproduisent pas le tétanos.

Habitat et manifestations pathologiques. — Le bacille du tétanos est très répandu dans les milieux extérieurs, dans le sol en particulier, où il vit à l'état saprophytique (Nicolaïer), et dans les poussières (Chantemesse et Widal). La terre des jardins, des rues, des champs, soumise à la fumure, est surtout infectée; le bacille, en effet, est répandu dans les excréments des herbivores, cheval, vache (Sanchez Toledo et Veillon), qui contribuent à entretenir l'infection du sol.

Le bacille tétanique a été trouvé dans les eaux de la Seine (Vaillard), dans les vases du Rhône (G. Roux).

Les animaux peuvent prendre le tétanos spontané, mais c'est principalement par les plaies du pied que le germe pénètre.

Chez l'homme, le tétanos survient le plus souvent à la suite de plaies profondes anfractueuses, accompagnées d'attrition, d'hémorragies. Aucun fait ne permet de conserver la théorie de l'origine équine du tétanos. Les chevaux servent seulement d'intermédiaire en produisant fréquemment des plaies contuses souillées par la terre. J. Binot a signalé des faits de tétanos viscéral.

Rôle des associations microbiennes. — Une expérience de Vaillard et Rouget nous montre la nécessité d'association microbienne pour la production du tétanos spontané. Certains microbes, comme l'ont montré Vaillard et Rouget, jouent le rôle de microbes favorisants. C'est ainsi qu'ayant isolé dans le pus des plaies ou dans la terre tétanifère des microbes aérobies et les ayant inoculés aux animaux en même temps que des spores tétaniques, ils ont vu les animaux mourir du tétanos, tandis que ceux qui ne recevaient que les spores échappaient.

Certains échantillons de terre ne sont peut-être tétanifères que parce qu'en plus du bacille du tétanos ils renferment des microbes favorisants.

On peut aussi facilement par l'expérience montrer le rôle de l'attrition des tissus dans la production du tétanos. Des spores injectées dans ces conditions déterminent le tétanos, parce que les leucocytes ne peuvent franchir l'obstacle que leur opposent les coagulations fibrino-cruoriques au milieu desquelles sont renfermées les spores. Il suffit d'ailleurs d'enfermer des spores tétaniques mélangées à du sable fin stérile dans des petits sacs de papier filtre pour voir les animaux mourir du tétanos, le papier filtre empêchant l'action protectrice des leucocytes.

Les spores inoculées, seules, même chez les animaux réceptifs, sont englobées par les phagocytes et détruites (Vaillard et Vincent, Rouget).

Cette destruction est lente cependant et longtemps les spores conservent dans l'organisme une vie latente; mais, englobées par les phagocytes, elles ne donnent pas naissance à des bacilles et par suite ne fabriquent pas de toxine. Viennent cependant une autre infection, une inoculation d'un microbe pathogène ou même d'un simple saprophyte tel que le *Micrococcus prodigiosus*, les spores vont pouvoir germer et l'animal succombera à l'intoxication tétanique à une période très éloignée de l'époque de l'inoculation première.

II. — *Bacillus œdematis maligni* (Pasteur). **Vibrion septique.**

Le vibrion septique a été décrit par Pasteur qui l'a séparé de la bactéridie charbonneuse avec laquelle il était confondu et a étudié, sous le nom de septicémie expérimentale aiguë, la maladie que détermine son inoculation dans le tissu cellulaire du cobaye.

Le microbe est désigné en Allemagne, depuis les travaux de Koch et de Gaffky, sous le nom de bacille de l'œdème malin.

Chauveau et Arloing ont montré que ce microbe est l'agent de la gangrène gazeuse ou septicémie gangréneuse de l'homme.

Morphologie. — Le vibrion septique est très pathogène pour le cobaye; il se généralise dans le sang du cœur dans les dernières heures de la vie et surtout après la mort. C'est dans ces conditions qu'on l'observe, comme l'a montré Pasteur, sous son aspect le plus caractéristique, de longs filaments flexueux de 15 à 40 μ de long, mobiles. La coloration montre que ces filaments sont formés de segments inégaux.

Ils se colorent par la méthode de Gram, mais assez difficilement; on voit assez souvent des formes d'involution.

Dans les cadavres des animaux et dans les cultures, on voit apparaître des spores qui sont en général médianes et donnent au bacille l'aspect dit en battant de cloche.

Cultures. — Le vibrion septique est un microbe anaérobie. Il peut cependant, d'après Rosenthal, être accoutumé à la vie aérobie par l'adaptation progressive à l'aérobiose (culture en tube cacheté dans lequel on fait rentrer un peu d'air par fusion de la lanoline, puis en tube de lait *profond*).

Cultivé en bouillon et mieux en bouillon additionné de matières albuminoïdes fraîches, il trouble le milieu et y dégage des gaz en abondance (acide carbonique, hydrogène sulfuré d'odeur infecte).

Il donne sur gélatine des colonies assez voi-

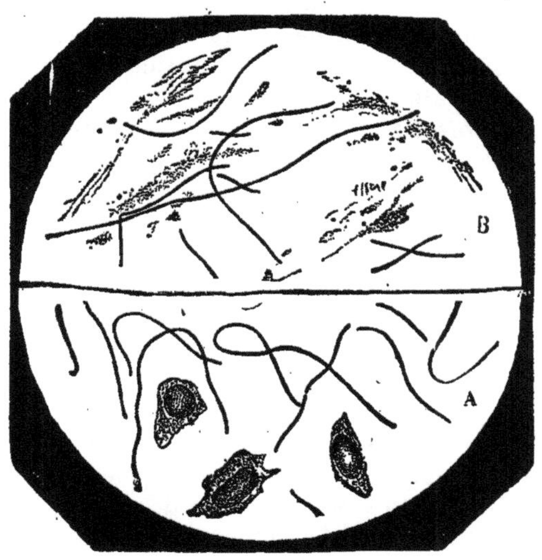

Fig. 45. — Vibrion septique.
B, cultures ; — A, surface du foie du cobaye.

sines de celles du Bacillus tetani mais la véritable caractéristique de la culture c'est la formation intense de bulles de gaz qui provoquent la fissuration ou la dislocation des milieux.

Le vibrion septique attaque l'amidon, la dextrine, les sucres, les substances azotées ; il dégage de nombreux gaz : acide carbonique, hydrogène, hydrocarbures, hydrogène sulfuré ; il forme de l'alcool, de l'acide formique, acétique, butyrique, succinique, etc.

Par ses spores le vibrion est très résistant à la chaleur, il faut plus de 100 degrés de chaleur humide pour le détruire lorsqu'il est desséché dans des matières albuminoïdes.

Inoculation aux animaux. — La plupart des animaux sont sensibles au vibrion septique ; la souris et le cobaye le sont particulièrement.

L'inoculation de sérosité sous la peau de la cuisse du cobaye le tue en douze à quinze heures : l'animal se blottit dans sa cage, le poil est hérissé, le ventre est douloureux, le corps est secoué par des convulsions; à l'autopsie, la paroi abdominale est infiltrée de sérosité, les poils se détachent de la peau sans effort : au niveau de l'aine et de l'aisselle, on trouve de grandes poches remplies de gaz et de sérosité sanguinolente. Les muscles sont infiltrés. Le foie est décoloré, le cadavre répand une odeur infecte.

Le lapin, le mouton, le cheval, l'âne sont très sensibles à l'inoculation sous la peau. L'inoculation intra-veineuse chez eux détermine l'immunité.

Toxines. — Le vibrion septique sécrète une toxine, étudiée par Roux et Chamberland et par Besson. Cette toxine s'obtient par filtration des cultures; elle est beaucoup moins active que la toxine diphtérique et tétanique; il faut de 5 à 10 centimètres cubes pour tuer les cobayes. Chauffée à 110 degrés, la toxine s'atténue et son inoculation amène l'immunité.

Habitat normal et manifestations pathologiques. — Le vibrion septique est très répandu dans la terre, en particulier dans la terre des rues et des jardins, dans la vase des eaux.

Le vibrion se rencontre aussi dans l'intestin et dans les excréments des animaux et de l'homme.

Après la mort, il passe de l'intestin dans le sang; cette infection cadavérique est extrêmement rapide chez les animaux ayant succombé au charbon.

Le vibrion septique est l'agent de la gangrène traumatique des animaux domestiques.

Chez l'homme il est un des agents de la gangrène gazeuse, de la septicémie gangréneuse ou érysipèle bronzé.

Le vibrion septique est un des agents de la maladie connue sous le nom de maladie des chiffonniers (Krannhals).

Il ne produit d'ailleurs ces lésions qu'à la faveur de symbiose microbienne; les spores du vibrion septique comme celles du tétanos, débarrassées par la chaleur de tout élément bacillaire et de toute toxine, ne sont pas pathogènes pour les animaux; elles ne le deviennent que si au vibrion s'associent soit des microbes pyogènes, soit même de simples saprophytes. Veillon a signalé la symbiose avec le streptocoque; celle avec le bacille tétanique a été aussi signalée.

Sous le terme de vibrion septique, on confond sans doute plusieurs races microbiennes que notre technique encore insuffisante ne permet pas de distinguer (¹).

Ces races, d'après Besson, se distingueraient entre elles par leur mobilité, leur degré de virulence, la rapidité plus ou moins grande de la liquéfaction du sérum; parmi celles-ci rappelons le *bacille septique aérobie*, isolé par Legros et Lecène dans deux cas de gangrène gazeuse, puis par Mauté dans un cas de fièvre puerpérale et d'appendicite.

Le *bacille d'Achalme* qu'il a isolé dans le sang du cœur à l'autopsie de deux cas de rhumatisme aigu et vu sur les coupes du myocarde et

---

(¹) Nous ne pouvons que citer les nombreux microbes anaérobies dont les recherches de Veillon, de Zuber, de Rist, de Guillemot, de Hallé, de Collet, nous ont montré toute l'importance dans les suppurations putrides et gangreneuses; à côté du bacillus perfringens on rencontre souvent le *bacillus ramosus*, le *bacillus funduliformis*, le *bacillus fragilis*, le *bacillus serpens*, le *bacillus radiformis*, le *bacillus putrificus* de Bienstock, etc., le *spirillum nigrum*, le *staphyloccus parvulus*, le *micrococcus fetidus*.

des valvules, que Thircloix a retrouvé dans le sang virulent dans certain cas.

III. — *Bacillus perfringens* (Welch).

Le *bacillus perfringens* paraît être, d'après Guillemot, un des agents de la gangrène gazeuse ; il se rencontre dans presque tous les pus gangréneux, appendiculaires, (Veillon et Zuber) mastoïdiens (Rist). C'est un gros bâtonnet trapu de la taille de la bactéridie charbonneuse, à extrémités carrées ; il prend le Gram.

Le *bacillus perfringens* se distingue du vibrion septique par la présence de la capsule dans le pus, par son immobilité dans les cultures et surtout par le fait qu'il ne donne pas de spores ; celles-ci cependant, d'après Lehmann et Neumann, se verraient dans la culture sur sérums.

La vitalité du microbe est courte ; il est pathogène pour les animaux à la manière du vibrion septique.

IV

FAMILLE DES SPIRILLACÉES (MIGULA.)
VIBRIONS

I. — *Vibrio cholerae* (Koch). **Bacille virgule.**

L'étude du vibrion cholérique est du plus haut intérêt scientifique, car elle nous permet d'assister à la transformation et au perfectionnement des méthodes de diagnostic bactériologique : étude de la morphologie et des caractères de culture dans une première étape ; étude des propriétés pathogènes et surtout des actions fermentatives, dans la deuxième ; enfin, application au diagnostic bactériologique des propriétés des humeurs des animaux vaccinés (transformation des vibrions en granules, réaction dite d'immunité de Pfeiffer et Isaeff, réaction agglutinante de Gruber et Durham, Metchnikoff et Bordet.)

Le microbe du choléra est une bactérie de 1 μ.5 à 2 μ. de long, tantôt légèrement arquée, tantôt en S italique, tantôt semblant rectiligne ; ces aspects un peu variables peuvent être, d'après Metchnikoff, ramenés à deux types principaux : le type du choléra indien de Koch, type virgule ; le type de filament long et mince, droit ou spirale (choléra de Massaouah, de Paris 1884, etc.).

Le vibrion est mobile, le nombre des cils est variable, selon les espèces, alors que les vibrions de Schang-Haï, Hambourg, Courbevoie, Angers n'ont qu'un cil, il en existe quatre pour le vibrion de Massaouah, de Calcutta, de Paris.

Dans les cultures sur gélose le bacille peut se présenter sous forme d'éléments sphériques, ayant la valeur d'arthrospores, dans les vieilles cultures sur gélatine, additionnées d'alcool, sous forme de spirilles.

Le vibrion du choléra se décolore par le Gram.

Très avide d'oxygène il tend à se développer en voile sur les milieux liquides; en particulier sur un des milieux d'élection, la solution d'eau peptonée à 3 pour 100 neutralisée de Metchnikoff; sur ce milieu on peut trouver le bacille à la surface au bout de quelques heures.

Sur les milieux à base de gélose, l'aspect est très banal : colonies grisâtres, bleutées.

Le mode de développement sur la gélatine est au contraire plus caractéristique : sur plaques, petites colonies transparentes, brillantes, comparables à des perles de verre; sur gélatine en piqûre, liquéfaction le long du cône d'ensemencement, d'où aspect en entonnoir, avec, à la partie supérieure, présence de grosse bulle d'air emprisonnée.

On utilise de moins en moins les milieux gélatineux pour l'isolement du vibrion ; comme milieu liquide, on se sert de l'eau peptonée ; comme milieu solide, du *milieu de Dieudonné*, dont la caractéristique est l'extrême alcalinité, ce qui a pour avantage de retarder le développement de la plupart des autres microbes de l'intestin; ce milieu est préparé en mélangeant à parties égales du sang de bœuf défibriné et une solution normale de potasse que l'on chauffe à 100 degrés; on ajoute trois parties de ce mélange à quatre de gélose.

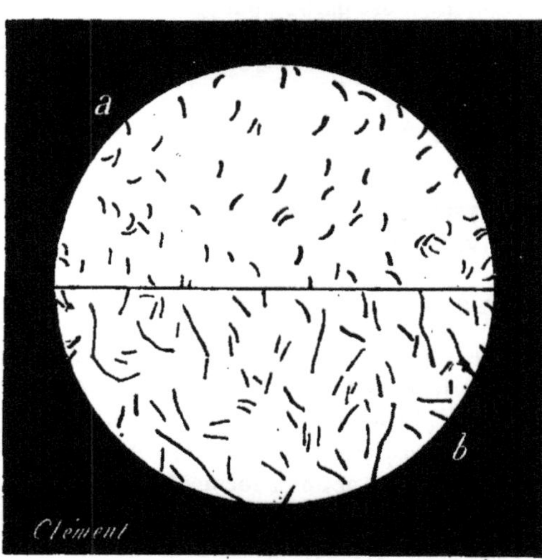

Fig. 46. — Vibrions cholériques.
a, vibrion indien ; *b*, vibrion de Massaouah.

Dès 1893, frappé de l'insuffisance des caractères primitivement considérés par lui comme spécifiques du vibrion cholérique, Koch déclara qu'à l'aspect morphologique et aux caractères des cultures en gélatine, il fallait ajouter, pour porter le diagnostic de vibrion cholérique, la constatation de deux réactions : la réaction de l'indol, la réaction de la péritonite cholérique de Hueppe et Pfeiffer. Tout vibrion ne présentant pas ces deux réactions n'est pas un vibrion cholérique.

Pour rechercher la réaction de l'indol on ajoute d'abord à l'eau peptonée du nitrite de potasse ; si ensuite l'on ajoute quelques gouttes d'acide sulfurique, on a une réaction rouge caractéristique (réaction du choléra Roth ou indolnitreuse).

Cette réaction n'a pas la valeur que lui a attribuée Koch; il en est de même de la réaction de la péritonite cholérique. Hueppe et Pfeiffer avaient montré qu'en injectant 1 millig. 1/2 environ de culture fraîche sur gélose de vibrions cholériques dans le péritoine des cobayes de 300 grammes on déterminait une péritonite aiguë, le plus souvent mortelle, accompagnée d'hypothermie et Koch avait cru que seul le bacille virgule était susceptible de la déterminer.

Les deux réactions biologiques suivantes ont seules une véritable valeur diagnostique : la réaction de Pfeiffer ou transformation en granules, la réaction agglutinante.

Pour la réaction de Pfeiffer, il suffit de mettre en contact une goutte de culture avec du choléra sérum *frais* dilué ; s'il s'agit de vrais vibrions, on assiste à *la transformation en granules*.

La *réaction agglutinante*, dont la recherche est d'une extrême simplicité, a beaucoup plus de valeur pratique et est dans l'état actuel de la science le procédé le meilleur qui puisse permettre de distinguer un vrai vibrion cholérique d'un faux vibrion.

L'agglutination par le sérum anticholérique (par le sérum anticholérique de l'Institut Pasteur) doit se faire au taux minimum de 1 pour 1000.

Un fragment d'une colonie est dilué dans un centimètre cube d'une solution à 1 pour 1000 en eau physiologique de sérum anticholérique ; l'agglutination doit être obtenue en une heure.

Pour l'isolement du microbe, au cours de ces diverses réactions, on se sert soit du peptogelo-sel de Metchnikoff, soit du milieu de Dieudonné.

Le vibrion cholérique introduit par la voie gastrique reste cantonné chez l'homme et chez les animaux à la surface du tube digestif, *il ne se généralise pas* et ne peut être retrouvé dans les viscères éloignés. Les symptômes d'intoxication générale si profonds dans le choléra sont donc dus seulement à la toxine cholérique, comme dans les infections diphtérique ou tétanique. La toxine cholérique est une toxine soluble.

Pour obtenir une toxine active, il faut exalter la virulence du vibrion cholérique. Roux, Metchnikoff et Salimbeni ont employé le procédé suivant : ils préparent des petits sacs de collodion de 3 à 4 centimètres cubes de capacité et y introduisent de l'eau peptonée ensemencée avec le vibrion ; ces sacs, une fois fermés, sont introduits dans le péritoine d'un cobaye ; des phénomènes d'osmose se produisent qui modifient le contenu du sac de telle façon que le microbe se cultive pour ainsi dire dans un milieu vivant, le bacille inoculé dans le péritoine détermine une péritonite, on l'ensemence à nouveau en sac de collodion, etc.

La toxine obtenue par filtration, inoculée sous la peau, tue le cobaye de 250 grammes à la dose de 1 centimètre cube ; l'animal meurt en hypothermie (24°) avec de l'hyperhémie de l'intestin grêle, celui-ci est distendu par un liquide diarrhéique renfermant des flocons riziformes.

La toxine cholérique a donc bien, comme le microbe lui-même, une élection sur le tractus digestif, et son inoculation sous la peau reproduit les mêmes effets expérimentaux que l'ingestion directe du microbe lui-même.

Inoculation aux animaux. — Il est difficile de reproduire expérimentalement le choléra par inoculation ou ingestion simple de cultures cholériques.

Les recherches de Metchnikoff, en serrant de plus près les conditions de l'infection cholérique, ont permis de réaliser d'une façon certaine le choléra expérimental.

D'après Metchnikoff, l'immunité des animaux contre le choléra intestinal est due à la présence, dans le tube digestif, de microbes qui empêchent le développement du bacille virgule.

Pour déterminer le choléra expérimental, il faut donc faire ingérer des cultures à des animaux dont la flore intestinale soit pauvre; ce desideratum se réalise chez les jeunes lapins nourris du lait maternel. Chez ces lapins nouveau-nés, l'ingestion de culture fraîche détermine dans la moitié des cas environ de la diarrhée et de l'hypothermie, les animaux meurent au bout de cinq à six jours avec des lésions intestinales rappelant celles du choléra. Le choléra expérimental s'observe bien plus facilement, d'après Metchnikoff, si on associe à l'ingestion de cultures de vibrion cholériques celle de certains microbes favorisants de l'intestin (sarcines, torula blanche). Certains germes ont, par contre, une action empêchante.

On peut facilement vacciner les animaux contre le vibrion cholérique, comme l'a fait Haffkine, en partant de cultures stérilisées par une solution phéniquée à 0,5 pour 100, soit un virus vivant exalté, puis atténué; les animaux ainsi vaccinés sont vaccinés seulement contre le microbe, mais non contre la toxine.

La vaccination contre la toxine se fait facilement, comme l'ont montré Behring et Ramson, Roux, Metchnikoff et Salimbeni, par inoculation de doses croissantes de toxine à l'animal; les animaux ainsi accoutumés sont vaccinés contre le virus et contre la toxine, le sérum est doué de propriétés préventives, mais non curatives.

Il n'existe pas de sérum curateur anticholérique, on peut par contre, comme l'a essayé Ferran, puis réalisé Haffkine, vacciner contre le choléra.

Nous étudierons, dans une autre partie de ce traité, les méthodes de recherche du vibrion cholérique dans les matières fécales; rappelons seulement que certains individus sains peuvent être porteurs de germes, il s'agit en général d'individus ayant été en contact avec des cholériques ou ayant bu de l'eau infectée. Mais on a trouvé des vibrions hautement agglutinables ayant tous les caractères spécifiques des vibrions de Koch, chez des individus n'ayant jamais été exposés, selon toute probabilité, à une contamination cholérique. Ces cas sont d'ailleurs exceptionnels.

II. — *Bacille fusiforme* ([1]).

Décrit pour la première fois en 1896 par Vincent, dans la pourriture d'hôpital, le bacille fusiforme a été l'objet d'une étude approfondie de la part de ce même auteur qui a montré son rôle dans l'angine ulcéro-membraneuse et dans la stomatite ulcéro-membraneuse.

Morphologie. — Il se présente sous l'aspect d'un bacille fusiforme, ayant sa partie moyenne renflée et ses extrémités nettement amincies; son polymorphisme est assez marqué, sa longueur très variable; il présente souvent des formes d'involution, on voit alors des vacuoles dans son intérieur.

D'après Letulle, il est mobile quand on l'examine dans la salive et doit être considéré non comme un bacille mais comme un spirille. Plaut admet aussi sa mobilité et lui décrit ainsi des cils vibratiles. Comandon, à l'examen à l'ultra-microscope, admet cette *mobilité :* ce caractère a été contesté. Le microbe se colore bien par les couleurs basiques d'aniline, en particulier avec le rouge de Ziehl dilué au dixième, *il ne prend pas le Gram*, ce qui le différencie du bacille de la diphtérie.

Il n'a pu être cultivé en culture pure, on a seulement un enrichissement dans certains milieux, bouillon peptoné (Vincent), liquide d'ascite (Carnot et L. Fournier), sérum sanguin (Abel).

Lewkowicz l'aurait obtenu en cultures anaérobies (gélose glucosée additionnée de sérum de rat). Il n'est pas pathogène pour les animaux sains, mais chez les animaux affaiblis on peut, d'après Vincent, reproduire la pourriture d'hôpital. C'est un hôte normal de la cavité bucco-pharyngée; il est l'agent, outre la pourriture d'hôpital et de la stomatite ulcéro-membraneuse, de certaines balanites érosives, mais surtout de certaines angines ulcéro-membraneuses (Vincent).

Dans ces lésions on le trouve en général associé à un spirille très fin, onduleux, flexueux, en tire-bouchon, qui est beaucoup plus faiblement coloré que lui; au début des lésions le bacille existe seul, plus tard quand l'ulcération se produit, le spirille apparaît.

Certains bactériologistes, comme Lehmann et Neumann, séparent le bacille de la diphtérie et le bacille de la morve des autres microbes.

Ils les groupent à côté l'un de l'autre sous le nom de *Corynebacterium diphteriæ* et de *Corynebacterium mallei*.

L'un et l'autre présentent des éléments granuleux, avec des renflements aux extrémités en massue; ils peuvent enfin, dans les vieilles cultures sur agar glycériné, présenter des formes ramifiées et des formes en massue.

Le groupe Corynebacterium est d'autre part très voisin des Mycobacterium, qui renferme le bacille de Koch et les divers acido-résistants; les Mycobacterium étant eux-mêmes très voisins des Actinomycètes.

([1]) La place de ce bacille est encore indécise, il pourrait peut-être être rapproché du trypanosome.

V

GROUPE CORYNEBACTERIUM

I. — *Corynebacterium diphteriæ* (Loeffer). **Bacille diphtérique.**

Entrevu par Klebs, le bacille de la diphtérie a été isolé et étudié par
Lœffler. Roux et Yersin reproduisent expérimentalement les diverses
lésions diphtériques et isolent la toxine sécrétée par le microbe.

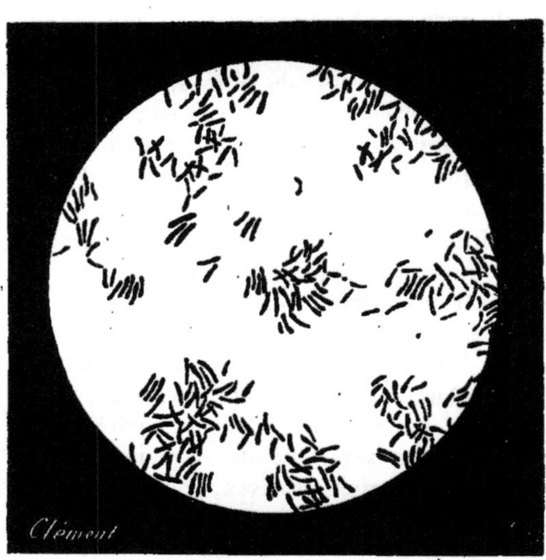

Fig. 47. — Bacille diphtérique. Culture sur sérum.
Forme longue.

Behring et Kitasato étudient les procédés de vaccination par la toxine atténuée et découvrent les propriétés préventives et curatives du sérum des animaux vaccinés. Roux et Martin précisent la technique de la sérothérapie antidiphtérique et la rendent applicable au traitement de la diphtérie.

Morphologie. — Le bacille diphtérique est un bâtonnet immobile de longueur très variable; selon les dimensions on distingue trois variétés : les bacilles courts, mesurant en
moyenne 2 μ de long, sur 0,8 de large, dont les éléments, souvent
d'aspect coccobacillaire, sont disposés d'ordinaire parallèlement ; —
2° les bacilles moyens, ayant 3 à 4 μ de long, disposés en V, en accent
circonflexe, en palissade ; — 3° les bacilles longs, ayant plus de 4 à
5 μ; les bacilles sont enchevêtrés, intriqués en broussailles.

Le bacille est rectiligne, ou légèrement incurvé, ses extrémités sont
souvent plus grosses que le centre, renflées en massues; dans les vieilles
cultures, on rencontre souvent des formes d'involution, plus ou moins
renflées en poire, en massue, quelquefois même des formes ramifiées.

Le bacille ne présente pas de spores.

Le bacille se colore par la méthode de Gram, mais il apparaît souvent
granuleux comme le bacille de Koch, coloré par la même méthode.

Il présente à ses extrémités des corpuscules métachromatiques.

Le bacille ne se développe bien dans les milieux de culture qu'au-dessus de 30 degrés, le milieu d'élection est le sérum de bœuf gelifié; sur ce milieu, au bout de 24 heures, on voit apparaître des colonies arrondies de couleur blanc grisâtre, légèrement saillantes.

L'animal de choix pour reconnaître la virulence du bacille est le cobaye qui est très sensible; il se produit un léger œdème au point d'inoculation, quelquefois même une fausse membrane, l'animal meurt en vingt-quatre à soixante-douze heures; à l'autopsie, il y a une congestion vive des ganglions et des organes abdominaux, des hémorragies des capsules surrénales, un double exsudat pleural, quelquefois des ulcérations de la muqueuse gastrique.

L'inoculation sur les muqueuses donne lieu à la formation de fausse membrane, l'inoculation sur le larynx ou la trachée, à une sorte de croup expérimental.

Dans tous ces cas, si la dose inoculée est assez faible pour permettre la survie, on voit survenir des paralysies bien décrites par Roux et Yersin. Chez le lapin, il s'agit d'ordinaire de paraplégie flasque du train postérieur, la paralysie peut gagner quelquefois les pattes de devant. Les pigeons marchent les pattes écartées; ils ne peuvent se remettre debout si on les couche sur le dos. Les paralysies qui surviennent chez le chien peuvent guérir.

Toxine diphtérique. — Le développement du bacille diphtérique dans les milieux liquides s'accompagne de la formation d'une substance qui diffuse dans le milieu de culture, la toxine diphtérique. L'existence de cette toxine a été mise en évidence par Roux et Yersin, il s'agit d'une toxalbumine, détruite à 100 degrés et qu'une exposition à 58 degrés pendant douze heures affaiblit singulièrement; cette toxine est précipitée par l'alcool absolu et adhère aux précipités — avec cette toxine on reproduit la fausse membrane et toutes les lésions de la diphtérie expérimentale.

Dans les bouillons récents il existerait, d'après Ehrlich, deux espèces de toxine :

La toxine proprement dite, qui détermine l'œdème local, les nécroses, les congestions viscérales, les épanchements dans les séreuses;

La toxone, beaucoup moins active, à qui reviendraient les accidents tardifs de l'intoxication, les escarres, les paralysies.

On met cette toxone en évidence en neutralisant par une dose de sérum antidiphtérique plusieurs doses mortelles de toxine; le sérum neutralise la toxine vraie, mais laisse subsister les toxones, comme le montre l'inoculation du mélange au cobaye.

Dans les bouillons vieillis, il existerait enfin une troisième substance, la toxoïde, qui n'est pas nuisible pour les animaux, et enfin, d'après von Dungern, une quatrième série de corps qu'il appelle épitoxonoïdes; ces corps, dépourvus de toxicité, seraient cependant capables de déterminer, lorsqu'on les inocule aux animaux, l'apparition dans le sérum de propriétés antitoxiques.

La toxine est plus avide d'antitoxine que la toxone; la toxoïde, au contraire, a une affinité au moins égale ou même plus grande, vis-à-vis du sérum, que la toxine.

Pour Arrhenius, Madsen, Bordet, ces corps n'existent pas en réalité, la toxone n'est qu'une molécule de toxine incomplètement saturée de molécules d'antitoxine.

Le bacille de Lœffler est le microbe de la diphtérie de l'homme : c'est lui qu'on retrouve également dans le plus grand nombre des cas de croup, dans certains cas de coryza pseudo-membraneux et même dans certaines angines rouges, sans fausses membranes.

On le retrouve enfin dans les foyers de broncho-pneumonie. Microbe d'infection locale n'agissant à distance que par sa toxine, il ne passe pas dans le sang ni dans les viscères, et ce n'est que par exception qu'il a pu être trouvé à l'autopsie dans le sang ou les viscères (Barbier, Tollemer, Richardière et Ulmann, Zacchiri).

Nous verrons dans une autre partie de cet ouvrage comment on doit faire le diagnostic bactériologique de la diphtérie par ensemencement de la fausse membrane sur sérum de bœuf coagulé. Nous rappellerons seulement ici qu'une des difficultés de ce diagnostic est due à l'existence dans la bouche de personnes saines d'un bacille très voisin du bacille de Lœffler, du *bacille pseudodiphtérique*.

Les auteurs ne s'entendent pas sur la nature du bacille pseudo-diphtérique, tandis que Roux et Martin font de ce microbe un bacille diphtérique atténué, ayant perdu toute sa virulence. Lœffler, Escherich, Spronck, le considèrent comme un microbe tout à fait distinct du bacille diphtérique ; la question même serait encore plus complexe pour de Simoni, Veillon et Hallé, Barbier, qui considèrent qu'à côté du bacille pseudo-diphtérique vrai, qui n'est qu'un bacille diphtérique atténué, il existe une ou plusieurs autres espèces microbiennes confondues avec lui : bacille pseudo-diphtérique commun de Veillon et Hallé, bacille en navette de Barbier, etc.

II. — *Corynebacterium mallei* (Lœffler). **Bacille de la morve.**

Le bacille de la morve a été isolé à la suite des recherches de Bouchard, Capitan et Charrin en France, de Lœffler et Schultze en Allemagne.

Morphologie. — Le bacille de la morve représente un bacille assez grêle, tantôt légèrement incurvé, ayant environ 2 à 5 µ de long sur 0 µ 2 à 0 µ 4 de large; c'est un bacille immobile, difficile à colorer, *ne prenant pas le Gram*. Le bacille présente souvent dans son protoplasma des espaces incolores qu'on a pu prendre pour des spores. Sur pomme de terre, il prend un aspect rameux et présente des formes d'involution dans les vieilles cultures.

Milieux de culture. — Le bacille ne se développe qu'à une température assez élevée aux environs de 37 degrés, c'est un anaérobie facultatif.

Le milieu électif est la *pomme de terre*. Sur ce milieu, le bacille développe des colonies d'abord jaunâtres qui, les jours suivants, prennent une couleur café au lait ou chocolat; la pomme de terre noircit dans sa totalité.

Inoculation aux animaux. — Le cheval, l'âne, le mulet sont très sensibles à l'inoculation du virus; au point de vue du diagnostic, on inocule les produits suspects ou les cultures à l'âne ou au cobaye mâle.

L'inoculation à l'âne de cultures morveuses pratiquée au moyen de scarifications faites sur le frontal, puis de frictions avec le produit morveux, détermine en 10 à 16 jours des lésions mortelles de morve aiguë très voisine de la granulie. L'inoculation au cobaye détermine la production d'une orchite, le pus de cette orchite ensemencée sur pomme de terre donne des cultures chocolat.

Le bacille de la morve ne donne pas de toxine soluble, mais

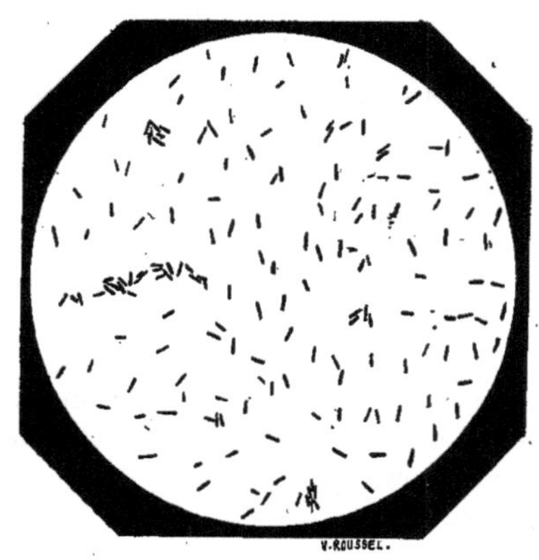

Fig. 48. — Bacille de la morve (culture).

une toxine adhérente qu'on peut extraire après la mort du microbe au moyen de la glycérine, c'est la *malléine* découverte par Helman et Kalning.

La malléine s'obtient, comme la tuberculine, par stérilisation à 110 degrés d'une culture vieille d'un mois de bacille de la morve dans du bouillon glycériné; la culture est réduite ensuite au 1/10 au bain-marie et filtrée sur papier Chardin; le liquide filtré est la malléine brute qu'on emploie d'ordinaire diluée au 1/10 dans de l'eau phéniquée à 5 pour 1000.

L'inoculation de 2 à 5 centimètres sous la peau d'un cheval sain ne détermine pas de réaction locale ni de réaction générale.

Chez l'animal morveux, comme l'a montré Nocard, la malléine a une action comparable à celle de la tuberculine; sur le cobaye tuberculeux l'inoculation de 1/2 centimètre cube détermine une réaction caractéristique au point d'inoculation : la peau devient chaude, tendue, douloureuse et est le point de départ de traînées lymphangitiques. L'animal a de l'anorexie, des frissons, quelquefois des convulsions; il se produit enfin une réaction thermique analogue à celle que détermine la tuberculine chez les cobayes tuberculeux; dès la huitième, rarement après la douzième heure, la température s'élève de 1°,5 à 2° et même 2°,5.

L'épreuve n'est concluante que si la température s'élève de 1°,5; dans les cas où la réaction est incertaine, c'est-à-dire s'il n'y a qu'une faible élévation thermique avec un simple œdème, l'animal doit être considéré comme suspect et soumis, un mois après, à une nouvelle réinoculation à dose plus forte. La réaction peut ne pas se produire quand l'animal a des lésions très avancées.

VI

BACILLES ACIDO-RÉSISTANTS

I. — *Mycobacterium tuberculosis* (Koch). **Bacille de la tuberculose humaine.**

Le groupe corynebacterium nous faisait pressentir une espèce microbienne particulière, transition entre les bactéries proprement dites et les actinomycètes ; un chaînon intermédiaire nous est offert par le groupe des bacilles tuberculeux et des bacilles tuberculoïdes.

On a, dans ces derniers temps, cherché à grouper sous le nom d'oosporoses, le bacille de la tuberculose, le bacille de la lèpre, l'actinomyces bovis et divers streptothrix, et essayé de montrer leur parenté avec les moisissures par suite de la présence, dans certains cas, de formes ramifiées.

Quel que soit l'intérêt de ce rapprochement, et s'il est bien exact qu'il y a une filiation indiscutable entre le bacille de la diphtérie et le bacille de la morve avec le bacille de Koch et, d'autre part, entre celui-ci et l'actinomyces, il ne faut pas faire de généralisation hâtive et rapprocher, comme on le fait souvent, ces microbes des moisissures dont ils n'ont en rien la structure ni le mode de reproduction.

L'acido-résistance est une des propriétés importantes du groupe, mais elle n'est pas fondamentale. Le bacille de Koch peut, dans ses formes vieilles ou dans certaines formes acclimatées en cultures homogènes, perdre partiellement son acido-résistance ; d'autre part beaucoup de streptothricées sont acido-résistantes comme le bacille de Koch ; enfin un grand nombre de streptothricées, qui ne sont pas acido-résistantes dans les cultures, inoculées aux animaux deviennent acido-résistantes.

L'aspect des cultures est commun à toutes ces espèces : Elles poussent en voile à la surface des liquides ou en grumeaux dans leur intérieur, mais sans se mêler au milieu.

Sur milieux solides elles donnent des colonies extérieures au milieu, toutes de surface, analogues à des lichens, très difficiles à dissocier.

Leur pouvoir pathogène les rapproche encore — elles donnent soit des lésions fibro-caséeuses, faciles à confondre entre elles — soit des tubercules renfermant des cellules géantes.

Le bacille de la tuberculose de l'homme a été découvert par Koch en 1882 ; par ses réactions histo-chimiques, ses caractères de culture, les lésions qu'il détermine chez les animaux, le bacille de Koch a une place à part au milieu des autres bactéries.

Technique de coloration. — Le bacille de Koch ne se colore pas par les solutions aqueuses de couleur d'aniline qui colorent les autres microbes ou ne se colore qu'après un temps d'imprégnation fort long. Ehrlich a démontré enfin que si le bacille de la tuberculose est relativement difficile à colorer, par contre, une fois coloré, il résiste à l'action décolorante d'agents qui décolorent la plupart des autres microbes, en particulier des acides minéraux dilués.

On utilise dans la pratique le procédé d'Ehrlich légèrement modifié par la substitution du liquide de Ziehl (fuchsine phéniquée), qui se conserve mieux, au violet aniliné d'Ehrlich, primitivement employé.

Le liquide de Ziehl peut être employé à chaud ou à froid. La méthode la plus usitée et la plus rigoureuse est la méthode de Ziehl-Neelsen. On verse à la surface de la préparation la liqueur colorante et on la chauffe jusqu'à dégagement de vapeurs, sans aller cependant jusqu'à l'ébullition ; on retire alors la préparation et on ne la met à nouveau au-dessus de la flamme que lors-

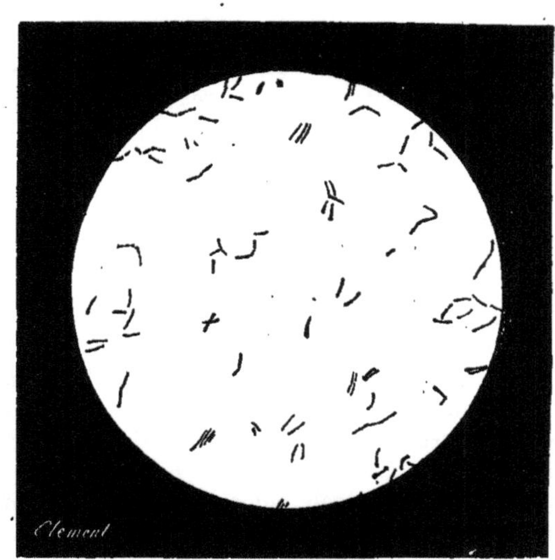

Fig. 49. — Bacille de Koch ; aspect dans les crachats.

que les vapeurs ont cessé de se dégager ; on recommence trois fois la petite opération ; on lave à l'eau.

Le bacille de la tuberculose ainsi coloré présente une propriété qui le distingue de la plupart des autres microbes ; il ne se décolore pas, lorsqu'on fait tomber sur la préparation quelques gouttes d'acide nitrique au tiers et qu'on traite la préparation ensuite par l'alcool absolu. Bezançon et Philibert ont montré qu'il était nécessaire, dans les cas de diagnostic difficile, de colorer à chaud pendant dix minutes, et de décolorer par l'acide nitrique au tiers pendant deux minutes, puis par l'alcool absolu pendant cinq minutes. En s'astreignant à cette décoloration rigoureuse, on évite de prendre pour des bacilles de Koch des bacilles qui, quoique légèrement acido-résistants, ne sont pas comme le bacille de Koch alcoolo-résistants.

Le bacille de Koch jouit donc d'une double propriété : la propriété *acido-résistante* et la propriété *alcoolo-résistante*, dont l'intensité est variable suivant les bacilles, mais qui est toujours suffisante pour se manifester avec les temps de décoloration que nous avons indiqués.

On a beaucoup discuté sur la cause de cette propriété singulière du bacille de Koch, on l'a attribuée tout d'abord à sa constitution chimique qui est assez différente de celle des autres microbes. Il renferme, en effet, des graisses neutres (palmitine, cire.), des acides gras, des corps voisins de la lécithine, de la cholestérine ; une matière colorante jaune, des corps albuminoïdes, et une trame cellulosique pour les uns, chitineuse pour les autres. L'acido-résistance a été attribuée à certaines de ces substances : cellulose, chitine, graisse, et surtout acides gras (Camus et Pagniez). Pour Auclair et Paris, toutes les substances chimiques qui entrent dans la constitution du bacille sont acido-résistantes. Bezançon et Philibert ont vu que les réactions colorantes n'étaient pas directement liées à la constitution chimique. Ainsi les colorants des graisses (Sudan) ne les colorent pas, et la propriété acido-résistante paraît autant liée à la constitution physique du bacille qu'à sa composition chimique.

Morphologie. — Après coloration, les bacilles tuberculeux apparaissent comme des bâtonnets grêles ayant 1 μ 5 à 3 μ de longueur; ils ne sont pas absolument droits mais le plus souvent infléchis, « quelquefois comme brisés et formés de segments articulés à angle droit » (Straus). Les bacilles ont fréquemment un aspect granuleux produit par l'alternance de zones colorées et de zones claires fortement réfringentes, réfractaires à toute coloration, les espaces clairs ont été considérés non comme des spores, mais comme des vacuoles échelonnées le long du bacille.

Le bacille de Koch, coloré par le Ziehl, se montre assez souvent granuleux, les granulations étant tantôt libres d'où un aspect en streptocoques, tantôt incluses dans la masse du bacille colorée en rouge; d'autres méthodes de coloration que le Ziehl permettent d'étudier avec plus de précision ces granulations et les mettent en évidence dans de nombreux cas où elles semblent absentes sur les préparations colorées par la méthode de Ziehl. Il semble que ces granulations soient plus avides de violet que de fuchsime, comme le montre la méthode de Fontès qui permet une triple coloration par le violet, la fuchsine et le bleu de méthylène.

Dans les vieilles cultures, le corps bacillaire disparaît et l'on trouve en quantité innombrable des granulations gramophiles (Much, F. Bezançon et Philibert).

Des observations récentes tendent à montrer que le bacille de la tuberculose peut prendre l'aspect du parasite de l'actinomycose ; Petrones, Coppen Jones, Metchnikoff ont montré que le bacille de Koch pouvait prendre une forme ramifiée; Coppen Jones a même vu dans des cavernes tuberculeuses le bacille présenter des renflements en massue; en inoculant dans la substance cérébrale du lapin après trépanation des cultures du bacille de la tuberculose humaine, Babès et Levaditi ont vu que les bacilles se disposaient en amas, dont le centre simulait un mycélium ramifié et la périphérie de véritables crosses comparables à celles de l'actinomycose; Cornil, F. Bezançon et V. Griffon ont vérifié ces faits.

Le chauffage à 60 degrés (Arloing), l'addition d'iodure de potassium (4 pour 100 : Peju et Rajat) peuvent faire apparaître dans les cultures de bacilles aviaires des formes ramifiées avec des crosses. Ces faits montrent la parenté qui existe entre le bacille de Koch et l'actinomyces au point de vue morphologique; mais ce sont des faits exceptionnels et aussi bien dans les crachats que dans les cultures de bacilles humains, on ne voit pas d'ordinaire de formes ramifiées.

Cultures. — Le bacille de la tuberculose ne se développe pas sur les milieux usuels. Il est nécessaire de se servir de milieux spéciaux placés à l'étuve à 38 degrés.

Pour isoler le bacille tuberculeux des produits tuberculeux, on n'emploie plus guère aujourd'hui le sérum de bœuf gélifié avec lequel Koch a fait ses premières expériences et a pu isoler le bacille.

On se sert de la pomme de terre (Paulowsky) glycérinée (Nocard et Roux), ou du sang gélosé glycériné (Bezançon et Griffon), du jaune d'œuf gélosé (Bezançon et Griffon), de tranches de foie, de rate (Lumière), de la pomme de terre glycérinée additionnée de bile (Calmette).

Sur ces divers milieux, les colonies apparaissent vers le quinzième jour, et n'acquièrent un développement complet que vers la quatrième semaine. On voit alors le long du trait d'ensemencement des écailles sèches, rugueuses, qu'on peut détacher assez facilement de la surface du milieu; sur pomme de terre, les colonies sont plus saillantes, mamelonnées.

Si l'on prélève une de ces colonies, on voit qu'elle est constituée par un assemblage très serré de bacilles disposés en moustache tordue qu'on ne peut parvenir à dissocier.

La première culture obtenue sur milieu solide, on peut en détacher une écaille que l'on porte à la surface du bouillon glycériné; le bacille après un temps d'incubation assez long se développe en un voile d'abord mince et transparent, qui devient bientôt épais et chagriné, le liquide reste absolument limpide.

Si, comme je l'ai montré avec Philibert, on fait une inclusion dans la paraffine, puis des coupes, soit d'une de ces colonies, soit d'un fragment de voile, on voit que celui-ci est constitué en réalité par de grandes colonnes ramifiées, se colorant par le bleu de méthylène dans l'intérieur desquelles on trouve en plus ou moins grande quantité des bacilles acido-résistants. La nature de cette substance fondamentale qui forme la trame des voiles est difficile à préciser; est-ce une substance unissante, interbactérienne, véritable sécrétion du bacille, comme celle que l'on a a décrite chez les myxo-bactéries, et comme van Tieghem l'a figurée pour le bacillus subtilis n'y a-t-il pas, en outre, des cadavres de bacilles en voie de désintégration et ayant perdu leurs réactions colorantes? il est difficile de le dire; ce qui est certain, c'est que cette substance a souvent un aspect filamenteux ou granuleux; les granulations ayant la même ordination que les bacilles acido-résistants (Bezançon et Philibert).

Inoculation aux animaux. — Le cobaye est l'animal de choix: l'inoculation de produits tuberculeux sous la peau détermine un abcès froid, suivi ou non de chancre. La tuberculose, comme l'a montré Arloing, affecte chez le cobaye la voie lymphatique : quinze jours après l'inoculation, les ganglions inguinaux correspondant au côté inoculé se tuméfient, puis, vers le vingtième jour, les ganglions sous-lombaires du même côté ; il se fait ainsi une tuberculose ascendante, unilatérale, suivie bientôt d'une période de dissémination: la rate se prend d'une façon *extrêmement* précoce, et est un des sièges d'élection du bacille, puis le foie, les ganglions rétro-hépatiques, et enfin les ganglions du côté opposé.

La mort survient à une époque extrêmement variable : trois semaines à neuf mois après l'inoculation, le plus souvent en un à deux mois ; à l'autopsie, on trouve les ganglions tuméfiés, remplis de pus caséeux pauvre en bacilles ; la rate, extrêmement tuméfiée, parfois colossale allant jusqu'à peser 40 grammes (observation personnelle), est infiltrée de granulations tuberculeuses ou farcie de masses caséeuses. Le foie est criblé de masses caséeuses de couleur jaunâtre.

Lorsque la tuberculose évolue assez rapidement, en deux ou trois semaines, les lésions viscérales se bornent au foie et à la rate ; il n'en est plus de même dans les cas où la tuberculose a eu une marche moins rapide. Aux lésions précédentes s'ajoute une localisation sur les poumons ; l'inoculation intratrachéale détermine une véritable broncho-pneumonie tuberculeuse (Bezançon et Braun).

Lorsque les cobayes ne succombent que lentement à l'infection tuberculeuse, il est fréquent de trouver, comme l'ont montré Hanot et Gilbert, Widal, Bezançon et Griffon, de véritables cirrhoses du foie, assez souvent accompagnées d'ascite.

Si enfin on injecte de très vieilles cultures dans le péritoine, on voit, comme nous l'avons montré avec Philibert, qu'il se produit des lésions de sclérose discrètes souvent bornées au petit épiploon ou à l'épiploon gastrosplénique.

Le lapin est beaucoup plus résistant au bacille de Koch.

L'inoculation sous-cutanée de produits tuberculeux s'accompagne en général de la formation d'un abcès froid, mais il ne se produit ni chancre, ni adénopathie ; il semble que très rapidement le virus envahisse le système sanguin, comme l'a bien montré Arloing. Le poumon devient le siège principal de la localisation, comme l'avait vu Villemin, de sorte que cette tuberculose expérimentale rappelle, par plus d'un point, la tuberculose de l'homme. Les lésions des autres organes sont moins constantes, souvent absentes et toujours plus discrètes.

Nous avons beaucoup insisté avec Griffon sur ces cas où l'injection de produits tuberculeux au lapin donne exclusivement une lésion locale et une lésion pulmonaire. Celle-ci peut être généralisée ou au contraire, comme nous l'avons observé, évoluer vers la sclérose et l'emphysème.

L'inoculation dans le péritoine détermine plus rapidement la mort ; le péritoine, la rate, le foie sont criblés de tubercules.

L'inoculation dans les veines détermine une véritable granulie expérimentale, les divers viscères, les séreuses sont couverts de fines granulations tuberculeuses.

Le chien est sensible à la tuberculose humaine ; l'inoculation sous-cutanée donne lieu, soit à des lésions localisées, soit à des lésions généralisées ; l'inoculation dans le péritoine donne lieu à une véritable péritonite tuberculeuse à forme caséeuse, l'inoculation intraveineuse à des lésions de granulie avec localisation prépondérante sur le poumon.

En faisant respirer à des chiens de l'air chargé de crachats tuberculeux pulvérisés, Tappeiner a pu déterminer la tuberculose de la rate, des reins et des poumons. Ces expériences mises en discussion ont été reprises avec succès par Kuss.

Nous ne pouvons que rappeler sommairement les caractères du bacille de la tuberculose bovine et de la tuberculose aviaire.

Depuis la retentissante communication de Koch au Congrès de Londres, affirmant que la tuberculose bovine est due à un bacille spécial distinct de celui de la tuberculose humaine, les bactériologistes se classent en deux camps, les dualistes avec Koch et son école, les unicistes avec Behring, Arloing, Landouzy. Les caractères différentiels de morphologie et de culture n'ont guère de valeur, mais le pouvoir pathogène est différent. Le bacille humain est peu pathogène pour le lapin et le bœuf ; le bacille bovin est très pathogène pour le lapin.

Pour la tuberculose aviaire, le problème a été aussi controversé.

Babès et surtout Cornil et Magnin ont montré que dans les lésions des oiseaux on trouvait le même bacille que chez l'homme ; les cultures sont en général plus humides, plus molles, le bacille supporte des températures de 43°, le chien jouit d'une immunité relative à la tuberculose aviaire, alors qu'il est sensible à la tuberculeuse humaine.

Le lapin est très sensible au bacille aviaire, qui détermine non des tubercules, mais une véritable septicémie (Yersin).

Cadiot, Gilbert et Roger, Courmont et Dor, Rocard, n'acceptent pas la dualité.

On conclut volontiers aujourd'hui avec Arloing et Nocard qu'il n'existe qu'un seul type de bacille tuberculeux pour l'homme et les animaux, mais susceptible de subir des modifications adaptatives et morphologiques.

Rappelons enfin que Bataillon, Dubard et Terre ont isolé d'une tumeur de la paroi abdominale d'une carpe un bacille ayant tous les caractères du bacille de Koch et ayant, en partie, les mêmes réactions colorantes.

Ce microbe diffère du bacille de la tuberculose humaine ou aviaire en ce que, acclimaté à vivre chez les poissons, il ne peut supporter une température de 36°, mais se développe, au contraire, à basse température, à 24°.

Il se développe abondamment et rapidement (en trois ou quatre jours) sur gélose glycérinée et donne des colonies arrondies, blanchâtres, crémeuses, confluentes sur pomme de terre ; les colonies sont verruqueuses, mais peu consistantes.

Ces cultures ne sont pathogènes ni pour le cobaye, ni pour le lapin, ni pour les oiseaux ; après plusieurs passages sur le cobaye elles deviendraient pathogènes ; elles sont pathogènes pour la carpe, la grenouille, le lézard, les orvets, couleuvres, vipères, etc. Nicolas et Lesieur n'ont pu transformer les bacilles de la tuberculose humaine ou de la tuberculose aviaire en bacilles piscaires ; par contre, Moeller, en inoculant des crachats tuberculeux à l'orvet, a pu obtenir un bacille identique à celui des poissons. Terre admet aussi que le bacille de la tuberculose piscaire est un vrai bacille tuberculeux adapté à l'organisme des poissons. La question n'est pas encore résolue.

On a décrit dans ces dernières années beaucoup de types de tuberculose chez les animaux à sang froid, qui se rapprochent du bacille piscaire.

Action des bacilles tués par la chaleur. — Les recherches de Koch, de Mafucci, de Prudden, de Straus et Gamaleïa montrent que les bacilles tuberculeux stérilisés à 100° conservent une partie de leurs propriétés pathogènes ; inoculés sous la peau, ils déterminent la suppuration avec ou sans phénomènes de cachexie; inoculés dans le péritoine et surtout dans les veines, ils déterminent, partout où ils ont été apportés, des réactions comparables à celles que déterminent les bacilles vivants, de véritables tubercules.

Toxines tuberculeuses. — Dans le bouillon de culture filtré, il n'existe pas de toxine comparable à celle de la diphtérie ; la toxine est en réalité adhérente au corps du bacille et n'est libérable qu'à la mort du microbe.

Nous ne pouvons rappeler ici toutes les tuberculines étudiées dans ces dernières années ; signalons cependant le mode de préparation de *la tuberculine ancienne de Koch* qui joue un rôle si important dans le diagnostic et le traitement de la tuberculose.

La préparation de la tuberculine ancienne de Koch, *alttuberculin*, est très simple : on prend une culture de bacille tuberculeux en bouillon glycériné à 5 pour 100, vieille de six semaines, donnant un voile à la surface du milieu ; cette culture est stérilisée à l'autoclave à 140°, puis concentrée au dixième au bain-marie par évaporation : le liquide brunâtre sirupeux obtenu, d'odeur pénétrante, est filtré sur papier et recueilli : c'est lui qui constitue la tuberculine brute. La tuberculine est très résistante à la chaleur même à 150° et à la lumière.

Malgré de nombreuses tentatives, on n'est pas parvenu à extraire de la tuberculine un principe actif. On se sert souvent, cependant, d'une tuberculine purifiée précipitée par l'alcool à 95°.

Le cobaye sain est très peu sensible à la tuberculine, une injection sous la peau de deux centimètres cubes reste sans effet appréciable ; le cobaye tuberculeux succombe au contraire à l'inoculation d'un demi-centimètre cube, il meurt en hypothermie progressive ; l'inoculation des doses plus faibles détermine une réaction fébrile.

L'homme est beaucoup plus sensible que le cobaye à la tuberculine ; chez l'homme sain (indemne de toute tuberculose?), une dose de 0 gr. 01 suffit déjà à provoquer une réaction thermique.

Chez les tuberculeux, des doses de 1/10e de milligramme suffisent à provoquer une réaction fébrile et même une réaction de foyer. Nous verrons plus tard le parti qu'on a tiré au point de vue du diagnostic de l'emploi de la tuberculine (sous-cuti-réaction, cuti-réaction, ophtalmo-réaction, etc.).

L'action toxique du bacille de Koch semble due en partie à des poisons solubles dans l'éther, le chloroforme, le xylol. Auclair, en traitant des cultures par l'éther ou par le chloroforme, a extrait une éthéro-bacilline et une chloroforme-bacilline ; la première a surtout un pouvoir caséifiant ; inoculée sous la peau, elle détermine la formation d'un abcès à contenu caséeux, qui laisse à sa suite un véritable chancre ; inoculée dans la trachée du lapin, l'éthéro-bacilline détermine dans tous les cas de la pneumonie caséeuse ; la chloroformo-bacilline a par contre surtout des propriétés sclérosantes ; inoculée sous la peau, elle donne lieu à la formation d'un abcès à pus bien lié : il ne se produit pas de chancre, le pus étant bridé par du tissu fibreux ; inoculée dans la trachée, elle détermine des réactions comparables à celle de la phtisie fibreuse.

Auclair et Paris décrivent enfin une troisième variété de poison tuberculeux, la substance protoplasmique (ou *bacillo-caséine*) du bacille au préalable débarrassé de ses matières adipo-cireuses. Cette bacillo-caséine détermine des effets locaux consistant en afflux de leucocytes polynucléaires et mononucléaires et des symptômes généraux, amaigrissement, cachexie profonde et mort.

Borrel a enfin extrait du corps bacillaire des produits solubles dans le xylol.

Il n'y a pas lieu de faire un parallèle entre ces produits et la tuberculine ; rappelons que les produits adhérents sont surtout l'apanage de l'espèce, Armand Delille a pu extraire des produits analogues des bacilles acido-résistants tuberculoïdes ; la tuberculine semble au contraire, comme l'a montré Krompecher, n'exister que chez les bacilles virulents.

Pour libérer la toxine du bacille, Koch a eu recours au broyage, puis à des centrifugations successives, il a ainsi préparé une nouvelle tuberculine dont l'action ne diffère guère de l'ancienne.

Vaccination antituberculeuse. — La vaccination ne peut être obtenue que si l'on emploie des bacilles vivants, soit des bacilles de virulence atténuée. En 1891, Grancher et H. Martin inoculèrent, à plusieurs reprises, à 9 lapins, des cultures de tuberculose aviaire vieilles de deux ans ; les lapins, ainsi inoculés, se montrèrent plus résistants que les témoins à l'injection de bacilles virulents, la survie fut plus considérable.

Richet et Héricourt firent sur le chien des tentatives analogues.

Friedmann vaccine des cobayes en leur inoculant un bacille isolé de la tortue, Mœller un bacille retiré de l'orvet.

Neufeld se sert de bacille humain pour vacciner les bovidés, les chèvres, les ânes.

La vaccination systématique par un virus provenant d'une autre espèce animale ne fut faite qu'à la suite des célèbres expériences de Behring sur le bovo-vaccin.

Ce bovo-vaccin provient de cultures de bacilles tuberculeux humains peu virulents entretenues depuis longtemps dans le laboratoire, ayant une virulence atténuée fixe. On injecte le vaccin en 2 fois, *à 5 mois d'intervalle*, la première injection contenant 4 milligrammes de bacilles, la deuxième, 20 milligrammes; ce n'est enfin que 3 mois après la deuxième vaccination que l'animal peut être considéré comme immunisé.

Les premiers résultats semblèrent encourageants, et l'expérience de contrôle exécutée à Melun en 1904-1905, par MM. Rossignol et Vallée, semblait tout d'abord favorable à la méthode; mais la résistance conférée aux bovidés par la vaccination ne dépassa pas 6 mois. Les recherches d'Arloing sont également en faveur du développement d'une certaine immunité antituberculeuse.

Dans un mémoire plus récent, en août 1909, M. Vallée a repris la question : il injecte aux bovidés un bacille équin atténué. La vaccination intra-veineuse confère une résistance relative aux animaux inoculés et cette résistance est proportionnelle à la quantité de bacilles inoculés à titre préventif. La vaccination par voie veineuse n'est nullement valable au bout de quelques mois contre l'infection digestive ou la cohabitation. L'injection de vaccin sous la peau ne donne pas de résultats. La vaccination par voie digestive, comme l'a vu également Calmette, et surtout la double vaccination par voie veineuse et digestive seule, donneraient des résultats plus satisfaisants, quoique bien incomplets.

Des expériences de Vallée, il semble découler que la vaccination paraît surtout efficace contre les épreuves faites par la voie qui a servi à injecter le vaccin (vaccination veineuse contre l'épreuve intra-veineuse, digestive contre l'épreuve d'ingestion). Il semble que la première injection détermine surtout une résistance régionale, d'ailleurs temporaire et qui ne dure qu'autant que des bacilles servant de vaccin n'ont pas été complètement éliminés dans l'organisme; il ne se produit pas d'immunité générale.

Étude du phénomène de Koch. (Superinfection tuberculeuse.) Koch a montré que si l'on injecte à nouveau du bacille tuberculeux à un cobaye déjà tuberculeux, au lieu qu'il se produise un abcès, il se produit une plaque ecchymotique, puis nécrotique qui s'élimine et se cicatrise rapidement.

Le phénomène de Koch est volontiers considéré comme inconstant. les recherches que nous avons entreprises avec de Serbonnes à ce sujet nous ont permis d'établir au contraire qu'il s'agissait d'un phénomène constant obéissant à des lois très précises :

1° Chez le cobaye tuberculeux, d'une manière constante, on obtient par la réinoculation sous-cutanée une ecchymose suivie de nécrose, à condition qu'on laisse écouler un temps suffisamment long après la première inoculation et qu'on emploie une dose de bacilles suffisante ;

2° Si on fait des réinoculations trop précoces, on obtient constamment un abcès, et cela quelle que soit la dose de bacilles employée pour la réinfection (de 50 à 100 milligr.). La lésion allergique demande donc un certain temps de préparation pour apparaître ;

3° Le phénomène allergique apparaît tout d'abord en employant de fortes doses lors de la réinoculation, tandis qu'au même moment de faibles doses donnent lieu à la formation d'un abcès. Pendant très longtemps, sinon constamment, il est encore possible d'obtenir un abcès de réinoculation, en réduisant suffisamment les doses.

Chez les cobayes présentant le phénomène de Koch, l'inoculation intratrachéale détermine, comme nous l'avons montré avec de Serbonnes, une lésion allergique très caractéristique ; alors que la lésion intratrachéale primitive détermine une broncho-pneumonie caséeuse très riche en bacilles, la lésion de réinfection est toute différente, elle est très manifeste au bout de 24 heures et se traduit par une congestion intense du poumon et peut entraîner la mort de l'animal.

Chez les cobayes qui survivent il ne se produit pas de caséification, mais une sorte de carnisation où l'on ne trouve que de rares bacilles de Koch.

Rœmer et Joseph ont observé plusieurs fois, à la suite de la réinoculation chez le mouton, la mort de ceux-ci par suite de lésions congestives du poumon. Rist et Kindberg, chez le chien tuberculeux, ont observé, après injection intra-veineuse, des lésions allergiques du rein susceptibles d'entraîner la mort.

Il existe plusieurs sérums antituberculeux, sérum de Marmorek, de Maragliano, de Lannelongue, Achard et Gaillard, de Vallée, de Jousset. Malgré l'intérêt scientifique de plusieurs de ces sérums, leur action curative expérimentale n'a jamais été démontrée.

II. — *Bacilles tuberculoïdes.*

A la suite de la découverte par Ehrlich de la réaction colorante toute spéciale du bacille de Koch, on a tout d'abord considéré que cette réaction était quasi spécifique et que tout bacille se colorant par la méthode d'Ehrlich était un bacille tuberculeux.

Peu après la communication d'Ehrlich, dès 1885, on découvrit bien quelques bacilles ayant la même réaction colorante que le bacille de Koch, dans le smegma (Alvarez et Tavel), dans le cérumen (Bienstock et Gottstein), même dans le sang putréfié, et dans un cas de pseudo-tuberculose pulmonaire (Zahn), mais les conditions très particulières de l'habitat de ces bacilles n'infirmaient pas la valeur diagnostique pratique de la réaction colorante d'Ehrlich.

En 1896, pour élucider la question de la présence du bacille tuberculeux dans le beurre, Koch et Pétri, inoculant systématiquement divers échantillons de beurre dans le péritoine des cobayes, virent se développer une péritonite à fausses membranes, dans lesquelles fourmillent des bacilles qui, tout à fait semblables aux bacilles de Koch, par leur morphologie et leurs propriétés colorantes, s'en distinguent cependant par ce fait qu'ils végètent à basse température sur des milieux non glycérinés, qu'ils donnent sur ces milieux des colonies visibles déjà au bout de 24 heures, qu'inoculés enfin au cobaye ils ne sont pas pathogènes.

Les travaux de Pétri ne restèrent pas isolés, et de nombreux bactériologistes isolèrent du beurre et du lait, par le même procédé, des bacilles analogues à ceux découverts par Koch et Pétri (L. Rabinowitsch, Korn, Coggi, Tobler, Binot, Markl, Mœller, Beck).

En 1898, enfin, Mœller rencontre sur la Fléole des prés (Herbe de Timothée) un bacille acido-résistant qui possède à peu près les mêmes caractères que le bacille du beurre de Pétri. Il isole enfin d'autres types voisins sur les graines des céréales, dans les greniers à fourrage, le fumier.

Dans ces divers bacilles, comme nous l'avons montré avec Philibert, il faut faire deux parts : 1° un certain nombre de bacilles observés chez l'homme sain ou malade, urines, exsudats pleuraux, ne sont que des pseudo-bacilles acido-résistants ; ils sont accidentellement résistants et encore leur acido-résistance n'est-elle qu'incomplète, car ils ne résistent pas à l'action décolorante prolongée de l'acide nitrique, enfin ils ne sont pas alcoolo-résistants. Ces bacilles n'ont que l'apparence acido-résistante et la doivent seulement au milieu où ils séjournent ; 2° les autres sont héréditairement acido et alcoolo-résistants. Ce sont les bacilles tuberculoïdes qui sont de même souche ou d'une souche très voisine du bacille de Koch puisqu'ils peuvent le remplacer comme antigène dans la réaction de fixation et qu'ils ont à peu près la même composition chimique ; ils en diffèrent surtout par leur très faible pouvoir pathogène.

III. — *Mycobacterium leprae* (HANSEN): **Bacille de la lèpre.**

Le bacille de la lèpre a été découvert par Hansen en 1874.

Le bacille de la lèpre, par son aspect extérieur et par ses propriétés histo-chimiques, est voisin du bacille de la tuberculose.

Il se présente sous l'aspect d'un fin bâtonnet de 5 à 6 μ de longueur. de 0 μ 5 d'épaisseur ; les bacilles sont droits ou très légèrement incurvés : ils sont souvent granuleux, quelquefois renflés aux extrémités.

Comme le bacille de Koch, le bacille d'Hansen dans les lépromes jeunes se colore par les méthodes d'Ehrlich ou de Ziehl ; il se distingue cependant du bacille de Koch en ce qu'il est plus facilement colorable que celui-ci par les solutions aqueuses de bleu de méthylène ou de violet de gentiane, qui ne colorent pas le bacille de Koch. Il se colore par la méthode de Gram; enfin, lorsqu'on emploie la technique de Ziehl, il est plus résistant à la décoloration que le bacille de Koch.

Pratiquement, pour distinguer les deux microbes, on emploie la méthode de Baumgarten.

On colore les frottis 5 minutes à froid avec le violet aniliné d'Ehrlich, puis on décolore avec :

       Alcool absolu . . . .   10 cent. cubes.
       Acide nitrique . . . .   1 cent. cube.

On lave à l'eau.

Le bacille de la lèpre est resté coloré en violet, le bacille de Koch est décoloré. La valeur de cette réaction n'est pas admise sans conteste.

Le bacille de la lèpre après coloration, comme le bacille de Koch, a un aspect granuleux, il peut renfermer des vacuoles irrégulières dans son protoplasma; aux extrémités apparaissent souvent des renflements.

Le bacille de la lèpre se distingue en général facilement du bacille tuberculeux parce que, dans les produits lépreux, il est en général répandu en très grande quantité, il farcit pour ainsi dire les cellules conjonctives du derme dans lesquelles il forme de véritables amas (globes de Neisser). Dans les lépromes jeunes, le bacille est nettement acido-résistant ; il n'en est plus ainsi dans les lépromes vieil-

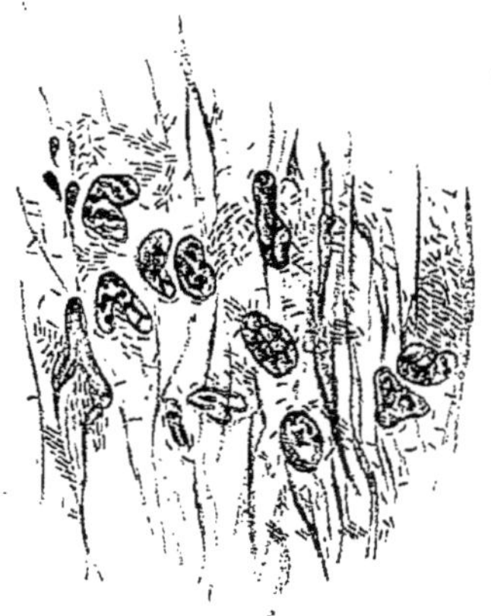

Fig. 51. — Bacille dans un léprome jeune (D'après P.-E. Weil).

lissants, dans lesquels, comme l'a indiqué E. Weil, un certain nombre de bacilles perdent leur propriété acido-résistante et ne se colorent plus par la méthode de Baumgarten, ni par la méthode de Gram. D'après Unna, les bacilles morts seraient privés de leur enveloppe cireuse.

Essais de culture et d'inoculation. — Le bacille de la lèpre n'a pu jusqu'ici encore être cultivé d'une façon certaine; plusieurs bactériologistes ont cultivé, non le bacille de la lèpre, mais le bacille de la tuberculose qui lui est souvent associé.

Nous rappellerons les recherches de Spronck et celles plus intéressantes de Rosh, nos essais avec Leredde et Griffon, enfin les tentatives plus récentes de Ch. Nicolle et de Weil avec le jaune de l'œuf.

Le bacille n'est pas inoculable aux animaux de laboratoire. Nicolle, cependant, après avoir inoculé des nodules lépreux sous la peau, aux singes (bonnet chinois et macaque), a vu les bacilles se multiplier et former au 62ᵉ jour un nodule qui, excisé au 75ᵉ jour, montrait de gros leucocytes mononucléaires renfermant des bacilles de la lèpre; les lésions ne se développent qu'au bout de plusieurs semaines et guérissent spontanément. D'après Ch. Nicolle, la réceptivité des singes déjà inoculés une première fois va en augmentant; les réinoculations successives abrègent la durée de l'incubation et retardent la rétrocession des nodules.

Les infections secondaires, en particulier l'infection tuberculeuse, sont fréquentes dans la lèpre.

Le bacille de la lèpre est répandu en quantité innombrable dans les tubercules, les taches érythémato-pigmentaires, la salive, le mucus nasal. Il est plus rare dans les lépromes et les formes nerveuses. Gougerot, dans un cas, l'a trouvé en abondance dans le sang.

LES CHAMPIGNONS PARASITES DE L'HOMME

Par E. BODIN

Professeur à l'École de médecine de Rennes.

PROLOGUE

APERÇU SUR L'IMPORTANCE ET L'HISTORIQUE DE LA MYCOLOGIE PARASITAIRE

Le terme de microbe ne s'applique pas aux seules bactéries : d'autres végétaux microscopiques plus élevés en organisation que ces bactéries peuvent aussi vivre dans l'organisme humain et déterminer des troubles divers. Ce sont des champignons et ce sont eux qui font l'objet de la mycologie parasitaire, l'une des branches des sciences médicales qui s'est le plus développée dans ces dernières années.

Elle est née en terre française, bien avant la bactériologie, avec les découvertes d'un Polonais fixé à Paris, GRUBY, qui, de 1841 à 1844, en plusieurs mémoires présentés à l'Académie des Sciences, affirma la nature cryptogamique des teignes et du muguet. GRUBY décrivit alors les parasites de ces affections dans leurs lésions avec une netteté et une précision que n'ont point surpassées les études ultérieures.

Si l'on veut bien se rappeler qu'à cette époque la notion du parasitisme végétal n'existait pas en pathologie humaine, et qu'elle heurtait de front les hypothèses si chères à la génération médicale de ce temps, on conviendra que GRUBY était vraiment un homme de génie.

Quelques années plus tard, en 1853, Ch. ROBIN donnait à la mycologie parasitaire une nouvelle consécration en publiant son ouvrage, trop oublié aujourd'hui, sur *L'histoire naturelle des végétaux parasites qui croissent sur l'homme et sur les animaux vivants.*

Malgré la valeur et l'importance de ces travaux et bien que EICHSTEDT en 1844 et BURCHARDT en 1859 aient annoncé l'existence de parasites cryptogamiques dans le pityriasis versicolor et dans l'érythrasma, les idées régnantes n'étaient pas favorables au parasitisme et ces découvertes, niées par certains, discutées par d'autres, admises seulement par quelques-uns plus clairvoyants, restèrent en tout cas au second plan.

Il fallait l'influence féconde des travaux pastoriens et les admirables méthodes d'étude qu'ils nous ont enseignées pour que la mycologie parasitaire prît sa véritable place en médecine humaine. D'ailleurs, cela ne s'est pas fait tout d'un coup et, bien qu'il soit assez curieux de noter que la première maladie étudiée par Pasteur soit une maladie causée par un champignon, la muscardine des vers à soie, la bactériologie dans son rapide et splendide essor fit d'abord oublier sa sœur aînée, la mycologie parasitaire. Cependant, comme tout se relie dans les sciences, les recherches sur les maladies bactériennes, faites d'abord d'une manière peut-être trop exclusive, apprirent peu à peu à envisager le parasitisme sous un aspect plus large. Elles ont conduit à l'étude des mycoses ouvrant un vaste et fertile champ de travail en médecine humaine comme en art vétérinaire. C'est la bactériologie qui a fourni les méthodes et techniques permettant d'isoler, d'étudier dans leurs lésions, dans leurs cultures artificielles et dans leurs inoculations expérimentales les champignons pathogènes pour l'homme et pour les animaux, et il n'est pas sans intérêt de rappeler que ce sont les travaux des bactériologistes qui ont réalisé les plus grands progrès en mycologie parasitaire.

Avec l'étude des champignons isolés en cultures pures comme des bactéries, faite pour la première fois par Duclaux et Verujski pour un *Trichophyton*, une voie nouvelle est offerte aux chercheurs. Les travaux se multiplient dès lors, conduisant à la découverte de parasites inconnus jusque-là et faisant connaître leur biologie. On apprend que les champignons ne sont plus seulement les parasites de quelques affections cutanées très spéciales comme les teignes, le pityriasis versicolor, l'érythrasma. On constate qu'ils peuvent atteindre tous les tissus, envahir les viscères, se généraliser dans l'organisme et déterminer des maladies très analogues à celles qui dépendent des bactéries, ressemblant à s'y méprendre à la tuberculose ou à la syphilis, ainsi que cela s'observe dans l'aspergillose, l'actinomycose, la sporotrichose, les oosporoses.

On découvre que certaines mycoses, comme les teignes, sont dues à des espèces parasitaires nombreuses dont il existe une véritable flore, variable suivant les pays et l'on apprend avec les belles recherches de Sabouraud, commencées en 1892, à isoler et à reconnaître facilement ces espèces. Avec cette étude des teignes la question si délicate des faits de polymorphisme est résolue au point de vue pratique. De tels travaux ont eu la plus large influence sur l'évolution de la mycologie parasitaire.

Enfin, à mesure que l'on pénètre mieux l'histoire des mycoses et que l'on précise davantage leur genèse, on voit que leur mécanisme, qui semblait d'abord si simple, est en réalité très comparable et très analogue à celui des maladies causées par les bactéries.

Les recherches de Roger, de Concetti, de Ceni et Besta et les miennes sur ce sujet font entrevoir dans les mycoses comme dans les affections bactériennes le rôle de poisons divers : Widal et Abrami montrent les modifications humorales profondes de l'organisme sous l'influence des champignons et les dernières recherches de M. Truffi, de Bruxo Bloch et de de Beurmann établissent la possibilité d'une immunisation artificielle dans les mycoses par des procédés comparables à ceux que nous possédons en bactériologie.

C'est donc à juste titre que la mycologie occupe aujourd'hui, à côté de la bactériologie, une place importante dans les sciences médicales.

Voulant en donner ici une idée générale, je ne puis me dispenser de rappeler d'abord ce que sont les champignons, quelle place ils occupent dans la classification des êtres vivants, quelle est leur anatomie et comment on les divise, quel est aussi leur mode de vie.

C'est un chapitre de généralités indispensable, car tout médecin vraiment digne de ce nom ne saurait être indifférent actuellement aux principes premiers de la mycologie, pas plus qu'il ne peut ignorer les notions générales de bactériologie. Et, d'ailleurs, n'est-ce pas parce que les médecins n'étaient pas assez mycologues, que certaines questions sont restées si longtemps obscures? J'examinerai ensuite plus particulièrement les champignons pathogènes pour l'homme, leur provenance, le mode pathogénique des affections qu'ils déterminent, puis j'indiquerai les diverses espèces pathogènes que nous connaissons aujourd'hui. Je donnerai en terminant un court aperçu de nos moyens d'étude de ces végétaux [1].

CHAPITRE PREMIER

NOTIONS GÉNÉRALES DE MYCOLOGIE

Place des champignons dans la classification des végétaux.

On sait que les végétaux se divisent en quatre embranchements qui sont :

Les *Tallophytes*;

Les *Muscinées*;

Les *Cryptogames vasculaires* :

Les *Phanérogames*.

C'est au premier de ces embranchements qu'appartiennent les Cham-

[1] Dans un article de généralités comme celui-ci, il est impossible de donner la bibliographie de la question. Je me contenterai d'indiquer à la fin les principaux ouvrages et les travaux les plus importants dans lesquels le lecteur trouvera des renseignements plus complets.

pignons. Schématiquement les Tallophytes sont des végétaux dépourvus de fleurs, de racines, de tiges, de feuilles et ils comprennent deux classes : les Champignons et les Algues.

Dans la classification des végétaux, les Champignons se placent donc immédiatement avant les Algues qui représentent le degré inférieur de ces êtres et c'est à ces deux classes voisines, qui offrent divers points de contact sur leurs confins, qu'appartiennent les végétaux parasites de l'homme.

On peut définir les Champignons des Tallophytes dépourvus de tout pigment chlorophyllien ou autre leur permettant d'utiliser les rayons solaires et cette particularité, dont nous verrons les conséquences en étudiant leur mode de vie, domine vraiment toute leur histoire.

Anatomie générale des Champignons. — Appareil végétatif.

En bactériologie, la morphologie est rudimentaire, il n'en est pas de même pour les champignons dont l'anatomie est fort compliquée, aussi convient-il de donner avant toute autre chose une idée générale de la forme de ces plantes.

Tout champignon se compose essentiellement d'un appareil végétatif et de formes de reproduction.

Au premier on donne le nom de Thalle et ce thalle revêt des formes différentes. Chez les Myxomycètes, c'est une simple masse protoplasmique renfermant un ou plusieurs noyaux, tandis que pour tous les autres champignons la masse protoplasmique nucléée est entourée d'une membrane de nature cellulosique et forme des tubes ou boyaux appelés mycélium, dont l'aspect et la structure varient (fig. 1).

Tantôt, et c'est le fait des Oomycètes, ces tubes sont continus sans division, tantôt, et c'est ce que l'on observe pour les autres champignons, le mycélium est divisé de distance et distance par des cloisons transversales de même nature que la membrane d'enveloppe cellulosique. D'ailleurs, le mycélium prend une disposition différente suivant les cas : par exemple, chez les levures, ou chez certains champignons vivant en anaérobiose, comme les Mucor, il offre l'aspect de

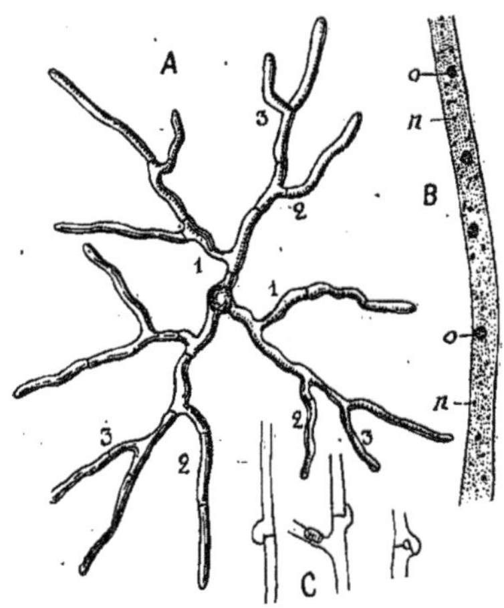

Fig. 1.

A, Mycélium d'Ascomycète (d'après Zopf). — B, Filaments d'une Mucorinée (d'après Matruchot). — C, Mycélium de Basidiomycète (d'après de Bary). (Pinoy, in *Bulletin de l'Institut Pasteur.*)

gnons vivant en anaérobiose, comme les Mucor, il offre l'aspect de

cellules arrondies ou ovalaires bourgeonnantes. D'autres fois, les filaments mycéliens se réunissent
et se groupent en faisceaux
qui s'accolent et communiquent entre eux par des anastomoses ; ils forment ainsi un
faux tissu, un strome, qui
n'est autre chose que le corps
des gros champignons que
l'on observe dans la cam-
pagne (fig. 2). Dans ce cas,
les filaments les plus externes
du tissu se modifient ; ils se
cutinisent, c'est-à-dire qu'ils
se transforment en cutine,
substance qui diffère de la
cellulose par plusieurs réactions. Il se peut enfin que le
mycélium ne s'agrège pas ; il

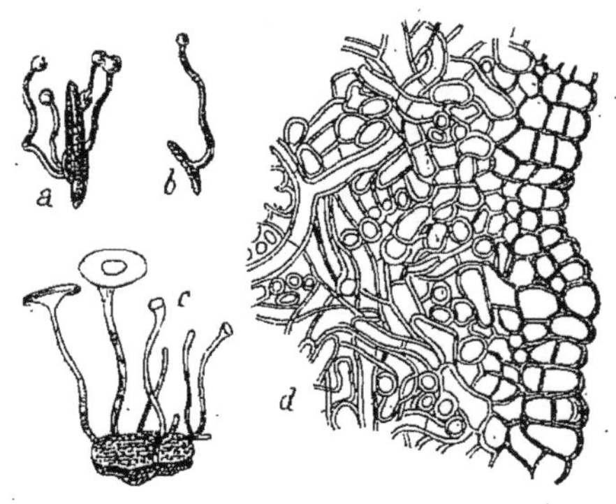

Fig. 2.

A, B, Sclérote de *Claviceps purpurea* germant et donnant des stromes (d'après Tulasne). — C, Sclé-rote avec des appareils fructifères d'une Pézize. — D, Coupe du sclérote (d'après de Bary). (Pinoy, in *Bulletin de l'Institut Pasteur.*)

reste alors à l'état de filaments diversement ramifiés, comme on le voit
chez la plupart des moisissures.

Appareils de reproduction des Champignons.

Dès le début de notre étude nous sommes donc loin de la morphologie si simple des bacté-ries ; avec les appa-reils de reproduction, nous allons trouver une complexité en-core plus grande.

Ces appareils sont de deux sortes.

Les uns sont des formes de reproduc-tion dites parfaites, parce qu'elles don-nent des organes spo-rulaires nettement différenciés et parce qu'elles sont spécia-les et capables de caractériser certains groupes.

Les autres sont dites formes impar-

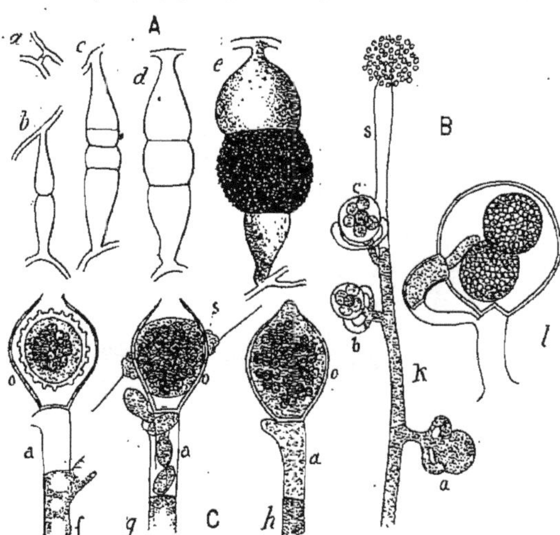

Fig. 3. — Formation de l'œuf.

A, *Rhizopus nigricans.* — B, *Achlya racemosa.* — *i*, Oogone conte-nant deux oosphères. Fécondation (d'après de Bary). — c, *Mo-noblepharis spherica.* — *h*, Anthéridie (a). — o, Oogone. — g, Anthérozoïdes. — f, Oogone contenant l'œuf (d'après Cornu). (Pinoy, in *Bulletin de l'Institut Pasteur.*)

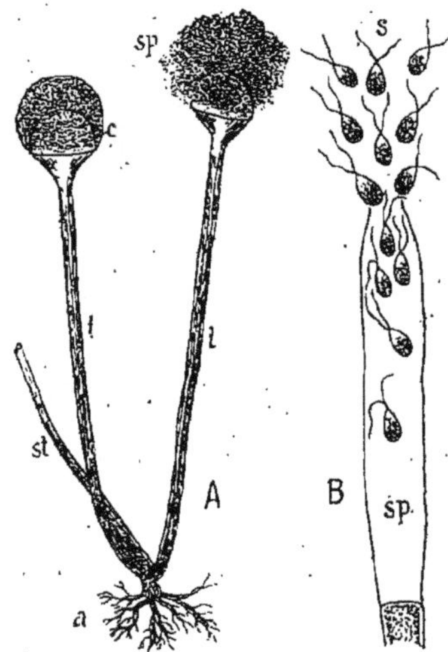

Fig. 4.

A, Sporanges de *Rhizopus nigricans*. — B, Zoosporange de *Saprolegnia*. — S, Zoospores (d'après Zopf). (Pinoy, in *Bulletin de l'Institut Pasteur*.)

deux gamètes sont semblables, il y a isogamie, c'est le cas des Mucor.

Moins élevé que le précédent, le mode de reproduction par spores se caractérise par la formation d'éléments sporulaires qui prennent naissance aux dépens d'une partie bien différenciée de l'appareil végétatif de trois manières différentes :

1° Les spores apparaissent dans un Sporange qui est un renflement protoplasmique développé à l'extrémité d'un filament mycélien. Lorsque ce renflement s'est isolé par une cloison transversale du filament qui le supporte, son contenu protosplamique se divise en autant de cellules

faites ; elles n'aboutissent pas, en effet, comme les précédentes à de véritables organes sporulaires.

Tous les auteurs classiques admettent pour les formes de reproduction parfaites quatre types différents : l'œuf, l'asque, la baside, et le sporange.

L'œuf représente le mode le plus élevé de reproduction des champignons, car on observe ici de véritables phénomènes sexuels (fig. 3). Il est dû à la fusion de deux cellules différenciées, l'une mâle, l'autre femelle, dites gamètes : et il se peut, comme cela se voit chez les Monoblépharidées, que les deux gamètes soient différentes, dans ce cas il y a hétérogamie. La cellule femelle est un Oosphère et la cellule mâle est un Anthérozoïde. D'autres fois, les choses sont plus simples et les

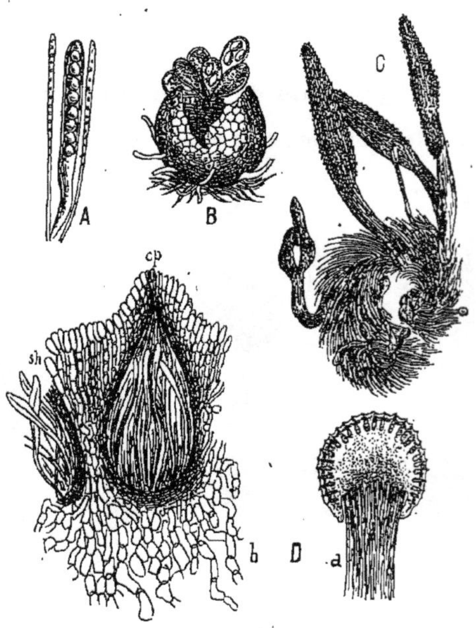

Fig. 5.

A. Asque d'une Pézize. — B, Périthèce laissant échapper des asques (d'après Zopf). — C, *Cordyceps militaris* sur une chenille (strome). — D, Coupe dans un strome de *Claviceps purpurea* montrant les périthèces. — b, Section grossie d'un périthèce montrant les asques (d'après Tulasne). (Pinoy, in *Bulletin de l'Institut Pasteur*.)

qu'il y a de noyaux. Ces cellules s'entourent d'une membrane cellulosique et, pendant ce temps, l'enveloppe des sporanges subit une régression qui aboutit à la mise en liberté des spores dont certaines peuvent être pourvues d'un cil, organe de locomotion (Zoospores) (fig. 4);

2° La sporulation se fait dans des asques. L'asque est une cellule dont le noyau subit des divisions successives pour donner huit noyaux nouveaux autour desquels le protoplasma se condense pour former huit spores.

Généralement les asques sont groupées dans des appareils que l'on appelle Périthèces et dont la forme varie (fig. 5);

5° Dans un troisième type de sporulation il s'agit encore d'une cellule dont le noyau se divise

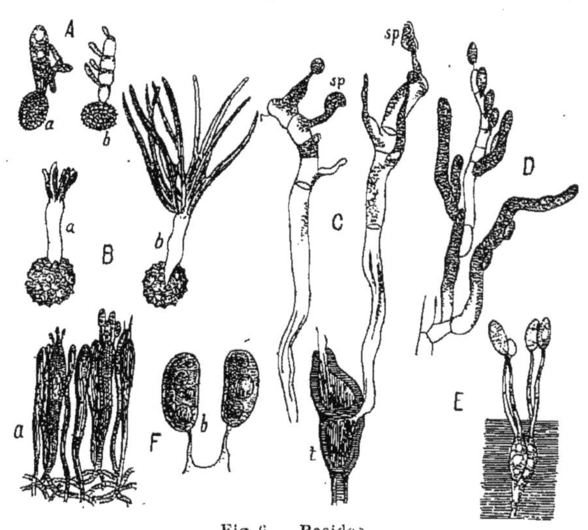

Fig. 6. — Basides.

A, B, d'Ustilaginées. — C, d'Urédinée. — D, E, de Trémellacées.
F, d'Eubasidiomycète (d'après de Bary, Tulasne, Sachs, Möller,
Hartig). (Pinoy, in *Bulletin de l'Institut Pasteur*.)

pour donner quatre noyaux. Cette cellule, c'est la Baside. Quand les quatre noyaux sont formés, ils viennent se loger dans quatre bourgeons de la cellule mère où ils se transforment en spores (fig. 6).

Formes imparfaites de reproduction.

En plus des éléments dont je viens de parler, œuf et spore, on trouve chez les champignons d'autres organes reproductifs très différents. Il n'y a plus condensation du protoplasma autour d'un noyau et formation d'une vraie spore entourée d'une membrane cellulosique. Il s'agit simplement d'un bourgeonnement ou d'un cloisonnement des filaments mycéliens dont les segments isolés et mis ensuite en liberté peuvent germer et reproduire la plante. Ces fausses spores sont désignées sous le nom de Conidies.

Tantôt unicellulaires, tantôt pluricellulaires, ces conidies sont disposées d'une manière très variable et, suivant cette disposition, on peut

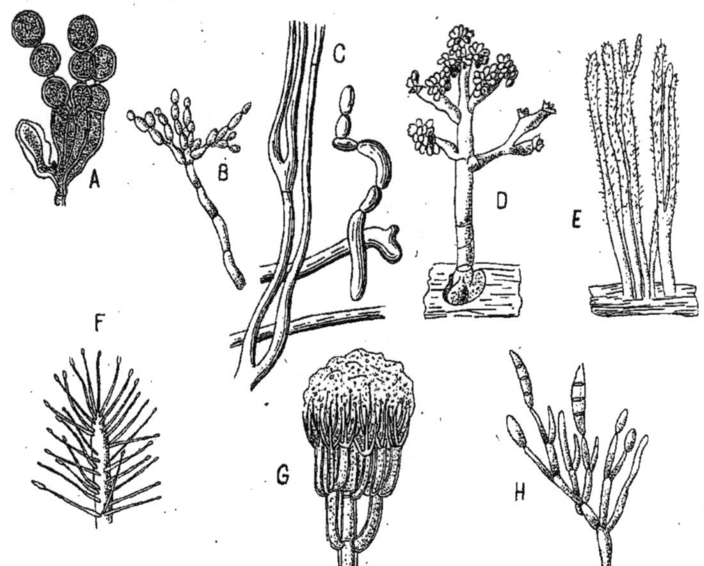

Fig. 7. — Appareils conidiens.

A, *Cystopus*. — B, *Hermodendron*. — C, *Oïdum lactis*. — D, *Botrytis*. — E, F, *Isaria*.
G, *Gliocladium*. — H, *Fusarium* (d'après de Bary, Bruhne, Saccardo).
(Pinoy, in *Bulletin de l'Institut Pasteur*.)

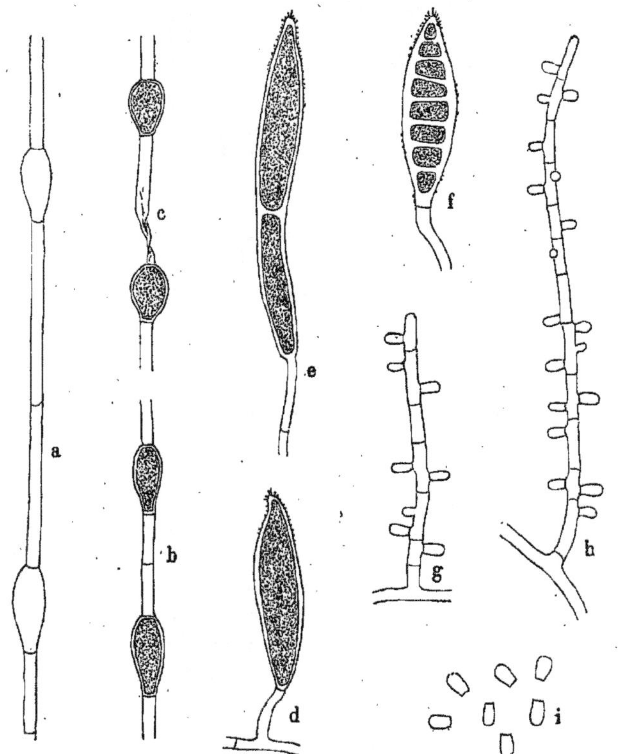

Fig. 8. — Éléments des *Microsporum* (d'après Bodin).

a, b, c, Formation des chlamydospores. — *d, e, f*, Conidies fuselées pluricellulaires.
g, h, Hyphes du type *Acladium*. — *i*, Conidies du type *Acladium*.

établir une classification parmi les multiples espèces qui présentent ce mode de reproduction (fig. 7 et 8).

·Formes de résistance.

Il se peut enfin que les champignons produisent d'autres organes, dits formes de résistance, et qu'il faut se garder de confondre avec des spores.

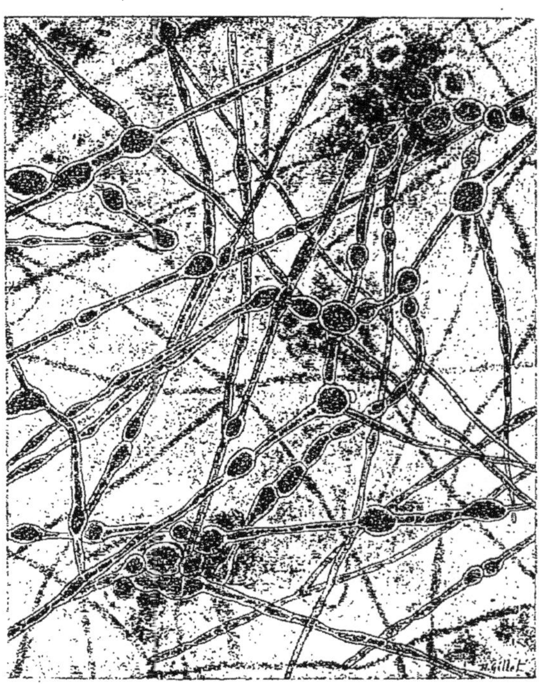

Fig. 9. — Chlamydospores dans une culture de *Microsporum* (d'après Sabouraud).

Ce sont des Chlamydospores. Par exemple, on voit sur certains filaments le protoplasma se condenser en une masse qui s'isole par des cloisons transversales et dont les parois s'épaississent. Ces formes, que je crois très voisines à tous égards des conidies, sont très communes et existent chez la plupart des espèces qui intéressent le médecin (fig. 8, *a*, *b*, *c*, et fig. 9).

Classification des Champignons.

Selon la règle générale suivie en botanique, la division des champignons est basée sur les formes reproductives que je viens d'indiquer.

Sous ce rapport on range ces végétaux en cinq ordres différents que voici :

1° Les *Myxomycètes* dont le thalle est formé de protoplasma nu. Leur reproduction s'opère par spores qui prennent naissance au sein de la masse protoplasmique. Ces champignons, qui vivent le plus souvent sur des débris végétaux, offrent l'aspect d'amas plus ou moins volumineux, telle cette espèce bien connue sous le nom de Fleurs du Tan (*Fuligo septica*). Jusqu'à présent on n'a pas trouvé de Myxomycète qui soit parasite de l'homme.

2° Les *Oomycètes*. Ce sont tous les champignons dont le thalle est constitué par des filaments non cloisonnés et qui se reproduisent par des œufs. Ils se divisent en deux grands groupes selon que l'œuf est formé par hétérogamie ou par isogamie.

On peut citer comme exemple d'Oomycètes : *Plasmopara viticola* qui cause le mildiou de la vigne et les Mucor dont certains sont pathogènes;

3° Les *Ascomycètes* dont le mycélium est cloisonné et qui se reproduisent par des asques.

Les levures (Saccharomycètes) appartiennent aux Ascomycètes, de même des parasites végétaux comme *Exoascus deformans* qui produit la cloque du pêcher. Les Truffes (Tuber) sont des Ascomycètes. C'est à cet ordre qu'il faut rattacher la plupart des champignons des dermatomycoses, notamment des teignes;

4° Les *Basidiomycètes*, dont le mycélium est cloisonné et dont la reproduction se fait par des basides.

Le Cèpe (*Boletus edulis*), le champignon de couche (*Psalliota Campestris*) sont des Basidiomycètes.

Les Urédinées, auxquelles appartiennent les champignons qui occasionnent la rouille des céréales, se rangent aussi dans cet ordre;

5° Les *Fungi Imperfecti*, qui comprennent tous les champignons chez lesquels on ne connaît pas d'autre mode de reproduction que les formes conidiennes.

Ceux-ci se divisent eux-mêmes selon la disposition des formes fructifères.

On y distingue les *Sphæropsidées* dont les appareils conidiens sont réunis en conceptacles.

Les *Mélanconiées* dont les conidies sont groupées en des réceptacles qui n'ont pas la forme de périthèces comme dans le cas précédent.

Les *Hyphomycètes* ou *Mucédinées* dont les appareils conidiens ne sont pas rassemblés en conceptacles, et que l'on appelle aussi vulgairement les moisissures.

La Question de l'autonomie de l'ordre des *Fungi imperfecti.*

Telle est la division classique des champignons, mais une remarque très importante doit être faite au sujet de cette classification. Sur la valeur des quatre premiers ordres il n'y a pas de discussion. Les caractères de chacun d'eux sont bien nets et parfaitement autonomes, il n'en est pas de même du cinquième, des *Fungi imperfecti*, et ceci offre un intérêt capital, car des milliers de champignons appartiennent à cet ordre.

Pour les premiers observateurs l'autonomie des *Fungi imperfecti* parut indiscutable et ce fut l'opinion générale jusqu'aux travaux de TULASNE, de DE BARY, de BREFELD, de VAN THIEGEM qui datent de la seconde moitié du siècle dernier.

Ces savants ont montré que certains de ces *Fungi imperfecti*, considérés comme des espèces bien différenciées, ne sont en réalité que des formes de champignons plus élevés en organisation, produisant de véritables spores et appartenant aux Ascomycètes ou aux Basidiomycètes.

Un exemple concret fera mieux comprendre ce fait.

Voici un champignon nettement classé, *Sclerotinia fuckeliana*, qui est un Ascomycète et qui, dans certaines circonstances, végète sous une forme différente, ne produisant que des conidies disposées de telle sorte que parmi les *Fungi imperfecti* cette forme appartient au genre Botrytis. C'est le *Botrytis cinerea*.

Botrytis cinerea n'est donc pas une espèce spéciale, c'est simplement une forme d'un champignon supérieur, *Sclerotinia fuckeliana*.

Le même fait a été prouvé pour d'autres champignons. DE BARY a décrit la forme ascosporée de l'*Aspergillus glaucus* et de l'*Aspergillus repens*; elle appartient aux Perisporiacées.

VAN THIEGEM a découvert la forme ascospore de *Sterigmatocystis nigra* et de *Sterigmatocystis purpurea*.

TULASNE a montré que l'*Isaria farinosa* est une forme conidienne de *Cordiceps militaris*.

LUDWIG, BOUDIER, PATOUILLARD, DE SEYNES, BREFELD, ont obtenu l'appareil conidien de plusieurs Basidiomycètes. Chaque fois que l'on peut ainsi rattacher un Hyphomycète à un champignon supérieur, cette espèce est définitivement classée, elle devient telle espèce, appartenant aux Ascomycètes par exemple et qui possède une forme inférieure parmi les *Fungi imperfecti*.

Évidemment de semblables recherches sont très délicates; d'une manière générale, on devra les conduire selon trois méthodes :

1° Faire des cultures en partant de l'ascospore qui peut, dans certaines conditions, donner une forme conidienne. BREFELD a ainsi fixé l'état civil du *Penicillum glaucum*;

2° Partir de la forme conidienne et chercher à passer à la forme supérieure, ce qui n'a donné jusqu'ici que très peu de résultats;

3° Procéder par voie indirecte, comme l'indique MATRUCHOT, en cherchant la parenté des Mucédinées entre elles. Si dans les formes dérivées d'un même type l'une d'elles a été nettement rattachée à un groupe d'Ascomycètes par exemple, il est permis de penser que la forme primitive se rattache elle aussi à ce groupe.

En présence de ces faits, on arrive à se demander si le groupe des *Fungi imperfecti* possède une véritable autonomie. Ne serait-ce pas un groupe artificiel destiné à être démembré, quand on aura démontré que tous les végétaux que l'on range dans ce groupe ne sont que des formes inférieures de champignons offrant un mode de reproduction par véritables spores?

Telle est l'opinion que l'on peut logiquement déduire de ce que je viens d'exposer. Il est vrai que le raisonnement le meilleur et le plus serré ne vaut souvent rien en matière de sciences naturelles. Dans la nature les choses sont souvent tout autres que nous ne le pensons en l'infirmité de notre esprit. En réalité, cette manière de voir, déniant toute autonomie aux *Fungi imperfecti*, paraît trop absolue, car le nombre des espèces décrites dans ce groupe est considérable et quelques-unes seulement ont été rattachées jusqu'ici à des champignons supérieurs. La plupart ne nous sont connues qu'à l'état d'hyphomycètes, soit que nous ne sachions pas réaliser les conditions dans lesquelles elles peuvent donner une forme supérieure, soit qu'elles ne possèdent pas de ces formes, soit encore qu'elles aient, au cours de longues générations successives, perdu le pouvoir de fructifier autrement que par des conidies.

Si l'on envisage ainsi les choses, il est certain que le groupe des *Fungi imperfecti* possède une autonomie indiscutable et qu'il doit être maintenu.

C'est l'opinion de beaucoup de botanistes dont la compétence est avérée.

Notons à cet égard l'hypothèse intéressante de DE BEURMANN et GOUGEROT. « Au lieu de considérer les Mucédinées comme des champignons dégradés, disent-ils, nous nous demandons si quelques-unes d'entre elles ne sont pas, au contraire, des formes primitives dont seraient issues les formes plus compliquées. Ces formes primitives, premiers dérivés des êtres unicellulaires primordiaux, existent certainement dans le monde végétal, en vertu des théories transformistes, comme elles existent dans le monde animal. Il serait donc illusoire de compter sur la découverte d'une forme parfaite de reproduction qui n'a jamais existé, car ces champignons représentent les premiers stades de différenciation à partir des êtres unicellulaires les plus simples. Le groupe des Mucédinées devrait par conséquent être maintenu et conserver son autonomie, après avoir été débarrassé des formes vraiment dégradées, lorsque la découverte des modes de reproduction supérieure aura permis de classer exactement ces champignons. »

Il n'y a pas lieu de s'arrêter plus longuement à cette discussion.

Les divisions que nous établissons parmi les êtres vivants ont toujours un caractère artificiel et cela importe peu d'ailleurs, car il suffit de s'entendre sur leur signification afin de mettre de l'ordre dans nos connaissances et de pouvoir travailler utilement.

Voilà donc un premier point qu'il importait de préciser, en voici main tenant un autre qui s'y rattache et qui va compliquer les choses. C'est celui du polymorphisme des champignons.

Polymorphisme des Champignons.

Comme ce terme l'indique, le polymorphisme des champignons consiste essentiellement en ce fait que chaque espèce spéciale peut avoir plusieurs formes différentes.

Toutefois, quelques explications sont ici nécessaires. D'abord, il résulte de ce que j'indiquais précédemment au sujet de certains champignons qu'une même espèce peut se présenter sous deux formes différentes : l'une, la forme supérieure qui permet de classer la plante, l'autre, la forme conidienne ou inférieure. J'ai cité *Sclerotinia fuckeliana* dont *Botrytis cinerea* est la forme inférieure. Mais, en plus de ce polymorphisme, il en existe un autre pour les *Fungi imperfecti* chez lesquels la même espèce peut prendre plusieurs types différents. Ces variations sont en rapport avec les conditions de milieu et de culture de la plante. En voici des exemples :

Lorsque *Penicillum glaucim* vit dans certaines solutions, il se transforme, comme l'a montré Beauverie, en une moisissure stérile, donnant seulement de petits bourgeonnements que l'on a décrits autrefois sous le nom d'*Hygrocrocis*.

Matruchot étudiant *Helicosporium lumbricoides*, qui végète facilement sur le bois mort, a établi que cette Mucédinée peut donner dans les cultures des sclérotes décrits comme espèce spéciale par Corda sous le nom de *Coniothecium*. En outre, dans l'urine alcaline *Helicosporium lumbricoides* donne un autre mode de fructification qui se rattache au type *Stemphylium* de Wallroth, dont les spores produisent toujours la forme *Stemphylium* sans retour à l'*Helicosporium*.

J'ai montré que le *Microsporum* du cheval revêt dans ses cultures, selon certaines conditions, deux formes, l'une glabre, l'autre duveteuse et que celle-ci est fixe sans que l'on puisse la ramener à la première.

Pareil polymorphisme est fréquent dans le groupe des parasites des teignes. Chez

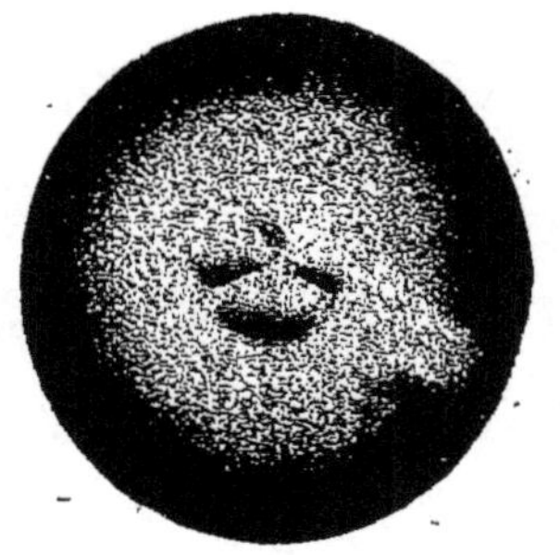

Fig. 10. — Apparition de duvet pléomorphique sur une culture de *Trichophyton* (d'après Sabouraud).

beaucoup d'espèces dont la culture est glabre, poudreuse ou plâtreuse, on voit apparaître des touffes duveteuses, blanches, qui, semées sur tous milieux, poussent comme un duvet blanc qu'il est impossible de ramener au type primitif dont il est issu (fig. 10 et 11).

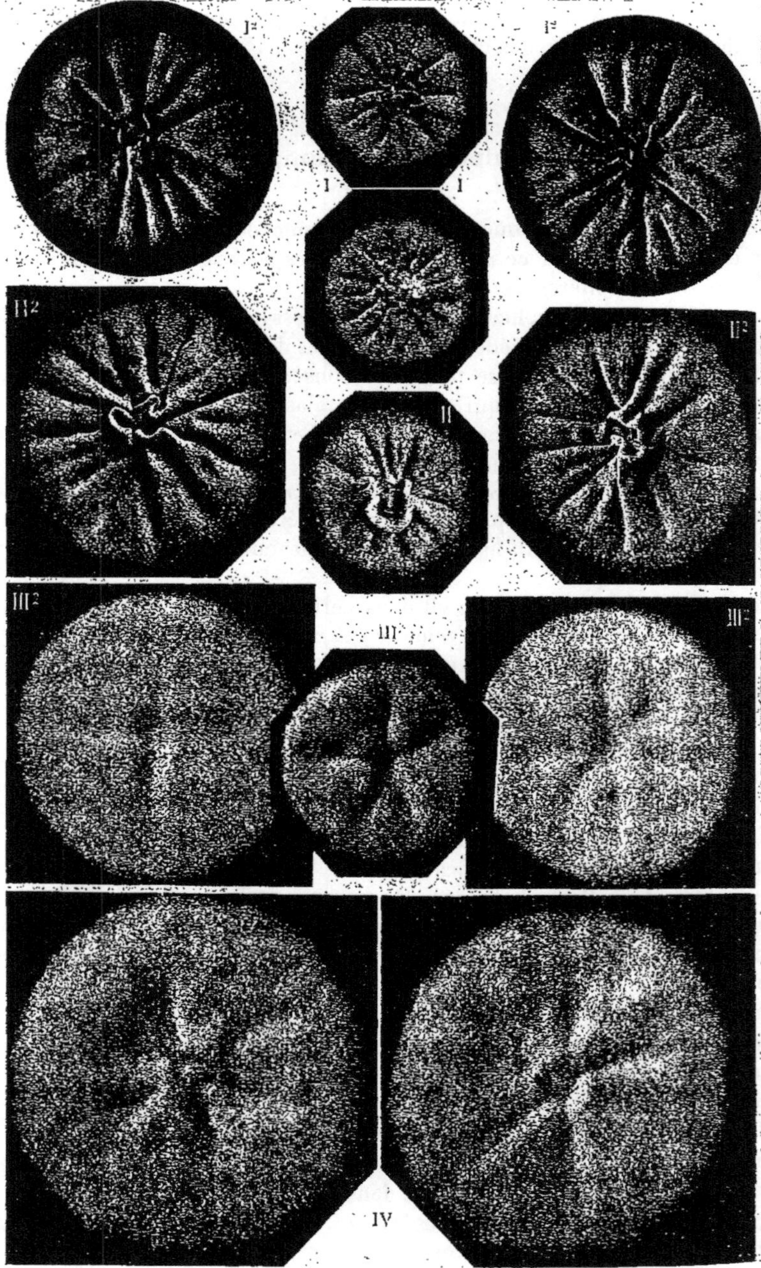

Fig. 11. — Forme primaire et forme pléomorphique du *Trichophytongypseum asteroides* (d'après Sabouraud).

I Culture de la forme primaire. — II, III, Cultures des deux formes mélangées. IV, Culture de la forme pléomorphique isolée.

D'une manière générale, et comme le fait remarquer MATRUCHOT, il faut distinguer deux cas en ce polymorphisme des Mucédinées.

1° Si d'un milieu M on passe à un milieu M', il s'ajoute à la forme F une nouvelle forme F', laquelle disparaît si l'on revient au milieu M. Ainsi *Cephalothecium roseum* sur pomme de terre donne une nouvelle forme décrite par MATRUCHOT sous le nom de *Pseudo-verticillum* dont les spores reportées sur gélatine redonnent *Cephalothecium*.

2° Si d'un milieu M on passe à un milieu M', on a un type différent, F', dont les spores donnent toujours F', quel que soit le milieu et sans retour à F. C'est le cas de *Helicosporium* et *Stemphylium*, c'est celui du *Microsporum* du cheval.

Enfin, et cela n'est pas fait pour simplifier la question, il existe en plus du polymorphisme dont je viens de parler et qui correspond à des types différents chez la même espèce, un autre polymorphisme moins net, comprenant des variations plus ou moins larges dans la même forme. C'est une sorte de polymorphisme mal fixé, anormal, dit BEAUVERIE. On observe alors diverses modifications d'un type donné, portant tantôt sur l'arbuscule sporifère, tantôt sur l'état de la spore qui peut être remplacée par un filament germinatif, tantôt sur la cutinisation du mycelium. On en trouvera des exemples dans les travaux de MATRUCHOT sur *Helicosporium* et sur *Œdocephalum*.

Quant aux causes du polymorphisme des champignons, elles sont encore très incomplètement connues. On sait que l'influence du milieu est ici capitale. On a bien noté que pour une espèce donnée, tel substratum nutritif détermine l'apparition d'une nouvelle forme, que certaines substances sont favorables au polymorphisme, que d'autres, au contraire, s'y opposent pendant fort longtemps. SABOURAUD a indiqué que sur des milieux exclusivement et richement peptonisés, on conserve sans polymorphisme une collection de champignons des teignes. Mais nous manquons en beaucoup de cas de notions précises, car il n'y a pas que la composition chimique du milieu qui intervienne. La constitution et la configuration moléculaires des corps, les conditions d'ordre physique, chaleur, lumière, concentration, aération, état hygrométrique jouent aussi un rôle et, si nous entrevoyons leur influence, nous sommes encore bien peu renseignés à cet égard.

De nouvelles recherches sont nécessaires sur cette question qui est certainement l'une des plus importantes de la mycologie. En attendant et au point de vue pratique, concluons de ce qui précède que l'étude du polymorphisme des espèces pathogènes s'impose en tout cas si l'on veut définir correctement ces espèces, et afin que toute confusion et toute erreur soient évitées.

Biologie générale des Champignons. Absence de pigments chlorophylliens.

Pour une étude fructueuse des Champignons, il ne suffit pas de connaître leur structure et leur classification, il faut aussi savoir comment ils vivent. Or, toute l'histoire physiologique de ces végétaux est dominée par un fait que j'ai déjà indiqué, l'absence de pigments chlorophylliens, capables d'absorber les rayons solaires.

Pour en montrer les conséquences, j'examinerai dans ses grandes lignes le processus de nutrition d'un champignon. Le sujet est d'autant plus intéressant que la plupart des travaux classiques sur la question portent sur des espèces très voisines des champignons pathogènes et qu'ils ont une importance générale dans le monde des microbes.

On sait que la composition des champignons est très compliquée, que l'on y rencontre toutes ou presque toutes les fonctions de la chimie organique, toutefois, et en dernière analyse, ces substances se réduisent au C, à l'H, à l'O et à l'AZ. Le champignon doit donc emprunter au milieu ambiant ces corps simples dont il a besoin pour édifier et entretenir ses cellules. Mais il est certain que ces éléments premiers ne se trouvent pas toujours sous une forme utilisable, ils doivent subir une sorte de préparation préalable pour que la cellule vivante puisse s'en servir, et ceci est déjà un problème délicat.

Supposons cependant ce problème résolu et les aliments réduits en termes simples, directement assimilables par le champignon. Il faut alors que le végétal fasse pénétrer ces termes simples en des combinaisons complexes et qu'il édifie avec des matériaux rudimentaires les molécules vivantes, plus délicates et plus compliquées qu'aucun composé réalisé dans un laboratoire ou dans une usine.

Pareille œuvre ne peut s'accomplir sans que la plante ait à sa disposition une certaine force qui lui permette d'accomplir les opérations nécessaires pour fabriquer du protoplasma vivant avec des substances simples. Quand il s'agit de végétaux pourvus de pigments chlorophylliens capables d'utiliser les rayons solaires, la source de cette force n'est pas difficile à trouver. C'est la chaleur solaire absorbée qui fournit l'énergie indispensable aux actes nutritifs.

Pour les champignons qui ne possèdent pas de chlorophylle, il n'en est pas de même ; cependant et au fond le processus reste très analogue pour la plante pourvue de chlorophylle et pour le champignon. Dans les deux cas une certaine quantité de chaleur est mise à la disposition du végétal, seule la source de chaleur diffère. Chez le champignon comme chez les bactéries, ce ne sont pas les rayons solaires qui sont recueillis et utilisés grâce à des pigments spéciaux, c'est la combustion partielle de l'aliment qui fournit la chaleur nécessaire.

Les champignons brûlent donc une partie de leurs aliments pour en organiser une autre partie. Tel est le fait qui caractérise leur processus de nutrition. Je l'appuierai d'un exemple qui est classique et que personne ne doit ignorer. Cet exemple nous est donné par une moisissure banale, l'*Aspergillus niger*, étudié par RAULIN.

Après de longues et patientes recherches, RAULIN est arrivé par tâtonnements à faire un milieu artificiel sur lequel cette petite plante donne, en des conditions déterminées, le maximum de récolte dans le minimum de temps. Nous avons ainsi un merveilleux outil permettant une étude précise et féconde en déductions de toute sorte.

Examinons ce qui se passe quand on cultive l'*Aspergillus niger* sur le liquide de RAULIN dont le principal élément est du sucre.

Quand le développement de la plante est achevé, on obtient une récolte dont il est aisé de fixer le poids après dessiccation. Or, si l'on fait à ce moment le compte du sucre disparu dans le liquide, on s'aperçoit que le poids de ce sucre disparu est de beaucoup supérieur au poids de plante produit. Il y a environ 3 grammes de sucre consommé pour 1 gramme de plante produit; le rapport de la récolte à l'aliment consommé se fixe à peu près à 1/3; ce que nous traduirons de la façon suivante en appliquant les notions précédemment exposées. La plante a utilisé 1 gramme de sucre pour constituer et faire vivre ses tissus et elle a brûlé deux autres grammes de sucre pour produire la quantité de chaleur nécessaire à l'organisation du sucre en molécule vivante.

Avec DUCLAUX nous voyons que l'aliment subit en ce processus un double travail : une partie est brûlée et réduite à ses termes les plus simples en donnant une certaine quantité de chaleur qui sert à élever l'autre partie de l'aliment à un degré supérieur d'organisation chimique et à le faire entrer en des combinaisons complexes.

Pouvoir ferment.

J'insiste à dessein sur ce fait parce qu'il va permettre de préciser une notion capitale dans la physiologie des champignons, celle du pouvoir ferment. Ce pouvoir peut se définir, comme PASTEUR l'a établi le premier, par le rapport du poids de l'aliment qui entre dans la constitution de la plante au poids de l'aliment consommé. Par exemple, pour l'*Aspergillus* sur le liquide de RAULIN, ce pouvoir est faible puisque, pour 3 grammes de sucre consommé, il y a 1 gramme de récolte et 2 grammes de sucre disparu; le pouvoir ferment se mesure donc ici par le rapport 1/2. Avec d'autres champignons le pouvoir ferment devient beaucoup plus élevé, ainsi pour la levure de bière, PASTEUR a constaté qu'il y a 175 grammes de sucre brûlé pour 1 gramme de levure produit.

Concluons que tous les champignons sont des ferments puisque tous ont besoin de brûler une partie de leur aliment pour en organiser une autre partie; mais leur pouvoir ferment est infiniment variable suivant les conditions. Parmi ces conditions il en est une qui joue un rôle de premier ordre et qui m'amène naturellement a étudier une autre question, celle de la vie de la plante en aérobiose ou en anaérobiose.

Vie aérobie et vie anaérobie.

Quand on laisse la culture à l'air, comme pour l'*Aspergillus* sur le liquide de RAULIN, les choses sont simples et l'on comprend très bien comment une partie du sucre est brûlée grâce à l'O de l'air et réduite en termes simples, ce que l'on peut schématiser dans l'équation suivante :

$$C^6H^{12}O^6 + 12O = 6H^2O + 6CO^2.$$

Supposons maintenant qu'il s'agisse d'un champignon obligé de vivre à l'abri de l'air, ce qui est le cas de la levure au fond de la cuve du brasseur. Théoriquement, il faut qu'une certaine quantité de l'aliment soit brûlée comme dans la vie aérobie pour mettre à la disposition des cellules végétales la chaleur dont elles ont besoin. Le fait est exact et même la quantité d'aliment brûlée en pareille circonstance est relativement bien supérieure à celle que la levure brûlerait si elle vivait à l'air.

Dans la vie anaérobie il y a eu aussi combustion avec production de chaleur, seulement le phénomène ne s'est pas effectué par fixation de l'O libre sur le sucre : il s'est produit par une sorte de dislocation intérieure de la molécule du sucre qui est exothermique. Alors le sucre n'est pas complètement brûlé, il donne de l'acide carbonique et un corps incomplètement brûlé, l'alcool, selon le schéma que voici :

$$C^6H^{12}O^6 = 2C^2H^6O + 2CO^2.$$

La combustion du sucre étant alors incomplète, il est évident qu'une quantité donnée de ce corps fournira moins de chaleur que la même quantité brûlée complètement au contact de l'air. La thermo-chimie permet de le préciser et elle nous apprend qu'une molécule de sucre oxydée à refus avec production de $CO^2 + H^2O$ dégage 673 calories, tandis qu'elle n'en fournit que 33 quand elle subit la dislocation intérieure qui la réduit en alcool et acide carbonique. On obtient en ce cas 20 fois moins de chaleur que dans la vie aérobie. Mais comme il faut toujours la même quantité de chaleur pour produire un poids donné de champignon, il est nécessaire de brûler plus d'aliment en anaérobiose qu'en aérobiose.

Ceci explique pourquoi le rapport du poids d'aliment utilisé au poids d'aliment consommé est plus élevé dans la vie anaérobie que dans la vie aérobie, et par suite pourquoi le pouvoir ferment est toujours plus grand dans le premier cas. Cela est si vrai qu'avant les études pastoriennes, qui ont précisé la notion du pouvoir ferment, on avait voulu rendre le terme de fermentation synonyme de vie sans air, notion trop étroite à laquelle il faut substituer celle du rapport que je viens d'indiquer.

Un autre enseignement se dégage aussi de ce qui précède, c'est que le mécanisme de la vie d'une plante comme un champignon reste le même au fond dans la vie aérobie et dans l'anaérobiose, il n'y a qu'une chose qui diffère : dans un cas les cellules ne peuvent se passer de l'O de l'air pour produire la quantité de chaleur dont elles ont besoin, tandis que dans l'autre les cellules ont le pouvoir de déterminer à elles seules une combustion intérieure et incomplète de l'aliment. Tout se ramène à des propriétés individuelles des molécules vivantes qui, tantôt d'une façon, tantôt d'une autre, accomplissent les opérations de la vie sur un plan général qui demeure invariable.

Intervention des diastases.

Sans doute, en ces propriétés individuelles du protoplasma vivant, il est beaucoup de choses mystérieuses, mais il en est d'autres dont nous avons pénétré le secret, partiellement du moins. Ainsi nous savons aujourd'hui que les actes chimiques généraux dont il vient d'être question ne sont pas dus à l'action directe et immédiate du protoplasma cellulaire. Une notion nouvelle intervient ici, celle des diastases. Tous ou presque tous les actes nutritifs de la cellule s'accomplissent par l'intermédiaire de diastases sécrétées par l'élément vivant.

Sans m'arrêter à ces diastases dont la composition chimique n'est d'ailleurs pas définitivement fixée, je ferai seulement remarquer qu'elles doivent être nombreuses chez les champignons puisqu'elles président aux multiples et délicates opérations chimiques du processus vital de ces plantes. L'observation confirme cette prévision, elle nous apprend que presque toutes les diastases connues ont été trouvées chez les champignons : invertine, maltase, tréhalase, sucrase, diastase dédoublant l'amidon en dextrine et en maltose, cytases dissolvant la membrane cellulosique des végétaux, diastase de composition comme la zymase de Buchner qui réduit le sucre en $CO_2 + C_2H_5OH$, diastases liquéfiant les matières albuminoïdes comme la caséase, transformant ces matières en peptone comme la trypsine.

On comprend mieux maintenant comment un champignon inférieur tel que l'*Aspergillus niger* utilise son aliment, on saisit plus aisément comment il intervertit le sucre du liquide de RAULIN, comment il peut, grâce aux oxydases que sécrètent ses cellules, brûler la quantité de sucre capable de lui fournir la chaleur dont il a besoin pour se rendre indépendant du soleil. Voilà une notion de premier ordre que l'on ne saurait trop mettre en relief dans une étude générale : j'ajouterai seulement que nos connaissances sur les diastases chez les champignons, notamment chez les champignons pathogènes, sont encore très rudimentaires et que le sujet mérite d'être approfondi malgré les difficultés qu'il présente. Il est d'autant plus intéressant qu'une autre notion capitale en parasitologie s'y rattache, celle des sécrétions des champignons sur laquelle j'aurai à revenir ultérieurement en m'occupant du mécanisme des mycoses.

Voici donc fixé dans ses grandes lignes le processus de nutrition des Champignons, il faut maintenant entrer dans le détail et aborder une partie plus immédiatement pratique, celle de la valeur respective des diverses substances chimiques comme aliments pour ces végétaux.

Valeur des diverses substances nutritives.
Études de Raulin.

Sur ce point spécial nous avons les admirables travaux de RAULIN qui restent un modèle classique. J'ai dit déjà comment RAULIN est arrivé par tâtonnements à faire un liquide artificiel sur lequel l'*Aspergillus niger*, cultivé dans certaines conditions, donne le maximum de récolte dans le minimum de temps. En voici la composition :

Eau	1500gr »
Sucre candi	70gr »
Acide tartrique	4gr »
Nitrate d'ammoniaque	4gr »
Phosphate d'ammoniaque	0gr,60
Carbonate de potasse	0gr,60
Carbonate de magnésie	0gr,40
Sulfate d'ammoniaque	0gr,25
Sulfate de zinc	0gr,07
Sulfate de fer	0gr,07
Silicate de potasse	0gr,07

Ceci est déjà un fait important permettant de conclure que pour chaque espèce de moisissure on pourrait obtenir un milieu nutritif sur lequel cette plante se développerait avec son maximum d'intensité, et ceci rendrait en mycologie parasitaire et pour la recherche des espèces pathogènes d'inappréciables services.

Lorsque l'on a ainsi réalisé pour un champignon un milieu *optimum*, il devient aisé de fixer la valeur nutritive de chacune des substances qui entrent dans sa composition ; voici comment. Supposons que dans des conditions déterminées la plante produise une récolte dont le poids est P : on fait une expérience parallèle dans les mêmes conditions, sur le même liquide, mais dans lequel on a supprimé la substance dont on veut étudier l'influence. On obtient une récolte dont le poids est p. La comparaison de p et de P, le rapport $\frac{p}{P}$ mesure l'influence de la substance supprimée.

Ainsi l'*Aspergillus niger* sur le liquide de RAULIN donne une récolte dont le poids après dessication est de 25 grammes à 1/25 près. Étudions l'influence du zinc sur la plante. Si l'on supprime le zinc dans le liquide nutritif, on voit que la récolte tombe à 2gr,50, soit à 1/10 de ce qu'elle était sur le liquide complet. Supprimons maintenant la potasse : la récolte de l'*Aspergillus niger* ne sera plus que de 1 gramme, soit 1/25 de ce qu'elle était.

Est-il besoin d'insister sur l'intérêt général de semblables faits; ils peuvent trouver leur application dans la culture de toutes les plantes et ils montrent qu'une substance chimique est susceptible d'avoir une influence considérable sur le développement d'une espèce végétale alors même que la quantité de cette substance est minime et nullement comparable à la variation du poids de récolte que son absence déterminera. Rien n'est plus frappant à cet égard que l'action du zinc dans le liquide de RAULIN. Sept centigrammes de sulfate de zinc, contenant quelques milligrammes de métal, déterminent une plus-value de 22^{gr},50 dans la récolte du champignon. Nul fait ne saurait mieux démontrer la sensibilité de ces végétaux vis-à-vis des substances nutritives.

Si grande que soit cette sensibilité de l'*Aspergillus niger* aux corps qui lui sont utiles, elle l'est encore plus pour ceux qui lui sont nuisibles. Ainsi le nitrate d'argent à doses infinitésimales empêche le développement des spores d'*Aspergillus* et RAULIN a vu que 1/1 600 000 de ce sel est capable d'enrayer la germination sur le liquide qui est pourtant si favorable à la culture de la plante. RAULIN a même constaté que les spores ne germent pas si l'expérience est tentée sur son liquide dans un vase en argent, et cependant l'analyse chimique la plus délicate ne peut révéler aucune trace d'argent dans le milieu. Ceci comporte des déductions intéressantes au point de vue des antiseptiques.

Des recherches récentes ont confirmé ces faits si curieux : JAVILLIER a montré pour l'*Aspergillus niger* qu'il suffit d'introduire dans le milieu 1/10 de milligramme de zinc pour obtenir des poids de récolte huit fois plus élevés que dans les cultures témoins sans zinc. G. BERTRAND a constaté que le manganèse est indispensable à la végétation normale de l'*Aspergillus niger*. La sporulation ne s'accomplit bien et abondamment que s'il y a un peu de ce corps dans le milieu et cette influence du manganèse se traduit objectivement pour des dilutions atteignant le décimilliardième soit 0^{gr},000 0001 de manganèse par litre.

Mais le problème de la valeur des aliments ne se réduit pas à cette seule question de nature chimique des diverses substances et, quand on veut le serrer de plus près, il apparaît beaucoup plus complexe. Quelques détails vont le montrer. Pour les levures, FISCHER a établi que la constitution moléculaire des composés hydrocarbonés joue un rôle de première importance. Parmi les sucres dont la formule générale est $C^n H^{2n} O^n$, les levures ne consomment que ceux dont la valeur n est 3 ou un multiple de 3. La levure pousse plus loin la délicatesse de son choix et, parmi les sucres de même constitution, elle fait une distinction suivant la configuration moléculaire de ces sucres : elle utilise les uns et laisse les autres selon cette configuration moléculaire de corps ayant la même formule et la même constitution. D'où on peut conclure que le pouvoir rotatoire d'un corps, dû à la disposition asymétrique des atomes de sa molécule, exerce aussi une influence sur la valeur alimentaire. Ce fait a été signalé par Pasteur lors de ses premières recherches portant sur la consommation de l'acide tartrique par certaines moisissures.

Tout cela nous révèle la sensibilité exquise du protoplasma cellulaire des champignons vis-à-vis des substances alimentaires et des conditions chimiques dans lesquelles elles se présentent à la plante.

Valeur physiologique des aliments.

Il reste enfin à connaître la valeur physiologique des aliments, car, sans aucun doute, ils ne sont pas tous utilisés indistinctement dans la vie de la plante et à chacun d'eux est dévolu un rôle spécial : l'un servira surtout à l'édification de la substance cellulosique, un autre contribuera à la formation des spores, tel autre encore, sans entrer directement dans la constitution de la molécule vivante, favorisera les opérations physico-chimiques de sa vie, etc.

Une notion classique à cet égard est celle du rôle du fer dans la culture de l'*Aspergillus niger* sur le liquide de Raulin. En ce cas les sels de fer ont pour but d'empêcher la production de composés nuisibles à la moisissure. Bertrand a montré aussi l'importance du manganèse dans la sporulation normale de ce champignon. Malheureusement, ces faits sont encore isolés et toute cette partie de la physiologie des champignons est à étudier. Ces recherches pourraient conduire à des déductions pratiques du plus haut intérêt.

Rôle des conditions extérieures.

Dans l'aperçu très sommaire qui précède, je n'ai envisagé, au point de vue de la valeur alimentaire, que les substances en elles-mêmes, mais il est bien évident que les opérations extrêmement délicates et complexes qui président à leur utilisation par les cellules vivantes du végétal, et qui se ramènent en dernière analyse à des actes physico-chimiques, dépendent en grande partie des conditions dans lesquelles les choses se passent.

L'expérience le prouve et elle nous apprend que le degré d'humidité de l'atmosphère ambiante, la concentration des solutions, la température, l'aération, peuvent faire varier les phénomènes nutritifs dans les plus larges proportions et dans un sens ou dans l'autre.

Il ne rentre pas dans le cadre de cet article de m'arrêter à l'étude fort complexe de ces conditions, qu'il me suffise d'en signaler l'importance dans la biologie des champignons et d'en tirer une conclusion générale fort intéressante et qui frappera certainement tous ceux qui ont médité les travaux de Raulin : c'est que ces petits végétaux sont à la fois des êtres très résistants et très sensibles. Très sensibles, car il suffit de quantités infimes de substances heureusement choisies et présentées pour leur permettre d'acquérir une remarquable intensité de développement, comme dans le cas de l'*Aspergillus niger* sur le liquide de Raulin, où l'on obtient le maximum de récolte pour un poids donné d'aliment. Très résistants d'autre part, parce qu'il est évident que les milliers de moisissures existant dans la nature n'y rencontrent pas les conditions *optimum* de développement comme l'*Aspergillus niger* sur le liquide de Raulin et qu'elles vivent et se perpétuent néanmoins en s'accommodant des conditions plus ou moins défectueuses qui leur sont offertes. Cela prouve la plasticité de la cellule vivante de ces êtres et ces faits, dont l'intérêt général est hors de doute, méritent aussi d'être connus par tous ceux qui s'occupent de parasitologie.

Je ne vois pas, en effet, comment on pourrait comprendre sans eux les notions premières qui dominent toute l'histoire des mycoses, comme celle du terrain et de l'influence qu'il a dans le développement des parasites.

Résistance des Champignons aux agents extérieurs.

Un autre intérêt plus immédiatement pratique se rattache du reste à ces questions, je veux parler de l'action des agents extérieurs envisagés comme parasiticides, ce qui est fort important pour des champignons contre lesquels nous avons à lutter et qu'il faut savoir détruire.

Sur ce point spécial il faut bien reconnaître que nous sommes encore incomplètement renseignés. Nous possédons quelques faits principaux, mais nous manquons d'études précises. D'une manière générale, on sait que les champignons parasites sont relativement peu résistants *in vitro* aux agents de destruction, ils le sont certainement beaucoup moins que les bactéries sporulées. Ainsi l'élévation de température et l'emploi de doses moyennes d'antiseptiques usuels détruisent ordinairement très vite les cultures des champignons pathogènes.

Dans l'organisme, au contraire, ces champignons sont beaucoup plus résistants, et ceci nous apprend encore que les conditions dans lesquelles l'action antiseptique se produit ont une influence très grande sur le résultat final. Par exemple, on stérilise aisément une culture de teigne en déposant une goutte de formol sur le bouchon d'ouate qui ferme le vase de culture et en capuchonnant au caoutchouc. Dans un cheveu épilé, les vapeurs de formol détruisent beaucoup plus difficilement les spores des *Trichophyton*, des *Achorion* ou des *Microsporum*, et si le poil parasité est en place dans sa gaine folliculaire, ces vapeurs n'ont plus aucune action.

Il serait fort utile de savoir exactement, pour chaque espèce pathogène, quelle est la résistance et la durée de vitalité des éléments parasitaires dans les produits susceptibles de propager la mycose; il serait fort intéressant aussi de savoir pour chacune de ces espèces quels sont les

Traité de Pathol. génér. — II. 51

meilleurs parasiticides et dans quelles conditions ils doivent être mis en œuvre pour donner leur maximum d'effet.

On ne s'étonnera pas du peu de renseignements précis qui existent actuellement en cette partie de l'histoire des champignons, car on ne saurait oublier que la mycologie parasitaire vraiment scientifique est encore à ses débuts.

<h1 style="text-align:center">CHAPITRE II</h1>

LES CHAMPIGNONS PATHOGÈNES DANS LEUR VIE PARASITAIRE

Distribution géographique des champignons pathogènes.

Parmi les champignons dont je viens d'indiquer sommairement les caractères et le mode biologique, on connaît aujourd'hui assez d'espèces pathogènes pour que l'on puisse écrire un chapitre de généralités sur ces végétaux dans leur vie de parasites et au point de vue spécial des mycoses qu'ils déterminent. Je vais tenter de le faire ici, cherchant à coordonner et à présenter aussi clairement que possible les faits les plus importants, ceux qui intéressent surtout le médecin.

Les premières questions qui se posent sont naturellement celle de la distribution des champignons parasites dans la nature et celle de l'origine des mycoses. Je n'ai pas à m'y arrêter longuement, car elles ont été traitées avec tous les développements qu'elles comportent dans un chapitre précédent de cet ouvrage ayant trait aux maladies parasitaires en général.

Il me suffira de rappeler les faits principaux. Et d'abord celui-ci qu'un certain nombre d'espèces pathogènes semblent très répandues dans la nature, sans distinction de pays.

L'*Actinomyces bovis*, certains champignons des teignes se rencontrent partout comme certaines bactéries, telles le bacille de la tuberculose, les Streptocoques, les Staphylocoques. La sporotrichose semble bien être une maladie mondiale et, en dehors des nombreux cas signalés en France, on l'a déjà observée au Brésil, en Argentine, à Madagascar, en Belgique, en Suisse, en Autriche, en Allemagne, en Colombie, en Espagne, à Ceylan, au Tonkin, à la Guyane, en Italie.

D'autres champignons, au contraire, n'existent que dans certains pays, et n'ont point été rencontrés ailleurs jusqu'à présent du moins. Les parasites des teignes exotiques comme celui du tokelau et comme ceux des caratés de Colombie sont dans ce cas. Il en est de même de certains *Microsporum* qui offrent une distribution géographique spéciale. Le *Microsporum Audouini*, si fréquent dans les tondantes scolaires, dans le Nord-Ouest de la France et en Angleterre, devient rare au Sud de la Loire et il n'existe ni en Italie, ni en Autriche, ni en Hongrie, ni en Suède. Cela est encore analogue à ce que l'on voit dans le monde des bactéries dont certaines espèces appartiennent à quelques régions et ne se rencontrent pas ailleurs, sauf en des cas d'importation fortuits qui ne se propagent pas ou très peu. N'est-ce pas là le fait du bacille de la lèpre ?

En somme, et en dehors des champignons universellement répandus dans la nature, il y a pour chaque région une véritable flore de parasites cryptogamiques comme il existe une flore particulière de végétaux supérieurs. L'histoire de cette flore, à peine ébauchée pour le moment, se complétera au fur et à mesure que nous connaîtrons mieux les espèces pathogènes et que nous en découvrirons de nouvelles.

Origine des mycoses.

Quoi qu'il en soit, et en quelque pays que ce soit, la provenance des champignons pathogènes, ou si l'on veut l'origine des mycoses, peut être triple, comme pour les affections bactériennes : humaine, animale, saprophytique.

De l'origine humaine il n'y a que peu de chose à dire : les éléments des parasites sont transmis directement ou indirectement de la personne malade à l'individu sain en des circonstances diverses. C'est une origine que l'on observe dans toutes les mycoses mais avec une fréquence très inégale. Il est des champignons que l'on peut appeler *proprement humains*, parce qu'on ne les a jamais trouvés en dehors de lésions humaines, comme divers *Trichophyton* ou *Microsporum*. Pour eux ce mode étiologique est la règle. Pour d'autres, au contraire, qui vivent habituellement sur l'animal ou dans la nature, la propagation par l'homme est exceptionnelle, témoins l'*Actinomyces*, les *Sporotrichum*.

Depuis longtemps la provenance animale de certaines mycoses est connue. C'est un fait commun dans les teignes trichophytiques à dermite profonde des parties glabres et de la barbe. Chez le bœuf l'actinomycose est très fréquente et la contamination de l'homme par l'animal n'est point une rareté dans cette maladie. Le rat, le chien, le cheval, peuvent être sporotrichosiques et occasionnent quelquefois des inoculations humaines.

Quant à l'origine saprophytique, elle est particulièrement intéressante. Est-il besoin de préciser le sens exact de ce terme : les champignons de diverses mycoses existent dans la nature sur des matières inertes, sur des végétaux, sur lesquels ils se développent et se reproduisent normalement. C'est par contact avec ces matières inertes, ou avec ces végétaux,

parfois avec des insectes comme des mouches, des fourmis, qui servent
d'intermédiaires, que l'homme est contaminé. Aujourd'hui cela n'est pas
une simple hypothèse plus ou moins probable, c'est un fait solidement
établi. Les recherches de RENON ont prouvé l'existence de l'*Aspergillus
fumigatus* sur certaines graines et elles ont précisé comment l'homme
prend la tuberculose aspergillaire par contact avec ces graines.

On sait que l'*Actinomyces bovis* se développe aisément sur les graines
de céréales et l'on possède un certain nombre d'observations dans lesquelles les parcelles végétales ayant servi de véhicule au parasite ont
été retrouvées au sein même des lésions, de telle sorte que cette source
de la maladie doit être placée en première ligne.

Pour la sporotrichose, la démonstration est complète et parfaite.
En 1908, GOUGEROT a découvert dans les Alpes françaises, sur une prèle
et sur un hêtre, et sur des grains d'avoine, deux échantillons de *Sporotrichum Beurmani* sauvages dont l'étude mycologique et par inoculation
expérimentale a permis l'identification aux *Sporotrichum* humains.

Avant cette importante découverte, de BEURMANN et GOUGEROT avaient
déjà montré que les *Sporotrichum* cultivent facilement sur toutes sortes
de milieux naturels et quel rôle jouent dans la propagation de la maladie
les graines, les fruits et les débris végétaux divers.

On ne saurait s'étonner de ce saprophytisme quand on examine les
champignons pathogènes dans leur vie parasitaire. J'indiquerai qu'ils y
sont réduits à des organes rudimentaires très simples et qu'ils n'y
revêtent jamais les formes plus ou moins complexes qui se développent
dans les cultures sur milieux naturels ou artificiels.

Il semble donc que la vie normale de ces végétaux est en dehors de
l'organisme et que le parasitisme n'est qu'un cas fortuit de leur existence,
comme en témoignent les formes de souffrance qu'ils y prennent.

Cette conclusion offre une portée d'ordre général au point de vue de
l'origine saprophytique des maladies infectieuses et son intérêt dépasse
le domaine des mycoses. Nul doute que les faits indiqués ci-dessus, relatifs à l'aspergillose, à l'actinomycose, à la sporotrichose n'aient largement contribué à établir cette notion que la maladie parasitaire n'est
après tout qu'un accident et que la vie normale des espèces pathogènes
que nous connaissons aujourd'hui est dans la nature et non pas dans
l'organisme vivant.

Voies de pénétration des champignons pathogènes.

En tous cas, qu'ils proviennent d'une mycose humaine ou animale ou
de la nature, les champignons pathogènes envahissent l'organisme de
deux façons différentes. Tantôt l'inoculation se fait au niveau d'une
lésion quelconque, souvent insignifiante, de la peau ou des muqueuses
créant un point de moindre résistance. Ce mode de pénétration est banal,
c'est celui **du *Trichophyton*** ou du *Microsporum* qui s'inoculent au cuir

chevelu de l'enfant ou sur les parties découvertes de la peau glabre : c'est aussi celui de l'*Actinomyces* pénétrant dans les tissus par une lésion dentaire ou gingivale. Inutile d'insister sur ces faits.

On peut seulement se demander si l'altération préalable des téguments est toujours indispensable pour l'inoculation. Quelques observations de DE BEURMANN, de DANLOS et BLANC, de MORAX permettent, en effet, de penser que des spores de champignons déposées sur la peau saine sont susceptibles de la traverser. Ces faits sont rares et appellent une confirmation. Il ne faut pas oublier que la peau saine est une barrière très solide et fort bien défendue et que, d'autre part, il suffit d'un microtraumatisme ou d'une lésion très petite pour en détruire l'intégrité.

Tantôt le mode de pénétration des champignons est plus compliqué et c'est la voie digestive qui leur sert de porte d'entrée.

Introduit avec divers aliments, le parasite véhiculé ensuite par les leucocytes, peut passer à travers la muqueuse intestinale saine ou altérée suivant un mécanisme très comparable à celui dont les magistrales études de CALMETTE ont établi la réalité pour le Bacille de la tuberculose.

L'envahissement de l'organisme se fait alors par la voie lymphatique et par la voie sanguine et cela explique les formes disséminées et profondes de certaines mycoses. Dans l'histoire des Sporotrichoses on trouvera de remarquables exemples de ce mode d'inoculation des champignons. On peut déterminer expérimentalement la sporotrichose généralisée en introduisant les spores du parasite par voie digestive avec les aliments. On a réussi enfin à mettre en évidence le Sporotrichum par la culture du sang en plusieurs cas humains. Voilà pourquoi on observe dans les mycoses les localisations les plus variées des parasites, dans les viscères et dans les tissus profonds aussi bien que dans les couches superficielles.

L'immunité dans les mycoses.

Suivons maintenant les champignons qui ont envahi l'organisme par l'une des voies indiquées au paragraphe précédent, et voyons ce qu'ils deviennent. Il se peut, et cela est heureusement fréquent, que la mycose avorte et qu'il n'y ait aucun développement de l'agent qui a pénétré dans l'économie. La disparition du parasite a lieu de différentes manières, mais il s'agit toujours d'une réaction naturelle de l'organisme semblable ou analogue à ce qu'elle est pour les autres infections.

Si l'on suit, au cours des inoculations cutanées, le détail des phénomènes qui se succèdent on voit qu'ils ne diffèrent pas de ceux que nous connaissons dans la défense naturelle de la peau. Chez l'animal, quand une inoculation de teigne avorte, il s'agit d'éviction mécanique des éléments parasitaires avec les squames et croutes formées grâce à l'exocytose et à l'exosérose qui sont des actes défensifs naturels comme l'a montré Sabouraud. Éviction mécanique complétée au besoin par la phagocytose des éléments ayant envahi le corps muqueux dans les leucocytes qui parcourent incessamment les interstices cellulaires de cet épithélium.

Dans les inoculations profondes également les éléments parasitaires ne tardent pas à disparaître et ce sont les phagocytes qui jouent ici le rôle principal. Je l'ai démontré avec Savoure en étudiant les *Mucoromycoses* expérimentales dans lesquelles nous avons relevé l'action phagocytaire très importante des cellules endothéliales.

C'est dire que le problème de l'immunité dans les mycoses reçoit au fond et dans ses grandes lignes la même solution que pour les maladies bactériennes.

Il est possible d'ailleurs que diverses conditions d'ordre secondaire interviennent en l'espèce, sur lesquelles nous sommes assez mal fixés, mais que certains travaux nous font entrevoir. Nul doute que certaines particularités de terrain ne jouent un rôle majeur. Je n'en puis citer de meilleur exemple que celui des teignes tondantes du cuir chevelu dues aux *Trichophyton* humains et au *Microsporum Audouini*. Ces teignes, si fréquentes et si contagieuses chez l'enfant, disparaissent spontanément à la puberté et ne se rencontrent plus chez l'adulte, bien que les contaminations soient fréquentes chez lui. On ne peut mettre plus nettement en lumière l'influence du terrain sur la germination des champignons, influence que l'on pouvait du reste prévoir après les études de Raulin et celles de Bertrand sur l'*Aspergillus niger* relatées au chapitre précédent.

Des conditions d'ordre physique interviennent peut-être aussi. Lesage ne nous a-t-il pas appris l'importance de l'état hygrométrique dans la germination des spores et n'a-t-il pas vu que dans certaines conditions hygrométriques la germination des spores d'une espèce pathogène n'a pas lieu dans la trachée des animaux en expérience.

Dans un ordre de faits encore plus délicat, de Beurmann invoque un facteur spécial qu'il désigne sous le terme de sensibilisation de l'organisme par les toxines du parasite.

En étudiant les sporotrichoses, il arrive à cette conclusion que certains germes non virulents ou peu virulents, vivant sans créer de lésions dans l'organisme, sécrètent pendant ce temps des substances susceptibles de rendre cet organisme sensible à l'inoculation d'une petite quantité de parasite. Diverses observations chez l'homme et diverses expériences, notamment des inoculations de toxines sporotrichosiques à des sujets sains et à des sporotrichosiques en activité ou guéris, appuient cette ingénieuse hypothèse propre à éclairer en plusieurs circonstances l'étiologie des mycoses.

Enfin, on ne doit pas oublier que toute cause capable d'affaiblir la résistance de l'organisme quelle qu'elle soit : tuberculose, syphilis, alcoolisme, diabète, albuminurie, surmenage, etc..., est ici un facteur important. Je me contente de le signaler, car il n'existe pas à cet égard de différence entre les mycoses et les autres maladies infectieuses.

En somme, dans la résistance aux agents d'infection mycosiques, le fond des choses reste un acte cellulaire de l'organisme qui se débarrasse des éléments cryptogamiques comme il détruit les bactéries, grâce aux phagocytes. Mais en ce mécanisme très délicat certains facteurs d'ordre physico-chimique, relatifs à la constitution du terrain, aux conditions dans lesquelles les phénomènes se succèdent, peuvent intervenir, pour une part plus ou moins large et dans un sens ou dans l'autre, dans la défense de l'être vivant infecté qui est toujours un acte fort complexe.

Virulence des Champignons.

l'est d'autant plus que l'organisme parasité n'est pas seul en cause et qu'il faut tenir compte aussi des propriétés des champignons qui sont variables. Certainement la virulence du parasite, définie par la double aptitude à se développer dans l'organisme et à y sécréter des poisons, joue dans les mycoses un rôle de premier ordre. Mais cette question de la virulence des champignons parasites est encore très mal connue. Elle a été négligée pendant longtemps parce que l'on a cru que les mycoses différaient totalement des maladies bactériennes et il faut la reprendre sur des bases nouvelles maintenant que l'analogie entre ces deux groupes de maladies parasitaires se confirme de plus en plus.

Sans entrer dans le détail, je dirai seulement que des faits relatifs à certaines mycoses, comme le muguet et les sporotrichoses, dont les parasites peuvent être atténués en vue d'une vaccination, indiquent bien clairement la variation de virulence chez les champignons comme chez les bactéries. Du reste, tous ceux qui ont cultivé des champignons pathogènes savent que certaines espèces conservées longtemps au laboratoire et ayant subi de multiples passages sur milieux artificiels, ne sont plus, ou du moins que très difficilement, inoculables aux animaux sensibles. Le fait pouvait être prévu, car dans le monde des microbes l'accoutumance au milieu est d'ordre général.

Les variations de virulence sont évidemment un facteur capital dans la genèse des mycoses que je vais aborder maintenant en examinant le second cas possible après pénétration des éléments parasitaires dans l'organisme, celui de la germination de ces éléments.

Il convient de noter cependant qu'entre la destruction immédiate ou plus ou moins rapide des cellules parasitaires et leur germination consécutive à l'inoculation un intermédiaire est possible. Quelquefois, en effet, les spores de champignons qui ont pénétré par une voie quelconque dans l'organisme, peuvent persister pendant un temps plus ou moins long sans se développer, sans déterminer de lésions et comme de véritables saprophytes.

Ultérieurement, sous l'influence de conditions dépendant de l'état de l'hôte ou de celui du parasite, la germination a lieu et dès lors les lésions commencent. Diverses observations de sporotrichose établissent nette-

ment la réalité de cette période de latence des champignons, susceptible de varier en de larges proportions.

Quoi qu'il en soit, dès que les éléments cryptogamiques germent et se
développent la mycose prend naissance.

Formes rudimentaires des Champignons dans leurs lésions.

Si l'on examine ce qui s'y passe, on est frappé d'abord par un fait très
remarquable. C'est l'état rudimentaire et simple sous lequel les champignons végètent dans l'organisme. D'une manière générale, tous ces

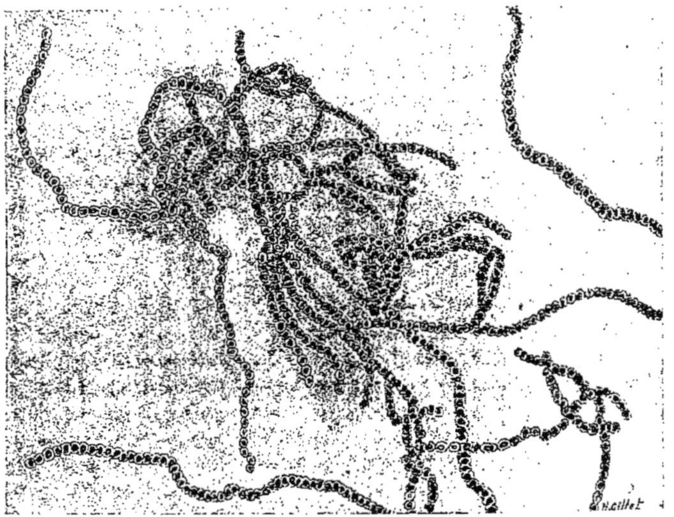

Fig. 12. — Mycélium sporulé d'un *Trichophyton* extrait d'un cheveu
(d'après Sabouraud).

champignons se réduisent soit à des articles courts, ovalaires ou un peu
allongés, comme dans le muguet, soit à des filaments mycéliens diversement ramifiés, munis de cloisons transversales à intervalles variables,
sauf pour les mucoromycoses puisque le mycélium des *Oomycètes* est
continu.

Quand les filaments sont devenus adultes, les cloisons se rapprochent
et délimitent de courts segments carrés ou rectangulaires, qui se
détachent ultérieurement et dont les angles peuvent s'émousser plus ou
moins. On leur donne le nom de *spores mycéliennes* (fig. 12).

En réalité, il n'y a là rien qui ressemble à une véritable formation
sporulaire et il ne s'agit que d'une segmentation du mycélium. Mais le
terme de spore a prévalu et on continue à l'employer, ce qui n'a du

reste aucune importance parce qu'il suffit de s'entendre sur la valeur du mot.

Les champignons des teignes, qu'il s'agisse de *Trichophyton*, de *Microsporum* ou d'*Achorion*, sont des exemples classiques de cette segmentation du mycélium dans les lésions.

Quelquefois le champignon réagit en présence des éléments phagocytaires de l'organisme et pour se défendre il épaissit les parois de ses cellules périphériques. On voit alors apparaître des formes renflées, comme dans l'actinomycose (fig. 13). Aujourd'hui la signification de ces formes renflées ou massues, sur lesquelles on a beaucoup discuté, est bien fixée. Des expériences précises ont établi qu'elles ne se produisent que dans l'organisme vivant, en présence des éléments cellulaires et jamais dans les cultures où le champignon peut se développer librement.

Il me paraît donc vain de chercher à établir un rapprochement entre ces formes en massues de l'acti-

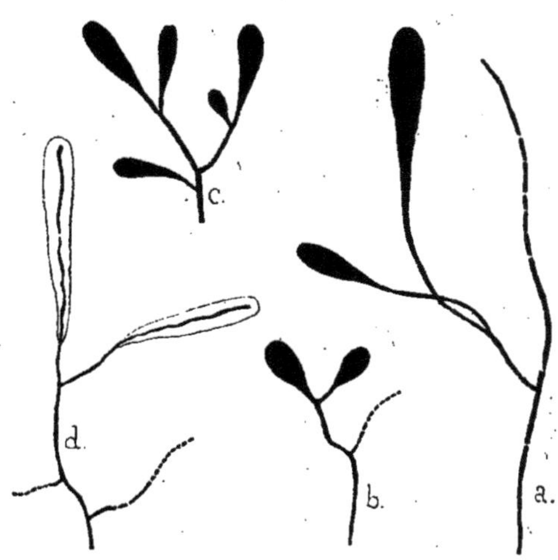

Fig. 13. — Renflements massués provenant de la dissociation d'un grain jaune actinomycosique (d'après Bodin).

nomycose et les renflements que l'on observe parfois dans les vieilles cultures du bacille de la tuberculose, notamment dans celles du bacille de la tuberculose aviaire.

Celles-ci prennent naissance, en effet, dans des conditions tout à fait différentes de celles que je viens d'indiquer pour l'actinomycose, leur ignification n'est pas la même et entre elles il n'y a pas autre chose qu'une simple analogie morphologique.

Des cellules ovalaires ou allongées, un mycélium diversement ramifié et segmenté en articles courts qui se détachent les uns des autres à maturité, quelquefois des formes renflées dues à l'épaississement des parois des cellules pour la défense du végétal, tels sont les organes rudimentaires que présentent les champignons dans leur vie parasitaire.

C'est inutilement que l'on y chercherait les formes de fructification si variées qu'ils offrent dans leurs cultures; elles n'existent pas dans l'organisme, le fait est d'ordre général et, pour les mycoses actuellement connues, il ne comporte qu'une exception : pour des teignes exotiques, les caratés, dans les squames desquelles les parasites arrivent à donner des formes reproductives analogues à celles des *Aspergillus* et des *Penicillum* (fig. 14).

On en tirera deux conclusions, l'une théorique, relative à la biologie générale des champignons pathogènes, qui ne parviennent pas à leur développement normal dans leur vie de parasites, et cela indique nette-

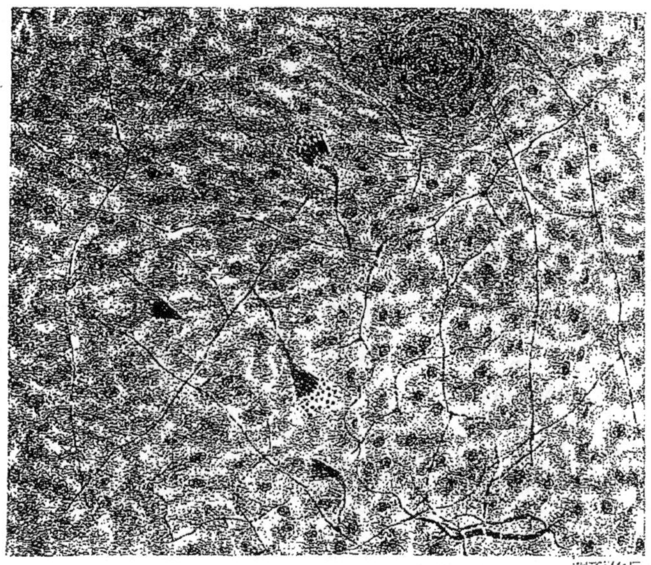

Fig. 14. — Squame de caraté (d'après Sabouraud).

ment que le parasitisme n'est qu'un accident dans l'existence de ces êtres; l'autre, d'ordre pratique : qu'il faut se méfier des observations de mycoses dans lesquelles on a signalé des fructifications cryptogamiques normales au sein des lésions. Ainsi bon nombre de cas d'oto-mycoses, où l'on a décrit des fructifications de *Mucor* ou d'*Aspergillus*, ne sont point de véritables mycoses. Ils n'ont d'autre valeur que celle de cas fortuits de végétation cryptogamique dans des déchets organiques accumulés dans une cavité naturelle.

Tout autre est la mycose vraie. Là nous allons voir le champignon agir sous sa forme rudimentaire et créer des lésions diverses par un mécanisme qui est aussi complexe que celui des maladies bactériennes.

Mécanisme des mycoses : leurs lésions.

En premier lieu, il faut noter que les éléments des champignons qui se développent dans les tissus produisent une altération mécanique, une sorte de dissociation des éléments de ces tissus. Le poil teigneux, envahi

par les filaments des *Trichophyton*, devient cassant et il se brise au
moindre traumatisme, à la plus faible traction; mais ce n'est là qu'un
fait d'importance secondaire si on le compare à la réaction cellulaire
provoquée dans l'organisme autour du parasite. Elle existe toujours,
même dans les dermatomycoses les plus superficielles. Le type de cette
réaction est d'ailleurs variable et cela explique le polymorphisme des

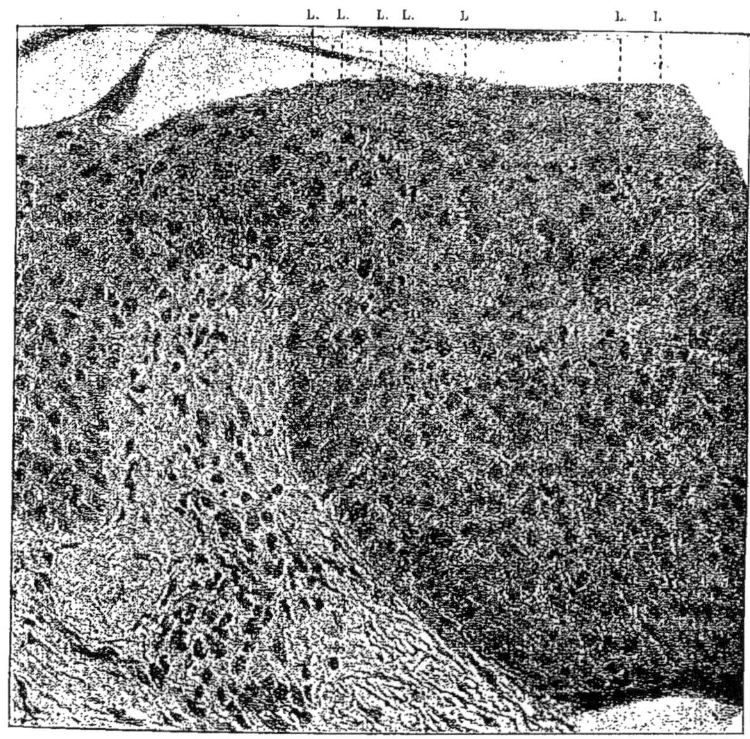

Fig. 15. — Exocytose au niveau d'une plaque de Trichophytie (d'après Sabouraud).
De nombreux leucocytes (L) montent vers la surface de l'épiderme.

lésions mycosiques. Prenons le cas le plus bénin. Dans les tondantes
du cuir chevelu de l'enfant, dont les apparences ne sont point inflammatoires, on trouve toujours des lésions de surface, au niveau et
tout autour des points envahis par les parasites. Il y a, d'une part,
exagération de reproduction des cellules du corps muqueux avec
arrêt dans les transformations de la couche cornée. Il y a, d'autre
part, exocytose prononcée, soit effusion de cellules migratrices
à travers les couches malpighiennes (fig. 15). On note en même
temps un certain degré de suffusion séreuse au sommet des papilles du
derme.

A ces lésions constantes, il n'est pas rare de voir se joindre d'autres altérations plus profondes, plus accusées et qui se rencontrent même dans les formes les plus aphlegmasiques au point de vue clinique. C'est une infiltration dans le derme de leucocytes divers avec hypertrophie des éléments fixes, dilatation vasculaire et altérations endothéliales manifestes.

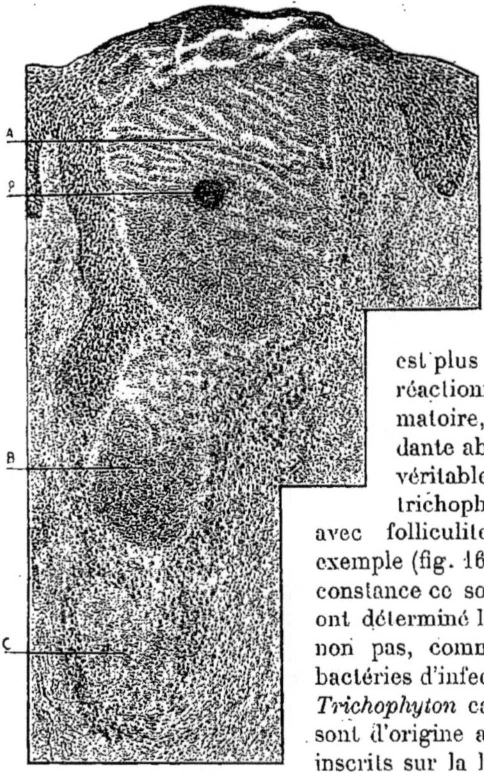

Tous ces phénomènes, qui traduisent la réaction défensive cutanée, en présence des parasites, sont en somme d'ordre assez banal; ils constituent pour ainsi dire le degré le plus simple des lésions mycosiques. Avec certains champignons le processus est plus intense et plus aigu, le type réactionnel est franchement inflammatoire, avec polynucléose abondante aboutissant à la formation de véritables collections purulentes. Les trichophyties à dermite profonde avec folliculites suppurées en sont un exemple (fig. 16). On sait qu'en pareille circonstance ce sont bien les *Trichophyton* qui ont déterminé la suppuration folliculaire et non pas, comme on l'a cru d'abord, des bactéries d'infections secondaires. Les divers *Trichophyton* causant ces folliculites et qui sont d'origine animale méritent donc d'être inscrits sur la liste déjà longue des germes pyogènes.

Fig. 16. — Abcès du follicule autour d'un cheveu trichophytique (d'après Sabouraud).

A, Abcès supérieur. — P, Poil parasité. — B. C, Abcès inférieur.

D'autres fois enfin, les lésions mycosiques revêtent un type très différent des précédents, l'allure est subaiguë ou chronique et la modalité anatomique est celle des granulomes tuberculoïdes.

Cela est très fréquent; ainsi les recherches de MAJOCCHI, de TRUFFI, de DARIER et HALLE, confirmées par SABOURAUD, ont établi que dans certains cas de teigne faveuse ou trichophytique il peut y avoir dans le derme de véritables follicules tuberculiformes avec cellules épithélioïdes et éléments multinucléés géants autour des parasites. Dans les mycoses internes, ces lésions sont d'ordre général, de telle sorte que le processus anatomique est alors tuberculoïde ou syphiloïde, mais assez spécial cependant pour que l'on puisse habituellement reconnaître le granulome mycosique.

Il y a longtemps que de telles lésions sont connues dans l'actinomycose. De Beurmann et Gougerot ont montré qu'elles sont la règle dans la sporotrichose. Queyrat et Laroche dans la blastomycose, Gougerot et Caraven dans l'hémisporose en ont relevé d'analogues. Celles de la sporotrichose, particulièrement bien étudiées, peuvent servir de type.

Ce sont les lésions vasculaires qui dominent et qui sont le point de départ de toutes les autres. Contenus dans un amas de polynucléaires et de macrophages arrêté dans un vaisseau, les parasites déterminent des réactions lympho-conjonctive, épithélioïde, polynucléaire qui aboutissent à la formation d'un véritable granulome.

« Au centre, disent De Beurmann et Gougerot, abcès polynucléaire et macrophagique, à la partie moyenne dégénérescense épithélioïde, giganto-cellulaire et follicules tuberculoïdes, à la périphérie réaction lympho-conjonctive, basophile cellulaire ou fibro-cellulaire. »

Tels sont les sporotrichomes élémentaires qui par fusion donnent des lésions plus ou moins étendues (fig. 17). Au début le processus est phlegmasique subaigu, puis il passe au stade

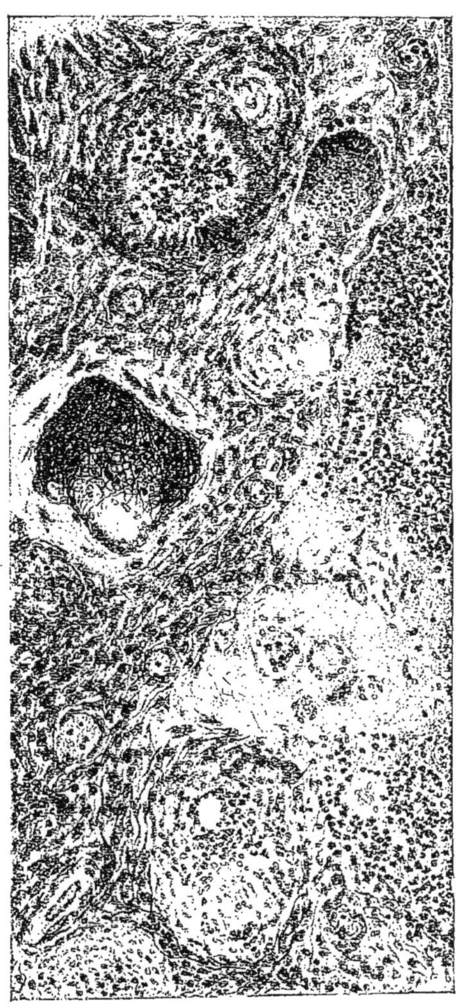

Fig. 17. — Sporotrichose. Biopsie (d'après de Beurmann et Gougerot).

Ensemble des trois zones du sporotrichome.

chronique. À la périphérie la réaction lympho-conjonctive domine ; au centre, c'est l'infiltration leucocytaire qui s'accuse et elle aboutit à la formation d'un véritable abcès, limité par une paroi fibreuse plus ou moins épaisse, contenant des polynucléaires, des macrophages diversement altérés, mais sans qu'il y ait nécrose diffuse, ni caséification, comme dans le tubercule du bacille de Koch.

En somme, mélange de réaction conjonctive et de polynucléose. « La sporotrichose, disent les auteurs précités, est donc à la fois une maladie nodulaire tuberculoïde et une suppuration chronique. »

Que l'on reprenne maintenant toutes ces réactions de l'organisme et l'on imaginera sans peine les désordres variés et plus ou moins considérables que les champignons peuvent créer dans l'organisme et les symptômes divers auxquels ils donnent lieu selon leurs sièges.

Tous les degrés et toutes les variations sont possibles entre l'épidermodermite légère d'une trichophytie superficielle et la désorganisation profonde des tissus par l'*Aspergillus*, l'*Actinomyces*, les *Sporotrichum*, offrant l'allure clinique des collections purulentes, des nodules gommeux évoluant vers l'ulcération, des infiltrations avec fonte aboutissant aux fistules.

Inutile d'insister sur les manifestations de ces mycoses, on en devine aisément tout le polymorphisme, selon l'intensité, la profondeur, le type des altérations anatomiques et selon les localisations qui sont extrêmement variées.

Bien qu'il y ait entre elles des différences histologiques certaines, de telles lésions sont très comparables à celles que l'on rencontre dans les maladies à bactéries les plus hautement différenciées, comme la tuberculose et la syphilis. Cela permet de rapprocher les affections bactériennes et les mycoses au double point de vue de l'anatomie pathologique et des manifestations symptomatiques. Il est évident, en effet, que des lésions analogues dues à des bactéries ou à des champignons ont des conséquences très analogues lorsqu'elles offrent les mêmes localisations. L'histoire des mycoses en fournit la preuve, à l'occasion de l'actinomycose dont les lésions étaient autrefois confondues avec celles de la tuberculose, à l'occasion aussi de la sporotrichose. Les manifestations fréquentes de cette maladie n'ont-elles pas été prises, jusqu'à ces dernières années, pour des accidents bacillaires ou syphilitiques?

Rôle des poisons dans les mycoses.

Ce ne sont pas là les seules ressemblances qu'il y ait entre les mycoses et les affections bactériennes. On pensait autrefois qu'une différence essentielle existait entre ces maladies, tenant à ce que les champignons ne produisent pas, croyait-on, de poisons capables d'intervenir dans la genèse des maladies comme les toxines microbiennes. Les découvertes de ces dernières années ont montré qu'il n'en est pas ainsi. Dès 1896, Charrin et Ostrowsky, Roger et Concetti, ont prouvé chez le champignon du muguet l'existence de substances toxiques agissant sur les animaux. Auclair, en 1903, a extrait du champignon de l'actinomycose une substance qui occasionne de violents phénomènes inflammatoires quand on l'injecte au lapin. CENI et BESTA, en 1892, ont trouvé dans la culture de l'*Aspergillus fumigatus* et de l'*Aspergillus flavescens* un poison très actif que j'ai retrouvé et étudié en 1903 et en 1912 avec GAUTIER et LENORMAND; GOUGEROT et BLANCHETIÈRE ont signalé également la présence de substances toxiques dans les cultures de *Sporotrichum*.

Ajoutons à ces faits les travaux dus à PLATO, puis à MARIO TRUFFI, montrant que l'injection du liquide de culture d'un *Trichophyton* (trichophytine) à un individu porteur de la trichophytie correspondante, détermine chez cette personne, mais seulement chez elle, des réactions locales et générales, analogues à celles que donnent la malléine chez les animaux morveux et la tuberculine chez les tuberculeux.

BRUNO BLOCH, PAUTRIER et LUTEMBACHER ont vérifié que l'on peut obtenir dans la sporotrichose une sous-cutiréaction comme dans la tuberculose; DE BEURMANN et GOUGEROT sont arrivés au même résultat par l'intra-dermo-réaction.

La sécrétion de substances toxiques par les champignons pathogènes est donc un fait hors de toute contestation à l'heure actuelle. Reste à savoir quelles sont ces substances toxiques et à préciser la part qui leur revient dans la genèse des mycoses. Il est difficile de répondre à ces questions qui sont parmi les plus complexes et les plus délicates de la chimie biologique.

Les recherches faites jusqu'ici indiquent que ces poisons sont multiples, mais que les plus importants sont très adhérents aux cellules parasitaires, diffusant peu ou pas, dans les cultures du moins. Elles nous apprennent aussi que ceux de ces poisons que nous connaissons diffèrent très nettement des toxines bactériennes. Tandis que ces dernières se rapprochent pour la plupart des diastases, les poisons découverts chez les champignons ont des caractères qui les éloignent certainement de ce groupe chimique. Ceux qui ont été quelque peu étudiés n'offrent pas la sensibilité à la chaleur des toxines bactériennes, ils sont peu ou pas solubles dans l'eau et, loin d'être précipités par l'alcool, ils se dissolvent dans ce liquide ainsi que dans la plupart des solvants des corps gras : éther, chloroforme, benzine, sulfure de carbone. LENORMAND et moi, après une longue étude du poison convulsivant que nous avons extrait de l'*Aspergillus fumigatus*, nous avons pensé que cette substance toxique pourrait être rapprochée de ce groupe de composés auxquels on donne aujourd'hui le nom de lipoïdes, mais nous n'avons émis cette opinion que sous toutes réserves et que relativement au poison convulsivant et tétanisant de l'*Aspergillus fumigatus*.

Pour le moment d'ailleurs, cela importe peu : la question des poisons sécrétés par les champignons pathogènes est très compliquée et à peine posée; le fait général de la production de substances toxiques par ces parasites est seul à retenir dans une étude d'ensemble des mycoses comme celle-ci, parce qu'il ouvre une voie nouvelle toute pleine de promesses et parce qu'il appuie encore l'étroite ressemblance qu'il y a entre le mécanisme de ces mycoses et celui des maladies bactériennes.

Modifications humorales dans les mycoses.

Entre ces maladies l'analogie se poursuit encore plus loin, comme Widal et Abrami l'ont montré dans leurs belles recherches de ces dernières années. Ces savants ont découvert les propriétés agglutinantes et fixatrices du sérum des sporotrichosiques, des actinomycosiques, des endomycosiques, propriétés qui se développent dans l'organisme sous l'influence des champignons parasites comme elles apparaissent pour le bacille d'Eberth dans les humeurs d'un typhique.

Étudiées d'abord dans la sporotrichose, ces réactions ne semblent pas absolument et rigoureusement spécifiques, c'est-à-dire qu'avec le sérum de malades atteints d'autres mycoses, on observe des coagglutinations et des cofixations, mais qui ne se produisent que pour certains groupes.

Ainsi le sérum des personnes atteintes de muguet et d'actinomycose agglutine les spores du *Sporotrichum* et cette réaction est doublée d'une réaction de cofixation, tandis que ces phénomènes font défaut dans les cas de teigne, de pityriasis versicolor, d'érythrasma, d'aspergillose. Loin de gêner, ces coagglutinations et ces cofixations sont très utiles pour le diagnostic des mycoses et elles permettent, en outre, des déductions fort intéressantes relatives au groupement et au rapprochement des diverses espèces de champignons pathogènes.

J'ajouterai que Roger Malvoz, Brouha ont signalé des faits analogues aux précédents avec le sérum d'animaux infectés par des levures. Gougerot et Caraven ont obtenu les mêmes résultats dans l'hémisporose.

Il est inutile d'insister, je crois, sur la valeur de semblables découvertes : elles ont déjà rendu et elles sont appelées à rendre les plus grands services en clinique où le diagnostic des mycoses est parfois si malaisé.

Vaccination et sérothérapie dans les mycoses.

A ces questions de modifications humorales au cours des mycoses se rattachent celles de la vaccination et de la sérothérapie dans ces maladies. Il est possible de vacciner contre les champignons comme on vaccine contre les bactéries. Cela est nettement prouvé aujourd'hui.

Charrin et Roger ont obtenu une immunisation non douteuse des animaux sensibles en les traitant à plusieurs reprises par des cultures atténuées de champignon du muguet. Bruno Bloch, observant ce qui se passe chez les animaux inoculés avec les champignons des teignes, a noté de curieux faits de vaccination. Les cobayes inoculés avec l'*Achorion quinckeanum* du favus de la souris, où avec un *Trichophyton gypseum* deviennent, huit à dix jours après l'inoculation, réfractaires aux dermatophytes quels qu'ils soient, et cette immunité qui s'étend à toute la surface cutanée dure plusieurs mois.

Les recherches de DE BEURMANN et GOUGEROT, de ABRAMI, de BRISSAUD et JOLTRAIN ont prouvé qu'il est possible de conférer aux animaux une immunité active contre la sporotrichose au moyen de cultures de *Sporotrichum* d'abord tuées, ensuite vivantes, et la possibilité aussi de préparer des sérums antisporotrichosiques doués de pouvoir curatif et préventif pour les animaux sensibles.

Evidemment, ces faits récents appellent de nouvelles études, mais leur réalité est certaine et leur signification offre une importance de premier ordre. Avec les travaux d'anatomie pathologique montrant quelles lésions peuvent créer les champignons, avec les recherches sur la dissémination de ces parasites dans l'économie, sur leurs sécrétions toxiques, sur les modifications humorales qu'ils déterminent, ils viennent établir la parenté existant entre toutes les maladies parasitaires qu'elles soient d'origine bactérienne ou d'origine mycosique. Loin de séparer et de distinguer ces affections, comme on a eu trop de tendance à le faire à une certaine époque, il convient donc de les rapprocher puisque l'observation nous montre qu'elles sont très analogues dans leur genèse et dans leurs conséquences.

Plus nous avançons dans la connaissance de ces maladies, plus nous voyons que les choses y sont ordonnées sur un plan général commun, complexe évidemment, puisqu'il s'agit de la lutte entre des êtres vivants eux-mêmes fort compliqués, mais qui reste le même en ses grandes lignes, quels que soient les parasites.

Traitement des mycoses.

A la fin de cet aperçu sur les mycoses j'arrive à la partie essentiellement pratique, celle du traitement. D'une manière générale on peut dire que nous sommes assez bien armés contre ces affections, mieux certainement que nous ne le sommes contre diverses infections bactériennes. Il est hors de doute que les études de ces dernières années, poursuivies si activement sur les champignons parasites, n'ont pas été seulement théoriques et qu'elles ont conduit dans la plupart des cas à une thérapeutique précise et efficace.

D'abord, les méthodes d'action directe sur les parasites par des antiseptiques ou par la simple ablation mécanique trouvent leur indication en divers cas. En ce qui concerne les dermatomycoses, on sait que la destruction des champignons par les parasiticides nombreux et puissants que nous possédons actuellement est aisée et couronnée de succès chaque fois qu'il est possible d'atteindre les éléments parasitaires sans dommage pour l'organisme. Les trichophyties des parties glabres, le pityriasis versicolor cèdent sans difficulté à l'usage des pommades soufrées, mercurielles, ou à l'emploi de la teinture d'iode.

S'il est impossible de faire pénétrer les parasiticides partout où se trouvent les champignons, l'ablation mécanique est un procédé d'une efficacité démontrée. Les teignes du cuir chevelu en fournissent un remarquable exemple : leur traitement si précaire, si long, si pénible autrefois, pour cette seule raison qu'on ne peut faire pénétrer une substance antiseptique sous quelque forme que ce soit dans le follicule pilaire infecté, n'est-il pas devenu, depuis 1905, l'un des plus précis et l'un des plus sûrs de toute la thérapeutique.

Grâce aux découvertes de Freund, de Schiff, de Oudin, de Barthélemy, de Vieira, de Kienbock, de Gastou, de Nicolau sur l'action des rayons X sur le cuir chevelu, grâce aux travaux de Sabouraud qui, avec Noiré, a su réglementer et rendre pratique et sûre l'application de cet agent, le traitement radiothérapique guérit toute teigne du cuir chevelu d'une manière précise, rapide et indolore ; il la guérit parce qu'il permet d'obtenir l'éviction de toutes les racines pilaires infectées. Tous ceux qui ont eu à traiter autrefois des enfants teigneux ne peuvent manquer de reconnaître que cette radiothérapie des teignes est vraiment l'une des plus belles conquêtes de la dermatologie moderne.

C'est encore à l'ablation mécanique par les procédés chirurgicaux que l'on devra recourir dans les mycoses sous-cutanées ou internes dont les lésions ne peuvent être atteintes suffisamment par les antiseptiques usuels : oosporoses, hémisporose, actinomycose. En bon nombre de cas, l'ouverture avec curettage, complétée par l'action des solutions iodées qui semblent les meilleures, a donné d'excellents résultats.

Non moins importante que les précédentes, la méthode chimiothérapique est applicable à tous les cas de mycoses internes et l'expérience a consacré son efficacité. C'est l'iodure de potassium qu'il faut employer. Il est prouvé par des faits très nombreux que ce médicament possède une action quasi spécifique dans la sporotrichose et aussi dans l'actinomycose. Action due surtout à une stimulation de la phagocytose dans les macrophages et non pas à une influence directement parasiticide, car pour la sporotrichose au moins on a constaté que le champignon *in vitro* est très résistant à l'iode.

Chez les sporotrichosiques, l'effet de l'iodure de potassium est si remarquable que ce traitement suffit dans la plupart des cas, d'après de Beurmann. Dans l'actinomycose, il en est de même, à condition que les lésions ne soient ni trop vieilles, ni trop étendues. Quant aux oïdiomycoses, aux exoascoses, aux hémisporoses, on les traitera de la même manière, mais les résultats sont moins brillants que pour la sporotrichose.

Il convient d'ajouter que les découvertes récentes, relatives à la préparation de sérums antimycosiques, permettent de penser que l'on pourra peut-être ajouter la sérothérapie aux méthodes thérapeutiques que nous possédons déjà contre les mycoses.

Quoi qu'il en soit, il reste évident que l'intervention médicale a d'autant plus de chances de réussir qu'elle est plus hâtive et que les lésions sont moins avancées et moins étendues. D'où cette conclusion pratique qu'il y a tout intérêt à porter le plus vite possible le diagnostic précis des mycoses.

CHAPITRE III

LES DIVERSES ESPÈCES DE CHAMPIGNONS PATHOGÈNES POUR L'HOMME ACTUELLEMENT CONNUES

Le complément naturel et nécessaire des notions générales qui précèdent est l'indication des diverses espèces de champignons pathogènes pour l'homme. Je la donnerai ici très rapidement sans entrer dans le détail, la description complète de chaque champignon trouvant sa place au chapitre qui traite de la maladie qu'il détermine. J'adopterai pour cette indication l'ordre qui nous est donné par la classification botanique des champignons.

Actuellement les espèces pathogènes que nous connaissons appartiennent à trois ordres : *Oomycètes, Ascomycètes* et *Fungi imperfecti*.

I. — Oomycètes.

Tous les champignons de cet ordre trouvés jusqu'ici chez l'homme se rangent dans la famille des *Mucorées* et se classent plus spécialement dans les genres *Mucor, Rhizomucor* et *Rhizopus*.

Ces champignons très répandus dans la nature paraissent, sauf deux espèces, dépourvus de pouvoir pathogène pour l'homme. On ne peut retenir, en effet, comme de véritables mycoses les cas de FURBRINGER signalant la présence de *Mucor mucedo* dans des lésions pulmonaires, BARTHELAT ayant démontré que cette plante est tout à fait inoffensive pour les animaux. Il en est de même de *Rhizopus niger* observé par GIAGLINSKI et BEWELKE, puis par SENDSIAK dans la langue noire et du *Rhizomucor septatus* vu par SIEBENMANN dans le conduit auditif externe. Dans ces observations il semble bien que la présence des champignons n'ait été qu'accidentelle et tout à fait secondaire. En tout cas de nouvelles recherches sont nécessaires avant que l'on puisse conclure au rôle nocif de ces espèces.

Par contre, voici un *Oomycète* nettement pathogène, le *Mucor corymbifer* découvert par LICHTEIM en 1884 et que PALTAUF a rencontré dans une mycose interne avec lésions viscérales des plus graves. Il est possible, comme le fait remarquer Pinoy, que les altérations pulmonaires dans lesquelles Furbringer a découvert le *Mucor mucedo* soient dues à cette espèce.

A côté du *Mucor corymbifer* très actif chez les animaux de laboratoire, il faut placer le *Rhizomucor parasiticus* isolé et décrit par Lucet et Costantin. Ces auteurs l'ont extrait des crachats d'une femme atteinte de pseudo-tuberculose pulmonaire et ils ont établi sa virulence pour le cobaye et le lapin.

Les observations de Paltauf et de Lucet et Costantin sont très remarquables et portent à penser que des recherches systématiques feront découvrir d'autres cas de mycoses internes dues aux espèces que je viens d'indiquer, ou à des *Mucorées* voisines de ces espèces, telles que le *Rhizopus Cohni* ou le *Rhizopus equinii* qui sont très pathogènes pour le lapin. Nos connaissances actuelles sur les *Oomycètes* parasites sont, comme on le voit, peu avancées et elles se réduisent à quelques faits. Dans l'ordre des *Ascomycètes* les espèces intéressant le médecin sont au contraire nombreuses.

II. — **Ascomycètes**.

Elles appartiennent aux tribus des *Exoascées*, des *Gymnoascées* et des *Périsporiascées*. La première comprend les champignons qui affectent la forme bourgeonnante des levures. On y trouve le champignon du muguet et une série de levures encore assez mal connues et que l'on a improprement désignées sous le terme de *Blastomycètes*. De Beurmann et Gougerot ont justement fait remarquer que ce groupe de la pathologie mycosique est extrêmement confus, ce nom ayant été employé dans des sens différents selon les auteurs. En réalité, il indique seulement un aspect morphologique et signifie qu'il s'agit de champignons bourgeonnants. Il convient donc d'abandonner cette désignation et de classer les parasites connus selon les types botaniques admis aujourd'hui. On peut les ranger dans les genres : *Saccharomyces, Cryptococcus, Endomyces*.

Au genre *Saccharomyces* se rattachent tous les parasites dont le thalle est formé d'articles isolés bourgeonnants, donnant des asques subglobuleux ou elliptiques, contenant 4 spores rondes. Les plus importants sont :

Saccharomyces anginae trouvé en 1893 par Achalme et Troisier dans les exsudats blanchâtres d'une angine ;

Saccharomyces subcutaneus tumefaciens, observé par Curtis dans une tumeur myxomateuse de la cuisse et dans un abcès lombaire ;

Saccharomyces granulatus de Vuillemin et Legrain, découvert dans des hématomes du maxillaire inférieur ;

Saccharomyces Blanchardi, isolé par Blanchard, Schwartz et Binot du pus d'une périappendicite chronique ;

Saccharomyces de Brewer et Wood, provenant d'une ostéite vertébrale ;
Saccharomyces Busse-Buschki, vu par Busse et Buschke dans une
ostéite du tibia entraînant des lésions ulcéreuses et plus tard une véritable septicémie saccharomycosique. C'est probablement à ce parasite
qu'il faut rattacher l'observation de Hudelo, Duval et Laederich, où les
lésions étaient surtout hypodermiques.

A côté de ce groupe, de Beurmann et Gougerot en admettent un autre
composé de parasites très voisins mais non identiques et qu'ils désignent
sous le nom de *Parasaccharomyces*. Il faudrait, d'après eux, y ranger des
types décrits sous le terme de *Cryptococcus* et encore très mal connus. Une
observation de Harter touchant une mycose viscérale et cutanée
mortelle appartiendrait à cette catégorie.

Quant au genre *Cryptococcus* admis par certains comme provisoire et
dans lequel on place habituellement toutes les formes levures ne produisant pas d'asques, il est extrêmement confus et demande une revision.
De Beurmann et Gougerot proposent pour la plupart de ces parasites un
nom nouveau. Ce sont, disent-ils, des *Zymonema*, champignons à la fois
levures dans leurs lésions et filamenteux dans leurs cultures. De nombreux types ont été ici signalés parmi lesquels le plus fréquent est la
mycose de Gilchrist due au *Cryptococcus Gilchristi* ou *Zymonema Gilchristi*. C'est une affection cutanée à forme papillomateuse décrite en
dermatologie sous le nom de dermatite blastomycétique. Mais il convient
d'ajouter que ces lésions ne sont pas les seules ; il peut y avoir des ulcérations, des nodules hypodermiques gommeux, des localisations osseuses,
ganglionnaires, viscérales qui rendent le tableau clinique très polymorphe.

Concluons que tout ce groupe des saccharomycoses, qui renferme des
faits très importants et très intéressants, est encore vague et qu'il est
nécessaire de réunir de nouvelles observations, de vérifier celles qui sont
acquises et d'en pousser plus loin l'étude pour apporter dans le sujet
toute la clarté et tout l'ordre désirables.

Les *Exoascées* comprennent le genre *Endomyces* dans lequel Vuillemin
place le champignon du muguet, *Endomyces albicans*. C'est à coup sûr
l'un des mieux étudiés des champignons pathogènes dont on connaît
trop l'importance dans la pathologie humaine pour qu'il y ait lieu d'insister. Cependant je rappellerai que l'*Endomyces albicans*, parasite de surface dans la plupart des cas, crée dans certaines circonstances des infections septicémiques ou viscérales, ainsi que l'ont montré Zenker, Parrot,
Ribbert, Monnier, Schmorl, Roger. J'ajouterai que diverses observations
américaines et françaises, comme celles de Queyrat et Laroche sur une
métro-vaginite pseudo-membraneuse, ont établi l'existence de parasites
très voisins de l'*Endomyces*. Ce serait, d'après de Beurmann, un groupe
nouveau, les *Parendomyces*.

Gymnoascées.

Ce groupe représente au point de vue botanique, et comme le fait remarquer GUEGUEN, une transition entre les *Exoascées*, dont les asques sont nus, et les *Périsporiascées* dont les asques sont réunis dans une enveloppe dite périthèce.

C'est aux *Gymnoascées* qu'il faut rattacher aujourd'hui les champignons des teignes qui comptent parmi les plus importants de la mycologie parasitaire, tant à cause de la fréquence de ces maladies chez l'homme qu'en raison de l'intérêt général des études faites sur ces parasites. Il est vrai de dire que les formes parfaites de reproduction de ces champignons n'ont pas encore été observées, mais les travaux très remarquables de MATRUCHOT et de DASSONVILLE ont montré qu'en s'appuyant sur les analogies morphologiques on peut classer tous les champignons des teignes parmi les *Gymnoascées*.

Champignons des teignes.

Les parasites de ces mycoses appartiennent à trois genres, *Achorion*, *Microsporum* et *Trichophyton*, à chacun desquels correspond une teigne spéciale de l'homme.

Genre Achorion. Les *Achorion* sont les agents de la teigne faveuse. Ils comprennent plusieurs espèces bien distinctes pouvant toutes déterminer sur le tégument humain des lésions faviques et dont la fréquence est très inégale.

L'*Achorion Shonleini*, découvert par SCHONLEIN en 1839 et bien étudié par GRUBY deux ans plus tard, est le plus commun. C'est lui qui cause la plupart des cas de favus (95 p. 100 au moins).

Viennent ensuite des espèces communes chez l'animal et rares chez l'homme :

L'*Achorion quinckeanum* du favus de la souris que j'ai décrit en 1902;

L'*Achorion gypseum* que j'ai découvert en 1902 dans des godets humains et qui, d'après les travaux de SUIS et SUFFRAN et d'après des faits que j'ai observés récemment, est vraisemblablement d'origine équine.

Enfin, l'*Oospora canina* de COSTANTIN et SABRAZES, et l'*Achorion gallinae* du favus de la poule, vu par MÉGNIN, puis étudié par SABRAZES, SABOURAUD, SUIS et SUFFRAN, sont des espèces animales mais qui sont capables de causer des lésions faviques expérimentales sur la peau humaine.

Genre Microsporum. — Comme dans le genre précédent on trouve ici plusieurs espèces différentes pouvant déterminer la teigne microsporique, autrefois confondue avec les trichophyties et qui a été bien isolée par Sabouraud en 1892.

Parmi les *Microsporum* on doit placer d'abord l'espèce humaine la plus fréquente, le *Microsporum Audouini*, vu par GRUBY en 1842, cultivé et isolé par SABOURAUD 50 ans plus tard. C'est le parasite de la tondante rebelle de l'enfance très fréquente en Angleterre et dans le Nord de la France, où elle fait plus du tiers des teignes tondantes scolaires.

A cette importante espèce SABOURAUD a rattaché les *Microsporum tardum, umbonatum, velveticum*, qui paraissent rares et qui ne sont peut-être que des variétés du *Microsporum Audouini*.

Viennent ensuite les *Microsporum* animaux qui tous ont été trouvés non seulement chez l'animal, mais aussi dans des lésions humaines :

Le *Microsporum equinum*, que j'ai découvert et décrit en 1896 et que l'on rencontre ordinairement dans l'herpès contagieux du poulain.

Le *Microsporum felineum* de C. Fox et BLAXALL, fréquent en Angleterre.

Le *Microsporum canis*, que j'ai décrit en 1897 et auquel SABOURAUD a donné ensuite le nom de *Microsporum lanosum* parcequ'il peut se trouver chez le chat aussi bien que chez le chien.

Je signalerai enfin quatre autres espèces probablement animales : *Microsporum fulvum* de URIBURU (Buenos-Aires), le *Microsporum villosum* de MINNE (Gand), le *Microsporum pubescens* trouvé par SABOURAUD dans un cas de tondante, le *Microsporum tomentosum* signalé en Sardaigne par PELAGATTI.

Genre Trichophyton. — La pluralité parasitaire est à son maximum dans le genre *Trichophyton*. Ces champignons causent les teignes trichophytiques sur l'importance desquelles je n'ai pas besoin d'insister. Leur étude est très avancée, grâce aux nombreux et remarquables travaux de SABOURAUD. Le fait le plus intéressant qui s'en dégage et qu'il a su mettre en relief sous le terme de loi de spécificité des *Trichophyton*, c'est qu'il existe une correspondance entre les types cliniques et les groupes parasitaires, de telle sorte que l'on peut, au seul examen objectif d'une trichophytie, prévoir quelle est, sinon l'espèce, du moins le groupe d'espèces qui est en cause. En ce court aperçu je me bornerai à donner, d'après SABOURAUD, le tableau des espèces trichophytiques actuellement connues et isolées en les divisant selon les caractères de leurs lésions.

TRICHOPHYTON.

Endothrix situés dans le poil.	Endothrix purs.	Espèces fréquentes.	Trichophyton *crateriforme.* / Tr. *acuminatum.* / Tr. *violaceum.*
		Espèces rares ou étrangères.	Tr. effractum. / Tr. fumatum. / Tr. umbilicatum. / Tr. regulare. / Tr. *sulfureum.* / Tr. polygonum. / Tr. exsiccatum. / Tr. circonvolutum. / Tr. pilosum. / Tr. glabrum.
	Néo-endothrix.	Conservant le type parasitaire de la période jeune.	Tr. *cerebriforme.* / Tr. plicatile.
Ectothrix situés dans le poil et autour du poil.	Microïdes (à spores petites).	Type gypseum.	Tr. *asteroides.* / Tr. radiolatum. / Tr. lacticolor. / Tr. granulosum. / Tr. farinulentum. / Tr. persicolor.
		Type niveum.	Tr. *radians.* / Tr. denticulatum
	Mégaspores (à spores grosses et irrégulières).	A culture veloutée.	Tr. rosaceum. / Tr. vinosum. / Tr. equinum. / Tr. caninum.
		A culture faviforme.	Tr. ochraceum. / Tr. album. / Tr. discoides.

Les noms en italiques désignent les espèces les plus importantes.

A la fin de cette liste des *Trichophyton* on placera un autre champignon très spécial, le *Trichophyton inguinale*, qui ne rentre dans aucun des groupes précédents et qui occasionne une dermatose localisée aux plis inguinaux décrite pour la première fois par HÉBRA sous le nom d'eczéma *marginatum*.

On peut aussi y rattacher le parasite de la teigne imbriquée, ou tokelau, que l'on observe en Indo-Chine, l'*Epidermophyton concentricum* étudié par BONNAFY, TRIBONDEAU et JEANSELME.

Périsporiascées.

Quelques espèces de cette tribu intéressent le médecin. Elles donnent lieu à la même remarque que pour les champignons des teignes : on n'a pas constaté l'existence de formes parfaites chez toutes les espèces et ce sont les seules analogies morphologiques qui ont permis de les classer parmi les *Ascomycètes*.

Sans m'arrêter à divers *Aspergillus* trouvés dans l'oreille ou dans des cavité naturelles et dont le rôle pathogène est loin d'être démontré, tels que l'*Aspergillus herbarum* signalé dans les fosses nasales, les *Asper-*

gillus malignus, nidulans, flavescens, niger rencontrés dans l'oreille, je dois une mention toute spéciale à l'*Aspergillus fumigatus* étudié par RENON et qui détermine une pseudo tuberculose humaine dont un certain nombre de cas sont publiés actuellement. C'est un des champignons pathogènes les plus intéressants et les plus importants, on s'en rendra aisément compte par la gravité des lésions viscérales qu'il cause et par l'intérêt des poisons qu'il sécrète et dont j'ai parlé précédemment.

On rattachera enfin aux *Périsporiacées* dans les genres *Aspergillus* et *Penicillum* les champignons de ces teignes exotiques dites caratés : l'étude en a été faite par MONTOYA Y FLOREZ, qui a mis en évidence la pluralité des espèces de ce genre.

III. — **Fungi imperfecti**.

Parmi les *Fungi imperfecti*, sur la valeur botanique desquels je me suis précédemment expliqué, on note de nombreux parasites de l'homme. Certains d'entre eux comptent parmi les plus importants.

Tout d'abord, il faut placer ici le genre *Oospora* ou *Streptothrix*. Je rappelerai que la différenciation bien nette de ces champignons a été faite par SAUVAGEAU et RADAIS en 1892 : jusqu'à ces travaux leur place était mal fixée et certains auteurs les rangeaient au nombre des bactéries. Il n'est pas inutile non plus d'indiquer la riche synonymie qui peut être embarrassante si l'on n'est pas averti; que l'on sache donc bien que *Oospora, Streptothrix, Discomyces, Nocardia, Actinomyces, Actinobactérium, Microsiphon* sont des termes différents désignant le même genre.

Ce sont des champignons dont les filaments très grêles ($0^\mu,4$ à $0^\mu,8$) n'offrent pas de cloisons transversales et subissent une fragmentation très remarquable en tronçons plus ou moins longs, simulant des bacilles ou des chaînettes de cocci. Les formes de reproduction que l'on observe dans les cultures ont l'aspect d'hyphes aériennes terminées en chapelets de conidies arrondies comme chez les *Oospora*.

De nombreuses espèces appartenant à ce groupe sont aujourd'hui décrites; certaines se rencontrent dans l'air, dans l'eau, d'autres sont parasites des animaux, quelques-unes sont les agents d'affections humaines ou ont été découvertes chez l'homme. Voici les principales :

L'*Actinomyces bovis* de l'actinomycose. Après les nombreux travaux de ces dernières années, notamment ceux de PONCET, on sait que l'actinomycose est beaucoup plus fréquente qu'on ne le pensait chez l'homme ; on a appris à connaître ses diverses manifestations qui peuvent être non seulement cutanées, mais sous-cutanées et viscérales. On sait comment diagnostiquer la maladie, comment la rechercher au laboratoire, comment il convient de la traiter.

Des travaux récents ont apporté enfin des observations de mycoses qui offrent les caractères et l'évolution de l'actinomycose et dont les parasites sont différents de l'*Actinomyces bovis* classique. D'après ROGER, on peut d'ores et déjà distinguer quatre espèces : *Oospora Israeli, Oospora Affanassiew-Schultze, Oospora Liebmann,* et *Ospora Poncet et Dor.* Il est donc établi que pour cette mycose comme pour beaucoup d'autres la pluralité parasitaire est non douteuse.

Le *Streptothrix Madurae* qui occasionne cette maladie du pied observée en Inde, en Cochinchine, en Algérie, en Italie, en Amérique du Sud et décrite sous le nom de pied de Madura ou mycétome. Les études modernes ont montré d'ailleurs que le pied de Madura peut être dû à des espèces voisines du *Streptothrix Madurae* comme le *Streptothrix Freeri* et le *Streptothrix brasiliensis* et quelquefois à d'autres champignons comme *Madurella mycetomi,* rencontré dans le mycétome à grains noirs, et l'*Aspergillus nidulans* qui peut causer le mycétome à grains blancs, d'après C. NICOLLE.

Le *Streptothrix asteroides* a été trouvé par EPPINGER dans des lésions suppurées cérébrales humaines et dans un autre cas analogue par ALMQUIST. Il détermine une pseudo-tuberculose chez les animaux de laboratoire.

Le *Streptothrix Forsteri* extrait par FORSTER des conduits lacrymaux de l'homme et revu par divers observateurs.

Le *Microsporum minutissimum* découvert par BURCHARDT dans l'érythrasma peut être aussi rattaché aux *Streptothrix.*

Dans ce même groupe, il faut ranger enfin des parasites encore mal étudiés comme le *Streptothrix aurea* vu par DU BOIS SAINT-SÉVERIN dans une conjonctivite et par FOUTERTON et JONES dans un cas analogue.

« Il est probable, dit ROGER, que bien des abcès consécutifs à des piqûres par des plantes ou par des instruments souillés de terre sont dus à des *Oospora.* »

Les cas de nodosités articulaires causés par l'*Oospora Carougei* et de lésions buccales et pulmonaires dues à l'*Oospora pulmonalis* étudié par ROGER, BORY et SARTORY rentrent aussi dans ce groupe. Ils montrent combien les affections dues à ces champignons sont importantes.

A côté du genre *Oospora* se place le genre *Sporotrichum* dont les espèces pathogènes déterminent chez l'homme les sporotrichoses qui ont été, jusqu'aux belles recherches de DE BEURMANN et GOUGEROT, confondues avec des manifestations syphilitiques ou tuberculeuses. La première observation est de SCHENK et remonte à 1898, la deuxième est de HEKTOEN et PERKINS et date de 1900 et c'est à partir de 1905 que DE BEURMANN et GOUGEROT ont commencé leurs publications sur le sujet. Ces auteurs ont montré la multiplicité des localisations de la sporotrichose et ils ont établi, à l'occasion de cette maladie, beaucoup de faits très intéressants dans l'histoire des mycoses.

Diverses espèces de *Sporotrichum* sont actuellement isolées : *Sporotrichum Schenkii, Sporotrichum Beurmani* qui est le plus fréquent, *Sporotrichum Dori* et d'autres trouvés dans des observations isolées comme le *Sporotrichum Gougeroti,* le *Sporotrichum asteroides* de SPLENDORE, le *Sporotrichum indicum* de CASTELLANI et le *Sporotrichum Jeanselmi.*

Le genre *Botrytis* fournit un parasite, le *Botrytis pyogenes*, voisin mais différent des *Sporotrichum*, découvert par Auché et Le Dantec dans un cas de lymphangite gommeuse du bras.

Genre *Hemispora*. Il comprend une espèce, l'*Hemispora stellata*, vue par Vuillemin dans la nature et qui peut déterminer une mycose humaine tuberculoïde ou syphiloïde, à localisations osseuses ou cutanées dont trois cas sont déjà publiés par Gougerot et Caraven, Auvray et Bidot, de Beurmann, Clair et Gougerot.

Genre *Trichosporium*. On y range les *Trichosporium giganteum* (Behrend), *Trichosporium ovoides* (Behrend), *Trichosporium ovale* (Unna), *Trichosporium Beigelii* (Vuillemin), trouvés les premiers dans la piedra de Colombie, et les autres dans des cas de trichomycoses noueuses en Europe.

Genre *Oidium*. Deux parasites intéressants appartiennent à ce genre : *Oidium subtile cutis* et *Oidium cutaneum* trouvés le premier par Babes dans des ulcérations cutanées, le second dans des lésions gommeuses hypodermiques par de Beurmann, Vaucher et Gougerot.

Le genre *Malassezia* enfin est représenté par *Malassezia furfur*, agent du pityriasis versicolor.

J'arrête là cette liste sans doute incomplète mais dans laquelle j'ai tenu à faire figurer les principaux champignons pathogènes connus aujourd'hui. Les indications sommaires que je viens de donner suffisent pour montrer combien les mycoses qui relèvent de ces parasites occupent une large place dans la pathologie humaine.

Il est évident que, sauf pour certaines de ces mycoses, telles que les teignes, le muguet, l'actinomycose, les sporotrichoses, dont la connaissance est déjà assez avancée, de nouvelles recherches sont indispensables, car beaucoup de parasites n'ont été vus qu'en des cas isolés et sont très imparfaitement décrits. Du reste, je l'ai dit, les études de mycologie parasitaire vraiment scientifiques sont toutes récentes. Ce qu'elles ont déjà donné est un sûr garant des résultats auxquels elles ne manqueront pas de conduire.

CHAPITRE IV

MÉTHODES ET TECHNIQUES DANS L'ÉTUDE DES MYCOSES

Toute l'histoire moderne des mycoses montre combien les méthodes et techniques ont une importance capitale en un pareil sujet. Or, ces méthodes sont extrêmement complexes et elles supposent des connaissances variées. Sabouraud fait remarquer à propos des dermatophytes que beaucoup de champignons sont parasites de l'homme et de l'animal, ce qui suppose des connaissances précises en médecine humaine et en art vétérinaire. De plus, ces parasites doivent être cultivés sur des milieux artificiels comme des bactéries; ils offrent une structure et des formes de reproduction compliquées; ils sont polymorphes et ils déterminent dans le milieu des modifications chimiques diverses ; ils y sécrètent des substances très délicates. Ce qui demande encore, pour une étude correcte, de solides notions de bactériologie, de mycologie et de chimie.

Ces quelques remarques indiquent assez que les méthodes d'étude des champignons pathogènes sont fort nombreuses; il serait impossible de les passer toutes en revue dans un article de généralités comme celui-ci. Je m'en tiendrai donc aux points principaux, à ceux qu'il importe de bien fixer pour éviter les confusions et les erreurs et qui sont pour ainsi dire la base des études de mycologie parasitaire.

Nécessité d'une triple enquête.

J'insisterai en premier lieu sur l'absolue nécessité de conduire, pour chaque observation, une triple enquête clinique, anatomo-pathologique, mycologique, qui permette de rattacher avec exactitude le parasite étudié à telle forme clinique et à telles lésions humaines ou animales. Chaque cas devra donc comprendre un véritable dossier dans lequel on accumulera, pour chacune des parties indiquées ci-dessus, le plus possible de faits et avec toute la précision requise, de telle sorte qu'aucune erreur ne puisse être ultérieurement commise.

Que de confusions eussent été évitées si cette règle avait toujours été suivie! Je n'en puis citer de meilleur exemple que celui de Gruby, découvrant le *Microsporum Audouini* en 1842, mais omettant de préciser d'une manière suffisante le type clinique de la mycose due à ce champignon et commettant à cet égard une erreur de mots. Pendant de longues années ce parasite, cherché où il n'était pas, a été méconnu, considéré comme chimérique par la plupart et c'est seulement cinquante ans après que les travaux de Sabouraud ont fait la pleine lumière sur la question. Cette première notion précisée, je suivrai l'ordre naturel des choses, en m'occupant d'abord de la recherche des champignons dans les mycoses, soit du diagnostic de ces affections et de l'isolement de leurs parasites.

Diagnostic des mycoses par les méthodes de laboratoire.

Examen microscopique. — L'examen microscopique des produits pathologiques ou des fragments de lésions offre ici une importance de premier ordre. Toutefois, il est loin d'avoir une valeur constante et il n'est pas toujours applicable. Il importe, en effet, de distinguer les mycoses dans lesquelles on peut aisément obtenir des produits pathologiques pour l'examen et celles où l'obtention de ces produits est difficile ou impossible. Lorsqu'il s'agit de dermatomycoses, comme les teignes ou le pityriasis versicolor, pour lesquelles le prélèvement de poils malades ou de squames est chose aisée, c'est évidemment la méthode de choix : elle est simple. Chauffer entre lame et lamelle, dans une goutte de potasse à 40 pour 100 pour éclaircir, un tronçon de poil suspect ou quelques squames, puis examiner à un grossissement de 200 à 300 diamètres en donnant un faible éclairage sur la préparation non colorée, c'est une technique à la portée de tous ceux qui possèdent un microscope.

Pour d'autres mycoses, comme l'actinomycose, les blastomycoses, ce procédé donne aussi des résultats excellents, mais il exige déjà une technique plus compliquée, car dans le pus actinomycosique on ne rencontre pas toujours de grains jaunes avec des massues qui soient facilement reconnaissables tels quels. Alors on a recours aux colorations par diverses méthodes : Gram, bleu de Unna, bleu de toluidine, thionine, capables de mettre en évidence les éléments parasitaires. Parfois aussi l'examen devra porter sur des fragments de tissus, enlevés par raclage ou par biopsie et qu'il faut préparer et monter selon la technique histologique pour en faire des coupes que l'on colore comme il vient d'être dit. Mais il est de nombreuses circonstances dans lesquelles les éléments des champignons sont rares dans les produits pathologiques et si difficiles à distinguer parmi les autres cellules que le diagnostic au microscope est pour ainsi dire impossible. Tel est le cas des sporotrichoses, de l'hémisporose.

Diagnostic par la culture.

En pareille occurrence, c'est à la culture qu'il faut s'adresser.

Dès ses premiers travaux sur les teignes, Sabouraud a montré que dans certaines trichophyties suppurées la culture du pus des folliculites non ouvertes permet plus aisément que l'examen microscopique de découvrir les parasites. Depuis, ce procédé a été repris et appliqué à d'autres mycoses, notamment à la sporotrichose, aux saccharomycoses, à l'hémisporose. Pour la sporotrichose, la méthode est classique et peut servir de type. Le pus prélevé avec toutes les précautions requises est semé abondamment à la surface de tubes de gélose peptonisée glucosée que l'on abandonne sans les capuchonner à la température du laboratoire. Du quatrième au onzième jour, les colonies de *Sporotrichum* apparaissent et ne tardent pas à prendre un aspect caractéristique (fig. 18).

De Beurmann et Gougerot ont indiqué en ce cas un artifice très pratique qui permet de ne pas attendre l'apparition des colonies pour affirmer le diagnostic de mycose. C'est l'artifice de la coulée du pus sur verre sec. « Au moment de l'ensemencement, disent-ils, il suffit de laisser

couler une grosse goutte de pus sur le verre sec du tube en face de la
gélose et dans les deux angles que forment la paroi concave sèche du
verre et la surface plane de la gélose. Les parasites germent et se développent sur le verre, à travers lequel il sera facile de les découvrir et

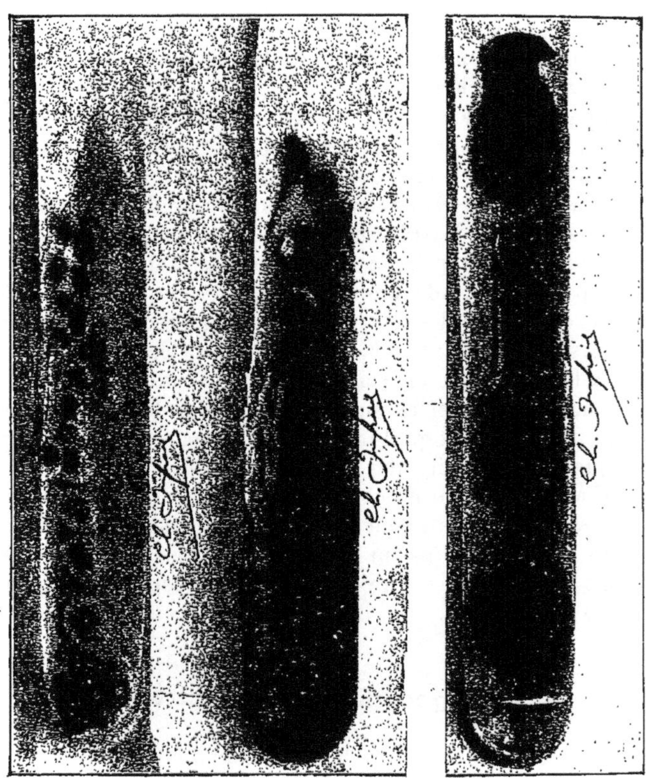

Fig. 18. — Diagnostic de la sporotrichose par la culture (d'après de Beurmann et Gougerot).
1, Tube initial avec colonies naissantes blanches. — 2, Tube initial avec colonies déjà brunes.
3, Repiquage.

de les examiner. » On peut ainsi dès le deuxième ou le troisième jour,
par le seul examen microscopique des tubes de culture, reconnaître la
nature mycosique d'un pus (fig. 19).

Les milieux employés ordinairement pour ces cultures de diagnostic
sont les milieux dits d'épreuve de Sabouraud, soit la gélose peptonisée à
1 pour 100 glucosée à 4 pour 100 ou la gélose peptonisée à 1 pour 100 et
maltosée à 4 pour 100. Il est certain qu'ils conviennent très bien pour les
Sporotrichum; mais si l'on ne soupçonne en aucune façon la nature des
parasites, il va sans dire que les cultures doivent être tentées sur plusieurs
milieux et dans des conditions variables : gélose ordinaire, gélose glycé-

rincée, pomme dé terre glycérinée, liquide de RAULIN, et sur divers tubes, les uns portés à l'étuve à 37°, les autres maintenus à la température de la chambre.

On doit noter enfin que ces cultures, qui offrent le double avantage de

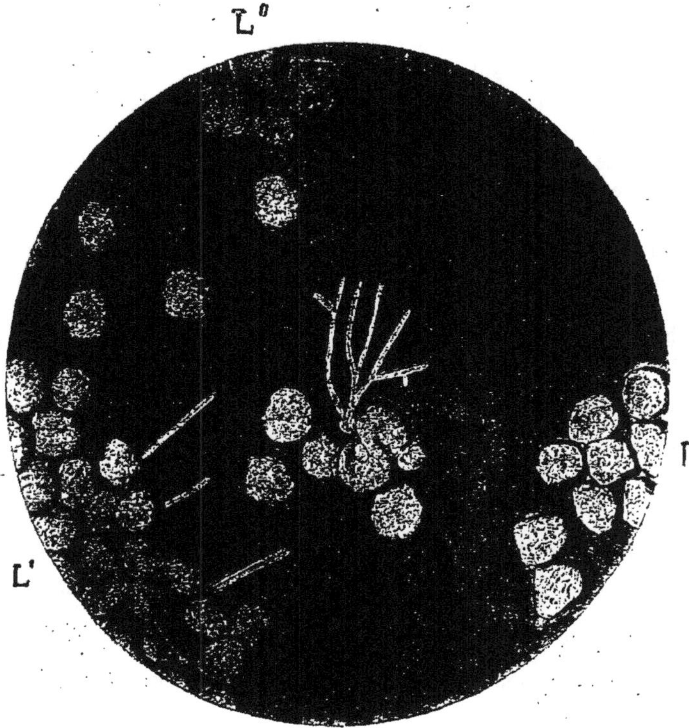

Fig. 19. — Diagnostic précoce de la sporotrichose par l'artifice de la coulée du pus sur verre sec.
C, S, S, Colonies naissantes et rameaux mycéliens de *Sporotrichum*. — L, Leucocytes.
Dessin fait 48 heures après l'ensemencement.

réaliser ensemble le diagnostic certain de la mycose et l'isolement du parasite, se font dans des conditions très différentes selon les cas. Il est des circonstances où elles sont très faciles, pour la sporotrichose par exemple; il en est d'autres, au contraire, dans lesquelles l'obtention des premières cultures est fort longue et très malaisée, témoin l'actino-mycose et, d'une manière générale, toutes les oosporoses. L'observateur devra donc être patient et savoir multiplier les ensemencements et en varier les conditions pour arriver à un résultat.

Diagnostic des mycoses par les réactions humorales.

S'il est impossible de trancher un diagnostic par l'examen microscopique ou par la culture, on s'adressera aux réactions humorales : on fera le séro-diagnostic mycosique et la réaction de fixation.

J'ai indiqué comment WIDAL et ABRAMI ont découvert le pouvoir agglutinant du sérum des sporotrichosiques pour les émulsions de spores de *Sporotrichum* et comment ils en ont tiré une méthode de diagnostic très intéressante ; il est inutile d'y revenir. Il est impossible également d'entrer ici dans tout le détail de cette technique, qu'il me suffise de rappeler les faits principaux.

C'est la culture des *Sporotrichum* qui convient pour la préparation des émulsions agglutinables. L'émulsion faite en broyant une culture sporulée dans l'eau physiologique puis en filtrant sur papier-filtre épais, mouillé préalablement (qui laisse passer les spores et retient les fragments volumineux du *mycélium*), est agglutinée par le sérum des sporotrichosiques à des taux très élevés $\frac{1}{200}$ à $\frac{1}{1500}$; $\frac{1}{400}$ en moyenne. L'agglutination est aisément constatée au microscope.

Quant aux sérums des malades non mycosiques, ils n'agglutinent pas l'émulsion ainsi préparée, ou ils ne l'agglutinent qu'à un taux très faible $\frac{1}{10}$, $\frac{1}{20}$. Par contre, les humeurs de personnes atteintes de certaines mycoses, autres que la sporotrichose, agglutinent assez fortement, mais pas au delà de $\frac{1}{150}$ d'après WIDAL. C'est le fait de l'actinomycose, du muguet, et aussi, pour un cas du moins, de l'hémisporose. (GOUGEROT et CARAVEN.)

Ces coagglutinations permettent ainsi de porter le diagnostic de mycose et l'étude du taux auquel le sérum agglutine donne des indications plus précises sur la nature de la maladie : sporotrichose, actinomycose, muguet.

Nul doute que ce séro-diagnostic mycosique ne soit extrêmement précieux en maintes circonstances. C'est une méthode simple, aussi simple que le séro-diagnostic de la fièvre typhoïde que l'on pratique couramment dans tous les laboratoires.

Plus délicate est la réaction de fixation que WIDAL et ABRAMI ont utilisée pour la sporotrichose. Cette réaction n'est autre que la déviation du complément d'après la méthode classique de BORDET-GENGOU employée aujourd'hui pour la diagnose de la syphilis sous le nom de réaction de WASSERMANN.

On la pratique donc comme la méthode de WASSERMANN ordinaire ou comme la méthode modifiée dite de BAUER. Seul l'antigène varie. Pour la fixation sporotrichosique, ce dernier se prépare en triturant dans l'eau physiologique des cultures de *Sporotrichum* et l'on emploie l'émulsion telle quelle ou filtrée comme pour la sporo-agglutination.

Jusqu'ici la réaction de fixation a été positive pour tous les cas de sporotrichose étudiés, et négative pour 163 malades non mycosiques; mais dans le cas d'actinomycose, de muguet, d'hémisporose, la fixation a lieu comme pour la sporotrichose, de telle sorte qu'il y a des cofixations de groupe, comme nous avons vu qu'il y a des coagglutinations de groupe. Ce qui donne lieu aux mêmes considérations que précédemment. On notera toutefois que la réaction de fixation est ici moins précise que la sporo-agglutination, car la seule présence de levures saprophytes dans la gorge suffit à la provoquer.

En somme, la réaction de fixation, qui ne peut évidemment être faite que par les personnes accoutumées à cette technique, est surtout utile pour contrôler l'agglutination. Il est possible que de nouvelles recherches sur ces réactions dans diverses mycoses conduisent à des résultats intéressants. Telles qu'elles sont, l'une comme l'autre sont précieuses en certains cas difficiles pour lesquels toute la série des examens possibles doit être tentée patiemment. Pour le diagnostic des mycoses, rien n'est plus vrai que ce vieux et banal principe que ce qui est simple est simple, mais que ce qui est difficile l'est extraordinairement.

Je ne ferai que signaler ici les cutiréactions, sous-cutiréactions, intradermo-réactions, tentées par divers auteurs dans la sporotrichose, car, ainsi que l'écrit DE BEURMANN lui-même, elles n'ont qu'une valeur relative. « Elles peuvent indiquer un diagnostic, mais non l'affirmer ou le préciser. »

Étude mycologique des Champignons.

Mais il ne suffit pas de poser le diagnostic d'une mycose par les méthodes indiquées ci-dessus. L'étude des parasites isolés en culture est absolument indispensable. L'obtention de ces cultures sera donc l'un des premiers soins de l'observateur. On y parviendra plus ou moins aisément selon les cas à l'aide des méthodes d'isolement des germes employées en bactériologie, ou par l'ensemencement, sur les milieux particulièrement favorables aux champignons, de parcelles de produits pathologiques dissociées aussi finement que possible.

C'est là un point délicat qui exige une grande habitude des techniques de laboratoire, mais dans le détail duquel je ne puis entrer.

Les premières colonies obtenues on les repique plusieurs fois pour les isoler définitivement et l'on procède à l'examen mycologique des cultures.

Les grandes lignes de cette étude méritent d'être bien précisées parce qu'elles sont assez spéciales pour les champignons parasites. Il faut bien savoir d'abord que l'aspect objectif de la culture offre pour les champignons une importance qu'il n'a généralement pas en bactériologie. Il suffit la plupart du temps pour assurer la diagnose de l'espèce.

L'étude des teignes a mis ce fait en relief mieux que toute autre; elle a permis de préciser que chaque champignon revêt toujours sur un milieu donné et dans des conditions déterminées un aspect particulier invariable. Elle a montré de plus que cet aspect change si les conditions de milieu et de culture sont modifiées, de telle façon qu'un même champignon prend des apparences très différentes sur des milieux différents; ce qui conduirait un observateur insuffisamment informé à des conclusions erronées. On en tirera une déduction d'ordre pratique qu'il ne faut jamais perdre de vue dans la culture des champignons, c'est la nécessité de cultiver ces végétaux sur des milieux semblables, si l'on veut reconnaître et comparer entre elles les diverses espèces pathogènes. Aussi le choix des milieux acquiert-il ici une importance capitale.

On s'adressera pour ces cultures et d'une manière générale aux milieux solides qui conviennent mieux que les liquides pour la constatation des caractères objectifs différentiels des espèces. On choisira des vases larges, de telle sorte que les champignons puissent se développer aisément à la surface du milieu sans être gênés par les parois, ce qui pourrait en modifier l'aspect.

Le substratum nutritif peut être très variable et il y a souvent intérêt à utiliser les milieux naturels comme les tranches de pommes de terre ou de carottes. Mais il vaut mieux se servir de milieux artificiels faciles à réaliser d'une manière précise. Sabouraud a indiqué pour les teignes deux milieux, qu'il appelle milieux d'épreuve et qui rendent de grands services pour diverses mycoses, car ils contiennent des substances hydrocarbonées favorisant la végétation de beaucoup de champignons. Voici leur formule :

GÉLOSE PEPTONISÉE GLUCOSÉE

Glucose massée de Chanut	4 grammes.
Peptone granulée de Chassaing	1 gramme.
Agar-agar	1 gr. 80
Eau	100 grammes.

GÉLOSE PEPTONISÉE MALTOSÉE

Maltose brute de Chanut	4 grammes.
Peptone granulée de Chassaing	1 gramme.
Agar-agar	1 gr. 80
Eau	100 grammes.

Évidemment ceci n'est qu'une indication générale. On devra donc varier les milieux pour chaque espèce, mais on notera toujours avec le plus grand soin les caractères du champignon sur chaque milieu en précisant bien la composition de ce dernier.

Comme l'aspect de chaque parasite diffère souvent d'une façon très notable selon le substratum de culture, on obtiendra ainsi une série de caractères permettant aisément la diagnose exacte des espèces.

On n'oubliera pas aussi les notions premières qui découlent des recherches de RAULIN et il est certain que la découverte pour chaque champignon d'un milieu artificiel optimum, comparable au liquide de RAULIN pour l'*Aspergillus niger*, serait un progrès très appréciable pour l'étude des mycoses et de leurs agents.

Dans toutes ces cultures, les faits de polymorphisme, si fréquents dans le monde des champignons, doivent être l'objet d'une attention particulière.

Les formes pléomorphiques, bien distinguées des impuretés et des altérations fortuites et passagères que certaines conditions peuvent amener dans les cultures, doivent être relevées avec soin. On les isolera et on en fera l'étude comme celle des cultures mères et parallèlement à celles-ci.

Après avoir fait l'examen objectif des cultures, comme il vient d'être indiqué, on passera à la partie mycologique proprement dite. On cherchera les caractères morphologiques de la plante tant dans son appareil végétatif que dans ses diverses formes de reproduction.

Ceci est délicat, car les organes des champignons sont souvent fragiles et leurs rapports sont très vite et très facilement détruits au cours des manipulations qu'exige le montage des préparations. L'examen de parcelles de cultures dissociées, qui est utile à cet égard, est donc insuffisant. Il faut avoir recours à des artifices permettant l'examen direct des organes de la plante sans préparation susceptible d'en altérer la forme ou les rapports. Pour cela les méthodes décrites par SABOURAUD et par DE BEURMANN et GOUGEROT et connues sous le nom de méthode des cultures en gouttes et de méthode des cultures sur lames sèches sont fort utiles. Je renvoie aux ouvrages spéciaux pour les détails de ces méthodes.

Afin de bien fixer les caractères de chaque espèce, il sera bon d'en mesurer les éléments, et d'en relever très exactement la forme à la chambre claire, ce qui permet de constituer aisément un dossier précis.

On n'oubliera pas enfin que le but idéal de toute étude mycologique est l'obtention de la forme parfaite de la plante. Il convient donc de faire varier de toutes sortes de façons les conditions de vie du champignon et de rechercher toujours si ces variations ne déterminent pas l'apparition de formes nouvelles pouvant être utilisées pour la classification. L'observateur s'inspirera ici des notions développées au chapitre I de cet article.

J'ajouterai maintenant que l'étude mycologique macroscopique et microscopique des cultures doit être complétée par des recherches d'ordre chimique. Il serait fort utile de pousser plus loin qu'on ne l'a fait jusqu'ici l'étude biologique des champignons. Le programme à remplir est évidemment fort étendu et fort délicat : modifications chimiques des milieux, nutrition de la plante, valeur des aliments, sécrétions diastasiques et autres, recherche et étude des poisons divers diffusant dans les milieux ou adhérant fortement au cytoplasme. Nous sommes ici dans le domaine de la chimie, et de la chimie la plus complexe et la plus difficile qui soit.

Inoculations expérimentales.

Toute étude mycologique d'un parasite doit comprendre la preuve du pouvoir pathogène de ce champignon. Les inoculations expérimentales sont donc aussi nécessaires pour les champignons que pour les bactéries.

Elles seront pratiquées suivant les règles générales connues en microbiologie. Je ferai seulement remarquer que certains parasites sont difficilement inoculables à l'animal; il faut donc savoir multiplier les essais et en varier les conditions diverses pour arriver à un résultat satisfaisant. Souvent il faut recourir pour les inoculations des mycoses aux artifices capables de diminuer la résistance des animaux inoculés : inoculations à des cobayes très jeunes, inoculation dans la plante du pied, injection préalable de teinture d'opium.

Quoi qu'il en soit, une inoculation de champignon exige une sévère critique et, pour être valable, elle doit comprendre la constatation du développement réel du parasite dans les lésions expérimentales et la rétroculture.

Ces inoculations n'ont pas seulement pour but de faire la preuve de la valeur parasitaire des espèces examinées : elles permettent en outre d'en faire l'étude anatomo-pathologique. Sur les lésions expérimentales, que l'on peut examiner dès le début et à tous les stades de leur évolution, il est plus facile que chez l'homme de suivre la genèse et le développement du processus anatomique et d'en fixer le détail.

Même remarque pour les modifications humorales que les champignons déterminent dans l'organisme.

Et c'est seulement lorsque l'on aura terminé cette œuvre si complexe, quand on aura précisé les signes cliniques du cas humain et fixé les caractères du parasite dans ses lésions, quand on aura isolé et décrit le champignon dans ses cultures au double point de vue macroscopique et microscopique, quand on aura relevé les faits de son polymorphisme, étudié sa biologie, cherché ses sécrétions diastasiques et toxiques, réalisé son inoculation expérimentale dans les conditions requises, que l'on pourra considérer l'étude d'un champignon pathogène, sinon comme complète, du moins comme suffisante. J'avais raison de dire, je crois, en commençant ce court chapitre de technique, que pareille chose n'est point aisée et qu'elle demande des connaissances aussi variées que multiples.

INDICATIONS BIBLIOGRAPHIQUES

Auclair. Recherches sur les poisons microbiens. *Arch. d. Méd. expérim.*, 1903, p. 725.

De Bary. *Vergleichende Morphologie und Biologie der Pilze, Mycetozoen und Bakterien*, Leipzig, 1884.

Barthelat. Les Mucorinées pathogènes et les Mucoromycoses chez l'homme et chez les animaux. *Thèse de Paris*, 1903.

G. Beauverie. Études sur le polymorphisme des Champignons. *Ann. de l'Université de Lyon*, 1900.

De Beurmann et Gougerot. Les nouvelles mycoses, 1 vol. de l'*Encyclop. scient. des Aide-Mémoire*, Paris, Masson, édit.

De Beurmann et Gougerot. *Les Sporotrichoses*. 1 vol. F. Alcan, édit., 1912.

E. Bodin. Les Champignons parasites de l'homme. 1 vol. *Collec. Leauté*, Paris, Masson, édit., 1912.

E. Bodin et L. Gauthier. Note sur une toxine produite par l'*Aspergillus fumigatus*. *Ann. de l'Institut Pasteur*, 1906, p. 209.

E. Bodin et G. Lenormand. Recherches sur les poisons produits par l'*Aspergillus fumigatus*. *Ann. de l'Institut Pasteur*, 1912, p. 371.

Ceni et Besta. Ueber die Toxine von *Aspergillus fumigatus* und *Aspergillus flavescens* und deren Beziehungen zur Pellegra. *Centralblatt. f. allg. Pathol. u. pathol. Anatomie*, t. XIII, n° 23, décembre 1902.

C. Ceni. Potere patogeno dell. *Aspergillus ochraceus* e suo rapporto coll' etiologia e patogenesi della pellagra. *Riv. speriment. di freniatria*, vol. XXXI, fasc. 2, 1905.

Costantin. *Les Mucédinées simples*. Paris, Klincksieck, 1888.

H. Gedoelst. *Les Champignons parasites de l'homme et des animaux domestiques*. Bruxelles, 1912.

F. Gueguen. *Les Champignons parasites de l'homme et des animaux*. 1 vol. Paris, Joanin et Cie, 1904.

(Ouvrage contenant une bibliographie très étendue.)

Matruchot. Recherches sur le développement de quelques Mucédinées. *Thèse de la Faculté des Sciences*, Paris, 21 juin 1892.

Paladino Blandini. Tossici di ifomiceti. *Arch. di farmacologia speriment. e scienze affini*, anno V, vol. V, 1906.

E. Pinoy. Les Champignons pathogènes. *Bulletin de l'Institut Pasteur*, 1903, t. I, p. 761 et 809.

Poncet et Bérard. *Traité de l'Actinomycose humaine*. Masson, édit., 1898.

Roger. Les Oosporoses. *Presse médicale*, 1909, n°ˢ 48 et 50.

Roger. *Les Maladies infectieuses*. Paris, Masson, édit., 1902, t. I, p. 555 et suivantes.

Roger. Les Endotoxines microbiennes. *Société de biologie*, 10 juillet 1909.

Renon. *Étude sur l'*Aspergillus *chez les animaux et chez l'homme*. Paris, Masson, édit., 1897.

Sabouraud. *Les Teignes*. 1 vol. Paris, Masson, édit., 1910.

P. A. Saccardo. *Sylloge fungorum hucusque cognitorum*. Padoue, 1882-1889, 8 vol., avec suppléments.

Ph. van Thiegem. *Traité de Botanique*. Paris, 1891.

Verliac. Recherches expérimentales sur les toxines de l'Actinomyces. *Thèse de Paris*, 1907.

F. Widal, P. Abrami, E. Joltrain, Brissaud, A. Weil. Séro-diagnostic mycosique. Applications au diagnostic de la sporotrichose et de l'actinomycose. Les coagglutinations et les cofixations mycosiques. *Annales de l'Institut Pasteur*, janvier 1910, n° 1.

Zopf. *Die Pilze*. Breslau, 1890.

BIOLOGIE ET ROLE PATHOGÈNE
DES PARASITES ANIMAUX

Par JULES GUIART

Professeur à la Faculté de médecine de Lyon.

HISTORIQUE

Redi, par ses immortels travaux, doit être considéré à juste titre comme le père de la Parasitologie. Cette science cependant date en réalité de l'année 1658, où le jésuite Kircher publiait son travail sur la peste. Il attribue cette maladie à de petits Vers, à peine visibles au moyen des microscopes dont on disposait alors, et il explique la contagion par le transport de leurs œufs. Telle fut l'origine de la *Pathologie animée*, qui eut ensuite pour principaux défenseurs Longius, Hauptmann, Paulini et Hanneman en Allemagne, Nysander en Suède, Hartsœker en Hollande, Nicolas Andry à Paris, Desault à Bordeaux, Le Bègue à Besançon et Goiffon à Lyon, qui attribuèrent successivement la plupart des maladies contagieuses à des Vers et à des Insectes invisibles. Il faut dire qu'on donnait alors le nom d'Insectes aux Invertébrés en général et qu'on appelait Vers tous les infiniment petits que les progrès du microscope permettaient de découvrir. Ne nous moquons donc pas des *vermineuses universelles*, comme l'ont fait nos ancêtres, car les défenseurs de la Pathologie animée eurent une véritable prescience du rôle des Microbes en Pathologie. Il est regrettable qu'il ait fallu près de deux siècles pour faire accepter leurs idées, qui auraient pu avancer singulièrement l'avènement de la Bactériologie et de la Protistologie.

Au milieu du xixe siècle F.-V. Raspail tente de ressusciter la Pathologie animée. Jamais la théorie parasitaire n'eut de plus ardent défenseur. En plus des Vers intestinaux, dont il montra l'importance, il appela à son aide toute la pléiade des infiniment petits, de tous les parasites microscopiques qu'on connaissait alors, mais on n'eut encore que mépris et sarcasmes contre ce savant, qui avait la prétention de faire appel à l'Histoire naturelle pour rénover les doctrines médicales.

Quelque trente ans plus tard, Pasteur faillit du reste succomber sous les mêmes coups. Mais, plus heureux que Raspail, il eut la chance de sortir victorieux de la lutte et dès que les Vers invisibles d'autrefois et les parasites microscopiques de Raspail eurent été baptisés du nom de Microbes, on admit qu'ils peuvent être la cause de toutes les maladies.

53*

Dès lors, la Pathololologie animée fut réduite à l'étude de la Bactériologie, et personne ne songe plus à s'étonner aujourd'hui que des maladies puissent être produites par des Microbes invisibles, invisibles du moins à nos moyens microscopiques actuels.

Pendant ce temps l'Helminthologie, si florissante au temps de Redi, allait rapidement vers la décadence. En 1700, Nicolas Andry, dans son livre sur la génération des Vers dans le corps de l'Homme, leur attribue bien un rôle considérable en Pathologie ; mais, à la suite des attaques virulentes dont il fut l'objet de la part de ses collègues, il eut la faiblesse de revenir sur ses premières assertions et c'est depuis cette époque que les médecins ont admis que la présence des Vers intestinaux est tout au plus une coïncidence, une complication des maladies, où on les observe. Pendant deux siècles, de savants auteurs vont encore étudier l'Helminthologie, mais ce sera surtout pour dresser le catalogue des Vers intestinaux, étudier leur structure ou leur développement. Bien peu oseront s'attaquer à l'étude de leur rôle pathogène. C'est ainsi qu'on en vint à considérer la plupart des parasites comme inoffensifs, sinon même comme avantageux pour la santé. Abildgaard et Gœze considéraient les Poux comme des émonctoires naturels destinés à l'élimination des humeurs viciées sécrétées par la peau et croyaient que les Vers intestinaux aidaient la digestion en absorbant les mucus et en excitant des contractions péristaltiques. Jördens les appelait les « anges gardiens » des enfants. Gaultier allait jusqu'à prétendre qu'ils exerçaient une influence favorable sur le développement des poumons et des viscères. Clarke croyait aussi que les larves d'Œstre de l'estomac du cheval favorisent la digestion. C'est à peu près la même mentalité que celle des Abyssins, qui, aujourd'hui encore, ne se croient bien portants que quand ils hébergent un ou plusieurs Ténias[1]. Tout cela n'était guère fait pour attirer l'attention des médecins sur la Parasitologie.

Mais le coup le plus rude fut porté à l'Helminthologie par Davaine. Il publia son traité des Entozoaires à l'époque où la médecine parisienne luttait contre Raspail et il en résulte qu'il écrivit son livre avec un parti pris évident d'innocenter les parasites, surtout les Vers intestinaux. Il partait de ce principe qu'on ne peut considérer comme nuisibles des parasites fréquents chez l'homme et pouvant se rencontrer chez des individus parfaitement sains. Avec un pareil raisonnement, les Bactéries ne pourraient être considérées comme pathogènes, puisque les plus redoutables d'entre elles, comme le Bacille de la diphtérie, le Bacille tuberculeux, le Bacille typhique, le Vibrion cholérique peuvent exister chez des individus parfaitement sains. Cette théorie, essentiellement fausse, est cependant admise aujourd'hui en ce qui concerne les Vers intestinaux.

Heureusement, à la même époque que Davaine, Leuckart publiait en Allemagne son célèbre traité sur les parasites de l'homme et les maladies

---

[1] Aujourd'hui encore Alessandrini, professeur d'Hygiène à la Faculté de Médecine de Rome, admet que les Vers intestinaux jouent un rôle bienfaisant, par leur action bactéricide dans l'intestin.

qu'ils déterminent. Il admet le rôle pathogène des Vers intestinaux et explique leur action par une étude approfondie de leur structure, de leur physiologie et de leur développement. Le livre de Leuckart devrait constituer la base de la Parasitologie moderne, mais il est d'une lecture si difficile que bien peu d'auteurs ont eu le courage de l'approfondir. Un des grands mérites du professeur R. Blanchard sera précisément d'avoir répandu en France les idées de Leuckart et, en continuant son œuvre, d'avoir facilité la renaissance de l'Helminthologie et de la Parasitologie.

Depuis une trentaine d'années, les progrès de l'étude microscopique ont permis de constater que toutes les maladies contagieuses ne sont pas produites par des Bactéries et que les Protozoaires jouent aussi un rôle considérable en Pathologie. Depuis que Laveran découvrait en 1880 l'Hématozoaire du paludisme, les découvertes se sont multipliées. On sait aujourd'hui qu'en dehors du paludisme, les Protozoaires sont la cause de la fièvre récurrente, de la syphilis, de la maladie du sommeil, du kala-azar, de certaines dysenteries et ce n'est probablement que le commencement de ce que la Parasitologie nous réserve.

Ces progrès de la Protistologie ont eu d'ailleurs une conséquence inattendue, en montrant que la plupart des maladies à Protozoaires se trouvent inoculées par des Insectes. C'est ainsi que les Moustiques sont les agents d'inoculation du paludisme et de la fièvre jaune, les Pappataci de la dengue, la Tsé-tsé inocule la maladie du sommeil, la Puce inocule la peste, les Punaises et les Argas la fièvre récurrente, les Poux la fièvre récurrente et le typhus exanthématique, etc. Du même coup l'Entomologie prenait une grande place en Parasitologie.

Enfin, en ces dernières années, nous avons essayé de montrer que, de même que les Insectes sont capables d'inoculer sous la peau un certain nombre de Microbes pathogènes, de même les Vers intestinaux sont capables d'inoculer dans notre organisme les Bactéries pathogènes amenées dans notre intestin par les aliments et par les boissons. De nombreux contradicteurs se sont élevés contre ces idées nouvelles, mais néanmoins elles ont fait du chemin et si certains auteurs se refusent encore à les admettre dans certains de leurs détails, du moins tous les travaux, qui ont été faits pour les contrôler, ont eu pour premier résultat de remettre en honneur l'étude de l'Helminthologie.

La Parasitologie animale constitue donc aujourd'hui une branche de la science que le médecin n'a plus le droit d'ignorer, et, à plus forte raison, de mépriser, puisqu'elle a joué le rôle, on peut dire le plus considérable, dans les merveilleuses découvertes de la médecine contemporaine. Nous allons donc étudier, dans les pages qui vont suivre, le rôle pathogène exercé sur l'organisme humain par le parasitisme des Protozoaires, des Vers et des Arthropodes.

Cette étude nous montrera que le rôle pathogène des parasites dépend avant tout de leur abondance, de leur habitat et de leur genre de vie.

I

BIOLOGIE GÉNÉRALE ET ROLE PATHOGÈNE
DES PARASITES ANIMAUX

Les parasites animaux appartiennent tous aux embranchements des Protozoaires, des Vers et des Arthropodes.

I. — PROTOZOAIRES

Les Protozoaires sont des organismes unicellulaires, se reproduisant par voie asexuée (schizogonie) et par voie sexuée (sporogonie). On les divise généralement en quatre classes : *Rhizopodes, Flagellés, Sporozoaires* et *Infusoires.* Or, les Sporozoaires constituent un groupement tout à fait hétérogène ; ce sont des Protozoaires dégradés par le parasitisme, mais c'est évidemment le seul point de commun qu'on puisse trouver entre eux. Il nous paraît donc préférable de les supprimer pour les faire rentrer dans les groupes auxquels ils se rattachent par leurs affinités naturelles. Or, ils se divisent en deux sous-classes : les *Néosporidies,* qui peuvent être considérées comme des Rhizopodes modifiés par le parasitisme, et les *Télosporidies,* qui sont certainement des Flagellés modifiés par le parasitisme. Nous réunirons donc les Néosporidies aux Rhizopodes dans une classe spéciale à laquelle nous donnerons le nom de Rhizogéniens et les Télosporidies aux Flagellés dans une autre classe à laquelle nous donnerons le nom de Mastigogéniens. Dès lors, la classification des Protozoaires devient la suivante : 1ʳᵉ classe : *Rhizogéniens* ; 2ᵉ classe : *Mastigogéniens* ; 3ᵉ classe : *Infusoires.*

1ʳᵉ Classe : **Rhizogéniens** (Rhizopodes + Néosporidies).

Ce sont des Protozoaires, parfois de taille relativement grande, se déplaçant surtout au moyen de *pseudopodes* ou du moins ayant toujours une phase amiboïde dans le cours de leur développement ; leur protoplasme est nu et souvent divisé en ectoplasme et endoplasme ; ils possèdent un ou plusieurs noyaux, et dans ce dernier cas tous sont semblables entre eux et ils possèdent fréquemment des chromidies ; la fécondation se fait généralement par *autogamie* (1) ; ils mènent plutôt une existence

____

(1) Il y a autogamie quand les deux gamètes dérivent d'une même cellule mère.

holozoïque (¹) ou holophytique (²) et quand ils sont parasites, ce sont presque toujours des parasites des cavités ou des tissus.

1º **Rhizopodes**. — Les Rhizopodes sont de petits Protozoaires nus ou parfois contenus dans une coquille, ayant pour caractéristique de se déplacer au moyen de pseudopodes tantôt lobés (*Amibes*), tantôt filamenteux et réticulés (*Foraminifères*).

On a fait rentrer dans cette dernière classe un Rhizopode qui a été rencontré dans le liquide péritonéal dans plusieurs cas de cancer et que Schaudinn, qui l'avait tout d'abord considéré comme une Amibe, sous le nom de *Leydenia gemmipara*, rapporta plus tard au *Chlamydophrys stercorea*, Foraminifère assez fréquent dans les matières fécales de différents animaux et pouvant s'observer parfois dans celles de l'homme. *Leydenia gemmipara* ne serait en somme qu'une forme de dégénérescence du Foraminifère se produisant sous l'action de l'alcalinité du gros

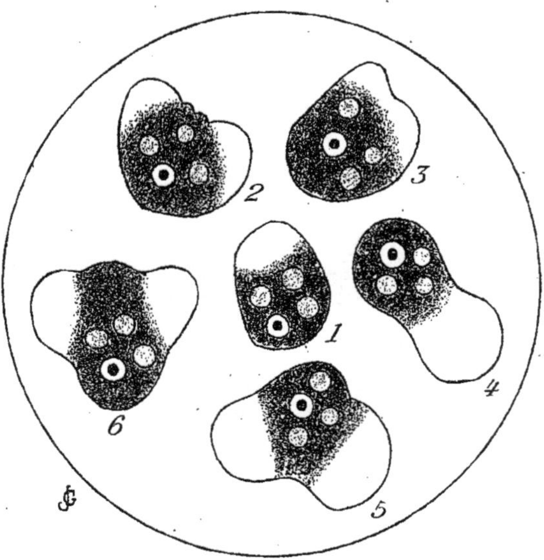

Fig. 1. — *Entamœba dysenteriae* dessinée à quinze secondes d'intervalle; la progression des chiffres indique la progression du mouvement; dans l'endoplasme on distingue le noyau avec son caryosome et trois globules rouges ingérés; d'après Jürgens.

intestin; l'animal perdrait alors sa coquille et se reproduirait par division et par bourgeonnement. Dans certaines conditions pathologiques il pourrait sans doute traverser l'intestin et arriver dans la cavité péritonéale. En raison des connaissances incomplètes et souvent contradictoires que nous possédons sur ce parasite, nous ne nous occuperons ici que des Amibes.

Les Amibes (de αμοιβή, changement) sont de petits êtres microscopiques, incolores et transparents, dont la forme varie constamment (fig. 1) par suite de la formation de petits prolongements protoplasmiques ou *pseudopodes*, qui sont les agents de la locomotion et de la

(¹) La nutrition holozoïque est la nutrition normale des animaux.
(²) La nutrition holophytique est la nutrition normale des plantes.

préhension des aliments. Le protoplasme du corps comprend généralement une couche externe hyaline, l'*ectoplasme*, et une couche interne granuleuse, l'*endoplasme*. Ce dernier renferme le *noyau*, ainsi qu'une ou plusieurs *vésicules pulsatiles* jouant le rôle d'organe de circulation et d'excrétion ; toutefois ces dernières n'existent pas chez les espèces normalement parasites.

La reproduction s'opère le plus souvent par simple division (*schizogonie*), c'est-à-dire que quand l'animal a atteint une certaine taille le noyau se divise en deux noyaux secondaires, qui s'écartent l'un de l'autre, après quoi le protoplasme se divise à son tour et il en résulte deux Amibes plus petites, qui n'auront plus qu'à grossir pour se rediviser à nouveau.

Mais la reproduction par division s'épuise à la longue et l'espèce devrait disparaître si n'intervenait pas alors la *sporogonie*. Pour cela

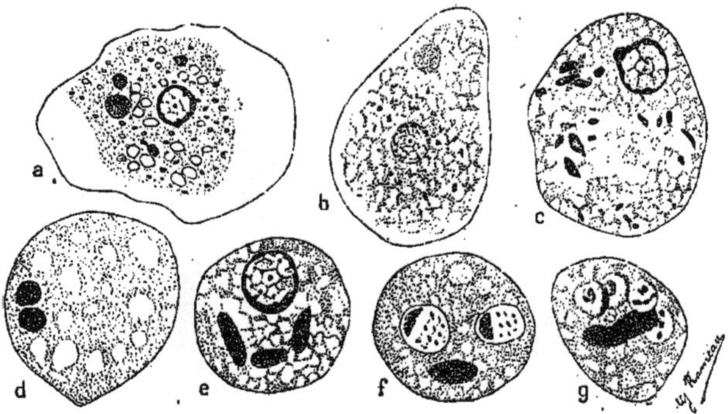

Fig. 2. — *Entamœba dysenteriae* : a, b, c, état végétatif ; d, e, f, g, formation des kystes à 4 noyaux caractéristiques de cette espèce ; × 1000 ; d'après Hartmann.

l'animal contracte ses pseudopodes, s'arrondit et sécrète une substance mucilagineuse, qui durcit rapidement et constitue autour de lui une sorte de kyste dans lequel l'animal peut rester très longtemps en vie latente. Mais en général le noyau de l'Amibe enkystée se divise en deux noyaux secondaires, qui expulsent chacun une certaine quantité de chromatine. Il est probable qu'à la suite de cette réduction chromatique l'un des noyaux a pris le caractère mâle et l'autre femelle. Toujours est-il qu'ils se fusionnent alors pour constituer un nouveau noyau qu'on appelle un *synkaryon*. Cette reproduction sexuée aux dépens de deux cellules filles issues d'une même cellule mère a reçu le nom d'*autogamie*. Le synkaryon se divise alors en quatre à huit noyaux secondaires chez les espèces parasites (fig. 2), en un nombre parfois considérable chez les espèces non parasites. Puis le protoplasme se condense autour de chacun de ces noyaux, et il en résulte autant de spores, dont chacune pourra reproduire plus tard un animal semblable à celui qui s'est enkysté.

En général la schizogonie permet aux Amibes parasites de se multi-

plier à l'intérieur de l'organisme parasité. La sporogonie, au contraire,
leur permet d'arriver dans le milieu extérieur, de s'y multiplier et de
répandre l'infection chez de nouveaux individus.

Les Amibes libres existent en grand nombre dans le milieu extérieur
et il suffit, le plus souvent, d'examiner au microscope la membrane qui se
développe à la surface d'une eau sta-
gnante ou d'une infusion pour pouvoir
en rencontrer. Elles existent en effet
partout où il existe des détritus organiques d'origine végétale ou animale.
Beaucoup vivent dans les liquides en
putréfaction, où elles se nourrissent
de Bactéries. On comprend facilement
que de ces espèces à celles qui vivent
dans certains milieux organiques, dans
le contenu intestinal par exemple, il
n'y ait qu'un pas que franchissent beaucoup d'entre elles. Il semble bien que
toutes les Amibes soient des parasites
facultatifs et que même les plus pathogènes, comme l'Amibe de la dysenterie,
soient capables de vivre dans le milieu
extérieur, d'où elles sont amenées dans
le tube digestif avec l'eau ou avec certains aliments.

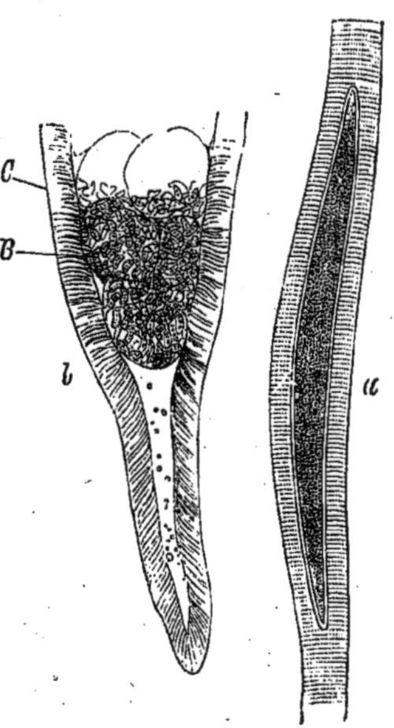

Fig. 5. — *Sarcocystis Miescheri* dans les
muscles du porc : *a*, dans la fibre musculaire; *b*, fragment très grossi pour
montrer la membrane d'enveloppe
striée (C) et les spores remplies de
corpuscules réniformes ou sporozoïtes
(B); d'après R. Blanchard.

2º **Néosporidies.** — Les Néospo-
rodies parasites de l'homme comprennent des Sarcosporidies et des Haplosporidies.

Les *Sarcosporidies* sont peu importantes au point de vue pathogène.

Ce sont, de plus, des parasites des muscles, qui se rencontrent fréquemment chez les animaux domestiques (surtout chez le porc et le
mouton), rarement chez l'homme. Le parasite apparaît comme un corps
fusiforme blanchâtre, logé dans la fibre musculaire. Au fur et à mesure
qu'il grossit, on voit apparaître, autour de lui, une membrane mince et
anhyste, qui ne tarde pas à s'épaissir. Et en même temps que se produit
cet enkystement, on voit le protoplasme de la Sarcosporidie se diviser
en un certain nombre de loges, ou *sporoblastes*, dans chacune desquelles
se forment un certain nombre de *sporozoïtes* ou *corpuscules falciformes*
(fig. 5). A cet état, la Sarcosporidie, ayant complètement détruit la
fibre musculaire dans laquelle elle s'est développée, tombe généralement dans le tissu conjonctif où elle s'arrondit et acquiert des dimensions de plus en plus considérables au fur et à mesure que les sporoblastes se remplissent de sporozoïtes. La membrane extérieure,

distendue, redevient alors mince et anhyste. C'est tout ce que nous connaissons du développement de ces parasites. C'est probablement l'analogue de la sporulation des Coccidies ; le cycle schizogonique nous échappe.

Les *Haplosporidies* sont des parasites encore plus simples ou du moins encore plus mal connus. Ils sont représentés chez l'homme par une seule espèce, le *Rhinosporidium Seeberi*, dont le développement est calqué sur celui des Sarcosporidies. C'est en réalité une Sarcosporidie, qui, à aucun moment de son développement, n'est parasite d'une cellule. Tout le développement se fait dans le tissu conjonctif de la pituitaire. Il est rempli de petits parasites arrondis, dont les plus petits mesurent environ 4 µ de diamètre. Mais ils grossissent peu à peu, en même temps que leur membrane s'épaissit. Leur contenu se divise alors en un grand nombre de sporoblastes, dans chacun desquels se développe un certain nombre de petits sporozoïtes sphériques.

Principaux Rhizogéniens parasites de l'Homme.

SOUS-CLASSES.	ORDRES.	GENRES.	ESPÈCES.	HABITAT.
RHIZOPODES	Amibes.	*Entamœba*	*gengivalis.* *coli.* *dysenteriae.* *pulmonalis.* *urogenitalis.*	Bouche. Gros intestin. Gros intestin. Poumon. Org. génito-urinaires.
	Foraminifères.	*Chlamydophrys*	*stercorea.*	Intestin et péritoine.
NÉOSPORIDIES	Sarcosporidies.	*Sarcocystis*	*tenella.*	Muscles.
	Haplosporidies.	*Rhinosporidium*	*Seeberi.*	Muqueuse nasale.

Rôle pathogène des Rhizogéniens. — Il ne faudrait pas croire que toutes les Amibes parasites soient pathogènes. Nous venons de voir en effet qu'elles se nourrissent en incorporant des corps solides et principalement des Bactéries. Par conséquent, partout où fourmilleront des Bactéries, on aura des chances de rencontrer des Amibes : c'est le cas dans le tartre dentaire (*Entamœba gengivalis*), dans les cavernes pulmonaires (*Entamœba pulmonalis*) et surtout dans l'intestin. Mais toutes les Amibes observées dans les matières fécales ne sont pas forcément parasites de l'intestin. En effet certaines Amibes, amenées dans le tube digestif par les boissons ou les aliments, s'enkystent aussitôt dans ce milieu défavorable à leur développement, et elles ne pourront être mises en évidence que si on vient à faire des cultures de matières fécales. Cette observation s'applique du reste à tous les Protozoaires vivant dans des matières fécales. Leur observation est sans aucune signification s'il s'agit de matières fécales étendues d'eau, comme un liquide de lavement, ou s'il s'agit d'une culture de matières fécales.

Mais comme les Amibes vivent le plus souvent dans des eaux plus ou moins corrompues, certaines peuvent continuer à vivre dans l'intestin ; c'est le cas de l'*Entamœba coli*, qui est parasite sans être pathogène. D'autres enfin, plus résistantes, se sont adaptées à un parasitisme plus étroit et sont devenues pathogènes (*Entamœba dysenteriae*.) Ayant pénétré dans la muqueuse à la faveur des glandes (fig. 4), elles s'insinuent entre les cellules, envahissent le chorion de la muqueuse et viennent s'accumuler dans les mailles conjonctives de la sous-muqueuse (fig. 5). Elles provoquent alors autour d'elles un afflux de leucocytes, en même temps qu'elles mettent en liberté des toxines nécrosantes, et il en résulte

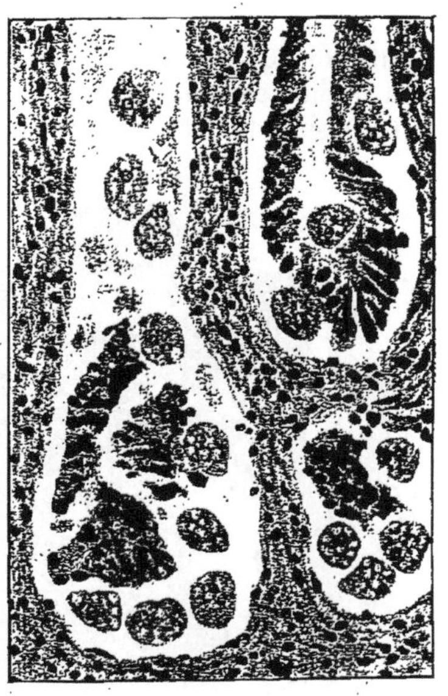

Fig. 4. — Pénétration des Amibes dysentériques à travers la paroi intestinale : envahissement des glandes de Lieberkühn : d'après Dopter.

des ulcérations dysentériques. Bien plus, s'étant habituées à se nourrir aux dépens des globules rouges (fig. 1), elles peuvent vivre dans les vaisseaux et arriver ainsi dans le foie, par l'intermédiaire du système porte ; là, par une action pathogène analogue, elles provoquent l'abcès dysentérique du foie.

Du tartre dentaire, où nous avons vu qu'elles peuvent se rencontrer, les Amibes peuvent passer dans le maxillaire lui-même, à la faveur d'une blessure ou d'une

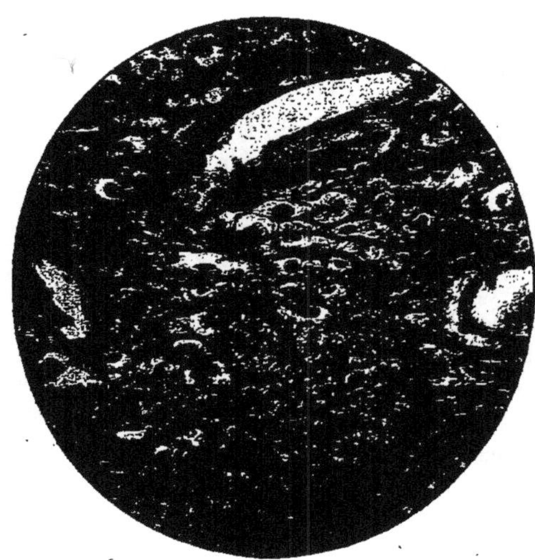

Fig. 5. — Dysenterie amibienne des pays chauds : envahissement du chorion de la muqueuse du gros intestin par les Amibes ; *microphotographie originale*.

dent récemment extraite. Elles entraînent, presque toujours, avec elles des Bactéries pyogènes et provoquent des abcès ou même des tumeurs inflammatoires, qu'on pourra prendre pour de l'actinomycose. Il s'agit peut-être de l'Amibe vulgaire du tartre dentaire; toutefois la plupart des auteurs en font une espèce particulière (*Entamœba Kartulisi*). Enfin, à la faveur d'injections vésicales ou vaginales faites sans soin ou avec

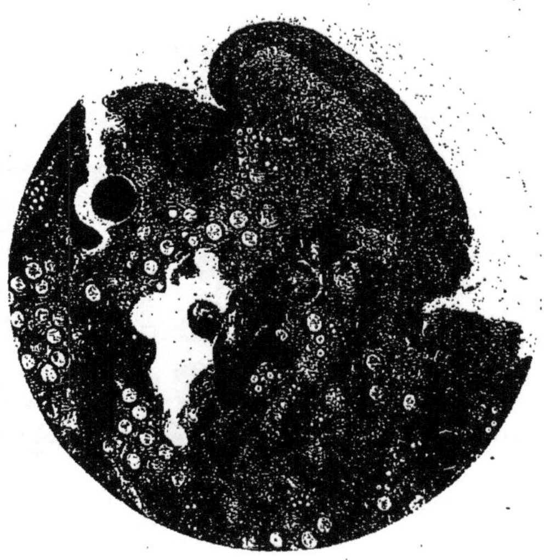

Fig. 6. — *Rhinosporidium Seeberi* dans une tumeur des fosses nasales; *microphotographie originale* faite d'après une préparation de Seeber.

des eaux contaminées, on peut voir des Amibes se développer dans la vessie ou dans les organes génitaux et donner lieu à des écoulements purulents (*Entamœba urogenitalis*). Parfois même, chez la femme, on a vu des Amibes ressemblant à l'Amibe la plus vulgaire de l'eau (*Amœba limax*) remonter jusque dans la cavité péritonéale où elles ont pu peut-être, par irritation chronique, donner naissance à des tumeurs (*Amœba Miurai*).

Nous dirons peu de choses des Sarcosporidies, qui ne paraissent pas pathogènes, du moins pendant leurs premiers stades, car, à Nancy, Baraban et Saint-Remy les ont vu infester les cordes vocales d'un supplicié, qui, pendant sa vie, ne présentait pas de troubles de la parole. Toutefois au dernier stade de leur évolution il semble que les Sarcosporidies, gorgées de sporozoïtes, puissent devenir pyogènes. C'est du moins ce qu'a observé Kartulis chez un Soudanais mort d'abcès multiples du foie et des muscles. Nous verrons aussi (deuxième partie) qu'elles sécrètent une toxine assez violente, la *sarcocystine*, mais son action n'a pas encore été observée chez l'homme.

Quant aux Haplosporidies, qui n'en sont pas cependant très éloignées, elles ont un rôle pathogène des plus net. Le *Rhinosporidium Seeberi*, en se développant dans le tissu conjonctif de la pituitaire, donne naissance à de petites tumeurs vasculaires pédonculées, du volume d'un gros pois et de la forme d'une framboise, faisant saillie dans la fosse nasale et saignant facilement. Si on coupe un de ces polypes et qu'on l'examine au microscope, on constate qu'il existe une active prolifération cellulaire et que l'épithélium stratifié envoie des prolongements dans le tissu conjonctif. De plus, ce dernier renferme un grand nombre de parasites à tous les degrés de développement (fig. 6). Ce qui prouve bien le rôle spécifique du parasite c'est que des tumeurs parasitaires identiques ont été observées en deux points très éloignés du globe, à Buenos-Ayres et à Calcutta.

2ᵉ Classe : **Mastigogéniens** (Flagellés + Télosporidies).

Ce sont des Protozoaires, presque toujours de taille très petite, capables parfois de mouvements amiboïdes, mais se déplaçant surtout au moyen de *flagelles* ou de *membranes ondulantes* ou du moins ayant presque toujours une phase flagellée dans le cours de leur développement ; leur cytoplasme, entouré généralement d'une membrane d'enveloppe plus ou moins épaisse, n'est pas aussi nettement divisé en ectoplasme et en endoplasme ; quand ils possèdent plusieurs noyaux, ceux-ci sont différents et spécialisés en noyaux trophiques et noyaux cinétiques (*Binucleata*) ; la fécondation, chez les espèces où elle est connue, s'opère par *exogamie totale* (reproduction sexuée proprement dite) ; ils mènent fréquemment une existence saprophytique ou parasite et dans ce dernier cas ils vivent presque toujours dans les liquides de l'organisme, mais avec une grande tendance à la vie intracellulaire.

1° Flagellés. — Les Flagellés sont des Protozoaires se déplaçant normalement au moyen de *flagelles*, s'insérant sur l'une des extrémités, que nous considérerons comme l'antérieure (fig. 7). Souvent l'un

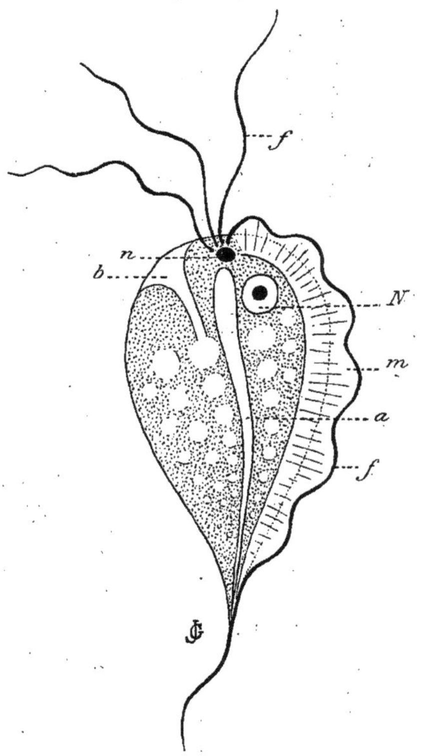

Fig. 7. — Structure d'un Flagellé (*Trichomonas vaginalis*) : *a*, axostyle ; *b*, bouche ; *f*, flagelles ; *m*, membrane ondulante ; N, trophonucleus ; *n*, cineto-nucleus. *Original.*

de ces flagelles se replie vers l'extrémité postérieure du corps, en constituant le bord libre d'une *membrane ondulante*, insérée en spirale le long du corps. Au voisinage de l'extrémité antérieure s'ouvre parfois un orifice, qui est la bouche ;

celle-ci détermine la face ventrale de l'animal. Cette bouche se continue par un pharynx, qui s'ouvre directement dans le protoplasme. Dorsalement on observe un gros noyau trophique et, à la base des flagelles, on observe, fréquemment, une seconde masse nucléaire plus petite, le noyau cinétique. Hartmann a créé la famille des Binucléés pour tous les Flagellés présentant cette structure. En rapport avec le noyau cinétique, et formée peut-être à ses dépens, on observe parfois une sorte de baguette hyaline ou de filament élastique, qui s'étend de l'extrémité antérieure à l'extrémité postérieure du corps, c'est

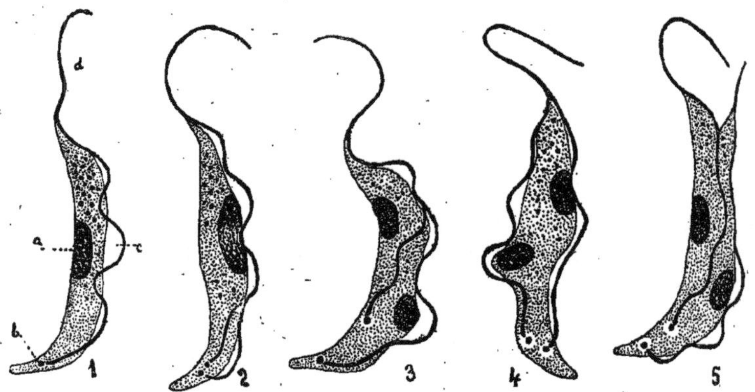

Fig. 8. — Division binaire du *Trypanosoma Brucei*, × 2.000; d'après Laveran et Mesnil.

l'*axostyle*, véritable squelette interne de ces Protozoaires. Chez les formes libres, on observe aussi dans le protoplasme une vésicule contractile, qui disparaît généralement chez les formes parasites. Le protoplasme uniformément granuleux ne semble pas divisé en ectoplasme et en endoplasme, comme chez les Amibes. Cependant, dans certaines conditions, les Flagellés peuvent émettre des pseudopodes et ceux-ci sont constitués par une substance hyaline, analogue à l'ectoplasme des Amibes.

Tant que les Flagellés se trouvent dans l'eau, dans une infusion ou dans un liquide organique non nocif pour eux, ils se déplacent rapidement au moyen de leurs flagelles ou de leur membrane ondulante. Le plus souvent, ils se multiplient activement par schizogonie. Pour cela, tantôt l'animal se reproduit par simple division longitudinale, la division portant successivement sur le noyau cinétique, les flagelles, le noyau trophique et le protoplasme (fig. 8). Mais tantôt aussi, au lieu d'une simple (division, il se produit une série de divisions successives et rapides, qui aboutissent à la formation d'un corps en rosace (fig. 9); chacun des éléments de cette rosace ou *mérozoïte* pourra devenir libre et constituer un Flagellé, simplement plus petit que celui qui lui a donné naissance. En tous cas, dans l'un comme dans l'autre cas, la caractéristique de ces formes schizogoniques est d'être nues, tandis que nous verrons tout à l'heure que la reproduction sexuée aboutit toujours à des *chlamydospores*, c'est-à-dire à des formes enkystées.

Quand le liquide dans lequel il vit vient à s'évaporer lentement, le Flagellé, au lieu de mourir, s'enkyste à la façon d'une Amibe, pour attendre des conditions plus favorables. Si le kyste arrive dans l'eau ou dans un nouvel organisme, il se rompt, et le Flagellé, contracté dans son kyste, acquiert de nouveaux flagelles et redevient libre. C'est là du moins tout ce que l'on observe chez les *Trichomonas*, les *Lamblia* et chez tous les Flagellés constituant plutôt des parasites accidentels. On connaîtra

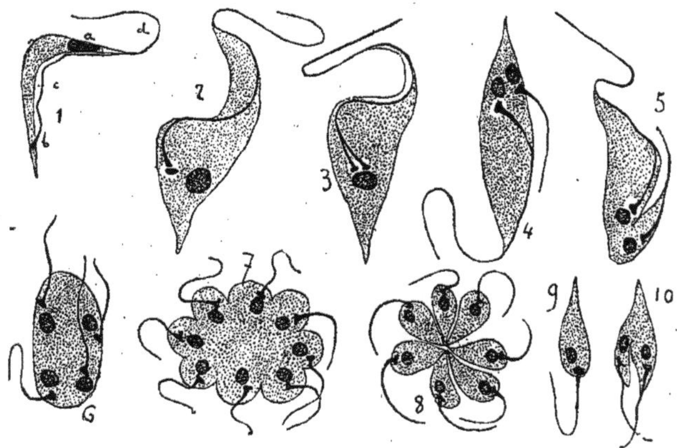

Fig. 9. — Division multiple (en rosette) du *Trypanosoma Lewisi* ; d'après Laveran et Mesnil.

certainement quelque jour leur mode de reproduction sexuée, mais jusqu'ici, on ne peut guère formuler à ce sujet que des hypothèses.

Hémoflagellés. — Il en est de même du groupe important des Hémoflagellés, qui ont cependant été l'objet en ces dernières années de travaux innombrables. Ces Hématozoaires accomplissent le cycle de leur existence chez deux hôtes successifs. Tant qu'ils sont dans le sang, ces parasites se multiplient par schizogonie par l'un des deux procédés que nous avons étudiés précédemment (fig. 8 et 9). Mais s'ils viennent à être absorbés par certains animaux suceurs de sang, ils accomplissent chez ces derniers le cycle sporozonique de leur existence ; le fait est certain, mais il faut avouer que jusqu'ici ce développement est parfaitement inconnu ([1]). Il existe certainement quelque chose de tout à fait comparable au cycle sexué de l'Hématozoaire du paludisme, que nous étudierons plus loin en détail, mais la preuve expérimentale n'en a pas encore été donnée.

([1]) Schaudinn, en 1904, a bien décrit un Trypanosome (*T. noctuae*) qui accomplirait le cycle schizozonique de son existence dans le sang d'un hibou et le cycle sexué dans l'organisme d'un Moustique. Malheureusement il semble aujourd'hui probable qu'il a confondu plusieurs parasites dans un même cycle, de telle sorte qu'il est difficile de se baser sur ses conclusions.

Spirochètes. — Dans le travail auquel nous faisions précédemment allusion, Schaudinn a décrit également dans le sang du hibou un autre parasite en forme de Trypanosome, qui se multiplierait dans l'organisme d'un Moustique sous forme de Spirochètes. Depuis cette époque, la plupart des auteurs ont rattaché les Spirochètes aux Flagellés, en les plaçant à côté des Trypanosomes. Il semble bien cependant que là encore Schaudinn ait confondu plusieurs parasites et la nature des Spirochètes semble aujourd'hui moins certaine.

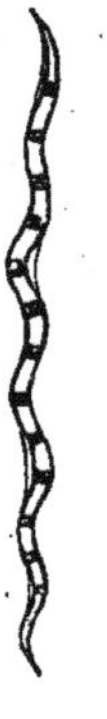

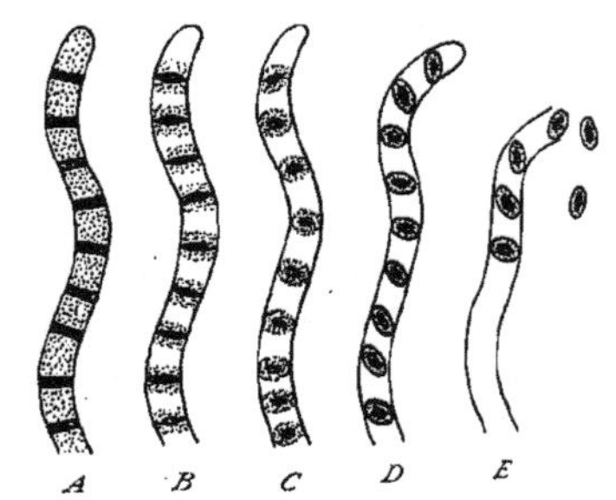

Fig. 10. — *Spirochæta Duttoni,* d'après Fantham.

En effet, au lieu de posséder les deux noyaux des Trypanosomes, ils possèdent un noyau diffus rappelant plutôt le noyau chromidial des Bactéries. Ils possèdent bien une membrane ondulante (fig. 10), mais j'ai pu constater, avec Vlès, sur le Spirochète de la tige cristalline des lamellibranches, que cette membrane n'est pas limitée par un flagelle comme celle des Flagellés, mais est formée de cils agglutinés, comme les membranelles des Infusoires. Enfin les recherches récentes de Fantham ont montré que la schizogonie semble bien se faire par division transversale, comme chez les Bactéries ; quant à la sporogonie (fig. 11), elle est très spéciale : les spores se produiraient surtout chez l'hôte intermédiaire (Tique ou Argas) ; ce sont elles qui assureraient l'infection des œufs et des nouveaux individus.

En réalité, le groupe des Spirochètes est encore très mal connu. Peut-être renferme-t-il des Bactéries et des Flagellés voisins des Bactéries. Ce serait en effet vraisemblable pour le Tréponème de la syphilis, qui est très différent des Spirochètes et qui, d'après les travaux récents de Ross, appartiendrait au cycle de développement d'une Hémosporidie.

Fig. 11. — Sporulation des Spirochètes : *A*, Spirochète normal ; *B*, condensation du protoplasme autour des granules de chromatine ; *C*, formation des corps ovoïdes ou spores ; *D*, spores à l'intérieur de la membrane ; *E*, mise en liberté des spores.

2° Télosporidies. — Cette sousclasse comprend les Hémosporidies et les Coccidies. Tout le monde n'admet pas encore le rapprochement des Hémosporidies et des Hémoflagellés. Cependant, en Amérique, le *Trypanosoma Cruzi* peut vivre sous la forme flagellée dans le sérum sanguin et sous la forme non flagellée dans les globules rouges du sang de l'homme.

De plus, nous savons que les *Leischmania*, parasites intra-cellulaires de différents tissus de l'homme, donnent en culture des Trypanosomes ou du moins des formes très voisines appartenant au genre *Leptomonas* (fig. 12). Ainsi donc ces mêmes Flagellés, qui vivent d'ordinaire libres dans les liquides, sont capables aussi de vivre en parasites dans les cellules. Et comme ils y perdent leur principale caractéristique, les flagelles nous ne devons donc plus nous étonner de voir placer à côté des Flagellés, les Hématozoaires du paludisme et les Piroplasmes des animaux. Ce sont en somme des Flagellés très dégradés par le parasitisme, qui

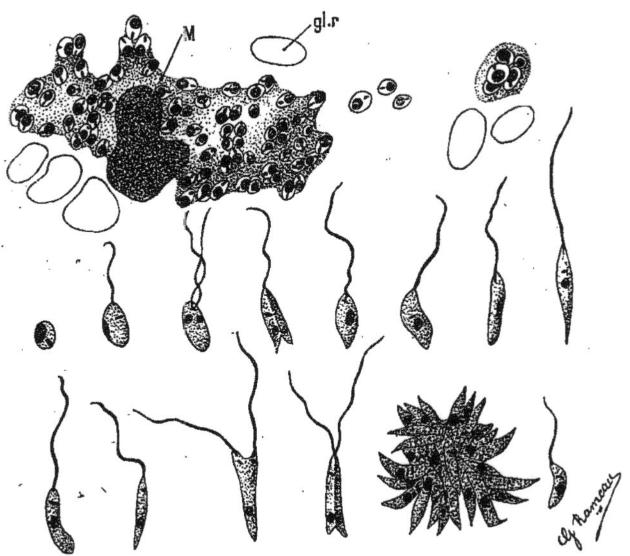

Fig. 12. — *Leishmania infantum* : M, mononucléaire rempli de parasites; gl. r., globules rouges ; au-dessous formes *Leptomonas* obtenues en culture; d'après Ch. Nicolle.

auraient perdu la possibilité de se déplacer au moyen de flagelles et n'auraient plus que l'amiboïsme à leur disposition. Comme leur cycle de développement est parfaitement connu, nous allons le résumer ci-dessous.

Hémosporidies. — Nous prendrons comme type le *Plasmodium falciparum*, agent des formes graves de paludisme.

Cycle schizogonique ou cycle endogène (fig. 13, I). — Dans l'intervalle des accès de fièvre, le sang des paludiques renferme, en plus ou moins grand nombre, de petits corps arrondis ou *corps amiboïdes* (3), contenus dans l'intérieur des globules rouges. Ils se nourrissent aux dépens de l'hémoglobine, dont la partie non assimilée se dépose dans leur protoplasme sous forme de pigment ou grains de *mélanine*. Quand le parasite a détruit la plus grande partie des globules, il prend une forme arrondie et devient parfois libre dans le sérum; c'est le *corps sphérique* (5). A ce stade, le noyau est généralement au centre, tandis que le pigment est réparti à la périphérie. Mais au fur et à mesure qu'on se rapproche du début d'un accès, on voit un certain nombre de corps sphériques dont les grains de pigment se réunissent au centre en un amas unique, tandis que le noyau se divise en huit ou dix noyaux secondaires, qui se portent à la périphérie. C'est le *corps en rosace* (6).

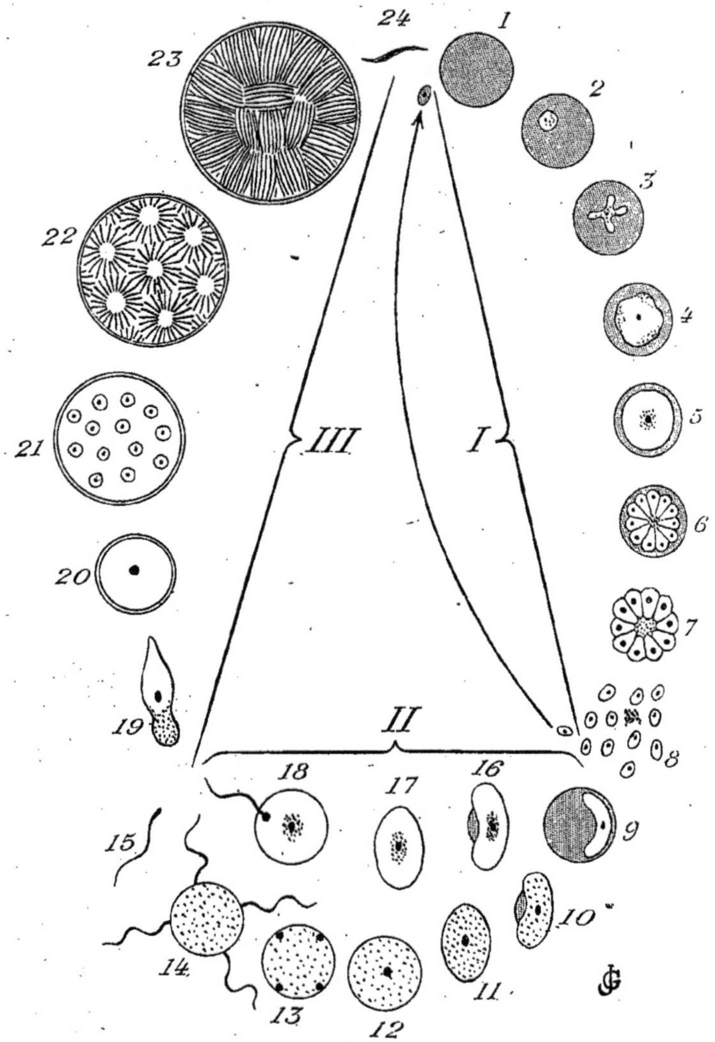

Fig. 13. — Cycle évolutif de l'Hématozoaire du paludisme (*Plasmodium falciparum*) : *I*, cycle endogène ou schizogonie, dans le sang du paludique ; *II* et *III*, cycle exogène chez l'Anophèle ; *II*, fécondation dans l'estomac ; *III*, sporogonie ; 2 et 3, corps amiboïdes ; 5, corps sphérique ; 6 et 7, corps en rosace ; 8, mérozoïtes ; 10, corps en croissant mâle ou microgamétocyte ; 14, corps flagellé ; 15, microgamète ou élément mâle ; 16, corps en croissant femelle ou macrogamète ; 18, fécondation du macrogamète par un microgamète ; 19, zygote ; 23, kyste à sporozoïtes ; 24, sporozoïte. *Original*.

Puis le protoplasme se divise à son tour et il en résulte une série de petits corpuscules ou *mérozoïtes*, qui vont se séparer les uns des autres (*8*). Chacun va pénétrer dans un globule sain, y devenir amiboïde et le même cycle recommencera. Le cycle schizogonique permet donc la dissémination du parasite, dans l'organisme; c'est l'agent de l'auto-infection. Sa durée, variable avec les différents parasites, entraîne les différentes sortes de fièvre (quarte, tierce, quotidienne). Dans le paludisme de nos pays, la schizogonie se produit dans le sang périphérique. Mais dans le cas du *Plasmodium falciparum*, qui nous occupe en ce moment, elle se produit surtout dans les vaisseaux de différents organes, tels que le foie, le cerveau, le rein, la moelle osseuse et plus particuliè-rement la rate.

Parmi les parasites endoglobulaires, il s'en trouve qui se développent marginalement en respectant la partie centrale plus mince des globules (*9*). Ils prennent ainsi la forme de croissants, grossissent rapide-ment, font éclater les globules et se trouvent libres dans le sérum san-guin (*10* et *16*). Ces *corps en croissant*, qui constituent la forme la plus caractéristique du parasite, en sont les formes adultes ou sexuées, les *gamètes*.

Il existe en effet, deux sortes de corps en croissants : les uns, à contenu opaque et très pigmenté au centre (*16*), constituent l'élément femelle ou *macrogamète*; les autres, à contenu clair et à pigment dif-fus (*10*), représentent la cellule ou *microgamétocyte*, qui va donner nais-sance aux éléments mâles ou *microgamètes*.

Cycle sexué ou cycle exogène (fig. 13, II et III). — Celui-ci se passe tout entier dans le corps du Moustique. Lorsqu'un Anophèle pique un paludique, il absorbe, en même temps que le sang, un certain nombre de corps en croissants. Dès qu'ils sont arrivés dans l'estomac, ces corps en croissants se transforment d'abord en corps ovoïdes, puis en corps sphériques. Mais tandis que les macrogamètes restent à l'état de corps sphériques, on voit bientôt les microgamétocytes se transformer en *corps flagellés* (*14*). Pour cela, le noyau se divise généralement en quatre noyaux secondaires, qui se portent vers la périphérie et sortent de la masse protoplasmique perpendiculairement à sa surface, en s'étirant en longs filaments extrêmement minces et mobiles. Ces *flagelles* constituent les éléments mâles ou *microgamètes* (*15*); ils ressemblent à de petites anguilles, qui, fixées aux globules par leur extrémité caudale, tente-raient de s'en détacher. En effet, après s'être agités quelque temps, ils deviennent libres et se déplacent rapidement dans le sang. De temps en temps, on peut voir l'un de ces microgamètes pénétrer dans un *macrogamète* (*18*) et fusionner sa masse chromatique avec le noyau. Puis, 15 à 20 minutes après cette fécondation, le macroga-mète émet un prolongement conique, qui s'allonge peu à peu, de ma-nière à donner naissance à un petit vermicule mobile, qui a reçu le nom de *zygote* (*19*).

Ce zygote pénètre alors dans la paroi de l'estomac, dont il écarte les cellules épithéliales et va se loger dans la couche musculaire. Trente-six heures après l'absorption du sang par l'Anophèle, on peut déjà le déceler sous forme d'un petit corps sphérique d'environ 6 μ de diamètre et renfermant des grains de mélanine. Dès lors, le parasite grandit rapidement, s'enkyste (*20*), et de 6 μ atteint finalement 60 à 80 μ de diamètre. Au bout de 8 à 15 jours, suivant la saison, il en résulte toute une série de sphères pigmentées, qui, tout autour de l'estomac, font hernie dans la cavité du corps de l'insecte. Or, pendant ce temps, le contenu, noyau et protoplasme, se divise à plusieurs reprises (*21* et *22*) et donne finalement naissance à un nombre considérable de corpuscules fusiformes (environ 10 000), longs d'environ 16 μ, qui ont reçu le nom de *sporozoïtes* (*23*).

Le kyste en est tellement gorgé, qu'il finit par se rompre et les sporozoïtes sont mis en liberté dans la cavité générale du Moustique. Or, chez ce dernier, le cœur est constitué par un long tube dorsal, divisé en un

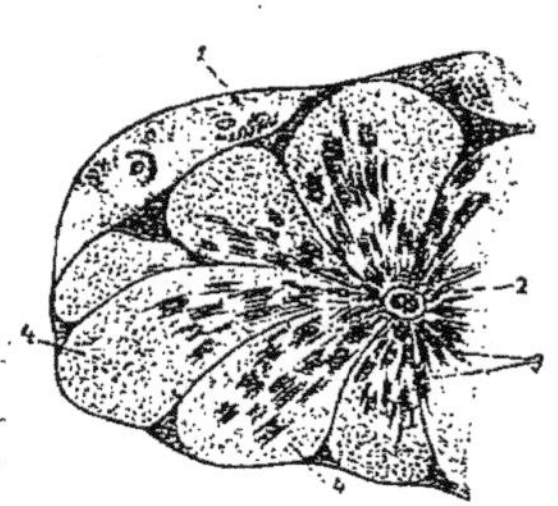

Fig. 14. — Coupe d'une glande salivaire d'un Anophèle infecté : les cellules glandulaires sont gorgées de sporozoïtes; 1, cellules adipeuses; 2, canal glandulaire; 3, sporozoïtes; 4, sécrétion glandulaire; d'après Grassi.

certain nombre de ventricules, qui communiquent tous entre eux et dont chacun communique par deux orifices latéraux avec la cavité générale. A chaque diastole du cœur, les sporozoïtes seront donc aspirés avec le liquide de la cavité générale, et, lors de la systole, ils seront lancés dans l'aorte et iront s'accumuler dans les glandes salivaires, qui constituent le premier organe irrigué. Ces glandes salivaires sont constituées par deux organes trilobés, placés de chaque côté de la partie antérieure du thorax. Leurs conduits excréteurs ne tardent pas à se fusionner en un conduit unique, qui franchit le pédoncule céphalothoracique, longe la face ventrale de la tête et vient déboucher à la base d'un canal percé tout du long d'une des pièces de la trompe, l'*hypopharynx*. Les glandes salivaires débouchent donc en réalité à l'extrémité de la trompe, ce qui permet au Moustique, lors de la piqûre, d'inoculer dans le fond de la plaie, une gouttelette de salive, dont l'action a surtout pour but de rendre le sang incoagulable. Or, chez un Anophèle infesté depuis une quinzaine de jours, les cellules glandulaires des glandes salivaires sont gorgées de sporozoïtes (fig. 14). En inoculant une gouttelette de salive lors de la piqûre, le Moustique inoculera donc du même coup des sporozoïtes dans le sang. Ces sporozoïtes (*24*) vont pénétrer dans les globules, s'y arrondir et constituer de jeunes Hématozoaires, qui n'auront plus qu'à se multiplier par voie schizogonique pour faire éclater l'infection.

On voit donc que le cycle sexué ou sporogonique a, cette fois, pour but, de multiplier le parasite dans le milieu extérieur, pour lui permettre d'infester de nouveaux organismes; en d'autres termes, il facilite la dissémination du parasite chez de nouveaux hôtes.

En résumé, le Moustique infeste l'homme, qui, à son tour, infeste le

Moustique.. Le parasite a donc deux résidences : l'une à température constante et élevée dans le corps de l'homme, l'autre à température variable et moins élevée dans le corps du Moustique. C'est, en d'autres termes, un parasite à génération alternante, qui a pour hôte intermédiaire l'homme, et pour hôte définitif le Moustique, chez qui il évolue à l'état sexué. Le paludisme peut donc être considéré comme une maladie primitive du Moustique, s'étant accessoirement acclimatée chez l'homme.

3° Coccidies. — Nous aurons peu de chose à dire des Coccidies (fig. 15). Elles vivent généralement dans les cellules épithéliales de l'intestin et du foie. A l'état jeune, la Coccidie (*2*) présente une forme plus ou moins sphérique, vivant en parasite dans la partie de la cellule située entre le bord libre et le noyau. C'est une cellule nue, sans membrane d'enveloppe, aussi peut-elle assimiler et désassimiler par simple osmose au sein du protoplasme vivant de la cellule hôte. Arrivée à son complet développement (*8*), elle se divise en un certain nombre de *mérozoïtes*, qui sont mis en liberté par rupture de la cellule qui les contient, et vont infester les cellules voisines. C'est la multiplication asexuée ou schizogonique, qui permet aux parasites de se multiplier dans l'organisme parasité en produisant le phénomène de l'auto-infection.

Mais parmi ces Coccidies, il en existe de deux sortes : des *macrogamètes* ou éléments femelles (*17*), qui finissent par s'enkyster sauf en un point qu'on appelle le *micropyle*, et des *microgamétocytes* (*13*), qui s'entourent bientôt d'un véritable chevelu de petits éléments flagellés, qui sont les *microgamètes* ou éléments mâles (*14*). Ceux-ci se détachent, nagent dans la bile ou dans le contenu intestinal et de temps en temps l'un d'eux pénètre par le micropyle dans un macrogamète (*18*). Le micropyle se ferme aussitôt, et le microgamète fusionne sa substance chromatique dans le noyau du macrogamète. La fécondation est opérée ; le macrogamète fécondé est devenu un *oocyste* (*19*), c'est-à-dire l'analogue du zygote des Hémosporidies. Mais alors que le zygote était un petit vermicule libre, l'oocyste est un petit kyste ovoïde très résistant renfermant la Coccidie. Cet oocyste va se trouver entraîné au dehors avec la bile, puis avec les excréments et c'est finalement dans la terre humide ou dans l'eau que se termine son développement. Pour cela, la Coccidie se divise à l'intérieur de son kyste en plusieurs masses, qui s'enkystent à leur tour et qu'on appelle des *sporocystes* (*22*). Puis le contenu de chaque sporocyste se divise à son tour, en un certain nombre de petits corpuscules généralement recourbés, qu'on appelle des *sporozoïtes* (*24*). L'oocyste, ayant ainsi sporulé, pourra revenir quelque jour dans le tube digestif d'un nouvel individu. Les enveloppes kystiques seront digérées par les sucs digestifs et les sporozoïtes, mis en liberté, pénétreront dans les cellules épithéliales et donneront de jeunes Coccidies, qui se multiplieront par schizogonie. Ainsi donc chez les Coccidies, comme chez les Amibes ou les Hémosporidies, le cycle sexué a pour but d'assurer la multiplication du parasite en dehors de l'orga-

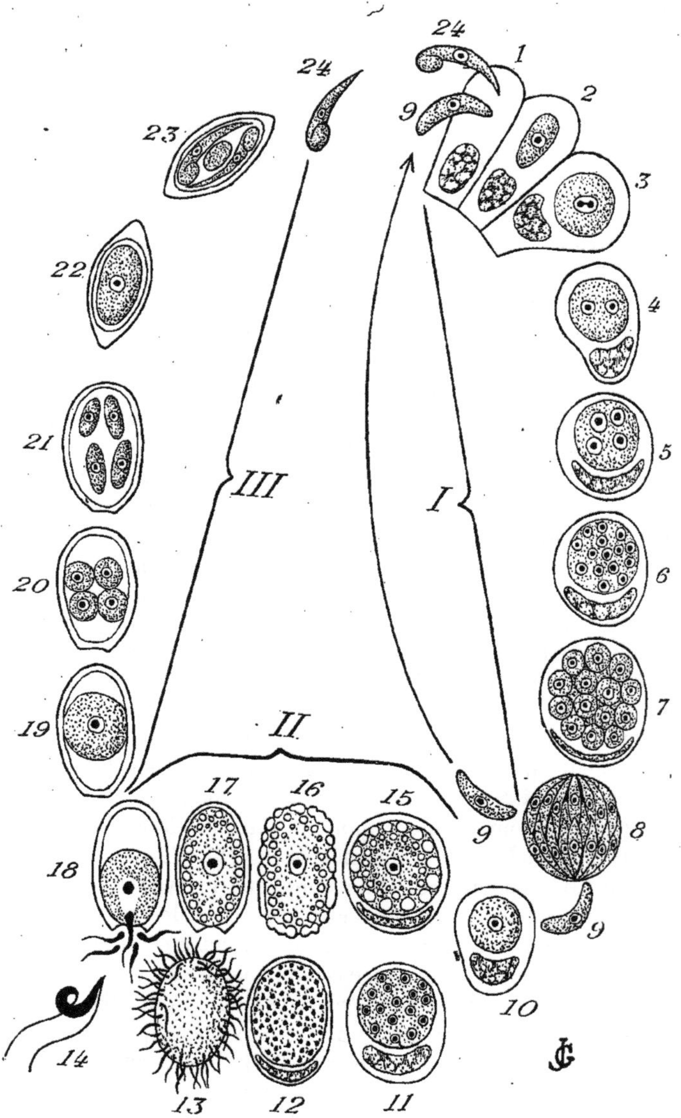

Fig. 15. — Cycle évolutif d'une Coccidie (*Coccidium cuniculi*) : *I*, cycle endogène ou schizogonie, dans le foie du lapin ou de l'homme; *II*, fécondation, également dans le foie du lapin ou de l'homme; *III*, cycle exogène ou sporogonie, dans le milieu extérieur; 2, schizonte; 9, mérozoïtes; 11 à 13, microgamétocyte; 14, microgamète ou élément mâle; 15 à 17, macrogamète ou élément femelle; 18, fécondation du macrogamète par un microgamète; 19, ookyste; 20 à 23, sporogonie; 22 et 23, sporocystes; 24, sporozoïte. *Original.*

nisme parasité pour permettre l'infestation de nouveaux individus.

Chlamydozoaires. — En ces dernières années l'attention s'est trouvée attirée sur de petits parasites, encore très mal connus, les *Chlamydozoaires*, dont certains ont voulu faire des Bactéries et que nous signalons à la suite des Coccidies, en raison de leur mode de multiplication et de leur parasitisme intracellulaire. Ce sont des êtres extrêmement petits, plus petits même que les Bactéries, puisqu'ils sont capables de traverser les filtres et ayant pour principale caractéristique de toujours vivre en parasites dans le protoplasme ou même dans le noyau des cellules. Ils ont aussi comme caractéristique de provoquer autour d'eux une réaction cellulaire spécifique (excrétion de plastine par le noyau) d'où résulte la formation de corpuscules intra-cellulaires, ce qui leur a valu le nom de *Chlamydozoaires* (de γλαμύς, manteau, et ζῶον, animal). Nous citerons parmi eux les corpuscules de Guarnieri dans la variole et la vaccine, les corpuscules de Négri dans la rage, les corpuscules de Mallory dans la fièvre scarlatine, les corpuscules de Prowazek dans le trachome, etc. C'est ce qu'on appelle encore les *corps initiaux.* Le corps initial peut se rompre en *corpuscules initiaux* plus petits. Ceux-ci, sont des corps sphériques nettement visibles, ressemblant à de gros Micrococques et se trouvant le plus souvent à l'intérieur du noyau ou à son voisinage immédiat. Pour se diviser, ils prennent une forme en biscuit, puis en haltère, et les deux êtres, qui en résultent, restent l'un à côté de l'autre, en simulant un Diplocoque. A certains moments, certains corpuscules initiaux subissent, par un procédé encore inconnu, une véritable pulvérisation, et les *corpuscules élémentaires*, qui en résultent, remplissent plus ou moins complètement la cellule parasitée. Ces corpuscules élémentaires sont extrêmement petits ; ils sont à la limite extrême de la visibilité et sont capables de traverser les filtres. Ce sont de petits grains de chromatine, qui paraissent dépourvus de protoplasme. Nous ne pouvons nous étendre plus longuement sur ces parasites encore trop mal connus. Nous tenons cependant à attirer sur eux l'attention, en raison de leur rôle pathogène considérable. On a beaucoup discuté sur leur nature, cependant au moment de la mise en pages de ce travail, nous apprenons que Noguchi a réussi à cultiver les corpuscules de la rage et les considère comme des Protozoaires non douteux. Ils existent du reste d'une façon tellement constante chez les animaux morts de rage que la recherche de ces parasites est devenue le procédé le plus rapide et le plus sûr pour le diagnostic de la maladie. Il suffit de les rechercher dans les cornes d'Ammon des individus enragés. Leur présence permet d'affirmer le diagnostic. Ce n'est qu'en cas de résultat négatif qu'on devra recourir à l'inoculation aux animaux.

Tout le monde n'admet pas encore que les Chlamydozoaires soient de véritables parasites. L'avenir dira si ce sont véritablement des organismes vivants et l'étude plus précise de leur développement permettra peut-être alors de leur fixer une place exacte dans la classification.

Principaux Mastigogéniens parasites de l'homme.

SOUS-CLASSES.	ORDRES.	GENRES.	ESPÈCES.	HABITAT.
FLAGELLÉS	Euflagellés.	*Trichomonas*	*vaginalis.*	vagin.
		Lamblia	*intestinalis.*	intestin.
	Hémoflagellés.	*Trypanosoma*	*gambiense.* *rhodesiense.* *Cruzi.*	sang. » »
		Leishmania	*furunculosa.* *Donovani.* *infantum.*	peau. sang. »
	Spirochètes ?	*Spirochæta*	*recurrentis.*	sang.
		Treponema	*pallidum.* *pertenue.*	sang. »
TÉLOSPORIDIES	Hémosporidies.	*Plasmodium*	*malariae.* *vivax.* *falciparum.*	sang. » »
	Coccidies.	*Coccidium*	*cuniculi.*	foie.
		Diplospora	*bigemina.*	intestin.
	Chlamydozoaires ?	*Cytoryctes*	*variolae.*	sang.
		Neuroryctes	*hydrophobiae.*	cerveau.
		Cyclasterion	*scarlatinis.*	sang.

Rôle pathogène des Mastigogéniens. — La plupart des Flagellés sont des formes libres, se nourrissant presque exclusivement de Bactéries, aussi ceux qu'on rencontre dans les milieux riches en Bactéries (dans l'intestin par exemple et dans les organes en rapport avec l'extérieur) ne sont guère pathogènes. On pourra les trouver dans la bouche, dans le poumon, dans le vagin, dans l'urètre, mais chez tous les animaux leur habitat de prédilection est l'intestin. Amenés par les boissons et les aliments, ils peuvent s'y multiplier toutes les fois que le contenu en est liquide ; c'est pourquoi on ne les observera guère que dans les matières diarrhéiques. Les Euflagellés seront surtout des parasites accidentels. Les *Lamblia*, qui adhèrent par une sorte de ventouse aux cellules épithéliales de l'intestin (fig. 16), peuvent gêner la digestion par leur multiplication extrême et même entraîner une forte inflammation de la paroi et donner naissance à des troubles dysentériques. Quant aux *Trichomonas*, qui peuvent aussi pulluler dans l'intestin, ils ne deviennent véritablement pathogènes que s'il existe des lésions de la muqueuse intestinale, provoquées, soit par des Vers intestinaux, soit par une affection intercurrente ; c'est ainsi que dans deux cas de fièvre typhoïde, nous avons vu une aggravation subite de la maladie, coïncider avec l'apparition de nombreux Flagellés dans les selles. Mais c'est là l'exception et on peut dire qu'en général ces différents Flagellés ne sont pas pathogènes.

Par contre les Hémoflagellés et les Spirochètes sont des parasites redoutables. Vivant généralement dans le système lymphathique ou dans le sang, ils peuvent se généraliser plus ou moins vite dans tout l'organisme. Dans certains cas ils sont inoculés directement au niveau d'une muqueuse, qui est le plus souvent la muqueuse génitale. Le point d'inoculation devient œdémateux et souvent il se forme une petite ulcération, qui a reçu le nom de *chancre.* Les parasites se généralisent alors plus ou moins vite dans l'appareil lymphatique, en donnant probablement des toxines, qui provoquent la formation d'anticorps, de telle sorte que, quand le parasite arrive dans le sang, il y a une certaine accoutumance de l'organisme. Le parasite se généralise alors très vite, peut provoquer des lésions dans différents organes et en particulier dans le poumon, par formation d'embolies capillaires, qui sont surtout visibles au niveau de la peau, où elles pro

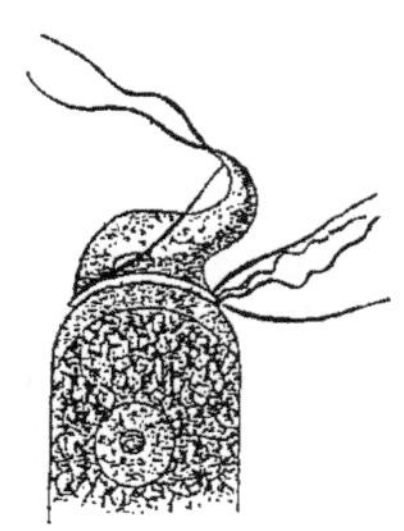

Fig. 16. — *Lamblia intestinalis* fixée sur une cellule épithéliale de l'intestin ; d'après Grassi et Scheviakoff.

voquent la formation de taches dites *plaques cutanées.* Cette deuxième période de la maladie peut durer fort longtemps, mais il arrive un moment où les parasites peuvent trouver le moyen de passer du sang dans le liquide céphalo-rachidien. Alors commence la troisième et dernière période, qui est caractérisée par le développement d'accidents nerveux et de paralysies, qui entraînent finalement la mort du malade. On observe constamment ces trois périodes dans la dourine du cheval, qui est due à un Trypanosome, ainsi que dans la syphilis et le pian chez l'homme, qui sont dus à des Spirochètes.

Mais, dans la plupart des cas, ces parasites, au lieu d'être inoculés au niveau d'une muqueuse, sont inoculés directement dans le sang par l'intermédiaire d'un Insecte ou d'un Acarien. Dans ces conditions, la première période se trouve supprimée. C'est ce qui arrive dans la maladie du sommeil et dans la plupart des trypanosomoses des grands mammifères.

Enfin dans certains cas, les Flagellés sont détruits dans la rate au fur et à mesure qu'ils se multiplient dans le sang. C'est ce qu'on observe dans le paludisme, et dans la splénomégalie tropicale, maladies qui sont caractérisées par une hypertrophie de la rate, en raison de son hyperfonctionnement. Dans ce cas, l'affection passe à l'état chronique et reste indéfiniment à la seconde période. Parfois cependant les parasites sont détruits dès le premier ou le deuxième accès ; la maladie ne dure alors que quelques jours et la splénomégalie n'est jamais bien importante ; c'est le cas de la fièvre récurrente.

La plupart des Hémoflagellés sont des agents fébriles. La caractéristique de la fièvre qu'ils provoquent est d'être *intermittente*, c'est-à-dire de survenir par accès, qui peuvent être très rapprochés ou au contraire assez éloignés les uns des autres. Ces accès correspondent à l'apparition ou à la multiplication des parasites dans le sang périphérique (reproduction schizogonique). Au moment de leur multiplication, ces parasites donnent naissance à des toxines, qui, mises en liberté, provoquent la formation d'anticorps et un commencement d'immunité. Les parasites disparaissent alors en donnant des formes latentes, qui persistent dans différents organes. Mais dès que l'immunisation cesse, les formes latentes donnent de nouveaux Hématozoaires, qui se multiplient activement et un nouvel accès se produit.

Les Trypanosomes peuvent parasiter tous les animaux et on en a même rencontrés vivant en parasites chez des végétaux. Nous avons montré précédemment que l'Hématozoaire du paludisme est un parasite du Moustique, qui s'est adapté secondairement à l'organisme de l'homme. Il semble bien qu'il en soit de même de tous les Hémoflagellés. Ce seraient tous des parasites des animaux suceurs de sang (Sangsues, Acariens, Insectes), qui subiraient chez ceux-ci leur cycle sexué de développement et se trouveraient inoculés dans le sang des vertébrés, lors d'une piqûre ultérieure. Mais chez les vertébrés se produirait simplement le cycle schizogonique de leur évolution. Toutefois les Flagellés ne sont pas également pathogènes chez tous les vertébrés. Ils sont à peu près inoffensifs chez les vertébrés à sang froid, sauf cependant les Trypanoplasmes des poissons, qui sont inoculés par les Sangsues et peuvent produire des épidémies meurtrières. Les Flagellés sont surtout dangereux pour les vertébrés à sang chaud. C'est ainsi que des Spirochètes, inoculés par les Argas, peuvent décimer les poulaillers, et que les Moustiques peuvent inoculer aux oiseaux une quantité de Trypanosomes et d'Hématozoaires, voisins de celui du paludisme. Mais c'est surtout pour les mammifères que les Flagellés constituent des parasites redoutables. C'est ainsi qu'en Afrique, la *nagana*, qui est inoculée par les Mouches Tsé-tsé, détruit tous les animaux domestiques qu'on essaie d'introduire dans le centre africain et voici que la maladie du sommeil, inoculée par les mêmes Insectes, y décime toute la population. En Asie et en Océanie, c'est le *surra*, qui s'attaque aux chevaux, aux mulets, aux chameaux et aux dromadaires, et son expansion est d'autant plus probable, qu'il est inoculé par des Mouches très banales : les Stomoxes et les Taons. En Amérique une affection voisine, le *mal de caderas*, inoculé par les Stomoxes, détruit également les chevaux et voici qu'au Brésil on vient de décrire chez l'enfant une trypanosomose redoutable atteignant rapidement les centres nerveux et qui est inoculée cette fois par un Hémiptère voisin de nos Réduves.

Toutefois il est important de noter que dans les pays où les Flagellés et leurs agents d'inoculation sont particulièrement abondants, l'immunisation s'est généralement faite à l'égard des mammifères indigènes vivant à l'état sauvage. Or, ceci est extrêmement important, car ces animaux sauvages, s'ils ne sont pas malades, n'en ont pas moins des Trypanosomes dans le sang et ils constituent de véritables réservoirs dans lesquels les Acariens et les Insectes inoculateurs viennent puiser les parasites qu'ils vont ensuite inoculer à l'homme ou aux animaux domestiques. Dans les pays où sévissent les leishmanioses, certains animaux domestiques jouent le même rôle à l'égard de l'homme ; nous savons déjà que le chien sert de réservoir au parasite de la splénomégalie infantile et il

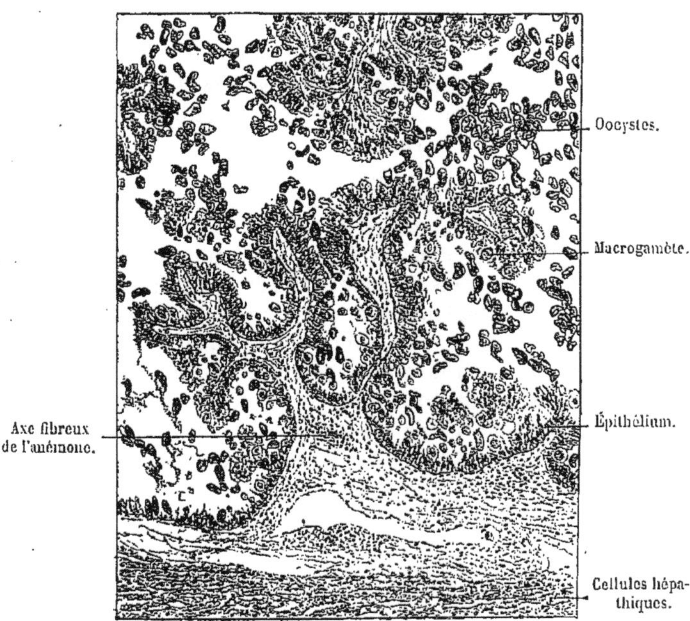

Fig. 17. — *Adénome biliaire* produit par les Coccidies (foie de lapin); d'après E. Brumpt.

est possible que le dromadaire joue le même rôle à l'égard du bouton d'Orient. Ce sont là les hôtes véritables de ces parasites et c'est précisément parce que l'homme est pour eux un hôte d'exception qu'ils produisent chez lui des affections graves. On peut en effet poser en principe que les parasites les plus pathogènes sont le plus souvent des parasites qui ne sont pas encore adaptés à leur hôte. C'est du moins une loi facile à vérifier en ce qui concerne les Protozoaires parasites.

Nous aurons peu de chose à dire des Coccidies, car si elles constituent des parasites très fréquents chez certains animaux domestiques, elles sont par contre tout à fait exceptionnelles chez l'homme. De plus, comme l'homme a bien peu de chance de s'infecter continuellement, les parasites, qui ont pu pénétrer dans les cellules épithéliales de l'intestin ou du foie, arrivent bien à se multiplier pendant un certain temps, mais ils se trouvent fatalement entraînés au dehors pour y sporuler, de sorte que la coccidiose de l'homme est appelée à guérir spontanément et ne peut guère se manifester que comme une trouvaille d'autopsie.

Mais la même Coccidie qu'on peut observer chez l'homme se rencontre communément dans le foie du lapin. L'organe est hypertrophié et rempli de tubercules blanchâtres, pouvant atteindre la grosseur d'une noisette. Au microscope on constate que les cellules parasitées sont rapidement détruites par les parasites. Mais en revanche l'épithélium et le tissu conjonctif prolifèrent activement en donnant naissance à de véritables adénomes (fig. 17). Ce rôle pathogène des Coccidies est important, en ce qu'il fut le point de départ de la *théorie coccidienne du cancer.* Cette théorie est à peu près complètement abandonnée aujourd'hui. Toutefois on n'abandonne pas pour cela la théorie parasitaire, et le cancer pourrait bien avoir pour agent un parasite voisin appartenant au groupe des Chlamydozoaires.

Ces Chlamydozoaires constituent des êtres encore bien mystérieux. On les incrimine dans la blépharo-conjonctivite du lapin, dans la conjonctivite desquamative des mers du sud, dans le trachome, dans la jaunisse des vers à soie, dans la fièvre scarlatine, dans la variole, la varicelle et la vaccine, dans la rage, dans le molluscum contagiosum, dans l'épithéliome contagieux des oiseaux, dans le psoriasis, dans le pemphigus, et je ne suis pas éloigné de croire que c'est dans l'étude des Chlamydozoaires qu'on trouvera la solution du problème du cancer. Tous ces parasites semblent avoir en effet, comme principal rôle, d'exciter la prolifération cellulaire ; toutefois si nous commençons à connaître un peu leur morphologie, leur action pathogène est encore si peu connue que nous ne pouvons guère en parler dans un ouvrage aussi général que celui-ci. Nous avons voulu simplement attirer sur eux l'attention du public médical.

4ᵉ Classe : **Infusoires.**

Les Infusoires sont des Protozoaires se déplaçant au moyen de *cils vibratiles* ou de cirres, au moins pendant le jeune âge ; leur cytoplasme se divise en ectoplasme et en endoplasme, mais l'ectoplasme compact forme une couche corticale plus ou moins épaisse au-dessous de la membrane d'enveloppe ; ils possèdent presque toujours deux noyaux très différents l'un de l'autre : le *macronucleus* ou noyau trophique et le *micronucleus* ou noyau reproducteur ; la fécondation se fait par *exogamie partielle* (conjugaison) ; ils mènent le plus souvent une existence holozoïque ou holophytique et quand ils sont parasites, ce sont presque toujours des ectoparasites ou des parasites cavitaires.

Ce sont les plus différenciés de tous les Protozoaires et ils possèdent un véritable tube digestif (fig. 18). La bouche, largement ouverte au fond d'un enfoncement infundibuliforme qu'on appelle le *péristome,* se continue par un pharynx, qui s'ouvre au milieu de l'endoplasme.

Celui-ci est semi-liquide, comme celui des Rhizopodes et constitue
en somme une sorte de cavité digestive
diffuse, dont les granulations sont constamment brassées par des courants protoplasmiques. Il renferme la ou les vésicules
pulsatiles, les vacuoles alimentaires et les
noyaux. Enfin à l'extrémité postérieure du
corps, existe un anus, qui met en communication l'endoplasme avec le dehors ; il
n'est visible qu'au moment de l'expulsion
des fèces, mais il se reproduit toujours au
même point.

Quand le liquide, où vit l'Infusoire, vient à
se déssécher, l'animal se contracte et s'enkyste à la façon d'une Amibe ou d'un Flagellé. Il peut ainsi rester à l'état de vie latente
pour renaître quand les circonstances redeviennent favorables. Ainsi s'opère la conservation de l'espèce et la dispersion des individus.

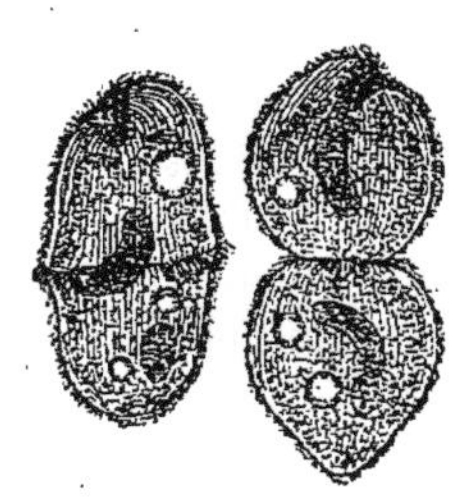

Fig. 18. — *Balantidium coli* en coupe optique : *a*, anus; *c*, ectoplasme; *d*, endoplasme; *N*, macronucleus; *n*, micronucleus; *p*, péristome; *v*, vésicules contractiles; × 750. *Original.*

Quant à la reproduction, elle se fait normalement par division transversale (fig. 19). Pour cela les noyaux se di-
visent en quatre noyaux secondaires, qui gagnent les deux extrémités du corps, puis se
produit un sillon équatorial, qui s'approfondit
de plus en plus, de manière à diviser transver-
salement l'Infusoire en deux nouveaux êtres,
dont le postérieur n'a plus qu'à former un péristome et un pharynx pour être semblable à l'antérieur. Chacun d'eux grossit alors et le même
phénomène se reproduit. Cette schizogonie peut
se produire pendant de nombreuses générations.

Fig. 19. — Division trans-versale du *B. coli*; d'après Leuckart.

Mais, après 150 ou 200 de ces générations
agames, on constate que les Infusoires sont de plus en plus petits, et
vers la trois centième génération, on n'a plus
que des avortons ayant à peine le tiers de la
taille normale. C'est là ce que Maupas a appelé
la *dégénérescence sénile*, et il a montré que la
colonie devrait périr si n'intervenait pas la *conjugaison*. Pour cela les individus se cherchent,
se tâtent, se placent bouche contre bouche
(fig. 20) et se soudent en partie. Tandis que
les macronucléus se resorbent, les micronucléus
subissent trois divisions successives, et finalement fusionnent une partie de leur substance
d'un individu à l'autre; il y a *fécondation isoga-
mique*. Dans chaque Infusoire le noyau résultant de la conjugaison se

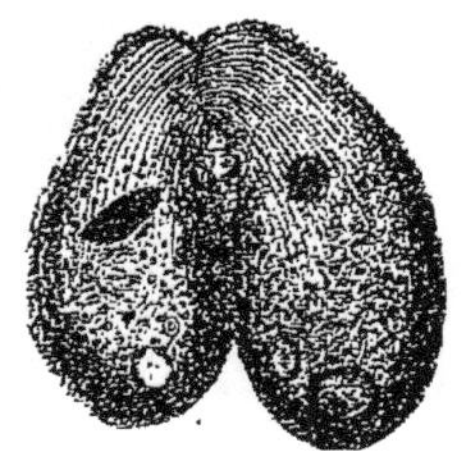

Fig. 20. — Conjugaison du *Balantidium coli*; d'après Wsing.

divise en deux, dont l'un devient le micronucléus, tandis que l'autre grossit et devient le macronucléus. Les individus conjugués se séparent alors et chacun d'eux peut être le point de départ d'une nouvelle série de générations agames.

Principaux Infusoires parasites de l'homme.

ORDRES.	GENRES.	ESPÈCES.	HABITAT.
Hétérotriches.	*Balantidium*	*coli.* *minutum.*	Gros intestin. Intestin.
	Nyctotherus	*faba.*	Intestin.

Rôle pathogène des Infusoires. — En réalité il n'existe qu'un seul Infusoire qu'on puisse vraiment incriminer comme étant pathogène chez l'homme ; c'est le *Balantidium coli*, qui cause la dysenterie balantidienne. On admettait autrefois que, s'il se rencontre de préférence dans les matières diarrhéiques ou dysentériques, c'est parce qu'il peut plus facilement y vivre et s'y multiplier, tandis qu'il passe inaperçu dans des matières solides, où il est obligé de s'enkyster. Mais les observations de Solovioff, à Tomsk ; de Strong et Musgrave, aux Philippines ; et d'Askanazy, en Allemagne, ont montré qu'il produit en réalité une dysenterie balantidienne, dont les symptômes et les lésions sont tout à

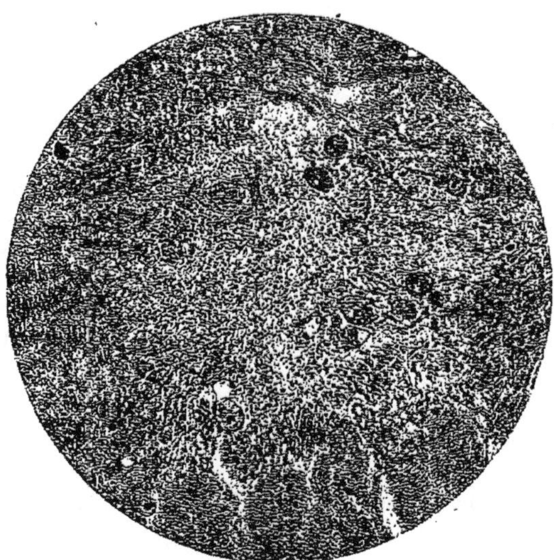

Fig. 21. — Dysenterie balantidienne : Infusoires dans la profondeur du chorion de la muqueuse du gros intestin, immédiatement au-dessus de la couche musculaire; *microphotographie originale*, d'après une préparation du professeur Askanazy.

fait comparables à ceux de la dysenterie amibienne. En effet, les *Balantidium* existent non seulement dans les selles, mais aussi dans la profondeur des lésions intestinales, où on les reconnaît toujours facilement à leur macronucleus en forme d'*U* ou de haricot (fig. 21). Ils existent dans

les tissus formant la base des ulcérations y compris la sous-muqueuse
et la tunique musculaire, dans les follicules clos et jusque dans la
lumière des vaisseaux sanguins. Cette dernière observation permet de
supposer que certains abcès du foie peuvent être dus aux Infusoires.
On sait en effet que P. Manson, dans un crachat purulent provenant
de la rupture d'un abcès du foie dans le poumon, a trouvé un Infusoire semblable au *Balantidium coli* et Stockvis a fait une observation
analogue.

On a décrit d'autres Infusoires dans certains états dysentériques. Toutefois il y a lieu de faire de grandes réserves. C'est ainsi qu'en 1903, j'ai
décrit, comme parasite de l'homme, un Infusoire, le *Chilodon dentatus*,
que j'avais observé dans une selle dysentérique baignant dans l'eau. En
1909, P. Manson et Sambon ont retrouvé cet Infusoire dans les mêmes
conditions. Or je suis aujourd'hui absolument convaincu qu'il s'agissait
dans ces différents cas de pseudo-parasitisme. En effet le *Chilodon*, très
fréquent dans certaines eaux, peut être introduit en grand nombre dans
le tube digestif par une eau contaminée. Il s'enkyste alors, sous l'action
des sucs digestifs et de la température, et traverse l'intestin sans être
altéré. Mais si les matières fécales sont diarrhéiques ou sont additionnées
d'eau, par un lavement par exemple, les kystes peuvent se développer
une fois les matières hors de l'intestin et la constatation de milliers de
Chilodon, parcourant en tous sens le champ des préparations microscopiques, peut en imposer pour du parasitisme. Ces données sont applicables non seulement aux autres Infusoires, mais aussi aux Flagellés
de l'intestin.

II. — VERS PARASITES OU HELMINTHES

Comme les Sporozoaires, dont nous avons parlé précédemment
(p. 842), les Vers constituent un embranchement artificiel, destiné par
conséquent à disparaître. On divise les Vers parasites en trois grands
groupes : les Annélides, les Plathelminthes et les Némathelminthes,
dont les deux premiers ont entre eux certains points de commun et se rapprochent des Cœlentérés, tandis que le troisième en est au contraire
très éloigné et se rapproche plutôt des Arthropodes.

Les seules Annélides parasites sont les Sangsues ou Hirudinées.

Les Plathelminthes se divisent en Trémadodes et en Cestodes, ces
derniers pouvant être considérés comme de simples colonies de Trématodes.

Les Némathelminthes sont caractérisés par leur revêtement de chitine,
qui tend à les faire considérer comme des arthropodes dégradés par le
parasitisme.

Classification des Vers parasites.

Annélides. Corps segmenté ; Cavité générale mésenchymateuse ; Hermaphrodites.	Tube digestif complet.	*Hirudinées.*
Plathelminthes. Corps aplati, foliacé ou rubanné ; Cavité générale mésenchymateuse ; Généralement hermaphrodites.	Tube digestif incomplet.	*Trématodes.*
	Pas de tube digestif.	*Cestodes.*
Némathelminthes. Corps cylindrique non segmenté ; Cavité générale libre ; Sexes séparés.	Tube digestif complet.	*Nématodes.*
	Tube digestif incomplet.	*Gordiens.*
	Pas de tube digestif.	*Acanthocéphales.*

5. Hirudinées.

Les Hirudinées, ou Sangsues, sont des Vers plats possédant deux ven-touses : l'une, entourant la bouche, servant à la succion ; l'autre, située à l'extrémité postérieure du corps, servant à la fixation. Le corps est constitué par une série d'anneaux, qui sont, il est vrai, courts, incom-plets ou peu marqués.

Toutes les Sangsues se nourrissent de sang et on les divise en deux familles d'après la structure de l'arma-ture buccale. Chez les unes, les *Gna-*

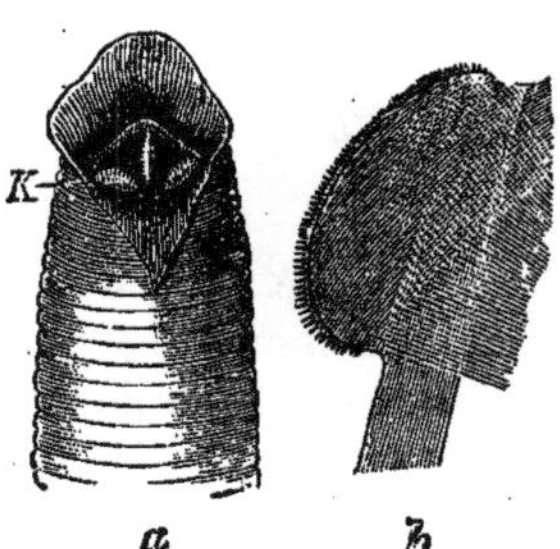

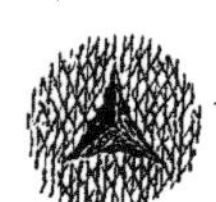

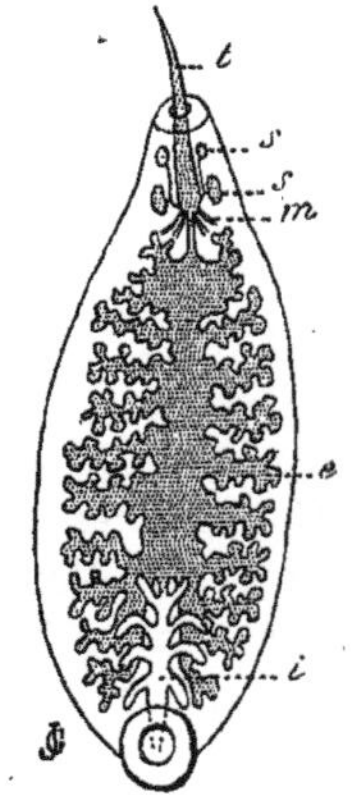

Fig. 22. — *Hirudo medicinalis* : *a*, extrémité antérieure vue par la face ventrale et ouverte pour montrer les mâchoires, K ; *b*, une mâchoire grossie, montrant les dents qu'elle possède ; d'après Leuckart.

Fig. 23. — Blessure produite par une *Hirudo.*

Fig. 24.—Jeune *Hæmenteria* avec la trompe en partie dévagi-née : *e*, estomac ; *i*, intestin ; *m*, muscles rétracteurs de la trompe ; *s*, glandes salivaires ; *t*, trompe ; réduit du tiers ; mo-difié d'après Kowalewski.

thobdellides, il existe, au centre de la ventouse, trois mâchoires semi-circulaires (fig. 22), qui produisent une plaie triangulaire (fig. 23), par où s'écoule le sang. Chez les autres, les *Rhynchobdellides*, les mâchoires sont remplacées par une trompe exsertile, longue et résistante, qui fait saillie au centre de la ventouse buccale (fig. 24) et perfore la peau de la victime en provoquant un simple trou, à la façon de la trompe des Insectes ou des Acariens, dont nous parlerons plus loin.

Après la bouche vient un pharynx, dans lequel débouchent de nombreuses *glandes salivaires*, dont la sécrétion a pour but de rendre le sang incoagulable pour faciliter sans doute sa digestion ultérieure. Nous verrons du reste que des glandes salivaires semblables existent chez tous les animaux suceurs de sang.

L'estomac, qui vient après le pharynx, est une vaste poche formant des culs-de-sac latéraux de plus en plus volumineux; il est destiné à contenir et à digérer le sang sucé par l'animal. Il se continue par un intestin assez court, qui va s'ouvrir à l'extrémité postérieure du corps au-dessus de la ventouse ventrale.

Principales Sangsues parasites de l'homme.

FAMILLES.	GENRES.	ESPÈCES.	HABITAT.
Gnathobdellides.	*Hirudo*	*medicinalis.* *troctina.*	Peau. Peau.
	Limnatis	*nilotica.*	Muqueuses.
	Hæmadipsa	*zeylanica.*	Peau.
Rhynchobdellides.	*Hæmenteria*	*officinalis.*	Peau.

Rôle pathogène des Sangsues. — En raison de leur alimentation hématophage, certaines Sangsues, faciles à se procurer ou à élever, ont été employées pendant assez longtemps en médecine pour prélever du sang sur les malades (*Hirudo medicinalis, H. troctina* et *Hæmenteria officinalis*). Mais des Sangsues malpropres, ou ayant déjà été utilisées, ayant souvent provoqué des accidents infectieux et parfois inoculé la syphilis, on les a abandonnées peu à peu pour les remplacer avec avantage par les ventouses scarifiées. Du reste, on doit d'autant moins s'étonner de voir les Sangsues servir d'agents d'inoculation, qu'on sait aujourd'hui, depuis les recherches de Léger et de Brumpt, que ce sont aussi les Sangsues qui sont les agents d'inoculation des Hématozoaires des poissons et des batraciens. La Sangsue médicinale présente encore le grave inconvénient de provoquer parfois des hémorragies très difficiles à arrêter (Weill). Parmi les autres Sangsues pouvant être pathogènes chez l'homme, deux espèces sont à citer.

L'une, la *Limnatis nilotica*, est une Sangsue aquatique, très commune dans tout le bassin méditerranéen et qui en raison de la faiblesse de ses mâchoires a pris l'habitude de s'attaquer aux muqueuses et de pénétrer dans la bouche, les fosses nasales et le larynx des animaux ou des hommes, qui viennent boire dans une mare ou dans une source. Dans les fosses nasales ou dans le pharynx, sa présence se traduit par de petites hémorragies intarissables, dont l'intensité varie naturellement avec le nombre des parasites. Il n'en résulte guère que de l'anémie. Mais, dans les cas de parasitisme du larynx, la dyspnée est telle qu'il y a danger d'asphyxie, si le parasite n'est pas rapidement expulsé ou extirpé.

L'autre, l'*Hæmadipsa zeylanica*, est une petite Sangsue terrestre, très répandue dans le sud de l'Asie. Elle peut s'effiler au point de passer à travers les vêtements, et comme des milliers d'individus peuvent s'attaquer à une seule personne, il en résulte finalement une perte de sang considérable, pouvant, paraît-il, entraîner la mort.

6. Trématodes.

Les Trématodes sont des Vers plats, ayant généralement l'apparence d'une feuille et caractérisés, comme les Sangsues, par la présence de deux ventouses : l'une qui entoure la bouche et sert à la succion; l'autre ventrale, qui sert à la fixation. La ventouse buccale est toujours située à l'extrémité antérieure du corps. Quant à la ventouse ventrale elle permet de classer les Trématodes en deux groupes : les Distomes ou Douves, chez lesquels elle est située dans la moitié antérieure du corps, et les Amphistomes, chez lesquels elle est située à l'extrémité postérieure du corps.

Le tégument présente généralement un certain nombre d'épines à pointes dirigées en arrière, ce qui permet aux Trématodes de s'ancrer dans la paroi des petits canaux où ils pénètrent, ce qui explique l'irritation de cette paroi (fig. 30).

La bouche se continue par un pharynx globuleux et musculeux, que

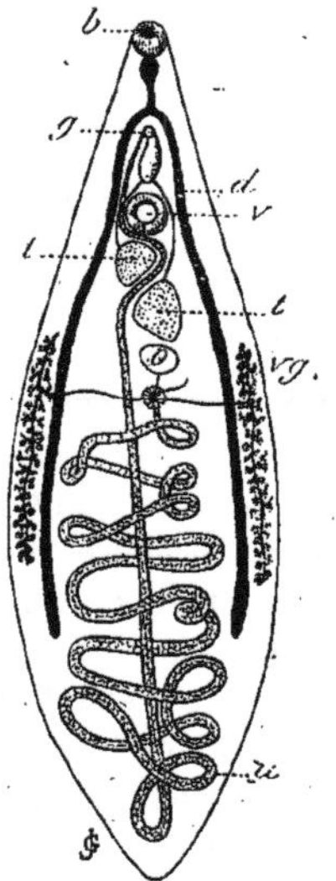

Fig. 25. — *Dicrocœlium lanceatum :* b, ventouse buccale; d, tube digestif; o, germigène; t, testicules; u, utérus; v, ventouse ventrale; vg, glandes vitellogènes; × 8. *Original.*

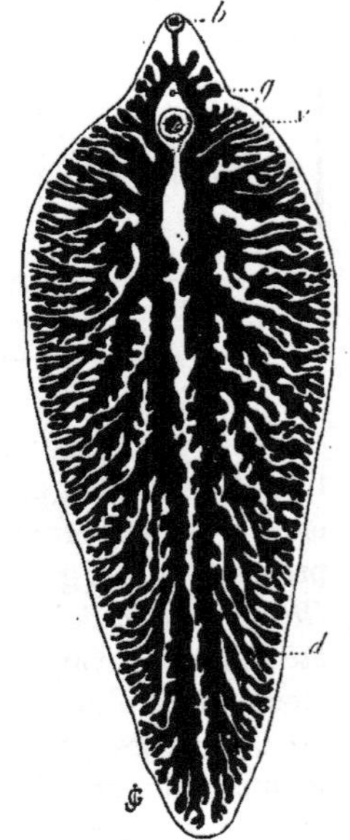

Fig. 26. — *Fasciola hepatica* vue par la face ventrale et montrant le tube digestif injecté : b, ventouse buccale; d, tube digestif montrant ses nombreuses ramifications; g, pore génital; v, ventouse ventrale; × 2; modifié d'après Sommer.

des muscles protracteurs et rétracteurs peuvent projeter dans la cavité buccale ou rétracter alternativement; par ce double mouvement l'appareil pharyngien fonctionne tour à tour comme une pompe aspirante et foulante, ce qui permet la succion. En arrière du pharynx le tube digestif se bifurque en deux tubes intestinaux, qui vont se terminer en cul-de-sac vers l'extrémité postérieure du corps. Ces culs-de-sac restent simples chez toutes les petites Douves (fig. 25), mais chez la grande Douve, ils envoient latéralement de nombreuses ramifications (fig. 26).

L'alimentation de la Douve a fait l'objet de nombreuses discussions, mais une observation de Railliet les a réduites à néant. Ayant injecté, dans le système artériel, un foie de mouton douvé, il trouva un grand nombre de Douves injectées, alors que, dans les canaux biliaires, il n'existait pas la moindre trace de la masse à injection. Ceci ne pouvait donc s'expliquer qu'en admettant que les Douves étaient en train de sucer le sang au moment où l'injection fut faite. Ce mode de nutrition est du reste admis aujourd'hui par tous les auteurs.

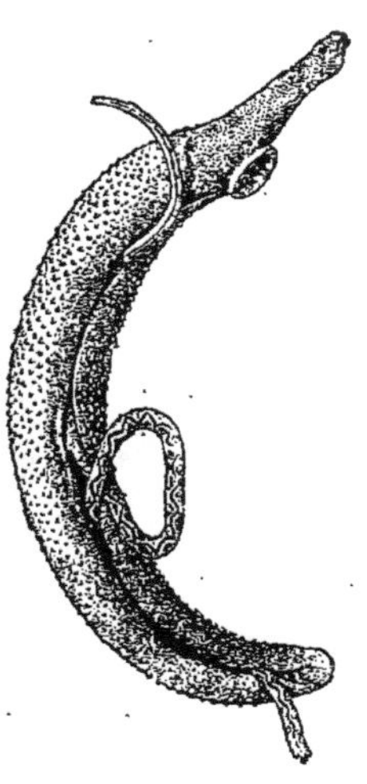

Fig. 27. — *Schistosomum hæmatobium*; mâle et femelle accouplés; d'après Looss.

Dès lors on ne peut s'étonner que de jeunes Douves puissent pénétrer dans un vaisseau et continuer à y vivre, puisqu'elles trouvent à profusion, autour d'elles, la nourriture dont elles ont besoin. Ainsi s'explique que certaines, comme les Bilharzies, se soient adaptées à ce milieu très favorable et soient devenues des Hématozoaires. Mais en général les Douves, qui ont pu pénétrer dans un vaisseau, sont entraînées par le torrent circulatoire jusqu'à ce qu'elles se trouvent arrêtées dans un capillaire. Souvent elles s'arrêteront dans le tissu conjonctif sous-cutané où elles pourront donner naissance à un kyste ou à un abcès, comme elles pourront aussi aller s'arrêter dans les capillaires d'un organe quelconque et en particulier dans l'œil, dans le poumon et surtout dans le cerveau.

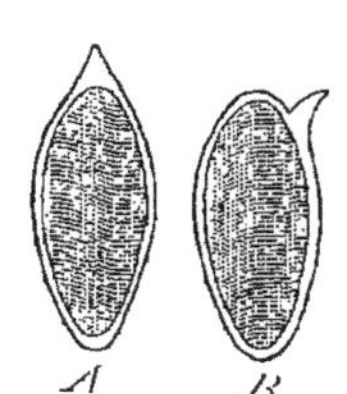

Fig. 28. — Œufs de Bilharzies : *A*, œuf du *Schistosomum hæmatobium*; *B*, œuf du *S. Mansoni.*

Toutes les Douves, sauf les Bilharzies (Schistosomidés), sont hermaphrodites. Nous croyons inutile de donner ici, même résumée, la structure de l'appareil génital (fig. 25). Nous ne décrirons pas davantage les Bilharzies, d'autant plus que la femelle vivant presque toujours dans le canal gynécophore du mâle, il n'y a pas grande différence, en somme, entre ces animaux, qui vivent dans un coït presque perpétuel (fig. 27) et des animaux hermaphrodites.

Par contre le développement est beaucoup plus important à considérer.

L'œuf des Douves est presque toujours operculé, c'est-à-dire qu'il existe vers l'une des extrémités une ligne de moindre résistance, au niveau de

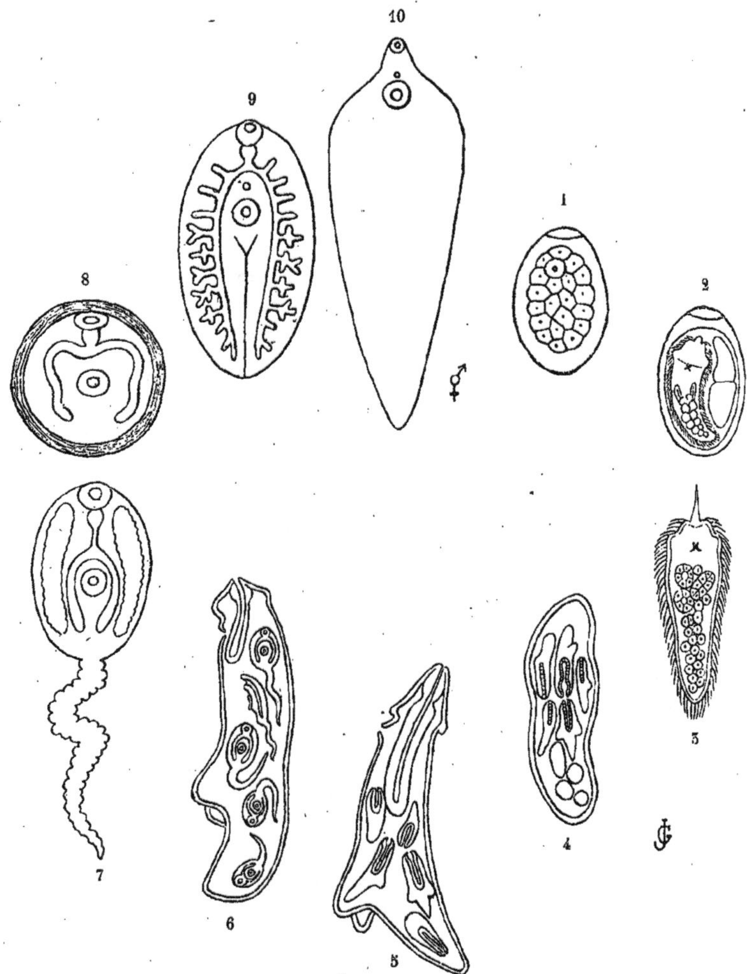

Fig. 29. — Cycle de développement de la grande Douve du foie (*Fasciola hepatica*) : 1, œuf (matières fécales d'un herbivore ou de l'homme) ; 2, œuf embryonné (eau) ; 3, miracidium (eau) ; 4, sporocyste (poumon de lymnée) ; 5, rédie (foie de lymnée) ; 6, rédie fille (foie de lymnée) ; 7, cercaire (eau) ; 8, cercaire, enkystée (herbes aquatiques) ; 9, jeune Douve (intestin d'herbivore ou de l'homme) ; 10, Douve adulte (foie d'herbivore ou de l'homme). En somme un miracidium, issu d'un œuf, donne en moyenne 8 rédies ; chaque rédie donne 10 rédies filles et chaque rédie fille 20 cercaires ; autrement dit un seul œuf donne $8 \times 10 \times 20 = 1600$ Douves. C'est ce que nous appellerons la *pléthogonie. Original.*

laquelle le pôle de l'œuf se détache comme un clapet, lorsque la larve vient buter contre lui pour s'échapper au dehors (fig. 29, 1). Les œufs de Bilharzie font seuls exception à la règle ; ils ne présentent jamais d'opercule, mais par contre ils présentent généralement un éperon, soit terminal, soit latéral (fig. 28). L'existence de cet éperon a une grande importance pour faire comprendre le rôle pathogène de certaines Bilharzies.

Quand l'œuf des Douves arrive dans l'eau (fig. 29), l'embryon cilié ou *Miracidium*, qui s'est développé dans l'œuf (fig. 29, 2), s'échappe au dehors en faisant sauter le clapet et nage rapidement dans l'eau, à la façon d'un Infusoire (fig. 29, 3). Vient-il à rencontrer l'animal aquatique dans lequel il doit continuer son développement, il pénètre chez ce dernier et perdant son revêtement de cils vibratiles, il devient ce qu'on appelle un *Sporocyste* (fig. 29, 4). Les cellules germinatives qu'il renferme se divisent alors et donnent finalement naissance à des *Rédies*. Les cinq à huit Rédies, qui prennent ainsi naissance, déchirent la paroi du Sporocyste et deviennent libres dans les tissus de l'hôte intermédiaire (fig. 29, 5). Mais ces Rédies renferment aussi des cellules germinatives, qui vont pouvoir se transformer en de nouvelles

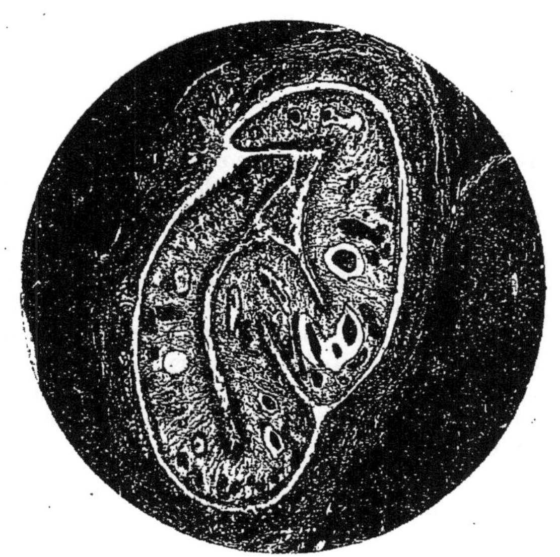

Fig. 50. — Grande Douve (*Fasciola hepatica*) dans un canalicule biliaire d'un foie de mouton ; remarquer l'anneau de sclérose, l'obstruction complète du canalicule et le revêtement épineux de la cuticule du parasite.

Rédies. Finalement chaque Rédie mère pourra renfermer jusqu'à dix Rédies filles. Les Rédies peuvent se multiplier ainsi plusieurs fois, par un véritable phénomène de division. Mais quand vient la fin de la saison chaude, les Rédies donnent naissance à une dernière forme larvaire, la *Cercaire*, chaque Rédie produisant en moyenne 15 à 20 Cercaires (fig. 29, 6). Ces Cercaires sont en réalité de jeunes Douves, munies d'un long appendice caudal (fig. 29, 7). Dès qu'elles se sont échappées du corps de la Rédie, qui vient de leur donner naissance, elles abandonnent également leur hôte intermédiaire et arrivent dans l'eau, où elles nagent en se servant de leur queue comme d'une godille, jusqu'à ce qu'elles arrivent sur une plante aquatique. La Cercaire se contracte alors, perd sa queue et s'enkyste, en sécrétant une abondante substance mucilagineuse, qui durcit au contact de l'eau (fig. 29, 8).

Tel est le développement un peu compliqué des Douves. Il y a là quelque chose d'analogue à ce que nous avons observé chez les Protozoaires, une sorte de reproduction agame, de schizogonie pour ainsi dire, qui s'applique à l'embryon. Grâce à cette multiplication, à cette auto-infection de l'hôte intermédiaire, à laquelle nous donnerons le nom de *pléthogonie* (de πλῆθος, multitude et γόνος, génération), l'embryon aura plus de chances d'arriver finalement chez l'hôte définitif.

L'homme et les animaux pourront donc s'infester, soit en buvant l'eau des mares ou des fossés renfermant des Cercaires libres, soit en mangeant des herbes aquatiques ou des salades arrosées avec ces eaux contaminées, et plus particulièrement du cresson sur lequel les Cercaires seront venues s'enkyster. Arrivé dans l'estomac le kyste est dissous par les sucs digestifs, et la jeune Douve (fig. 29, 9) gagne l'intestin où elle peut se fixer, ou bien remonte par le canal cholédoque jusqu'à l'intérieur du foie.

Telle est du moins le mode de développement des Douves du foie dans nos pays. Mais il semble qu'ailleurs l'infection puisse se faire en mangeant certains poissons, qui serviraient d'hôte intermédiaire au parasite. Ce serait particulièrement le cas pour l'*Opisthorchis felineus*; il est probable que dans ce cas le stade Cercaire est supprimé. On tend même à admettre que chez les Bilharzies l'infestation se produirait au stade Miracidium, l'embryon pénétrant dans l'organisme au moment du bain, soit en pénétrant à travers la peau, soit en pénétrant par l'urètre, le rectum ou le vagin. Ce n'est pas le lieu de discuter ici les différentes hypothèses qui ont été émises à ce sujet.

Principaux Trématodes parasites de l'homme.

FAMILLES.	GENRES.	ESPÈCES.	HABITAT.
Fasciolidés.. . . .	*Fasciola*	*hepatica.* *gigantea.*	Foie. Poumon.
	Fasciolopsis	*Buski.*	Intestin grêle.
	Opisthorchis	*sinensis.* *felineus.* *noverca.*	Foie. Foie. Foie.
	Echinostomum	*ilocanum.*	Intestin.
	Dicrocœlium	*lanceatum.*	Foie.
	Heterophyes	*heterophyes.*	Intestin.
	Paragonimus	*Westermanni.*	Poumon.
Schistosomidés . .	*Schistosomum*	*hæmatobium.* *Mansoni.* *japonicum.*	Sang. Sang. Sang.
Amphistomidés . .	*Cladorchis*	*Watsoni.*	Intestin grêle.
	Gastrodiscus	*hominis.*	Gros intestin.

Rôle pathogène des Trématodes. — Les symptômes produits par les Douves intestinales sont essentiellement variables. C'est ainsi que des Douves particulièrement petites, comme l'*Heterophyes heterophyes*, paraissent être inoffensives. Par contre, les Amphistomes, qui se fixent fortement sur la muqueuse, peuvent produire une diarrhée intense, capable par elle-même d'entraîner la mort ou pouvant se compléter d'une infection secondaire, telle que le choléra ou la fièvre typhoïde. En effet, étant

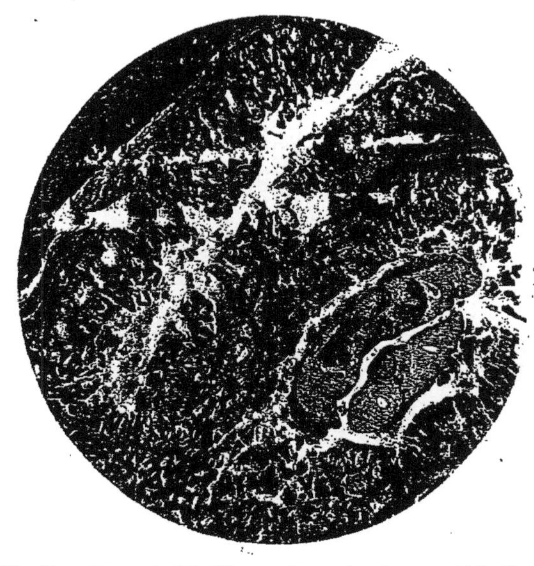

Fig. 51. — Coupe de foie d'Annamite montrant un canal hépatique renfermant une Douve de Chine (*Opisthorchis sinensis*); on observe un nombre considérable de canalicules de néo-formation. *Microphotographie originale.*

donné que les Douves se nourrissent de sang, elles produisent au niveau de la muqueuse intestinale des plaies, par où peut se faire l'infection [1].

Dans certains cas on les a vues également s'accumuler dans l'appendice et jouer un rôle dans certaines appendicites vermineuses.

Mais les Douves sont le plus souvent des parasites du foie. Dans nos pays, la distomatose hépatique ne se rencontre guère il est vrai que chez le bœuf et le mouton, mais en Asie, elle est d'observation courante chez l'homme, aussi bien en Sibérie (*Opisthorchis felineus*) qu'en Extrême-Orient (*Opisthorchis sinensis*). Dans le foie, les Douves vivent dans les canaux biliaires, où elles peuvent pénétrer dans des conduits d'un très petit diamètre en s'enroulant sur elles-mêmes en forme de cornet (fig. 50). Elles sont

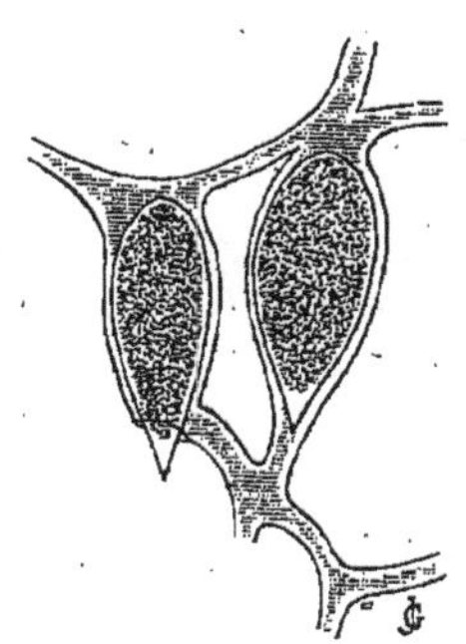

Fig. 52. — OEufs de Bilharzie déchirant les vaisseaux, tels qu'on peut les voir par transparence sur une muqueuse vésicale étalée. *Original.*

[1] Besnoit et Cuillé ont montré que la distomatose hépatique du mouton, du bœuf et de la chèvre se complique parfois de septicémie hémorragique rapidement mortelle. Or celle-ci est toujours secondaire et due à un Coccobacille, qui doit être inoculé par la Douve dans les vaisseaux.

profondément ancrées dans la paroi, par le revêtement épineux de leur cuticule. Elles obstruent ainsi les canaux biliaires et l'obstruction est

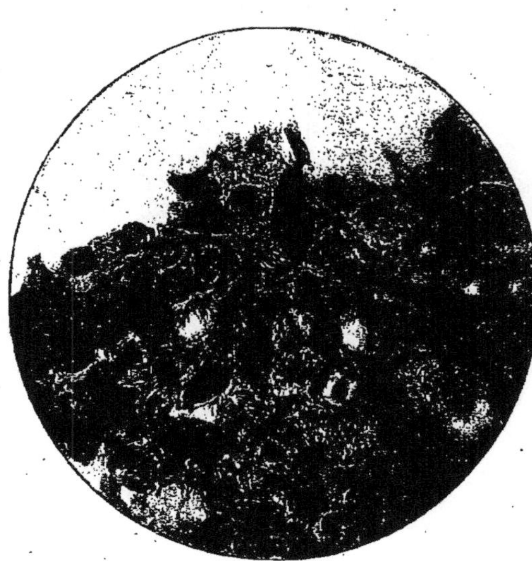

d'autant plus complète qu'elles sont plus nombreuses et remontent plus avant. Il en résulte une stase de la bile et par conséquent une dilatation des canaux. En même temps leur paroi se trouve vivement irritée par le revêtement épineux du parasite, d'où une prolifération énorme du tissu conjonctif contribuant à l'oblitération des canaux, et un développement souvent considérable de canalicules de néoformation (fig. 31). Il en résulte une cirrhose hypertrophi-

Fig. 33. — Coupe de muqueuse vésicale dans un cas de bilharziose; *microphotographie originale.*

que du foie. Mais le tissu hépatique, enserré de toutes parts au milieu de ces noyaux de cirrhose, ne tarde pas à dégénérer, d'où une atrophie fibreuse consécutive. Il en résulte une anémie grave, due aux pertes continues de sang, des troubles de la digestion et de l'absorption dus à l'arrêt de la bile, et enfin de l'ascite déterminée par la stase sanguine, résultant de la compression des branches de la veine porte par les noyaux de cirrhose. Finalement le malade meurt cachectique.

Dans la bilharziose, le parasite (*Schistosomum hæmatobium*) occupe les veines de différents organes et spécialement les plexus veineux du petit bassin. La femelle, grâce à son corps filiforme, peut venir pondre ses œufs dans la paroi même des organes. Ces œufs sont mis en liberté

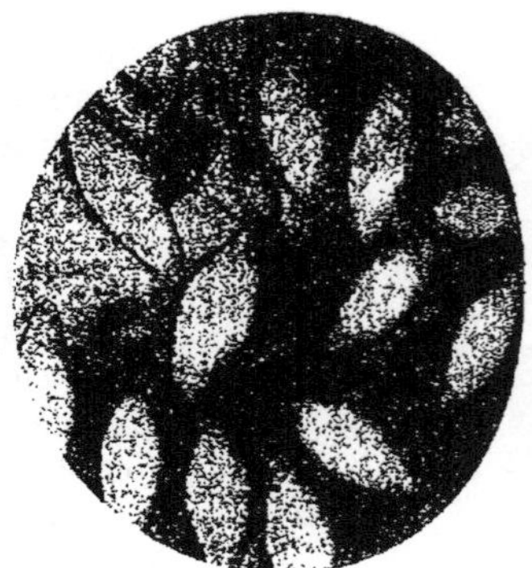

Fig. 34. — OEufs de Bilharzie observés dans un caillot urinaire ; d'après Lortet.

par rupture des vaisseaux (fig. 52) et s'accumulent dans la muqueuse de l'intestin ou de la vessie (fig. 53) en produisant une hyperplasie du tissu conjonctivo-vasculaire et parfois de véritables adénomes. Finale-

ment ils tombent dans la lumière de l'organe en produisant de petites
ulcérations par où s'écoule du sang. Quand l'évacuation des œufs se
fait à travers la muqueuse intestinale, on observe des symptômes pseudo-
dysentériques. Mais le plus souvent l'expulsion se
fait à travers la vessie ; alors on observe simplement
de l'hématurie et les œufs se retrouvent dans l'urine
(fig. 54). De plus, les œufs pouvant être le point de
départ de calculs (fig. 55), la bilharziose vésicale se
complique de lithiase chez 80 pour 100 des hématu-
riques. Quand l'expulsion des œufs se fait par la
prostate et surtout par les vésicules séminales, on
peut observer des éjaculations sanglantes. En Extrême-Orient existe une Bilharzie encore plus grave :
c'est le *Schistosomum japonicum*, qui peut vivre
aussi bien dans les artères que dans les veines. On
comprend facilement que la ponte dans les ramifica-
tions artérielles puisse produire des embolies, d'où nécrose consécutive
des tissus, qui ne recevront plus de sang.

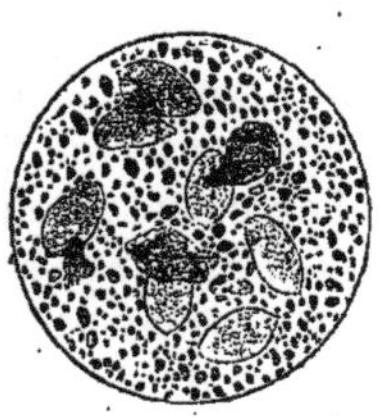

Fig. 55. — Coupe à travers le noyau d'un calcul urinaire contenant des œufs de *Schistosomum* ; d'après Sonsino.

Les Douves, qui vivent normalement dans le poumon (*Paragonimus
Westermanni*) ou celles qui y sont arrivées accidentellement (*Fasciola
gigantea*), provoquent des symptômes pouvant simuler la phtisie. En effet
les malades sont atteints de quintes de toux suivies de l'expulsion d'abondants crachats sanguinolents renfermant des œufs en grand nombre
(fig. 56), et de temps en temps ils sont sujets à des hémoptysies. Une
complication assez fréquente réside dans la
pénétration du parasite ou de ses œufs dans
le sang, d'où la production d'embolies parasitaires, frappant surtout le cerveau. Il en
résulte une forme particulière d'épilepsie
jacksonienne à terminaison fatale. On ne
devra pas oublier ce fait et toutes les fois
que chez des indigènes d'Extrême-Orient
on observera des convulsions unilatérales ou
de l'hémiplégie, on devra songer à la distomatose pulmonaire et rechercher les œufs
du parasite dans les crachats.

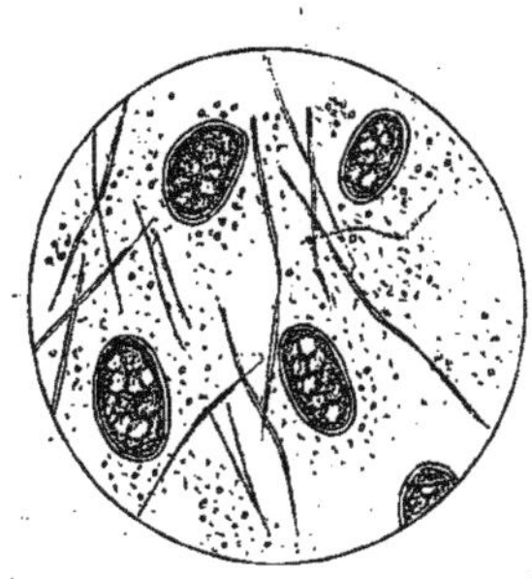

Fig. 36. — Crachat d'hémopty-
sie parasitaire avec les œufs
du *Paragonimus Westermanni* ;
d'après P. Manson.

Du reste cette complication n'est pas spéciale aux Douves du poumon. Nous avons
déja dit qu'une jeune Douve pénétrant dans
un vaisseau peut se développer dans le sang ou être entraînée dans un
organe quelconque ; ce sera parfois le poumon, mais ce sera le plus
souvent le tissu conjonctif sous-cutané où elle s'enkystera ou provoquera un abcès, et ce sera aussi parfois l'œil ou le cerveau. Les symptômes seront alors les mêmes que dans le cas du *Paragonimus Westermanni*.

En terminant nous devons dire quelques mots d'une action pathogène très rare et très spéciale des Douves. Des auteurs très sérieux, mais peu compétents en parasitologie, ont écrit qu'on pouvait contracter la distomatose en mangeant du foie douvé. Il est toujours dangereux de parler d'hérésie; tout ce que l'on peut dire c'est que jusqu'ici le fait n'a jamais été observé. Mais il ne s'ensuit pas qu'il soit inoffensif de manger du foie douvé. C'est même très dangereux si ce foie vient à être mangé cru, comme on a coutume de le faire dans le Liban. Le foie des jeunes chevreaux, qu'on y mange dans ces conditions, renferme souvent des quantités de jeunes Douves, dont la taille ne dépasse pas 1 millimètre et qui passent par suite inaperçues. Celles qui échappent à la mastication se fixent sur la muqueuse du pharynx et se gorgent de sang à la façon des Sangsues. Il en résulte une vive irritation de la muqueuse, qui se traduit par de la congestion et de l'œdème pouvant gagner les cavités voisines et provoquer une dyspnée très grave pouvant entraîner la mort. Toutefois il est juste d'ajouter que cette maladie, connue dans le Liban sous le nom de *halzoun*, est généralement sans gravité, les indigènes tuant rapidement les Douves en se gargarisant avec de l'eau-de-vie.

7. Cestodes.

Les Cestodes sont des parasites de l'intestin des Vertébrés. Leur corps, de forme rubanée, est constitué par une série d'anneaux, dont chacun est comparable par sa structure à un Trématode, mais à un Trématode qui serait réduit à peu près exclusivement à ses organes génitaux. En effet, les anneaux sont bien traversés par des canaux aquifères, mais cette fois il n'y a plus trace de tube digestif. Le Cestode profite de la perméabilité de son tégument pour absorber directement par osmose, les matériaux nutritifs, qui existent à profusion autour de lui. A l'une des extrémités de la chaîne existe un appareil de fixation, qui a reçu le nom de tête et qui est constitué par deux ou quatre ventouses et parfois par plusieurs rangées de crochets (fig. 37).

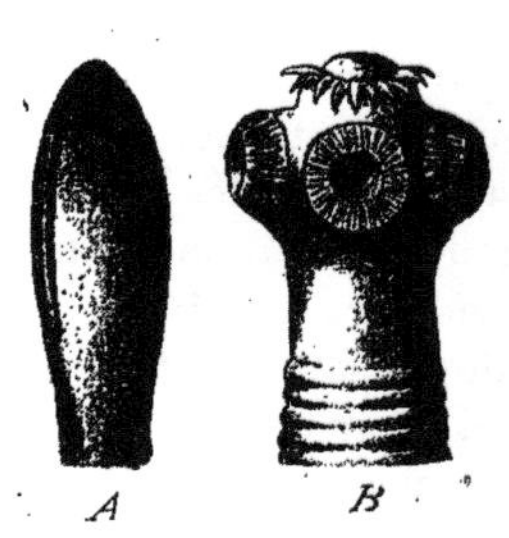

Fig. 37. — Têtes de Cestodes : A, *Bothriocephalus latus*; B, *Tænia solium*; d'après Leuckart.

Les œufs, qui se développent dans chaque anneau, sont expulsés au dehors soit par un orifice de la ponte (Bothriocéphalidés), soit avec l'anneau mûr, qui se détache (Tæniadés). Dans cet œuf se développe un embryon muni de trois paires de crochets ou *embryon hexacanthe* (fig. 58, A). Si cet œuf est avalé par l'hôte intermédiaire chez lequel peut se faire la suite du développement, la coque est digérée et l'embryon perforant la paroi intestinale, grâce à ses crochets, tombe dans les origines des veines et est entraîné par le torrent circulatoire en un point quelconque du corps, mais le plus souvent dans les muscles. Il se transforme alors soit en un petit être vermiforme (fig. 38, *B*) qu'on appelle un *Plérocercoïde* (Bothriocéphalidés), soit en une vésicule dans laquelle peuvent se développer une ou plusieurs têtes de Cestodes (Tæniadés) et qui portera suivant les cas les noms de *Cysticerque* (fig. 38, *C*), de *Cœnure* (fig. 38, *D*), ou d'*Hydatide* (fig. 38, *E*). On voit par la figure ci-contre que le cœnure peut-être considéré comme étant un cysticerque à têtes multiples. Quant à l'hydatide ce serait en somme un cœnure dans lequel les zones génératrices des têtes s'invaginent à l'intérieur de la vésicule pour en multiplier en quelque sorte la surface et permettra le bourgeonnement d'un plus grand nombre de têtes (¹).

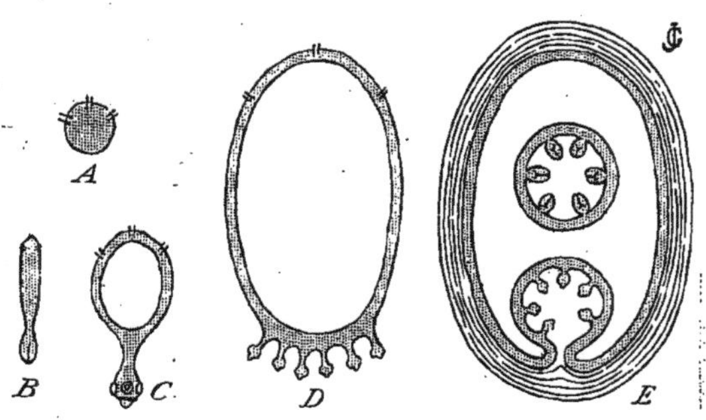

Fig. 38. — Schéma destiné à faire comprendre les principales formes larvaires des Cestodes : *A*, embryon hexacanthe (contenu normalement dans l'embryophore de l'œuf); c'est de lui que naissent toutes les formes larvaires suivantes : *B*, *plérocercoïde* ou larve de Bothriocéphale; *C*, cysticerque représenté avec la tête évaginée; *D*, cœnure; *E*, hydatide. On voit que le cœnure est un cysticerque à plusieurs têtes; dans l'hydatide il se produit une invagination de la membrane proligère et les têtes se développent alors à l'intérieur des vésicules proligères. *Original.*

Généralement l'hôte intermédiaire des Cestodes est un insecte, un poisson ou un herbivore et l'hôte définitif un carnivore. L'homme, en sa qualité d'omnivore, a le triste privilège de pouvoir héberger les Cestodes aussi bien à l'état larvaire qu'à l'état adulte. C'est ainsi que le cysticerque du *Tænia solium*, qui vit normalement chez le porc, peut s'observer aussi chez l'homme et l'hydatide du *Tænia echinococcus* du chien, qui s'observe normalement chez les herbivores, peut aussi se développer chez l'homme en constituant une des maladies les plus graves, le kyste hydatique.

A ce propos il est important de noter que si une hydatide vient à se rompre dans l'organisme de l'homme ou d'un animal, chacune des têtes qu'elle renferme va subir une évolution particulière et se transformera en une nouvelle hydatide. Le parasite se trouvera par là multiplié dans l'organisme de l'hôte. Ce processus de multiplication, qui a reçu le nom d'*échinococcose secondaire*, est quelque chose d'analogue à la schigogonie que nous avons observée précédemment chez les Protozoaires ou chez les embryons de Douves.

(¹) Dans le *Kyste hydatique alvéolaire* la vésicule au lieu de multiplier sa surface par bourgeonnement interne, le fait par bourgeonnement externe.

Principaux Cestodes adultes parasites de l'homme.

FAMILLES.	GENRES.	ESPÈCES.	HABITAT.
Bothriocephalidés.	*Ligula*	*jassyensis.*	Intestin.
	Dibothriocephalus (¹)	*latus.*	Intestin.
	Diplogonoporus	*grandis.*	Intestin.
Tæniadés	*Tænia* (²)	*solium* (³). *saginata.*	Intestin. Intestin.
	Hymenolepis	*nana.* *diminuta.* *lanceolata.*	Intestin. Intestin. Intestin.
	Davainea	*madagascariensis.*	Intestin.
	Dipylidium	*caninum.*	Intestin.

(¹) Certains Bothriocéphales peuvent parasiter l'homme à l'état de Plérocercoïdes, qui se rencontrent dans le tissu conjonctif de la peau et de différents organes; on les a décrits sous les noms de *Plerocercoides Mansoni*, de *P. prolifer* et de *P. Baxteri*.

(²) Un parasite de l'intestin du chien, le *Tænia echinococcus*, peut aussi se développer chez l'homme à l'état larvaire. Sa larve ou *Hydatide* se développe dans différents organes et particulièrement dans le foie; elle est généralement connue sous le nom de *kyste hydatique*.

(³) Le *Tænia solium* peut être aussi parasite de l'homme, à l'état larvaire. Le *Cysticercus cellulosae* se rencontre surtout dans le tissu conjonctif sous-cutané, dans l'œil ou dans le cerveau; la maladie est connue sous le nom de *ladrerie*.

Rôle pathogène des Cestodes. — Étant donné ce que nous avons dit précédemment du mode d'alimentation des Cestodes, il est facile de comprendre que même les plus volumineux d'entre eux puissent exister dans l'intestin de l'homme sans produire de symptômes bien appréciables. L'action spoliatrice qu'ils exercent sur les matériaux digestifs de l'hôte est, peut-on dire, sans importance. En général ils provoquent simplement de la diarrhée par irritation de la muqueuse intestinale, mais il ne faudrait pas croire que ces troubles digestifs soient en rapport avec la dimension du parasite. Les plus petits Cestodes (*Hymenolepis nana*), à condition toutefois qu'ils soient nombreux, provoquent les troubles les plus graves, et l'intensité des accidents tient sans doute à la plus grande irritation de l'intestin par des centaines ou des milliers de parasites, dont la tête est enfoncée dans la muqueuse (fig. 59). Il en résultera très souvent des accidents d'ordre réflexe, atteignant le système nerveux et pouvant varier, aussi bien comme forme que comme intensité. On observera des convulsions ou des paralysies, des symptômes pouvant simuler la méningite, etc., mais du moins la caractéristique de tous ces symptômes est qu'il suffira d'expulser les parasites pour les voir disparaître.

Enfin certains auteurs ont constaté que les Cestodes peuvent sécréter une toxine, dont la résorption dans le sang peut provoquer une hémo-

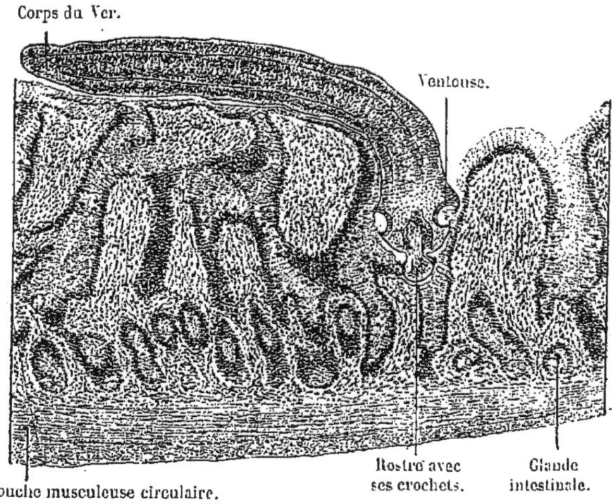

Fig. 39. — Fixation d'un Cestode : coupe passant par le rostre d'un *Hymenolepis murina* fixé sur l'intestin grêle d'un rat; d'après Brumpt.

lyse plus ou moins considérable des globules rouges, et par conséquent de l'anémie. Le plus toxique serait le Bothriocéphale, et si on vient à le tuer, sans l'expulser, à la suite d'une intervention insuffisante, il pourrait même se produire une anémie pernicieuse mortelle. Nous y reviendrons en détails dans la seconde partie de ce travail.

Mais ces faits constituent l'exception et on peut dire qu'en général les Cestodes sont bien peu redoutables chez l'homme.

Par contre, le parasitisme des larves de Cestodes constitue un très grand danger.

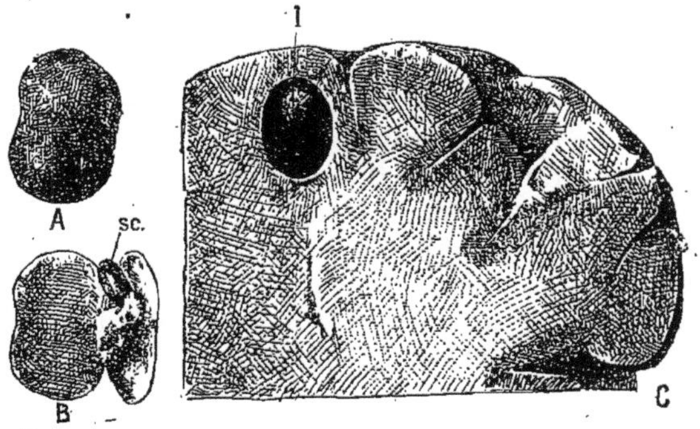

Dans les cas de

Fig. 40. — *Cysticercose cérébrale* chez l'homme C, fragment de cerveau montrant en *l* une cavité à paroi amincie; A, cysticerque extrait de cette cavité; B, cysticerque ouvert montrant en *sc.* l'invagination portant le scolex; grandeur naturelle. Cas du professeur Gilbert recueilli par Guiart (Collection R. Blanchard, n° 1244); d'après Brumpt.

ladrerie, c'est-à-dire d'infection par les Cysticerques du *Tænia solium*, la maladie pourra presque passer inaperçue, tant que les Cysticerques se développeront simplement dans le tissu conjonctif ou dans les muscles. Malheureusement il leur arrive trop souvent de se développer dans l'œil ou dans le cerveau (fig. 40). Or, dans le premier cas, il faudra souvent recourir à l'énucléation du globe de l'œil et dans le second cas la mort se produira toujours, après des convulsions épileptiformes de plus en plus fréquentes et de plus en plus intenses.

Quant au kyste hydatique, ou larve du *Tænia echinococcus* du chien, il peut siéger dans presque tous les organes, mais de préférence dans le foie, les poumons, les muscles, le cerveau, la cavité abdominale et les reins (fig. 41). Dans 62 pour 100 des cas, il siège dans le foie. La gravité des symptômes variera naturellement suivant l'organe où siège le kyste. C'est ainsi qu'un kyste des muscles pourra s'extirper facilement, tandis qu'un kyste du cerveau sera rapidement mortel. Mais ce qui fait aussi la gravité du kyste hydatique, c'est l'énorme développement

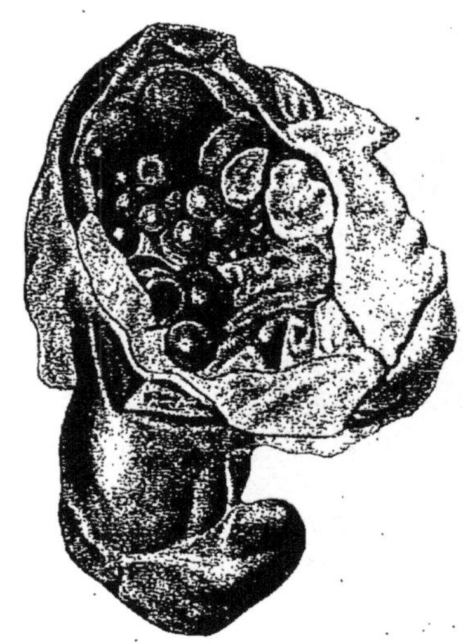

Fig. 41. — Kyste hydatique du rein, ouvert pour montrer les vésicules-filles; d'après P. Rayer

qu'il peut acquérir. C'est ainsi qu'il peut occuper complètement toute la masse du foie, qui peut se trouver réduit à une mince lame épaisse de quelques millimètres. S'il continue à grossir, il peut perforer le diaphragme et occuper la moitié droite du thorax. Il peut alors se rompre; s'il s'ouvre dans les bronches, l'estomac ou l'intestin, son contenu sera évacué au dehors et il se produira une amélioration dans l'état du malade. S'il vient à se rompre dans la cavité péritonéale, les innombrables têtes, qui se trouvent dans le kyste hydatique, vont se greffer sur la séreuse et chacune d'elles se transformant en kyste par *échinococcose secondaire*, il en résultera une multiplication de l'affection, qui deviendra rapidement mortelle. En même temps l'urticaire, qui se produit après la rupture, est l'indice

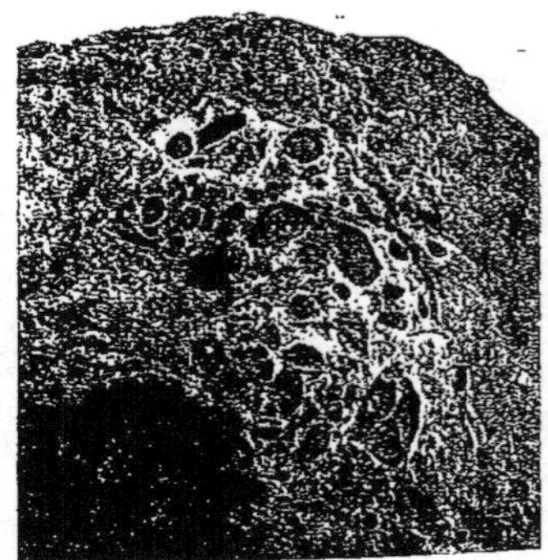

Fig. 42. — Kyste alvéolaire du foie, cas lyonnais des docteurs Mollard et Fabre; *photographie originale.*

que le contenu du kyste renferme une toxine aussi bien que les Cestodes adultes. Nous y reviendrons ultérieurement.

Dans certains cas, la membrane germinative du kyste hydatique pousse, dès son jeune âge, des prolongements extérieurs, qui suivent les traînées vasculaires ou lymphatiques et se cuticularisent secondairement. Il en résulte toute une série de petites cavités en rapport les unes avec les autres et remplies par une substance gélatineuse. C'est le *kyste alvéolaire* (fig. 42) qui évolue à la façon d'un cancer et qui, étant inopérable, en offre du reste la gravité.

8. **Nématodes.**

Les Nématodes sont des Vers ronds, à corps cylindrique non segmenté, possédant toujours un tube digestif, et toujours dépourvus d'appendices locomoteurs. Le corps est limité par une épaisse cuticule chitineuse, à la fois transparente, résistante et élastique. La couche épithéliale, qui la sécrète extérieurement, est tapissée à l'intérieur par une puissante couche musculaire. Le tube digestif, qui s'étend en ligne droite de la bouche à l'anus, flotte librement dans la cavité générale.

Les sexes sont toujours séparés. Les mâles, généralement plus petits, se reconnaissent à leur extrémité postérieure, qui est toujours soit recourbée, soit dilatée en bourse copulatrice pour permettre à l'animal de se fixer sur la femelle. Le testicule se continue par un canal éjaculateur, qui débouche vers l'extrémité du tube digestif en un point où existe un ou deux spicules chitineux, qui peuvent faire saillie hors de l'anus et maintenir la vulve béante pendant l'accouplement. Les femelles, plus grandes que les mâles, se reconnaissent à leur extrémité postérieure droite et effilée. En général il existe deux ovaires se continuant par deux utérus, qui viennent s'ouvrir dans un court vagin dans la partie moyenne du corps. Toutefois chez la Trichine et le Trichocéphale, il n'existe qu'un seul ovaire et un seul utérus.

Les Nématodes pondent généralement leurs œufs, à un degré variable de développement, tantôt avant la segmentation, comme les Ascarides ou les Trichocéphales, tantôt après, comme l'Ankylostome, tantôt alors que l'embryon est plus ou moins complètement développé, comme l'Oxyure et l'Anguillule. Parfois même l'embryon éclôt dans l'utérus et il y a *viviparité*, comme c'est le cas chez la Trichine ou chez les Filaires. Même, dans le cas où les œufs sont pondus, ils se comportent différemment dans le milieu extérieur. Généralement l'embryon se développe à l'intérieur et reste à l'état de vie latente dans la coque, qui joue le rôle de kyste. Mais dans les cas où la coque de l'œuf est très mince, elle peut suivre l'embryon dans son développement et lui constituer simplement une sorte de gaine, qui lui permet de vivre dans la terre humide ou dans l'eau, comme dans le cas de l'Ankylostome, voire même dans le sang, comme chez les Filaires.

En général le développement est direct, c'est-à-dire que les œufs, expulsés de l'intestin de l'hôte, reviennent avec l'eau ou les aliments dans le tube digestif d'un nouvel individu et s'y développent. C'est ce qu'on observe pour l'Ascaris, l'Oxyure, le Trichocéphale et on peut dire pour tous les Vers intestinaux. Toutefois, dans certains cas, les Nématodes ont besoin d'un hôte intermédiaire ; c'est le cas des Filaires. C'est ainsi que la Filaire de Bankroft, qui vit dans le tissu conjonctif de l'homme, donne naissance à des embryons, qui, par l'intermédiaire des lymphatiques, arrivent dans le sang où on peut facilement les observer. Or, depuis les célèbres recherches de Patrick Manson, on sait que ces embryons ou microfilaires du sang sont absorbés par les Moustiques, dans l'organisme desquels ils se transforment en larves et sont inoculés à de nouveaux hôtes lors d'une prochaine piqûre.

Dans certains cas, enfin, il y aura *hétérogonie*, c'est-à-dire alternance

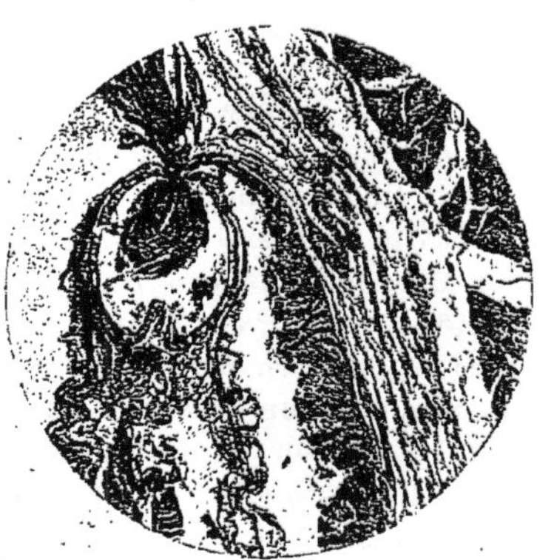

Fig. 43. — Sclérostome fixé sur la muqueuse du gros intestin du cheval; *microphotographie originale*, d'après une préparation de Marotel.

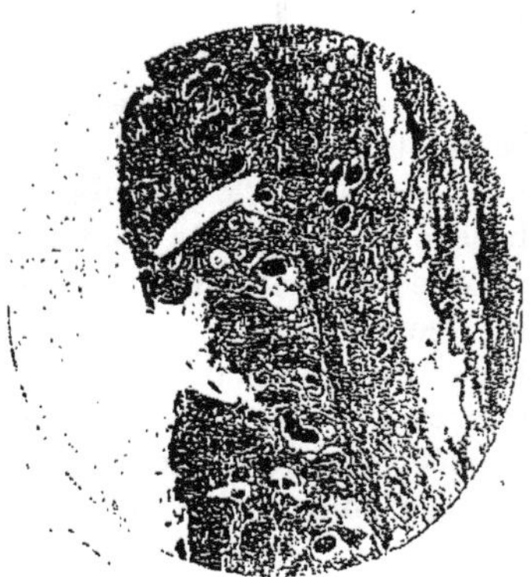

Fig. 44. — Effet de la morsure du Sclérostome sur la muqueuse du gros intestin du cheval; remarquer les nombreux vaisseaux de la région et leur vaso-dilatation ; *microphotographie originale*, d'après une préparation de Marotel.

de formes libres et sexuées et de formes parasites asexuées. C'est ce qui arrive pour l'Anguillule stercorale, qui se développe dans le milieu extérieur au moyen de mâles et de femelles, comme tous les autres Nématodes, mais qui, à l'état d'Anguillule intestinale, ne comprend que des femelles parthénogénétiques, pouvant se reproduire indéfiniment par un véritable processus schizogonique, comparable à celui des Protozoaires. Mais tous les œufs, qui seront entraînés par les matières fécales dans le milieu extérieur, donneront des mâles et des femelles, qui se reproduiront cette fois par voie sexuée.

Presque tous les Nématodes se nourrissent de lymphe ou de sang. Nous avons contribué, à la suite d'Askanazy, à montrer le fait pour les Vers intestinaux. Nous verrons tout à l'heure comment ceux-ci se fixent sur la muqueuse intestinale, pour en sucer le sang, ou même pénètrent à son intérieur pour y pondre. Or dans un cas P. Tessier a vu des embryons d'Anguillule, pondus dans la paroi, gagner les vaisseaux et vivre en véritables Hématozoaires, à la façon des Filaires du sang. Nous savons aussi, depuis les travaux de Looss et de Schaudinn, que les embryons d'Ankylostome ou d'Anguillule, développés dans le milieu extérieur, peuvent pénétrer dans l'organisme de l'homme à travers la peau et gagner le tube digestif par l'intermédiaire du sang et des bronches. Il y a donc encore un moment où ils sont des Hématozoaires. Les Nématodes peuvent donc se nourrir de sang aux différentes périodes de leur existence.

Les Nématodes se divisent de la façon suivante.

Principaux Nématodes parasites de l'homme.

FAMILLES.	GENRES.	ESPÈCES.	HABITAT.
	Ascaris	*lumbricoïdes.*	Intestin.
Ascaridés.	*Belascaris*	*canis.*	Intestin.
	Oxyurus	*vermicularis.*	Intestin.
	Physaloptera	*mordens.*	Intestin.
	Ankylostomum	*duodenale.*	Intestin.
	Necator	*americanus.*	Intestin.
Strongylidés.	*Œsophagostomum*	*apiostomum.*	Tumeurs de l'intestin.
	Trichostrongylus	*instabilis.*	Intestin.
	Metastrongylus	*apri.*	Poumon.
	Eustrongylus	*visceralis.*	Rein.
Trichotrachélidés.	*Trichuris*	*trichiurus.*	Intestin.
	Trichinella	*spiralis.*	Intestin et muscles.
	Dracunculus	*medinensis.*	Syst. lymphatique.
Filaridés.	*Filaria*	*Bancrofti.* *loa.* *perstans.*	Système lymphatique et sang.
	Onchocerca	*volvulus.*	Syst. lymphatique.
Gnathostomidés.	*Gnathostomum*	*siamense.*	Peau.
Angiostomidés.	*Strongyloides*	*stercoralis.*	Intestin.

Rôle pathogène des Nématodes. — Les symptômes seront essentiellement variables suivant que les Nématodes se rencontreront dans l'intestin, dans le tissu conjonctif sous-cutané, dans les muscles ou dans le rein. Nous allons donc étudier successivement ces différents cas.

Nématodes de l'intestin. — Comme pour les Cestodes, il peut arriver que la présence des Nématodes dans l'intestin ne produise pas de troubles graves et passe complètement inaperçue. Toutefois, on peut affirmer que, dans la plupart des cas, les Nématodes sont des parasites dangereux, dont il faut se débarrasser au plus vite. Cela est dû principalement au fait qu'ils blessent la muqueuse de l'intestin, qu'ils se nourrissent de sang et qu'ils secrètent des toxines.

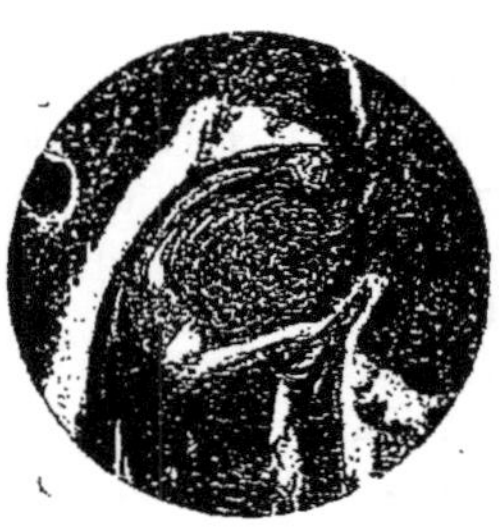

Fig. 45. — Coupe sagittale d'un Ankylostome fixé sur la muqueuse du duodénum; d'après Gray.

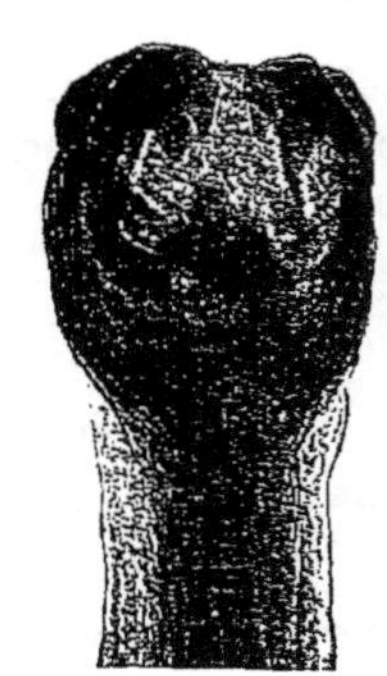

Fig. 46. — Tête d'Ankylostome provenant de Saint-Etienne; *microphotographie originale.*

De tous les Vers intestinaux de l'homme, l'Ankylostome et le Trichocéphale sont certainement les mieux adaptés au parasitisme. Chez tous deux en effet l'extrémité buccale est diversement modifiée afin de permettre au parasite de se fixer énergiquement dans la muqueuse intestinale pour se nourrir de sang. C'est pourquoi ils sont si difficiles à expulser. L'Ankylostome, comme la plupart des Strongles (fig. 45 et 44), aspire à l'intérieur de sa capsule buccale chitineuse un bourgeon de la muqueuse intestinale sur lequel il se cramponne solidement (fig. 45), au moyen des dents puissantes dont sa bouche est armée (Ankylostome duodénal, fig. 46) ou au moyen de lames qu'il peut rapprocher l'une de l'autre (Ankylostome américain). Dès lors l'animal n'a qu'à faire des mouvements de succion pour que l'extrémité du bourgeon soit déchirée par les lames aiguës et tranchantes qui garnissent le fond de la capsule buccale. Dès qu'un vaisseau est ouvert, le sang s'écoule et est aspiré dans le tube digestif du parasite.

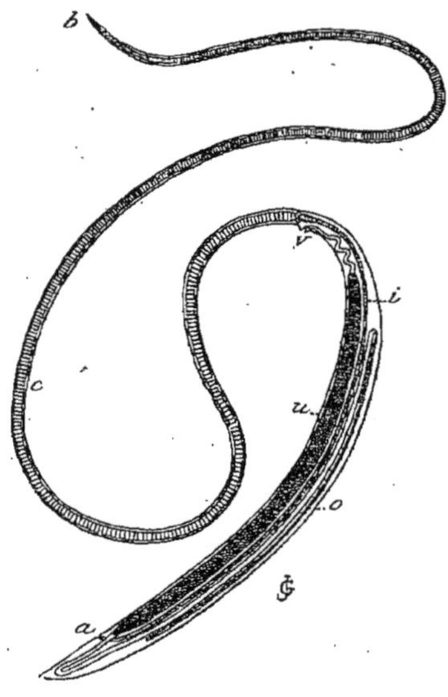

Fig. 47. — Trichocéphale femelle : *a*, anus; *b*, bouche; *c*, corps cellulaire; *i*, intestin; *o*, ovaire; *u*, utérus; *v*, vulve. *Original.*

Chez le Trichocéphale au contraire, l'extrémité antérieure du corps est effilée comme un cheveu (fig. 47) pour pouvoir pénétrer facilement dans la muqueuse en se faufilant entre les glandes. Le Trichocéphale n'a même pas besoin d'appareil de succion. Dès que sa bouche a pénétré dans un vaisseau, le sang est aspiré dans l'œsophage par simple capillarité.

Rien n'est plus certain que la fixation de ces parasites à la muqueuse intestinale; et cependant elle a été niée par beaucoup d'auteurs. C'est parce que ceux-ci ignoraient que tous les parasites suceurs de sang quittent leur hôte très peu de temps après la mort. Or, en France et dans la plupart des pays d'Europe, la loi n'autorisant les médecins à faire des autopsies que vingt-quatre heures après la mort, on trouve toujours les parasites s'étant déjà détachés et devenus libres pour tâcher d'abandonner le cadavre. Mais dans les pays chauds la loi autorisant à ouvrir les cadavres quelques instants après la mort, il est facile d'étudier les parasites encore fixés. C'est ce qu'a pu faire à l'Hôpital indigène de Sadiki, à Tunis, mon collaborateur le Dr Garin, qui a publié de très belles photographies de Trichocéphales fixés dans la muqueuse de l'intestin de l'homme.

Mais si on ne songe plus guère à nier le mode de fixation de l'Ankylostome et du Trichocéphale, il n'en est pas de même de leur alimentation hématique. En ce qui

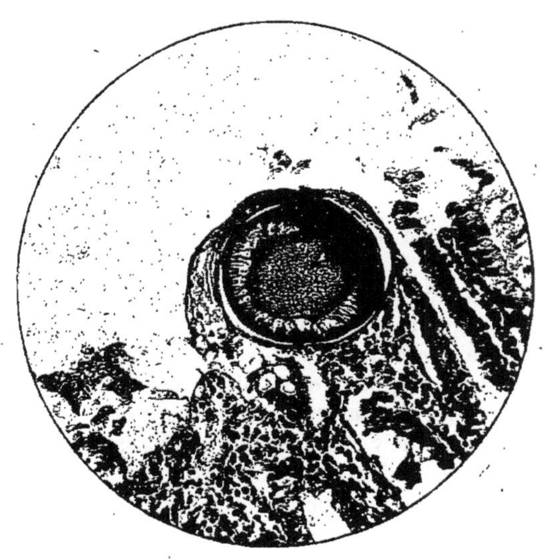

Fig. 48. — Coupe destinée à montrer la fixation superficielle normale du Trichocéphale; *microphotographie originale.*

concerne l'Ankylostome, le fait était à peu près universellement admis il y a quelques années, mais quelques auteurs, ayant constaté que, sur beaucoup d'Ankylostomes récoltés dans un intestin, il n'y en a parfois que quelques-uns qui soient gorgés de sang, ils ont accrédité l'opinion que l'Ankylostome ne se nourrit pas normalement de sang. Il n'est cependant pas niable que les Moustiques se nourrissent de sang, or, parmi ceux qu'on capture, il n'y en a généralement qu'un très petit nombre qui renferment du sang dans leur intestin. Pourquoi raisonner autrement pour les Ankylostomes que pour les Moustiques. On admet du reste aujourd'hui que les parasites, qui se nourrissent de sang, ne le font que durant les périodes de leur existence où ils ont besoin d'une nourriture plus substantielle, au moment de la mue par exemple ou au moment de l'ovulation. Du reste chez les porteurs d'Ankylostomes, la muqueuse duodénale est presque toujours rouge, enflammée et sanguinolente. Parfois même on observe de grandes plaies hémorragiques et l'intestin peut renfermer du mucus sanguinolent ou même du sang à profusion. D'ailleurs des hémorragies intestinales peuvent se produire chez des malades, et on peut toujours déceler la présence du sang dans les matières fécales. Enfin on a constaté que l'extrémité antérieure de l'Ankylostome renferme une substance empêchant la coagulation du sang, substance analogue à celle qu'on trouve chez la Sangsue et caractérisant, peut-on dire, tous les animaux suceurs de sang.

Quant au Trichocéphale, à part quelques auteurs qui n'ont pour excuse que leur ignorance complète de la question, on peut dire que sa fixation dans la couche superficielle de la muqueuse (fig. 48) est aujourd'hui universellement admise. Il n'en est malheureusement pas de même de son mode d'alimentation. C'est en 1896 qu'Askanazy tenta de démontrer que le Trichocéphale se nourrit de sang. Pour cela il plaça des Trichocéphales pendant 24 heures dans une solution forte de ferro-cyanure de potassium, puis pendant 24 à 48 heures dans une solution faible d'acide chlorhydrique ; il vit l'intestin se colorer en bleu. Cette réaction du bleu de Berlin signifie que le pigment intestinal contient du fer et Askanazy pensait qu'il ne pouvait provenir que de l'hémoglobine de sang. Ce travail fut battu en brèche, en 1905, par Schultze, qui prétend que ce pigment provient du contenu intestinal et non du sang, et que du reste le Trichocéphale ne peut se nourrir de sang en raison de l'étroitesse de son œsophage et en l'absence d'un appareil suceur. Nous ne discuterons pas ici la question du pigment, mais nous nous élèverons contre l'opinion de Schultze, étant donné que l'œsophage du Trichocéphale a un diamètre double de celui des globules rouges et que c'est son étroitesse même qui rend inutile un appareil suceur, le sang se trouvant aspiré, en vertu des lois mêmes de la capillarité. Il est du reste puéril de vouloir nier le fait que le Trichocéphale puisse se nourrir de sang, puisque des Trichocéphales littéralement gorgés de sang ont été observés à plusieurs reprises par nous-mêmes et par Garin en France et en Tunisie, par Seidelin dans l'Inde, et par Léon en Roumanie. Il n'est donc plus niable aujourd'hui que le Trichocéphale se nourrit de sang.

Il est vraiment regrettable que des faits aussi simples à constater mettent autant de temps à pénétrer dans la science et cela parce qu'on attache trop d'importance aux dires de certains auteurs, qui n'ont jamais vu de Trichocéphales que dans l'alcool. C'est ainsi qu'un confrère eut un jour la naïveté d'enfoncer publiquement en notre présence une aiguille dans les couches cornées de son épiderme, et de la retirer en montrant qu'il ne s'écoulait pas la moindre goutte de sang. « Le Trichocéphale, dit-il, qui s'enfonce dans la couche superficielle de la muqueuse intestinale, fait de même et ne peut par suite produire qu'une blessure insignifiante nullement pathogène, et ne pouvant lui permettre de sucer le sang. » Ce collègue ignorait tout simplement que la muqueuse intestinale est littéralement gorgée de sang ; c'est une véritable éponge imbibée de lymphe et de sang. Il est facile de s'en rendre compte, en coupant un fragment d'intestin, dont les vaisseaux ont été injectés au préalable d'une matière colorante. Mais on pourra même le constater sur une coupe quelconque d'intestin, comme on peut le voir facilement sur la microphotographie que nous donnons ci-contre (p. 49). Il est facile de comprendre qu'il suffit à un Trichocéphale de pénétrer sous l'épithélium de la muqueuse, pour y rencontrer des vaisseaux sanguins. C'est malheureusement par des arguments de la valeur de celui qui vient d'être signalé, qu'on peut retarder souvent l'éclosion de la vérité.

Ce qui vient d'être dit pour l'Ankylostome et le Trichocéphale pourrait être répété pour la plupart des Nématodes de l'intestin et en particulier pour l'Ascaride et l'Oxyure. Mais nous irons maintenant plus loin en montrant que, non contents de pouvoir se fixer sur la muqueuse, certains Nématodes pénètrent entièrement dans la paroi de l'intestin. C'est quelquefois le cas de l'Ankylostome, mais le fait a été

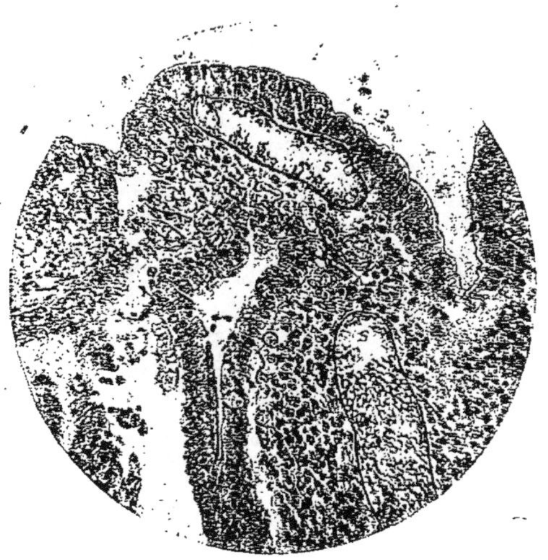

Fig. 49. — Coupe d'intestin humain : deux vaisseaux sanguins (*s*) ont été entourés d'un trait noir pour mieux sauter aux yeux; on voit que l'un d'eux est situé immédiatement sous l'épithélium de la muqueuse; or il s'agit là d'un cas normal; *microphotographie originale*, d'après une préparation du Dr Regaud.

mieux observé pour l'Oxyure et l'Anguillule. L'Oxyure en effet doit être considéré comme le parasite par excellence de la région cœco-appendiculaire et c'est à ce titre qu'il joue le principal rôle dans l'appendicite vermineuse. Or il arrive parfois que les femelles fécondées, au lieu de gagner l'anus pour y pondre, pénètrent immédiatement dans la paroi de l'intestin pour y déposer leurs œufs. Le Dr Armand Rüffer l'a observé pour la première fois, en 1901, et d'autres auteurs l'ont constaté après lui. Weinberg, Brumpt et Ménétrier ont publié du reste d'excellentes coupes, dans lesquelles on peut reconnaître très nettement des Oxyures dans la paroi même de l'appendice. Celle que nous donnons ici (fig. 50) provient d'un cas publié à Lyon par Garin et Chalier; on y reconnaît très nettement l'Oxyure à ses épaississements chitineux latéraux.

Il semble que, ce qui est l'exception pour l'Oxyure, devient presque le cas normal pour l'Anguillule. En raison de sa petitesse même, il lui est facile de pénétrer dans les glandes de Lieberkühn (fig. 51) et de là dans la muqueuse même. Elle y pénètre peut-être pour se nourrir, mais en tous cas il lui arrive fréquemment d'y pondre. De ces œufs naissent des embryons, qui regagnent généralement le contenu intestinal. N'oublions pas cependant que ces embryons pourront pénétrer dans les vaisseaux et simuler des embryons de Filaires.

Il est enfin certains Nématodes qui passent normalement une partie de leur existence dans la paroi de l'intestin, où ils provoquent la formation de kystes tantôt sous-muqueux (gros intestin) et tantôt sous-séreux (intestin grêle) et pouvant alors se pédiculiser. Ce sont les Œsophagostomes, parasites de différents animaux, mais plus particulièrement des singes, et dont

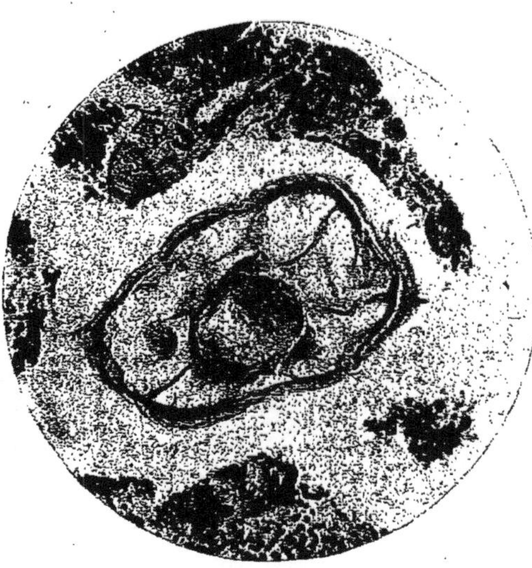

Fig. 50. — Coupe d'Oxyure dans un cas d'appendicite à Oxyures; d'après Chalier et Garin.

plusieurs cas ont été observés chez l'homme : deux sont africains (Brumpt et Foy), un troisième a été observé dans l'Amérique du Sud, mais est sans doute d'origine africaine; nous en possédons un quatrième cas, également africain, que nous n'avons pas encore publié. Les larves du parasite provoquent dans la paroi de l'intestin la formation d'un kyste hémorragique, dans lequel elles se développent. Arrivées à l'état adulte, elles passent dans la cavité de l'intestin par rupture du kyste, qui subit alors la transformation calcaire.

Si nous prenons maintenant le cas de l'Ascaride, il est facile de comprendre qu'un Nématode de cette dimension n'essaiera pas impunément de pénétrer dans la paroi de l'intestin; il perforera tout simplement cette

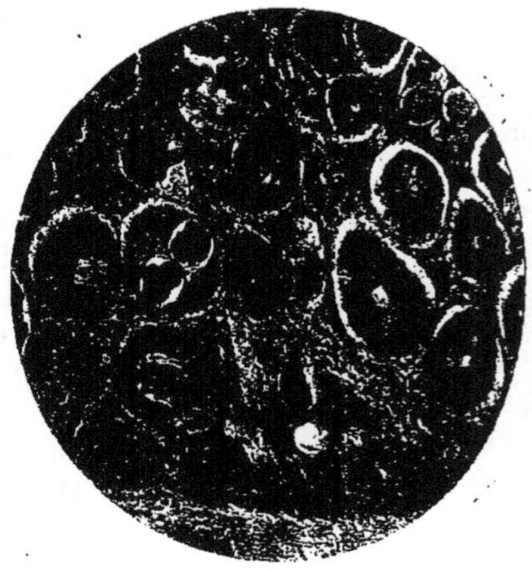

Fig. 51. — Pénétration d'Anguillules dans la paroi des glandes de Lieberkühn; *microphotographie originale*, d'après une préparation du professeur Askanazy.

paroi et tombera dans la cavité péritonéale. Une péritonite mortelle en sera la conséquence. Beaucoup d'auteurs ne croient pas à la perforation. possible de l'intestin par l'Ascaride et cependant, en 1904, nous avons eu l'occasion d'observer avec le D⁣ʳ Nollet, à l'hôpital de la Marine, à Brest, un cas qui ne nous a pas paru douteux et que nous avons rapporté antérieurement(¹). En 1905, lors d'une laparotomie pour péritonite grave, Carlier a pris pour ainsi dire des Ascarides sur le fait et Gaide, à la même époque, a publié un certain nombre de cas de perforation de l'intestin par Ascarides avec péritonite consécutive. Du reste ceux qui feront des examens microscopiques de matières fécales chez les typhiques pourront facilement se rendre compte de la fréquence des perforations chez les typhiques porteurs d'Ascarides. Une dernière preuve de la possibilité de ces perforations est fournie par les abcès vermineux, qui sont dus en réalité à la perforation d'une anse intestinale herniée, par un Ascaride qui s'y est réfugié. Le sac herniaire s'enflamme alors et se transforme en un abcès, dont l'ouverture permet l'expulsion du Ver au dehors.

1° *Action sur le système nerveux*. — Il s'agit d'accidents d'origine réflexe, ayant leur point de départ dans l'irritation des terminaisons nerveuses de l'intestin par les parasites fixés dans la muqueuse. Ces accidents réflexes sont identiques à ceux que nous avons énumérés pour les Cestodes et ils peuvent être en apparence aussi graves. Ils le seront naturellement d'autant plus que les parasites seront plus nombreux et qu'ils pénètreront plus avant dans l'intestin. Ces troubles auront encore pour caractéristique de cesser presque immédiatement après l'expulsion des parasites.

2° *Action sur le sang : anémie*. — Comme les Cestodes également et d'une manière plus générale peut-être, les Nématodes sécrètent des toxines, dont la résorption dans le sang produit la destruction des globules rouges et par suite l'anémie. On a cru pendant longtemps que l'anémie ne peut être produite que par les Vers intestinaux capables de provoquer des hémorragies, et le meilleur exemple qu'on en donnait était l'Ankylostome. Puis on constata que d'autres parasites non armés, comme le Bothriocéphale, sont parfaitement capables de produire une anémie pernicieuse identique. Or, nous verrons, dans la seconde partie, comment différents auteurs ont montré que les Nématodes sécrètent des toxines douées d'un pouvoir hémolytique très élevé. Ce sont également ceux qui produiront une éosinophilie intense du sang (probablement par absorption par les leucocytes de l'hémoglobine provenant des hématies détruites), ainsi que des crises d'urticaires (par élimination probable des toxines par la peau).

Toutefois, nous ne devons pas négliger une théorie généralement passée sous silence, qui veut faire jouer un rôle important à l'inflammation catarrhale de la muqueuse de l'intestin. Les Colibacilles passeraient dans le sang, à la faveur des altérations de la muqueuse, et amèneraient

(¹) J. GUIART, *Les parasites inoculateurs de maladies*, Flammarion, 1911; p. 259, (fig. 99).

à la longue un état de subinfection, qui se traduirait par de l'anémie pernicieuse. Charleton, qui est l'auteur de cette hypothèse, l'a confirmée en inoculant du Colibacille, à doses faibles mais répétées, dans le péritoine et dans les veines du lapin; il put ainsi faire baisser le nombre des globules rouges jusqu'à 25 pour 100 du chiffre initial.

3° *Action sur le tube digestif: migrations.* — La variété des symptômes tient surtout à ce fait que les Nématodes qui vivent dans l'intestin sont capables de migrations assez considérables. Il leur arrive par exemple de remonter dans l'estomac en provoquant des crises de gastralgie, des nausées et des vomissements, accompagnés parfois, chez les enfants, de convulsions. Ils peuvent même s'engager dans l'œsophage, en provoquant de la toux et des phénomènes d'étouffement par compression de la trachée. On a même prétendu que la toux périodique et nocturne, qu'on observe souvent chez les enfants qui ont des Vers, serait dû au décubitus dorsal, qui faciliterait le passage des parasites de l'estomac dans l'œsophage.

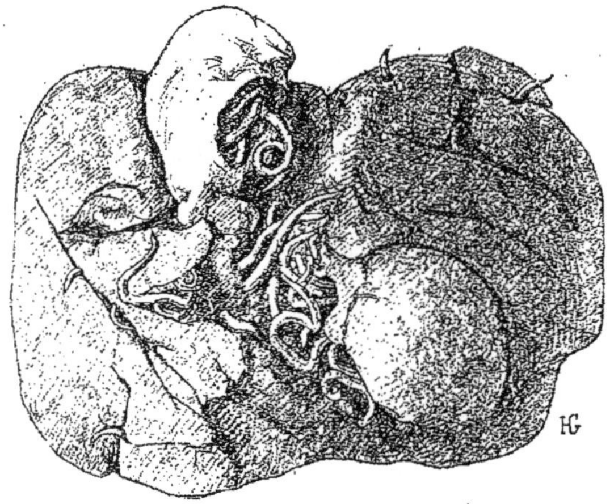

Si les Vers remontent jusque dans le pharynx, ils sont généralement expulsés au dehors par la bouche ou par les fosses nasales; on a même vu de jeunes Ascarides s'engager dans la trompe d'Eustache et venir sortir par le conduit auditif externe. Ils peuvent aussi malheureusement s'engager dans la trachée et dans les bronches et provoquer des accès de suffocation mortels. On devra donc songer aux Ascarides toutes les fois qu'on se trouvera en présence d'un cas de mort subite par suffocation.

Fig. 52. — Foie humain rempli d'Ascarides, cas de Vinay (Musée de Parasitologie de la Faculté de Médecine de Lyon). *Original.*

Alors qu'ils sont dans l'intestin grêle, les Vers peuvent s'engager dans le canal de Wirsung et surtout dans le canal cholédoque pour aller constituer des abcès dans le pancréas ou dans le foie (fig. 52). Mais dans la plupart des cas ils gagnent le gros intestin et sont finalement expulsés au dehors par l'anus.

Les symptômes varient évidemment avec le nombre des parasites. En général ils existent en petit nombre. Rappelons cependant qu'on a vu des individus expulser jusqu'à 600 Ascarides dans une même journée. On comprend que, dans ces conditions, on puisse observer des cas d'obstruction intestinale. Bien plus les Ascarides, enchevêtrés les uns dans les autres, peuvent constituer une obstruction tellement irréductible que, les matières fécales s'accumulant en amont, il peut se produire des déchirures de la paroi intestinale, accident extrêmement rare, mais que du moins personne ne songe à nier.

4° Inoculations microbiennes. — Le rôle pathogène des Nématodes de l'intestin est facile à comprendre, quand, comme l'Ascaride, ils perforent la paroi, provoquant ainsi l'infection de la séreuse péritonéale par les Bactéries du contenu intestinal, faisant irruption hors de l'intestin. Mais nous allons étudier, surtout, le cas des petits Nématodes, qui pénètrent dans la paroi pour y pondre, ou se fixent à cette paroi pour se nourrir de sang. Ceux-là provoquent en effet de petites érosions et de petites plaies de la muqueuse, qui paraissent sans importance à la plupart des auteurs, mais que nous croyons capables d'ouvrir dans certains cas la porte à l'infection.

Notre intestin, en effet, héberge une flore bactérienne des plus riches, où se rencontrent beaucoup de Microbes dangereux. Mais heureusement à l'état normal l'épithélium intestinal leur offre une barrière presque infranchissable. Il en est en réalité comme de notre peau, toujours souillée par les Microbes, mais qui ne se laisse pénétrer par eux qu'à la faveur d'une coupure ou d'une plaie. De même, dans l'intestin, les Microbes restent sans action, tant que la muqueuse ne se trouve pas éraillée par un corps étranger ingéré avec les aliments, ou n'est pas entamée par quelque parasite vivant dans sa cavité. En effet, en se fixant sur la muqueuse intestinale ou en pénétrant dans la paroi de l'intestin, les Nématodes peuvent inoculer les Microbes du contenu intestinal dans la paroi de l'intestin et c'est à ce titre qu'ils sont des agents inoculateurs. Et cette inoculation sera d'autant plus grave qu'ils se nourrissent de sang, fréquemment, car ils pourront alors inoculer directement dans l'appareil circulatoire des agents d'infection.

En général, l'infection ne se produira pas, parce que l'organisme se trouve naturellement immunisé contre les plus communs d'entre eux, qui sont les Colibacilles. De plus, quand les Vers intestinaux sont peu nombreux, les leucocytes de la muqueuse et les organes de défense de l'intestin suffisent à détruire les Microbes au fur et à mesure de leur inoculation. Mais quand les Vers existent en grand nombre, les inoculations sont tellement abondantes et fréquentes que les leucocytes ne peuvent plus résister, surtout pour peu qu'il s'agisse de Microbes étrangers, amenés avec les aliments ou avec les boissons, et après une lutte plus ou moins longue ils doivent abandonner le terrain aux envahisseurs. Suivant la région attaquée et le Microbe inoculé, il en résultera naturellement les affections les plus diverses : simple diarrhée, fièvre typhoïde, dysenterie, choléra, tuberculose ou appendicite. Ce sont là des idées qui nous sont chères et que nous avons défendues avec énergie et avec quelque courage depuis une douzaine d'années. Nous avons commencé par avoir presque tout le monde contre nous. Aujourd'hui au contraire personne ne discute plus la réalité des inoculations bactériennes par les Vers intestinaux. On fait simplement des réserves sur la possibilité de certaines infections. On admet, par exemple, la possibilité d'une septicémie colibacillaire, et on se refuse à accepter la possibilité de l'inoculation de la fièvre typhoïde. D'autres admettent l'entérite trichocéphalienne, et l'ascaridiose à forme typhoïde, mais se refusent à aller plus loin dans cette voie. On ne veut pas admettre pour les Vers intestinaux un rôle dans la dysenterie qu'on veut bien reconnaître aux Amibes et aux Infusoires. Malgré les nombreuses confirmations qu'elles ont reçues dans beaucoup de pays, nous n'avons pas la prétention de nous étendre ici sur des idées qui ne sont pas encore suffisamment classiques. Ceux qui voudraient les mieux connaître n'auront qu'à se reporter au dernier travail que nous avons publié[1]. Nous n'avons rien à retrancher des idées que nous y avons exposées. Nous ne ferons que résumer ici très brièvement la question.

Appendicite. — L'appendicite vermineuse a été décrite pour la première fois par Metchnikoff en 1901. Depuis cette époque elle a fait l'objet de nombreux travaux et a été particulièrement étudiée par Weinberg, par nous-même et par Brumpt. Les parasites qu'on doit incriminer sont, par ordre de fréquence, l'Oxyure, le Trichocéphale et l'Ascaride, et par ordre de gravité, l'Ascaride, le Trichocéphale et l'Oxyure. Les appendicites à Ascarides sont les plus graves, en raison de leur tendance rapide à la perforation. D'une manière générale on peut dire que l'appendicite n'est bien souvent qu'une complication de l'Oxyure. Il ne faudrait cependant pas croire que toutes les appendicites soient d'origine vermineuse. De même, dans les cas d'appendicite vermineuse, il semble bien que très souvent les Vers intestinaux siègent dans le cæcum. Il y aurait tout d'abord typhlite. Cette inflammation serait due aux inoculations bactériennes produites par les parasites fixés sur la muqueuse. Mais l'inflammation portant sur les follicules clos de la région et ceux-ci étant particulièrement abondants dans l'appendice, l'appendicite pourrait toujours en être la conséquence.

Entérite trichocéphalienne. — Cette maladie a été décrite pour la première fois par Garin, en 1908. C'est une maladie microbienne, à la fois intestinale et générale, inoculée à l'homme par le Trichocéphale. Elle est caractérisée anatomiquement par des ulcérations portant sur le cæcum et le premier tiers du gros intestin. Ces ulcérations sont dues à de petits foyers hémorragiques sous-muqueux, consécutifs à la piqûre du Trichocéphale. Ce sont ces foyers, qui s'infectent secondairement, s'abcèdent et s'ouvrent dans la lumière intestinale en créant des ulcérations. Il en résulte des symptômes d'entérite muco-membraneuse avec accompagnement de symptômes septicémiques : anémie et accès de température. La durée de cette affection peut être longue et parfois grave, mais elle cède au traitement thymolé appliqué avec persévérance.

---

[1] Jules GUIART, *Les parasites inoculateurs de maladies.* Paris, Flammarion, 1911.

Fièvre typhoïde. — La relation de la fièvre typhoïde avec les Vers intestinaux a été mise en évidence par nous en 1904. Au cours d'une épidémie de fièvre typhoïde, étudiée à Brest, à l'Hôpital de la Marine, nous avons pu constater que, sur douze typhiques, onze hébergeaient des Trichocéphales, soit dans la proportion de 91,66 pour 100, tandis qu'au contraire, sur treize non-typhiques, cinq seulement étaient porteurs de Trichocéphales, soit dans la proportion de 38,46 pour 100. De plus, chez les typhiques, on pouvait compter une moyenne de deux œufs par préparation microscopique, tandis qu'au contraire, chez les non-typhiques, il fallait faire une moyenne de dix préparations pour rencontrer deux œufs. Par conséquent, les Trichocéphales étaient deux fois et demie plus fréquents et dix fois plus abondants chez les typhiques que chez les non-typhiques. Ces faits, qui ont été attaqués par différents auteurs, ont été confirmés par Soulié (1904), par Spezzia, par Vivaldi et Tonello, par Niclot, par Bréhon et par Doctoroff (1905), par Roginsky et par Julien Raspail (1906), par Jerinici (1908), par Audain (1909), et enfin par Barabaschi (1910). Jusqu'à preuve du contraire, nous continuons donc à croire qu'il y a là plus qu'une coïncidence, que la fièvre typhoïde est une maladie infectieuse microbienne, à porte d'entrée intestinale, et que c'est le Trichocéphale, parasite intestinal, qui ouvrirait, le plus souvent, la porte à l'infection. Toutefois le Trichocéphale n'aurait rien de spécifique et tout autre parasite, capable de léser fortement la muqueuse, pourrait jouer le même rôle, qu'il s'agisse de l'Ascaride ou d'une larve de Mouche.

Choléra. — De tout temps, l'abondance des Vers intestinaux a été signalée dans l'intestin des cholériques. Les *corpuscules cholériques*, qu'on décrivait autrefois dans les selles riziformes, n'étaient rien autre chose que des œufs d'Ascarides. En 1849, Gros, en Russie, profite d'une épidémie de choléra pour étudier l'Ascaride, tellement il était fréquent chez les malades. En 1835, Delle Chiaje, à Naples, attribue une épidémie de choléra aux Trichocéphales et, en 1910, G. Brooke, à Singapour, fait jouer le premier rôle à l'Ankylostome. Enfin en 1911 le professeur Di Vestea, de Pise, ayant contrôlé nos idées au cours de l'épidémie de choléra qui sévit, en ces dernières années, en différents points de l'Italie, observe les Vers intestinaux avec une telle fréquence qu'il ne peut admettre qu'il y ait là une simple coïncidence, et il croit à une sorte de symbiose entre les Vibrions et les Helminthes, spécialement sous forme d'ascaridiose. Nous n'avons pas lieu en effet de nous en étonner, étant donné que le choléra et la fièvre typhoïde ont la même étiologie; tous deux se développeront donc de préférence dans les intestins parasités. Si l'Ascaride a été le plus fréquemment rencontré, n'oublions pas qu'on a signalé également d'autres Helminthes, des Amphistomes, des Amibes, des Flagellés et des Infusoires.

Dysenterie. — Au xviiiᵉ siècle, on a signalé fréquemment l'association de la dysenterie et des Vers intestinaux. Dans les temps récents au contraire, on n'a tenu aucun compte de la présence de leurs œufs dans les matières fécales des dysentériques. Toutefois, en ces dernières années, une réaction a commencé à se produire. En 1897, Sabrazes et Cabannes guérissent à Bordeaux un enfant atteint de dysenterie chronique par l'expulsion d'Ascarides et de Trichocéphales. En 1904, Fearnside, dans les prisons de l'Inde, abaisse considérablement le nombre des cas de dysenterie, de diarrhée et d'entérite muco-membraneuse, par la simple administration de santonine, et il considère la dysenterie comme un *syndrome traduisant l'existence de parasites dans le gros intestin*. En 1907, les Drs Labadens et Lestaje, traitant, par l'administration de vermifuges, seize marins dysentériques de l'escadre d'Extrême-Orient, en guérissent quatorze par la simple expulsion d'Ascarides. Enfin, en 1908, les Drs Métin et Guillon obtiennent des guérisons rapides en administrant la médication thymolée à des dysentériques. Notre opinion se trouvant confirmée par les faits cliniques, nous admettons donc qu'il existe une dysenterie vermineuse, comme il existe déjà une dysenterie amibienne et une dysenterie balantidienne.

Nématodes des muscles et du tissu conjonctif sous-cutané. — Nous commencerons par la Trichine, qui vit dans l'intestin à l'état adulte et établit pour ainsi dire le trait d'union entre les Nématodes de l'intestin et ceux du tissu conjonctif. Les femelles de Trichine, qui sont vivipares, pénètrent dans la paroi de l'intestin et pondent directement leurs embryons dans les vaisseaux lymphatiques. Ces embryons arrivent finalement dans le sang, où ils sont arrêtés par les capillaires, qu'ils traversent par une véritable diapédèse, pour venir se fixer dans le tissu conjonctif inter-musculaire. Puis, l'organisme réagissant contre cette invasion parasitaire, les cellules conjonctives se multiplient autour de chaque embryon et l'enferment dans un kyste. Ce résumé rapide du développement du parasite nous permet de comprendre facilement la symptomatologie de la trichinose. Pendant la période du parasitisme intestinal, la paroi de l'intestin étant violemment irritée par la pénétration des femelles, il en résulte une entérite fébrile, simulant très souvent la fièvre typhoïde. Mais si on examine attentivement le malade, on constate qu'il n'existe ni épistaxis, ni taches rosées, ni congestion pulmonaire. Du reste, vers le septième jour, on voit se développer un volumineux œdème du visage et des paupières, accompagné d'enrouement et parfois d'œdème de la glotte. C'est le moment où les embryons commencent à arriver dans le tissu conjonctif. On pourra croire alors à une néphrite parenchymateuse, mais, en l'absence d'albumine dans les urines, on devra songer à la possibilité de la trichinose et faire un examen microscopique de matières fécales pour voir si elles ne renferment pas des Trichines. Du reste, quelques jours après, on sera mis forcément sur la voie du diagnostic par l'apparition des *douleurs rhumatoïdes*, c'est-à-dire de douleurs musculaires siégeant dans la plupart des muscles. A cette période, il suffit de prélever par biopsie un petit fragment musculaire et de l'examiner sous le microscope pour trouver facilement les embryons de Trichine, qui permettront d'affirmer le diagnostic. La fièvre persiste et le malade est dans un état de stupeur analogue à celle des typhiques. La mort peut survenir au bout d'un mois ou deux. Mais, si la guérison doit se produire, la fièvre tombe et les œdèmes se résorbent, mais les douleurs musculaires persistent encore pendant des mois, rendant la convalescence très longue.

Les Filaires (fig. 53), dont il nous reste à parler maintenant, n'ont rien de commun avec les Nématodes de l'intestin. Ce sont, à toutes les périodes de leur existence, des parasites de l'appareil lymphatique ou du sang. Le type est la *Filaria Bancrofti*, qui vit dans les espaces lymphatiques du tissu conjonctif où elle pond ses embryons. Ceux-ci sont facilement visibles dans le sang périphérique pendant le sommeil, d'où le nom de *Microfilaires nocturnes* (fig. 53, *1*) qui leur a été donné. Nous avons vu précédemment comment les Moustiques viennent puiser ces embryons dans le sang pour aller ensuite les inoculer à de nouveaux individus. Nous n'y reviendrons pas ici.

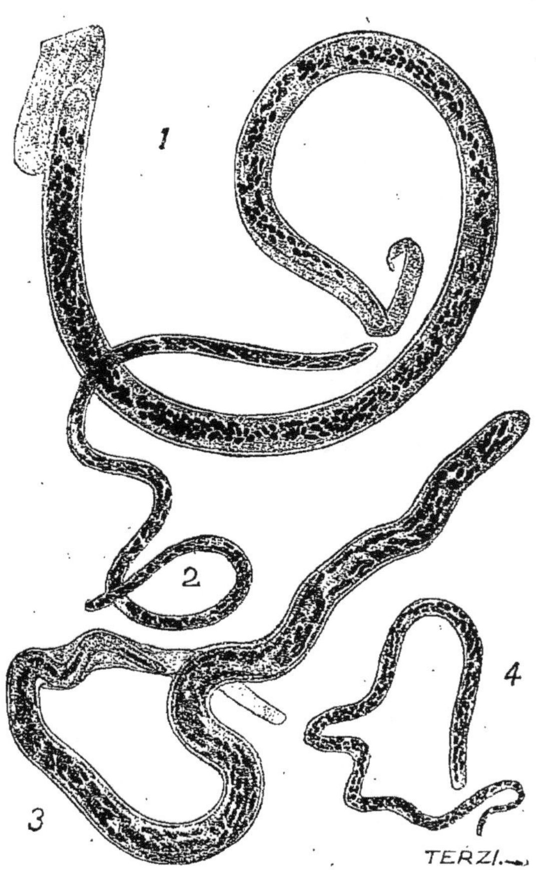

Fig. 53. — Microfilaires du sang : 1, Microfilaire nocturne (*Filaria Bancrofti*); 2, Microfilaire persistante (*F. perstans*); 3, Microfilaire diurne (*F. loa*); 4, Microfilaire persistante (*F. Demarquayi*); d'après P. Manson.

Les principaux symptômes de la filariose sont dus à une obstruction lymphatique par l'adulte ou par les embryons de la Filaire. Les symptômes varieront nécessairement avec le siège de cette obstruction.

Si l'obstruction siège au niveau des lymphatiques des organes urinaires (fig. 54), il y aura de temps en temps rupture dans les voies urinaires d'un vaisseau lymphatique variqueux et l'affection sera caractérisée par de la *chylurie*, c'est-à-dire par l'émission d'urine ressemblant à du lait. C'est le cas le plus fréquent.

Mais l'obstruction peut porter tout aussi bien sur les lymphatiques des organes génitaux, pour produire chez l'homme, soit une *hydrocèle chyleuse*, si l'écoulement de lymphe se fait dans la vaginale, soit un *lympho-*

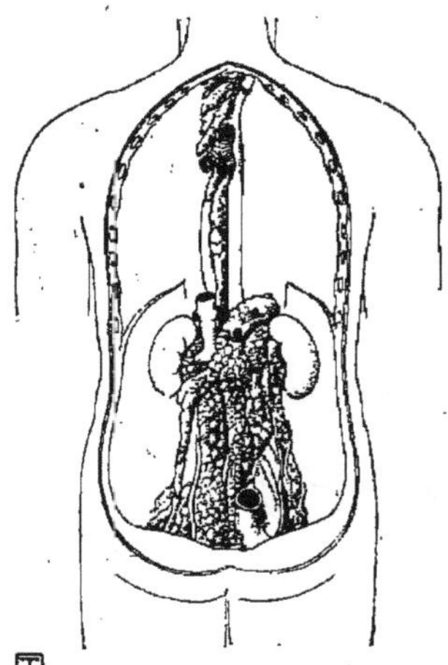

Fig. 54. — Cadavre ouvert par la face dorsale pour montrer les dilatations lymphatiques dans un cas de chylurie; d'après Mackenzie.

scrotum, si l'écoulement se fait au dehors à travers la peau du scrotum.

On considère le plus souvent l'*éléphantiasis des Arabes* comme une forme de la filariose. Ces deux maladies présentent en effet la même distribution géographique et coexistent bien souvent chez un même malade. Toutefois les auteurs

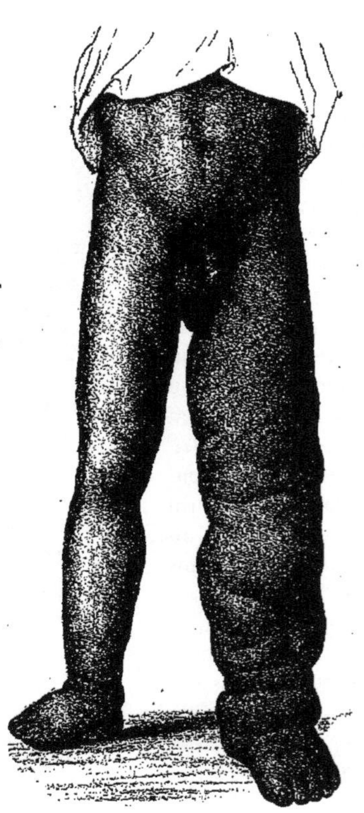

Fig. 55. — Éléphantiasis de la jambe; d'après Godard.

sont loin d'être d'accord, et ils pourront sans doute discuter longtemps encore en raison de l'absence à peu près constante des embryons de Filaires dans le sang des malades. L'éléphantiasis, cependant, est une altération des lymphatiques ayant pour siège la peau, qui prend un aspect lardacé en raison de l'épaississement considérable du derme, gorgé de vaisseaux lymphatiques dilatés. Étant donné que l'éléphantiasis se produit presque toujours chez des filariens ayant éprouvé des poussées successives de lymphangite, on peut admettre que la lymphangite a pour résultat de tuer les embryons de Filaires, dont les cadavres s'accumulant dans les lymphatiques provoquent une dilatation de tous les vaisseaux situés en amont. Certains d'entre eux peuvent se rompre dans le tissu conjonctif sous-cutané, où les globules blancs peuvent subir la transformation conjonctive et contribuer ainsi à l'hypertrophie du derme.

Dans 95 pour 100 des cas, l'éléphantiasis siège au niveau de la jambe, qui prend une forme plus ou moins cylindrique (fig. 55) et peut atteindre jusqu'à 75 centimètres de circonférence ; on l'a comparée à un pied d'éléphant, d'où le nom donné à la maladie. D'autres fois l'affection porte sur la peau du pénis et du scrotum. Il en résulte une énorme tumeur arrondie, ressemblant plus ou moins à une citrouille et sur laquelle on distingue à peine un orifice, par où s'échappe l'urine (fig. 56). Ces tumeurs pèsent communément de 10 à 25 kilogrammes. On cite même un éléphantiasis du scrotum, qui pesait plus de 105 kilogrammes. De même on a vu la grande lèvre d'une femme descendre jusqu'au genou, et des seins éléphantiasiques descendre jusqu'au pubis.

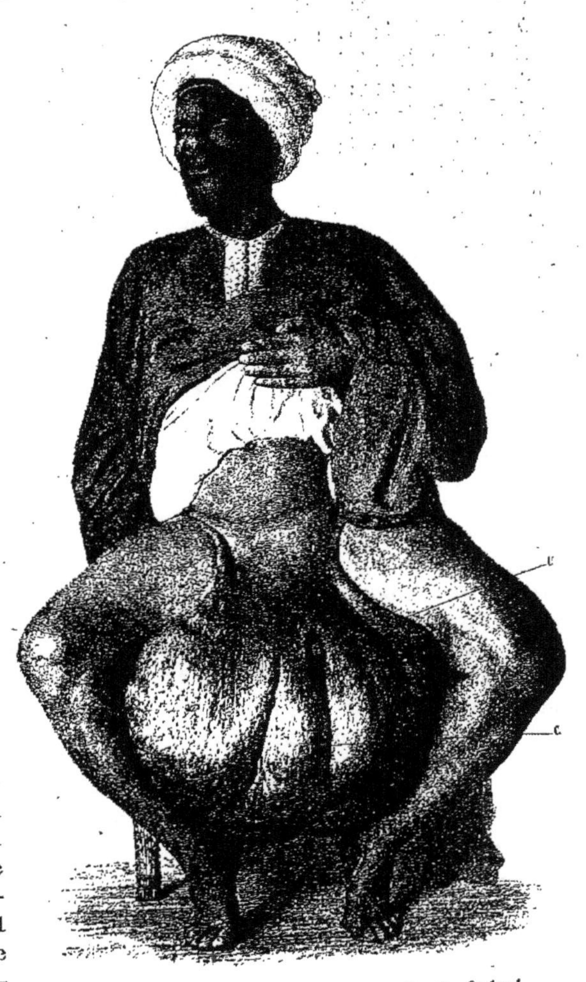

Fig. 56. — Éléphantiasis du scrotum ; d'après Godard.

À côté de la Filaire de Bancroft, nous signalerons la *Filaria loa*, dont les adultes peuvent exister en grand nombre dans le tissu conjonctif sous-cutané et dans les muscles. Ils passent généralement inaperçus.

Le plus souvent, en effet, ils se promènent sous la peau sans produire de troubles bien graves ; le malade observe simplement des picotements, des démangeaisons, des sensations de reptation, et parfois des tuméfactions œdémateuses passagères, connues sous le nom de *tumeurs du Calabar*. Aussi la Loa n'est-elle guère diagnostiquée que lorsqu'elle arrive dans la région oculaire. Elle devient alors très visible lorsqu'elle rampe sous la conjonctive oculaire ou palpébrale, et c'est ce qui l'a fait longtemps considérer comme étant un parasite de l'œil. Comme ceux de la Filaire de Bancroft, ses embryons passent dans le sang du malade, mais contrairement à ceux-ci on ne les y observe que pendant le jour, d'où le nom de *Microfilaires diurnes*, qui leur a été donné (fig. 53, *3*).

Il existe encore d'autres Filaires, vivant plus ou moins dans les mêmes conditions que les précédentes et dont les embryons peuvent aussi se rencontrer dans le sang (fig. 53, *2* et *4*) mais, en raison de leur rôle pathogène peu connu, nous les passerons ici sous silence.

L'*Onchocerca volvulus* vit aussi dans les lymphatiques de la peau, mais elle produit rapidement de petites tumeurs conjonctives de la grosseur d'un pois à celle d'un œuf de pigeon et faciles à énucléer. Les embryons n'ont pas encore été observés dans le sang ; ils existent par contre à l'intérieur des tumeurs.

La Filaire, dont il nous reste maintenant à parler, est à la fois la plus grande et la plus connue, c'est la *Filaire de Médine*. Elle habite aussi dans le tissu conjonctif des membres et du tronc. Lorsque la femelle est arrivée à maturité, elle traverse les tissus de dedans en dehors pour arriver sous la peau. Dans 75 pour 100 des cas, elle siège au niveau du membre inférieur, et dans 50 pour 100 des cas elle se montre au niveau de la cheville. Arrivée à destination elle perce le derme et l'épiderme se soulève aussitôt en une phlyctène, qui ne tarde pas à suppurer. Quand cette phlyctène vient à s'ouvrir, elle laisse à nu une petite ulcération de deux à trois centimètres de diamètre, présentant au centre un petit trou au niveau duquel se trouve la tête de la Filaire. Dans d'autres cas cependant, la Filaire ne sort pas au dehors, et son trajet se dessine sous la peau sous forme d'un cordon rougeâtre simulant une veine enflammée et donnant la sensation d'une sorte de corde à violon roulant sous le doigt. Parfois même la Filaire est pelotonnée sous la peau en formant une tumeur comparable par son évolution à un abcès froid. En général, la Filaire de Médine ne produit qu'un peu de prurit, parfois de la douleur, surtout lorsqu'elle siège au voisinage des articulations, parfois enfin de l'urticaire dans les cas de tumeur suppurée avec mort de l'animal dans les tissus. On peut dire que tous les autres symptômes sont des complications dues au traitement. Si, en effet, la Filaire vient à se rompre au cours de son extirpation, des myriades d'embryons se répandant dans les tissus, il en résulte une irritation intense et une suppuration interminable, grave même, en raison du voisinage fréquent des articulations et pouvant produire la mort par septicémie.

Nématodes du rein. — Le Strongle géant est le plus grand des Nématodes parasites de l'homme, puisqu'il peut atteindre un mètre de longueur, sur un centimètre de diamètre ; il est donc aussi long que la Filaire de Médine, mais beaucoup plus gros. C'est un parasite du rein, qui s'observe de temps en temps chez le chien et chez certains mammifères voisins. Chez l'homme, on ne connaît qu'une dizaine de cas authentiques. Le parasite occupe le bassinet et le parenchyme du rein est généralement détruit (fig. 57). Le parasite peut être expulsé par l'urètre, mais on ne sait pas par quelle voie il arrive dans le rein.

C'est du moins un parasite extrêmement dangereux, puisqu'il peut détruire un rein ; c'est pourquoi nous le signalerons ici. Quand il est expulsé, il provoque des douleurs extrêmement violentes en raison de sa grosseur et de l'étroitesse de l'uretère. Parfois même celui-ci peut se rompre et le Strongle tombe alors dans la cavité péritonéale, d'où il peut gagner le foie ou quelque autre organe.

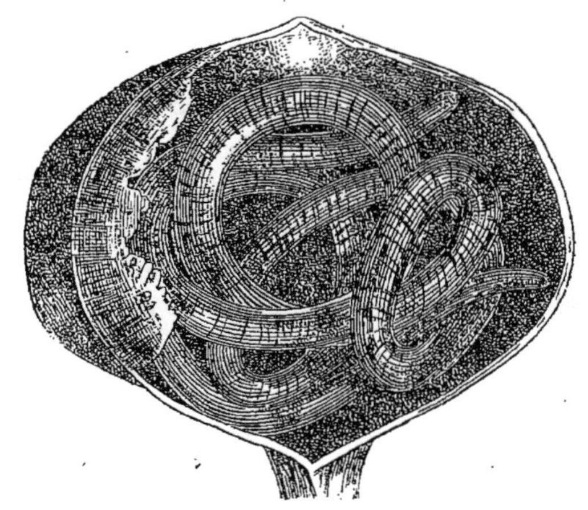

Fig. 57. — *Eustrongylus viscoralis* femelle dans le rein d'un chien ; réduit d'un quart ; d'après A. Railliet.

Nous devrions encore parler de certains petits Nématodes, qui peuvent vivre dans le poumon et produire de la bronchite ou de la pneumonie vermineuse. De semblables parasites sont, en effet, fréquents chez le porc et chez le sanglier, mais un seul cas fut observé chez l'homme. Nous le passerons sous silence en raison de l'insuffisance de l'observation.

9. Gordiens.

Les Gordiens sont des Némathelminthes, qui vivent normalement dans les eaux douces. On les trouve d'ordinaire dans les puits, dans les sources et surtout dans les torrents et les ruisseaux des montagnes. Ce sont des Vers très allongés, ressemblant extérieurement à une Filaire (fig. 58), mais de coloration généralement brunâtre. Le tube digestif est atrophié dans sa région antérieure. Les Gordiens se reproduisent en mai, juin ou juillet ; ils se réunissent alors par groupes de

10 à 20 individus, mâles et femelles, et s'enroulent les uns autour des autres en pelotons inextricables, véritables nœuds gordiens, qui justifient le nom qui leur a été donné. Ils pondent des œufs, d'où sortent des embryons pourvus d'une trompe érectile, armée de crochets. A l'aide de celle-ci, l'embryon pénètre dans l'intérieur des larves aquatiques d'insectes et s'y enkyste. L'évolution ultérieure est mal connue.

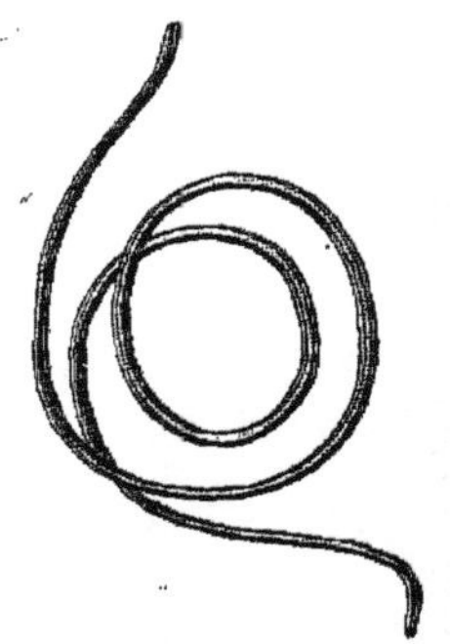

Fig. 38. — *Gordius aquaticus,* grandeur naturelle.

On admet généralement que les jeunes Gordiens, qui se trouvent dans l'eau, peuvent être avalés fortuitement par des individus buvant à même un récipient ou à même un ruisseau. Grâce à son revêtement chitineux, l'animal résisterait à l'action des sucs digestifs, et pourrait vivre un certain temps à l'état de parasite.

Principaux Gordiens parasites de l'homme.

FAMILLE.	GENRES.	ESPÈCES.	HABITAT.
Gordiidés.	*Gordius*	*aquaticus.*	Tube digestif.
	Paragordius	*varius.*	Tube digestif.
	Parachordodes	*tolosanus.*	Tube digestif.

Rôle pathogène des Gordiens. — Les symptômes produits par les Gordiens dans le tube digestif de l'homme sont variables suivant qu'ils existent dans l'estomac ou dans l'intestin.

Sont-ils dans l'estomac? Ils provoquent de violentes douleurs gastralgiques, accompagnées de nausées et de vomissements, de gêne ou de chatouillement dans la gorge, parfois de sensation de boule, jusqu'à ce que finalement le parasite arrive dans la bouche et soit tiré au dehors par le malade ou soit expulsé naturellement dans un vomissement.

Si, au contraire, le parasite siège dans l'intestin, le malade éprouvera de violentes coliques, aura la sensation d'un corps en mouvement dans son abdomen, souffrira de prurit rectal et anal jusqu'à l'expulsion du Ver par l'anus, qui sera suivi de la disparition de tous les symptômes.

Dans l'un et l'autre cas, du reste, on pourra observer également les phénomènes nerveux réflexes les plus divers, pouvant en imposer parfois pour l'hystérie.

Notons en terminant que bien que les Gordiens soient des parasites accidentels, ils peuvent très bien s'accommoder pendant plusieurs mois de ce parasitisme intestinal.

10. **Acanthocéphales.**

Les Acanthocéphales, ou Echinorhynques, sont des Némathelminthes encore plus dégradés que les Gordiens. Ils ne possèdent pas le moindre rudiment de tube digestif, même chez la larve. On les reconnaît facilement en ce qu'ils présentent à l'extrémité antérieure du corps une trompe rétractile, souvent assez volumineuse et armée de nombreux crochets. Cette trompe leur sert d'organe de fixation et leur permet de se fixer fortement dans la paroi de l'intestin. Le mâle beaucoup plus petit se reconnaît à l'existence d'une bourse copulatrice située à l'extrémité postérieure du corps. La période larvaire se passe chez un hôte intermédiaire, qui est généralement un insecte ou une larve d'insecte. Le *Gigantorhynchus hirudinaceus* se développe chez le ver blanc (larve du hanneton) et le *G. moniliformis* se développe

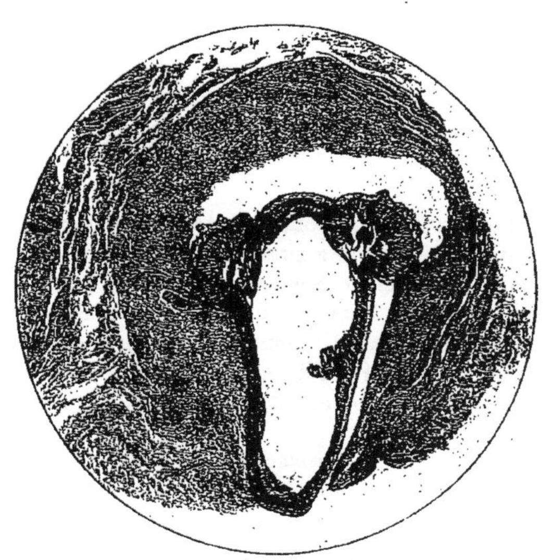

Fig. 59. — Tête d'Echinorhynque dans la muqueuse intestinale d'un Globicéphale (cas de Parona); la tête est implantée profondément dans la sous-muqueuse; autour d'elle s'est développée une épaisse coque fibreuse enflammée; *microphotographie originale.*

chez un coléoptère, de la taille du hanneton, le *Blaps mucronata.* Ceci nous explique que ce soient des parasites extrêmement rares de l'homme.

Acanthocéphales parasites de l'homme.

FAMILLE	GENRE.	ESPÈCES.	HABITAT.
Gigantorhynchidés.	*Gigantorhynchus.*	*hirudinaceus.* *moniliformis.*	Tube digestif. Tube digestif.

Rôle pathogène des Acanthocéphales. — Il est heureux que les Acanthocéphales soient des parasites rares de l'espèce humaine, car ce sont des parasites très dangereux. En effet, ils se fixent très profondément par leur trompe dans la paroi de l'intestin (fig. 59), presque toujours dans les couches musculeuses et parfois même jusqu'à la séreuse. Calandruccio, qui eut le courage de s'infecter artificiellement avec des larves du *G. moniliformis* fut pris trois semaines plus tard de violentes coliques, accompagnées de diarrhée, de bourdonnements d'oreille, de somnolence et de fatigue. Au bout de sept semaines, les douleurs deviennent telles qu'on commence à craindre un commencement de péritonite ; il prit un anthelminthique et les troubles cessèrent après l'expulsion des Echinorhynques.

III. — ARTHROPODES

Les Arthropodes sont caractérisés par l'existence d'un épais revêtement chitineux, véritable squelette externe, à la fois rigide et élastique et divisé en segments annulaires unis l'un à l'autre par des portions souples de tégument. Mais ce qui frappe surtout chez eux c'est l'existence de pattes articulées. Ce sont, en effet, les seuls Invertébrés présentant ce caractère, aussi a-t-il entraîné le nom de tout l'embranchement (de ἄρθρον, articulation et πούς, ποδός, pied). On les divise de la façon suivante.

Classification des Arthropodes parasites.

Myriapodes. Nombreux anneaux presque tous semblables ; pattes nombreuses.	Corps cylindrique ; deux paires de pattes par anneau.	*Diplopodes.*
	Corps aplati ; une paire de pattes par anneau.	*Chilopodes.*
Arachnides. 4 paires de pattes.	Anneaux groupés en une seule masse généralement ovoïde.	*Acariens.*
Insectes. 3 paires de pattes.	Deux paires d'ailes : les antérieures de consistance variable ; les postérieures membraneuses.	*Hémiptères.*
	Une seule paire d'ailes : une paire de balanciers.	*Diptères.*

11. Myriapodes.

Les Myriapodes ou Mille-pattes sont des Arthropodes terrestres à respiration trachéenne. Leur corps est composé de nombreux anneaux tous semblables à l'exception des premiers et des derniers anneaux et portant chacun une ou deux paires de pattes. On les divise en deux ordres très différents, mais qu'il n'y a pas lieu d'étudier séparément au point de vue pathogène : les Diplopodes et les Chilopodes.

Les *Diplopodes* ont le corps cylindrique et sont munis à chaque segment de deux paires de pattes, insérées sur la ligne médio-ventrale. Ce sont des herbivores, vivant au grand jour, à démarche lente et se roulant facilement en boule ou en spirale. Ce ne sont que des parasites exceptionnels ; trois cas seulement sont connus chez l'homme.

Les *Chilopodes*, au contraire, ont le corps aplati et chaque segment porte une seule paire de pattes, qui sont insérées latéralement ; ce sont des animaux carnassiers, portant de puissants crochets à venin ou *forcipules* ; ils recherchent l'obscurité et progressent très rapidement. C'est à ce groupe qu'appartiennent presque toujours les Myriapodes parasites. L'espèce qui se rencontre le plus communément, dans ces conditions, est le *Geophilus carpophagus*, petit Myriapode long de 4 à 5 centimètres, qui s'observe souvent dans les anfractuosités des fruits tombés à terre (fig. 60).

Myriapodes parasites de l'homme.

ORDRES.	GENRES.	ESPÈCES.	HABITAT.
Chilopodes.	Geophilus	carpophagus. electricus. longicornis. cephalicus.	Fosses nasales. Fosses nasales. Fosses nasales. Fosses nasales.
	Chætechelyne	vesuviana.	Fosses nasales, tube digestif.
	Himantarium	Gervaisi.	Tube digestif.
	Stigmatogaster	subterraneus.	Tube digestif.
	Lithobius	forficatus. melanops.	Fosses nasales. Fosses nasales.
	Sculigera	coleoptrata.	Tube digestif.
Diplopodes.	Iulus	terrestris. londinensis.	Tube digestif. Tube digestif.
	Polydesmus	complanatus.	Tube digestif.

Rôle pathogène des Myriapodes. — Les ¡Myriapodes peuvent vivre en parasites dans le tube digestif de l'homme et surtout dans les fosses nasales ; le fait a été démontré par le professeur R. Blanchard. L'animal peut pénétrer directement par une narine chez un individu endormi en plein air. Mais le plus souvent il s'agit d'une personne mordant gloutonnement dans un fruit tombé à terre. Le Myriapode mis en liberté dans la bouche, peut se trouver entraîné dans l'estomac, mais le plus souvent il court à la surface de la muqueuse et se réfugie dans le pharynx nasal. Parvenu dans les fosses nasales, il s'engage généralement dans un sinus et de préférence dans le sinus frontal. Là l'animal peut continuer à vivre pendant des mois et même des années, car il y trouve l'air et l'humidité qui lui sont nécessaires et il se nourrit vraisemblablement de mucosités et de débris épithéliaux, bien qu'il puisse supporter en réalité un jeûne très prolongé. Le malade a la sensation d'un corps étranger; il éprouve dans la narine des chatouillements et des

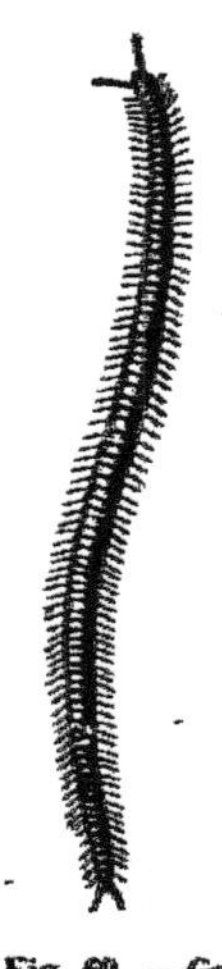

Fig. 60. — *Geophilus* (Règne animal).

démangeaisons provoquant des éternuements et il a parfois la sensation très nette d'un animal en mouvement. En même temps la muqueuse nasale s'enflamme. Mais le symptôme le plus constant est une céphalalgie plus ou moins intense, mais surtout nocturne; la dou'eur principale siège vers la racine du nez et s'irradie dans la moitié correspondante de la tête. Elle peut même devenir tellement violente que le malade devient littéralement fou. On peut enfin observer les troubles réflexes les plus variés, tels que vertiges, convulsions, angine de poitrine, perte de la parole, troubles de la vision, dyspnée, nausées, vomissements, etc. Ces accidents sont provoqués sans doute par l'excitation du trijumeau et peut-être aussi par la piqûre des forcipules, à laquelle il faut sans doute attribuer l'émission de mucosités sanguinolentes et les épistaxis qui se produisent de temps en temps. La sortie de l'animal peut être spontanée, mais le plus souvent on l'expulse en se mouchant ou en éternuant.

Dans le cas où le Myriapode a été entraîné dans l'estomac, les sucs digestifs sont sans action sur sa forte carapace chitineuse, et quand les contractions de l'estomac amènent les aliments à son contact, il résiste facilement à l'asphyxie en fermant ses stigmates et en empêchant ainsi l'entrée des liquides dans ses trachées respiratoires. Le malade a nettement la sensation d'un animal qui se déplace dans son estomac et il éprouve les symptômes généraux de l'helminthiase. Il maigrit, perd l'appétit, a des coliques, des nausées, des vomissements, des crampes d'estomac, des défaillances et est fréquemment en proie à des crises nerveuses, surtout la nuit. On est donc amené à diagnostiquer une maladie vermineuse. Mais, à la suite de l'administration d'un vomitif, d'un purgatif ou d'un anthelminthique, le parasite est rejeté au dehors et les phénomènes morbides ne tardent pas à disparaître.

12. Acariens.

Les Acariens sont en réalité des Arachnides modifiées par le parasitisme. Comme les Arachnides, ils ont en effet quatre paires de pattes et ils en diffèrent surtout en ce que le céphalothorax et l'abdomen sont fusionnés en une masse unique plus ou moins arrondie. Ce sont presque tous des animaux de petite taille et généralement microscopiques; il n'y a guère que les Tiques et les Argas, qui fassent exception à cette règle. Les pattes sont généralement terminées par des crochets, des soies ou des ventouses.

Les pièces buccales forment un rostre destiné à piquer et à sucer. Il est particulièrement développé chez les Tiques (fig. 61). L'appareil per-forateur ou rostre, est formé d'un dard garni de crochets récurrents ou *hypostome*, situé ventralement, et de deux *chélicères* dorsaux, garnis de dents de scie à leur extrémité externe et pouvant s'écarter l'un de l'autre. Entre ces trois pièces et à leur base s'ouvre la bou-che (fig. 62). En dehors se trouvent deux volumineux *palpes maxillaires*

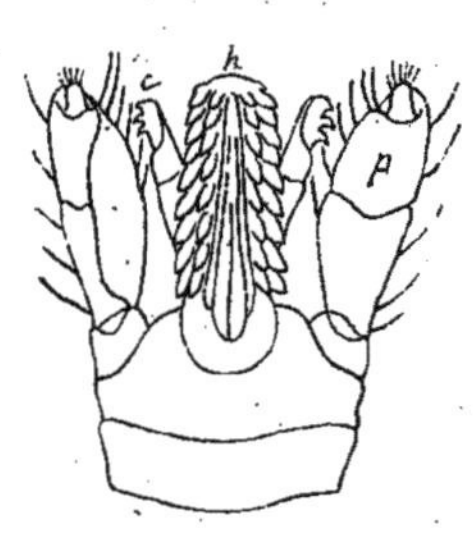

Fig. 61. — Rostre d'Ixode vu par la face ventrale : *c*, chéli-cères; *h*, hypostome; *p*, palpes maxillaires; d'après Railliet.

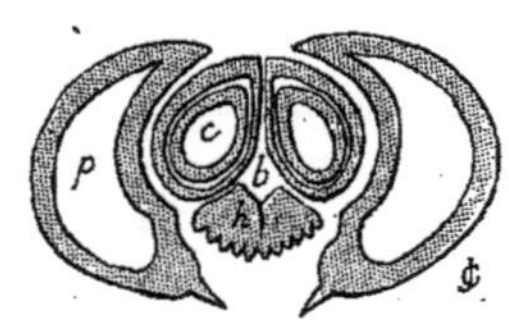

Fig. 62. — Rostre d'Ixode en coupe transversale : *b*, canal au fond duquel s'ouvre la bou-che; *c*, chélicères; *h*, hypos-tome; *p*, palpes maxillaires. *Original.*

creusés en gouttière, qui peuvent se rappro-cher et protéger ainsi la trompe. Les chélicères servent à faire la plaie et à l'agrandir, tandis que les crochets récurrents de l'hypostome tiennent l'animal, fixé solidement dans la plaie.

La bouche se continue par un pharynx chitineux étoilé, pourvu de muscles dilatateurs et constricteurs; quand les muscles dilatateurs se contractent, il se produit une aspiration du sang contenu entre les pièces buccales; puis, quand le pharynx se contracte, le sang est lancé dans l'estomac. Celui-ci est central et il en part une série de cæcums, variables suivant les genres et dessinant à travers le tégument des dessins souvent très caractéristiques. L'estomac se continue par un rectum assez volumi-neux, qui reçoit deux longs tubes de Malpighi et s'ouvre au dehors par un *anus* cerclé de chitine et fermé par deux valves latérales. Il existe des glandes salivaires en avant du corps, en arrière du rostre.

Chez les Acariens, les sexes sont séparés et la femelle est ovipare. La larve, qui sort de l'œuf, est une larve *hexapode*, c'est-à-dire qu'elle ne possède que 3 paires de pattes. Ce fait est important à noter, car, étant donné que certaines de ces larves sont parasites, on pourrait les prendre pour des Insectes; on les reconnaîtra toujours à la forme ramassée de leur corps. D'ailleurs, à la suite d'une mue, elles donnent des nymphes octopodes, d'où naissent les mâles et les femelles. Ce sont donc des ani-maux à métamorphoses. Les Acariens peuvent être parasites à toutes les périodes de leur développement; la plupart se nourrissent de sang.

Parmi les Acariens parasites à l'état larvaire, nous citerons les *Rou-gets*, qui sont des larves hexapodes de Trombidions, gros Acariens, qui mènent une existence libre dans la campagne et dans les jardins. Il faut citer aussi une Tique de l'Amérique tropicale, l'*Amblyomma cajennense*, qui est parasite à l'état larvaire et à l'état adulte. Les formes uniquement parasites, commes les Sarcoptes et les *Demodex* sont naturellement dans le même cas.

Principaux Acariens parasites de l'homme.

FAMILLES.	GENRES.	ESPÈCES.	HABITAT.
Trombidiidés.	Trombidium	posilium. akamushi.	Peau. Peau.
	Tetranychus	telarius. molestissimus.	Peau. Peau.
	Pediculoides	ventricosus.	Peau.
Gamasidés.	Dermanyssus	gallinæ.	Peau.
Ixodidés.	Ixodes	hexagonus. ricinus.	Peau. Peau.
	Hyalomma	ægyptium.	Peau.
	Rhipicephalus	sanguineus.	Peau.
	Dermacentor	Andersoni.	Peau.
	Amblyomma	cajennense.	Peau.
	Ornithodorus	moubata.	Peau.
	Argas	persicus. reflexus.	Peau. Peau.
Sarcoptidés.	Tyroglyphus	siro. farinæ. entomophagus.	Peau, tube digestif. Peau, tube digestif. Kyste du testicule.
	Rhizoglyphus	parasiticus.	Peau.
	Sarcoptes	scabiei.	Peau.
Démodécidés.	Demodex	folliculorum.	Peau.

Rôle pathogène des Acariens. — L'action des Acariens est assez variable, suivant qu'ils pénètrent dans la peau et s'y nourrissent de débris épidermiques, ou suivant qu'ils se fixent dans la peau pour se nourrir de sang.

Ceux qui paraissent au premier abord les plus inoffensifs, sont les *Demodex*. Ils existent en effet chez presque tous les individus, où ils vivent dans les follicules pileux et les glandes sébacées. Quand il en existe un certain nombre (fig. 65), le follicule est dilaté et l'irritation qu'ils produisent provoque une desquamation continuelle, qui donne naissance au comédon. Quand ils existent dans les glandes sébacées ils sont situés, au contraire, dans le fond des culs-de-sac glandulaires.

et, quand ils existent en grand nombre, l'irritation qu'ils produisent engendre l'acné et la séborrhée. Quand ils se localisent dans les follicules des cils et dans les glandes de Meibonnius, ils produisent une blépharite rebelle. Enfin, quand ils existent en abondance dans les follicules de la face il se produit autour des orifices des follicules de petites taches jaunes, qui peuvent se fusionner ensemble et produire des plaques jaunâtres rappelant celles du pityriasis versicolor. Notons enfin que, d'après l'opinion de Borel, le Demodex pourrait être, dans certains cas tout au moins, l'agent de transmission de la lèpre et des cancers de la peau.

Tous les autres Acariens microscopiques sont des Acariens *psoriques*, c'est-à-dire qu'ils produisent la gale ou du moins des affections prurigineuses, avec accompagnement d'éruptions et pouvant simuler la gale. Le type en est évidemment le Sarcopte de la gale.

La femelle du Sarcopte creuse sous l'épiderme un sillon dans lequel elle pond ses œufs, au fur et à mesure de sa pénétration (fig. 64). Elle ne peut d'ailleurs revenir en arrière en raison des épines et des soies récurrentes dont elle est couverte; elle est obligée d'avancer sans cesse, comme l'épi de céréale qu'on introduit dans la manche d'un vêtement. Ce sillon, vu de l'extérieur, constitue un léger relief à la surface de la peau. Ouvert à l'extrémité par lequel le parasite a pénétré, il se termine à l'autre extrémité en

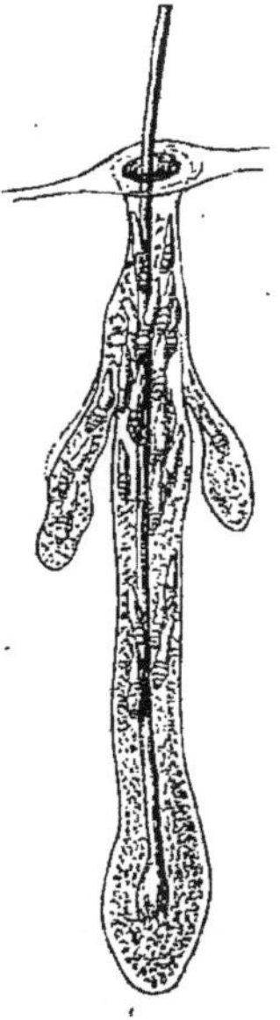

Fig. 63 — *Demodex folliculorum* en place dans un follicule pileux; d'après Gruby.

cul-de-sac. C'est là, au niveau d'une dilatation, appelée l'éminence acarienne, qu'on peut distinguer un point blanc brillant, la femelle ovigère. Les sillons s'observent de préférence aux poignets (fig. 65), dans l'interstice et à la face latérale des doigts, aux coudes, aux genoux, aux seins et aux régions génitales.

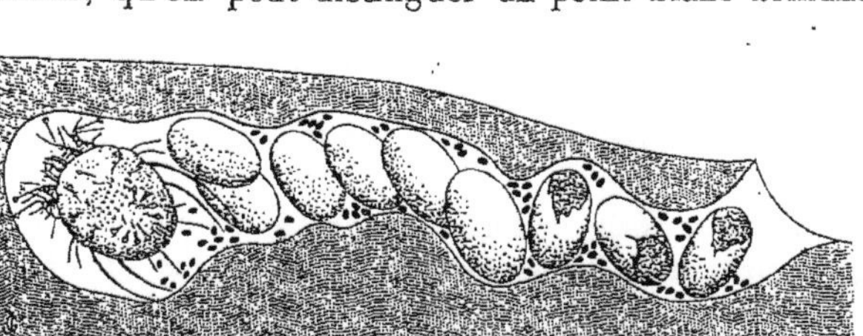

Fig. 64. — Sillon de gale renfermant la femelle et les œufs du Sarcopte. *Original.*

Ils peuvent d'ailleurs occuper tout le corps sauf la face et le cuir chevelu.

C'est en creusant son sillon que la femelle irrite les papilles nerveuses et provoque ce prurit nocturne, si caractéristique, qui constitue pour le malade un véritable supplice. On a prétendu que ce prurit est nocturne parce que la femelle creuse son sillon pendant la nuit; en réalité la question est plus complexe et il est probable que ce prurit est dû à un liquide particulier sécrété par le parasite. En effet il se produit souvent au voisinage du sillon et parfois en des points assez éloignés des vésicules et des pustules (fig. 66), qui sont elles-mêmes très prurigineuses. D'après Delafond et Bourguignon, cette éruption papulo-prurigineuse serait due à l'action à distance de la salive du parasite. Pour le démontrer, ils réduisirent une centaine de Sarcoptes en une sorte de bouillie, qu'ils inoculèrent sous la peau de l'homme et du chien; or l'inoculation fut suivie, au point inoculé et en d'autres points éloignés, d'une éruption

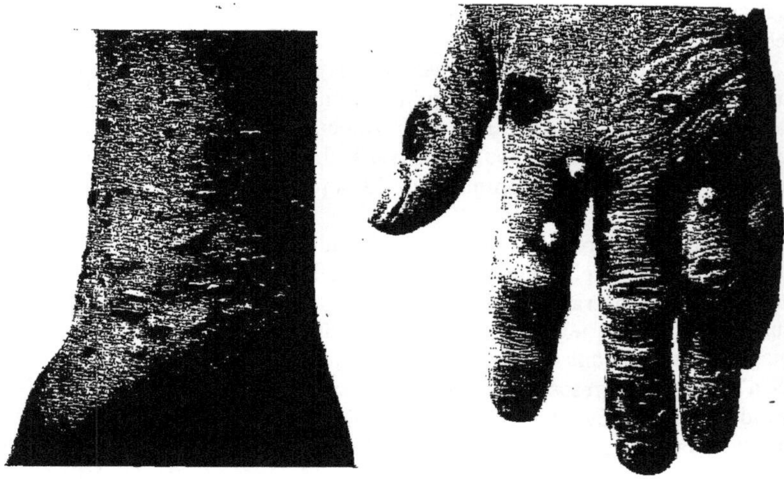

Fig. 65. — Sillons de gale au niveau du poignet (d'après le moulage 1957 du Musée de l'Hôpital Saint-Louis).

Fig. 66. — Gale pustuleuse d'origine ovine (d'après le moulage 2077 du Musée de l'Hôpital Saint-Louis).

avec prurit nocturne insupportable, qui persista de quinze jours à deux mois. Ce prurit provoque naturellement des lésions de grattage, qui peuvent s'infecter secondairement et ouvrir la porte à l'impétigo ou à l'eczéma.

Chez les gens de la classe aisée, habitués aux soins de propreté, le diagnostic se fait généralement de bonne heure et le traitement a rapidement raison de la maladie. Mais, chez les gens de la classe pauvre et surtout dans certaines populations particulièrement malpropres, la gale peut arriver à occuper la plus grande partie du corps; l'irritation de l'épiderme est alors telle qu'il se produit d'épaisses croûtes épidermiques pouvant ressembler parfois à de véritables cornes; elles siègent surtout aux mains et aux pieds. C'est ce qu'on a appelé la *gale norvégienne* (fig. 67). Ces croûtes renferment le Sarcopte en nombre considérable avec ses larves et ses œufs.

A côté du Sarcopte de la gale, nous devons signaler maintenant les

Tyroglyphinés ou Sarcoptides détriticoles, qui peuvent produire des lésions analogues. Les Tyroglyphes et les Glyciphages se rencontrent communément dans toutes les matières alimentaires subissant un commencement de fermentation. Ils abondent particulièrement dans certains fromages et dans les blés dits échauffés; dans certains greniers où le blé fermente, les Tyroglyphes peuvent se multiplier tellement qu'on peut les

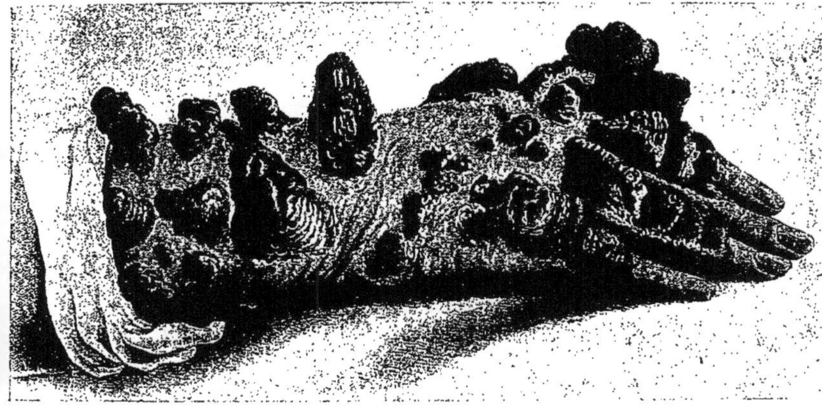

Fig. 67. — Main atteinte de gale norvégienne; d'après Danielssen et Bœck.

enlever par pelletées. On comprend facilement que dans ces conditions ils puissent s'attaquer à l'homme. Ils courent alors à la surface de la peau en la piquant sans cesse et provoquent encore un prurit insupportable avec éruption de petits boutons rouges et accompagnement de fièvre; c'est ce qu'on appelle la *fièvre de grain*. Un petit Acarien appartenant à une famille voisine, le *Pediculoïdes ventricosus* ou Mite du blé, peut agir de même. Les Glyciphages, au contraire, vivent plutôt dans les matières sucrées : sucre, pruneaux, vins sucrés, etc.; ils se rencontreront donc surtout chez ceux qui manipuleront ces matières alimentaires, aussi l'éruption prurigineuse qu'ils peuvent provoquer est-elle généralement connue sous le nom de *gale des épiciers*. Moriggia, en 1867, a même publié la curieuse observation d'une vieille femme, qui portait sur le dos de la main une énorme excroissance cor-

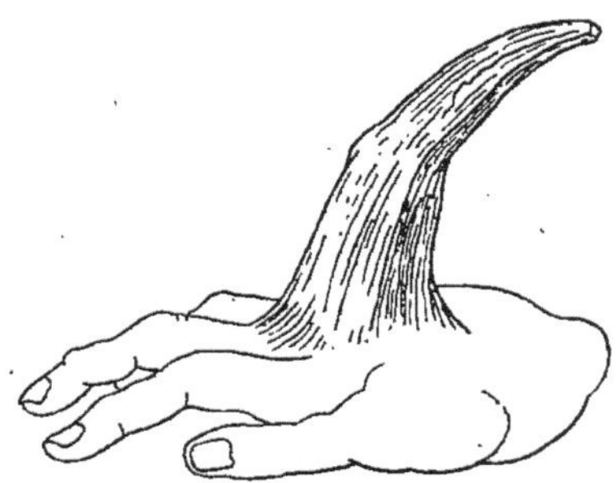

Fig. 68. — Corne cutanée du dos de la main, qui contenait à sa base une colonie d'Acariens; d'après Moriggia.

née (fig. 68), longue de 20 centimètres sur 16 centimètres de circonférence à la base et dont l'intérieur était rempli d'Acariens, qui étaient sans doute des Glyciphages, autant qu'on peut s'en rendre compte d'après la figure imparfaite donnée par l'auteur.

Parmi les Acariens psoriques, il faut signaler aussi le *Rouget*, qui est la larve hexapode des Trombidions, beaux Acariens à corps généralement soyeux et d'un beau rouge, qui vivent dans les herbes des champs et des jardins, particulièrement sur les légumineuses, telles que le sainfoin, le trèfle et les haricots ou sur le gazon. Les larves, étant microscopiques, se fixent sur le corps de tous les animaux qui passent à leur portée et, chez l'homme, pénètrent sous les vêtements et se fixent sur la peau au niveau des plis articulaires et de tous les obstacles qu'elles rencontrent. La peau se gonfle et s'œdématie tout autour d'elles, d'où formation de plaques blanchâtres avec, au centre, un petit point rouge, qui est le parasite. En même temps se produisent des démangeaisons intolérables, qu'on a comparées à celles de la gale. La maladie a reçu le nom de *prurigo automnal*. Ces Rougets abondent dans le monde entier, où ils sont connus sous les noms les plus divers. Nous verrons que l'un d'eux semble agir aussi comme agent d'inoculation.

Enfin il nous faut signaler certains Acariens, qui vivent dans les poulaillers, les colombiers, les volières et dans les nids de certains oiseaux (nids d'hirondelles par exemple); ce sont les *Dermanyssus gallinae* ou Poux des volailles. Ils peuvent s'attaquer aux personnes qui pénètrent dans les basses-cours, qui plument les volailles ou qui dorment près d'une fenêtre où loge une hirondelle. Si les parasites sont nombreux, il en résulte encore une affection papulo-prurigineuse pouvant faire penser à la gale.

Restent les Ixodidés. Comme tous les autres Acariens, sauf le Sarcopte et le Demodex, ce sont des parasites temporaires, c'est-à-dire que tantôt ils se fixent sur le corps des animaux ou de l'homme pour se nourrir de sang, et tantôt ils vivent libres au milieu des herbes. Leur piqûre est assez douloureuse et provoque un prurit pouvant durer deux ou trois jours; de plus il se forme, autour du point piqué, une auréole rougeâtre, qui disparaît généralement assez vite. Mais il reste une induration du tissu conjonctif sous-cutané, qui peut persister plusieurs mois. Quelquefois même on a vu une jeune Tique pénétrer sous la peau, s'y gorger de sang et, ne pouvant plus sortir, constituer une tumeur plus ou moins volumineuse, qui, si elle n'est pas ouverte par le médecin, s'abcédera plus tard à la façon d'un furoncle. Nous devons enfin signaler le fait que les larves hexapodes de certains Ixodidés peuvent aussi vivre en parasites; c'est ainsi que dans l'Amérique du sud les larves d'une Tique, l'*Amblyomma cajennense*, vivent par myriades dans les hautes herbes durant la saison sèche et envahissent, à la façon de nos Rougets, le corps des voyageurs qui traversent les savanes. Elles provoquent alors un tel prurit, qu'on les appelle dans le pays *mostacilla* (de *mostaza*, moutarde) et qu'elles constituent un véritable fléau.

Mais c'est surtout comme agents d'inoculations que les Acariens ont lieu de nous intéresser, surtout en ce qui concerne les Tiques et les Argas.

Maladies transmises par les Acariens. — En 1888, le professeur Babes, de Bukarest, décrivait sous le nom d'hémoglobinurie du bœuf une maladie du bétail, dans la vallée du Danube, caractérisée par de la fièvre et par l'émission d'une urine sanglante. Dans les globules du sang des animaux malades, il trouve des Microbes caractéristiques, arrondis ou piriformes et réunis généralement deux par deux.

L'année suivante, le parasite est retrouvé aux États-Unis chez les bœufs atteints de *fièvre du Texas*, et, en 1893, Smith et Kilborne publient un travail magistral sur la fièvre du Texas et l'inoculation du parasite par les Tiques. Enfin, en 1900, Lignières retrouve le parasite chez les bœufs de la République Argentine atteints de

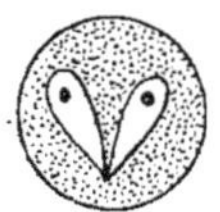

Fig. 69. — Piroplasmes (*Babesia bovis*) dans un globule rouge du bœuf.

tristeza. La maladie est aujourd'hui très bien connue. L'examen microscopique du sang des animaux malades permet d'apercevoir dans les globules de petits parasites piriformes, réunis souvent deux par deux par leur extrémité effilée et connus sous le nom de *Piroplasmes* (fig. 69).

On sait aujourd'hui que ce parasite est transmis des animaux malades aux animaux sains par une Tique, le *Rhipicephalus annulatus*. Bien plus, on sait que cette Tique peut transmettre le parasite à toute sa descendance, de telle sorte que la maladie peut être inoculée par toutes les jeunes Tiques issues d'une mère infestée.

Or, une affection semblable existe aussi chez le cheval, le mouton et le chien, et, chez tous, elle est transmise par une Tique. Il n'y a donc rien d'étonnant à ce qu'elle puisse aussi se rencontrer chez l'homme. En

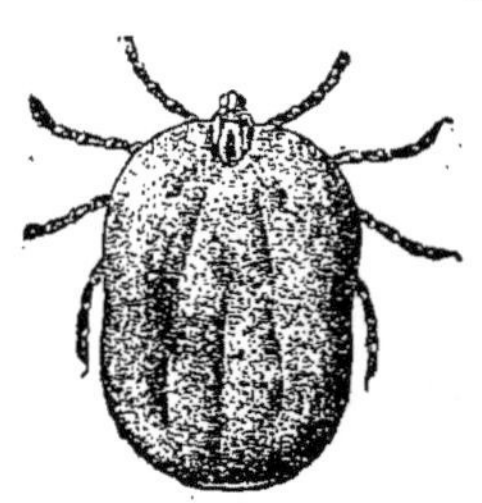

Fig. 70. — *Dermacentor reticulatus*, femelle gorgée de sang ; d'après P. Manson.

effet, en ces dernières années, on a décrit dans les Montagnes Rocheuses, sous le nom de *fièvre pourprée*, une sorte de typhus caractérisé par des frissons, de la fièvre et une éruption de couleur violacée, au cours de laquelle on aurait trouvé, dans le sang, des Piroplasmes, très voisins de celui du bœuf. C'est du moins l'opinion de Wilson, Chowning et Anderson. Toutefois W. Stiles, Ashburn et Ricketts n'ont pu retrouver ce parasite. Cependant il ne peut s'agir comme on l'a dit d'un virus invisible, puisqu'il ne passe pas à travers le filtre Berkefeld. La maladie est facilement inoculable au macaque par injection du sang d'un malade. Ici encore l'affection serait inoculée par une Tique, le *Dermacentor reticulatus* (fig. 70) ou du moins par une de ses variétés, dont les auteurs américains font une espèce spéciale sous le nom de *D. Andersoni*. Les Tiques issues de Tiques infectées sont également infectieuses.

Il existe au Japon, sous le nom de *fièvre fluviale* ou *tsutsuga-mushi*, une maladie qui ressemble beaucoup à la fièvre pourprée des Montagnes Rocheuses. Elle se produit en été, le long de certaines rivières, pendant la récolte du chanvre. Le parasite n'est pas encore connu, mais la maladie passe pour être inoculée par un petit Acarien, très voisin de notre Rouget, dont il ne diffère guère que par ses longs poils barbelés :

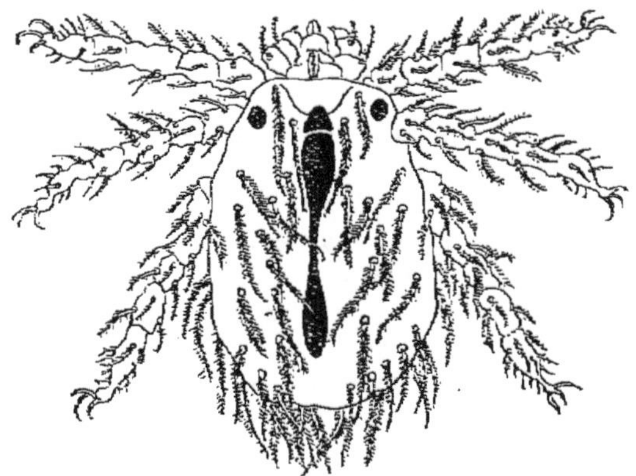

Fig. 71. — *Trombidium akamushi* ; ×110 ; d'après Tanaka.

c'est le *Kedani* ou *Akamushi* (fig. 71), forme larvaire du *Trombidium akamushi.*

Fièvre récurrente. — Il est amplement démontré, par les belles recherches expérimentales de Dutton, de Todd et de Koch, que la fièvre récurrente du centre africain, plus généralement connue sous le nom de *Tick fever*, a pour agent de transmission un Ixodidé, voisin des Argas,

l'*Ornithodorus moubata* (fig. 72). Ce parasite pullule dans les cases des indigènes et surtout dans les habitations situées sur les routes des caravanes.

En piquant l'homme infecté, la Tique se gorge de sang et par conséquent de Spirochètes. Ceux-ci persistent dans son tube digestif pendant

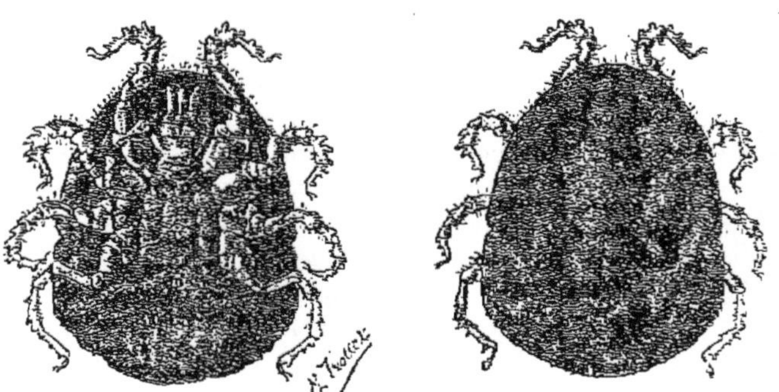

Fig. 72. — *Ornithodorus moubata* ; femelle à jeun montrant bien les plis cutanés ; ×2,5 ; d'après Brumpt.

quelques jours, après quoi ils passent dans les différents organes de l'Acarien, et en particulier dans l'ovaire. Ce fait, que nous avons déjà observé à propos de la piroplasmose bovine, a une grande importance, car il en résulte que les Tiques, qui naîtront de ces œufs, seront elles-mêmes infectées et transmettront la maladie. Quand une Tique infectée vient piquer un individu sain, elle lui transmet à son tour la maladie, comme le fait a été démontré chez le singe. Toutefois, d'après Koch, pour inoculer un singe d'une façon certaine, il serait nécessaire de le faire piquer par un grand nombre de Tiques infectées, environ une centaine. Il est vrai que dans les régions où sévit la Tick-fever, les Tiques abondent et sont infectées souvent dans la proportion de 50 pour 100,

d'où la facilité de la contagion. Il semble de plus que l'homme ne soit pas le seul à fournir des Spirochè- tes aux Tiques, et les rats et souris des lo- calités infestées sem- blent constituer aussi des réservoirs de vi- rus.

Il est probable qu'en Perse, la fièvre récur- rente est inoculée aussi par un Argas. Autrefois le Dr Tho- lozan avait attiré l'at- tention sur un Aca- rien, assez répandu en Perse, l'*Argas per- sicus* (fig. 73), plus connu sous le nom de Punaise de Mianeh, du nom d'une localité particulièrement in-

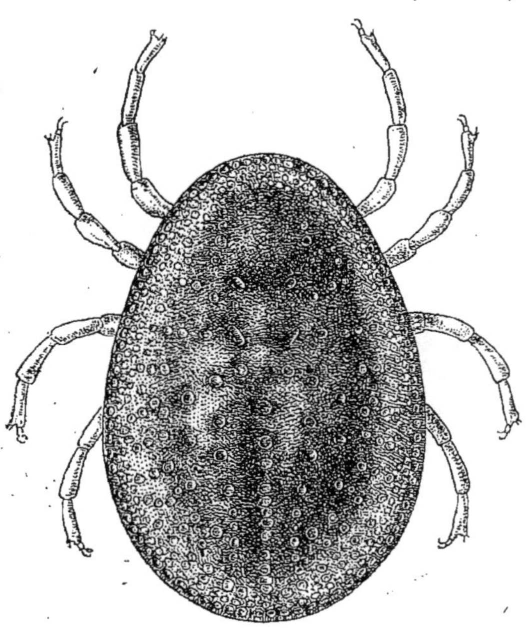

Fig. 73. — *Argas persicus* femelle, face dorsale, × 6 ; d'après Brumpt.

festée, et très redoutée des voyageurs venant de Russie en Perse. On avait remarqué que les piqûres faites aux indigènes étaient inoffensives, tandis que les Européens souffraient d'accidents graves, parfois mortels ; de plus, une première morsure vaccinait contre les piqûres ultérieures ; l'Argas inoculait donc sans aucun doute une maladie infectieuse. Cependant Mégnin réussit à faire croire pendant longtemps qu'il s'agissait d'une simple légende et que l'Argas de Perse est parfaitement inoffensif. Il avait prétendu démontrer son innocuité en se faisant piquer par un Argas. Celui-ci provenait bien de Perse, mais il s'agissait en réalité d'un *Orni- thodorus Tholozani*, parasite du mouton peu redouté en Perse, et de plus cet animal était à jeun depuis quatre années. Il semble bien aujourd'hui que l'*Argas persicus* soit redouté à juste titre. Il est certain qu'il inocule une maladie infectieuse et il se pourrait que celle-ci soit tout simplement la fièvre récurrente. Ceci d'ailleurs n'a pas lieu de nous surprendre, depuis que Marchoux et Salimbeni, au Brésil, ont montré que les poules sont sujettes à une sorte de fièvre récurrente, due au *Spirocheta galli-*

narum, qui leur serait inoculé par un certain *Argas miniatus*. Or il est aujourd'hui démontré que cet Argas est tout simplement l'*Argas persicus*, que celui-ci présente une aire de dispersion très étendue à la surface du globe et que dans beaucoup de pays (Sénégal, Algérie, Tunisie, pays Somali) il inocule la spirillose aviaire; il ne serait donc pas étonnant qu'il puisse aussi inoculer la spirillose humaine.

ANNEXE A L'ÉTUDE DES ACARIENS

Linguatules.

On a coutume d'étudier à côté des Acariens les Linguatules, parasites aberrants, dont la situation zoologique n'est pas encore bien fixée. Les embryons ont bien la forme de petits Acariens, mais ils ne possèdent que deux paires de pattes bi-articulées. Quant aux adultes, ils sont vermiformes, et leur seul caractère d'Arthropodes est de posséder, de chaque côté de la bouche, deux paires de crochets articulés, rétractiles dans des replis du tégument. Deux espèces intéressent le médecin : la *Linguatula lanceolata*, qui vit à l'état adulte dans les fosses nasales du chien et à l'état larvaire dans différents viscères du mouton, mais qui peut s'observer aussi chez l'homme sous ses deux états. La seconde espèce est le *Porocephalus moniliformis*, qui vit à l'état adulte chez le serpent python et chez le lion et à l'état larvaire dans le poumon, le foie, la rate ou l'épiploon de l'homme ou des singes (fig. 74).

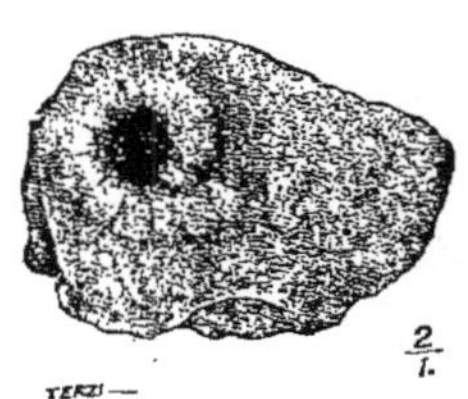

Fig. 74. — Larve de *Porocephalus moniliformis* ; d'après Sambon.

Rôle pathogène des Linguatules. — Nous venons de voir que la *Linguatula lanceolata* adulte peut se rencontrer dans les fosses nasales de l'homme. Sa présence s'y traduit par des saignements de nez abondants et fréquents, pouvant se reproduire jusqu'à deux fois par jour, d'où anémie et affaiblissement graduel. Il peut se produire aussi des troubles réflexes variables.

Au contraire les larves de ce parasite, qui dans certains pays s'enkystent fréquemment dans différents viscères et en particulier dans le foie de l'homme, ne paraissent produire aucun symptôme particulier et elles constituent toujours des surprises d'autopsie.

Mais il n'en est pas de même des larves du *Porocephalus moniliformis*, qui peuvent se rencontrer chez l'homme, en Afrique, dans les mêmes conditions. Au moment de la migration des larves dans le poumon et les différents viscères, il se produit en effet une violente réaction, qui se traduit par de la pneumonie ou par une péritonite pouvant entraîner la mort.

13. **Rhynchotes**.

Les Rhynchotes sont des Insectes présentant généralement deux paires d'ailes et qui sont surtout caractérisés par leur trompe puissante, disposée pour piquer et par leurs métamorphoses incomplètes. Nous les diviserons en *Hémiptères*, dont la première paire d'ailes ou *hémélytres* est encroûtée de chitine à la base, en *Homoptères*, dont les quatre ailes sont membraneuses et en *Aptères*, dont les ailes ont complètement disparu en raison de leur parasitisme. Les Hémiptères et les Aptères intéressent seuls le médecin.

Les Hémiptères sont des Insectes suceurs. Leur trompe, généralement volumineuse, se replie sous le thorax à l'état de repos pour ne pas gêner les mouvements de l'animal (fig. 75). Elle est constituée en grande partie par la lèvre inférieure, qui forme une longue gouttière pluri-articulée, formant tube par accolement dorsal des bords, sauf à la base, où existe un orifice triangulaire que vient fermer la lèvre supérieure. Dans cette trompe glissent les mandibules et les maxilles, qui sont transformées en quatre stylets semblables. Au moyen de cette trompe résistante, les Hémiptères peuvent perforer facilement la peau des animaux et de l'homme pour en sucer le sang. Comme les Puces et les

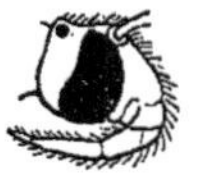

Fig. 75. — Tête de Réduve, vue de profil, pour montrer le rostre replié ventralement. *Original.*

Moustiques, ils inoculent une salive anticoagulante et irritante, qui provoque généralement une vive douleur.

Le développement est beaucoup plus simple que chez les Diptères et ne comporte pas de métamorphoses. Dès la sortie de l'œuf, les larves, chez les formes parasites (Punaises), ont déjà la forme et les mœurs des parents. Chez les formes ailées (Réduves) les larves ne diffèrent des adultes qu'en ce qu'elles n'ont pas d'ailes; elles les acquièrent au bout de plusieurs mues.

Les Réduves sont des Punaises ailées, qui vivent dans la campagne au voisinage immédiat des habitations et qui volent surtout la nuit, où elles viennent piquer les individus endormis, de préférence au niveau des lèvres, d'où le nom de *Kissing bugs* ou Punaises embrasseuses, qu'on leur donne aux États-Unis, où elles sont beaucoup plus abondantes que chez nous.

La Punaise des lits (*Cimex lectularius*) est un Hémiptère sans ailes qui, par tous ses caractères, appartient bien à cette famille et ne peut rentrer parmi les Aptères. C'est un Hémiptère dégradé par le parasitisme (fig. 76). C'est un animal arrondi, aplati, de coloration rougeâtre ou brunâtre. Le thorax est

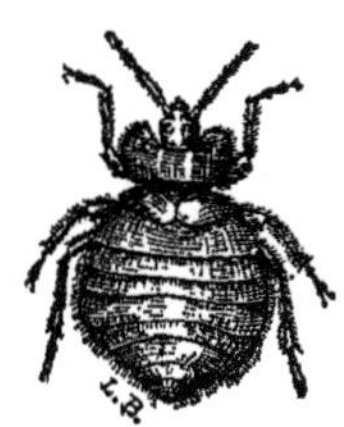

Fig. 76. — *Cimex lectularius* ou Punaise des lits; ×4.

échancré en avant pour recevoir la tête et en arrière il présente deux prolongements écailleux, qui sont les rudiments des hémélytres. Les

Punaises abondent dans les habitations mal tenues, surtout dans les pays chauds. En hiver elles restent tapies dans les fissures des murs ou des boiseries, derrière les rideaux ou les tentures; elles restent en état de vie latente. Mais, dès qu'arrive le printemps, elles sortent de leur retraite dès que la nuit arrive, et guidées par leur odorat subtil, vont parfois très loin pour attaquer l'homme. Grimpant le long des murs, ou se laissant tomber du plafond, les Punaises arrivent souvent en foule sur le lit, où elles s'acharnent sur leurs malheureuses victimes. Dès que le jour approche, ou dès qu'on allume une lumière, elles regagnent rapidement leurs retraites.

Les *Aptères*, encore connus sous le nom d'*Anoploures*, comprennent les espèces exclusivement parasites, vulgairement connues sous le nom de *Poux*. Parasites de la peau des mammifères, ils sucent le sang de ces derniers à l'aide de leur trompe. Celle-ci est rétractile et au lieu d'être repliée sur la face ventrale, comme chez les Hémiptères, elle est cachée normalement dans la tête. Elle est constituée par une gaine tubuleuse molle, formée par l'accolement de deux lèvres et garnie à son extrémité d'une double rangée de crochets récurrents (fig. 77) ; à l'intérieur se trouve l'organe de ponction, constitué par quatre stylets, qui correspondent sans doute aux mandibules et aux maxilles. Les pattes sont terminées par de véritables pinces, qui peuvent prendre un grand développement (*Phthirius pubis*) et permettent à l'animal de se fixer solidement le long des cheveux ou des poils. Les Poux de l'homme vivent en effet au milieu des poils ou des vêtements, auxquels ils agglutinent leurs œufs. De ces œufs ou *lentes* sortent des jeunes semblables aux parents. Contrairement aux Punaises, qui se reproduisent assez lentement, les Poux sont remarquables par la rapidité de leur multiplication, chaque femelle pondant de 50 à 60 œufs et les jeunes devenant adultes en l'espace de quinze jours à trois semaines.

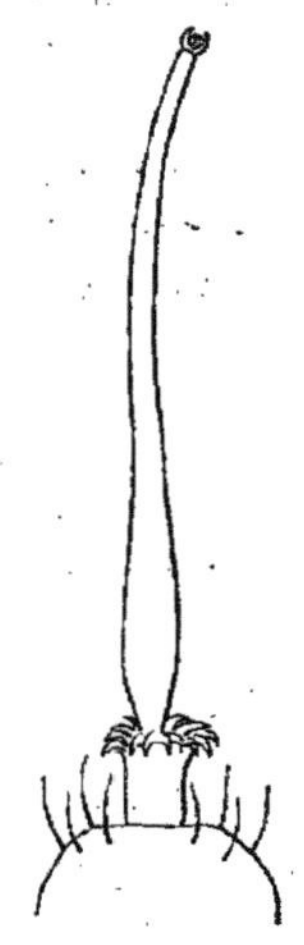

Fig. 77. — Rostre du Pou de vêtement, complètement dévaginé.

Les Poux comprennent : le Pou de tête, le Pou de vêtement et le Pou du pubis ou Morpion. Jusqu'en ces derniers temps on peut dire qu'ils n'ont été considérés que comme un objet de dégoût. Certaines mères croient encore que les Poux sucent le mauvais sang, et beaucoup croiraient exposer leurs enfants aux pires maladies en débarrassant leur tête des Poux qui y pullulent ; elles vont parfois jusqu'à y semer elles-mêmes la vermine pour les protéger, les guérir des affections les plus diverses. C'est d'ailleurs le sort de tous les parasites d'avoir, à certaines époques, été considérés comme favorables à l'organisme parasité ; ce fut aussi le cas des Vers intestinaux.

Le Pou de vêtement ne vit pas, comme on le croit souvent, à la surface de la peau, mais bien dans les vêtements eux-mêmes. C'est pourquoi il n'est guère à redouter des gens propres, changeant fréquemment de linge de corps. C'est avant tout, dans nos pays du moins, le parasite des vieux vagabonds et s'il s'observe fréquemment dans les armées en campagne, c'est parce que les soins corporels y sont rendus bien difficiles. Nos pères en voyant des individus vivre en hébergeant des milliers et des milliers de Poux, n'imaginaient pas qu'ils puissent être des parasites bien redoutables. On parlait bien vaguement d'une *maladie pédiculaire* qui aurait frappé, dans l'antiquité et dans le moyen âge, un certain nombre de grands personnages qui seraient morts dévorés par les Poux. Mais, en réalité, ces faits rentraient dans le domaine de la légende et personne ne se doutait que les Poux puissent vraiment provoquer la mort. Quant au Morpion il a été, de tout temps, surtout un objet de risée.

Principaux Rhynchotes parasites de l'homme.

ORDRES.	GENRES.	ESPÈCES.	HABITAT.
Hémiptères.	*Reduvius*	*personatus.* *iracundus.*	Peau. Peau.
	Conorhinus	*megistus.*	Peau.
	Cimex	*lectularius.*	Peau.
Aptères.	*Pediculus*	*capitis.* *vestimenti.*	Cuir chevelu. Vêtements.
	Phthirius	*pubis.*	Poils.

Rôle pathogène des Rhynchotes. — La piqûre des Réduves et des Punaises est douloureuse ou prurigineuse. Elle s'accompagne le plus souvent d'inflammation locale avec induration et parfois aussi d'une véritable urtication. Ces phénomènes sont, du reste, très variables, suivant les individus : les uns ne réagissent absolument pas, tandis que chez d'autres, chaque piqûre peut déterminer de grosses tuméfactions inflammatoires pouvant simuler l'érythème noueux.

Les Poux agissent différemment; certains d'entre eux provoquent, au niveau des piqûres des pigmentations dues à l'inoculation de la salive du parasite. C'est ainsi que le Pou de vêtement produit de petites taches brunes; quand les Poux existent en grand nombre, comme c'est le cas chez les vieux mendiants, ces taches peuvent se fusionner les unes avec les autres, et la peau tout entière peut prendre une coloration brune, identique à celle de la maladie d'Addison (fig. 78). C'est ce qu'on appelle la *mélanodermie pédiculaire* ou *maladie des vagabonds*. Enfin, si les Poux persistent depuis longtemps, les taches se superposent les unes sur les autres et la peau peut devenir tout à fait noire, ne se distinguant de celle d'un nègre, qu'en ce qu'elle reste normale aux points qui ne sont pas en contact avec les vêtements. En raison des démangeaisons, la peau des régions malades est également striée de coups d'ongle, qui se présentent sous forme de longues écorchures linéaires (fig. 78).

Quant au Morpion, il produit, aux point piqués, de petites papules roses ou rougeâtres, mais il se produit à distance des taches gris

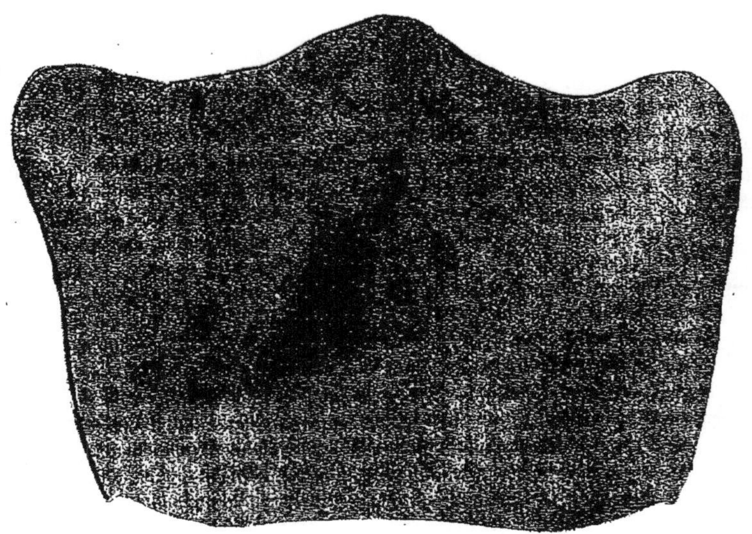

Fig. 78. — Mélanodermie pédiculaire ou maladie des vagabonds
(d'après le moulage n° 655 du Musée de l'Hôpital Saint-Louis).

bleuâtre, visibles surtout à contre-jour et qui ont reçu le nom de *taches ombrées* ou de *taches bleues.* Duguet a démontré, en 1880, qu'elles sont dues à l'inoculation de la salive du parasite. Elles peuvent s'étendre à toute la région sous-ombilicale, aux flancs et aux cuisses.

Maladies transmises par les Rhynchotes. — Nous venons de voir que, par eux-mêmes, les Rhynchotes n'ont pas, à proprement parler, de rôle bien pathogène. Ils sont au contraire très importants, quand on envisage les maladies qu'ils sont capables d'inoculer à l'homme. Nous allons les étudier à tour de rôle, en commençant par les affections bactériennes pour lesquelles les Insectes sont de simples agents de transport et nous terminerons par les affections parasitaires proprement dites, dans lesquelles le parasite subit une partie de son développement dans le corps même de l'Insecte inoculateur.

Septicémie. — Mégnin cite le cas d'un académicien célibataire que sa gouvernante laissait croupir dans une horrible saleté. Il était dévoré par toutes sortes de parasites et en particulier par des Punaises. Un de ses amis, étant venu le voir à son lit de mort, posa la main sur le lit et fut bientôt piqué au bras par des Punaises. Quelques jours après, se développèrent au point piqué des furoncles et des anthrax, qui furent l'origine d'une septicémie mortelle.

Peste. — Nous verrons plus loin que la peste est généralement transmise par les Puces. Toutefois, nous allons voir que la Punaise peut aussi l'inoculer, mais elle est loin de jouer un rôle aussi considérable. Cela tient surtout à ce que les Puces peuvent l'inoculer de rat à rat, du rat à l'homme et enfin d'homme à homme. La Punaise, au contraire, ne s'attaquant guère qu'à l'homme, joue surtout le rôle d'agent de transmission d'homme à homme. Le pestiféré ne présentant de Microbes dans le sang que peu d'heures avant la mort, la Punaise, pour s'infecter, devra donc le piquer à la période agonique. Si elle pique ensuite un individu sain, elle pourra lui transmettre la peste. Les observations de Simond, de Calmette, de Hankin et les expériences de Verjbitski ne laissent planer aucun doute sur la possibilité de cette transmission.

En effet, il est facile de faire piquer la souris, le rat ou le cobaye par des Punaises, à la condition de raser la peau au point où on les applique. Une Punaise a-t-elle été placée sur un animal inoculé, on peut mettre en évidence la présence du Bacille pesteux dans son intestin, soit par l'examen microscopique, soit par l'inoculation du contenu à un animal sain. Toutefois, la persistance du Microbe dans le tube digestif de l'Insecte n'est pas de longue durée, et varierait de deux à huit jours. Pendant les deux premiers jours, le Bacille de Yersin se multiplie dans l'intestin et conserve toute sa virulence; ensuite cette virulence diminue. Les Punaises restent infectieuses jusqu'au quatrième jour après qu'elles ont ingéré le sang virulent, mais à partir du cinquième jour elles deviennent inoffensives. La transmission de la peste s'obtient rarement avec une seule Punaise; avec trois Punaises infectées elle s'obtient à coup sûr. Telles sont du moins les principales conclusions qu'on peut tirer des expériences de Verjbitski.

Fièvre typhoïde et tuberculose. — Depuis longtemps déjà on incrimine les Punaises comme agents d'inoculation de la tuberculose et de la fièvre typhoïde, en leur attribuant certains cas de contagion intérieure dans les hôpitaux. Le fait est possible, il est même très vraisemblable, mais en l'absence de toute preuve expérimentale, nous ne pouvons y insister ici. Il y aurait grand intérêt à instituer des recherches dans ce sens, la Punaise pouvant jouer en effet un grand rôle dans la transmission des maladies contagieuses de nos pays.

En tout cas, le fait semble aujourd'hui démontré pour les Poux. En effet, ceux-ci ont un appétit insatiable, qui les porte à sucer le sang jusqu'à plusieurs fois par vingt-quatre heures, et la pénétration de leur rostre dans la peau provoque un prurit des plus violent. Ce prurit porte l'enfant à se gratter, et ces lésions de grattage favorisent déjà les inoculations bactériennes. Toutefois, il semble bien que les Poux soient par eux-mêmes des agents d'inoculation, soit qu'ils inoculent directement dans l'épiderme, au moment de la piqûre, les Bactéries pyogènes, qui existent en grand nombre à la surface de la peau chez les gens malpropres, soit que ces Bactéries soient entraînées dans les anciennes piqûres au moment des grattages. Toujours est-il que, quand les Poux sont nombreux, la région parasitée suppure généralement, et on assiste au développement, soit des croûtes mélicériques de l'impétigo, soit de vastes placards formés de croûtes et de cheveux agglutinés, répandant une odeur infecte, et sous lesquelles fourmillent les Poux. En même temps se développe une hypertrophie des ganglions lymphatiques correspondant à la région malade. C'est d'ailleurs à ce moment que l'enfant suspect de scrofulose est amené au médecin. La santé générale de l'enfant est en général atteinte : il a le teint blafard, les yeux cernés et l'aspect cachectique. Depuis une quinzaine d'années nous avons, dans notre enseignement, attiré l'attention sur ce fait, prétendant que les Poux ouvrent réellement la porte au Bacille de la tuberculose, et que les adénites cervicales de l'enfant pouilleux sont souvent des lésions tuberculeuses. Depuis cette époque, J. Courmont et Lesieur ont montré que le Bacille tuberculeux peut très bien pénétrer par la peau et Himhoff, pratiquant l'ophtalmo-réaction chez des enfants ayant des adénites cervicales pédiculaires, la trouva positive 33 fois sur 100. Il faudra donc toujours débarrasser au plus vite l'enfant de ses Poux. Dans le plus grand nombre des cas, on le verra revenir rapidement à la santé. Malheureusement, si les Poux existaient depuis longtemps et si l'infiltration tuberculeuse a dépassé les premières défenses lymphatiques, la tuberculose continuera son œuvre.

Il ne semble pas qu'on ait observé de relations entre la tuberculose et le Pou de vêtement, mais il est juste de dire que, jusqu'ici, cette question ne paraît pas avoir été étudiée.

Il n'en est pas de même du Morpion, car si l'attention d'Himhoff fut attirée sur les Poux, c'est parce qu'il constata un jour qu'à la suite d'une infection par les Morpions, un individu jusque-là bien portant eut d'abord un bubon inguinal, puis une coxalgie. Et l'observation de ce cas lui donna la conviction qu'il fallait incriminer les Morpions comme agents possibles d'inoculation du Bacille tuberculeux.

Lèpre. — Durant les siècles où la lèpre constituait un véritable fléau, on ne songeait guère à discuter sa contagion. C'est du reste par l'isolement des malades dans les léproseries, qu'on est arrivé à juguler la maladie. De ce jour, on eut une tendance fâcheuse à lui attribuer les étiologies les plus diverses et à prétendre qu'elle n'était pas contagieuse. Les mesures d'hygiène fléchirent à tel point, qu'aujourd'hui la lèpre réapparaît de tous côtés et menace de nouveau l'Europe. Il en est résulté qu'on l'a mieux étudiée en ces dernières années et, de nouveau, on croit à sa contagion. Mais cette fois on est allé plus loin, et presque tous les auteurs sont d'avis que la lèpre est contagieuse et que la contagion s'opère par l'intermédiaire d'un Insecte suceur de sang. Presque tous les ectoparasites ont été incriminés. Toutefois, nous résumerons ici les travaux les plus récents et aussi les plus importants, qui tendent à prouver que la lèpre serait inoculée par les Punaises ; ils sont dus aux docteurs Sanders et Long, qui expérimentèrent dans l'Afrique du Sud indépendamment l'un de l'autre.

Frappé du fait que la lèpre est plus commune chez les gens sales, Long chercha si la vermine peut jouer un rôle dans la contagion. Pour cela il captura des Punaises dans des cases où il n'y avait jamais eu de lépreux et leur fit piquer des malades au voisinage de nodules lépreux de la face. Or chez toutes il trouva un Bacille ayant la forme, la dimension et les réactions colorantes du Bacille de la lèpre ; au contraire, l'examen fut toujours négatif chez les Punaises témoins, provenant des mêmes cabanes, mais n'ayant pas piqué de lépreux. De plus, à l'appui de la transmission de la lèpre par les Punaises, Long cite l'observation suivante. Un indigène se présente à lui, avec quelques taches de lèpre tuberculeuse de la face, ayant débuté six semaines auparavant. Or il n'y a pas de lèpre dans son village et il ne connaît personne ayant la lèpre. Mais, interrogé sur l'emploi de son temps, pendant l'année précédente, il raconte qu'à trois ou quatre reprises, il est allé dans un village voisin, où existe un lépreux. Jamais il n'a mangé chez ce lépreux, mais pendant une absence de celui-ci, il a commis l'imprudence de coucher dans sa cabane et il y fut abominablement piqué par des Punaises. Cette observation, on le voit, à la valeur d'une véritable expérience et il semble en effet bien probable que cet indigène a été inoculé par des Punaises pendant la nuit qu'il a passée dans la cabane contaminée.

Sanders alla plus loin. Persuadé, lui aussi, de l'inoculation de la lèpre par les Insectes, il étudia successivement le rôle possible de la Mouche domestique, des Mouches piqueuses, des Moustiques, de la Puce et enfin de la Punaise. Pour cela, ces Insectes étaient isolés dans des tubes à essai, bouchés avec un peu d'ouate, et placés à l'étuve. Après un à vingt jours de jeûne, l'Insecte affamé était placé sous un verre de montre, au niveau d'une ulcération lépreuse, et le verre de montre était maintenu en place. Or, l'examen de ces Insectes donna les résultats suivants : sur 70 Mouches, deux Bacilles acido-résistants furent trouvés dans l'estomac d'une Mouche et un dans l'estomac d'une autre ; sur 80 Moustiques, un seul renfermait trois Bacilles acido-résistants ; sur 60 Puces, une contenait deux Bacilles et une autre un ; enfin, 75 Punaises sur 20 contenaient des Bacilles acido-résistants et en assez grand nombre. Dès lors, l'attention de l'auteur fut attirée sur les Punaises, d'autant plus que jamais il ne put trouver de Bacilles acido-résistants sur des Punaises n'ayant pas piqué de lépreux. Chez les Punaises infectées au contraire, il est très facile de les mettre en évidence et ils ne disparaissent pas aussitôt, puisqu'on peut encore les rencontrer au bout de seize jours ; de plus on peut les trouver dans toutes les parties du corps de la Punaise.

Un beau jour, il eut l'idée de placer des Punaises sur un malade, atteint d'une poussée aiguë de lèpre tuberculeuse ; au bout de huit heures, les Punaises furent retirées gorgées de sang. Deux semaines plus tard, les mêmes Insectes furent encore placés sur le même malade pendant quelques heures. Or le lendemain matin, une Punaise était trouvée morte. Le tube digestif renfermait bien quelques Bacilles acido-résistants, mais c'est surtout dans les autres tissus de l'Insecte qu'on put en trouver des légions. Il est vrai qu'en apparence ils différaient considérablement de l'organisme classique de la lèpre. Mais en les examinant de plus près, on constatait qu'ils étaient absolument identiques à ceux obtenus dans leurs cultures par Clegg et Duval; c'était de jeunes Bacilles lépreux en pleine multiplication. Il est donc probable que la Punaise était morte d'une sorte de septicémie lépreuse. Il restait à inoculer la lèpre, au moyen de Punaises infectées. Des expériences furent faites chez les animaux, mais la plupart furent faites chez le cobaye et le lapin, chez qui la lèpre ne paraît pas inoculable. Des Punaises infectées furent également placées sur des lépreux maculo-anesthésiques, en période d'arrêt, et dans un cas une papule apparut à la suite de la piqûre. On ne trouva pas de Bacilles dans la papule, mais par contre, ils existaient en nombre considérable dans le tissu avoisinant, sans qu'on puisse savoir, il est vrai, s'ils avaient été inoculés par les Insectes, où s'ils existaient auparavant dans les tissus. Il serait intéressant de reprendre ces expériences sur les grands singes anthropoïdes, qui sont sans doute sujet à contracter la lèpre.

L'inoculation de la lèpre par les Punaises n'est donc pas encore prouvée d'une façon définitive, mais cependant elle semble bien probable. Ces faits sont du reste d'accord avec ce que nous savons de l'endémie lépreuse, qui n'est pas en rapport avec la pauvreté, mais avec le manque d'hygiène et surtout de propreté.

Cancer. — Sans vouloir prendre parti dans le débat, et affirmer que le cancer est de nature parasitaire et contagieuse, nous tenons du moins à rapporter ici les très intéressantes expériences, qui ont été faites, en 1895, par Henry Morau, sur le cancer de la souris. Ayant trouvé chez une souris blanche un cas d'épithélioma cylindrique, il réussit à l'inoculer en séries à d'autres souris. Un beau jour toutes ses cages ayant été envahies par des Punaises, et le passage de ces Insectes d'une cage dans l'autre pouvant compromettre le résultat de ses recherches, il résolut de voir si les Punaises pouvaient réellement servir d'agent de transmission. Pour cela, dans des cages neuves, isolées sur des pieds, plongeant dans des cuves remplies d'essence de térébenthine camphrée, il mit une série de couples de souris saines. Les unes furent laissées seules, tandis qu'aux autres il adjoignit un grand nombre de Punaises prises dans les cages déjà infestées. Quelques mois plus tard, les résultats de l'expérience étaient concluants : toutes les souris des cages aux Punaises étaient devenues cancéreuses, tandis que toutes les autres étaient absolument saines. Le rôle de la Punaise, en tant qu'agent de transmission du cancer, était si bien prouvé, que dans la suite de ses recherches, Morau substitua souvent les Punaises à la seringue de Pravaz comme moyen d'inoculation.

Trypanosomose américaine. — Depuis 1909 on connaît, au Brésil, une affection caractérisée par les divers syndromes de l'insuffisance des glandes à sécrétion interne et plus particulièrement de la thyroïde. Cette *thyroïdite parasitaire* s'observe surtout chez les jeunes enfants. L'infection se manifeste généralement par une fièvre continue, par une hypertrophie constante de la thy-
roïde, du foie et de la rate et par un engorgement ganglionnaire généralisé. Si la mort ne survient pas rapidement, la maladie passe à l'état chronique et on voit alors prédominer les symptômes nerveux : paralysie, myxœdème, infantilisme. Or, en même temps que Chagas décrivait cette maladie, il montrait qu'elle était due à l'inoculation d'un Trypanosome par une Réduve. Ce Trypanosome, ou *Trypanosoma Cruzi*, vit dans le sérum du sang des malades ; on crut tout d'abord qu'il offrait la particularité de se reproduire par schizogonie dans les capillaires du poumon, d'où le nom de *Schizotrypanum*, qui lui fut tout d'abord donné. Mais on sait aujourd'hui que cette schizogonie

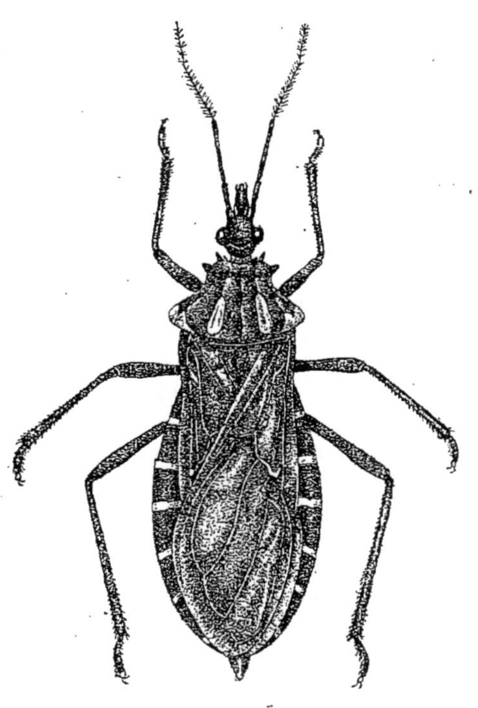

Fig. 79. — *Conorhinus megistus* femelle, agent d'inoculation du *Trypanosome Cruzi* ; grossi ; d'après Chagas.

existe aussi dans le cas du Trypanosome de la grenouille, qui est justement le type du genre. Le parasite redevient libre dans le sang et se répand alors dans tout l'organisme dont il peut infester les cellules et s'y multiplier par simple division, mais, cette fois encore, le parasite prend une forme plus ou moins circulaire et se reconnaît aisément à son noyau et au petit bâtonnet chromatique situé dans le voisinage ; il ressemble à un corpuscule de Leishman. C'est ce qui a été bien mis en évidence par Vianna, en 1911. Ensuite il reprend la forme de Trypanosome.

Mais Chagas ne s'est pas contenté de décrire la maladie et l'évolution du parasite. Il a montré qu'il est inoculé par une Réduve, le *Conorhinus megistus* (fig. 79), très abondant dans les maisons des gens de la classe pauvre. Le parasite se multiplie très activement dans le tube digestif de l'Insecte et peut se retrouver plus tard dans la cavité générale, puis dans les glandes salivaires. Il subit donc un véritable développement dans l'organisme de la Réduve, comme l'Hématozoaire du paludisme chez l'Anophèle. Brumpt a montré que le *Trypanosoma Cruzi* peut aussi se développer dans le tube digestif de la Punaise et de l'Argas, mais il n'a pu démontrer que ceux-ci soient capables de l'inoculer à l'homme.

Nous devons rapprocher de cette maladie le fait qu'en 1899, les journaux ont parlé d'une véritable panique qui régnait aux Etats-Unis, en raison de plusieurs cas de mort, chez des enfants, provoqués par la piqûre de Réduves voisines et en particulier du *Melanolestes picipes*. Il nous semble que ces faits, qu'on mettait alors sur le compte de la peur, sont susceptibles aujourd'hui d'une explication. Il est possible en effet qu'il existe aux Etats-Unis une affection voisine de celle observée au Brésil. En tout cas, il est bien certain que les Réduves ne peuvent tuer par elles-mêmes et qu'elles inoculaient certainement une affection parasitaire.

Bouton d'Orient et Kalar-azar. — Le bouton d'Orient qu'on appelle aussi, suivant les pays, bouton du Nil, de Bagdad, de Bombay, clou d'Alep ou de Biskra, est une affection cutanée très répandue en Orient, et caractérisée par une petite ulcération ayant peu de tendance à la cicatrisation. Le kala-azar, auquel nous avons donné le nom aujourd'hui assez répandu de *splénomégalie tropicale*, s'observe dans les mêmes régions, mais surtout dans l'Inde. C'est une maladie caractérisée par de l'anémie, de la fièvre non influencée par la quinine, de l'hypertrophie de la rate et une coloration foncée de la peau. Dans tout le bassin méditerranéen cette affection ne s'observe que chez les jeunes enfants et rappelle singulièrement la trypanosomose observée par Chagas au Brésil. On en fait une maladie spéciale, à laquelle nous avons donné le nom de *splénomégalie infantile*.

Or dans la lésion du bouton d'Orient, comme dans la rate hypertrophiée des cas de splénomégalie tropicale ou infantile, on trouve en abondance, à l'intérieur de certaines cellules, de petits corps arrondis à deux noyaux, qu'on appelle communément des *corpuscules de Leishman*. Bien que rien ne permette jusqu'ici de les différencier, on a fait de ces parasites des espèces distinctes, car il n'est pas prouvé que le bouton d'Orient soit la première phase de la splénomégalie. Le parasite du bouton d'Orient a reçu le nom de *Leishmania furunculosa*, le parasite du kalaazar celui de *L. Donovani*, et le parasite de la splénomagalie infantile celui de *L. infantum*. Ces parasites ne sont en réalité connus que depuis l'année 1904, où Rogers ayant eu l'idée de les cultiver dans du sang citraté, obtint, dans ses cultures, des sortes de Trypanosomes. Les Leishmania sont donc probablement de simples formes endoglobulaires de Trypanosomes.

Les faits plaident en faveur de l'inoculation de ces parasites par des Insectes. Toutefois, bien que tous les auteurs s'accordent aujourd'hui à admettre cette étiologie, cet agent de transmission n'est pas encore connu. Nous devons du moins signaler ici qu'un de ceux qui ont le mieux étudié l'affection, le Dr Donovan, incrimine, à Madras, une Réduve très commune dans la région, le *Conorhinus rubrofasciatus*, dont les nymphes vivent dans les recoins et les crevasses des maisons, et piquent l'homme pendant la nuit. Il s'agit là d'une simple hypothèse, mais il est intéressant de noter que, tout récemment (1911), Carter a fait des expériences très intéressantes avec des parasites voisins, et a pu réussir à infester fréquemment l'un d'entre eux. C'est une Punaise des bois, l'*Erthesila fullo*, qui vit généralement sur les arbres, et qui, comme les Réduves, ne s'attaque à l'homme qu'accidentellement, lorsqu'elle est attirée par la lumière dans les appartements. L'auteur retrouva dans le tube digestif de l'Insecte les mêmes formes crithidiennes qu'il obtenait dans les cultures sur sang citraté. Toutefois, les expériences d'inoculation avec les Punaises infestées n'ayant pas été faites, il n'est pas certain qu'on se trouve en présence de l'agent de transmission. Du reste, on incrimine aussi la Punaise des lits.

En effet, en 1906, Rogers ayant constaté que les formes flagellées, qui semblent constituer l'état parfait du parasite, ne s'obtiennent qu'en milieu acide et à la température de 22°, émit l'hypothèse que les Punaises servent peut-être d'agent de transmission, ces conditions se trouvant réalisées dans leur estomac. Il obtint du reste des formes flagellées en mélangeant de la pulpe de rate renfermant des corpuscules de Leishman avec le contenu stomacal de Punaises. Mais c'est surtout Patton qui incrimina la Punaise (*Cimex rotundatus*), comme agent d'inoculation de la splénomégalie. Il a étudié de très près l'évolution du parasite dans l'estomac de l'Insecte, et il a constaté la production de Flagellés absolument semblables à ceux obtenus dans les cultures par Rogers et Nicolle. Il est évident que le kala-azar se présente le plus souvent sous forme d'épidémies de maison, ce qui serait d'accord avec le rôle attribué aux Punaises, toutefois, en raison de certaines contradictions, il est prudent d'attendre une confirmation des travaux de Patton. Cependant, il convient d'ajouter que cette théorie concorde aussi avec ce que nous savons du bouton d'Orient, que les indigènes, dans presque tous les pays où on l'observe, attribuent également à la piqûre des Punaises. Nous ne savons pas encore s'il existe une relation, entre le bouton d'Orient et la splénomégalie tropicale, mais il est du moins certain que ces deux maladies sont très répandues en Orient, c'est-à-dire dans des pays où abondent précisément les Punaises.

Notons pour terminer qu'à la suite des travaux de Nicolle on a constaté que, dans tous les pays où sévit la splénomégalie infantile, le parasite se rencontre spontanément chez le chien. On considère donc que cet animal domestique est le réservoir dans lequel viennent puiser les ectoparasites pour inoculer ensuite les corpuscules de Leishman aux enfants. On a incriminé tout naturellement la Puce du chien, mais personne jusqu'ici n'a démontré la réalité de ce mode d'inoculation.

Fièvre récurrente. — Comme le *Spirochète d'Obermeier* vit dans le sang, et comme les épidémies de fièvre récurrente s'attaquent surtout aux miséreux vivant dans les conditions hygiéniques les plus déplorables, il était tout naturel de penser que la contagion doit se faire par l'intermédiaire de quelque parasite cutané succeur de sang. En 1897, Tictin, en Russie, attribue l'inoculation de la maladie aux Punaises. Ayant recherché sans succès le Spirochète dans les Poux prélevés directement sur des malades, il les trouva, par contre, dans les Punaises recueillies dans les lits de ces mêmes malades. Bien plus, alors qu'il trouve constamment des Spirochètes dans l'estomac des Punaises capturées au cours d'un accès, il n'en trouve aucun chez celles qu'il capture entre les accès. Mais si les Spirochètes persistent de trois à quatre jours dans l'estomac des Punaises, il semble du moins qu'ils perdent très vite leur virulence. En effet, Tictin a pu transmettre au singe une spirillose typique, en lui inoculant une émulsion faite en triturant plusieurs Punaises infectées; mais il n'a pu réussir qu'à la condition de faire l'émulsion avec des Punaises, aussitôt après leur nourriture avec du sang infectieux; il échoua, au contraire, avec des Punaises ayant ingurgité ce sang 48 heures auparavant. Si donc il se confirme que la Punaise puisse servir d'agent d'inoculation, il est tout au moins probable qu'elle doit pour cela passer facilement d'un individu à l'autre. C'est ce qui se passe en effet dans certaines agglomérations, dans les asiles de nuit par exemple, ou dans les armées en campagne, c'est-à-dire dans les milieux mêmes où s'observe le plus fréquemment la fièvre récurrente.

En ces dernières années les recherches de Tictin ont été battues en brèche par les travaux de Breinl, Kinghorn et Todd, de Rabinowitch et enfin de Schellack. Cependant Nuttal a réussi, lui aussi, à transmettre la spirillose à la souris avec des Punaises, qui venaient de se nourrir de sang virulent. Enfin Mackie lui-même a pu conférer la récurrente au singe en le faisant piquer par des Punaises infectées. Ce ne sont pas du reste les seuls Insectes incriminés : nous avons vu qu'on incrimine aussi les Acariens et nous allons voir qu'on incrimine également les Poux.

En effet Manteufel a établi que le Pou du rat (*Hæmatopinus spinulosus*) peut transmettre de rat à rat le Spirochète de la récurrente européenne. Puis Sergent et Foley ont constaté que le Spirochète d'Obermeier conserve longtemps sa vitalité et sa virulence, dans l'intestin des Poux de vêtement, et ils ont réussi à donner la fièvre récurrente algérienne à un singe, en l'inoculant avec le produit de broyage d'un seul Pou, ayant piqué un malade six jours auparavant. Du reste Mackie, dans l'Inde, attribue également aux Poux la transmission de la fièvre récurrente. C'est enfin l'avis de Nicolle, Blaizot et Conseil, qui, dans des recherches récentes, ont réussi à infecter des Poux et à montrer que les Spirochètes apparaissaient chez eux vers le huitième jour pour persister jusqu'au dix-neuvième jour. Le siège des Spirochètes serait la cavité générale. L'infection réussirait aussi bien avec le Pou de tête qu'avec le Pou de vêtement. Certains auteurs ont été dès lors amenés à penser que les recherches de Tictin, concernant le rôle des Punaises comme agents d'inoculation de la fièvre récurrente sont inexactes, et certaines recher-

ches sembleraient leur donner raison. Nous sommes d'un autre avis, et,
étant donné que nous avons vu précédemment que la fièvre récurrente
peut aussi être inoculée par certains Acariens, il nous semble plus
naturel de penser que différents ecto-parasites suceurs de sang peuvent
inoculer les Spirochètes. En tout cas l'inoculation de la récurrente européenne par la Punaise des lits et par les Poux nous explique qu'elle
n'existe guère en Europe que parmi les populations misérables de
l'Irlande, de la Russie ou de la Turquie et dans les quartiers les plus
malpropres des villes.

Typhus exanthématique. — Si l'agent de la maladie n'est pas encore
connu, on sait du moins que le typhus exanthématique est inoculable.
On ne doit pas ignorer l'expérience courageuse de Moczutkowski, qui,
en 1900, à Odessa, s'inocula le sang d'une malade; 18 jours après il fut
pris d'un typhus exanthématique très grave. Deux expériences chez
l'homme ont été faites également par Yersin et Vassal en Indo-Chine;
la durée d'incubation de la maladie fut de 14 et de 21 jours. Les premières expériences positives chez les animaux ont été faites en 1909 à
l'Institut Pasteur de Tunis, par Charles Nicolle, Comte et Conseil. Ils
réussirent tout d'abord à inoculer le typhus à un chimpanzé, en se servant de sang recueilli chez l'homme au troisième jour de l'infection.
Avec le sang de ce chimpanzé, ils purent ensuite inoculer la maladie à
toute une série de bonnets chinois (*Macacus sinicus*). Mais, au fur et à
mesure des inoculations, le virus diminue d'intensité, comme en témoigne
l'augmentation de la durée d'incubation. Ils réussirent aussi la transmission directe de la maladie de l'homme au macaque, mais le succès
est alors très incertain; la meilleure méthode est donc le passage par le
chimpanzé. Ces travaux de Nicolle et de ses collaborateurs ont une
grande importance, car, en facilitant l'expérimentation, ils allaient permettre de démontrer le mode d'inoculation de la maladie.

Le typhus exanthématique, lui aussi, s'observe surtout chez les vagabonds, dans les dépôts de mendicité, les prisons et accessoirement dans
les armées en campagne, c'est-à-dire, dans les milieux où existe le
plus souvent la pédiculose. On avait du reste remarqué depuis longtemps que la malpropreté joue un grand rôle dans la maladie et qu'il ne
suffit pas de vivre dans le même milieu ou dans le même local pour la
contracter. Il faut qu'il y ait contact intime et suffisamment prolongé
avec le malade. C'est pourquoi, les médecins et les infirmiers ont de tout
temps payé un lourd tribut à la contagion, tandis que les voisins de lit
des malades peuvent lui échapper. De plus, on avait remarqué que, pour
arrêter une épidémie, il suffit le plus souvent de changer de linge les
vagabonds, et de passer leurs vêtements à l'étuve, procédé par lequel on
détruit les Poux. On se doutait donc que la vermine doit jouer un grand
rôle dans l'étiologie du typhus exanthématique. Netter fut, croyons-nous,
le premier à émettre cette hypothèse. Mais c'est encore à Ch. Nicolle et
à ses collaborateurs, que revient le mérite d'en avoir donné la preuve
expérimentale. De nombreuses observations faites en Tunisie les avaient

amenés à la conviction qu'il ne fallait pas incriminer les Puces et les Punaises, mais uniquement les Poux de vêtement. Ils prirent donc 29 de ces Poux, et après les avoir fait jeûner pendant 8 heures, ils les placèrent sur un bonnet chinois, atteint de typhus, dans les heures qui suivirent le début de l'éruption. Les jours suivants, on plaça ces Poux sur des macaques sains, qui contractèrent le typhus après une incubation de 22 et de 40 jours. Ces expériences ont d'ailleurs été confirmées tout récemment par H.-T. Ricketts, qui put transmettre le typhus mexicain (*tabardillo*) à des singes au moyen de Poux de vêtement infectés sur des malades, mais n'obtint aucun résultat avec les Punaises et les Puces.

Il est donc prouvé que le Pou de vêtement transmet le typhus de singe à singe et nous avons vu que tous les faits épidémiologiques semblent plaider en faveur d'une semblable contagion chez l'homme.

14. Diptères.

Les Diptères sont des Insectes pourvus d'une seule paire d'ailes, les postérieures étant transformées en balanciers, organes sensoriels chargés de régulariser l'équilibre pendant le vol. Les pattes se terminent par des pelotes adhésives couvertes de ventouses, ce qui permet à l'animal de marcher sur des surfaces lisses sans avoir à s'occuper des lois de la pesanteur. La trompe est propre à sucer ou à piquer. On les divise généralement en *Brachycères* ou Mouches, caractérisés par leurs antennes courtes, en Nématocères ou Moustiques, caractérisés par leurs antennes longues et en Aphaniptères ou Puces, qui sont des Diptères dégradés par le parasitisme et ayant perdu leurs ailes.

Pour nous, la partie la plus importante à considérer chez les Diptères est la trompe, qui est différemment constituée, suivant qu'elle est disposée pour piquer ou pour sucer. Chez les Mouches suceuses, telles que la Mouche domestique ou les Mouches à viande, la trompe

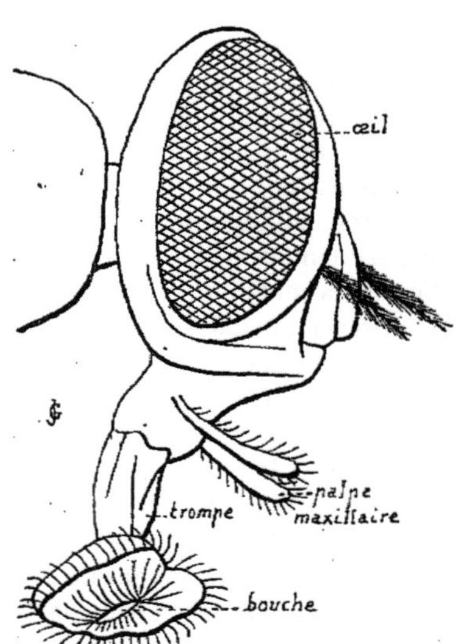

Fig. 80. — Tête de Mouche suceuse pour montrer la trompe molle en état d'extension. *Original.*

est molle, repliée sur elle-même et terminée par une sorte de ventouse (fig. 80). Incapable de perforer la peau de l'Homme ou des animaux, elle permet simplement de sucer les produits d'excrétion, tels que les sueurs, les larmes, les crachats, les matières fécales ou les liquides développés à la surface des plaies. Chez les Mouches piqueuses, au contraire, telles que les Stomoxes, les Glossines et les Pupipares, cette trompe devient rigide et fait saillie en avant de la tête; elle est alors capable de perforer la peau de l'homme et des animaux et acquiert un maximum de complication chez les Taons et chez les Moustiques.

Théoriquement la trompe des Diptères (fig. 81) se compose d'un long tube, qui prolonge la bouche en avant et qui est constitué par deux pièces en forme de gouttière : l'une dorsale, l'*épipharynx*, l'autre ventrale, l'*hypopharynx*, généralement traversé par le canal excréteur des

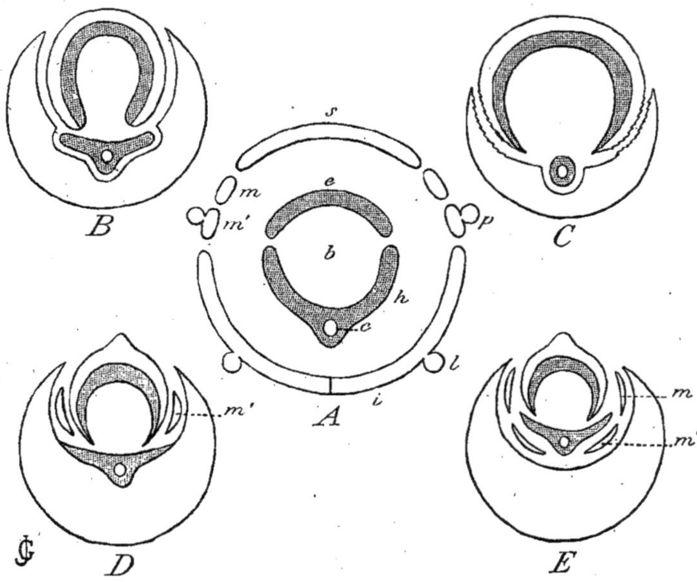

Fig. 81. — Schéma destiné à montrer les modifications de la trompe chez les Diptères : *A*, diagramme d'une trompe de Diptère ; *b*, bouche; *c*, canal salivaire; *e*, épipharynx; *h*, hypopharynx; *i*, lèvre inférieure; *l*, palpe labial; *m*, mandibule; *m'*, maxille ou mâchoire; *p*, palpe maxillaire; *s*, lèvre supérieure; *B*, trompe de la Mouche domestique; *C*, trompe des Stomoxes, des Glossines et des Pupipares; *D*, trompe des mâles de Taons et de Moustiques; *E*, trompe des femelles de Taons et de Moustiques. *Original.*

glandes salivaires, qui vient déboucher à son extrémité. Autour de ce tube viennent se grouper un certain nombre de pièces, qui sont : une pièce dorsale impaire, la lèvre supérieure ou *labre*, qui se soude souvent avec l'épipharynx; deux paires de pièces latérales, les *mandibules* et les *mâchoires*, ces dernières présentant généralement à leur base un prolongement, le *palpe maxillaire*; enfin deux pièces ventrales, les lèvres inférieures, généralement soudées sur leur partie médiane en une pièce impaire, le *labium*, qui sert généralement de gaine aux autres pièces de la trompe; mais chacune des lèvres présente parfois un prolongement, le palpe labial. Telles sont les pièces essentielles, qui pourront prendre un développement plus ou moins important suivant les espèces, se fusionner ou disparaître pour constituer la trompe des différents Diptères.

Chez les Moustiques et chez les Taons, toutes les pièces que nous venons d'énumérer existent (fig. 81, *E*). Les mandibules et les maxilles terminées par des pointes lancéolées ou par de véritables scies, servent à perforer la peau. La trompe proprement dite, formée aux dépens du labre, de l'épipharynx et de l'hypopharynx, pénètre dans l'ouverture ainsi produite et permet à l'animal de sucer le sang. Quant au labium, il sert simplement de gaine pour ces différents instruments à l'état de repos. Chez les mâles (fig. 81, *D*), certaines pièces disparaissent ou subissent une réduction telle que l'animal peut encore perforer le tégument d'un fruit, mais ne peut plus perforer la peau de l'homme ou des animaux. Chez toutes les autres Mouches, qui forment du reste un groupe assez homogène, celui des Cyclorhaphes, la trompe est, on peut dire, toujours constituée par un tube, constitué d'une part par le labre et l'épipharynx soudés en une gouttière dorsale, et d'autre part par le labium, qui forme une volumineuse gouttière ventrale. Dans un repli interne de ce labium se trouve logé l'hypopharynx, simple stylet, qui n'est plus que le prolongement du canal salivaire. C'est ce tube, qui reste mou chez les Mouches suceuses (fig. 81, *B*) et devient rigide chez les espèces piqueuses : Stomoxes, Glossines et Pupipares. Mandibules et maxilles ont disparu, mais les palpes maxillaires continuent à subsister. C'est ainsi que chez les Glossines (fig. 81, *C*) l'aspect volumineux de la trompe est dû au fait que les palpes maxillaires se sont développés en deux longues gouttières latérales, qui se rapprochent pour constituer une gaine à la trompe.

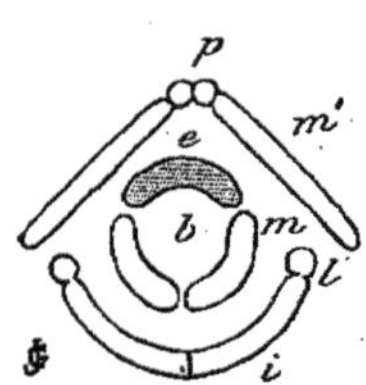

Fig. 82. — Diagramme de la trompe des Puces : mêmes lettres que dans la précédente figure. *Original.*

Toutefois, chez la Puce, la trompe est très différente (fig. 82). Elle est constituée essentiellement par une pièce impaire dorsale, l'épipharynx et deux pièces latéro-ventrales, les mandibules, qui, en se rapprochant, constituent le tube aspirateur du sang, à la base duquel s'ouvre le conduit salivaire. Cette trompe repose ventralement sur le labium et les larges palpes labiaux qui le continuent et elle est protégée dorsalement par les mâchoires triangulaires et les palpes maxillaires, qui la protègent à la façon d'un toit.

Chez tous les Diptères, la bouche s'ouvre à la base de la trompe. Elle se continue par l'œsophage, qui occupe toute la longueur du thorax. Dans la tête, cet œsophage se dilate en un pharynx plus ou moins volumineux, que des muscles puissants réunissent aux parois de la tête. C'est l'appareil suceur; en effet les muscles, en se contractant, dilatent ce pharynx, où se précipite le sang, si la trompe plonge à ce moment dans un vaisseau sanguin. Dans l'abdomen, l'œsophage se dilate en un estomac plus ou moins volumineux, qui peut rester droit comme chez les Moustiques ou, au contraire, se replier plusieurs fois sur lui-même comme chez les Glossines. L'estomac se continue par un intestin; celui-ci se dilate à son extrémité en une ampoule rectale, qui s'ouvre au dehors par un anus terminal. Vers la partie antérieure du thorax, l'œsophage est en rapport ventralement avec une vaste poche, qui peut se prolonger jusque dans l'abdomen et qui sert de réservoir pour le sang chez les espèces piqueuses; c'est le jabot. Quand tout le sang ingéré dans l'estomac a été digéré, le jabot se contracte et vide son contenu dans l'estomac. A la limite de l'estomac et de l'intestin débouchent les tubes de Malpighi, qui constituent l'appareil excréteur et sont en nombre variable suivant les espèces (fig. 83).

Chez toutes les Mouches suceuses de sang, existent deux glandes salivaires, généralement bien développées, tantôt localisées au thorax, comme chez les Moustiques, tantôt s'étendent jusqu'à l'extrémité postérieure de l'abdomen, comme chez les Glossines. Ces glandes sécrètent une salive, qui a pour but d'anesthésier la peau et surtout de rendre le sang incoagulable pour faciliter sa digestion ultérieure.

Les Mouches pondent des œufs ou des larves. Celles-ci sont vermiformes; le type en est l'asticot vulgaire. Elles sont constituées par une série d'anneaux portant chacun une ou plusieurs rangées de soies ou d'épines à pointe dirigée en arrière. Elles possèdent en général une armature buccale constituée par deux à quatre crochets plus ou moins puissants. Les larves de Diptères mènent parfois une vie libre, comme dans le cas des larves de Moustiques, qui se déplacent librement dans l'eau. D'autres encore vivent dans l'eau ou dans la terre

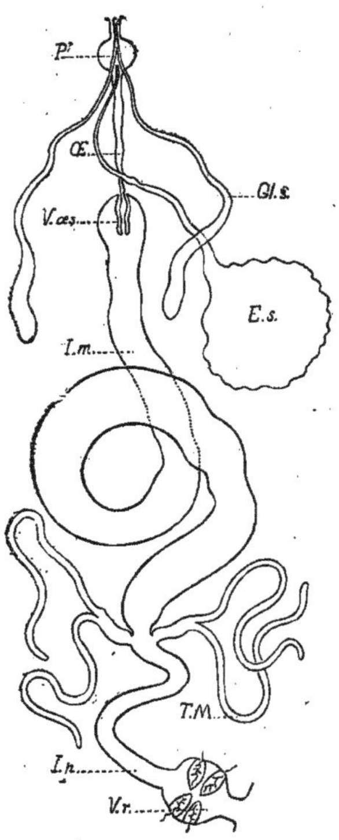

Fig. 83. — Schéma de l'appareil digestif d'un Diptère : *P*, pharynx; *Gl.s*, glandes salivaires; *E.s*, jabot; *Œ*, œsophage; *V.œs.* valvule œsophagienne; *I.m*, estomac ou intestin moyen; *T.M*, tubes de Malpighi; *I.p*, intestin postérieur; *V.r*, vésicule rectale; d'après Laveran et Mesnil.

humide, comme les larves de Glossines ou de Taons. Mais la plupart se développent dans des substances en décomposition, comme le fromage, les matières fécales, l'urine, le fumier, ou dans les viandes corrompues. Elles peuvent cependant, dans certains cas, se développer dans le corps des animaux vivants et même de l'homme et vivre par conséquent en parasites. On en connaît même une, celle de l'*Auchmeromyia luteola*, qui vit sur le plancher des cases des indigènes du Congo et suce le sang de l'homme pendant la nuit. Toutes les autres vivent en parasites dans la peau (myase cutanée), dans les fosses nasales (myase nasale), ou dans le tube digestif (myase intestinale). Ce parasitisme est d'ordinaire accidentel, mais parfois cependant il est nécessaire, comme dans le cas des OEstridés.

Principaux Diptères parasites de l'homme.

ORDRES.	FAMILLES.	GENRES.	ESPÈCES.	HABITAT.
Nématocères ou Moustiques.	Psychodidés.	*Phlebotomus*	*papatasii.*	Peau.
	Culicidés.	*Anopheles* *Culex* *Stegomyia*	*maculipennis.* *pipiens.* *calopus.*	Peau. Peau. Peau.
	Simulidés.	*Simulium*	*columbaczense.*	Peau.
Brachycérés ou Mouches.	Tabanidés.	*Tabanus* *Hæmatopola* *Pangonia* *Chrysops*	*bovinus.* *pluvialis.* *neo-cale ionica.* *cæcutiens.*	Peau. Peau. Peau. Peau.
	Muscidés. (Parasites seulement à l'état larvaire.)	*Hypoderma* *Dermatobia* *Sarcophaga* *Sarcophaga* *Auchmeromyia* *Cordylobia* *Lucilia* *Calliphora* *Musca* *Anthomyia* *Fannia* *Teichomyza* *Piophila*	*bovis.* *cyaniventris.* *carnaria.* *magnifica.* *luteola.* *anthropophaga.* *macellaria.* *vomitoria.* *domestica.* *pluvialis.* *canicularis.* *fusca.* *casei.*	Tumeurs sous-cutanées. Tumeurs sous-cutanées. Plaies, cavités naturelles. Plaies, cavités naturelles. Peau (hématophage). Tumeurs sous-cutanées. Plaies, cavités naturelles. Plaies, cavités naturelles. Tube digestif. Tube digestif. Vessie. Tube digestif, vessie. Tube digestif.
	Stomoxydés.	*Stomoxys* *Glossina* *G ossina*	*calcitrans.* *morsitans.* *palpalis.*	Peau. Peau. Peau.
	Pupipares.	*Hippobos a* *Cratærhina*	*equina.* *pallida.*	Peau. Peau.
Siphonaptères ou Puces.	Pulicidés.	*Pulex* *Pulex* *Ctenocephalus* *Ceratophyllus*	*irritans.* *cheopis.* *canis.* *fasciatus.*	Peau. Peau. Peau. Peau.
	Sarcopsyllidés.	*Dermatophilus*	*penetrans.*	Tumeurs sous-cutanées.

Comme toutes les larves d'Arthropodes, les larves de Mouches subissent un certain nombre de mues au fur et à mesure de leur développement. Les larves céphalées des Taons et des Moustiques donnent naissance à des *nymphes* mobiles, qui vivent également dans l'eau et d'où sortiront finalement les adultes. Mais dans la plupart des cas, au moment de la nymphose, la peau de la larve se contracte, se durcit et donne naissance à une *pupe* en tonnelet, dans laquelle se trouve cachée la nymphe. Enfin certaines Mouches donnent naissance à des larves, qui, presque instantanément, se transforment en pupes; c'est le cas des Glossines et de certaines Mouches parasites, qui, pour cette raison, ont reçu le nom de *Pupipares*.

Rôle pathogène des Diptères. — Nous allons étudier tout d'abord les désordres produits par les larves, après quoi nous étudierons le rôle joué par les adultes, soit comme agents de transport, soit comme agents d'inoculation des virus.

Myases ou parasitisme des larves de Mouches. — Les Anciens savaient déjà que les larves de Mouches peuvent vivre en parasites dans la peau de l'homme, et ils en avaient même tiré parti dans leur art raffiné des supplices. Plutarque nous rapporte, par exemple, que les rois de Perse faisaient enduire de miel les grands criminels et les exposaient au soleil; les Mouches, attirées par le miel, venaient pondre sur la peau, et les larves, qui naissaient des œufs, pénétraient dans les chairs, et les gens, ainsi condamnés, étaient en réalité, dévorés vivants par les larves de Mouches. Mythridate, condamné à ce genre de mort, vécut, dit-on, 90 jours dans cet horrible supplice. Dans les temps récents, Raulin et Cloquet citent le cas d'ivrognes s'étant endormis dans la campagne, qui furent ramassés encore vivants, mais les chairs grouillant d'asticots. Il s'agissait dans ces cas des larves de la *Sarcophaga carnaria* ou Mouche grise des boucheries, de la *Lucilia cæsar* ou Mouche verte et de la *Calliphora vomitoria* ou Mouche bleue de la viande, qui constituent les vulgaires *asticots* de la viande de boucherie, si appréciés par les pêcheurs. C'est encore à ces Mouches qu'il faut rapporter les anciens *Vers des plaies*, qui étaient assez fréquents avant l'avènement de l'antisepsie et de l'asepsie. Nous en possédons dans notre collection, qui ont été récoltés autrefois à Lyon par le docteur Drivon et dont l'élevage a fourni des Mouches grises et des Mouches vertes. Mais, en réalité, il s'agit là de Mouches, qui ont l'habitude de pondre sur des cadavres et qui ne pondent qu'accidentellement sur l'homme ou sur des animaux vivants.

Par contre, il existe des Mouches pour lesquelles ce parasitisme est une nécessité. C'est le cas des Hypodermes dans nos pays, de la *Dermatobia cyaniventris* en Amérique et de la *Cordylobia anthropophaga* en Afrique. La larve de ces deux dernières espèces produit simplement dans la peau, la formation d'une sorte de furoncle très douloureux, d'où sort un beau jour la larve pour se transformer en pupe. Mais le parasitisme des larves d'Hypodermes est beaucoup plus intéressant. Généralement ces Mouches s'attaquent aux bœufs, aux cerfs et aux chevreuils et aux individus employés à la garde des bestiaux. Or, ces larves ne se contentent pas de pénétrer sous la peau, mais elles y effectuent des trajets plus ou moins longs, se traduisant au dehors par une traînée ecchymotique continue (fig. 84), en déterminant de temps en temps des tumeurs aux points où elles séjournent (*Kreeping disease* des Anglais). Enfin un beau jour, il se forme une tumeur plus volumineuse, qui s'abcède, pour livrer passage à la larve.

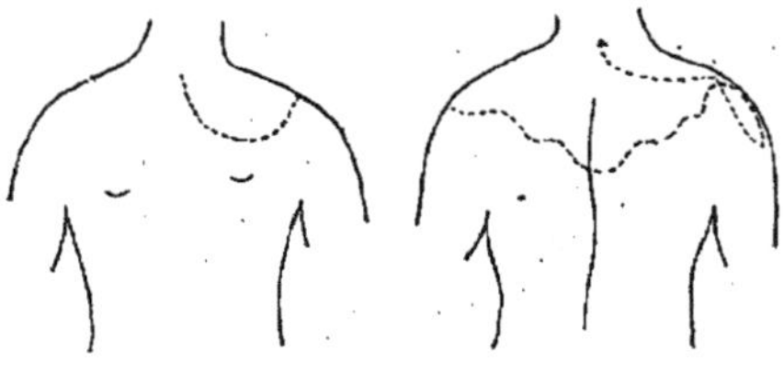

Fig. 84. — Trajet parcouru sous la peau par une larve d'Hypoderme (myase rampante); d'après Topsent.

Nous rappelons, en passant, qu'il existe au Congo une Mouche, l'*Auchmeromyia luteola*, dont les larves se développent généralement sous les nattes où dorment les indigènes. Ces larves ne pénètrent jamais sous la peau, elles sont cependant intéressantes au point de vue parasitaire, en ce qu'elles piquent les dormeurs, pour se gorger de sang. Or c'est la seule larve de Diptère qui se nourrisse ainsi de sang.

Si, dans certaines conditions, les Mouches de boucherie sont capables de déposer leurs œufs à la surface de la peau, on comprendra facilement qu'elles puissent le faire plus volontiers dans les cavités naturelles, dans les oreilles par exemple, et surtout à l'entrée des fosses nasales, où elles peuvent se trouver attirées par la fétidité de l'haleine, chez des individus atteints d'ozène ou chez des ivrognes cuvant leur vin; la Mouche confond l'odeur avec celle de la charogne et vient pondre ses œufs sur ce qu'elle prend pour un cadavre.

Le cas n'est pas extrêmement grave quand il s'agit simplement des Mouches de nos pays. Cependant dans certains pays, dans l'Europe orientale, par exemple, il arrive qu'une Mouche grise, la *Sarcophaga magnifica* vient pondre fréquemment ses œufs dans les fosses nasales. Or, quand une larve a gagné un des sinus en rapport avec elle, il n'est pas facile de la déloger et il en résulte des douleurs épouvantables, accompagnées souvent d'hémorragies. Mais ce n'est rien encore en comparaison de ce qui se passe en Amérique, où les larves de la *Lucilia macellaria* (fig. 85) ont coutume de se développer dans les mêmes conditions. Or, elles possèdent des crochets tellement puissants qu'elles ne se contentent pas de déchirer la muqueuse, mais pénètrent dans les muscles, peuvent ronger toute la face, perforent les cartilages, s'attaquent même aux os et vont parfois se promener jusque dans le cerveau. Il en résulte des ravages épouvantables, dont la mort est la terminaison presque fatale; elle survient par hémorragie, par septicémie ou par méningite, au milieu des plus atroces souffrances.

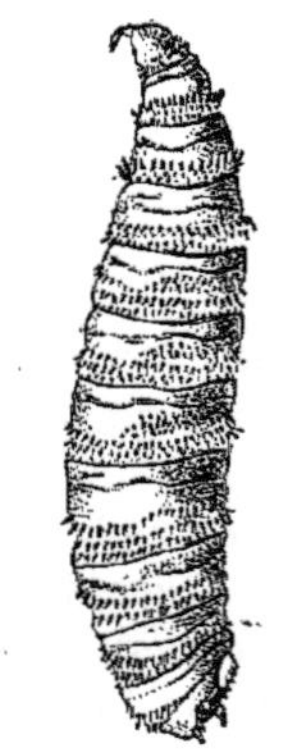

Fig. 85. — Larve de *Lucilia macellaria* vue de profil; ×5; d'après R. Blanchard.

Étant donné que certaines Mouches ont pour habitude de pondre leurs œufs sur la viande de boucherie ou sur les viandes froides qu'on n'a pas la précaution de tenir à l'abri d'une toile métallique, on comprend aisément que les larves des Mouches à viande puissent arriver facilement dans le tube digestif de l'homme. Il en sera de même des larves de la *Piophila casei*, qui constituent les *Vers du fromage*, ainsi que des larves d'*Anthomyes*, qui vivent dans les matières végétales, telles que les artichauts, les choux, les salades, les radis les carottes et les betteraves. On croyait autrefois que les larves de Mouches sont incapables de traverser le tube digestif de l'homme sans être digérées. On croyait alors que quand des larves existaient vivantes dans les déjections, c'est qu'elles avaient été pondues après l'évacuation des selles. Cependant le fait n'est plus niable aujourd'hui, puisque des médecins ont assisté à l'évacuation même des larves, et que les expériences de Pruvôt ont montré que les larves de Mouches peuvent traverser intactes le tube digestif des animaux. Du reste, étant donné que l'estomac du cheval est parfois tapissé de larves de Gastrophiles, on ne peut vraiment s'étonner que d'autres larves de Mouches puissent vivre accidentellement, chez l'homme, dans les mêmes conditions. Il est d'autant plus important de connaître la possibilité du parasitisme des larves de Mouches, qu'elles peuvent érailler la muqueuse digestive avec leurs crochets buccaux et ouvrir la porte à l'infection. C'est ainsi que nous avons vu un cas d'entérite cholériforme cesser après l'expulsion de larves d'Anthomyes et que Thébault a vu le parasitisme des larves de la *Piophila casei*, s'accompagner d'hémorragies intestinales et de fièvre typhoïde.

Il y a bien une larve de Mouche qu'on peut s'étonner à bon droit de rencontrer dans l'intestin de l'homme; c'est celle de la *Teichomyza fusca* ou petite Mouche noire des urinoirs. Sa larve, en effet, se développe dans les fosses d'aisance et de préférence dans l'urine. Il est donc permis de se demander comment elle peut arriver dans le tube digestif de l'homme. C'est cependant un des parasites les plus fréquents de l'intestin. On l'explique aujourd'hui de la façon suivante. La Mouche viendrait tout simplement pondre ses œufs, au niveau de l'anus, chez les personnes s'attardant trop dans des cabinets où foisonne cette Mouche. Les larves, qui naissent de ces œufs, franchiraient le sphincter, et pourraient vivre un certain temps dans le rectum. Il ne semble pas, du reste, que ces larves soient réellement pathogènes; elles produisent simplement quelques symptômes dysentériformes.

Enfin, dans certains cas, on a signalé l'expulsion de larves de Mouches avec l'urine. Aux cas de larves de *Fannia canicularis*, qui ont été signalées par Chevrel, nous ajouterons un cas de larves de *Teichomyza fusca*, qui nous a été communiqué autrefois par le docteur Launois. Ces différents cas s'expliquent encore par des Mouches, qui sont venues pondre au niveau de la vulve ou du méat urinaire, chez des personnes s'attardant sur un siège de cabinets d'aisance, ou étant restées à découvert sur un lit pendant les nuits orageuses de l'été. Il ne semble pas non plus que la *myiase urinaire* soit bien grave; on s'en débarrasse facilement par de grands lavages de vessie.

Mouches porte-virus. — On sait depuis longtemps que les Insectes, en venant puiser le nectar des fleurs, se couvrent de pollen, qu'ils transportent d'une fleur à l'autre. Ainsi se produit la fécondation d'un très grand nombre de plantes. Mais si les Insectes peuvent jouer un rôle dans les amours des fleurs, ils peuvent par le même procédé servir d'intermédiaire aux maladies de l'homme. Tel est le cas, par exemple, de la Mouche domestique. On sait qu'elle affectionne tout ce qui est sale : les ordures ménagères, les fumiers, les fosses d'aisance et en général, toutes les matières en décomposition. Elle peut ainsi retenir sur sa trompe, entre ses poils et surtout entre les innombrables ventouses qui terminent ses pattes (fig. 86), un grand nombre de Microbes qu'elle ira

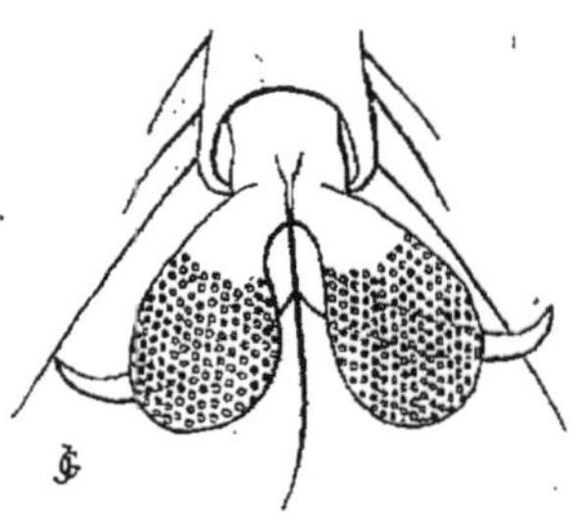

Fig. 86. — Dernier article du tarse d'une Mouche pour montrer les griffes et les pelotes adhésives; ×200. *Original.*

ensuite abandonner sur une plaie, sur la viande où elle ira se poser, ou bien dans le bol de lait où elle ira se noyer. Je ne veux pas insister sur ce rôle des Mouches, me proposant d'étudier surtout les maladies transmises par les Mouches qui sucent le sang. Il importe cependant de connaître que de nombreuses maladies sont transmises par les Mouches domestiques. En volant, par exemple, des matières fécales sur les aliments, elles jouent un rôle important au cours de certaines épidémies de fièvre typhoïde ou de choléra, et tout récemment différents auteurs leur ont attribué le premier rôle dans la dissémination des diarrhées infantiles. Elles peuvent aussi ouvrir la porte à la tuberculose, en transportant de la même façon les Bacilles tuberculeux des crachats sur les aliments. Tous ceux qui sont allés en Orient savent enfin qu'elles sont les agents de transmission de l'ophtalmie granuleuse et de l'ophtalmie purulente. Il est du reste facile de le comprendre quand on les voit posées en grand nombre autour des yeux des jeunes Arabes atteints de cette dernière maladie (fig. 87) et aspirant la

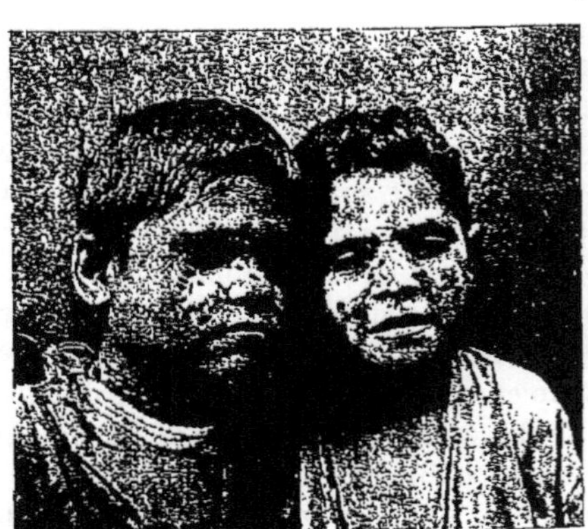

Fig. 87. — Enfants égyptiens atteints d'ophtalmie purulente; nombreuses Mouches autour des yeux et à la limite du pus; d'après une photographie du Dr Matsukis.

sécrétion purulente, qui s'écoule de leurs paupières, pour aller ensuite se poser sur les yeux d'autres enfants.

Cette Mouche domestique, à laquelle tant de personnes ne prêtent pas la moindre attention, est cependant chaque année la cause d'un assez grand nombre de décès par fièvre typhoïde et c'est elle qu'il faut rendre responsable, en grande partie, des borgnes et des aveugles innombrables qu'on rencontre à chaque pas en Orient.

Diptères suceurs de sang et inoculateurs de virus. — Bien autrement redoutables sont les Diptères suceurs de sang. Depuis longtemps les Mouches piqueuses sont devenues synonymes de Mouches charbonneuses. Il suffit, en effet, qu'une Mouche piqueuse aille sucer le sang d'un animal charbonneux et vienne ensuite piquer l'homme pour lui inoculer la pustule maligne. Ainsi peuvent agir les Taons, les Pangonies et les Moustiques. Mais ce sont surtout les Stomoxes ou Mouches piqueuses d'automne, qui constituent les Mouches charbonneuses par excellence, en raison de l'habitude qu'elles ont d'aller se poser sur les cadavres. L'agent de la maladie, le redoutable Bacille du charbon, ne subit pas de développement spécial dans l'organisme des Mouches, la trompe de ces dernières joue simplement le rôle d'agent inoculateur de la même façon que la lancette du médecin dans la transmission de la vaccine. Toutefois les Mouches dites charbonneuses ne doivent pas être un grand sujet de crainte, car, en réalité elles constituent l'exception. En effet, le charbon sévit surtout chez les bergers, les bouchers et les équarrisseurs, c'est-à-dire chez les gens qui sont exposés par leur profession à se faire des blessures en manipulant un animal malade.

Il ne faudrait cependant pas en conclure que les Mouches piqueuses soient inoffensives. En effet on tend à incriminer les stomoxes dans la transmission de la paralysie infantile (Rosenau) et nous allons démontrer que d'autres Mouches piqueuses constituent des êtres singulièrement redoutables puisqu'elles sont les agents d'inoculation des maladies les plus meurtrières et en même temps les plus répandues à la surface du globe.

Maladie du sommeil. — La maladie du sommeil est répandue dans tout l'ouest africain depuis le Sénégal au nord jusqu'à Mossamedes au sud, et existe dans tout le bassin du Congo, surtout dans la région des grands lacs. Elle a pris une extension considérable en ces dernières années et pourrait bien un jour s'opposer à l'acclimatement de l'homme dans l'Afrique tropicale tout comme une maladie voisine, la nagana, s'est opposée à l'acclimatement des animaux domestiques dans ces mêmes régions.

La maladie du sommeil est due à un Protozoaire flagellé, le *Trypanosoma gambiense*, qui vit un certain temps dans le sang de l'homme en produisant une affection fébrile qu'on confondit longtemps avec le paludisme, puis qu'on en sépara pour en faire une maladie distincte sous le nom de *trypanosomose fébrile*. C'est à P. Manson que revient le mérite d'avoir démontré, en 1905, que cette affection n'est en réalité que le premier stade de la maladie connue depuis longtemps sous le nom de *maladie du sommeil*. Cette seconde phase de l'affection est due simplement au passage du Trypanosome du sang dans le liquide céphalo-rachidien.

Or depuis le voyage de Livingstone on connaissait aussi en Afrique une affection des animaux domestiques produisant chez eux une telle mortalité qu'il est de toute impossibilité de les importer dans le centre africain. C'est pourquoi les porteurs nègres ont dû remplacer les bêtes

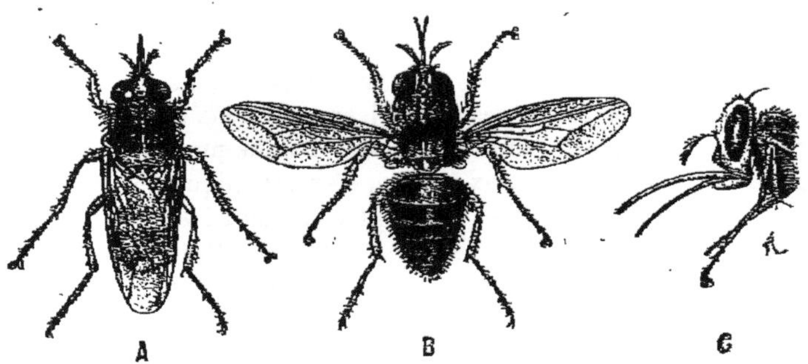

Fig. 88. — *Glossina morsitans :* A, Mouche au repos pour montrer les ailes qui se recouvrent l'une l'autre ; B, Mouche avec les ailes écartées ; × 2,5 ; C, tête grossie, vue de profil ; d'après Bruce.

de somme. On savait que cette maladie ou *nagana* est due à la piqûre d'une certaine Mouche, la *Glossina morsitans* ou Mouche tsé-tsé (fig. 88). Toutefois on ignorait absolument le mode d'action de cette Mouche. Pendant longtemps on crut qu'elle inoculait aux animaux une salive venimeuse. En 1894 Bruce, dans le Zoulouland, découvrait un Trypanosome dans le sang des bœufs atteints de nagana et bientôt il montrait que c'est précisément par l'inoculation de ce Trypanosome que la redoutable Mouche tsé-tsé provoque la mort des animaux.

Etant donnée la parenté de la maladie du bœuf et de la maladie de l'homme, il était tout naturel de penser que la Tsé-tsé était peut-être aussi l'agent de transmission de la trypanosomose humaine. En 1905, Bruce le démontre expérimentalement. Ayant soumis un singe aux piqûres d'un certain nombre de Glossines capturées dans la brousse, quinze jours plus tard les Trypanosomes apparaissent dans le sang du singe. Puis il réussit à inoculer la maladie à des singes en les faisant piquer par des Tsé-tsés, qui, au préalable, avaient piqué des malades du sommeil. Il incrimine une espèce particulière la *Glossina palpalis* (fig. 89), toutefois en ces derniers

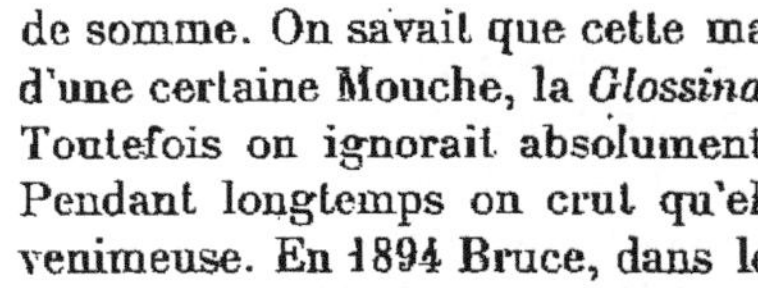

Fig. 89. — *Glossina palpalis*, × 2,5 ; d'après Austen.

temps Kinghorn et Yorke, étudiant la maladie du sommeil dans le nord de la Rhodesia, ont constaté que l'agent de transmission y était la

Glossina morsitans, constatation très importante si l'on songe que cette Mouche possède une aire de dispersion beaucoup plus considérable.

On croyait qu'il y avait une grande différence avec les maladies inoculées par les Moustiques. Bruce et ses continuateurs constatèrent, en effet, que la Mouche n'est contagieuse que pendant quelques heures après sa piqûre. Le Trypanosome ne subissait donc pas de développement chez la Mouche et celle-ci paraissait agir d'une façon purement mécanique en transportant directement le parasite d'un malade sur un individu sain. En 1910 Kleine constate, en effet, que les Tsé-tsés, capables de convoyer mécaniquement les Trypanosomes pendant les premières heures qui suivent la piqûre, perdent vite ce pouvoir. Mais expérimentant sur un plus grand nombre de Mouches que ses prédécesseurs et pendant plus longtemps, il constate qu'au bout d'une vingtaine de jours elles redeviennent infectantes et le restent pendant fort longtemps. Il doit donc bien exister chez la Mouche quelque chose de comparable à l'évolution de l'Hématozoaire du paludisme chez le Moustique. Ce développement n'est pas encore entièrement connu à l'heure actuelle. On sait du moins, que les Trypanosomes se multiplient tout d'abord dans la trompe et dans le tube digestif sous la forme *Leptomonas.* Puis, vers l'époque où les Mouches redeviennent infectieuses les Trypanosomes apparaissent dans les glandes salivaires, sous la forme qu'ils ont dans le sang de l'homme. C'est donc par la salive que le parasite se trouve inoculé ; la transmission se fait comme celle du paludisme, que nous étudierons plus loin avec plus de détails, parce qu'elle est mieux connue.

Filariose. — On connaît sous ce nom toute une série d'affections des pays chauds, produites par un petit Ver vivant dans les vaisseaux lymphatiques, la Filaire de Bancroft, dont les embryons peuvent s'observer dans le sang et sont connus pour cette raison sous le nom de *Filaires du sang.* Ce redoutable parasite produit surtout la chylurie, l'hydrocèle chyleuse, le lymphoscrotum et l'éléphantiasis.

L'étiologie de la filariose fut longtemps mystérieuse, mais étant donné que les embryons de Filaire ne s'observent jamais dans le sang que pendant l'état de sommeil, et par conséquent surtout pendant la nuit, le Dr Patrick Manson eut un beau jour l'idée que le Moustique, qui vient sucer le sang de l'homme surtout pendant la nuit, pourrait bien être l'agent de transmission du parasite. Dès 1884, il en donnait la preuve expérimentale. Si un Moustique vient piquer un individu atteint de filariose, il introduit en effet dans son estomac, en même temps que le sang, un certain nombre d'embryons. Mais la dilacération de nombreux Moustiques, ainsi nourris, a montré à Manson que les embryons ne tardent pas à quitter la gaine qui les renferme et, traversant la paroi intestinale, ils gagnent la région des muscles thoraciques, où ils se logent dans l'interstice des faisceaux musculaires, pour y attendre leur transformation en larves ; cette migration ne demande pas plus de vingt-quatre heures. La suite du développement a été mise en évidence, en 1900, par le Dr Low.

Jusqu'au dix-septième jour, les embryons restent cantonnés dans les muscles thoraciques. Ils se rassemblent alors dans la région antérieure du prothorax et vers le vingtième jour franchissent le pédoncule céphalo-thoracique, comme l'a montré Grassi. Ils viennent s'accumuler dans la tête au-dessous de l'œsophage et de là pénètrent dans la gaine de la trompe (fig. 90), qui n'est en somme qu'un prolongement de la cavité céphalique.

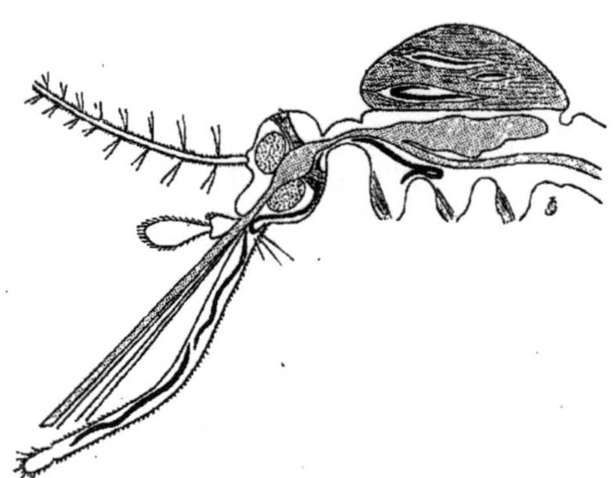

Fig. 90. — Figure destinée à montrer l'évolution des embryons de Filaire chez le Moustique. *Original.*

Lorsque ce Moustique viendra piquer un individu sain, la gaine de la trompe se replie comme toujours au fur et à mesure que la trompe et les stylets pénètrent dans la peau. Mais comme cette gaine se trouve remplie de larves, qui lui donnent une certaine consistance, elle se plie plus difficilement et les larves, ainsi pressées, déchirent une mince membrane, qui se trouve à l'extrémité de la gaine, à l'articulation des deux labelles; elles deviennent ainsi libres au-dessus de la piqûre même, où il leur est facile de pénétrer. Cette dernière observation a été faite par Annett et Dutton, puis par Noé. Ainsi inoculées par le Moustique dans la peau d'un nouvel individu, les larves gagnent les lymphatiques, où elles ne tardent pas à arriver à l'état adulte.

Manson et ses élèves montraient par là que certains Insectes sont capables de servir d'agents de transmission aux maladies parasitaires, en venant puiser le parasite chez un malade, pour aller ensuite l'inoculer à un individu sain. Mais en même temps ces recherches montraient que l'Insecte peut être quelque chose de plus qu'une simple lancette d'inoculation et que dans certains cas, le parasite doit terminer son développement dans l'organisme de l'Insecte avant d'être inoculé dans le sang d'un nouvel individu. Ce fut l'origine des découvertes mémorables relatives aux inoculations de certaines maladies redoutables par les Insectes suceurs de sang, découvertes qui, en ces dernières années, ont révolutionné la pathologie tropicale.

Paludisme. — La découverte par Manson de l'inoculation de la filariose par les Moustiques, fut un trait de lumière pour Laveran, qui, dès cette même année 1904, émit l'hypothèse que les Moustiques pourraient bien jouer un rôle dans la propagation du paludisme, comme dans celle de la filariose. Ce fut également l'avis de Manson, et dès lors la *théorie du Moustique* prit corps et entra dans la la science. Elle n'était pas toutefois nouvelle, comme l'a parfaitement montré Nuttal ; mais ce n'est pas moins à Laveran que revient le mérite d'avoir lancé les chercheurs sur cette nouvelle piste, et si sa théorie fut exposée d'une façon brève, elle contenait du moins la presque totalité des arguments, que l'on pouvait présenter en sa faveur. Nous devons donc être fiers que ce soit à un de nos compatriotes que l'humanité soit redevable non seulement de la découverte du parasite du paludisme, mais encore de son mode de transmission.

Ce n'est qu'à la fin de 1894 que Manson fait part de ses idées au Dr Ronald Ross, chirurgien de l'armée anglaise aux Indes. Il arrive à le convaincre et dès le début de 1895 ce dernier commence, aux Indes, toute une série d'expériences en vue de déterminer la destinée de l'Hématozoaire chez le Moustique. Il commence par placer des Moustiques de différentes espèces sur des paludiques et examine ensuite soigneusement ces Insectes pour y retrouver les parasites. Il était obligé de faire des recherches minutieuses dans tous les tissus, et rien ne lui permettait de prévoir l'aspect sous lequel se présenterait le parasite. Il étudia ainsi des centaines et des centaines de Moustiques, mais le malheur voulut qu'il ne s'adressa qu'au *Culex* et ses recherches restèrent négatives pendant près de deux ans et demi.

Mais un jour, ayant fait piquer un malade par certains Moustiques à ailes tachetées, qu'il n'avait pu autrement déterminer, il les examine attentivement au bout de quelques jours. Le 20 août 1897, il observe à la surface extérieure de l'estomac de l'un d'eux, certaines cellules arrondies, ayant deux ou trois fois le diamètre d'un globule rouge, dans lesquelles il découvre les granules de *mélanine*, caractéristiques du paludisme. Ross avait mis la main sur la solution du problème, et ses observations ayant été confirmées par Manson, le gouvernement des Indes charge le Dr Ross, en 1898, de continuer ses recherches à Calcutta. Comme la peste sévissait alors en cette ville et qu'il ne pouvait étudier le paludisme humain, il eut alors l'idée de s'adresser aux Hématozoaires des oiseaux. Or les oiseaux qu'il étudia étaient parasités par deux Hématozoaires très différents : le *Plasmodium Danilewskyi*, très voisin de l'Hématozoaire du paludisme, et l'*Hæmoproteus Danilewskyi*, très voisin du *Trypanosoma noctuæ*, et, par suite, des Flagellés. Ross soumit donc un certain nombre d'oiseaux parasités aux piqûres de diverses espèces de Moustiques. Les résultats furent les mêmes que pour les parasites humains. Des cellules pigmentées semblables se développèrent sur l'estomac des Moustiques appartenant à l'espèce *Culex fatigans* Wiedemann, quand ces Insectes étaient nourris sur des moineaux et des alouettes parasités par le *Plasmodium Danilewskyi*. Mais ces cellules ne furent jamais rencontrées chez les Insectes de même espèce nourris sur des oiseaux sains ou sur des oiseaux parasités par l'*Hæmoproteus Danilewskyi*.

Les cellules pigmentées constituaient donc bien un stade du développement des parasites chez le Moustique, et cette conception fut acceptée par Laveran et par Manson, à qui des préparations avaient été envoyées. En juin 1898, Manson publiait un premier mémoire; en juillet de la même année il exposait ces faits au Congrès de la *British medical Association*, qui se tient à Edimbourg. Ces résultats eurent naturellement un retentissement énorme.

Mais Ross ne s'en tint pas là. Comme Manson et Laveran étaient d'avis que les cellules pigmentées étaient vraisemblablement les zygotes résultant du processus de fécondation découvert antérieurement par Mac-Callum, il résolut de suivre le développement de ces zygotes. En alimentant des *Culex fatigans* sur des oiseaux parasités par le *Plasmodium Danilewskyi*, et en examinant ces Insectes de jour en jour, il put suivre tout le développement du parasite chez le Moustique. Puis faisant piquer par des Moustiques infestés des oiseaux dont le sang ne renfermait certainement pas d'Hématozoaires, il réussit à leur transmettre l'infection. On connaissait dès lors tout le cycle évolutif du *Plasmodium Danilewskyi*. Comme la maladie de l'homme et celle de l'oiseau sont très analogues, Ross, par analogie, était donc en droit de déduire de l'une l'étiologie de l'autre.

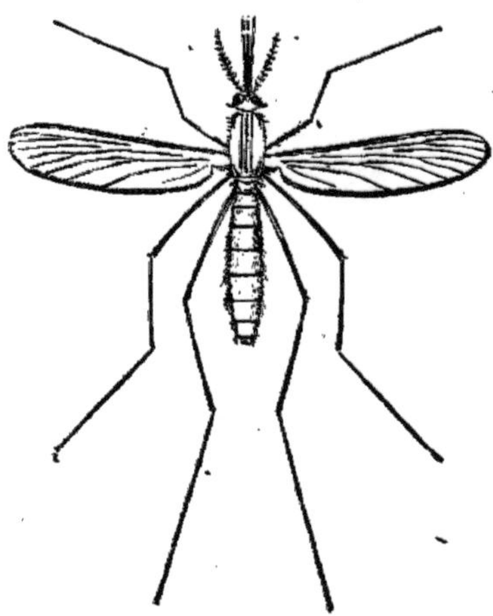

Fig. 91. — *Anopheles maculipennis*; femelle grossie; d'après Manson.

Or, Grassi poursuivait, depuis 1896, des recherches sur le même sujet. Il avait parcouru toutes les contrées paludiques de la péninsule et en était arrivé à cette conclusion que le propagateur du paludisme est, en Italie, une espèce particulière de Moustique, l'*Anopheles maculipennis* (fig. 91). Il se basait alors sur la constance de cet Insecte dans tous les lieux infestés, et sur sa fréquence particulière coïncidant précisément avec l'époque où les cas de paludisme sont les plus nombreux. Encouragé par les résultats de Ross, Grassi s'associe avec son collègue Bignami, qui disposait à Rome d'une salle d'hôpital, et avec Bastianelli, avec lequel il se proposait d'étudier la destinée du parasite dans le corps du Moustique. Il récolte des Moustiques dans un lieu infesté et les apporte dans un endroit indemne, dans une chambre de l'étage supérieur de l'hôpital du Saint-Esprit, à Rome. Le 20 octobre 1898, il mit un certain nombre de ces *Anopheles* en liberté dans cette chambre, où dormaient deux individus, qui s'étaient mis spontanément à sa disposition pour faire cette expérience. Le 1er novembre, apparaissait chez l'un d'eux le premier cas d'infection paludique expérimentale. Enfin, le 22 décembre de la même année, Grassi publiait tout le cycle évolutif de l'Hématozoaire de l'homme dans le corps du Moustique. Depuis cette époque, de nombreuses expériences furent faites par Grassi chez l'homme. Il fit piquer entre autres un individu paludique par des *Anopheles* sains; ceux-ci s'infestèrent, et à leur tour, trois d'entre eux, en piquant un individu sain, lui inoculèrent la maladie. Toutefois, on pouvait croire que le Moustique peut puiser les germes de l'affection dans l'eau des marais où il naît, pour aller ensuite les inoculer à l'homme. Grassi fit donc la contre-épreuve; il alla chercher des larves et des nymphes d'*Anopheles* dans les lieux les plus paludiques que l'on connaisse et les éleva dans son laboratoire; durant trois mois, il fit piquer des individus sains par des *Anopheles* à peine nés, et jamais il n'observa le moindre accident. Il était donc dès lors certain que l'*Anopheles* est en Italie le seul véhicule du paludisme; il s'infeste en venant piquer un individu malade, et après une évolution du parasite dans son organisme, il va l'inoculer à un nouvel individu.

Nous ne reviendrons pas sur l'évolution de l'Hématozoaire du paludisme chez le Moustique, l'ayant déjà exposée en détail au chapitre des Flagellés (p. 855).

Cette connaissance du mode de transmission du paludisme constitue une des conquêtes les plus importantes de la science médicale moderne. En effet, de ce jour le paludisme, qu'on considérait jusque-là comme étant la maladie la plus meurtrière, devenait une maladie évitable et les grandes expériences de prophylaxie, qui ont été tentées partout en ces dernières années, ont démontré d'une façon irréfutable qu'il suffit en effet de détruire les Moustiques ou de se préserver de leurs piqûres pour faire disparaître le fléau.

Fièvre jaune. — De même que le travail de Manson sur la filariose avait entraîné la découverte du mode de transmission du paludisme, de même cette découverte allait entraîner celle de la transmission de la fièvre jaune.

L'agent de cette maladie est encore inconnu et jusqu'en ces derniers temps les hypothèses les plus variées ont été faites pour expliquer l'origine de la maladie. Cependant, dès l'année 1821, le médecin français Audouard affirmait que la maladie n'est pas transmise par la literie ou les linges souillés par le sang ou les déjections des malades et pour le prouver il alla jusqu'à goûter des déjections de vomito negro.

En 1881, un médecin cubain, le Dr Charles Finley, émit l'hypothèse que le Moustique est l'agent de la transmission de la fièvre jaune, et il était arrivé à la conclusion que l'agent d'inoculation est un certain Cousin, qu'on appelle aujourd'hui le *Stegomya calopus* (fig. 92), espèce particulièrement abondante dans l'île de Cuba, qui constitue le centre le plus important de la maladie. Finley fit du reste un certain nombre d'expériences. Il fit piquer des individus sains par des Moustiques, qui avaient été nourris un certain temps auparavant sur des individus atteints de fièvre jaune; or, sur vingt-quatre personnes qui furent piquées, onze contractèrent la fièvre jaune et l'une d'elles en mourut. Malgré ce commencement de preuve, Finley lutta inutilement pendant près de vingt années pour faire accepter sa conviction dans le monde scientifique.

Quand les Américains occupèrent Cuba, une de leurs premières occupations fut naturellement de chercher un moyen de combattre la fièvre jaune, qui dévastait cette île. En conséquence, une commission, composée des docteurs Reed, Carrol, Agramonte et Lazear, partit en 1900 pour la Havane afin de vérifier les idées émises par Audouard et par Finley.

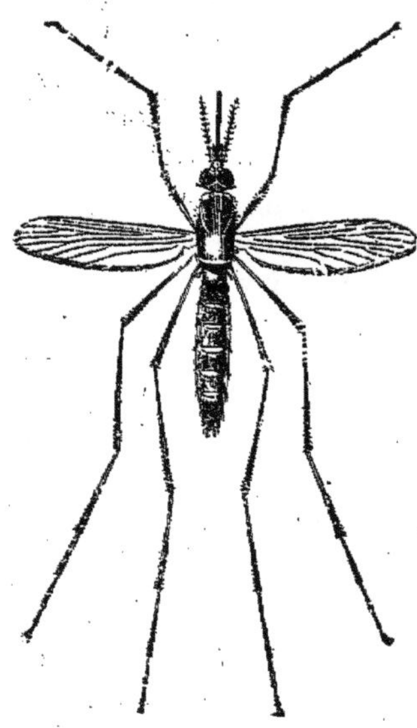

Fig. 92. — *Stegomyia calopus* femelle; d'après Manson.

Pour confirmer les premières, les Américains construisirent une maisonnette, isolée contre les Moustiques au moyen de toiles métalliques; on y maintenait intérieurement une certaine humidité et une température de 25 degrés centigrades. Dans la chambre intérieure furent apportées trois grandes caisses, contenant des draps de lit, des taies d'oreiller et des couvertures ayant servi à des malades morts de fièvre jaune et souillés de leurs déjections. Le Dr Cooke et deux jeunes soldats américains allèrent coucher dans la maisonnette et firent leur lit avec le contenu des caisses. Ils poursuivirent cette expérience pendant vingt jours consécutifs. Le matin ils replaçaient la literie dans les caisses pour lui conserver sa virulence et pendant la journée ils allaient s'isoler dans une tente voisine. Les trois expérimentateurs sortirent indemnes de cette courageuse expérience. L'expérience fut alors recommencée avec deux nouveaux individus, avec cette aggravation que ceux-ci s'habillaient aussi avec des vêtements ayant servi à des malades pendant tout le cours de leur maladie. Le résultat fut encore négatif. Une troisième expérience fut encore tentée avec deux nouveaux sujets, avec cette nouvelle aggravation que les traversins furent recouverts chaque soir avec des serviettes imbibées du sang d'un malade atteint de fièvre jaune extrêmement grave. Le résultat fut encore négatif.

Restait à démontrer qu'elle est transmise par les Moustiques. Des expériences préliminaires d'inoculation directe du sang d'un malade à des individus sains, montrèrent que le sang n'est virulent que pendant les trois ou quatre premiers jours de la maladie. Des Stégomyes furent alors nourris sur des malades atteints de fièvre jaune à cette période et on leur fit piquer ensuite des individus non immunisés. L'expérience montra que les Stégomyes inoculent bien la maladie, mais ne peuvent le faire qu'environ douze jours après avoir piqué un malade. Il est donc vraisemblable que le parasite, encore inconnu, de la fièvre jaune, subit tout un développement dans l'organisme du Moustique, comme cela se produit pour le paludisme.

Ces courageuses et célèbres expériences, qui ont coûté la vie à quelques personnes, ont eu du moins un résultat très important. Ici encore, puisque la fièvre jaune est inoculée par des Moustiques, il suffit, pour faire disparaître la maladie, de détruire les Moustiques ou de se protéger contre leurs piqûres. Mais alors que les mesures nécessaires sont difficiles en ce qui concerne le paludisme, en raison de son extension à des régions considérables, il n'en est pas de même de la fièvre jaune, qui ne s'observe guère que dans les villes. Sa répartition étant plus limitée, il devient plus facile de la combattre; aussi, partout où des mesures sévères ont été prises, on a vu disparaître le fléau. C'est ainsi qu'on a pu détruire la fièvre jaune à la Havane, à Rio-Janeiro, à Panama et à la Martinique.

Fièvre des Pappataci. — Le seul point commun de cette maladie avec la fièvre jaune est peut-être d'avoir pour agent infectieux un Microbe tellement petit qu'il traverse les filtres les plus serrés et échappe à toutes les investigations microscopiques. Cette maladie, voisine de la dengue, est une affection fébrile s'accompagnant parfois d'une éruption rappelant celle de la rougeole et de douleurs musculaires. C'est une maladie essentiellement bénigne, qui ne dure guère que trois jours, d'où le nom de *fièvre de trois jours*, qu'on lui donne également. Elle semble exister dans beaucoup de pays tropicaux et intertropicaux et règne en maintes régions du bassin méditerranéen. Comme la fièvre jaune, elle semble limitée au littoral de la mer et, quand elle pénètre dans un pays, c'est en remontant les fleuves. Comme elle aussi, elle est très contagieuse et l'arrivée d'un malade dans un pays suffit pour produire l'explosion d'une épidémie. Il était donc vraisemblable que les deux maladies ont la même origine; nous allons voir comment il a été démontré qu'elle est en effet peu différente.

La fièvre de trois jours, pendant les mois d'été, sévit avec une grande intensité sur les côtes de Dalmatie et en Herzégovine. C'est là qu'elle a été bien étudiée en ces dernières années par trois médecins militaires autrichiens : les docteurs Doerr, Franz et Taussig. C'est ce dernier qui émit le premier l'hypo-

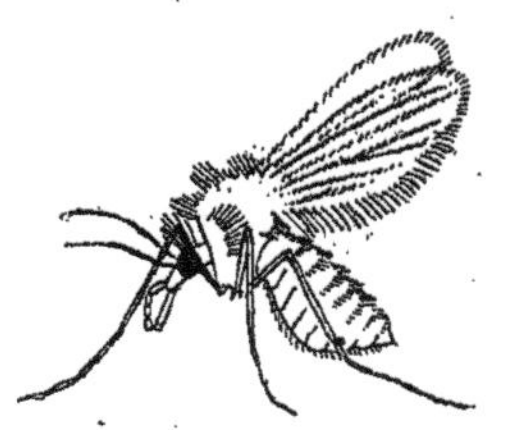

Fig. 95. — *Phlebotomus;* d'après Stephens et Christophers.

thèse que, dans ce pays tout au moins, l'agent de transmission est un très petit Moucheron, le *Phlebotomus papatasii* (fig. 95), que les gens du peuple appellent *Pappataci*. Il avait remarqué, en effet, que ces Insectes existent partout où se rencontre la maladie, qu'on ne les observe pas dans les localités saines, et enfin que l'infection se produit toujours la nuit, alors que les femelles de Pappataci ne sucent aussi le sang que la nuit. Mais c'est à Doerr que revient le mérite d'avoir démontré le fait expérimentalement. Ayant constaté que les Moustiques sont très peu nombreux dans des régions où la maladie est extraordinairement violente, on ne pouvait songer à ces Insectes. Par contre, les Punaises et les Pappataci existaient en grand nombre dans les habitations des malades. Il fit donc piquer des malades par des Punaises et, après des intervalles de quatre heures à quatorze jours, il les plaça sur des individus sains; aucun d'eux ne prit l'infection. Ayant expérimenté de même avec des Pappataci, il constata que huit jours après la piqûre l'infection réussit à tout coup. Il existe donc encore ici une analogie frappante avec ce que nous connaissons de la fièvre jaune et du paludisme, où le virus doit subir une certaine évolution dans le Moustique avant de pouvoir déterminer l'infection.

Des cages, renfermant des Pappataci infectés artificiellement sur des malades en Herzégovine, furent alors envoyées à Vienne et les Insectes furent mis en liberté dans des chambres chauffées à 30°. Sur huit personnes, qui y entrèrent, quatre contractèrent la maladie; mais, comme les Pappataci n'existent pas dans la région, ces cas restèrent isolés et ne furent pas le point de départ d'une épidémie. C'était le pendant de l'expérience de Manson, qui put inoculer le paludisme à Londres avec des Anophèles infectés en Italie. Dès lors il était prouvé qu'en Dalmatie et en Herzégovine la fièvre de trois jours est transmise par les Pappataci et c'est depuis cette époque qu'elle est généralement connue sous le nom de *fièvre des Pappataci*. Les recherches de Menella ont montré que cette affection existe aussi en Italie, où elle est connue sous le nom de *fièvre d'été* et les travaux de Grassi ont contribué à bien faire connaître la structure et les mœurs des *Pappataci* ou Phlébotomes. En France, ils paraissent exister dans le sud-est et remontent jusqu'à Lyon; la maladie par conséquent peut ou pourra s'y rencontrer. Du reste les travaux vont se multiplier certainement dans tous les pays et on apprendra, sans doute avant qu'il soit longtemps, que la fièvre des Pappataci, loin d'être une curiosité, est peut-être une des affections les plus répandues à la surface du globe.

La liste des maladies inoculées par les Moustiques n'est certainement pas close. Toutefois il est d'ores et déjà démontré qu'il ne faut pas hésiter à entreprendre contre eux une lutte sans merci, car ce serait déjà bien beau de pouvoir débarrasser le monde du paludisme et de la fièvre jaune.

Pneumonie. — La plupart des auteurs admettent que la pneumonie se contracte par les voies respiratoires, le Microbe inhalé avec l'air de la respiration acquérant une grande virulence sous l'action du froid. Dès 1888, Gamaleia avait montré cependant qu'on peut inoculer dans les bronches du mouton de grandes quantités de Pneumocoques sans qu'éclate la pneumonie. Il est aujourd'hui démontré qu'il y a d'abord septicémie, c'est-à-dire multiplication du Pneumocoque dans le sang et c'est secondairement qu'il se localise sur le poumon. La pneumonie n'est donc que la localisation secondaire du Pneumocoque ayant envahi le sang. L'expérience a montré que cette localisation peut se faire sous l'influence du froid.

Reste à savoir comment le Microbe pénètre dans le sang. La pneumonie semble surtout contagieuse par l'intermédiaire de la literie et des vêtements ayant appartenu aux malades. Très souvent aussi, elle semble localisée à certaines maisons, et différents auteurs ont remarqué que ce sont surtout celles où les souris sont les plus nombreuses. Or il se trouve que la souris peut mourir normalement de pneumococcie et elle est si sensible au Pneumocoque que depuis longtemps, dans les laboratoires, elle sert de réactif pour le déceler. La souris serait donc l'agent propagateur de la pneumonie et ce serait la Puce, qui servirait d'agent de transmission. L'hypothèse à peine émise par le Dr Gaiffe (de Tonnay-Charente) fut bientôt démontrée expérimentalement à Bordeaux par le Dr Mauriac. Il est aujourd'hui certain que les Puces peuvent transmettre la pneumococcie de souris à souris, et, comme les Puces de la souris sont les mêmes que celles du rat et peuvent aussi piquer l'homme, tout permet de penser qu'elles peuvent être l'agent d'inoculation de la souris à l'homme et de l'homme à l'homme. Ce n'est probablement pas la seule porte d'entrée, et le Pneumocoque peut sans doute pénétrer dans le sang à la faveur des petites plaies de la bouche ou de la gorge. Il semble du moins établi que la pneumonie serait la localisation secondaire sous l'influence du froid d'une infection du sang par le Pneumocoque, et que ce dernier peut être inoculé de la souris à l'homme, ou d'homme à homme par l'intermédiaire des Puces.

Peste. — La peste peut se présenter sous deux formes bien distinctes, la peste pneumonique et la peste bubonique. Bien que toutes deux semblent avoir le même agent pathogène, ce sont des maladies très différentes.

La peste pneumonique, la plus grave, a pour agents de transmission les marmottes et se rencontre surtout dans la zone tempérée à saison froide, où elle est endémique, et dans la zone froide à été tempéré. Le froid semble augmenter la virulence de la maladie, qui disparaît au printemps.

La peste bubonique, au contraire, a pour agents de transmission les rats et s'observe surtout dans la zone subtropicale, où elle est endémique. De là elle se répand dans les climats tempérés, ainsi que dans la zone tropicale, mais elle a besoin pour se développer d'une température oscillant entre $+ 15°$ et $+ 25°$. Elle disparaît dès que la température tombe à $+ 10°$ ou s'élève à $+ 30°$; elle se rencontre donc surtout en été dans les climats tempérés et en hiver dans la zone tropicale.

La peste est d'origine asiatique. Elle est née sur le vaste plateau du Thibet, et c'est de là qu'elle est partie à toutes les époques pour envahir le monde. Le centre de l'Asie forme un immense plateau incliné obliquement du sud-ouest vers le nord-est, des hauts sommets de l'Himalaya vers les plaines de la Sibérie orientale. Dans les massifs montagneux qui entourent ce plateau vivent de nombreuses marmottes, qui abondent surtout sur les pentes méridionales de l'Himalaya, dans le massif chinois du Yunnam, dans l'Hindukusch, sur les plateaux de la Perse et de l'Asie Mineure, arrivant ainsi presque au contact des marmottes européennes des Karpathes et des Alpes. Or, pour comprendre la peste, il faut la considérer comme une maladie primitive des marmottes, s'étant adaptée secondairement aux autres rongeurs (rats et souris principalement), et enfin s'étant adaptée à l'homme.

En ce qui concerne la peste bubonique, tous les faits concordent à démontrer que la transmission s'opère d'une façon active, qu'elle relève d'un agent vivant, et enfin que cet agent est un parasite commun au rat et à l'homme et susceptible de passer de l'un à l'autre. Nous allons voir que ce sont les Puces qui jouent le principal rôle dans cette transmission du rat au rat et du rat à l'homme. Nous avons vu précédemment (p. 919) que la Punaise peut se substituer à la Puce comme agent de transmission d'homme à homme; mais ce n'est qu'à titre exceptionnel.

Dès l'année 1898, Simond avait remarqué que le premier symptôme de la peste, la phlyctène précoce, débute en général au point où la peau est généralement piquée par les Puces et les Punaises, et que son aspect rappelle singulièrement celui de leurs piqûres. De plus, les malades les plus contagieux sont ceux à l'agonie ; or, à cette période, le Microbe de la peste a passé dans le sang, où il se trouve en abondance, et les parasites, qui absorberont ce sang, ne vont pas manquer de s'infecter, pour aller ensuite infecter tous les nouveaux individus qu'ils piqueront. Enfin les quartiers pauvres et sales, où les parasites pullulent, sont dans une ville, de beaucoup les plus éprouvés. Simond eut alors l'idée que les Puces du rat pourraient bien jouer un rôle dans la transmission du Microbe. Ayant pris des Puces sur des rats malades, il constata, en effet, que leur intestin était rempli de Bacilles pesteux et qu'il était facile de transmettre la peste à des rats sains, en les soumettant aux piqûres de Puces prises sur des rats pestiférés. Les Puces nourries sur un rat pestiféré sont capables de transmettre l'infection pendant au moins deux jours. Le fait est d'ailleurs, aujourd'hui, admis à peu près par tout le monde : la peste est avant tout une maladie du rat, et c'est la Puce du rat qui transmet la maladie à l'homme. Si des contradicteurs se sont élevés contre cette théorie, cela tient à ce que certains naturalistes avaient prétendu, un peu à la légère, que les Puces parasites du rat ne piquent jamais l'homme. Or, on sait aujourd'hui qu'il n'en est rien. Les Puces qui se rencontrent chez le rat sont : le *Pulex irritans*, le *P. cheopis*, le *Ctenocephalus canis*, le *C. musculi* et le *Ceratophyllus fasciatus*. Les deux dernières espèces (fig. 94 et 95) sont celles qui se rencontrent le plus communément sur les rats de nos pays et elles constituent chez nous, les principaux agents de transmission de la peste. Dans les pays chauds, au contraire, l'agent le plus habituel de la contagion est le *Pulex Cheopis* (fig. 96), qui est le parasite du rat le plus répandu dans ces régions.

Reste à savoir maintenant comment se fait la transmission. Au début de la piqûre, la Puce inoculant dans la plaie une gouttelette de salive, on pourrait croire que lorsqu'elle est infectée, elle injecte le virus avec ce liquide, comme cela se passe chez le Moustique pour l'Hématozoaire du paludisme. Cependant toutes les recherches, faites sur ce point, démontrent que le Bacille de Yersin, introduit dans l'estomac, ne passe jamais dans la cavité générale et ne saurait arriver aux glandes salivaires de la Puce. D'autre part, l'anatomie de l'Insecte semble prouver que la régurgitation du contenu stomacal n'est pas possible et que le Microbe

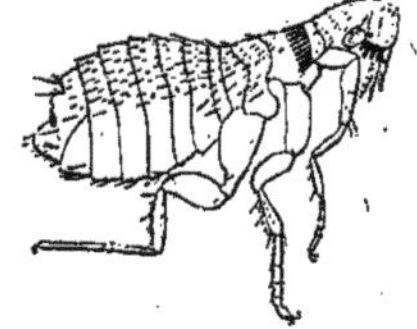

Fig. 94. — *Ctenocephalus musculi*, Puce commune sur le rat et la souris de nos pays. *Original.*

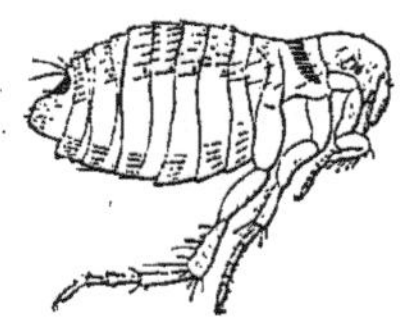

Fig. 95. — *Ceratophyllus fasciatus*, Puce la plus commune sur le rat de nos pays, *Original.*

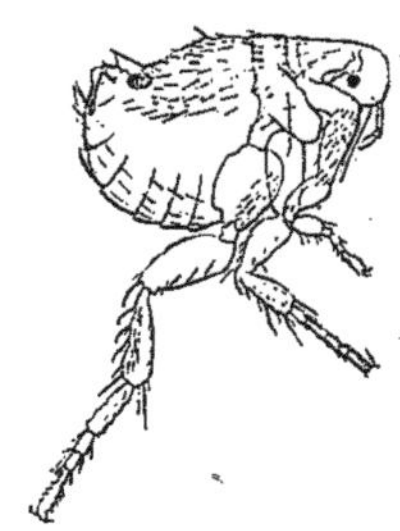

Fig. 96. — *Pulex Cheopis*, Puce la plus répandue chez le rat dans les pays chauds. *Original.*

ne peut être projeté par ce moyen dans la piqûre. En étudiant cette question, Simond a constaté que lorsqu'elle commence à être gorgée de sang, la Puce vide en partie son tube digestif et dépose le plus souvent ses déjections au voisinage immédiat du point piqué. Il admet donc que ces déjections renferment des Bacilles pesteux, elles peuvent souiller la petite plaie résultant de la piqûre et, par cette voie, infecter l'organisme. En effet, les recherches faites plus récemment par Verjbitski et par les médecins de la Commission anglaise de l'Inde les ont amenés à partager cette manière de voir. Les expériences de Verjbitski ont consisté à faire piquer un lot de rats par des Puces saines sur une petite surface de peau préalablement rasée. Aussitôt que les Puces ont piqué, on applique au pinceau une culture de peste en bouillon sur le siège des piqûres. Les rats ainsi traités contractent la peste, tandis que les rats témoins, qui, sans avoir été piqués, reçoivent le même badigeonnage sur la même région de la peau rasée, demeurent indemnes. Les piqûres de Puces offrent donc une voie suffisante à la pénétration du Bacille pesteux. Ainsi donc nous ne savons pas encore de façon certaine par quel procédé se fait exactement la transmission de la peste, mais du moins il est un fait dont on ne peut plus guère douter, c'est que la Puce soit le principal agent de transmission de cette maladie de rat à rat et du rat à l'homme.

Trypanosomose du rat. — Il ne faudrait pas croire que les Puces soient uniquement capables d'inoculer des affections bactériennes. En effet, les rats des différents pays sont fréquemment infestés par un Trypanosome vivant dans leur sang, le *Trypanosoma Lewisi*. Rabinowitsch et Kempner avaient les premiers incriminé les Poux et les Puces du rat, comme agent de transmission du parasite. En 1905, Prowazek avait bien établi l'existence d'une évolution de ce Trypanosome chez le Pou du rat

(*Hæmatopinus spinulosus*), mais il n'avait pu réussir la transmission au moyen de Poux infestés. C'est à Minchin et Thomson, que revient le mérite d'avoir démontré que la transmission normale se fait par l'intermédiaire d'une Puce, le *Ceratophyllus fasciatus* (fig. 95).

Pour réaliser leur expérience, ils ont d'abord cultivé des Puces pendant six mois, de façon à en obtenir des milliers et à pouvoir employer sans hésitation 200 Puces pour une expérience. Mises sur des rats neufs, elles étaient naturellement incapables de les infecter de Trypanosomes. On en mettait un certain nombre avec un rat infecté, puis on les portait dans des cages où on les mettait en présence de rats neufs. Les expériences de Minchin et Thomson ont montré que le premier rat neuf introduit dans la cage ne s'infecte pas; il n'y a donc jamais transmission directe de l'infection de rat à rat. Ce n'est qu'au bout de six à sept jours que la Puce devient infectieuse. Il se produit donc certainement une évolution du Trypanosome dans son organisme. Une fois infectieuse, la Puce le reste très longtemps, un mois et demi au moins, d'après les expériences des auteurs.

Voici donc un Protozoaire assez élevé en organisation, un véritable Trypanosome, qui peut être inoculé de rat à rat par la Puce, comme le Trypanosome de la maladie du sommeil l'est chez l'homme par la Mouche Tsé-tsé. Nous allons voir maintenant que, chez l'homme même, un parasite voisin semble pouvoir être aussi inoculé du chien à l'enfant par l'intermédiaire de Puces.

Splénomégalie infantile. — Dans le bassin méditerranéen, il existe chez l'enfant une maladie, qui fut étudiée pour la première fois par Nicolle, à Tunis. Elle rappelle absolument le Kala-azar de l'Inde ou splénomégalie tropicale, mais ne s'observe jamais que chez l'enfant et le chien. Elle est due à un parasite qu'on ne peut différencier morphologiquement de celui de la splénomégalie tropicale ou de celui du bouton d'Orient. Toutefois, en raison des particularités de la maladie, on lui a donné provisoirement le nom de *Leishmania infantum*. Dans les organes de l'enfant il se présente sous forme de petits corps binucléés, semblables aux corpuscules de Leishman; en culture ils se transforment en Flagellés du type *Herpetomonas*, si voisin des Trypanosomes (fig. 12, p. 851). En raison de l'existence du parasite à la fois chez le chien et chez l'enfant, il était tout naturel d'incriminer les Puces comme agent de transmission. Basile, en Italie, a publié, en 1911, toute une série d'articles sur cette question. Ayant capturé des Puces (*Ctenocephalus canis*), sur de jeunes chiens agonisant de leishmaniose à forme aiguë, il a vu dans leur tube digestif des corpuscules de Leishman, des Herpetomonas et toutes les formes intermédiaires. Bien plus, il a pu infecter de jeunes chiens à l'aide de Puces nourries sur des chiens malades. Sangiorgi est d'ailleurs arrivé au même résultat et a montré, lui aussi, que le développement chez l'Insecte est absolument superposable à celui des *Leishmania* en culture. Les prévisions de Nicolle se trouvent donc confirmées: c'est bien le chien qui sert de réservoir au virus dans le bassin méditerranéen, et ce sont les Puces de cet animal qui sont les agents de transmission de ce parasite, de chien à chien et du chien à l'enfant.

II

ACTION DES PARASITES ANIMAUX SUR L'ORGANISME DE L'HOTE

Le parasite peut agir directement ou indirectement, en agissant soit par lui-même, soit par les autres parasites qu'il inocule.

ACTION DIRECTE DES PARASITES

1° **Action spoliatrice.**

« Le parasite, suivant la formule de Van Beneden (¹), est celui qui fait profession de vivre aux dépens de son voisin et dont toute l'industrie consiste à l'exploiter avec économie sans mettre sa vie en danger. C'est un pauvre, qui a besoin de secours sur la voie publique, mais qui pratique le précepte de ne pas tuer la poule pour avoir les œufs. » En effet, dans un certain nombre de cas, les parasites se nourrissent simplement aux dépens des déchets, des excrétats de l'hôte; s'il en était toujours ainsi on pourrait arriver à comprendre l'opinion des anciens auteurs, qui prétendaient que les parasites, loin d'être nuisibles, sont au contraire utiles à l'organisme parasité. En réalité, les parasites utilisent le plus souvent pour leur développement les aliments mêmes de l'hôte, rendus assimilables par le travail de la digestion, comme c'est le cas pour les Vers solitaires, ou bien ils se nourrissent aux dépens des tissus ou des organes de l'hôte, comme dans le cas des Coccidies ou de l'Ankylostome.

Quand le parasite vit simplement aux dépens des produits assimilables de la digestion de son hôte, l'action spoliatrice est d'ordinaire peu importante. C'est ainsi qu'un Bothriocéphale, long de 7 mètres et pesant environ 27 gr. 50, rejette annuellement un nombre d'anneaux représentant ensemble une longueur de 15 à 20 mètres et un poids de 140 grammes. De même un Ténia inerme, qui rejette par jour onze

---

(¹) VAN BENEDEN, *Les comm nsaux et les parasites dans le règne animal* (2ᵉ édition), Paris, Baillière, 1878.

anneaux, entraîne une perte annuelle d'environ 150 grammes. Une femelle d'Ascaride produit annuellement 42 grammes d'œufs, de telle sorte qu'en tenant compte de ce qu'elle a besoin pour se développer, elle doit priver son hôte durant cette période d'au moins 100 grammes. Comme il n'existe en général que quelques Ascarides dans l'intestin, cette perte est de bien peu d'importance. Toutefois dans certains cas il peut exister une centaine d'Ascarides, voire même un millier, et dans ces conditions la perte sera naturellement très appréciable, surtout chez les enfants, qui sont en plein développement et qui ont besoin de tous leurs matériaux nutritifs. Il en est de même dans l'anguillulose, où les individus parasités peuvent expulser par jour cent mille Anguillules, représentant un poids d'environ 200 grammes; et, comme ils peuvent en expulser dix fois plus, il est facile de comprendre que des troubles graves pourront en être la conséquence. L'action spoliatrice des parasites sera donc plutôt en rapport avec leur abondance qu'avec leur grande taille.

Quoique l'action spoliatrice du parasite soit bien faible, en général, comparativement à la quantité d'aliments absorbés par l'hôte, il ne faudrait cependant pas en déduire qu'elle est négligeable. En effet Weinland[1] a montré, en 1901, que les parasites renferment une quantité considérable de glycogène : un quart à un tiers de leur résidu sec, alors que les mollusques en renferment au plus 14 pour 100 et les mammifères 3 pour 100. L'abondance et la constance du glycogène ont d'ailleurs été confirmés en 1904 par Brault et Lœper[2] au moyen des réactions microchimiques. C'est qu'en général les parasites se développent très rapidement et produisent une énorme quantité d'œufs, d'où le besoin pour eux de cette substance de réserve qu'est le glycogène. Il en résulte fatalement que l'hôte s'appauvrit en hydrates de carbone, d'où une usure plus ou moins grave de son organisme et on peut en somme, quant à la résistance, comparer un individu parasité à un diabétique.

Mais l'action spoliatrice dûe au parasite dépendra plus encore de son genre de vie. Prenons comme exemple les Coccidies. Ce sont des parasites intracellulaires, qui vivent dans les cellules épithéliales de l'intestin ou du foie, se nourrissant par osmose aux dépens des sucs cellulaires. Mais quand la Coccidie a atteint tout son développement, la cellule est généralement réduite à son enveloppe, son noyau est atrophié et

<hr>

[1] WEINLAND, Ueber den Glycogengehalt einiger parasitischer Würmer. *Zeitschr. f. Biologie*, XLI, p. 69, 1901 et *Centr. f. Bakt. u. Paras.*, XXI, refer, p. 507, 1901. — Ueber Kohlehydratzersetzung ohne sauerstoffaufanhme bei Ascaris, einen tierischen Garungsprozess. *Zeitschr. f. Biol.*, XLII, p. 55, 1901 et *Centr. f. Bakt. u. Paras*, XXXII, refer., p. 365, 1901.

[2] BRAULT et LOEPER, Le glycogène dans la membrane germinale des kystes hydatiques. *Journ. de phys. et de pathol. génér.*, n° 2, p. 295, pl. II, mars 1904. — Le glycogène dans le développement de certains parasites (Cestodes et Nématodes). *Journ. de phys. et de pathol. génér.*, n° 3, p. 503, pl. IV, mai 1904. — Le glycogène dans le développement de quelques organismes inférieurs (Sporozoaires, Coccidies, Champignons, Levûres). *Journ. de phys. et de path. génér.*, n° 4, p. 720, pl. V, juillet 1904.

aplati, et la Coccidie est mise en liberté par rupture de cette cellule morte. La cellule parasitée est donc appelée à disparaître et on comprend facilement les désordres qui en seront la conséquence, quand un grand nombre de cellules de l'intestin ou du foie seront ainsi parasitées. Le cas est rare chez l'homme, mais il est fréquent chez le lapin et on a vu, de ce fait, des épizooties entraînant la mort de plusieurs milliers d'individus.

Nous pourrions en dire autant de l'Hématozoaire du paludisme, qui vit dans les globules rouges et provoque de même la destruction des globules parasités. Comme le parasite se multiplie dans l'organisme, si on n'arrête pas à temps son envahissement par une thérapeutique énergique, un très grand nombre de globules seront détruits et il en résultera une anémie grave.

Nous prendrons comme autre exemple l'Ankylostome. Quoiqu'on ait prétendu le contraire en ces dernières années, il n'est pas douteux que l'Ankylostome se nourrit de sang, à tel point que, dans nombre de cas, l'intestin parasité paraît couvert de petites Sangsues. Il est bien évident que chaque Ankylostome ne prélève pas par lui-même une grande quantité de sang, mais comme il existe parfois dans l'intestin, des centaines, voire même des milliers de parasites, la perte de sang n'est plus indifférente, surtout pour peu qu'elle continue pendant des mois et des années. Elle est du reste augmentée par ce fait que l'Ankylostome, comme nous le verrons plus loin, sécrète une salive dont l'action anticoagulante est cause que les petites hémorragies filiformes, produites sur la muqueuse intestinale, peuvent persister un certain temps après que le parasite s'est détaché. On comprend que cette perte continue de sang puisse affaiblir l'organisme parasité et contribuer à l'anémie grave de l'ankylostomose.

Il résulte de ce qui vient d'être dit que si l'action spoliatrice est de peu d'importance dans un bon nombre de cas, il faut cependant dans d'autres en tenir compte, puisqu'elle peut contribuer à l'affaiblissement de l'organisme dans les cas de parasitisme intense, surtout chez les enfants. Nous venons de voir qu'elle peut aussi jouer un rôle dans les anémies graves, mais nous allons montrer qu'elle a besoin, dans ce cas, d'être renforcée par l'action toxique des parasites.

2° Action toxique.

On sait que les parasites végétaux et plus particulièrement les Bactéries sont capables de sécréter des toxines extrêmement violentes, comme la toxine diphtérique ou la toxine tétanique. Mais on a le tort de croire que la sécrétion de ces toxines est spéciale aux Bactéries. En réalité ce sont de simples produits d'excrétion rejetés par les parasites et on sait depuis longtemps que les excrétats de tous les animaux sont toxiques. Tous les êtres vivants sont en réalité capables de fabriquer des toxines et nous allons voir que les parasites animaux n'échappent pas à cette règle(¹).

Anémie. — Nous avons vu précédemment que l'Ankylostome peut arriver à produire de l'anémie par soustraction de sang au niveau de la muqueuse intestinale. Pendant longtemps on a cru en effet que c'était par ce seul procédé que l'Ankylostome pouvait produire l'anémie des mineurs ou l'anémie des pays chauds. Mais on remarqua bientôt que l'anémie n'est pas toujours en rapport avec le nombre des parasites et, étant donnée la facilité avec laquelle le sang se renouvelle dans l'organisme des animaux, on pensa que l'anémie devait avoir une autre origine. On pensa tout naturellement à l'action hémolytique de toxines sécrétées par le parasite. En effet, en 1890, Lussana réussit à rendre des lapins anémiques par injection sous la peau d'un extrait de l'urine d'un malade atteint d'ankylostomose; le résultat fut au contraire négatif en se servant de l'urine du même malade après évacuation des parasites. On admet du reste aujourd'hui que l'Ankylostome agit bien plus par les toxines qu'il sécrète que par la soustraction de sang. Ces toxines, sécrétées sans doute dans les glandes cervicales du parasite, seraient absorbées au niveau des ulcérations de la muqueuse et passeraient dans le sang, où, grâce à leur propriété hémolysante, elles provoqueraient la dissolution des hématies. Cette hémolyse est telle que le nombre des globules rouges peut tomber à 1 000 000 par millimètre cube de sang. L'intoxication est d'ailleurs mise en évidence par le fait de l'éosinophilie sanguine (jusqu'à 75 pour 100), qui se manifeste dans les cas d'ankylostomose et sur la signification de laquelle nous aurons à revenir plus loin.

Du reste on trouva une nouvelle confirmation de cette pathogénie dans le fait qu'une anémie pernicieuse progressive, absolument comparable à celle de l'ankylostomose, peut se produire chez les individus hébergeant dans leur intestin un Bothriocéphale. Or ce grand Ver solitaire ne présente ni crochets, ni bouche, ni tube digestif et est incapable de produire par conséquent la moindre hémorragie. L'anémie bothriocéphalique ne peut donc s'expliquer que par la sécrétion de toxines hémolysantes. Mais, comme cette anémie bothriocéphalique ne se produit que dans de très rares circonstances, il est bien certain qu'elle n'est pas due à une sécrétion normale du parasite et on eût de bonne heure l'intuition que la toxine n'est sécrétée que dans les cas où le parasite est malade ou meurt dans l'intestin. Le fait a d'ailleurs été confirmé par Shapiro, Bard, J. Courmont et André. Il n'en résulte pas que tous les auteurs soient d'accord sur l'existence d'une toxine, mais si Vlaieff n'a pu la mettre en évidence, Schauman et Tallqvist, puis Rosenqvist, ont confirmé son existence.

(¹) R. Blanchard, Substances toxiques produites par les parasites animaux. [Rapport présenté à la 3ᵉ section (Pathologie) du 8ᵉ Congrès international de médecine vétérinaire réuni à Budapest du 3 au 9 septembre 1905.] *Archives de parasitologie*, X, p. 84, 1905.

D'ailleurs cette toxine ne serait pas spéciale au Bothriocéphale, mais se rencontrerait aussi chez les autres Cestodes, comme l'ont montré les recherches de Mingazzini, de Messineo, de Calamida et de Vaullegeard.

De même, chez les Nématodes, la formation de toxines ne serait pas non plus spéciale à l'Ankylostome, mais pourrait s'observer chez la plupart d'entre eux. Le fait est bien connu pour l'Ascaride. Von Linstow ayant observé que l'Ascaride du cheval exhale une forte odeur poivrée, qui provoque les larmes, eût l'idée de toucher son œil après avoir manié des Ascarides et aussitôt se déclara une forte conjonctivite avec chémosis. Un boucher de Sheffield eût une violente conjonctivite parce qu'un peu du liquide de la cavité générale d'un Ascaride lui était sauté sur l'œil[1]. On a signalé des cas d'urticaire, de coryza spasmodique et de conjonctivite chez des étudiants disséquant des Ascarides, et Bastian a constaté qu'il lui était impossible de disséquer des Ascarides sans être pris de larmoiements, d'éternuements, de démangeaisons et même de violentes crises d'asthme, fait qui a été confirmé par Miram. On attribue aujourd'hui ces phénomènes à des toxines, qui ont été isolées par Vaullegeard chez l'Ascaride du cheval et par Cattaneo chez l'Ascaride de l'homme. Ces toxines seraient de plusieurs sortes : les unes, ayant un pouvoir hémolytique marqué, produiraient de l'anémie; d'autres, qui auraient plutôt le caractère de ferments, affecteraient plutôt les centres nerveux, produisant ainsi les troubles soi-disant réflexes de l'helminthiase; d'autres enfin, à caractère alcaloïdique, auraient une action paralysante sur les muscles. Comme nous aurons à revenir sur les troubles nerveux de l'helminthiase, j'insiste plus particulièrement ici sur la toxine hémolysante des différents Nématodes.

En effet, chez des mineurs très anémiés, François[2] a pu s'assurer que l'intestin ne renfermait pas d'Ankylostomes, mais des Ascarides en plus ou moins grand nombre, et ils ont parfaitement guéri par la seule expulsion de ces Ascarides. On sait du reste depuis longtemps que la plupart des porteurs d'Ascarides ont le teint plombé, les yeux cernés, la peau et les muqueuses décolorées et on a constaté que les globules rouges sont généralement diminués de nombre. Mais, comme il n'existe d'ordinaire que quelques Ascarides dans l'intestin, il est rare que l'anémie soit bien intense.

On peut en dire autant du Trichocéphale, qui peut produire une anémie absolument comparable de celle à l'Ankylostome, et qu'on prend bien souvent pour de la chlorose; mais le repos et les ferrugineux resteront sans résultat, alors que l'expulsion des parasites sera suivi d'un prompt retour à la santé.

Enfin l'Anguillule peut être aussi un facteur d'anémie. Perroncito n'hésita pas à lui attribuer le même rôle qu'à l'Ankylostome dans l'anémie des ouvriers travaillant au percement du Saint-Gothard. On a cité des

---

[1] SHIPLEY et FEARNSIDES, The Effects of metazoan Parasites on their Hosts. *Journ. of. economic Biol.*, I, p. 0, 1906.

[2] FRANÇOIS, *Anémie des mineurs*, 1906.

observations où l'Ankylostome ayant disparu, l'Anguillule suffit à maintenir l'anémie. Bruns a même cité un cas où le malade n'eut jamais que des Anguillules et eut cependant une anémie des mineurs intense.

Dans les cas d'anémie pernicieuse, on devra donc toujours songer, non seulement au Bothriocéphale ou à l'Ankylostome, mais encore à l'Anguillule, au Trichocéphale et à l'Ascaride,

Les Vers intestinaux ne seraient pas d'ailleurs les seuls parasites animaux pouvant sécréter des toxines. Elles existeraient aussi chez les Protozoaires. Il existe fréquemment dans la paroi de l'œsophage du mouton des nodules blanchâtres, pouvant atteindre le volume d'une petite noisette et qui sont constitués par une Sarcosporidie, parasite des muscles. Or Pfeiffer [1] a reconnu que l'extrait aqueux ou glycériné de ce parasite, inoculé au lapin, produit, à faible dose, des accès fébriles et à plus fortes doses le collapsus et la mort. Laveran et Mesnil [2] ont confirmé le fait et donné le nom de *sarcocystine* à la toxine mise en évidence par Pfeiffer. Ils ont montré que le lapin est extrêmement sensible à ce poison et est tué par une dose d'un demi-milligramme (0 gr. 0005) de Sarcosporidie fraîche par kilogramme d'animal ou d'un dixième de milligramme (0 gr. 0001) de poudre obtenue par la dessiccation du kyste parasitaire. Le cobaye, et surtout le rat et la souris sont beaucoup moins sensibles. L'extrait aqueux, chauffé pendant cinq minutes à 100 degrés, ou pendant vingt minutes à 85 degrés, perd toute son activité; chauffé pendant deux heures à 56 degrés, sa virulence s'atténue notablement. La sarcocystine se rapproche par là des venins et de certaines toxines microbiennes.

Il est probable que beaucoup d'autres Protozaires sécrètent des toxines. C'est ainsi que Laveran et Pettit [3] viennent d'extraire des Trypanosomes une endotoxine, à laquelle ils donnent le nom de *trypanotoxine*. Inoculée à dose massive, elle produit chez la souris de l'hypothermie, des tremblements épileptoïdes, de l'abattement et la mort.

Enfin, d'après le professeur R. Blanchard [4], la seule explication rationnelle des accès fébriles de paludisme réside dans la production de toxines par les Hématozoaires, et le fait a été confirmé par Regnault [5]. En effet, nous avons déjà dit précédemment que l'Hématozaire vit dans les globules rouges du sang et se développe à leurs dépens. Comme ce développement s'opère très vite en 24, 48 ou 72 heures, ce métabolisme rapide ne peut guère s'expliquer sans excrétion correspondante de substances toxiques. Celle-ci reste contenue à l'intérieur du globule,

[1] L. Pfeiffer, *Die Protozoen als Krankheitserreger*, 2ᵉ auflage, p. 125, Iéna, 1891.

[2] Laveran et Mesnil, De la sarcocystine, toxine des Sarcosporidies. *C. R. Soc. de biol.*, Paris, p. 511, 1899.

[3] Laveran et Pettit, *Soc. de pathol. exot.*, 11 janvier 1911.

[4] R. Blanchard, *Madagascar au début du XXᵉ siècle*, p. 419, Paris, 1902. — Les Moustiques propagateurs de maladies. *La Nature*, II, p. 165, 1903. — *Les Moustiques, histoire naturelle et médicale*, p. 459, Paris, 1905.

[5] J. Regnault, Toxines pyrétogènes dans le paludisme. *Rev. de méd.*, XXIII, p. 728, 1905.

mais, au moment où l'Hématozaire, ayant détruit tout le protoplasma globulaire, déchire la membrane du globule pour mettre en liberté ses mérozoïtes dans le sang, les produits toxiques d'excrétion sont aussi déversés dans le sang. Et comme cela se produit en même temps dans un grand nombre de globules, la quantité de toxines mises en liberté dans l'organisme est si considérable qu'il en résulte aussitôt une réaction fébrile violente. C'est ainsi que la périodicité de la fièvre se trouve être en rapport avec le cycle évolutif du parasite. L'accès fébrile sera naturellement d'autant plus violent que les toxines seront déversés en plus grande abondance et il durera tant que les toxines n'auront pas été éliminées par la transpiration.

Nous venons d'étudier un certain nombre de faits suffisamment concordants pour nous permettre d'admettre que les parasites animaux sont capables de sécréter des toxines pouvant jouer un rôle assez considérable en pathologie, en produisant des phénomènes nerveux, des accès fébriles et plus particulièrement de l'anémie.

Il importe cependant de noter que différents auteurs, à la tête desquels il convient de citer Cao [1], Lynch [2], Jammes et Mandoul [3], Alessandrini et Paulucci [4], n'admettent pas l'action toxique des Vers intestinaux. Ils basent leur opinion sur une série d'expériences faites en inoculant aux animaux le produit de trituration de différents Vers intestinaux et sur la rareté des troubles observés chez les individus parasités. Nous avons vu que ces conclusions sont en contradiction absolue avec les résultats obtenus par la plupart des auteurs.

Nous admettons donc la possibilité pour les parasites de sécréter des toxines. On est sans doute allé trop loin et toutes les expériences ne sont pas convaincantes, mais d'autres sont indéniables et l'anémie pernicieuse provoquée par les Vers intestinaux ne peut guère s'expliquer autrement.

Toutefois, nous ne devons pas négliger une théorie récente, qui est passée généralement inaperçue et qui fait jouer un rôle important aux inoculations bactériennes dans l'étiologie de l'anémie pernicieuse. Chez les porteurs de Vers intestinaux, l'inoculation constante de petites quantités de Colibacilles produirait un état de subinfection, qui se traduirait par le symptôme anémie. Nous aurons du reste à y revenir plus loin.

Urticaire — Dès 1886, le professeur R. Blanchard [5] expliquait par la mise en liberté d'une toxine, les accidents, et en particulier, l'urti-

[1] Cao, La pretesa tossicità dei succhi degli Elminti intestinali. *Rif. med.*, III, p. 795, 1901 et IV, p. 593, 1901.

[2] Lynch, *Vers intestinaux* in Grancher et Comby, *Traité des maladies de l'enfance*, 2ᵉ édit., II, p. 404, Paris, 1904.

[3] Jammes et Mandoul, Sur l'action toxique des Vers intestinaux. *C. R. Acad. des sc.*, CXXXVIII, p. 1734, 1904. — A propos de l'action toxique des Vers intestinaux. *Bull. soc. d'hist. nat. de Toulouse*, 1904.

[4] Alessandrini et Paulucci, Sulla tossicità degli Ascaridi. *Ann. d'Ig. sperim.*, XIX, 1909.

[5] R. Blanchard, *Traité de zoologie médicale*, p. 425, 2ᵉ fasc., paru le 10 juillet 1886.

caire, qui suivent la rupture traumatique ou chirurgicale d'un kyste hydatique. Le fait est confirmé d'ailleurs par Debove ([1]), qui produit l'urticaire chez l'homme par injection sous-cutanée de liquide hydatique. Du reste Mourson et Schlagdenhauffen ([2]) ne tardent pas à isoler une leucomaïne du liquide des hydatides, fait confirmé par Viron ([3]) en 1892. A l'état normal, la cuticule stratifiée du kyste s'oppose à la filtration de la toxine, du moins en quantité suffisante pour produire des accidents graves ; cependant au cours de l'évolution d'une hydatide, on peut observer, de temps en temps et sans cause, des crises d'urticaire. Mais quand, par hasard, le kyste vient à se rompre, la toxine est mise en liberté en grande abondance, et, absorbée au niveau de la séreuse péritonéale, elle passe dans le sang et l'urticaire va pouvoir s'accompagner de troubles beaucoup plus graves, tels que dyspnée, péritonite, attaques épileptiformes et syncopes mortelles ([4] et [5]).

Or, cette urticaire peut s'observer aussi avec les Vers intestinaux. Hebra ([6]) cite, parmi les causes de l'urticaire, l'irritation du canal alimentaire par l'Oxyure, le Trichocéphale ou le Tænia ; Saint-Avit ([7]) la signale dans l'ascaridiose. Boycott et Haldane ([8]) disent l'avoir observée fréquemment et communément chez les ouvriers des mines de Dolcoath en Cornouailles. Or, sans connaître ces travaux, j'avais moi-même constaté le fait et j'attirai sur lui l'attention en 1907 ([9]). J'ai émis l'idée que les toxines fabriquées par les Vers intestinaux et résorbées dans l'intestin, peuvent, dans certains cas, être éliminées par la peau et jouer ainsi un rôle dans l'étiologie de certaines crises d'urticaire, pouvant se produire à des intervalles assez rapprochés chez des malades porteurs de Vers intestinaux et disparaître subitement par la simple expulsion des parasites. J'avais vu, par exemple, l'expulsion d'un seul Ascaride guérir chez une jeune fille des crises d'urticaire et d'appendicite à répétitions durant depuis des années. De même j'avais vu disparaître des crises d'urticaire géant chez une jeune femme, porteur de Trichocéphales, par l'administration de la médication thymolée.

Or, il se trouve que de nouvelles observations ont été faites et que

([1]) Debove, Pathologie de l'urticaire hydatique. *C. R. Acad. des Sc.* Paris, CV, p. 1285, 1887. — De l'intoxication hydatique, *Bull. et Mém. Soc. méd. des hôp. de Paris* (3), t. V, p. 113, 1888.

([2]) Mourson et Schlagdenhauffen, *Bull. et Mém. Soc. méd. des hôp. de Paris* (3), t. V, p. 115, 1888.

([3]) Viron, Sur une albuminoïde toxique contenue dans certains liquides hydatiques. *Arch. de méd. expér.*, 1892.

([4]) Achard, *Arch. génér. de méd.*, oct. 1888.

([5]) Dufour, Intoxication hydatique lentement mortelle, *Soc. méd. des hôpitaux*, p. 1157, 1900.

([6]) F. Hebra, *Traité des maladies de la peau* (trad. Doyon), p. 307, 1872.

([7]) P. Merklen, art. Urticaire, in *Pratique dermatologique* de Besnier, Brocq et Jacquet, t. IV, p. 728, 1904.

([8]) Boycott et Haldane, An Outbreak of Ankylostomiasis in England. *The Journ. of Hyg.*, t. III, p. 109, 1903.

([9]) J. Guiart, Les Vers intestinaux, in *Nouveau Traité de Médecine et de Thérapeutique* de Brouardel et Gilbert, fasc. 17, Maladies de l'intestin, p. 583 et 596, 1907.

l'urticaire parasitaire sera bientôt une notion classique. En effet, Siccardi (¹), étudiant l'ankylostomose en Italie, montre que chez les porteurs d'Ankylostome, l'urticaire s'observe constamment et persiste plus ou moins depuis le début de l'infection jusqu'à l'expulsion des parasites. Étant donné que l'Ankylostome serait le Ver intestinal fabriquant les toxines les plus violentes, cette observation offre un intérêt tout spécial.

Enfin nous indiquerons que l'urticaire parasitaire n'est pas spécial aux porteurs de Vers ou de kyste hydatique, mais s'observe aussi dans les maladies à Protozaires. C'est ainsi que dans le paludisme, il est de notion courante que l'urticaire est très fréquente. Les plaques peuvent apparaître de bonne heure ou vers la fin de l'accès fébrile; elles peuvent même se substituer à lui et quand l'urticaire se produit, la fièvre peut faire presque complètement défaut. Il faut avouer que voilà un fait qui vient singulièrement appuyer l'opinion du professeur R. Blanchard que nous signalions tout à l'heure et d'après laquelle l'accès fébrile serait produit par la mise en liberté dans le sang des toxines sécrétées par le parasite.

L'origine gastro-intestinale de nombreux cas d'urticaire ne fait aucun doute, mais il faut qu'à l'avenir les médecins aient également présente à l'esprit la notion d'urticaire parasitaire.

Éosinophilie. — Une preuve de la sécrétion des toxines par les parasites réside dans la recherche de l'éosinophilie. On considère en effet que celle-ci est pour ainsi dire la marque de l'intoxication de l'organisme, et en général, on peut constater que l'éosinophilie est d'autant plus intense que l'Helminthe considéré provoque des accidents généraux plus graves.

Cestodes (15 pour 100). — Dans les cas de Ténia inerme, Bücklers a trouvé 10 pour 100 d'éosinophiles, Boycott 6 à 13 pour 100, Limasset 5 à 26 pour 100, et Leichstentern 34 pour 100; soit une moyenne d'environ 17 pour 100.

En ce qui concerne le Bothriocéphale, l'éosinophilie, contre toute attente, n'existerait que dans un petit nombre de cas. Il est vrai que dans la plupart des cas qui ont été publiés, les auteurs ne donnent pas d'indication sur ce point. Ce serait donc une question à remettre à l'étude.

Dans les cas de ladrerie, Boycott a noté 8 pour 100 d'éosinophiles, Limasset 10 pour 100, Achard et Lœper 11 pour 100; soit une moyenne d'environ 10 pour 100.

Enfin, dans les cas de kyste hydatique, Labbé compte 4 pour 100 d'éosinophiles, Tuffier et Milian 4 à 8 pour 100, Longridge 5 à 8 pour 100, Achard et Laubry 10 pour 100, Bloch 15 pour 100, Lépine 18 pour 100, Memmi 7 à 20 pour 100, Achard et Clerc 40 pour 100, et enfin Seligmann et Dudgeon 57 pour 100; soit une moyenne d'environ 19 pour 100.

(¹) Siccardi, Per lo studio dell' Anchilostomiasi. *Labori dell' Istituto de Clinico medica generale della R. Università di Padova*, t. III, p. 69, 1907.

Seligmann et Dudgeon constatent que l'éosinophilie tombe rapidement après l'opération et enfin Sabrazès constate que les cellules éosinophiles sont accumulées en grand nombre aux environs du kyste.

Trématodes (20 pour 100). — Dans la bilharziose, Manson a noté 12 pour 100 d'éosinophiles; Balfour, 17 pour 100; Douglas et Hardy, 6 à 40 pour 100; Coles, 20 pour 100; Russel, 24 à 54 pour 100, et Boycott, 20 à 48 pour 100; soit une moyenne d'environ 25 pour 100. Dans la distomatose hépatique l'éosinophilie n'atteint guère que 10 à 20 pour 100.

Nématodes (55 pour 100). — Dans l'ascaridiose, Bezançon et Labbé ont observé 6 pour 100 d'éosinophiles; Longridge, 7 pour 100; Bücklers, 19 pour 100; Boycott, 24 à 27 pour 100, et Solley 55 pour 100; soit une moyenne d'environ 18 pour 100.

Dans l'oxyurose, Boycott note une éosinophilie de 0 à 14 pour 100 et Bücklers une de 19 pour 100; soit une moyenne d'environ 11 pour 100.

Dans la trichocéphalose, l'éosinophilie n'a guère été recherchée, en raison du peu d'intérêt que les médecins attachent généralement au Trichocéphale. Brown indique bien que le taux des éosinophiles descend rarement au-dessous de 5 pour 100, mais il s'agissait de cas où les Trichocéphales étaient peu nombreux et l'anémie peu intense. C'est une question à remettre aussi à l'étude, car il est probable que, dans certains cas, on doit observer une éosinophilie intense, comme avec l'Ankylostome. J'ai eu récemment l'occasion d'observer un cas où la présence de beaucoup d'éosinophiles dans le sang ne pouvait s'expliquer que par la présence de nombreux œufs de Trichocéphales dans les selles.

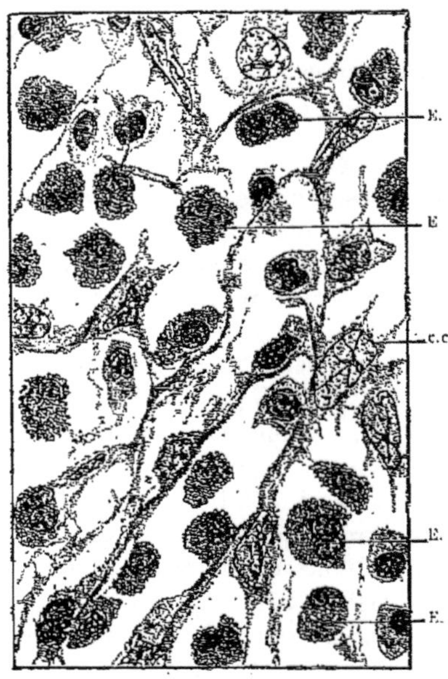

Fig. 97. — Éosinophilie locale chez l'homme (tumeur à Œsophagostome): E, éosinophiles; c.c., cellule conjonctive; d'après Brumpt.

C'est dans l'ankylostomose que l'éosinophilie est de beaucoup la plus importante. C'est ainsi que Ashford a compté 40 à 54 pour 100 d'éosinophiles, Boycott et Haldam 66 pour 100, et enfin Lichstenstern jusqu'à 72 pour 100: soit une moyenne d'environ 61 pour 100.

Dans l'anguillulose, Brown a rencontré 6 à 10 pour 100 d'éosinophiles, Price 10 pour 100 et Bücklers 14 pour 100; soit une moyenne d'environ 10 pour 100.

Dans la trichinose, l'éosinophilie est variable avec le degré d'infestation, aussi bien qu'avec la période observée. Toutefois, elle est rarement inférieure à 20 pour 100, et elle atteint fréquemment 40 à 60 pour 100:

on l'a même vue s'élever à 87 pour 100 ; soit une moyenne d'environ 50 pour 100. Il faut noter également qu'Ehrardt a toujours observé une accumulation locale des éosinophiles autour des larves enkystées.

Enfin, dans la Filaria loa, Wurtz et Clerc ont observé une éosinophilie de 53 pour 100.

L'éosinophilie semble donc exister dans tous les cas d'helminthiase et elle est naturellement plus élevée dans les cas de parasitisme profond (hydatide, trichinose, loa) que dans les cas de parasitisme intestinal où une partie des toxines se trouve sans doute éliminée avec les selles.

Éosinophilie locale. — Il faut noter enfin que l'éosinophilie pourra s'observer aussi dans les tissus qui avoisinent un parasite. Elle sera l'indice de la réaction locale de l'organisme contre les toxines secrétées par le parasite. On l'observera par exemple dans le tissu fibreux qui entoure les kystes hydatiques, les kystes de Trichines, les canaux biliaires parasités par les Douves, dans les tumeurs à Œsophagostomes (fig. 97), etc. Nous attirons l'attention sur cette forme particulière d'éosinophilie, qui est encore très peu connue.

Séro-diagnostic. — Du reste, par une autre méthode, Isaac et Von del Velden, Fleckseder et Stejskal sont aussi arrivés à la conclusion que les Vers intestinaux sécrètent réellement des toxines. Ils se basent sur ce fait que si l'on prépare un extrait filtré d'Helminthe, on peut obtenir un précipité par l'addition de sérum provenant d'individus hébergeant cet Helminthe, ou d'animaux préalablement injectés avec des extraits de ce même Helminthe. L'existence d'une semblable précipitine chez l'homme ou les animaux entraîne comme corollaire l'existence d'une toxine chez les parasites qu'ils hébergent ou qui ont servi à faire l'injection. C'est du moins ce que l'on est conduit à admettre dans l'état actuel de nos connaissances.

Enfin si les parasites sécrètent des toxines, il est naturel de penser que l'absorption de ces toxines par l'organisme détermine l'élaboration d'anticorps spécifiques. Le fait a été démontré pour un certain nombre de Vers intestinaux, pour le kyste hydatique et enfin pour le Tréponème de la syphilis. La recherche de ces anticorps se fait par la méthode de déviation du complément due à Bordet et Gengou. Cette méthode de séro-diagnostic n'offre aucun intérêt dans les cas de Vers intestinaux, où il est beaucoup plus simple de rechercher la présence des œufs dans les selles. Mais il n'en est pas de même dans la syphilis (réaction de Wassermann) et dans le kyste hydatique (réaction de Weinberg) où cette méthode est devenue d'un usage courant en clinique.

5° **Action hémorragique.**

On connaît depuis longtemps, chez la Sangsue, l'existence de glandes salivaires pharyngiennes, sécrétant un liquide qui a la propriété d'empêcher la coagulation du sang. Il en résulte que le sang reste liquide dans le tube digestif de l'animal, ce qui facilite singulièrement sa digestion ultérieure. Cette substance anticoagulante s'obtient facilement en faisant un extrait de têtes de Sangsues et elle se vend dans le commerce sous le nom d'*hirudine*.

Il est probable qu'au moment de la piqûre la Sangsue inocule dans la blessure un peu de salive, pour empêcher la coagulation trop rapide du sang, car on a remarqué depuis longtemps que le propre des piqûres de Sangsue est de laisser le sang s'échapper en bavant, après que l'animal s'est détaché. Cette petite hémorragie peut durer quelquefois deux ou trois heures ; on l'a même vue persister pendant plusieurs jours.

Enfin tout récemment Weill et Mouriquand ([1]) ont montré que, chez certains sujets prédisposés, il se produit à la suite des piqûres de Sangsue une véritable hémophilie ; les piqûres peuvent se rouvrir secondairement et, surtout chez les enfants, produire des hémorragies redoutables. Ils en ont donné l'explication en montrant que, chez les animaux piqués par des Sangsues ou injectés avec de l'hirudine, il se produit un retard très marqué dans la coagulation du sang et parfois même celui-ci peut devenir entièrement incoagulable.

Cette substance anticoagulante n'est d'ailleurs pas spéciale aux Sangsues, mais se rencontre chez tous les animaux qui se nourrissent de sang. Elle a été mise en évidence en particulier chez les larves d'Œstres, chez les Ixodes, chez les Moustiques, chez le Strongle du cheval, chez l'Ascaride et enfin chez l'Ankylostome. Chez ce dernier, Lœb et Smith([2]) ont montré qu'il existait dans la moitié antérieure de l'animal une substance empêchant *in vitro* et *in vivo* la coagulation du sang des animaux. Ce liquide est certainement sécrété par les glandes céphaliques, qui viennent s'ouvrir sur les côtés de la capsule buccale. C'est à l'inoculation de ce liquide dans la muqueuse qu'il faut attribuer certainement l'état hémorragipare de l'intestin chez les porteurs d'Ankylostomes. La muqueuse du duodénum est presque toujours rouge, enflammée et sanguinolente ; parfois on observe de grandes plaies hémorragiques et du mucus sanguinolent existe tout le long de l'intestin grêle ; parfois même le sang existe à profusion dans tout l'intestin. Du reste des hémorragies intestinales peuvent s'observer chez l'individu vivant et, chez les porteurs d'Ankylostomes, il est presque toujours facile de déceler du sang dans les selles.

Il en est certainement de même des autres Nématodes parasites de l'intestin, qui peuvent se nourrir de sang, du moins à certaines périodes de leur existence. Le Trichocéphale est certainement hématophage, au même titre que l'Ankylostome, et la substance anticoagulante est probablement sécrétée par le corps cellulaire, qui entoure l'œsophage et occupe

<hr>

([1]) Weill et Mouriquand, Hémorragies secondaires graves consécutives à l'application de la sangsue. *Presse médicale*, 1er nov. 1911.

([2]) Lœb and Smith, The presence of a substance inhibiting the coagulation of the blood in Anchylostoma. *Proceedings of the path. Soc. of Philadelphia*, 1904.

toute l'extrémité antérieure et effilée du corps. Le Trichocéphale étant peu mobile dans l'intestin, en raison même de son mode de fixation, ne peut produire d'hémorragies aussi abondantes que l'Ankylostome, mais ces hémorragies, pour être cachées, n'en existent pas moins, comme nous avons pu le mettre en évidence avec Garin et Cade ([1]), au moyen de la réaction de Weber.

Cette action des Vers sur la coagulation du sang semble du reste être assez générale, et tout récemment Émile Weil et Boyé([2]) ont montré que c'est ainsi que peut s'expliquer le mécanisme des hémorragies produites par différents parasites. Il faut donc admettre que les hémorragies, au même titre que l'anémie et tous les grands symptômes généraux, ne sont qu'une des manifestations de l'intoxication parasitaire.

4° **Action réflexe.**

On admet généralement que les parasites peuvent agir par voie réflexe, en irritant les terminaisons nerveuses des organes où ils vivent et en provoquant de la sorte des troubles nerveux très graves, tout au moins en apparence.

Ces troubles s'observeront surtout chez les individus nerveux et se rencontreront par conséquent de préférence chez la femme et chez l'enfant.

C'est ainsi que chez les porteurs de Vers intestinaux on peut observer de la perversion du goût et surtout des troubles visuels pouvant aller jusqu'à la cécité complète; les muscles de l'œil peuvent être atteints de contractures spasmodiques (dilatation de la pupille, strabisme, blépharospasme). Certains malades sont en proie à de la névralgie frontale, à des vertiges ou à des troubles cérébraux violents pouvant simuler la méningite; on devra toujours y penser chez les enfants. D'autres auront des palpitations, des syncopes, des vertiges, de l'aphonie, des bourdonnements d'oreille, du délire ou même de la folie. Chez les enfants les troubles les plus fréquents seront les convulsions, les accès hystériformes ou épileptiformes, la chorée, les syncopes, les paralysies de certains muscles de la face ou de l'œil, voire même l'hémiplégie ou la paraplégie.

La caractéristique de tous ces symptômes, c'est qu'en dépit de leur gravité apparente, ils disparaissent rapidement après l'expulsion des parasites.

Les troubles réflexes semblent être plutôt en rapport avec le nombre des parasites qu'avec leur dimension. C'est ainsi que, dans l'intestin, les

---

([1]) GUIART et GARIN, Réaction de Weber et Trichocéphales. *Semaine médicale,* 1er sept. 1909. — CADE et GARIN, Relations entre le parasitisme intestinal et les entérorragies occultes. *Arch. des mal. de l'appar. digestif,* nov. 1909.

([2]) E. WEIL et BOYÉ, Les hémorragies dans les maladies parasitaires. *Arch. de parasitologie,* t. XIV, p. 384, 1911.

symptômes sont généralement beaucoup plus graves avec l'*Hymenolepis nana*, petit Cestode dont les exemplaires sont généralement nombreux, qu'avec un grand Ver solitaire tel que le Ténia inerme ou le Bothriocéphale. L'intensité des accidents tient sans doute à la plus grande irritation de la muqueuse par la fixation de plusieurs centaines de têtes que par une seule : l'irritation est multipliée, pour ainsi dire, par le nombre des fixations.

Il est vrai que cette action réflexe est purement hypothétique et pour certains auteurs les symptômes observés seraient simplement sous la dépendance de toxines secrétées par les parasites et exerçant leur action sur les centres nerveux.

5° **Action mécanique.**

Les parasites agissent mécaniquement par obstruction ou par compression.

Phénomènes d'obstruction. — Nous prendrons comme premier exemple les grands Cestodes parasites de l'homme. Le Ténia et le Bothriocéphale ne produisent généralement pas d'accidents mécaniques, parce que leur tête, se trouvant fixée dans la région duodénale, toute la chaîne se déroule le long de l'intestin grêle. Mais dans certains cas on les a vus se contracter au maximum et venir constituer une sorte de boule, capable de s'opposer au cours des aliments et de provoquer une occlusion intestinale.

Mais cette occlusion s'observe beaucoup plus fréquemment avec les Ascarides. En effet, chez les gens soumis à une hygiène alimentaire défectueuse, ceux-ci peuvent exister en abondance dans l'intestin. Ils peuvent alors s'enchevêtrer facilement les uns dans les autres et constituer un paquet, qui provoquera d'autant mieux l'obstruction que les extrémités pointues du parasite pourront s'ancrer fortement dans la muqueuse. Il est arrivé que des chirurgiens, intervenant pour une obstruction, ont pu constater le fait directement et dans les cas de non-intervention on a vu les liquides et les aliments s'accumuler au-dessus et provoquer une rupture de l'intestin avec toutes ses conséquences. Le fait est du reste relativement commun chez le cheval, où les Ascarides existent fréquemment en nombre considérable.

D'ailleurs, ce n'est pas là le seul méfait de ces parasites. De l'intestin grêle, où il vit, l'Ascaride peut s'engager dans le canal pancréatique ou dans le canal cholédoque. Le parasite, suivant sa grosseur, pourra pénétrer plus ou moins loin, mais il y aura finalement obstruction du conduit. Le pronostic sera le plus souvent fatal, dans un cas comme dans l'autre.

Dans le cas d'occlusion du canal pancréatique, on verra se produire subitement des phénomènes péritonitiques, qui pourront en imposer pour une appendicite à point douloureux un peu plus élevé; la mort surviendra rapidement.

Dans le cas d'occlusion du canal cholédoque, le cours de la bile se trouvant arrêté il en résultera de l'ictère, de la cholémie, de la dilatation des canaux pouvant aller jusqu'à la rupture. Ces cas seront d'autant plus graves que le parasite entraînera forcément avec lui les Microbes pyogènes du contenu intestinal. Quelquefois les Ascarides émigrent en grand nombre dans le foie, déchirent les canaux, pénètrent dans la substance propre de l'organe et ressortent parfois dans la cavité péritonéale (fig. 52, p. 890); la mort surviendra alors très rapidement par péritonite suraiguë. Mais même dans le cas où un seul Ascaride pénétrera dans les voies biliaires ou dans le foie, les Microbes de l'intestin, qu'il entraînera à sa suite, provoqueront la formation d'un abcès du foie, qui sera généralement mortel. On croyait autrefois que le canal cholédoque devait être préalablement dilaté par un calcul biliaire ou par l'expulsion d'hydatides, pour qu'un Ascaride puisse s'y engager. C'est que Davaine avait prétendu que l'Ascaride ne peut pas vivre dans la bile. Or, nous savons aujourd'hui que non seulement l'Ascaride peut vivre dans le foie, mais qu'il peut même s'y développer. Il est dès lors facile de comprendre comment l'Ascaride peut arriver dans l'organe hépatique : il y arrive tout simplement à l'état jeune et il n'est par conséquent pas nécessaire que le canal cholédoque soit dilaté au préalable.

L'Ascaride peut encore produire mécaniquement la mort de son hôte par un autre procédé. On sait qu'il arrive fréquemment que des Ascarides remontent jusque dans le pharynx pour être expulsés le plus souvent par la bouche. Mais dans des cas, heureusement très rares, on a vu des Ascarides s'engager dans le larynx et dans la trachée et, s'il n'y a pas obstruction réelle des voies respiratoires, il en résulte du moins un spasme du larynx, qui provoque des accès de suffocation mortels.

Nous pouvons prendre comme deuxième exemple la filariose, dont les premiers symptômes sont dus à une obstruction lymphatique par l'adulte ou par les embryons de la Filaire de Bancroft.

Enfin nous signalerons que les œufs de certains parasites peuvent eux-mêmes produire des obstructions. Tel est le cas de la Bilharzie, qui peut pondre ses œufs dans la paroi même de l'uretère, d'où épaississement de cette paroi et réduction progressive du calibre de ce conduit pouvant aller jusqu'à l'occlusion complète; il en résultera donc une hydro-néphrose.

Phénomènes de compression. — Les larves de Ténia ou *Cysticerques*, en se développant dans les tissus de l'homme ou des animaux, constituent une maladie, qui a reçu le nom de *ladrerie*. Le Cysticerque est parfaitement inoffensif, tant qu'il se développe dans le tissu conjonctif sous-cutané ou dans les muscles; sa présence devient au contraire redoutable s'il vient à se développer dans les méninges, dans les ventricules du cerveau ou à l'intérieur de l'œil. Le Cysticerque vient-il à se développer dans les méninges, la substance cérébrale se trouve refoulée, s'atrophie et finalement le Cysticerque se trouve logé dans une cavité plus ou moins spacieuse. Les troubles varieront naturellement suivant le point de l'écorce cérébrale qui sera comprimé, mais presque toujours on observera de la céphalalgie et des crises épileptiformes, qui iront en augmentant de fréquence et d'intensité jusqu'à la mort du malade. Si le Cysticerque siège dans un ventricule, l'irritation produite entraîne une sécrétion exagérée de liquide céphalo-rachidien, et la substance nerveuse se trouvant comprimée entre ce liquide et la boîte crânienne, les mêmes phénomènes pourront en être la conséquence.

Vient-il à se développer au niveau de l'œil, le Cysticerque n'est pas moins redoutable. Développé dans la chambre antérieure de l'œil ou dans le cristallin, il empêche la vision, mais du moins on peut l'extirper. La forme la plus grave est consécutive au développement du Cysticerque sous la rétine. Il se produit en effet un décollement de cette membrane et le Cysticerque vient faire saillie dans le corps vitré. Il en résulte une inflammation de la chambre postérieure de l'œil, dont la cause passe le plus souvent inaperçue, et qui entraîne fréquemment l'énucléation chirurgicale du globe de l'œil.

On peut en dire autant du kyste hydatique. Étant donné que l'œuf du Ténia échinocoque pénètre dans le tube digestif avec les aliments et que l'embryon hexacanthe mis en liberté dans l'intestin en traverse la paroi pour tomber dans les origines des veines, cet embryon pourra être transporté par le sang en un point quelconque de l'organisme, pour y développer un kyste hydatique. Inoffensif dans les muscles ou le tissu conjonctif sous-cutané, il sera déjà plus grave dans le foie, où il se développe le plus souvent (62 pour 100 des cas). En raison du volume du kyste, il peut en résulter des phénomènes de compression sur le tissu hépatique voisin, qui va dégénérer; parfois même le kyste atteindra un tel volume que le foie sera réduit à une lame épaisse simplement de un à deux millimètres; le kyste pourra même comprimer le diaphragme et venir faire saillie dans la cage thoracique. Le malade éprouvera de la dyspnée, de l'amaigrissement et de la cachexie, mais cependant les symptômes, quoique graves, n'égaleront jamais en intensité ceux d'une sclérose atrophique. En somme, le principal danger du kyste hydatique du foie sera le risque de la rupture dans la cavité péritonéale. Les kystes du poumon ou du rein ne seront pas plus graves, mais il n'en sera pas de même de ceux de l'encéphale, qui provoqueront par compression les symptômes d'une tumeur de l'encéphale (céphalée, convulsions, vertiges, syncopes, troubles moteurs ou sensitifs, ramollissement cérébral, apoplexie, coma). La mort en sera encore la terminaison fatale.

En Extrême-Orient, on observe assez fréquemment une affection pulmonaire, accompagnée d'hémoptysies, et produite par la Douve de Westermann. Or, le principal danger de cette maladie réside dans le fait que le parasite, qui vit normalement dans des cavernes du poumon, peut passer facilement dans le sang, d'où il peut être entraîné en un point quelconque de l'organisme et plus particulièrement dans le cerveau. Le résultat sera le même qu'avec le Cysticerque et la mort surviendra après tous les symptômes de l'épilepsie jacksonienne. Dans le cas de convulsions unilatérales ou d'affections hémiplégiques se produisant en Extrême-Orient ou chez des indigènes de ce pays, on devra toujours songer à la distomatose pulmonaire et rechercher les œufs du parasite dans les crachats. Des migrations semblables pourront du reste s'observer avec les Douves du foie, qui s'arrêteront le plus souvent dans le tissu conjonctif sous-cutané, où elles donneront naissance à un abcès, mais qui pourront tout aussi bien s'arrêter au niveau des vaisseaux du cerveau.

Ces quelques exemples nous ont permis de montrer l'importance de l'action mécanique jouée par les parasites, qu'il s'agisse d'obstruction ou de compression. Mais ils nous permettent en même temps de faire voir que le résultat ne dépend pas du parasite, mais bien de l'importance physiologique de l'organe attaqué. Il ne faut pas oublier l'exemple du Cysticerque, qui, inoffensif au niveau des muscles ou du tissu conjonctif sous-cutané, entraîne la mort s'il vient à se développer dans le cerveau.

6° Action traumatique.

Les parasites attaquent surtout leur hôte par la peau ou par l'intestin. Les uns se fixent simplement pour sucer le sang, d'autres pénètrent dans la peau ou dans la paroi intestinale, d'autres enfin profitent du traumatisme pour pénétrer dans le sang et gagner les organes internes.

Parmi les parasites externes, les Sangsues produisent le traumatisme le plus sérieux. Mais en général il s'agit de parasites temporaires, qui viennent piquer la peau pour se gorger de sang et quittent aussitôt leur hôte pour se mettre à l'abri et digérer en paix; c'est le cas des Moustiques, des différentes Mouches piqueuses (Stomoxes, Tsé-tsé, Taons), des Puces, des Punaises, des Ixodes et des Argas. Quant aux parasites permanents, comme les Pupipares et les Poux, ils provoquent un traumatisme surtout important par sa répétition même. Toutefois il n'est pas forcément plus grave, car nous verrons plus loin que la gravité des piqûres tient surtout aux parasites qui peuvent être inoculés au moment de la piqûre.

Quant aux Mouches à trompe molle, en apparence les plus inoffensives, elles ont des larves, qui vivent le plus souvent dans des substances en décomposition, parfois même dans des cadavres, constituant alors une partie de ce qu'on a appelé les *parasites de la mort*. Or, ces larves sont capables de devenir aussi de véritables parasites chez l'individu vivant, soit qu'elles pénètrent dans la peau, soit qu'elles arrivent dans l'intestin; un certain nombre d'entre elles se sont même adaptées au parasitisme, qui est devenu nécessaire, c'est le cas des larves d'OEstres. Parmi les larves cuticoles, nous signalerons celle de l'*Auchmeromyia luteola*, qui est très fréquente au Congo, sur le sol humide des cases des indigènes, et qui pique ceux-ci pendant la nuit pour se gorger de sang. Cette larve est un parasite erratique. Généralement les larves d'Œstres s'enfoncent dans la peau en déterminant la formation d'une sorte de furoncle douloureux. La larve se nourrit abondamment et quand elle a atteint tout son développement elle quitte son hôte pour se transformer en pupe et terminer rapidement sa métamorphose. C'est le cas du Ver du Cayor en Afrique et des larves de Dermatobie en Amérique tropicale. Il en est du reste de même des Ixodes, qui ne se contentent pas toujours de se fixer sur la peau de l'hôte dont ils veulent sucer le sang, mais qui pénètrent parfois sous cette peau en constituant de volumineuses tumeurs, lorsqu'ils sont repus. Nous devons signaler encore les larves d'Hypoderme, qui ne se contentent pas de vivre sous la peau, mais s'y creusent de véritables terriers et effectuent sous cette peau des trajets plus ou moins longs. Ces larves rampantes se rencontrent surtout chez les bœufs, les cerfs et les chevreuils, mais s'observent aussi chez l'homme.

Nous pouvons en rapprocher les Sarcoptes, ces Acariens minuscules qui creusent l'épiderme de leurs galeries en produisant une affection très prurigineuse, la gale.

Mais où le traumatisme sera le plus grave c'est quand une larve de Mouche, ayant pénétré dans les fosses nasales, perforera l'ethmoïde et ira se promener dans le cerveau, comme c'est le cas fréquent pour la *Lucilia macellaria*. La mort en sera la conséquence fatale.

Traumatique encore sera l'action de la Filaire de Médine, qui, à l'exemple des larves d'Hypoderme, ira se promener dans le tissu conjonctif des muscles jusqu'à ce qu'elle arrive au niveau du tissu conjonctif sous-cutané, où il est alors possible de la voir et de l'extirper. Traumatique aussi la perforation de la peau par les larves d'Ankylostome et d'Anguillule.

Si nous jetons maintenant un coup d'œil sur les parasites de l'intestin et des glandes annexes, nous trouvons également des parasites qui se fixent simplement, momentanément ou à demeure, souvent pour se nourrir de sang, d'autres qui pénètrent dans la paroi pour y passer une partie de leur existence, d'autres enfin qui la perforent complètement en provoquant une péritonite mortelle.

Parmi ceux qui se fixent simplement dans l'intestin pour n'être pas entraînés au dehors et se nourrissent simplement des liquides assimilables qu'il renferme, nous citerons les Cestodes. Ceux-là auront une action traumatique peu grave et provoqueront simplement au niveau de leur tête un peu de congestion et d'irritation par l'action de leurs ventouses et de leurs crochets, encore ceux-ci sont-ils le plus souvent inutilisés.

Beaucoup plus graves sont les Trématodes et les Nématodes, parce que ceux-là se nourrissent généralement de sang et doivent par conséquent détruire au moins l'épithélium pour arriver jusqu'aux vaisseaux de la muqueuse. Nous rappellerons ici l'action des Trichocéphales et des

Strongles, sur lesquels nous nous sommes assez longuement appesantis précédemment pour n'avoir pas à y revenir ici.

Mais, de même que certains parasites peuvent vivre dans la peau, de même d'autres peuvent vivre dans la paroi de l'intestin. Ce sera le cas des petits Nématodes : Oxyures, Anguillules, Trichines. C'est même l'habitat normal de ces derniers parasites et c'est bien ce qui fait leur danger, car les embryons pondus directement dans les lymphatiques et les vaisseaux sanguins auront vite fait de se répandre dans l'organisme pour y produire une véritable infection. C'est du reste par un procédé analogue que les Douves du foie et du poumon pourront à l'état jeune pénétrer dans un vaisseau et aller constituer en différents points de l'organisme des Douves erratiques. Une Douve, la Bilharzie, a même pu s'acclimater à ce milieu et vivre dans le sang; mais c'est encore par traumatisme que ses œufs en sortiront au niveau de certains capillaires pour tomber dans la lumière de la vessie ou du rectum.

Mais les plus redoutables seront ceux qui étant puissamment armés seront capables de se fixer dans la profondeur de la paroi intestinale, comme les Echinorhynques, ou même de perforer complètement cette paroi, comme les Ascarides. La mort par péritonite en sera la conséquence presque fatale.

Nous ne pouvons non plus passer sous silence le Strongle géant, cet énorme Nématode capable de réduire rapidement un rein à une mince coque, qui lui sert de kyste. Un parasite capable de détruire un rein n'est pas un parasite inoffensif, c'est encore là un traumatisme grave, mais heureusement très rare chez l'homme.

Nous ne pouvons nous appesantir sur des parasites dont il a été longuement question précédemment; nous tenons du moins à bien insister sur ce fait que l'action traumatique est une des plus importantes qui soit dévolue aux parasites.

ACTION INDIRECTE DES PARASITES

Action d'inoculation.

Nous avons vu précédemment que les Insectes peuvent se faire les agents de transport ou d'inoculation d'un bon nombre de maladies infectieuses.

Les uns agissent d'une façon purement passive, à la façon de ces Mouches qui se font les entremetteuses des amours des fleurs en transportant le pollen d'une fleur à l'autre. C'est ainsi que des Mouches, qui se poseront sur des déjections et iront ensuite se poser sur des aliments, pourront transmettre la tuberculose, la fièvre typhoïde ou le choléra; de même des Mouches pourront transmettre le charbon en allant sur le cadavre d'un animal charbonneux et en allant ensuite se poser sur une plaie.

Jusqu'ici il y a simplement transmission, mais dans la plupart des cas il y aura inoculation.

Beaucoup d'Insectes en effet sont armés d'une trompe puissante, destinée à perforer la peau pour sucer le sang; ce sont de véritables lancettes d'inoculation. Ce seront les agents actifs de l'inoculation de certains Microbes, qui, sans eux, ne pourraient franchir les barrières épithéliales que notre organisme oppose à l'infection. C'est ainsi que les Stomoxes et les Taons peuvent inoculer le charbon et que les Puces peuvent nous inoculer la peste.

Enfin, dans une troisième catégorie, il convient de placer ceux qui, comme les Moustiques, mûrissent pour ainsi dire les parasites dans leur propre organisme, pour ne les inoculer à l'homme qu'après avoir accru leur virulence et leur puissance de reproduction. Le Microbe, qui sera presque toujours un Protozoaire, passera forcément chez l'Insecte une phase de son existence avant d'aller porter l'infection dans le sang de l'homme. C'est ainsi que les Moustiques transmettent le paludisme, la filariose, la fièvre jaune et la dengue; les Tsé-tsé, la maladie du sommeil; les Réduves, la trypanosomose d'Amérique; que les Punaises transmettent sans doute le bouton d'Orient, la splénomégalie tropicale et la fièvre récurrente; les Poux, la fièvre récurrente et le typhus exanthématique; les Tiques, la fièvre pourprée des Montagnes Rocheuses; les Argas, la fièvre récurrente; le Rouget, la fièvre fluviale du Japon, etc. Ces maladies à Protozoaires ont toujours besoin d'un Insecte ou d'un Acarien pour leur transmission, aussi leur aire de distribution géographique sera-t-elle beaucoup plus réduite que celle des maladies bactériennes. En effet leur transmission est ici réglée par la répartition de l'agent d'inoculation, qui exige généralement pour son développement de la chaleur et de l'humidité. C'est ce qui fait qu'un grand nombre de maladies des pays chauds appartiennent à cette catégorie.

Depuis l'année 1899, nous avons émis l'hypothèse qu'il en est de même de bon nombre d'infections intestinales de nos pays, qui seraient inoculées par les Vers intestinaux. Ces derniers joueraient dans notre intestin le même rôle que les Insectes à la surface de la peau. Depuis cette époque, nous avons multiplié les faits plaidant en faveur de cette hypothèse et des confirmations se sont fait jour de tous côtés. Bref, nous pouvons dire, sans aucune exagération, que le rôle inoculateur des Vers intestinaux est aujourd'hui admis sans conteste. Il nous suffira donc de quelques mots explicatifs à ce sujet.

En étudiant les Nématodes, nous avons suffisamment montré à quel point les Vers intestinaux appartenant à ce groupe peuvent être dangereux pour l'hôte qui les héberge. En se fixant dans la muqueuse pour se nourrir de sang ou en y pénétrant pour y continuer leur développement, ils produisent des lésions par où pénètrent les Microbes du contenu intestinal. Si les parasites sont peu nombreux ou si les Microbes inoculés sont de simples saprophytes, comme le Colibacille, contre lesquels l'organisme est immunisé, ces Microbes sont facilement arrêtés et détruits par les organes de défense de la muqueuse intestinale. Mais si les Nématodes abondent dans l'intestin et si des Microbes redoutables sont amenés par les aliments ou par les boissons, alors les leucocytes ne pourront plus suffire à la multiplicité et à la répétition des inoculations et l'infection se produira. C'est ainsi qu'il nous paraît vraisemblable que les Vers intestinaux jouent un grand rôle dans les diarrhées estivales, dans certaines entérites, dans la fièvre typhoïde, le choléra, dans certaines dysenteries et peut-être aussi dans la tuberculose intestinale.

Dans ce livre, qui est fait surtout pour exposer l'état actuel de la science, nous n'avons pas voulu nous étendre sur ces conceptions toutes modernes, qui sont encore loin d'être classiques. D'autre part, nous ne pouvions non plus les passer sous silence. Qu'on croie ou non à l'inoculation de certaines maladies par les Vers intestinaux, cela n'a plus grande importance. Grâce aux nombreux travaux que nous avons provoqués il est aujourd'hui démontré que les Nématodes peuvent être des parasites très dangereux. Cela suffit pour qu'on provoque leur expulsion, dès qu'on a décelé leur présence. La lutte contre les Mouches, les Moustiques et autres Insectes suceurs de sang doit avoir pour conséquence logique la lutte contre les Vers intestinaux, et plus particulièrement contre les Nématodes, qui sont à la fois les plus communs et les plus redoutables [1].

[1] Dans sa rédaction primitive le présent chapitre, intitulé alors : *Rôle pathogène des parasites animaux*, était constitué uniquement par sa seconde partie. Nous pensions qu'il ferait suite au chapitre des *Parasites animaux* existant dans la première édition. Au moment de l'impression nous avons appris la suppression de ce dernier. Forcé d'écrire la première partie après la seconde, nous demandons au lecteur toute son indulgence pour les défauts d'unité qu'il pourrait trouver dans l'ensemble.

Lyon, 31 juillet 1912.

LA MALADIE INFECTIEUSE

(ÉTUDE PATHOGÉNIQUE)

PAR

Jules GOURMONT   et   **A. ROCHAIX**

Professeur à la Faculté de médecine de Lyon,   Chargé de cours à la Faculté
Médécin des Hôpitaux.   de médecine de Lyon.

Les agents virulents ou parasitaires, d'origine végétale, les *microbes* et *champignons* pathogènes ont été décrits et étudiés, en eux-mêmes et dans le monde extérieur [1].

Notre tâche exclusive [les parasites animaux sont traités ailleurs [2]] est de rechercher comment les agents infectieux et parasitaires végétaux engendrent la maladie infectieuse ou parasitaire, de pénétrer leur mode d'action sur l'organisme humain, et aussi le mode de réaction de celui-ci. Comme l'a dit Bouchard, la rencontre fortuite d'un homme et d'un agent infectieux ne suffit pas à créer la maladie. L'homme est continuellement en butte à l'attaque des microbes et des champignons; à tout instant, il doit se défendre. La défense est-elle parfaitement organisée, la maladie, au sens clinique du mot, est évitée; la *santé* est, en somme, le résultat d'une lutte continuelle, mais heureuse. Ces défenses de première et de seconde ligne fléchissent-elles, c'est la *maladie*; l'attaque a réussi. Mais, alors, d'autres moyens de défense entrant en jeu, l'organisme réagissant contre l'envahisseur, la victoire est encore possible; ce sera la *guérison*. Sinon, si la défaite de l'organisme est consommée, c'est la *mort*, à plus ou moins longue échéance, la mort *aiguë* ou *lente*.

Les choses ne se passent pas toujours aussi simplement. L'organisme et l'agent virulent peuvent continuer, pendant très longtemps, une lutte sourde, compatible avec une santé relative; l'organisme a circonscrit la lutte par des lésions locales, le microbe ou le champignon vivent en parasites dans ces lésions; la survie est presque indéfinie; la mort surviendra par une complication ou par une cause d'ordre tout différent. C'est la *maladie chronique*, qui peut d'ailleurs guérir.

La guérison obtenue, après une maladie aiguë ou chronique, est sou-

---

[1] P. Teissier, *Parasitisme et infection*, p. 487. — F. Bezançon, *Les Bactéries*, p. 679. — E. Bodin, *Les Champignons parasites de l'homme*, p. 779.
[2] J. Guiart, *Parasites animaux*, p. 859.

vent complète. Par contre, les traces de la lutte peuvent subsister; des *lésions chroniques*, des *séquelles* restent les témoins de la *victoire relative de l'organisme*. On peut même affirmer que la plus grande partie des maladies chroniques, dont l'étiologie est si souvent obscure, ne sont que des reliquats d'une infection antérieure parfois légère, ou même méconnue. N'est-ce pas le cas pour la plupart des maladies nerveuses, des néphrites, de l'artério-sclérose, des artérites, etc.? Combien ces affections seraient rares si nous supprimions seulement la *tuberculose* et la *syphilis*! Nous consacrerons d'ailleurs quelques lignes aux suites éloignées de l'infection.

Telles sont les grandes lignes de notre travail. Le programme est vaste. Il comprend la pathogénie de toute l'*Infection d'origine végétale*. Nous laisserons de côté l'*Immunité* et l'*Anaphylaxie* qui ont été traitées ailleurs([1]).

Nous serons très brefs sur l'anatomie des lésions qui sera étudiée dans d'autres chapitres : *Inflammation, Suppuration, Tubercules*, etc.

Même dans les parties qui nous sont réservées, nous étudierons seulement les grandes lignes étiologiques et pathogéniques de l'*Infection* et du *Parasitisme d'origine végétale*, choisissant, pour la compréhension de chaque sujet, un ou deux exemples appropriés, empruntés soit aux maladies microbiennes soit aux maladies à champignons. Disons, à ce propos, que la séparation entre ces deux groupes d'affections s'atténue chaque jour. La tuberculose n'est-elle pas aujourd'hui considérée comme une infection due à un champignon? Les champignons ne sont-ils pas de véritables agents infectieux?

Voilà notre programme.

La comparaison de la *Graine* et du *Terrain* est toujours de mise. La graine (étudiée ailleurs en elle-même) cherche à germer; elle attaque, s'insinue à travers toutes les fissures mal protégées. Le terrain se défend, par ses barrières, par ses réactions. Si la graine est entrée, le terrain (l'organisme) cherche à l'expulser, à la neutraliser; la maladie n'est qu'un processus de défense. Suivant l'issue de la lutte, nous l'avons dit, c'est la guérison complète ou partielle (séquelles), c'est la mort, c'est la maladie chronique.

Nous étudierons donc successivement :

1° *L'attaque du microbe ou du champignon*, c'est-à-dire les portes d'entrée, la flore naturelle de nos cavités, le mécanisme et les facteurs de la virulence;

2° et 3° *La défense de l'organisme* : défense de première ligne, destinée à empêcher l'ennemi d'entrer; défense de seconde ligne, essayant d'expulser l'envahisseur (phagocytose, état bactéricide des humeurs);

4° *Les causes favorisantes* de l'infection ;

5° *La maladie*, c'est-à-dire l'ensemble des symptômes qui résultent de

______

([1]) Tome I. *Immunités et prédispositions acquises*, par Ch. ACHARD, p. 484. — *Anaphylaxie*, par Paul COURMONT, p. 557.

la présence de l'agent virulent et de ses toxines, d'une part, et, d'autre part, de la réaction défensive de l'organisme. C'est la défense de troisième ligne.

La place nous manquera pour l'étude des *séquelles* de l'infection, du *mécanisme de certains symptômes*, de la *guérison* et de la *mort*. Ces sujets seront traités ailleurs.

I. — L'ATTAQUE VIRULENTE

L'organisme humain est soumis à de continuelles attaques de la part des micro-organismes végétaux (microbes et champignons) pathogènes. Ceux-ci pullulent dans ses cavités naturelles ; ils existent dans les aliments, dans l'air, dans l'eau, sur le sol. Ils existent surtout, à l'état particulièrement virulent, dans les excreta des malades. Bref, l'attaque est de tous les instants. Elle est plus ou moins dangereuse, suivant un certain nombre de *facteurs* qu'il nous faut étudier séparément.

§ I. — Les portes d'entrée.

Tous les points accessibles de l'organisme peuvent servir de voies d'introduction aux agents virulents. Ces portes d'entrée sont importantes à connaître, non seulement au point de vue de la prophylaxie, au point de vue de leur résistance naturelle, mais parce qu'elles jouent un rôle considérable dans l'évolution ultérieure de la maladie. Leur étude est un gros problème de pathologie générale. Nous ne parlerons pas, pour le moment, de leurs moyens de défense (voir page 1031).

1° **Peau**. — La peau est une porte d'entrée très fréquente, bien mise en lumière par les travaux récents.

A) ***Microbes de la peau***. — La peau humaine est recouverte de micro-organismes qui sont assez profondément incrustés dans la couche cornée. Il y a là une flore abondante d'assiégeants, qui pénétreront plus avant dès que les circonstances seront favorables.

Les *chirurgiens* connaissent bien cette richesse microbienne de la peau ; ils savent combien la désinfection de leurs mains est difficile ; ils opèrent en général avec des gants stérilisés ; de même, la désinfection du champ cutané est un temps important de l'opération : lavage, savonnage, brossage, badigeonnage à la teinture d'iode, etc.

L'*hygiène* a également tiré grand profit de ces notions ; la propreté du corps, celle des vêtements est à la base de toute prophylaxie. Le bain savonneux entraîne, avec les couches cornées superficielles, la plupart des microbes de la peau.

La peau est susceptible d'abriter à peu près toutes les espèces connue de bactéries ou de champignons, venues du milieu extérieur.

La quantité de ces micro-organismes est toujours considérable. Remlinger a montré que le chiffre le moins élevé de microbes, abandonnés par un homme dans son bain, est de 85 millions, le plus élevé de 1212 millions. *Un centimètre carré de peau saine contient environ 40210 germes.*

Le nombre des germes varie selon les points du corps ; le maximum a été observé dans les régions humides et velues, au niveau du périnée, du scrotum ; le minimum à la face.

Dans l'intérieur même de la peau, les variations sont considérables, suivant les couches histologiques : le maximum s'observe au niveau de la couche cornée, où il y a un véritable amoncellement de microbes ; au-dessous, entre les cellules de la couche de Malpighi, il n'y a plus que quelques micro-organismes. Les conduits extérieurs des glandes, les follicules pileux en renferment des quantités considérables.

Sabouraud, contrairement à l'avis de la généralité des auteurs, prétend que la peau *saine* est presque dépourvue de microbes. Si l'on touche, dit-il, vingt fois de suite une peau saine avec un fil de platine et qu'on introduise celui-ci dans un liquide de culture, ce milieu reste fréquemment stérile. A l'orifice des follicules on rencontrerait seulement un ou deux cocci. Mais, *qu'il se produise la moindre lésion*, les germes deviennent très nombreux. Dès qu'il se fait sur un point une lésion infectieuse cutanée, la peau est très septique, non seulement au niveau de la lésion, mais sur une surface considérable, autour de celle-ci.

Il nous paraît incontestable qu'on rencontre sur la peau, en dehors de toute lésion, un grand nombre de germes variés.

On a signalé, parmi les *saprophytes*, de gros microcoques, accolés deux par deux ou quatre par quatre, le *Leptothrix epidermalis*, sous forme de longs filaments flexueux ; le *Bacillus epidermitis capsulatus*, gros bacille volumineux mobile ; le *Bacillus filiformis*, mobile, capsulé ; le *Bacillus fluorescens epidermitis*, vivant sur la peau de l'extrémité des doigts ; le *Bacillus subtilis*, plusieurs *Saccharomyces*, des sarcines, en particulier la *Sarcina lutea*, etc., etc.

Ch. Nicolle a décrit et étudié le *Bacterium cutis commune*, non pathogène, qui paraît faire partie de la flore spécifique de la peau.

En outre, de nombreux microbes *pathogènes* se rencontrent fréquemment sur la peau. Fehleisen a signalé le *Streptocoque de l'érysipèle*, Vignal le *Staphylococcus pyogenes albus*.

Hansen a trouvé le *Bacille de la lèpre* ; ce fait prend une importance particulière depuis que Marcano et Wurtz, Gougerot et d'autres auteurs ont insisté sur l'existence, au début de l'infection lépreuse, d'une lésion tégumentaire unique, fréquemment cutanée, qui serait un véritable chancre lépreux, analogue au chancre syphilitique.

Musham a trouvé le *Bacille pyocyanique* sur la peau du creux de l'aisselle, des plis anaux et inguinaux, chez 50 pour 100 des individus examinés. Thiercelin et Rosenthal ont signalé l'*Entérocoque*. On a rencontré également, sur la peau normale, le *Bacille du chancre mou*, le *Bacille de la tuberculose*, le *Bacille de la séborrhée grasse* de Sabouraud, etc.

Le plus fréquent de tous les microbes pathogènes de la surface cutanée est le *Staphylocoque* (Eiselberg, Pawlowsky, Emmerich, Ulmann, etc.) On peut dire qu'il nous assiège (J. Courmont). De là, la fréquence des staphylococcies cutanées (furoncle, tourniole, folliculites, impétigos, etc.).

S'il y a d'infinies variétés de microbes saprophytes ou pathogènes à la surface de la peau, la flore devient beaucoup plus restreinte *dans les couches profondes*. Remlinger, sur 50 cas, isole :

Staphylococcus albus	23	fois.
— *aureus*	11	—
— *citreus*	14	—
Streptocoque	8	—
Colibacille	5	—

et signale un long bacille, un gros coccus en diplocoques ou en tétrades.

Dans la profondeur des *glandes sudoripares*, certaines *espèces chromogènes* (*Micrococccus hæmatodes, Bacillus pyocyaneus*, etc.), peuvent aussi se développer et déterminer le phénomène des sueurs colorées.

Une place doit être faite à deux micro-organismes spéciaux.

Le premier constituerait, d'après Sabouraud, presque à lui tout seul, la flore microbienne de la peau normale. C'est un coccus polymorphe, étudié sous plusieurs noms : *Coccus epidermitis albus* de Welch, *Morocoque* d'Unna, *Staphylococcus cutis commune*, etc. Ce microbe a été retrouvé 56 fois sur 58 par Remlinger, et a fait l'objet d'une monographie très documentée de Cedercrentz (1901). Pour Unna, l'inoculation du morocoque reproduirait, chez l'homme, la vésicule primaire de l'eczéma aigu ; chez le lapin ou le cobaye, une épidermite inflammatoire desquamante et de l'alopécie.

Lorsqu'on fait des *hémocultures*, en puisant le sang au bout du doigt, ou lorsqu'on ensemence une lésion cutanée, les cultures sont presque toujours souillées par ce coccus blanc ; aussi trouve-t-on ce banal saprophyte, copieusement décrit, dans une foule d'anciens mémoires, comme un microbe pathogène du sang ou des lésions cutanées locales. C'est une erreur à éviter. Aujourd'hui, l'hémoculture ne se pratique plus qu'au niveau du pli du coude, région où la peau est fine, facile à désinfecter et où la veine est très superficielle.

Le second, connu sous le nom de spore de Malassez ou de *Bacille-bouteille d'Unna*, saprophyte ordinaire de notre tégument, pourrait, dans certaines conditions, devenir pathogène et déterminer le pityriasis simplex.

B) **Infection de la peau lésée**. — Toute blessure mettant le derme à nu, à plus forte raison toute blessure profonde privant le tégument cutané de sa défense ectodermique, ouvre la voie aux microbes extérieurs.

1° C'est le cas de toutes les *coupures*, *piqûres*, etc. L'histoire des accidents infectieux consécutifs aux plaies (abcès, phlegmons suppurés et diffus, gangrène gazeuse, tétanos, etc.) trouverait sa place ici. Les uns sont banals, d'autres sont mortels. Leur gravité dépend non seulement de l'agent virulent inoculé (*Staphylocoque pyogène*, *Streptocoque pyogène*, *Vibrion septique*, *Bacille de Nicolaïer*, etc.), mais d'une foule de causes secondes, dépendant soit des *associations microbiennes* (tétanos, voir page 1050), soit des *conditions de la plaie* (plaie anfractueuse, plaie contuse, voir page 1064), soit des *conditions générales du blessé* (santé antérieure, violence du choc, hémorragie, etc., voir page 1060).

Il en découle la nécessité impérieuse de désinfecter soigneusement la moindre coupure, de débrider les plaies anfractueuses, de mettre un pansement occlusif, de faire (en cas de plaie anfractueuse souillée de terre) des injections préventives de sérum antitétanique, etc.

On sait la gravité toute particulière des blessures contractées aux autopsies (*piqûre anatomique*); une cautérisation immédiate avec la teinture d'iode est indiquée, même si la blessure est minime et ne saigne pas.

La *tuberculose* peut s'inoculer par piqûre avec un instrument souillé. L'inoculation sous-cutanée de produits tuberculeux aux animaux (notamment au cobaye, pour faire le diagnostic de la tuberculose) est le moyen classique de les infecter. L'inoculation cutanée de la tuberculose humaine à l'homme s'observe chez les *médecins*, les *étudiants*, les *garçons des amphithéâtres d'anatomie ou d'autopsie* (Verchère, Riehl et Paltauf, Reverdin et Mayor); on l'a signalée chez des gens vivant au contact de phtisiques (Merklen, Tscherning, Holst, Steinthal, Eiselsberg, Dubreuilh et Auché, Deneke, etc.).

L'inoculation cutanée de la tuberculose de l'animal à l'homme se rencontre surtout chez les *vétérinaires*, les *bouchers*, les *ouvriers des abattoirs* (Pfeiffer, Tscherning, Jadassohn, Ostertag, Müller, Johne, Jensen, Sick, Ravenel, de Jong, Freytag, Krause, Troje, Gratia, Lassar, Liebreich).

L'origine du *lupus* et des *tuberculides cutanées* est, le plus souvent, mais non toujours, due à des contaminations de lésions cutanées.

La pénétration des *bacilles lépreux* par la surface cutanée est une hypothèse fort plausible. Arning fait observer que, dans les régions tropicales où les indigènes marchent pieds nus, les premières manifestations s'observent surtout aux membres inférieurs. En dehors des faits expérimentaux, il en existe une série d'autres où l'insertion du virus semble s'être faite accidentellement. Tantôt il s'agit de blessures par des instruments septiques, tantôt de plaies préexistantes mises au contact de produits lépreux.

La plupart des *mycoses cutanées* sont dues à l'infection de la peau lésée. Ce fait est trop connu pour qu'il soit nécessaire d'insister.

C'est naturellement au niveau des poils, des glandes sébacées que la peau est le plus vulnérable. Les *teignes*, le *favus* pénètrent ainsi. L'infection cutanée est la porte d'entrée fréquente de l'*actinomycose*, des *sporotrichoses*, etc. En somme, la peau lésée est la porte d'entrée habituelle des maladies parasitaires mycosiques cutanées.

Existe-t-il une corrélation entre la porte d'entrée et la forme des sporotrichoses? L'inoculation cutanée donne tantôt une forme lymphangitique localisée, tantôt une forme disséminée. Pourtant, il faut remarquer que, le plus souvent, l'inoculation cutanée donne üne forme lymphangitique localisée, tandis que les formes disséminées semblent résulter ordinairement de contaminations muqueuses digestives. Notons que l'inoculation cutanée donne habituellement un chancre sporotrichosique, alors que les inoculations muqueuses se font d'ordinaire sans laisser trace de leur passage.

2° L'inoculation par la surface cutanée s'opère fréquemment par un *insecte inoculateur*. Le rôle accordé aujourd'hui à ce mode de transmission des maladies infectieuses est énorme. Nous ne parlerons pas des maladies à hématozoaires (*paludisme*), mais simplement des maladies à microbes ou à champignons.

La *peste bubonique* se transmet du rat à l'homme par la *puce*, qui inocule ainsi le bacille de Yersin. Une petite vésicule trahit la porte d'entrée; un bubon se déclare au ganglion tributaire des lymphatiques de la région.

La *fièvre jaune* est inoculée de l'homme à l'homme par le *Stegomya fasciata*. Le virus ultra-microscopique de la fièvre jaune existe dans le sang du malade pendant la période d'invasion (4 jours); le moustique qui pique à ce moment s'infecte; 12 jours après, il peut transmettre la maladie en piquant un individu sain.

La *mouche* inocule le *charbon*. Elle est un facteur important de dissémination de la *tuberculose*, en souillant de bacilles de Koch, puisés dans les crachats, les petites plaies cutanées, surtout chez les enfants.

Le *pou* propage nombre de maladies.

Chez les enfants, pour peu qu'ils soient mal nourris ou mal soignés, le pou de tête entraîne des lésions d'*impétigo* du cuir chevelu.

Chez l'adulte, à la suite des piqûres par le pou du vêtement, les écorchures deviennent le point de départ d'*ecthymas*, de *furoncles* ou d'*abcès*.

Récemment, de Font-Réaulx a voulu faire dépendre de la présence du pou de tête les *conjonctivites phlycténulaires* des enfants.

Le pou du vêtement a, depuis plusieurs années, été incriminé comme agent de propagation de la *fièvre typhoïde*, non point comme simple vecteur de germes, à la façon de la mouche, mais en inoculant d'homme à homme, par ses piqûres, du sang septicémique. La piqûre du pou à jeun étant immédiate, un temps de contact court est donc suffisant. Mais ces cas sont rares.

Dans les *spirilloses*, le pou a été incriminé (Ed. Sergent, Gillot et Foley). Dans la fièvre récurrente, Nicolle, Blaizot et Conseil ont constaté que les spirilles, sucés par les poux avec le sang des malades, disparaissent de leur tube digestif et se trouvent, au bout de 8 jours, dans leur cavité cœlomique. Le pou ne transmet donc pas l'infection par sa piqûre; il faut qu'il soit écrasé et qu'une parcelle du produit de broyage se trouve mise en contact avec une excoriation ou avec les muqueuses de l'homme.

Dans le *typhus exanthématique*, le rôle du pou est capital. En effet, d'après Nicolle, Conor, Conseil et Jœggy, le *Pediculus vestimenti*, non seulement transmet le typhus, mais serait l'hôte intermédiaire du virus encore inconnu du typhus. Le développement du virus se ferait dans l'organisme du pou d'une façon analogue à celle de l'hématozoaire du paludisme ou de l'agent invisible de la fièvre jaune, et la piqûre serait dangereuse pour l'homme du 5e au 7e jour après le repas infectant, ni avant, ni plus tard. Le *Pediculus capitis* pourrait également jouer ce rôle (Anderson et Goldberger, 1912).

La *punaise* transmet peut-être un certain nombre de maladies, mais assez difficilement (Ch. André).

On voit qu'une très petite piqûre d'insecte suffit pour forcer la barrière cutanée et infecter l'organisme le mieux préparé à la défense. Nous n'avons pas à écrire tout le chapitre de prophylaxie qui en découlerait.

3° D'autres fois, ce sont de *très petits fragments infectés* qui implantent le virus. La *pustule maligne* des ouvriers qui manient les *crins* provient de simples piqûres par des crins provenant d'animaux charbonneux.

Dans *les laboratoires de bactériologie* de grandes précautions doivent être prises; une aiguille, un fragment de pipette peuvent suffire à infecter. J. Nicolas a contracté le tétanos en se piquant avec une aiguille qui venait de servir à des injections de toxine tétanique.

4° *L'infection de la peau est favorisée par le manque d'hygiène.* Une peau qui n'est pas continuellement entretenue en état de propreté, s'infecte facilement; au premier degré ce n'est qu'un peu d'inflammation des plis et des régions poilues; à la faveur de cette première infection, surviennent les furoncles, l'impetigo, etc.

Weill a montré qu'il suffisait, pour faire disparaître des crèches les petites épidémies constantes de *furonculose*, d'*impétigo*, de faire stériliser les linges qui servent à envelopper les nourrissons.

5° Les microbes de la peau causent fréquemment des *infections secondaires* qui compliquent d'autres lésions. C'est le cas de toutes les lésions qui deviennent ulcéreuses (lupus, mycoses, etc.).

C'est aussi le cas pour des *lésions d'origine endogène*; le meilleur exemple est celui de la *variole* et de la *vaccine*. Nombre d'auteurs, spécialement J. Courmont et Montagard, ont montré que les pustules varioliques étaient aseptiques (c'est-à-dire ne poussaient pas dans les milieux habituels de culture) pendant une première période. Secondairement, les pyogènes de la peau infectent la pustule; le pus, de variolique pur, devient du pus à streptocoques et à staphylocoques; dès lors, toutes les complications suppurées (phlegmons, abcès, fonte de l'œil, etc.), sont à craindre. On sait, en effet, combien ces complications étaient fréquentes et redoutables dans les anciennes épidémies de variole. J. Courmont et

Montagard ont montré qu'on pouvait les éviter (épidémie de 1900), en faisant soigneusement la désinfection de la peau et des muqueuses (grands bains journaliers de sublimé, pulvérisations sur la face, bleu de méthylène sur les conjonctives, etc.). En d'autres termes, un des grands dangers de la variole consiste dans l'infection des pustules varioliques (à pus variolique pur) par les pyogènes de la peau.

Les cadavres des varioleux fourmillent de streptocoques très virulents provenant de l'intestin, mais aussi de la peau.

La même infection par les pyogènes se produit pour la *pustule vaccinale*. La pustule vaccinale d'origine endogène (inoculation intraveineuse au poulain, Chauveau) est stérile.

C) **Infection de la peau intacte.** — La peau, *en apparence intacte*, est-elle à l'abri des inoculations? On pourrait le croire. Il n'en est rien cependant. Beaucoup d'infections peuvent pénétrer à travers la peau saine, sans aucun traumatisme. Dans ces cas, la peau est-elle réellement intacte? N'a-t-elle pas des érosions microscopiques? Elle en a très probablement. Disons simplement que la peau, saine en apparence, cliniquement intacte, non visiblement traumatisée, n'est pas une barrière suffisante de protection.

Comment en serait-il autrement? On sait que la *larve d'ankylostome duodénal* traverse avec la plus grande facilité le tégument cutané; on sait (Et. et E. Sergent) que le *Plasmodium relictum* pénètre à travers la peau simplement plumée du canari; dès lors, on conçoit que microbes et champignons puissent également passer.

Ce sont certainement les *follicules pileux* qui livrent le plus souvent passage aux agents virulents, et qui sont le point faible de la barrière cutanée. La démonstration est facile avec le furoncle, l'anthrax (*Staphylocoque pyogène*), qui se développent toujours autour des poils. Garré (1885) a déterminé sur son bras la formation d'un anthrax, en se frottant simplement avec une culture pure de staphylocoque d'ostéomyélite. Dieckerhoff et Grawitz (1885) ont infecté des cobayes, par simple onction de l'épiderme intact, avec le bacille de l'acné contagieuse du cheval.

Les *glandes sudoripares* constituent également des portes d'entrée, mais moins fréquentes.

Les meilleurs exemples de pénétration d'agents virulents *à travers la peau saine* peuvent être empruntés à la tuberculose et aux champignons :

1° J. Courmont et Lesieur (1907), ont appelé *pénétration transcutanée de la tuberculose* ce passage du bacille de Koch à travers la peau saine.

Si on frotte la peau d'un *cobaye*, d'un *lapin*, d'un *veau* avec une goutte de culture virulente de bacille de Koch (que cette peau ait été légèrement rasée, ou épilée, ou même qu'elle n'ait subi aucune préparation), on inocule la tuberculose à l'animal. Le plus souvent, il ne se produit *aucune lésion cutanée, au point d'introduction*; parfois, cependant, une très petite croûtelle, que l'histologie montre être une tuberculide; en tout cas, jamais de grosse lésion, *jamais d'abcès caséeux sous-cutané*.

La marche ultérieure de la tuberculose est la suivante : chez le *veau*, les ganglions correspondant à la région deviennent tuberculeux, l'animal réagit à la tuberculine, l'infection (comme cela a d'ailleurs lieu le plus souvent après l'inoculation sous-cutanée) s'arrête là. Chez le *lapin*, les lésions se manifestent assez tardivement et uniquement aux poumons (aucune lésion n'indiquant la porte d'entrée, on se trouve en présence d'une tuberculose pulmonaire en apparence primitive — fait important à retenir — voir p. 1005). Chez le *cobaye*, la marche de la tuberculose est classique : débutant par les ganglions corespondants (cruraux si l'inoculation a été faite à la cuisse, cervicaux, si l'inoculation a été faite à la tête), et gagnant progressivement les organes ; les ganglions sont plus volumineux qu'à la suite de l'inoculation sous-cutanée ; l'évolution est lente (plusieurs mois).

Ces expériences, portant sur trois espèces animales, démontrent bien la facile pénétration transcutanée du bacille de Koch ; la marche ganglionnaire, chez le veau et le cobaye, témoigne du point où s'est faite l'introduction ; la tuberculisation du seul poumon, chez le lapin, montre que *la localisation de la tuberculose ne préjuge en rien de la porte d'entrée*. Répétons que la lésion locale est le plus souvent absente.

Les expériences de **J. Courmont** et **Lesieur** éclairent d'un jour nouveau *certains points de la pathogénie de la tuberculose humaine*.

On lira plus loin (p. 1005) la discussion sur la fréquence relative des portes d'entrée pulmonaire et intestinale de la tuberculose. Il faut y ajouter, pour nombre de cas, la *porte d'entrée périphérique*. Le bacille de Koch, à la faveur de lésions, tellement minimes qu'elles sont macroscopiquement invisibles, peut pénétrer dans l'organisme, et être l'origine de lésions internes, sans laisser de traces de son passage. Évidemment, ce mode de contamination doit être assez rare pour la peau absolument saine, mais il doit être fréquent au niveau des lésions que présentent souvent la peau des enfants, notamment à la tête. En outre, il doit être très habituel au niveau des *muqueuses externes* (lèvres, conjonctives ([1]), etc.), très exposées en certains points, par exemple à l'union de la peau et de ces muqueuses (commissures des lèvres, des paupières, etc.) ; là, les érosions minimes sont la règle générale. Si on veut bien réfléchir au rôle propagateur des *mouches*, on arrive au résultat suivant : dans le monde ouvrier surtout, dans les taudis, les enfants sont, en été, continuellement la proie des mouches, qui recouvrent les petites plaies du cuir chevelu ou de la face, les commissures des lèvres ou des paupières, les plaies des mains ou des jambes. Si un tuberculeux contagieux habite l'appartement, ces mouches ont leurs pattes et leurs excréments souillés par les bacilles de Koch puisés dans les crachats ; elles viennent contaminer l'enfant, en se posant sur lui avec obstination.

([1]) Calmette a démontré expérimentalement la possibilité d'une porte d'entrée conjonctivale pour le bacille de Koch.

Aucune lésion locale n'indiquera la contamination, mais bientôt surviendront les adénopathies, dites scrofuleuses (tuberculeuses) du cou, du médiastin, etc. Cet enfant sera un candidat à la tuberculose pulmonaire de l'âge adulte.

Pareille pénétration doit se faire aussi à travers les muqueuses de la bouche ou du pharynx, légèrement lésées ou saines, à travers les amygdales, etc. Les aliments, souillés de tuberculose, les poussières bacillifères transportent les bacilles de Koch à ce niveau; ceux-ci peuvent pénétrer sans laisser aucune trace de leur passage. Le résultat est le même que celui de la pénétration par la face : *adénopathies tuberculeuses du cou et du médiastin.*

On arrive alors à cette conclusion : comme il semble bien certain que *la tuberculose pulmonaire n'est le plus souvent qu'une tuberculose secondaire et non primitive, secondaire surtout à la tuberculose des ganglions supérieurs*, l'origine de la tuberculose pulmonaire se confond, très souvent, avec celle des ganglions tuberculeux, si fréquents chez les enfants. Or, ces lésions ganglionnaires peuvent avoir, entre autres points de départ, surtout chez l'enfant, la *pénétration des bacilles de Koch à travers la peau ou les muqueuses lésées, ou en apparence saines.* Les régions les plus exposées sont celles de la *face* et de la *bouche.*

La prophylaxie doit tenir compte de ces données.

Beaucoup d'autres microbes peuvent certainement pénétrer aussi à travers la peau, en apparence intacte.

2° Les *champignons* ont également la possibilité de pénétrer par la peau saine, mais ils occasionnent alors des lésions locales.

L'*Achorion Schœnleini* (*favus*) pénètre certainement le long des cheveux, sur un cuir chevelu intact. D'après Kaposi, il descendrait même dans le follicule en dehors du poil, jusqu'à la limite inférieure de la cuticule de ce poil, au-dessous de laquelle il passerait pour germer ensuite dans le tissu pilaire.

Le *Tricophyton* (*tricophyties, teignes*) pénètre par les poils d'une peau intacte.

Les *sporotrichoses* peuvent aussi succéder à une inoculation à travers la peau intacte (de Beurmann et Gougerot, 1907). Il suffit de déposer du *Sporothricum Beurmanni* sur l'épiderme, pour déterminer, au point d'inoculation, des chancres sporotrichosiques avec lymphangite. Le champignon peut également pénétrer, si on le dépose sur la paupière (Danlos et Blanc), sur la conjonctive (Morax et A. Fava).

3° *En somme*, la peau en apparence intacte, la peau telle qu'elle s'offre dans l'immense majorité des cas, n'est nullement une barrière infranchissable pour les microbes et pour les champignons, pas plus d'ailleurs que pour les larves de certains vers (Ankylostome duodénal) ou certains hématozoaires (Pl. relictum). Les poils et les glandes sont les points faibles de la peau.

Cette notion, qui éclaire bien des points étiologiques obscurs, est de première importance.

2° **Muqueuses des voies supérieures**. — Les muqueuses des voies supérieures sont très exposées à l'infection. La protection de la couche cornée manque. Les germes sont apportés par l'air, par les aliments. Ils pullulent, grâce à l'humidité chaude des cavités buccale, pharyngée et nasale. Bref, les muqueuses des voies respiratoire et digestive supérieures, constituent une porte d'entrée des plus fréquentes.

A) *Flore de la cavité bucco-pharyngée*. — La *bouche* offre un milieu favorable à la vie des micro-organismes, introduits avec les ingesta ou qui proviennent de l'air. Les aliments y abondent, la réaction de la salive est alcaline. Très nombreux sont les agents virulents qui se développent, surtout dans les *interstices dentaires*, où ils sont moins exposés aux frottements et aux actions mécaniques qui peuvent les entraîner.

L'étude des micro-organismes de la bouche a attiré de nombreux expérimentateurs. Rappin (1881) a été un des premiers à mettre en évidence le grand nombre des bactéries qui s'y trouvent et à signaler le rôle qu'elles peuvent jouer dans l'étiologie de certains processus pathologiques. Miller (1882-1885) Vignal (1886) décrivent un grand nombre d'espèces bactériennes.

La flore varie quelque peu avec les individus d'une même espèce animale, mais ces variations sont peu importantes, et, chez l'homme en particulier, on retrouve *presque toujours les mêmes espèces*.

Le microbe le plus répandu dans la cavité bucco-pharyngée est le *Streptocoque pyogène* (Widal et Bezançon). Sa fréquence est extrême; chez certains individus il se trouve presque à l'état de pureté, à la surface de l'amygdale.

Le *Pneumocoque* a été trouvé chez 20 pour 100 des sujets sains par Netter. Bezançon et Griffon le considèrent comme un hôte constant de la cavité bucco-pharyngée.

Extrêmement fréquents et même, pour certains auteurs, hôtes permanents de la bouche, sont le *Staphylocoque*, l'*Entérocoque*, le *Bacille fusiforme* de Vincent et certains *Spirilles*, le *Leptothrix buccalis*, de Ch. Robin, encore si mal défini, etc.

Déjà moins fréquent semble être le *Pneumobacille*, signalé par Netter, et que Bezançon a trouvé dans la moitié des cas seulement. Le *Colibacille* a été isolé dans 27 cas sur 60, par Grimbert et Chuquet. On a également le *Tétragène*, le *Coccobacille de Pfeiffer* (Rosenthal).

Il existe dans la bouche un grand nombre d'*anaérobies*, comme en témoignent la fétidité et l'allure gangreneuse de certaines suppurations. Monier en a d'ailleurs isolé plusieurs dans les suppurations dentaires, ainsi que le *Bacillus racemosus*.

La bouche est peuplée de *champignons*, en particulier de *streptothricées*. Léon Frey et Lemerle ont attiré l'attention sur les *Leptothrix*. Il en existerait même plusieurs espèces, en particulier le *Leptothrix racemosa* de Vicentini qui semble jouer un rôle dans la destruction de l'émail; la place de ce Leptothrix dans la classification est encore mal définie; peut-être n'est-ce qu'une mucorinée. Nous redirons à ce propos le rôle du *Leptothrix* souvent associé au *Pneumobacille* dans la production de la pharyngo-mycose.

Rappelons enfin qu'une des localisations les plus fréquentes de l'*Actinomyces bovis* chez l'homme est la cavité bucco-pharyngée.

Une question très importante est celle des *porteurs sains de germes pathogènes*. C'est le cas, par exemple, de la *diphtérie*. On sait que de nombreux convalescents de diphtérie et beaucoup de personnes de l'entourage des malades (52 p. 100, Lesieur) conservent, sur les amygdales, des bacilles de Löffler virulents ou peu virulents, mais authentiques.

Il doit en être de même pour les agents inconnus de la scarlatine. Il en est de même pour les convalescents d'oreillons, etc.

Toute maladie bucco-pharyngée, due à un germe résistant, exposé les convalescents et les personnes environnantes à devenir des *porteurs de germes*, très dangereux quant à la propagation de l'infection.

B) **Flore des fosses nasales**. — Les microbes des cavités nasales sont en général peu virulents, grâce aux propriétés bactéricides du mucus (page 1055).

Von Besser, sur 81 examens, a trouvé, comme microbes pathogènes :

Pneumocoque	14 fois.
Staphylocoque doré	14 —
Streptocoque	7 —
Pneumobacille	2 —
Tétragène	2 —

D'après Netter, le *Pneumocoque* se verrait dans un cinquième des cas. Le *Pneumobacille* a été signalé Platonoff, Klaman, Thost, Hajeck. Son existence dans le nez normal est importante à noter, par suite de nombreux rapports qu'il affecte avec le bacille décrit par Löwenberg dans l'*ozène*, et par von Frisch, Paltauf et Eiselberg dans le *rhinosclérome*.

Straus a rencontré le *Bacille de la tuberculose* dans le mucus nasal de sujets sains, soignant des tuberculeux.

La flore microbienne n'est pas répartie d'une façon uniforme dans toutes les régions du nez. Piaget conclut de ses recherches que si l'examen bactériologique des fosses nasales décèle la présence de microbes dans le vestibule et le quart antérieur du nez, par contre, jamais, lorsqu'on se sert, pour recueillir le mucus, d'un speculum tubulaire, pour éviter les contaminations du vestibule, on ne rencontre de germes dans la partie profonde.

D'autres bactériologistes sont moins catégoriques. Park et Wright, Malato, Monari ont trouvé que les germes existent dans toutes les régions du nez, mais que, plus abondants à la partie antérieure, ils vont en diminuant, quand on se rapproche de la partie postérieure : ils signalent surtout le *Streptocoque pyogène*, le *Staphylocoque blanc*, le *Pneumocoque*, le *Bacille pseudo-diphtérique*. Richardière et Tollemer ont trouvé ce dernier, dans le mucus nasal, 18 fois sur 22 examens.

En somme, il semble que les germes, s'ils ne sont pas aussi nombreux dans les fosses nasales qu'on se l'était imaginé autrefois, y existent cependant en grande quantité au niveau du vestibule, en petit nombre dans les régions postérieures (P. Viollet).

Il faut faire une place à part aux *porteurs de méningocoques.* La méningite cérébro-spinale, dite épidémique, n'est due (p. 990) qu'à la pénétration du méningocoque dans les méninges par les gaines des filets du *nerf olfactif. La méningite n'est en réalité que la complication, relativement rare, d'un coryza à méningocoques, lequel est très fréquent.* Dès lors, l'accident méningé n'étant que l'exception, il s'observe sur un sujet appartenant à une petite épidémie de coryzas à méningocoques, qui a passé inaperçue. Si donc, on recherche, par la culture, le *Méningocoque de Weichselbaum,* dans le rhino-pharynx des personnes vivant dans le même milieu que le méningitique, on trouve des quantités de porteurs sains (le coryza est très léger) de méningocoques ; ce ne sont pas des personnes contagionnées par le méningocòque du méningitique, mais des personnes ayant eu aussi du coryza, sans avoir de complications.

La recherche du Méningocoque de Weichselbaum dans le nez est une opération bactériologique aujourd'hui courante. Le méningocoque est fréquemment associé à des *pseudo-méningocoques,* tels que le *Micrococcus catarrhalis,* etc.

Les *porteurs de bacilles de Löffler* sont très souvent des convalescents de diphtérie, qui ont encore du coryza à bacilles de Löffler. Ils peuvent conserver, pendant des mois, ces bacilles virulents et être l'origine de graves épidémies. Le coryza à bacilles de Löffler des convalescents de diphtérie a été signalé par Tezenas du Montcel et par bien d'autres ; il est aujourd'hui universellement admis.

C) **Maladies locales.** — Les voies aérienne et digestive supérieures servent de porte d'entrée à une foule de maladies. Les unes restent locales, d'autres se généralisent, d'autres sont générales d'emblée, ne laissant aucune trace à la porte d'entrée.

Comme type de maladie locale, on doit mettre en première ligne la *diphtérie.* Le *Bacille de Löffler* peut rester longtemps dans les cryptes des amygdales sans causer de lésions, puis, à l'heure favorable, il engendre la fausse membrane ; l'incubation est donc indéterminée. La maladie est parfois extrêmement fruste, elle passe inaperçue, simulant une simple angine, même sans aucun point blanc ; d'autres fois, elle se manifeste simplement par des points blancs ou gris peu accusés. Le plus souvent, elle revêt les allures de l'angine à fausses membranes, celles-ci entourant les amygdales, la luette, le pharynx, et se propageant même au larynx (croup), aux bronches, au nez. etc. Mais, la maladie est toujours locale, en ce sens que le *Bacille de Löffler* reste dans les fausses membranes, ne dépassant pas les couches superficielles de la muqueuse ; il ne pénètre jamais (ou à peu près jamais) dans l'organisme. Cependant, récemment, on le signalait dans les urines des diphtériques.

Par contre, les toxines, sécrétées *in loco* par le *Bacille de Löffler,* pénètrent dans la circulation et causent des symptômes graves, tels que l'intoxication aiguë pouvant amener une mort rapide, tels que les paralysies post-diphtéritiques.

Les associations microbiennes avec les microbes habituels des cavités, surtout avec le *Streptocoque pyogène*, sont fréquentes et graves. Beaucoup de diphtériques meurent en réalité de streptococcie.

En somme : maladies à lésions infectieuses (contenant le microbe) locales, mais à retentissement toxique général, avec lésions nerveuses prédominantes, dues aux toxines. Nous retrouverons le même type dans l'intestin, avec le choléra (p. 1002).

Les *mycoses* (muguet, etc.) sont des lésions purement locales.

La *tuberculose*, l'*actinomycose* surtout, sont fréquentes dans cette région, et peuvent rester locales.

Les *végétations adénoïdes* de l'arrière-cavité des fosses nasales constituent un type de maladie locale, dont les conséquences sont souvent graves.

Beaucoup d'infections des voies supérieures sont des auto-infections (*abcès et phlegmons des amygdales, abcès et phlegmons d'origine dentaire,* etc.). Pendant les *maladies générales* (fièvres, hémiplégies, urémie, etc.) : les *stomatites*, les *angines* sont souvent des auto-infections succédant au fléchissement des moyens de défense. Le *muguet*, par exemple, est une conséquence de la suppression de la sécrétion salivaire.

D) **Maladies locales et générales.** — D'autres affections, à porte d'entrée bucco-naso-pharyngienne, sont d'abord locales, mais se généralisent, c'est-à-dire deviennent des septicémies ; l'agent virulent. pénètre dans l'organisme. Nous pouvons en énumérer un grand nombre,

La *scarlatine* pénètre par les amygdales, et débute toujours, après une incubation variable, par une angine. Celle-ci peut être le seul symptôme (scarlatine fruste). Plus souvent, l'agent de la scarlatine pénètre dans la circulation et la maladie devient générale. L'association du *Streptocoque* provenant de la bouche est fréquente. Les convalescents sont souvent porteurs de germes. Il est probable que ce sont les mucosités pharyngées qui contaminent les squames de la peau.

La démonstration expérimentale de la pénétration de la scarlatine par les amygdales a été réalisée. Grünbaum (1904) a provoqué une angine scarlatineuse, chez un chimpanzé, en badigeonnant la gorge de l'animal avec des produits prélevés sur les amygdales d'un scarlatineux. Landsteiner, Levaditi et Prasek (1911) ont démontré que l'inoculation de produits scarlatineux (dépôts amygdaliens, sang, ganglions) dans la gorge de chimpanzés provoque une maladie caractérisée par une angine avec fausses membranes et exulcération des amygdales, s'accompagnant (non toujours) d'un érythème cutané. L'inflammation de la muqueuse des amygdales, des piliers et du pharynx apparaît après une incubation qui varie de 2 à 3 jours. L'angine s'accompagne le plus souvent d'un mouvement fébrile et parfois de diarrhée. Cette maladie paraît assimilable à la scarlatine de l'homme.

La *rougeole* se contracte au niveau des fosses nasales, et débute par un coryza, avant de se généraliser. Les cas frustes, c'est-à-dire surtout locaux (uniquement le coryza), sont rares. L'incubation est fixe. Il n'y a pas de porteurs sains de germes, ceux-ci étant très fragiles et disparaissant rapidement.

Le *rhumatisme articulaire aigu* débute souvent par une angine érythémateuse ou érythémato-pultacée. Bien plus, Gurich, puis Schichhold, prétendent que, dans ces cas, les amygdales contiennent de très petites collections purulentes. Le rhumatisme peut encore débuter par une inflammation de la muqueuse nasale. On a voulu faire un traitement préventif du rhumatisme en intervenant chirurgicalement sur les amygdales ou la muqueuse pituitaire (ablation, cautérisation — Gurich, Schichhold, Meyer, etc.). La question du rhumatisme (ou mieux des rhumatismes) est encore tellement obscure, qu'on ne peut conclure.

Certaines *néphrites*, aiguës ou même chroniques, ont-elles une origine amygdalienne? Curschmann (1910), entre autres, l'a soutenu. Eppinger (1912) a insisté sur l'insidiosité de certaines de ces néphrites qui succèdent aux angines. Dans ces cas, les amygdales contiendraient de très petits abcès. Les auteurs proposent l'amygdalectomie comme traitement de ces néphrites, qui guérissent alors, si elles ne sont pas trop avancées. Ces travaux sont très intéressants et méritent de retenir l'attention.

Les *coryzas* se terminent souvent par des bronchites ou des pneumonies. Le coryza à méningocoques peut se compliquer de méningite cérébro-spinale (p. 988). Les coryzas sont l'origine des *sinusites*.

La *poliomyélite aiguë* se contracte par la muqueuse nasale même intacte (expériences de Levaditi sur le singe), par les amygdales (Landsteiner et Levaditi). Un coryza, une angine peuvent précéder des phénomènes nerveux. Cette pénétration du virus (virus filtrant) de la poliomyélite se fait avec une rapidité étonnante. Des lavages antiseptiques, pratiqués immédiatement après la déposition du virus sur la muqueuse nasale du singe, n'arrêtent pas l'infection (Levaditi); la pénétration est presque immédiate.

L'*influenza* se contracte aussi par les fosses nasales, causant le plus souvent des lésions locales (coryza) et pouvant se généraliser.

La *tuberculose* primitive de la bouche ou du pharynx est rare.

La porte d'entrée habituelle de la *lèpre* (rhinite lépreuse) est le nez.

La *syphilis* peut s'inoculer à la lèvre, à l'amygdale; le chancre n'est que la lésion initiale de la maladie générale.

E) **Maladies générales sans lésions locales.** — Des agents de maladies générales peuvent pénétrer par les voies supérieures sans laisser de traces locales de leur passage.

On se reportera à ce que nous avons dit (p. 985) de l'inoculation de la *tuberculose* par les muqueuses saines.

Un assez grand nombre de *septicémies* sont d'origine buccale, dentaire, etc.

En résumé, la bouche, le pharynx, le nez peuvent servir de portes d'entrée à des maladies générales, qui ne sont précédées d'aucune affection locale appréciable.

5° **Voies respiratoires**. — Le larynx, la trachée, les bronches, les poumons constituent-ils des portes d'entrée habituelles? C'est tout le problème de l'*infection par inhalation*.

On verra (p. 1033) combien les voies respiratoires sont bien protégées. Les microbes et champignons diminuent progressivement de nombre à mesure qu'on s'approche des poumons; l'air des alvéoles est presque pur. L'air expiré ne contient pas de germes vivants.

La question est alors la suivante : les microbes pathogènes aspirés peuvent-ils pénétrer jusque dans les poumons et y causer des lésions? Peuvent-ils être l'origine d'affections de l'arbre respiratoire? Peuvent-ils être l'origine d'affections générales?

Expérimentalement, on éprouve d'assez grandes difficultés à réaliser l'infection primitive des poumons.

La pénétration des *Bacilles charbonneux* par la voie pulmonaire a été démontrée expérimentalement par Büchner. Cet auteur, par la pulvérisation de liquides tenant en suspension des spores, détermina chez le lapin une infection charbonneuse généralisée, tandis que les poumons semblaient intacts à l'œil nu. La pénétration s'effectue surtout par les voies lymphatiques (Muskabluth). Si, au lieu de spores, le liquide pulvérisé renferme des bacilles, il se produit des lésions locales du poumon, ayant l'aspect d'une pneumonie séro-fibrineuse hémorragique; les bacilles pénètrent non seulement dans les lymphatiques, mais aussi dans les capillaires sanguins (Büchner).

Cliniquement, quelles sont les maladies à porte d'entrée pulmonaire? La question se pose d'abord de savoir s'il en existe. Examinons quelques cas.

La *pneumonie* et la *broncho-pneumonie* paraissent être les types des affections par inhalation infectieuse. Rien n'est plus douteux. Le *Pneumocoque* existe normalement dans les cavités naturelles supérieures (p. 987); sous l'influence d'un refroidissement, ou de toute autre cause d'affaiblissement, il pénètre dans la circulation générale (septicémie pneumococcique), et va se localiser dans un organe. La septicémie est primitive, reste latente un certain temps; la localisation est le premier symptôme qui attire l'attention. Le poumon est un point d'élection de cette localisation, d'où la fréquence de la pneumonie. Mais, la localisation peut aussi bien se faire dans la plèvre (pleurésies à pneumocoques), dans une articulation (arthrites à pneumocoques), dans les méninges (certaines méningites), etc.; elle peut ne pas se produire (septicémies générales à pneumocoques).

La pneumonie n'est donc que la localisation pulmonaire d'une infection générale; on trouve d'ailleurs le *Pneumocoque* dans le sang des pneumoniques une fois sur trois. Cette notion ressort des travaux de

Desguin, de Lemierre, Abrami et Joltrain, de Paul Courmont, Durand et Gaté, etc.

La porte d'entrée est très probablement située dans les voies supérieures (amygdales, etc.).

Pic et Bonnamour ont retrouvé le *Pneumocoque* dans les abcès de fixation faits à des pneumoniques dans un but thérapeutique.

Enfin, le fœtus peut présenter des lésions pneumoniques (Netter, Hermann, Ménétrier et Touraine, etc.). Ces faits ont été expérimentalement reproduits (Netter, Foa et Bordone Uffreduzzi). Voilà certes des pneumonies incontestablement d'origine sanguine.

Nous insisterons plus loin (p. 1071) sur cette fréquence des septicémies primitives, qui constituent le plus souvent la première phase (latente, silencieuse) de la plupart des maladies, la localisation du microbe ou du champignon sur un organe étant une simple complication, qui semble, pour le clinicien, être le premier symptôme morbide. Il importe, cependant, de bien établir cette notion de la fréquence des septicémies primitives, spécialement à propos de la voie d'entrée pulmonaire.

Les pneumopathies sont fréquentes, qu'il s'agisse d'affections microbiennes (*pneumococcie, grippe, peste, morve*, et même : *éberthose, érysipèle, scarlatine, syphilis*, etc.) ou dues aux champignons (*aspergillose, sporotrichose*, etc.). Or, en étudiant tous ces cas, on arrive à la même conclusion que pour la pneumonie ou la broncho-pneumonie. Ce sont plutôt des localisations sur le poumon d'une septicémie générale primitive, que des lésions indiquant la porte d'entrée. Souvent cette septicémie est de courte durée, ne s'accompagne d'aucun symptôme; le sang est un mauvais milieu pour le développement des microbes ou des champignons. Au moment où la lésion pulmonaire se manifeste, le sang peut être stérile. L'hémoculture peut alors servir à faire le pronostic; celui-ci est d'autant plus sombre que l'agent virulent reste plus longtemps dans le sang.

La porte d'entrée pulmonaire nous paraît donc infiniment rare, malgré la fréquence des pneumopathies.

Examinons quelques cas, à part la pneumonie ou la broncho-pneumonie.

La *pneumonie pesteuse* est-elle due à la pénétration du bacille de Yersin directement dans les alvéoles pulmonaires? Au premier abord, cela paraît probable, parce que certaines épidémies, comme celle de Mandchourie, en 1910, ont été presque exclusivement composées de pneumonies. Nous croyons cependant qu'il n'en est rien. D'abord, la pneumonie pesteuse peut très bien être l'aboutissant d'une septicémie pesteuse ou même d'une peste bubonique. Dans des cas comme ceux de Mandchourie, le bacille très virulent, provenant des crachats des pneumoniques, répandus dans les poussières des habitations, entrait probablement par les voies aériennes supérieures, par les amygdales, peut-être par l'intestin, et produisait une septicémie se terminant habituellement par pneumonie, en raison de l'affinité qu'a pour le poumon un bacille venant du poumon. Cela est bien plus probable que la pénétration, sous forme épidémique, des bacilles jusque dans les poumons. La fréquence de la septicémie pesteuse dans les cas de peste pneumonique a été notée, pendant l'épidémie de Mandchourie, par Predtechensky, avec une fréquence de 80 pour 100, et souvent dès le premier jour de la maladie.

La *morve* engendre des lésions tuberculiformes du poumon; on sait que, pour les reproduire, il faut faire *ingérer* des bacilles morveux.

Les *pleurésies* ne sont-elles pas, presque toujours, d'origine septicémique? Rarement elles compliquent une lésion pulmonaire; à plus forte raison ne peut-on admettre qu'elles soient d'origine pulmonaire sans lésions. Lorsqu'elles sont *putrides*, les anaérobies qu'elles contiennent proviennent d'infections buccales.

Il en est de même de la *gangrène pulmonaire*; on admet aujourd'hui, après les recherches de Veillon et Zuber, de Hallé, de Rist, que la gangrène est le fait d'anaérobies qui, partis de lésions buccales, ont pénétré dans le sang, et sont allés créer des foyers putrides pulmonaires ou pleuraux. Ces anaérobies peuvent provenir de l'intestin, comme Roger et Garnier l'ont montré.

Même démonstration pourrait être faite pour les *mycoses pulmonaires.*

Quant à la *tuberculose*, on trouvera la discussion de ses portes d'entrée, à propos de la voie intestinale (p. 1005). Il est probable que la voie pulmonaire est une porte d'entrée assez rare, tout au moins dans les cas de phtisie chronique. Lorsque l'infection se fait primitivement aux poumons, la forme clinique serait celle de la pneumonie caséeuse.

Nous pensons que le poumon est simplement, pour le bacille de Koch, un point de localisation élective.

Le *charbon* à forme broncho-pneumonique est la maladie qui paraît le plus sûrement primitivement pulmonaire. C'est l'affection des trieurs de laine, qui respirent des poussières chargées de spores charbonneuses.

Restent les *anthracoses*, toutes les inflammations chroniques dues aux corps étrangers inertes (poussières de charbon et autres). La porte d'entrée, là encore, n'est pas fatalement pulmonaire. Calmette et ses élèves pensaient même qu'elle était toujours intestinale. Remlinger, Küss et Lobstein, Feliziani ont contesté le fait (p. 1007). Les poussières volumineuses peuvent très bien arriver directement jusqu'aux alvéoles; d'autres seront transportées par les leucocytes des voies supérieures (amygdales, etc.), par où elles auront pénétré.

Les affections à poussières deviennent, le plus souvent, infectieuses, soit que les poussières aient apporté elles-mêmes les germes morbides, soit que ceux-ci soient venus ultérieurement se localiser dans la lésion primitive.

En résumé, nous pensons que les poumons sont bien plus souvent infectés par les voies sanguine et lymphatique que par la voie aérienne. Les pneumopathies sont presque toujours secondaires et non primitives.

4° **Voies digestives**. — Nous avons déjà traité des voies digestives supérieures (p. 986). L'*œsophage* n'a pas une grande importance comme porte d'entrée; l'*estomac* est assez bien défendu. Reste *le tube digestif, du pylore à l'anus*.

On verra que sa flore est extrêmement riche; les aliments apportent une foule de microbes que l'estomac ne détruit pas. En outre, les moyens de défense du tube digestif, étant multiples et assez complexes, cèdent facilément; nombreuses sont les causes qui favorisent la pullulation, l'exaltation et l'entrée des germes. *Aussi, la porte d'entrée intestinale est-elle peut-être la plus importante de toutes; elle est, en tout cas, extrêmement fréquente*. Son étude nous arrêtera assez longtemps.

Une notion importante est la suivante : *l'intestin est, en réalité, une succession d'organes, de segments*, dont chacun a sa structure et sa physiologie propres. Il faudrait examiner tous ces segments séparément; nous ne pouvons le faire, mais nous indiquerons autant que possible, pour chaque exemple, le segment le plus exposé à l'infection. On a l'habitude de distinguer les affections de l'intestin grêle (*entérites*) et celles du gros intestin (*colites*); cette distinction est insuffisante, mais nous manquons bien souvent des documents nécessaires pour entrer plus avant dans les distinctions étiologiques.

La muqueuse intestinale est disposée à la fois pour l'*absorption* et pour l'*élimination*. Elle est constituée par une double nappe de tissu glandulaire et de tissu lymphoïde; elle réagit à la façon de ces tissus. Il en résulte que l'absorption, que l'inoculation par les microbes intestinaux est fréquente, mais que l'élimination par l'intestin des microbes, apportés par la circulation générale, l'est peut-être davantage. Aussi l'étiologie de beaucoup d'entérites ou de colites sera-t-elle étudiée au chapitre des voies d'élimination (p. 1100). Cette élimination est encore plus élective, différant pour chaque segment, que l'absorption.

Il faut aussi considérer l'*âge*. Chez l'enfant, l'épithélium est très ouvert, le foie est moins actif, l'activité et le développement du tissu lymphoïde est considérable. La porte d'entrée intestinale est donc moins bien défendue chez l'enfant.

L'intestin, même normal, est une porte d'entrée assez ouverte. Les *causes de fléchissement de la défense* sont nombreuses. Ce sont la simple constipation, les troubles sécrétoires ou de la musculeuse, qui agissent en arrêtant le cours des matières, en produisant de la stagnation, d'où les érosions de la muqueuse, d'où les fermentations intestinales, d'où la pullulation et l'exaltation de virulence des germes. Ce sont tous les troubles de la sécrétion des glandes annexes, notamment ceux de la sécrétion biliaire. Ce sont les troubles nerveux, ceux des glandes endocrines (thyroïde par exemple), etc., qui retentissent rapidement sur la fonction intestinale et diminuent la résistance de l'organe. Ce sont tous les troubles de voisinage, dus aux lésions des organes abdominaux.

Enfin, diverses *conditions anatomiques* favorisent encore l'infection intestinale. Il est inutile de parler longuement des appendicites, favorisées par l'existence du cul-de-sac appendiculaire, des sigmoïdites. Mais, on a beaucoup insisté depuis quelques années sur l'existence de *diverticules intestinaux*, qui peuvent exister au nombre de plusienrs centaines chez le même individu, surtout au niveau de l'S iliaque. Ces diverticules, formés par une évagination de l'intestin, de la grosseur de petits pois, forment des vases clos qui favorisent l'infection, comme toutes les stagnations. Tout arrêt dans le cours des matières ou des liquides, dans un organe ou un conduit quelconque, est une cause d'infection ; à plus forte raison dans l'intestin. Aussi, les *diverticulites* sont-elles fréquentes et aujourd'hui très bien connues.

On voit combien notre intestin est fragile, et combien doivent être nombreuses les infections d'origine intestinale.

En outre, *l'absorption des toxines intestinales* joue un rôle considérable. L'agent infectiéux cause souvent la maladie sans pénétrer luimême.

Enfin, Metchnikoff a fait jouer un grand rôle aux microbes de l'intestin dans la pathogénie de cette maladie qu'est la *vieillesse*. La flore du gros intestin acquiert ainsi une importance capitale.

Essayons de mettre un peu d'ordre dans tous ces problèmes.

A) **Flore de l'estomac.** — L'estomac contient beaucoup de bactéries de la bouche, qui ont été entraînées avec les aliments ou la salive. Cette flore est très variable. Pour Lesage, il y aurait peu de microbes dans les estomacs hypochlorhydriques et beaucoup chez les hyperchlorhydriques. Pour d'autres auteurs, la plupart des microorganismes n'y pulluleraient guère à cause de l'acidité du suc gastrique, mais, lorsque la réaction devient neutre et surtout alcaline, ils deviendraient très abondants.

En tout cas, voici les résultats des principales recherches effectuées sur la flore stomacale.

Gilbert et Dominici trouvent l'estomac du chien très riche en microbes ; trois heures après l'ingestion des aliments, alors que l'action microbicide du suc gastrique aurait dû s'exercer, le contenu peut renfermer environ 50 000 bactéries par milligramme. Pour d'autres auteurs, leur nombre serait relativement faible. Abelous, après désinfection de la bouche, étudie les microbes qu'il a retirés à jeun de son propre estomac au moyen de la sonde ; il isole seize espèces bactériennes dont les plus intéressantes sont le *Bacille pyocyanique*, le *Bacillus lactis aerogenes*, le *Bacillus subtilis*, le *Colibacille*, un *Staphylocoque*, ainsi que des *ferments butyriques*. Il identifie la *Sarcina ventriculi*, qui a été retrouvée par tous les auteurs.

Oppler, Coyon signalent l'*Entérocoque*, des *sarcines*, etc., Falkenheim, Miller, de Barry, Capitan et Moreau, Macaigne, Gilbert et Dominici retrouvent les espèces déjà signalées. Sartory signale l'existence d'une *Torula rose* (dans les sucs gastriques hyperacides), des levures, l'*Oïdium lactis*.

Achalme et Rosenthal ont isolé un microbe anaérobie, produisant la fermentation alcoolique du lait, le *Bacillus gracilis ethylicus*.

On a beaucoup discuté sur le rôle bactéricide du suc gastrique acide. Il est réel, mais pas aussi considérable qu'on pourrait le croire. Metchnikoff et Sanarelli ont vu que des vibrions cholériques peuvent ne pas être détruits. Abelous, a, du reste, constaté que tous les microbes qu'il avait isolés supportaient très bien le contact, même prolongé, d'une solution d'acide chlorhydrique à 1,7 pour 1000 représentant le titre normal du suc gastrique.

En somme, il semble que la flore stomacale ne joue qu'un rôle secondaire dans l'origine de l'infection; d'ailleurs, les bactéries et champignons n'y font qu'un très court séjour avant de passer dans l'intestin; ils ne s'y multiplient probablement pas.

B) **Flore intestinale.** — Il n'est peut-être pas de question plus obscure que celle de la flore de l'intestin. Elle a cependant donné lieu à d'innombrables recherches, mais le nombre considérable des espèces, leur variabilité suivant les individus et le mode d'alimentation, la différence des techniques employées, ont été l'origine de très grandes différences dans les résultats obtenus et de nombreuses contradictions.

On ne peut plus tenir compte aujourd'hui des travaux des premiers auteurs qui ne recherchaient que les microbes aérobies, en se servant des milieux courants, tels que la gélose. Les recherches de Matzuscheta, de Tissier et Cohendy ont montré, par exemple, qu'en ajoutant à la gélose nutritive soit de la décoction de foie, soit de l'extrait intestinal, on parvenait à déceler des espèces nouvelles, qui, jusqu'ici, avaient passé inaperçues.

D'autre part, les travaux de Metchnikoff et de ses élèves nous ont révélé le rôle important des microbes anaérobies et ont diminué d'autant la place prépondérante que les travaux d'Escherich avaient donné au *Colibacille*.

1° *Richesse microbienne générale.* — Le nombre des microbes que peut renfermer le contenu intestinal est considérable, mais il est difficile de donner des chiffres. Ceux qui ont été apportés par les divers auteurs n'ont aucune concordance. Ce nombre est d'ailleurs essentiellement variable.

Augmentant dans certaines circonstances, il baisse considérablement sous certaines influences : purgations, diète, alimentation lactée. Il existe également une concurrence vitale très grande qui entre en jeu. D'après Bienstock, il y aurait un véritable antagonisme entre les bactéries normales de l'intestin et les espèces étrangères apportées par l'alimentation. Des espèces pathogènes disparaîtraient fréquemment de cette manière, particulièrement les anaérobies pathogènes, *Vibrion septique* et *Bacille du tétanos*.

2° *Richesse microbienne suivant les régions.* — La flore est très variable suivant les segments de l'intestin et de ses annexes.

On est généralement d'accord pour admettre que l'intestin grêle est

. beaucoup moins riche en bactéries que le gros intestin et surtout que le cæcum (Macfadyen, Nencki et Sieber, Kohlbrugge). D'après Delezenne et Nicolle, cette différence tiendrait à l'action combinée du suc pancréatique et du suc intestinal dans l'intestin grêle. Pour d'autres auteurs ce seraient le courant de chyme (Medowikow), le flux des sucs intestinaux qui débarrasseraient mécaniquement la muqueuse de germes, qui d'ailleurs, grâce à la réaction acide du milieu (Vollman), se trouveraient dans des conditions défavorables.

On peut dire, d'une façon générale, que, dans l'intestin grêle, prédominent les microbes aérobies et, dans le gros intestin, les microbes anaérobies.

Gilbert et Lippmann ont étudié la flore des voies biliaires. Ils ont vu que le trajet supérieur des voies biliaires est aseptique; les microbes du duodénum ne peuvent remonter leur cours, balayés qu'ils sont par la bile; mais, vienne un trouble dans l'écoulement de ce liquide, une simple stase mécanique, l'infection, par contre, devient imminente.

Le tiers supérieur du canal cholédoque, la portion inférieure des canaux hépatiques, la vésicule biliaire tout entière, ont une flore normale, entièrement composée d'anaérobies stricts, tandis que dans les deux tiers inférieurs du cholédoque et de l'ampoule de Vater, la flore est mixte, aéro-anaérobie.

Gilbert et Lippmann ont trouvé cependant des microbes, sur une certaine longueur, dans les canaux cholédoque et pancréatique; des anaérobies, le *B. perfringens* et le *Bacillus radiformis* ainsi que l'*Entérocoque* le *B. funduliformis*, le *M. fœtidus*, le *B. fragilis*. Ce sont ces bacilles qu'on retrouve dans les calculs biliaires; sur 16 cas, étudiés par Gilbert et Lippmann, il y avait 7 fois des aérobies, en particulier du Colibacille, mais bien plus souvent des microbes anaérobies.

Il en est de même à l'entrée des canaux excréteurs du pancréas.

3° *Flore intestinale de l'enfant.* — Après la naissance, le contenu stomacal, le méconium, reste stérile. Dès que l'enfant prend de la nourriture, les bactéries apparaissent. Très rares dans le duodénum et les premières parties de l'intestin grêle, elles augmentent progressivement dans l'iléon, le cæcum et le rectum (Tissier.)

Au niveau du duodénum, on trouve très disséminés des diplocoques et des bacilles prenant le Gram, et quelques coccobacilles ne se colorant pas par le Gram. Les cultures montrent le *Colibacille* et l'*Entérocoque*, ainsi que, moins fréquemment, le *Bacillus exilis*, le *Bacillus lactis aerogenes*, le *Bacillus acidophilus* et rarement le *Bacillus bifidus.*

Au niveau de l'intestin grêle, les microbes sont plus nombreux, ce sont des coccobacilles décolorés par le Gram, des cocci isolés ou en diplocoques; quelques bacilles présentant les caractères du *Bacillus bifidus*. Les cultures donnent du *Coli*, du *Bacille lactique*, de l'*Entérocoque* et accessoirement, d'après Tissier, des anaérobies facultatifs, *Bacillus exilis*, l'*Acidophilus*, enfin un anaérobie strict, *Bacillus bifidus*.

Au niveau du gros intestin, les microbes sont nombreux. Les frottis montrent la prédominance des bacilles se décolorant par le Gram. Les cocci sont rares. Les ensemencements aérobies donnent exclusivement du Colibacille. Les ensemencements anaérobies révèlent plusieurs microbes anaérobies, en particulier *Bacillus bifidus.*

Tissier a montré que, chez les nourrissons alimentés avec du lait de femme, les selles renfermaient surtout ce dernier microorganisme. Dans les matières fécales des nourrissons prenant le lait de vache, on le retrouve en bien moins grande abondance et associé à des sarcines, des streptocoques, parfois des staphylocoques (¹) etc. De telle sorte qu'au seul examen microscopique des selles, il est possible de reconnaître si un enfant est alimenté seulement au lait de femme ou si l'on a recours à l'alimentation artificielle, à cause de la présence presque exclusive du *Bacillus bifidus* et l'absence ou la très grande rareté des autres formes bactériennes dans le premier cas. Le *Bacillus bifidus* paraît donc être l'hôte microbien principal de l'intestin des enfants.

4° *Flore intestinale de l'adulte.* — Chez l'adulte, les espèces sont très nombreuses. Mannaberg signale 27 espèces, Matzuscheta 44 espèces, Mlle Tsilinski a rencontré 20 espèces thermophiles, dont 19 bacilles et streptothrix, etc. Ces chiffres ne donnent même pas une idée de la richesse de la composition microbienne de l'intestin, car ils ne contiennent pas les espèces anaérobies.

Parmi les espèces aérobies, signalons le *Colibacille*, le *Bacillus lactis aerogenes*, l'*Entérocoque* de Thiercelin, et d'une façon inconstante, le *Bacillus sublilis*, le *Bacillus mesentericus vulgatus*, le *Tyrothrix tenuis*, etc. Le *Proteus vulgaris* est considéré, par la plupart des auteurs classiques, comme un commensal de l'intestin normal. Suivant Felz, Metchnikoff, Tissier, on ne le rencontrerait que dans les déjections pathologiques.

Les commensaux aérobies de l'intestin normal peuvent, pour la plupart, et dans certaines circonstances, devenir pathogènes et déterminer des infections variées.

D'autres saprophytes sont incapables de jouer par eux-mêmes un rôle pathogène, même exceptionnellement, comme les précédents, mais peuvent favoriser ou empêcher l'infection par un microbe déterminé. C'est le cas du choléra (voir p. 1030.)

Quant aux 'anaérobies, leur importance dans l'intestin, nous a été révélée par Metchnikoff et ses élèves. Ce sont surtout le *Bacillus putrificus* de Bienstock, le *Bacillus sporogenes*, le *Bacillus Welchii*, le *Bacillus perfringens* de Veillon et Zuber. Ces microbes jouent le rôle principal, comme nous le verrons, dans le phénomène de la putréfaction intestinale.

Le *Bacillus bifidus*, autre anaérobie, si important dans l'intestin de

---

(¹) Nobécourt insiste sur la rareté relative des staphylocoques et la présence des streptocoques. Certains de ceux-ci semblent se confondre avec le *Streptocoque pyogène*, d'autres ont des caractères différents et l'on doit distinguer le *Streptococcus coli gracilis* et le *Streptococcus coli brevis*, qui tous deux coagulent le lait en l'acidifiant et liquéfient la gélatine.

l'enfant, se retrouve également, quoiqu'en moins grande abondance, dans les divers segments du tube intestinal de l'adulte. Bien entendu, les espèces que nous avons signalées ne sont que les plus importantes. Il en existe un nombre considérable d'autres, sans rôle encore connu, et d'ailleurs souvent très imparfaitement individualisées.

5° *Variations du microbisme intestinal.* — La flore microbienne varie avec une série de facteurs :

a) L'alimentation. Les aliments, par suite des phénomènes digestifs qu'ils déterminent, amènent des variations considérables dans le nombre et la composition des microbes. Le régime lacté diminue la quantité des microbes des selles à un soixante-et-onzième du taux normal (Gilbert et Dominici), comme nous l'avons dit précédemment. Tissier a montré que, chez les nourrissons, alimentés avec du lait de femme, les selles renfermèrent surtout le *Bacillus bifidus*. Dans les matières fécales des nourrissons prenant le lait de vache, il se trouve en bien plus faible quantité, associé à d'autres espèces (sarcines, streptocoques, etc.) ;

b) L'évacuation intestinale. Les constipés ont des selles fétides et très riches en diverses espèces microbiennes ; les purgatifs réduisent les microbes à un vingtième du taux normal (Gilbert et Dominici) ;

c) L'auto-épuration spontanée. Gilbert et Dominici ont montré que l'abondance de la flore intestinale diminue brusquement à partir du cæcum et jusque dans les fèces, où elle est quatre fois moindre que dans l'iléon. Schutz, après ingestion d'une grande quantité de *Vibrio Metchnikowi*, a vu celui-ci disparaître dans la traversée du tube digestif, principalement dans l'intestin grêle. Kohlbrugge admet, dans l'intestin grêle, une auto-stérilisation telle, qu'en l'absence d'aliments, l'intestin du lapin, du cobaye, de la taupe et du veau devient complètement stérile.

Les causes de cette auto-purification sont multiples : on doit envisager le rôle de la desquamation spontanée de l'endothélium, de la production de mucine, celui du suc pancréatique activé par la kinase (Delezenne et Nicolle). On doit, enfin, attribuer un grand rôle à l'auto-purification par les microbes eux-mêmes et leurs produits toxiques ou acides, ainsi qu'il résulte des recherches de Bienstock et de Tissier et Martelly ;

d) Les antiseptiques intestinaux. Le rôle de la bile, antiseptique intestinal naturel, sera étudié plus loin (p. 1034). Quant aux antiseptiques thérapeutiques, ils sont d'un usage courant, depuis que Bouchard a démontré leur rôle efficace : le benzo-naphtol diminue le nombre des microbes de près de 55 pour 100 ;

e) Les maladies. Bard et Aubert ont montré l'influence de l'hyperthermie sur le *Colibacille*. Sous l'influence de la fièvre, on voit le bacille coli, d'abord peu abondant, donner naissance à des colonies de plus en plus nombreuses ; progressivement, il arrive à égalité avec les autres microbes, puis il prédomine, et, enfin, il arrive à rester seul ; à partir de ce moment, les ensemencements donnent d'emblée des cultures pures de Bacillus coli. Cette action favorisante de la fièvre pour le coli est constante et indépendante des influences alimentaires.

Hawthorn a étudié les variations de nombre et de virulence des streptocoques dans l'intestin des nourrissons ou des jeunes enfants, morts d'entérite.

6° *Action des microbes de la flore de l'intestin normal.* — Tous les microbes, si nombreux et si variés, de la flore de l'intestin, accomplissent dans cet organe une série de phénomènes, dont quelques-uns commencent à être connus.

Pendant longtemps, on les a considérés, comme un *facteur indispensable des processus de digestion de certaines substances*, de la cellulose en particulier (Pasteur et Duclaux.) Sans ces bactéries, pensait-on, la nutrition et la vie seraient impossibles. Mais, dès 1895, Nuttal et Thierfelder démontrent nettement que l'organisme peut se passer de ces microbes commensaux sans que la nutrition cesse de s'opérer convenablement. Depuis, d'autres auteurs ont également prouvé que les animaux peuvent vivre et croître, sans bactéries, dans leur tube digestif.

C'est donc un fait certain que la flore intestinale n'est pas nécessaire à la digestion. Cependant, elle peut accessoirement jouer un certain rôle. Les bactéries, dites protéolytiques, *Bacillus subtilis, Bacillus mesentericus vulgatus, Tyrothrix tenuis*, sont capables de coaguler la caséine sans acidifier le lait, à la façon de la présure, et de dissoudre le coagulum, en le peptonisant à l'aide d'un ferment analogue à la trypsine pancréatique (Duclaux.) Ces bactéries sont fréquentes dans les fèces des enfants soumis à l'alimentation artificielle.

D'autre part, Schottelius dans ses recherches sur les poussins, Mme Metchnikoff sur les têtards, ont montré que la suppression de la digestion microbienne dans l'intestin est toujours défavorable au bon développement.

De ce que l'on sait de l'action des microbes en général, il semble bien que ces éléments puissent aider à la digestion ; la cellulose même ne paraît pouvoir être rendue assimilable que grâce à certaines actions microbiennes, aucun ferment digestif ne paraissant capable de l'attaquer et de la modifier dans le sens voulu.

Mais la vie sans microbes est parfaitement possible, ainsi que l'ont démontré les recherches récentes de Metchnikoff, Cohendy, Küster et Wollmann.

C'est également aux microbes intestinaux, qu'est due la *production de toute une série de substances qui sont éliminées par l'urine* : indol, scatol, phénol principalement. La première place parmi les producteurs d'indol revient au *Colibacille*. A côté de lui se rangent le *Bacillus lactis aerogenes*, ainsi que le *Bacille de Welch*. De nombreuses autres espèces sont capables d'en produire (*Bacillus sporogenes, Staphylocoques pyogenes, Proteus*, etc.).

Pour ce qui est de l'origine des phénols, nos connaissances bactériologiques sont moins complètes. On peut indiquer cependant que le *Bacille de Welch* (Tissier et Martelly), le *Proteus*, quelques races de *Colibacille* constituent aussi une source de phénols.

Ces substances ne sont pas éliminées en totalité par le rein. Une part est résorbée sous diverses formes, et l'on sait le rôle que leur attribue Metchnikoff dans le développement de l'arterio-sclérose. Les travaux de Dévot, de Giacomo, en montrant l'action paralysante vaso-motrice des poisons intestinaux, et le rôle de cette diminution du tonus vasculaire, dans le développement de l'artério-sclérose, tendraient à corroborer cette opinion.

Les anaérobies sont les agents des *phénomènes de putréfaction* se produisant dans l'intestin. Les microbes étudiés par Metchnikoff (*Bacillus putrificus*, *Bacillus sporogenes*, *Bacillus Welchii*) semblent jouer le principal rôle, fait rendu vraisemblable par les recherches de Tissier et Martelly sur la pourriture de la viande. Ces microbes constituent donc une source d'intoxication chronique de l'organisme par des produits toxiques[1].

Ces anaérobies auraient, au point de vue de leur action, de véritables antagonistes dans le *Colibacille* et quelques espèces voisines. Les recherches de Bienstock, celles de Tissier et Martelly ont montré que ces microbes, produisant de l'acide lactique aux dépens des hydrocarbonés, peuvent, grâce à l'acide produit, empêcher le développement exagéré des véritables microbes des putréfactions et jouer un véritable rôle de défense à l'égard de l'organisme.

Rappelons enfin le rôle pathologique occasionnel de certains commensaux de l'intestin normal (*Colibacille*, *Entérocoque*, *Proteus*, etc.), et le rôle favorisant ou empêchant d'autres saprophytes intestinaux vis-à-vis du *Vibrion cholérique*.

En somme, on voit combien sont complexes les phénomènes d'origine bactérienne, se produisant dans l'intestin normal, et quels rôles favorisants ou empêchants ils peuvent jouer dans la pathogénie des infections soit intestinales, soit générales.

C) **Affections locales**. — Ce sont toutes les *entérites*, les *colites*, les *entéro-colites*, causées par les microbes pénétrant par l'intestin et ne se généralisant pas.

Nous avons vu qu'on devrait étudier séparément la pathologie de chaque segment. Cela est difficile. La grande division en maladies de l'intestin grêle et du gros intestin s'impose en tous cas.

Dans l'*estomac*, l'ulcère simple est probablement d'origine infectieuse. Il peut exister, mais rarement, des lésions tuberculeuses primitives (F. Arloing). On sait la fréquence du cancer primitif du pylore.

L'*intestin grêle* est le siège d'entérites nombreuses, les unes spécifiques, d'autres, dues à des microbes banals. L'ulcère du duodénum a probablement la même pathogénie que l'ulcère de l'estomac. L'ulcération typhi-

---

[1] Ces microbes paraissent être aussi des microbes pathogènes proprement dits. On a trouvé le *Putrificus* dans des suppurations péritonéales, dans l'appendicite et dans des troubles intestinaux variés. Le *B. sporogenes* a été trouvé dans mainte diarrhée; le *B. perfringens* est fréquent dans les suppurations aiguës ou chroniques, dans les diarrhées des nourrissons, etc.

que est d'origine endogène (p. 1071). On connaît la fréquence de la diarrhée infantile des nourrissons due à différents microbes. L'entérite muco-membraneuse siège en partie dans l'intestin grêle.

Plus importantes peut-être sont les *colites*. Le *choléra* est à l'intestin ce que la diphtérie est aux voies supérieures; maladie locale, dont le vibrion ne dépasse pas la muqueuse, mais qui emprunte sa gravité aux toxines formées *in situ*, et absorbées par l'intestin. On sait que, pour Metchnikoff, le *V. cholérique* n'est pathogène pour l'homme que s'il rencontre chez le malade les associations microbiennes nécessaires (p. 1030).

La *dysenterie* (amibienne ou bacillaire, spirillaire, etc.) est également une affection locale du gros intestin. Les amibes remontent les voies biliaires, engendrant des abcès du foie; les bacilles dysentériques sécrètent des toxines qui pénètrent dans l'organisme.

Signalons seulement la *typhlite* (trop oubliée peut-être), l'*appendicite* (très souvent d'origine endogène, les *sigmoïdites*, les *diverticulites*, les *colites ulcéreuses*, les phénomènes infectieux de la *hernie étranglée*, l'*entéro-colite muco-membraneuse* (dont la nature infectieuse est assez obscure), etc.

La question de la *tuberculose localisée à l'intestin* sera traitée ailleurs (p. 1005).

Une attention toute spéciale doit être donnée aux *colites de l'enfance*, (surtout après la seconde année).

Quant aux microbes qui causent les entérites ou colites non spécifiques, on peut citer le *Colibacille* (choléra nostras, hernie étranglée, etc.), le *Streptocoque* (entérite des nourrissons — Escherich et ses élèves, Nobecourt et Merklen), l'*Entérocoque* de Thiercelin, le *Pneumocoque* (entéro-colite post-pneumonique de Marchiafava, de Massalongo, plus probablement d'origine endogène), le *Bacille pyocyanique*, les *spirilles*, les *anaérobies* (formes gangréneuses) etc.

D) ***Affections locales suivies de généralisation.*** — Existe-t-il des infections s'inoculant par l'intestin, se traduisant par une lésion locale qui n'est que le stade initial d'une affection générale? Certainement, mais en moins grand nombre qu'on ne pourrait le croire.

C'est ainsi que l'*ulcération typhique* n'est pas le stade initial de la fièvre typhoïde, mais bien une lésion secondaire de la septicémie typhique.

Les *ulcérations intestinales tuberculeuses* sont presque toujours une lésion tardive de la tuberculose chronique, produites par l'ingestion des crachats bacillifères. Elles ne constituent pas la porte d'entrée.

La question de la *tuberculose primitive de l'intestin* sera traitée ailleurs (p. 1005). Chez les enfants, surtout, cette tuberculose primitive, stade initial d'une tuberculose généralisée, n'est pas très rare. Chez les adultes, on rencontre parfois des tuberculoses primitives du cæcum. En un mot, la tuberculose primitive de l'intestin existe.

La *pustule maligne* de l'intestin existe aussi, lésion initiale du charbon (charbon interne) causée par l'ingestion du *B. anthracis*.

Quant aux entérites, si fréquentes dans une foule de maladies chroniques, elles sont presque [toujours une conséquence et non une cause.

Si nous pouvions affirmer la nature microbienne du *cancer*, nous placerions ici tous les cancers primitifs de l'estomac (surtout du pylore), de l'intestin et du rectum.

Le *chancre syphilitique* peut être rectal.

E) **Affections générales, à porte d'entrée intestinale, sans lésion locale.** — Nous traiterons plus loin (p. 1033) des moyens de défense du tube digestif. Disons simplement ici que ceux-ci sont très facilement forcés, surtout chez le jeune enfant.

D'abord, la défense peut momentanément fléchir, par exemple, par apport insuffisant de bile, et aussi par perforation de l'épithélium, due aux vers intestinaux. On sait l'importance du rôle bactéricide de la bile; on sait combien Metchnikoff, Guiart ont insisté sur le rôle des vers dans l'inoculation, par exemple, de la fièvre typhoïde. Pendant l'agonie, les microbes intestinaux envahissent très rapidement l'organisme.

Mais, *même absolument normal, l'intestin se laisse traverser par certains microbes.* C'est la seconde ligne de défense qui entrera alors en jeu. L'épithélium du jeune est spécialement perméable.

Nocard avait montré qu'il était préférable de saigner à jeun les chevaux producteurs de sérums thérapeutiques; pendant la digestion, les microbes intestinaux existent parfois dans le sang. Nicolas et Descos ont vu qu'après un repas contenant des bacilles de Koch, ceux-ci se retrouvent vivants et virulents dans le chyle du chien.

Donc, l'intestin fourmillant naturellemement de microbes, contenant, en outre, ceux qu'apportent les aliments, les poussières avalées, est une barrière très facile à forcer par les microorganismes.

Dès lors, *il n'est pas étonnant que la voie intestinale soit la porte d'entrée fréquente de nombre d'infections générales.* La barrière est même si facilement forcée que la lésion locale, témoin de la défense, est le plus souvent nulle ou tellement minime qu'elle passe inaperçue.

Trois exemples suffiront à fixer ce point.

Nombre de *streptococcies*, compliquant d'autres affections, ont une origine intestinale. Les streptocoques, hôtes habituels de l'intestin, pénètrent et causent une septicémie surajoutée.

La *fièvre typhoïde* est causée par l'ingestion du bacille d'Eberth. Ce dernier pénètre facilement à travers l'épithélium intestinal, soit lésé (entérite, intoxication, vers intestinaux), soit plus souvent absolument normal. La septicémie typhique est constituée; l'ulcération intestinale, d'origine endogène, ne viendra que plus tard. Il existe d'ailleurs des septicémies éberthiennes sans lésions intestinales.

Quant à la *tuberculose*, nous allons discuter, avec quelques développements, la grosse question de ses portes d'entrée (intestinale, pulmonaire, voies supérieures, transcutanée).

La prédilection incontestable du bacille de la tuberculose pour l'appareil respiratoire de l'homme, la prédominance et le début habituels des lésions dans les poumons humains, ont tout d'abord fait incriminer l'inhalation du virus comme source prédominante, sinon absolument exclusive, de la contamination tuberculeuse.

Villemin, d'ailleurs, avait, dès 1869, montré qu'il était possible de transmettre expérimentalement la tuberculose aux animaux, en portant le virus directement dans les voies respiratoire. Tappeiner, en 1877, tuberculisa également des chiens au moyen de crachats tuberculeux désséchés. Bertheau, Weichselbaum, Veragutt, etc., confirmèrent ces résultats.

Flügge et ses élèves montrent la transmission possible du virus tuberculeux par les gouttelettes de salive bacillifère que projette le phtisique quand il tousse, éternue ou parle à haute voix.

La contamination par inhalation est possible (voir p. 993), mais il est une autre voie plus importante, la voie digestive.

C'est incontestablement aux belles expériences de Chauveau (1868 à 1872) que nous devons la démonstration de la contagiosité de la tuberculose par les voies digestives. Cet illustre maître a fourni les premiers exemples de tuberculose du poumon et des ganglions bronchiques et médiastinaux, d'origine sûrement intestinale, sans traces de lésions à la porte d'entrée du virus, soit dans la partie sus-diaphragmatique du tube digestif, soit dans sa partie sous-diaphragmatique. On lui doit, en outre, cette notion (dont l'importance, comme on le verra, est considérable) qu'à la suite de l'ingestion de matières tuberculeuses, la tuberculose pulmonaire, avec ou sans adénopathie trachéo-bronchique, peut apparaître, d'emblée, chez les jeunes bovidés, soit que le virus infectant provienne de l'homme, soit qu'il relève d'une origine bovine. Et, ce qui est vrai pour l'espèce bovine, l'est également pour l'espèce humaine : le tube digestif constitue chez l'homme, comme dans l'espèce bovine, une voie de contagion qui est des mieux disposées pour la propagation de la tuberculose, et qui peut être bien plus souvent en jeu que la voie pulmonaire.

Depuis lors, Villemin, Parrot, Saint-Cyr, Viseur, Toussaint, Peuch publièrent un grand nombre d'expériences, prouvant que la plupart des animaux contractent la tuberculose à la suite de l'ingestion de produits tuberculeux (lait, crachats, organes broyés ou cultures). Dobroklowski (1890) insiste de nouveau, après Chauveau, sur la facilité avec laquelle le virus tuberculeux peut traverser, sans produire aucune lésion apparente, la couche épithéliale saine de l'intestin.

Plus tard, les expériences de Nicolas et Descos, celles de Ravenel, montrent que les bacilles tuberculeux introduits dans le tube digestif avec les aliments, passent, sans lésions intestinales appréciables, dans les chylifères, le canal thoracique et la circulation générale. On pouvait donc admettre que l'infection tuberculeuse d'origine digestive peut déterminer en un point quelconque de l'organisme sa première localisation; une localisation méningée, pulmonaire, articulaire, pleurale peut relever de cette pathogénie; mais surtout c'est dans le système lymphatique que vont se réfugier les bacilles tuberculeux; ils y déterminent ces adénopathies chroniques, si fréquentes en particulier dans le médiastin.

C'est alors que Behring (1905) émit l'idée que la tuberculose pulmonaire de l'adulte n'est que la manifestation tardive d'une infection intestinale, contractée dans le jeune âge. Il s'appuyait, pour soutenir cette opinion, sur la fréquence avec laquelle on observe des lésions pulmonaires chez les bovidés adultes, tandis que les jeunes bovidés ne présentent que des lésions mésentériques.

Cette hypothèse fut aussitôt vivement critiquée par les cliniciens, restés pour la plupart convaincus de la prédominance de la contagion, à tous les âges de la vie, par l'inhalation de poussières infectantes, sèches ou humides.

Il fallait recourir à de nouvelles expériences pour résoudre le problème. Ce fut surtout l'œuvre de Calmette et Guérin. Ces auteurs voulurent tout d'abord instituer une méthode de contamination artificielle qui réussît toujours à infecter les animaux par le tube digestif. Cette méthode consiste à faire ingérer le virus tuberculeux, soit directement dans l'estomac, à l'aide d'une sonde œsophagienne, soit en mélange avec les aliments, les bacilles étant dans un état de division tel qu'ils restent finement émulsionnés, comme ils le sont dans le lait ou dans les crachats. Dans ces conditions, un seul repas infectant suffit à assurer l'absorption d'un certain nombre de bacilles et à produire des lésions tuberculeuses qui, chez les animaux jeunes, demeurent ordinairement localisées, plus ou moins longtemps, dans les ganglions mésentériques et qui, chez les adultes, apparaissent le plus souvent dans les poumons.

En sacrifiant les animaux (cobayes, chèvres et bovidés), à des époques de plus en plus éloignées d'un unique repas infectant, Calmette et Guérin ont pu établir le trajet que suivent les bacilles pour arriver jusqu'aux poumons. Ils traversent la muqueuse intestinale (comme l'avait montré, le premier, Chauveau) sans y laisser la moindre trace de leur passage, et, dès qu'ils se trouvent dans les vaisseaux chylifères des villosités, ils deviennent la proie des leucocytes polynucléaires qui les entraînent jusqu'aux ganglions mésentériques les plus voisins.

Chez les animaux à la mamelle, ils sont ordinairement retenus dans ces organes lymphatiques qui jouent alors à l'égard de la lymphe le rôle d'un filtre presque parfait. Tantôt ils finissent par y être détruits à la longue, tantôt ils y créent des lésions tuberculeuses qui, évoluant par la caséification, déversent leurs microbes dans les canaux lymphatiques efférents, ou parfois dans le péritoine.

Chez les animaux plus âgés, dont les ganglions lymphatiques, ainsi que l'avait montré Weigert, sont beaucoup plus perméables, ces bacilles (toujours englobés dans des leucocytes polynucléaires) sont charriés avec la lymphe du canal thoracique jusque dans le ventricule droit du cœur et propulsés dans les capillaires du poumon.

Si les leucocytes parasités ont déjà perdu leurs mouvements amiboïdes ils sont incapables de traverser par diapédèse les parois de ces capillaires et créent alors de fines embolies qui deviennent le point de départ d'autant de formations tuberculeuses, aux dépens des parois endothéliales vasculaires (granulations grises).

Les lésions tuberculeuses ainsi constituées, évoluent ensuite soit vers la guérison, soit vers la caséification.

Calmette et Guérin ont toujours constaté l'extrême fréquence de l'adénophathie trachéo-bronchique chez les animaux jeunes, lorsque les bacilles ont franchi le filtre ganglionnaire mésentérique et gagné les poumons.

L'origine digestive de ces lésions est tout à fait évidente. Vallée a pu également les obtenir, en nourrissant des veaux avec du lait provenant de vaches tuberculeuses, ou en inoculant directement les bacilles dans un ganglion mésentérique, après laparotomie.

On ne saurait donc s'étonner de trouver dans la littérature quelques observations, où l'infection tuberculeuse paraît liée à l'ingestion d'aliments contaminés par les bacilles tuberculeux. On doit seulement penser que ces observations expriment une faible part de cette contagion, puisque dans la plupart des cas, elle échappe à tout contrôle[1].

Il est donc certain que la tuberculose pulmonaire dite primitive, et que beaucoup d'autres formes ou localisations de l'infection tuberculeuse, peuvent résulter de la pénétration du virus par les voies digestives.

Et si l'on se rappelle combien il est difficile d'infecter les animaux par l'inhalation de poussières tuberculeuses sèches ou même humides, alors qu'on parvient si facilement à les contaminer par les voies digestives, on est naturellement amené à admettre que l'ingestion de bacilles frais et virulents, en état d'émulsion fine, tels qu'on les trouve dans le lait ou dans les crachats, est un mode très habituel de contagion.

Nous avons déjà traité la question de la contagion par inhalation (p. 992), de la contagion par voie transcutanée ou à travers les muqueuses (p. 983); nous pouvons maintenant nous faire une idée générale des portes d'entrée de la tuberculose. Si nous nous plaçons au point de vue de la tuberculose pulmonaire, par exemple, nous pensons que le schéma suivant est bien près de la réalité :

Tuberculose pulmonaire humaine.	Granulie . . .	Origine sanguine (généralisation d'une lésion antérieure).	
	Pneumonie caséeuse . . .	Origine pulmonaire directe.	
	Phtisie chronique (lésions toujours secondaires).	Origine ganglionnaire (secondaire à la tuberculose des ganglions du médiastin notamment)	Voie transcutanée: / Voie intestinale. / Voie transmuqueuse (surtout bouche et pharynx).

[1] Voir ces observations *in* G. BATIER : Tuberculose humaine et tuberculoses animales. *Thèse de Lyon*, janvier 1907.

En d'autres termes, la granulie et la pneumonie caséeuse mises à part, la tuberculose pulmonaire, la plus fréquente, *la phtisie chronique, nous paraît être une lésion toujours secondaire et non primitive.* Elle nous paraît être *secondaire, le plus souvent, à des lésions ganglionnaires,* notamment des ganglions du cou et du médiastin, ces ganglions étant infectés par les voies muqueuses de la bouche, du pharynx, ou par la voie intestinale ou par la voie transcutanée. Avec cette conception, qu'il serait facile d'étayer sur des faits cliniques, *la tuberculose humaine devient une maladie du ganglion, se généralisant très fréquemment au poumon.*

L'intestin constitue probablement la porte d'entrée d'autres infections. On l'a accusé d'être à l'origine de la *pneumonie.* Calmette, Vansteenberghe et Grysez introduisant le pneumocoque dans l'estomac de cobayes et de lapins ont produit des septicémies pneumococciques, mais pas de pneumonie.

L'*anthracose* peut-elle avoir une origine intestinale? Calmette l'a soutenu en 1906. Mais, Remlinger, Küss et Lobstein ont apporté, de leur côté, des preuves de l'origine pulmonaire de l'anthracose. Les résultats de Feliziani ne sont pas non plus favorables à la théorie de Calmette.

Dans de nouvelles expériences, entreprises pour réfuter ces contradictions, Calmette, Vansteenberghe et Grysez émettent les conclusions suivantes : 1° les poussières colorées, assez fines, introduites dans les voies digestives, traversent la paroi intestinale et, chez le cobaye adulte, vont rapidement par les voies lymphatiques et sanguines au poumon qui les retient plus ou moins longtemps; 2° l'ingestion de ces poussières colorées provoque chez le cobaye, au bout de 6 heures, des taches anthracosiques surtout sous la plèvre viscérale; 5° l'inhalation de ces poussières peut entraîner leur accumulation dans le pharynx, les bronches, les alvéoles et produire une anthracose différente de celle qu'on obtient par ingestion.

Il y aurait donc, à côté de l'anthracose d'origine respiratoire et mécanique, dont l'existence est indéniable, une anthracose physiologique d'origine intestinale.

Les *mycoses,* susceptibles de généralisation (sporothricoses, par exemple), peuvent avoir pour origine l'ingestion alimentaire; les végétaux verts, les grains, les fruits, les farines, sont un bon milieu de culture pour le *Sporothricum.* Le passage peut se faire par les muqueuses bucco-pharyngiennes, gastro-intestinales, saines ou ne présentant qu'une solution de continuité insignifiante, de même que dans la tuberculose, grâce aux leucocytes, qui véhiculent le parasite.

Cette origine digestive d'un certain nombre de sporothricoses, indiquée dans le premier mémoire de De Beurmann et Gougerot (1906), fut démontrée, en 1907, par des observations cliniques de ces mêmes auteurs, par leurs expériences d'inoculation alimentaire sur le cobaye et sur le rat, et confirmées par leurs expériences *in vitro* de l'action des sucs digestifs sur le *Sporothricum Beurmanni* (les parasites peuvent traverser le tube digestif, sans être altérés).

En résumé, la voie intestinale est peut-être la porte d'entrée la plus fréquente des infections; par elle, en tout cas, pénètrent les microbes les plus dangereux.

F) **Absorption de toxines préformées.** — Nous avons vu que certaines affections, bien que locales, agissent surtout par les toxines fabriquées dans les lésions et résorbées par l'organisme (choléra.).

Mais la maladie est parfois causée par une toxine microbienne, formée en dehors de l'organisme.

Le meilleur exemple est celui du *Botulisme.* L'empoisonnement par les saucisses, jambons, etc., est dû aux toxines du *Bacillus botulinus* de van Ermengen, fabriquées dans les aliments eux-mêmes. En réalité, la maladie est une véritable intoxication, comparable aux intoxications mercurielles phosphorées ou autres, due cependant à une toxine microbienne. La toxine botulinique se classe à côté des autres toxines albuminoïdes (diphtérique, tétanique).

Devraient être considérés comme du même ordre les symptômes d'intoxication qui surviennent par la simple *fermentation microbienne des résidus alimentaires* dans le gros intestin. Ce sont des toxines préformées qui sont absorbées. Les symptômes varient depuis les simples malaises de la constipation, jusqu'aux troubles qui, pour Metchnikoff, constitueraient la vieillesse. L'usure de nos organes serait une intoxication lente due aux toxines microbiennes ou de fermentation alimentaire microbienne provenant du gros intestin; l'antisepsie du gros intestin serait la meilleure prophylaxie contre la vieillesse (Metchnikoff).

Ici se pose une autre question très importante et difficile à résoudre. *Les toxines microbiennes sont-elles absorbées telles quelles par l'intestin? Sont-elles modifiées? Sont-elles en partie détruites?*

D'une part, certaines toxines sont certainement absorbées en nature. Nous venons de citer la toxine botulinique; les symptômes sont les mêmes par l'absorption intestinale que par injection intraveineuse.

D'autre part, l'expérience suivante montre qu'il ne faut pas généraliser. On peut introduire impunément dans l'intestin d'un cobaye (animal très sensible), par lavement, plusieurs centaines de centimètres cubes d'une toxine tétanique, tuant, par voie sous-cutanée, à $1/10\,000$ de centimètre cube; l'animal ne prend pas le tétanos. Si on recherche la toxine dans les matières intestinales ou dans la paroi de la muqueuse, on ne la retrouve pas; elle a disparu. Il y a donc eu destruction ou neutralisation. Cette expérience que nous avons refaite, après Vincent, est typique.

Le mode d'action de l'intestin sur les toxines, introduites par le rectum, est un sujet très mal connu.

Quant aux toxines qui pénètrent par la bouche, elles sont plus ou moins modifiées par les sucs de l'estomac, par la bile (p. 1034), etc., mais peuvent parvenir en partie dans l'intestin.

G) **Absorption d'antitoxines.** — Les antitoxines microbiennes peuvent être absorbées par le gros intestin. Des lavements de sérum antitoxique (sérum antidiphtérique) ont une certaine action préventive

Besredka a montré que des lavements de sérum peuvent empêcher l'anaphylaxie due aux injections sous-cutanées répétées.

H) **Vaccination intestinale (pénétration des cadavres microbiens).** — J. Courmont et A. Rochaix (1911) ont montré qu'on peut vacciner contre le *Bacille d'Eberth* (vaccination antityphique), contre le *B. pyocyanique*, contre le *Staphylocoque pyogène*, en introduisant *dans le gros intestin*, par lavements, des cultures tuées de ces microbes. Pour le *Bacille d'Eberth*, par exemple, l'administration de 3 lavements de 100 centimètres cubes, chez l'homme, à 7 ou 8 jours d'intervalle, développe dans le sang des propriétés agglutinante, bactéricide, bactérolytique, semblables à celles qui se développent après l'inoculation sous-cutanée de cultures tuées ou d'autolysat de microbes. Si on pratique cette vaccination sur les animaux (lapin), on les vaccine contre une inoculation intra-veineuse de bacilles d'Eberth virulents.

Cette vaccination paraît bien due à la pénétration, par le gros intestin, non des toxines extraprotoplasmiques, mais des cadavres microbiens qui sont ensuite bactériolysés dans l'organisme.

On a pu suivre cette pénétration des cadavres microbiens à travers la muqueuse intestinale, en expérimentant le bacille de la morve.

Il semble bien que le *gros intestin* est spécialement favorable à cette pénétration.

Des cadavres microbiens peuvent donc pénétrer dans l'organisme par l'intestin.

I) **Mécanisme de la pénétration microbienne.** — Les microbes vivants, les cadavres microbiens peuvent traverser l'intestin. Comment?

Pour les microbes vivants, il faut envisager la pénétration active des microbes eux-mêmes, leur passage avec les matières digérées et absorbées et leur transport par les leucocytes qui, rampant sur la muqueuse, rentrent dans la paroi intestinale. Reste la question des cadavres microbiens.

S'agit-il d'une bactériolyse au niveau de la muqueuse intestinale et pénétration ultérieure des fragments microbiens? Certaines expériences paraissent le prouver, mais le fait n'est pas établi d'une façon absolue.

5° **Voies génito-urinaires.** — Les muqueuses des organes génito-urinaires extérieurs (urètre, vagin) sont des voies très importantes d'infection, moins importantes cependant qu'on ne l'avait cru, beaucoup d'infections dites ascendantes étant d'origine endogène.

Nous allons étudier leur flore naturelle ; mais ce sont surtout les rapports sexuels, la grossesse, l'accouchement, en un mot toute la vie génitale, qui sont les sources d'infection.

A) **Flore des organes génito-urinaires, chez l'homme.** — Normalement, l'urètre antérieur est le seul segment des voies génito-urinaires de l'homme, qui soit un réceptacle de micro-organismes, et la flore qu'on y rencontre est assez pauvre, soit chez l'enfant, soit chez l'adulte.

Chez l'*enfant*, ce sont les cocci qui prédominent; on y rencontre le *Staphylocoque blanc*, rarement le *Bacterium coli.*

Ces anaérobies se réduisent au *Micrococcus fœtidus* et à un *Staphylocoque* anaérobie (Jungano, 1908).

Chez l'*adulte*, la flore a été étudiée pour la première fois par Giovannini (1886) qui cultiva et décrivit deux *diplocoques*, dont l'un avait la forme du Gonocoque. Ce dernier microbe retrouvé par Lustgarten et Mannaberg (1887) et Oberlander (1887) fut appelé pseudo-gonocoque par ces auteurs. Mais Petit et Wassermann (1891) n'ont jamais trouvé ce pseudo-gonocoque, mais seulement des sarcines qui ressemblent au gonocoque, mais qui ne se décolorent pas par le Gram.

Le *Staphylocoque pyogène* (Mannaberg et Lustgarten, Rovsing), un *Staphylocoque blanc* (Jungano), des *Microcoques* faisant fermenter l'urée (Rovsing); le *Streptocoque* (Lustgarten et Mannaberg, Rovsing, Jungano) peuvent se rencontrer dans l'urètre normal.

Parmi les bacilles, signalons le *B. coli* (Melchior, Faltin), des *bactéries du groupe du Bacille diphtérique* (Pfeiffer, Hermann) et d'autres non déterminés. C'est la forme bacillaire qui prévaut dans l'urètre de l'adulte.

Enfin, l'existence des *anaérobies* a été démontrée par Jungano, qui a signalé le *Micrococcus fœtidus* de Veillon, un *Staphylocoque anaérobie*, le *Bacillus perfringens* et le *Bacille neigeux*, le *Vibrion septique* ainsi que des *levures anaérobies.*

En somme, la flore microbienne de l'urètre est normalement pauvre.

L'espace balano-préputial est au contraire très riche. Cao (1900) a étudié la flore aérobie et a signalé 24 espèces, parmi elles le *Bacille du smegma*, acide résistant qui peut en imposer par ses caractères de coloration pour le bacille de Koch, dans l'examen bactériologique de l'urine. le *Bacterium coli*, etc., Rist (1903) a étudié la *flore anaérobie*. Elle est très abondante et serait responsable, d'après cet auteur, de nombreuses balano-posthites.

Cette flore balano-préputiale, dont le siège est tout près de l'urèthre, peut pénétrer dans ce canal et provoquer, si des pathogènes y sont associés, des infections ascendantes.

B) ***Flore des voies génito-urinaires chez la femme.*** — Les parties génitales externes, surtout les plis de la vulve fournissent un grand nombre de bactéries, vivant en saprophytes. Les espèces qu'on y rencontre sont à peu près les mêmes que sur la peau environnante.

1° *Vagin.* — A l'état normal, le vagin paraît peu riche en bactéries. Les premiers auteurs, Bumm, Frankel, Winter avaient décrit un assez grand nombre de microbes dans le vagin normal. Mais, les recherches plus récentes ont montré que cette flore est moins riche qu'on ne l'avait cru au premier abord. On y rencontre cependant divers *microcoques*, des streptocoques en particulier, et le *Staphylococcus epidermitis albus*, non pathogène.

Menge et Krönig ont constaté dans le vagin, à l'état sain, la présence

·d'un microbe strictement *anaérobie*. Hallé en a signalé plusieurs espèces
dont le nombre augmente dans la profondeur du vagin et abondent souvent dans le bouchon muqueux du col. Ce sont en particulier les *Micrococcus fœtidus*, *B. funduliformis*, *B. nebulosus*, *B. caducus*, etc. Ces
microbes, même chez la femme saine, seraient pathogènes; ce sont eux,
qui, seuls ou associés au *Gonocoque* ou au *Streptocoque*, jouent un rôle
dans la production des suppurations fétides. Ce sont ces microbes qui
sont cause d'un grand nombre d'infections puerpérales, d'origine endogène, qui doivent prendre place à côté des infections puerpérales streptococciques, dues à une infection extérieure en général.

En réalité, *le vagin est un organe peu favorable au développement des
micro-organismes, dans les conditions ordinaires.* L'acidité des sécrétions

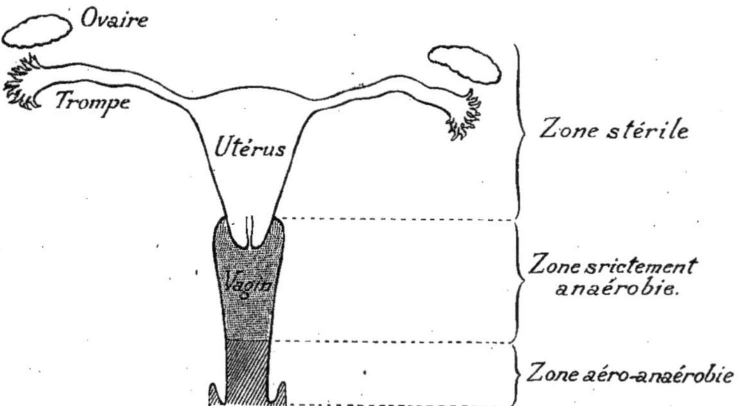

Fig. 1. — Flore des voies génitales de la femme (*schéma*).

vaginales (Streganoff), l'antagonisme entre les bacilles vaginaux et les
micro-organismes apportés du dehors, la leucocytose, l'absence d'oxygène
libre dans le vagin (Menge) entrent chacun, pour une part, en ligne de
compte.

Si l'on introduit dans le vagin, comme l'a fait Stroganoff sur la lapine,
et Menge chez la femme, du *Staphylocoque* et du *Streptocoque*, ces
micro-organismes ne tardent pas à devenir la proie des phagocytes et à
disparaître.

Pendant la *période menstruelle*, la dilution des produits protecteurs
contre les bacilles vaginaux diminuerait le pouvoir bactéricide des sécrétions vaginales et mettrait le vagin dans un état favorable à l'infection.

En résumé, on peut distinguer dans le vagin de la femme normale,
une zone, voisine de la vulve, aéro-anaérobie, une, plus profonde, strictement anaérobie (fig. 1).

Chez *la femme enceinte*, la flore varie selon l'état des sécrétions vaginales (Dœderlein). Si la sécrétion est acide, la flore contient très peu de

germes. Cette réaction acide serait d'ailleurs due à un bacille, le bacille vaginal, ne poussant que dans un milieu spécial (sucré ou glycériné).

— Si la sécrétion devient alcaline ou neutre (certains états pathologiques) les microorganismes se multiplient avec rapidité, on observe la présence d'espèces saprophytes variées (sarcines, levures, etc.), ainsi que de microbes pathogènes (*Colibacilles, Staphylocoques*, etc.). A signaler particulièrement le *Streptocoque* trouvé 8 fois sur 195 gestantes par Dœderlein, deux fois par Widal, et qui s'est montré pathogène.

2° *Col utérin.* — D'après Stroganoff, le mucus du col normal ne renferme que tout à fait exceptionnellement de rares microbes; Winter, au contraire, dit qu'il en contient fréquemment, surtout chez la femme enceinte. Leur limite serait l'orifice interne du col.

3° *Utérus et trompes.* — La cavité de l'utérus et les trompes ne renferment jamais de microbes à l'état normal (Winter, Peraire), ni après la parturition physiologique, chez les animaux (Straus et Toledo) comme chez la femme (Dœderlein, Artemieff).

C) **Affections des voies génito-urinaires.** — Le chancre initial de la *syphilis* se rencontre presque toujours dans cette région à la suite d'un coït, naturel ou *ab ore*, infectieux. C'est le témoin de la porte d'entrée. Le chancre peut cependant manquer et l'infection syphilitique être d'emblée générale. Il semble que le *Spirochœte* peut facilement pénétrer à travers les muqueuses saines et qu'une lésion favorisante n'est pas indispensable.

La *blennorragie* est également due à un coït infectieux. Une inflammation locale se produit (urétrite, vaginite). Le *Gonocoque* peut causer des infections ascendantes; il peut aller au loin causer des complications, notamment des arthrites, des méningites, des endocardites. Pour certains, toute blennorragie ne serait même que la lésion initiale d'une septicémie gonococcienne ; on retrouverait toujours le gonocoque dans le sang, en utilisant des milieux de culture appropriés. Si ce fait se vérifie, peut-être faudra-t-il admettre que les infections ascendantes à gonocoques sont en réalité des localisations d'origine centrale, des complications de la septicémie. J'en doute.

Le *chancre mou* est encore une infection, due à un coït infectieux. Le *Bacille de Ducrey* paraît pouvoir pénétrer sans érosion préalable.

L'*infection puerpérale* est due au *Streptocoque pyogène*, le plus souvent introduit par l'accoucheur ou les gardes (doigts, thermomètre, instruments, etc.). Le *Streptocoque* trouve, après l'accouchement, une porte largement ouverte et des conditions favorisantes tout à fait remarquables (puerpéralite) : la septicémie en est la conséquence.

La *tuberculose* d'origine génitale paraît exister chez la femme, infectée par du sperme contenant des bacilles de Koch. Les bacilles pénètrent à travers la muqueuse vaginale et vont se localiser en un point plus ou moins éloigné.

Le *cancer* du col de l'utérus est fréquent. Est-ce dégénérescence, est-ce inoculation? Les lésions antérieures du col (accouchement, métrites) sont, en tous cas, favorisantes.

6° **Infections glandulaires ascendantes**. — Les glandes sont surtout défendues par le cours des liquides dans les canaux excréteurs. Les *infections ascendantes* sont cependant fréquentes. Il suffit, pour les favoriser, d'un obstacle à l'écoulement des liquides.

A) *Infections des voies biliaires*. — Elles ne sont pas rares et peuvent être dues à une foule de microbes. Mais, il ne faudrait pas croire qu'elles sont toutes ascendantes.

Les *angiocholites* sont beaucoup plus souvent d'origine centrale ; ce sont les microbes, excrétés par le foie ou provenant de la circulation générale qui sont les agents infectieux (Lemierre et Abrami). Le meilleur exemple à fournir est celui des porteurs chroniques de germes typhiques,

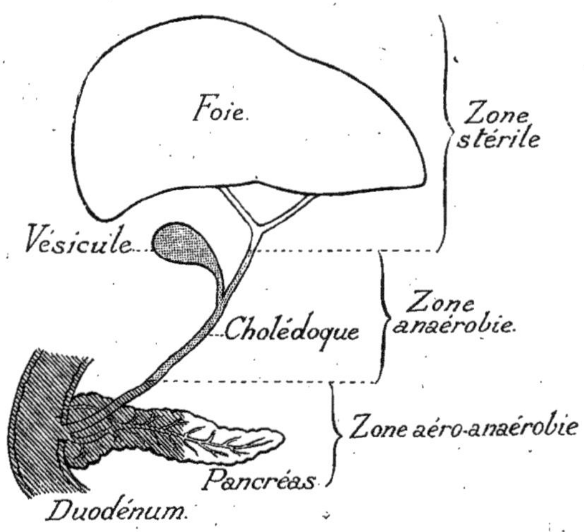

Fig. 2. — Flore des voies biliaires (*schéma*).

dont la vésicule biliaire est une véritable réserve de bacilles d'Eberth ; ces bacilles, contrairement à ce qu'on pourrait croire, ne viennent pas de l'intestin, mais bien du foie par la circulation générale ; ils trouvent dans la bile un milieu favorable et y pullulent.

Néanmoins, l'infection ascendante des voies biliaires est un fait incontestable ; exemples : les angiocholites et abcès du foie dysentériques d'origine amibienne, les angiocholites suppurées ou non à colibacilles, etc. La lithiase n'est-elle pas le plus souvent d'origine infectieuse?

En un mot, toutes les fois que le foie fonctionne mal et que la bile est altérée, toutes les fois qu'un obstacle s'oppose au cours normal de la bile, il faut redouter l'infection ascendante des voies biliaires et du foie par les microbes de l'intestin.

Normalement, on peut diviser (Gilbert et Lipmann) en trois zones les voies biliaires normales, au point de vue de leur richesse microbienne : 1° la moitié inférieure du cholédoque est peuplée d'une flore aérobie et anaérobie abondante ; 2° la seconde moitié du cholédoque, la vésicule et le début des conduits hépatiques, ne contiennent plus que des anaérobies ; 3° le reste des conduits hépatiques et le foie sont aseptiques (fig. 2).

B) **Infections vésicales et rénales.** — Les reins, les uretères, la vessie sont naturellement aseptiques. (voyez p. 1035, les moyens de défense). Mais, que l'urine se modifie (alcalinité) ou que son cours soit ralenti ou arrêté (calculs, compression, prostate, etc), l'infection ascendante devient fréquente.

On sait la fréquence des cystites, chez les blennorragiques, chez les prostatiques, etc. De la vessie, l'infection remonte jusqu'aux reins (suppuration, etc.) Une pyohémie généralisée peut en être la conséquence. C'est toute la question des urinaires qu'on pourrait développer ici.

Mais, là encore, n'oublions pas qu'on a trop souvent appelé ascendantes des infections en réalité descendantes, c'est-à-dire d'origine endogène, d'origine septicémique. L'élimination des germes infectieux par l'urine (un tiers au moins des typhiques par exemple) est un fait aujourd'hui classique ; c'est par cette élimination que les reins s'infectent bien souvent, sans qu'il soit nécessaire de faire intervenir l'infection ascendante.

C) **Infections génitales.** — Les voies génitales inférieures (urètre, vagin) sont assez riches en microbes (voyez p. 1009.) En outre, le coït est une grande cause d'infection. Aussi, les affections génitales ascendantes sont-elles fréquentes surtout chez la femme.

La *blennorragie* est, à ce point de vue, une maladie très grave pour la femme. Le nombre de femmes stériles et infirmes par infection gonococcienne des trompes et des ovaires (salpingites suppurées, etc.) est considérable. La métrite est très•souvent d'origine blennorragique. On a pu dire avec quelque apparence de raison que la blennorragie était, pour la femme, plus grave que la syphilis.

Chez l'homme, l'orchite blennorragique est généralement considérée comme une infection ascendante par le *Gonocoque*, à la faveur d'un traumatisme, par exemple ; la stérilité du testicule correspondant en est la conséquence presque fatale. L'orchite blennorragique n'est probablement pas une infection ascendante, pas plus que la salpingite ou l'ovarite de la femme. La blennorragie engendre une septicémie gonococcique qui se complique de localisation sur certains organes : testicule, ovaire, synoviales articulaires, endocardite, etc.

La *tuberculose primitive du testicule* ou des *ovaires* est-elle d'origine ascendante ? C'est également peu probable ; elle n'est qu'une localisation de l'infection tuberculeuse, à porte d'entrée peut-être très éloignée.

D) **Autres infections ascendantes.** — Toutes les glandes peuvent de même être infectées par voie ascendante.

La *glande mammaire* est fréquemment le siège d'abcès, au moment de la lactation. Ce sont des pyogènes qui ont remonté les canaux galactophores. Aussi, la plus grande asepsie est-elle de rigueur chez les nourrices. Nocard introduit du *Bacillus anthracis* dans les conduits galactophores de la chèvre, sans les léser. Le lait est pendant longtemps transformé en une culture pure de bacilles du charbon qui se cultivent dans les conduits excréteurs. Nattan-Larier a imaginé une semblable inoculation pour faire le diagnostic de la tuberculose.

Là, comme pour l'estomac, pour l'utérus, se pose le point d'interrogation d'origine du *cancer*; on connaît la fréquence du cancer du sein.

Les *glandes salivaires* s'infectent assez souvent. Est-il bien sûr que l'infection soit ascendante? Les oreillons, par exemple, paraissent bien dus à une infection ascendante de la parotide. Cependant, parotide et testicule peuvent être frappés simultanément; n'est-il pas dès lors probable que ce sont deux points de localisation d'une septicémie?

Le *pancréas* prête aux mêmes considérations.

7° **Voie conjonctivale**. — La voie conjonctivale est assez bien protégée. Cependant il suffit de faire tomber une goutte de culture virulente sur la conjonctive pour produire l'infection. C'est un moyen d'inoculer la tuberculose (Calmette).

Les *conjonctivites* banales sont assez fréquentes.

La *conjonctivite à gonocoques* est très grave et peut entraîner la fonte purulente de l'œil. La conjonctivite purulente du nouveau-né est presque toujours à gonocoques.

Le *trachome*, ou conjonctivite granuleuse, est une des maladies les plus répandues en Asie, en Egypte et sur tout le littoral méditerranéen. Elle est très contagieuse; une goutte de pus au contact de la conjonctive suffit à l'engendrer. Les mouches la propagent.

La *conjonctivite variolique* est due à une infection secondaire des pustules varioliques par les pyogènes (streptocoque surtout); elle entraîne fréquemment la fonte de l'œil. J. Courmont et Montagard ont montré qu'il suffisait de faire l'antisepsie des conjonctives avec une solution de bleu de méthylène pour éviter cette complication. La fonte de l'œil n'est pas variolique mais due aux pyogènes vulgaires.

8° **Voies séreuses**. — Les séreuses paraissent protégées et ne devraient jamais servir de portes d'entrée.

Il y a cependant les infections, consécutives aux *plaies* (plaies de l'abdomen, du poumon, du cerveau, etc.) qui occasionnent des péritonites, des pleurésies, des méningites. Ces infections, surtout les péritonites, sont toujours très graves.

Les séreuses peuvent s'infecter primitivement par propagation microbienne à travers les organes qu'elles entourent, ceux-ci restant sains (pleurésies tuberculeuses, à pneumocoques, etc., arthrites tuberculeuses, etc.).

Nous avons vu (p. 988) que les méninges peuvent s'infecter avec le *Méningocoque*, qui a suivi les gaines du nerf olfactif. Le péritoine s'infecte parfois primitivement par propagation microbienne à travers l'intestin, les voies biliaires.

9° **Système nerveux**. — Le système nerveux est aussi une porte d'entrée pour les infections. Quatre exemples suffiront à le démontrer.

Le *virus rabique* (virus probablement filtrant) se propage du siège de la morsure aux centres nerveux, en suivant le trajet des nerfs périphériques ; cette notion est classique.

Le *virus de la poliomyélite aiguë* (virus filtrant), après avoir pénétré à travers la muqueuse nasale (p. 990) suit les filets des nerfs olfactifs et atteint ainsi les centres nerveux. Il se propage par les espaces lymphatiques qui séparent les fibres nerveuses et par le tissu conjonctif périnerveux. Flexner et Lewis, Levaditi ont montré qu'en injectant le virus dans un nerf périphérique, chez le singe, on donne la maladie ; en effet, les phénomènes nerveux commencent dans la région correspondante et, si on sectionne le nerf au-dessus de l'injection, on arrête la propagation.

Le *Méningocoque* occasionne un coryza postérieur (p. 988); chez certains sujets atteints de ce coryza, le microbe pénètre jusqu'aux méninges par le trajet des nerfs olfactifs et engendre la méningite cérébro-spinale.

Enfin, Levaditi, Danulesco et Arzt ont pu donner au singe une méningite suppurée par injection d'un *diplocoque pyogène* dans les nerfs médians. Ce diplocoque suit les espaces lymphatiques des nerfs et le tissu conjonctif périnerveux.

Bien entendu, les centres nerveux peuvent eux-mêmes servir de porte d'entrée s'ils sont directement lésés. C'est en introduisant directement le *virus rabique* dans le cerveau du lapin qu'on entretient, depuis Pasteur, ce qu'on appelle le virus fixe. Les plaies de la moelle ou du cerveau peuvent s'infecter et donner lieu à des abcès.

Les nerfs peuvent aussi servir de voie aux toxines. La toxine tétanique suit en partie les nerfs (voir p. 1077).

10° **Sang**. — L'infection est possible par introduction directe du microbe dans le sang, surtout dans le sang veineux.

Expérimentalement, dans les laboratoires, nous inoculons continuellement les animaux en injectant quelques gouttes de culture virulente dans la veine (veine de l'oreille du lapin, par exemple); on crée ainsi des septicémies d'emblée.

Le même mode d'inoculation peut se produire accidentellement chez l'homme, à la faveur d'une plaie. N'est-ce pas le cas des *syphilis sans chancres*? L'infection sanguine peut accompagner une injection intraveineuse médicamenteuse.

L'infection sanguine se produit bien plus souvent comme suite d'une lésion locale (pustule maligne, anthrax, etc.) ou de la pénétration des microbes à travers la peau ou une muqueuse saines.

L'infection sanguine primitive est souvent moins dangereuse que l'infection sous-cutanée, par exemple. Le sang se défend bien et vite.

La septicémie primitive (infection sanguine) est à la base de la plupart des maladies infectieuses, considérées jusqu'à présent comme des affections locales (p. 1071).

11° **Placenta. Hérédo-contagion.** — Ici se placerait toute la question des infections du fœtus.

A) *Transmission par le placenta.* — On pensait autrefois que le placenta constituait pour les microbes une barrière infranchissable (loi de Brauell-Davaine).

La clinique et l'expérimentation ont montré que cette loi, si elle reste vraie pour la généralité des cas, souffre de nombreuses exceptions. La transmission placentaire est indéniable.

La *clinique* l'a démontré depuis longtemps. On sait, pour la *variole*, notamment, que le fœtus peut être contaminé *in utero*, et que l'infection peut évoluer chez lui en même temps que chez la mère : des enfants ont été observés, qui sont nés avec des pustules ou des cicatrices de pustule, ou avec une immunité complète vis-à-vis de la variole et de la vaccine. Roger a insisté sur les troubles spéciaux (hypothermie, ictère) que l'on observe, aussitôt après la naissance, chez les enfants nés de mères varioliques, et qui entraînent généralement la mort, même avec des éléments éruptifs très rares et très discrets. Plus souvent encore, la variole détermine l'avortement, avec signes évidents d'infection fœtale.

On connaît la fréquence de la *syphilis* héréditaire. On peut la rattacher, la plupart du temps, à une transmission placentaire du virus, et la preuve de cette transmission est donnée par les altérations syphilitiques du placenta lui-même.

La *tuberculose* héréditaire est fort rare, qu'il s'agisse de l'homme ou de l'espèce bovine. Il n'en existe pas moins des cas indéniables (cas de Ollendorf, Peter; cas de Chavrin, où l'on constata des lésions tuberculeuses du fœtus; cas de Sabouraud, où l'on constata des bacilles de Koch; cas d'Armann, où l'inoculation des organes fœtaux fut positive, etc.).

Une foule d'autres infections peuvent être transmises par le placenta : les *streptococcies* (Lorain, Simone, Hanot et Luzet, Haushalter, etc.), la *fièvre typhoïde* (Reber, Neuhauss, Eberth, Chantemesse et Widal, etc.), le *choléra* (Tizzoni et Cattani), la *fièvre récurrente* (Spitz), le *paludisme* (Pitres, Aubanes, Dumolard et Viallet, etc.), la *rage*, etc. L'existence des pneumonies congénitales est connue depuis longtemps; Grisolle prétend qu'elles ne sont pas rares; des faits analogues ont été rapportés par Thorner, Netter, etc. La transmission intra-utérine du charbon a été observée dans l'espèce humaine par Sangalli, Marchand, Paltauf.

L'*expérimentation* a montré, à son tour, la possibilité de la transmission placentaire.

Les premiers expérimentateurs (Brauell, Davaine, Bollinger), utilisant le charbon, n'obtinrent que des échecs, et conclurent à l'arrêt total des germes par le filtre placentaire (loi de Brauell-Davaine), mais, d'autres savants, Strauss et Chamberland et, à leur suite, Perroncito, Birch-

Hirschfeld, etc., ont établi la réalité de la contagion transplacentaire par le charbon, Strauss et Chamberland ont pu, quatorze fois sur vingt-six, déceler dans les organes des fœtus, la présence des bactéridies inoculées à la mère.

S. Arloing, Cornevin et Thomas ont fait la même démonstration pour le charbon symptomatique.

On a démontré, de même, expérimentalement, la transmission placentaire de la *septicémie des lapins* (Korner) du *choléra des poules* (Strauss et Chamberland, Barthélemy), de la *gangrène gazeuse* (Strauss et Chamberland), du *Pneumocoque* (Netter, Foa et Offreduzzi, Ortmann), du *Bacille de la morve* (Löffler, Cadéac et Mallet), de la *rage* (Lafosse, Bouley, Perroncito et Carita), du bacille de la *tuberculose* (Chauveau, Johne, Malvoz et Brouwier, Landouzy et Martin), du *Trépomène syphilitique* (Levaditi et Salmon), etc.

Les *mycoses* peuvent-elles aussi se transmettre de la mère au fœtus? La question a été étudiée pour la *sporothricose*. On ne connaît pas d'exemple clinique, mais le fait a été démontré expérimentalement par de Beurmann, Gougerot et Vaucher. Une femelle saine, fécondée par un rat sain, a subi, quelques jours après la fécondation, une infection expérimentale dont la généralisation était prouvée par la culture du sang. La transmission s'est faite par la voie artérielle jusqu'au placenta. Des six petits rats, nés dans ces conditions, le premier, fait remarquable, paraît n'avoir pas été touché par l'infection. Les 2e, 3e, 4e, 5e et 6e ont été atteints d'ascite sporothricosique, démontrée par la ponction et par la culture chez le raton n° 4; la nature de la lésion hépatique a été prouvée par l'examen du frottis et par la culture de la pulpe hépatique. Il semble donc que le germe, envahissant le fœtus sporothricosique par la veine ombilicale, détermine chez lui, de même que chez l'enfant syphilitique, des lésions hépatiques prédominantes, dont l'ascite est le témoin. Chez le raton n° 6, il y a eu, outre les lésions hépato-péritonéales, une éruption pemphigoïde, constatée le jour de la naissance et dont la nature sporothricosique a été démontrée par la culture; puis, sont survenues des gourmes sporothricosiques hypodermiques multiples. La ressemblance de ces lésions bulleuses et de ces gourmes avec les accidents hérédo-syphilitiques est frappante.

Deux autres rats, mâle et femelle, infectés avant la fécondation, ont eu des petits, tous hérédo-sporotrichosiques.

Comment se fait la transmission à travers le placenta? Plusieurs facteurs interviennent :

1° L'état du placenta. Est-il nécessaire que le placenta soit altéré? Malvoz a montré que les microbes non pathogènes (*Bacillus prodigiosus*) et les poudres inertes, qui ne lèsent pas le placenta, ne se transmettent pas au fœtus; au contraire, les microbes pathogènes se transmettent d'autant mieux qu'ils sont davantage susceptibles d'altérer d'abord le placenta : par exemple, les bactéridies charbonneuses se transmettent au fœtus plus facilement chez le cobaye que chez le lapin, en raison de la plus grande fréquence des altérations placentaires (hémorragies). Malvoz admet donc qu'il faut une altération du placenta.

Birch-Hirschfeld, Latis admettent, outre l'influence des lésions hémorragiques du placenta, que le passage peut encore s'effectuer par diapédèse des bacilles au travers des parois vasculaires et par le transport des globules blancs.

Sabrazès et Chambrelent ont minutieusement étudié au microscope des placentas de lapine, infectés par le streptocoque et ayant transmis le germe au fœtus ; ces placentas étaient histologiquement sains.

Ausset n'a pu trouver de lésions placentaires microscopiques chez des femelles de lapins, de cobayes et de souris, qui avaient transmis au fœtus le charbon bactéridien.

2° Il est nécessaire que l'infection sanguine de la mère soit intense et abondante. Cependant Schmorl et Geipel ont montré que les tuberculoses placentaires ne se rencontrent pas seulement chez les femmes atteintes de tuberculose miliaire généralisée, où la bacillémie expliquerait la localisation tuberculeuse au placenta, mais encore dans des cas de tuberculose au début, avec peu de signes cliniques.

3° Enfin, une dernière condition vient favoriser le passage des germes, c'est l'imprégnation maternelle par les toxines microbiennes, et même par tous les poisons solubles.

Charrin et Duclert injectent, à des cobayes pleines, de la tuberculine, de la malléine, puis des cultures de bacille pyocyanique. Une femelle témoin reçoit le bacille pyocyanique seul. Le lendemain, tous ces animaux sont sacrifiés et des ensemencements sont faits sur agar avec leurs fœtus ; seuls, les fœtus du témoin n'ont pas donné la culture caractéristique.

Les toxines et tous les poisons solubles, l'alcool, diminuent donc les défenses placentaires.

La porte d'entrée fœtale est spéciale, c'est une inoculation *par le foie* ; aussi les lésions fœtales ont-elles, en général, une prédominance abdominale.

B) *Transmission directe par les éléments générateurs femelles.* — La transmission héréditaire directe par l'ovule est presque impossible à démontrer chez les animaux vivipares et se confond avec les autres causes, plus fréquentes, de la transmission de la mère au fœtus, mais elle a été mise en évidence, chez les animaux ovipares, par les célèbres expériences de Pasteur sur les maladies des vers à soie. La pébrine se transmet de génération en génération ; l'agent pathogène, qui existait chez la mère, s'incorpore à l'œuf, où on peut le déceler facilement; on peut même, par un triage sous le microscope, éliminer les œufs contaminés et éviter ainsi la propagation de la maladie.

On connaît aussi, dans le monde des invertébrés, beaucoup d'exemples où les ovules sont parasités directement par des protozoaires, qui se transmettent ainsi à la génération suivante (piroplasmes chez les tiques, herpétomonas chez les mouches).

C) ***Transmission directe par les éléments générateurs mâles.***
— La transmission directe d'une infection par le père ne peut se faire
que par les éléments générateurs. La démonstration est donc facile. On
en connaît un certain nombre de cas.

L'exemple le plus démonstratif est celui de la *syphilis*. Il existe des
cas indéniables où la syphilis du père s'est transmise directement au
fœtus sans contamination intermédiaire de la mère. La mère a même pu
être contaminée ultérieurement par le fœtus qu'elle hospitalisait. Dans
d'autres cas, elle a été vaccinée sans infection, par suite du passage des
substances vaccinantes d'origine fœtale, le fœtus ayant été contaminé,
alors que la mère restait saine. La contamination s'est donc faite exclusivement par l'intermédiaire des spermatozoïdes.

D) ***Transmission héréditaire de la tuberculose.*** — Nous avons
vu (p. 1017) que la *tuberculose congénitale* était très rare. Néanmoins,
le problème du mode de transmission de la tuberculose de la mère au
fœtus est assez important, pour qu'on le discute en détails.

Le *Bacille de Koch* d'origine maternelle, pour atteindre l'ovule, qui va
être fécondé, peut suivre quatre voies : 1° l'infecter dans l'ovaire même ;
2° l'infection pendant le passage de l'ovaire à l'utérus, à travers la
trompe ; 3° l'œuf étant fixé dans l'utérus, le bacille peut l'atteindre en
franchissant le placenta ; 4° En franchissant les membranes de l'œuf, le
bacille, étant dégluti en même temps que le liquide amniotique, peut
donner au fœtus une tuberculose d'ingestion.

1° L'injection ovulaire peut-elle se faire dans l'ovisac lui-même : l'œuf
serait-il bacillisé dès l'origine ? Pasteur a relaté des faits précis d'hérédité ovulaire. On a objecté que la tuberculose de l'ovaire est très rare,
que l'inoculation de la substance ovarienne aux animaux n'a pas été
suivie de tuberculisation de ceux-ci, mais rien ne prouve que l'ovaire à
ce moment ne puisse être infecté par le bacille. En somme, question
encore en suspens.

2° L'infection peut-elle se faire dans la trompe pendant le passage de
l'ovaire à l'utérus ? Baumgarten le pense. On connaît, d'autre part, les
raisons anatomiques qui permettent aux leucocytes bacillifères, venus
de la séreuse péritonéale, d'envahir la trompe ; s'ils y trouvent l'ovule,
celui-ci peut être infecté. Jani a trouvé, dans un cas de phtisie pulmonaire avec tuberculose intestinale, les bacilles isolés à la surface
de la muqueuse de la trompe. Sauvey, Roloff et Baumgarten rapportent des exemples qui tendraient à démontrer ce mode d'infection
comme possible. Küss, par contre, prétend que cette infection est
impossible. Les faits ne sont pas encore suffisamment nombreux et
précis pour affirmer et surtout infirmer l'hypothèse de la pénétration du bacille de l'ovule pendant la migration de ce dernier dans
la trompe.

3° L'infection peut-elle se faire par le liquide amniotique ? Admise par
Birsch-Hirschfeld dans l'infection charbonneuse, par Klebs dans la
tuberculose, elle n'est nullement impossible. Kockel et Lungwitz ont

trouvé le bacille de Koch dans le liquide amniotique : on peut concevoir, en acceptant l'extrême rareté du fait, l'ingestion de ce bacille et sa greffe dans l'organisme fœtal.

4° C'est la quatrième voie qui est la plus fréquemment suivie : la voie placentaire.

L'infection par cette voie a été démontrée pour une série d'agents infectieux. Il en est de même pour le bacille tuberculeux, quoique rarement. Charrin décrit le premier cas authentique de tuberculose congénitale avec lésions chez l'homme en 1873, Johne (de Dresde) le premier cas avec examen bacillaire chez un fœtus de vache en 1885. Birsch-Hirschfeld le premier cas avec examen bacillaire chez l'homme en 1890. On connaît les expériences de Landouzy et H. Martin et de Birsch-Hirschfeld. Depuis, un certain nombre d'autres cas authentiques ont été rapportés.

La transmission placentaire dans les cas de tuberculose congénitale est démontrée, 1° par l'étude histologique et bactériologique du placenta (cet organe a montré des bacilles de Koch dans les villosités choriales et dans les vaisseaux du chorion) ; 2° les inoculations même de placentas en apparence sains, se sont montrées positives (Landouzy et Martin, Charrin, Hutinel, etc.) ; 3° par l'examen bactériologique et l'inoculation du sang du cordon ombilical (ces opérations ont donné des résultats positifs à Schmorl et Birsch-Hirschfeld (1890), Londe et Thiercelin (1893), Bar et Rénon (1895), Bugge (1896). etc., etc.).

En somme, bien que très rare, la transmission directe de la tuberculose de la mère au fœtus est possible.

12° **Influence de la porte d'entrée sur l'infection**. — Les modalités de l'infection diffèrent, pour un microbe donné, suivant la porte d'entrée.

C'est une notion courante dans les laboratoires. On inocule par la voie qui convient au résultat recherché.

Le *Staphylocoque pyogène*, injecté sous la peau du lapin, produit un abcès ; injecté dans le sang, il engendre une pyohémie généralisée avec abcès des muscles, du cœur, des reins, avec ostéomyélite, si on a choisi un animal jeune.

Le *Streptocoque pyogène*, injecté à la base de l'oreille du lapin, produit un érysipèle ; injecté dans le sang, il tue par septicémie généralisée.

Le *Bacille de Koch*, injecté sous la peau du lapin, produit une tuberculose pulmonaire ; injecté dans le sang, il est l'origine d'une granulie généralisée.

On pourrait multiplier les exemples.

Ces différences tiennent aux modes de défense de l'organisme qui diffèrent suivant la porte d'entrée. Elles tiennent aussi à la rapidité de la diffusion.

Il est même tel microbe, comme le *Vibrion septique* qui, injecté, sous la peau, est mortel pour le chien et, injecté directement dans le sang, reste inoffensif.

Pour la même porte d'entrée (la peau, par exemple), il peut y avoir des différences notables, suivant les régions. Le *charbon symptomatique*, inoculé sous la peau « en région défendue », tue les bovidés très rapidement, alors que l'inoculation « en région permise » (parties inférieures des membres et queue) ne les tue pas et leur confère l'immunité.

Dans le même ordre d'idées, on verra (p. 1026) que la *dose mortelle* microbienne varie suivant la porte d'entrée choisie.

13° **Résumé**. — La question des portes d'entrée des agents virulents s'est enrichie, depuis quelques années, d'un certain nombre de notions nouvelles qui modifient sensiblement nos idées sur l'étiologie des infections. Les plus importantes sont les suivantes : *les muqueuses, la peau elle-même, même intactes, se laissent facilement et rapidement pénétrer par les microbes et les champignons ; l'infection générale peut en être la conséquence, sans aucune lésion locale, témoignant du passage. La voie intestinale (ingestion) est peut être la plus fréquente des portes d'invasion; la voie pulmonaire (inhalation) est beaucoup plus rarement empruntée qu'on ne le croyait. Beaucoup de lésions dites locales sont des lésions d'élimination et non de pénétration.*

§ 2. — **Les agents virulents**.

Les agents virulents végétaux (microbes et champignons) ont été étudiés en eux-mêmes et dans le milieu extérieur ([1]).

Nous avons vu par où ils peuvent pénétrer dans l'organisme.

Il faut maintenant préciser quelles sont les conditions, inhérentes à ces agents, qui sont les facteurs de l'infection.

1° **Virulence**. — La virulence d'un microbe ou d'un champignon peut se définir : son aptitude à être *pathogène*, à créer la maladie. C'est le contraire du *saprophytisme*,

A) Ici se poserait immédiatement la question de savoir si cette division en pathogènes et saprophytes est justifiée, si les saprophytes ne peuvent pas devenir pathogènes dans certaines conditions, si les pathogènes ne peuvent pas redevenir de simples saprophytes. Il est certain que la virulence étant une propriété très variable, se perdant facilement, ne peut, à elle seule, constituer un signe distinctif de l'espèce. D'autant plus que tel microbe, tel champignon sera pathogène pour un organisme en état de moindre résistance et restera inoffensif pour un organisme similaire,

---

([1]) P. TEISSIER, *Parasitisme et infection*, p. 487. — F. BEZANÇON, *Les Bactéries*, p. 679. — E. BODIN, *Champignons parasites de l'homme*, p. 779. — J. GUIART, *Parasites animaux*, p. 830.

mais normal, à plus forte raison, immunisé. En outre, un microbe est pathogène pour une espèce animale et ne l'est pas pour d'autres. Disons donc simplement que beaucoup de microbes ou de champignons saprophytes peuvent devenir virulents dans des conditions spéciales, et que certains d'entre eux ont acquis un pouvoir pathogène spécifique, pour ainsi dire permanent, définitif; ce sont les agents communément appelés virulents. Pour détruire leur virulence, il faut s'adresser aux moyens d'atténuation. On peut d'ailleurs arriver à créer des races avirulentes qu'on estimerait saprophytes si on n'en connaissait pas l'origine (cultures atténuées de *B. Anthracis*—Chauveau).

On le voit, la virulence est une propriété toute relative.

Quelques exemples sont nécessaires. Les *Bacilles acido-résistants* sont des saprophytes. Il est probable, cependant, que le *Bacille tuberculeux de Koch* est un acido-résistant qui a rencontré les conditions nécessaires pour devenir pathogène; il l'est resté depuis. Bien plus, cette espèce, le *Bacille de Koch*, s'est différenciée en plusieurs races, suivant le milieu organique qu'elle a infecté : types bovin, humain, aviaire. Chaque variété est alors virulente pour telle espèce animale et ne l'est pas pour telle autre ; le bacille humain est moins pathogène pour le bœuf que pour l'homme ; le bacille aviaire est à peine pathogène pour les mammifères.

Le *Colibacille* est un saprophyte; il devient facilement virulent pour l'homme, si la résistance organique de ce dernier fléchit.

B) On peut, par divers artifices, donner de la virulence à des saprophytes qui en sont généralement dépourvus. Par exemple, le *Bacillus subtilis*, microbe non pathogène, a pu être rendu virulent par une série de passages par le lapin (Charrin et de Nittis). Le *Bacillus mesentericus vulgatus*, le *Bacillus megatherium*, saprophytes inoffensifs, ont été rendus virulents à la suite de plusieurs passages intrapéritonéaux dans des sacs de collodion (Vincent). Les bacilles pseudo-diphtériques, non virulents, ont été transformés en bacilles virulents par le même procédé, par des ensemencements fréquents en bouillon nutritif, ou par leur association avec le staphylocoque pyogène (Lesieur).

Il en est de même pour les champignons. Gougerot a trouvé dans les Alpes trois échantillons de *Sporothricum Beurmani*, non pathogènes. Par passages successifs sur le rat, ces sporithricums sont devenus aussi virulents que s'ils avaient été isolés de lésions humaines.

On peut penser que la plupart des microbes saprophytes pourraient devenir pathogènes, si on multipliait les conditions d'inoculation. Il n'y a donc pas de limite réelle entre le saprophytisme et la virulence ; c'est une question de circonstances et d'adaptation. Tout micro-organisme est son ennemi éventuel pour les organismes supérieurs.

Toute la question de l'immunisation artificielle est dominée par ce fait de la variabilité de la virulence. L'immunisation n'est autre chose que la mise en état de la défense organique vis-à-vis de la virulence ordinaire, normale de tel microbe ; elle pourra être forcée par un microbe hypervirulent.

En langage mathématique, dit P. Courmont, la virulence ne pourrait être représentée par un chiffre absolu, mais par le rapport suivant :

$$\frac{\text{Action pathogène du microbe}}{\text{Résistance de l'organisme}}$$

Lorsque l'attaque microbienne est suffisamment vigoureuse pour que la défense de première ligne de l'organisme soit forcée et que la défense de seconde ligne doive entrer en jeu, c'est-à-dire pour que la réaction de l'organisme se traduise par des troubles graves qui constituent la maladie, on dit que le microbe est virulent.

C) *La virulence a des degrés extrêmement variables.* — Parfois, sous des influences inconnues, tel germe s'exalte considérablement et provoque de grandes épidémies (grippe, pneumonie, rhumatisme articulaire, etc.). C'est le génie épidémique des anciens auteurs. Certaines épidémies ne présentent qu'une très faible mortalité (épidémie de choléra de Lisbonne, où il n'y eut pas de mortalité), alors que d'autres déciment des populations entières.

Il n'est pas de microbe qui n'ait des variations de virulence. C'est ainsi que, pendant longtemps, on a admis l'immuabilité de virulence du *Bacille de Koch*. C'était la doctrine classique ; l'école lyonnaise a, au contraire, insisté, depuis nombre d'années, sur la variabilité. S. Arloing, dès 1884, l'a montré par les inoculations comparatives au lapin et au cobaye. Les bacilles peu virulents tuberculisent le cobaye et restent sans action sur le lapin. Ce dernier ne présentera de lésions que si on lui inocule des bacilles très virulents. S. Arloing et J. Courmont en ont apporté une nouvelle preuve en étudiant l'action des microbes atténués du lupus, J. Courmont et Denis, en injectant des bacilles atténués d'origine pulmonaire. Enfin, J. Courmont et Dor ont montré, dans une série d'expériences, qu'on peut reproduire, chez le lapin, des tumeurs blanches multiples, sans aucune lésion viscérale, sept mois après l'injection dans le sang de cet animal de bacilles aviaires atténués. En exaltant la virulence de ces bacilles, on obtenait la granulie et la mort en treize jours, avec la même dose, inoculée par la même voie.

Aujourd'hui, tout le monde s'est rangé à l'opinion de l'école lyonnaise. On admet des races de bacilles de Koch, de virulence diverse, non seulement entre bacilles humains et bovins, mais entre bacilles humains et bacilles bovins, eux-mêmes. C'est ainsi que depuis les expériences et les discussions sur la dualité, il ressort qu'il existe, par exemple, des bacilles bovins, suffisamment atténués pour n'occasionner chez le veau que des lésions comparables à celles des bacilles humains, et qu'il existe, par contre, parmi les bacilles humains, certains échantillons, capables de forcer la résistance du veau.

Cet exemple du *Bacille de Koch* était à développer, car c'était, pour ainsi dire, le seul bacille (?) qui passait pour avoir une virulence fixe. C'est, d'ailleurs, parti de ces données qu'on a pu créer des vaccins antituberculeux (Behring, S. Arloing, etc.).

D) Enfin, le microbe virulent engendre la maladie de façon fort différente *suivant la porte d'entrée utilisée*, suivant *sa provenance*.

Nous avons vu, par exemple, que le *Streptocoque pyogène*, inoculé sous la peau de l'oreille du lapin, produira un érysipèle ; inoculé dans le sang, il sera l'origine d'une septicémie ; introduit dans le péritoine, il occasionnora une péritonite purulente. Il en est de même pour beaucoup de microbes, qu'on appelait jadis les *microbes à tout faire.* En pathologie humaine, c'est le même agent, le *Streptocoque pyogène*, qui engendre la septicémie principale, l'érysipèle, certains abcès, certaines ostéomyélites, etc., etc.

Plus curieuse est l'*influence de la provenance*. Un microbe, isolé des lésions d'un organe, d'un tissu, va plus volontiers se localiser sur les organes ou les tissus similaires de l'organisme inoculé. Il a subi une certaine adaptation. Un *Staphylocoque* provenant d'une endocardité ulcéreuse humaine, inoculé dans le sang du lapin, reproduit plus facilement une endocardite qu'un *Staphylocoque* provenant d'une ostéomyélite. Un pneumocoque d'arthrite fera plus facilement des arthrites. Un *Bacille d'Eberth* isolé d'un pus est plus pyogène qu'un bacille provenant d'une hémoculture. Un bacille pesteux de crachat de pneumonique a plus de tendance à se localiser sur le poumon du contagionné. Un microbe, puisé dans un ganglion, a une prédilection marquée pour le tissu ganglionnaire etc.

Cette faculté d'adaptation est réduite au minimum pour les microbes *spécifiques*, dont la virulence est plus fixe, plus hautement différenciée (syphilis, fièvre typhoïde, tuberculose, etc). Le syndrome de la maladie est alors plus constant.

E) Ici se placerait la discussion sur la *nature de la virulence*, sur son mécanisme. Il faudrait, pour cela, anticiper sur l'étude des moyens d'attaque et des moyens de défense, la virulence n'étant qu'une moyenne.

On peut cependant schématiser cette question en énumérant les moyens que nous employons dans les laboratoires pour exalter ou atténuer la virulence des microbes ou des champignons.

On crée ou on *exalte la virulence* : 1°, en modifiant le milieu de culture ; 2°, en renouvelant fréquemment les cultures pour avoir des microbes toujours jeunes, en les sélectionnant ; 3°, en les associant à d'autres microbes (page 1030) ; 4°, en les inoculant en grandes quantités à un animal sensible ; 5°, en les inoculant à un animal dont on a affaibl les défenses naturelles ou à un animal très jeune, etc., etc. Le moyen le plus habituellement employé pour exalter la virulence, consiste à faire des passages successifs (addition de glucose pour le Staphylocoque, de sang humain pour le *Streptocoque*, le bacille du chancre mou, addition de toxines provenant d'autres microbes pour le choléra, etc), sur série d'animaux de même espèce, en inoculant autant que possible diversement chaque animal avec un produit pathologique emprunté au précédent de la série, sans culture intermédiaire. On arrive ainsi à des virulences extraordinairement exaltées : (*B. anthracis* : cobaye ; *Strep-*

tocoques et *Staphylocoques* : *Pneumocoques* ; *B. pyocyanique*, *B. de la morve* : lapin ; *Sporothricum Beurmani* : rat, etc. etc.).

Le microbe, habitué à lutter continuellement contre le même organisme, devient de plus en plus *agressif* (page 1092). La méthode des passages successifs par l'organisme animal du microbe enfermé dans des sacs de collodions est intéressant. (*V. cholérique*, *B. diphtérique*, *B. tuberculeux*).

Ces virulences très exaltées baissent en général rapidement, quand on cesse les inoculations.

Parfois, c'est en passant par une phase de parasitisme végétal que le champignon récupère sa virulence ; l'*Actinomyces bovis* inoculé dans une graine, envahit la plante qui en provient, et devient plus pathogène qu'auparavant pour l'animal (Liebmann).

Certains microbes ont, par contre, une virulence très fixe. Des bacilles tuberculeux de Koch, bien qu'en cultures depuis des années, conservent presque toujours leur virulence.

Il est plus facile d'*atténuer la virulence* que de l'exalter. On obtient l'atténuation, par le simple vieillissement des cultures, par des repiquages rares, par la culture à des températures dysgénésiques, par la compression (Chauveau), par le chauffage (Pasteur, Chauveau etc), par l'inoculation à des animaux peu sensibles (Pasteur), par l'exposition à la lumière (S. Arloing), par l'expositoin à l'air, s'il s'agit d'anaérobies, par la dessication, par les antiseptiques etc. C'est toute la question, que nous ne pouvons traiter ici, des *vaccins microbiens*. D'une façon très générale, la virulence s'affaiblit, presque toujours, lorsque les microbes vivent un certain temps dans les milieux extérieurs à l'organisme animal.

2° **Facteurs de la virulence**. — La virulence des microbes est complexe et dépend d'un certain nombre de facteurs.

A) *Vitalité*. — La vitalité du microbe est évidemment le premier facteur de la virulence. Il faut que le micro-organisme trouve dans l'organisme les conditions de température, d'humidité, de nourriture, d'aération qu'il exige et qu'il doit y rencontrer pour vivre. Par exemple, le *B. anthracis* ne peut vivre ni dans l'organisme trop chaud d'un oiseau, ni dans l'organisme trop froid d'un batracien ; il n'est pathogène pour ces animaux que si l'on abaisse artificiellement la température des premiers, ou si l'on élève celle des seconds.

B) *Nombre*. — Il semble qu'une seule unité de l'agent virulent devrait suffire à produire l'infection, puisque cette unité peut se multiplier rapidement. Ce serait méconnaître l'effort de la défense. Un certain nombre des assaillants succombent fatalement ; ils doivent être assez nombreux pour qu'il reste des survivants. En outre, ce nombre nécessaire variera avec la virulence ; il faudra naturellement d'autant plus de microbes ou de champignons que ceux-ci, moins virulents, périront en plus grand nombre pendant l'attaque. Il variera de même avec la résistance de l'espèce animale à inoculer, que celle-ci soit naturelle ou artificielle (immunité).

Cette notion nous paraît aujourd'hui toute naturelle. Elle n'avait pas été admise au début de la bactériologie. Chauveau, le premier, en 1879, l'a très bien mise en lumière, par l'inoculation du charbon aux moutons barbarins. Ces animaux peuvent résister à de très faibles quantités de virus, sans pour cela être absolument réfractaires à ce virus; des doses plus fortes ou massives triomphent de la résistance.

Le même fait fut observé par Chauveau et S. Arloing, pour le microbe de la septicémie gangréneuse et par S. Arloing et Cornevin, pour le microbe du charbon symptomatique.

Puis, Watson-Cheyne Bollinger, Wyssokowicz, etc., confirment cette notion. D'après le premier de ces auteurs, 5 millions de *Proteus vulgaris*, injectés sous la peau d'un lapin, n'arrivent pas à produire une lésion. 8 millions produisent un abcès, 56 millions déterminent un phlegmon mortel en quelques semaines, 226 millions produisent des accidents suraigus, mortels en 24 heures.

Büchner, plaçant des cobayes dans une atmosphère confinée et chargée de bactéridies charbonneuses virulentes, a constaté qu'il faut élever le nombre de ces bactéridies au chiffre de 100 millions par mètre cube pour déterminer le charbon à coup sûr.

La démonstration est également très nette avec le *Staphylocoque*. Watson-Cheyne admet que 250 millions de cocci sous la peau, produisent simplement un petit abcès, tandis que un milliard entraînent la mort du lapin. Rodet a vu également une injection de 2 centimètres cubes sous la peau tuer le lapin en quelques heures sans lésions visibles. Des doses bien moindres peuvent entraîner le même résultat (J. Courmont). Cette influence de la dose en rapport avec la virulence est surtout très nette pour les injections intraveineuses. Une dose excessive tue l'animal en quelques heures sans lésions appréciables; une dose moindre produit l'infection purulente classique et entraîne la mort du lapin au bout de huit jours environ; une dose, encore plus faible, laisse vivre longtemps l'animal qui finit par résister, complètement ou présente des arthrites suppurées sans lésions viscérales : cette notion est maintenant courante dans les laboratoires.

Suivant le degré de virulence d'une culture, on inocule, pour une dose mortelle, une goutte, un demi-centimètre cube, un ou plusieurs centimètres cubes de culture liquide par exemple. Au-dessous de cette dose mortelle, l'inoculation sera inoffensive ou engendrera une maladie curable. On a pu arriver à exalter la virulence de certains microbes, au point qu'un seul d'entre eux suffise à produire l'infection (*Streptocoque de Marmorek* par exemple).

La dose de virus infectant est donc capitale.

En pathologie humaine, il en est de même : les infections massives sont autrement dangereuses que les infections par quelques germes isolés. On peut même affirmer que la rareté relative des infections tient à ce petit nombre habituel des agents virulents qui pénètrent dans l'organisme et qui ne peuvent, pour cette raison, forcer la défense. On a vu (p. 1002), que la barrière intestinale, notamment, se laissait continuellement forcer, surtout pendant la digestion ; la défense de seconde ligne a raison de ces quelques assaillants qui ont pu pénétrer. Sont-ils, un jour, plus nombreux (ou la défense fléchit-elle), l'infection est réalisée. C'est pour cela que la désinfection des locaux (pour diminuer les poussières virulentes), que la purification de l'eau potable, ainsi que toutes les mesures prophylactiques sont utiles. Le plus souvent, elles ne détruisent pas tous les pathogènes ; mais, elles en diminuent le nombre et rendent ainsi la contagion plus difficile.

Le nombre des agents virulents nécessaires pour réaliser l'infection varie non seulement suivant la virulence, mais suivant la porte d'entrée. (Voir p. 1021.)

C) **Adaptation**. — Il faut d'abord envisager l'adaptation parasitaire, qui est un facteur essentiel de la virulence. Le microbe se développe d'abord lentement dans le corps d'un animal ; puis il s'y adapte et, après quelques passages, il s'y développe d'emblée beaucoup plus vite. Cette adaptation parasitaire est la base principale de la méthode des passages pour renforcer la virulence des cultures microbiennes. Mais, en outre, un germe peut s'adapter à un mode d'infection déterminée ou à un organe. Un microbe, provenant d'une méningite ou d'une endocardite, reproduira chez l'homme une méningite ou une endocardite. Ce fait s'observe surtout pour les germes indifférents : streptocoques, staphylocoques, cocci, etc. Josserand et G. Roux en ont publié un des premiers cas (endocardite humaine produite par un coccus, qui reproduisit une endocardite de même nature chez le lapin). Bezançon et Labbé ont montré qu'un staphylocoque, retiré d'une arthrite humaine, inoculé à toute une série de lapins, s'est toujours cantonné sur le système articulaire, malgré l'exaltation de sa virulence.

Il est de même pour les germes spécifiques. P. Courmont, Tixier et Bonnet ont montré que le *Bacille de Koch*, provenant d'une adénie, avait acquis une sorte de préférence pour le tissu lymphatique, et, après avoir infecté presque exclusivement chez un sujet toute la série des ganglions et des organes lymphatiques, avait reproduit une véritable adénie tuberculeuse du cobaye.

Ces exemples montrent que certains germes acquièrent ainsi, par adaptation à un tissu, une sorte de spécificité acquise ; ils nous rendent compte des faits de contagion, en apparence paradoxaux, de certaines infections à microbe dit non spécifique, telles que les broncho-pneumonies, les angines, les otites, etc.

D) **Mobilité**. — La mobilité des microbes peut devenir un facteur de leur virulence, en leur permettant notamment de se déplacer, d'envahir les organes contigus, de remonter dans les canaux et dans les cavités. Gilbert et Fournier ont insisté sur l'importance de la mobilité des microbes dans la genèse des infections ascendantes (*Bacille d'Eberth, Colibacille,*

Vibrion cholérique) et notamment des infections biliaires, et ils en ont donné une démonstration expérimentale très ingénieuse.

E) **Production d'enveloppes protectrices**. — Ces formations réalisent une défense passive du microbe qui le garantissait contre les phagocytes ou les sécrétions toxiques de l'organisme. Elles diminuent les causes de destruction du bacille. Par exemple, les capsules du *Pneumocoque* apparaissent surtout dans les humeurs d'animaux neufs ou légèrement réfractaires, contre lesquels le microbe doit se protéger. La *Bactéridie charbonneuse* s'entoure d'une gaine transparente chez le lézard, animal très résistant, contre les sécrétions duquel elle doit se défendre (Metchnikoff). Le *Bacille de Koch*, inoculé au spermophile ou à la gerbille, animaux très résistants, sécrète, pour se défendre contre les phagocytes, une série d'enveloppes de protection, constituant des engainements concentriques, d'aspect hyalin (Metchnikoff). Le *Streptocoque* s'entoure d'une gaine très épaisse, pour vaincre la résistance naturelle du cobaye (Bordet).

Certains auteurs (Metchnikoff, Preisz et Eisenberg, Levaditi) vont même à faire de la fontion capsulogène la base unique de la virulence. D'après eux, les bactéridies virulentes diffèrent des variétés non pathogènes par l'assimilation particulière à laquelle elles soumettent les albuminoïdes organiques non dégradées. Les bactéridies pathogènes assimilent ces albuminoïdes autrement que les bacilles non virulents, en ce sens, qu'à l'encontre de ces derniers, elles les destinent à la sécrétion d'une enveloppe capsulaire. Peut-être sont elles pourvues de quelque diastase qui provoque cette action spécifique et qui manque aux bactéridies non pathogènes. Quoi qu'il en soit, le résultat final est une modification physico-chimique de la surface du microbe, se traduisant par la création d'une capsule ectoplasmique. Or, c'est cette modification qui est la cause première de la non-phagocytabilité des variétés virulentes, et par suite de la virulence même.

F) **Réinfections**. — Ce que nous avons dit sur le rôle de la virulence du nombre des assaillants a trait à une infection unique et, en général, massive. Mais, le plus souvent, les choses ne se passent pas ainsi.

L'homme est soumis à une série de petites doses répétées, qui finissent par l'infecter définitivement. Le fait a été bien établi expérimentalement par Calmette et Guérin pour la *tuberculose*. Des bovidés, maintenus en état d'isolement après une infection *unique* de moyenne intensité, réalisée artificiellement par le tube digestif, guérissent presque toujours; ils cessent de réagir à la tuberculose après quelques semaines ou quelques mois, et dès lors, pendant au moins une année, peut-être davantage, ils ne sont plus susceptibles d'être réinfectés, même par des quantités énormes de virus.

Au contraire, les bovidés auxquels on fait absorber plusieurs fois de suite, à quelques semaines d'intervalle, des doses minimes (0 gr. 10) de bacilles virulents d'origine bovine ne guérissent jamais. Ils prennent une tuberculose grave à marche d'autant plus rapide que les réinfections sont plus fréquentes.

Ces faits, expérimentalement bien établis, expliquent clairement pourquoi, chez les animaux et chez l'homme, les tuberculoses *fermées* sont susceptibles de guérir spontanément et paraissent même conférer (comme l'avait supposé Marfan dès 1886, d'après ses observations cliniques) une véritable immunité aux sujets qui en ont été jadis atteints.

Dans les tuberculoses *ouvertes*, surtout lorsqu'il s'agit de lésions pulmonaires, les malades évacuent, avec les produits d'expectoration, une masse souvent énorme de bacilles. Quelques-uns de ceux-ci restent dans le pharynx ou la cavité buccale et sont déglutis avec la salive. Ils occasionnent ainsi des réinfections fréquentes par l'intestin et contribuent à produire des poussées successives de tubercules que l'on retrouve, à tous les stades de développement, à l'autopsie des phtisiques et qui, à l'examen microscopique, révèlent manifestement, comme l'a montré Letulle, leur origine hématique.

L'enfant s'infecte fréquemment par des doses répétées. Un nourrisson, alimenté au lait de vache, pourra absorber de temps en temps quelques bacilles tuberculeux et rester indemne; mais, s'il absorbe tous les jours des milliards de bacilles (comme cela est commun, s'il boit le lait non stérilisé d'une vache très tuberculeuse), il finira presque fatalement par être infecté. En ce qui concerne la tuberculose, la répétition des doses a la plus haute importance, car chaque ensemencement prépare le terrain et de faibles doses, sans cesse renouvelées, sont beaucoup plus dangereuses que les doses massives.

G) *Associations*. — Tel microbe, incapable de forcer la résistance d'un organisme, s'il attaque seul, peut réussir, s'il est associé à un autre germe. Les deux exemples les plus connus sont ceux du tétanos et du choléra.

Ce sont les recherches de Vaillard et de ses élèves H. Vincent et Rouget (1891) qui ont montré le rôle des associations microbiennes dans la production du tétanos. L'inoculation d'une culture tétanique donne à coup sûr le *tétanos*, parce qu'on injecte de la toxine préformée; les bacilles ou spores n'y sont pour rien. Si on prend soin de laver les spores, afin de les débarrasser de toute toxine (filtrer sur bougie Chamberland et faire passer plusieurs litres d'eau après l'épuisement des liquides de culture), ou de détruire la toxine par un chauffage de la culture, pendant trois heures à + 80°, et qu'on introduise ces spores sous la peau d'un animal très sensible, tel que la souris ou le cobaye, même à des doses formidables (25 000 spores), on ne produit aucun symptôme tétanique, si l'opération est faite très aseptiquement. C'est que les phagocytes s'emparent de ces spores, et les digèrent, sans leur laisser le temps de produire des bacilles qui fabriqueraient la toxine. Donc, les spores tétaniques, à l'état de pureté, ne se développent pas dans les tissus sains. Pour que les spores engendrent le tétanos, il faut occuper ailleurs les phagocytes.

On y arrive en mélangeant les spores à d'autres microbes. Ainsi s'éclaire la pathogénie du tétanos. Il faut une plaie anfractueuse et souillée d'autres microbes. Il y a toujours, dans un pus tétanique, un grand nombre de microbes aérobies. Le *Micrococcus prodigiosus* est un excellent favorisant. Le rôle des associations microbiennes est capital dans l'étiologie du tétanos.

Il en est de même pour la *gangrène gazeuse* (Besson) et pour le *choléra*. Le vibrion cholérique, en présence d'une muqueuse intestinale saine et privée des microbes favorisants, est inoffensif; il l'est encore bien mieux s'il rencontre des microbes empêchants. Ainsi s'explique l'immunité de certains individus et surtout de certaines villes (Lyon, Versailles, Francfort-sur-le-Mein, etc.) vis-à-vis du choléra. Ce qui manque dans ce cas, c'est la flore intestinale favorisante (Metchnikoff).

H) *Vitesse de reproduction*. — La vitesse de reproduction des germes au sein de l'organisme, en déterminant, avec une extrême rapidité, la multiplication de l'effet nocif, est un des facteurs les plus efficaces de la virulence. Les septicémies, surtout, sont principalement caractérisées par une pullulation de bactéries, si considérable que le sang et tous les tissus en sont infiltrés. Si faible que l'on suppose l'action toxique de ces bactéries, leur incroyable pullulation suffit à multiplier cette action et à altérer les cellules de l'économie, ne fût-ce que par obstacle mécanique ou par disette alimentaire ou respiratoire.

Toute une classe de maladies est caractérisée par une activité reproductrice extrême des germes pathogènes : ce sont les maladies septicémiques, telles que le charbon, le choléra des poules, le rouget.

Il est intéressant de remarquer que l'étude des grandes septicémies, les seules connues au début de l'ère microbienne, a amené Pasteur à formuler une théorie de la virulence et de l'immunité, basée sur l'extrême multiplication microbienne, sur les troubles qu'elle entraîne nécessairement et sur le déficit en matériaux indispensables qui en résulte pour l'organisme. Cette théorie de la soustraction (voir page 1072) a été abandonnée depuis cette époque, pour faire place à la théorie de l'addition, c'est-à-dire de la formation de produits nouveaux d'origine microbienne, les toxines.

I) *Sécrétions de produits solubles (toxines)*. — On doit donner la prépondérance au pouvoir toxigène des bactéries (voir page 1073).

II. — DÉFENSE DES PORTES D'ENTRÉE
DÉFENSE DE PREMIÈRE LIGNE

Nous l'avons vu, l'attaque virulente est incessante; ennemis du dehors, ennemis du dedans essayent à tout instant de forcer les portes d'entrée. La maladie infectieuse est cependant relativement rare. Elle est même très rare chez un homme ou un animal parfaitement sain. C'est que tout un système de défense protège les portes d'entrée. Nous appelons *défense de première ligne* cette défense des portes d'entrée.

1° Défense de la peau. — On croyait, jusqu'à ces dernières années, a peau parfaitement défendue contre l'attaque virulente, sauf solution de continuité. On sait aujourd'hui qu'il n'en est rien. La peau normale peut se laisser traverser par des larves (ankylostomiase), par des microbes (morve, tuberculose, p. 985).

En réalité, la peau est très bien défendue par la couche cornée ectodermique qui forme une barrière mécanique infranchissable. Il faut toutefois qu'elle soit humide et non fendillée.

Mais, ses points faibles sont les glandes et les poils. Les glandes sudorales se défendent, comme les autres glandes, par le cours et la qualité de leurs sécrétions. La sueur refoule les microbes au dehors, elle est en outre peu favorable au développement microbien (Charrin et Mavrojanis).

Les glandes sébacées sécrètent un enduit graisseux protecteur (acides gras), qui complète la solidité de la couche cornée. C'est une espèce de vernis protecteur.

Les poils constituent le point faible, la porte d'entrée mal protégée; des régions pileuses sont les plus exposées à la pénétration transcutanée.

Les sécrétions cutanées sont assez bactéricides chez l'adulte en raison de leur acidité; elles le sont moins chez l'enfant. C'est ainsi que le *Tricophyton endothrix* qui produit 42 pour 100 des cas de teigne tondante chez l'enfant, a difficilement prise sur l'adulte dont les sécrétions cutanées sont acides (Veruysky). Si on veut réussir l'inoculation chez l'adulte, il faut rendre la sueur alcaline en administrant au patient 15 à 20 grammes de bicarbonate de soude. On peut encore brûler légèrement la peau; il se forme une petite vésicule qui contient un liquide neutre; le parasite, inoculé dans la vésicule, végète facilement.

Outre cette défense mécanique et chimique de la peau, il faut signaler la défense qu'on pourrait appeler interne, par modification des humeurs. C'est ainsi qu'on peut traiter les furoncles par l'antisepsie intestinale (Bouchard).

2° Défense des voies supérieures. — La *bouche*, le *pharynx* sont très mal défendus et sont les points les plus vulnérables. La protection mécanique est faible, la salive est peu ou pas bactéricide. Le mucus du pharynx ne l'est pas davantage. Fréquentes sont les lésions dentaires, amygdaliennes, linguales. Le flux salivaire, entraînant un certain nombre de microbes qui sont crachés ou avalés, est un moyen de défense. En réalité, la véritable barrière est constituée par le tissu lymphoïde sur lequel nous reviendrons (p. 1153). Mais, la forme anatomique des amygdales et autres glandes pharyngiennes, avec leurs cryptes et leurs infractuosités, transforme le tissu lymphoïde en porte d'entrée plus facilement forcée que défendue.

Si la salive est peu bactéricide, elle concourt cependant à la défense de la bouche. Hugenschmidt attribue à la salive des propriétés chimiotactiques positives très marquées ; il en résulte une diapédèse intense. Les globules blancs sortent de la surface de la muqueuse et détruisent ainsi les bactéries dans la bouche même. Cette diapédèse est surtout intense à la surface des plaies que baigne la salive.

On a noté la présence du sulfocyanure de potassium dans la salive ; s'il existe réellement, son action bactéricide est, en tout cas, nulle.

Les fosses nasales sont mieux protégées que la bouche. Elles constituent un couloir étroit et tortueux, avec saillies, angles et poils ; l'accolement des microbes aux parois est donc facilité. Les sécrétions nasales agglutinent ensemble microbes et poussières. On sait que le mucus nasal est bactéricide. Wurtz et Lermoyez ont montré ce pouvoir bactéricide sur le *Staphylocoque*, le *Streptocoque*, et même sur le *Bacillus anthracis*. Ces recherches ont été confirmées par Saint-Clair Thomson et par Hervlett.

On a vu (p. 987) que l'arrière-cavité des fosses nasales est moins bien défendue. Certains microbes (*Méningocoque*) peuvent pénétrer dans les méninges le long des filets du nerf olfactif.

3° Défense des voies respiratoires. — La *trachée* et les *bronches* sont bien défendues. Les cils vibratiles ont un rôle important. Les zones tussipares permettent d'éliminer, par la toux, les corps étrangers. Le mucus est bactéricide. L'introduction des microbes, directement dans les bronches, reste en général sans effet ; Gamaleïa a échoué, en inoculant du pneumocoque dans les bronches.

Nous traiterons plus loin (p. 1169) de la défense du *poumon*.

Nous avons déjà dit (p. 991) que les voies aériennes servaient, suivant nous, très rarement de voies d'inoculation ; elles sont très protégées.

4° Défense des voies digestives. — Bien plus accessibles sont les voies digestives ; la pénétration microbienne est la règle. Cependant, les moyens de défense sont nombreux, mais ils subissent d'incessantes attaques.

Il faut d'abord considérer l'entraînement mécanique, qui élimine beaucoup de microbes ; la constipation est dangereuse. La concurrence vitale entre les microbes concourt aussi à protéger l'intestin. Les gaz, le manque d'oxygène jouent un certain rôle, au moins pour certains aérobies. La diapédèse se produit dans l'intestin comme dans la bouche ; les globules blancs viennent à la surface de la muqueuse englober les microbes. Il est vrai que nombre d'entre eux rentrent et peuvent contribuer à l'infection microbienne. Les follicules clos jouent le rôle habituel du tissu lymphoïde.

Les sécrétions propres de l'estomac (suc gastrique avec son acide chlorhydrique) et à l'intestin (suc intestinal), concourent à atténuer ou à détruire les microbes.

Plus importantes sont les sécrétions des glandes internes et notamment du foie. Le premier rôle est tenu par la bile.

La *bile* a un pouvoir protecteur des plus importants.

Lorsque la bile n'est plus déversée dans l'intestin (ictère par rétention, ligature du cholédoque), les matières exhalent une odeur forte et nauséabonde, témoignant d'une augmentation des putréfactions intestinales que traduisent également une production exagérée de gaz fétides et une senteur désagréable de l'haleine. Ces constatations, bien connues, avaient conduit à supposer que, dans les conditions normales, la bile entrave les pullulations microbiennes, et qu'elle mérite d'être considérée comme un liquide antiseptique. Elle jouerait ainsi un rôle important dans la protection de l'organisme contre les effets nocifs des putréfactions intestinales et contre les microbes pathogènes.

L'expérience n'a pas confirmé cette déduction. Roger a montré que l'adjonction de la bile à des milieux de culture ne troublait pas le développement des bactéries. On sait, d'ailleurs, qu'abandonnée à elle-même, la bile se putréfie très vite. Il y a plus : quand on l'ajoute aux milieux peu nutritifs, loin d'entraver la pullulation des microbes, elle la favorise.

Comment alors expliquer l'exagération des fermentations microbiennes dans les cas d'acholie intestinale, autrement dit, quel est le mode d'action de la bile sur les putréfactions intestinales?

Tout d'abord, Roger et Lagane ont montré que *la bile agit en modifiant la flore intestinale*, en favorisant le développement de certaines bactéries, telles que le *Colibacille*, au détriment de certaines autres, notamment des germes anaérobies, les agents les plus importants de la putréfaction et de la toxicité. Ce n'est pas que la bile soit défavorable à ces derniers micro-organismes. Roger et Lagane se sont assurés que ce liquide n'entrave nullement le développement d'une culture pure de *Bacillus perfringens*, un des anaérobies les plus importants de l'intestin. Mais, si on emploie une culture mixte, contenant à la fois du *Bacillus perfringens* et du *Colibacille*, ce dernier se développe abondamment et entrave la végétation de son associé.

Ce premier fait intéressant ne donne pas l'explication tout entière. Il doit même être placé au second plan. L'expérience directe montre, en effet, que la bile entrave l'action des ferments microbiens, alors même qu'on emploie une culture pure monomicrobienne, et qu'elle neutralise les poisons intestinaux, ou, du moins, en diminue les effets. C'est à ce *rôle antizymotique* que la bile doit surtout son action empêchante ou retardante sur la production des putréfactions intestinales.

Roger a démontré ce rôle vis-à-vis des hydrates de carbone. Son élève, Mlle Boudeille, a étudié, en particulier, l'action du *Colibacille*, hôte constant du tube digestif, sur le glycose, substance attaquée par ce bacille et nombre d'autres bactéries intestinales, en présence de bile. Ce liquide retarde la fermentation du glycose.

Il en est de même pour les matières azotées. On sait que c'est à leurs dépens que les bactéries, et notamment les bactéries intestinales, élaborent des substances toxiques. Or, l'expérience démontre que la bile est l'antidote des poisons intestinaux. Il suffit, pour s'en convaincre, de semer comparativement, comme l'a fait Roger, des microbes d'origine intestinale dans deux ballons, renfermant, l'un du bouillon peptoné additionné de 25 pour 100 de bile. Après 3 ou 5 jours de culture, on reprend les liquides, on les filtre, et on les injecte à des lapins par la voie intra-veineuse. Les accidents produits par les deux liquides sont semblables : ce sont des secousses spasmodiques, puis de violentes convulsions. Mais, les doses mortelles sont bien différentes. Les cultures additionnées de bile, alors même que les injections sont poussées un peu plus rapidement, sont relativement peu toxiques : elles le sont de 3 à 7 fois moins que les cultures développées en bouillon pur.

En opérant différemment, Vincent est arrivé à des résultats analogues. Il se sert de matières diarrhéiques fétides, de matières fécales, de macérations de viande putréfiée; il filtre sur bougie de porcelaine et constate que la toxicité de ces divers liquides, quand on les a laisssés pendant 2 heures en contact avec de la bile, diminue dans des proportions considérables.

Ce n'est là, d'ailleurs, qu'un cas particulier d'un fait général. Vincent a, en effet, établi que la bile est capable de neutraliser certaines toxines microbiennes, notamment la toxine tétanique. Les différentes substances contenues dans la bile, glycocholate, taurocholate, palmitate de soude, cholestérine, lécithine participent à ce résultat.

En somme, *la bile modifie la flore intestinale*, entravant le développement des anaérobies en particulier, et possède, en outre, et c'est là son rôle important, une *action antizymotique* très nette. La bile, liquide dépouvu de toute propriété antiseptique, entrave les fermentations et putréfactions microbiennes en exerçant son action, non sur la végétation ou le développement des bactéries, mais sur leurs fonctions.

Le *suc pancréatique* modifie certainement les poisons microbiens; les expériences avec la toxine diphtérique le prouvent.

Le gros intestin est la partie la plus mal défendue du tube digestif. Nous avons montré (p. 1001) combien la pénétration microbienne est facile à ce niveau.

Une autre raison rend si fréquentes les lésions infectieuses de l'intestin. Nous verrons (p. 1098) que l'intestin est attaqué non seulement de façon exogène par les microbes et les toxines qu'il contient, mais aussi par les microbes et les toxines venus de l'intérieur de l'organisme. Il est un organe puissant d'élimination. Cette élimination est un processus de défense pour l'organisme, mais c'est l'intestin qui en fait les frais; il n'est nullement protégé contre cette infection endogène et il ne doit pas l'être; l'intestin est autant un organe éliminateur que d'absorption.

5° **Défense des voies génito-urinaires**. — Les voies génito-urinaires normales se défendent relativement bien, tout en étant le siège d'origine si fréquent des affections vénériennes.

Le canal de l'urètre est surtout protégé par l'urine qui rejette les germes en dehors. La vessie a une muqueuse qui absorbe peu les poisons et se laisse difficilement pénétrer par les microbes. Les reins sont très rarement le siège d'affections ascendantes que l'on croyait autrefois fréquentes. Le cours et l'acidité de l'urine sont les moyens de protection.

Quant au vagin, son mucus est très bactéricide, ainsi que toutes les sécrétions des organes génitaux de la femme; les accoucheurs savent qu'il faut respecter ces sécrétions au moment de l'accouchement.

6° Défense des glandes internes. — Nous verrons plus tard quel est le rôle des glandes internes. Répétons seulement ici que les glandes internes se défendent en général très facilement contre les attaques ascendantes; le cours des sécrétions, sans parler des qualités de celles-ci, suffit, en général, à repousser l'assaillant. Les affections glandulaires sont presque toujours d'origine interne.

7° Protection du fœtus. — Elle est normalement assurée par le placenta. Cette barrière est loin d'être infranchissable (p. 1017); elle suffit cependant, en général, à empêcher l'infection maternelle de se propager au fœtus. En outre, ce dernier baigne dans le liquide amniotique qui est bien à l'abri des infections.

8° Résumé des moyens de défense de première ligne. — Quelle que soit la région envisagée, les moyens de défense peuvent se résumer en un petit nombre de modalités. Énumérons-les.

La protection peut être : 1° *mécanique* : couche cornée de la peau, cils vibratiles, hémorragies, cours des matières intestinales, cours des liquides glandulaires, toux; elle joue un grand rôle; 2° *chimique*, par les propriétés dysgénésiques, bactéricides ou antizymotiques des sécrétions; 3° *biologique*, par le propriétés phagocytaires des leucocytes migrateurs et par la concurrence vitale des microbes.

Tels sont les moyens que nous opposons à l'entrée, dans notre organisme, des microbes et des champignons.

III. — DÉFENSE DE SECONDE LIGNE

L'agent virulent a forcé les barrières naturelles lésées ou normales. La maladie, au moins clinique, n'est pas encore fatale. Une seconde ligne de défense entre en jeu, et peut encore repousser l'assaillant ou tout au moins localiser à tel point le dommage que les symptômes et lésions sont à peu près nuls.

Cette défense de seconde ligne est essentiellement constituée par le globule blanc (défense cellulaire) et par l'état bactéricide des humeurs (défense humorale).

§ I. — **Phagocytose**.

La défense cellulaire pourrait résumer toute la défense de l'organisme, puisque les substances solubles défensives extracellulaires sont néanmoins d'origne cellulaire. Ici, nous n'aurons en vue que les actes de défense qui se passent *à l'intérieur même de la cellule*, la phagocytose.

En réalité, la phagocytose a sa place à toutes les phases de la défense. Nous l'avons vue se produire hors de l'organisme (p. 1052); les globules blancs émigrent hors des muqueuses, dans les cavités naturelles, et vont livrer bataille aux micro-organismes. Plus tard (p. 1070), nous verrons le rôle de la phagocytose dans la genèse de la maladie elle-même. Cependant, il nous semble que sa place est bien ici, comme moyen principal de la défense de seconde ligne, pour anéantir l'ennemi, déjà envahisseur, pouvant toutefois être encore vaincu avant d'avoir engendré une véritable maladie.

1° **Définition**. — La phagocytose est l'acte par lequel *certaines cellules (les phagocytes) englobent dans leur protoplasma des corps étrangers solides, vivants ou morts, et tentent de les détruire en les digérant*. Il ne faut donc pas confondre la phagocytose avec la sécrétion des substances défensives ou toxiques qui vont agir à une plus ou moins grande distance des cellules, hors de celles-ci; *la phagocytose est un phénomène toujours intraprotoplasmique*, intracellulaire. Quand on discute sur la place du phénomène phagocytaire dans la défense de l'organisme, on ne parle donc que des digestions intracellulaires des microbes ou champignons; on ne nie pas pour cela le rôle des cellules, et des leucocytes en particulier, dans la sécrétion des substances solubles extraprotoplasmiques défensives.

La phagocytose, ainsi comprise, s'exerce surtout par les leucocytes, les cellules mobiles, migratrices (surtout les polynucléaires, qui sont les véritables phagocytes), mais elle est aussi l'apanage de certaines cellules fixes des tissus, comme nous le verrons.

Le phénomène de l'englobement et de la digestion des particules étrangères par les leucocytes est connu depuis les travaux de Lieberkuhn, Hœckel, Recklinghausen, Ranvier. Mais ce sont les études bien connues de Metchnikoff qui lui ont donné toute son importance dans les processus de défense de l'organisme et l'immunité.

2° **La phagocytose dans la série animale**. — La phagocytose est un phénomène biologique général. Elle se retrouve dans toute la série animale.

Si l'on considère un *animal unicellulaire*, une *amibe* par exemple, on voit que sa nutrition se fait par l'englobement des corps nutritifs au moyen de pseudopodes, et par la digestion de ces corps à l'intérieur d'une vacuole à contenu liquide et acide, qui se forme dans l'amibe elle-même autour du corps ingéré. Il y a là deux processus, l'un mécanique d'englobement du corps, et l'autre chimique de digestion intra-cellulaire; cette digestion se fait au moyen de ferments, de diastases, dont l'existence a été démontrée par Mouton qui a pu préparer des extraits d'amibe et en obtenir par précipitation par l'alcool une diastase capable de digérer les albuminoïdes. Vis-à-vis des bactéries, cette diastase ne donna que des résultats négatifs avec des colibacilles vivants, mais ces microbes préalablement tués par la chaleur ou le chloroforme ont été facilement digérés. Cette diastase (amibo-diastase de Mouton) est analogue aux trypsines. Il y a là, comme nous le verrons, une analogie frappante avec la phagocytose des bactéries par les leucocytes.

Chez les *spongiaires*, chez les *cœlentérés* (méduses, siphonophores, cténophores, etc.), chez la grande majorité des *turbellariés* (planaires rhabdocœles) et chez certains mollusques (gastéropodes inférieurs) ce processus d'englobement et de digestion intracellulaire est spécialement développé dans les cellules de l'endoderme. Les aliments sont saisis par les prolongements amiboïdes de ces cellules et passent dans l'intérieur de ces éléments pour y être digérés. Metchnikoff et Mesnil ont observé le phénomène *in vitro* sur des extraits des filaments mésentériques d'actinies, et ont montré que la digestion intra-cellulaire se fait à l'aide d'un ferment que les auteurs ont appelé l'actino-diastase.

Mais, à mesure qu'on s'élève dans l'échelle animale, on voit le phénomène de la phagocytose, processus unique d'activité nutritive chez les êtres monocellulaires, devenir l'apanage d'un nombre de plus en plus réduit de cellules. *Chez les vertébrés, les cellules d'origine entodermique et ectodermique n'ont plus la propriété phagocytaire; elle est réservée exclusivement aux cellules mésodermiques, qu'elles soient fixes ou mobiles (leucocytes).*

En même temps, les phénomènes de digestion, qui, intracellulaires, se confondaient avec le phénomène de la phagocytose, deviennent extracellulaires. Ils sont dus aux ferments sécrétés par les cellules glandulaires et excrétés par celles-ci dans le tube digestif où ils agissent sur les aliments. Ce n'est pas à dire que les processus digestifs intracellulaires disparaissent complètement; les cellules intestinales sont capables d'absorber et de modifier une série de substances (graisses, peptones, etc.), mais, la plus grande partie des phénomènes digestifs s'accomplit chez les vertébrés supérieurs, l'homme en particulier, en dehors des cellules à l'aide des sucs sécrétés.

En somme, entre les animaux inférieurs (amibes, cœlentérés) et les vertébrés supérieurs (homme), la différence réside dans les deux points suivants : 1º la digestion est surtout intracellulaire chez les premiers et extracellulaire chez les seconds ; 2º la phagocytose chez les premiers se confond avec les processus de digestion ; chez le second, les fonctions digestive et phagocytaire se font au moyen d'appareils séparés et bien différenciés, tube digestif et glandes annexes d'une part, leucocytes d'autre part. Mais, dans les deux cas interviennent des ferments, les uns modificateurs de la matière, les autres renforçant simplement les premiers, comme nous le verrons plus loin pour la phagocytose.

Cette incursion rapide dans le domaine de la physiologie comparée nous a permis de mieux saisir la portée générale du phénomène de la phagocytose et les rapports qu'il offre avec celui de la digestion.

5º **Les phagocytes**. — Chez l'homme, la phagocytose se fait surtout par les cellules mobiles, les leucocytes. Elle peut être effectuée également par les cellules fixes des tissus.

A) *Cellules mobiles (leucocytes)*. — On sait qu'il existe dans le sang de l'homme normal plusieurs variétés de leucocytes dont les principales sont : 1º les *lymphocytes*, petites cellules arrondies à peine plus volumineuses qu'un globule rouge, presque complètement occupées par le noyau, n'offrant qu'une mince couche protoplasmique ; 2º les *mononucléaires*, ayant 15 à 20 μ, de diamètre avec un noyau vésiculeux, et un protoplasma en général homogène ; 3º des *polynucléaires*, plus petits que les grands mononucléaires (7,5 à 10 μ) ; ils paraissent avoir plusieurs noyaux parce que leur noyau est profondément lobé. Ce dernier prend fortement les couleurs basiques. Le protoplasma se teint légèrement en rose, par l'éosine, il ne garde pas les couleurs basiques. Il contient des granulations presque toujours *neutrophiles*, rarement *basophiles*. Ces polynucléaires sont doués de mouvements amiboïdes très actifs ; 5º des *éosinophiles*, grosses cellules arrondies, à noyau en apparence multiple. Ce noyau est formé de masses vésiculeuses se colorant mal par les couleurs basiques. Quant au protoplasma, il est rempli de grosses granulations régulières qui gardent les couleurs acides, telles que l'éosine, ce sont les *granulations éosinophiles* d'Ehrlich. Les éosinophiles sont peut-être mobiles, ils le sont en tout cas très peu.

Tous ces leucocytes ne sont pas phagocytes. Les *lymphocytes* étant presque exclusivement composés d'un noyau entouré d'une très mince couche de protoplasma, ne sont pas phagocytes ; n'ayant pas de mouvements amiboïdes, ils ne peuvent englober les corps solides ; ils sont trop jeunes, n'ont pas assez de protoplasma.

Les *mononucléaires* et les *polynucléaires neutrophiles* (ceux-ci représentant l'apogée du leucocyte), sont doués de mouvements amiboïdes très vifs et de propriétés digestives intenses ; ce sont les meilleurs phagocytes, les polynucléaires étant les plus actifs.

Quant aux *éosinophiles*, ils représentent probablement la phase de déclin du leucocyte ; leurs mouvements amiboïdes sont très lents ; ils sont peu ou pas phagocytes. Ils sont d'ailleurs assez rares dans la série animale, sauf, d'après Metchnikoff, chez quelques espèces telles que la grenouille d'hiver, la couleuvre, chez la raie d'après Siaweillo. Ils deviennent plus fréquents dans certaines affections humaines telles que la leucémie, mais ils sont très rares dans les processus réactionnels. Ils n'ont aucun rôle dans la phagocytose.

Hankin et Kanthack, qui attribuent un grand rôle aux cellules éosinophiles dans la défense de l'organisme, comme sécréteurs d'alexines (alexocytes), prétendent que les cellules éosinophiles sont très nombreuses chez le lapin. Il s'agit, en réalité, de leucocytes *pseudo-éosinophiles* (amphophiles), qui ont été décrits chez le lapin et le cobaye par Ehrlich et Schwarze ; ce sont des phagocytes.

En somme, *ce sont les leucocytes mononucléaires et les polynucléaires neutrophiles qui représentent surtout les phagocytes mobiles.* C'est par eux que s'exerce en n'importe quel point de l'organisme (séreuses, vaisseaux, foyers inflammatoires quelconques) la phagocytose.

Metchnikoff donne à chacun des phagocytes un rôle un peu différent. Aux grands mononucléaires, *macrophages*, reviendraient l'englobement et la digestion des corps étrangers volumineux. Aux polynucléaires neutrophiles, *microphages*, la phagocytose des microbes.

B) *Phagocytes fixes.* — D'après Metchnikoff, les *cellules musculaires* posséderaient le pouvoir phagocytaire. Ayant étudié l'atrophie des muscles, pendant la métamorphose des batraciens, il a vu que les organes de la queue du têtard étaient détruits par les phagocytes. Ces derniers, manifestant une suractivité extraordinaire, dévorent le myoplasma. Metchnikoff pense qu'il en est peut-être de même pour les atrophies myopathiques humaines. Soudakewitch estime aussi que la trichine développe autour d'elle une inflammation parenchymateuse, les phagocytes s'étant développés directement aux dépens du tissu musculaire. La cellule musculaire peut donc se comporter en phagocyte dans certains cas.

Les *ostéoplastes* des os (Kölliker), les *cellules nerveuses* (Soudakewitch et Marinesco) seraient aussi doués du pouvoir phagocytaire.

Mais, ce sont, avant tout, les *cellules endothéliales des séreuses et des vaisseaux* qui seraient les véritables phagocytes fixes de l'organisme.

L'endothélium des séreuses est capable d'englober non seulement des particules inertes telles que le carmin (Cornil et Vermorel), mais aussi divers microbes (Widal, Ravaut et Dopter), notamment le *Bacille de Koch* (P. Courmont).

L'endothélium des vaisseaux possède un pouvoir phagocytaire très actif qu'on peut observer au niveau des capillaires, chez le pigeon par exemple. Les cellules endothéliales des capillaires hépatiques peuvent englober des capsules inertes (Gilbert et Carnot), des globules rouges (Kupfer), des microbes, etc. Werigo a montré, en particulier, que la bactéridie charbonneuse est phagocytée par l'endothélium vasculaire du foie au bout de sept minutes. Ce micro-organisme est rapidement détruit dans la cellule. S'il est très virulent, il pullule, et les nouvelles bactéridies sont remises en liberté. Lemaire a montré que dans l'infection coli-bacillaire, les microbes injectés dans le sang disparaissent en deux heures. Ils se sont fixés dans le foie. On les retrouve alors uniquement dans les cellules endothéliales, sans participation de la phagocytose leucocytaire.

Les cellules vasculaires de la *pulpe splénique*, de la *moelle des os*, jouent également un rôle actif, mais en partie masqué et vraisemblablement moins important que celui des leucocytes qui y pullulent.

Il existe, en somme, « une armée de phagocytes de différentes espèces qui luttent contre les agresseurs, en les englobant et en les détruisant » (Metchnikoff).

4° **Phénomènes préparateurs de la phagocytose**. — On verra plus loin les phénomènes réactionnels qui préparent, qui favorisent la phagocytose par les leucocytes. Ceux-ci doivent accourir au point menacé. Pour cela l'*inflammation* est nécessaire, c'est-à-dire des processus de *vaso-dilatation* (p. 1105), de *diapédèse* (p. 1107), de *chimiotaxie* (p. 1108), de *leucocytose* (p. 1108). On se reportera à l'étude de ces phénomènes morbides pour comprendre l'importance du rôle défensif des leucocytes.

5° **Phénomènes phagocytaires**. — Comme nous l'avons vu, les phagocytes peuvent être divisés en deux grandes catégories, les *macrophages* (grands mononucléaires et cellules fixes, cellules endothéliales des vaisseaux, par exemple) et les *microphages* (leucocytes polynucléaires).

Étudions séparément ces deux sortes d'éléments.

A) *Macrophages*. — Injectons, sous la peau ou dans la cavité péritonéale d'un cobaye, du sang d'oie, dont les hématies sont faciles à reconnaître. Très rapidement, on verra s'accumuler, au point de l'injection, une quantité de cellules douées de mouvements amiboïdes qui ne sont autres que des macrophages. Or, ces cellules, à peine en présence de ces hématies d'oie, vont les cerner et ne tarderont pas, grâce à leurs mouvements amiboïdes, à les entourer de leurs prolongements et à les faire pénétrer dans l'intérieur même de leur protoplasma. Dès lors, ces hématies vont subir des modifications de plus en plus profondes : elles perdront leur matière colorante et se trouveront rapidement réduites à un stroma qui sera lui-même fragmenté en granulations, lesquelles disparaîtront en grande partie, de telle sorte qu'il ne restera plus d'une hématie ainsi englobée par un mononucléaire, que quelques granules méconnaissables, perdus dans le protoplasma du phagocyte. C'est par cette résorption intracellulaire que seront détruits tous les globules rouges du sang d'oie inoculé au cobaye.

Il en est de même des autres cellules, hématies d'un autre animal, cellules hépatiques, cellules épithéliales, spermatozoïdes, etc.

Les germes pathogènes les plus résistants peuvent subir le même sort : *spirochètes de la fièvre récurrente, Bacilles de Koch, Levures, Bacilles de la peste* (Roux), *Bacilles d'Éberth* (Deutsch), etc.

Les macrophages fixes opèrent de la même façon. Ces cellules spléniques et de la moelle des os détruisent les parasites de la spirillose des oies (Sakharoff et Cantacuzène).

Les cellules de la rate et du foie englobent les parasites de la malaria avec les globules rouges qui les contiennent.

L'*Actinomyces bovis*, phagocyté par les macrophages, est le point de départ de la formation des follicules.

Les grandes cellules lépreuses sont des mononucléaires bourrés de *Bacilles de Hansen*.

Dans la *tuberculose*, après l'action des microphages, on observe l'intervention des macrophages qui englobent tous les débris provenant des bacilles et des cellules. Pour Metchnikoff, Roux, Yersin, les cellules géantes du tubercule seraient formées par la fusion des mononucléaires. Les cellules épithélioïdes seraient des macrophages isolés.

B) **Microphages**. — Les *leucocytes polynucléaires neutrophiles*, qui constituent cette catégorie de phagocytes, absorbent et détruisent plutôt les parasites de petites dimensions. Comme dans le cas précédent, il y a d'abord absorption des microbes par les microphages, puis destruction intracellulaire lorsque le phagocyte l'emporte. Bordet a étudié minutieusement la phagocytose par les polynucléaires dans le péritoine de cobayes inoculés avec des streptocoques.

6° Caractères des phénomènes phagocytaires. — On observe une action *élective* des phagocytes suivant le microbe envahisseur. Bordet injecte du *Streptocoque de Marmorek* dans le péritoine de cobayes. Les polynucléaires arrivent rapidement, mais n'englobent qu'un certain nombre de Streptocoques. Les autres microbes pullulent à côté de phagocytes absolument inactifs. C'est qu'ils repoussent les leucocytes, grâce à la chimiotaxie négative de ces derniers vis-à-vis des toxines microbiennes. Cette chimiotaxie négative est élective; les phagocytes ont conservé toute leur activité. En effet, injecte-t-on à ce moment une culture de *Proteus vulgaris*, les leucocytes inactifs vis-à-vis des streptocoques englobent immédiatement les éléments de *Proteus*.

Pour qu'il y ait véritablement phagocytose, dans le sens que lui attribue Metchnikoff, il faut encore que les phagocytes puissent s'attaquer aux microbes *vivants* et que, dans la lutte ultérieure, le leucocyte soit le plus fort en digérant son adversaire. Le fait, qu'on voit des microbes dans les leucocytes, n'a jamais été nié, les leucocytes pouvant englober tout corps solide qu'ils rencontrent; mais on a objecté à Metchnikoff : 1° que « c'étaient les bacilles qui attaquaient les leucocytes et les pénétraient », objection sans valeur; 2° que « les phagocytes produisaient l'impression de tombes apparaissant derrière la ligne de bataille après l'achèvement de la lutte » (Flügge), en un mot que les phagocytes ne servaient qu'à emporter les cadavres microbiens, qu'ils n'avaient aucun rôle dans la défense de l'organisme, qu'ils étaient de simples brancardiers et non des combattants. Cela est évidemment vrai dans un grand nombre de cas, mais ne peut être généralisé. Metchnikoff a montré, par des colorations, que les leucocytes renfermaient souvent des microbes vivants ; l'objection suivante détruit d'ailleurs celle-ci ; 3° on a dit à Metchnikoff que les leucocytes englobaient les microbes, mais pour succomber dans la lutte ; les microbes se développeraient dans le globule blanc, dont le rôle serait néfaste et non utile, il servirait seulement à disséminer l'infection. C'est encore vrai dans certains cas, mais Metchnikoff et ses élèves ont bien vu, dans la majorité des expériences, les leucocytes détruire les microbes ; 4° enfin, on a objecté à la théorie de la phagocytose que les phagocytes ne détruisaient que les microbes peu virulents ; elle s'attaque en effet plus spécialement à ceux-ci, mais le fait que certains microbes tuent le leucocyte, et deviennent un nouveau foyer d'infection, démontre la possibilité de la phagocytose des microbes virulents. En somme, la phagocytose, dans le sens actif que lui donne Metchnikoff, existe ; autrement dit, les microbes virulents, en pénétrant dans un organisme, sont exposés à être englobés et digérés par certaines cellules phago-cytaires.

L'*intensité* de la phagocytose est variable. Plus un animal est réfractaire, plus les phagocytes sont en état d'englober et de détruire les microbes. S'ils ne peuvent les tuer, ils les arrêtent au moins dans leur développement. Bouchard a observé le phénomène chez des lapins vaccinés avec le *Bacille pyocyanique*, Grüber, Metchnikoff avec le *Vibrion cholérique* chez des cobayes réfractaires, etc. Les spores elles-mêmes, qui restent vivantes pendant des mois dans les leucocytes, ne germent que si le globule périt (Trapeznikoff, expériences sur les grenouilles brusquement chauffées).

La phagocytose est d'autant plus *rapide* que l'animal est vacciné ; il y a beaucoup de leucocytes et peu de microbes dans les exsudats des vaccinés, le contraire a lieu dans ceux des animaux très sensibles. C'est ainsi que l'inoculation du *charbon* au cobaye sensible produit une leucocytose considérable, mais les leucocytes ne sortent pas des vaisseaux ; ils sortent au contraire chez le cobaye vacciné. Cela tient à une éducation spéciale des leucocytes, à une accoutumance de ces cellules aux poisons microbiens ; habitués à être repoussés par les toxines d'un microbe, les leucocytes arrivent petit à petit à transformer leur chimiotaxisme négatif en positif, à aller lutter contre le microbe ; l'état vaccinal est établi. La formule de Metchnikoff peut donc se résumer en une phrase : il y a un parallélisme constant entre la résistance de l'animal et l'activité des phagocytes.

7° **Mécanisme intime de la phagocytose**. — Les travaux de Metchnikoff et de ses élèves ont bien mis en relief l'analogie étroite qui existe entre la phagocytose chez l'homme et la digestion intracellulaire des invertébrés inférieurs. Cette digestion, nous l'avons vu (p. 1038), s'effectue au moyen de ferments diastasiques. La phagocytose s'opère-t-elle par le même mécanisme ?

A) ***Existence de diastases dans les phagocytes***. — La preuve en a été apportée par Metchnikoff et par Gengou.

Metchnikoff fait macérer dans l'eau salée des organes très riches en leucocytes mononucléaires (ganglions) et obtient des extraits de macrophages, qui ont sur les cellules étrangères (globules rouges d'oie par exemple) une action destructive analogue à celle qui se passait dans le phagocyte lui-même. Les extraits d'autres organes, cerveau, reins, testicules, ovaires, restèrent sans action.

Gengou prépare des extraits de microphages et de macrophages et les fait agir sur les bactéries. Seuls, les extraits de leucocytes polynucléaires (microphages) exercent une action destructive sur les bactéries.

Il y a donc dans les phagocytes des ferments digestifs dont l'action peut être observée aussi bien *in vitro* qu'*in vivo*. Ils seraient de nature diastasique et détruits à $+ 55^{\circ}$. Ils sont absolument comparables à l'amibo-diastase de Mouton, analogue aux trypsines.

Metchnikoff appelle ces ferments *cytases*, et appelle *macrocytase* celui des macrophages destiné à la digestion des éléments figurés volumineux, et *microcytase* celui des microphages digérant les microbes.

Ehrlich, Morgenroth, Neisser adoptent la manière de voir de Metchnikoff. Büchner soutient que ces deux ferments n'en font qu'un, assimilable à l'alexine qu'il a découverte dans les sérums.

B) ***Intervention d'une sensibilisatrice***. — Les cytases, analogues à la trypsine, ne pourraient agir que par l'intermédiaire d'une seconde substance, comparable à l'entérokynase, et qui a reçu divers noms : fixateur, ambocepteur, etc., mais qu'on appelle maintenant plus communément sensibilisatrice. Cette sensibilisatrice jouerait, vis-à-vis de la cellule ou du microbe, le rôle d'un mordant en teinture : elle rendrait cette cellule ou ce microbe *sensible* à l'action de la cytase. On trouvera plus loin (page 1051) l'exposé de la nature et du rôle de cette substance.

La preuve de l'existence dans les phagocytes d'une sensibilisatrice est très délicate. Metchnikoff s'appuie sur l'existence de cette substance dans les sérums pour conclure qu'elle provient de leucocytes, qu'elle se répand dans les humeurs après destruction de ceux-ci, et que, par conséquent, elle existait auparavant dans son intérieur. La démonstration n'est qu'indirecte ; on n'a pas encore apporté de preuve véritable, mais il est cependant probable qu'il existe une sensibilisatrice dans les leucocytes pour coopérer à la digestion phagocytaire.

8° **Rôle de la phagocytose**. — La phagocytose joue un double rôle : défense de l'organisme, production de l'immunité.

A) ***Défense de l'organisme***. — Lorsque des microbes infectieux pénètrent dans un organisme indemne, deux cas peuvent se présenter. Si le microbe est très virulent, il se répand et se multiplie très rapidement dans l'organisme qui succombe avant d'avoir pu mettre en jeu ses réactions défensives. Si sa virulence est moyenne ou faible, l'organisme réagit en donnant lieu au phénomène de l'*inflammation*. Or, la phago cytose joue un rôle des plus importants dans le processus inflammatoire.

D'après Metchnikoff, phagocytose et inflammation seraient tout un. Voici d'ailleurs sa théorie. Chez les êtres inférieurs, la forme la plus simple de la réaction défensive du tissu vivant est l'action digestive ou phagocytaire du protoplasma des cellules mésodermiques sur l'agent nocif venu de l'extérieur. Dans ce cas, il ne peut évidemment y avoir ni tuméfaction, ni rougeur, ni chaleur, phénomènes caractéristiques de l'inflammation chez les vertébrés à sang chaud. Mais chez ces derniers, par suite de la complication des tissus et de la dévolution presque exclusive du pouvoir phagocytaire aux cellules mobiles, aux leucocytes, on assiste à l'apparition de phénomènes nerveux, vasculaires, diapédétiques se traduisant par les symptômes cités et qui ne sont en somme que l'accessoire de la phagocytose. La phagocytose reste le phénomène essentiel du processus inflammatoire. Cette théorie est trop exclusive.

Comme l'un de nous l'a déjà fait remarquer, la théorie primitive de la phagocytose n'a pu suffire à l'explication de l'inflammation, car elle ne visait que l'englobement des particules solides (microbes) par les leucocytes, alors qu'il a été établi par S. Arloing, Bouchard, Charrin, Gley, etc., que ce sont les toxines, les produits solubles, qui produisent surtout l'inflammation. Depuis lors, l'auteur de la théorie phagocytaire a étendu le rôle des phagocytes à la défense contre les toxines. Mais, surtout, pour l'inflammation, il faut des phénomènes vasculaires, vaso-moteurs, qui précèdent, préparent l'action des leucocytes, et celle des autres cellules participant à l'inflammation. Il faut une série de phénomènes (vasodilatation, congestion, diapédèse, exsudation) qui, joints aux réactions leucocytaires et cellulaires diverses, constituent ce qu'on appelle l'inflammation.

La phagocytose n'en reste pas moins un des éléments importants de l'inflammation.

B) *Rôle de la phagocytose dans l'immunité.* — Nous avons vu qu'il existait une relation entre la rapidité et l'intensité de la phagocytose et l'état d'immunité des animaux. L'immunité est-elle fonction de la phagocytose? Vers 1883-1884, Metchnikoff, en exposant sa théorie phagocytaire, l'affirma. L'immunité aurait été due à l'exaltation de la puissance phagocytaire, à « l'éducation phagocytaire ». Dans l'immunité acquise, par une maladie ou par des injections répétées chez l'animal du microbe infectant, les phagocytes auraient acquis plus de sensibilité et plus d'activité pour lutter contre ces éléments spécifiques, et notamment leurs diastases se seraient développées dans un sens spécifique.

En réalité, il semble bien que l'activité plus grande de la phagocytose dans l'immunité soit surtout due à une stimulation générale de l'organisme qui, d'ailleurs, peut être d'ordre banal.

Mais, Metchnikoff lui-même est revenu de son exclusivisme, et nous verrons que les phagocytes ne sont pas seuls à lutter contre les microbes envahisseurs. Les liquides organiques, le sérum sanguin en particulier, réagissent à l'infection par la production de substances bactéricides, antitoxiques, etc., dont Büchner, Bouchard, Pfeiffer, Bordet, Ehrlich, Morgenroth et de nombreux auteurs, à leur suite, ont montré l'existence et l'importance.

§ 2. — Pouvoir bactéricide des humeurs.

L'étude du pouvoir bactéricide des humeurs est une des plus importantes au point de vue de la défense de l'organisme.

1° **Définition.** — Que doit-on entendre par *pouvoir bactéricide*? Certains auteurs n'attribuent à cette expression qu'un sens limité : pouvoir de tuer les parasites. On doit la prendre dans une acception plus large. A la suite de Bouchard, de S. Arloing, nous entendrons par pouvoir bactéricide, la propriété non seulement de détruire les microbes, mais aussi d'entraver leurs fonctions de sécrétions, de motilité, de reproduction et leur pouvoir pathogène. Ainsi compris, le pouvoir bactéricide a une signification plus haute, une portée plus large et permet d'expliquer un certain nombre de phénomènes qui resteraient incompris.

2° **Pouvoir bactéricide naturel.** —. Les humeurs de l'organisme, le sérum sanguin en particulier, sont capables d'exercer, à leur état naturel, une action bactéricide notable. La première constatation en a été faite avec le bacille du charbon. Pasteur a vu que le sang du lapin, pourtant sensible à l'infection charbonneuse, est capable de détruire la bactéridie charbonneuse, alors que le sang de la poule, animal réfractaire, reste cependant sans action. Grohmann, Fodor, Flügge, etc., font avec le *Bacille du charbon* des constatations analogues. Büchner, le premier, emploie le sérum des animaux (lapin, cheval) et montre son pouvoir bactéricide vis-à-vis du *Bacille typhique* et du *Vibrion cholérique*. Behring, puis Metchnikoff et Roux étudient l'action du sérum du rat blanc sur la bactéridie charbonneuse *in vitro*; au bout de 7 heures, le micro-organisme est anéanti. Denys et Kaisin constatent, de même, l'action bactéricide du sérum sur le *Colibacille*, van de Velde sur le *Staphylocoque*.

Il n'existe pas de relation absolue et constante entre l'immunité naturelle d'un animal vis-à-vis d'une maladie et le pouvoir bactéricide des humeurs. L'expérience de Pasteur, citée plus haut, en a été la première démonstration. Behring et Nissen ont vu que le sérum de plusieurs espèces réfractaires au Pneumocoque n'est pas microbicide pour celui-ci. Behring, Metchnikoff et Roux ont, comme nous l'avons vu, montré l'action anticharbonneuse du sérum du rat blanc, alors que cet animal est réfractaire au charbon. Bien plus, les sérums normaux sont souvent d'excellents milieux de cultures pour les microbes : pour le *Pneumocoque* (Gilbert, Mosny, Besançon), pour le *Streptocoque* (Roger, Marmorek), pour le *Bacille de Löffler* (Nicolas).

3° Pouvoir bactéricide acquis. — Au cours des maladies infectieuses, dans l'immunité consécutive, pendant l'immunisation artificielle, le pouvoir bactéricide naturel s'accroît dans des proportions considérables. C'est surtout ce pouvoir bactéricide acquis qui joue un rôle important dans la défense de l'organisme.

Nuttal, le premier, observe que le sang défibriné d'un mouton réfractaire est plus bactéricide que celui d'un mouton sain. Charrin et Roger montrent que le sérum des lapins vaccinés contre le *Bacille pyocyanique* entrave la végétation, modifie les formes, supprime la fonction chromogène de ce microbe, alors que le sérum des lapins neufs est à peu près sans action. Roger, en 1890, constate que le sérum de lapins vaccinés contre le *Streptocoque* ne détruit pas plus de microbes que le sérum témoin, mais atténue leur virulence dans de fortes proportions. Denys et Leclef vont plus loin et affirment une véritable action destructive du sérum des lapins vaccinés sur le *Streptocoque*. J. Courmont a vu, de même, l'atténuation du *Staphylocoque* par le sérum du lapin vacciné, alors que la végétabilité ne paraît pas modifiée.

Pour la *diphtérie*, la question a été longtemps controversée, mais Nicolas a démontré, en 1896, que le sérum de cheval, immunisé contre la diphtérie, possède un pouvoir bactéricide très net, amenant une atténuation rapide de la virulence et une diminution de la végétabilité pouvant aller jusqu'à la mort du bacille.

L'action bactéricide des sérums des animaux vaccinés a été également constatée contre le *Vibrio Metchnikovi* (Behring et Nissen), contre le *Pneumocoque* (Roger), le *Bacterium Chauvœi*, le *Vibrion cholérique* (Pfeiffer, Metchnikoff, Bordet).

Vis-à-vis du *Bacille typhique*, le pouvoir bactéricide du sérum de l'homme ou des animaux immunisés a été constaté par Wright, Shiga, Harrisson, Pfeiffer et Kolle, Vincent, J. Courmont et A. Rochaix.

Dans les *infections à champignons*, on peut également mettre en évidence le pouvoir bactéricide des sérums vis-à-vis du champignon pathogène.

Gougerot et Laroche ont étudié les phénomènes de *sporotricholyse*.

Une première série d'expériences leur a montré qu'*in vitro* certains viscères d'hommes non mycosiques et d'animaux non sporotrichosiques (cerveau, foie...) semblent jouir de propriétés parasiticides (d'ailleurs inconstantes) sur les formes parasitaires du pus (formes mycéliennes courtes) et parfois sur les formes filamenteuses jeunes des cultures, mais non sur les spores.

Cette parasitolyse est un acte vital, puisque les mêmes tissus chauffés sont dépourvus de la propriété lytique. Cette propriété perdue ne peut être réactivée par l'addition de complément frais.

Une 2ᵉ série d'expériences reproduisit les mêmes essais, mais avec des tissus des sujets sporotrichosiques. Les tissus des animaux sporotrichosiques ont une activité lysante diminuée, si on les compare à l'activité des tissus du même animal sain. Les viscères des rats sporotrichosiques (espèce très sensible à la sporotrichose) sont bourrés de parasites et ne sont pas parasiticides, pas plus *in vitro* qu'*in vivo*. En effet, le mélange *in vitro* n'empêche pas la culture, et l'inoculation du même mélange à un animal neuf ne le protège pas contre l'infection.

Cette absence de propriétés lysantes dans les expériences *in vivo* et *in vitro* ne veut pas dire que l'action lytique des tissus est abolie, mais elle prouve qu'elle est nettement diminuée. C'est là une des raisons du développement et de la pullulation du champignon dans les tissus. Cette diminution de l'activité lysante est le témoin de la sensibilisation profonde de l'organisme, sensibilisation que les intra-dermo-réactions révèlent sur le tégument.

Ces expériences montrent un des éléments de la lutte de l'organisme sain contre le champignon, l'action des humeurs tissulaires : la propriété lysante cherche à s'opposer à la sensibilisation de l'organisme pendant la période d'infection.

En somme, on peut dire que le sérum des sujets immunisés contre une infection possède un pouvoir bactéricide, plus ou moins élevé contre l'agent de cette infection.

Ce pouvoir bactéricide est spécifique (voir plus loin).

4º **Pouvoir bactériolytique.** — La bactériolyse, ou granulisation des bactéries et anéantissement consécutif de ces éléments, n'est qu'une des faces du phénomène résultant de l'action bactéricide des humeurs.

Découvert, en 1895, par Pfeiffer, d'où le nom de *phénomène de Pfeiffer*, qu'on lui donne souvent, il a marqué une étape décisive dans l'étude des propriétés bactéricides des humeurs.

Rappelons en quoi consiste le phénomène de Pfeiffer : si on injecte une émulsion de *Vibrions cholériques* vivants dans le péritoine d'un cobaye vacciné contre le choléra, on voit ces vibrions immédiatement immobilisés, puis se *transformer en granules* et finalement disparaître, se dissoudre pour ainsi dire dans la sérosité péritonéale, sans aucune intervention des leucocytes.

Le phénomène peut être encore perçu, si, au lieu d'inoculer des vibrions à un cobaye vacciné, on injecte, dans le péritoine d'un cobaye neuf, à la fois des vibrions et du sérum d'un animal préalablement vacciné contre le *Vibrion cholérique* (choléra-sérum).

Cette action est spécifique, c'est-à-dire qu'elle ne se produit que vis-à-vis du bacille qui a servi à l'immunisation (voir p. 1052).

La bactériolyse peut s'observer non seulement *in vivo*, mais également *in vitro*. Bordet (1895), Grüber et Durham (1896) mélangent une émulsion de vibrions provenant de cultures sur gélose à une certaine dose (1/20ᵘ) de choléra-sérum. Ils assistent de même à la granulisation de ces microbes et à leur disparition. Avec le *Bacille typhique* ils ont obtenu le même résultat.

5° Mécanisme des actions bactéricide et bactériologique.
— On sait, depuis les mémorables travaux de Bordet, qu'il faut, pour observer une action bactéricide ou bactériolytique, le concours de deux substances : l'alexine ou complément et la sensibilisatrice ou fixateur. La propriété qui a permis à Bordet de les séparer et de montrer leur rôle différent est leur thermolabilité ; l'alexine est détruite à + 55 degrés, la sensibilisatrice à + 65 degrés. Il suffira donc de chauffer un sérum à + 55 degrés, pour obtenir la sensibilisatrice à l'exclusion de l'alexine.

A) *L'alexine ou complément* ([1]). — L'alexine, découverte par Büchner dans les sérums normaux, existe dans tous les sérums neufs ou vaccinés. C'est une substance normale des sérums.

Elle disparaît par le chauffage à + 55 degrés (Bordet), l'agitation à l'air (P. Courmont et Dufourt). Si l'on filtre le sérum sur une bougie de porcelaine, l'alexine est retenue et peut être reprise par l'eau physiologique. Elle agit dans le sérum en milieu alcalin.

De même, lorsqu'on précipite le sérum par l'alcool, la portion restée liquide est inactive, tandis que le précipité, repris par l'eau physiologique, confère à cette eau la propriété alexique. En général, l'alexine paraît précipitée en même temps que tous les albuminoïdes par les solutions alcalines saturées ou non et le sulfate de magnésie. Elle est détruite par les acides et les alcalis suffisamment concentrés et par les ferments protéolytiques (Ehrlich et Sachs).

Son action est nulle à 0 degré ; elle est maximum entre 35 et 40 degrés, enfin *in vitro* elle tend à disparaître d'elle-même, en quelques jours, du sérum.

1° *Apparition.* — Le sérum de l'animal nouveau-né contient une quantité notable d'alexine (Halban et Landsteiner, Sachs et Polano) ;

2° *Unité ou pluralité des alexines.* — N'y a-t-il qu'une seule alexine ou autant d'alexines différentes que de microbes différents ? Bordet et Gengou montrèrent que les microbes les plus variés peuvent absorber l'alexine nécessaire à la destruction d'un microbe quelconque. Pour ces auteurs, l'alexine est une.

Pour Metchnikoff, il y a deux alexines ou cytases (voir p. 1044) : la macrocytase qui provient du macrophage et agit sur les cellules et les globules sanguines et la microcytase qui tire son origine des polynucléaires et détient le pouvoir bactéricide.

Ehrlich et Morgenroth (1900-1901), Neisser (1900), Wechsberg (1901) en admettent plusieurs, chacune répondant à un microbe ou à une cellule donnée.

Actuellement, l'opinion qui a prévalu et à laquelle se rallient la plupart des auteurs est que l'alexine est unique. C'est une substance indifférente, qui a peu d'affinités par elle-même, et qui se combine à n'importe quel

---

([1]) Alexine (Büchner) ; complément (Ehrlich) ; cytase (Metchnikoff), sont des termes synonymes.

anticorps suivant le besoin des circonstances. La réaction de fixation du complément en est une preuve.

3° *Nature de l'alexine.* — Deux opinions principales sont en présence sur la nature de l'alexine. Pendant longtemps, on a pensé que l'alexine était de nature albuminoïde ; puis on a eu une tendance à la rapprocher des substances lipoïdes. Landsteiner, puis surtout Liebermann et Noguchi ont soutenu cette dernière opinion. Les travaux parus au sujet de la réaction de Wassermann (voir p. 1055) ont particulièrement contribué à mettre en relief le rôle des lipoïdes. Malgré cela, Bang et Forssmann, Deyke et Much, Kurt Meyer soutenaient toujours l'ancienne opinion de la nature albuminoïde de l'alexine.

Récemment, Friedmann et Herzfeld ont tranché la question. Ces auteurs ont montré que, malgré l'élimination complète des lipoïdes, le sérum conserve presque intégralement sa richesse en alexine ; l'alexine n'est donc pas de constitution lipoïde, elle est de nature albuminoïde.

L'alexine peut se décomposer en deux parties. Si l'on soumet, en effet, comme Ferrata, du sérum de cobaye à la dialyse dans de l'eau, on obtient un précipité de globuline. Après séparation de ce précipité, le sérum est incapable d'activer un anticorps, et, d'autre part, le précipité ne le peut pas davantage de son côté. Par contre, la réunion du sérum et du précipité peut, après adjonction de sel, permettre la réactivation. Donc le complément est formé d'une substance qui est une globuline, et d'une autre qui est une albumine du sérum.

Brand a appelé la partie qui précipite : « Mittelstück » ou « chaînon moyen » du complément, et la partie dissoute : « Endstück » ou « chaînon terminal », à cause de l'ordre dans lequel ces deux éléments se fixent sur les globules ou les microbes sensibilisés.

O. Gengou a constaté que le chaînon moyen est fixé en totalité ; quant au chaînon terminal, une partie est fixée et l'autre reste libre dans le liquide. Le « Mittelstück » et l' « Endstück » fonctionnent comme s'ils existaient séparément dans le sérum et non pas comme s'ils existaient unis pour former une seule substance.

Sachs et Altmann ont essayé d'obtenir la séparation de ces deux éléments au moyen de l'acide chlorhydrique, Lifmann et Cohn, au moyen de l'acide carbonique. Il résulte de leurs travaux, et de ceux de Hecker, Frœnkel, etc., que cette séparation est difficile à obtenir.

Stéfan Mutermilch (1911) a utilisé la dialyse du sérum de cobaye au moyen de sacs de collodion. Il est arrivé aux conclusions suivantes : 1° l'inactivation du sérum par le chauffage a pour effet la stabilisation des globulines au point de vue de leur précipitabilité par la dialyse. En effet, au lieu de précipiter au bout d'une demi-heure, comme cela se voit, avec les sérums frais, les globulines dans un sérum chauffé à $+ 56°$ ne commencent à précipiter que vers le huitième ou le dixième jour ; 2° l'inactivation des sérums par le chauffage ne détermine pas la destruction de l'alexine car : a) les globulines des sérums inactivés forment avec les chaînons terminaux des sérums frais, une alexine active ; b) les parties superficielles des sérums inactivés forment souvent une alexine active avec les chaînons intermédiaires des sérums frais ; c) on arrive parfois à transformer un sérum inactivé, en sérum actif, en mélangeant le précipité avec la partie superficielle du sérum chauffé, soumis à la dialyse.

Ces résultats nous montrent donc que l'alexine n'est pas détruite comme on le croyait par le chauffage à + 55°, + 57°, mais profondément modifiée.

4° *Origine de l'alexine.* — Jusqu'à ces derniers temps, deux théories étaient en présence : celle d'Ehrlich et celle de Metchnikoff.

Pour Ehrlich, toutes les cellules de l'organisme peuvent sécréter des alexines, car on se rappelle que cet auteur admet leur pluralité. Les alexines tiennent leur variété même de leur origine multiple, chaque cellule différenciée se défend à sa façon en produisant une alexine à elle. Ces alexines circulent dans le plasma sanguin dont elles constituent le principe de défense. Addis a rapporté récemment des résultats expérimentaux importants, confirmant cette manière de voir.

A cette théorie humorale, Metchnikoff en oppose une autre, basée sur la phagocytose. Les cytases (macro et microcytase) sont de provenance uniquement leucocytaire. Lorsque les conditions normales de vie sont modifiées, lorsqu'il y a destruction leucocytaire, pendant la coagulation, par exemple, les alexines passent en liberté dans le sang.

Cette théorie est soutenue par Metchnikoff, Salembeni, Cantacuzène, Levaditi, etc. Mais Korschun et Morgenroth, Lambotte et Stiénon, Sawtschenko et Bednikoff, Dőmeny n'ont pas constaté de pouvoir bactéricide ou hémolytique avec des extraits leucocytaires. Bien mieux, Donath et Landsteiner leur attribuent un rôle empêchant.

De plus, l'alexine existe aussi bien dans le plasma que dans le sérum (Hewlett, Faloise, Weinberg, Aynaud). On l'a mise en évidence dans la lymphe (Bertelli), dans les liquides d'exsudats, etc. Ginéa a constaté son absence dans le liquide céphalo-rachidien et Okhubo dans le liquide amniotique. Pour Morro, il y en aurait dans le lait. Il n'y a pas de relation entre le nombre de leucocytes et notamment de polynucléaires et la teneur du sang en complément (Faloise et Dubois).

En 1908, Nolf a émis l'opinion que le complément est directement émis par le foie. Si, en effet, on extirpe cet organe chez le lapin, le complément disparaît rapidement du sérum (Nolf a démontré que le traumatisme n'intervient pas). Weinberg a, de son côté, montré que chez des malades atteints de lésions graves du foie, on assiste à la disparition complète ou à une très forte diminution de l'alexine.

En somme, la question de l'origine de l'alexine est toujours en suspens.

B) *La sensibilisatrice ou fixateur* ([1]). — La sensibilisatrice est une substance spécifique. Ses caractères physiques sont les suivants : elle résiste à la température de + 58° alors que l'alexine disparaît à cette

---

([1]) Synonymes : Fixateur et phylocytase (Metchnikoff); préparateur (Grüber); immunisine (Büchner); desmon (London) ; ambocepteur (Levaditi); zwischenkörper (Ehrlich).

température ; elle s'altère aux environs de + 65°. Dissoute dans le plasma, elle persiste, pour ainsi dire, indéfiniment dans le sérum stérile. La sensibilisatrice précipite par l'alcool.

1° *Propriétés*. — Mais la sensibilisatrice possède deux propriétés essentielles :

1° La *spécificité*, d'où résulte son activité élective. Elle n'agit que sur les espèces microbiennes ou cellulaires déterminées, contre lesquelles le sérum est bactéricide ou cytolytique. C'est donc grâce à la sensibilisatrice que les sérums ont une action spécifique, puisque nous avons vu que l'alexine a une action indifférente.

La sensibilisatrice se fixe sur les éléments sensibles d'une manière définitive. Si l'on ajoute, par exemple, une sensibilisatrice aux microbes ou aux cellules (globules rouges) qui ont servi à la créer, il y a fixation telle que des lavages consécutifs ne sauraient l'entraîner ;

2° La seconde propriété essentielle de la sensibilisatrice est la *facilité de sa fixation* sur les éléments sensibles. Elle se fixe sur eux dans des conditions multiples où l'alexine ne peut les pénétrer ; elle est absorbée à 0° dans les milieux sucrés isotoniques, dans les solutions salines hypertoniques.

Dans certains cas, les éléments peuvent absorber plus de cent fois la quantité de sensibilisatrice suffisant strictement à la bactériolyse totale.

2° *Constitution*. — La sensibilisatrice bactériolytique ou bactériolysine ne constitue pas un corps simple. D'ingénieuses expériences ont démontré qu'elle est formée d'éléments principaux et d'éléments accessoires qui correspondraient, si l'on admet la théorie d'Ehrlich, aux récepteurs principaux et accessoires des cellules. Si donc la substance des bactéries n'est pas un corps simple, tant au point de vue chimique que fonctionnel, on peut en dire autant des anticorps dont elle provoque la production. En outre, une même bactérie ne produira pas toujours chez des animaux d'espèce différente des anticorps absolument homologues. En réalité, toutes ces questions sont très compliquées et restent encore entourées d'obscurités.

3° *Production des bactériolysines*. — On peut obtenir facilement des bactériolysines en soumettant les animaux à une immunisation systématique par l'incorporation de corps bactériens. La production de l'anticorps n'est pas due ici à l'action d'une toxine sécrétée, mais à celle du corps même des bactéries. On peut employer indifféremment des cultures vivantes ou tuées. Toutefois, si l'on veut accumuler rapidement dans le sang de l'animal une grande quantité de bactériolysines, il faut se servir de cultures vivantes que l'on injecte sous la peau ou dans le péritoine, plutôt que dans les veines.

Au cours des maladies infectieuses, il se produit des bactériolysines dans les humeurs, en particulier dans le sérum. On les a mises en évidence dans la plupart des infections (choléra, fièvre typhoïde, charbon, etc).

4° *Apparition des bactériolysines dans les humeurs*. — Expérimentalelement, lorsqu'on injecte à un animal des bactéries, celles de la fièvre typhoïde ou du choléra, par exemple, les bactériolysines n'apparaissent pas dans le sang, immédiatement après l'injection. Mais leur production est assez rapide et on peut en déceler dans la rate au bout de 24 heures. Dans le sang, on ne peut guère en mettre en évidence que vers le cinquième, le dixième et même le quatorzième jour. Elles disparaissent ensuite dans un laps de temps plus ou moins long.

5° *Origine des bactériolysines.* — Des divergences profondes existent entre les auteurs sur la question de l'origine des bactériolysines,

Pour Metchnikoff, ces sensibilisatrices proviendraient des globules blancs. Elles seraient normalement entretenues dans le corps des leucocytes vivants et serviraient à la digestion phagocytaire. Le sérum ne contiendrait pas ces substances à l'état normal, et ce ne serait qu'après la mort des leucocytes, par leucolyse, que ces ferments diffuseraient dans le sérum. En tout cas, si ces substances diffusent du leucocyte vivant, ce ne serait qu'en très minime quantité.

Au contraire, pour la plupart des auteurs, Bouchard, Charrin, Büchner, Ehrlich et leurs élèves, les sensibilisatrices seraient mises continuellement en liberté par les leucocytes, de sorte qu'elles existeraient à l'état libre dans le plasma vivant. Pour Ehrlich même, non seulement les leucocytes, mais chaque cellule produirait la sensibilisatrice spécifique, nécessaire à sa défense contre les agents infectieux.

En somme, pour les partisans de la théorie phagocytaire, les sensibilisatrices ne seraient mises en liberté dans le plasma qu'au moment de la destruction des leucocytes. Pour les partisans de la théorie humorale, il y aurait sécrétion continuelle des sensibilisatrices par les globules blancs. Cette question sera reprise en détail dans le chapitre de l'immunité.

6° *Existe-il des bactériolysines naturelles ?* — L'étude des sensibilisatrices a surtout été faite avec le sérum des animaux immunisés. Dans l'immunité naturelle, y a-t-il des sensibilisatrices analogues? Bordet et Gengou ne les ont pas rencontrées chez les animaux naturellement réfractaires, mais Malvoz a trouvé chez le chien réfractaire au charbon une substance diastasique se comportant comme une sensibilisatrice spécifique.

7° *Recherche des bactériolysines dans le sérum et les liquides organiques.* — Cette recherche s'effectue au moyen de la méthode de Bordet et Gengou ou méthode de *déviation du complément* ou mienx encore de *fixation du complément* ([1]). Le principe de cette méthode repose sur le fait, découvert par Bordet et Gengou, que beaucoup de sérums spécifiques deviennent capables de fixer le complément, lorsqu'ils sont additionnés de l'antigène ([2]) homologue.

Comme nous l'avons vu, lorsqu'on prépare un animal, en lui faisant une série d'injections intrapéritonéales, sous-cutanées ou intra-veineuses, de globules rouges d'espèce étrangère, le sérum de cet animal acquiert

---

([1]) BORDET et GENGOU, Sur l'existence des substances sensibilisatrices dans la plupart des sérums antimicrobiens. *Annales de l'Institut Pasteur*, t. XV, 1901, p. 289.

([2]) On donne le nom d'*antigène* à toute substance (bactéries, extraits bactériens, etc.), susceptible de provoquer la production d'anticorps spécifiques.

des propriétés hémolytiques : à l'égard des globules rouges de cette espèce, un lapin, par exemple, préparé par des globules de mouton, devient hémolytique anti-mouton. Ce pouvoir hémolytique est dû, comme on sait, à l'action du complément, unie à celle de l'ambocepteur spécifique.

Le sérum du lapin préparé, chauffé pendant une demi-heure à 56°, ne renferme plus de complément, mais seulement l'ambocepteur. Il a été *inactivé* par le chauffage. Si on ajoute à ce sérum inactivé du sérum neuf de cobaye, c'est-à-dire du complément, il est *réactivé*, c'est-à-dire de nouveau capable d'hémolyser les globules de mouton.

Le mélange : complément, ambocepteur et globules rouges correspondants, porte le nom de *système hémolytique.*

Si maintenant on met en contact les globules rouges de mouton avec du sérum hémolytique inactivé pendant plusieurs heures et qu'on lave ensuite les globules à plusieurs reprises avec de l'eau physiologique, ces globules ont fixé l'ambocepteur. En effet, ajouté à du sérum neuf, l'hémolyse se produit ; on dit que les globules ont été *sensibilisés* à l'action du sérum neuf. Ce même sérum a été dépouillé de son complément par les globules sensibilisés. En effet, mis de nouveau en contact avec d'autres globules sensibilisés, l'hémolyse ne se produit plus. Le complément s'est *fixé* sur les premiers globules par l'intermédiaire de l'ambocepteur.

De même, lorsqu'on met en présence un antigène, un anticorps correspondant et un complément, ce complément est fixé sur l'antigène par l'intermédiaire de l'anticorps. Ce mélange antigène et anticorps absorbe ou *dévie* le complément. En effet, si l'on ajoute du sérum hémolytique de lapin inactivé et des globules de mouton, il ne se produit plus d'hémolyse.

Tel est le phénomène, décrit par Bordet et Gengou. Prenons un exemple : si l'on fait agir un mélange de culture de vibrion cholérique et de sérum inactivé d'un cholérique sur du sérum de cobaye frais, le complément de ce sérum de cobaye est fixé. Ajoutons au mélange du sérum hémolytique de lapin anti-mouton inactivé et des globules rouges de mouton, il ne se produit aucune hémolyse, le complément étant fixé par le premier mélange et l'ambocepteur étant incapable à lui seul de déterminer l'hémolyse. Il y a eu bactériolyse du vibrion cholérique et non hémolyse des globules.

Si, dans la même expérience, nous remplaçons le sérum d'un cholérique par un sérum non spécifique, c'est-à-dire ne renfermant pas d'embocepteur, l'addition du sérum hémolytique et de globules sera suivie d'hémolyse, car le complément n'aura pas été fixé préalablement.

En somme, le principe de la méthode est le suivant : un mélange d'antigène et d'anticorps correspondant absorbe le complément du sérum frais qui lui est ajouté et par suite l'empêche de produire l'hémolyse dans un autre mélange de globules rouges et de sérum hémolytique correspondant.

La *réaction de Bordet-Gengou* peut se résumer dans la formule suivante :

$$\left(\begin{array}{c}\text{Sérum spécifique} \\ \text{inactivé à} + 55^\circ\end{array} + \begin{array}{c}\text{antigène} \\ \text{microbien}\end{array}\right) + \text{complément} + \left(\begin{array}{c}\text{sérum hémolytique} \\ \text{et hématies}\end{array}\right) = 0.$$

$$\leftarrow\!\!-\!\!\text{\textbf{\guilsinglleft}}$$

$$\left(\begin{array}{c}\text{Sérum non spécifique} \\ \text{inactivé à} + 55^\circ\end{array} + \begin{array}{c}\text{antigène} \\ \text{microbien}\end{array}\right) + \text{complément} + \left(\begin{array}{c}\text{sérum hémolytique} \\ \text{et hématies}\end{array}\right) = \text{hémolyse.}$$

Ce phénomène a des degrés : lorsque le complément est totalement fixé, il ne se produit aucune hémolyse. Si le complément n'est fixé qu'en partie, il se produit une hémolyse partielle. Dans l'exemple précédent, nous avons inactivé le sérum, provenant d'un cholérique pour détruire le complément qu'il renfermait, car il y aurait eu un excès de cette dernière substance (complément du sérum de cholérique et complément du sérum neuf de cobaye) et il y aurait eu hémolyse partielle, qui aurait faussé le résultat de l'expérience.

La recherche du pouvoir bactériolytique et bactéricide d'un sérum ne s'effectue ordinairement pas par cette méthode. Elle ne permet pas, en effet, de mesurer le degré du pouvoir bactéricide, l'appréciation du degré d'hémolyse étant difficile et l'opération très délicate. Aussi se sert-on de méthodes indiquées plus loin.

Mais, la déviation du complément a reçu de nombreuses applications au diagnostic. Elle permet de mettre en évidence la présence d'anticorps spécifiques, par conséquent d'affirmer l'existence d'une infection spécifique.

C'est surtout à propos du diagnostic de la syphilis qu'elle s'est vulgarisée sous le nom de *réaction de Wassermann*, encore qu'il ne s'agisse peut-être, dans ce cas particulier, que d'une réaction de lipoïdes. Elle peut être utilisée pour la fièvre typhoïde (Widal et Le Sourd), la tuberculose (Bezançon et de Serbonnes), la lèpre (Eitner-Levaditi et Yamanouchi), la dysenterie (Dopter), la coqueluche (Bordet en Gengou), la scarlatine (K. et J. Kœssler), la fièvre de Malte (Sicre et Pulvirenti), la sporotrichose (Widal, Abrami, Joltrain et Weill), le mycosis fongoïde (Gaucher, Brin et Joltrain), etc.

On peut mettre en évidence des sensibilisatrices lysiques non seulement dans le sérum des individus infectés, mais dans un certain nombre de leurs sécrétions ou excrétions. Karwacki et Geslas Otto ont obtenu une réaction positive avec des crachats tuberculeux, Karwacki avec le pus des tuberculoses chirurgicales, Livierato et Crossonini avec des exsudats tuberculeux, etc.

8° *Action de l'alexine et de la sensibilisatrice.* — Nous connaissons les deux substances dont la coopération est nécessaire dans le phénomène de la bactériolyse. Comment vont-elles agir?

La sensibilisatrice spécifique entre la première en scène. Elle va se fixer sur les bacilles pour les modifier et les rendre sensibles à l'action de l'alexine. Ce n'est qu'après cette première phase de fixation de la sensibilisatrice sur la bactérie qu'intervient l'alexine qui produit la bactériolyse.

On démontre la fixation de la sensibilisatrice de la façon suivante : on chauffe à + 55° un sérum bactéricide spécifique, contenant par conséquent les deux substances : alexine et sensibilisatrice. Ce chauffage détruit l'alexine et respecte la sensibilisatrice qui ne disparaît qu'à + 65°. Le sérum inactivé, si on ajoute des bacilles à ce sérum chauffé, on n'observe aucune réaction apparente. Mais, si l'on centrifuge, recueille et lave ces bacilles, de façon à les débarrasser complètement de toute trace de sérum, on voit qu'ils ont fixé la sensibilisatrice. En effet, le sérum, séparé des bacilles, ne peut plus être réactivé par l'addition d'alexine (sérum neuf); il ne contient plus de sensibilisatrice. D'autre part, les bacilles lavés, ajoutés à du sérum neuf, c'est-à-dire contenant exclusivement de l'alexine, sont détruits comme dans le mélange primitif des deux substances; ils avaient donc gardé la sensibilisatrice.

On a soutenu tout d'abord que cette fixation revêtait les caractères d'un phénomène chimique, mais, ainsi que Bordet l'a noté le premier, il ne s'agit pas d'une combinaison d'ordre chimique. En effet, selon que l'on ajoute l'anticorps à l'antigène en une ou plusieurs fois, on obtient des résultats (équilibres) différents (Bordet, Danysz, von Dungern, etc.). En second lieu, les phénomènes, engendrés par l'interaction des anticorps et des antigènes, ne manifestent qu'une réversibilité transitoire et de durée ordinairement brève. Enfin, les constantes d'équilibre des mélanges « anticorps + antigène » varient avec divers facteurs, et notamment avec le temps (Nicolle et Pozerski).

Il s'agit donc de phénomènes analogues à ceux que l'on observe, lors des interactions des colloïdes, phénomènes auxquels on ne saurait appliquer les lois établies pour les systèmes homogènes (Nernst). Ainsi s'explique, entre autres résultats expérimentaux bien connus, l'existence d'un *optimum*, observé dans toutes les actions d'anticorps.

6° Détermination du pouvoir bactéricide d'un sérum. — Deux méthodes sont en présence : l'expérimentation sur l'animal (Pfeiffer), l'expérience *in vitro* (Ehrlich). La seconde méthode est d'une exécution beaucoup plus compliquée et demande une grande habileté opératoire.

A) L'*expérimentation sur l'animal* n'est que la reproduction de l'expérience de Pfeiffer. Supposons que nous voulions déterminer le titre d'un sérum anticholérique. On commence par préparer des dilutions du sérum à examiner, comme on le fait pour l'agglutination. On prend quelques-unes de ces dilutions, et l'on délaye dans 1 centimètre cube de chacune d'elles une anse (2 milligr.) d'une culture sur gélose de vibrion cholérique authentique. Puis, on injecte ces mélanges de sérum et de bactéries dans la cavité péritonéale de cobayes. On prépare en même temps deux animaux-témoins : le premier reçoit une anse de culture mélangée à 1 centimètre cube d'une dilution à 1/200° de sérum normal, tandis que l'on injecte au second la même quantité de culture, diluée dans du bouillon, pour s'assurer que cette culture est bien virulente pour le cobaye.

On examine au bout d'un certain temps, en goutte suspendue, le liquide retiré de la cavité péritonéale des animaux au moyen d'une pipette capillaire. Si le sérum est bactéricide, on constate, au bout de vingt minutes, et au plus tard, au bout d'une heure, la transformation des bactéries en granules et leur dissolution, tandis que l'on doit trouver, chez les animaux témoins, des vibrions en grand nombre, mobiles et non altérés. Si, même, le sérum possède des propriétés bactériolytiques suffisantes, les premiers animaux resteront en vie, tandis que les animaux témoins mourront dans les vingt-quatre heures.

B) *Détermination in vitro.* — Prenons, comme exemple, un sérum antityphique. Voici la technique que nous avons suivie dans nos recherches sur la vaccination antityphique par voie intestinale[1]. Nous plaçons dans une série de tubes stérilisés, des quantités égales de suspension de *Bacilles d'Eberth* (1/2 c. c.) et de sérum neuf frais (1/2 c. c.), c'est-à-dire contenant du complément, puis des quantités décroissantes du sérum à examiner (1 c. c. de sérum spécifique à 1 pour 10, 1 pour 20, 1 pour 50, 1 pour 100, etc.), en ayant soin que chaque tube contienne la même quantité de liquide, soit 2 centimètres cubes. Nous mélangeons soigneusement, et nous portons les tubes à l'étuve à $+37^{\circ}$, où nous les laissons pendant trois heures. Au bout de ce laps de temps, nous les retirons et ensemençons leur contenu sur des plaques de gélose, en procédant de la façon suivante : le contenu de chaque tube est versé dans un autre tube renfermant de la gélose liquide à $+45^{\circ}$ environ ; le mélange est agité et versé ensuite dans une boîte de Petri. On étale le tout en une couche d'épaisseur uniforme, en balançant doucement la boîte. Après solidification, on porte à l'étuve et l'on compte, au bout de quinze à dix-huit heures, le nombre des colonies. On arrive ainsi à reconnaître l'intensité de l'action bactéricide du sérum, en recherchant, par comparaison avec des plaques de contrôle, quelles sont les dilutions qui présentent une diminution notable du nombre des germes ou même leur disparition complète.

7° Importance de la proportion en sensibilisatrice du sérum dans l'action bactéricide. — Nous avons signalé plus haut l'existence d'un *optimum* dans le pouvoir bactéricide d'un sérum. Un excès de sensibilisatrices bactériolytiques peut, en effet, exercer une action empêchante sur la dissolution des bactéries. Neisser et Wechsberg ont étudié ce phénomène. Ils ont montré que, dans la détermination du titre d'un sérum bactéricide *in vitro*, lorsqu'on ajoute, à une dose constante de complément et de bactéries, des doses décroissantes de ce sérum, on constate que la dissolution des bactéries ne se produit pas dans les tubes qui renferment les plus fortes quantités de sérum, c'est-à-

---

[1] J. Courmont et A. Rochaix. Immunisation contre l'infection éberthienne expérimentale, par voie intestinale, chez le lapin. *Journal de Physiologie et de Pathologie générale*, t. XIII, 1911, p. 942. — *Ibid.* Immunisation antityphique de l'homme par voie intestinale (modifications spécifiques du sérum). *Id.* t. XIV, 1912, p. 349.

dire de sensibilisatrices, alors qu'elle apparaît régulièrement dans ceux qui en renferment des quantités beaucoup plus faibles. Neisser et Wechsberg expliquent ce phénomène de la façon suivante : les sensibilisatrices en trop grande abondance ne peuvent être absorbées qu'en partie, et l'excès qui persiste dans le liquide s'empare de l'alexine, en raison de sa grande affinité pour elle. L'alexine ainsi absorbée par les sensibilisatrices libres ne peut plus exercer son action sur les bactéries, fixées par les autres sensibilisatrices. Il se produirait, en somme, une véritable déviation du complément par les sensibilisatrices en excès.

Des recherches récentes ont montré que les sensibilisatrices non combinées peuvent exercer une action empêchante. Il semble résulter aussi de certaines observations, que la déviation du complément peut se produire dans l'organisme. Ces résultats paraissent donc corroborer l'explication de Neisser et Wechsberg. Cependant, tous les auteurs ne l'admettent pas. Gay, Pfeiffer, etc., ne croient pas qu'il s'agisse d'une fixation du complément par un excès de sensibilisatrices libres qui ont persisté dans le liquide, sans pouvoir satisfaire leur affinité pour les bactéries. Ils admettent, d'après leurs expériences, que la fixation du complément est opérée par un précipité sensibilisé.

Quoi qu'il en soit de l'explication du phénomène, il faut retenir qu'il existe un *optimum* dans l'action bactéricide.

IV. — CAUSES QUI FAVORISENT L'INFECTION

Nous avons vu comment les microbes ou les champignons peuvent pénétrer dans l'organisme. Nous avons vu quels sont, en première et seconde ligne, les moyens de défense de l'organisme. Il faut maintenant examiner les causes qui peuvent paralyser ces moyens de défense, les *causes favorisantes*. Ce chapitre serait long, s'il n'avait été déjà en partie traité dans le *Tome I*er. Nous serons donc assez bref.

Posons d'abord un principe. Si on excepte quelques agents à virulence considérable et assez fixe, tels que ceux de la syphilis, de la variole, de la rougeole, etc., si on excepte les inoculations traumatiques (complications des plaies, maladies inoculées par les insectes [peste, fièvre jaune], etc.), la plupart des infections rencontrent d'assez grandes difficultés à forcer la seconde ligne de défense, sinon la première, lorsque l'organisme est en santé parfaite, en équilibre physiologique. En un mot, l'organisme humain, véritablement bien portant, offre le plus souvent une assez grande résistance aux infections. Exemple : la tuberculose. L'homme normal est assez résistant au *Bacille de Koch*; le phtisique est en général un individu dont la résistance a fléchi à un moment donné.

L'importance des causes favorisantes est donc considérable, en pathologie générale.

1° **Manque d'hygiène générale.** — *Importance de l'air, de la lumière, de la propreté, de la nourriture, des exercices physiques.* La première des conditions pour résister aux infections, c'est d'avoir une excellente hygiène générale. Pour que l'équilibre de nos fonctions soit parfait, il est nécessaire que le corps humain soit placé dans des conditions normales d'existence et de développement.

A) Il faut de l'*air*, c'est-à-dire de l'*oxygène*. L'atmosphère qui nous entoure doit être très pure : riche en oxygène, pauvre en acide carbonique et en tous autres produits toxiques. Il est facile de comprendre, avec tout ce que nous savons sur les moyens de défense, combien l'intoxication d'une part, combien le manque d'oxygénation de l'autre, peut nuire à nos défenses, surtout à l'activité des phagocytes.

L'influence des *gaz délétères* a été bien démontrée expérimentalement par Roger. Des cobayes, inoculés avec une culture charbonneuse atténuée, respirant dans une atmosphère renfermant de l'oxyde de carbone et des produits de combustion de la paille, succombent tandis que les témoins survivent tous. Les expériences de Roger ont été confirmées par Alessi di Mattei et Kirchner.

La vie aux champs serait la meilleure. Pour les citadins : séjours aussi fréquents que possible à la campagne, appartement vaste et bien exposé, fenêtres suffisantes et fréquemment ouvertes pour lutter contre l'air confiné, espaces libres ménagés dans les villes, terrains de jeux pour les adolescents et pour les enfants, pratique des exercices physiques sinon des sports, hygiène des ateliers, des écoles, etc. En un mot : grand air, oxygène.

B) Il faut de la *lumière*. Là encore les explications sont à peine utiles. La lumière est bactéricide, elle assainit ce qui nous entoure ; elle est indispensable à la santé. On connaît l'état anémique des ouvriers et ouvrières travaillant la nuit ou dans des locaux non ensoleillés. Le soleil est un facteur de santé de premier ordre. Le vieux dicton : « Là où le soleil n'entre pas, le médecin entre souvent » est scrupuleusement exact.

Ces recommandations se confondent avec les précédentes : grand air et lumière vont de pair.

C) L'importance du *logement* est, de ce fait, capitale. Le terme « logement insalubre » est passé dans les mœurs, de même celui de « maison hygiénique ». Les statistiques, à défaut d'autres preuves, ont montré qu'il existe des maisons où l'on meurt. Cette mortalité propre à certains immeubles est entièrement due à la fréquence de l'infection. La graine s'y conserve, le terrain s'y anémie.

D) Il faut de la *propreté*. Le logement, le vêtement, la peau doivent être propres. C'est peut-être la plus grande loi prophylactique. La propreté entretient en bon état toute cette ligne de défense de première ligne, dont nous avons vu le grand rôle. Elle réduit au minimum la flore microbienne de notre peau et de nos cavités naturelles ; elle assure le fonctionnement de la peau au triple point de vue de sa résistance, de ses sécrétions et de sa respiration. Elle assure la destruction des microbes pathogènes qui nous assiègent. Un exemple suffirait. Weill a supprimé, à la Charité de Lyon, les affections suppurées de la peau des nourrissons, en enveloppant ceux-ci, après leur bain, dans des linges stérilisés, au lieu de se servir des serviettes ordinaires.

Le grand facteur de la propreté corporelle, c'est le *lavage de la peau* (*bain, lavage des mains*). Combien de maladies infectieuses ont pu être dénommées : les maladies des mains sales! mais, c'est là une question de mode de contagion et nous n'avons pas à nous en occuper ici.

Donc : de l'*eau*. Les villes ont besoin d'eau à profusion ; les bourgeois doivent avoir leur salle de bains ; les ouvriers doivent avoir à leur disposition des bains douches à bon marché. Revenons un peu aux habitudes romaines.

Si nous insistons sur ce point, c'est que nous sommes convaincus de la vérité de l'axiome suivant : *Il vaut mieux pour un peuple, au point de vue de la prophylaxie des maladies infectieuses, avoir une hygiène générale irréprochable, une propreté méticuleuse, que de négliger ces grandes lignes de l'hygiène en possédant tous les moyens scientifiques de prophylaxie et de désinfection.* Celui qui suivrait les lois de l'hygiène générale, sans mesures spéciales de prophylaxie, aurait une morbidité très inférieure à celle d'un peuple malpropre, mais doté de tous les services modernes d'hygiène publique. Là est le secret de la faible mortalité des Anglo-Saxons et des Scandinaves. Faisons, en France, une croisade en faveur de la propreté.

E) La *nourriture* sera saine, au double point de vue de la quantité et de la qualité. Notre organisme a besoin d'aliments rationnellement composés au point de vue chimique, rationnellement choisis suivant l'âge, le genre de vie. Les aliments ne seront nocifs ni par leur composition, ni par les agents pathogènes qu'ils peuvent contenir. L'alimentation a donc une importance considérable, à la fois sur notre santé générale et sur l'apport des germes. Nous ne pouvons développer ici ce point de vue. Qu'on relise notre chapitre sur les portes d'entrée et les défenses intestinales, qu'on réfléchisse au rôle important des apports nutritifs dans le bon fonctionnement de tous nos organes.

F) Les *exercices physiques* sont indispensables, si le sport intensif est parfois nuisible. La vie sédentaire est anormale. Encore un facteur de morbidité que nous signalons en deux mots, n'ayant pas la place de le développer.

G) *En résumé*, sera relativement réfractaire aux infections celui qui aura une existence normale : vie au grand air et au soleil, vie active, corps propre et bien nourri. Pour citer encore la *tuberculose*, n'est-elle pas la maladie des sédentaires mal logés, mal aérés, mal ensoleillés, mal nourris, malpropres? Quel exemple plus impressionnant de l'importance de tous les facteurs d'hygiène générale sur la résistance de l'organisme?

2° **Fatigue. Surmenage.** — Toute fatigue passagère, à plus forte raison la fatigue chronique, qui constitue le surmenage, diminue la résistance aux infections, les moyens de défense étant en partie paralysés.

Les exemples cliniques abondent. Les militaires, pendant les grandes manœuvres ou pendant une campagne guerrière, sont très sujets à contracter la fièvre typhoïde. On a depuis longtemps remarqué que, pour des troupes, consommant la même eau de boisson, les unités surmenées sont décimées par la fièvre typhoïde, tandis que les unités fraîches restent presque indemnes (Kelsch). Le surmenage a fait fléchir les moyens de défense. Les jeunes gens qui préparent les concours sont enclins aux infections. Le fait est encore plus frappant pour la tuberculose. On sait que les lésions tuberculeuses latentes, c'est-à-dire bien combattues, se tranforment en lésions évolutives chez les jeunes soldats (soldats de première année), chez les ouvriers et ouvrières surmenés, etc.

Expérimentalement, Charrin et Roger sont arrivés à des conclusions intéressantes. Ils ont enfermé des rats dans un cylindre à diamètre vertical, faisant 12 tours à la minute. Pour rester en place, les rats étaient contraints de marcher en sens inverse ; ils faisaient 2260 mètres à l'heure. Cette course durait trois jours. Des rats témoins restaient immobiles dans leur cage. Or, les rats surmenés ont succombé à l'inoculation de bacilles charbonneux, incapables de tuer les témoins. Il en fut de même avec le bacille du charbon symptomatique. Voilà donc des animaux, presque réfractaires à ces deux virus, qui s'infectent et meurent s'ils sont surmenés.

Comment expliquer l'action du surmenage? Il est probable que tous les moyens de défense sont amoindris. On en a étudié quelques-uns. L'alcalinité des humeurs est diminuée (Cohnstein, Moscatelli, Colosanti); cette alcalinité est nécessaire à la résistance (Fodor). L'état bactéricide diminue aussi (Ceni). Le surmenage est suivi d'auto-intoxication; or (p. 1066), l'intoxication favorise l'infection.

3° **Professions**. — La profession a une grande influence sur l'aptitude aux infections, soit qu'elle expose spécialement l'individu à telle contamination, soit qu'elle diminue sa résistance. On pourrait, pour chaque maladie infectieuse, dresser la liste des professions les plus dangereuses. C'est la pathologie du travail.

4° **Troubles de l'alimentation**. — La privation d'aliments, la diminution de la dose nécessaire, à plus forte raison l'*inanition*, offrent de sérieux dangers. Le jeûne permet de donner le charbon aux pigeons et aux poules qui lui sont naturellement réfractaires (Canalis et Morpugo). C'est que le jeûne provoque des altérations des épithéliums sécréteurs (Statkevitch), donc des modifications des sécrétions ; le glycogène de la cellule hépatique diminue, etc. La phagocytose est moins active chez les animaux en état de jeûne (Canalis et Morpugo). La faim, la soif affaiblissent l'état bactéricide des humeurs (Feser, Alessi). Voilà pourquoi Bouchard a pu constater le passage des microbes dans le sang d'animaux privés de nourriture.

En médecine humaine, ces privations occasionnent ce qu'on appelle la *misère physiologique*, qu'on retrouve dans l'étiologie de nombreux cas d'infections.

La nature du régime influe aussi. L'abondance des aliments ternaires favorise la pullulation des germes et surtout des champignons dans l'intestin. Pendant la digestion, le passage des microbes dans le sang, à travers la muqueuse intestinale, est favorisé par l'alimentation riche en graisses (Desoubry, Porcher).

5° **Age.** — L'âge est à considérer quand on étudie la réceptivité aux infections et leurs localisations.

L'*enfance* est très exposée aux infections. Cela tient à plusieurs causes. D'abord, toutes les infections immunisantes, qu'on ne contracte qu'une fois (rougeole, scarlatine, etc.), sont naturellement des maladies de l'enfance, l'immunité n'ayant pas encore été acquise. En outre, l'intestin de l'enfant se laisse plus facilement pénétrer par les germes, les moyens de défense de première ligne sont moins actifs, les sécrétions étant elles-mêmes moins développées (bile, etc.). C'est la raison de la fréquence de la diarrhée infantile, si meurtrière. Par contre, le tout jeune enfant serait pour certains auteurs presque réfractaire (pendant quelques jours) à la vaccination, à la variole. C'est très controversé.

Certaines dermatoses (favus, tricophyties) sont spéciales à l'enfance. Les tricophyties guérissent spontanément à la puberté ; nous en avons expliqué la raison : chez l'adulte, le même champignon ne se localise que dans la barbe (sycosis).

Il existe des localisations spéciales à l'enfance, parce que certains organes, en voie de développement, très vascularisés, constituent un véritable appel à l'infection. Le meilleur exemple est celui de l'ostéomyélite aiguë juxta-épiphysaire. Le *Staphylocoque pyogène* (ou d'autres microbes) se localise sur le cartilage de conjugaison des os longs, au voisinage des articulations, c'est-à-dire sur la région en voie de croissance ; d'où la lésion juxta-épiphysaire. Expérimentalement, il suffit d'inoculer le *Staphylocoque* dans le sang du jeune lapin (2 mois environ) pour reproduire la lésion juxta-épiphysaire avec suppuration, décollement, séquestre, etc. (Rodet). On obtient des résultats analogues avec le *Streptocoque pyogène* (J. Courmont et Jaboulay).

Chez l'enfant, les infections, sauf celles du poumon (broncho-pneumonie) et de l'intestin (diarrhée infantile) sont, en général, peu graves, les organes (reins, cœur, foie) étant sains, en excellent fonctionnement ; l'organisme peut faire les frais de la maladie, jusqu'à la guérison.

L'*âge adulte* présente le maximum de tuberculeux en évolution. On sait que la tuberculose, fréquente pendant le premier âge, rare jusqu'à 15 ou 16 ans, recommence ses ravages de 15 à 35 ans ; ce sont presque toujours des tuberculoses latentes qui se développent, grâce à toutes les

causes déprimantes (travail, service militaire, grossesses, privations, etc.);
ce n'est pas, à proprement parler, un privilège de l'âge.

Le *vieillard* a aussi sa pathologie spéciale. Il subit les effets de toutes
les séquelles des maladies infectieuses antérieures (syphilis, tuberculose,
paludisme, etc.), de toutes les intoxications (alcoolisme, etc.) et présente
alors des néphrites, myocardites, aortites, arthrites, etc., lesquelles sont,
en réalité, des suites éloignées d'infections. Les maladies infectieuses
sont graves chez le vieillard, ses organes étant plus ou moins usés et ne
pouvant supporter la lutte anti-infectieuse.

Le *cancer* est une maladie de l'âge mûr, de 45 à 60 ans; il devient
ensuite plus rare.

Les expérimentateurs savent que l'âge de l'animal est important à
considérer. Le très jeune cobaye succombe à l'inoculation du vaccin
charbonneux, inoffensif pour les adultes (Pasteur); les jeunes chiens sont
plus sensibles au charbon que les vieux (Straus). On choisit de jeunes
lapins pour reproduire le choléra, etc. Le poussin résiste au choléra des
poules (Pasteur). Le jeune veau résiste au charbon symptomatique
(S. Arloing, Cornevin et Thomas).

Nous avons vu l'influence de l'âge sur la localisation (ostéomyélite).

6° **Sexe.** — L'influence du sexe n'est pas douteuse. Certaines portes
d'entrée sont spéciales à la femme (utérus, p. 1012, glandes mammaires,
p. 1014), mais, surtout, son état physiologique au moment des règles,
pendant la grossesse, joue un grand rôle : ces périodes correspondent
à une perturbation considérable dans la composition des humeurs
et dans l'activité cellulaire. L'influence sur la tuberculose est classique; combien de tuberculoses latentes évoluent à l'occasion d'une
grossesse !

Après l'accouchement, le terrain est particulièrement favorable aux
infections, notamment aux streptococcies (fièvre puerpérale.)

7° **Espèces et races.** — Les espèces animales ne sont pas toutes
aptes aux mêmes infections. Il est des maladies propres à l'homme et au
singe (syphilis, variole, etc.); d'autres sont spéciales à telle race animale;
d'autres communes à plusieurs espèces.

Dans une même espèce, les races ont souvent une réceptivité différente.
On se souvient des expériences de Chauveau sur l'immunité relative du
mouton algérien pour le charbon.

Si on considère la seule espèce humaine, presque toutes les maladies
infectieuses atteignent indistinctement toutes les races. Cependant, certaines de ces dernières sont plus prédisposées ou plus résistantes à telle
infection. La race blanche est plus sensible à la fièvre jaune, au paludisme; elle paraît moins sensible au choléra. On sait combien le nègre
prend avec facilité le tétanos et la tuberculose. La race anglo-saxonne
conserve à travers les âges son affinité pour la scarlatine et les formes
graves de cette maladie; la suette dite anglaise lui fut spéciale. Il est

vrai qu'il faut tenir compte de facteurs secondaires, tels que : hygiène différente, plus ou moins de prédilection des moustiques, etc.

Le plus remarquable exemple de sensibilité des virus aux milieux organiques est fourni par le cancer expérimental de la souris blanche. Lorsqu'on inocule en France une tumeur venue d'Allemagne ou d'Angleterre à des souris françaises, les insuccès sont nombreux (jusqu'à 90 pour 100); au bout de deux ou trois générations, la réussite est de 100 pour 100 ; si on renvoie alors une souris cancéreuse dans le pays primitif, on constate de nouveaux insuccès. Les souris sont de même race, mais autrement nourries, vivant dans des conditions un peu différentes. On juge par là des causes minimes qui peuvent influencer la réceptivité.

8° **Climats.** — On trouvera dans le *Tome I*er (p. 487 et suivantes) des notions suffisantes sur le rôle des climats et la distribution géographique des maladies infectieuses.

9° **Causes physiques.** — Les causes physiques ont une action considérable sur l'infection.

A) *Causes cosmiques.* — Il y a d'abord des causes générales, cosmiques, encore très mal connues, qui exercent une influence sur les maladies microbiennes ou à champignons. Les unes agissent directement sur le microbe ou le champignon et le rendent plus ou moins virulent, plus ou moins agressif ; d'autres font varier la résistance du terrain récepteur. C'est ainsi que s'explique l'ancien « génie épidémique ». A un moment donné, en hiver surtout, les pneumonies, les broncho-pneumonies, les pleurésies abondent, et cela simultanément sur toute la surface d'un territoire, ou même de l'Europe. Brusquement, sans que la contagion puisse être mise en cause, les microbes, hôtes naturels de nos cavités, forcent les barrières naturelles et engendrent les maladies. Consultez les registres d'un hôpital, interrogez les médecins praticiens ; il y a les périodes à pneumonie, les périodes à rhumatismes, etc. Nous sommes bien souvent dans l'impossibilité d'expliquer cet état épidémique.

Le fait n'en est pas moins certain ; sous l'influence de causes inconnues, communes à toute une région, les pneumocoques, par exemple, hôtes de milliers d'individus, habitant à des centaines de kilomètres les uns des autres, envahissent simultanément l'économie, créant des septicémies, avec telle ou telle localisation.

B) *Agents mécaniques.* — Le rôle des agents mécaniques est loin d'être négligeable.

Les chocs, les contusions affaiblissent la défense générale de l'organisme (choc traumatique) et ont d'autre part une influence considérable sur les localisations. A ce dernier point de vue, les exemples sont nombreux. Une chute, un choc, une lésion ouverte, peuvent être suivis d'une infection générale, le plus souvent d'origine buccale ou intestinale. Une contusion sur une articulation est assez fréquemment l'origine d'une tumeur blanche ; Max Schuller a reproduit ces faits expérimentalement.

Une dégénérescence tuberculeuse du testicule est parfois la conséquence d'un simple froissement. Quant à la phtisie traumatique, Lépine, Peyrour, etc, l'ont mise hors de doute. On connaît la phtisie traumatique des mariniers du Rhône. La pneumonie traumatique est classique. Les gommes, les périostoses syphilitiques succèdent parfois à un traumatisme. L'épidydimite blennorragique peut être souvent évitée par le repos absolu de l'organe.

On se reportera pour plus de détails au *Tome Ier*, p. 687 et suivantes.

Quant au choc lui-même, il est très redouté des chirurgiens qui savent qu'ils peuvent redouter chez ces malades des infections locales et des complications infectieuses générales.

Roger a démontré que le choc se caractérise par un ensemble de phénomènes inhibitoires dont un au moins est constant : l'arrêt des échanges entre le sang et les tissus. Le sang veineux devient rouge, la respiration se ralentit, la température baisse. Ces phénomènes sont communs à tous les chocs. On comprend la perturbation qu'ils doivent entraîner dans les actes de défense.

Les hémorragies, consécutives aux chocs, aux blessures, ont des effets variables. L'hémorragie externe, qui coule au dehors, est plutôt un processus de défense au point de vue mécanique ; le cours du sang entraîne les germes. Les conséquences de l'anémie produite par l'hémorragie, si celle-ci est considérable, sont à considérer ; les organismes anémiques sont très exposés aux infections. L'hémorragie interne, même légère (ecchymose, hématome) constitue toujours un danger de localisation infectieuse, le sang stagnant (surtout depuis un certain temps) étant un milieu qui ne se défend que très mal contre l'invasion d'un microbe du sang circulant (hématomes suppurés des typhiques, des ostéomyélitiques, etc).

L'expérience célèbre de Chauveau sur le bistournage trouve ici sa place. Chauveau et S. Arloing inoculent deux béliers, dans le sang, avec du vibrion septique. Puis ils bistournent les testicules de l'un d'eux, ce qui entraîne une gangrène de l'organe, gangrène aseptique (nécrobiose) puisqu'elle a lieu sans incision cutanée. Le bélier non bistourné meurt sans lésions séreuses : le bistourné présente des lésions locales, dues au vibrion septique, dans tout le territoire gangrené.

J. Courmont et Gangolphe ont montré que la gangrène sèche, ainsi produite par le bistournage, produit, sans l'intervention microbienne, des phénomènes généraux et de la fièvre aseptique. On voit, par là, quels troubles profonds peut engendrer dans l'organisme un simple traumatisme, et une suppression de circulation dans un territoire, même s'il ne s'infecte pas. Comment, dès lors, la défense normale de l'organisme ne serait-elle pas profondément influencée ?

C) *Chaleur*. — On trouvera *Tome Ier* (p. 792 et suivantes) des considérations sur le rôle pathogénique de la chaleur, sur l'influence éloignée des brûlures, etc.

Il faut insister sur le rôle important du *chauffage*, sur la diminution de résistance de l'organisme chauffé à certains microbes ou à certaines toxines. L'exemple le plus typique a été donné par J. Courmont et Doyon, avec l'action de la toxine tétanique sur la grenouille, suivant que celle-ci est chauffée ou laissée à la température ordinaire. La grenouille froide est réfractaire à la toxine tétanique ; si on la met à l'étuve à $+35°$, elle devient tétanique, après inoculation, comme un animal à sang chaud. Si elle a été injectée à froid, elle conserve la toxine, ne l'élimine pas, ne la modifie pas, elle deviendra tétanique, après le temps normal d'incubation, à partir du commencement du chauffage, si on la met à l'étuve. D'autres expériences analogues ont été faites depuis.

La température ambiante exerce donc une action considérable sur la réceptivité vis-à-vis des infections, si on s'adresse aux animaux à sang-froid. Elle est moins importante chez les animaux à sang chaud. On sait cependant combien le climat des pays chauds, combien les fortes chaleurs de certains de nos étés, influencent notre organisme et rendent sa défense moins efficace.

D) **Froid.** — On se reportera au *Tome I*er (p. 808 et suivantes) pour étudier le mécanisme et les effets du refroidissement. Le froid influence la vie des cellules et tous les échanges organiques.

Le terme de « *maladie a frigore* » est ancien et exact dans bien des cas. L'origine de nombre d'infections est un refroidissement, notamment en ce qui concerne les coryzas, les bronchites, les pleurésies, les pneumonies, rhumatismes, etc. Les défenses sont paralysées par le refroidissement. On sait le rôle joué par le refroidissement dans les complications des plaies et notamment dans la fréquence du tétanos chez les blessés, après les grandes batailles en hiver.

Expérimentalement, la célèbre expérience de Pasteur, sur la poule refroidie qui devient sensible au charbon, suffit à démontrer l'influence du froid sur les infections.

E) **Humidité.** — L'humidité est défavorable à la défense organique quand elle dépasse un certain degré et qu'elle est prolongée.

Par contre, elle est, à un certain point de vue, favorable à la santé, si on considère la période d'été. Les étés humides et froids sont bien plus sains que les étés trop chauds. Mais, cela tient plutôt à l'action de la chaleur qui favorise les agents virulents eux-mêmes.

F) **Lumière.** — La lumière ordinaire ne peut être défavorable à la défense, au contraire. Cependant les accidents dus à la lumière (Voir *Tome I*er, p. 884 et suivantes) naturelle ou artificielle peuvent favoriser certaines infections.

10° **Intoxications.** — Nombre d'intoxications favorisent les infections ; d'une façon générale, l'intoxication, troublant profondément l'état de santé, est une cause d'infériorité dans la défense.

On connaît bien aujourd'hui le rôle de l'*alcool* dans la prédisposition à la tuberculose. Beaucoup d'alcooliques finissent tuberculeux. L'intoxiqué s'est finalement infecté plus facilement qu'un normal. Bien plus, on se rend compte que c'est à la double action de l'alcool et de la bacillose que sont dues les cirrhoses et les stéatoses hépatiques, si fréquentes chez les individus alcooliques et tuberculeux.

L'*anesthésie* favorise les broncho-pneumonies; on a accusé plus spélement l'éther.

Expérimentalement, on peut vaincre certaines immunités naturelles en intoxiquant les animaux. Le chloral rend la poule sensible au charbon (Wagner), l'alcool fait de même pour le chien (Platania). L'opium supprime la vaccination acquise du cobaye contre le choléra (Cantacuzène).

L'injection locale de toxiques peut favoriser l'infection. On connaît l'expérience de S. Arloing, qui inocule avec succès le *Bactérium Chauvœi* au cobaye en mélangeant la culture inoculée avec de l'acide lactique. Mais, là, ce sont des actions immédiates qui paralysent la défense locale.

11° Maladies générales. — Plusieurs maladies générales prédisposent aux infections; elles livrent l'organisme à une foule d'agents virulents.

Rappelons, comme exemple, les dangers courus par les *diabétiques*; ces malades suppurent facilement (furoncles, abcès, phlegmons, etc.), ils deviennent très fréquemment tuberculeux. Suppuration et tuberculose présentent chez eux une évolution particulièrement grave et rapide.

12° Maladies des organes. — On verra plus loin (p. 1142 à 1171) comment chaque organe se défend contre l'infection. D'une façon générale, on peut dire dès maintenant que toute affection organique affaiblit ce pouvoir défensif et ouvre la porte d'entrée aux agents virulents.

Ce sont surtout les *affections du foie et des reins* qui sont redoutables. Elles le sont à un double point de vue; l'infection est plus fréquente, elle est surtout plus grave. Une fièvre typhoïde, une grippe, etc., sont très souvent mortelles, uniquement parce que le foie ou les reins du malade étaient antérieurement atteints.

Le *cœur*, déjà malade, résiste difficilement aux toxines des agents infectieux; la mort par myocardite est alors fréquente.

On pourrait indéfiniment multiplier les exemples.

13° Maladies nerveuses. — Une place à part doit être faite aux maladies nerveuses. Escarres, éruptions, suppurations cutanées sont courantes chez les nerveux chroniques. La tuberculose est une terminaison fréquente pour les nerveux, les aliénés, etc.

De nombreuses *expériences* ont établi le rôle du système nerveux dans la défense de l'organisme. Cela est naturel. Les actes si complexes de cette défense sont-ils possibles avec un système nerveux à fonctionnement anormal? On verra plus loin (page 1105) quels sont les actes préparateurs de la phagocytose, actes circulatoires, actes par conséquent nerveux. Pour que la défense réponde immédiatement à l'attaque, la sensibilité nerveuse doit être intacte aussi bien pour la réception que pour le commandement.

Roger a montré que la section des filets sensitifs de l'oreille du lapin aggrave considérablement les lésions produites par l'inoculation locale du *Streptocoque pyogène*.

C'est toute la question du rôle des vaso-moteurs dans la défense (p. 1105) qui est ici en jeu.

Non seulement les troubles nerveux organiques, mais aussi les dynamiques, sont des facteurs favorisants. La dépression morale, le surmenage intellectuel, les soucis, les chagrins nous livrent aux infections.

14° **Constipation**. — Il suffit de se reporter à ce que nous avons dit de la flore intestinale (p. 996) et de la défense de l'intestin (p. 1033), pour comprendre le rôle néfaste de la constipation. Le cours des matières est arrêté, les fermentations intestinales s'exagèrent, la flore intestinale se modifie. En outre, l'intoxication produite retentit sur la santé générale.

La constipation crée un danger permanent d'infection.

15° **Troubles circulatoires**. — Nous renvoyons à la discussion des *phénomènes préparateurs de la phagocytose* (p. 1105) pour l'explication des troubles circulatoires, comme facteurs d'une diminution défensive de l'organisme.

Posons en principe que la *stase* favorise l'infection.

Faut-il rappeler que le rétrécissement de l'artère pulmonaire prédispose à la tuberculose, par les troubles circulatoires du poumon ?

Le rôle des altérations vasculaires dans le développement des infections a été établi *expérimentalement* par Roger et Josué. La ligature de l'artère fémorale ou de l'iliaque externe rend beaucoup plus intenses les lésions locales provoquées par l'injection sous-cutanée du *Colibacille* ou du *Proteus vulgaris* : des phlegmons diffus se développent, tandis que chez les témoins se produisent de petits abcès nettement circonscrits.

16° **Stase des sécrétions glandulaires**. — On a vu que le cours des liquides glandulaires était un moyen de défense. Toute les fois que ces liquides seront arrêtés, qu'il y aura stase, l'infection peut en être la conséquence, par deux mécanismes : 1° par infection ascendante, les microbes ou champignons pouvant remonter dans les canaux jusqu'au parenchyme glandulaire ; 2° par infection générale, la fonction de la glande étant atteinte et diminuant ainsi son pouvoir défensif.

Deux exemples : la stase biliaire derrière un calcul ou une compression des voies hépatiques ; la stase urinaire derrière un calcul d'origine néphrétique.

15° **Maladies infectieuses antérieures ou concomitantes.** — Il existe des maladies qui *récidivent* avec une facilité particulière : érysipèle, pneumonie, etc. C'est la prédisposition homologue.

Il est des *prédispositions hétérologues*. Beaucoup d'infections (grippe, coqueluche, rougeole, etc.), prédisposent à la tuberculose.

Lorsque *deux infections sont simultanées*, plusieurs cas peuvent se produire. Parfois les deux maladies évoluent parallèlement sans s'influencer notablement : variole et vaccine, syphilis et vaccine, scarlatine et rougeole. C'est que l'infection a été à peu près ou absolument simultanée. Si, par contre, une maladie survient au décours d'une autre, la seconde est, en général, fort grave : diphtérie secondaire à la scarlatine ou à la rougeole ; elle évolue sur un terrain déjà affaibli.

Enfin, certains microbes créent fréquemment des *complications* à certaines maladies infectieuses, notamment le *Streptocoque*, le *Pneumocoque*. Ce sont alors de véritables complications dont on connaît l'extrême gravité ; les streptococcies notamment sont très à redouter.

Il est facile de comprendre qu'un organisme qui vient de faire les frais d'une défense énergique contre une infection grave, se trouve désarmé en face d'une nouvelle attaque.

L'*expérimentation* a essayé de reproduire ces prédispositions. On a vu, par exemple, un microbe banal, le *Bacillus prodigiosus*, associé au *Bacillus Chauvœi*, rendre ce dernier pathogène pour le lapin (Roger). Il suffit de mélanger des microbes atténués de la suppuration (*Staphylocoques, Streptocoques*) à des cultures de microbes de la putréfaction intestinale pour rendre aux premiers leur virulence (Monti). On a vu plus haut (p. 1030) le rôle des associations microbiennes dans la pathogénie du choléra et du tétanos.

Existe-t-il des *infections qui vaccinent contre un autre microbe?* La vaccine préserve contre la variole, mais ce sont des affections voisines. On pensait que la variole et la tuberculose, la fièvre typhoïde et la tuberculose pouvaient s'influencer. C'est peu probable, cependant J. Courmont et Charvin ont vu que le sérum des organismes pyocyaniques atténuait la virulence du *Bacillus anthracis*.

18° **Toxines microbiennes favorisantes. Anaphylaxie**. — Le chapitre des toxines microbiennes favorisantes, c'est-à-dire, qui, au lieu de vacciner contre leur microbe producteur, prédisposent au contraire à l'infection, est fort important. On sait que ces toxines ont été découvertes par J. Courmont, en 1889. Elles sont assez nombreuses comme l'ont montré Bouchard, Roger. Elles servent à expliquer un certain nombre de phénomènes (voir p. 1092).

Nous ne les étudierons pas, non plus que l'*Anaphylaxie*. On se reportera au *Tome I*er, p. 157.

19° **Hérédo-prédisposition. Maladies familiales**. — Voilà encore un long chapitre, pour lequel nous renvoyons au *Tome I*er, p. 555.

V. — LA MALADIE INFECTIEUSE

L'ACTION VIRULENTE. — LA RÉACTION GÉNÉRALE DE L'ORGANISME
OU DÉFENSE DE TROISIÈME LIGNE.

Toutes les divisions que nous adoptons pour écrire l'histoire de l'infection sont fatalement très conventionnelles. Les modes d'attaque, les différentes lignes de défense sont loin d'être aussi schématiques que nous paraissons l'indiquer. Il faut cependant schématiser une étude aussi complexe, pour mettre de l'ordre dans les descriptions. C'est ainsi que nous arrivons à condenser dans un chapitre, « La maladie infectieuse, » les phénomènes qui se passent lorsque le microbe ou le champignon, ayant forcé les portes d'entrée et les deux premières lignes de défense, l'attaque se précise, mettant en jeu toutes les forces défensives, les réserves, pour ainsi dire, de l'organisme, au point que celui-ci est profondément troublé dans son fonctionnement, est en un mot, cliniquement malade.

Naturellement, tous les cas ne rentrent pas dans ces cadres artificiels.

Telle infection qui met en jeu tous les procédés de défense ne se traduit cependant pas par des symptômes cliniques évidents ; elle passe inaperçue, elle est fruste. C'est bien, néanmoins, une maladie, au sens philosophique du mot ; sa pathogénie, son évolution sont de même ordre que celles d'une maladie à grand orchestre.

Il existe aussi une foule d'infections *externes*, c'est-à-dire qui s'installent sans que la pénétration du microbe dans l'organisme lui-même soit nécessaire ; ce sont toutes les maladies de la peau et des muqueuses ; ces affections sont locales, externes ; elles n'ont pas, en apparence, à tenir compte des moyens de défense de la troisième ligne, des moyens de défense qu'on pourrait appeler intérieurs. Nous devons bien cependant nous en occuper ici, parce que, bien que locales par leurs lésions et leur localisation virulente, elles retentissent sur la santé générale et mettent en jeu un certain nombre des moyens de défense, utilisés contre les maladies générales.

Nous faisons allusion aux lésions microbiennes ou mycosiques de la peau. Le sérum des *teigneux*, celui des *faviques* (Widal, Abrami, Joltrain) ont acquis des propriétés spécifiques à l'égard du parasite correspondant. Nous avons surtout en vue les maladies telles que la *diphtérie*, le *choléra*, une foule d'*entérites*, etc., qui agissent par leurs toxines, lesquelles, sécrétées en un point parfois très limité, se répandent dans tout l'organisme. Il est même des toxines microbiennes préformées, comme celle du *botulisme*, qui pénètrent, alors que le microbe n'a jamais été en contact avec l'organisme ; la *toxine tétanique*, accidentellement injectée au laboratoire, sans aucune addition microbienne, peut causer une maladie mortelle. Enfin, doivent rentrer dans ce cadre toutes les expériences, où les symptômes sont produits par l'injection à l'animal des seules toxines microbiennes.

L'importance et la succession des moyens de défense varient également, suivant le mode de dissémination des microbes et des toxines dans l'organisme. A ce point de vue, s'est fait jour dans ces dernières années une notion des plus importantes : *la fréquence des septicémies dans les maladies, en apparence locale*. Il s'agit, dans ces cas, de localisations consécutives à une septicémie, localisations d'élimination et non d'inoculation. L'exemple le plus typique est celui de la fièvre typhoïde : le *Bacille d'Eberth* existe dans le sang des malades, d'une façon constante (J. Courmont, 1902), au début de la maladie. Conradi (1907) l'a même décelé à la période d'incubation. A ce moment, l'éberthémie existe seule : pas de bacilles dans les fèces ; à cette période (Forster et Kayser, Conradi), intégrité absolue des plaques de Peyer. Ce n'est que plus tard que les microbes éliminés par l'intestin (voir p. 1100) se fixent et produisent les lésions intestinales caractéristiques de la dothiénentérie. L'éberthémie peut d'ailleurs persister pendant longtemps : Gennari, en 1907, a obtenu 8 cultures positives du 4e au 14e jour après la défervescence. Lesieur, en 1908, a fait des prises de sang chez 33 sujets convalescents, de 4 à 6 semaines après l'apyrexie ; il eut 6 résultats positifs sur 33, soit 18 pour 100.

Pour la *pneumonie*, les *oreillons*, il en est de même.

En somme, on peut subdiviser les maladies, au point de vue pathogénique, en 3 catégories :

1° Septicémies avec lésions d'élimination (fièvre typhoïde, pneumonie, oreillons, etc) ;

2° Maladies locales proprement dites (affections cutanées bactériennes ou mycosiques, etc) ;

3° Maladies locales avec intoxication générale (diphtérie, tétanos, choléra, etc).

De plus, sur l'infection primitive vient parfois se greffer une infection secondaire : au cours de la rougeole, on voit souvent apparaître la broncho-pneumonie ; les streptococcies viennent conpliquer la variole, la diphtérie ; dans les cavernes tuberculeuses, on trouve souvent des pyogènes, associés au bacille de Koch, etc.

Résumons-nous en disant que nous allons étudier, dans ce chapitre, l'attaque définitive et profonde des microbes et champignons, lorsqu'ils ont eu raison des premières lignes de défense, ou lorsqu'ils peuvent altérer tout l'organisme, bien que restant dans des lésions limitées ; l'étude des toxines microbiennes en sera la plus importante partie. Ensuite, la réaction de l'organisme infecté ou intoxiqué devra être étudiée aussi complètement que possible ; cette réaction constitue la maladie clinique. Plusieurs de ces points ont déjà fait l'objet de chapitres dans le *Tome I*er ; nous serons alors très brefs, de même nous renverrons aux tomes ultérieurs pour les lésions anatomiques et la plus grande partie de la séméiologie et de la symptomatologie.

§ I. — **L'action virulente**.

Les microbes et champignons peuvent être pathogènes, c'est-à-dire
engendrer des troubles morbides importants par plusieurs procédés.

1° Action de présence (*Embolies*). — Nous avons vu précédemment
(p. 1071) que beaucoup de maladies infectieuses sont d'abord des septicémies et ne font que secondairement des lésions localisées. Les
microbes se répandent alors dans le sang et y sont souvent surabon-
dants. Leur présence peut mécaniquement occasionner des troubles
importants. Des embolies microbiennes se produisent en certains points,
obstruent des petits vaisseaux, attirent les leucocytes, font de l'inflammation et sont l'origine de lésions.

Le meilleur exemple est celui de la granulie. On sait comment l'injection intra-veineuse de *Bacilles de Koch* crée de pareilles embolies,
origines de tubercules macroscopiques ou simplement de lésions microscopiques. La bacillémie tuberculeuse humaine a les mêmes effets;
l'origine de la granulie est de même ordre.

Il est bien évident que les microbes, une fois arrêtés en un point de
l'économie, agissent surtout par leurs toxines sur les tissus environnants.
Il n'en est pas moins vrai qu'il faut faire jouer un rôle à l'action mécanique de l'embolie microbienne.

Le rôle de l'embolie des corps virulents est plus important dans la
pathogénie des lésions mycosiques.

2° Soustraction de corps utiles. — On connaît la théorie primitive de Pasteur. Les microbes créaient la maladie par *soustraction* de
substances indispensables ou utiles à la vie humaine ou animale, de substances qu'ils utilisaient pour leur multiplication. La vaccination était
due en partie à l'absence prolongée de ces substances dans l'organisme,
celui-ci n'étant plus apte à nourrir le microbe. Plus tard, Pasteur aban-
donna cette théorie qu'il avait édifiée surtout avec le *Bacillus anthracis*,
grand consommateur d'oxygène.

Les faits sont néanmoins exacts. Arnaud et Charrin ont mesuré la consommation d'oxygène faite par le *Bacille pyocyanique*. Gley, Charrin
et Lapicque ont vu que l'oxygène s'abaissait dans le sang des chiens et
lapins infectés avec le *Bacille pyocyanique* de 13 à 9 pour 100. S. Arloing
a noté que la teneur du sang en oxygène était abaissée, que l'infection
soit due à des aérobies ou à des anaérobies. Mais, ces phénomènes
d'oxydation, très importants pour l'explication de certains symptômes,
sont secondaires pour établir l'étiologie même des maladies infectieuses.

Cette théorie est tombée dans l'oubli. Il sera peut-être bon de la
reprendre sous une autre forme. On n'a pas assez étudié les modifications des humeurs des malades, au point de vue des substances azotées

par exemple, qui sont profondément modifiées dans leur évolution pendant la période infectieuse. Ce n'est pas de la soustraction, c'est de la déviation dans le chimisme vital des malades. Le résultat est toutefois une diminution de certaines substances utiles et une accumulation des substances incomplètement transformées.

3° Sécrétions microbiennes. Toxines en général. — A la théorie de la soustraction, s'opposa, dès 1878, celle de l'*addition*. Les microbes agissent surtout par leurs *toxines*, par les éléments solubles qu'ils émettent. La découverte du rôle des produits solubles microbiens est entièrement lyonnaise. Elle appartient à Chauveau et à Toussaint (1878-1886). Chauveau montra qu'on pouvait produire, très rapidement, chez les moutons, tous les symptômes du *charbon*, en leur transfusant du sang frais, provenant d'un animal charbonneux; la soudaineté de l'évolution de la maladie ainsi provoquée indiquait qu'elle était due, non à l'introduction et au développement ultérieur des microbes, mais bien à une *intoxication*, par injection des poisons solubles, sécrétés dans le sang charbonneux du premier animal : les *toxines* étaient découvertes. Le microbe pathogène créait l'infection, en inondant l'organisme de produits solubles toxiques. Mais, c'est surtout à propos de la vaccination, que Toussaint et Chauveau développèrent leurs idées sur le rôle des produits solubles microbiens. Toussaint, donnant l'immunité avec du sang charbonneux chauffé, et qu'il croyait sûrement privé de bacilles; Chauveau, montrant que les agneaux issus d'une brebis, inoculée avec du *B. anthracis*, sont doués d'immunité, montrant que les moutons algériens résistent à une faible dose de virus charbonneux, mais succombent à une dose plus forte, avaient condensé un faisceau d'expériences, tendant à faire admettre que l'immunité acquise était due à l'*addition* de substances nouvelles, sécrétées par les microbes.

Malheureusement, les expériences des savants lyonnais ne parurent pas inattaquables : le chauffage de Toussaint (+ 58°) pouvait ne pas avoir détruit tous les microbes du sang charbonneux; le placenta des brebis de Chauveau pouvait, à la rigueur, avoir laissé passer quelques bacilles. Aussi, Pasteur et son école combattirent-ils très vivement la théorie des produits solubles. Pour Pasteur, le microbe agissait directement par lui-même; il causait les symptômes du charbon en absorbant l'oxygène des hématies, il vaccinait par *soustraction*, en enlevant à l'organisme une substance nutritive indispensable à la vie du microbe : toute nouvelle inoculation restait sans effets, les nouveaux arrivants, trouvant un terrain épuisé.

La lutte entre la théorie lyonnaise de l'addition et la théorie parisienne de la soustraction a duré jusqu'en février 1887, époque à laquelle Pasteur, dans une lettre à Duclaux, se rangea à l'opinion de Chauveau, ne pouvant expliquer autrement ses propres découvertes sur le traitement antirabique.

Cette même année 1887 vit surgir les preuves définitives du rôle des produits solubles en pathologie infectieuse. Les expériences de Wolridge, de Salmon et Smith pouvaient être critiquées. Il n'en était pas de même de celles de Charrin, qui annonçait, en mars 1887, la production de symptômes déterminés, par injection de toxines sûrement aseptiques (cultures filtrées) du *Bacille pyocyanique*, et, en octobre 1887, la possibilité d'augmenter la résistance du lapin, vis-à-vis du bacille pyocyanique, par injection préalable de ces mêmes substances solubles, extraites des cultures. Deux mois plus tard (décembre 1887), Roux et Chamberland vaccinaient contre le *Vibrion septique* avec les produits solubles, retirés des cultures. L'année suivante (février 1888), Roux démontrait que le *Bacillus Chauvœi* fabrique aussi des snbstances immunisantes, etc. On sait le nombre immense de travaux, parus depuis cette époque, sur le rôle et la nature des produits solubles microbiens. La voie ouverte par Toussaint et Chauveau a conduit au chapitre le plus important de la pathogénie infectieuse. *Le microbe est, avant tout, un fabricant de toxines, la maladie infectieuse est une intoxication.* L'action mécanique n'est presque rien, l'action chimique, par des corps solubles toxiques, est tout. Même lorsqu'on crée des lésions avec des bacilles morts (tubercules par injection de bacilles de Koch morts), on utilise des toxines.

1° *Généralités.* — Les toxines sont de plusieurs catégories. Ce sont : *a)* les *toxines solubles* ou *extraprotoplasmiques* dont le type est la toxine diphtérique ou la toxine tétanique ; ce sont des sécrétions des cellules bactériennes comme le suc pancréatique est une excrétion des cellules de la glande ; *b)* les *endotoxines* ou *toxines intrapratoplasmiques*, comme la toxine typhique ou pesteuse ; ce sont des poisons qui restent adhérents au protoplasma cellulaire et ne se répandent que peu à peu dans les bouillons de culture ; il faut détruire la cellule pour libérer le poison ; *c)* Il faut faire une place à part au poison du *Bacille tuberculeux (tuberculine)* et à celui du *Bacille morveux (malléine)* ; il s'en diffuse dans le bouillon de culture, mais il en reste dans la substance du microbe : ainsi les corps de bacilles tuberculeux constituent une bonne tuberculine. Quelle que soit la catégorie de toxines, c'est toujours un *corps soluble* qui agit.

Les produits solubles microbiens sont les uns *alcaloïdiques*, les autres *albuminosiques*. Ces derniers sont les plus nombreux et les plus importants (toxalbumines tétanique, diphtérique, botulinique, staphylococcique, etc). C'est à S. Arloing que revient, sans conteste, le mérite d'avoir montré la nature albumineuse de ces toxines, si remarquables par l'intensité et la variété de leurs actions. En 1888, le maître lyonnais, étudiant un bacille, trouvé dans les lésions de la péripneumonie contagieuse du bœuf, isolait, par l'addition d'un excès d'alcool aux bouillons de culture, une substance azotée, amorphe, soluble dans l'eau et la glycérine, insoluble dans l'alcool, ne manifestant aucune réaction colorée par l'iode ou l'acide azotique. Cette substance, injectée dans le tissu cellulaire sous-cutané du bœuf, déterminait, en l'absence de tout élément vivant, « une tuméfaction, large comme la paume de la main, épaisse, chaude et douloureuse au centre, molle à la périphérie ».

L'année suivante, S. Arloing démontrait l'existence, dans les produits solubles du *Bacillus heminecrobiophilus*, d'une diastase, douée d'aptitudes zymotiques multiples, et susceptible de dissoudre le tissu conjonctif anémié, en produisant un dégagement gazeux où dominaient l'azote et l'acide carbonique.

La découverte d'Arloing fut confirmée rapidement par de Christmas, Roux et Yersin, Vaillard et Vincent, Brieger et Fränkel, Bouchard, Charrin, J. Courmont et Doyon, etc.

Signalons enfin les toxines volatiles (Charrin, Gley, Guillemonat).

Nous ne traiterons pas de l'origine et de la nature des toxines qui sont étudiées ailleurs ; nous ne nous occuperons que de leur mode d'action.

A) **Période d'incubation.** — On peut diviser, au point de vue de leur mode d'action, les toxines microbiennes en deux groupes : 1° celles qui agissent immédiatement et proportionnellement à la dose, comme une substance alcaloïdique quelconque, ce sont les plus nombreuses ; 2° celles qui agissent, après une *période d'incubation*, même si on injecte des quantités énormes, contenant des milliers de doses mortelles. J. Courmont et Doyon (1893-1898) ont démontré, avec la *toxine tétanique*, que cette période d'incubation est *fatale*, qu'elle ne peut être supprimée ; que l'augmentation des doses injectées la raccourcit jusqu'à une certaine durée, qu'on ne peut plus abréger. Une dose faible de toxine peut donner une incubation assez longue ; une dose suffisante donne l'incubation minima ; à partir de celle-ci, on peut contempler la quantité, on ne raccourcira plus l'incubation. Ainsi l'incubation minima pour le cobaye est de douze heures avec 100, 30 000 ou 90 000 doses mortelles.

Elle n'est, en outre, pas supprimée par l'inoculation dans le sang, dans les nerfs, même dans le cerveau. Quel que soit le point de l'économie où la toxine est déposée, il n'y a jamais de contracture immédiate.

Il y a donc une différence absolue entre le mode d'action de la toxine tétanique et celui de la strychnine, par exemple.

L'inéluctale incubation a donné à penser que la toxine des cultures n'est pas le poison qui tue l'animal : la toxine inoculée subirait dans le corps des transformations (fermentations ?) qui produiraient le poison vrai, dont l'action serait directe et immédiate. J. Courmont et Doyon ont mis en évidence ce poison secondaire en inoculant aux souris des extraits d'organes animaux, en état de tétanos. Mais ces expériences n'ont pas donné des résultats constants On ne peut encore considérer comme admise l'existence de pro-toxines, analogues aux pro-diastases, telles que le pro-fibrin-ferment.

B) **Doses.** — Les toxines agissent à des doses extrêmement faibles, comme les diastases, dont une quantité très petite peut déterminer la transformation chimique d'une masse énorme de substance. C'est ainsi que le filtrat d'une culture botulique peut tuer la souris à moins d'un cinq-millionième de centimètre cube. Le filtrat d'une culture tétanique peut tuer la souris à moins d'un cent-millième de centimètre cube. Le filtrat d'une culture diphtérique peut tuer le cobaye à moins d'un deux-centième de centimètre cube : or, la substance active représente un chiffre inférieur à la dix-millième partie de ces doses, puisqu'un centimètre cube de culture filtrée, évaporée, donne 0 gr. 01 de résidu et, par calcination, environ 0,004 de substance organique : le principe actif n'est encore qu'une infime partie de ce dernier chiffre ; on voit quel degré extrême de toxicité peuvent présenter les toxines et combien la recherche d'aussi minimes quantités est illusoire par les procédés chimiques ou toxicologiques habituels.

D'autres toxines sont moins actives. La toxine cholérique ne tue 100 grammes de cobaye, par injection sous-cutanée, qu'à la dose d'un tiers de centimètre cube. La toxine pyocyanique tue le cobaye à la dose d'un demi-centimètre cube. La toxine typhique de Chantemesse ne tue que 80 grammes de cobaye, par centimètre cube ; celle de Balthazard, un peu plus active, tue le cobaye à la dose de 2 centimètres cubes pour un cobaye de 500 grammes. Le poison pesteux tue la souris au quart de milligramme.

C) ***Pénétration des toxines dans l'organisme.*** — Pour parvenir aux cellules sensibles, les toxines ne suivent pas toujours le même trajet. Injectées sous la peau, elles passent dans la lymphe et dans le sang ; injectées dans le sang, elles gagnent du temps, puisque le passage par la lymphe est économisé. Portée dans le tube digestif, la *toxine botulique* garde son pouvoir, mais la *toxine diphtérique* et la *toxine tétanique* y sont inactives, même quand on avale un grand nombre de doses mortelles. Vaillard et Vincent (1891), Vincent (1907-1908), Breton et Petit (1908) montrent qu'on peut introduire dans l'intestin du cobaye jusqu'à 5000 doses mortelles de toxine tétanique, sans obtenir aucun symptôme tétanique. J. Courmont et A. Rochaix (1911) ont donné en lavements à des lapins jusqu'à 300 c.c. de toxine tétanique, sans résultat. L'abolition de l'effet toxique est-elle attribuable à l'influence des bactéries du tube digestif et de leurs fermentations, à l'action des ferments de la digestion ou à une action propre de l'épithélium intestinal ? La question n'est pas résolue, mais il est vraisemblable qu'il ne s'agit pas d'une destruction ou d'une neutralisation au sens chimique du mot, car l'introduction des toxines tétanique, botulinique, etc. dans l'intestin, provoque l'apparition dans le sang des antitoxines correspondantes.

La diffusion des toxines est très rapide ; la toxine tétanique, injectée sous la queue du rat, produit le tétanos, même si on ampute la queue au bout de trois quarts d'heure.

Les toxines persistent-elles longtemps dans le sang avant de se fixer sur les tissus et les organes ? Si on injecte une seule dose mortelle de toxine tétanique dans le sang du lapin et qu'on saigne au bout de dix heures, on retire une quantité de toxine supérieure à la moitié de celle injectée. La fixation de la toxine a donc été très rapide.

Les toxines peuvent emprunter la *voie nerveuse.* L'exemple le plus typique nous en est fourni par la *toxine tétanique.*

La localisation exclusive du poison tétanigène sur le système nerveux a été démontrée, dès 1891, par J. Courmont et Doyon, dans leur étude des effets du curare sur les animaux tétaniques. Le curare, comme on sait, paralyse le nerf moteur, sépare le muscle du système nerveux moteur. Or, de suite après son introduction dans l'organisme tétanique, les contractures disparaissent. Ces résultats confirmés, en 1894, par Brumer et Gumprecht, montrent que ce n'est pas sur le muscle que se localise le poison tétanique, mais sur l'arc nerveux.

Les expériences des mêmes auteurs, de Marie, de Blumenthal, etc., montrent que *la toxine disparaît rapidement du sang.* D'après Marie, le sang ne tétanise plus à partir de la dix-septième heure, alors que les premières contractures n'apparaissent qu'à la quarante-huitième heure.

Trente et une heures avant l'éclosion du tétanos, le sang d'un lapin qui a reçu directement des doses considérables de toxine n'en renferme plus en quantité appréciable (J. Courmont et Doyon, Marie).

Il en est de même pour tous les autres tissus.

Qu'est devenue la toxine tétanique ? Elle a été absorbée par les terminaisons nerveuses. Voici les preuves de cette absorption.

1° On peut tétaniser un lapin, en inoculant dans le nerf sciatique une quantité de toxine, insuffisante pour provoquer des contractures par la voie veineuse ou sous-cutanée ; les différences observées entre les doses respectivement mortelles sous la peau et dans le nerf, sont considérables ; un lapin succombera au tétanos avec deux fois moins de toxine dans le nerf que dans le muscle, un chien avec une quantité cinq fois moins grande (A. Marie, J. Courmont et Doyon, Mayer et Ransom).

2° La même expérience peut être rendue plus frappante, en immunisant préalablement l'animal au moyen d'une injection d'antitoxine, suffisante pour lui permettre de résister à l'inoculation dans le sang ou sous la peau, de plusieurs doses mortelles de toxines ; cependant l'introduction, dans le nerf sciatique, d'une très faible quantité de ce poison provoquera un tétanos typique.

3° Si, avant d'injecter la toxine sous la patte antérieure d'un lapin, on a pris soin de réséquer le deuxième nerf cervical qui commande l'innervation de ce membre, l'injection toxique ne sera suivie d'aucune contracture.

4° Enfin la toxine est toujours présente dans les *nerfs* des animaux inoculés : il suffit d'insérer ces nerfs sous la peau d'un animal aussi sensible que la souris ou le cobaye, pour voir apparaître, après deux à trois jours, des contractures locales, puis généralisées (H. Mayer). Les muscles, à condition que ce ne soit pas celui choisi pour l'injection, ne donnent jamais de contractures aux animaux qui les reçoivent sous la peau (A. Marie et Morax).

Par quelle voie la toxine pénètre-t-elle dans les nerfs ? Par les capillaires du tronc nerveux ou par ses terminaisons nerveuses périphériques ?

L'expérience suivante donne la solution du problème. On prend deux cobayes de même poids : chez le premier, on sectionne le sciatique au point où il envoie dans le muscle ses branches terminales; chez le deuxième, au contraire, la section porte au niveau de l'émergence vertébrale du nerf. On injecte alors aux deux animaux la même dose de toxine, à l'extrémité inférieure du membre opéré, puis, après quelque temps, chacun des deux nerfs est inséré sous la patte d'une souris : seul, le sciatique non séparé de ses branches terminales donne des contractures tétaniques à la souris; l'autre nerf, bien que demeuré en connexion avec ses vaisseaux nourriciers, ne contient pas trace de toxine. Le *tronc nerveux* semble donc puiser uniquement, *par ses terminaisons*, la toxine en circulation dans le liquide sanguin.

La toxine choisit-elle, dans un nerf mixte, de préférence les terminaisons motrices, sensitives ou sympathiques ? Les expériences de Morax et Marie montrent que les trois types de neurones périphériques, moteur, sensitif, sympathique, se montrent aptes, quoiqu'inégalement, à fixer la toxine. Chez le singe et le cheval tétanisés, on a pu évaluer quantativement la tétanine présente dans différents troncs nerveux, rachidiens, crâniens, sympathiques et s'assurer ainsi de l'absorption de la toxine par une branche sensitive, telle que l'ophtalmique de Willis, par le sympathique cervical, ainsi que l'affinité plus grande pour la tétanine dans certains nerfs moteurs, en particulier dans le nerf massétérin. On est frappé de la quantité de toxine contenue, chez le cheval tétanisé, dans cette branche, chargée de l'innervation des muscles masticateurs; ce pouvoir d'absorption du nerf massétérin explique en partie la précocité dans l'apparition du trimus chez le cheval.

Avec quelle partie de la substance du nerf s'exerce l'affinité du poison tétanique ? Ce n'est pas à la faveur du liquide contenu dans les espaces lymphatiques, entourant les fibres nerveuses, que la toxine tétanique progresse. S'il en était ainsi, elle franchirait aisément le ganglion spinal, puisque Key et Retzius ont montré, par la méthode des injections, une continuité parfaite entre les espaces lymphatiques du ganglion postérieur et les espaces sous-arachnoïdiens.

La plupart des auteurs admettent qu'il y a affinité élective entre la toxine tétanique et le cylindre-axe, cylindre-axe dont le contenu est regardé comme étant de consistance liquide, à la suite des recherches de Büngner sur la régénération des nerfs.

Cependant, en 1908, Pochhammer a soutenu que la toxine n'est pas absorbée par le cylindre-axe, mais emprunte la gaine myélinique dont la substance est transformée et perd ses qualités habituelles. Les cylindre-axes d'un nerf sensitivo-moteur ne sont plus isolés les uns des autres, il y a *court-circuit* et transformation en excitation motrice d'une excitation sensitive sans passer par les centres.

La fixation de la toxine par les nerfs est très rapide : une heure après l'injection de dix doses mortelles dans la |patte d'un cobaye, son sciatique en contient des quantités tétanisantes pour la souris.

Dans quel sens se fait la propagation de la toxine dans le tronc nerveux ?

Cette propagation est centripète. Si l'on pratique une injection de toxine en pleine moelle lombaire, les sciatiques ne renfermeront pas trace du poison : la toxine aura été déposée au sein des éléments les plus aptes à la fixer d'un façon définitive. Cette considération suffit pour rejeter toute hypothèse d'une progression centrifuge de la toxine dans le nerf.

Inoculée, au contraire, sous la peau cette substance passe immédiatement dans le sang et la lymphe, et c'est dans ces liquides que les terminaisons nerveuses viennent puiser la toxine ; le nerf sciatique du côté opposé à l'injection contiendra donc le poison, au même titre que les nerfs des autres membres, toutefois en moindre proportion que le sciatique de la patte inoculée. Mais une fois transporté, par voie centripète, au centre médullaire, le poison tétanique contracte avec les neurones centraux une fixation définitive qui ne lui permet plus de passer, par voie centrifuge, dans les nerfs.

D) **Action des toxines sur les tissus et les organes.** — Les toxines peuvent avoir sur l'organisme des actions très variées. Malheureusement nos connaissances sur ce point sont assez confuses et leur action, d'une façon générale, est encore assez mal analysée.

Certaines toxines ont une action *phlogogène, pyogène, nécrosante.* S. Arloing a étudié une toxine phlogogène provenant du *Pneumobacillus liquefaciens bovis,* une toxine nécrosante provenant du *Bacillus heminecrobiophilus.* La toxine diphtérique peut produire de la gangrène locale. De Christmas a fait du pus avec la toxine du staphylocoque. D'autres toxines peuvent avoir une action *vaso-dilatatrice* ou *vaso-constrictive.* Ce sont les Ectasines de Bouchard, extraites, par exemple, du *Bacille pyocyanique,* du *Bacille de Koch* et les anectasines, produisant inversement de la vaso-constriction.

La plupart des toxines agissent sur la température. Le plus grand nombre sont *hyperthermisantes* (toxines tétanique, diphtérique) ; d'autres sont *hypothermisantes* (toxine cholérique et toxines du staphylocoque — J. Courmont et Doyon). Mais, cette action est variable avec les sujets et la dose. La toxine diphtérique, par exemple, donne de l'hyperthermie à dose moyenne et de

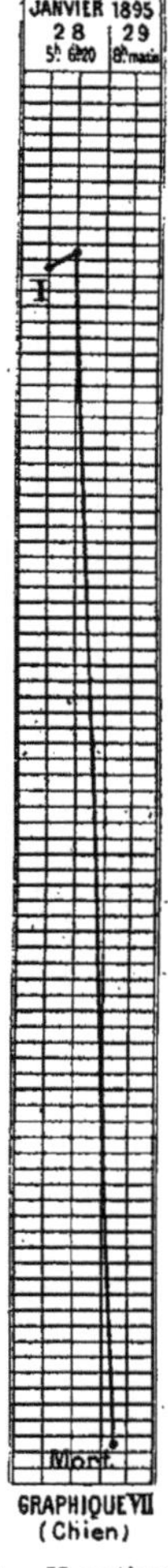

Fig. 3. — Hypothermie terminale chez le chien qui succombe à l'intoxication diphtérique (J. Courmont et Doyon).

l'hypothermie finale à très forte dose (fig. 5). La toxine tétanique donne de l'hyperthermie chez l'homme et chez le cheval (fig. 4), de l'hypothermie chez le lapin (fig. 5) (J. Courmont et Pehu). Mais nous ne pouvons entrer ici dans l'étude de la production de la fièvre, question traitée ailleurs.

Beaucoup de toxines agissent sur les *parenchymes* et produisent des dégénérescences. H. Claude a étudié l'action des toxines diphtérique,

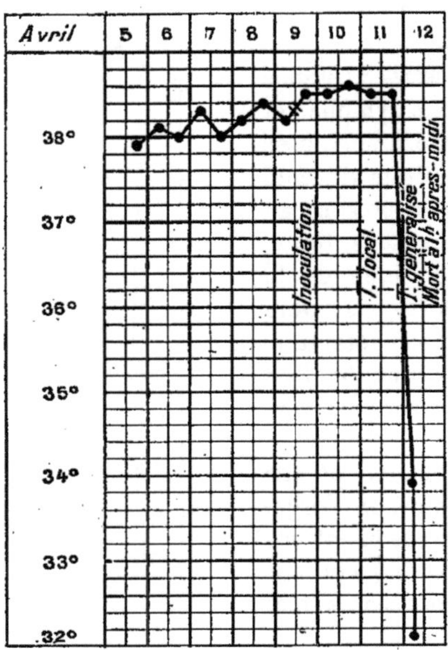

Fig. 4. — Hypothermie dans le tétanos expérimental du lapin (J. Courmont et Pehu).

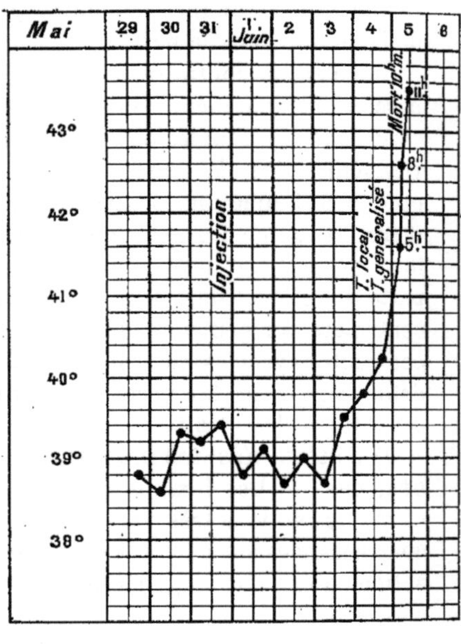

Fig. 5. — Hyperthermie dans le tétanos expérimental du cheval (J. Courmont et Pehu).

etc., sur le foie, le rein, le système nerveux, et reproduit les lésions de nécrose, dégénérescence, etc., qu'on rencontre dans les maladies infectieuses. J. Courmont et Rodet, Mollard et Regaud ont réalisé des néphrites, de la myocardite, avec la toxine du staphylocoque et avec la toxine diphtérique.

Certaines toxines ont une action spéciale sur les divers éléments du *sang*. Les *hémolysines*, qui dissolvent les globules rouges, étant donné leur importance, sont étudiées dans un paragraphe spécial (voir plus loin, p. 1095). Les *leucocidines* ont la propriété de détruire les leucocytes. Leur action est encore peu connue. Il semble pourtant que les leucocidines sont nombreuses et actives : c'est ainsi que l'exsudat, provoqué par injection de *Staphylocoque doré* dans la plèvre du lapin, altère rapidement les leucocytes, dissout leur protoplasma, et attaque le noyau lui-même, alors que ces propriétés disparaissent, après chauffage à 58°, pendant dix minutes. Cette leucocidine existerait, pour Bail, dans les cultures.

Les produits du *Bacille pyocyanique* auraient la même action; mais les cultures filtrées seraient inactives (Georghiewski). On connaît un assez grand nombre de toxines, ayant une prédilection pour le *système nerveux*. La toxine diphtérique produit, *in vivo*, des troubles nerveux, des paralysies et des lésions des centres médullaires et des nerfs (J. Courmont, Doyon et Paviot; Enriquez et Hallion; Philippe et Baboneix, etc). La botuline de Von Ermenghen produit une mydriase considérable, du prolapsus de la langue, de l'aphonie, de la dysphagie, des troubles sphinctériens. La toxine tétanique est la mieux étudiée et la plus typique des toxines, se fixant avec prédilection sur le système nerveux. Nous y revenons plus loin (p. 1085).

Enfin, il existe des toxines *prédisposantes* (J. Courmont, Bouchard, Roger, etc., voir p. 1092) et des toxines *vaccinantes* (Chauveau, Toussaint, Charrin, etc.).

Comme on le voit, les toxines microbiennes ont des actions complexes. Il est actuellement difficile de dire si ces toxines provenant d'un même bacille, agissant sur des éléments anatomiques différents, sont identiques ou distinctes, si la toxine diphtérique, par exemple, agissant sur la fibre cardiaque, est la même que celle agissant sur le système nerveux, et si les hémolysines, sécrétées par un microbe, sont entièrement différentes des névrolysines ou des hépatolysines, qui s'y trouvent aussi.

La dissociation physiologique des toxines en divers éléments composants a été tentée par Ehrlich, dans ses remarquables travaux, relatifs à la neutralisation des toxines par les antitoxines (voir p. 1136).

Si on ajoute à une même quantité de poison diphtérique, des quantités croissantes d'antitoxine, représentant seulement 1/6, 1/4, 1/5, etc., de la dose neutralisante, celles-ci saturent successivement, suivant l'ordre de leurs affinités chimiques, des parties constituantes, différentes de la toxine, et les parties restantes, différentes également, manifestent des propriétés physiologiques distinctes.

Les corps, les premiers saturés par l'antitoxine, sont les *toxoïdes*, très peu toxiques. Les corps, saturés en second lieu, sont les *toxines* proprement dites, qui possèdent une action toxique, rapide et intense. Enfin les corps, saturés en troisième lieu, sont les *toxines* diphtériques, capables de produire des paralysies, mais non la mort.

Les toxines microbiennes exercent naturellement une action considérable sur les phénomènes respiratoires et circulatoires. L'étude de cette action des toxines sur le système nerveux qui commande ces fonctions a naturellement une grande importance pour expliquer les symptômes et le mécanisme de la mort, dans les maladies. J. Courmont et Rodet ont tenté l'étude graphique des troubles respiratoires et circulatoires produits par certaines toxines. Ils ont enregistré sur les grands appareils de Chauveau la pression sanguine, les battements cardiaques et les mouvements respiratoires d'animaux auxquels on injectait, dans le sang, des doses progressivement croissantes de différentes toxines. Évidemment, ils n'ont obtenu ainsi que les effets immédiats de l'intoxication (le coefficient toxique) et non les effets à échéance (coefficient biologique) qui sont les plus importants. Cependant les effets immédiats présentent un certain intérêt.

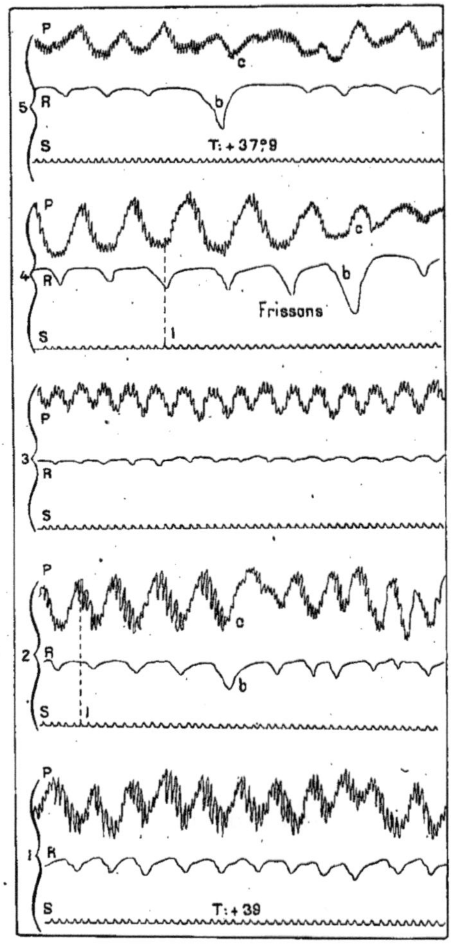

La figure 6 montre cinq portions des tracés pris sur un chien qui reçoit, dans la veine jugulaire, les toxines d'une culture de *V. septique*. En bas (I) est le tracé normal de la respiration et du pouls carotidien. En II, on fait une première injection (I) de 13 c. c. Quelques secondes après, les irrégularités commencent. La portion III du tracé est prise 11 minutes après la première injection (73 c. c. de culture); les troubles sont profonds et immédiats. La portion IV est prise douze minutes après la portion III; l'animal a reçu 95 c. c. de culture; nouvelle injection de 13 c. c. (I). La portion V est prise une demi-heure après la précédente (162 c.c.); le cœur est fréquent, irrégulier; poses respiratoires. L'animal guérit.

J. Courmont et Rodet ont aussi injecté la sérosité péritonéale du cobaye atteint de septicémie (par *v. septique*) dans la veine jugulaire du chien.

La figure 7 représente les phases de l'empoisonnement. La portion I est le tracé normal. Le tracé II est pris 20 minutes après la première

Fig. 6. — Tracés pris sur un chien pendant l'injection intraveineuse d'une vieille culture de *V. septique*. (J. Courmont et Rodet.)

S, Abscisse et secondes.
R, Respiration thoracique.
P, Pouls carotidien.
I, Injection intraveineuse (début).

injection (31 c. c. de sérosité). Le tracé III est pris 50 minutes après la première injection (56 c.c. de sérosité en tout) : respiration irrégulière avec longues poses; cœur précipité, irrégulier. Mort en 5 heures.

J. Courmont et Rodet ont fait des expériences analogues avec la toxine du *Streptocoque pyogène*. La figure 8 représente les tracés pris sur un chien ayant reçu 245 c. c. de toxine. La portion I est le tracé normal. La portion II montre les troubles immédiats après l'injection (I) de 28 c. c. de toxine. Sur la portion III, on lit les troubles consécutifs à la quatrième injection (I) (au total 56 c. c.), 6 minutes après la première. La portion IV est prise 11 minutes après la première injection. La portion V représente les effets d'une dernière injection (I) de 35 c. c. (au total 245 c. c.), 40 minutes après la première injection; les troubles immédiats sont moins marqués qu'après les injections précédentes. La portion VI est prise 1/4 d'heure avant la mort, 1 h. 3/4 après la première injection. Mort en 2 heures.

En somme, les toxines du *streptocoque* agissent surtout sur la circulation, celles du *v. septique* plutôt sur la respiration.

J. Courmont et Rodet ont encore étudié la toxicité immédiate des produits solubles du *staphylocoque pyogène*.

La figure 9 provient des tracés pris sur un chien qui reçut dans la veine jugulaire

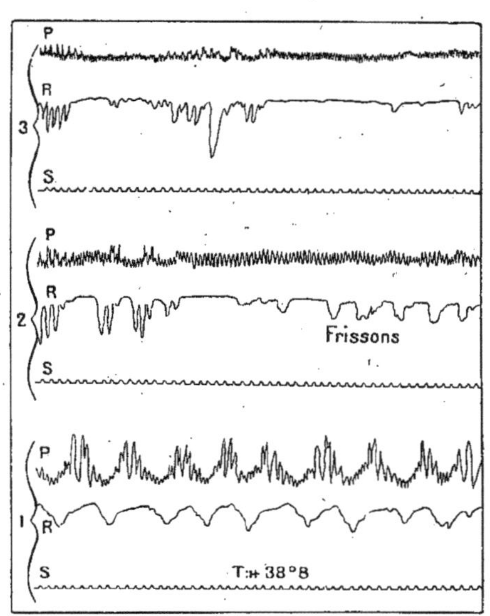

Fig. 7. — Tracés pris sur un chien pendant l'injection intra-veineuse de sérosité péritonéale de cobaye atteint de septicémie par *V. septique* (J. Courmont et Rodet).

S, Abscisse et secondes.
R, Respiration thoracique.
P, Pouls carotidien.

une culture en bouillon de staphylocoque pyogène. La portion I est le tracé normal. La portion II montre les troubles causés par une première injection de 15 c. c. (65 secondes après). On voit l'intensité des troubles immédiats.

Voici un autre tracé (fig. 10). Le chien reçoit une culture complète tuée à l'âge de 48 heures à +55° pendant 24 heures. La portion I montre le tracé normal. La portion II montre les effets de la troisième injection de 14 c. c., quatre minutes après la première. La portion III est prise après la neuvième injection; les battements cardiaques sont très faibles, à peine perceptibles, la pression restant élevée. C'est le cœur qui est le plus atteint. On complète l'introduction de 364 c. c. de toxine. La portion IV montre, quelques minutes après la dernière injection, l'extrême petitesse des battements cardiaques. Mort 17 heures plus tard. En somme : poison du système circulatoire.

Les mêmes auteurs ont étudié la toxicité des substances solubles précipitables par l'alcool, contenues dans les cultures de *staphylocoque pyogène*. La fig. 11 représente les troubles respiratoires observés sur un chien.

La portion I montre avec quelle rapidité se modifie la respiration dès le début de la première injection. Après plusieurs injections, le type respiratoire est nettement celui du Cheyne-Stokes (portion II). Mort 6 heures plus tard. La circulation était peu atteinte.

J. Courmont et Rodet ont tiré de ces expériences sur le *staphylocoque pyogène* les conclusions suivantes : les cultures *de staphylocoque pyogène* contiennent de multiples substances toxiques à effets immédiats. La culture complète entraîne une perturbation presque immédiate des principales fonctions (suspension de la respiration en expiration, augmentation de la pression sanguine, accélération et affaiblissement du cœur, abaissement de la température, vomissements, convulsions). La culture complète, tuée par la chaleur, a une toxicité à peu près égale avec prédominance des symptômes cardiaques. Les substances, précipitables par l'alcool, sont plus toxiques que le mélange total; l'intoxication évolue rapidement avec prédominance des symptômes respiratoires, vomissements, convulsions, mort rapide. Les substances solubles dans l'alcool ont des effets différents et, en grande

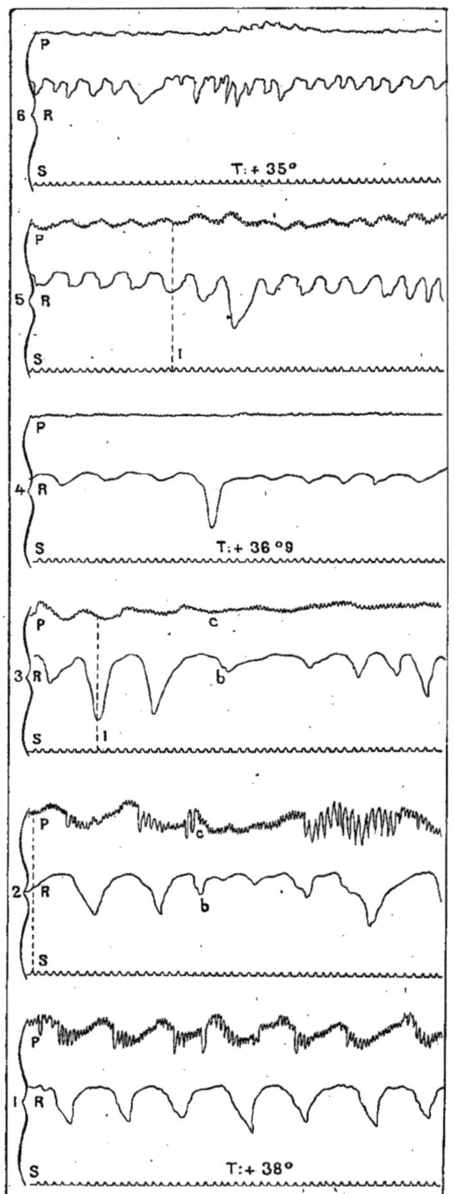

Fig. 8. — Tracés pris sur un chien pendant l'injection intraveineuse d'une culture de *Streptocoque pyogène*. Mêmes significations des lettres que dans les figures précédentes.

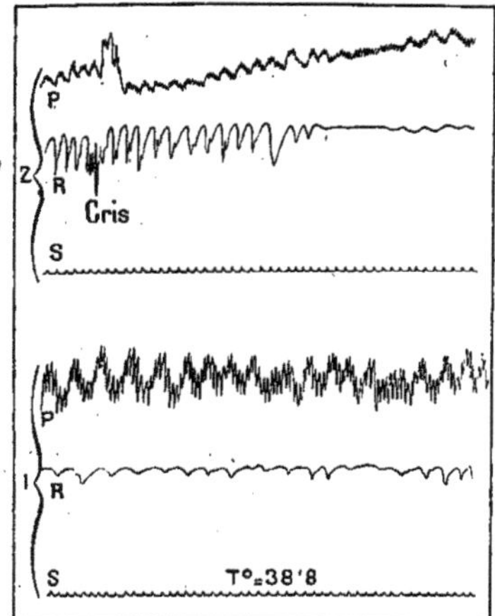

Fig. 9. — Tracés pris sur un chien qui reçoit dans la veine jugulaire une culture en bouillon de *Staphylocoque pyogène* (J. Courmont et Rodet).

Mêmes significations des lettres que dans les figures précédentes.

partie, antagonistes; il y a tendance à l'arrêt du cœur, anesthésie et ablation des réflexes, mort par arrêt du cœur.

On voit combien est complexe le problème du mode d'action des toxines microbiennes; les cultures contiennent un mélange de toxines à propriétés diverses et souvent antagonistes.

E) *Toxines à fixation élective. Toxines tétanique et diphtérique.* — Malgré la complexité d'action des toxines microbiennes, certaines d'entre elles ont une électivité de fixation indiscutable.

La *toxine tétanique* est le type des toxines à fixation élective sur un tissu déterminé, en l'espèce le système nerveux. Quelle que soit la voie d'introduction de la toxine tétanique, c'est de préférence sur le système nerveux qu'elle va se fixer, pour donner les troubles caractéristiques. Étudions-la en détail.

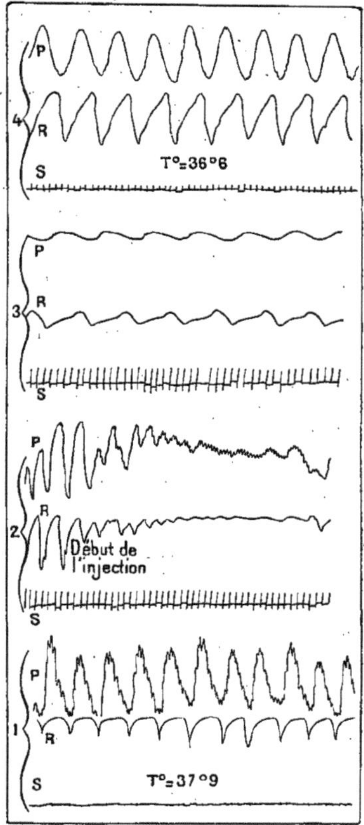

Fig. 10. — Tracés pris sur un chien qui reçoit dans la veine jugulaire une culture en bouillon de *Staphylocoque pyogène*, tuée par la chaleur (J. Courmont et Rodet).

Mêmes significations des lettres que dans les figures précédentes.

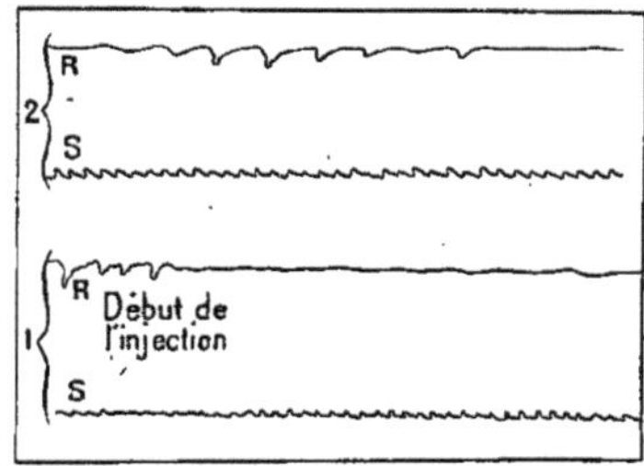

Fig. 11. — Tracés pris sur un chien qui reçoit dans la veine jugulaire les toxines précipitables par l'alcool du *Staphylocoque pyogène* (J. Courmont et Rodet).

Mêmes significations des lettres que dans les figures précédentes.

Nous avons vu (p. 1077) que la toxine tétanique suit la voie des nerfs.

Ce n'est pas à dire que la toxine tétanique soit incapable de se fixer sur d'autres cellules que les éléments nerveux, mais c'est sur ce dernier tissu, qu'elle agit de préférence. Les différences qu'on observe, dans la sensibilité des divers animaux, tiennent précisément à l'aptitude différente que possèdent les tissus suivant les animaux, à fixer cette toxine. Le lapin est moins sensible au tétanos que la souris et le cobaye, parce que sa rate, en fixant de la toxine, protège son cerveau. Ce n'est donc pas la fixation, en général, qui explique la sensibilité de tel animal, mais la fixation élective sur telles cellules déterminées, ici les centres nerveux.

Et même, on peut observer une dissociation de la fixation et de la sensibilité, comme le démontre l'expérience bien connue, et nombre de fois confirmée, de J. Courmont et Doyon. La grenouille, réfractaire au tétanos en hiver ou quand on la maintient à basse température, prend le tétanos en été ou lorsqu'on la réchauffe dans une étuve à 30° environ; à cette température, le poison disparaît du sang et des organes, beaucoup plus vite qu'à froid. On peut interrompre à volonté l'évolution de la maladie tétanique chez la grenouille réchauffée, en la replaçant à basse température: on retarde les phénomènes d'un délai égal au temps de refroidissement ; de nouveau réchauffée, la grenouille reprendra la maladie au point où elle l'avait interrompue. Chez la grenouille donc, la fixation et la sensibilité sont, jusqu'à un certain point, dissociées, car, à froid, il se fixe de la toxine sur des cellules, sans que la maladie éclate.

Quelle est la nature de la fixation de la toxine tétanique par le système nerveux? A la suite de l'expérience de Wassermann et Takaki ([1]), on avait cru qu'il y avait destruction ou neutralisation de la toxine *in situ*, par une antitoxine, élaborée par les cellules du cerveau. Cette allégation est fausse. En effet, les propriétés fixatrices disparaissent, si on dessèche la substance nerveuse dans le vide (Morax et Marie); il n'y a donc aucune propriété antitoxique. Si on dessèche le cerveau de cobaye, après addition de toxine, il restitue la toxine; de même, si on le soumet à l'action digestive de la papaïne. La toxine libérée possède toutes les propriétés biologiques qu'elle avait avant le contact intime avec la matière cérébrale. J. Courmont et Doyon ont montré, de leur côté, que les centres nerveux de la grenouille chauffée (sensible) ou non (réfractaire) sont, dans les les deux cas, incapables de neutraliser la toxine *in vitro*. L'expérience qui réussit avec le cobaye, échoue avec la grenouille chauffée. On ne peut généraliser les résultats de Wassermann et Takaki.

La fixation de la toxine sur les cellules cérébrales est un phénomène d'adhésion moléculaire, tout à fait semblable à une coloration vitale. En effet, le pouvoir fixateur du cerveau paraît proportionnel à la teneur de la substance cérébrale en lipoïdes, et les lipoïdes sont en plus faible

---

([1]) On se rappelle cette expérience : si on mélange *in vitro*, dix doses mortelles de toxine avec 1 centimètre cube d'une émulsion de cerveau de *cobaye* (1 cerveau dans 10 centimètres cubes d'eau salée), le mélange inoculé ne donne pas le tétanos.

quantité dans le cerveau des animaux à sang froid (tortue, lézards, etc.) qui sont refractaires au tétanos. Le cerveau traité par l'éther (dissolvant des graisses) perd beaucoup de son pouvoir de fixation ; le cerveau bouilli ne fixe plus. Une macération de cerveau, filtrée (purgée d'éléments cellulaires) ne fixe pas. La cholestérine, la lécithine, le carmin, substance grasse, extraite de la cochenille, fixent la toxine.

Donc simple adhésion moléculaire, sans destruction ou neutralisation.

Comme exemple de pathogénie d'un symptôme caractéristique, la *contracture*, tâchons d'aller plus avant dans l'étude du mode d'action de la toxine tétanique.

La toxine tétanique présente d'abord, dans son mode d'action, des particularités qui la distinguent de la majorité des autres toxines microbiennes.

1° Il s'écoule toujours entre l'introduction de la toxine et l'apparition des contractures une *période d'incubation*, qui est fatale, qui existe *toujours*, chez tous les animaux et chez l'homme, quelle que soit la voie d'introduction du poison.

J. Courmont et Doyon ont bien mis ce fait en évidence et ont insisté sur ce point capital qu'on ne peut supprimer la période d'incubation, en injectant rapidement des doses, même colossales de toxine, en inondant l'organisme de poison. La toxine tétanique occupe donc une place à part parmi les toxines microbiennes.

2° La circulation et la respiration sont très troublées pendant le tétanos confirmé. Elles ne sont pas modifiées, pendant des heures, chez le chien qui a reçu plus de cent doses mortelles de toxine. Or, on sait que des troubles immédiats apparaissent lorsqu'on empoisonne le chien avec les toxines du staphylocoque, du streptocoque, du vibrion septique, etc. C'est là quelque chose de spécial. Il se produit, évidemment, dans les tissus pendant cette période silencieuse, des modifications chimiques préparatoires, entraînant des troubles décelés par des méthodes délicates (activité des échanges gazeux, C. Brunner ; diminution de la chaleur émise, d'Arsonval et Charrin). C'est une confirmation de la place spéciale qu'occupe le poison tétanique parmi les toxines microbiennes (J. Courmont et Doyon).

3° La toxine tétanique exige, pour agir, des conditions spéciales de température. L'expérience type est la suivante. Deux lots de grenouilles sont injectés avec la même dose de toxine ; l'un est maintenu au-dessus de $+20°$, l'autre est placé dans l'étuve au-dessus de $+20°$, à $+30°$ à $39°$ de préférences. Seules, les grenouilles du second lot deviendront tétaniques. Si, lorsque les grenouilles tétaniques sont mortes, on porte dans l'étuve une partie du lot indemne, ces animaux deviendront tétaniques, après une incubation, comptée à partir de ce moment, égale à celle du tétanos du premier lot, la toxine s'étant conservée sans modifications dans le corps des réfractaires. Ces expériences de J. Courmont et Doyon, contredites par A. Marie, ont été confirmées par Buschke et Oergel, Gumprecht, Metchnikoff, Knorr, Collina, etc.

La démonstration de la fixation de la toxine tétanique sur le système nerveux (p. 1077) a été apportée précédemment. Nous n'avons pas à y revenir ici, mais sur quels *éléments de l'arc nerveux* agit donc le poison?

J. Courmont et Doyon ont cherché à isoler, en suivant progressivement les différentes parties de l'arc sensitivo-moteur, le muscle contracturé du point hyperexcitable.

La section des nerfs moteurs ou des racines motrices fait disparaître la contracture, ou, opérée avant l'injection de toxine, empêche la contracture, dans le domaine des muscles, commandés par les nerfs coupés. Ces résultats ont été obtenus par Tizzoni et Cattani, Vaillard et Vincent, J. Courmont et Doyon, Autokratow, C. Brunner, Goldschreider, Gumprecht.

La destruction de la moelle lombaire rend impossible la contracture dans la région correspondante (J. Courmont et Doyon, Vaillard et Vincent, Autokratow).

La chloroformisation produit une diminution considérable ou même la disparition des contractures (J. Courmont et Doyon, Goldschreider).

J. Courmont et Doyon ont étudié les effets de la section des racines sensitives, chez le jeune chien, section avant et après l'apparition du tétanos, accompagnée de la section transversale de la moelle épinière, au-dessus, laissant ainsi un tronçon médullaire sans aucune excitation sensitive; un muscle relié, par son nerf moteur, à un tronçon médullaire intact ne peut se contracturer sous l'influence de la toxine tétanique, si le tronçon médullaire ne reçoit aucun nerf sensitif.

Enfin, les mêmes auteurs ont étudié l'influence comparée du poison tétanique sur l'excitabilité du système nerveux moteur et sensitif. Ils ont excité, par des courants induits, des racines motrices et sensitives d'un tronçon médullaire séparé, un membre étant tétanique, l'opposé ne l'étant pas. Les racines motrices sont également excitables des deux côtés. Les racines sensitives sont hyperexcitables. Le fait difficile à expliquer est que l'excitation des racines sensitives du côté sain, avec le courant faible qui ne produit rien dans la patte correspondante, fait contracter l'autre patte antérieurement tétanique (dont le tétanos avait cessé après la section).

Que conclure de tous ces faits? La conclusion la plus probable est celle-ci : *la contracture tétanique n'est qu'un réflexe dû, non à l'excitation directe d'un point de l'arc nerveux par le poison, mais à l'hyperexcitabilité de toute une partie de cet arc, les excitations périphériques ayant ainsi, chez les tétaniques, des effets exagérés.* Il est infiniment probable que le nerf moteur n'est pas hyperexcitable. Toutes les probabilités sont en faveur d'une *hyperexcitabilité du système sensitif.*

La *toxine diphtérique* se fixe également de façon élective sur le système nerveux. Les paralysies diphtériques en sont la conséquence : la toxine suit les nerfs de la région infectée et va se fixer sur les noyaux bulbaires (paralysie du voile du palais post-diphtérique).

Guillain et Laroche, Babonneix ont prouvé ces faits expérimentalement, Connio, Guillain, Laroche et Grigaut ont montré que la toxine dipthérique se fixe au niveau des centres nerveux et des capsules surrénales. Ce sont probablement les lipoïdes du tissu nerveux qui jouent le rôle de fixateur. Les lipoïdes phosphorés ont un pouvoir fixateur très intense (Laroche et Grigaut).

J. Courmont, Doyon et Paviot avaient montré que la grenouille froide paraît réfractaire à la toxine dipthérique; au contraire, la grenouille maintenue à + 38° présente des paralysies avec névrite parenchymateuse du plexus lombaire.

La *tuberculine* se fixe sur les lipoïdes phosphorés du cerveau (Guillain et Laroche).

Calmette, Massol et Guérin ont insisté sur l'affinité lécithinophile des bacilles de la tuberculose et de la tuberculine. La tuberculine est non seulement fixée, mais *activée*, par le tissu nerveux. Les injections de tuberculine hypersensibilisent les cellules nerveuses, vis-à-vis d'une nouvelle injection (S. Arloing, etc.).

On sait, d'ailleurs : que le système nerveux fixe d'autres poisons (strychnine, morphine, anesthésiques, etc.).

On connaît enfin les travaux de Brissaud, Head, van Gehuchten et Hoeck sur les localisations médullaires des lésions pour chaque segment viscéral, surtout pour les centres trophiques et vasculaires.

F) ***Action du poison tuberculeux sur l'organisme.*** — Il faut faire une place à part au poison du bacille tuberculeux. Il s'en diffuse dans le bouillon de culture, mais il en reste aussi dans la substance du microbe.

La *tuberculine*, obtenue par Koch, ne représente qu'une partie, douée d'ailleurs d'une grande toxicité, des poisons fabriqués par le *Bacille de Koch*. La tuberculine, à elle seule, est incapable de reproduire la maladie tuberculeuse. Elle n'a de commun avec l'ensemble des poisons, représentés par les bacilles tuberculeux tués, que l'action destructive sur les cellules et la propriété d'élever la température.

L'ensemble des toxines tuberculeuses provoque une réaction spéciale de l'organisme qui aboutit au *follicule tuberculeux*. La description histologique est faite ailleurs. Ce qui nous intéresse ici, c'est son origine et sa signification de défense.

Pendant longtemps on a cru la présence des *bacilles tuberculeux vivants* nécessaire à l'édification du tubercule. Prudden et Hordenpyl, Straus et Gamaleïa ont montré que les *cadavres* du *Bacille tuberculeux* font des tubercules. Il ne s'agit donc pas d'une simple action de présence du microbe, mais d'une action des poisons tuberculeux intraprotoplasmiques.

Metchnikoff admet que le follicule tuberculeux constitue une formation de défense au niveau de laquelle s'exercent, contre les bacilles, des actions phagocytaires importantes. L'invasion des bacilles provoque un afflux de grands leucocytes mononucléaires; d'autres cellules, d'origine mésodermique, cellules endothéliales, cellules fixes du tissu conjonctif, contribuent avec les mononucléaires à englober les bacilles : « le tubercule est composé d'une réunion de phagocytes (de macrophages), d'origine mésodermique ». La cellule géante n'est pas le résultat de la fusion de cellules en voie de dégénérescence; elle représente, au contraire, une formation très active, un puissant moyen de défense de l'organisme.

La plupart des auteurs se font du follicule une conception différente. Ce seraient les cellules mêmes du tissu, envahi par le *Bacille de Koch*, qui subiraient d'abord dés modifications. La diapédèse des leucocytes ne serait que secondaire (Baumgarten, Ziegler, Cornil, Straus, Brissaud et Toupet, etc.).

Pour d'autres (Josué), le follicule tuberculeux résulterait de l'agglomération de cellules phagocytaires actives (leucocytes, cellules conjonctives, endothéliales) et de cellules épithéliales passives, ayant subi un premier degré de dégénérescence, qui les a ramenées à l'état de cellules épithélioïdes. Léon Bernard et Salomon ont admis une conception voisine de cette dernière.

Le follicule n'est pas la lésion spécifique des poisons tuberculeux. Des follicules typiques peuvent être produits par d'autres agents que le *Bacille de Koch* (aspergillose, actinomycose, etc.). Ces poisons tuberculeux peuvent, d'autre part, agir sur l'organisme d'une façon différente.

A. Poncet a, en effet, montré que la tuberculose ne réside pas uniquement dans les lésions nodulaires classiques, qu'elle produit des altérations inflammatoires banales, dont l'origine prouve seule la spécificité et dont l'importance se mesure à la multiplicité des maladies de presque tous les organes, causées par de telles lésions. « La *tuberculose inflammatoire* est cette forme de tuberculose, dans laquelle le poison bacillaire, plus ou moins atténué, ne produit, dans les tissus, que les réactions banales de l'inflammation. Elle est donc dépourvue de la spécificité anatomique : follicules tuberculeux, cellules géantes, etc., considérée jusqu'alors comme indispensable, pour affirmer la nature bacillaire d'uue lésion. Elle frappe, sous les aspects cliniques les plus variés, les plus inattendus, tous les tissus, tous les appareils, tous les organes. » (A. Poncet.)

Poncet a démontré la réalité de la tuberculose inflammatoire, en démontrant l'existence du rhumatisme tuberculeux : c'est la tuberculose inflammatoire non nodulaire, localisée aux séreuses articulaires. La rétraction de l'aponévrose palmaire, la tarsalgie des adolescents sont rapportées par le savant lyonnais à la même cause.

Poncet et ses élèves attribuent également à des lésions inflammatoires banales, d'origine tuberculeuse, des altérations ulcéreuses ou hypertrophiques de l'estomac, de l'intestin, des mastites, des thyroïdites et des goitres, des adénomes du sein, etc.

Potain et P. Teissier avaient montré, il y a longtemps déjà, le rôle de la tuberculose dans la détermination des sténoses orificielles (rétrécissement mitral) par simple fibrose de l'endocarde. Josserand, dès 1893, avait attiré l'attention sur la coexistence fréquente de l'artério-sclérose avec néphrite, chez les tuberculeux.

Landouzy de son côté décrivait la chlorose d'origine tuberculeuse, les polysérites bacillaires atypiques, l'érythème noueux d'origine tuberculeuse, etc. Léon Bernard et Salomon, Gougerot écrivaient, appuyée sur l'expérimentation, la *tuberculose non folliculaire*.

Une autre notion, acquise ces dernières années, est celle de la septicémie tuberculeuse, sans tubercules (typho-bacillose de Landouzy), dont S. Arloing avait démontré expérimentalement la réalité. Les inoculations de cultures homogènes atténuées de tuberculose peuvent donner une infection généralisée sans tubercules, avec septicémie tuberculeuse.

En somme, la tuberculose joue un rôle considérable dans l'étiologie d'une foule d'affections qui ne portent aucune signature tuberculeuse anatomique. On voit donc la variété d'action des poisons tuberculeux.

G) *Poisons solubles des champignons.* — Jusqu'à ces dernières années, on pensait que les champignons n'agissaient pas par des sécrétions solubles, mais étaient de simples parasites. On sait actuellement que les champignons ont le plus souvent un mode d'action pathogène, semblable à celui des microbes. Les toxines du *Sporothricum Beurmanni* ont été isolées par Blanchetière et Gougerot.

Les toxines insolubles, adhérentes au parasite, ont des actions comparables à celles des toxines tuberculeuses d'Auclair; l'éthéro-sporotrichosine provoque surtout la dégénérescence épithélioïde, la chloroformosporotricosine, surtout l'infiltration lympho-conjonctive et la sclérose fibro-cellulaire; les toxines solubilisables (extraits acétoniques, potassiques, alcooliques...) ont à la fois une action locale et générale diffusible. Ces toxines adhérentes ne sont mises en liberté que par la mort et la lyse du parasite sous l'influence de la phagocytose et de l'action lytique des humeurs.

Ces toxines adhérentes sont les plus importantes; les toxines solubles diffusibles ne semblent avoir qu'un rôle accessoire atténué. Les *Sporothricums* tués, qui représentent la somme totale de toxines, provoquent les mêmes lésions que les parasites vivants.

Dans la plupart des formes de sporotrichoses, l'action locale des toxines prédomine; la mycose se résume en accidents locaux, les phénomènes généraux sont minimes ou nuls, la toxémie est au minimum. Localement, de même que pour la bacillo-tuberculose, la variabilité des lésions est expliquée par la virulence des parasites et surtout par leur nombre; des parasites, virulents à l'état d'unité isolée, ou des parasites atténués, morts en micro-amas, ne produisent que des infiltrations lympho-conjonctives et de la sclérose; des amas moyens de parasites déterminent le mycome classique à trois zones; enfin des masses parasitaires énormes peuvent provoquer de la nécrose diffuse et de la caséification, qui ne se voient que chez le rat.

Dans des cas exceptionnels de sporotrichose anémiante cachectisante, fébrile, une toxémie générale s'ajoute à la sécrétion locale des parasites;

cette intoxication générale est due, non seulement aux toxines diffusibles émises par le champignon solubilisé dans les plasmas, mais encore aux parasites vivants ou tués circulants : la destruction des parasites met en liberté la somme totale des toxines et augmente cette intoxication : solubilisation des germes de Gougerot et Jean Troisier. Si les décharges de toxines et de parasites sont minimes, l'état général reste indemne. Si elles sont minimes mais répétées et continues, l'amaigrissement survient, puis l'anémie et même la cachexie. Si les décharges se font à fortes doses, même espacées, la fièvre et des phénomènes infectieux parfois graves apparaissent, grâce à l'état de sensibilisation.

L'organisme humain lutte contre cette infection locale et cette toxémie générale en employant ses moyens habituels : phagocytose le plus souvent macrophagique, sécrétion d'anticorps neutralisant les toxines et produisant peu à peu l'immunité, parasitolyse humorale.

Bien que volontairement bref sur ce chapitre des toxines, nous devons nous étendre un peu sur deux ordres de substances toxiques à effets d'importance générale.

4° Sécrétions microbiennes agressives (substances favorisantes). — Hamburger et Deutsch considèrent la virulence des bactéries comme l'expression du degré de leur immunité, vis-à-vis de l'organisme animal. Quand on fait passer plusieurs fois une espèce bactérienne par l'organisme vivant, outre l'accoutumance qu'elle acquiert vis-à-vis des substances bactéricides, humorales ou cellulaires et qui lui confère l'immunité, cette bactérie réagit sous l'influence prolongée ou répétée des forces adverses de l'organisme, en produisant des substances spéciales qui la rendent pathogène. Ces substances particulières, encore hypothétiques, ont été appelées par Kruse, d'abord *lysines*, puis, plus tard, *substances agressives* (Angriffsstoffen), *agressines*. Ce sont ces mêmes substances, sécrétées par les bactéries virulentes, que Deutsch, en 1903, a désigné sous le nom générique de *leucotoxines d'origine bactérienne*.

A vrai dire, on savait depuis longtemps que des microbes inoffensifs par eux-mêmes acquiéraient des propriétés infectieuses par l'addition de produits provenant de ces microbes eux-mêmes (Wyssokowitsch, Grawitz et de Bary, Fehleisen). Mais c'est J. Courmont qui démontra nettement, en 1890, le rôle de ces « substances favorisantes », sécrétées par les bactéries, sur lesquelles Bouchard a insisté.

Des filtrats de culture de *Staphylocoques* et de *Streptocoques*, de *Bacille pyocyanique*, de *Prodigiosus*, de *Charbon*, de *Choléra des poules*, de *Tuberculose* et de *Pseudo-tuberculose* favorisèrent, après inoculation intraveineuse le cours des infections correspondantes, produites par voie sous-cutanée ou intraveineuse. Roger montre que des extraits de muscle charbonneux possèdent aussi une influence favorisante, mais seulement si l'infection se produit dans les 24 heures qui suivent l'injection. Après 3 à 4 jours, cette influence favorisante fait place à une influence vaccinante. C'est généralement la règle, comme l'ont établi des expériences ultérieures. Cependant une exception doit être faite pour les filtrats de cultures de *Staphylocoques* et de bacilles de la *Pseudo-tuberculose*. Ces derniers, en effet, favorisent l'infection correspondante pendant une semaine et un mois plus tard, et l'action favorisante n'apparaît pas aussitôt, mais seulement après 24 heures (J. Courmont).

Bouchard fonda sur ces résultats sa théorie de l'infectiosité. Il attribua aux « substances favorisantes » des bactéries, le pouvoir d'entraver la phagocytose directement, ou indirectement, par paralysie des nerfs vaso-moteurs, empêchant l'émigration des phagocytes.

Il est surtout intéressant d'étudier ces agressines dans le groupe des bactéries qui ne sécrètent que des endotoxines. Elles suffisent à justifier l'hypothèse de la production, dans l'organisme vivant, de substances spéciales ayant une action élective sur les éléments de défense.

Bail a cherché à apporter la démonstration expérimentale de l'existence des agressines. Dans un premier travail, Bail étudie le « phénomène de Koch » qui consiste, comme on sait, dans la mort rapide (quelques heures) des cobayes tuberculeux, produite par l'injection d'une certaine dose de tuberculine ou d'une émulsion de bacilles vivants ou morts. A l'autopsie, on trouve des lésions de péritonite avec un exsudat contenant presque exclusivement des lymphocytes.

Dans une série d'expériences ultérieures, Bail inocule à des cobayes normaux un mélange de bacilles de Koch et d'exsudat péritonéal d'animaux tuberculeux qui venaient de succomber brusquement à la suite d'une 2ᵉ inoculation de nouveaux bacilles. Les cobayes, soumis à cette expérience, meurent également en 18 ou 20 heures, et on trouve leur cavité péritonéale remplie de lymphocytes et de bacilles de la tuberculose dégénérés. Comme il est impossible d'obtenir un résultat analogue par l'inoculation intrapéritonéale de plus grandes doses de tuberculine ou de bacilles, Bail en conclue que la cause de cette mort rapide réside dans l'exsudat. Cette sécrétion renfermerait des agressines, qui empêcheraient l'action phagocytaire.

Signalons, en passant, que Bail tire de ces faits la conclusion que les tentatives de sérothérapie antibactérienne ont été dirigées dans une mauvaise voie, et que l'on doit suivre celle de l'immunité antiagressinique, si l'on veut obtenir de brillants résultats.

Les expériences de Bail ont été étendues à un grand nombre d'espèces bactériennes.

La technique générale suivie a été la suivante : on injecte des bactéries très virulentes dans la plèvre ou dans le péritoine des animaux. Immédiatement après leur mort, on recueille l'exsudat et on le débarrasse des germes bactériens par centrifugation et par addition de substances antiseptiques (acide phénique à 0,5 pour 100, chloroforme, alcool, etc.). Cet exsudat stérile, entièrement dépourvu de pouvoir toxique, contenant les agressines produites pendant la maladie de l'animal, est inoculé avec les bactéries de même espèce que celles qui lui ont donné naissance. On transforme ainsi, grâce à cet exsudat agressinique, une infection subaiguë en une autre rapidement mortelle.

Weil a montré l'existence des agressines du *Choléra des poules*. Bail a fait la même constatation pour le *Bacille typhique* et le *Vibrion cholérique*, Kikuchi, Dörr, pour le *Bacille de la dysenterie* de Shiga-Kruse.

Hoke, en employant une race de *Pneumocoques* exaltés par des passages successifs, et ayant ainsi acquis les caractères d'un parasite obligatoire, obtient des exsudats doués d'un pouvoir aggressinique intense.

Enfin, Salus montre que le *Colibacille* produit aussi des aggressines, capables de rendre mortelle une dose de culture qui, à elle seule, serait inoffensive. Ces aggressines n'ont pas toutefois une spécificité aussi nette que les autres, et ressemblent tellement aux aggressines typhiques qu'on peut les remplacer l'une par l'autre, sans que les résultats varient d'une façon appréciable.

Dans ces dernières années, on a apporté la démonstration de la production, par les champignons, de substances favorisantes qui sensibilisent l'organisme et le prédisposent aux infections de même origine. Le *Sporothricum*, pris dans le monde extérieur et inoculé, est peu ou pas pathogène ; il végète d'abord sans créer de lésions appréciables ; mais profitant de ce temps de saprophytisme, il sécrète des toxines solubles et des toxines solubilisables, et peu à peu, il sensibilise l'organisme, il le rend sensible à l'inoculation d'une masse parasitaire, même minime. De Beurmann et Gougerot ont démontré ce fait par des inoculations de toxines sporothricosiques à des sujets sains, à des sporothricosiques en activité, convalescents, guéris depuis longtemps et complètement guéris en apparence, mais conservant du *Sporothricum* saprophyte dans la cavité bucco-pharyngienne.

De plus, Gougerot a démontré l'existence de co-sensibilisatrices mycosiques par des intra-dermo-réactions, pratiquées avec des injections d'oïdiomycétine, d'actinomycétine, de saccharomycétine, d'endomycétine. Puisqu'il existe des phénomènes de co-sensibilisations, il est légitime de penser qu'une mycose antérieure, que le simple saprophytisme de champignons sur la peau ou sur les muqueuses, peuvent sensibiliser l'organisme, vis-à-vis d'un autre champignon. C'est ainsi qu'un pityriasis versicolor cutané, un muguet muqueux, le simple saprophytisme de levure (si fréquent chez les cachectiques, les tuberculeux) pourraient préparer l'éclosion d'une saccharomycose, d'une sporothricose, etc.

Le simple saprophytisme de levure suffit à provoquer dans le sang circulant des propriétés co-agglutinatives et co-fixatrices vis-à-vis du *Sporothricum Beurmanni* (Widal, Abrami, Joltrain, Brissaud et A. Weil).

Un *Sporothricum* inoculé, au lieu de rencontrer un terrain réfractaire, trouve immédiatement un terrain sensibilisé réceptif qui lui permet de pulluler sans entrave, et la mycose se développe rapidement. Inversement, l'existence d'une sporothricose peut favoriser une autre mycose : muguet. etc.

En somme, les aggressines se forment dans l'organisme pendant l'infection et sont distinctes de toutes les substances anti-immunisantes et de tous les produits bactériens, connus jusqu'ici. Elles ont le rôle spécial de paralyser la phagocytose et de favoriser ainsi l'infection.

Cette conception n'est pas admise par tous les auteurs. Wassermann et Citron, en particulier, l'ont attaquée. La question, encore obscure, reste ouverte.

5° **Toxines microbiennes hémolytiques**. — Parmi les subtances hémolytiques qui se fixent sur les globules rouges et les rendent fragiles, il faut différencier les hémolysines produites par l'organisme lui-même (p. 1109) et les hémolysines étrangères d'origine infectieuse. Ce sont ces dernières qui nous occuperont ici.

A) *Propriétés des hémolysines bactériennes.* — La plupart des hémolysines bactériennes ont été observées *in vitro* et ne correspondent pas à des maladies hémolysantes; ce sont, par exemple, la tétanolysine (Ehrlich et Madsen), la pyocyanolysine (Bullock et Hunter, Weingerofl, Breymann), la staphylolysine (Neisser et Wechsberg), la typhlolysine (F. et P. Levy), la colilysine (Kayser), la cholérilysine (Krauss et Clermont), la diphtérolysine (Schwouer), l'hémolysine pesteuse, étudiée par Bielowosky, l'hémolysine de la *Bactéridie charbonneuse* et des bactéries voisines. L'hémolysine la mieux connue et une des seules qui produisent l'hémolyse du vivant de l'animal est la streptocolysine.

Breton a constaté que l'injection de streptocolysine au lapin produisait l'hémoglobinémie; au moment de la mort, le sang de l'animal est entièrement dissous. Le sérum sanguin du lapin injecté, est capable d'hémolyser les globules rouges de l'animal lui-même plus facilement que les hématies d'un autre lapin. Cette hémolysine n'est pas détruite par le chauffage à +56° pendant une demi-heure. L'eau de lavage des globules possède un pouvoir hémolytique, il semble donc que la streptocolysine se fixe sur les hématies. Nous rappellerons à ce sujet que l'on a spécialement recherché, dans l'infection puerpérale, l'existence de *Streptocoques* hémolytiques, lesquels auraient la propriété d'hémolyser *in vitro* certains milieux agar-sanglants. L'infection streptococcique chez l'homme est capable d'ailleurs de déterminer un ictère hémolytique.

Libman a isolé, du sang d'un pneumonique, un *Pneumocoque* dont les colonies sur gélose-sang s'entouraient d'un double cercle hémolytique. Le *Pneumocoque* peut être la cause de certaines hémoglobinuries. C'est ainsi que Meyer a relaté une observation dans laquelle l'hémoglobinurie occupait le premier plan, au cours d'une pneumonie bénigne avec septicémie pneumococcique. Banti admet que l'ictère de la pneumonie est souvent causé par l'action hémolytique directe du *Pneumocoque*.

H. Vincent a montré que le *Bacillus megatherium* sécrète une hémolysine particulièrement active; les animaux succombent avec une globulolyse intense et parfois avec de l'hémoglobinurie; cette hémolysine peut être isolée. Burckhardt a pu extraire des cultures du *Bacillus putridus* un acide ayant des propriétés hémolytiques puissantes; il s'agissait d'un acide gras analogue à l'acide oléique dont on connaît d'ailleurs les propriétés hémolytiques.

Raubitschek a préparé des hémolysines avec des microbes et des cultures filtrées, hémolysines qui présentent ce caractère commun d'être thermostabiles et solubles dans l'alcool. Il a vu que les cultures filtrées des microbes chromogènes (*Bacterium kiliense, Bacillus carneus, Bacillus cyanogenes, Bacillus prodigiosus*) n'avaient aucun pouvoir hémolytique, mais que leurs extraits alcooliques avaient un pouvoir hémolytique très actif, vis-à-vis des globules de lapin. Il a fait les mêmes constatations pour les bacilles acido-résistants (*B. Marpmann, B. lacticola, B. Timothée*). Les bacilles tuberculeux broyés et la substance extraite du *Streptothrix leproïdes* appelée « Nastin » ont donné, après extraction par l'alcool, une hémolysine. Mutermilsh a obtenu aussi des [hémolysines thermo-stabiles solubles dans l'alcool avec les vibrions cholériques, le *Bacille d'Éberth* et le *Colibacille*.

Les cultures en bouillon du *Micrococcus melitensis*, filtrées à la bougie Chamberland, contiennent une hémolysine qui agit sur les globules rouges du lapin, davantage sur ceux du cobaye et plus encore sur ceux de l'homme (Fiorentini).

Sampietro a recherché des hémolysines dans le sang d'animaux, infectés expérimentalement avec le vibrio Metchnikowi ; mais, il semble, dans ce cas, que les substances hémolytiques étudiées ne proviennent pas des hémolysines bactériennes, mais résultent de l'action de celles-ci sur l'organisme.

Une variété d'hémoglobinurie du bœuf est due à la destruction des hématies par un *Coccus* particulier, une autre, observée surtout en Russie, paraît déterminée surtout par un spirille spécial, appelé par Djatschenko *Spirillum Tschirchir*.

Le *Tréponème de Schaudinn* paraît avoir une grande importance dans la genèse des syndromes hémolytiques. Les antécédents syphilitiques sont très fréquents chez les hémoglobinuriques paroxystiques ; l'origine syphilitique de certains ictères hémolytiques acquis est démontrée, et cette même origine a été invoquée pour expliquer certains ictères hémolytiques congénitaux. Les tréponèmes produisent-ils eux-mêmes des hémolysines ou agissent-ils indirectement par l'intermédiaire d'hémolysines organiques ? C'est une question qui n'est pas encore élucidée.

Un grand nombre de parasites animaux sont capables de sécréter des hémolysines. Les anneaux du *Bothriocéphale* sécrètent une substance lipoïde hémolysante (Tallquist), l'*Ankylostome* (Alessandrini, Calmette et Breton, Lusana), les *Sclérostomes* du cheval (Weinberg), etc., sécrètent aussi des hémolysines.

On connaît également fort bien aujourd'hui l'action hémolytique du venin des serpents et de certains autres *venins* (venin des abeilles, venin extrait de la peau de crapaud, venin des araignées, du scorpion, de certains poissons, etc.).

Quant aux *champignons* parasites, nous ne croyons pas qu'on ait encore mis en évidence chez ces végétaux inférieurs, la sécrétion de substances hémolysantes ; mais on sait que les hémolysines sont fréquentes chez les Amanites, abondantes chez les *Amanita phalloïdes, virosa, verna, rubescens.* L'extrait de *Lactarius terminosus* est aussi très hémolytique.

B) *Rôle des hémolysines bactériennes.* — Depuis les travaux de Chauffard, en 1907, de nombreux pathologistes et expérimentateurs ont montré le rôle important et insoupçonné des actions hémolytiques, dans le cours des maladies infectieuses et parasitaires. Sacquépée a attiré l'attention sur le syndrome des ictères hémolytiques au cours du paludisme (ictères acholuriques et urobilinuriques sans décoloration des matières fécales, anémie, fragilité globulaire, présence dans le sang d'hématies granuleuses). De Blasi a trouvé des hémolysines thermostabiles, fréquentes dans le sang des paludéens. Darré, Noc, De Blasi signalent que l'anémie ankylostomiasique peut s'accompagner d'un ictère hémolytique. Les états hémolytiques avec ictère, au cours de la syphilis, ont été décrits par Gaucher et Giroux, de Beurmann, Bith et Cain. Landouzy, Gougerot et Salin ont rapporté un cas d'ictère hémolytique, au cours d'une tuberculose (il n'y avait pas d'hemolysine dans le sérum de leur malade). Des ictères hémolytiques acquis ont été observés dans d'autres maladies infectieuses : pneumonie, fièvre typhoïde, affections gastro-intestinales, etc.

Ces états hémolytiques sont-ils dus à l'action directe des sécrétions hémolytiques microbiennes? Presque toujours, il s'agit d'actions hémolytiques indirectes, par l'intermédiaire d'une hémolysine organique. Cependant, l'action directe des hémolysines bactériennes ou toxiques est possible. Troisier et Ch. Richet fils ont constaté, à la suite d'injections, intraveineuses et intrapéritonéales, de fortes doses de venin de cobra, une fragilité globulaire manifeste, se produisant en quelques minutes. L'hémolysine venimeuse, en se fixant immédiatement sur les hématies, les fragilise.

Mais, il n'est pas démontré que les hémolysines bactériennes n'ont pas une affinité plus grande pour d'autres cellules de l'économie que pour les globules rouges. Nous choisissons les globules rouges pour nos expériences, simplement parce qu'ils sont un réactif commode, mais nous ne saurions dire, si ces hémolysine bactériennes ne mériteraient pas plutôt de s'appeler néphrolysines, névrolysines, etc.

La question des hémolysines bactériennes est, on le voit, à peine amorcée, et ces substances jouent peut-être un rôle plus important que celui qu'on peut leur attribuer dans l'état actuel de nos connaissances.

§ II. — **Défense de troisième ligne.** — **Réactions générales de l'organisme.**

L'organisme n'a pu empêcher l'agent pathogène de s'introduire, ou, tout au moins, de répandre ses toxines. Tous les moyens de défense doivent entrer en jeu. Cette défense ultime, dont les manifestations constituent les symptômes mêmes de la maladie, est très complexe. Nous ne pouvons avoir la prétention de l'analyser tout entière. Nous nous bornerons à quelques points essentiels.

Disons d'abord de suite que nous ne nous occuperons pas des lésions anatomiques, conséquences de l'infection ; c'est un gros chapitre qui sera traité ailleurs. Nous passons donc volontairement sous silence *l'inflammation*, la *suppuration*, la *gangrène*, les *lésions nodulaires*, les *lésions du sang*, etc.

C'est la défense considérée en elle-même que nous voulons seulement étudier par quelques-uns de ses côtés.

Pour les modifications subies par les humeurs, nous renvoyons le lecteur au *Tome Ier* (p. 518 et suivantes). Nous les étudierons cependant, mais en nous gardant autant que possible des répétitions.

1° **Voies d'élimination.** — Un des procédés les plus intéressants de l'organisme pour lutter contre les microbes, les champignons et les toxines est de tenter leur *élimination*. Ce processus, aussi important à connaître que les voies d'introduction, n'a été bien étudié que pendant ces dernières années. L'élimination des microbes *vivants* explique un certain nombre de lésions, de localisations. Il faut la rapprocher de la notion, aujourd'hui bien établie, de la maladie infectieuse très fréquemment septicémique avant de se localiser (p. 1071). En outre, elle donne la clef de certaines sources de contagion (porteurs de germes).

Au point de vue microbien, certaines maladies n'ont pas de tendance à éliminer les agents virulents, ou tout au moins n'y réussissent pas.

D'autres, au contraire, comme la fièvre typhoïde, comme la pneumonie, éliminent les microbes, après la période de septicémie primitive, par le rein, par l'intestin, etc.

En somme, il faut envisager la question de l'élimination à quatre points de vue différents : 1° il se produit une *lésion* (défense anatomique contre l'infection) ; celle-ci s'élimine en partie au dehors (crachats des pneumoniques et des tuberculeux, escarres intestinales des typhiques, suppurations diverses, mycoses superficielles, etc.) et, avec elle, un grand nombre des microbes producteurs. Ainsi se propagent une foule d'infection, notamment la tuberculose ; 2° le microbe reste dans les cavités naturelles et est *naturellement éliminé* au dehors, avec ou sans produits anatomiques des lésions muqueuses (choléra, diphtérie, etc.) ; ici l'élimination, avec les selles, avec la fausse membrane, est toute naturelle ; 3° le microbe existe dans le sang, dans les glandes, il est chassé au dehors *par certaines voies, sans que celles-ci soient particulièrement lésées* ; il est éliminé comme un produit quelconque de l'organisme. C'est ainsi que pour la septicémie typhique, il se produit rapidement une élimination du *B. d'Eberth* à travers la paroi de l'intestin ; par le rein ; par le foie (origine de l'infection biliaire qui nous explique les porteurs de germes). C'est ce mode d'élimination qui était presque inconnu avant les travaux de ces dernières années; 4° l'organisme intoxiqué *élimine les toxines microbiennes* non pas seulement par le rein, mais aussi par diverses voies et notamment par l'intestin.

Nous ne traiterons pas ici les deux premiers points, puisque nous avons laissé délibérément de côté la question des lésions anatomiques. Nous n'étudierons que l'élimination des microbes ou champignons par des voies non lésées et l'élimination des toxines.

A) ***Elimination des agents virulents par les voies naturelles non lésées.*** — Il s'agit de septicémies. Le microbe ou le champignon

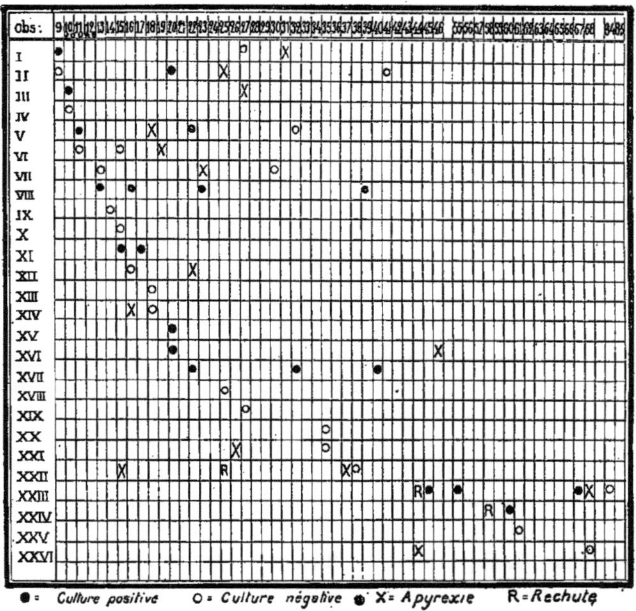

Fig. 12. — Élimination du Bacille typhique par les urines (Lesieur).

est dans le sang. L'organisme cherche à s'en débarrasser en les chassant au dehors. Trois voies principales se présentent.

1° *Voie rénale.* — C'est la voie la plus anciennement connue et la plus facile à comprendre. Déjà, en 1879, avant la découverte du *Bacille d'Éberth*, Bouchard avait montré la présence de microbes spéciaux dans l'urine des typhiques. Depuis, des recherches très précises ont permis de montrer que cette élimination rénale est fréquente (Wyssokowitsch, Bield et Kraus, Jahn, Enriquez, Claude et Jousset, etc.).

L'élimination du *Bacille d'Éberth* par les urines est presque la règle. Lesieur, ayant repris la question dans mon Laboratoire, a vu que 1/3 des typhiques avaient du bacille d'Éberth dans leurs urines (fig. 12). Le plus souvent, cette élimination s'accompagne d'albuminurie, mais la présence de l'albumine n'est pas fatale. Il est probable que si on multipliait les examens d'urines à la première période de la septicémie éberthienne, on y trouverait presque toujours du *B. d'Éberth*. Au point de vue hygiénique, la conclusion est que les urines typhiques sont aussi contagieuses que les selles; mode de contamination qu'on ne soupçonnait pas autrefois.

On pourrait citer d'autres exemples (staphylococcies, streptococcies, pneumococcies, etc.); celui de la fièvre typhoïde suffit.

Une lésion préalable du rein est-elle nécessaire? Non, si on envisage des lésions anatomiques grossières. Il est probable que ce passage ne s'effectue pas cependant sans s'accompagner de lésions inflammatoires, mais, le plus souvent, celles-ci sont sans importance. Elles sont, d'ailleurs, plutôt consécutives qu'antérieures,

2° *Voie intestinale.* — On ne pensait pas autrefois que l'intestin puisse être autre chose qu'une voie d'absorption. On verra plus loin (p. 1103) que la muqueuse intestinale constitue pour une foule de substances une voie puissante d'élimination. Au point de vue de l'élimination des microbes vivants, la démonstration est faite qu'une foule d'entérites sont d'origine sanguine, c'est-à-dire causées par des microbes qui sont éliminés de l'organisme à travers la muqueuse intestinale; il en est de même de la plupart des appendicites. En un mot, la pathogénie des affections de l'intestin s'éclaire d'un jour tout nouveau; pour l'intestin, le danger est plus grand, venant du sang que de la cavité intestinale. En outre, l'élimination des microbes peut ne pas s'accompagner d'entérite, mais d'une simple diarrhée ou même n'être l'occasion d'aucun symptôme apparent.

Au point de vue clinique, les *diarrhées* qui s'observent dans un certain nombre d'états infectieux : fièvre typhoïde, dysenterie, pneumonie, septicémies diverses, ne sont que des effets de l'élimination.

C'est surtout la pathogénie de l'*appendicite* qui relève de l'élimination microbienne. L'appendice est un lieu d'élection pour l'élimination; la plupart des septicémies ont une tendance à créer ainsi de l'appendicite. Ainsi s'expliquent, non seulement les appendicites en apparence primitives, mais les appendicites qui viennent compliquer la grippe, le rhumatisme, la pneumonie, etc. Ainsi s'explique la tendance à la récidive des appendicites à chaque nouvelle infection septicémique; l'appendice déjà altéré supporte mal son rôle éliminateur et constitue un point de moindre résistance.

On trouve des microbes pathogènes variés *dans les selles* de malades, n'ayant aucun symptôme d'entérite, notamment chez les tuberculeux (Schrœder et Cotton, Philippe et Porter, Hess, Calmette et Guérin), dans l'infection puerpérale; on retrouverait des bacilles pesteux dans les matières des malades atteints de peste bubonique (Dieudonné).

Au point de vue expérimental, Emmerich et Büchner, Issaeff et Kolle injectent du *V. cholérique* dans le sang ou sous la peau, et le retrouvent dans l'intestin; Isaeff et Kolle obtiennent les mêmes résultats, mais ces expérimentateurs n'avaient pas lié le cholédoque. Shiga et Conradi, Vincent font des expériences avec le *B. dysentérique.* Bordoni-Uffredzi voit que le *Pneumobacille de Friedländer*, injecté dans le sang, s'élimine par la paroi intestinale. Trambusti et Maffucci font la même observation avec le *B. Anthracis*; Cadeac et Mallet avec le *B. Mallei.* Cotton réalise de nombreuses expériences positives. Quant au *Bacille d'Éberth* injecté dans le sang, il ressort par l'intestin, même avec ligature des canaux cholédoque et cystique (Chiarolanza). Ribadeau-Dumas et Harvier confirment pour le B. d'Éberth, et font les mêmes observations avec les *Paratyphiques.* Hess répète l'expérience avec le *B. prodigiosus.*

Breton, Bruyant et Mezie (1911) ont étudié séparément la bile et l'intestin, au point de vue de l'élimination microbienne, sur le cobaye. Chez ces animaux dont on a lié le cholédoque, les microbes (*B. prodigiosus*, en particulier) se retrouvent (après des temps qui varient, selon la dose injectée, de 5 minutes à 24 heures) dans la bile de la vésicule et dans l'intestin. Leur présence dans le sang est tout à fait constante. Ils existent dans le sang, la bile, le duodénum, le jejuno-iléon, la valvule iléo-cæcale, et même dans le gros intestin, si la dose injectée est assez forte.

Chez les cobayes, sur lesquels on a abouché la vésicule biliaire à la peau par une fistule, les microbes injectés se retrouvent dans la bile, déjà 5 minutes après l'inoculation.

Le *Bacille tuberculeux* s'élimine par les mêmes voies. Ces résultats sont à rapprocher des faits, signalés par Calmette et Guérin (1911 et 1912) (voir plus loin), faits qui démontrent amplement que la voie hépatico-intestinale constitue l'émonctoire ordinaire du bacille tuberculeux et des autres déchets de la vie cellulaire.

Dans une série ultérieure d'expériences (1912) Breton, Bruyant et Mezie ont démontré la fréquence de l'infection descendante des voies biliaires et le rôle joué par les voies biliaires dans l'élimination habituelle des microbes introduits par les voies digestives dans le sang. Des cobayes reçoivent dans l'estomac, après ligature du cholédoque, du *B. prodigiosus.* Ce bacille apparaît dans la bile, 3 à 4 heures après l'ingestion. Le microbe peut se trouver dans le sang, alors qu'il ne se rencontre pas encore dans la bile, car l'élimination microbienne biliaire est intermittente.

De leur côté, Ch. Richet fils et Saint-Girons ont étudié l'élimination bactérienne par la muqueuse gastro-intestinale, dans les septicémies expérimentales.

Le *Pneumocoque* est éliminé constamment par le tube digestif sur toute sa longueur; mais on ne le met jamais en évidence dans la bile. Le *Bacille dysentérique* est éliminé exclusivement par l'appendice et le gros intestin; le *Streptocoque* surtout par l'appendice, puis par l'intestin et l'estomac, jamais par la bile : le *Bacille d'Éberth* s'élimine, en partie, au niveau de l'appendice.

L'élimination est donc, ou diffuse, ou localisée en certains points de l'intestin, l'appendice surtout.

Cette élimination élective, suivant les microbes, pour telle ou telle partie de l'intestin, est une des faces les plus curieuses de la question. L'intestin est, au point de vue éliminatoire, comme au point de vue sécrétoire, une succession d'organes.

Comment se produit cette élimination? Par deux processus. Les globules blancs en sortant de l'intestin dans la cavité sont de véritables agents éliminateurs des microbes. En outre, les glandes éliminent, sans le concours des leucocytes, avec les liquides excrétés. Pourquoi cette élimination ne se produit-elle pas dans toutes les sections? Pourquoi le *B. dysentérique* n'est-il éliminé que par le gros intestin? On ne peut le dire. Par contre, la richesse glandulaire de l'appendice explique suffisamment son rôle éliminateur.

3° *Autres voies glandulaires.* — Toutes les glandes, peuvent, comme le rein, comme les glandes de la muqueuse intestinale, éliminer des microbes vivants et virulents.

On pourrait rappeler, à titre de comparaison, l'expulsion de sporozoïtes du *Plasmodium malariæ* par les glandes salivaires des anophèles. Mais, restons dans le domaine microbien.

La commission anglaise a montré que la glande mammaire de la chèvre atteinte de fièvre de Malte est un lieu d'élimination pour le *Micrococcus melitensis*; c'est ainsi que le lait est contagieux.

Le pancréas (Ch. Richet, fils, Abrami et Saint-Girons), les glandes sudoripares (Blumenfeld) peuvent éliminer des microbes. L'élimination des pyogènes par la peau est certaine (Juliani, Everi, Matteï, Warmuth, Eiselberg, Brunner, Soudakow, etc.).

Le *foie* est la glande éliminatrice par excellence. Pendant la septicémie éberthienne, les bacilles sont éliminés en grand nombre et de façon précoce par les voies biliaires (Welch, Chiari, Schottmüller, Förster et Kayser, Dörr, Lemierre et Abrami). Ainsi s'explique l'infection des voies biliaires chez les typhiques; elle n'est pas ascendante comme on l'avait cru, mais *descendante*, d'origine hépatique. Ces faits ont donné la clef de la pathogénie des *porteurs de germes*. Si les convalescents typhiques, si certaines personnes n'ayant jamais eu une fièvre typhoïde clinique, peuvent avoir pendant longtemps du *B. d'Éberth* dans leurs selles, c'est qu'elles ont leurs voies biliaires infectées; celles-ci le sont par suite de l'élimination des microbes par le foie. La bile de la vésicule, une fois ensemencée, reste un véritable bouillon de culture, parfois pendant longtemps. L'existence des porteurs de germes typhiques, sur laquelle on a tant insisté ces derniers temps et qui est si importante au point de vue hygiénique, est une conséquence de la défense de l'organisme par élimination microbienne glandulaire.

On sait qu'on a même proposé l'ablation de la vésicule biliaire pour guérir certains porteurs de germes chroniques.

Fütterer a vu le *B. pyocyanique* s'éliminer par le foie. Blachstem a expérimenté avec succès le *Colibacille*; Calmette et Guérin le *B. tuberculeux*, etc.

Par contre, le *B. dysentérique* ne paraît pas s'éliminer par les voies biliaires (Aniako, Vincent).

Schrœder et Cotton, Philippe et Porter, Hess, constatent la présence de *Bacilles tuberculeux* dans les selles, sans lésions intestinales. Calmette et Guérin montrent que l'élimination s'opère par les voies biliaires.

Ch. Richet (fils) constate que le *Streptocoque pyogène* s'élimine par la bile.

Résumons-nous en disant que la voie biliaire est une des voies les plus importantes de l'élimination, qu'elle joue notamment un rôle considérable dans l'étiologie et la propagation de la fièvre typhoïde. La question mérite de nouveaux travaux.

B) ***Élimination des toxines microbiennes***. — On sait, depuis longtemps, à la suite, notamment, des travaux de Bouchard, reproduisant les symptômes du choléra avec les urines de cholériques, que nombre de toxines microbiennes s'éliminent par les reins. Elles sont mélangées, dans l'urine, avec tous les produits toxiques provenant de l'organisme infecté, avec toutes les autotoxines. Le rein est la grande voie d'élimination générale.

Toutes les glandes peuvent aussi éliminer; S. Arloing, et divers auteurs ont étudié la toxicité de la sueur. Mais, la séparation entre les toxines véritablement microbiennes et les autotoxines est difficile.

Une mention tout à fait spéciale doit être accordée à l'*intestin*.

L'intestin est, avec raison, la voie la plus importante d'élimination de l'organisme. Nous avons vu (p. 1100) son rôle dans l'élimination des microbes.

La muqueuse intestinale élimine également le fer, la chaux, le plomb (Heubel, Meillère et Petit), le cuivre (Lewin), l'arsenic (Fischer et Hoppe, Maurel), le mercure (Almqvist, Fiessinger, etc.). Les entérites mercurielles n'ont pas d'autre origine. La muqueuse intestinale élimine du chlorure de sodium (Gennari, Widal, Javal), du glucose, de l'urée; ainsi s'explique la diarrhée des urémiques.

Il n'est donc pas étonnant que les toxines microbiennes s'éliminent par l'intestin. Jules Courmont, Doyon et Paviot ont montré, en 1895, l'importance de cette élimination à l'aide de la *toxine diphtérique*. Si on injecte 1 c.c. 5 de toxine diphtérique à un chien, dans la veine jugulaire, la mort survient en quinze à vingt heures. Outre les lésions congestives de tous les organes, on est de suite frappé par les lésions intestinales. Leur maximum s'observe nettement au niveau de l'intestin grêle dans toute sa longueur; elles commencent brusquement après le pylore, celui-ci restant pâle. C'est une congestion intense; les plaques de Peyer sont rouge sombre, recouvertes de points exsudatifs blanchâtres, le cæcum est surtout remarquable à ce point de vue. Si on injecte des doses de 50 centimètres cubes environ, l'animal meurt vers la cinquième heure. Dès la troisième heure, il émet par l'anus des matières jaunâtres, pseudo-membraneuses, noyées dans un enduit gélatineux, semi-liquide, tremblotant, teinté de sang. A l'autopsie, l'intestin grêle est épaissi, œdémateux, l'aspect est exactement celui d'une *entérite membraneuse* très intense, généralisée à tout l'intestin grêle ; le gros intestin est presque toujours respecté. La transition est brusque entre le pylore pâle et le duodénum immédiatement enflammé. La surface de l'intestin grêle est recouverte d'un enduit épais, jaunâtre, ocreux, s'enlevant sous forme de lambeaux tremblotants ; cet enduit est surtout abondant sur la seconde moitié de l'intestin grêle. Au-dessous, la muqueuse est infectée, congestionnée avec plaques ecchymotiques, recouvertes d'une mince pellicule nacrée très adhérente sur laquelle se détachent les plaques de Peyer tuméfiées. En somme : entérite franchement inflammatoire.

Histologiquement, on ne trouve que de la congestion chez les chiens qui ont reçu 1 à 2 centimètres cubes de toxine ; au-dessus de ces doses, on rencontre des lésions franchement inflammatoires avec diapédèse abondante. Si la mort survient rapidement à la suite d'injections massives (50 c.c.), on se trouve en présence de lésions inflammatoires (congestion et diapédèse) avec un processus exsudatif uniquement cellulaire, aboutissant à la formation d'une véritable membrane non fibrineuse ; ces cellules sont toutes atteintes de dégénérescence granulo-graisseuse extrêmement rapide (fig. 15).

En résumé, des lésions typiques d'entérite, qu'on croirait, à l'autopsie et à l'examen des coupes histologiques, être le fait d'une infection intestinale, peuvent être le simple fait de l'élimination des

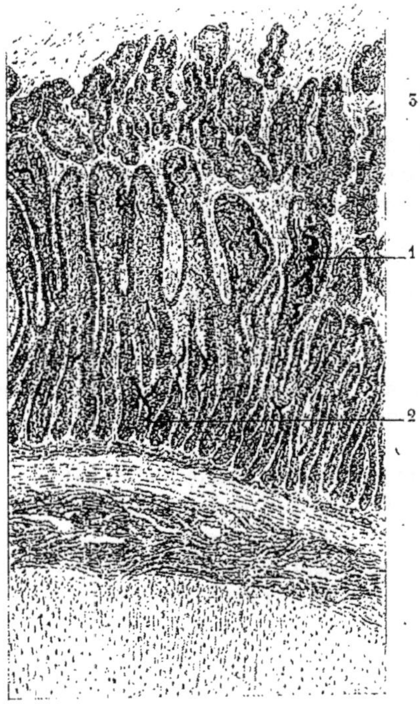

Fig. 15. — Muqueuse de l'intestin grêle d'un chien, mort en 5 heures, après injection intraveineuse de 50 c.c. de toxine diphtérique. (J. Courmont, Doyon et Paviot, *Archives de physiologie*, 1895.)
La membrane exsudée est restée en place.
1° Villosités dont les vaisseaux sont dilatés et gorgés de sang.
2° Couche glandulaire avec dilatation vasculaire.
3° Moules glandulaires expulsés et tombés dans une couche épaisse de cellules et de mucus, l'ensemble formant l'exudat membraneux de surface.

toxines microbiennes par l'intestin. Cela montre combien la cause peut être éloignée de l'effet, en pathologie.

On peut rapprocher des travaux de Jules Courmont, Doyon et Paviot, ceux de Roger sur la diarrhée immédiate qui suit l'injection intraveineuse de toxines du *Colibacille* et de toxines dysentériques, ceux de Charrin (toxine pyocyanique), etc. Gilbert, Herscher ont montré que les toxines colibacillaires s'éliminent par la portion terminale du gros intestin. Tous les expérimentateurs savent combien fréquemment la diarrhée survient, presque immédiatement, chez les animaux qu'on injecte, dans le sang, avec des cultures complètes (*Staphylocoque pyogène*, par exemple) ou des toxines.

Ces faits nous éclairent sur la nature des phénomènes diarrhéiques, si fréquents dans les infections et surtout les septicémies.

L'élimination peut être diffuse; elle peut être localisée, pour telle toxine, à une partie restreinte de la muqueuse intestinale.

Rappelons que l'intestin peut éliminer des anticorps (Wassermann, Vagedes, Behring et Kitashima, etc.).

Certaines toxines sont des produits *volatils* (Charrin, Gamaleïa, Brühl). L'élimination se fait en partie par les bronches (Charrin).

C) **Résumé**. — La notion la plus nouvelle qui se dégage de ce chapitre est celle de l'*élimination fréquente des microbes et des toxines par la muqueuse intestinale*. Cela éclaire d'un jour tout nouveau la pathogénie des entérites et des colites.

2° **Phagocytose (phénomènes préparateurs)**. — La phagocytose est un processus de défense, de réaction, qui se rencontre à toutes les périodes de l'infection; c'est un processus très général. Nous l'avons étudié en lui-même (p. 1037).

Notons seulement ici les phénomènes qui, lorsque l'organisme est définitivement infecté, favorisent, *préparent*, rendent plus intense cette action défensive cellulaire.

Nous ne parlerons pas des *opsonines* qui ont été traitées dans le Tome I (p. 530).

A) *Vaso-dilatation*. — Les toxines microbiennes, les venins et quelques autres poisons cellulaires qui s'en rapprochent, sont capables de produire une vaso-dilatation, qui est souvent le premier stade de l'inflammation.

Cette vaso-dilatation produit un afflux considérable de sang dans le vaisseau dilaté, et l'accélération du courant sanguin. Puis, ce courant se ralentit, la pression diminue, la *stase* s'établit. Une exsudation du sérum et la diapédèse en sont là conséquence (p. 1107).

Ces modifications vasculaires ne sont pas dues aux altérations des parois des vaisseaux, sous l'influence de la cause irritative, comme le soutenaient Conheim et Samuel. L'hyperhémie inflammatoire n'est pas passive, elle est sous la dépendance du *système nerveux vaso-moteur*. C'est un phénomène actif, comme le soutenait déjà Recklinghausen.

C'est surtout à l'aide des substances solubles d'origine microbienne qu'on a étudié le mécanisme de ces modifications vasculaires. Bouchard et ses élèves, Charrin, Gley, Gamaleïa ont démontré que les toxines microbiennes peuvent renfermer des substances (*anectasines*) qui paralysent les centres vaso-dilatateurs. On connaît l'expérience classique de

Charrin et Gamaleïa, qui empêchent l'hyperhémie de l'oreille du lapin, frottée d'huile croton, en injectant dans le sang de cet animal les produits solubles du *Bacille pyocyanique*; la congestion et l'exsudation plasmatique ne se produisent pas et sont remplacées par de la stase veineuse. L'action antiphlogistique est donc due à l'obstacle apporté à la congestion artérielle par une substance qui diminue l'excitabilité des appareils vaso-dilatateurs. Les expériences de Charrin et Gley, de Morat et Doyon, ont démontré, par la méthode graphique, que la substance empêchant l'inflammation paralyse le système vaso-dilatateur.

Mais s'il est démontré qu'on arrête l'hyperhémie en introduisant dans l'organisme une substance soluble qui paralyse le système nerveux vasomoteur, il est à prévoir que la substance qui engendre l'hyperhémie agit sur le même système d'une façon inverse. C'est ce qu'a pensé Bouchard. Il admet l'existence de substances toxiques microbiennes produisant des modifications vasculaires : 1° en excitant, irritant, altérant les extrémités nerveuses de la région, qui produisent secondairement une vaso-dilatation réflexe; 2° en mettant en état d'hyperexcitabilité les centres vaso-dilatateurs bulbaires, médullaires, ganglionnaires ou même simplement cellulaires des parois vasculaires. Il existerait donc, à côté des substances qui entravent la vaso-dilatation (anectasines) des substances qui ont un effet inverse (*ectasines*) qui la favorisent. Bouchard a étudié la tuberculine, substance des plus phlogogènes et en a fait le type des ectasines.

S. Arloing, a prouvé l'hyperexcitabilité des centres vaso-dilatateurs par ses expériences sur la toxine du *Staphylocoque pyogène*. On sait depuis les expériences de J. Courmont et Rodet, que la culture filtrée du Staphylocoque pyogène, outre son action directement phlogogène, constitue un liquide prédisposant l'organisme injecté aux effets pathogènes, locaux et généraux, du *Staphylocoque*. Parti de ces faits, S. Arloing a recherché si ce liquide mettait, comme le pensait Bouchard, et comme ce dernier l'avait vu pour la tuberculine, les centres vaso-moteurs en état d'hyperexcitabilité. Il s'est servi pour cela de l'expérience classique de l'excitation du nerf dépresseur de Cyon, chez le lapin. Cette excitation produit, comme on le sait, une chute de pression générale sanguine par vaso-dilatation réflexe des organes abdominaux. On détermine graphiquement la chute de pression, qui correspond chez un lapin, à l'excitation du nerf dépresseur par un courant minimum donné; on injecte ensuite dans le système veineux de l'animal 6 à 8 centimètres cubes de culture filtrée de *Staphylocoque pyogène*; on répète la même excitation, et on constate que la chute de pression est à peu près double de la précédente et également de plus longue durée. Donc, la culture filtré du *Staphylocoque* met les *centres nerveux vaso-dilatateurs* dans un état d'hyperexcitabilité intense.

Cette hyperexcitabilité porte également sur les *vaso-dilatateurs périphériques*. S. Arloing coupe, sur deux lapins, le sciatique et le saphène interne d'une patte; l'un d'eux reçoit en outre 6 centimètres cubes de culture filtrée de *Staphylocoque* dans le système veineux. Tous deux sont injectés, dans la patte énervée, avec 1/2 centimètre cube de la même culture virulente de Staphylocoque. L'action vaso-dilatatrice de la culture est beaucoup plus marquée chez le lapin, imprégné de culture filtrée. Il faut bien admettre que les vaso-dilatateurs périphériques avaient été mis en état d'hyperexcitabilité par le liquide préalablement injecté. On sait, depuis les expériences de Charrin, Roger, Ruffer, que la section des nerfs d'une région favorise l'inflammation qu'on provoque dans la région énervée; mais dans le cas d'Arloing, l'énervation avait été la même chez le témoin.

En somme, les microbes et leurs toxines produisent d'abord des phénomènes de vaso-dilatation, en agissant non seulement localement, mais également à distance sur les centres.

B) *Diapédèse*. — Une des conséquences de la vaso-dilatation, est, au point de vue qui nous occupe, le phénomène de la diapédèse.

On appelle diapédèse l'issue des éléments figurés du sang hors des vaisseaux intacts. On réserve plus spécialement ce nom à l'exode des globules blancs.

Observé d'abord par Dutrochet, Dujardin, Waller, ce phénomène a été bien étudié par Conheim qui a eu le mérite d'en montrer la portée et la généralité.

Son expérience fondamentale est classique. On étale, avec les précautions nécessaires, sur un porte-objet de microscope, le mésentère d'une grenouille curarisée. On constate que les vaisseaux, un instant contractés, se dilatent et que le courant sanguin se ralentit. Les leucocytes adhèrent à ce moment aux parois vasculaires, s'engagent entre les cellules endothéliales, ou traversent la lame protoplasmique elle-même de ces cellules, ouvrent dans les parois capillaires de véritables stomates et tombent enfin dans les espaces interstitiels.

Pour Conheim, la diapédèse est bien due à une activité, une mobilité propre du globule blanc. Hering la considérait comme un phénomène purement passif. Mais, actuellement, grâce aux observations d'Arnold, Thomas, Lavdovsky, on admet qu'il s'agit bien de mouvements actifs.

La diapédèse est un phénomène précoce, contemporain des premiers troubles vasculaires, favorisé par la vaso-dilatation et le ralentissement du courant sanguin. En provoquant la vaso-dilatation générale par le nitrite d'amyle, Carnot a pu, sur des animaux infectés par le *Bacille d'Éberth*, augmenter manifestement le processus diapédétique et obtenir la survie d'animaux dont les témoins succombaient.

« Si on inocule le *Streptocoque* de l'érysipèle sous la peau de l'oreille
« de deux lapins et si, chez l'un d'eux, on provoque l'afflux du sang arté-
« riel en arrachant le ganglion cervical supérieur du grand sympa-
« thique, on constate que l'exsudat est plus abondant et que la diapé-
« dèse se fait beaucoup plus activement dans l'oreille énervée. En pré-
« levant au bout de 3 à 4 heures une gouttelette des exsudats, on trouve
« chez l'animal opéré quarante fois plus de leucocytes que chez le

« témoin » (Roger). Certaines toxines (celles du *Staphylocoque* notamment) favorisent la diapédèse (Bouchard).

La diapédèse est un phénomène physiologique normal, mais la vaso-dilatation l'exagère par ralentissement du courant sanguin et hyperoxygénation du sang (Ranvier, Estov et Saint-Pierre, etc.).

C) *Chimiotaxie.* — Grâce à la vaso-dilatation et à la diapédèse, les leucocytes se sont évadés hors des vaisseaux sanguins et se trouvent dans le tissu périvasculaire. Que deviennent-ils? Vont-ils errer au hasard ou s'accumuler en un point précis? Dans ce dernier cas, quelle force les attire? On sait aujourd'hui que les leucocytes sont guidés par une sensibilité spéciale aux substances chimiques, le chimiotaxisme.

La chimiotaxie a été découverte par Pfeiffer dans les cellules mobiles des végétaux. C'est le phénomène d'après lequel les cellules mobiles sont attirées ou repoussées par certaines substances chimiques : il y a chimiotaxie *positive* lorsque les cellules sont attirées et chimiotaxie *négative* dans l'autre cas. Massart et Bordet lui ont accordé une grande importance dans les phénomènes de l'inflammation et de la phagocytose; ils ont étudié une série de substances, d'origine microbienne ou autre, dans leur action sur les leucocytes. Ils ont montré, par exemple, que l'acide lactique détermine dans une séreuse la chimiotaxie négative des leucocytes, alors que le sérum de cheval chauffé produit l'effet contraire.

Il ne faut pas exagérer le rôle de la chimiotaxie. On met souvent à son actif des phénomènes d'ordre immédiatement physique : la chaleur, la concentration des solutions, des humeurs, jouent un rôle capital dans l'attirance ou l'éloignement des leucocytes; telle solution, à faible concentration, attire les leucocytes et les repousse dans une concentration plus élevée. De même pour la diapédèse. Comme le fait remarquer Charrin, la sortie des globules, hors des petits vaisseaux, résulte de l'encombrement et de la distension mécanique de ceux-ci; les leucocytes traversent la paroi par une sorte d'activité diffuse qui s'exerce quand les conditions lui sont favorables (distension des capillaires, ralentissement du courant). D'ailleurs, les globules rouges diapédèsent aussi, quoique moins activement que les leucocytes. Ils ne sont cependant pas doués de sensibilité chimiotactique. Seules les conditions mécaniques interviennent.

D) *Leucocytose.* — On désigne sous le nom de leucocytose l'augmentation passagère du nombre des leucocytes, contenus dans le sang circulant. Ce nombre peut monter de 7000 par millimètre-cube, chiffre normal, à 70 000 et plus. Nous l'étudierons à propos de la défense du sang (p. 1142).

La leucocytose se présente dans presque toutes les infections. Même dans les infections à hypoleucocytose, on observe presque toujours une phase d'hyperleucocytose polynucléaire. La virulence de l'infection, la dose du microbe ou de la toxine inoculée, ont une grande importance. Tchistowitch a noté que le *Pneumocoque* ne donne une forte leucocytose chez le lapin que s'il est peu virulent et que celle-ci est très peu marquée en cas de virulence extrême. J. Nicolas et P. Courmont ont, de même, noté que l'hyperleucocytose moyenne semble bien être une réaction de défense dans l'intoxication expérimentale avec la *toxine diphtérique*; mais, si les doses sont trop fortes, il n'y a plus de réaction leucocytaire ou bien celle-ci est absolument démesurée et atteint des chiffres extraordinaires. Les exemples peuvent être multipliés.

La leucocytose locale, se produisant au niveau de tout foyer inflammatoire, est facile à observer dans le péritoine. Si l'on injecte, dans cette séreuse, chez un animal, une dose de culture ou de substance toxique ou simplement irritante, on voit les leucocytes se grouper en amas, adhérer aux parois du péritoine, puis augmenter rapidement de nombre et envahir toute la séreuse. Cette phase d'hyperleucocytose serait immédiate et plus intense, si l'animal est déjà préparé, c'est-à-dire inoculé une première fois. Sinon, elle est presque toujours précédée d'une phase d'hypoleucocytose locale, qui ne paraît pas due à la destruction des leucocytes, car l'exsudat péritonéal est alors très limpide et ne contient pas de débris cellulaires. Si l'infection ou l'intoxication est très intense, l'hypoleucocytose persisterait jusqu'à la mort, avec destruction d'un grand nombre de globules blancs.

Ces données, développées surtout par Metchnikoff, et ses élèves présentent la plus grande importance dans la phagocytose et la défense de l'organisme.

3° Propriétés bactéricides des humeurs. — Elles ont déjà été étudiées (p. 1046).

4° Propriétés cytolitiques des humeurs. — On désigne sous le nom de *cytolyse*, l'ensemble des phénomènes par lesquels les cellules se désintègrent en une ou plusieurs de leurs parties constituantes qui se détachent de l'élément figuré pour passer dans le milieu ambiant. L'hémolyse, le phénomène de cytolyse le mieux connu, consiste dans la mise en liberté, hors du stroma des globules rouges, des sels et de l'hémoglobine qui diffusent dans le sérum; la leucocytolyse est la destruction des globules blancs, etc.

A) *Hémolyse*. — L'action hémolytique de certains sérums est connue depuis longtemps, mais ce n'est que dans ces dernières années qu'on est arrivé à en élucider le mécanisme et à rattacher ce phénomène à celui plus général de la formation des anticorps.

On distingue dans les sérums un pouvoir hémolytique naturel et un pouvoir hémolytique acquis.

1° *Pouvoir hémolytique naturel*. — On sait que, lorsqu'on pratique la transfusion du sang, le sérum d'un animal détermine la destruction des globules rouges de l'homme. Le phénomène peut être observé *in vivo* Creite, Landois, Panum, Hayem) et *in vitro* (Büchner, Ehrlich et Morgenroth, Bordet, etc.). Le sérum d'un animal peut agir sur les globules d'un grand nombre d'autres. Le sérum de lapin détruit les hématies du cobaye, de la poule, du rat, de l'homme, etc. Mais, le sérum d'un animal n'est pas hémolytique pour les globules des sujets de la même espèce.

Delezenne a même émis l'opinion qu'un sérum est d'autant plus hémolysant pour des globules rouges que ceux-ci appartiennent à une espèce plus éloignée.

En somme, ce pouvoir hémolytique naturel est une réaction de défense de l'organisme, contre les cellules étrangères. Mais il peut être renforcé.

2° *Pouvoir hémolytique acquis.* — L'injection à un animal A du sang d'un autre animal B, d'espèce différente, rend le sérum de l'animal A très toxique pour l'animal B et très hémolytique pour les globules rouges de ce dernier (Bordet, 1898). Ainsi 5 centimètres cubes de sérum de cobayes normaux ne sont pas toxiques, par injection, dans les veines d'un lapin; mais si le cobaye a été injecté préalablement avec du sang de lapin, le sérum de ce nouveau cobaye tue le lapin à la dose de 2 centimètres cubes et produit dans ses vaisseaux la destruction des globules rouges. On peut observer le même phénomène *in vitro*.

De plus, le pouvoir hémolytique acquis est spécifique. Dans l'exemple précédent, le sérum de cobaye, préparé avec du sang de lapin, n'est hémolytique que pour le lapin. Cependant, ce pouvoir hémolytique peut s'exercer sur des globules rouges d'espèces très voisines. C'est ainsi que le sérum anti-grenouille peut hémolyser, dans une certaine mesure, les globules du crapaud, du triton et de la salamandre, mais l'action est dans ce cas, beaucoup moins marquée.

3° *Isohémolyse.* — Ehrlich et Morgenroth sont arrivés à déterminer chez la chèvre le pouvoir hémolysant pour le sang de chèvres, en l'inoculant avec du sang laqué d'autres chèvres, mais l'isohémolyse n'était pas très marquée. En pathologie humaine, on peut rencontrer des sérums capables d'hémolyser les globules rouges d'un homme sain.

4° *Autohémolyse.* — D'une façon générale, l'inoculation à un animal, de son propre sang, ne détermine pas l'apparition de pouvoir hémolytique pour ses propres globules rouges. Metchnikoff, cependant, est arrivé à réaliser une autohémolyse en injectant à un animal ses propres globules rouges, mais altérés, de façon qu'ils se comportent, en somme, comme des corps étrangers.

Besredka démontre indirectement la présence d'autohémolysines dans l'organisme. Il prend, d'une part, le sérum d'un animal qu'il a rendu hémolytique pour les globules rouges d'homme, en injectant à cet animal, à plusieurs reprises, du sang d'homme; ce sérum a la propriété d'hémolyser les globules rouges humains; mais si on ajoute du sérum d'homme normal, l'expérience ne réussit plus et le sérum de l'animal ne manifeste plus son action hémolytique pour les globules d'homme; l'auteur en conclut que le sang d'homme sain contenait une antihémolysine, destinée à la protéger contre les autohémolysines. Si, dans la même expérience, on remplace le sang d'homme sain par le sérum d'une autre espèce animale, l'hémolyse n'est pas empêchée. Le sang d'homme contenait donc bien des anti-autohémolysines spécifiques, impliquant la présence d'auto-hémolysines.

5° *Mécanisme de l'hémolyse.* — L'hémolyse est absolument comparable à la bactériolyse. Elle ne peut se produire que, grâce à la coopération d'une alexine indifférente et d'une sensibilisatrice spécifique. Le processus de destruction est exactement le même, (sauf quelques variantes secondaires) pour toutes les cellules étrangères, qu'il s'agisse de microbes ou de globules.

B) *Leucocytolyse.* — On peut, en injectant à des animaux des globules blancs d'animaux d'autre espèce, obtenir des sérums leucocytiques, c'est-à-dire détruisant les globules blancs, comme, dans le cas précédent, les globules rouges. La leucocytolyse est un phénomène absolument superposable à l'hémolyse.

C'est Metchnikoff qui a démontré sa réalité. Il injecte à des cobayes une émulsion de rate de rat. Le sérum obtenu immobilise, agglutine et détruit les leucocytes du rat *in vitro*. Besredka prépare d'une façon analogue d'autres sérums leucocytiques.

Ces sérums détruisent tous les espèces de leucocytes, aussi bien les polynucléaires que les mononucléaires.

De plus, Delezenne a montré que les sérums leucocytiques favorisent *in vitro* la coagulation du sang de l'animal dont les globules ont été inoculés; au contraire, injectés dans la circulation générale, ils entravent la coagulation.

C) *Autres serums cytolytiques.* — La cytolyse peut s'exercer sur la plupart des cellules de l'organisme. Landsteiner a obtenu un sérum *spermatolytique*, en injectant à un animal (lapin) des spermatozoïdes d'une autre espèce (taureau). Castaigne et Rathery, ont produit un sérum *néphrolytique*, spécialement toxique pour la cellule rénale. Bigard et Bernard, ont obtenu un sérum très toxique chez le canard en lui injectant des *capsules surrénales* de cobayes. L'inoculation de ce sérum aux cobayes déterminerait de l'asthénie, de l'amaigrissement et amènerait la mort. Achalme, Surmont, obtiennent, dans des conditions analogues, un sérum *antihépatique*; Delezenne, un sérum *névrolytique*; Dungern, un sérum *tricholytique*, toxique pour les épithéliums à cils vibratils, etc.

Tous ces faits montrent la généralité du phénomène de la cytolyse, comme processus de défense de l'organisme.

5° **Propriétés agglutinantes des humeurs.** — Les propriétés agglutinantes ont été les plus étudiées en raison de la facilité de la recherche *in vitro* de l'agglutination et surtout des applications qu'on en a fait au séro-diagnostic (Widal) et au séro-pronostic (Paul Courmont).

Le pouvoir agglutinant des humeurs est très étendu. Il s'exerce aussi bien sur les cellules, les parasites que sur les microbes et les champignons. C'est surtout vis-à-vis de ces derniers éléments que nous l'étudierons ici.

A) *Le phénomène de l'agglutination.* — Lorsqu'on ajoute à une émulsion bactérienne d'une espèce déterminée une dilution suffisamment concentrée d'un sérum spécifique pour cette espèce, on voit les bactéries s'agglomérer en flocons ou amas, former des *agglutinats* : c'est le phénomène de l'*agglutination*. Si l'on prend, par exemple, une certaine quantité de culture liquide de bacilles de la fièvre typhoïde où les microbes sont bien isolés les uns des autres et qu'on ajoute une certaine quantité du sérum d'un typhique ou d'un animal inoculé avec le bacille en question, on voit se produire le phénomène de l'agglutination.

On peut observer ce phénomène à l'œil nu ou au microscope.

Pour l'observation à l'*œil nu*, il suffit de placer dans une éprouvette le sérum spécifique, en concentration suffisante, et d'y mélanger ensuite une certaine quantité de bactéries, de façon à obtenir une suspension bien homogène. On voit alors se former, au bout d'un certain temps, un précipité floconneux plus ou moins fin, analogue à celui qui se produit dans certaines réactions chimiques, et d'autant plus évident qu'on l'observe en plaçant l'éprouvette contre un fond de couleur sombre. Lorsqu'on abandonne le tout au repos, le précipité tombe au fond de l'éprouvette, mais il suffit d'agiter doucement celle-ci, pour le voir se répandre de nouveau dans le liquide, sans se désagréger. Il est utile d'observer en même temps une éprouvette témoin, dans laquelle se trouve la suspension bactérienne seule, sans addition de sérum; ici, les bactéries gagnent aussi le fond par l'effet de la pesanteur, mais lorsqu'on agite l'éprouvette, ce ne sont plus des flocons que l'on voit se répandre dans le liquide, mais un trouble homogène qui reproduit la suspension primitive.

Avec certains sérums, doués d'un pouvoir agglutinant très élevé, on n'arrive même pas à préparer une suspension bactérienne; les bactéries s'agglomèrent, dès qu'elles se trouvent en contact avec lui, et cela avec une telle énergie que les flocons ne se désagrègent pas, même si l'on agite vigoureusement le tube.

Lorsqu'on étudie le phénomène sous le *microscope*, l'agglutination du *Bacille d'Éberth*, par exemple, on voit les bacilles bien isolés les uns des autres et très mobiles, dans la culture primitive, se rapprocher les uns des autres, perdre leur mobilité et se réunir en amas de plus en plus volumineux, après l'addition du sérum. Finalement, la culture ne présente plus de bacilles mobiles, mais presque uniquement des amas plus ou moins volumineux, occupant parfois tout le champ du microscope, et formés par des bacilles réunis et comme soudés les uns aux autres; sur les bords de ces amas, on distingue des bacilles immobilisés par une de leurs extrémités et nageant de l'autre dans le liquide. Les bacilles se sont agglutinés les uns aux autres.

L'agglutination marche fréquemment de pair avec la bactériolyse. C'est ce que l'on observe dans l'expérience de Pfeiffer. Mais si les deux phénomènes peuvent coexister, ils apparaissent également indépendamment l'un de l'autre. Il ne faut donc pas les confondre. Nous envisageons plus loin les rapports de l'agglutination avec la bactériolyse, etc.

La détermination du *titre du pouvoir agglutinant* d'un sérum est très importante au point de vue de l'application au diagnostic. Elle s'effectue de la façon suivante : on répartit dans de petits tubes des quantités progressivement croissantes de culture microbienne liquide et on ajoute à chacun d'eux la même quantité de sérum ; on constate alors que la même quantité de sérum peut agglutiner 10, 20, 30, 50, 100 fois, etc., son volume de culture microbienne. On dit dans ce cas que le sérum agglutine à 1/10, 1/20, 1/30, 1/50, 1/100, etc. Ce pouvoir, surtout avec les sérums expérimentaux, peut atteindre des taux très élevés. On peut observer des agglutinations allant jusqu'à 1/100 000.

B) ***Historique***. — La première observation du phénomène de l'agglutination a été faite *in vitro*, en 1894, par Charrin, qui vit des cultures de *Bacille pyocyanique* pousser agglutinées. En 1891, Metchnikoff constate le même phénomène avec le *Pneumocoque* et le *Vibrio Metchnikovi*.

En 1896, Bordet étudie systématiquement le phénomène *in vitro* en faisant agir du choléra-sérum sur des *Vibrions cholériques*. La même année, Grüber et Durham font la même étude, comprennent la généralité du phénomène, créent le mot « agglutination » et montrent la spécificité du phénomène. Pfeiffer et Kolle, qui se livraient de leur côté aux mêmes recherches, apportent, quelques mois plus tard, des résultats confirmant ceux de Bordet et de Grüber et Durham.

Le 26 juin 1896, Widal montre que le sérum possède le pouvoir agglutinant *au cours de l'infection* et non pas seulement au cours de l'immunisation, comme le voulaient Grüber et Durham. Il crée le *séro-diagnostic* de la fièvre typhoïde par l'agglutination, en montrant que le sérum des typhiques agglutine le *Bacille d'Eberth* et n'agglutine que ce microbe.

Depuis cette époque, les travaux parus sur le pouvoir agglutinant du sérum et des humeurs sont innombrables. Nous les signalerons au cours de notre exposé.

C) ***Apparition du pouvoir agglutinant***. — Dans quelles conditions apparaît le pouvoir agglutinant dans le sang de l'homme et des animaux?

1° *Démonstration expérimentale*. — On peut provoquer artificiellement l'apparition du pouvoir agglutinant dans le sang, en lui incorporant une espèce bactérienne déterminée. Il n'est pas nécessaire pour cela que les bactéries soient vivantes, on arrive au même résultat avec des cultures tuées par la chaleur, par le chloroforme, le formol, etc.; on peut aussi utiliser des bactéries préalablement broyées ou des extraits bactériens, obtenus par le procédé de l'autolyse.

L'incorporation de l'agent infectieux peut se faire par injection sous-cutanée, intraveineuse, intrapéritonéale; on peut aussi l'introduire dans la chambre antérieure de l'œil, le frotter sur la peau préalablement rasée (infection cutanée), le faire ingérer *per os* ou l'administrer au moyen de lavements, portés très hauts dans l'intestin. Mac Farland a vu que le point d'introduction de l'agent infectieux est indifférent. Il a injecté des cultures de *Colibacille* à des lapins et à des chèvres, sous la peau, dans les veines, dans le péritoine et dans les plèvres. Le pouvoir agglutinant n'a pas varié sensiblement avec le point d'inoculation, et s'il y a des différences, elles doivent être mises surtout sur le compte des réactions individuelles des animaux.

Pour obtenir un pouvoir agglutinant très élevé, on injectera à l'animal des doses croissantes de culture bactérienne, à des intervalles de 10 à 12 jours. Lorsqu'il s'agit de préparer des sérums de titre agglutinatif très élevé, tel que ceux qu'on emploie comme moyen de diagnostic pour différencier sûrement et rapidement des espèces bactériennes très voisines, l'animal devra recevoir un grand nombre d'injections, et le traitement sera poursuivi jusqu'à ce qu'on obtienne un titre agglutinatif de 1/5000 à 1/10 000. Le titre agglutinatif d'un sérum correspond à la quantité minimum de ce sérum, qui, diluée dans 1 centimètre cube de solution physiologique, peut encore agglutiner nettement 2 milligrammes de culture sur gélose, âgée de 24 heures, de la bactérie homologue.

L'élévation du titre n'est pas immédiatement consécutive à l'injection; elle ne se montre, en général, qu'au bout de 7 à 10 jours. Aussi peut-il arriver, lorsqu'on procède trop tôt à la saignée, que le sérum présente un titre agglutinatif inférieur à celui qu'il avait au moment de la saignée précédente. On peut expliquer ce phénomène, en admettant que l'organisme a besoin d'un certain temps pour réagir, par la production d'anticorps, à la présence des bactéries. Si, comme nous le verrons, on admet que le pouvoir agglutinant est dû à la présence dans le sang de substances spéciales appelées agglutinantes, on peut dire que la teneur du sang en agglutinines libres se trouve momentanément abaissée, parce que celles qui s'y trouvaient déjà sont fixées par les bactéries injectées, et que le sang n'a pas encore eu le temps de remplacer ces agglutinines mises hors d'état par de nouvelles (Voir IMMUNISATION, *Période négative*).

2° *Pouvoir agglutinant du sang et des humeurs au cours de l'infection chez l'homme.* — Widal, comme nous l'avons dit, a observé le premier l'existence du pouvoir agglutinant du sérum des malades atteints de *fièvre typhoïde*, et a montré tout le parti qu'on pouvait tirer de cette constatation pour le diagnostic.

On appliqua bientôt les mêmes données au choléra (Achard et Bensaude), aux pneumococcies (Besançon et Griffon), à la dysenterie (Shiga), à la fièvre de Malte (Wright), à la méningite cérébro-spinale épidémique (Albrecht et Ghon, Netter, Bettencourt et Franca).

S. Arloing découvre, en 1898, le moyen d'obtenir des cultures homogènes de Bacille de Koch, ce qui permet à S. Arloing et P. Courmont de démontrer le pouvoir agglutinant du sérum des tuberculeux et d'établir le séro-diagnostic de la tuberculose.

Le pouvoir agglutinant n'apparaît pas dans la diphtérie (Nicolas), ni dans le tétanos (J. Courmont et Jullien).

Dans ces dernières années, on a mis en évidence le pouvoir agglutinant du sang, au cours de certaines mycoses. Widal et Weill ont fait cette démonstration pour la *sporotrichose*. Les spores renferment seules la substance agglutinable, non les filaments mycéliens; c'est la sporoagglutination. Il en est de même pour le sérum des animaux, porteurs d'*Oidium albicans* (Roger), des *teigneux* (Widal, Abrami, Joltrain), etc.

Cette propriété n'apparaît pas immédiatement au début de l'infection, mais seulement dans la période post-initiale de la maladie. La date de l'apparition du pouvoir agglutinant a été déterminée surtout pour la fièvre typhoïde. Widal a vu que la réaction n'est positive qu'à partir du 7e jour, en général. Iveren, Grumberg et Rolly, Weil, Gœhtgens l'ont obtenue dans 75 pour 100 des cas, à la fin du 1er septennaire, alors que, dans la 2e semaine, ils l'ont retrouvée dans 90 pour 100 des cas, et dans la 3e, dans 95 pour 100. Des résultats analogues ont été obtenus par Kayser, par Brion et Kayser, etc.

P. Courmont a montré que, dans certains cas, les cas graves en particulier, la date d'apparition du pouvoir agglutinant dans le sang peut être beaucoup plus tardive. Muller cite un cas où la réaction agglutinante ne fut trouvée positive que 42 jours après le début de la maladie. On a vu aussi des cas, dans lesquels l'agglutination n'existait pas pendant la maladie et apparaissait seulement pendant une récidive.

Le pouvoir agglutinant, une fois établi, persiste pendant toute la durée de la maladie et même longtemps après, parfois pendant des années. C'est l'indice de l'imprégnation profonde que subit l'organisme au cours d'une maladie infectieuse. Cette persistance du pouvoir agglutinant nous explique l'existence de réactions de Widal positives, signalées par certains auteurs, dans des affections telles que la tuberculose miliaire, la fièvre puerpérale, différentes septicémies, la diphtérie, etc. Ces maladies étaient survenues chez des typhiques, guéris parfois depuis longtemps, et dont le sérum avait conservé un pouvoir agglutinant, parfois relativement élevé.

Fromme estime que la persistance du pouvoir agglutinant chez d'anciens typhiques, après leur guérison, est fonction de la persistance concomitante des bacilles dans la vésicule biliaire (Voir *Élimination des microbes*). Cette opinion est peut-être vraie dans certains cas, mais il semble bien que même si le malade ne reste pas un porteur de germes, le pouvoir agglutinant persiste pendant un temps plus ou moins long après la guérison.

C'est dans le sang et par conséquent dans le sérum que le pouvoir agglutinant existe au maximum (Widal, P. Courmont). Mais on peut le mettre en évidence dans la plupart des humeurs de l'organisme. P. Courmont a recherché le pouvoir agglutinant des humeurs d'une malade, morte d'une fièvre typhoïde, vers le 20e jour. Le sang agglutinait à 1/100, la sérosite pleurale à 1/200, le suc de l'ovaire à 1/100, la sérosité péritonéale à 1/100, la bile à 1/10, la sérosité péricardique à 1/10, etc.

Dans la tuberculose, il en est de même. P. Courmont a également démontré que les sérosités tuberculeuses étaient douées du pouvoir agglutinant. Les résultats ont été particulièrement démonstratifs pour les pleurésies. Le pouvoir agglutinant est toujours absent dans les liquides de pleurésies non tuberculeuses, d'hydrothorax, etc. Il est presque toujours présent et souvent élevé dans les pleurésies tuberculeuses. Les résultats de l'inoculation au cobaye, du séro-diagnostic et du cyto-diagnostic concordent parfaitement dans ces cas (Widal et Ravaut).

Le liquide céphalo-rachidien passait jusqu'à ces derniers temps pour faire exception. Récemment Brandeis et Mongour ont signalé, chez une femme atteinte de fièvre typhoïde, la présence d'agglutinines, en notable quantité, dans le liquide céphalo-rachidien. Ce liquide, retiré par ponction lombaire, provoquait une agglutination des bacilles d'Eberth à 1/60. Le sang agglutinait à 1/80.

Les sécrétions renferment également des agglutinines. L'urine, le lait peuvent être doués du pouvoir agglutinant dans la fièvre typhoïde, la mélitococcie, etc. Pollacci et Ceraulo ont agglutiné le *Micrococcus melitensis* avec la salive et la sérosité de vésicatoire de malades atteints de fièvre de Malte.

3° *Agglutination in vivo*. — L'agglutination existe-t-elle *in vivo*? C'est là une question très importante, mais encore très controversée.

Pour les uns (Salembeni, etc.), la propriété agglutinante du sérum n'existe pas dans le plasma et les humeurs circulantes. Elle ne se développerait qu'à l'air libre et au contact de l'oxygène.

L'agglutination ne constituerait donc pas un phénomène actif, s'exerçant dans l'organisme même. Il n'aurait donc pas la signification d'un rôle de défense.

D'autres auteurs (Achard, Bensaude, etc.) ont observé la propriété agglutinante dans le plasma lui-même, sans coagulation du sang. Il est bien difficile, d'ailleurs, d'affirmer que l'agglutination ne peut pas se passer dans l'organisme où l'on observe cependant des phénomènes analogues (bactériolyse, etc.).

Il est probable, et c'est l'opinion généralement admise, que l'agglutination est un phénomène préparatoire de l'englobement des microbes, et qu'à ce titre, elle peut servir à la défense de l'organisme.

4° *Facteurs de l'agglutination in vitro*. — On admet actuellement que l'agglutination est provoquée par la combinaison d'une substance spéciale, l'*agglutinine*, se trouvant dans le sérum spécifique avec la substance agglutinable des bactéries. Étudions ces deux substances.

a) *Agglutinines*. — Les agglutinines sont des corps albuminoïdes spécifiques dont l'apparition dans le sérum est provoquée par la présence des bactéries.

Elles ne sont pas altérées par la température à 55°-60° (elles diffèrent donc de l'alexine), mais sont détruites à 65°-70°. Elles résistent à la lumière diffuse, encore que P. Courmont ait montré qu'un sérum de pleurésie tuberculeuse perd assez rapidement son pouvoir agglutinant, mais la lumière solaire les détruit assez vite. Elles résistent relativement bien à la dessication et à la putréfaction. Le froid paraît sans action : Doyon, P. Courmont et Chanoz ont soumis des sérums à la congélation dans l'air liquide, c'est-à-dire à — 160°, et ont vu qu'après l'action de cette température très basse, les sérums avaient conservé, d'une façon complète, leur pouvoir agglutinant. Les agglutinines sont, par contre, très sensibles à l'action des acides. Lorsqu'un sérum est maintenu à l'état liquide, et surtout lorsqu'il est fortement dilué, ses agglutinines se détruisent au bout d'un certain temps; elles se maintiennent au contraire très longtemps sans se dissocier dans les sérums desséchés, placés à l'abri de la lumière et de l'humidité.

Les agglutinines sont retenues en partie par les filtres Chamberland et ne dialysent pas à travers les membranes animales. Mais un grand nombre de faits démontrent le passage des agglutinines à travers les membranes vivantes. Le lait, l'urine, la bile contiennent fréquemment des agglutinines, mais en proportions toujours moindres que le sang. Elles peuvent traverser les parois du tube digestif, comme le prouve le fait suivant : une nourrice atteinte de fièvre typhoïde présente un pouvoir agglutinant élevé de son sérum. Son lait est agglutinant également, mais à un degré moindre. Le sérum du nourrisson agglutine aussi, à un taux plus faible que le lait de la nourrice. Les agglutinines du sérum de cette dernière ont donc passé en partie dans son lait. Celles du lait ont également traversé en partie la paroi digestive du nourrisson (P. Courmont et Cade).

Par contre, on n'a jamais pu mettre en évidence le pouvoir agglutinant d'autres sécrétions (larmes, sérosités d'œdèmes, etc.). Le placenta ne semble pas laisser passer les agglutinines. Dans les quelques cas où le sang du nouveau-né agglutine, il faut vraisemblablement admettre une altération de cet organe.

Il existe donc une action spéciale à chaque cellule vivante, et chaque membrane vivante ou organe laisse passer les agglutinines ou les retient, à sa manière.

La constitution chimique exacte des agglutinines ne nous est pas connue, parce qu'on n'a pas réussi, jusqu'ici, à les préparer à l'état de pureté. Le sulfate d'ammoniaque les précipite, comme les autres anticorps, en même temps que les globulines (Widal et Sicard), mais il est impossible de les séparer du précipité. Quelques auteurs tendent à admettre que les agglutinines sont des colloïdes ou des substances très voisines de ces corps, mais ils n'ont pas fourni jusqu'ici de démonstratration absolue de cette hypothèse.

Le lieu de formation des agglutinines reste entouré d'obscurité. Il ne semble pas qu'elles se forment au point d'inoculation des microbes (Achard et Bensaude). D'après Deutsch, von Emden, certains organes, le foie, les reins, les capsules surrénales sont très pauvres en agglutinines, alors que la rate, la moelle osseuse, les ganglions lymphatiques en renferment de bien plus grandes quantités. Pfeiffer et Dieudonné admettent qu'au début des infections, elles s'accumulent surtout dans la rate.

Récemment, Lüdke, après avoir injecté des cobayes et des lapins avec des bacilles typhiques tués, par la voie veineuse, a sacrifié ces animaux et prélevé aseptiquement leurs organes hématopoïétiques. Après un séjour de 2 à 5 jours dans du liquide de Ringer ou du sérum normal de cobaye ou de lapin à 37°-40°, ces organes ont été émulsionnés dans l'eau physiologique. L'examen du liquide surnageant a montré qu'il y avait certainement production d'anticorps, et surtout d'agglutinines *in vitro* dans les organes séparés du corps, notamment dans la rate, la moelle osseuse et parfois aussi dans les ganglions lymphatiques. Il semble donc bien que, comme les bactériolysines, les agglutinines prennent naissance dans les organes hématopoïétiques.

b) *Substance agglutinable des bactéries.* — Cette substance paraît être renfermée dans le corps même des bactéries. Si on lave une culture microbienne et qu'on l'émulsionne ensuite dans de l'eau salée, les microbes ont conservé, d'une façon complète, leur agglutinabilité.

Cependant, d'après Kraus, Nicolle, la substance agglutinable diffuserait dans le milieu de culture. Pour Nicolle, elle serait répartie inégalement entre le bouillon et le corps du microbe, selon l'âge de la culture : dans les cultures jeunes, le bouillon en contiendrait moins que le corps des microbes; dans les cultures vieilles, au contraire, le corps des microbes deviendrait moins riche que le bouillon. Nous reviendrons sur ce point, à propos du mécanisme intime de l'agglutination.

La substance agglutinable est très résistante aux divers agents physiques et chimiques. Widal et Sicard ont montré que les bacilles tués par la chaleur ou par le formol conservaient la faculté d'être agglutinés par le sérum. Elle résiste au froid, à la dessiccation, aux divers antiseptiques.

La substance agglutinable est de quantité très variable, suivant les individus microbiens. Rodet, Rehns l'ont montré, les premiers. Certains échantillons de *Bacilles d'Eberth* sont très agglutinables alors que d'autres ne le sont pas du tout, vis-à-vis d'un même sérum. Ce fait s'observe surtout pour les microbes récemment isolés de l'organisme malade (Johnson et Taggard, Rodet, J. Courmont, Sacquépée, Bancel) ou de l'eau (Chantemesse). Mais les *Bacilles d'Eberth* peu ou pas agglutinables aux premières générations, acquièrent peu à peu cette propriété dans les cultures ultérieures. J. Courmont et A. Rochaix ont montré toute l'importance pratique de ce fait, pour différencier le *Bacille d'Eberth* des bactéries très-voisines (*Bacilles paratyphiques*, *Bacillus fœcalis alcaligenes* etc.). S. Arloing et P. Courmont ont démontré les mêmes faits pour les *bacilles de la tuberculose* en culture homogène.

D'autre part, un microbe très agglutinable peut, dans certaines circonstances indéterminées, perdre progressivement, quelquefois subitement son agglutinabilité. Ce fait montre l'importance du choix du microbe et du contrôle fréquent de son agglutinabilité dans la pratique des sérodiagnostics.

c) *Rapports entre les agglutinines et la substance agglutinable.* — Certains auteurs, Eisenberg et Volk, en particulier, ont cherché s'il existe un rapport quantitatif entre les agglutinines et la substance microbienne agglutinable. Ces expérimentateurs ont vu qu'un sérum agglutinant se comporte différemment, suivant qu'on lui ajoute, en une seule fois ou par fractions successives, une dose déterminée d'émulsion microbienne : il agglutine moins de microbes lorsque ceux-ci sont introduits peu à peu. Les microbes peuvent absorber beaucoup plus d'agglutinine qu'il ne leur en faut pour être agglomérés. Dès que la quantité d'agglutinine est un peu notable, il s'établit un équilibre entre la dose qui reste libre et celle absorbée par les microbes, ceux-ci pouvant se saturer davantage, si l'agglutinine est plus concentrée. En somme, la matière microbienne agglutinable absorbe des quantités d'agglutinine qui varient chaque fois qu'on change les proportions relatives des deux substances réagissantes.

d) *Pouvoir agglutinogène des microbes.* — Il s'agit du pouvoir que possèdent les microbes de développer par leur présence dans l'organisme infecté la propriété agglutinante. Le pouvoir agglutinogène (P. Courmont) est très variable, suivant les espèces. On peut le démontrer expérimentalement. Certains échantillons microbiens ne développent jamais de pouvoir agglutinant, alors que d'autres possèdent cette propriété, à un très haut degré. Chez l'homme, au cours des infections, on a fait la même observation. Comme l'a vu P. Courmont, les sujets, atteints de fièvre typhoïde très grave, ont un sérum, souvent dépourvu de toute propriété agglutinante. Pour la tuberculose, il en est de même (S. Arloing et P. Courmont). Il semble donc qu'il existe un rapport inverse entre la virulence et le pouvoir agglutinogène des bactéries.

e) *Rôle des sels.* — Un facteur important est la présence de sels dans le sérum agglutinant. S. Arloing, le premier, a montré l'importance de la composition saline du milieu et de sa richesse en chlorure de sodium. Bordet a vu que, si on prive de ses sels, par lavages successifs, une émulsion de *Vibrion cholérique*, il y a disparition de l'agglutination qu'on ne peut ensuite reproduire que par addition de sel.

Le fer jouerait un rôle important, d'après A. Verner et S. Ismailova. Examinant les cendres de 22 sérums agglutinant le *Bacille d'Eberth* et de 18 sérums normaux, débarrassés de toute trace d'hémoglobine, ces auteurs ont vu que, tandis que les sérums normaux ne contiennent que des traces de fer, tous les sérums agglutinants examinés en contiennent des quantités appréciables. La présence du fer dans le sérum tiendrait à la destruction énorme de globules rouges qui se produit au cours de la fièvre typhoïde.

In vitro, les auteurs ont pu, d'autre part, constater qu'un mélange de glycérophosphate de fer ou de n'importe quel sel ferrique avec le glycérophosphate de soude, en solution à 1/10 000ᵉ, agglutine le *Bacille . d'Eberth*. L'injection de ces substances au lapin détermine l'apparition d'un pouvoir agglutinatif élevé du sérum de cet animal vis-à-vis du *Bacille d'Eberth.*

On sait d'ailleurs, depuis les recherches de Malvoz, qu'un grand nombre de substances chimiques possèdent un pouvoir agglutinant : la formaline, la solution de sublimé à 0,07 pour 1000, l'alcool fort, l'eau oxygénée produisent l'agglutination lorsqu'on les mélange en parties égales avec une culture de *Bacilles d'Eberth*. On a également montré le pouvoir agglutinant de l'acide phénique, du chloroforme, de l'acide salicylique, de la fibrine diluée, des acides acétique et lactique, tout récemment des sels de terres rares (sulfates de lanthane, thorium, protéodyme, néodyme, yttrium). On a même prétendu que certaines substances étaient douées d'un pouvoir véritablement spécifique, la vésuvine et la saponine vis-à-vis du *Bacille d'Eberth*, la chrysoïdine vis-à-vis du *Vibrion cholérique* vrai. Il ne faut pas exagérer l'importance de ces faits et confondre l'agglutination chimique avec l'agglutination, due aux agglutinines. Il s'agit plutôt de la formation de flocons, comme en produisent certaines réactions chimiques dans les particules de matières albuminoïdes en suspension dans un liquide. Les phénomènes de floculation microbienne décrits, en 1911, par Michaelis sous le nom d' « agglutination acide » (säureagglutination) et qui auraient, d'après certains travaux confirmatifs, ceux de Jaffé en particulier, une certaine valeur diagnostique, sont du même ordre.

5° *Mécanisme intime de l'agglutination.* — On a émis diverses théories pour expliquer le mécanisme de l'agglutination. Signalons d'abord, pour mémoire, l'opinion de Dineur, qui avait pensé que les cils des microbes jouaient un rôle dans le phénomène. On sait maintenant que l'agglutination se produit pour les microbes immobiles et dépourvus de cils.

Grüber admettait que lorsque les bactéries se trouvent en contact avec un sérum agglutinant homologue, il se produit un gonflement de leur membrane, qui devient visqueuse et amène ainsi l'accolement et la formation des amas. Roger a, de même, noté que le champignon du muguet, dont les modifications sont faciles à observer, s'épaissit, se gonfle sous l'influence du sérum agglutinant. Il en serait de même pour le *Bacille de la peste* (Zabolotny) et le *Vibrion cholérique* (Kumpp).

Pour Kraus, l'agglutination serait un phénomène de nature mécanique ; les bactéries seraient simplement entraînées par les précipitines. Si l'on mélange du sérum agglutinant au liquide de filtration d'une culture de *Vibrion cholérique*, de *Bacille typhique* ou de *Bacille de la peste*, on voit se produire des amas floconneux, ressemblant à ceux de l'agglutination des microbes ; ce produit de filtration contiendrait donc la substance agglutinable par l'action des agglutinines du sérum. Ch. Nicolle, qui a repris les recherches de Kraus, assimile cette réaction à celle de l'agglutination des corps microbiens eux-mêmes.

Mais, Widal a montré qu'un sérum qui agglutine, à un taux très élevé, une culture totale de *Bacille typhique* (1/1000 par ex.) n'agglutine le produit de filtration qu'à un taux très minime et toujours le même, quelle que soit la puissance agglutinante du sérum employé. Il n'y a donc aucune relation proportionnelle entre les deux réactions. D'autre part, les corps microbiens, restés sur le filtre, ont conservé leur substance agglutinable. Ces faits démontrent que le phénomène de Kraus n'est qu'un phénomène de précipitation (voir page 1127), qui peut d'ailleurs ajouter son action à l'agglutination totale, telle qu'on l'observe dans un culture complète.

Enfin, Bordet pense qu'il faut chercher la cause de l'agglutination dans une modification des attractions moléculaires qui unissent les bactéries entre elles et avec le milieu ambiant; il se passerait ici un phénomène analogue à celui qu'on observe pour certains corps chimiques en solution, qui peuvent être précipités par l'intervention d'une cause légère. Bordet appuie son opinion sur le fait que l'agglutination ne s'observe pas seulement avec les bactéries vivantes, mais aussi avec les bactéries mortes et même avec certains éléments cellulaires, tels que les globules rouges du sang.

6° *Spécificité du pouvoir agglutinant.* — Le pouvoir agglutinant est-il *spécifique*? On peut immédiatement répondre affirmativement à cette question. Mais, il est nécessaire d'entrer dans quelques détails pour montrer comment on doit envisager la spécificité du phénomène.

a) *Pouvoir agglutinant normal.* — Beaucoup de sérums neufs de l'homme et des animaux possèdent une action agglutinante. Le sérum de cheval, par exemple, agglutine, à des taux relativement élevés, le *Bacille d'Eberth,* le *Colibacille,* le *Vibrion cholérique,* le *Bacille de la morve,* *de la tubercu'ose,* etc. Le sérum de l'homme agglutine, à des taux variables, un grand nombre de bactéries. On peut même dire qu'il les agglutine toutes, à une certaine dose.

D'où vient ce pouvoir agglutinant naturel? Un grand nombre de faits et certaines expériences tendent à démontrer que les agglutinines, dites normales, se développent sous l'influence des infections successives et inévitables, latentes ou non, que subit l'organisme pendant la vie. Le sérum du nouveau-né possède un pouvoir agglutinant nul; chez l'enfant il apparaît, mais reste à un taux très faible. Il semble grandir à mesure qu'on se rapproche de la vieillesse. D'autre part, on le trouve ordinairement plus marqué vis-à-vis des bactéries, hôtes normaux de notre organisme. Glaser et Haehla ont vu, par exemple, le sérum normal agglutiner le *Proteus* dans une proportion atteignant 1/400, ce qui semblerai¹ dû à l'auto-immunisation qui s'effectue sous l'influence des *Proteus* présents dans l'intestin.

Ces agglutinines normales paraîtraient au premier abord non spécifiques. En réalité, elles le sont. Prenons, par exemple, un sérum *normal,* capable d'agglutiner à la fois, lorsqu'il se trouve en forte concentration, les *Bacilles typhiques* et les *Vibrions cholériques.* Nous introduisons dans ce sérum une certaine quantité de *Bacilles typhiques* et lorsque l'agglutination s'est produite, nous centrifugeons et décantons le sérum; nous constatons alors qu'il a perdu tout pouvoir agglutinant à l'égard des *Bacilles typhiques,* tandis qu'il peut encore agglutiner les *Vibrions.* Les *Bacilles typhiques* ont donc absorbé leurs agglutinines et laissé intactes celles des *Vibrions.* Ce sérum renfermait des agglutinines spécifiques vis-à-vis du *Bacille typhique* et d'autres, spécifiques vis-à-vis du *Vibrion cholérique.* Ces agglutinines s'étaient développées, sous l'influence d'une immunisation latente.

En somme, on peut dire que les sérums normaux peuvent posséder un pouvoir agglutinant faible et spécifique, vis-à-vis de la plupart des microbes infectieux.

b) *Pouvoir agglutinant acquis.* — Au cours des infections ou à la suite des inoculations expérimentales, soit de microbes, soit de toxines, le pouvoir agglutinant s'élève bien au-dessus du taux normal, s'il existait auparavant. C'est ainsi qu'au cours de la fièvre typhoïde, on voit apparaître, après quelques jours, un pouvoir agglutinant, vis-à-vis du *Bacille d'Eberth*, qui peut atteindre un degré très élevé et qui est spécifique de la maladie par son intensité. On sait que dans la pratique du séro-diagnostic typhique, il faut atteindre au moins le taux de 1/30, pour qu'il soit considéré comme positif. On arrive souvent à des taux beaucoup plus élevés. Le développement de la morve, chez le cheval, détermine une augmentation considérable du pouvoir agglutinant de son sérum, vis-à-vis du *Bacille morveux.* La réaction sera spécifique, en ce sens que le sérum de l'animal malade agglutinera, à un taux bien plus élevé, le bacille que celui de l'animal normal.

En un mot, une réaction d'agglutination n'aura de valeur diagnostique, au cours d'une infection, que lorsqu'elle dépassera le taux de l'agglutination par le sérum normal, autrement dit, l'agglutination est *quantitativement* spécifique.

Le côté quantitatif de la spécificité du phénomène est encore mis en lumière par les agglutinations de groupe. Un sérum, en effet, agglutine non seulement l'espèce bactérienne, cause de l'infection, mais aussi certaines espèces voisines de celle-ci. On a donné à cette particularité que l'on rencontre surtout chez les bactéries du groupe du *Bacille typhique* et du *Colibacille*, le nom d'*agglutination par groupe* ou *par famille*. Le microbe spécifique détermine la production non seulement d'agglutinines spécifiques, mais celle aussi d'agglutinines secondaires.

On conçoit que l'agglutination par groupe puisse troubler parfois le résultat des expériences; mais on peut éviter cet inconvénient en n'utilisant que des sérums d'un titre agglutinatif très élevé et dont on aura déterminé la limite du pouvoir vis-à-vis des diverses espèces bactériennes, sur lesquelles ils peuvent agir.

Avec les sérums provenant de l'homme, il faut toujours compter sur les causes d'erreur qui peuvent résulter de l'agglutination par groupe; c'est ainsi qu'il sera souvent difficile d'arriver à savoir, si l'on a affaire à une infection mixte, dans laquelle se trouveraient associés, par exemple, les *Bacilles de la fièvre typhoïde et du paratyphus.* Lorsque la limite du titre agglutinatif du sérum, vis-à-vis des diverses bactéries, entre lesquelles hésite le diagnostic, varie dans des proportions notables, on peut admettre que c'est la bactérie, à l'égard de laquelle le sérum manifeste le pouvoir agglutinant le plus élevé, qui est l'agent unique de l'infection. Lorsqu'au contraire, les limites du titre agglutinatif pour les

diverses bactéries sont peu éloignées l'une de l'autre, on ne peut éliminer la possibilité d'une infection mixte.

Pour trancher la question, dans ce dernier cas, on peut avoir recours à
l'expérience de Castellani. Soit un sérum qui agglutine, à des degrés
inégaux, deux bactéries d'espèce différente, on ensemence d'abord dans
ce sérum dilué, dans la proportion voulue, celle des deux bactéries vis-à-
vis de laquelle le sérum manifeste le pouvoir agglutinant le plus marqué.
Lorsque cette bactérie a absorbé toutes les agglutinines qui lui correspondent, on centrifuge, on décante le sérum et on y ensemence la seconde
espèce bactérienne. Il peut se présenter deux éventualités : ou bien le
sérum agglutine cette bactérie comme auparavant, et alors, il y a infection mixte; ou bien il ne l'agglutine plus, et l'on peut admettre qu'il
s'agit d'un cas d'agglutination par groupe, et que l'agent de l'infection
était la première bactérie ensemencée. Pour obtenir un résultat avec
cette expérience, il ne faut utiliser que des sérums d'un titre agglutinatif
élevé.

7° *Signification de la présence du pouvoir agglutinant des humeurs, au
cours de l'infection.* — Comme nous l'avons vu, Widal a montré que
l'agglutination apparaît au cours de l'infection, et non pas seulement au
cours de l'immunisation. Nous devons étudier l'importance de son
apparition au cours de l'infection, laissant de côté sa signification dans
l'immunité qui sera envisagée au chapitre consacré à cette dernière
question.

Le phénomène de l'agglutination est une réaction de défense de l'organisme ou tout au moins un des témoins de l'activité de cette défense.
Cette opinion est basée sur des arguments expérimentaux et cliniques.

a) *Analogie entre l'agglutination et les autres propriétés des humeurs.*
— Les agglutinines sont des anticorps, différents des bactériolysines, des
précipitines, etc., mais elles les accompagnent cependant le plus souvent.
Leur apparition coïncide avec celle des autres substances et, si souvent,
on ne peut les mettre en évidence parallèlement, c'est faute d'une
technique appropriée, encore à trouver. Dans le phénomène de Pfeiffer,
les bacilles avant d'être bactériolysés sont immobilisés et agglutinés.
Dans l'hémolyse, les globules rouges subissent également l'influence
d'une agglutinine avant d'être détruits, etc. Ces faits constituent donc
une première présomption, en faveur du rôle de défense des agglutinines :
les circonstances identiques de leur apparition et de leur présence dans
les humeurs, les assimilent aux autres anticorps, à ce point de vue. Elles
paraissent même jouer vis-à-vis de certains d'entre eux, bactériolysines,
hémolysines, un rôle préparant et vis-à-vis d'autres (précipitines, etc.),
un rôle complétant l'action de ces dernières.

b) *Antagonisme entre les microbes vivants et la substance agglutinante.*
— P. Courmont a mis en évidence ce fait de la façon suivante. Si l'on
ensemence *in vitro*, dans un tube de sérum agglutinant quelques gouttes
de la culture du bacille spécifique, on voit se développer une culture
floconneuse, de virulence d'ailleurs atténuée, et qui absorbe peu à peu et

détruit toute la substance agglutinante du sérum ; de telle sorte qu'au bout d'un certain temps, les microbes l'ont détruite tout entière.

Il en est de même dans l'organisme des typhiques. La substance agglutinante est à peu près absente ou du moins. en très faible quantité, dans les organes, spécialement infectés par le bacille d'Eberth, par exemple le foie et la rate. P. Courmont a vu chez la malade, citée précédemment, morte de fièvre typhoïde, au vingtième jour de sa maladie que le suc splénique et le sang des veines sus-hépatiques n'agglutinaient qu'à 1/10,

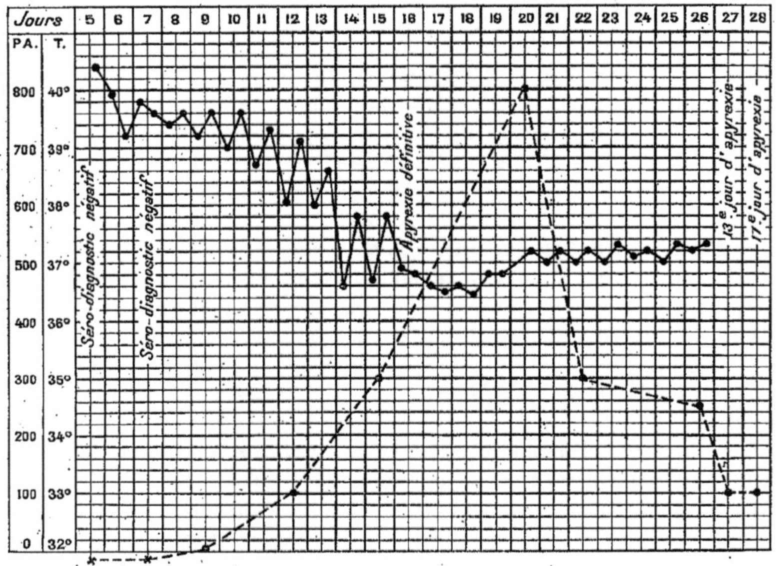

Fig. 14. — Courbe d'agglutination normale dans la fièvre typhoïde.
(*Précis*, P. Courmont, 1re édit. p. 908.)

alors que le sang du cœur et d'autres sérosités étaient doués d'un pouvoir atteignant ou dépassant 1/100.

Mais chez les malades qui ont résisté à l'infection, la substance agglutinante atteint une quantité aussi élevée dans la rate que dans le sang (P. Courmont). Expérimentalement, Deutsch a observé le même phénomène.

Il semble donc bien que si la substance agglutinante manque chez les typhiques, morts de leur infection, c'est que le pullulement des bacilles y a amené la disparition de la substance agglutinante, comme dans l'expérience *in vitro*.

c) *Faible virulence des bacilles agglutinés*. — Le fait a été démontré pour la première fois par Nicolas pour les bacilles diphtériques agglutinés par du sérum antidiphtérique. P. Courmont a vu de même que les bacilles d'Eberth, agglutinés par un sérum de typhiques, sont moins virulents pour le cobaye que ceux traités par un sérum non agglutinant.

Il est vrai que dans ces expériences faites en 1897, alors que Bordet n'avait pas encore apporté le moyen de détruire l'alexine par la chaleur, ces deux expérimentateurs n'ont pu faire la part de ce qui revient à l'agglutination et au pouvoir bactéricide.

d) *Preuve clinique.*— P. Courmont a étudié d'une façon minutieuse la courbe d'agglutination comparée à l'évolution de la fièvre typhoïde.

Dans les *formes moyennes*, ordinaires qu'on pourrait appeler normales de la fièvre typhoïde, on voit la courbe (fig. 14) s'élever progressivement avec un maximum, précisément au moment où l'infection est vaincue, où se fait la défervescence et en même temps qu'apparaissent les signes de la crise de guérison. « La « courbe agglu- « tinante peut en- « core rester éle- « vée pendant « quelques jours « à un moment « où l'infection « est finie (ce qui

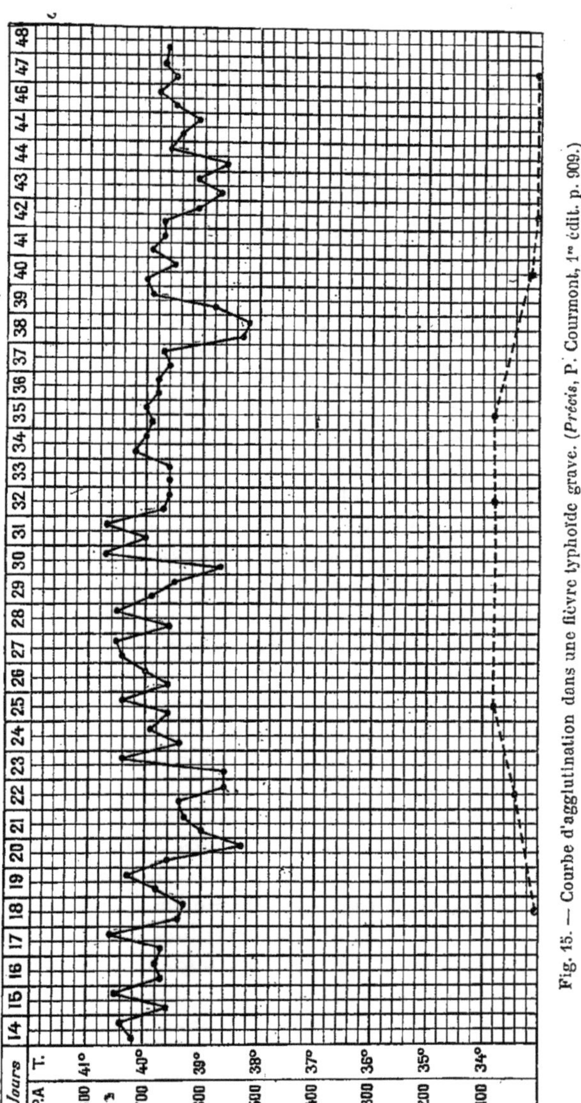

Fig. 15. — Courbe d'agglutination dans une fièvre typhoïde grave. (*Précis*, P. Courmont, 1ʳᵉ édit. p. 909.)

« montre qu'il ne s'agit pas d'une réaction d'infection proprement dite) « mais, en général, elle redescend rapidement après la chute de la tempé- « rature. La courbe d'agglutination représente donc, jusqu'à un certain

« point, la marche des réactions de défense, pendant l'infection ; elle
« s'élève exactement en sens inverse de la courbe thermique ou courbe
« d'infection, et la production de substances agglutinantes est maxima
« au moment où l'organisme triomphe de l'infection. » (P. Courmont.)

Dans les *formes graves*, au contraire, à rechutes ou mortelles, la
courbe de l'agglutination est tout à fait différente : tantôt elle reste très
basse pendant toute l'évolution de la maladie, tantôt elle est irrégulière
à grandes oscillations, tantôt elle s'abaisse très rapidement, bien avant la
défervescence thermique, tantôt enfin le pouvoir agglutinant, après être
monté à un taux plus ou moins élevé, disparaît complètement. Un exemple
est fourni par la courbe ci-dessus (fig. 15).

Enfin, dans un certain nombre de cas de formes mortelles, la mort est
survenue avant l'apparition du pouvoir agglutinant.

En somme, on peut tirer de ces faits la conclusion suivante : la réaction
agglutinante évolue en raison inverse de la gravité de l'infection
(P. Courmont). Cette loi générale présente sans doute quelques exceptions,
mais elle demeure vraie dans la grande [majorité des cas, comme l'ont
montré les observations d'Etienne, Tchistowitch et Epiphanoff, Ferré et
Antony, Artaud et Barjon, Pelon, Bormans, etc.

De plus, cette loi a été vérifiée pour d'autres maladies, les pneumococcies (Griffon), la tuberculose (S. Arloing et P. Courmont), la melito-
coccie (Birt et Lamb, Bassett Smith), etc.

En résumé, en rapprochant ces faits expérimentaux et cliniques, on
peut considérer le phénomène de l'agglutination comme une réaction de
défense de l'organisme, ou tout au moins un témoin de l'activité de
cette défense.

8° *Application au diagnostic et au pronostic des maladies infectieuses.*
— Les considérations précédentes montrent quel parti on peut tirer du
phénomène de l'agglutination pour le diagnostic et le pronostic des
maladies infectieuses.

Le *séro-diagnostic* consiste à déterminer la nature de la maladie en
constatant l'agglutination d'un microbe connu, par exemple, le *Bacille
d'Eberth*, par le sérum du malade dont l'affection est à déterminer.
Lorsqu'il y a agglutination à un degré donné du microbe spécifique par
le sérum d'un malade, on dit que le séro-diagnostic est positif. Ce signe,
d'une très grande valeur et obtenu dans les conditions requises pour
chaque maladie, conduit à une certitude absolue du diagnostic.

Lorsque le microbe n'est pas agglutiné, ou tout au moins au taux
voulu, le séro-diagnostic est négatif. Dans ce cas, il n'y a qu'une simple
présomption contre le diagnostic. Dans la fièvre typhoïde, par exemple,
c'est ordinairement la règle au début de la maladie et dans les formes
graves. Dans certains cas même, le séro-diagnostic peut rester négatif
pendant toute la durée de l'infection.

Le séro-diagnostic a été établi par Widal en 1896 pour la fièvre
typhoïde. Il est utilisé actuellement partout pour le diagnostic de cette
infection. Il a été étendu à la fièvre de Malte (Wright), à la tuberculose

(S. Arloing et P. Courmont), au choléra (Achard et Bensaude), aux pneumococcies (Besançon et Griffon), à la dysenterie (Shiga), à la méningite cérébro-spinale (Albrecht et Ghon, Netter, Bettencourt et Franca), à la sporothricose (Widal et Abrami).

L'étude du pouvoir agglutinant permet également de tirer des *indications pronostiques*. P. Courmont, comme nous l'avons vu plus haut, a montré que la réaction agglutinante dans la fièvre typhoïde, évolue en sens inverse de la gravité de l'infection. On peut donc en déduire que, d'une manière générale, un pouvoir agglutinant élevé est un élément de pronostic favorable tandis qu'un pouvoir peu élevé comporte un mauvais pronostic. Les rechutes seraient fréquentes lorsque le taux de l'agglutination est faible ou lorsque la réaction est tardive. C'est ce que P. Courmont a appelé le *séro-pronostic*. Cet auteur l'a étendu, avec S. Arloing, à la tuberculose. Mais, dans ce dernier cas, les données sont bien moins faciles à appliquer, car il s'agit d'une maladie à évolution longue, entrecoupée de périodes d'amélioration et de rechutes et qu'il est difficile de suivre dans ses différents stades. C'est surtout l'absence de la réaction agglutinante qui servira au pronostic et dans le sens défavorable. Dans la pleurésie tuberculeuse, séro-fibrineuse, maladie ordinairement assez rapide, les applications du séro-pronostic se sont montrées beaucoup plus pratiques.

6° Pouvoir précipitant des sérums et des humeurs. — Les précipitines ont été signalées par Kraus, en 1897. Lorsqu'on mélange un sérum spécifique au bouillon filtré d'une culture bactérienne homologue, on voit se produire un précipité. Cette réaction, due aux précipitines, est spécifique, car lorsqu'on met ce même sérum en présence du bouillon filtré d'une culture hétérologue, il se comporte comme un sérum normal et ne produit pas de précipitation. Kraus fit cette découverte sur des bouillons de culture filtrés de *Vibrion cholérique*, de *Bacilles d'Eberth* et des *Bacilles pesteux*. Nicolle la confirma en opérant avec le *Colibacille*. Les sérums précités renferment donc des substances spécifiques vis-à-vis des microbes, les *précipitines bactériennes*.

Deux ans plus tard, Tchistowitch montra, à son tour, qu'en injectant à un lapin du sérum d'anguille ou de cheval, on détermine chez ce lapin la formation des substances précipitantes ; le sérum du lapin ainsi préparé précipite le sérum d'anguille ou de cheval, si on le mélange à ceux-ci, *in vitro*. Bordet a montré que ces expériences avaient une portée générale et que les précipitines spécifiques se forment dans le sérum de tout animal, traité par les injections de sérum d'une autre espèce. Nolf, plus tard, provoqua dans le sérum d'animaux injectés avec certaines substances albuminoïdes (sérine, globuline) l'apparition du pouvoir précipitant vis-à-vis des solutions de ces substances. Il existe donc, à côté des précipitines bactériennes, une autre classe de précipitines auxquelles on a donné le nom d'*albumino-précipitines*.

Les premières seules nous intéressent.

A) ***Pouvoir précipitant naturel***. — Il existe dans la plupart des sérums neufs un certain pouvoir précipitant (Tchistowitch). Mais il est ordinairement assez faible et n'est pas à comparer à celui des sérums spécifiques qui est beaucoup plus actif et se manifeste à de très fortes dilutions.

B) ***Propriétés des précipitines***. — Ces corps, d'une manière générale assez peu stables, possèdent cependant une capacité de résistance assez marquée, à l'égard de la chaleur. Une température de 60° à 70° paralyse leur action, mais elle le fait en détruisant seulement leur pouvoir précipitant et en laissant intact leur pouvoir fixateur. Les précipitines possèdent, en effet, un groupement fonctionnel thermolabile et un groupement haptophore plus résistant. Par la destruction de leur groupement fonctionnel, les précipitines se transforment en *précipitinoïdes*, qui possèdent une affinité spéciale pour la substance précipitable et dont l'action empêchante vient parfois compliquer le résultat des expériences.

L'optimum pour l'action des précipitines répond à la température de +35°.

Les précipitines se dissocient encore plus rapidement que les agglutinines et les bactériolysines dans les sérums que l'on conserve un certain temps. Elles ne persistent pas au delà de quelques semaines et si l'on veut les conserver plus longtemps, il faut additionner le sérum de chloroforme ou de phénol.

C) ***Constitution chimique***. — La constitution chimique des précipitines ne nous est pas mieux connue que celle des autres anticorps spécifiques. On peut supposer qu'elles appartiennent au groupe des globulines et particulièrement à celui des globulines solubles dans l'eau distillée (pseudoglobulines); tout au moins doivent-elles se rapprocher beaucoup de ces corps. Les précipités, provoqués par les précipitines, se dissolvent dans les acides dilués; comme ils sont composés en majeure partie de globulines, on peut supposer qu'ils proviennent surtout du sérum lui-même.

D) ***Lieux de formation des précipitines***. — D'après Cantacuzène, les lieux de formation des précipitines sont surtout la rate, les ganglions, la moelle osseuse et les leucocytes, surtout les mononucléaires. Il se produirait également une formation locale des anticorps : si l'injection, par exemple, est faite dans le péritoine, on trouve plus de précipitines dans la séreuse que dans le sang.

E) ***Mécanisme de la précipitation***. — Le mécanisme de la précipitation est analogue à celui de l'agglutination. La précipitation paraît résulter de la combinaison qui se produit entre les précipitines du sérum spécifique et la substance précipitable ou précipitogène, contenue dans le bouillon bactérien filtré.

Il est à remarquer que c'est le sérum spécifique qui est précipité dans la réaction. En effet, si après formation d'un précipité par l'addition de sérum et filtration on ajoute au liquide restant du même sérum, il se produit de nouveau un précipité, tandis que l'addition de nouvelles quantités de bouillon bactérien filtré est sans résultat.

F) **Spécificité des précipitines**. — La précipitation des sérums spécifiques, comme l'agglutination, n'est pas absolue. Il se produit des co-précipitations, des précipitations par groupe. Mais on peut séparer les précipitines de groupe des précipitines spécifiques en fixant les unes, comme nous l'avons vu pour les agglutinines, ainsi que l'a proposé Weichardt. On sature le mélange par additions successives de sérum et l'on centrifuge pour éliminer le précipité, de manière à dépouiller le mélange de l'une de ses précipitines ; il n'y reste plus alors que la seconde.

G) **Signification et nature des précipitines**. — On a essayé de rapprocher le phénomène de la précipitation de celui de l'agglutination, en montrant qu'un bouillon de culture microbienne filtré est précipité par un sérum agglutinant. Comme il a été dit ailleurs (p. 1120), il s'agit de deux phénomènes distincts, dont l'action se surajoute.

On a cherché les rapports entre les substances précipitées et les antitoxines. Weill, Halé et H. Lemaire ont montré qu'en précipitant du sérum antidiphtérique par un autre sérum précipitant, on entraîne l'antitoxine avec le précipité et que le sérum qui surnage n'est plus antitoxique. Mais l'antitoxine n'est pas étroitement fixée au précipité, car on peut l'en extraire par lavage. D'autre part, Wassermann et Brücke contestent toute action de la précipitine sur l'antitoxine.

Nous ne savons jusqu'ici que fort peu de chose sur la présence des précipitines bactériennes dans le corps de l'homme et leur importance dans la défense de l'organisme contre les infections. Mais la réaction précipitante a reçu plusieurs applications intéressantes au diagnostic des maladies infectieuses.

Vincent a créé le précipito-diagnostic de la méningite cérébro-spinale. Le sérum précipitant employé est du sérum antiméningococcique, soit de Flexner, soit de Wassermann, soit de préférence le sérum d'un animal préparé spécialement dans ce but par injections répétées de macérations de méningocoques dans l'eau distillée. Le liquide céphalo-rachidien sur lequel on opère doit être préalablement écláci par centrifugation.

Un mélange de 100 gouttes environ de liquide céphalo-rachidien et de 2 à 6 gouttes de sérum, donne, au bout de 10 à 16 heures d'étuve à 50°-55 degrés, un trouble plus ou moins accusé dans le cas de méningite cérébro-spinale.

Bonome a appliqué la réaction précipitante au diagnostic de la tuberculose. Il mélange le sérum à examiner avec des extraits de bacilles de Koch ou des extraits d'organes tuberculeux. Vincent et Combe ont trouvé des anticorps précipitants dans la méningite tuberculeuse, en mélangeant le liquide céphalo-rachidien avec de la tuberculine brute.

On a utilisé, pour le diagnostic de la syphilis, les propriétés précipitantes des sérums de syphilitiques vis-à-vis de certaines substances, surtout de nature lipoïde, de la lécithine (Porges et Meier), du glycocholate de soude (Elias, Neubauer, Porges et Salomon), de l'eau distillée (Klausner), du perchlorure de fer (Schürmann).

Fornet et Schereschewsky admettent qu'il existe, chez les syphilitiques récents, un précipitinogène syphilitique et, chez les paralytiques généraux, une précipitine syphilitique. L'action du précipitinogène sur la précipitine donne un précipité. On introduit donc lentement le sérum d'un paralytique général ou d'un tabétique dans un tube contenant le sérum d'un syphilitique récent, comme lorsqu'on veut rechercher l'albumine par la méthode de Heller. A la surface de contact des deux liquides, il se produit un mince anneau blanchâtre. De la sorte, on pourrait, au moyen d'un sérum de paralytique général certain, reconnaître un sérum syphilitique d'infection récente et *vice versa*.

Signalons enfin l'application de la réaction précipitante au cancer. Freund et Kaminer préparent un extrait cancéreux dont la substance active, thermostabile, doit être débarrassée des albuminoïdes, d'abord par ébullition en présence d'acide acétique, puis par dialyse. Cet extrait dilué est mélangé au sérum à examiner; la formation d'un précipité serait, d'après les auteurs, presque constante dans le cancer. Cependant Weinberg met en doute la certitude des résultats de cette réaction.

7° Pouvoir antitoxique des humeurs. — L'organisme est capable de se défendre contre les toxines, grâce à l'apparition dans ses humeurs d'une propriété spéciale, la propriété antitoxique.

Cette propriété antitoxique des humeurs est particulière à la défense de l'organisme contre les toxalbumines (toxines microbiennes et venins). L'introduction dans l'organisme de poisons minéraux (plomb, cuivre, mercure, etc.) ou d'alcaloïdes, ne provoque pas la production de substances antitoxiques dans le sang. En aucun cas, le sérum n'est capable de neutraliser ces toxiques soit *in vitro*, soit par l'inoculation *in vivo*.

L'organisme se défend contre cette dernière catégorie de poisons par d'autres moyens. Le foie en particulier possède la propriété de fixer les sels de plomb, de cuivre, de fer, etc. Les alcaloïdes sont neutralisés en grande partie par le foie. Les toxines microbiennes (toxine diphtérique, malléine, pneumobacilline), injectées par la veine porte, paraissent, au contraire, plus actives qu'injectées par les veines périphériques (Teissier et Guinard). Pour le poumon, il en est de même. Roger, puis Boeri et Giurana, Cafiero, ont montré, par des expériences de circulation artificielle et d'injection comparée des poisons dans la carotide et dans les artères pulmonaires que le poumon neutralise la strychnine, la nicotine, le sulfhydrate et le carbonate d'ammoniaque. Le tissu pulmonaire ne paraît pas jouer de rôle spécial et direct, en ce qui concerne la défense contre les toxines microbiennes et les venins.

Ce n'est pas à dire que le pouvoir antitoxique des humeurs soit le seul moyen de défense de l'organisme contre les poisons d'origine microbienne. Les capsules surrénales possèdent une action bien établie contre certains d'entre eux. Il en est de même d'autres organes. Nous y revenons ailleurs, ne nous préoccupant ici que du pouvoir antitoxique des humeurs.

A) ***Pouvoir antitoxique naturel.*** — L'action antitoxique naturelle de certaines humeurs ne peut être contestée, mais elle est assez mal connue. Elle est, en tout cas, restreinte et n'est pas comparable au pouvoir que l'on constate au cours de l'infection spontanée ou expérimentalement provoquée.

Pfeiffer a noté le pouvoir antitoxique du sérum normal de chèvre contre la toxine cholérique. Le sérum normal de cobaye neutralise la toxine de la pneumonie contagieuse du porc (Vosges). Les sérums normaux de cheval et d'homme sont antitoxiques vis-à-vis de la leucocidine staphylococcique (Van de Velde). La bile, ainsi que la cholestérine qui est un de ses constituants, possèdent une certaine action antagoniste vis-à-vis de la toxine botulique et du venin de vipère (Fraser). Des substances chimiques, extraites des tissus, jouissent aussi de propriétés antitoxiques. Le protagon neutralise la tétanospasmine; on a pu immuniser contre les toxines du tétanos et de la diphtérie par des inoculations de nucléo-histone (Freund, Grosz et Jelinek).

Il en est de même pour les *venins*. Le sérum de quelques espèces animales réfractaires est capable de protéger les animaux sensibles contre les effets toxiques de ces venins. Le sérum de hérisson, chauffé à +55°, pour le débarrasser de sa toxicité propre, protège le cobaye contre le venin de vipère; le sérum de mangouste protège, dans une certaine mesure, le lapin contre le venin de naja. Mais ce sont des faits inconstants. Ni le sérum de porc (Calmette), ni celui de chat (Billard) ne protègent contre le venin de vipère.

Les faits que nous venons de rapporter montrent donc que les humeurs de certains animaux possèdent un pouvoir antitoxique naturel, mais il est impossible d'en tirer une conclusion générale.

B) ***Pouvoir antitoxique acquis.*** — Le pouvoir antitoxique acquis se développe, soit au cours d'une infection spontanée, soit à la suite d'une infection expérimentale, soit surtout après une intoxication provoquée par l'inoculation progressive de toxines, dans le but d'obtenir un sérum antitoxique.

Le pouvoir antitoxique des humeurs peut être mis en évidence dans la plupart des infections, mais surtout chez l'homme atteint de *tétanos* et de *diphtérie*. Expérimentalement, il en est de même. Par l'inoculation progressive de toxines à un animal, un cheval par exemple, on peut en commençant par une faible dose de toxine atténuée, lui faire supporter des quantités considérables de cette toxine très virulente, des centaines de centimètres cubes, dont quelques-uns auraient suffi à tuer l'animal au début. Parallèlement, l'antitoxine correspondante a augmenté dans de telles proportions que 1 centimètre cube du sérum peut annihiler les doses mortelles de la toxine qui lui a donné naissance. C'est le principe de la sérothérapie.

Les antitoxines se développent non seulement à la suite de l'injection de toxines, mais de sérums, de venins, de substances végétales, de ferments. Voici, d'après Kolle et Wassermann, les principales antitoxines que l'on a pu préparer jusqu'ici :

Antitoxines bactériennes.	*Antitoxines végétales.*

Antitoxine diphtérique.
   —   botulique.
   —   charbonneuse.
   —   tétanique.
   —   pyocyanique.
Antileucocidine.
	Antiricine.
	Antiabrine.
	Antirobine.
	Anticrotine.
	Antitoxine pollinique, contre la fièvre
	   des foins.

Antitoxines animales.	*Antiferments.*

Antitoxine du venin de serpent
   —   —   d'araignée.
   —   du sérum d'anguille.
   —   du venin de guêpe.
   —   —   de scorpion.
   —   —   de certains poissons.
   —   —   de la salamandre.
   —   —   du crapaud.
	Antiferment lab.
	Antipepsine.
	Antiuréase.
	Antityrosinase.
	Antistéapsine (antilipase).
	Antitrypsine.
	Antifibrin-ferment.
	Antilaccase.
	Anticyanarase.
	Antiferments antagonistes des ferments
	   bactériens.

C) ***Propriétés des antitoxines***. — Les propriétés des antitoxines ne nous sont pas mieux connues que celles des toxines, car on n'est pas encore parvenu à les préparer à l'état de pureté. Tout ce que nous savons, c'est que ce sont des corps adhérents aux albuminoïdes. Lorsqu'on précipite par le sulfate d'ammonium, le zinc, etc., un liquide contenant des antitoxines, celles-ci se retrouvent dans le précipité en compagnie des albuminoïdes; on peut ainsi concentrer en quelque sorte les antitoxines, mais l'on n'est pas parvenu jusqu'ici, à les séparer des albuminoïdes normaux du sang.

Quoique intimement liées aux albuminoïdes des sérums, les antitoxines ne seraient pas, d'après Behring et Knorr, de nature albuminoïde, car on peut, par dialyse, obtenir un liquide possédant une partie des propriétés antitoxiques du sérum dialysé, mais n'ayant plus aucune réaction des albuminoïdes. La filtration sur un filtre imbibé de gélatine d'un mélange de venin et de sérum antivenimeux montre que seul le venin a traversé.

Les antitoxines supportent sans s'altérer une température de $+65^\circ$. Exposées pendant un temps prolongé à une température supérieure à 70°, elles s'affaiblissent par suite d'un phénomène de dissociation. Elles sont, d'une façon générale, plus résistantes aux agents physiques que les toxines correspondantes. L'action de la lumière, des rayons X, du radium, quoique encore imparfaitement élucidée, paraît, en tout cas, moins manifeste sur les antitoxines que sur les toxines.

Ces substances résistent facilement aux agents chimiques. Les acides, les alcalis, l'alcool ne les détruisent pas. La trypsine paraît les détruire,

ce qui expliquerait la moindre action des sérums, administrés par le tube
digestif.

D) *Répartition des antitoxines dans les humeurs*. — Cette répartition est très inégale. Le sang et le sérum possèdent le maximum d'antitoxine (Bouchard). Mais les sérosités en contiennent aussi : Roux et
Vaillard l'ont vu chez des lapins, vaccinés contre le tétanos. Les sécrétions en possèdent aussi. Le lait en renferme de notables quantités,
quoique 15 à 30 fois moins que le sérum (Ehrlich et Wassermann). La
transmission des antitoxines peut se faire par l'allaitement : Behring a
proposé d'immuniser des nourrissons par le lait, provenant d'animaux
vaccinés contre la tuberculose. On trouve aussi des antitoxines dans le
pus, dans l'humeur aqueuse et, quoique dans de très faibles proportions,
dans la salive et l'urine. Les extraits d'organes en renferment des quantités très variables. Klemperer a trouvé l'antitoxine cholérique dans le
jaune d'œuf, et Sclavo l'antitoxine diphtérique dans le blanc d'œuf, provenant de poules vaccinées.

E) *Origine des antitoxines*. — On a émis plusieurs hypothèses pour
expliquer la production des antitoxines.

1° *Théorie de la transformation des toxines*. — Buchner avait pensé
que les antitoxines n'étaient autre chose que les toxines débarrassées de
leurs principes toxiques par les humeurs de l'organisme. Il suffit, pour
montrer combien cette conception est peu admissible, de rappeler qu'il
n'existe pas de rapport quantitatif entre la toxine injectée et l'antitoxine
produite. Un cheval fournit, par exemple, 100 000 fois plus d'antitoxine
qu'il ne reçoit de toxine. Les antitoxines se renouvellent aussi dans
l'organisme, après une saignée abondante, sans qu'il soit besoin d'injecter
de nouvelles quantités de toxines (Roux et Vaillard, Salomon et Madsen).
On peut exciter la production d'antitoxines au moyen de certaines
substances (pilocarpine), par conséquent d'une façon absolument indépendante de la quantité de toxine injectée.

Pour d'autres auteurs, les antitoxines sont une sécrétion normale
constituée par les toxines, modifiées dans leur nature et leur quantité
par leur passage à travers les cellules et par le chimisme cellulaire;
mais cette théorie n'a pas trouvé beaucoup d'écho.

2° *Théorie cellulaire leucocytaire*. — D'après Metchnikoff, ce sont les
phagocytes et probablement surtout les macrophages qui sécrètent les
antitoxines. Cet auteur base sa théorie sur une série de faits.

Il y a généralement hyperleucocytose à la suite de l'injection des toxines,
mais il faut remarquer que les poisons minéraux dont l'inoculation peut
être suivie d'accoutumance, sans formation d'antitoxine, déterminent
aussi la leucocytose. En second lieu, les toxines se fixent sur les leucocytes, tout au moins en grande partie, avant d'arriver aux organes
sensibles. La démonstration en a été faite avec la toxine tétanique qui,
broyée avec du carmin, ne donne aucun symptôme à l'animal inoculé avec
ce mélange : les leucocytes ont retenu la toxine en même temps que les
corps étrangers. Mais ce fait n'est pas particulier aux toxines. On

l'observe avec des poisons qui ne déterminent pas d'antitoxine, avec l'atropine (Calmette), les sels arsenicaux (Metchnikoff et Besredka). Par conséquent, la fixation des toxines par les leucocytes ne constitue pas une preuve que cés éléments élaborent les antitoxines.

D'autres faits plaident également contre cette théorie. Les globules rouges peuvent neutraliser les toxines. Metchnikoff lui-même l'a démontré en immunisant des lapins contre le sérum toxique d'anguilles. Ehrlich et Morgenroth, préparant des chèvres avec du sang d'autrés animaux, ont vu que le sérum de ces animaux n'est pas capable de neutraliser le sérum hémolytique, c'est-à-dire toxique des autres animaux, mais que les globules rouges possèdent cette propriété.

En somme, les globules blancs peuvent sécréter des antitoxines, mais ce ne sont pas les seuls éléments cellulaires, capables de réagir ainsi à l'action des toxines. Les organes hématopoïétiques, la moelle des os, la rate, contiendraient, dans certains cas, des quantités notables d'antitoxine. D'après Römer, il s'en formerait même localement dans la conjonctive, irritée par l'abrine.

3° *Théorie des chaînes latérales d'Ehrlich.* — La théorie d'Ehrlich est basée sur deux hypothèses. La première est que la cellule vivante (fig. 16) est composée d'un corps ou masse protoplasmique centrale (C), et de sortes de bras, *récepteurs* (R) ou *chaînes latérales* (d'un nom emprunté à la chimie), capables de prendre (de happer) aux humeurs normales les substances nutritives, aux humeurs pathologiques les poisons microbiens.

La deuxième hypothèse est que la molécule de toxine (T), donnant tantôt la mort et tantôt l'immunité, est formée de deux groupements atomiques·distincts, le groupe haptophore et le groupe toxophore.

Le *groupe haptophore* (h), plus stable, doué d'affinité pour les récepteurs de cellules déterminées (variables suivant les toxines), forme immédiatement avec eux des combinaisons chimiques, ce qui fixe la molécule de toxine aux cellules. Le *groupe toxophore* (t), très labile, n'agit pas toujours, et seulement à la faveur du premier (qui sert de mordant) et par conséquent toujours après lui : ce qui expliquerait la nécessité de l'incubation dans l'intoxication microbienne. Le groupe toxophore est la partie active.

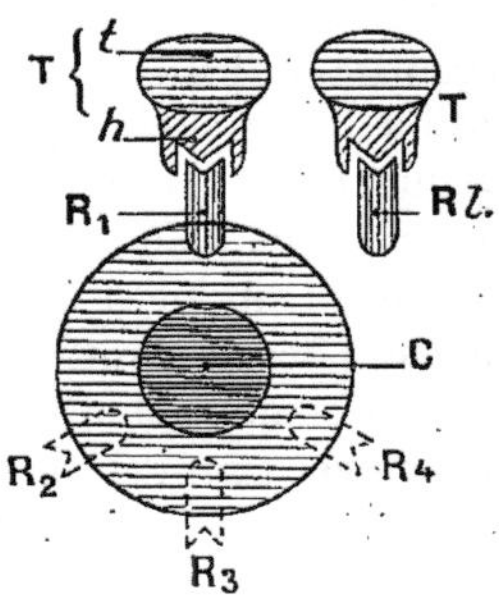

Fig. 16. — Schéma de la production de l'antitoxine (d'après la théorie d'Ehrlich).

C, cellule; R, récepteurs; T, toxine avec son groupe haptophore (h) et son groupe toxophore (t); Rl, recepteur libre (antitoxine).

Le groupe haptophore de la molécule toxique injectée, *comme une clef trouvant sa serrure*, contracte des combinaisons chimiques avec les chaînes latérales de certaines cellules, à l'exclusion de certaines autres : cette affinité spéciale explique bien la spécificité du processus. Les combinaisons formées sont stables, au point qu'elles empêchent les récepteurs d'emprunter aux humeurs les substances nutritives dont la cellule a besoin ; celle-ci se trouve comme physiologiquement amputée, et périrait si elle ne se mettait à former de *nouvelles chaînes latérales* (R_2 R_3 R_4).

Or, d'après une loi de Weigert, toute néoformation est une surproduction, et, en répétant les injections de toxine, on finit par entraîner la cellule à produire un excès de récepteurs. Ces chaînes latérales, en excès, se détachent de la cellule-mère et tombent dans les humeurs (récepteurs libres Rl). Là, elles seront capables de fixer les molécules de cette même toxine (T) qu'elles rencontreront, et d'en préserver ainsi leurs cellules d'origine. Les chaînes latérales sont donc des sortes de paratonnerres, pouvant attirer le danger sur les cellules lorsqu'elles ne sont pas isolées (récepteurs fixes), et les en préserver lorsqu'elles sont séparées d'elles (récepteurs libres). Ces récepteurs neufs et devenus libres, ces groupes atomiques, capables de préserver les organes en fixant la toxine, ce sont les *antitoxines*. La toxine est happée par les récepteurs libres, avant d'arriver aux récepteurs cellulaires.

En somme, d'après la théorie d'Ehrlich, les *antitoxines sont des produits normaux*

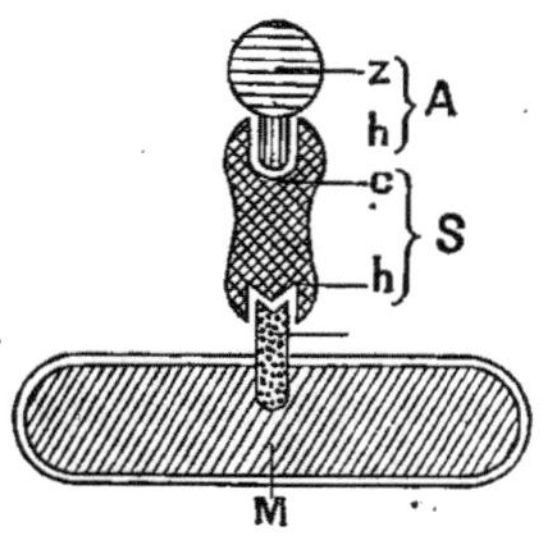

Fig. 17. — Schéma de la production de l'immunisine (d'après la théorie d'Ehrlich.

M, microbe : **A**, alexine avec son groupe zymotoxe (z) et son groupe haptophore (h); **S**, sensibilisatrice avec son groupe complémentophile (c) et son groupe haptophore (h); **R**, récepteur.

de l'activité de toutes les cellules, et non seulement des leucocytes, comme le veut Metchnikoff. Chaque cellule fabriquerait l'antitoxine dont elle a besoin ; la cellule nerveuse, par exemple, contre laquelle la toxine tétanique a une action toxique spéciale, fabriquerait, elle-même, l'antitoxine correspondante. L'expérience de Wassermann et Takaki semblait appuyer cette hypothèse : on sait que le mélange de substance cérébrale et de tétanine peut être injecté à l'animal sans danger ; il y aurait neutralisation de la toxine par la substance nerveuse. Metchnikoff a objecté que, chez les poules, le pouvoir antitoxique apparaît dans le sang, alors qu'il n'existe pas encore dans le cerveau ou la moelle, et que les centres nerveux peuvent avoir une action antitoxique plus faible que d'autres organes, tels que le foie ou le rein. D'autre part, J. Courmont et Doyon ont montré que les centres nerveux de grenouille chauffée (sensible) ou non (réfractaire) sont, dans les deux cas, incapables de neutraliser la toxine *in vitro*. D'ailleurs, il ne s'agit pas, dans ce cas, d'une neutralisation de la toxine par une antitoxine provenant des cellules cérébrales. Si on dessèche le cerveau de cobaye, après addition de toxine, il restitue la toxine (Morax et A. Marie). Il y a simplement fixation de la toxine sur les centres nerveux, disparaissant sous l'influence de la dessication, il n'y a aucune propriété antitoxique.

La toxine diphtérique, poison nerveux aussi, n'est pas neutralisée non plus par son mélange avec le cerveau des animaux sensibles (Roux et Borrel). Calmette a fait la même constatation pour le venin de serpent.

Enfin, l'expérience suivante de Metchnikoff montre qu'il n'est pas dévolu à chaque cellule le soin de sécréter des antitoxines qui lui sont particulières. En injectant des spermatozoïdes à des animaux castrés, privés par conséquent des cellules semblables à celles qu'on injecte, aussi bien qu'à des animaux normaux, pourvus de toutes leurs glandes génitales, on peut provoquer l'apparition du pouvoir spermatotoxique.

Quoi qu'il en soit, la théorie des chaînes latérales a pour elle, d'expliquer cependant la plupart des faits de réaction antitoxique de l'organisme.

F) **Mécanisme de la fixation de l'antitoxine sur la toxine.** — Cette étude a fait l'objet de nombreux travaux et suscité de nombreuses théories.

1° *Théorie chimique d'Ehrlich.* — Pour Ehrlich, il y a neutralisation par combinaison chimique de la toxine et de l'antitoxine, donnant naissance à un nouveau corps indifférent, non toxique pour l'organisme vivant.

Cette neutralisation des toxines par les antitoxines peut se faire aussi bien dans le corps de l'animal qu'*in vitro*. Elle n'est pas instantanée, et tant que la combinaison des deux corps n'est pas achevée, on peut encore la dissocier, comme s'il s'agissait d'une combinaison d'ordre purement chimique.

Il s'agissait bien d'un nouveau corps, résultant de la combinaison de la toxine et de l'antitoxine. On montre, en effet, que la toxine diphtérique qui traverse un filtre à gélatine lorsqu'elle est à l'état libre, perd cette propriété, dès qu'elle est combinée avec l'antitoxine. Les recherches de Römer, sur la jéquiritine, principe toxique de la fève du jéquirity, ont conduit à la même constatation. Si l'on mélange dans une éprouvette la jéquiritine et son antitoxine, on constate que le mélange perd toute action toxique, après un certain temps : on peut l'inoculer dans le cul-de-sac conjonctival d'un lapin, sans que l'animal réagisse, tandis qu'un animal-témoin, soumis à l'action de la jéquiritine seule, présente une violente conjonctivite. Mais, si au lieu d'inoculer la jéquiritine et son antitoxine simultanément, on les inocule l'une après l'autre, on voit apparaître la conjonctivite. Ce phénomène, qui peut paraître paradoxal, s'explique par le fait que la conjonctive absorbe très rapidement le sérum antitoxique et ne lui laisse pas le temps de se combiner avec la jéquiritine, restée dans le cul-de-sac conjonctival.

Wassermann a pu, de son côté, démontrer que la combinaison toxine-antitoxine peut être dissociée dans le corps de l'animal, comme dans l'éprouvette de l'expérimentateur. Cette dissociation se produit, par exemple, lorsqu'on modifie les conditions, dans lesquelles se produit la résorption, de manière à empêcher que le sérum antitoxique soit résorbé, tandis que la toxine passera dans les humeurs et ira se fixer sur les cellules.

Les expériences de Wassermann montrent, en même temps, que la toxine ne perd pas ses propriétés, en entrant en combinaison avec l'antitoxine, puisqu'elle peut récupérer son activité toxique, dès que cette combinaison est dissociée et que l'action neutralisante de l'antitoxine n'est plus en jeu. Roux et Calmette ont fait la même constatation sur les venins et le sérum antivenimeux. D'autres expérimentateurs ont pu restituer aux mélanges saturés de toxine et d'antitoxine la toxicité première : Morgenroth, en opérant sur le venin de Cobra, après addition d'acide chlorhydrique et chauffage; Danysz sur la ricine après action du ferment protéolytique. Madsen, en chauffant à 100 degrés un mélange de staphylotoxine et d'antitoxine, lui restitue son pouvoir hémolytique.

D'autres faits ont été apportés par Ehrlich ou les défenseurs de sa théorie, pour démontrer la nature chimique du phénomène. Comme pour les combinaisons chimiques, la fixation de la toxine par l'antitoxine est d'autant plus rapide que l'on opère avec des solutions d'antitoxine plus concentrées et que la température est plus élevée; elle est d'autant plus complète que la toxine et l'antitoxine ont agi plus longtemps l'une sur l'autre.

Enfin, il existe des relations numériques déterminées. La toxine et l'antitoxine se combinent dans des proportions définies : une certaine quantité de toxine (unité-toxine) est neutralisée par une quantité déterminée d'antitoxine (unité-antitoxine), deux unités-toxines seront neutralisées à leur tour par deux unités-antitoxiques, et ainsi de suite. C'est ce que les auteurs allemands appellent « Gesetz der Multipla », la loi des multiples, mais qui serait mieux dénommée « loi des proportions définies ».

Mais, on ne trouve pas toujours cette proportion : en vieillissant, la toxine devient moins active, elle exige pourtant, pour sa neutralisation, la même dose d'antitoxine. Ehrlich a reconnu que, si 100 équivalents toxiques ajoutés à 100 équivalents antitoxiques forment un mélange neutre; quand on ajoute encore 1 dose toxique, le mélange reste toujours neutre et ne récupère sa toxicité que si l'on ajoute beaucoup plus de toxine, de 2 à 100 doses.

D'autre part, lorsqu'on augmente les doses de mélange, il arrive un moment où la toxine manifeste ses effets : un mélange inoffensif à la dose de 1 centimètre cube peut ainsi devenir mortel à celle de 2 ou 3 centimètres cubes.

Enfin, Danysz a fait remarquer que le mélange, en proportions définies, de ricine et d'antiricine est toxique, si la ricine a été introduite dans le mélange par petites portions successives.

Pour expliquer ces discordances, Ehrlich admet qu'il existe dans les toxines des composés chimiques différents, ayant des affinités différentes pour l'antitoxine : il distingue, par ordre d'aptitude à la saturation par l'antitoxine, les toxoïdes, les toxines, les toxones; autrement dit, les deux premières ont une énergie d'affinité plus grande, les toxoïdes, les toxines sont plus avides d'antitoxine que les toxones.

Les effets toxiques provoqués par le mélange, en proportions définies de toxine et d'antitoxine, peuvent s'expliquer par la persistance, à l'état libre, dans le mélange, de toxine et d'antitoxine non combinées. Mais cette toxicité est toujours faible : le mélange, saturé de toxine et antitoxine diphtérique, inoffensif pour le cobaye, est toxique pour l'oiseau (Grüber) et pour le cobaye refroidi (Roux et Danysz) ; le mélange saturé de toxine et d'antitoxine tétanique, inoffensif pour la grenouille normale, devient toxique pour la grenouille chauffée (J. Courmont et M. Doyon), etc.

Ehrlich, se basant sur des recherches sur la toxine et l'antitoxine diphtériques, admet que la combinaison chimique de la toxine et de l'antitoxine se fait comme celle d'un acide fort et d'une base. Arrhénius et Madsen concluent au contraire de leurs études sur la tétanolysine et l'antitétanolysine que cette combinaison se fait d'après les lois qui régissent celle d'un acide faible et d'une base faible, tels que l'acide borique et l'ammoniaque, alcool et acide sulfurique, etc. Elle doit par conséquent obéir à la loi de l'action de masse de Guldberg-Waage.

L'action de l'antitoxine sur la toxine aboutirait donc, d'après ces auteurs, à une combinaison beaucoup plus instable, et dans laquelle subsistent toujours, en proportions différentes, le composant et le composé.

Cette théorie rend compte de la toxicité des mélanges saturés pour les organismes plus sensibles et de l'action de la température sur le mélange, mais elle se heurte à un grand nombre d'objections. Nous ne pouvons entrer dans le détail des expériences compliquées auxquelles ont eu recours Ehrlich et ses élèves, von Dungern et Sachs, ainsi qu'un certain nombre de physiciens et de chimistes, pour réfuter les idées d'Arrhénius et de Madsen. Nous citerons seulement deux faits qui s'opposent à la généralisation de la théorie de ces deux savants aux relations qui existent entre la toxine et l'antitoxine.

En premier lieu, la loi de l'action de masse de Guldberg-Waage ne peut trouver ici son application. En effet, cette loi ne se vérifie que dans le cas d'une substance déterminée, isolée, agissant sur une seconde se trouvant dans les mêmes conditions. Elle perd sa valeur, lorsqu'il s'agit d'un mélange de plusieurs substances en solution. Or, ces substances, toxines diphtérique et tétanique (von Dungern et Sachs), agglutinines (Joss), précipitines (von Dungern) ne sont pas des corps de composition déterminée, mais des mélanges très complexes, qui ne peuvent obéir à la loi de Guldberg-Waage.

En second lieu, comme des expériences irréfutables l'ont établi, et comme nous l'avons déjà signalé, la combinaison toxine-antitoxine ne se produit pas d'emblée d'une façon complète. Au début, elle n'est pas encore très stable et on peut la dissocier en ses éléments, mais sa stabilité augmente avec le temps et il arrive un moment où cette dissociation devient très difficile et, dans certains cas, même, impossible. Or, cette particularité ne s'observe jamais dans les combinaisons d'un acide faible et d'une base faible.

2° *Théorie physico-chimique de Bordet.* — A la théorie d'Ehrlich,

Bordet a opposé une théorie basée sur l'union de l'antitoxine avec la toxine en proportions variables. Les deux matières (toxine et antitoxine) forment, en s'unissant, non pas un composé toujours le même, et qui infailliblement apparaîtra avec ses caractères immuables, mais un produit dont la composition variera suivant les proportions relatives des deux substances réagissantes. En mélangeant, par exemple, volumes égaux de toxine et d'antitoxine, on obtiendra un corps différent de celui qui prendrait naissance si à un volume du premier liquide on ajoutait deux volumes du second. Suivant les doses respectives mises en jeu, on aura des composés divers; tous seront constitués des mêmes éléments, toxine et antitoxine, mais se distingueront en ce que l'un de ces éléments y sera plus ou moins saturé par l'autre. Dans cette hypothèse, la réaction de la toxine et de l'antitoxine pourrait être rapprochée, tout au moins à ce point de vue, de la variabilité des proportions, de celle de l'iode sur l'amidon. On le sait, l'amidon peut absorber des quantités variables d'iode, et se teindre corrélativement en bleu plus ou moins foncé; c'est pourquoi des chimistes autorisés ont rangé cette réaction dans la catégorie des phénomènes de teinture. Les corps, qui se teignent, peuvent fixer des quantités de couleur, qui varient souvent dans de très larges limites. De même, la toxine et l'antitoxine peuvent se combiner en proportions variables.

Aussi, les caractères essentiels de la réaction seront les suivants :

1° Lorsqu'à un certain volume de toxine, on mélange une quantité d'anti-toxine qui ne suffit pas à produire une neutralisation complète, les molécules d'antitoxine ne sont pas accaparées par quelques molécules de toxine, celles-ci satisfaisant entièrement leurs affinités, les autres unités toxiques restant intactes. Bien au contraire, les molécules d'anti-toxine se partagent, se répartissent également sur toutes les molécules toxiques présentes, qui toutes, dès lors, sont partiellement saturées et perdent corrélativement, dans une certaine mesure, leur toxicité première. On peut dire qu'il y a atténuation de la toxine, puisqu'il y a formation, à ses dépens, d'un complexe moins vénéneux.

2° Les phénomènes d'empoisonnement provoqués par ce complexe injecté à des animaux (ou mis en contact avec des cellules sensibles) pourront n'être pas identiques à ceux que produirait un mélange de toxine neutralisée et de toxine intacte.

3° Entre ces deux termes extrêmes, toxine libre, toxine entièrement saturée et devenue inoffensive, on peut concevoir toutes les transitions (stades d'atténuation progressive), chaque fois qu'on mélangera la toxine et l'antitoxine suivant le même rapport, on obtiendra le même degré d'atténuation.

En somme, Bordet admet l'union de l'antitoxine et de la toxine en proportions variables, mais ne nie pas le côté chimique du phénomène, de même que dans les phénomènes de teinture, les corps colorables n'absorbent pas les couleurs que mécaniquement, grâce seulement à leurs propriétés physiques (texture, porosité), mais aussi en raison de leur composition chimique et des affinités spéciales qui dépendent de cette composition. Cette théorie a l'avantage de ne pas attribuer au bouillon toxique, comme le fait Ehrlich, une composition vraiment fort compliquée. L'existence de certaines matières, intervenant dans le phénomène (et notamment des toxones), est en effet hypothétique.

3° *Théorie physiologique.* — Certains auteurs ont expliqué les effets des antitoxines, non plus par une neutralisation chimique ou un phénomène physique, mais par une action physiologique, en sens contraire, comparable aux effets antagonistes de la pilocarpine et de l'atropine. Chantemesse et Lamy ont vu, par exemple, que la toxine et l'antitoxine typhique ont une action inverse sur le cœur et la pression : la première abaisse la pression et accélère les battements ; la seconde augmente la pression et ralentit les battements. Mais S. Arloing a démontré que souvent les sérums antitoxiques ont, précisément, une action qui peut s'ajouter dans une certaine mesure et dans le même sens à l'action des toxines. Metchnikoff pense que l'antitoxine stimule les leucocytes et c'est ainsi que s'expliquerait le fait qu'un sérum antitoxique est parfois efficace contre d'autres toxines que sa toxine spécifique, du moins s'il est injecté à forte dose : c'est ainsi que le sérum antitétanique peut vacciner contre le venin des serpents (Calmette), que le sérum actif contre la robine l'est également contre la ricine (Ehrlich), etc., mais il faut reconnaître que ces faits sont exceptionnels et, qu'en général, l'action des antitoxines est bien spécifique.

En somme, on le voit, la fixation de l'antitoxine sur la toxine est un phénomène très complexe, non encore élucidé complètement.

G) ***Détermination du pouvoir antitoxique du sérum et des humeurs***. — La mesure du pouvoir antitoxique d'un sérum a été établie par Ehrlich pour le sérum antidiphtérique. La méthode peut s'appliquer à tous les sérums antitoxiques. Elle trouve surtout son application dans la détermination de la valeur des sérums thérapeutiques, mais si l'on veut mesurer au cours de l'infection, la progression de la défense antitoxique de l'organisme ou son fléchissement, c'est cette méthode qui trouvera également dans ce cas, son application.

La méthode d'Ehrlich est une application de sa théorie sur le mécanisme de la fixation de l'antitoxine sur la toxine. Au début, le savant allemand chercha quelle quantité de sérum neutralisait 100 doses mortelles de toxine. Si un centimètre cube de sérum neutralisait 100 doses mortelles, on disait que ce centimètre cube contenait une unité antitoxique. On s'aperçut bientôt qu'une unité antitoxique ne neutralisait pas toujours 100 doses mortelles ; ainsi présentée, la méthode n'était pas précise.

Puis Ehrlich a montré que si on prend différentes toxines et un même sérum, ce sérum neutralise par exemple 60 doses toxiques de la première, 100 de la seconde, 120 de la troisième, etc. On ne peut donc pas avoir des résultats comparables, en partant de cette idée qu'une unité est la dose de sérum capable de neutraliser 100 doses mortelles. Ehrlich a indiqué, en outre, que pour la même toxine, un sérum a un pouvoir neutralisant variable suivant qu'elle est fraîche ou ancienne. On ne peut. donc pas se servir de la toxine comme point de départ.

Au contraire, si l'on se sert d'un sérum bien dosé, on voit que ce sérum se conserve avec toutes ses propriétés, lorsqu'il est maintenu bien desséché au froid et dans le vide.

Ehrlich, après de longs travaux, a défini et déterminé une unité antitoxique et c'est à cette unité que tous les laboratoires ont actuellement. recours quand ils veulent rechercher la valeur d'un sérum.

Nous ne pouvons expliquer ici comment Ehrlich a déterminé son unité qui, dans la notation, s'écrit I. E. Acceptons d'emblée l'unité de mesure proposée par Ehrlich.

Pour permettre le dosage des sérums, Ehrlich envoie dans les laboratoires des solutions glycérinées de sérum qui contiennent par centimètre cube 17 unités; pour avoir une unité, on prend un centimètre cube, du mélange glycériné qu'on dilue dans 16. d'eau, ce qui donne un total de 17 centimètres cubes du mélange contenant 17 unités. En prenant. 1 centimètre cube on aura 1 unité ou I. E. Avec cette unité de mesure, on détermine d'abord la limite mortelle d'une toxine.

Dans la pratique, on opère de la façon suivante : on prend un I. E. et et on mélange cette unité à 1 centimètre cube de toxine, puis à 0,9 ; 0,8 ; 0,5 ; 0,1 ; le mélange est ramené à un volume toujours le même : 4 centimètres cubes. Ces 4 centimètres cubes sont inoculés sous la peau à des cobayes dont le poids est voisin de 300 grammes.

En suivant l'expérience, on voit que tous les cobayes de 1 à 0,5 meurent en moins de 4 jours; que le mélange I. E.+0,4 de toxine tue en 3 jours 1/2; que le mélange I. E.+0,3 tue en 4 jours 1/2. La limite mortelle, qui, par définition, est pour une toxine la quantité dont le mélange avec I. E. tue un cobaye en 4 jours, se trouve donc entre 0,4 et 0,3. On recommence alors l'expérience en précisant les doses: 0,31 ; 0,33 ; 0,35 ; 0,37 ; 0,39. Quand la limite mortelle est bien déterminée (elle correspond par exemple à 0,35), on dose alors le nouveau sérum de la façon suivante : on mélange dans un verre la limite mortelle, soit 0,35 de toxine avec 1 centimètre cube d'une solution de sérum au deux centièmes. On inocule le mélange à un cobaye. Si le cobaye meurt en moins de 4 jours, c'est que le sérum a plus de 200 unités.

Nous n'avons pas à envisager ici quel nombre d'unités antitoxiques doit avoir un sérum thérapeutique pour être suffisamment actif, ni la valeur de cette méthode pour apprécier le pouvoir préventif de ce sérum. Ces questions doivent être étudiées dans les chapitres de l'Immunité ou de la Sérothérapie. Nous avons simplement indiqué la méthode qui permet d'apprécier quantitativement le pouvoir antitoxique d'un sérum, considéré comme réaction de défense de l'organisme.

H) *Signification des antitoxines dans la défense de l'organisme.* — Il est admis, c'est une notion courante, que des antitoxines produites dans l'organisme sous l'influence des toxines, neutralisent ces dernières substances ou tout au moins atténuent leurs effets, dans le sang circulant; c'est d'ailleurs la base même de la sérothérapie antitoxique.

Mais, de plus, les antitoxines peuvent se fixer sur les cellules, en particulier sur le système nerveux, de la même façon que les toxines. Guy Laroche a montré que le tissu nerveux, imprégné d'antitoxine, puis lavé, protège contre une dose mortelle de toxine diphtérique ou tétanique. Chez l'animal vivant, on peut aussi réaliser la fixation de l'antitoxine par le cerveau, en l'injectant dans le crâne ou à dose massive dans la carotide. Quant à la neutralisation de la toxine par l'antitoxine, elle peut s'opérer *in vitro* : la toxine, fixée dans le tissu cérébral, peut être déplacée et remplacée par l'antitoxine. Mais *in vivo* ce déplacement paraît beaucoup plus difficile. Cependant Roux et Borrel ont pu, en injectant l'antitoxine dans le cerveau, combattre les effets de la toxine tétanique. D'autre part, Fonseca a montré qu'une injection préalable d'antitoxine, qui se fixe sur le cerveau, atténue l'effet de l'injection consécutive de toxine dans le crâne. Cette dernière est neutralisée sur place par l'antitoxine, antérieurement fixée.

Ces faits ont surtout leur intérêt en thérapeutique. Ce sont eux qui ont déterminé l'emploi des injections répétées de fortes doses de sérum antitoxique dans le traitement des paralysies diphtériques. Mais ils montrent également que les antitoxines, produites au cours de l'infection, peuvent non seulement circuler dans le sang, mais se fixer sur les tissus, le système nerveux en particulier, et augmenter leur défense spécifique.

§ III. — Défense de troisième ligne. — Réactions spéciales des organes et des tissus.

Nous avons condensé dans ce chapitre la défense de l'organisme en la considérant, non plus dans ses processus généraux, mais dans ce qu'elle a de spécial, dans les principaux tissus ou organes.

1° Défense du sang. — Elle est très importante à considérer, car, nous l'avons dit (p. 1071), la septicémie primitive est la règle pour beaucoup d'infections.

Le sang est un mauvais milieu pour le développement des agents virulents. Le mouvement continuel, la pression, la forte oxygénation (pour certains microbes), l'alcalinité, l'abondance et la présence constante des leucocytes, les propriétés bactéricides naturelles, les propriétés acquises (bactéricides, agglutinantes, précipitantes, etc.) sont autant de conditions défavorables. Aussi, beaucoup de maladies infectieuses n'ont-elles qu'une période septicémique, les agents virulents se localisant rapidement en un point de moindre résistance; c'est même pour cela que ces septicémies primitives ont si souvent passé inaperçues. Même lorsque la septicémie est durable, comme dans la fièvre typhoïde, il est malaisé de la mettre en relief, parce que le sang ensemencé ajoute au milieu de culture des substances bactéricides. Pendant longtemps, la septicémie typhique a été méconnue. J. Courmont a montré qu'il suffisait d'employer la méthode de Conradi, c'est-à-dire d'ensemencer 2 ou 3 centimètres cubes de sang dans une grande quantité de bouillon, pour obte-

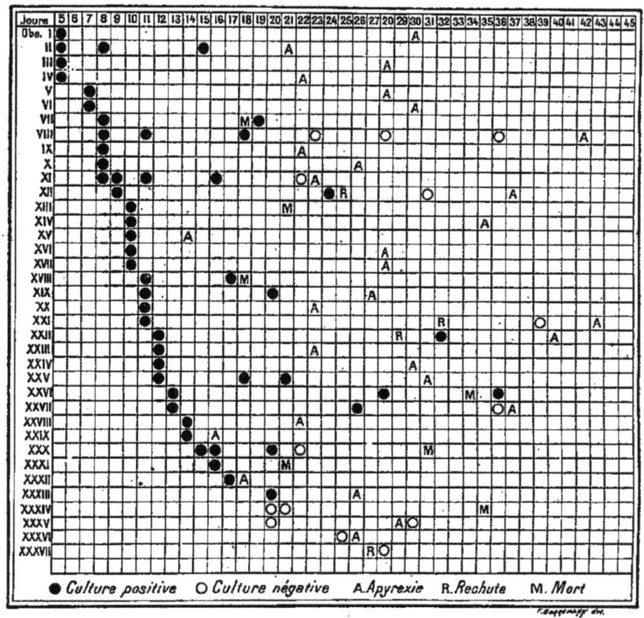

Fig. 16. — Culture du sang des typhiques; 37 observations (J. Courmont et Lesieur).

nir, à coup sûr, une culture pure de bacilles d'Eberth avec le sang des typhiques, d'où le procédé de diagnostic de l'hémoculture (fig. 16).

On sait peu de choses sur le rôle des globulines, pendant la période infectieuse.

Les leucocytoses sont plus connues et plus importantes.

2° Défense des séreuses en général. — Les séreuses sont des organes de défense, de résistance à l'infection. Les infections des séreuses sont très souvent des infections atténuées : pour la tuberculose, le fait est très net : les pleurésies séro-fibrineuses, les tuberculoses articulaires sont des formes de cette infection, très atténuées.

La gravité de la méningite tuberculeuse tient, non pas à la tuberculose elle-même, mais au voisinage du cerveau et à la compression cranienne.

Cependant cette règle n'est pas générale : il y a des différences entre les diverses séreuses. Dans les épanchements méningés, on ne trouve pas en général les anticorps, substances bactéricides ou agglutinantes qui existent dans les épanchements pleuraux ou péritonéaux.

Le mode d'infection intervient également pour une part importante : l'infection de la séreuse par irruption brusque d'un liquide septique ou par propagation de voisinage est toujours plus grave : péritonite par perforation, pleurésies secondaires dès tuberculeux pulmonaires. L'infection par voie sanguine semble toujours très grave : dans la granulie généralisée, l'infection massive des séreuses, de la plèvre notamment, est loin de revêtir le caractère de bénignité des pleurésies séro-fibrineuses tuberculeuses primitives. C'est pour cela que la méningite tuberculeuse, qui n'est en somme qu'une granulie méningée, d'origine vasculaire, est toujours grave.

Ces quelques considérations suffisent à montrer le rôle de défense des séreuses, mais il ne peut guère être apporté de démonstration expérimentale, en raison de la variabilité infinie de la résistance des séreuses des animaux : l'exemple du péritoine du chien qui semble défier l'infection, alors que celui de l'homme est si sensible, pourra suffire.

Quant aux réactions cytologiques des séreuses au cours de l'infection, elles font l'objet d'un chapitre spécial.

3° **Défense du péritoine**. — On connaît depuis longtemps la façon dont le péritoine se défend contre les infections; cette séreuse a servi à élucider le processus général de l'inflammation. Son activité défensive n'a rien de particulier, néanmoins cette activité s'exerce ici plus efficacement, parce que, de toutes les séreuses, le péritoine est la plus exposée à l'aggression de microorganismes, de par la septicité permanente du tube digestif.

Les inoculations intrapéritonéales ont bien mis en évidence les propriétés défensives du péritoine contre les microorganismes pathogènes; les observations, fournies par la pathologie expérimentale, précisèrent les idées, en ce qui concerne la sensibilité péritonéale aux interventions, sensibilité, justifiée d'ailleurs par la technique chirurgicale défectueuse qui avait précédé l'ère pastorienne. Grancher, l'un des premiers, montra que les injections intrapéritonéales de bacilles de Löffler entraînaient la mort moins rapidement que si elles étaient pratiquées dans le tissu cellulaire sous-cutané. De même, Roger prouva qu'une séreuse saine, contrairement à ce que l'on pensait, résistait mieux à l'infection que le tissu cellulaire. Injectant, en effet, une culture de Staphylocoques dorés, respectivement sous la peau et dans le péritoine d'animaux différents, il provoquait dans le premier cas, une abondante suppuration, alors que l'injection intrapéritonéale n'était suivie d'aucun accident. Cioffi obtint des résultats identiques.

Quels sont donc les *moyens de défense du péritoine?*

Si on introduit un germe septique quelconque dans la cavité abdominale, on observe tout d'abord une augmentation de volume des vaisseaux de la séreuse qui apparaissent, gorgés de sang. Cette vaso-dilatation paraît résulter de la paralysie toxique des centres vaso-moteurs.

Mais, alors que la vaso-dilatation, favorisant l'issue des leucocytes, laissait prévoir une augmentation de ceux-ci, on trouve, au contraire, une diminution notable des globules blancs. Cette leucopénie est caractérisée par une diminution des lymphocytes et la disparition presque complète des polynucléaires. Le mécanisme de ce phénomène a été diversement interprété. Pour certains auteurs, il y aurait véritablement phagolyse des leucocytes de la lymphe péritonéale. Cette destruction des leucocytes, d'après Pierallini, devrait être rapprochée de l'apparition d'amas de fibrine à la surface de l'épiploon, à la suite d'injections organiques ou inorganiques, solides ou liquides.

Durham attribue cette leucopénie à l'englobement des éléments leucocytaires par la fibrine et non à la phagolyse; un certain nombre d'éléments se fixent sur les parois et les divers replis péritonéaux, d'autres sont résorbés par la voie lymphatique.

Si l'apparition évidente et rapide de fibrin-ferment dans ces conditions, doit, ou tout au moins, peut-être rapportée à la biologie cellulaire, elle n'implique pas forcément la mort du leucocyte, mais peut être simplement l'indice de l'activité ou de la souffrance de cet élément, comme l'ont montré les travaux récents d'Arthus, Durham, Lambost et Stiénon, Dastre. D'ailleurs, un simple changement dans la tension superficielle de la cellule, le fait seul de l'injection, qui entraîne des troubles dans les conditions dynamiques du milieu, suffisent à expliquer l'issue d'un ferment hors du leucocyte et la coagulation de la lymphe.

Quoiqu'il en soit, la présence de la fibrine est un fait acquis, qui doit être considéré comme un processus de défense : c'est une barrière opposée à la pénétration des microbes et des toxines; c'est parfois un renforcement des tissus qui empêche leur destruction, sous l'influence des causes pathologiques (Roger). Gilbert et Fournier ont bien montré l'importance considérable de son rôle protecteur : c'est une réaction salutaire.

Si on retire, par ponction, quelques jours après l'injection, du liquide péritonéal, on constate que les corps étrangers sont en partie fixés sur la séreuse et en partie emprisonnés dans les agglutinats fibrineux.

Cependant, la formation des agglutinats dans la cavité péritonéale, après injection de bacilles, paraît plus complexe. C'est dans la cavité péritonéale, comme on sait, qu'a été réalisée *in vivo* l'expérience capitale de Pfeiffer, sur les propriétés agglutinantes du sérum des animaux immunisés (voir p. 1048). L'agglutination au sein de la séreuse est une défense de celle-ci.

Cette phase de leucopénie, accompagnée de formation de fibrine, a une durée variable, d'une à quatre heures, avec la nature du microbe injecté.

Mais, quelques heures après l'injection, on assiste à la production d'une réaction leucocytaire qui se traduit par une hyperleucocytose, survenant de la quatrième à la sixième heure, qui suit l'injection, elle paraît atteindre son maximun de la seizième à la vingtième heure.

Pour Kanthak et Hardy, les leucocytes, observés dans l'exsudat péritonéal, après injection, comprennent, d'une part, des leucocytes proprement dits, à gros noyaux, facilement colorables, et d'autre part, de grands mononucléaires à noyau vésiculaire et à protoplasma non granuleux : pour ces auteurs, les leucocytes polynucléaires seraient surtout éosinophiles ; pour Ehrlich, au contraire, amphophiles et neutrophiles. Ces éléments se distinguent toutefois des vrais éosinophiles par ce fait que leurs granulations sont moins volumineuses et prennent l'éosine avec une bien moindre intensité ; ce sont les *microxycytes* de Durham et de Buxton et Torrey. Les microxycytes s'attaquent aux agglutinats et peuvent, leur tâche terminée, ou bien se transformer en cellules fixes, ou achever leur migration, hors de la séreuse.

L'importance de la réaction microxycytaire règle, en définitive, celle des *macrophages*, et c'est à ceux-ci qu'incombe, en dernier lieu, la mission de débarrasser la cavité péritonéale des agglutinats et des corps étrangers ou microbiens.

Notons enfin que certains auteurs, Renaut, Doyon, Dubreuil font jouer dans la défense péritonéale un rôle important aux *cellules connectives rhagiocrines*, auxquelles ils attribuent un pouvoir phagocytaire et sécrétoire particulièrement intense. Les rhagiocrines sont, d'après ces auteurs, de jeunes cellules connectives différentes des leucocytes et se distinguent des cellules connectives adultes par leur activité glandulaire. Doyon et Dubreuil ont montré la propriété de ces cellules de transporter à distance les particules solides, afin de faciliter leur phagocytose, au sein des tissus.

En somme, on peut résumer les phénomènes consécutifs à l'introduction d'un germe pathogène dans la cavité péritonéale, comme suit : 1° vaso-dilatation par paralysie toxique des centres vaso-moteurs ; 2° phase de leucopénie, avec coagulation de la lymphe péritonéale, entraînant la production d'agglomérats formés de fibrine, leucocytes et microorganismes ; 3° phase de réaction leucocytaire, caractérisée par une polynucléose et phagocytose des germes injectés ; 4° enfin, intervention des macrophages qui élimineront les corps étrangers et les polynucléaires.

La surface tout entière du péritoine intervient dans ce travail de défense, mais l'expérimentation a démontré qu'un rôle particulièrement actif est dévolu à l'épiploon.

4° **Défense de l'épiploon.** — Ranvier a appelé l'épiploon un « énorme ganglion lymphatique étalé ». L'épiploon est, en effet, un ganglion lymphatique avec tous les moyens habituels de protection et de défense, mais ganglion dont la puissance est *décuplée* par sa mobilité.

A) *Rôle protecteur de l'épiploon.* — Le rôle actif de défense de l'épiploon explique son grand développement chez certaines espèces animales, les carnassiers en particulier, dont l'intestin contient souvent des esquilles d'os, l'exposant à des lésions graves ; le genre de nourriture plus propice aux fermentations et aux intoxications, peut être invoqué en faveur de la plus grande complexité des appareils de défense. Peut-être son développement plus marqué chez les mammifères est-il, en partie, en rapport avec la température corporelle, particulièrement favorable à la flore microbienne? Enfin, son état rudimentaire et son absence chez les oiseaux s'expliquent par la présence, dans la cavité abdominale de ces derniers, de cloisons secondaires, la divisant en petits compartiments, et de cloisons pariétales, recouvrant les interstices qui peuvent remplir un rôle phagocytaire, ailleurs dévolu à l'épiploon. Ne voit-on pas, de plus, lorsque les chances d'infection péritonéale deviennent plus rares, avec l'âge, l'épiploon se charger de graisse et abandonner ainsi une part de son activité?

L'épiploon assume, pour la plus large part, la défense de la cavité péritonéale tout entière, mais son action est surtout manifeste dans le groupement des éléments contenus dans le péritoine et aussi dans l'activité de ses éléments lymphatiques.

Lorsqu'un corps étranger est introduit expérimentalement ou accidentellement dans le péritoine, on constate une vaso-dilatation particulièrement intense de l'épiploon, bien connue des expérimentateurs. Cette vaso-dilatation est le témoin de la résorption aussi particulièrement active, au niveau de cet organe, des substances toxiques qui sont drainées presque exclusivement vers le foie.

De plus, la vaso-dilatation de l'épiploon favorise la formation de l'exsudat péritonéal, qui, par sa quantité, tend à diluer les produits toxiques et à en rendre, de ce fait, l'absorption plus lente et moins dangereuse pour l'organisme. Roussiel a, en effet, constaté après injection d'aleuronate dans le péritoine des chiens, que la quantité d'exsudat, chez l'animal privé d'épiploon, est bien inférieure à celle provoquée par la même substance, injectée aux mêmes doses dans le péritoine d'un chien normal.

Mais l'épiploon est surtout un des centres principaux d'où se détacheront les éléments figurés pour aborder la lutte; il est surtout le point où se réunirent les leucocytes et les microorganismes, justifiant ici son titre de « ganglion lymphatique ». On sait que les corps étrangers de nature et de formes les plus variables, introduits dans la cavité abdominale, viennent se fixer rapidement sur l'épiploon. Le fait a été maintes fois démontré par Maffucci (encre de Chine, grains de carmin), Ricoux (grains de carmin en suspension dans l'eau), Durham (solution filtrée de carmin et solution de ferrocyanure de potassium à 5 pour 100), Pierallini, Milian, Héger, avec les substances les plus variées. L'expérience suivante de Le Play et Corpechot, est à citer : ces auteurs déposant dans le péritoine d'animaux (lapins et chiens) des perles de verre en nombre variable, constatent que ces corps étrangers, disséminés avec soin partout, dans la cavité abdominale, au début de l'expérience, se trouvent, en sacrifiant l'animal au bout de quatre à cinq semaines, agglomérés sur l'épiploon. Les expériences de Buxton et Torrey, de Renaut et Dubreuil avec la poudre de lycopode, conduisent à une conclusion semblable.

Des résultats analogues ont été obtenus avec des substances d'origine animale. Rosemberger après avoir introduit, dans la cavité péritonéale d'un chat, un fragment de muscle et un fragment de carcinome, trouve, à l'autopsie pratiquée vingt-cinq jours après, le morceau de muscle, entouré par l'épiploon et des foyers de cancer dans celui-ci. Doyon et Petitjean, Doyon et Dubreuil ont également constaté l'accaparement complet et la fixation élective, par l'épiploon d'un chien, des fragments de tissu hépatique provenant d'un lapin. Signalons enfin les expériences analogues d'Auché et Chavanaz, de Roussiel.

Notons que le dépôt, dans le péritoine pourvu d'épiploon, de particules d'origine animale ne paraît pas provoquer de troubles graves et que la santé des animaux se rétablit rapidement, après l'intervention.

Les microorganismes se fixent sur l'épiploon, comme les substances inertes. Ricoux signale que, très rapidement, les microbes injectés, de même que les grains de carmin, en suspension dans l'eau physiologique, à la température de 37 degrés, disparaissaient de l'exsudat péritonéal; ils se fixent sur la séreuse, dès la sixième heure, en très grand nombre (deux libres pour trente fixés). La leucocytose est nulle au début; plus tard, on observe une polynucléose, mais sans participation des macrophages, contrairement à ce qui se passe, lorsqu'on a injecté des substances inertes. On peut mettre cette action en évidence par injection de *Bactéridies charbonneuses*. Milian en a fourni une démonstration très élégante avec ce dernier microbe. Il place, dans la cavité abdominale d'un cobaye, inoculé avec du *Bacille du charbon* depuis vingt-quatre heures, l'épiploon frais d'un cobaye sain et il constate, à la mort de l'animal, survenant environ une quinzaine d'heures après, que l'épiploon transplanté pullule de *Bactéridies charbonneuses*; elles forment un véritable feutrage, plus abondant même que sur l'épiploon vivant de l'animal inoculé.

Dudgeon et Sargent, Dudgeon et Ross, avec le *Bacillus aerogenes capsulatus*. Pierallini, avec le *Vibrion cholérique*, Buxton et Torrey, avec le *Bacille typhique*, constatent qu'après leur inoculation dans le péritoine de lapins, ces microorganismes viennent, en grand nombre, se fixer à la surface de l'épiploon, alors que l'exsudat péritonéal en est, pour ainsi dire, dépourvu. Thévenot et Maisonnet ont obtenu des résultats identiques avec des cultures homogènes de Bacilles de Koch. Ces auteurs montrent, toutefois, que la disparition complète des bacilles dans le liquide de lavage de la séreuse ne se fait que vers le dixième jour, mais, dès le premier jour, ils constatent dans l'épiploon, la présence de nombreux bacilles, répartis sans ordre dans les mailles, aussi bien dans les travées non vasculaires que près des vaisseaux : de ces bacilles, les uns sont libres, les autres contenus dans des leucocytes ou de grandes cellules épiploïques; quelques-uns courts et granuleux, déformés, sont en voie de bactériolyse (6e à 12e jour). Les résultats obtenus par Charrin et Le Play à la suite de l'injection dans le péritoine de cultures pures de *Stearophora radicicola*, mettent en évidence de façon très nette l'action de l'épiploon. Ce champignon qui, inoculé sous la peau, produit dans le tissu cellulaire des nodosités de volume variable, parfois considérable, pouvant atteindre les dimensions d'un œuf de pigeon, donne dans le péritoine des pseudo-tumeurs, éveillant au premier abord l'idée d'une carcinose. De nature à la fois inflammatoire et parasitaire, ces pseudo-tumeurs sont constituées par de rares fibrilles conjonctives, des lymphocytes et quelques leucocytes polynucléaires; elles renferment, en outre, le champignon à l'état de sclérotes, de filaments mycéliens, ou, plus exactement, d'articles ovoïdes disjoints, contenant tous un pigment noir, qui donnent à ces nodosités, l'apparence de productions mélaniques.

L'observation clinique nous montre, d'ailleurs, tous les jours, la localisation sur l'épiploon de différents processus pathologiques, lésions inflammatoires plus ou moins étendues dans des péritonites aiguës (hyperémie, taches diffuses, arborisation, dépoli de la séreuse), avec ou sans épanchement hémorragique séreux, séro-purulent ou purulent.

On connaît, depuis les recherches de Walther en particulier, la fréquence avec laquelle on observe l'épiploïte chronique, au cours des appendicites, sans adhérences de l'épiploon avec le cæcum et l'appendice. La tuberculose du péritoine a une affinité particulière pour cette portion de la séreuse; l'infiltration fibro-caséeuse du grand épiploon se traduit cliniquement par le signe bien connu sous le nom de *corde épiploïque* de Velpeau et Aran. On a montré d'ailleurs qu'à la suite d'injections intrapéritonéales de produits tuberculeux, on constate de façon précoce, des localisations sur l'épiploon (nodules miliaires blanc jaunâtre ou grisâtre, durs).

Enfin, sans préjuger de la nature du cancer, on ne peut cependant ne pas retenir la fréquence de sa localisation épiploïque. Pour les tumeurs malignes secondaires et bien que le siège puisse en être très variable, les épiploons et le mésentère occupent, dans les statistiques, la première place.

Ainsi donc, l'épiploon exerce un rôle « bactériophage » incontestable et important, comme le montrent en expérimentation la rapide localisation, sur le repli séreux, des bactéries injectées dans la cavité abdominale et, en clinique, la fréquence de localisation, sur le même organe, des divers processus infectieux.

Comment se fait cette localisation des micro-organismes sur l'épiploon? On a émis une série d'hypothèses, mais les expériences de Charrin et Le Play, Le Play et Fabre, Maisonnet ont montré que l'épiploon opère une sorte de brassage, de balayage, qui lui permet de grouper les corps étrangers introduits dans la cavité péritonéale. Leur groupement ne dépend pas, comme le croyaient certains, des mouvements de ces corps étrangers eux-mêmes, mais bien de ceux du repli péritonéal.

Mais cette propriété de l'épiploon de balayer les corps étrangers n'implique nullement la fixation de ces éléments sur le balai. Si l'humidité de la séreuse peut, à la rigueur, faire comprendre la fixation de corps de faible poids et de volume peu considérable, elle est insuffisante à expliquer l'adhérence de corps aussi volumineux et mobiles que les billes de plomb ou de verre dont nous avons parlé précédemment. Un autre mécanisme doit intervenir.

Récemment, Le Play et Fabre ont établi qu'il se produit une sécrétion épiploïque, agglutinante, adhésive, aboutissant à la production de tissu fibreux de défense et permettant à l'épiploon de lutter contre les corps étrangers, quels qu'ils soient. L'englobement direct par la fibrine des corps étrangers, introduits dans le péritoine, ne répond pas cependant à tous les cas et si on étudie la structure de l'épiploon, dans les heures qui suivent l'introduction dans la cavité péritonéale de corps de faible volume, on constate qu'un certain nombre de ceux-ci ont été fixés par l'épiploon, de façon indirecte. Ces corps ont été, dans un premier temps, phagocytés dans le liquide péritonéal même, par les éléments blancs; ces derniers ont été, dans un second temps, fixés par l'épiploon. Aussi bien, l'épiploon a une double action : il balaye et fixe les micro-organismes et autres corps étrangers en nature et, par un procédé analogue, ces corps étrangers, au préalable phagocytés.

Dans ce processus phagocytaire, les polynucléaires paraissent avoir, au début, un rôle prépondérant; plus tard les macrophages entrent en scène. Roussiel, Ricoux l'ont démontré.

Mais, Renaut et Dubreuil ont soutenu que le balayage de la cavité péritonéale, le transport dans le tissu épiploïque et la phagocytose des particules injectées, ressortissaient aux cellules raghiocrines. Après une série d'expériences (introduction de pulpe de foie de lapin dans la cavité péritonéale de chiens), ils concluent que les cellules rhagiocrines jouent seules un rôle dans le transport des grains de pulpe hépatique; les leucocytes n'interviennent en aucune façon. Mais expérimentant avec des *Bacilles de Koch*, en culture homogène, Renaut et Dubreuil constatent que les cellules connectives interstitielles reviennent à l'activité sécrétoire du mode rhagiocrine; la lame conjonctive, d'autre part, est envahie par une armée de leucocytes polynucléaires éosinophiles; vingt-quatre heures après l'injection, les surfaces endothéliales réagissent dans le sens de l'incitation formatrice. Un grand nombre de cellules, douées d'un pouvoir phagocytaire, envahissent l'épiploon. De la trente-sixième à la quarante-huitième heure, l'apparition des cellules connectives mobiles s'accentue et prime les polynucléaires éosinophiles. Puis ces cellules forment des nodules tuberculeux primitifs, à l'édification desquels les leucocytes ne prennent aucune part active.

Pour ces auteurs, les réactions du tissu conjonctif à l'égard des corps étrangers varient suivant qu'on injecte un corps à la fois aseptique, non irritant et assimilable (foie porphyrisé), un corps irritant de façon mécanique (lycopode) ou un corps étranger, vivant et sécréteur de toxines (bacille tuberculeux en culture homogène). Mais, dans les trois cas, il est un fait constant, c'est la reprise de l'activité sécrétoire et phagocytaire de toutes les cellules de la membrane conjonctive.

Ainsi, leucocytes, cellules du tissu conjonctif, cellules endothéliales vont se partager, au niveau de l'épiploon, la tâche de phagocyter les microorganismes injectés.

Enfin, il est intéressant de savoir la part qui revient à l'épiploon dans le travail de défense phagocytaire globale de la cavité abdominale. Roussiel a cherché la solution du problème dans la comparaison entre le nombre de phagocytes d'un épanchement artificiellement provoqué avec ceux localisés sur l'épiploon et dans la comparaison entre le nombre des phagocytes dans les ganglions tributaires de diverses parties du péritoine. Mais, plus démonstratifs sont les effets obtenus, à la suite d'introduction de germes dans la cavité péritonéale d'animaux, privés au préalable de leur épiploon. C'est l'expérience qu'a réalisée Roger. Cet auteur extirpe l'épiploon chez des lapins et des cobayes; plus tard, un mois ou deux après cette opération, il injecte dans la cavité abdominale quelques gouttes d'une culture peu virulente de *Staphylocoque* : la mort survient au bout de vingt-quatre heures en moyenne, deux au trois jours au maximum. Des témoins de même poids auxquels, pour se mettre dans des conditions identiques, on a pratiqué au préalable, une laparotomie simple, reçoivent la même quantité de culture : tous survivent. Il ressort de cette expérience que la membrane doit jouer un rôle dans la destruction des micro-organismes, car l'extirpation a laissé une quantité de séreuse suffisante, pour que la défense leucocytaire du reste de la cavité ne paraisse pas devoir être influencée par elle; enfin, la longue période, écoulée entre l'opération et l'injection, suffit à éliminer toute cause traumatique.

L'expérience de Roger montre en somme que l'ablation de l'épiploon diminue considérablement la résistance du péritoine, sans la supprimer d'une façon complète.

Rappelons à ce propos que les résections épiploïques considérables, au cours d'interventions chirurgicales, s'accompagnent fréquemment de troubles divers et parfois graves (Habart, Célos, Friedreich, Eiselsberg, Engelhardt et Neck, etc.).

Tout démontre donc que le rôle protecteur de l'épiploon, pour ne pas être exclusif, est néanmoins prépondérant et nous pouvons conclure, avec Roger, que le grand épiploon fait partie « de la triple barrière défensive contre les microbes exaltés dans le tube digestif; s'il tendent à traverser les parois intestinales, ils trouveront de nombreuses productions lymphoïdes, qui entraveront leur marche. S'ils triomphent de cette première barrière, ils pourront s'engager dans les chylifères, mais ils seront alors arrêtés par les ganglions mésentériques; s'ils s'engagent dans la veine porte, ils trouveront le foie qui peut les fixer et les faire périr; enfin s'ils traversent les parois intestinales, comme ils tendent à le faire, surtout chez les jeunes enfants, ils seront rapidement détruits dans le péritoine, dont l'action protectrice dépend, pour une notable part, du grand épiploon ».

B) ***Rôle de l'épiploon dans la défense contre les toxines.*** — La fonction défensive de l'épiploon ne se borne pas au balayage, au groupement et à la destruction des micro-organismes, elle s'étend également aux produits solubles. Et même, l'épiploon paraît jouer un véritable rôle antitoxique au cours de maladies générales, à point de départ éloigné de la cavité péritonéale. Ce rôle antitoxique local et général est plus difficile à mettre en évidence. Il apparaît cependant très net dans nombre d'expériences et de constatations cliniques.

1° *Fonction antitoxique locale.* — Tout d'abord, l'expérience de Roger citée précédemment (p. 1151) (ablation de l'épiploon et injection de cultures dans la cavité péritonéale) fait prévoir qu'une part dans les résultats expérimentaux revient à la non-destruction de matières nocives solubles.

Les expériences de Charrin et Moussu, mettant en évidence l'influence des dialyses ou filtrations intra-organiques sur les principes toxiques, montrent la faculté que possèdent les membranes séreuses ou muqueuses d'atténuer les toxines microbiennes.

L'expérience de Doyon et Petitjean, prouvant que la membrane est capable d'accaparer et de détruire des fragments d'organes, établit qu'il lui est possible, non seulement de digérer des tissus, mais aussi, très vraisemblablement, de modifier les poisons produits par leur décomposition. Les expériences de Rienzi et Boeri, de Pirone, et surtout de Roussiel, sont encore plus concluantes. Ce dernier auteur a même montré que les produits toxiques échappent, dans ce cas, à l'action du foie ; la voie lymphatique épiploïque serait indépendante des vaisseaux du hile du foie. On peut donc admettre l'existence d'une fonction antitoxique de l'épiploon.

2° *Fonction antitoxique de l'épiploon dans les infections générales.* — Simon injecte, sous la peau d'un jeune lapin de 1800 grammes, une dose strictement mortelle de toxine diphtérique, puis une demi-heure après, sous la peau du flanc du côté opposé, 5 c. c. de sérum anti-diphtérique pur : les animaux sont sacrifiés deux heures, six heures, douze heures, vingt-quatre heures, deux jours, quatre jours, huit jours après les injections. Cliniquement, l'animal entre en convalescence au troisième jour, la *restitutio ad integrum* est complète en huit jours.

Dans tous les cas, on observe une réaction épiploïque, caractérisée par la diapédèse des globules rouges et des polynucléaires neutrophiles, et la prolifération des cellules propres de l'épiploon. Dès la première heure, la structure de l'organe est bouleversée, les vaisseaux sont congestionnés, bourrés d'éléments figurés ; les globules rouges, les polynucléaires neutrophiles sont sortis en grand nombre ; aux confins des entre-croisements vasculaires, ils forment de véritables nappes, où les éléments sont contigus ou chevauchent les uns sur les autres ; aux endroits les plus minces, ils sont dispersés, isolés dans les mailles de l'épiploon. La réaction des cellules propres de l'épiploon, dès ce stade, s'accuse surtout par deux faits importants : l'apparition de très nombreux plasmazellen et la karyokinèse des grandes cellules mononucléées.

Dans une deuxième période, qui correspond de la vingt-quatrième à la quarante-huitième heure, en moyenne, toutes ces modifications ont abouti à l'absorption des éléments étrangers, en diapédèse, par les cellules propres proliférées. Toutes les cellules périvasculaires, cellules fixes, cellules adipeuses même, sont surchargées d'enclaves et on trouve, à l'intérieur de leur protoplasma, les multiples variétés de figures qui ont déjà été signalées par Dominici dans la péritonite expérimentale : polynucléaires ou globules rouges entiers, débris ou poussières nucléaires, produits de transformation jaunes, verts, etc.

Dans un troisième stade, qui commence le quatrième jour, l'épiploon a repris sa physionomie normale ; on retrouve seulement, dans quelques cellules fixes, des débris verdâtres, restes des destructions antérieures.

Toutefois, lorsqu'on compare ces faits expérimentaux à ce qui se passe chez l'homme, on constate que ces réactions sont loin de présenter, chez lui, la même netteté. Chez des malades morts de diphtérie, après injection de sérum de Roux, on ne remarquait au niveau de l'épiploon qu'une diapédèse de globules rouges ; il n'y avait ni polynucléaires, ni macrophages, quoique le système hématopoiétique tout entier présentât des réactions considérables.

Dans la variole, on trouve que les mailles englobent quelques polynucléaires neutrophiles et de nombreuses hématies.

Ces faits établissent, néanmoins, que la réaction sur l'épiploon, quoique seulement esquissée, existe aussi chez l'homme.

Les expériences de Pirone, montrent très nettement que l'épiploon peut jouer un rôle de suppléance, surtout de la rate, au point de vue qui nous occupe. Nous les retrouverons plus loin (p. 1161).

Ainsi donc, l'épiploon, par un mécanisme analogue à celui qu'il emploie, en présence des poisons locaux, joue un rôle antitoxique, vis-à-vis des toxines introduites dans la circulation générale, en un point éloigné de lui. Il participerait donc ainsi à la défense générale de l'organisme.

5° **Défense du tissu lymphoïde**. — Le tissu lymphoïde constitue un moyen de défense, des plus importants, pour l'organisme.

C'est surtout au niveau des parties, communiquant largement avec l'extérieur, qu'on trouve des productions lymphoïdes abondantes. C'est par là, en effet, que l'infection tend le plus souvent à se produire. Les follicules de la base de la langue, du pharynx, l'amygdale palatine, l'amygdale pharyngée de Luschka forment un anneau lymphatique, destiné à lutter contre les bactéries de la bouche et de la gorge. Plus rares dans l'œsophage et l'estomac, les productions lymphoïdes sont extrêmement abondantes dans toute l'étendue de l'intestin où elles constituent les follicules clos et les plaques de Peyer. C'est dans l'appendice, qui est le plus facilement attaqué par les agents infectieux, que le système lymphoïde est le plus développé ; il forme un véritable amas glandulaire qu'on a comparé assez justement à l'amygdale.

Au delà de cette première ligne de défense, nous trouvons les ganglions, qui représentent autant de forteresses échelonnées les unes derrière les autres. Nous n'avons pas besoin de rappeler que leur nombre est en rapport avec le danger de l'infection. On sait combien les ganglions sont nombreux autour des bronches, à la racine des poumons et surtout dans le mésentère.

On sait, depuis longtemps, que les ganglions se tuméfient, à la suite d'une infection du tissu cellulaire voisin ou des organes dont les lymphatiques aboutissent à ces ganglions. C'est là une notion classique pour toutes les inflammations d'origine cutanée, pour les tumeurs, etc.

C'est surtout chez l'enfant que la défense lymphatique est intense. C'est à cette période de la vie que les ganglions présentent leur plus grande activité fonctionnelle : c'est, d'ailleurs, à ce moment que les chances d'infection sont les plus grandes.

Une lésion de la bouche, du nez ou du pharynx, parfois à l'occasion de la dentition, d'une grippe, d'un refroidissement ou d'une gastro-entérite, permet une infection légère qui provoque une adénopathie, hors de proportion avec la cause primitive.

On observe fréquemment, chez les enfants, des adénopathies tuberculeuses, trachéo-bronchiques ou mésentériques, qui restent localisées pendant longtemps. Les ganglions luttent contre la dissémination des bacilles et la généralisation de l'infection, mais cette barrière peut être finalement forcée et la tuberculose envahit l'organisme. Behring, Calmette, comme on sait (voir p. 1005), ont étendu cette notion au mode de propagation de la tuberculose.

Chez les jeunes sujets, on peut voir des adénopathies se développer, même à distance. A l'occasion de furoncles, développés au cou, on peut observer des adénopathies inguinales, assez aiguës pour provoquer de la douleur et attirer l'attention du malade. Une blennorrhagie, survenant chez un sujet jeune, peut être suivie d'engorgements des ganglions inguinaux, et, en même temps, de petites adénopathies au cou, à la nuque et ailleurs.

Mais, les productions lymphoïdes ne peuvent s'opposer à la dissémination des germes pathogènes que lorsque ceux-ci sont de faible ou de moyenne virulence. Quand le microbe infectieux est doué d'un haut pouvoir pathogène, l'organisme sidéré ne peut réagir, le parasite traverse librement le système lymphatique et provoque une infection générale.

S'il y a réaction cellulo-ganglionnaire, une infection à streptocoques est beaucoup moins grave que si cette réaction manque. Dans la syphilis, les formes ganglionnaires sont généralement moins graves que les autres. La peste bubonique, malgré sa gravité, l'est beaucoup moins que la forme septicémique ou pneumonique. On pourrait multiplier les exemples. Ces faits montrent le rôle de défense de la barrière ganglionnaire.

S. Arloing, par la tuberculisation expérimentale du cobaye, a montré également le rôle d'arrêt des ganglions lymphatiques, s'opposant à la progression de l'infection tuberculeuse. A la suite de l'inoculation sous la peau de la face interne de la cuisse, on voit se produire l'envahissement des ganglions inguinaux, puis cruraux, puis lombaires, puis rétro-hépatiques et trachéo-bronchiques, et ce n'est que, lorsque ces derniers ganglions sont pris que les organes, rate, foie, et enfin, poumons, sont envahis à leur tour. Mais, si le virus est atténué, les adénites peuvent rester extrêmement limitées, ne dépassant pas la zone inguinale ou crurale et peuvent être suivies de guérison si complète, que l'autopsie des animaux ne montre plus aucune lésion au bout de quelques semaines.

D'ailleurs, en clinique, on observe des faits analogues : c'est le cas des adénites scrofuleuses de l'homme, dont la bénignité relative et la localisation contrastent avec les autres formes de tuberculose.

Ainsi donc, l'efficacité de la défense ganglionnaire dépend de deux facteurs : l'état du sujet, la virulence de l'agent infectieux. Chez les individus dont l'organisme est incapable de réaction énergique, l'adéno-pathie sera peu marquée, elle sera insuffisante. Dans le cas contraire, chez l'enfant, en particulier, elle pourra être trop énergique. Elle se traduira par des lésions qui survivront à la cause et, en tout cas, pendant et après le processus infectieux, elle pourra provoquer des accidents (adénopathies trachéo-bronchiques comprimant les voies respiratoires et les nerfs qui les entourent).

En dehors de ces deux facteurs, il faut faire place dans la question de la défense ganglionnaire à un troisième facteur, l'adaptation du virus. Dans certains cas, il semble qu'un virus s'accoutume au ganglion lymphatique et puisse, par une sorte d'adaptation progressive, envahir successivement tous les territoires lymphatiques de l'économie, ganglions, rate, foie, en respectant complètement les autres organes et, par exemple, les poumons qui, dans l'infection tuberculeuse, sont pourtant, d'ordinaire, si souvent atteints. C'est ce qu'ont démontré P. Courmont, Tixier et Bonnet par l'étude clinique et expérimentale de la lymphadénie tuberculeuse.

Les microbes, qui ont ainsi pénétré dans le ganglion et qui y sont arrêtés, y subissent de notables altérations. Manfredi a établi qu'ils perdent peu à peu leur virulence, et, à la longue, finissent par être détruits. La persistance des germes est naturellement variable avec le microbe étudié, elle est parfois fort longue. Le *Staphylocoque doré*, par exemple, survit 40 jours chez le cobaye et 30 chez le chien; le *Bacille typhique*, 60 jours chez le cobaye et 30 chez le chien. Il est intéressant de remarquer que, dans ces expériences, toutes les autres parties de l'organisme ne contiennent plus de microbes, quand les ganglions en renferment encore.

Mais, le ganglion protège l'organisme par un autre mécanisme : c'est un lieu actif de production de phagocytes (voir p. 1039); il paraît, d'autre part, établi, que ce petit organe sécrète des substances bactéricides et antitoxiques. Les recherches de Pfeiffer et de Marx démontrent que, pendant l'immunisation des animaux, les ganglions produisent des antitoxines qui sont rapidement entraînées dans la circulation. Manfredi a cherché, en se basant sur ce fait, à utiliser les ganglions des animaux infectés ou vaccinés, dans le traitement de certaines infections. Il a constaté que le suc ganglionnaire de chèvres ayant reçu de la tuberculose entrave le développement de cette maladie chez le cobaye.

La défense par le tissu lymphoïde varie avec l'âge du sujet.

6° Défense de la moelle osseuse. — La moelle osseuse qui, à l'état de santé, remplit d'importantes fonctions, devient, au cours des infections, un centre de résistance de l'organisme.

En 1873, Golgi avait déjà montré les modifications de la moelle osseuse dans la variole ; puis Busch avait reconnu que la moelle des os, du côté opposé à celui où il se produisait une ostéomyélite chez le chien, devenait rouge, molle, et présentait les caractères de la moelle lymphoïde et proliférée ; mais il n'avait pas compris la signification de cette modification. Grobé examine la moelle osseuse dans un grand nombre d'infections. Tornier, opérant sur la grenouille, voit des myéloplaxes qui, normalement, feraient défaut chez cet animal, apparaître dans la moelle, consécutivement à l'inoculation d'un bacille court dont la nature n'a pas été déterminée.

Les travaux d'Ehrlich et ses élèves ont apporté une contribution importante à la signification des réactions de la moelle osseuse, en montrant que les diverses variétés de leucocytes à granulations prennent naissance dans la moelle osseuse : c'est donc seulement, par suite d'une suractivité de ce tissu, que ces cellules peuvent augmenter en nombre dans le sang.

En 1896, Roger expose ses premières recherches sur l'état de la moelle osseuse dans les suppurations et met en évidence les importantes modifications de structure et de texture de ce tissu. La même année, Dominici, constatant l'apparition de globules rouges nucléés dans le sang de lapins infectés, attribuait ce phénomène à la réaction de la moelle. Vers la même époque, Trambusti avait étudié la moelle osseuse du cobaye dans la diphtérie ; il insistait sur les signes d'activité fonctionnelle que cette maladie impose aux cellules de la moelle. Il avait compris la signification des modifications qu'il observait, mais il n'avait pu constater la prolifération et la multiplication des éléments figurés, puisqu'il opérait sur un animal dont le tissu médullaire est normalement formé par une masse de cellules qui remplissent toute la coupe.

A) *Étude expérimentale*. — La réaction de la moelle osseuse a été très étudiée expérimentalement.

Roger a fait une étude complète des modifications de la moelle osseuse dans l'infection staphylococcique expérimentale. Il inocule 1 centimètre cube de culture de virulence moyenne ; 48 heures après, la lésion locale, c'est-à-dire la suppuration, commence. A ce moment, la leucocytose est à son maximum ; on trouve, en effet, que les leucocytes se sont élevés de 12 ou 15 000 à 30 ou 40 000 par millimètre cube. Si on sacrifie l'animal, on constate que la moelle est rouge et un peu diffluente. Sur les coupes histologiques, on retrouve facilement la structure aréolaire normale; mais le tissu est fortement congestionné, les travées sont pleines de globules rouges. En même temps, les cellules médullaires ont augmenté de nombre; elles sont surtout abondantes dans les parties périphériques.

Au 3ᵉ jour, bien que la leucocytose ait légèrement diminué, les modifications sont beaucoup plus accentuées et plus étendues. Le grand sinus est bourré de cellules. L'aspect aréolaire, nettement dessiné à la périphérie, est à peine marqué dans les parties centrales de la zone moyenne, les cellules ont tout envahi; elles forment une large nappe dans laquelle on ne distingue qu'en certains points quelques aréoles, extrêmement petites, qui rappellent encore la disposition normale. Le 5ᵉ jour, la moelle est simplement constituée par des cellules entremêlées à des globules rouges et accumulées en grand nombre, sur certains points. Le tissu est traversé par des fibrilles fortement épaissies et anastomosées, de façon à former des logettes pleines de cellules : il n'y a plus trace de disposition normale, plus d'aréoles pleines de graisse.

Au bout de 15 jours, on constate, en quelque sorte, la régression du processus : comme chez l'animal précédent, les fibrilles sont fortement épaissies; elles circonscrivent également des loges pleines de cellules; en quelques endroits, les éléments cellulaires sont disposés de telle façon qu'on aurait pu croire au premier abord qu'il s'agissait d'un acinus glandulaire. Mais ce qui différencie cette préparation de la précédente, c'est que la congestion n'existe plus, que les cellules sont moins nombreuses; sur plusieurs points, la disposition normale tend à reparaître : on trouve de nouveau des aréoles pleines de graisse, remarquables seulement par leurs petites dimensions.

Les éléments cellulaires de toutes les variétés sont augmentés de nombre. Mais ce sont surtout les myélocytes ou gros mononucléaires à granulations qui sont abondants. Outre ces cellules spéciales à la moelle des os, on constate que les formes intermédiaires entre celles-ci et les polynucléaires sont également proliférées. Cette augmentation ne porte pas sur toutes les variétés de myélocytes. Les cellules, contenant des grains neutrophiles, sont de beaucoup les plus nombreuses. Leur volume est également souvent plus grand qu'à l'état normal.

Les cellules éosinophiles sont également plus nombreuses qu'à l'état normal, mais elles sont bien moins abondantes que les éléments précédents. Mélangés aux autres variétés de cellules, on trouve encore des globules rouges nucléés qui sont très nombreux et augmentés de volume. Les cellules géantes sont abondamment répandues.

En somme, tous les éléments cellulaires augmentent de nombre et de volume, ils sont en état de suractivité; ils finissent par constituer la totalité du tissu médullaire.

Cette réaction médullaire est beaucoup plus rapide, quand on introduit le germe dans le sang, par inoculation intraveineuse. Dans ce cas, elle est déjà bien marquée au bout de 24 heures; le 3ᵉ jour, époque où l'animal va succomber, les cellules sont fort abondantes et se présentent sous les aspects que nous avons signalés plus haut.

Signalons que ces modifications histologiques s'accompagnent de modifications chimiques : la graisse se résorbe, tandis que l'eau, les albumines, les matières insolubles augmentent de quantité.

Ces changements d'état sont naturellement d'autant plus marqués que l'infection est plus profonde. Cependant une lésion locale, même circonscrite, produit déjà un effet notable. Roger l'a montré dans ses expériences.

Dans les infections aiguës, autres que l'infection staphylococcique que nous venons d'étudier, d'après Roger, nous pouvons signaler l'infection streptococcique qui provoque des modifications semblables. Les réactions sont également analogues dans le charbon : les myélocytes sont très nombreux; il y a beaucoup de globules rouges nucléés et de cellules géantes, mais, en même temps, les éléments subissent rapidement la dégénérescence et la nécrose.

Citons encore les infections colibacillaire et typhique, qui déterminent, chez le lapin, l'apparition d'hématies nucléées dans le sang; ce phénomène semble indiquer, comme l'admet Dominici, une réaction de la moelle osseuse.

Haushalter et Spillmann ont déterminé aussi des réactions médullaires dans des circonstances très variées. Leurs expériences ont porté sur une série de 28 jeunes animaux d'espèces différentes. Ils ont inoculé dans les veines et sous la peau des toxines de *Colibacille* et de *Staphylocoque*, injecté du *Staphylocoque* dans la trachée, fait ingérer des cultures de *Colibacille*, délayées dans du lait; en même temps, ils ont placé certains animaux dans des conditions hygiéniques défavorables. Dans tous les cas, les cellules médullaires ont proliféré à des degrés divers.

Récemment, Joseph Koch a étudié les réactions de la moelle osseuse chez de jeunes lapins, infectés par des injections intraveineuses de *Bactéridies charbonneuses*, de *Pneumocoques* et de *Streptocoques*. Les microbes se localisent avec élection dans la moelle épiphysaire, et là sont détruits; « on les voit disparaître entre les hématies des vaisseaux dilatés, comme un morceau de sucre dans l'eau ». Cette destruction des microorganismes aurait comme conséquence une libération considérable d'endotoxines bactériennes qui vont créer des lésions secondaires et une intoxication générale de l'organisme. On sait que l'auteur s'est basé sur ces phénomènes pour édifier sa théorie du rachitisme : le rachitisme serait une infection bactérienne dont la spécificité ne réside pas dans les microorganismes qui peuvent être variés, mais dans leur localisation épiphysaire, à une époque où les humeurs se sont déjà débarrassées des envahisseurs.

Enfin, les modifications ne sont pas moins marquées dans les infections chroniques. La moelle réagit énergiquement dans la tuberculose; qu'on utilise la variété humaine ou la variété aviaire, le résultat est analogue. La prolifération porte surtout sur les myélocytes; les cellules géantes sont nombreuses et volumineuses et présentent de nombreuses figures d'inclusion cellulaire.

Quel est le *mécanisme des réactions de la moelle osseuse*? Les agents infectieux agissent, comme on sait, par l'intermédiaire de leurs toxines. Cette notion peut-elle s'appliquer au tissu médullaire? On est d'autant plus porté à l'admettre que, comme on sait, les poisons les plus divers, phosphore, sublimé, oxyde de carbone, etc., peuvent amener une prolifération des cellules médullaires. Mais on a démontré que les produits microbiens agissent comme les agents figurés. Les toxines staphylococciques et la tuberculine déterminent des modifications et des lésions, analogues à celles que l'on observe sous l'influence du *Staphylocoque* et du *Bacille de Koch*.

Roger a recherché, en outre, si les toxines agissent directement sur la moelle osseuse ou par l'intermédiaire du système nerveux. Cet auteur a sectionné le sciatique ou pratiqué des hémisections de la moelle chez des animaux dont les uns ont été gardés comme témoins, dont les autres ont été inoculés avec du *Staphylocoque*. Dans aucun cas, Roger n'a trouvé de différence à l'examen histologique entre le côté énervé ou hémisectionné et le côté opposé. Ces constatations négatives semblent démontrer que ce n'est pas le système nerveux qui détermine la réaction de la moelle osseuse; elles donnent un puissant appui à l'opinion d'Ehrlich qui admet que, dans la leucocytose polynucléaire neutrophile, les bactéries sécrètent des substances ayant une action chimiotactique positive pour les neutrophiles et négative pour les éosinophiles. L'éosinophilie serait due à l'action des tissus nécrosés et de leurs produits. Ces substances, charriées par le sang, iraient actionner directement la moelle osseuse.

Les résultats que nous venons de noter chez les animaux, vont nous permettre de comprendre les phénomènes du même ordre, observés chez l'homme.

B) *Réaction de la moelle osseuse chez l'homme*. — La réaction de la moelle osseuse existe aussi chez l'homme, au cours de l'infection, mais il existe quelques différences, portant sur l'intensité de la réaction et la facilité avec laquelle elle se produit.

Chez l'homme, la moelle osseuse diaphysaire a presque disparu. Elle n'est plus représentée chez l'adulte que par des tissus cellulo-graisseux. Mais qu'il survienne une infection, elle redevient ce qu'elle était dans l'enfance; elle reprend ses fonctions pour protéger l'organisme. Ses éléments cellulaires deviennent très nombreux. Ils infiltrent les travées et donnent à la texture du tissu un aspect analogue à celui que nous avons noté chez les animaux. La réaction est seulement moins facile, moins intense.

Josué, dans sa thèse inaugurale (1898) a bien étudié la moelle osseuse des tuberculeux et a montré que parmi les transformations observées, il faut faire une place à part aux myélocytes neutrophiles qui prédominent et qui sont entremêlés à toute la série des intermédiaires qui aboutissent au polynucléaire. On trouve quelques rares éosinophiles; les normoblastes sont en quantité variable, toujours moins abondants que les cellules précédentes. Les cellules géantes, quoique peu nombreuses par rapport aux autres cellules géantes, [ont cependant considérablement proliféré, puisqu'on ne peut déceler ces éléments dans les coupes de moelles graisseuses.

Dans d'autres cas, on peut observer une réaction normoblastique de la moelle, analogue à celle qu'a pu produire Roger, en injectant du sérum antidiphtérique à des lapins. C'est ainsi que dans un cas de purpura toxique, la moelle osseuse était rouge et fluide. A l'examen histologique, on constate une prolifération cellulaire intense, il ne reste plus que quelques aréoles graisseuses. Or, ces cellules sont presque uniquement des globules rouges nucléés, faciles à reconnaître à leur noyau rond, très foncé et homogène. Il existe, de-ci de-là, quelques myélocytes, mais ils sont en infime minorité. Grobé signale également un cas de maladie de Werlhof, chez un homme de trente-trois ans. Il note, sans insister autrement, une énorme quantité de globules rouges à noyau. Il s'agissait donc encore d'une réaction normoblastique de la moelle des os.

Mais, il est une infection où la moelle réagit d'une façon spéciale, c'est la variole. Le fait de la réaction de la moelle osseuse dans la variole est connu depuis longtemps. Dès 1873, Golgi en avait fait une étude et, en 1893, Chiari s'était attaché à décrire les lésions de nécrose cellulaire particulièrement marquées dans la variole ordinaire ou confluente. Mais ce sont les travaux de J. Courmont et Montagard d'une part et de Roger, Josué et E. Weil d'autre part, publiés à peu près à la même époque, qui ont élucidé cette question. Nous ne pouvons entrer ici dans le détail des altérations anatomiques de la moelle, au cours de la variole; elles seront exposées dans une autre partie de l'ouvrage. Notons simplement qu'on trouve, en général, quelques mégacaryocytes peu nombreux, des globules rouges à noyau en nombre variable, quelques rares plasmazellen et par-dessus tout, des mononucléaires qui sont de beaucoup les éléments les plus abondants. Les mononucléaires, de la moelle osseuse des varioleux sont de divers ordres : les uns sont granuleux, les autres ne contiennent pas de granulations. Les granulations sont neutrophiles, éosinophiles, ou, plus rarement basophiles.

La moelle osseuse réagit dans la plupart des autres infections. Grobé a observé 431 individus, ayant succombé aux infections les plus diverses, aiguës ou chroniques, et il a noté, chez presque tous, une réaction médullaire qui lui a permis de classer les moelles osseuses observées en trois catégeries : moelle grasse, moelle lymphoïde, moelle en gelée. Les trois catégories d'altérations comportaient des éléments de prolifération.

Golgi a signalé un cas de typhus pétéchial où la moelle moyennement abondante, de couleur rouge gris, gélatineuse, contenait une grande quantité de cellules blanches et de cellules géantes.

Dans l'infection staphylococcique, le tissu médullaire est en réaction manifeste : les éléments de la série blanche sont les plus abondants; les globules rouges à noyau sont relativement moins nombreux. Dans l'infection à *Streptocoque*, l'aspect de la moelle osseuse est tout à fait analogue.

La diphtérie, par contre, ne semble pas déterminer de réactions intenses dans la moelle humaine. Dans des cas de diphtérie toxique, chez l'adulte, Roger a trouvé des moelles dont la partie centrale paraissait normale; mais à la périphérie de la coupe, des cellules infiltraient les travées en les élargissant et formaient des amas par places. Sans être intense, la réaction est donc incontestable.

Dans deux cas de scarlatine, Roger a constaté une fois une moelle absolument normale, une autre fois une légère réaction du tissu médullaire.

Chez l'enfant, les réactions de la moelle osseuse sont bien plus intenses; le tissu médullaire prolifère très facilement, Haushalter et Spillmann ont observé dans la rougeole maligne, la méningite suppurée, la broncho-pneumonie, des phénomènes réactionnels très intenses portant surtout sur les grosses cellules blanches et les cellules géantes.

En résumé, la moelle osseuse réagit aux infections, en donnant naissance à des leucocytes, destinés à englober, à digérer, à détruire les germes pathogènes. Elle joue donc un rôle de première importance dans la défense de l'organisme; elle lui fournit l'armée qui détruira l'envahisseur.

Son rôle, d'ailleurs, semble plus complexe. Bien que la démonstration directe fasse défaut, il est très vraisemblable que la moelle osseuse est douée de propriétés sécrétoires et antitoxiques. La preuve en est dans la multiplication des cellules médullaires au cours des diverses intoxications, et, consécutivement, à l'introduction de certains sérums.

7° **Défense de la rate**. — Le rôle important de la rate, dans la protection de l'organisme contre les agents pathogènes, n'a été compris que dans ces vingt dernières années. On avait noté, depuis longtemps, que les maladies infectieuses retentissent presque constamment sur la rate et déterminent le plus souvent une *hypertrophie*, parfois considérable de cet organe. La première constatation a été faite au cours de la fièvre typhoïde : Morgagni avait signalé l'hypertrophie splénique au cours de maladies fébriles qu'il est facile de rattacher à cette infection. Quelques auteurs sont même allés jusqu'à faire de l'infection de la rate la caractéristique de la dolhiénentérie et décrivirent ainsi des splénites épidémiques et contagieuses.

Ces modifications de la rate ne sont pas spéciales à la fièvre typhoïde; on les rencontre à des degrés divers, dans les infections les plus diverses : typhus exanthématique, tuberculose aiguë, fièvres éruptives, notamment la scarlatine.

Dans la variole, il était classique d'admettre, depuis les travaux de Golgi et de Ponfick, que l'aspect de la rate n'est pas le même dans la forme suppurée et dans la forme hémorragique de cette infection. L'organe était signalé comme augmenté dans la première, tandis que dans la seconde, on le trouvait petit, dur, noir et brillant. Roger et Weil ont démontré que l'hypertrophie de la rate est liée, non à la modalité clinique, mais à l'intensité de la réaction. C'est pourquoi, elle est plus fréquente dans les formes suppurées.

Gerhardt a montré que la pneumonie s'accompagne souvent d'hypertrophie splénique. Les mêmes variations peuvent s'observer dans l'érisypèle, qui, par certains points de son évolution, se rapproche un peu de la pneumonie.

Dans les infections mycosiques, il en est de même : la rate est constamment atteinte dans les sporothricoses généralisées et les lésions sont souvent intenses. On observe dans le tissu splénique toute la série des réactions observées dans les infections microbiennes.

Les infections chroniques n'épargnent pas davantage la rate ; il suffit de rappeler ce qui se passe dans la syphilis, à la période secondaire, et surtout dans le paludisme.

Il existe cependant un certain nombre d'exceptions : dans la fièvre jaune, la dysenterie et le choléra, la rate ne paraît pas altérée ; tout au moins son volume n'augmente-t-il pas ; il est possible cependant que son parenchyme subisse des modifications que, seule, une étude minutieuse pourra dévoiler.

La clinique nous fournit donc une première série de faits, démontrant la réaction de la rate au cours des infections.

Expérimentalement, il en est de même : les maladies infectieuses, inoculées aux animaux, déterminent presque toutes une hypertrophie considérable de la rate. De plus, l'expérimentation a permis d'établir le rôle considérable que cet organe joue dans la *défense phagocytaire* de l'organisme.

Ponfick, Hoffmann et Langerhans, Asch, Siebel, étudiant le sort des matières colorantes insolubles, injectées dans le sang, avaient reconnu que ces matières ne restaient pas dans la circulation, mais se déposaient dans quelques organes, en particulier dans la rate, et y étaient englobées par les cellules.

Avec les microbes, on constate des faits analogues. Wyssokowitsch, injectant divers microbes dans les vaisseaux des animaux à sang chaud, démontre que les saprophytes sont rapidement détruits, tandis que les microbes pathogènes peuvent prendre le dessus, pulluler, puis envahir le torrent circulatoire.

Hess inocule au rat blanc, peu sensible à l'infection charbonneuse, du *Bacillus anthracis* et trouve un grand nombre de bactéridies dégénérées dans l'intérieur des phagocytes de la rate et du foie et une augmentation du nombre des grandes cellules de la pulpe de la rate.

Gamaleïa obtient de la splénomégalie, en inoculant à divers animaux des microbes pathogènes (*Bactéridie charbonneuse, Pneumocoque, B. du rouget, de la tuberculose*) ou non pathogènes (*Bacillus subtilis, Bacillus prodigiosus*), en se servant de cultures stérilisées (*B. de la morve, de la tuberculose, Bacillus prodigiosus*), ou même en injectant au lapin du sang de pigeon ou du lait. Dix ans plus tard, Nesti a obtenu également de la splénomégalie en injectant des cultures filtrées de *Colibacille* ou de *Bacille tétanique* et surtout des cultures filtrées de *Bacille d'Eberth*. Gamaleïa avait observé, malgré la diversité des conditions expérimentales, que l'hypertrophie de la rate est constamment suivie d'une élévation de température. Or, ayant noté que les bactéries se déforment et se détruisent dans la rate, Gamaleïa soutint qu'il se produit dans cet organe une phagocytose énergique ; l'élévation thermique ferait suite à l'activité des macrophages et à la destruction des éléments figurés : la fièvre traduirait une réaction phagocytaire de l'organisme.

Metchnikoff, au cours de ses recherches sur la phagocytose, a observé une série de faits, démontrant le rôle phagocytaire de la rate. Dans la rate de pigeons, inoculés avec du charbon, les bactéridies sont très nombreuses à l'intérieur des cellules de la pulpe, cellules qui sont, à un très haut degré, douées de propriétés phagocytaires. Une souris blanche, un jeune cobaye et deux lapins adultes étant morts, après une inoculation charbonneuse, on trouve la rate hypertrophiée et ses cellules renferment des bactéridies. Répétant les expériences de Löffler sur les rats blancs qui ne sont pas doués à l'égard du charbon d'une immunité aussi complète que l'avait annoncé Behring, il note une hyperthrophie du foie et de la rate et il trouve les bactéridies, englobées dans l'intérieur de cette dernière par les macrophages ou simplement enterrées par un grand nombre de microphages. Enfin mettant à profit la grande réceptivité des singes pour la fièvre recurrente, Metchnikoff cherche à vérifier sur ces animaux l'hypothèse, émise par Ponfick en 1874, à savoir que les *Spirilles d'Obermeyer* doivent se trouver dans les cellules de la pulpe de la rate. Il démontre, en effet, que, en dehors des crises, les spirilles s'assemblent tous dans la rate et y sont englobés par les microphages ; au contraire, pendant les accès, les spirilles se trouvent dans le sang, mais alors on n'observe pas de phagocytose. Enfin, on ne trouve jamais ces microorganismes dans le foie, les reins, la moelle des os, les glandes lymphatiques. Seule, la rate est chargée de les détruire.

Les travaux de Werigo, de Besançon, mettent également bien en évidence l'intensité de la phagocytose dans la rate, mais ils prouvent aussi que ce processus est souvent insuffisant et que le microbe, la bactéridie charbonneuse notamment, se multiplie, malgré les cellules spléniques.

Mais, pour juger de l'importance du rôle de défense de la rate, il était plus intéressant de rechercher l'*influence de la splénectomie*, sur la marche des infections. En supposant même que la rate soit incapable de sauver l'organisme, il suffit qu'elle ait pour mission de détruire des microbes, pour que son extirpation diminue la résistance des animaux.

Roger, le premier en 1888, extirpe la rate à un certain nombre de lapins ; puis au bout de deux, trois ou quatre jours, il leur injecte dans les veines quelques gouttes d'une culture charbonneuse, plus ou moins virulente. Les résultats furent très discordants : tantôt les animaux périrent avant les témoins, tantôt ils succombèrent plus tard; la rate paraissait sans influence sur l'évolution du charbon.

Bardach obtient des résultats différents. Cet auteur inocule 25 chiens splénectomisés avec un centimètre cube d'une culture charbonneuse par la voie intraveineuse ainsi que 25 animaux témoins. 20 témoins résistèrent et 6 chiens dératés ne moururent pas. Bardach en conclut que l'extirpation de la rate diminue la résistance des animaux, en supprimant un centre important de destruction microbienne. Et il apporte à l'appui de sa thèse cette autre expérience : il injecte dans les veines de 4 chiens de la poudre de charbon de bois. Deux jours plus tard, il inocule les animaux avec un centimètre cube d'une culture charbonneuse; or les chiens succombent tous et l'examen microscopique démontre que les cellules de la rate, du foie, de la moelle des os, sont encombrées de particules de charbon de bois et se sont trouvées ainsi dans l'impossibilité d'englober les microbes.

Kourloff, par l'inoculation sous-cutanée de divers microbes pathogènes (*Choléra des poules*, *Bacillus anthracis*, *Staphylocoque doré*), Martinotti et Barbacci, qui pratiquèrent les inoculations, quelques semaines ou quelques mois après la splénectomie, arrivent à des résultats semblables à ceux de Roger. Tiktine, Melnikow-Raswedenkow, Georgievski dénient toute influence à la splénectomie.

C'est alors que J. Courmont et Duffau démontrent que la résistance des animaux varie considérablement, d'une part, suivant le microbe qu'on utilise, d'autre part, suivant le temps qui s'est écoulé, depuis l'extirpation de la rate.

Si on emploie le *Staphylocoque pyogène*, on constate que l'extirpation a, d'abord, pour effet, de diminuer la résistance des animaux, puis elle l'augmente. Avec le *Streptocoque*, les résultats sont diamétralement opposés; les animaux privés de rate depuis peu de temps, deux à huit jours, sont plus résistants que les témoins; ceux qui sont opérés depuis vingt-sept à quarante-huit jours sont, au contraire, plus sensibles.

Enfin, avec le *Bacille pyocyanique*, les animaux opérés succombent plus vite, quelle que soit la date de l'opération. Ces faits établissent une fois de plus le danger des généralisations hâtives et expliquent un certain nombre de faits contradictoires.

On a recherché également, déduction naturelle, l'influence de la splénectomie sur la résistance aux toxines. Contrairement à l'attente, les résultats ne sont pas comparables à ceux qu'on obtient avec les cultures vivantes; d'une façon générale, la splénectomie semble plutôt favoriser la résistance, surtout si elle a été faite depuis peu de temps. C'est ce qui ressort des expériences de J. Courmont et Duffau avec les toxines streptococcique et diphtérique. Cependant les différences étaient assez légères. Dans les expériences de Chimici, elles étaient, pour ainsi dire, nulles.

R. Lépine et Lyonnet, expérimentant la toxine typhique chez le chien, n'ont pas noté non plus la diminution de la résistance de ces animaux, après la splénectomie.

J. Nicolas et Dumoulin ont étudié l'effet de l'ablation de la rate sur la marche de l'infection rabique, la vaccine et l'intoxication par la toxine diphtérique. Ils ont vu qu'elle est sans action sur la marche de l'infection rabique et de l'intoxication par la toxine diphtérique. Par contre, elle paraît favoriser l'évolution de l'infection vaccinale, par voie cutanée, chez le lapin.

Malgré ce dernier résultat, qui ne s'applique d'ailleurs pas aux toxines, on peut donc dire que la splénectomie est sans influence sur la résistance aux toxines ou si elle en a une, cette influence serait plutôt favorisante.

Pour expliquer l'action de la rate sur les microbes, Gamaleïa, Burdach, etc., avaient invoqué des modifications de la phagocytose. Mais à cette époque, on commençait à peine à entrevoir l'action protectrice du sérum, aujourd'hui que d'innombrables travaux ont mis hors de conteste l'importance des propriétés bactéricides des humeurs, il est intéressant de savoir quel rôle joue la rate dans l'apparition ou la disparition des *anticorps du sang*.

Montuori a, le premier, abordé ce problème, en opérant sur des chiens et des lapins, les uns normaux, les autres dératés. Il prend à ces animaux, du sang, le défibrine et détermine son pouvoir bactéricide, vis-à-vis du *Bacille typhique*, du *Vibrion cholérique* et de la *Bactéridie charbonneuse*. Pendant les quinze premiers jours qui suivent la splénectomie, le pouvoir bactéricide du sang reste normal, puis il diminue et disparaît presque complètement; mais cette modification est passagère, et au bout de quatre mois environ, le sang a repris son action protectrice. Ces divers changements s'accomplissent plus rapidement chez les animaux jeunes que chez les animaux âgés, plus rapidement aussi chez les lapins que chez les chiens.

Ces expériences montrent donc que la rate produit en abondance des substances bactéricides, mais cette glande peut être suppléée par d'autres organes, puisque, au bout de quelques mois, le sang a récupéré son pouvoir bactéricide.

Mais, si certains animaux dératés deviennent plus sensibles à certains virus, ils deviennent plus résistants à d'autres. En cultivant comparativement du *Staphylocoque* dans du sérum d'animaux normaux et d'animaux dératés, J. Courmont et Duffau ont établi que le microbe se développe mieux et s'exalte dans le sérum des animaux, privés de rate; avec le *Streptocoque*, le résultat serait inverse, le microbe s'atténue. De leur côté, Blumreich et Jacoby ont constaté que le sérum des animaux splénectomisés, diminue la virulence des bacilles pyocyanique, diphtérique, cholérique, et ce pouvoir du sang explique l'augmentation de résistance constatée en inoculant des animaux splénectomisés.

La rate contribue à la formation des substances agglutinantes : Deutsch l'a démontré dans l'infection typhique expérimentale. D'autre part, P. Courmont a recherché le pouvoir agglutinant du suc de la rate ou du sang de la veine splénique chez les typhiques, soit pendant la maladie, soit à l'autopsie des sujets surinfectés : la sérosité extraite par ponction de la rate d'un typhique en voie de guérison s'est montrée agglutinante comme le sang ; au contraire, le suc et le sang de la rate chez les typhiques morts de leur infection se sont montrés beaucoup moins agglutinants que le sang des veines ordinaires. Le pouvoir agglutinant disparaît dans la rate lorsqu'il y a surinfection, que celle-ci l'emporte sur les processus de défense.

Ce rôle complexe et important de la rate est rempli, nous avons eu l'occasion de le noter, par d'autres organes, le foie pour une faible part et surtout par les ganglions lymphatiques et la moelle osseuse (Freytag).

Comme on le voit, la rate joue un rôle des plus importants dans la défense de l'organisme. Mais cet organe peut, dans certaines circonstances, se transformer en un véritable réservoir pathogène, comme dans l'impaludisme et la fièvre récurrente. Dans le paludisme, les parasites circulent dans le sang au moment des accès et vont ensuite se réfugier dans la rate où ils restent silencieux dans les périodes interfébriles.

De même, dans la fièvre récurrente. Metchnikoff a vu, chez les singes inoculés, le spirochète de cette maladie circuler dans le sang, au moment des accès et, dans l'intervalle, se rassembler dans la rate.

8° **Défense du foie.** — Werigo avait déjà vu que le *Bacille du charbon*, injecté dans les veines de la circulation générale, est détruit dans le foie. « Le foie, disait-il, est un organe naturellement réfractaire contre le charbon, un organe qui détruit les bactéries de cette maladie avec une grande énergie, même dans les cas où elles se multiplient dans les autres organes. »

Roger a fait de multiples recherches sur l'action bactéricide du foie. Il a confirmé, d'abord, l'opinion de Werigo sur le rôle important de cet organe dans la protection de l'organisme contre l'infection charbonneuse. Une dose de 1/8 de millimètre cube, injectée par une veine périphérique, tue un lapin de 2545 grammes, en trente-huit heures. Une dose de 8 millimètres cubes, introduite par un vaisseau porte, est incapable de faire périr un lapin un peu plus petit, pesant 1915 grammes. Autrement dit, une quantité de bacilles charbonneux, soixante-quatre fois supérieure à celle qui tue par les veines périphériques, est complètement annihilée par le foie. Et ce chiffre, déjà considérable, est encore au-dessous de la réalité, car une dose inférieure à celle qui a été employée aurait peut-être été mortelle par les veines périphériques, et le foie aurait peut-être pu arrêter une quantité plus considérable de bacilles.

D'autres microbes sont également arrêtés et détruits par le foie : le *Staphylocoque doré*, le *Bacille de la dysenterie*, l'*Endomyces albicans*.

Par contre, le foie n'exerce aucune action protectrice contre le *Streptocoque*. Le *Colibacille* trouve, dans cet organe, un excellent milieu de culture. Ce dernier fait paraît bien expliquer la fréquence et la gravité des infections hépatiques, d'origine gastro-intestinale.

Quel est le mécanisme de la protection exercée par le foie? Peut-être convient-il d'invoquer la phagocytose qui, d'après Werigo, s'exerce avec beaucoup d'énergie dans le foie. Peut-être, faut-il faire jouer un rôle aux qualités chimiques des tissus où se fait l'arrêt des microbes. En invoquant simplement l'intervention des phagocytes, on ne comprend pas bien pourquoi les effets varient, suivant le microbe employé. Comment admettre que les phagocytes si énergiques au niveau du foie, quand il s'agit de détruire le *Bacille charbonneux* ou le *Staphylocoque*, deviennent impuissants à retarder l'infection par le *Staphylocoque*. Les phénomènes doivent être fort complexes.

Quoi qu'il en soit, la destruction des microbes au niveau du foie, est fort rapide. Quatre jours après l'injection d'une culture charbonneuse, par la veine porte, le foie ne contient plus de bactéries ou, pour parler plus exactement, l'examen microscopique ou la culture n'en révèlent pas la présence. Les microbes, qui ont été injectés ainsi en quantité considérable et qui ont disparu dans le foie, n'ont pas modifié la sensibilité des animaux au charbon; l'inoculation par la veine porte ne confère aucune immunité; les animaux qui ont résisté, inoculés plus tard par une veine périphérique, succombent aussi vite que les témoins.

Roger a, de plus, étudié les conditions qui font varier l'action du foie sur les microbes.

Sous l'influence du *jeûne*, l'action protectrice du foie diminue, mais assez lentement. Après vingt-quatre heures d'inanition, elle s'exerce, comme à l'état normal, sur le bacille charbonneux. Si l'on pratique les inoculations au bout de deux à trois jours, on voit que la puissance anti-microbienne est affaiblie, mais elle n'a pas disparu complètement; l'injection par la veine porte est encore moins rapidement mortelle que l'injection par une veine périphérique. Roger l'a également démontré avec le *Staphylocoque doré*.

Les *associations microbiennes* jouent le même rôle. L'injection concomitante de *Streptocoque* et de culture stérilisée de *Bacillus prodigiosus*, par un rameau de la veine porte, diminue l'action protectrice du foie et peut même, si la dose est suffisante, la supprimer complètement. Roger a établi qu'une dose de $0^{ms},75$ de culture tuée de *Bacillus prodigiosus* empêche toute action du foie; de telle sorte que les animaux inoculés par la veine porte succombent aussi rapidement que ceux qui reçoivent le même mélange par une veine périphérique, plus rapidement que ceux auxquels on injecte par une veine périphérique la culture pure de *Staphylocoque*.

Il est possible que l'abolition, sous l'influence de certaines toxines, du rôle dévolu au foie explique, en grande partie, le mécanisme encore si obscur des associations microbiennes (Roger).

L'influence du *glucose* est assez complexe. Elle diffère totalement, suivant la dose introduite. Quand le sucre est injecté directement dans le sang de la veine porte, il suffit, pour le lapin, de 3 à 5 grammes, pour diminuer ou supprimer l'action du foie. Quand il est introduit par la voie stomacale, il faut administrer des quantités plus considérables ; 16 grammes exercent une action nocive fort marquée, inférieure cependant à celle que détermine l'injection de 3 grammes dans la veine porte. Les petites doses, au contraire, ont pour résultat de stimuler la glande hépatique.

L'influence de l'*éther* varie encore suivant la dose. Chez le lapin, cinq à six gouttes d'éther pur, introduites par une veine intestinale, abolissent complètement l'action du foie ; il est même probable qu'une partie du liquide, qui diffuse, diminue la résistance générale, car, plusieurs fois, les animaux ont succombé plus rapidement que ceux qui avaient reçu une même dose par une veine périphérique.

Si l'on a recours à l'ingestion, on constate qu'aux doses de 1ᶜᶜ,5 et de 1ᶜᶜ,6, l'éther diminue, mais légèrement, l'action du foie ; à 1 centimètre cube, il semble l'augmenter. Roger a fait sur l'influence de l'ingestion de l'éther de nombreuses expériences et il conclut que l'ingestion de l'éther constitue un excellent moyen d'augmenter l'action du foie sur les microbes. Mais, c'est à la condition d'employer de petites quantités ; à dose massive, l'éther abolit la protection, dévolue à la glande hépatique.

En somme, le foie joue un rôle important de défense directe contre certains microbes infectieux.

En est-il de même contre les *toxines* microbiennes ? L'action du foie, si bien étudiée et si bien mise en évidence dans les cas d'intoxications, paraît beaucoup moins nette, quand il s'agit de poisons microbiens. Roger, dès 1887, avait étudié l'action du foie sur les poisons putrides. Il avait vu que les doses mortelles nécessaires, étaient beaucoup plus élevées par la voie porte que par la voie périphérique ; le rapport est de 2,36. On pouvait donc en conclure que le foie arrête certaines toxines, extraites des matières pourries, comme il arrête les alcaloïdes végétaux.

En 1890, Roger et Legry ont opéré avec les matières intestinales des typhiques, dont ils ont fait des extraits alcooliques. Leurs résultats n'ont pas été très nets.

Mais ce qu'il importerait de connaître, c'est l'action sur les poisons microbiens, purs et non modifiés. Les toxines vraies précipitent par l'alcool, mais elles sont tellement instables, qu'on ne peut guère songer à expérimenter sur un produit pur. Il faut se contenter des liquides de culture, toujours complexes.

Teissier et Guinard (1897) ont étudié l'action protectrice du foie sur les toxines diphtérique et pneumobacillaire. Leurs résultats ont été négatifs et même, chez le chien, l'action est plus énergique quand le poison traverse le foie.

Avec la toxine pneumobacillaire, on observe une marche différente des accidents, suivant la voie utilisée pour l'introduction du poison. Si on l'injecte par les veines périphériques, quelques accidents apparaissent immédiatement ; puis, après une période d'accalmie, on voit survenir les troubles terminaux. Quand le poison est introduit par la veine-porte, l'observation la plus minutieuse, aidée par l'emploi de la méthode graphique, ne permet tout d'abord de déceler aucun effet. Au bout d'une demi-heure, des accidents éclatent, qui amènent rapidement la mort. Ces résultats s'observent surtout chez le chien ; chez le lapin les phénomènes sont plus variables, et, dans certains cas, le foie paraît exercer une action protectrice manifeste.

Fadoa a repris la question. Il constate, avec la toxine typhique, que ce sont les animaux, injectés par la veine porte, qui succombent les premiers. Avec la toxine diphtérique, l'effet est différent : le foie exerce contre ce poison une légère action protectrice. Mais les expériences de Roger, réalisées quelques années après, ont été négatives : l'injection comparative de la toxine diphtérique par la veine porte, les veines périphériques, le bout central de l'artère carotide, n'ont pas permis à cet expérimentateur de mettre en évidence l'action du foie.

Roger s'est demandé si un contact prolongé entre l'organe et le poison diminuerait l'action de celui-ci et a essayé la méthode des circulations artificielles. La toxine diphtérique, diluée dans une grande quantité d'eau salée, a passé et repassé pendant trois quarts d'heure à travers le foie. Le liquide ainsi obtenu, injecté aux animaux, s'est montré aussi actif que celui qui n'avait pas subi l'influence de cet organe, mais les animaux injectés par la veine porte succombent souvent les premiers et Roger a montré que l'arrivée soudaine d'une grande quantité de poison dans le foie, altère le parenchyme hépatique et précipite la terminaison fatale. Le foie arrête et détruit le bacille de l'entérite dysentériforme, quand on injecte dans la veine porte une culture, datant de quelques heures ; c'est qu'à ce moment le milieu ne renferme pas ou presque pas de toxine. Si on utilise une culture ancienne, le résultat est différent : les animaux inoculés par la veine porte succombent en même temps que les témoins injectés par les veines périphériques, souvent avant eux. La toxine a supprimé l'action protectrice de cette glande. Elle exerce une influence inhibitoire.

Cependant d'autres toxines peuvent être neutralisées par le foie : la toxine du *Colibacille dysentérique* par exemple (Roger). Récemment, Ditthorn et Schultz, en mettant en contact, pendant 24 heures, du foie autolysé et de la tuberculine, ont vu que cette dernière perd sa faculté de déviation vis-à-vis d'un antisérum spécifique. On note également une diminution de son effet, au point de vue des réactions cutanées.

9° **Défense du poumon**. — Pendant longtemps, le poumon a été simplement considéré comme un organe respiratoire. Les travaux modernes ont montré qu'il possède, non seulement une action importante sur les substances toxiques, mais qu'il est capable d'arrêter et de détruire les microbes introduits par la respiration ou charriés par le sang.

L'air que nous respirons est, comme on sait, chargé de particules solides, poussières, microbes, etc. L'air expiré n'en contient plus. Il est non seulement optiquement pur (Tyndall), mais bactériologiquement pur (Strauss, Dubreuilh, Grancher).

Récemment Courtade s'est élevé contre cette notion devenue classique. Il a trouvé, par l'examen à l'ultra-microscope, un grand nombre d'éléments figurés, en particulier des corpuscules en forme de bâtonnets, doués de mouvements de rotation et de progression. S'agit-il de microbes? En l'absence de cultures, il est difficile de s'associer aux conclusions de l'auteur.

Quoi qu'il en soit, les microbes sont fixés sur les voies respiratoires supérieures. Certaines particules solides sont entraînées vers les ganglions lymphatiques, comme le démontre la fréquence de l'anthracose dans les ganglions péri-bronchiques; les microbes sont rapidement détruits, de telle sorte que le parenchyme pulmonaire normal n'en contient généralement pas.

Le poumon est doué, en effet, d'un pouvoir hautement bactéricide, mis en évidence par de nombreux expérimentateurs. Ronzani introduit dans les voies respiratoires du *B. prodigiosus*. Il constate qu'au bout de cinq heures, les neuf dixièmes des microbes ont disparu; au bout de dix-sept heures, on n'en trouve plus ou presque plus. Si on place les animaux dans des conditions défavorables, en les soumettant à des changements brusques de température, en leur imposant de grandes fatigues, en leur faisant inhaler des poussières, on voit diminuer le pouvoir bactéricide du poumon. Cesa-Bianchi a fait récemment des constatations identiques, au point de vue de l'inhalation préalable de poussières. On conçoit ainsi comment peuvent se développer les infections pulmonaires.

Mais, comme nous l'avons vu (page 1071), les infections sont, souvent, d'origine sanguine et c'est alors par le tube digestif que les germes morbides pénètrent dans l'organisme. Il est donc intéressant de rechercher quelle action le poumon exerce sur les germes qui traversent son réseau capillaire.

Roger s'est livré à cette recherche et il a vu que le poumon exerce une légère action contre l'infection charbonneuse et le *Staphylocoque doré*. Contre le *Streptocoque*, l'influence protectrice du poumon apparaît très nettement et en expérimentation, lorsqu'on veut exalter une culture peu virulente de *Streptocoque*, il faut éviter le poumon, en poussant l'injection par l'aorte. Le parenchyme pulmonaire exerce aussi une action nette, encore que faible, sur l'*Endomyces albicans*.

De nouvelles expériences seraient encore nécessaires pour déterminer par quel mécanisme s'exerce l'action du poumon, dans quelles condition, elle se modifie. Mais, les premiers résultats obtenus permettent d'affirmer l'existence de la fonction protectrice du poumon.

10° Défense des capsules surrénales. — Depuis l'expérience princeps de Brown-Séquart, de nombreux physiologistes et expérimentateurs, Abelous et Langlois, Charrin, Albanèse, Oppenheim et Lœper, Bigard et Bernard, etc., ont bien établi le rôle antitoxique que jouent les capsules surrénales, vis-à-vis des poisons endogènes, accumulés sous l'influence du fonctionnement musculaire et de la fatigue.

Ont-elles une action semblable sur les poisons exogènes, les toxines microbiennes? Les expériences de Charrin et Langlois paraissent la démontrer : les capsules surrénales s'hypertrophient, en effet, sous l'influence des injections de pyocyanine. On sait, d'autre part, que la toxine diphtérique congestionne et tuméfie les capsules Roux et Yersin, (Strubel, Lucksch, Tschebocsaroff).

Vis-à-vis des microbes, il ne semble pas que ces organes possèdent une action phagocytaire : Schirokogaroff, de Dorpat, a vu qu'après injection des bactéries dans le sang, celles-ci se retrouvent en abondance dans les capsules surrénales, mais jamais l'épithélium glandulaire ne renferme de bactéries ; elles sont à l'état libre ou englobées par des phagocytes.

Les capsules surrénales jouent cependant un rôle dans la défense de l'organisme au cours de l'infection. Elles sont hypertrophiées chez le cobaye qui succombe à l'intoxication diphtérique ou à l'infection à *Pneumobacille de Friedlander* (Roger); Royer et Gilbert ont fait la même constatation chez le cobaye tuberculeux. D'autres auteurs, Nicolle, Oppenheim et Lœper ont confirmé ces résultats.

Il resterait à étudier les *séquelles* de l'Infection, le *mécanisme des symptômes*, la pathogénie de la *guérison* et de la mort. Ces problèmes seront traités ailleurs.

TABLE DES MATIÈRES

du tome II.

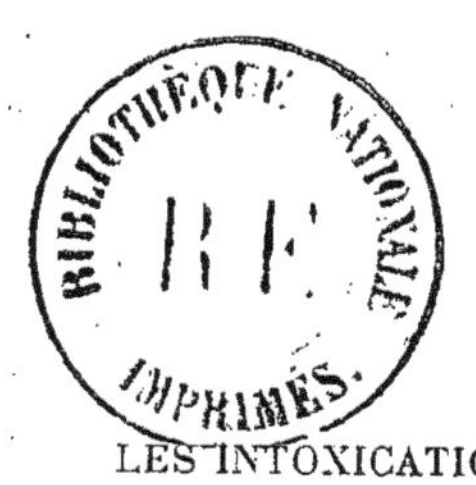

LES INTOXICATIONS ET LES AUTO-INTOXICATIONS

(H. Roger.)

PARASITISME ET INFECTION. ÉTIOLOGIE GÉNÉRALE

(Pierre Teissier.)

LES BACTÉRIES

(F. Bezançon.)

CHAMPIGNONS PARASITES DE L'HOMME.
(E. Bodin.)

BIOLOGIE ET ROLE PATHOGÈNE DES PARASITES ANIMAUX
(J. Guiart.)

LA MALADIE INFECTIEUSE, ÉTUDE PATHOGÉNIQUE
(J. Courmont et A. Rochaix.)

70 782. — Imprimerie générale LAHURE, 9, rue de Fleurus. — Paris.